U0393605

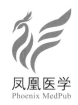
凤凰医学
Phoenix MedPub

儿童保健学

Child Health Care

第 6 版

主　编　陈荣华　赵正言　徐　秀
副主编　江　帆　邹朝春　王惠珊　童梅玲　张佩斌

江苏凤凰科学技术出版社 · 南京

图书在版编目（CIP）数据

儿童保健学 / 陈荣华, 赵正言, 徐秀主编. -- 6 版. 南京: 江苏

凤凰科学技术出版社, 2025. 1. -- ISBN 978-7-5713-4620-1

Ⅰ. R179

中国国家版本馆 CIP 数据核字第 20248ZK215 号

儿童保健学

主　　　编	陈荣华　赵正言　徐　秀
责 任 编 辑	程春林
责 任 校 对	仲　敏　金　磊
责 任 监 制	刘文洋
责 任 设 计	孙达铭

出 版 发 行	江苏凤凰科学技术出版社
出版社地址	南京市湖南路 1 号 A 楼，邮编：210009
出版社网址	http://www.pspress.cn
印　　　刷	徐州绪权印刷有限公司

开　　　本	889mm×1194mm　1/16
印　　　张	46
插　　　页	4
字　　　数	1 400 000
版　　　次	2025 年 1 月第 6 版
印　　　次	2025 年 1 月第 1 次印刷

标 准 书 号	ISBN 978-7-5713-4620-1
定　　　价	228.00 元（精）

图书如有印装质量问题，可随时向我社印务部调换。

编委名单

主　编　陈荣华　赵正言　徐　秀
副主编　江　帆　邹朝春　王惠珊　童梅玲　张佩斌
编　者（以姓氏笔画为序）

王　艺　复旦大学附属儿科医院

王惠珊　国家卫生健康委妇幼健康中心

向　伟　海南省妇女儿童医学中心

朱冰泉　浙江大学医学院附属儿童医院

江　帆　上海交通大学医学院附属上海儿童医学中心

池　霞　南京医科大学附属妇产医院

吴　捷　首都医科大学附属北京儿童医院

张佩斌　南京医科大学第一附属医院（江苏省妇幼保健院）

李　斐　上海交通大学医学院附属新华医院

李晓南　南京医科大学附属儿童医院

杨荣旺　浙江大学医学院附属儿童医院

邵　洁　浙江大学医学院附属儿童医院

邹朝春　浙江大学医学院附属儿童医院

陈荣华　南京医科大学

季　钗　浙江大学医学院附属儿童医院

竺智伟　浙江大学医学院附属儿童医院

罗飞宏　复旦大学附属儿科医院

俞　蕙　复旦大学附属儿科医院

胡　燕　首都医科大学附属北京儿童医院

赵正言　浙江大学医学院附属儿童医院

郝　燕　华中科技大学同济医学院附属同济医院

徐　秀　复旦大学附属儿科医院

徐　琼　复旦大学附属儿科医院

徐　韬　国家卫生健康委妇幼健康中心

徐轶群　国家卫生健康委妇幼健康中心

黄新文　浙江大学医学院附属儿童医院

童梅玲　南京医科大学附属妇产医院

董　萍　复旦大学附属儿科医院

潘小平　国家卫生健康委妇幼健康中心

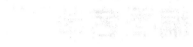

前　言

　　儿童是祖国的未来，民族的希望，儿童健康是全民健康的基础，关系着家庭幸福、社会进步、民族素质和国家未来。党中央、国务院历来高度重视儿童健康工作，把亿万儿童的健康成长作为国家根本大计来抓。习近平总书记指出，儿童健康事关家庭幸福和民族兴旺。在全面两孩政策的实施、《"健康中国 2030"规划纲要》颁布的背景下，妇幼健康事业发展面临着新的历史机遇和挑战，儿童保健工作有了新的目标和策略，儿童保健内容有了新的内涵和发展。面对新形势、新任务，广大儿童保健工作者需要与时俱进、不断创新，用新的理念和技术为儿童提供更好的服务，并积极传播到每一个父母和家庭，使孩子成为健康、快乐、智慧的人。

　　以"大手携托小手"——呵护儿童为封面标志的《儿童保健学》在老一辈儿童保健专家的辛勤耕耘下于 1989 年首版面世，至今已有 34 年，历经 5 次再版，一直秉承着传承与创新的理念，不断更新内容，完善架构，内容注重理论与实践相结合，体现科学性、创新性和实用性的编写宗旨，得到国家妇幼卫生行政部门的大力支持和高度评价，也广受儿童保健专业同道和读者们的欢迎和喜爱，已成为我国儿童保健专业的经典教材、儿童保健工作者的工作指导手册及相关领域专业人员的重要参考书。2014 年《儿童保健学》第 4 版被国家卫生计生委妇幼健康服务司指定为全国妇幼健康技能竞赛儿童保健技能竞赛的唯一指定参考书。

　　2017 出版的《儿童保健学》第 5 版距今有 7 年了，为进一步贯彻落实《"健康中国 2030"规划纲要》和《健康儿童行为提升计划》提出的目标，要实施健康儿童计划，坚持预防为主，防治结合；加强儿童早期发展，加大儿童重点疾病防治力度，扩大新生儿疾病筛查，建立完善儿童健康服务体系等项目。我们组织全国儿童保健专家学者，针对儿童保健事业发展面临的历史机遇和挑战，对《儿童保健学》进行再版修订。

　　《儿童保健学》第 6 版共 23 章，沿袭了前 5 版的编写宗旨，并根据新时期下儿童保健的新要求，增加了部分新章节。如绪论中增加了儿童早期综合发展；儿童神经心理与行为发育部分补充了与儿童年龄相关分类方法；儿童营养与喂养部分补充了喂养困难、母乳性黄疸、食物不良反应和适宜喂养技术（回应性喂养）；针对临床上常见的婴幼儿胃肠道问题，增加了婴幼儿胃肠道功能紊乱章节；集体儿童保健部分增加了托育内容；新生儿疾病筛查增加了新生儿单基因病筛查；儿童常见行为偏异补充了交叉擦腿综合征和咬指甲；针对儿童青少年特殊问题增加了躯体暴力（家庭和校园暴力）和网络（精神）暴力；遗传病补充了基因组病、遗传性检测技术和解读；儿童常见感染性疾病部分增加了新型冠状病毒感染、猴痘和人禽流感；儿童保健研究设计和统计分析部分增加了人工智能和大数据等新内容，使儿童保健学科的知识体系和结构框架更加完善，也使整本书能更加全面系统地涵盖儿童保健工作可能遇到的实际问题。书末二维码链接收录了本书各章节的参考文献和儿童保健工作常见指标的参考范围，读者可扫码查阅。

秉着传承的理念，这一版我们进一步邀请了年轻一代的儿童保健专家进入编委队伍，加强了编委队伍的建设。在此，我们要特别感谢前五次再版期间的全体专家教授、编委、编辑和出版人员，他们努力工作和无私奉献的精神，为本书打下了坚实的基础；同时非常感谢参与本版编写的各位专家的辛勤付出，感谢各位主编、副主编辛苦专业的审校工作，使本书第 6 版得以面世。期望该书能一如既往地成为广大儿童保健工作者的案头书，由于儿童保健各专业知识进展很快，涉及学科与专业又较多，本书难免存在不足之处，敬请读者不吝赐教。

21 世纪将是人才竞争的世纪，科学技术与社会发展要求下一代，不仅要有健康的体魄，更要有聪明才智和良好的社会适应能力。我国拥有 4 亿多儿童，促进儿童健康发展，将会对国家昌盛、民族兴旺、家庭幸福产生巨大作用。中国的未来在你我手中，儿童的健康在我们心中，这就是我们撰写该书的初心。

陈荣华　赵正言　徐　秀

目　录

第二十章　儿童口、眼、耳鼻咽喉和皮肤疾病及保健　610

第二十一章　儿童常见症状和体征鉴别　642

绪 论

儿童健康是全民健康的重要基础，是经济发展的重要保障，也是社会文明与进步的重要体现。随着人民生活水平的不断提高和社会的不断进步，人们对儿童的健康和发展提出了更高的要求。不但要求进一步控制对儿童生命和健康构成威胁的各种疾病，而且要求儿童有更加健康的体质；不但希望在生长发育方面获得更全面、更高水平的服务，而且也关注心理行为发育、更好地适应社会需要的综合能力等方面的发展。在我国生育政策调整和人口老龄化发展的社会背景下，不断强化儿童保健工作、全面关注和促进儿童健康，具有夯实健康中国基石的重要战略意义。

1992 年，我国参照世界儿童问题首脑会议提出的全球目标和《儿童权利公约》，发布了《九十年代中国儿童发展规划纲要》，这是我国第一部以儿童为主体、促进儿童发展的国家行动计划。1994年 10 月 27 日，《中华人民共和国母婴保健法》颁布，这是我国第一部专门为妇女儿童健康而制定的法律。它的立法宗旨是"保障母亲和婴儿健康，提高出生人口素质"。2001 年 6 月 20 日，国务院颁布了《中华人民共和国母婴保健法实施办法》。这些法律、法规的施行，标志着妇女儿童健康步入了法制管理的轨道。进入 21 世纪，国务院继续制定实施三个周期的中国儿童发展纲要，针对儿童健康关键问题，明确主要目标和策略措施。在《"健康中国 2030"规划纲要》中明确，到 2030 年婴儿死亡率和 5 岁以下儿童死亡率控制在 5.0‰和 6.0‰，提出实施健康儿童计划。将儿童健康纳入《国务院关于实施健康中国行动的意见》等重要文件，建立健全工作推进机制，为促进人的全面发展、提高中华民族整体素质奠定坚实的基础。

一、儿童保健学的范围和特点

（一）儿童保健学的范围

儿童保健学是以保护和促进儿童身心健康和社会适应能力为目标，兼有预防医学与临床医学的学科特色，研究儿童的生长发育、营养与喂养、疾病防治、健康管理和生命监测等的综合性学科。儿童保健学研究内容广泛，与发育儿科学、预防儿科学、社会儿科学、儿童发展心理学、儿童营养学、发育行为儿科学、统计学等有着密切联系。

发育儿科学研究儿童生长发育的规律、影响因素和评价方法，及时发现生长发育偏异并采取一定的干预措施，以保证和促进儿童的身心健康。预防儿科学研究儿童常见病和多发病的发病原因，推行三级预防措施。一级预防即开展健康教育、指导科学养育、实施预防接种等，做到防病于未然。二级预防是开展定期健康检查、新生儿疾病筛查等，及早发现偏异，做到早期发现、早期治疗。三级预防是针对疾病进行治疗，防止并发症和后遗症。儿童发展心理学研究儿童心理发展规律，揭示儿童心理发展的原因和机制，探究不同环境对发展的影响，指导儿童发展的具体方法，以保障和促进儿童心理正常发展。儿童营养学研究儿童在生长发育时期所需要的营养素和热量，以及这些物质对儿童的生理功能和生长发育的重要作用。发育行为儿科学研究儿童发育与行为规律和发育行为异常，以促进儿童身心健康。

儿童保健学依据"遵循规律、促进健康、预防为主、防治结合"的原则，针对儿童群体和个体采取有效的防治措施，融专业技术、科学研究及行政管理于一体，涉及儿童躯体保健、心理行为保健和社区保健，以及相关的方法学、管理学。

（二）儿童保健服务对象及年龄分期

儿童保健工作的服务对象是从胎儿至不满 18周岁的儿童，重点是 7 岁以下儿童。根据儿童各个时期不同的特点，可分为胎儿期、新生儿期、婴儿期、幼儿期、学龄前期、学龄期及青春期七个阶段。

1. 胎儿期（fetal period） 自卵子与精子结合（受孕）至胎儿娩出，称为胎儿期。正常孕期约 40

周 [（40±2）周]。整个胎儿期可分为三个阶段：①胚卵期：为受孕后最初 2 周。②胚胎期：受孕后 2~8 周是胚胎形成阶段，最易受不利因素影响而造成发育异常。③胎儿期：受孕后第 9 周至胎儿娩出。这一时期胎儿的器官和组织迅速生长，其功能也逐渐发育成熟。这一时期胎儿容易受孕母身体情况的影响。例如，孕母患有感染性疾病可使胎儿发生各种畸形，常见的有 TORCH 感染（T：toxoplasma，弓形体；O：others，其他病原微生；R：rubella virus，风疹病毒；C：cytomegalo virus，巨细胞病毒；H：herpes virus，疱疹病毒）；孕母滥用药物、接受放射线等均可导致胎儿发育异常；孕母长期营养素和热量缺乏对胎儿的生长发育有一定的影响，例如孕母缺乏叶酸可致胎儿神经管畸形；孕母摄入热量或蛋白质不足，可使胎儿发生宫内生长发育迟缓，或导致低出生体重。

根据保护胎儿正常生长、降低围生儿死亡率和提高新生儿健康质量的要求，应从胚胎各器官形成起开始保护，做好孕期保健，必要时做产前筛查和产前诊断，并采取相应的干预措施。因此，儿童保健人员必须了解胎儿各周龄的生长发育状况，与妇女保健密切配合，以保证胎儿的正常生长发育。

2. 新生儿期（neonatal period）　自胎儿娩出至满 28 日为新生儿期。因为新生儿疾病的发病率和死亡率均高于其他年龄阶段，所以新生儿期是一个特殊时期。新生儿各系统器官的发育需进一步完善，功能也需要进行有利于生存的重大调整，要尽快地适应宫外新的生活环境，因此应采取一定的保健措施，如规范实施新生儿早期基本保健、定期开展新生儿访视、宣传纯母乳喂养的好处、指导新生儿护理和合理喂养等，做好新生儿期疾病的预防和治疗，以降低新生儿的发病率和死亡率。

3. 婴儿期（infancy）　自出生到满 1 周岁（0 岁组）为婴儿期。此期是生长发育最快的时期，所需要的热量和蛋白质比成人相对要高，自身免疫功能尚未发育成熟，抗感染的能力较弱，易患各种感染性疾病和传染性疾病。因此，应提倡 6 个月内纯母乳喂养，指导及时合理地添加辅助食品并继续母乳喂养，定期进行体格检查，积极开展家庭养育指导；同时要做好计划免疫和常见病、多发病、传染病的防治工作。

4. 幼儿期（toddler age）　从 1 岁至满 3 岁（1~2 岁组）为幼儿期。此期幼儿语言、思维、动作和社会交往能力发育较快，幼儿对危险的识别和自我保护能力尚不足，易发生各种意外伤害。要根据此期的特点，有目的、有计划地进行早期发展促进，预防意外伤害的发生，培养幼儿良好的卫生习惯，加强断乳后的营养喂养指导，注意幼儿口腔卫生、眼及视力保健，定期进行体格检查，继续做好计划免疫和常见病、多发病、传染病的防治工作。

5. 学龄前期（preschool age）　3~6 岁（3~5 岁组）为学龄前期。这一时期儿童的体格生长较以前缓慢，但语言、思维、动作、神经精神发育仍较快，与外界环境的接触日益增多，更应该加强教育工作，特别要防止意外伤害的发生。应开展儿童近视、弱视、斜视、弱听等疾病的防治，注意口腔卫生，定期进行体格检查。

6. 学龄期（school age）　6~12 岁（6~11 岁组）为学龄期，相当于小学阶段。此期儿童的大脑皮质功能发育更加成熟，对事物具有一定的分析、理解能力。要做好健康教育工作，注意用眼卫生、口腔卫生以及疾病防治等工作。

7. 青春期（adolescence）　是从儿童时期过渡到成年人的阶段。但年龄上的划分有性别差异，女童的体格生长和生殖系统的发育均较男童早 2 年。女童的青春期为 9~12 岁起（因存在个体差异，故与学龄期有交叉）到 17~18 岁；男童为 11~13 岁起（因存在个体差异，故与学龄期有交叉）到 18~21 岁。青春期已进入中学阶段。此期又可分为三个阶段：①青春前（prepubescence）：从体格形态开始加速发育到第二性征出现之前的阶段，一般 2~3 年；②青春中期（pubescence，puberty）：从第二性征开始出现到性发育成熟阶段，一般 2~4 年；③青春后期（postpubescence）：从第二性征发育成熟到体格停止生长为止，约 3 年。

青春期首先出现体格生长加速，这是人生中第二个生长高峰，继之生殖系统开始发育并逐步发育成熟。除此之外，智能飞跃发展，逐步开始独立生活，参加各种社会活动。这一时期情绪多变且不稳定，易发生各种异常心理。因此，对青春期的少年应加强健康教育、营养指导、性教育、卫生指导，尤其应避免吸烟、过早恋爱等。应加强品德教育，进行体格锻炼，学好基础文化知识，掌握一定的技术，做到德、智、体、美、劳的全面发展。

（三）儿童保健学的特点

1. **研究和服务对象年龄跨度大、变化多**　从生命开始（胎儿期）到发育成熟（青春期），即18岁以下的儿童和少年，均属于儿童保健的管辖范围，其中以7岁以下儿童为保健的重点。儿童正处于不断生长发育的动态平衡中，变化多而快，不同年龄阶段有不同的特点，年龄越小，身心发育越不完善，是易受内外不利因素侵扰的人群。

2. **保健服务面广**　既面向群体，又面向个体；既管理健康儿童，又诊治患病儿童。目的是使儿童身心越来越健康，更适应社会需要，成为有用之才。

3. **服务措施和研究方向的多样性**　不仅要采取防病治病手段，还要应用对健康有利的促进性干预措施（如提倡母乳喂养、平衡膳食、计划免疫、体格锻炼、健康教育、生长发育监测、新生儿疾病筛查等）。通过流行病学、基础医学、临床医学、实验室和康复医学的各种检查方法，开展儿童保健三级预防的研究和服务。

4. **多学科、跨学科的特性**　儿童保健学与妇产科学、优生遗传学、营养学、心理学、教育学、医学社会学等密切相关。只有各学科之间相互渗透、共同提高，才能拓宽和深入做好儿童保健工作。

5. **儿童保健工作的群众性特征**　儿童保健工作是一项群众性很强的工作，必须得到广大群众和社会各阶层的充分理解和大力支持及合作。我们应采取多种形式向社会、家庭、父母进行科学育儿以及防病治病知识的宣传，使广大群众了解妨碍儿童生长发育、营养不良与儿童疾病及死亡的关系，千方百计地降低发病率和死亡率，提高儿童的健康水平。

二、儿童保健事业的发展和成就

（一）儿童保健机构和队伍的发展

1. **儿童保健机构的发展**　新中国成立后，逐步建立健全妇幼健康管理和服务网络。全国各省（区、市）、市和县级分别设立了妇幼保健院（所、站）、妇女保健所、儿童保健所、妇产医院、儿童医院等专业机构，设置了2个国家儿童医学中心、2个国家儿童健康与疾病临床研究中心和5个国家儿童区域医疗中心。2013—2021年，累计安排中央预算内投资309亿元支持全国1960个儿童医院和妇幼保健机构建设。据2022年统计，全国有妇幼保健机构3082所，其中省级32所、地市级350所、区县级2700所，全年总门诊量3.31亿人次；乡镇卫生院3.5万家，社区卫生服务中心（站）3.6万家，当年提供儿童健康体检8550万人次。2021年，我国共有儿童医院151所，每千名儿童床位数达2.2张。

近年来，国家积极推进儿童保健与临床服务的有机融合，突出以儿童健康为中心，打破妇幼保健机构"防"和"治"的科室分设格局，优化服务流程，整合服务内容，强化中医药服务，改革组建孕产保健部、儿童保健部和妇女保健部，构建系统连续、防治结合的服务新模式。推动基层医疗卫生机构、妇幼保健机构与专科医院建立儿童疾病筛查、转诊工作机制，落实分级诊疗制度，强化医疗联合体建设，促进优质资源下沉基层。积极推进"互联网＋妇幼健康"发展，实施"云上妇幼"项目，促进上下互联、横向互通、方便快捷、智慧服务。

2. **儿童保健队伍的发展**　随着儿童保健工作日益受到重视，儿童保健队伍也逐步发展起来。20世纪60年代以来，各地采取不同形式，举办了在职人员提高班、专业培训班；一些医学院校设置了儿科系，不断补充儿童保健人员，并对儿童保健队伍进行知识更新。1978年国家恢复研究生制度后，一些医科大学和研究机构招收了儿童保健博士和硕士研究生，培养儿童保健高级人才。1986年医学院校举办的妇幼卫生本科、专科班，中等卫生学校设立的妇幼医士、助产班，向妇幼卫生战线输送了7000多名专业人员。20世纪90年代，为发展妇幼卫生专业教育，在6所部属医科大学陆续开设了妇幼卫生系。国家实施全面两孩政策以后，儿童医疗服务的供需矛盾凸显，为加强全科医学人才培养，为基层儿科基本医疗卫生服务提供人才支撑，原国家卫生计生委和教育部等六部门为中西部乡镇卫生院招收3万余名免费定向医学生，缓解了基层从事儿科等各科常见疾病诊疗服务的全科医生短缺问题。同时，扩大研究生层次儿科医师培养规模，鼓励高等医学院校在研究生教育中加大儿科医生的培养力度。引导和支持高校新增27个儿科学、1个中医儿科学专业布点，加强"5+3"高校一体化儿科硕士专业学位研究生招收培养。加大儿科等紧缺专业住院医师规范化培训招收，大力开展转岗培训和继续医学教育，实施中西部儿童保健人员培训项目。

数据显示，我国儿科执业（助理）医师数从2015年的11.8万人，增加到2022年的22.6万人。

（二）儿童保健工作的成就

新中国成立以来，儿童保健工作取得了巨大成就。危害儿童健康最严重的传染病发病率已大幅度下降。我国儿童保健工作成就的取得，主要是实施健康教育，普及卫生科学知识，提高群众科学育儿的水平，在城市和农村广泛开展儿童保健系统管理，早期发展促进，疾病预防，计划免疫，改善婴幼儿营养卫生状况以及儿童保健科学研究等综合措施的结果。

1. 降低婴儿及5岁以下儿童死亡率　新中国成立前旧法接生极为普遍，新中国成立初期我国婴儿死亡率高达200‰，破伤风、肺炎等感染性疾病成为新生儿和婴儿死亡的首要原因。新中国成立后，特别是20世纪90年代以来，我国积极提倡住院分娩，改善医疗保健机构的产科服务条件和设施，大力培养和培训基层产科人员，提高产科服务质量，有效地降低了孕产妇死亡率和新生儿破伤风发病率。自2012年以来，全国住院分娩率始终保持在99%以上，2022年孕产妇死亡率已下降至15.7/10万，新生儿死亡率下降至3.1‰。此外，通过积极推广新生儿复苏、早产儿的预防与救治、儿童营养改善、儿童伤害的预防、儿童疾病综合管理等措施，2023年婴儿死亡率和5岁以下儿童死亡率分别下降到4.5‰和6.2‰。

2. 出生缺陷防治工作　针对我国每年出生20万～30万肉眼可见的先天畸形儿童，积极开展三级预防措施，推广孕前和孕早期服用叶酸、产前筛查和产前诊断、新生儿疾病筛查等工作，降低出生缺陷发生率。2002年，原国家卫生部下发《产前诊断技术管理办法》，与中国残联联合下发《中国提高出生人口素质、减少出生缺陷和残疾行动计划（2002—2010）》。2004年，原国家卫生部印发《新生儿疾病筛查技术规范》；2009年，原国家卫生部颁发《新生儿疾病筛查管理办法》。

20世纪80年代以来，我国建立了以医院为基础的出生缺陷监测系统，监测围生期（孕满28周至出生后7日）的出生缺陷发生率，重点监测围生儿中23类常见的结构畸形、染色体异常及少部分遗传代谢性疾病。2008年，原国家卫生部启动中西部六省出生缺陷防治项目，探索出生缺陷防治策略和有效措施。2009年，启动了增补叶酸项目，中央财政每年投入1.6亿，在中国农村地区实施增补叶酸预防神经管缺陷项目，为农村孕前和孕早期妇女免费增补叶酸，已经有4500多万名农村育龄妇女免费服用了叶酸。随着出生缺陷防治工作的加强和部分出生缺陷诊断能力的提高，一些对干预措施敏感的致死致残性出生缺陷发生率逐步下降，而内脏畸形如先天性心脏病等部分出生缺陷的围生期发现率逐步上升。与2010年相比，2020年我国出生缺陷导致5岁以下儿童死亡率由2.8‰降至1.3‰，神经管缺陷、唐氏综合征等严重致残出生缺陷发生率降幅达41%。

自2012年，原国家卫生部启动实施了西部农村地区新生儿疾病筛查补助项目和地中海贫血防控试点项目。新疆、广西等贫困地区儿童开展了听力障碍、先天性甲状腺功能减退、苯丙酮尿症的筛查。截至2015年底，中央财政累计投入资金3.893亿元，累计受益新生儿339万。中西部21省新生儿遗传代谢病筛查率达到87.7%。这些措施均促进了新生儿遗传性及代谢性疾病的早期诊断和早期治疗。在广东、广西、云南、海南等七个地中海贫血高发省份（地区）启动的地中海贫血防控项目，有效降低了重型地中海贫血儿的出生率。

3. 实施国家免疫规划　1960年3月，我国取得了消灭天花的巨大成果，比世界消灭天花早17年。20世纪60年代起，我国逐步研制、推广应用脊髓灰质炎减毒活疫苗、麻疹减毒活疫苗等。20世纪80年代，中国计划免疫工作的主要内容是"四苗防六病"，即7周岁及以下儿童进行卡介苗、脊髓灰质炎三价疫苗、百白破混合疫苗和麻疹疫苗的基础免疫及以后适当的加强免疫，使儿童获得对结核病、脊髓灰质炎、百日咳、白喉、破伤风和麻疹的免疫。1992年把乙肝疫苗纳入计划免疫范畴。部分省、市、自治区还把流行性乙型脑炎、流行性脑脊髓膜炎和流行性腮腺炎等传染病的预防纳入计划免疫管理。2007年开始实施扩大国家免疫规划，新增乙脑疫苗、流脑疫苗、甲肝疫苗、麻腮风疫苗、无细胞百白破疫苗，达到预防15种主要传染病的目的。2009年，原由省级财政支付的免疫规划疫苗和注射器购置费用改由中央财政支出，纳入国家基本公共卫生服务项目。2019年6月颁布了《中华人民共和国疫苗管理法》，为国家免疫规划发展奠定了政策法律基础。

经过几十年的努力，我国免疫规划服务网络不断完善，设置了 21 万个预防接种单位，探索出符合实际情况的免疫规划服务模式，全国免疫规划疫苗接种率保持在较高水平。2011 年的调查数据显示，3 剂口服脊髓灰质炎减毒活疫苗（OPV3）、卡介苗、3 剂白喉－百日咳－破伤风联合疫苗（DPT3）、1 剂含麻疹成分疫苗（MCV1）的全程免疫接种率均已达到 99% 以上。2006 年后连续 13 年无白喉病例报告，其后每年只有零星病例报告。5 岁以下儿童乙肝病毒表面抗原携带率从 1992 年的 9.7% 下降至 2014 年的 0.3%，2018 年麻疹发病率降到 0.28/10 万以下，发病数不到 4000 例；2018 年全国流脑发病数仅 104 例。

4. 儿童常见疾病防治　为预防儿童期常见疾病，20 世纪 60—80 年代，全国各地均积极开展了对佝偻病的防治和研究工作。1980 年以来，儿童营养性贫血的防治也被国家列入儿童保健工作的重点。各地广泛开展了儿童营养性贫血防治工作，针对引起该病的原因进行了综合分析和研究，采取了有效的防治措施。

肺炎是儿童期的常见疾病。为降低儿童肺炎的发病率和死亡率，20 世纪 90 年代初，原国家卫生部与世界卫生组织（WHO）推广了儿童急性呼吸道感染标准病例管理和临床管理，开展了大量的人员培训、健康教育及监测活动。1998 年以来，建立 "儿童疾病综合管理（integrated management of childhood illness，IMCI）" 合作项目，经过几年的实施，项目地区的婴儿和 5 岁以下儿童的发病率和死亡率有了明显下降，卫生机构的基本设施、药物供应和对基层人员的督导能力也都有了明显提高。

自 2004 年开始，原国家卫生部引进美国儿科学会（American Academy of Pediatrics，AAP）新生儿复苏项目，在全国开展了 3 个周期、历时 15 年的新生儿复苏适宜技术推广项目，并在医疗机构内探索建立产儿科合作的长效机制。截至 2022 年底，已累计培训产科医生、儿科医生和助产士 50 余万人次。2015 年的抽样数据显示，全国婴儿出生窒息死亡率、新生儿因出生窒息 24 小时内死亡率和因出生窒息 7 天内死亡率均呈逐年下降趋势，下降幅度分别达到 75.1%、81.3% 和 76.9%。新生儿复苏项目的实施使我国婴儿死亡率和新生儿死亡率明显下降。

5. 儿童营养状况不断改善　2002 年，第 55 届世界卫生大会通过了《婴幼儿喂养全球战略》，强调出生后 6 个月内纯母乳喂养，6 个月后合理添加辅食，并继续母乳喂养到至少 2 岁。我国积极实施该战略，确保所有婴幼儿获得最佳喂养，减少营养不良的相关风险。根据第 65 届世界卫生大会通过的孕产妇和婴幼儿营养全面实施计划，我国将改善儿童营养提升为国家战略，纳入国家总体发展规划。原国家卫生部和全国妇联自 2012 年起共同启动实施了 "贫困地区儿童营养改善项目"。这是儿童重大公共卫生服务项目之一，也是儿童辅食营养补充在全国范围的大规模推广应用。项目为贫困地区半岁到 2 岁婴幼儿每天提供 1 包营养包，同时广泛开展儿童营养知识的宣传和健康教育。截至 2020 年底，累计已有近 1120 万名 6~24 个月婴幼儿服用了营养包。2012—2020 年度监测评估数据显示，儿童贫血率从 33.6% 降至 18.3%，生长迟缓率从 9.7% 降至 5.3%，2 周腹泻发病率从 15.7% 降至 5.3%。

1975 年，原国家卫生部委托中国医学科学院儿科研究所对北京、哈尔滨、西安、武汉、南京、上海、广州、昆明、福州 9 个城市儿童体格发育情况进行了调查，取得了九市城区和郊区初生至 6 岁儿童的身高（长）、体重、头围、胸围、坐高等体格发育衡量值。1985 年、1995 年、2005 年、2015 年，分别进行了第 2、3、4、5 次九市儿童体格发育调查，与 1975 年进行比较，40 年间我国儿童体格发育状况变化显著。以 5~5.5 岁年龄组为例，男童和女童体重分别增长了 3.70 kg 和 3.28 kg，身高分别增长了 8.0 cm 和 8.2 cm。城区儿童前 3 个 10 年体格发育水平呈快速增长趋势，近 10 年来逐渐进入缓慢增长阶段。农村儿童前 3 个 10 年体格发育变化趋势与城区一致，第 4 个 10 年虽然较第 3 个 10 年增幅略有下降，但依然保持较大幅度增长。以 4~5 岁年龄组为例，从 1975 年到 2015 年，男童身高的城乡差由 4.0 cm 缩小到 0.6 cm，女童身高的城乡差由 4.3 cm 缩小到 0.4 cm。2015 年我国九市城乡 7 岁以下各年龄组儿童体格发育平均水平均已明显超过了世界卫生组织颁布的儿童生长标准。其中，城区儿童体重超出 0.1~1.2 kg，身高超出 0.5~2.1 cm。农村儿童体重超出 0.3~0.9 kg，身高超出 0.3~2.1 cm。

6. 城乡散居儿童保健工作　散居儿童保健工作也一直受到重视，中央妇幼保健实验院从新中国成立初期，就在城市中研究地段儿童保健责任制的工作方法。1977年，原国家卫生部开展了农村儿童保健工作的研究和全国12个省（市）1974—1976年儿童死亡回顾性调查分析。调查结果表明，农村婴儿死亡率远远高于城市，故提出儿童保健工作的重点应面向农村。1978年，农村儿童保健研究又被列入国家重点科研规划，全国19个省（市、自治区）参加，共同探讨农村儿童保健的组织形式、内容和方法，推动了全国农村儿童保健工作的开展。1986年，原国家卫生部颁发了《城乡儿童保健工作要求》，各地紧密结合本地实际，开展了儿童保健系统管理工作。1995年，《中华人民共和国母婴保健法》及其实施办法的颁布实施，使儿童保健工作进入法制化管理的轨道。

2009年，原国家卫生部颁布了《全国儿童保健工作规范》，并分别于2013年和2014年委托中国疾病预防控制中心妇幼保健中心组织制订并以原国家卫生部办公厅文件形式颁布了《新生儿访视技术规范》《儿童健康检查服务技术规范》《儿童喂养与营养指导技术规范》《儿童营养性疾病管理技术规范》《儿童心理保健技术规范》《儿童口腔保健指导技术规范》《儿童眼及视力保健技术规范》《儿童耳及听力保健技术规范》共8个技术规范，为规范儿童保健服务奠定了基础。

2009年，国家启动基本公共卫生服务项目，免费为城乡居民提供包括0~6岁儿童健康管理在内的10类41项服务。免费的儿童健康管理内容包括新生儿访视、新生儿满月健康管理、婴幼儿健康管理、学龄前儿童健康管理。基本公共卫生服务的开展为扩大服务覆盖面、提高散居儿童健康水平做出了贡献。从2017年开始，原国家卫生健康委开始在全国推广使用统一的《母子健康手册》，手册记录了孕产妇和儿童系统保健服务过程和主要健康指标、计划免疫情况和健康教育信息。《母子健康手册》中所有服务项目都是由政府免费提供，它既是中国政府关注妇幼健康的一张亮丽名片，也是父母送给孩子的一份珍贵礼物。"十四五"时期，为应对新的儿童健康重点问题，国家卫生健康委又先后颁布《0~6岁儿童眼保健及视力检查服务规范》《0~6岁儿童孤独症筛查干预服务规范》等，对社会关注的儿童健康问题进行规范服务和管理。

7. 集体儿童保健工作　托幼机构保健工作是儿童保健工作的重要内容，做好集体儿童保健工作对学龄前儿童健康十分重要。国家卫生部于1986年下发《托儿所幼儿园卫生保健制度》，对儿童的一日生活、饮食卫生、健康检查、疾病防治、消毒隔离等方面做出了明确的规定。各地根据《托儿所幼儿园卫生保健制度》要求，认真开展了托儿所幼儿园的卫生保健工作。1994年，随着国家卫生部门和教育部门对托幼机构工作管理的不断加强，国家卫生部和教委联合颁发了《托儿所幼儿园卫生保健管理办法》，对托幼机构管理、儿童入托体检及工作人员定期体检等进一步做出了明确的规定。为了解和掌握全国托幼机构卫生保健工作情况。2003年，国家卫生部和教育部联合开展了托幼机构卫生保健监督检查。根据检查结果对《托儿所幼儿园卫生保健管理办法》进行修订，以进一步加强对托幼机构卫生保健工作的监督管理。2010年9月，国家卫生部、教育部联合颁布了《托儿所幼儿园卫生保健管理办法》；2012年5月，原国家卫生部又出台了《托儿所幼儿园卫生保健工作规范》，为全国托幼机构的卫生保健工作奠定了基础。至2018年底，全国共有超过30万所各类托幼机构，27万余名托幼机构卫生保健人员，有4600万儿童在幼儿园接受集体儿童保健管理服务，儿童入园健康检查率为95%、儿童定期体检率为87%。

2018年，国务院办公厅下发《关于促进3岁以下婴幼儿照护服务发展的指导意见》后，我国开始加强对0~3岁婴幼儿保健服务的扶持，并进一步完善了相关工作要求和服务内容。国家卫生健康委于2021年发布了《托育机构保育指导大纲（试行）》，从营养与喂养、睡眠、生活与卫生习惯、动作、语言、认知、情感与社会性7个方面，分别对照护7~12个月、13~24个月、25~36个月3个年龄段的婴幼儿，提出了目标、保育要点和指导建议。

8. 母乳喂养促进工作　母乳喂养是儿童健康的基础，原国家卫生部积极响应WHO和联合国儿童基金会（United Nations International Children's Fund，UNICEF）的号召，保护、促进和支持母乳喂养。20世纪90年代初，根据全国母乳喂养率下降情况，大规模开展了提倡母乳喂养、创建爱婴医院的活动。利用每年的"世界母乳喂养周"，广泛开展健康教育活动，引起全社会对母乳喂养的关注。2009年2月，国家卫生部在上海启动母乳喂养咨询项目，中国疾病预防控制中心妇幼保健中心负责组织实施。该项目由经过专门培训的医护人员在孕产妇住院期间和出院后持续提供专业的母乳喂养咨询指导，为孕产妇提供母乳喂养知识、技术与情感支持，解决孕产妇的母乳喂养问题，帮助母亲树立母乳喂养的信念，促进中国0~6个月纯母乳喂养率的提高。项目每3年为一周期，2015年启动的第三周期项目，参与单位已由之前的34家增加到56家。项目实施三个周期，共组织了国家级母乳喂养咨询师培训班9期，直接培训学员600余人，母乳喂养咨询，培养了一批掌握母乳喂养知识的省级咨询指导师资，项目省辐射培训了6000余家医疗机构的1万余名医务人员。

为实行"促进母乳喂养十项措施"，即"爱婴医院十条标准"，在全国开展爱婴医院的评估活动，爱婴医院创建活动在我国轰轰烈烈地展开。2014年以来，全国31个省（市、自治区）及新疆生产建设兵团共有7036所医疗机构被授予爱婴医院称号。为促进社区母乳喂养服务的开展，2013年，联合国儿童基金会和中国疾病预防控制中心妇幼保健中心共同发起"母爱十平方"活动，倡导在办公场所、公共场所建立哺乳室，为母乳喂养提供社会支持。2016年11月，原国家卫生计生委等10部门印发《关于加快推进母婴设施建设的指导意见》（以下简称《指导意见》），提出母婴设施建设总体目标，"到2020年底，所有应配置母婴设施的公共场所和用人单位基本建成标准化的母婴设施。"通过这些活动的开展，促进了社会母乳喂养支持体系的建立，得到了政府、保健机构、家庭和社会的广泛重视。

9.儿童早期发展　国际上将儿童早期发展（early childhood development，ECD）定义为胎儿到8岁儿童的认知、身体、语言、运动以及社会情感发展。其中，养育照护框架更侧重于加强从胎儿期到3岁这一阶段卫生、营养、环境等方面的早期干预。这一阶段是儿童早期发展潜能的重要时期，可以为生命全程的健康、福祉、学习和生产力奠定基础。我国自2000年开始开展儿童早期发展试点项目，探索儿童早期发展服务模式，逐渐扩展服务内涵。2013年，中美两国举办"儿童早期发展战略对话会议"，鼓励两国学者和研究机构围绕儿童早期发展前沿问题开展联合攻关，深化理论认识与实践研究。2013至2016年在联合国儿基会的支持下，由原卫生计生委等五部委联合开展儿童早期综合发展试点项目，探索在养育照护框架下，多部门合作促进贫困地区0~3岁儿童提供综合的早期发展服

务。2014年，原卫生计生委妇幼健康服务司组织专家编写并出版了《儿童早期发展系列教材》，内容包括儿童早期发展总论、孕产期营养、孕产期心理保健、家庭养育与规划、儿童营养与生长促进、儿童心理行为发展与评估、促进心理行为发育适宜技术、高危儿童管理与早期干预。制定《国家级儿童早期发展示范基地标准》，自2015年开始组织进行国家级儿童早期发展示范基地评选活动，以创建基地为契机，带动全国儿童早期发展工作的全面蓬勃开展。2019年，国家卫生健康委妇幼司发布《农村地区儿童早期发展服务规范（试行）》，结合基本公共卫生服务中的儿童保健服务内容，开展养育风险筛查与指导、养育照护小组活动和定期家访服务等，形成了一套较为完善的服务模式。2022年，国家卫生健康委办公厅印发《3岁以下婴幼儿健康养育照护指南（试行）》，内容涵盖婴幼儿生长发育监测、营养与喂养、交流与玩耍、生活照护指导、伤害预防、常见健康问题的防控及照护，进一步规范开展儿童早期发展服务。

10.儿童保健信息管理体系与运行体系建设

1996年，出生缺陷监测网、孕产妇死亡监测网和5岁以下儿童死亡监测网"三网合一"，成为世界上最大的妇幼卫生监测网络。近年来各地积极探索发挥人工智能、互联网、物联网、大数据、云端及新媒体在儿童保健信息化建设中的作用。推进与全员人口、预防接种、电子健康档案等系统互联互通。优化整合政策宣传、健康指导、网上课堂、保健预约、检查查询、"一件事"联办等服务模块，提供生育全程集成服务。归集医疗、社保等多源数据库，通过录入儿童身高体重、运动语言等基本信息，系统自动生成标准成长曲线图，对异常儿童发出预警，发送健康管理指引建议。

总之，我国儿童保健工作已由防治儿童时期常见病、多发病发展到依法保护儿童健康，提高儿童生存质量，开展儿童系统保健服务，包括儿童营养与喂养、儿童体格发育、心理行为发展、眼保健、口腔保健、儿童疾病综合管理等方面；已由单纯的生物医学模式向生物–心理–社会–医学模式转变。

三、儿童保健工作任务和展望

（一）儿童保健工作任务

当代少年儿童既是实现我国第一个百年奋斗目

标的经历者、见证者,更是实现第二个百年奋斗目标、建设社会主义现代化强国的生力军。当前,我国正处于实现"两个一百年"奋斗目标的历史交汇期。站在新的历史起点上,需要进一步落实儿童优先原则,全面提高儿童综合素质,培养造就德智体美劳全面发展的社会主义建设者和接班人。制定和实施新一轮儿童发展纲要,将为促进人的全面发展、提高中华民族整体素质奠定更加坚实的基础。根据我国妇女儿童发展的实际情况,制定了《中国儿童发展纲要(2021—2030年)》,从儿童与健康、儿童与安全、儿童与教育、儿童与福利、儿童与家庭、儿童与环境、儿童与法律保护7个领域提出了目标、策略和措施。

1. 主要目标 覆盖城乡的儿童健康服务体系更加完善,儿童医疗保健服务能力明显增强,儿童健康水平不断提高。普及儿童健康生活方式,提高儿童及其照护人健康素养。新生儿、婴儿和5岁以下儿童死亡率分别降至3.0‰、5.0‰和6.0‰以下,地区和城乡差距逐步缩小。构建完善覆盖婚前、孕前、孕期、新生儿和儿童各阶段的出生缺陷防治体系,预防和控制出生缺陷。儿童常见疾病和恶性肿瘤等严重危害儿童健康的疾病得到有效防治。适龄儿童免疫规划疫苗接种率以乡(镇、街道)为单位保持在90%以上。促进城乡儿童早期发展服务供给,普及儿童早期发展的知识、方法和技能。5岁以下儿童贫血率和生长迟缓率分别控制在10%和5%以下,儿童超重、肥胖上升趋势得到有效控制。儿童新发近视率明显下降,小学生近视率降至38%以下,初中生近视率降至60%以下,高中阶段学生近视率降至70%以下。0~6岁儿童眼保健和视力检查覆盖率达到90%以上。增强儿童体质,中小学生国家学生体质健康标准达标优良率达到60%以上。增强儿童心理健康服务能力,提升儿童心理健康水平。适龄儿童普遍接受性教育,儿童性健康服务可及性明显提高。减少儿童伤害所致死亡和残疾。儿童伤害死亡率以2020年数据为基数下降20%。排查消除溺水隐患,儿童溺水死亡率持续下降。推广使用儿童安全座椅、安全头盔,儿童出行安全得到有效保障。减少儿童跌倒、跌落、烧(烫)伤和中毒等伤害的发生、致残和死亡。

2. 策略措施

(1)优先保障儿童健康 将儿童健康理念融入经济社会发展政策,儿童健康主要指标纳入政府目标和责任考核。完善涵盖儿童的基本医疗卫生制度,加强儿童医疗保障政策与公共卫生政策衔接。加大对儿童医疗卫生与健康事业的投入力度,支持革命老区、民族地区、边疆地区和欠发达地区的儿童健康事业发展,逐步实现基本妇幼健康服务均等化。建设统一的妇幼健康信息平台,推动妇幼健康信息平台与电子健康档案的互联互通和信息共享,完善妇幼健康统计调查制度,推行"互联网+妇幼健康"服务模式,完善妇幼健康大数据,加强信息互联共享,实现儿童健康全周期全过程管理和服务的信息化、智能化。开展"儿童健康综合发展示范县"创建活动。

(2)完善儿童健康服务体系 构建国家、区域、省、市、县级儿童医疗保健服务网络,以妇幼保健机构、儿童医院和综合医院儿科为重点,统筹规划和配置区域内儿童健康服务资源。省、市、县级均各设置1所政府举办、标准化的妇幼保健机构,每千名儿童拥有儿科执业(助理)医生达到1.12名、床位增至3.17张。建立完善以区县妇幼保健机构为龙头,乡镇卫生院、社区卫生服务中心为枢纽,村卫生室为基础的基层儿童保健服务网络,每所乡镇卫生院、社区卫生服务中心至少配备1名提供规范儿童基本医疗服务的全科医生,至少配备2名专业从事儿童保健的医生。完善儿童急救体系。加快儿童医学人才培养,提高全科医生的儿科和儿童保健专业技能,提高儿科医务人员薪酬待遇。

(3)加大儿童健康知识宣传普及力度 强化父母或其他监护人是儿童健康第一责任人的理念,依托家庭、社区、学校、幼儿园、托育机构,加大科学育儿、预防疾病、及时就医、合理用药、合理膳食、应急避险、心理健康等知识和技能宣传普及力度,促进儿童养成健康行为习惯。构建全媒体健康知识传播机制。发挥健康科普专家库和资源库作用。推进医疗机构规范设置"孕妇学校"和家长课堂,鼓励医疗机构、医务人员、相关社会组织等开展健康科普活动。预防和制止儿童吸烟(含电子烟)、酗酒,保护儿童远离毒品。

(4)保障新生儿安全与健康 深入实施危重新生儿筛查与评估、高危新生儿专案管理、危急重症救治、新生儿死亡评审等制度。加强新生儿规范化访视工作,新生儿访视率保持在90%以上。完善医疗机构产科、新生儿科质量规范化管理体系,加强新生儿保健专科建设。依托现有机构加强危重新生儿救治中心建设，强化危重新生儿救治保障。

（5）加强出生缺陷综合防治 建立多部门联动防治出生缺陷的工作机制，落实出生缺陷三级防治措施，加强知识普及和出生缺陷防控咨询，推广婚姻登记、婚育健康宣传教育、生育指导"一站式"服务。强化婚前孕前保健，提升产前筛查和诊断能力，推动围孕期、产前产后一体化和多学科诊疗协作，规范服务与质量监管。扩大新生儿疾病筛查病种范围，建立筛查、阳性病例召回、诊断、治疗和随访一体化服务模式，促进早筛早诊早治。加强地中海贫血防治。健全出生缺陷防治网络，加强出生缺陷监测，促进出生缺陷防治领域科技创新和成果转化。

（6）加强儿童保健服务和管理 加强儿童保健门诊标准化、规范化建设，提升儿童保健服务质量。扎实开展0~6岁儿童健康管理工作，3岁以下儿童系统管理率和7岁以下儿童健康管理率保持在90%以上。推进以视力、听力、肢体、智力及孤独症等五类残疾为重点的0~6岁儿童残疾筛查，完善筛查、诊断、康复、救助相衔接的工作机制。提高儿童康复服务能力和水平。增强学校、幼儿园、托育机构的常见病预防保健能力，按标准配备校医、幼儿园及托育机构卫生保健人员和必要保健设备。加强对孤儿、流动儿童、留守儿童和困境儿童等重点人群的健康管理。

（7）强化儿童疾病防治 以早产、低出生体重、贫血、肥胖、心理行为异常、视力不良、龋齿等儿童健康问题为重点，推广儿童疾病防治适宜技术，建立早期筛查、诊断和干预服务机制。加强儿童口腔保健，12岁儿童龋患率控制在25%以内。加强儿童重大传染性疾病、新发传染病管理以及艾滋病、梅毒、乙肝母婴阻断工作。完善儿童血液病、恶性肿瘤等重病诊疗体系、药品供应制度、综合保障制度，开发治疗恶性肿瘤等疾病的特效药。科学合理制定罕见病目录，加强罕见病管理。推广应用中医儿科适宜技术。

（8）加强儿童早期发展服务 建立健全多部门协作的儿童早期发展工作机制，开展涵盖良好的健康、充足的营养、回应性照护、早期学习机会、安全保障等多维度的儿童早期发展综合服务。加强对家庭和托育机构的婴幼儿早期发展指导服务。促进儿童早期发展服务进农村、进社区、进家庭，探索推广入户家访指导等适合农村边远地区儿童、困境儿童的早期发展服务模式。

（9）改善儿童营养状况 关注儿童生命早期1000天营养，开展孕前、孕产期营养与膳食评价指导。实施母乳喂养促进行动，强化爱婴医院管理，加强公共场所和工作场所母婴设施建设，6个月内婴儿纯母乳喂养率达到50%以上。普及为6月龄以上儿童合理添加辅食的知识技能。开展儿童生长发育监测和评价，加强个性化营养指导，保障儿童营养充足。加强食育教育，引导科学均衡饮食、吃动平衡，预防控制儿童超重和肥胖。加强学校、幼儿园、托育机构的营养健康教育和膳食指导。加大碘缺乏病防治知识宣传普及力度。完善食品标签体系。

（10）有效控制儿童近视 加强0~6岁儿童眼保健和视力检查工作，推动建立儿童视力电子档案。减轻学生学业负担，指导监督学生做好眼保健操，纠正不良读写姿势。保障学校、幼儿园、托育机构室内采光、照明和课桌椅、黑板等达到规定标准。指导家长掌握科学用眼护眼知识并引导儿童科学用眼护眼。教育儿童按需科学规范合理使用电子产品。确保儿童每天接触户外自然光不少于1小时。

（11）增强儿童身体素质 推进阳光体育运动，开足开齐体育与健康课。保障儿童每天至少1小时中等及以上强度的运动，培养儿童良好运动习惯。全面实施《国家学生体质健康标准》，完善学生健康体检和体质监测制度。鼓励公共体育场馆设施免费或优惠向周边学校和儿童开放，落实学校体育场馆设施在课余和节假日向学生开放政策，支持学校向体育类社会组织购买课后体育服务。进一步加大户外运动、健身休闲等配套公共基础设施建设力度。合理安排儿童作息，保证每天睡眠时间小学生达到10小时、初中生达到9小时、高中生达到8小时。

（12）加强儿童心理健康服务 构建儿童心理健康教育、咨询服务、评估治疗、危机干预和心理援助公共服务网络。中小学校配备心理健康教育教师。积极开展生命教育和挫折教育，培养儿童珍爱生命意识和自我情绪调适能力。关注和满足孤儿、事实无人抚养儿童、留守儿童和困境儿童心理发展需要。提高教师、家长预防和识别儿童心理行为异常的能力，加强儿童医院、精神专科医院和妇幼保健机构儿童心理咨询及专科门诊建设。大力培养儿童心理健康服务人才。

（二）展望

1. 加强儿童保健专科化建设　针对提供优质、连续、温馨的儿童保健服务，以省、市、县妇幼保健机构以及基层医疗卫生机构为重点，开展儿童保健服务网络建设。按照《各级妇幼保健机构业务部门设置指南》《全国儿童保健工作规范》等文件，加大中央和地方财政投入力度，加强省、市、县各级妇幼保健机构儿童保健部建设，包括儿童生长发育科、营养与喂养科、心理保健科、眼保健科、口腔保健科、听力保健科、高危儿管理科、康复科、中医保健科等科室建设。同时，要加强妇幼健康队伍建设，一方面要培养高层次的学科带头人和业务骨干，另一方面要加强县、乡、村三级儿童保健人员和县级危重新生儿救治中心新生儿科医师队伍建设。应抓好继续教育，积极培训在职人员，这是一种周期短、投资少、见效快、可多出人才的最现实的方法。要分级、分层次、有计划地举办各类培训班，充分利用互联网培训覆盖面广、传播速度快的优势，采取线上、线下相结合的培训方式。进行系统化、规范化培训，提高各级儿童保健人员对影响儿童健康的重大风险因素以及重点疾病的筛查、诊断和干预能力。

2. 加强儿童保健服务质量管理　在生育政策调整的大背景下，妇幼健康服务质量安全管理的重要性已日益受到关注。在现代化的生产发展中，提高社会的劳动生产率，关键是靠先进的科学技术。有良好的设备条件而没有现代化的科学管理手段，再先进的科学技术和设备也不可能充分得到应用和发挥其最佳的社会效益。未来的儿童保健服务，要逐步由经验管理走向科学管理，必须建立起科学的管理制度及相应的管理手段，提供以循证为依据的服务。要将预防为主、关口前移的思路体现在儿童卫生保健工作中，围绕突出的公共卫生问题多措并举解决问题。应健全儿童保健服务质量管理制度，完善儿童保健工作规范。医疗机构要强化儿童保健服务质量管理，落实主体责任，实行院、科两级质量管理，推动儿童保健服务质量的持续改进。各级妇幼保健机构加强对辖区儿童保健服务质量管理。将儿童保健服务质量改进纳入改善医疗服务行动和优质服务基层行活动。加强区域妇幼健康信息平台建设，完善儿童健康信息标准，推进儿童健康信息互联共享。提高基层医疗卫生机构信息化水平，有条件的地区为基层医务人员配备智能化移动服务终端设备，提高服务质量，减轻基层负担。积极推进母子健康手册信息化，加强实时动态儿童健康管理。

3. 聚焦新时期儿童健康重点问题　强化新生命围孕期、产时和分娩后连续健康监测与保健服务，保障胎儿和新生儿健康。以儿童体格生长监测、营养与喂养指导、心理和行为发育评估、眼保健和口腔保健、听力障碍评估为重点，积极推进国家基本公共卫生服务 0~6 岁儿童健康管理项目。加强儿童运动指导，促进吃动平衡，预防和减少儿童超重和肥胖。推进妇幼保健机构儿童营养、运动医学门诊建设，加强儿童营养喂养咨询、运动指导科学专业队伍建设，提高营养喂养咨询和运动指导能力。加强儿童心理行为发育监测与评估，探索建立以儿童孤独症等发育异常为重点，在社区可初筛、县级能复筛、专业医疗机构诊断和康复的服务网络。推进儿童眼保健服务，以肺炎、腹泻、手足口病等儿童常见疾病为重点，推广儿童疾病防治适宜技术。加强婴幼儿养育照护指导。通过家长课堂、养育照护小组活动、入户指导等方式，普及科学育儿知识和技能，增强家庭的科学育儿能力。加强儿童中医药服务，积极推广应用小儿推拿等中医药适宜技术，强化中医药在儿童医疗保健中的重要作用。

4. 加强儿童保健领域科学研究　开展儿童保健科学研究工作，是使儿童保健工作向科学化、目标化、现代化迈进的重要方面。卫生事业的发展，要依靠医药卫生科学技术进步。同样，儿童保健事业要跟上科学技术的发展，必须开展多方面的科学研究工作。

首先，应加强儿童保健基础理论的研究。随着医学模式的转变和近代科学的发展，妇幼保健不仅仅与妇产科和儿科相关，而且与胚胎学、胎儿生理学、病理学、遗传学、人口学、营养学、免疫学、心理学、流行病学、社会医学等多学科相联系。要尽快地发展我国的妇幼保健事业，必须加强理论研究，形成自己独特的学科体系，积极培养妇幼保健专门人才。优生优育、提高人口素质是妇幼保健的基本任务。在我们的实际工作中，还有不少影响人口素质、影响妇女儿童健康的因素需要我们去研究、去探索，去寻找理论根据，用于指导妇幼保健的实际工作。

其次，应加强儿童保健应用学科的研究。对一些危害儿童健康的疾病要进行流行病学的调查、分析，掌握发展规律，提出切实可行的干预措施。对一些行之有效的办法，我们应切实总结经验，逐步推广应用，以发挥更大的社会效益和经济效益。可围绕儿童肥胖和遗传代谢性疾病防控、儿童心理行为发育异常筛查和干预、出生缺陷三级预防、儿童危急重症综合救治和重大疾病综合防治等重点领域，大力发展具有自主知识产权和符合国情的儿童医疗保健技术。加强儿童保健适宜技术应用和推广。鼓励和支持儿童用药品和适宜剂型、罕见病专用药和医疗器械的研发，大力推动高质量科技成果在儿童健康领域的转化和应用。

（赵正言　徐　韬）

四、儿童早期发展

（一）概述

儿童早期发展（early childhood development，ECD）是指从受精卵到 8 岁期间儿童的体格、运动、语言、认知以及社会情绪等领域的全面发展，其中受精卵到 3 岁是最重要的阶段，因为这一阶段大脑发育最为快速，80% 的成人大脑重量在这一阶段发育完成。

越来越多来自基础科学领域研究证实，从受精卵开始的整个儿童早期，机体即对环境改变进行适应性调节，调节涉及表观遗传、免疫、生理及心理等各方面，而这些适应性调节会对其全生命周期的健康发展产生影响。来自人群干预研究则显示，早期通过对儿童、父母及照养人的综合干预，可以显著促进儿童综合发展水平，提升在学校表现，降低成年后犯罪率，提高其就业竞争力。不仅如此，有证据显示，早期基于养育者及家庭的综合干预，还可以大大降低儿童成年后包括代谢综合征、抑郁等在内的多种慢性病发生的概率。基于这些研究证据，诺贝尔经济学奖获得者 Heckman 教授对儿童早期发展干预投入进行了经济学评估后发现，这一阶段人力资本投入是全生命周期中投入产出比最高的，可以达到 1∶（4~9）投资回报率。由此可见，促进儿童早期发展不仅仅释放了个体自身的发展潜力，更是提升了国家层面人力资本的竞争力。

此外，促进儿童早期发展的相关工作还可以缩小社会阶层差异性，被公认为是卫生及发展公平性的"均衡器"。各国政府和社会已经逐渐认识到投资儿童早期发展的重要性。2015 年，儿童早期发展被纳入联合国可持续发展目标（sustain

development goals，SDG），进一步凸显其在全球发展议程中日益重要的地位。SDG 不仅要求降低婴幼儿和孕产妇死亡率，还要求保证儿童茁壮成长的权利；呼吁所有地区的人们应该享有同等机会来充分发挥他们的潜能，所有国家应该优先考虑那些发展最易受限和发展已经受限的人群。

全球范围内估计，中低收入国家中有 2.5 亿（43%）5 岁以下儿童面临儿童早期发展风险，基于中国庞大的儿童人口群体，其中有 8%（即 1710 万）在中国。2019 年，基于中国欠发达地区及发达地区 6 万余名儿童早期发展代表性人群调查数据，发现我国儿童早期发展的差异不仅存在于不同地区之间，在同一地区的不同人群中也同样存在不均衡的现象，尤其是低收入和母亲教育水平较低的家庭是儿童早期发展工作的重要目标人群。

（二）我国儿童早期发展工作

1. 制定儿童早期发展的相关政策和法规　改革开放以来，中国经济发展和社会进步取得巨大成就，综合国力和国际竞争力大幅提升，党和政府对妇女儿童工作更加重视。1981 年成立全国儿童少年工作协调委员会，1993 年更名为国务院妇女儿童工作委员会。国务院先后颁布了《中国儿童发展纲要（2001—2010 年）》《中国儿童发展纲要（2011—2020 年）》及《中国儿童发展纲要（2021—2030 年）》三个十年发展纲要，确立了"依法保护、儿童优先、儿童最大利益、儿童平等发展、儿童参与"五项基本原则。此外，从根本大法《中华人民共和国宪法》到具体的《教育法》《母婴保健法》《未成年人保护法》等，一系列有关儿童生存、保护和发展的法律法规不断完善，形成了保障儿童发展权益的相对完备的法律体系。在此基础上，卫生、教育、儿童保护和社会保障等多个领域也出台了多项政策与行动计划。卫生部门设立国家级儿童早期发展示范基地并制定了《国家级儿童早期发展示范基地标准》。《母婴安全计划》《健康儿童行动计划》等的出台，进一步对儿童早期发展起到了重要的促进作用。

2. 积极开展儿童早期发展的综合推进　近年来，卫生行政主管部门着力加强儿童早期发展的综合推进工作，从机构和队伍建设到项目实施，都投入了大量人力物力。一是强化高水准专业队伍建设。组建了儿童生长发育、营养喂养、心理行为、早期学习等领域的国家级专家团队，建成一支专业化、高水准的儿童早期发展工作队伍。二是创建并评估了一批国家级儿童早期发展示范基地。目前已评选出 50 家医疗机构为国家级儿童早期发展示范基地，覆盖 24 个省（自治区、直辖市）。三是统一编写培训教材和家长读本。组织全国权威专家编写了《儿童早期发展系列教材》及系列科普读本。四是关注贫困地区儿童早期发展，探索儿童早期发展服务模式。2013—2016 年，在联合国儿童基金会的支持下，原卫生计生委与国务院扶贫办、民政部、妇联等部门合作，开展儿童早期发展试点工作，探索并形成了适合农村地区开展的以机构服务、入户家访、社区指导、小组活动、流动服务随访等 5 个服务路径为依托的儿童早期发展服务模式。卫生健康部门与世界卫生组织（WHO）、联合国儿童基金会在妇幼卫生领域合作，并与其他部门协调合作开展了一系列儿童早期综合发展试点项目，分阶段有重点地扩大人群覆盖率和提高项目质量，有力地推进了全国儿童早期发展工作。

（1）儿童疾病综合管理（IMCI）项目（1998 年至今）　由国家卫生部与 WHO 合作建立实施，项目地区婴儿和 5 岁以下儿童发病率和死亡率明显下降。其中"关注儿童早期发展（care for child development, CCD）"项目在安徽的实施取得很好的成绩，提高了儿童认知、社会和语言能力，得到 WHO 认可，目前是 WHO 推荐的三项关注发展（care for development, CFD）循证研究之一。

（2）母子健康综合项目（2011—2015）　覆盖了西部 7 个省的 35 个项目县。关注西部农村地区孕产妇和 0~6 岁儿童健康状况，对西部农村降低孕产妇和儿童死亡率，改善妇女儿童健康状况的模式进行了探索。5 年期间，共有 180 余万孕产妇、60 余万 5 岁以下儿童受益，他们的健康状况得到进一步改善。

（3）儿童早期综合发展试点项目（2013—2016）该项目在联合国儿童基金会的支持下，由原卫生计生委与民政部、全国妇联、国务院扶贫办合作开展，探索多部门合作解决儿童贫困问题的模式。覆盖山西和贵州的 4 个项目县，共计 80 个试点村，针对偏远贫困农村 0~3 岁儿童提供综合服务。年均惠及孕产妇 1300 余人，惠及 0~3 岁儿童 3800 余人。项目地区 0~3 岁儿童健康和发育情况得到良好的改善。

（4）母子健康发展综合项目（2016—2020）由原卫生计生委与联合国儿基会在中西部地区 8个省的 25 个项目县区合作开展。旨在加强中西部地区孕产妇、儿童系统保健服务和管理；针对中西部地区发展不平衡的现状，实施差异化干预，探索中西部地区的儿童早期发展综合服务模式。

（5）贫困地区儿童营养改善项目（2012 年至今）　由国家卫生部联合全国妇联启动，为集中连片特殊困难地区 6~24 月龄婴幼儿提供辅食营养包，并开展营养知识的健康宣教。截至 2019 年，项目覆盖 22 个省份的 832 个县，累计 947 万儿童受益，贫血率和生长迟缓率分别从 2012 年的 32.9% 和 10.1%，下降到 2018 年的 23.5% 和 7.2%，完成了项目目标。

（6）贫困地区新生儿疾病筛查项目（2012 年至今）。由国家卫生部联合中国残联启动，截至 2021 年底，项目覆盖所有国家级贫困县，对提高贫困地区新生儿疾病筛查水平发挥了积极作用。推动实现儿童孤独症（自闭症）等残疾问题的早期发现、早期干预。

3. 多部门联合助推儿童早期发展工作　儿童教育机会逐渐实现平等。中央财政设立了学前教育的专项资金，与 2011 年相比，2015 年底，中西部地区幼儿园数量增长 44.9%，学前三年毛入园率在集中连片特殊困难地区已接近 70%。儿童保护的法律法规日臻完善。其中，《中国反对拐卖人口行动计划（2013—2020 年）》重点对家庭暴力、校园暴力等问题加大监控力度，严厉打击侵害儿童合法权益的违法犯罪活动。儿童早期的综合资助政策体系初步形成。我国从 2011 年起逐步建立起学前教育资助制度，中央政府财政支持重点为贫困地区和少数民族地区儿童发展，地方政府对家庭经济困难儿童、孤残儿童的入园予以资助。政府不断提高孤儿基本生活补助标准，扩大弱势儿童群体的救助范围，建设更大覆盖面的儿童福利保障制度，使更多的儿童能够享受到政府在医疗教育等方面的政策。

4. 早期发展高风险儿童数量快速下降　国际重要医学期刊《柳叶刀》先后在 2007 年和 2017 年两次发布全球中低收入国家早期发展高风险儿童的状况报告。此报告以生长迟缓以及处于极度贫困环境儿童为核心指标，发现 2004 年中低收入国家 5 岁以下儿童处于发展高风险的人数为 2.79 亿，2010 年这一数字下降到 2.49 亿，有风险儿童的占比从之前的 51% 下降至 43%。分析全球中低收入国家这一指标下降的情况发现，中国和印度是贡献最大的国家，如果将中国和印度从中低收入国家群体中排除，这一时期该国家群体的儿童发展风险几乎没有下降（2004 年为 7048 万，而 2010 年为 7050 万）。在中国，这一数字从 2004 年的 2652 万下降到 2010 年的 1743 万，下降了 34%；在印度，这一数字从 8153 万下降到 6340 万，下降了 22%。因此，中国成为中低收入国家中早期发展高风险儿童数量下降速度最快的国家。

综上所述，得益于党和政府对儿童早期发展的高度重视，我国儿童早期发展工作取得了举世瞩目的成绩。但基于联合国可持续发展目标的要求，以及我国中国式现代化对人口发展综合素质提升的要求，我国在儿童早期发展领域还有众多工作有待完善、提升。首先，是要建立完善的监测体系。目前我国儿童健康领域较为完善的是 5 岁以下死亡率以及体格发育的监测体系，而针对全球儿童健康从生存到发展的转变，我国尚未建立完善的评估监测体系，这一工作的缺乏使得我们无法清晰获知目前儿童早期发展的现状及工作重点，也对出台更有针对性的干预策略带来挑战。其次，儿童早期发展的促进是多学科、多部门的合作模式，但是起于健康。因此，针对中国妇幼健康领域的特色，如何建立高质量的儿童早期发展干预体系是未来妇幼健康内涵提升的重点所在。

（三）评估及监测体系

建立儿童早期发展的高质量监测体系，首先需要有科学可靠的评估工具。儿童早期发展基于儿童神经发育的特点，因此基于儿科临床的神经心理发育筛查和诊断工具被用于儿童早期发展评价。但是现有儿科临床发育评估工具应用于儿童早期发展存在一定的局限性，首先临床发育工具的目的在于筛查和诊断发现疾病儿童群体，而儿童早期发展的评估涉及全儿童人群，因此更加需要能够在群体层面有区分度的工具。其次，儿童早期发展涉及领域不仅仅是临床重点关注的神经发育维度，同时也关注与日后学习、心理发展、社会适应等相关的更多维度。此外，儿童早期发展水平不仅受到个体遗传、疾病等影响，社会和家庭对其影响也不容忽视，所以儿童早期发展评估不仅仅局限于儿童自身发展水平评估，同时需要对综合因素进行系统评估。

1. 儿童早期发展水平评估

（1）临床神经心理发育评估工具　临床神经心理发育评估工具根据目的不同可分为筛查、监测和诊断三大类。筛查 / 监测评估工具需要能够符合儿童发育的动态变化特点，主要针对大规模人群进行定期监测和筛查，从而有助于识别高危婴幼儿，并尽早接受诊断性评估及后续康复干预。诊断性评估工具，需要具有资质的专业人员使用，它不仅用于评估儿童符合接受早期干预、康复治疗的资格，也为进一步的康复干预服务提供指导。从上述特点可以看出，神经心理发育诊断评估更聚焦对个体的临床诊断以及后续干预的个性化指导；而发育筛查与医学其他领域的疾病筛查一样属于公共卫生领域的二级预防举措，具有重要的公共卫生防治意义。测评方法详见第二章第六节。

（2）群体性儿童早期发展评估工具　群体性儿童早期发展评估工具不同于传统的发育筛查工具，其目标人群不仅仅是发育迟缓或异常的高危儿童，而且是强调所有儿童，即全人群概念。群体性儿童早期发展评估工具主要用于评估某一地区儿童早期发展的水平，以此与其他不同地区进行比较；或对同一地区不同时间儿童早期发展水平的变化进行监测；或探究风险因素与儿童早期发展水平的关系。除了自然发展水平以外，也可对政府推行的儿童早期发展项目或政策的效果进行评估，了解干预实施的进程、质量以及公平性（对弱势儿童的可及性）。近十年来我国已经开始陆续引进国际通用的群体性儿童早期发展评估工具并进行了本土化的修订，为进一步推进我国儿童早期发展工作奠定了一定的基础。

1）儿童早期发展指数（the early development instrument，EDI）：EDI 是最早报道的群体性儿童早期发展评估工具，由加拿大麦克马斯特大学研究团队于 20 世纪 90 年代起开发。该量表共有 103 个问题，由幼儿园教师填写，共包括 5 大能区。EDI 测量的儿童年龄范围为 3.5～6.5 岁，已经在加拿大全国范围作为学龄前儿童早期发展水平的监测工具，同时也在澳大利亚、美国等几十个国家得到了不同程度的应用。2011 年香港大学完成 EDI 的中文版标化工作，由于原版 EDI 在全球相对较为广泛的应用，中文版 EDI 具有良好的国际可比性。

2）儿童早期发展指数 2030（ECDI2030）：2015年，联合国儿童基金会总部牵头启动 ECDI2030 的开发，该量表针对 24～59 月龄幼儿，覆盖三大领域：健康（粗大动作、精细动作、自我照料）、学习

（表达性语言、读写、算数、前书写）和社会心理健康（情绪能力、社会技能、内化行为、外化行为）。该量表包括 20 个简短的封闭式问题，通过对母亲进行面访来了解幼儿的日常表现，据此计算达到其年龄组期望的最少发展里程碑数量的 24~59 月龄儿童的比例，从而得出 ECDI2030 的指标值。

3）儿童早期能力指数（early human capacity index，eHCI）：该量表由澳大利亚儿童早期发展专家 Sally Brinkman 在 2013 年开发，特别为不同文化背景和国家的普适性而设计。2022 年，上海交通大学医学院附属上海儿童医学中心完成中文版的标化及常模制定工作，该量表已经在 7 个中低收入国家中完成了当地语言版本的信效度分析。适用于3~6 岁儿童，由父母、老师、社工或其他熟悉儿童的人员进行填写。量表共 62 个条目，参与计分的共 59 个条目，分 9 大维度：语言交流、学习方法、数和概念、阅读、书写、文化认同、社会和情感技能、坚持性、健康；其中，数和概念、阅读及书写 3 个维度平均得分为语数能力；所有 9 个维度平均得分为总体发育。常模中标注了中国儿童对应年龄段的总体发育 P20th 分值，作为区分正常发育和发育落后风险的界值。该常模可用于计算人群中发育落后风险儿童的比例，描述地区儿童早期发展现状、比较地区间差异或评价干预效果等，但不能用于临床筛查发育落后儿童。该工具目前已经在浙江、云南、青海、甘肃等早期发展项目开展地区广泛应用。

4）全球儿童早期发展量表（the global scale for early development，GSED）：2018 年，世界卫生组织牵头全球 14 个国家启动针对 0~3 岁儿童的群体性评估工具 GSED 的开发及常模制定工作，上海交通大学医学院附属上海儿童医学中心参与负责中文版工具开发及全球常模制定。该量表包含由评估人员访谈主要照养人的短表和社会心理量表，及由评估人员对儿童直接施测的长表。目前该工具正处于常模数据采集阶段，全球常模制定工作完成后，将得到全球儿童的总体发展曲线（the development score，D-score），可用于评估儿童发展在人群发展水平中的位置，也可用于全球不同地区间儿童早期发展状况的比较。

5）其他：如亚太地区早期儿童网络开发的东亚地区早期儿童发展量表（the east asia pacific early child development scales，EAP-ECDS）、美国哈佛大学 Dana Charles McCoy 教授开发的父母报告早期发展指数（caregiver-reported early development index，CREDI）、香港大学开发的香港儿童早期发展量表（Hong Kong early child development scale，HKECDS）等。

2. 儿童早期发展风险因素评估

（1）健康及营养　感染性疾病，包括疟疾、寄生虫、HIV 感染等；残疾，包括脑瘫等；母亲营养不良、婴儿及儿童期营养不良等；理化环境暴露，包括铅、砷、汞、多环芳烃等。

（2）家庭养育环境　贫困、机构养育等；母亲抑郁、焦虑等；虐待、忽视、家庭暴力等；缺乏亲子互动、缺乏早期学习机会等。

（3）社会环境　战争、社区暴力、缺乏公共卫生支持等。

（四）促进儿童早期发展的相关工作内容

儿童早期发展的干预是多学科合作的综合干预模式，涉及医疗健康、教育、心理、社会学等多学科领域，但对于核心的受精卵到 3 岁年龄阶段，则明确是"从健康开始"，同时需要加强与其他领域的合作。儿童早期发展的实施主要是通过养育照护，即早期为儿童提供最优的养育照护环境，使其潜能得到最大程度发挥。而养育照护框架的核心内容包括五大领域，即良好的健康、充足的营养、回应性照护、早期学习机会以及安全保障。而这些内容与我们儿童保健领域工作高度契合，同时又进一步丰富了妇幼工作的内涵，亟待结合中国妇幼体系进行完善与推广。

1. 良好的健康　父母及照养人需要能够监测婴幼儿生长发育及情绪的发展，对儿童需求提供恰当且充满关爱的回应，保护其免受各种环境威胁的损伤，养成良好卫生习惯以降低感染发生率，按时接受各种妇幼保健服务，同时在其患病时满足其所需的医疗服务。具体的服务内容包括：产前及产后期保健，新生儿基本保健，早产儿防治，预防接种，儿童疾病综合管理，发育障碍儿童的早筛及管理等。

2. 充足的营养　确保从胎儿期到出生后各阶段充足的营养保障以及食物安全。具体服务内容包括：利用好生长曲线定期进行生长监测；孕产妇营养，根据需要为母婴提供必要的微量营养素，母乳喂养促进，合理的辅食添加、均衡膳食，以及营养不良的管理。

3. 回应性照护　是指照养人对婴幼儿动作、声音、姿势和口头请求作出恰当的回应，回应需要有感情且可预测。回应性照护的前提是需要能够读懂孩子的信号，了解孩子需要什么或想要什么。回应性照护和其他四大领域密切相关，应渗透婴幼儿家庭养育的方方面面。具体内容包括：新生儿早期皮肤接触、袋鼠式护理、母婴同室，日常生活照护例如喂养、洗澡等过程中给予孩子充分的眼神交流、拥抱、微笑、语言回应以及手势交流等，共同阅读以及互动性游戏等。

4. 早期学习机会 人类大脑发育就是伴随学习的过程，因此生命早期学习始于胎儿期阶段。从早期的视觉、听觉等多种感觉输入刺激，到出生后提供玩具（可以利用家庭日常用品）、阅读绘本等，为婴幼儿提供全方位的早期学习机会。具体内容包括：提供适合年龄的玩具，共同阅读，讲故事，游戏玩耍，优质日托和学前教育等。

5. 安全保障 不仅要为儿童提供清洁、安全的理化环境，也要为孩子提供安全的家庭社会环境保障。具体内容包括：健全的出生登记，预防和减少室内和室外环境污染，预防意外事故，预防家庭暴力及虐待忽视儿童事件发生，提供社会关爱照护服务，在家庭及社区范围内有良好的卫生习惯等。

上述养育照护五大领域的内容是被广泛研究证实的儿童早期发展促进的核心要素，中国与其他国家一样，已经在某些领域以项目的形式开展了儿童早期发展促进的实践，例如贫困地区的营养包项目，贫困农村地区的儿童早期发展综合干预项目等。项目是大范围推进的重要实践，但是要确保这一重要工作能够更加持续、稳定推进并产生长期、大范围

影响，就非常有必要将这一重要工作整合到现有的健康卫生体系中。

中国特色的妇幼健康体系（maternal and child health care system）除了有遍布全国的不同层级的以提供临床医疗服务为主的妇女及儿童医院，还有健全的自国家到社区、乡村的预防保健体系。这一体系在既往的各项工作中都显示出强大的效力，无论是在孕产妇及儿童的死亡率控制，还是在营养性疾病的管理和计划免疫高覆盖率上，都发挥了极其重要的作用。此外，儿童早期发展的核心年龄段是胎儿期到3岁，是妇幼保健体系的重点人群。因此，这一体系理应成为中国在儿童早期发展实施路径中最为重要的载体之一。

儿童早期发展的养育照护框架涉及全人群，但需分层分级管理。如图1所示，最底层是所有照养人及儿童都应该接受的儿童早期发展普遍性支持服务，这一层面的工作应纳入国家基本公共服务体系，实施的核心主体是提供妇幼预防保健的机构。而中间层是处于风险中的家庭和儿童，如贫困、留守等困境儿童群体，这一群体需要多部门协同提供额外的针对性服务项目，例如国家卫生健康委与联合国儿童基金会在农村地区实施的儿童早期发展综合干预项目，就需要在有效性及投入产出评估基础上在更大范围进行推广实施。最顶层是有特殊需求儿童及家庭即高危儿及家庭，如早产儿、发育落后、残疾及慢病儿童等，这些儿童在提供妇幼临床医疗的机构接受专门性支持，但是需要进一步在妇幼临床机构的专业指导下与社区保健及康复机构对接，形成持续性医疗服务体系。

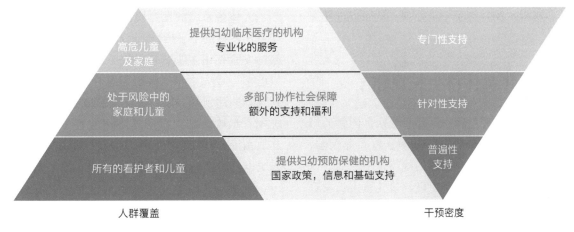

图1 养育照护框架下儿童早期发展服务的分层分级管理体系

（江 帆 赵 瑾）

第一章
儿童体格生长

儿童体格生长是指儿童身体各器官、系统的形体长大和形态变化，有相应的测量值，是机体量的改变。发育是细胞、组织、器官功能的分化与成熟，是机体质的变化。生长和发育二者密不可分，共同表示机体的动态变化。儿童体格生长水平，不仅能反映个体及群体儿童的营养与健康状况，也是反映一个国家和地区的社会发展、经济情况、卫生保健水平的重要内容之一。2012 年世界卫生组织（WHO）将儿童体格和线性生长作为评估儿童健康和社会状况的最佳指标，并将它列为 2025 年全球六大营养核心目标之一。

儿童生长发育是儿科学的基础。体格生长是儿童健康的重要指标，评价儿童体格生长是儿科医师，尤其是儿童保健医师的日常工作。正确测量与评价儿童体格生长是监测、干预个体和群体儿童健康和营养的最简便、经济、无创伤的方法，对早期诊断营养性、慢性系统性和内分泌性疾病有重要意义，及时对体格生长偏离进行干预对降低儿童营养不良发病率与死亡率有潜在意义。掌握儿童正常的体格生长特征和规律等相关知识，正确评价儿童生长发育状况，才能对影响体格生长的各种不良情况做出早发现早判断，及时给予相应处理，从而促进儿童健康成长。

第一节　儿童体格生长规律

在儿童生长发育过程中，尽管受众多因素的影响，如受种族、遗传、性别、环境、教养等影响，可出现不同的生长模式，但总的规律是一致的。认识儿童体格生长规律有助于正确评价儿童生长发育状况。

一、体格生长一般规律

（一）生长的连续性和阶段性

儿童时期，体格生长是一个连续、规律的动态变化过程，各年龄生长发育并非等速，不同年龄阶段生长速度不同。例如，身长（身高）和体重在生后第 1 年增长很快，至 1 岁时体重是出生体重的 3 倍，身长是出生身长的 1.5 倍，此为出生后的第一个生长高峰。第 2 年以后生长速度逐渐减慢，至青春期，体重和身高生长又迅速增加，出现生长的第二个高峰（图 1-1，图 1-2）。

（二）身体各部分生长呈头尾规律性

体格生长有其头尾规律。头在子宫内和婴幼儿期领先生长，而以后增长不多。出生时头大身体小，肢体短。以后四肢的增长速度快于躯干，渐渐头小躯干粗、四肢长；胸围增大的速度大于头围，出现成人体型。婴儿头高占身高的 1/4，成人头高占身高的 1/8（图 1-3）。

（三）各器官发育的不平衡性

人体各系统的发育快慢不一，各有先后，即呈现生长发育的不平衡性。儿童的神经系统发育较早，脑的发育在出生头 2 年最快，5 岁时脑的大小和重量已接近成人水平。淋巴系统在出生后生长迅速，到青春期达顶峰，以后逐渐降至成人水平。生殖系统发育最晚，到青春期才迅速发育（图 1-4）。而其他系统如呼吸系统、循环系统、消化系统、泌尿系统以及肌肉的发育与体格生长平行。

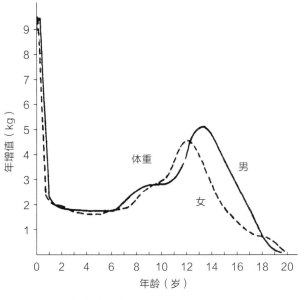

图 1-1　小儿体重发育速度曲线

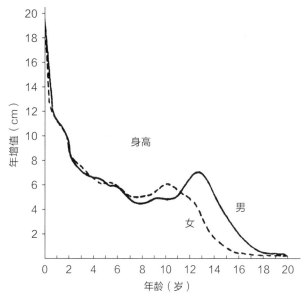

图 1-2　小儿身高发育速度曲线

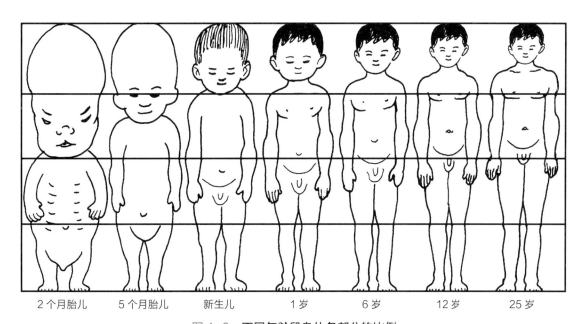

| 2 个月胎儿 | 5 个月胎儿 | 新生儿 | 1 岁 | 6 岁 | 12 岁 | 25 岁 |

图 1-3　不同年龄段身体各部分的比例

（四）生长的个体差异性

儿童生长发育虽有一定的规律，但在一定范围内受遗传和环境的影响，存在着相当大的个体差异。如矮身材父母的儿童与高身材父母的儿童相比，两者身长（身高）可相差很大，但都属于正常生长范围。故每个儿童有其自己的生长轨迹，而不会完全相同。因此，在制定儿童生长发育的正常参考值时，往往是一个范围，而不是一个绝对值。

二、生长发育的长期趋势和追赶生长

（一）生长发育的长期趋势

自 19 世纪后期，欧美学者即已观察到儿童的身高一代比一代高，性发育也较前提早。这种现象称之为生长发育的长期趋势。主要表现在身高和体重的增长，也可表现在其他方面，如月经初潮年龄提前，停经年龄推迟，乳牙、恒牙萌出提前等。近百年来生长发育的长期增长趋势首先出现在发达国

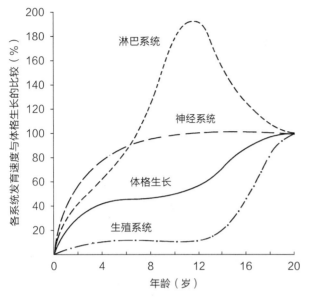

图 1-4　各系统发育不平衡

家生活条件优越的阶层中，近二三十年来也出现在许多发展中国家。上海市区儿童生长监测资料显示，1990 年出生的儿童与 1980 年出生的相比，6岁儿童平均身高增长了 2.6 cm，体重增加了 1.2 kg。2015 年中国九市 7 岁以下儿童体格发育调查研究显示，1975~2015 年的 40 年间，城区儿童体重、身高的增幅在前 3 个 10 年呈递增趋势，但是到第 4 个 10 年（即 2005~2015 年）明显降低，如 5.5~6.0 岁男童身高 4 个 10 年的增幅依次为：1.5、2.1、2.7、0.7 cm；郊区儿童的变化趋势与城区儿童一致，5.5~6.0 岁男童身高 4 个 10 年的增幅依次为：2.4、2.3、3.2、2.6 cm。这些研究结果提示，我国儿童的生长发育水平已从快速增长期进入到缓慢增长期。同时，研究显示郊区儿童第 4 个 10 年的增长幅度明显大于城区，城郊差异明显缩小，这也反映了随着我国郊区城镇化进程不断加快，城市的外延扩大，郊区的经济、文化发展、生活环境和食物多样化、医疗保健服务、家长受教育程度等多方面有了明显改善后，使得郊区儿童体格生长水平继而呈现大幅提升；这个城郊差异的缩小进一步揭示出良好环境对儿童生长起到积极的促进作用，对进一步改善相对落后地区儿童的生长状况具有重要的启示和借鉴意义。

生长发育长期趋势的原因，至今仍不十分清楚，可能与营养和生活环境条件的改善、各种疾病的控制以及卫生知识的普及有关，也有人认为遗传也是导致生长发育长期趋势的原因之一。生长发育的长期变化趋势被认为是反映一个社会的经济水平、卫生条件、健康保健和人群生活水平等方面的综合指标。随着社会的进步、经济的发展、人们生活水平的提高，生长发育的趋势也随之发生变化，但生长发育的长期增长趋势是有一定限度的，达到最大限度的时间与营养、经济、卫生以及教育文化水平等有密切关系，当社会发展到一定程度时，儿童体格生长水平的遗传潜力得到充分发挥后生长长期趋势将出现停滞。目前，在经济发达国家的部分人群中，身高增长已呈停滞现象，月经初潮亦无明显提前现象。这说明，这些人群的身高已达到遗传所赋予的生长潜力的最大值，因而其平均身高趋于稳定。

（二）追赶生长（catch-up growth）

健康儿童的生长总是沿着自身特定的轨道前进，但受到疾病、激素缺乏、营养不良等因素影响时，儿童生长会变慢，偏离其自然生长轨道，导致生长落后。一旦这些影响因素被去除后，将以超过同年龄儿童正常速度方式生长，并迅速调整到原有的生长轨道上来，这种现象称作追赶生长，又称赶上生长。当把追赶生长时期的增长情况标绘在生长速度曲线上时，即呈现出特征性的早期速度快而后逐渐减慢的趋势，当抵达原来生长曲线时，就会恢复到正常增长速度。

追赶生长对促进儿童生长发育具有重要的现实意义。根据儿童生长发育受到障碍后具有追赶生长的特点，人们可主动采取各种积极的措施来消除儿童生长发育过程中的不良因素，而不是消极地等待生长的自然恢复。动物实验证明，生长恢复或追赶生长的多少取决于对生长影响的原因、病期、病情严重度以及年龄。一般来讲，如果生长延迟严重、时间持续长、机体发育很不成熟或年龄很大，则追赶生长不完全。因此，对婴幼儿进行定期生长监测，能及早发现不良因素，有针对性地采取干预措施，使儿童获得比较完全的追赶生长，最大限度地发挥自身的生长潜力，提高儿童的生长发育水平。

此外，近几十年来"健康和疾病的发育起源（developmental origins of health and disease, DOHaD）"学说的深入研究提示，对于宫内生长不良的胎儿生后追赶生长和早产儿生后追赶生长的时间和程度需要谨慎评估。大量的人类研究和动物实验阐述了宫内和出生后早期的不良环境与成年后疾病的关联。Simmons 等用节俭型学说阐述了其中的机制，认为胎儿可通过最大限度地利用匮乏的营养供应来适应宫内不良环境以确保生存，但是某些器官顺利发育的同时也导致其他组织永久性发育和功能方面发生改变，其机制是重塑了下丘脑-垂体-肾上腺轴、胰岛的发育和胰岛素的输出途径。目前多数学者认为，低出生体重儿出生后的代偿性追赶生长宜适度，若过度追赶，则会增加其成年后发生2型糖尿病、胰岛素抵抗和心血管疾病的发病风险。而适龄体重早产儿，出院后喂养适宜、营养充足均衡，无严重疾病因素的影响，2~3岁大多能实现完全追赶性生长，即在体重、身长和头围达到足月儿的生长水平。早产儿追赶性生长的最佳时期是生后第一年，尤其是6月龄内。如果早产儿追赶性生长不理想，可影响身高发育和神经系统发育；但若追赶性生长导致体内脂肪增加过多体重追赶过快，则会增加其成年后发生肥胖和代谢综合征的发病风险。因此，需进一步研究量化适宜的追赶水平。

三、体格生长常用指标及测量方法

（一）常用指标

1. **体重** 体重为各器官、系统、体液的总和，是反映营养状况最常用的指标。儿科临床中用体重计算药量和静脉输液量。

出生体重与新生儿的胎次、胎龄、性别以及宫内营养有关，如第一胎较轻，女孩较男孩轻。我国2015年九市城区调查结果显示，出生体重男婴平均为3.38 kg，女婴为3.26 kg，与WHO的参考值一致。出生体重受宫内影响大，出生体重过低可能是由于早产或宫内发育迟缓所致。这种儿童生后可能一直长得比较瘦小，有时到青春期才赶上正常人水平。体重增长是体格生长的重要指标之一。新生儿出生后可有生理性体重下降，大都在出生后3~4日降至最低点，以后回升，至7~10日恢复到出生时体重，下降的体重不超过出生时体重的7%~8%；早产儿的生理性体重下降可达出生体重的10%~15%，甚至更多，恢复体重的时间也较长，胎龄越小、出生体重越低，恢复体重也越迟，极不成熟的早产儿需2~3周。

儿童体重增长为非等速增加，随着年龄的增加，体重增长速度逐渐减慢。我国2015年儿童体格发育调查资料显示，正常足月婴儿在出生后头3个月体重增加最迅速，平均每月增加的体重

为800~1200 g，出生后3个月体重约等于出生时的2倍；第二个3个月每月体重增加速度减慢一半，每月平均增加体重500~600 g；第三个3个月每月体重增加速度再减慢一半，每月平均增加体重250~300 g；第四个3个月，每月平均增加体重200~250 g，至12月龄时体重约等于出生时的3倍。0~1岁是生后体重增长最快的时期，系第一个生长高峰；出生后第2年体重增加2.0~2.5 kg，平均每月增加200 g，2岁时体重约为出生时的4倍；2岁至青春期前体重增长减慢，稳速生长，年增长值约为2.0 kg；青春期开始后体重又猛增，年增长4.0~5.0 kg，持续2~3年，系第二个生长高峰。

为方便临床应用体重计算用药量和输液量，可用以下公式粗略估计青春期前儿童体重：

3~12个月体重（kg）=（月龄＋9）÷2
1~6岁体重（kg）=年龄（岁）×2＋8
7~12岁体重（kg）=［年龄（岁）×7－5］÷2

2. **身长（身高）** 身长（身高）是指头顶至足底的长度。3岁以下儿童立位测量不准确，应仰卧位测量，称身长；3岁以后可立位测量，称身高。立位与仰卧位测量值相差1~2 cm。

身长（身高）的增长规律与体重相似，年龄越小增长越快。出生时身长平均50 cm。出生后第1年身长增长最快，出生头3个月，平均每月身长增加4 cm，婴儿3月龄时身长可以达到62 cm左右；第二个3个月，平均每月增长2 cm；后半年每月平均增长1 cm，1周岁达75 cm。第2年身长增长速度减慢，增加11~12 cm，2周岁时身长约87 cm。2岁以后直至青春前期平均每年增加约7 cm。青春期受内分泌影响，出现身高增长高峰，男性比女性晚2年。在身高增长高峰时期，男性1年身高平均增加9 cm，女性平均增加8 cm。

青春期前儿童身长（身高）估算公式为：

2~12岁身长（身高）（cm）=年龄（岁）×7＋77

身长为身体的全长，包括头部、脊柱和下肢的长度。这三部分的发育进度并不相同，一般头部发育较早，下肢发育较晚。因此，临床上有时须分别测量上部量、下部量，以检查其比例关系。

上部量和下部量：自头顶至耻骨联合的上缘为上部量，自耻骨联合上缘至脚底为下部量。上部量主要反映脊柱的增长，下部量主要反映下肢的增长。新生儿下部量比上部量短，下部量占40%，上部量占60%，身长的中点在脐以上。1岁时身长中点在

脐下。6 岁时中点移至脐与耻骨联合之间。12 岁左右上部量、下部量相等，中点在耻骨联合上（见图 1-3）。因为上部量、下部量不易准确测量，现在常用坐高代替上部量，身长（身高）减坐高代替下部量，这样测出的坐高 / 下部量的比值与上部量 / 下部量的比值较为接近。

坐高（顶臀长）：是头顶到坐骨结节的长度。与身长测量一致，3 岁以下儿童仰卧位测量为顶臀长。坐高增长代表头颅与脊柱的发育。

身长（身高）受种族、遗传和环境的影响较明显，受营养的短期影响不明显，但与长期营养状况有关，且每个儿童的生长速度也有较大的个体差异。我国的北方人大多比南方人高，云贵高原地带的人较矮。美国人平均比中国人高。儿童身长（身高）常与父母平均身高相关，但目前尚无可靠的方法可以估计一个孩子成年后的身高；有学者提出对儿童的遗传靶身高的估算公式（6 岁以上）：女童（cm）=［母亲身高 cm +（父亲身高 cm −13）］/2±6.5；男童（cm）=［父亲身高 cm +（母亲身高 cm + 13）］/2±6.5，临床上可以作为一定程度的参考。身长（身高）的异常，要考虑内分泌激素和骨、软骨发育不全的影响。如甲状腺功能减退引起的克汀病身材矮小且智力低下，软骨发育不全的小儿既矮又有四肢畸形，垂体性巨人症是由于垂体分泌异常所致。

3. 头围　头围反映脑和颅骨的发育程度。头部的发育最快时期为出生后头半年。新生儿头围平均为 34 cm，出生后头半年增加 9 cm，后半年增加 3 cm，至 1 周岁头围平均约 46 cm；第 2 年头围增长减慢，约增长 2 cm，2 岁时头围约 48 cm；5 岁约 50 cm；15 岁时接近成人头围，为 54～58 cm。头围较正常小儿低于 2 个标准差以上为头小畸形。大脑发育不全时头围常偏小，须考虑头小畸形。头围过大时应注意有无脑积水。头围异常并伴随智能发育落后者，临床上常需考虑各种遗传代谢性疾病的可能。

4. 胸围　胸围反映胸廓、胸背肌肉、皮下脂肪及肺的发育程度。出生时胸廓呈圆筒状，胸围 32 cm，比头围小 1～2 cm。随着年龄增长，胸廓的横径增加快，至 1 岁左右胸围约等于头围，1 岁以后胸围逐渐超过头围，1 岁至青春前期胸围应大于头围，其差数（cm）约等于儿童的岁数。婴儿时期营养良好时，胸廓发育好，胸部皮下脂肪较为丰满，

也可有几个月胸围大于头围。婴儿呼吸以腹式为主，如果束带紧缚胸部，长久不解除，易发生束胸症及肋缘外翻。重症佝偻病可出现肋串珠、Harrison 沟、鸡胸、漏斗胸等胸廓发育异常。先天性心脏病合并心脏增大也可出现鸡胸。漏斗胸也可为单纯胸廓发育异常。

5. 腹围　婴儿期胸围与腹围相近，以后腹围小于胸围。腹部易受腹壁肌张力及腹内脏器的影响。肠麻痹时出现腹壁膨隆，有腹水时腹大似蛙腹。测量腹围时应使受测者取仰卧位，以脐部为中心，绕腹 1 周。

6. 上臂围　臂围是骨骼、肌肉、皮肤和皮下组织的综合测量。上臂围的增长反映了儿童的营养状况。在无条件测量儿童体重和身高的情况下，上臂围可以用来评估 5 岁以下儿童的营养状况：大于 13.5 cm 为营养良好，12.5～13.5 cm 为营养中等，低于 12.5 cm 为营养不良。

（二）测量方法

1. 体重　测量前均应检查磅秤的零点。体重应在空腹、排空大小便、裸体或只穿背心短裤的情况下进行，婴幼儿需除去尿布。如果衣服不能脱成单衣单裤，则应设法扣除衣服重量。称体重时，婴儿可取卧位，1～3 岁取坐位，3 岁以上取站位，两手自然下垂。

测量时儿童不能接触其他物体。使用杠杆体重秤进行测量时，放置的砝码应接近儿童体重，并迅速调整游锤，使杠杆呈正中水平，将砝码及游锤所示读数相加。使用电子体重秤称重时，待数据稳定后读数。体重记录以千克（kg）为单位，婴儿称重采用盘式杠杆秤，应精确至 0.01 kg；幼儿采用坐式杠杆秤，精确至 0.05 kg；儿童采用立式杠杆秤，精确至 0.1 kg。

我国曾推广一种有特殊布袋的木杠杆新生儿磅秤，可将新生儿包好后称，再把称得的重量减去衣被和秤袋的重量，携带方便，用于新生儿访视。另外，在儿童保健门诊还可以由大人抱着婴幼儿测量，然后减去大人重量和婴幼儿所穿衣服的重量，其结果为儿童体重。

2. 身长（身高）　3 岁以内儿童量卧位的身长，脱去帽、鞋、袜，穿单衣仰卧于量床底板中线上。助手将儿童头扶正，头顶接触头板，面部向上。测量者位于儿童右侧，左手握住儿童双膝，让腿伸直，

右手移动足板使其接触儿童两侧足跟。如果刻度在量床双侧，则应注意量床两侧的读数应该一致，然后读刻度，精确到 0.1 cm。3 岁以上儿童量身高时，要取立正姿势，脱去帽、鞋、袜，穿单衣，使儿童两眼直视正前方，胸部稍挺起，腹部微后收，两臂自然下垂，手指并拢，脚跟靠拢，两脚尖分开约 60°，脚跟、臀部和两肩胛间几个点同时靠着立柱，头部保持正直位置，然后测量。使顶板与颅顶点接触，同时观察被测者姿势是否正确，然后读立柱上数字，精确到 0.1 cm。

3. 坐高 3 岁以下量顶臀长，即坐高。儿童取仰卧位，脱去帽、裤，助手将儿童头扶正，头顶接触头板，面部向上，测者左手提起儿童下肢，膝关节弯曲，同时使骶骨紧贴底板，大腿与底板垂直，移动底板，使其压紧臀部，读刻度，精确到 0.1 cm。3 岁以上量坐高取坐位，脱去帽、裤，注意坐位高度是否合适。坐时两大腿伸直面与躯干呈直角，即与地面平行。头与肩部的位置与测量身高的要求相同。

4. 胸围 3 岁以下取卧位，3 岁以上取立位，测量时被测儿童两手自然平放或下垂，两眼平视。测量者立于前方或右方。用左手拇指将软尺零点固定于被测者胸前乳头下缘，右手将软尺经右侧绕背部（以两肩胛下角下缘为准），经左侧面回至零点，取平静呼吸气时的中间读数，精确到 0.1 cm。

5. 头围 被测儿童取坐位或立位。测量者立于被测儿童前方或右方，用软尺从头经右侧眉弓上缘过枕骨粗隆，再从左侧眉弓上缘回至零点，读出头围数字，精确到 0.1 cm。测量时软尺应紧贴皮肤，左右对称。如有辫子，则将辫子散开，勿将辫子和女孩头上的蝴蝶结压在软尺下，以免影响读数。所用软尺要标准，能精确到 0.1 cm，测量前要检查软尺刻度是否正确，软尺测量数十次后要再检查刻度是否因反复牵引或汗水浸湿而影响准确性。

6. 上臂围 被测儿童取立位、坐位或仰卧位，两手自然平放或下垂。取儿童左上臂自肩峰至鹰嘴连线的中点为测量点。以软尺绕该点水平的上臂 1 周，轻轻接触皮肤，进行测量，读数精确到 0.1 cm。

7. 皮脂（褶）厚度 常用的测量部位如下。①腹壁皮下脂肪：取平脐处锁骨中线部位的腹壁，测量时皮褶方向与躯干长轴平行；②背部皮下脂肪：取左肩胛骨下角下稍偏外侧处，测量时皮褶自下向上内方向，与脊柱呈 45° 角；③上臂内侧皮下脂肪：取肩峰与鹰嘴连线中点水平，皮褶方向与上臂长轴平行。不论在哪个部位测量皮下脂肪厚度，测量者都常用左手拇指及示指，在测量部位捏起皮肤和皮下脂肪，捏时两指的距离为 3 cm，右手提量具。量具的钳板大小应为 0.6 cm × 1.5 cm。若使用带有弹簧的量具，弹簧的牵力应保持恒定，约为 15 g/cm^2。测量时精确到 0.5 mm。

四、与体格生长有关的其他系统发育

（一）骨骼发育

1. 颅骨 在颅骨发育过程中，除头围外，尚需根据前、后囟门关闭及骨缝闭合时间来衡量颅骨的骨化程度。前囟为额骨与顶骨形成的菱形间隙（图 1-5），出生时斜径为 1.5～2.0 cm，前囟大小个体差异大，斜径范围为 0.6～3.6 cm；在出生后数月随头围增大而变大，6 个月以后逐渐缩小，一般至出生后 12～18 个月闭合，个别儿童可推迟至 2 岁左右闭合。后囟由顶骨与枕骨的骨缝构成，呈三角形，在出生时或出生后 2～3 个月内闭合。如果出生时摸不到前囟，要注意是否为颅骨畸形。囟门早闭见于头小畸形，囟门迟闭要鉴别是否为维生素 D 缺乏性佝偻病、脑积水、先天性甲状腺功能减退症（克汀病）。前囟饱满见于颅内压增高，凹陷见于严重脱水及营养不良。

2. 脊柱 脊柱的增长代表扁骨的发育，出生后 1 岁内增长特别快，以后增长速度落后于身长的增长。新生儿出生时脊柱是直的，至 3 个月能抬头时，脊柱出现第一个弯曲——颈椎前凸；至 6 个月会坐时，出现第二个弯曲——胸椎后凸；到儿童 1 岁能

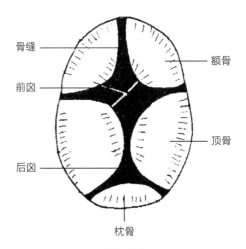

图 1-5 婴儿的前囟和后囟

行走时，出现第三个弯曲——腰椎前凸；这样就形成脊柱的自然弯曲，脊柱的这种自然弯曲至6~7岁才为韧带所固定。青春期后期的脊柱增长主要是椎间盘的持续形成。如果骨骼发育不良，如软骨发育不良，则出现鸡胸或驼背；如坐立姿势、写字姿势、背包姿势不正确，可出现脊柱侧弯，但脊柱侧弯也可与遗传有关。

3.长骨　长骨的生长主要由于干骺端的软骨逐步骨化，骨膜下成骨，使长骨增长、增粗，骨骺与骨干的融合标志着长骨停止生长。骨的生长一般通过X线检查长骨骨骺端的骨化中心，根据骨化中心出现的时间、数目、形态及其融合时间，可判断骨骼发育情况。常选腕部为检测部位。正常儿童的骨化中心随年龄增长按一定时间和顺序先后出现，该年龄简称骨龄。出生时腕部无骨化中心，股骨远端及胫骨近端已出现骨化中心，因此对小婴儿和骨发育明显延迟的儿童应加摄膝部X线片。出生后腕部骨化中心出现的顺序如图1-6所示。6~8岁前腕部骨化中心数约为"年龄（岁）+1"。骨发育与生长激素、甲状腺素、性激素密切相关，因此骨龄的判断在临床上有重要意义。如甲状腺素、生长激素、雄激素均明显加速骨的发育，若这些内分泌激素不足，则可出现骨龄延迟。正常骨化中心出现的年龄差异较大，因此诊断骨龄延迟应慎重，应结合身长（身高）、体重综合评价。

（二）牙齿发育

牙齿的发育与骨骼有一定关系，但因胚胎来源不完全相同，故牙齿与骨骼的发育不完全平行。儿童出生时无牙，乳牙牙胚隐藏在颌骨中，被牙龈覆盖，出生时乳牙已骨化。恒牙的牙胚此时在乳牙之下，恒牙的骨化从新生儿期开始。乳牙萌出时间和顺序如图1-7所示。

乳牙共20颗。乳牙萌出的早晚和出牙的顺序有较大的个体差异，与遗传也有一定关系。早的4个月就开始出牙，迟的可到10~12个月才出牙。2015年九市7岁以下儿童体格发育调查研究显示，婴幼儿平均出牙年龄为6.6个月（95% CI：6.3~6.5个月）。2岁以内儿童乳牙总数为月龄减4~6，2岁半乳牙出齐。6岁以后乳牙开始脱落换恒牙，先出第一磨牙，12岁以后出第二磨牙，17岁以后出第三磨牙（智齿），恒牙共32颗，一般于20~30岁时出齐，也有人终身不出第三磨牙。恒牙萌出时间和顺序见表1-1。

健康的牙齿结构依赖于健康的身体和适当的食品，包括蛋白质、钙、磷、维生素C、维生素D等营养素和甲状腺激素。食物的咀嚼有利于牙齿发育。牙齿发育异常可见于外胚层发育不良和甲状腺功能减退等疾病。

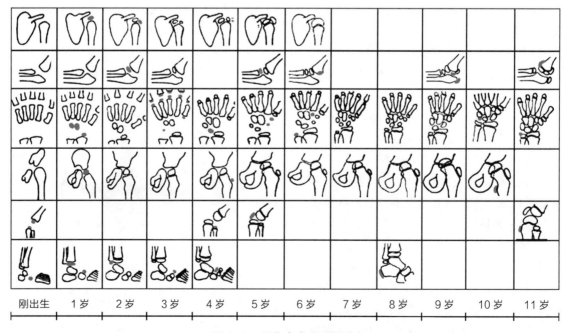

| 刚出生 | 1岁 | 2岁 | 3岁 | 4岁 | 5岁 | 6岁 | 7岁 | 8岁 | 9岁 | 10岁 | 11岁 |

图1-6　骨化中心出现顺序

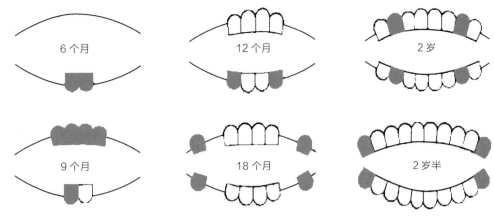

图 1-7　乳牙萌出顺序

表 1-1　恒牙萌出时间及顺序

牙	出牙年龄（岁）	
	上颌	下颌
第一磨牙	6~7	6~7
中切牙	7~8	6~7
侧切牙	8~9	7~8
第一前磨牙	10~11	10~12
尖牙	11~12	9~11
第二前磨牙	10~12	11~13
第二磨牙	12~13	12~13
第三磨牙	17~22	17~22

（三）肌肉和皮下脂肪发育

1.肌肉系统　儿童时期肌肉系统发育不成熟，出生后随着活动增加逐渐生长，其生长发育基本与体重增加平行。在出生后最初几年肌肉发育较缓慢，5 岁以后肌肉的增长加快，青春期性成熟时肌肉的发育迅速，尤其是男性肌肉发达。肌肉的发育存在明显的性别差异，男性肌肉占体重的比例明显高于女性。

肌肉的发育程度与营养状况、生活方式及运动量有密切的关系。从小让儿童增加运动量，进行被动或主动性运动等可促进肌肉纤维增粗、肌肉活动能力和耐力增强，从而促进肌肉的发育。目前肌肉力量、耐力和柔韧性已成为衡量青少年身体素质的内容之一。肌肉发育异常可见于重度营养不良、进行性肌营养不良及重症肌无力等疾病。

2.皮下脂肪　人体脂肪组织包括棕色脂肪和白色脂肪两种。棕色脂肪随年龄增长而减少，故儿童和成人的脂肪主要是白色脂肪，分布于皮下和内脏。脂肪组织的发育表现为细胞数目的增加和体积的增大。人体脂肪细胞数目增加主要在胎儿出生前 3 个月、出生后第 1 年和 11~13 岁三个阶段，在 1 岁末达高峰，以后增速减缓，2~15 岁时再增加 5 倍。脂肪细胞体积的增大从胎儿后期至出生时增加 1 倍，以后增加速度减慢，青春期时脂肪细胞体积又增加。出生时人体脂肪组织占体重的比例为 16%，1 岁时为 22%，以后逐渐下降，5 岁时为 12%~15%。青春期脂肪占体重的比例有明显性别差异，女生平均为 24.6%，比男生多 2 倍。青春期男生腹壁或腹腔内的脂肪沉积增加约 5 倍，女生增加约 3 倍。

皮下脂肪占全身脂肪的 50% 以上，故测量躯干、四肢不同区域的皮下脂肪厚度不仅可以反映全身脂肪量，还可以间接计算体成分、体密度，有助于判断肥胖与营养不良的程度。

（四）生殖系统发育

青春期是从儿童过渡到成年的时期，是儿童发育的最后阶段，也是儿童生长发育的第二个高峰，以性器官和第二性征的迅速发育及体格发育的加速为主要特征。Tanner 将外生殖器和性征的发育分成五期，即临床用于评估青春期性发育的 "Tanner 分期"，也称为性成熟分级（表 1-2）。

青春期一般持续 6~7 年，开始和持续时期个体差异也较大，可分三个阶段：①青春前期：2~3 年，女童为 9~12 岁，男童为 11~13 岁，体格生长开始加速，第二性征出现（性发育Ⅱ～Ⅲ期）。②青春中期：2~4 年，女童为 13~16 岁，男童为 14~17 岁，出现第二体格生长高峰，第二性征全部出现（性发育Ⅲ～Ⅳ期）。③青春后期：3~4 年，

表 1-2　性发育过程的分期

分期	乳房	睾丸、阴茎	阴毛
Ⅰ期	婴儿型	婴儿型	无
Ⅱ期	出现硬结，乳头及乳晕稍增大	双侧睾丸和阴囊增大，阴囊皮肤变红、变薄、起皱纹；阴茎稍增长	少数稀疏直毛，色浅
Ⅲ期	乳房和乳晕进一步增大，侧面呈半圆状	阴囊皮肤色泽变深；阴茎增长、增粗，阴茎头发育	变粗，毛色变深，见于耻骨联合处
Ⅳ期	乳晕和乳头增长，侧面观突起于乳房	阴茎增长、增粗，阴茎头发育	如同成人，但分布面积较小
Ⅴ期	成人型	成人型	成人型

女性为 17~19 岁，男性为 18~21 岁，体格生长停止，生殖系统完全成熟（性发育Ⅴ期）。

1. 青春期女性性征发育

（1）第二性征　女性第二性征发育的顺序，通常是乳房发育、阴毛生长和腋毛生长。

正常乳房开始发育的年龄为 9~14 岁，常将乳房发育的全过程分为五个阶段：①Ⅰ期：青春前期，乳房尚未发育；②Ⅱ期：乳房发育初期，乳头下的乳房胚芽开始生长，呈明显的圆丘形隆起；③Ⅲ期：乳房变圆，形如成人状，但仍较小；④Ⅳ期：乳房迅速增大，乳头、乳晕向前突出，形如小球；⑤Ⅴ期：正常成人型乳房，乳头、乳晕的小球与乳房的圆形融成一体（图 1-8）。

乳房从开始发育到成熟平均为 4 年，但个体差异较大。发育迅速的少女全过程可在 1 年半内完成，发育缓慢的，前后可持续 9 年。乳房在月经周期中可受卵巢分泌影响而出现周期性变化。如月经来潮前 1 周，感觉乳房胀痛、乳头刺痛为正常生理现象，不必紧张，月经来潮后就会消失。

阴毛生长可分为五个阶段，开始于乳房发育后

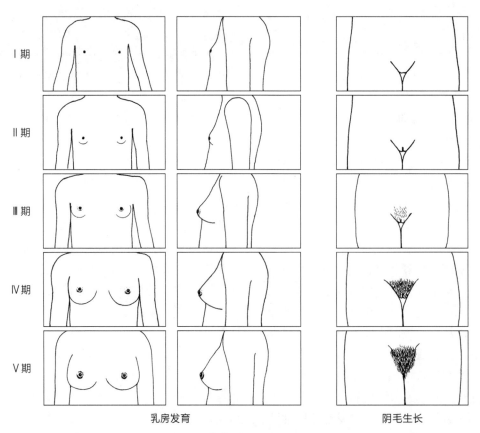

乳房发育　　　　　　　　　　阴毛生长

图 1-8　女性生殖系统发育 Tanner 分期

不久。①Ⅰ期：青春前期，无阴毛生长；②Ⅱ期：外阴和阴阜中线出现最短的阴毛；③Ⅲ期：外阴耻骨三角部位有短而黑色的阴毛，比较稀疏；④Ⅳ期：阴毛在三角区内生长，耻骨上覆有密集的阴毛，但三角区两侧仍无阴毛；⑤Ⅴ期：三角区两侧长满稠密阴毛，并可延伸到大腿两侧。阴毛的生长，个体差异也较大。有些人阴毛比较少，有些人阴毛非常丰富，超过上述范围。

腋毛生长可分为三个阶段：①Ⅰ期：青春前期，无腋毛生长；②Ⅱ期：少量黑色的短毛；③Ⅲ期：腋毛多，达成人型。

（2）月经初潮　通常发生于乳房开始发育后2年左右，在乳房发育的Ⅲ～Ⅳ期。月经初潮仅提示有生育的可能性，但生殖器官发育还不健全。少女的月经可能不规则，甚至隔数月或半年后才发生第2次月经，这是正常的生理现象。排卵功能的建立通常在初潮后2年左右。

（3）生殖器官　内外生殖器官从幼稚型变为成人型。阴阜因脂肪的积聚而隆起；大阴唇变厚；小阴唇变大，色素沉着，暴露在大阴唇外；阴道变长、变宽，内壁出现很多皱襞，阴道黏膜增厚；子宫体明显增大，肌层增厚；输卵管变粗；卵巢内卵泡开始发育。

2.青春期男性性征发育

（1）第二性征　男性第二性征的发育主要表现为阴毛、腋毛、胡须及喉结的出现。男性第二性征发育的顺序依次是睾丸、阴茎、阴毛、腋毛、胡须、喉结、变声。

阴毛生长也可分为五个阶段（图1-9）：①Ⅰ期：青春前期，无阴毛生长；②Ⅱ期：耻骨区有少数阴毛稀疏生长；③Ⅲ期：耻骨区阴毛逐渐变深、变粗、卷曲，但仍较少；④Ⅳ期：阴毛颜色更深、更粗密，向耻骨上区延伸；⑤Ⅴ期：阴毛在耻骨上区延伸到脐，甚至蔓延至两大腿上部内侧及肛门周围，呈成熟男性的菱形分布。其他第二性征如喉结、胡须也接着形成。乳房硬结出现于11~16岁，持续数月

至1年自行消退。

（2）生殖器官　Tanner把青春期男性生殖器官发育分为五个阶段（图1-9）：①Ⅰ期：青春期睾丸开始发育前；②Ⅱ期：睾丸和阴囊开始增大，阴囊皮肤变红；③Ⅲ期：阴茎增长，直径亦增加，睾丸和阴囊继续增大；④Ⅳ期：阴茎头充分发育，阴茎、阴囊进一步增大，阴囊皮肤颜色变深；⑤Ⅴ期：外生殖器官发育成熟。男性外生殖器官从Ⅱ期至Ⅴ期需1~5年，平均3年。

青春期以前睾丸保持婴儿状态，体积不超过3 cm³，直径不足2.0 cm，阴茎长度不足5 cm，功能处于静止状态。睾丸增大、发育是男性青春期的第一性征。青春期睾丸体积为18 cm³（12~20 cm³），直径约4.0 cm，阴茎长约12 cm。在阴茎生长1年左右或第二生长高峰之后（青春中期）男童出现首次遗精，是男性青春期的生理现象，较女童月经初潮晚约2年。

青春期生长的年龄与第二性征出现顺序有很大个体差异。性早熟指女童在8岁以前、男童在10岁以前出现性生长，即青春期提前出现。男童到13岁半睾丸无改变，或性征开始发育后4年还不成熟，应考虑青春期发育延迟。若女童在13岁尚无乳房发育，或乳房发育后5年还没有月经也要考虑为发育延迟，需进一步检查。

第二节　体格生长影响因素

儿童体格生长从受精卵开始到出生后，一直受到体内外各种因素的影响。

一、遗传和性别因素

1.遗传基因　基因编码儿童生长发育所需的所有功能蛋白质，遗传物质是影响体格生长的重要因素。父母的遗传基因决定儿童体格生长的"轨迹"、特征、潜力和趋势。父母身材的高矮对子代的影响

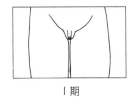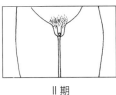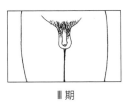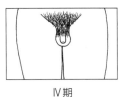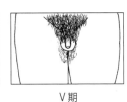

| Ⅰ期 | Ⅱ期 | Ⅲ期 | Ⅳ期 | Ⅴ期 |

图1-9　**男性生殖系统发育Tanner分期**

较大。而遗传性代谢缺陷病、染色体畸变则严重影响儿童的生长发育。

2. 性别因素　男、女儿童生长发育各有特点，除青春早期外，一般女童平均身长（身高）、体重较同年龄男童小，因此在评价儿童体格发育时男、女儿童各有标准。

二、营养因素

营养是最重要的影响因素，年龄越小受影响越大。长期营养摄入不足，会导致体重不增或下降，严重者最终影响身高的增长。研究表明，20 世纪 50 年代初至 60 年代中期，日本儿童身高曲线与牛奶、鸡蛋的消费增长曲线一致，两者的相关系数为 0.76（男）和 0.66（女）。1990 年以来，我国大幅度提高母乳喂养率及儿童泥糊状食品的质量，对儿童体格生长水平的提高起到了关键的作用。1991年和 1993 年八省的"中国健康与营养调查"追踪性调查也显示，儿童的身高变化与动物性食物提供的能量呈很好的正相关。

三、疾病因素

1. 孕妇疾病　孕妇的某些疾病会直接影响胎儿的生长。孕妇患风疹、带状疱疹、巨细胞病毒感染及弓形虫病，可影响胎儿的发育；孕妇患糖尿病，胎儿易成为巨大儿；孕妇严重营养不良，可导致胎儿宫内发育迟缓；甲状腺功能亢进的孕妇生育的后代，小头畸形要比一般人高出 13 倍。

2. 出生后疾病　这是不可忽视的影响因素，尤其是内分泌疾病。如甲状腺功能减退，基础代谢缓慢，患儿体格矮小、智能障碍；垂体功能不全，生长激素不足引起侏儒症；性腺过早发育可促使骨骺提前闭合，故青春期开始较早者身材矮小；急性感染性疾病常使患儿体重减轻、生长迟缓，但只要在疾病恢复阶段为他们提供良好的营养和生活条件，则可"追赶生长"；长期慢性疾病，如哮喘反复发作、先天性心脏病，则会对患儿体格发育产生不可逆的影响。

3. 药物　某些药物（如细胞毒性药物、激素、抗甲状腺药物等）均可直接或间接地影响儿童生长。如长期应用肾上腺皮质激素，会使身高增长的速度减慢。

四、环境因素

1. 社会与自然环境

（1）经济发展水平　社会经济发展水平的提高是促进儿童体格生长的重要因素，通常通过促进营养、安全饮水、健康服务条件改善、疾病减少而发生作用。近 40 年来，随着社会经济的快速发展，我国儿童青少年体格发育水平也随之显著提高，1975—2015 年，全国对 7 岁以下儿童体格发育的 5 次调查数据显示，中国营养良好儿童的线性生长已达到相对稳定阶段，生长潜力已得到较充分发挥，城乡差距已明显缩小，生长迟缓率显著下降。

（2）环境卫生　良好的生活环境，充足的阳光、清新的空气、清洁的水源等能减少疾病，促进儿童生长发育。而不良环境如贫困、环境污染、卫生状况差等均会对儿童的体格和心理发育带来负面影响。儿童应充分利用日光、新鲜空气、水进行体格锻炼。

2. 家庭环境

（1）家庭经济水平　家庭经济收入是与儿童营养较为密切相关的因素之一。家庭经济收入的增加，儿童基本居住环境、营养条件的改善，可促进儿童体格生长。

（2）家庭气氛　家庭和睦、彼此尊重、互相理解、相互支持的氛围，有利于儿童身心健康；如果长期处于高压力、压抑、情感剥夺的家庭环境中，如父母离异、教养不当甚至家庭暴力等，则对儿童体格生长有抑制作用。

第三节　体格生长评价

评价儿童体格生长的状况是儿童保健和儿科临床工作的重要内容之一。定期或不定期测量儿童各项体格生长的指标，通过比较正确客观的评价，可及早发现问题，分析其原因，并及时给予指导和干预，从而促进儿童健康成长。正确评价儿童的生长发育水平是儿童保健的日常工作和必须掌握的基本技能。

一、选择评价标准

选择评价标准是评价儿童个体和群体体格生长状况的必要前提。标准不同，结果不同。评价标准一般分现况标准和理想标准两类。

1. 现况标准　现况标准的制定，选择的人群对象一般未做严格的挑选，只剔除患有各种明显可能影响生长发育的急慢性疾病和畸形，故这个标准值可以代表一个地区一般的儿童体格发育水平，而不是生长发育最好的儿童水平。在发展中国家可随社会经济发展逐步提高，故通常每 5 年或 10 年制订一次。自 1975 年开始进行全国九市儿童体格发育调查，采用统一的工具与测量方法收集儿童生长数据，每 10 年重复一次，至 2015 年已有 5 次全国调查数据。国家统计数据对 2005 年收集的数据采用国际先进的曲线平滑技术，制定出完整的 0~18 岁儿童的生长参照标准和生长曲线，这套生长标准既反映中国儿童的现况水平，又兼顾儿童生长的长期趋势，可满足儿科临床和科研所需。2009 年，原国家卫生计生委建议应用 2005 年生长标准至今。

2. 理想标准　理想标准的制定，所选择的人群样本是生活在最适宜的环境中，有合理安排的膳食和喂养，能得到足够的热能和营养素，有良好的生活条件，并得到良好的卫生服务，在这样的环境中生活的儿童，体格发育状况较理想。因此，以所测得的数值制定出来的标准作为理想标准，高于现况标准。2006 年世界卫生组织颁布的新生长标准可称为理想标准。

二、评价方法

常用的体格生长评价方法有标准差法、百分位法、标准差离差法、曲线图法、指数法和骨龄评价。

1. 标准差法　适用于正态分布状况，是我国目前儿童保健门诊及基层保健人员最常用的体格生长评估方法。根据不同年龄、性别，固定分组，通过大量人群的横断面调查数据算出均值和标准差，均值加减 1 个标准差包含 68.3% 的总体，加减 2 个标准差包含 95.4% 的总体，而加减 3 个标准差范围已包含 99.7% 的总体，可按此制定出五等级评估和三等级评估（表 1-3）。

这种评估法的优点是简单易行，缺点是只能用单项指标评估，不能对儿童体型做评估，也不能对生长动态进行评估。

2. 百分位法　适用于正态和非正态分布状况，也是常用来评估体格生长的方法。百分位法就是把某一组变量值按大小顺序排列起来，求出某个百分位的数值，然后将百分位数列表。常分为第 3、10、25、50、75、90、97 百分位数。P_3 代表第 3 百分位数值，P_{97} 代表第 97 百分位数值，从 P_3 到 P_{97} 包括了全样本的 95%。当变量值不完全呈正态分布时，百分位法比标准差法能更准确地反映实际数值。P_{50} 即为中位数，约与标准差法的均值相当。本法的适用范围和优缺点与标准差法相似，只是数值分布更为细致，准确性更高。在临床实际工作中应用百分位法，相对比较容易通俗易懂地和家长解释儿童的目前生长水平。

3. 标准差离差法（Z 积分，Z score，SDS）　用偏离标准差的程度来反映生长情况，大多用在不同人群间进行生长状况的比较研究。

Z 积分 =（测量数据 − 同年龄同性别参考标准中位数*）÷ 参考标准的标准差

（*可参考 WHO 儿童生长参考值）。

4. 曲线图法　是通过定期、连续对身高、体重和头围进行测量，所得数值画成曲线图，以观察、分析其增长情况；或定出观察期限，记录身长（身高）的增加值和（或）体重增加值画成曲线图进行评估。目前，国内外普遍应用的儿童生长发育图就是一种曲线图，将定期和系统测量所得各个儿童的体格衡量值画在相应的曲线图上，然后进行评估，不仅可以评价生长水平，还可看出生长趋势，并能算出生长速度，且方便和家长解释儿童的生长状况。

5. 指数法　是根据人体各部分之间有一定的比例，用数学公式将几项有关体格生长的指标联系起来判断体格生长、营养状况、体型、体质。这也是一种综合评估，在儿童保健工作中保健医师根据不同的目的和要求，选择不同的指数法进行评估，

表 1-3　体格生长等级评估

	<M-2SD	M-2SD~M-1SD	M±1SD	M+1SD~M+2SD	>M+2SD
五等级	下	中下	中	中上	上
三等级	下	—	中	—	上

注：M 为 mean，表示均数；SD 为 standard deviation，表示标准差。

如判断是否有瘦或胖的倾向，选择体质指数（body mass index, BMI）；身体比例不正常要选用身高坐高指数判断。指数法常用于研究工作、教学工作以及体格生长判断有疑难时。

（1）BMI

BMI= 体重（kg）÷ ［身长（身高）（m）］²

BMI 是将身长（身高）的平方设想为身体的体积，它既反映一定体积的重量，又反映机体组织的密度。该指数有一个先渐渐增大、后渐渐缩小的过程。我国儿童 BMI 的转折点在 6 个月以后。该指数也是评估婴幼儿营养状况的一个较好的指标。

（2）身长（身高）胸围指数

身长（身高）胸围指数 = ［胸围（cm）÷ 身长（身高）（cm）］×100

新生儿身长（身高）胸围指数约为 64.3，3 岁幼儿约为 53。这个体质指数，在小儿长高过程中胸廓随之发育，呼吸功能增强。胸部的皮下脂肪多少随年龄、营养状况、生活习惯、男女性别而不同。粗壮型体格该指数较高，瘦长型则较低。

（3）身长（身高）坐高指数

身长（身高）坐高指数 = ［坐高（cm）÷ 身长（身高）（cm）］×100

这一指数表明了体格上、下身长度的比例。随着年龄的增加，上身所占的比例逐渐减小，下身所占的比例逐渐增加。肢体发育与躯干发育不正常的儿童该指数异常。

6. 骨龄评价　骨龄指骨骼的年龄，反映个体儿童发育水平和成熟程度。目前国内外制定骨龄标准的方法有标准图谱法、计分法和重点标志观察法。

（1）标准图谱法　将适宜人群从出生到成熟个体年龄组的左手腕部 X 线片典型骨骼的中位数片顺序排列构成系列图谱标准。评价时将个体儿童的 X 线片与标准图谱进行比较，找出所在位置，从而确定其骨龄。此法操作简单，评价结果可靠。目前国际通用的是 G-P 图谱（由 Greulich 及 Pyle 于 1959 年修订后建立的手、腕部骨骼成熟系列 X 线图谱）。

（2）计分法　按各骨成熟过程中的形态变化，人为地将其划分为不同的发育阶段，对 X 线片的详细特征赋予相应年龄发育分，再综合各骨发育分之和换算成骨龄，骨骼发育完全成熟时总分为 1000 分。此法应用复杂，要临床正确使用困难较大。

（3）重点标志观察法　通过观察若干继发性骨化中心出现的时间、成熟程度、出现数目、骨骺闭

合的年龄别特征来衡量个体的成熟水平。此方法比较灵活，结果可靠，但具体操作烦琐。

2006 年，基于国际通用的 TW3 方法，根据当下我国儿童的样本，制定了新的骨龄标准《中国青少年儿童手腕骨成熟度及评价方法》，简称《中华—05》标准；该标准提出了：① TW3-Chinese RUS（桡尺、掌指骨）和 TW3-Chinese Carpal（腕骨）骨龄标准；②特定手腕部骨成熟指征与青春期生长的关系，以快速评价青春期；③ 制定了骨龄身高、骨龄体重、骨龄 BMI 评价生长图表；④ 中国儿童掌指骨长度参考标准。被批准为中华人民共和国行业标准（TY/T 3001－2006），对儿童的骨龄评价的结果更准确。

三、评价内容

对儿童的体格发育进行评价是依据儿童体格生长规律来判断其生长状况，包括生长水平、生长速度及匀称程度三个方面。对个体儿童体格生长评价按临床需要或现有数据进行全面评估，其中生长水平是最基本的评价内容；群体儿童体格生长评价一般为生长水平的单一评价。

1. 生长水平　将某一年龄所获得的某一项体格生长测量值与参考人群值比较，得到该儿童在同质人群（同年龄、同性别）中所处的位置，即为此儿童该项体格生长指标在此年龄的生长水平。临床上常使用百分位法，即将参照人群的生长测量数值按年龄从小到大排序，列出不同百分位值。如将身高标准分为第 3、10、25、50、75、90、97 百分位。第 3 百分位以下属于生长异常，第 3~25 百分位属于中等偏下，第 25~75 百分位属于中等，第 75~90 百分位属于中等偏上，第 97 百分位以上属于生长超常。结合纵向的在某年龄"点"的测值与参考人群值做比较时，评定为"上""中""下"等不同水平时，需生长趋势和动态变化，一次测量值只能反映当下的生长状况。因此，对评价结果解释时，还需要考虑到包括遗传在内的多种因素影响，切忌将"均值"简单地作为是否"正常"的标准。

2. 生长速度　是对某一项体格生长指标定期连续测量（纵向观察），所获得的该项指标在某一年龄阶段的增长值即为该儿童该项体格生长指标的速度值，将其与参考人群值的生长速度相比较，可得出正常、不增、下降、增长不足和增长过速的结

果。这种动态纵向观察个体儿童生长的方法最能反映个体儿童的生长轨迹和趋势，体现生长的个体差异，也是临床上判断儿童生长速度是否"偏离"的最简单方法。

3. 匀称程度　是对生长过程中体型和身材匀称度的评价，常用多项生长指标进行综合评价。如以体重/身长（身高）比值表示一定身高的相应体重增长范围，用于评价体型匀称度，间接反映身体的密度和充实度；以坐高（顶臀高）/身长（身高）、坐高/下肢长的比值反映身材匀称度及下肢发育状况。

四、体格生长评价的临床运用

儿童体格生长的评价，不仅可以动态监测个体和群体儿童的生长水平，在临床上还有助于儿童生长及营养相关疾病的筛查、识别、转诊和治疗。在临床实践中，对个体儿童的体格发育评价需要将生长水平、生长速度、匀称程度和成熟度等指标有机结合起来进行分析判断，不宜简单、片面地将一次性测量结果的异常值直接贴上"生长不达标""营养不良""矮小"等标签。生长是个动态的过程，临床上对个体儿童的体格生长评价通常也需要通过动态评估去发现和判断生长偏移或异常，采用标准化生长曲线进行动态评价才能得出较准确的结论。此外，需进一步分析生长偏移或异常是暂时性的还是持续性的，偏移性质的规范判断将有助于正确的病因诊断。

1. 生长发育监测　生长发育监测（growth monitoring promotion, GMP）是社区儿童保健工作最基本的内容之一，主要监测指标包括体重、身高（身长）和3岁以下的头围。通过对管辖区域儿童进行定期纵向体格测量，评价个体和群体儿童的生长状况，筛查和管理高危儿童，及早发现生长偏离，分析原因及时采取有效措施，必要时及时转诊，以促进儿童健康成长。

2. 营养性疾病筛查　通过定期或不定期测量体重和身高，将数据与适当的评价标准进行比较，或采用生长曲线图分析，是儿童营养状况评价最简单、便捷、无创和直观的方法。WHO推荐体格生长指标是评价儿童营养状况的首选指标，儿童营养性疾病筛查病种包括消瘦、低体重、超重和肥胖等。在儿童保健临床工作中，对营养性疾病筛查的重点是及早发现营养偏离，积极查找高危因素，加强喂养和营养指导并定期随诊，若有持续性营养偏移或异常需及时转诊。

3. 身材异常筛查　当儿童年龄的身长或身高水平低于均数减去2个标准差，或小于第3百分位数值时，需考虑矮小症；若身高超过均数加上2个标准差，或大于第97百分位数，也要考虑是否存在病理性疾病的可能性，需要进一步采集详细病史，包括儿童出生史、生长发育史、家族史、既往疾病史等；全面体格检查及有关的实验室检查（详见第十章），必要时需及时转诊，进一步检查排除各种慢性疾病、内分泌疾病以及和生长有关的遗传代谢综合征。

4. 神经系统疾病筛查　当头围过大或过小时，提示可能有神经系统异常，需要考虑完善儿童智能发育评价和头部影像学检查，排除相关的神经系统疾病及遗传代谢综合征。

（徐　秀）

第二章
儿童神经、心理与行为发育

儿童神经、心理发育的生理基础是神经系统的生长发育，尤其是脑的发育。新生儿脑重约390g，占出生体重的8%，为成人脑重的1/3。9个月时脑重约660g，2岁重900~1000g，至7岁脑重已基本接近成人脑的重量（1350~1400g）。脑在生命最初2年内发育是最快的。随着神经细胞的分化和体积增大、突触的数量和长度增加、神经纤维的髓鞘化及神经通路的构建，脑的功能不断成熟，儿童的心理与行为也随之变得越来越成熟，表现在儿童运动精确性及协调性的发展、语言表达内涵的日益丰富、控制能力及综合分析能力的加强、情绪的逐渐稳定、个性特征的形成和社会适应能力的发展等。

第一节　神经系统发育

一、脑发育

人的大脑是人体当中发育最早的器官，在胎儿时期，脑的发育也最为迅速。神经系统来源于外胚层，由神经管和神经嵴分化而成。神经管分化成中枢神经系统，神经嵴分化成外周神经系统。妊娠20天左右，胚胎的大脑原基形成。胎儿3~7周是神经胚形成阶段，由胚盘逐步形成神经板、神经沟、神经褶、神经管。神经管的头部分化成脑的各个结构，其余部分分化成为脊髓。受精第4周末，神经管头部形成3个初级脑泡。最前端的初级脑泡是前脑泡，前脑泡的头端向两侧膨大形成左右两个端脑，前脑泡后端最终演变成间脑。位于前脑泡后方的脑泡成为中脑泡，最终演变成为中脑。位于中脑泡之后的是菱脑泡，最终分化为小脑、脑桥和延髓。胚胎至第5周，前脑泡开始形成次级脑泡，前脑泡分化形成2个视脑泡、2个端脑泡和1个间脑泡。在脑泡分化发育过程中，神经管的管腔随之分化形成

各部位的脑室，脑室中充满了脑脊液。2~3月龄胎儿前脑发育，面部形成、人脑半球和脑室分裂。3月龄胎儿的大脑解剖结构成形，之后脑细胞继续发育，经历神经胚形成、前脑发育、神经元增殖、神经元移行、神经突触连接、髓鞘形成六个时期。3~4月龄胎儿神经细胞迅速分裂增殖，然后移行到发育中的大脑上层。3~5月龄神经元迅速移行至皮层和小脑，移行的神经元将永久存在中枢神经系统内某区。胎儿5月龄至儿童早期神经元仍在不断地进行增殖和分化。出生前后至成人期神经细胞突触和神经纤维髓鞘化逐渐发育成熟。神经纤维髓鞘化使得神经冲动快速传递，是脑传导功能成熟的一个显著标志。

大脑在组织成分上分为灰质和白质，灰质构成了大脑皮质，是神经细胞最密集的部位，且不同部位的皮质具有独特的功能。额叶与躯体运动、头眼运动、语言、发音以及高级思维活动有关；枕叶与视听及感知觉有关；颞叶与听觉、语言和记忆等有关；顶叶与躯体感觉、精细动作有关。随着皮层功能的发育成熟，对皮层下中枢的抑制作用亦逐渐出现。大脑分为左半球和右半球，左右半球的功能有所差异，不同个体的左右半球功能亦不完全相同。大脑不同功能向一侧半球集中是儿童脑结构和认知发育的主要特征。

生命早期的大脑很不成熟，但可塑性最大，代偿能力也最强。早期大脑的可塑性是指大脑可以被环境或经验所修饰，具有在外界环境或经验的作用下不断塑造其结构和功能的能力。大脑的可塑性体现在脑发育的可变性和代偿性，如大脑能以新生的细胞重建神经系统受损害部分或替代已经死亡的细胞，使脑在损伤的周围有效地实行改组或重组，使脑功能得到良好的代偿。但脑组织一旦发育成熟，就不可能实现重组，这对于儿童早期干预和康复具有重要的意义。然而，大脑也不是完全可塑的，可

塑性的大小受到年龄、大脑功能区域和受损程度等因素的影响。近几年的研究发现，大脑可塑性并不局限于儿童早期，脑的重塑性在儿童晚期甚至是在成年期也可以进行，但程度有限。

二、髓鞘发育

神经纤维髓鞘化是指绝缘的脂肪鞘（称为髓鞘）包裹神经纤维的过程，髓鞘化保证了神经纤维在传导时彼此绝缘，加快了神经纤维传导的速度，提高信息传递的效率。胎儿期大部分轴索无神经胶质细胞包裹。出生后轴索自中心区域向外逐渐发展间断套管式结构。髓鞘化进程对神经运动的发育具有重大作用，可以发展粗大和精细运动，抑制原始神经反射。大脑的活动是一个电信号的活动过程，婴儿期神经纤维髓鞘形成不全，使兴奋传导易波及邻近神经而引起泛化现象。神经系统各部分神经纤维的髓鞘化完成的时间是不同的，大脑最早完成髓鞘化的是感觉神经，而后是运动神经，与高级智力活动有关的额叶、顶叶等的髓鞘化要到7岁左右才基本完成。

头颅磁共振成像是评估大脑髓鞘化最好的无创方式。了解髓鞘化的进展，对诊断小儿脑白质发育不良、髓鞘发育不良等相关疾病至关重要。一般来说，髓鞘化是一个动态的过程，脑白质髓鞘化的顺序是从脑的尾侧向头侧，从背侧向腹侧，先中央后外周，感觉纤维早于运动纤维。髓鞘形成始于胚胎期，新生儿出生就已经有髓鞘化的形成，表现为 T_1 高信号 T_2 低信号，包括内囊后肢、丘脑腹外侧、脑桥背侧、小脑上下脚、大脑脚、放射冠中央、中央回周围。生后5~6个月胼胝体高信号达到膝部，6月龄时枕叶、顶叶出现高信号，并向额叶伸展。2岁左右脑白质信号与成人类似，T_1 和 T_2 上表现为髓鞘化完成。

三、神经发育

神经发育除了与脑的发育相关外，还与神经系统各细胞的发育以及神经信号传导相关。神经细胞，又称神经元，是大脑处理信息的基本功能单位具有独特的构造。一个神经元由神经细胞的胞体和胞体突起形成的树突和轴突组成。神经元之间的联结点为突触，突触是传递信息的关键部位，通过这些突触，神经元相互连接，形成神经网络，进行功能转换。神经突触将神经元的信号从一个神经元传递给下一个神经元或靶器官。新生儿大脑约有1000亿个神经元，每个神经元通常可以跟数千乃至十万个神经元联结。出生时每个神经元平均形成2500个突触，到2~3岁时达到突触的顶峰，然后依据用进废退的原则进行"突触修剪"。大脑的发育主要体现在神经元的分化、神经元之间突触的形成和突触的修剪，而来自周围环境的刺激是不断建立新突触的关键（图2-1）。

与神经元发生相似，神经胶质细胞再生或生成也发生在胚胎发育期间。星形胶质细胞是最多的胶质细胞，起到支撑神经元的作用。最新研究亦表明星形胶质细胞同样可以产生电信号和生理反应。少突胶质细胞比星形胶质细胞小，参与构成髓鞘。研

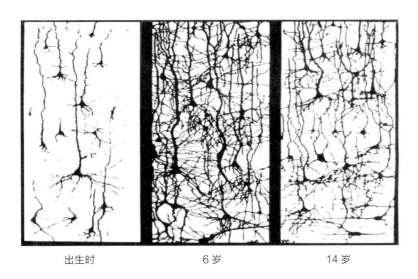

| 出生时 | 6岁 | 14岁 |

图2-1　大脑神经元的发育：突触的形成与修剪

究表明，妊娠 20~40 周是胎儿星形胶质细胞和少突胶质细胞的再生高峰。小胶质细胞也是脑中固有的免疫细胞，对保护大脑免受病毒细菌的入侵和破坏以及在大脑的损伤、炎症和神经退行性疾病方面扮演着重要角色。小胶质细胞是随着时间的推移不断产生和成熟的，妊娠 35 周时可观察到胎儿分化的小胶质细胞。

神经系统传递信息主要依靠突触传递，而突触的信息传递依赖于其特殊结构。突触前神经元接收到刺激，产生动作电位，动作电位使得突触前囊泡内的神经递质释放至突触间隙，神经递质与突触后膜上的受体相结合，从而将信息以电信号 – 化学信号 – 电信号的方式进行传递。

（童梅玲）

第二节　心理与行为发育

儿童心理发育包含感知觉、动作、语言、认知、情绪、个性和社会性等方面。婴幼儿神经心理的发育大量地反映为日常的行为，此时期的发育也称之为行为发育。儿童心理和行为的发育与体格发育相互影响、相互促进。

一、感知觉发育

感觉是对事物个别属性的反映，包括视觉、听觉、嗅觉、味觉和皮肤感觉。知觉是在感觉的基础上发生的，是对事物整体属性的综合反映，如视知觉、听知觉、触知觉等感觉通道上的知觉。知觉还可以按知觉对象的性质分为空间知觉、形状知觉、时间知觉、方位知觉等复杂知觉。感知觉发育是人类所有认知活动的开端，人的认知活动包括信息的接收、编码、储存、提取和使用，在这一过程中，最基础的信息接收就是靠感知觉来进行的。感知觉是一切高级认知活动的基础，是人类智力的来源，感知觉的发育对儿童早期发展至关重要。

（一）视觉发育

视觉（vision）的适宜刺激物是光线，光线经过角膜、房水、晶状体和玻璃体折射后到达视网膜，通过视神经将信息传入大脑，大脑再经过复杂的处理，形成对外界事物的视感知。视觉的发育除了视力外，还包括色觉，双眼运动，双眼同时视、融合

功能和立体视觉即双眼视功能的发育。儿童出生时视觉器官已经在解剖结构上发育完成，但视觉功能是在后天外界环境的刺激下形成和不断完善的。

新生儿出生时已有视觉，但视觉不敏感，对光刺激有反应，有瞳孔对光反射。眼外肌的调节能力差；3~4 月龄开始部分调节，12 月龄时才完善。儿童出生时屈光状态为远视，属于生理性远视，称之为"远视储备量"。随着发育远视程度减轻，逐渐正视化。3 岁前生理性远视为 +3.00D，4~5 岁为 +1.50D~+2.00D，6~7 岁 为 +1.00D~+1.50D。一般认为 3 岁前儿童双眼视觉功能尚未发育成熟，易受外界不良因素影响，是儿童视觉发育的关键期。3~10 岁为儿童视觉发育敏感期，强调要用动态的理念去观察儿童视觉发育的进程。

1. 视力　即视觉分辨能力，是眼睛所能够分辨的外界两个物点间最小距离的能力。视力是随着屈光系统和视网膜的发育而逐渐发育成熟的，不同年龄的视力水平不同。考虑到儿童年龄和发育的特点，中国儿童弱视防治专家共识（2021 年）认为，年龄在 3~5 岁儿童视力的正常值下限为 0.5，6 岁及以上儿童视力的正常值下限为 0.7。0~6 岁儿童正常的视力可参考表 2-1。

表 2-1　0~6 岁儿童正常视力

年龄	视力
新生儿出生时	光感
1 岁	0.2
2 岁	0.4 以上
3 岁	0.5 以上
4 岁	0.6 以上
5 岁及以上	0.8 以上

2. 双眼视觉　当外界物体的影像分别落在双眼视网膜对应点时，兴奋沿感觉神经系统传入大脑，大脑高级中枢将来自双眼的视觉信号分析、综合，形成一个完整的、具有立体感影像的过程称为双眼视觉。临床上，双眼视觉一般分为同时视、融合功能、立体视三级。

双眼视觉功能在出生后 3~7 个月出现，随着年龄的增长和视力的提高而逐渐形成和完善，到 5~6 岁时基本建立了立体视觉功能。只有形成良好的双眼视觉，人体才能正确地判断自身与客观物体

之间的位置关系，才能确定外界物体距离、深度和凹凸等，更好地生活、学习和工作。

3.正常儿童视觉 儿童在视觉发育过程中会表现出具有年龄特征的视觉行为表现，具体表现如下

（1）新生儿 对光已有反应，在强光刺激下会闭上眼睛。

（2）2~3月龄 具有双眼固视能力，目光能随物体的移动而移动。

（3）4~6月龄 出现手-眼协调运动。

（4）7~9月龄 会察言观色，会模仿大人的动作，能同时玩两个以上物体。

（5）1岁左右 能用手指端准确取起细小的物体，如黄豆、花生米。

（6）1.5岁 会翻、看图书，会搭积木，会识别简单的形状。

（7）2岁左右 能模仿画线条。

（8）3岁左右 能认识基本的形状，如圆形、方形、三角形等，能识别颜色，能区分色彩的不同饱和度等。

（二）听觉发育

听觉（audition）的适宜刺激物是声波。声波引起外耳鼓膜震动，震动刺激传至内耳的耳蜗，再通过听神经将刺激传入大脑产生听觉。婴幼儿的听觉器官在出生时已基本发育成熟，但它与大脑皮质的纤维联系还很少，需要很长时间的发育才能达到成年人的听觉能力。在适宜的环境刺激下，儿童的听觉能力随着年龄的增长而提高，能够辨别声音来源和逐渐区分语音，表现出各种具有年龄特征的听觉行为。

新生儿娩出后，因外耳道残留羊水，听觉不灵敏，大约1周羊水完全排出后，听觉就有明显的改善。足月新生儿听觉的灵敏度虽不如成人，但已相当好，表现出对强烈的声音出现反应，50~90分贝的声响可引起呼吸改变、惊跳反射、眨眼或表现为啼哭。若啼哭时听到声音也可表现为啼哭停止，有时表现为呼吸暂停。婴儿听觉的集中出现在1个月左右。这时哭叫着的婴儿如听到和他（她）说话的成人的声音，就会停止哭叫转而安静。到了3月龄时能感受发音的方位，并向声源转头。4个月起能分辨成人发出的声音，对不同的声音表现出不同的反应。8~9个月婴儿已能分辨各种声音，对严厉与和蔼的声调做出不同的反应，并能开始模仿发音。

1岁时词和语音开始分化，能够表达单词。1岁以上的儿童对于指令的理解更好，开始出现有意义的语言。由于听觉是儿童语言发展的必要条件之一，故儿童语言发育情况可协助判断听觉发育水平（表2-2）。

（三）嗅觉和味觉发育

嗅觉（olfactory）的适宜刺激物是气味，气体进入鼻腔使得鼻腔上部黏膜中的嗅细胞产生神经冲动，传到海马回、钩回产生嗅觉。新生儿出生时嗅觉发育已比较成熟。哺乳时，新生儿闻到母亲乳汁的气味会积极地寻找乳头。有研究发现，在新生儿头两边各放上一块沾有自己母亲乳汁的和其他母亲乳汁的奶垫，6日龄的新生儿就能准确转向自己母亲用过的奶垫一侧。婴儿对刺激性小的气味没有反应或反应很弱，但对强烈的气味则能表现出不愉快的情绪，如3~4月龄的婴儿已能区别愉快与不愉快的气味，母亲吃挥发性的食物（如大蒜、洋葱），这些气味也可以通过母乳转移，婴儿闻到后可能影响其饮食的行为。7~8月龄嗅觉开始逐渐灵敏，能分辨出芳香的气味。2岁左右能很好地辨别各种气味。儿童灵敏的嗅觉可以保护自己免受有害物质的伤害，并可使其更好地了解周围的人和事物。

味觉（taste）主要有5种，即咸、甜、苦、酸、鲜。味觉的感受器是位于舌面上的味蕾，不同部位的味蕾负责感觉不同的味觉：舌尖对甜味敏感，舌两侧前半部对咸味敏感，后半部对酸味敏感，近舌根部则对苦味敏感。味蕾在胎儿7~8周时开始发育，新生儿的味觉已发育很完善，可对不同味道产生不同的反应，出生仅2小时的婴儿已能对微甜的糖水表现出愉快，对柠檬汁表现出不愉快。舌尖部含有大量感知甜味的味蕾，即使早产儿也可能区别不同浓度的甜味，但对咸味无反应。新生儿可以很容易学会喜欢一种最初只是引起消极反应的味道或成人认为难吃口味的食物（如特殊配方乳）。孕期羊水是将孕母饮食味道传递给胎儿的载体，母亲孕期的饮食通过影响羊水的味道来影响婴儿的味觉发育，而出生后母亲的不同饮食情况亦会使母乳具有不同的味道，婴儿的这些早期味觉经历（如羊水、母乳）让婴儿在断奶期更容易接受新的味道。因此，母乳喂养的婴幼儿更容易接受新的食物。4~5月龄的婴儿对食物味道的任何改变都会出现非常敏锐的反应。

表 2-2   儿童听觉发育

年龄	听觉发育里程碑
新生儿	听到响声出现惊跳反射（Moro反射）、闭睑反射或觉醒反射
1月龄	睡觉时突然有声响会觉醒或哭泣 哭泣或活动时，听到声响就会停止哭泣或活动
2月龄	打招呼时会高兴地发出"啊"或"哦"声
3~4月龄	将脸转向声源，对不同的声音表示不安或喜悦或厌恶
5~6月龄	对各种新奇的声音都很好奇，会定位声源，会和外来的声音互动
7~8月龄	倾听自己发出的声音和别人发出的声音，能把声音和声音的内容建立联系，模仿发音
9月龄	对细小的声音敏感，对重的语气也有反应，会表演一些幼儿游戏，若有人弄响隔壁房间的物品或在远处叫他，会爬过去
10~11月龄	模仿别人说"妈妈""奶奶"等
12月龄	听懂几个简单指令，并作出回应，表达单词
15月龄	听从简单指令，指认五官
18月龄	用单词或短语表达自己的需求
2岁	更好地理解指令，会说一些简单句
3岁	听觉记忆增强，能够听懂两步指令并做出回应，可以表达复合句，并简单叙述事情
4~5岁	能辨别语音的微小差别
6岁	熟练辨别母语所包括的各种语音

嗅觉与味觉是密不可分、相辅相成的。嗅味觉的正常发展除了用于保护自己外，还有助于儿童形成良好的饮食习惯，摄取均衡营养，健康成长。

（四）皮肤感觉发育

皮肤感觉（cutaneous sensation）包括痛觉、触觉、温度觉及深感觉。皮肤感受器位于皮下毛囊神经末梢和触觉小体。对皮肤的触摸因力的强度不同而产生不同的皮肤感觉。皮肤感觉对婴儿的生存和适应有重要的意义。

1. 痛觉 新生儿虽然中枢神经系统发育不成熟，但出生时痛觉（algesthesia）传导在解剖学和功能方面均已完备。与成人一样，新生儿可由无髓鞘的神经纤维传导外周痛觉信息，故新生儿期痛觉已经存在，但相对其他感觉不敏感，尤其在躯干、眼、腋下部位，痛刺激后会出现泛化现象。对于成年人和年长儿来说，自述是评定疼痛的金标准，但是新生儿不会表述，在经历致痛性操作时，新生儿通过行为（如哭声、脸部表情和睡眠状态等）的一系列改变作为对疼痛的反应。可观察到的行为变化包括哭声改变、面部表情（如蹙眉、挤眼、鼻唇沟加深、张口、嘴水平或垂直伸展和下颌颤动等）、呻吟、肢体活动和一般状态改变（如睡眠和食欲）等，这些特征可作为临床评估新生儿疼痛程度的主要指标。研究表明，未经干预的新生儿期反复疼痛刺激可对儿童在新生儿期、婴幼儿期、学龄期、青春期甚至成年期的行为发育（如疼痛反应、认知、情绪、自主神经系统及内分泌系统等方面）造成持续性的影响。

2. 触觉 机体借助全身皮肤上的神经细胞接收触觉信息，触觉（tactile sensation）在新生儿期就有了高度的敏感性，尤其在眼、前额、口周、手掌、足底等部位；而大腿、前臂、躯干处相对迟钝。婴儿早期，口周的神经末梢多于指尖，探测物品的灵敏度最高，所以6个月之内的婴儿会更多地利用嘴来感觉周围的环境，之后随着手部精细动作的发展，用嘴来感觉世界的频率会逐渐降低。爬行会让婴儿手部的触觉发育进一步增强。触觉能力分为触觉辨识和触觉防御两部分。触觉辨识让儿童累积软硬、冷热、不同材质的经验；触觉防御能力则可以让儿童了解环境的安危，进而保护自己。触觉敏感的儿童对外界刺激的适应力较差，甚至对轻微的碰触也产生负面情绪，如害怕花洒洗头、刷牙、剪指甲、抗拒浆糊、泥胶、手指画颜料和人多拥挤的地方。而触觉迟钝的儿童反应慢，动作欠灵活，大脑的分辨能力比较弱，表现出对冷热的反应分别不大、察觉不到皮肤弄脏或弄伤了、察觉不到扭作一团的衣服、容易跌跌撞撞，无法有效保护自己。

3. 温度觉（temperature sensation） 是由温度刺激作用于皮肤温度感受器引起的一种冷热感觉。新生儿温度觉发育就相对成熟，对外界温度的感觉已经比较敏感，如能区别出牛奶温度太高或太低，感受接触物品的冷热并做出反应。冷的刺激比热的刺激更能引起婴幼儿明显的反应。

4. 深感觉 是指感受肌肉、肌腱、关节和韧带等深部结构的本体感觉（proprioception），感受关于位置、力量、方向和身体各部位动作的信息。它的接收器分布在肌肉、关节、韧带、肌腱和结缔组织中。深感觉提供各种信息给大脑，让神经系统控制身体各部位的情况，可以帮助儿童维持姿势的稳定，发展动作计划能力，稳定情绪，建立自信。婴儿最早通过原始反射来建立最初的本体感，婴儿在形成自主动作前，通过反复的反射动作，来感受关节的屈伸与肌肉的收缩活动。随着原始反射逐渐消失，婴儿出现踢腿、挥动手臂等涉及更多肌肉的共同收缩及多关节间相互协调的自发动作。经过不断尝试、练习，婴儿学会通过协调身体不同部位，组织形成有目的、有意义的功能性动作。他们可以在环境中维持一个特定的动作，控制姿势，如稳定的头控、独坐、独站，可以协调四肢，移动身体，站立爬行。手部本体感觉的发展，可使婴儿手部操作控制更加精细、多样、灵活，拿、放、敲、拍、按、推、拉等动作相继发展成熟。幼儿期时，本体感觉的调节和辨别能力进一步发展，幼儿在进行大、小肌肉活动时，用力更加恰当，动作更加复杂，肢体间的配合更加协调。到学龄前期，儿童不仅可以准确、流畅地完成习得动作，还可以发展良好的动作计划能力，且在完成动作时，对视觉的依赖逐渐减少。

（五）知觉发育

知觉（perception）是客观事物直接作用于感官后人体对客观事物属性的综合反应，其发育与视、听、皮肤等感觉的发育有着密切的关系，知觉对儿童概念的形成起重要作用。随着儿童动作和活动特别是随意行走的发展，各种复杂知觉也初步发展起来，主要有空间知觉和时间知觉。①空间知觉：指的是人对物体距离、形状、大小、方位等空间特性的认识，包括形状知觉、大小知觉、深度知觉、距离知觉和空间定向。②时间知觉：指的是对事物在时间属性上的知觉，是对客观事件的延续性和顺序性的反映，表示时间的词往往具有相对性，这对儿童来说是比较难以掌握的。

1. 空间知觉 儿童在2~3岁时已出现了最初的空间知觉。①距离：如两个苹果放在不同的距离，他们知道哪个近哪个远；如果把他们常用的一些东西或玩具改变存放的地方，开始他会到原来的地方去找，这说明对一些物体的空间关系有了一定的了解。②形状知觉：在幼儿期发展很快，一般3岁已能辨别圆形、方形和三角形，4~5岁时能分辨椭圆形、菱形、五角形等。③方位知觉：3岁儿童已能辨别上、下，4岁儿童能辨别前、后，5~7岁儿童可以辨别以自身为中心的左、右，7~9岁儿童能初步掌握左、右方位的相对性，能辨别他人的左、右，但在辨别两个物体的左右关系时还常有错误，9~11岁儿童能较灵活地、概括地掌握左、右概念。空间知觉对阅读和书写有重要作用，初入学的儿童经常会有"b"和"d""p"和"q""6"和"9"不分的情况，正常儿童9岁后就不再常有这些错误。

2. 时间知觉 时间知觉发展较空间知觉要晚，2~3岁儿童虽知道"现在"和"等一会儿""马上"和"很久"等的区别，但这种时间知觉还是很不准确的，表现在乱用"今天""明天""后天"，分明是很久以前的事也会说成"昨天"和"刚才"。4~5岁时开始有时间概念，能区别今天、明天、昨天、早上、晚上。5~6岁时可以区别前天、后天、大后天，开始逐渐掌握1周内的时序、一年内四个季节和相对时间的概念。7岁儿童开始学习利用时间标尺（如钟表），能区分空间和时间的关系，并掌握了相对性的时间概念，如明天早晨、昨天晚上。8岁儿童已能主动使用时间标尺，时间知觉的准确性和稳定性逐渐接近成人。

观察是一种有目的、有计划的比较持久的知觉过程，是知觉的高级形态。观察力的发展从无目的观察逐渐转为有目的观察，观察时间逐渐延长。先观察到事物表面的、明显的、大的部分，然后才观察到隐蔽的和细微的部分，逐渐能从整体观察事物内在的联系。从小培养儿童的观察能力，对其认识客观世界有重要意义。

二、运动发育

运动（motor）发育是指身体肌肉控制动作、姿势和运动能力的发展，包括大动作和精细动作。运动发育与脑的形态及功能的发育密切相关。此外，尚与脊髓及肌肉的功能有关。运动的发育有其规律性：①头尾规律：即动作的发育自上而下，如先能抬头，然后坐、直立、行走。②由近到远：即离躯干近的肌肉动作先发育，然后肢体远端的肌肉发育，如先能抬肩，然后手指取物。③从泛化到集中，由不协调到协调：如看到胸前的玩具，婴儿会手舞足蹈，但不能把玩具拿到手，较大的婴儿则伸手即取到玩具。④先正后反，正面的动作先于反面的动作：例如，先能从坐位拉住栏杆立起，然后从立位时坐下；先学会向前走，后才会倒退走；先学会手抓东西，以后才会放下手中的东西等。

新生儿出生时具有一些原始反射，这些原始反射的检查，对评定神经系统的发育是否正常具有一定的价值。随着年龄的增长、发育的成熟，这些原始反射应该逐渐消失，若原始反射在应该消失的年龄仍继续存在，则将妨碍动作的发育。如握持反射应该于3个月时消失，如果3个月后仍然存在，将影响手指取物及手精细动作的发育；而不对称颈紧张反射的持续存在必将影响翻身动作。

（一）大动作（gross motor）

大动作是儿童适应周围环境进行日常活动、运动和游戏的全身活动能力。大动作发育与脊柱颈、胸、腰弯曲的逐渐形成以及相关肌肉的发育密切相关。

1. 抬头　颈后肌的发育先于颈前肌，婴幼儿最先出现的大动作是俯卧位抬头。新生儿俯卧位时抬头1~2秒，2月龄抬头约45°，3月龄抬头约90°。取仰卧位拉起双手，3个月时头仍稍后仰，至4个月时头、颈及躯干呈一直线。扶坐位时，3个月时抬头较稳，4个月时抬头很稳，并能自由转动。

2. 翻身　出现翻身动作的先决条件是不对称颈紧张反射消失，否则头转向一侧时，该侧上下肢伸直，对侧肢体屈曲，身体无法翻转。大约5个月时能从仰卧翻到俯卧，6个月时能从俯卧翻到仰卧。7月龄时转向侧卧位时用一只手能支撑身体的重量。

3. 坐　新生儿腰肌无力，3个月扶住婴儿取坐位时，腰呈弧形。5个月靠着靠背坐时腰能伸直。6个月时两手向前撑住能扶坐。7个月时独坐片刻稍稳，身体略向前倾。8个月时独坐很稳，并能向左、右转动。11个月时由俯卧位的姿势自己能坐起。1岁后的幼儿能自己爬上椅子转身坐下。1岁半后的幼儿能独坐小凳时弯腰拾物。

4. 匍匐、爬行　新生儿俯卧位时已有反射性的匍匐动作。2个月取俯卧位时能交替踢腿，这是匍匐的开始。3~4个月时用手支撑上半身数分钟，7~8个月时能用手支撑胸腹，使身体离开床面或桌面，有时能在原地转动。8~9个月时能手膝爬。约1岁半能爬上阶梯。学习爬行的动作有助于胸部及臂力的发育，并能提早接触周围的环境（如手拿不到的东西，通过爬行可以拿到），对神经心理发育有帮助，应加强训练。

5. 立、走、跳跃　新生儿直立时，两下肢稍能负重，出现踏步反射及立足反射。2~3个月扶立片刻时，髋、膝关节屈曲。5~6个月扶立时，两下肢能负重，并能上下跳动。8~9个月时能扶立片刻，10个月时能扶着物体侧向行走，11个月时能独立片刻，15个月时独走时很稳。18个月时已能向前跑和倒退走。2岁时能双足并跳。3岁时能单足站立数秒，两脚交替走下楼梯。4岁时能单足跳，沿直线走。5~6岁时能在平衡木上走，自3~4级的台阶上跳下。随着年龄的增长，学龄期儿童肌肉更加发达，肌肉的协调性也不断提高，大动作更为灵活和熟练，体能也在稳步增强。6~7岁儿童已能较好地组织复杂动作，完成包含多个步骤和连续性的动作组合，如跳绳、溜冰、舞蹈、体操等。9~10岁后，儿童不仅掌握了更多的运动技能，还能参加有规则的、集体的运动和比赛，如跑步、跳高、球类运动等。

（二）精细动作（fine motor）

精细动作是手及手指等部位小肌肉或肌肉群的运动。精细动作发育在感知觉、注意等多方面心理活动能力的发展下，与髓鞘化进程密切相关，逐渐形成眼与手协调。

手是认识事物某些特性的重要器官，正是有了一双灵巧的手，才使人与动物区别开来，但是手的这种灵活动作有一个发展过程，相比大动作发育更易受环境的影响。精细动作的发育也有一定的规律：①先用手掌尺侧握物，然后用桡侧，再用手指；②先用中指对掌心一把抓，后用拇指对示指钳捏；③先能握物，后能主动放松。新生儿两手握拳很紧，2个月时两手握拳姿势逐渐松开，3个月时握持反射消失，才能有意识地取物。3~4个月时婴儿在胸前玩弄及观看两手。4个月时能抓住玩具，握物时大拇指参与。5个月时能在手所及的范围内抓住物体，并将物体放入口中。6~7个月时能独自摇晃或玩弄小物体，开始双手配合，并出现换手、捏、敲等探索性动作。8个月时用拇指、示指平夹取物。9~10个月时开始试用拇指、示指指端取物。10个月时能将手中的物体放下，12个月时用拇指、示指端捏起细小东西。15个月时用匙取物，能几页几页地翻书。18个月能叠2~3块积木，会拉脱手套、袜子。2岁时能叠6~7块方木，能握住杯子喝水，会一页一页地翻书，用匙正确，能模仿画垂直线和圆。3岁时会使用一些"工具性"玩具，如用小锤子敲打小柱子、玩泥胶，开始用筷子进餐，叠9~10块方木，在别人的帮助下会穿衣服。4~5岁时已基本能自己穿衣服，并能穿鞋带、剪纸。5~6岁时用笔学习写字，折纸，剪复杂图形。随着视觉输入、脑信息加工、本体运动的发育更为成熟，学龄期儿童精细动作的反应速度更快、精准性更高。同时，手部小肌肉的协调发展使其能进行更为复杂的手工操作和工艺性活动，例如绘画、书法、弹奏乐器等。

由于营养和训练等种种条件的不同，婴儿在动作发展的快慢上有着很大的个体差异。训练对儿童的动作发展有很大的促进作用，但这种作用也有局限性，而不是无限的。因为动作发展还取决于机体生长发育的情况。美国著名的儿童心理学家 Gesell 曾做过一个双生子爬梯的著名试验。试验对象T和C，T从生后第48周起每日做10分钟爬梯训练，连续6周。在此期间，C不做爬梯训练，直到58周才开始进行爬梯训练。试验结果表明，C只接受2周的爬梯训练就能赶上T的水平。因此，Gesell得出的结论是不成熟就无从产生学习，而学习只是对成熟起一种促进作用。这一试验结论的启迪是教育和训练儿童必须要适合于儿童发展的规律，要求太低固然不能促进儿童的发展，但要求过高不仅无益，反而有害。

三、语言发展

语言（language）是一群人或一个社会共同使用的，可以分享意义的、有组织有系统的符号或符号系统。语言包括口头语言（如面对面交流或开会时使用的语言）、书面语言（如在书籍、广告、通讯中使用的文字）及符号语言（如手语）。从广义来说，文字、声音、视觉信号、手势均属于语言的范畴。语言的发育必须要求听觉、发音器官及大脑三者功能正常，三者中任何一个出现异常，都会影响语言的发育。语言是沟通时最常使用和最便利的工具，语言包括下列三要素：形式、内容和用法，其中形式指语言所采采的符号和模式，包括音韵、构词、语法系统等；内容指语言所要传递的意思，又称语义；而用法则指语言在使用时的情景和功能。

（一）语言发展的基础

儿童语言的习得和发展并不是一个简单的过程，研究认为这个过程涉及生理、认知、社会互动环境等因素。生理因素包括听觉系统、发音器官和中枢神经系统。认知因素与语言之间关系密切，随着婴儿逐渐长大，逐渐认识抽象的符号世界，即以符号象征实际的人、事、物，而儿童学会语言符号后，又可以利用语言探索新的知识。社会互动环境因素对语言的影响不言而喻，语言学习是在社交互动中产生的，尤其是与人的语言交流中发展出来的，著名的"三千万词汇鸿沟"已证明家庭语言刺激的质和量是影响儿童语言发育的重要因素，而互动的类型决定儿童所习得的语言的功能和使用情景。

（二）语言发展的阶段

语言发展从儿童出生的那一刻就开始了。正常条件下，从新生儿在呱呱落地时只会发出哭叫声，到幼儿期能逐步表达，语言能力在短短几年里发展迅速。虽然正常儿童的语言发展速度可能不一致，但其发展轨迹都很相似。儿童先要具备对语音的感知、理解能力，才能产生语言。早期语言发展主要包括语音、语义和语法的发展三大范畴。

1.儿童语音能力的发展　语音习得是语言习得过程中关键性的一步，对之后的语言发展有着重要影响。语音感知能力的发展先于发音能力的发展，语音感知是语言学习的初始阶段，婴儿在出生几个星期后就对人类声音异常敏感。婴儿在出生后的第1年，在大量母语经验的作用下，4~6月龄完成对元音、6~12月龄完成对辅音的母语特异化感知过程。

年龄是影响学龄前儿童语音能力的主要因素，汉语母语儿童语音习得的过程大致分为三个阶段：

（1）单音发声阶段（0~4月龄）　婴儿的发音从反射性发音开始，在1月龄哭叫是主要的发音，不同的啼哭表达不同的意义和需求。2月龄时发出类似汉语单韵母的简单元音，还有少量的复韵母，并开始出现元音辅音结合发出的音节（如he、hei、gu、ka）。

（2）音节发声阶段（4~10月龄）　这段时间的发音以辅音和元音相结合（如c、v）的音节为主，逐步从单音节过渡到多音节，如da-da-da等。

（3）前词语发声阶段（10~18月龄）　儿童发出一连串辅音加元音的音节，发出的音更加接近汉语的口语表达，有重音和声调，音的种类更加复杂多样，并出现前阶段未出现的辅音（如x、j、q、s、t、z、l）。

普通话儿童的声调习得完成得最早，一般在1岁半以前就已基本结束。普通话四声的习得也是不平衡的，第二声的习得要晚于第一声和第四声。

汉语儿童声母习得的顺序是发音部位先两头后中间，即最早出现舌根音，再到双唇音、最后是舌尖后音，到17月龄左右，汉语普通话里各个部位的辅音都已出现。发音方法先鼻音，再塞音、擦音，最后是塞擦音、边音；在塞音、擦音和塞擦音中，浊音的出现早于轻音，不送气音产生早，送气音晚。儿童韵母的习得顺序大致是：舌面元音习得最早，舌尖元音习得最晚，不圆唇音习得先于圆唇音。

儿童语音出现的先后顺序更多地与发音难度有关，而不是与词义有关。婴儿早期的语言似乎遵循"最大对照定律"（principle of maximum contrast）：最易获得的音多数是音位区别最大的音，如完全闭口的 /p/ 跟完全开口的元音 /a/ 出现最早。

2.儿童语义能力的发展　每个词都有形式和内容两个方面，对口语而言，词的形式是语音，内容是语义。大约在1岁时，儿童便开始能说出第一个有意义的词语。儿童说出的第一个有意义词要满足以下四个衡量标准：儿童能理解词义、发音始终如一、符合语言使用环境以及来自成人语言等。

早期儿童能表达的词汇量是衡量语言发展水平的重要指标。0~6岁儿童词汇量随年龄而增长，且理解的词汇量远大于表达，如18月龄儿童表达和使用的词汇量只有10~50个，而理解的词汇量已达到200个；30月龄儿童表达性词汇量约425个，而理解的词语可达到2400个。

从词汇种类来看，实词在每个年龄段总词汇量的比例中都远大于虚词，在90%以上，实词中名词比例最高，动词次之，再之后为形容词。名词发展中具体名词的发展先于抽象名词，儿童名词习得顺序为：生活中所接触的亲属名称 - 动物 - 食物 / 饮料 - 身体部位 - 衣物 - 玩具 - 交通工具 - 个人用品 - 家具用品；动词中动作动词发展先于其他动词；形容词的发展由描绘事物的外部特征开始，如大、小、多等。

3.儿童语法能力的发展　当儿童掌握了一定数量的词汇后（大约50个），开始会把不同的两个字或词组合在一起形成不同的语义语法关系，从而有了初步的语法发展。儿童语法发展有可遵循的阶段性和顺序性。

（1）双词句发展阶段（1.5~2岁）　1岁半到2岁儿童进入双词句阶段，其标志是发展出了词的组合功能，如当儿童表达想要妈妈抱自己的意愿时，已经会用"妈妈抱"。有时儿童会出现不符合文法规则的双词句，如以"妈妈车"代表"妈妈看车"，这些双词短句被称为电报句。

在双词句发展阶段，在无修饰句尚未发展之前，儿童在对语法的掌握上，日常用语方面会有所发展。其指儿童在尚未习得句子之前，能理解和表达的简单的交流用语。包括一些简单的指令和礼貌用语等，如在家里或课堂上的基本指令"坐下！""吃饭！"等。这一部分内容的习得与掌握，既有利于儿童日常的沟通与交往，也利于儿童基本规则的建立和简单句子结构的习得。

（2）无修饰句（2~3岁）　儿童语法发展的初期阶段，从不完整句进入完整句的表达时，优先发展的是无任何修饰成分的简单句，结构形式表现为主谓、谓宾或主谓宾。早在双词句阶段，儿童已经对语法有所感知，开始向成人语法转变，但是真正的语法感的形成需要在有规律的类化现象出现之后，大约是在儿童2岁半之后。从无修饰句的后期开始，儿童开始步入了成熟的语法发展阶段。

（3）简单修饰句（3~4岁）　简单修饰句发

生在儿童语法发展的爆发时期，在此阶段，虽然儿童的句子发展不算完整，语法、语序上也还有错误，还有可能出现搭配不当等情况，但是这一时期是儿童语法发展中极为关键的阶段，因为句子成为该阶段日常生活中使用频率最高的语言表达形式。在这一时期，儿童会掌握大部分的语法结构形式，如较多使用连接词"还""也""又""以后""只好"等，同时在词语的使用上有了较大的突破，一方面是可以灵活运用的词语数量显著增长，另一方面表现出对抽象词汇的理解加深。

（4）复杂句（4岁以上） 复杂句是儿童语法发展的较高阶段，如连接词中开始出现"为了""要不然""如果"等。即便有些儿童在4岁之前掌握了部分复杂句，但是并不代表儿童的语法能力的发展已经达到了完善的地步。4岁以后儿童语言的发展还体现在开始将句子系统组合成篇章段落，4岁时开始叙述合乎逻辑的一系列事件，但是却没有前后一致的主题或主角。儿童发展到5岁左右能叙述有主角且合乎逻辑的一系列事件。

四、注意发展

注意（attention）是心理活动对一定对象的指向和集中。注意是一种复杂的心理活动，分为无意注意和有意注意。无意注意，又称不随意注意，是指没有目的、不需要人的意志活动参与的注意过程。无意注意的引起主要是由刺激物本身的特点而决定的，不依靠意志的努力。比如，在走路时，突然有一样东西落在面前，人会本能地把视线投向这东西，这就是无意注意过程。有意注意，又称随意注意，指自觉的、有目的的、需要人的意志活动参与的注意过程。它是在无意注意的基础上发展起来的，是一种主动的、服从一定活动任务的注意。它是人类所特有的心理现象，受人的意识的自觉调节和支配。比如，看书学习时的注意活动就是有意注意。但两者在一定的条件下可以互相转化。注意的主要特性有注意的选择性、稳定性和分配性。

个体的注意发展随着年龄不断发展和深化。新生儿已有无意注意，如生后第1个月内外界各种强烈的刺激就可引起新生儿的注意。3个月的婴儿已能比较集中地注意人的脸及声音，但时间短暂。婴儿时期以无意注意为主，随着年龄的增长、生活内容的丰富、活动范围的扩大、语言的发展，逐渐出现有意注意。婴幼儿和学龄前儿童注意的稳定性较差，容易分散，注意的范围不大，注意容易转移，并且经常带着情绪色彩，任何新奇的刺激都会引起他们的兴奋，分散他们的注意。5~6岁时能独立控制自己的注意，并能够开始注意事物的内部状况、因果关系等。随着儿童年龄的增长，注意力在逐渐提高，并且变得更加具有控制性、适应性和计划性。学龄期儿童的注意发展以有意注意为主，主要表现在能控制自己的注意去适应任务的要求，如注意的分配、注意的转移，更有计划地获取有关信息，提高完成任务的效率。

儿童的注意持续时间随年龄增长而延长。有资料显示，儿童5~7岁能全神贯注、集中注意的时间为15分钟左右，7~10岁为20分钟左右，10~12岁为25分钟左右，12岁以后为30分钟。培养婴幼儿注意力的要点是：①加强注意目的性的教育；②排除外来干扰；③有意注意和无意注意两者交替进行。

五、记忆发展

记忆（memory）是人脑对经历过的事物的识记、保持、再认或重现，它是进行思维、想象等高级心理活动的基础。从信息加工的观点来看，记忆是对输入的信息进行编码、储存和提取的过程。人们如果没有记忆，就不可能积累经验和增长知识。记忆是复杂的心理过程，包括识记、保持和回忆。①识记：事物在大脑中暂时联系的形成，也是信息的输入与编码。②保持：事物在大脑中留下的痕迹，也是信息的储存。③回忆：联系的痕迹在大脑中的恢复，也是信息的提取。回忆又分为再认和重现。再认是对曾经感知、思考、体验过的事物再度感知或重新出现时，感到熟悉并能识别出来的过程；重现是指过去感知、识记过的事物和信息不在眼前时能够在头脑中出现。识记和保持是"记"的过程，再认和重现属于"忆"的过程。"记"是"忆"的前提，"忆"是"记"的结果和验证。

记忆从新生儿期就开始了，条件反射的出现即标志着记忆的开始。新生儿出生后第2周对哺乳姿势的条件反射就是最早的记忆。3~4个月开始出现对人与物的认知。5~6个月的婴儿已能再认妈妈，但重现尚未出现。1岁时能再认几日乃至10日前的事物，3岁时可再认几个月以前的事物，4岁时可再认1年以前的事物，4岁以后可再认更久以前的事物。1岁以内重现尚未出现，1岁以后出现重现，最初仅限于几日以内的事物，3岁时可以保持几个星期，4岁时可保持几个月，4岁后可保持更长的时间。大多数人对童年生活的回忆只能追溯到4~5岁。

记忆也可分为无意记忆和有意记忆。3岁前的记忆主要是无意记忆的发展，接近3岁时在外部环境的要求下有了有意记忆的萌芽。如成人要求孩子背儿歌，记住成人简单的委托等。儿童记忆的特点是记得快、忘得快，记忆的精确性差。记忆的内容和效果很大程度上依赖于事物外部的特点，如颜色鲜艳、内容新奇以及儿童的兴趣。记忆不精确体现在记住的内容是片段的、不完整的，记不住主要的、本质的内容，而情绪色彩浓厚、无关紧要的内容却记得很牢，常常把事实的真相弄错了。随着年龄的增长、生活内容的扩大、经验的丰富，要求记忆的内容愈来愈多，无意识的记忆、机械记忆逐渐被有意识的记忆、理解记忆、逻辑记忆所代替。

注意和记忆两者关系密切。培养儿童记忆的要点：①要明确识记的目的性和培养儿童有意记忆的能力；②培养儿童在积极的思维过程中识记材料，丰富知识经验，培养儿童意义识记的能力；③帮助儿童采用多种方法进行识记，应用直观教学，加深记忆；④通过游戏或活动，在良好的情绪下可以提高儿童记忆的积极性。

六、思维发展

思维（thinking）是客观事物在人脑中概括的、间接的反映，是人的高级认知活动，是人类智力活动的核心。思维是借助语言实现的，也是人类区别于动物的基本界限。儿童的思维正是在其与周围现实世界之间的相互交往的活动中逐渐发展起来的。思维的基本过程有分析与综合、比较与分类、抽象与概括、系统化与具体化。思维过程的发展经过直觉行动思维、具体形象思维及抽象概念思维三个阶段。

思维的发展和言语的发展是相联系的，婴儿期的思维正因为言语水平低的原因而称之为前言语的"思维"。婴儿前言语的"思维"和其手动作的发展分不开，婴儿摆弄物体的方式反映其理解世界的过程，这也是最初对事物之间联系的认识。小婴儿分不清自我与客体，只认为自己看到的东西才是存在的。在8~12月龄客体永存的概念初步形成，标志着思维的萌芽。婴儿寻找在其面前藏起来的物体，表明物体消失后婴儿依然会认为它是存在的。在1岁左右，婴儿表现出对物体社会功能的最初理解，比如铃铛是被摇响的、玩具车靠轮子前进。

幼儿期思维的特点是直觉行动思维。直觉行动思维是指依据实际行动来解决具体问题的思维过程，这种思维与对物体的感知、与儿童自身的行动分不开，思维是在行动中进行的，不能在行动之外进行思维，亦即思维和行动分不开。在此阶段，幼儿不断探索、尝试错误，学习有目的地通过调节手段来解决面临的问题，比如搬个小凳子踩上去拿高处的玩具。因为幼儿不能离开物体和行动而主动地计划和思考，所以思维不具有计划性和预见性。

学龄前期思维的特点是具体形象思维，表现为具体形象性和进行初步抽象概括的可能性。具体形象性思维主要依赖事物的具体形象或表象以及它们的彼此联系来进行，并不依靠对事物内部或本质之间的理解，不凭借概念、判断和推理来进行。即使对事物有所概括，亦仅凭外部特征而并非内在联系，因此还没有形成抽象的概念。例如，看到比他年龄小的叔叔，他不肯叫，因为在头脑中比他年龄小的是弟弟、妹妹，而叔叔总要年龄比他大。在学龄前期的后阶段逐渐出现抽象概念思维，并在以后的年龄阶段不断发展与提高。所谓抽象概念思维，是运用概念，通过判断、推理的思维形式达到对事物本质特征和联系的认识过程。由于语言的发展，接触外界，接受教育，不断学习和训练，开展多种形式的活动，儿童渐渐学会用分析、综合、比较、抽象、概括来掌握各种概念，使思维具有一定的目的性、方向性、灵活性、批判性，在此基础上逐步发展独立思考的能力。

培养儿童的思维能力应该加强儿童的教育、学习和训练。思维的发展总是经过直觉行动思维、具体形象思维和抽象逻辑思维的过程，教育、学习、训练可以加速这个过程。要点如下：①在方法上要采取启发式，要结合儿童当时的知识水平，引导儿童自己去思考问题，发展提出问题和发现问题的能力；②通过游戏活动或直观体验积极调动儿童思维的积极性，发展儿童分析问题和解决问题的能力；③引导儿童从不同的角度去思考问题，培养儿童思维的灵活性和发散性。

七、想象发展

想象（imagine）是人脑对原有表象进行加工改造而建立新形象的心理过程，也可以说是在客观事物的影响下，通过语言的调节，在头脑中创造出过去未曾遇到过的事物的形象，或者将来才能成为现实的形象的思维活动。想象带有明显的间接性和概括性。想象根据其产生时有无目的意图，可划分为无意想象和有意想象。以想象的新颖性、独立性和创造性为根据，又可以把想象分为再造想象和创造想象。新生儿和小婴儿还没有想象，1~2岁时由于生活经验少，语言尚未充分发展，仅有想象的萌芽，想象的内容很贫乏，都属于再造想象。再造想象反映于各种游戏活动中，较小年龄的儿童，往往重复生活中的经验，创造性的内容很少。3岁左右想象活动的内容有所增多，可以玩一些想象性的游戏，把一种物体想象为另一种物体。但总的来说，3岁左右想象内容贫乏、简单，缺乏明确的目的，多数是片段、零散的，容易和现实混淆，也容易脱离现实。学龄前期仍以无意想象及再造想象为主，有意想象和创造想象正在逐步发展。无意想象有以下特点：①想象的主体多变；②想象与现实分不开，常被别人认为在说谎；③想象具有特殊的夸大性；④常常以想象为满足。随着生活经验和知识的增长，许多在想象中才能获得满足的东西已经成为现实。因此，如"办家家"这类游戏逐渐消退，而代之以竞争性游戏。学龄儿童想象的有意性、目的性逐渐增强，想象中创造性的成分日益增多，更富有逻辑性，想象能较真实地表现客观事物，内容也趋向于现实，此时的想象更显直观性和具体性。

培养儿童想象能力的要点：①通过实物、图片、体验和观察来丰富儿童的表象；②通过游戏和活动培养想象的基本技能，如写作、绘画、手工、模型、朗诵、唱歌等；③通过一些方法，如讲故事、补画面、提出问题，培养儿童的有意想象能力；④通过听音乐等丰富儿童的想象力。

八、情绪和情感发展

情绪（emotion）和情感（feeling）是人对客观事物是否符合自身的需要而产生的态度的体验。情绪和情感是一种主观体验，是对客观事物与个体需要之间关系的反映。情绪和情感之间有着密切的联系，但也存在着一定的差异。情绪是指那种与机体需要（如食物、睡眠、空气、御寒等）是否获得满足相联系的最简单的体验，是一种原始的简单的情感。情绪持续时间短暂，外部表现特别显著，容易观察。情感是人对现实的对象和现象是否适合其需要和社会要求而产生的体验。情感常是一种比较高级的、复杂的情绪，常与社会需要相联系。和情绪相比，情感持续时间较长，外部表现不甚显著。情绪可有多种分类形式，现代心理学将情绪分为最基本的四种：快乐、愤怒、恐惧和悲哀。而情感从社会内容上包括理智感、道德感和美感三类。情感是在情绪的基础上形成和发展的，但在日常生活中两者并无严格的区分。感情（affect）包含了情绪和情感。

新生儿就有最初的情绪反应，情绪的状态主要取决于需要满足的情况和健康的情况。一般吃饱、睡足就有愉快的、肯定的情绪；相反，当饥饿、瞌睡和身体不适时就会哭闹。婴儿已具备愉快、兴趣、惊奇、厌恶、痛苦、悲伤、愤怒、惧怕等8~10种基本情绪。1~6月龄的婴儿看到人脸时会发出社会性微笑，逐渐从看人脸笑发展为见到熟人微笑。3~4月龄时开始有悲伤和愤怒的情绪。5~7月龄出现惧怕情绪。6~8月龄时见到陌生人会害羞或焦虑，与母亲分开时会悲伤。1岁左右看到新奇的事物会表现出惊奇。随着自我意识和社会化的发展，幼儿表现出更多的社会化情绪。12~18月龄时表现出自豪、不安、内疚、嫉妒等情绪，2岁左右能清楚地表达骄傲、同情，3岁时对物体、动物、黑暗等产生恐惧。2~3岁儿童开始认识到情绪和愿望满足的关系，如通过愤怒发泄自己的愿望，并引起别人的注意。

总的来说，婴幼儿的情绪不稳定，表现出以下特点：①短暂性，产生情绪的时间较短；②强烈性，微小的刺激可引起强烈的反应；③易变性，情绪可在短期内有很大改变；④真实性和外显性，情绪毫不掩饰、完全表现在外面；⑤反应不一致，同一刺激有时反应强烈，有时则无反应；⑥容易冲动，遇到激动的事短期内不能平静，听不进别人的劝告。随着年龄的增长，儿童情绪逐渐趋向稳定，有意识控制自己情绪的能力也逐渐增强。学龄前儿童的情绪体验已相当丰富，一般成人体验到的情绪、情感大都已经被体验，既有过兴奋、愉快、快乐等良好情绪，也经历了愤怒、焦虑、羞怯、嫉妒、挫折、悲伤等不良情绪，并逐渐发展出同情、信任、道德等高级的情感。在此阶段，儿童的情绪控制能力得到了发展，情绪逐渐稳定。由于儿童语言发展还不完善，3~4 岁儿童有时为了表达感受、发泄不满或被激怒时常常会发脾气，但随着语言发展和自控能力提高，一般 5~6 岁就很少发脾气了。随着中枢神经系统日益成熟，加上人际交往范围的扩大、学校规范而系统的学习，学龄期儿童情感得到了显著发展，情感的内容不断丰富，发展出美感、集体感、幽默感、责任感、义务感、友谊感等更复杂、更高级的情感，而且情感体验更为深刻，情绪表达逐渐内化，与学习、人际关系有关的社会性情感增多。培养儿童良好情绪的要点：①生活上给予关心、爱护，提供营养丰富的食品，保证充足的睡眠、有规律的生活制度。②除满足生理上的需要外，还应当经常和儿童交往，并提供必需的玩具。③保持愉快的家庭生活、融洽的家庭气氛，避免情绪高度紧张。④提供多样化的活动和适当的社交机会。

九、意志发展

意志（willing）是自觉地克服困难来完成预期的目的、任务的心理过程。意志是人类意识能动性的体现。意志常常以语言和行为表现出来，称为意志行动。意志和认识、情感是互相联系、互相制约的。认识过程是意志产生的前提，意志行动是深思熟虑后的行动，意志调节认识过程，情感可以成为意志的动力。婴儿期没有意志，1 岁左右随着运动的熟练掌握和言语的发展，儿童的意志也开始发展。儿童最初的意志表现在能够按成人的指示去完成一定的动作，以后，儿童便能借助自己的言语来控制自己的行动，并在行动中克服一些简单的困难。3 岁以后的儿童表现在各种意志品质的发展上，如自觉性的发展、坚持性的发展和自制力的发展。3~4 岁能够利用外部言语进行自动调节，但坚持性和自制性都很差。5~6 岁时的幼儿有了一定的坚持性和自制性，80%~90% 的儿童有了较强的自我控制能力。学龄期儿童的意志品质得到了一定的发展，但容易受外界的影响，与集体生活和教育有着密切的关系。随着年级的升高，儿童抵制内外诱惑干扰的能力逐步增强，意志力进一步发展。

积极的意志品质表现为自觉性、坚持性、果断性、自制性（包括控制自己的情绪，约束自己的言行）。年龄愈小，上述意志品质的表现愈差。在成人教育的影响下以及语言、思维不断发展的过程中，上述意志品质有了较大的发展。儿童的行动可以服从于别人或自己提出的目的，而不受外界环境或内部心理过程的影响，所以也同时出现有意注意、有意记忆及有意想象等。消极的意志品质表现为依赖性、顽固性及冲动性。培养儿童具有创造性的思维活动或行动，首先应从培养坚强的意志着手。培养婴幼儿积极意志的要点：①从小培养正确的观点，明确的目的。培养的目的要稳定，不要随便改变，要反复讲明，为婴幼儿所了解、接受。②通过培养良好的生活习惯来培养儿童的自制能力。③从生活小事上培养独立性，帮助儿童磨炼自己的意志，要求儿童做力所能及的事情。④培养责任感，要有意识让儿童在困难环境中锻炼自己。

十、性格发展

性格（character）是个性的核心部分，是指对己、对人、对事物比较稳定的态度。性格和能力是个性心理特征。性格并非由先天决定，而是在后天的生活环境中形成的。但一个人的性格形成之后，就有相对的稳定性，但也有一定的可塑性。埃里克森（Erikson）的性格发育论认为，随着年龄的增长，人类内在的动力与外界的环境造成一系列的矛盾，如果解决了矛盾，则形成积极的个性；如果矛盾解决不了，则形成消极的个性。以下介绍 Erikson 划分儿童时期性格发展的五个阶段。

1. 信任感 – 不信任感（婴儿期）　此期婴儿的生理需要（如吃、抱等）应得到及时的满足，使其产生信任感；相反，如果婴儿的需要得不到满足，婴儿就会产生对人和世界一种不信任感和不安全感，日后可出现情绪上的问题。

2. 自主感 – 羞愧及怀疑（幼儿期）　这一阶段要发展自主性。此年龄期儿童饮食、大小便均有一定的自理能力；又能听懂一些成人的语言，扩展了认识范围，培养了独立能力，儿童感到了自己的力量，感到自己有影响环境的能力。如果家长对儿童的行为限制和批评过多或者惩罚过多，往往使儿童产生一种羞耻感或者自认为无能的怀疑感。

3. 主动感 – 内疚感（学龄前期）　这一阶段要发展主动性及获得性别角色。当不受父母直接控制时，儿童仍能如父母直接控制时那样来引导自己的行为，这样就产生了行为的主动性。如果家长经常嘲笑儿童的活动，儿童就会对自己的活动产生内疚感。此期如不能建立合适的性别角色，也会产生过度的内疚。

4.勤奋感–自卑感（学龄期）　这阶段儿童主要是要获得一种为其在社会中满怀信心地同别人一起寻求各种劳动职业做准备的勤奋感。如果儿童没有形成这种勤奋感，他们就会形成一种引起他们对成为社会有用成员的能力丧失信心的自卑感。如学习上和社交方面通过勤奋学习，取得成就，得到别人的表扬，会变得越来越勤奋学习；相反，如果学习上遭遇失败和成人的批评，则容易形成自卑感。

5.身份感–身份混淆（青春期）　这一阶段主要发展身份感。Erikson 认为，如果一个儿童对自己体格、智能、情绪等品质感到满意，有明确的意志和目标，并预知这些品质能得到亲人的认可，就已达到了个人身份的建立。青春期，体格在变化，认知能力在发展，社会要求也在改变，如果在感情问题、伙伴关系、职业选择、道德价值等问题上处理不当，即可产生身份混淆。

婴幼儿期的性格尚未定型，应及早培养良好的性格。要点如下：①发扬儿童积极的性格特征，消除消极的性格特征；②父母的养育态度对儿童性格形成有重要的影响，父母要注意自己的榜样作用；③创造良好的生活环境，培养儿童良好的情绪和积极主动的生活态度；④从小给予良好的道德教育。有人认为父母对孩子的态度可以影响儿童的性格（表2-3）。

表 2-3　父母教育孩子的态度与孩子性格的关系

父母的态度	孩子的性格
民主	独立，大胆，机灵，善于与别人交往、协作，有分析思考能力
过于严厉，经常打骂	顽固，冷酷无情，倔强或缺乏自信心及自尊心
溺爱	任性，缺乏独立性，情绪不稳定，骄傲
过于保护	被动，依赖，沉默，缺乏社交能力
父母意见分歧	警惕性高，两面讨好，易说谎，投机取巧
支配性	服从，依赖，缺乏独立性

十一、气质

气质（temperament）是个性心理特征（能力、气质、性格）之一，是人生来就具有的明显而稳定的个性特征。托马斯（Thomas）和切斯（Chess）于 1956 年对气质开始了为期 12 年的纵向研究，提出了儿童气质包括活跃水平、节律性、趋避性、适应性、反应强度、心境（情绪）、坚持性、注意分散度、反应阈限 9 个维度 / 因子（表 2-4）。

（一）气质类型

根据 9 个维度又将儿童的气质分为不同气质类型，即易养型、难养型、发动缓慢型及中间型（包括中间偏易养及中间偏难养）。儿童的气质的结构由气质维度和气质类型组成。

1.易养型（easy，E）　生物功能规律性强，容易接受新的事物和陌生人，情绪多为积极，反应强度适中，适应快。该类型的儿童易于抚养。

2.难养型（difficult，D）　生物功能不规律，对新的事物和陌生人表现为退缩，适应较慢，经常表现出消极的情绪，情绪反应强烈。该类儿童给抚养带来较大的困难。

3.发动缓慢型（slow up to warm，S）　对新事物和陌生人的刺激最初反应为退缩，适应慢，反应强度低，消极情绪较多。

4.中间型（intermediate，I）　介于易养型与难养型之间，如果偏易养型，则为中间偏易养型（I–E）；如果偏难养型，则为中间偏难养型（I–D）。

易养型及中间偏易养型在儿童群体中所占比例为 70%~80%。

（二）儿童气质的特性

1.与遗传有关气质　具有遗传学的物质基础，如单卵双胎者气质的相关性明显大于双卵双胎者。即使是双卵双胎和单卵双胎的新生儿，出生后在相同环境和相同教育条件下培养，他们仍然保持着原来的天赋气质特点。

2.气质的天赋性　儿童刚出生时就表现出各自的气质特点。

3.气质的稳定性及可变性　在人的个性心理特征中，气质表现得最早，变化最小。长期追踪研究表明，气质具有较大的稳定性和连续性。从另一面，

表2-4 儿童气质维度及含义

气质维度	含义
活跃水平	从活跃到不活跃的比例分配。有些儿童一直很活跃，有些儿童很不活跃
节律性	身体功能的规律性。有些婴儿入睡、醒来以及饮食、身体内部功能都很有规律地运作，有些儿童就没有这么规律
趋避性	面对陌生的人或事物，是接受还是退缩。有些婴儿会接受新的食物和玩具，并对着陌生人咿呀学语；也有些儿童对陌生的东西表现为哭闹、退缩
适应性	儿童对环境变化的适应自如度。虽然有些儿童对陌生的东西表现为哭闹、退缩，但第二次就适应了，也有些儿童仍旧焦虑
反应强度	反应的紧张程度和能量水平。有些儿童大声哭笑，而有些儿童却很温和
心境（情绪）	将友好、愉快、喜悦的行为数量与不愉快、不友好的行为做比较，有些儿童游戏或与人交往时常会笑，也有些儿童常常焦虑和哭闹
坚持性	在一项活动上投入的时间长短和控制分心的能力。有些儿童能长时间集中注意力看一辆汽车或玩一样玩具，而有些儿童不过几分钟就对一样东西失去了兴趣
注意分散度	环境刺激对行为的改变程度。有的婴儿如果因饥饿而哭闹，只要安慰一下或给他玩具就会停止；有些婴儿却直到去喂他时，才停止哭闹
反应阈限	能引起反应的最低刺激度。有些儿童对声音或光线的微弱变化反应强烈，而有些儿童对这些刺激的反应很小

人的心理特点并非一成不变，在儿童心理发展的过程中，受后天环境因素和教育的影响，可以发生一定的改变。

4. 气质无好坏之分 任何一型的气质都有积极和消极两方面的特点，如表2-5所示。

（三）气质与社会行为

气质对社会行为有一定的影响，气质的特点影响儿童的经历和早期处理情绪的方法。由于社会对行为的规范有一定的要求，经常出现消极气质特征的儿童常常不能达到周围环境或社会的要求，因而容易发生行为的偏离，所以气质是行为问题发生的物质基础。研究发现，难养型气质的儿童在学校中容易出现适应不良、活动过多、情绪消极及注意力差等行为问题。气质对儿童社会行为的预测有一定的作用。有学者曾对4~8个月婴儿气质与行为的

研究发现，难养型气质与发动缓慢型气质的婴儿肠绞痛、屏气发作及夜醒的发生率高于其他类型的婴儿，同时其趋避性及心境因子评分均较高，提示肠绞痛、屏气发作及夜醒的婴儿行为退缩、心境消极。肠绞痛婴儿注意分散度的评分较高（即难以抚慰），屏气发作婴儿的反应强度高。夜醒婴儿的生物节律性差，难以抚慰。因此，可以得出，有肠绞痛、屏气发作及夜醒婴儿的气质的特征较其他无症状婴儿消极。婴儿早期的退缩行为预示着将来的焦虑，对环境挑战的回避或者过分主动的反应，预示将来除了出现焦虑外，还可能会出现固执和睡眠障碍。

（四）气质的应用

儿童气质对儿童良好个性的形成以及身心健康发展有着不可忽视的作用，儿童气质的发展很大程度上取决于社会的文化价值观和父母、教师对儿童

表2-5 儿童气质的两面性

气质类型	积极方面	消极方面
易养型	随和、适应快、开朗	行为、情感不稳
难养型	敏感、情感丰富	任性、适应性差、易发脾气
发动缓慢型	冷静、情感深沉、实干	淡漠、缺乏自信、孤僻

气质的评价，气质无好坏之分，父母培养孩子的方式和儿童本身气质之间的优化和谐对儿童的发展是最佳的，可使儿童更善于解决问题，更能适应环境。因此，家长及教师要接受儿童气质的特点，不要无故责备儿童，应注意根据每个儿童的气质特点调整对儿童的抚养、教育方式，使父母、教师和社会的要求与儿童的气质相协调，采取恰当的教育方法，努力做到因材施教、扬长避短，促使儿童健康成长。对于难养型儿童，家长应耐心，以奖励为主，否则他们会变得更加烦躁、抵触、易怒。对于发动缓慢型的儿童，应给予充分的时间，按照他们的特点去适应环境，选择能发挥自己优势的活动，在此基础上逐渐提高他们办事的速度。

十二、社会性发展

儿童社会性发展（social development）也称之为儿童的社会化，是儿童心理发展的重要方面，是每个儿童成为负责任的、有独立行为能力的社会成员的必经途径。儿童在社会化的过程中逐渐丰富自己的社会经验，形成个性，不但成为社会作用的客体，而且成为具有社会作用的主体。儿童社会化发展和他今后是否成才有着密切的关系，社会化发展良好的儿童日后有理想、有信念、有责任感，有积极的生活态度，与他人感情融洽，社会适应能力强。

（一）亲子关系

亲子关系是指儿童与其主要抚养人（主要是父母）之间的交往关系，是儿童早期生活中最主要的社会关系，对儿童的心理发展具有重要的影响。最初的亲子关系建立于婴幼儿与抚养者的交互作用中，在这个过程中，婴幼儿在抚养人的支持和回应中健康成长，并形成良好、安全的依恋。

依恋（attachment）是婴儿寻求、保持与母亲或抚养者间身体和感情亲密联系的倾向，是最初的社会联结，也是情感社会化的重要标志。依恋主要表现为微笑、啼哭、身体接近、依偎、跟随等行为。婴儿出生后的前几个月是依恋形成的初期，婴儿以哭、笑等情绪反应吸引父母的注意，父母努力尝试了解婴儿的饮食、休息和社会应答的需要。下一个阶段是婴儿表现出对主要抚养者的明显偏爱，对父母微笑得更快、更热烈，同时开始对陌生人表现出警戒、不安。6~8月龄时婴儿出现分离焦虑，

15月龄达到高峰，表现为与依恋者分开时表情痛苦、哭闹。随着认知和语言功能的发展，2岁儿童逐渐理解依恋者离开的原因，分离焦虑减少。一般3岁前儿童在有依恋者在场时感到安全、愉快，能安心玩耍，即使在陌生环境也能克服焦虑和恐惧的情绪。

安斯沃斯（Ainsworth）和她的同事利用母婴分离时的反应设计了"陌生情境"测定1~2岁婴儿的依恋反应和类型，通过观察婴儿对设置的8个各持续约3分钟情节的反应，研究者识别出一种安全依恋模式和三种不安全依恋模式。①安全型依恋（secure attachment）：母亲离开时表现出痛苦的反应，母亲回来后便很快得到安慰，恢复平静。这类婴儿情绪稳定，经常处于快乐之中，愿意玩耍和接近陌生人。②回避型依恋（avoidant attachment）：母亲在场和离去时婴儿没有反应、漠不关心。这类婴儿对待父母同对待陌生人一样，当与母亲重聚时他们回避，当被抱起时也经常不紧贴母亲。这种表现被视为一种防御行为，婴儿的主动回避与既往婴儿亲近母亲时经常被忽视、被拒绝有关。③反抗型依恋（resistant attachment）：与母亲分离前婴儿寻求与母亲的亲近，疏于探索；母亲离开时婴儿表现痛哭；母亲返回后他们表现出紧贴和愤怒、反抗行为的混合，不易被安慰。这类婴儿没有安全感，他们不能预期在需要时母亲是否能够在身边，不能独自玩耍，警惕陌生人，表现出明显的焦虑。④混乱型依恋（disorganized/disoriented attachment）：这种模式反映了最大的不安全。这一类型混合了回避型和反抗型的模式，婴儿似乎对接近还是回避母亲犹豫不决，他们可能在母亲抱起时表示拒绝，或者带着沮丧的情绪接近母亲，或是表现出茫然的面部表情。安全型依恋往往来源于良好的亲子互动和交往方式，早期良好的亲子交往为儿童提供了丰富的刺激，如母乳喂养、目光对视、搂抱和亲子游戏等，为儿童认识周围世界、发展认知能力提供了有利条件。

研究表明，缺乏早期亲子交往经验的儿童在智力和语言能力上均比富有亲子交往经验的同龄儿童差。早期亲子关系对儿童情绪、情感的稳定和健康发展起着重要的作用。早期亲子关系建立良好的儿童往往表现出安静、踏实、有安全感，能更好地接受和完成任务。父母对孩子表现出的关爱、支持和鼓励非常有助于儿童积极、愉快情绪情感的发展，

也有利于儿童形成对他人的同情、善良、体贴和关心，对儿童自信心和自尊心的形成具有积极的影响。另外，早期亲子关系的发展对儿童社会性行为和交往的发展也具有直接的影响。在亲子交往过程中，父母可向儿童传授多方面的社会性知识、行为习惯、道德准则和交往技能，同时也为儿童提供了体验和练习一些社交行为与技能的机会。在父母的要求和指导下儿童会逐渐形成和发展许多社会性行为，如分享、谦让、帮助和合作等。早期亲子交往的经验对儿童与他人包括同伴关系的发展也有很大的影响，甚至会影响到儿童成年以后的人际交往态度和行为。

（二）同伴关系

同伴关系是儿童除了父母及亲属以外的一种重要的社会关系，是儿童实现社会化的重要手段。儿童与成人的交往关系往往是不平等的，主要是照顾者、教育者和被照顾者、被教育者之间的关系。而同伴关系则更自由、更平等，这一特殊性质使得儿童能够体验和探索到一种全新的人际关系，从而发展其社会交往能力。

同伴关系出现在 1 岁左右，第一阶段为物体中心阶段。婴儿之间开始简单地交往，如相互注意、"对话"、给取玩具、简单模仿等，到了 2 岁左右开始进入简单相互作用阶段和互补的相互作用阶段，儿童之间相互合作，开始一些社会性的游戏，主动加入、轮流替换、模仿和互补行为。与同伴的玩耍明显多于与母亲的玩耍。儿童随着学前活动、认知能力的提高及活动范围的扩大，与同伴交往的时间和数量越来越多，同伴交往在其生活中所占的地位也越来越高。3 岁左右，儿童游戏中交往主要是非社会性的，以独自游戏或平行游戏为主。4 岁左右，联系性游戏成为主要游戏形式，在同伴交往中，儿童会发出社交行为如微笑、请求、表示邀请等。5 岁以后，合作性游戏开始发展，儿童尝试与练习自己已学会的社交技能和策略，并根据对方的反应做出相应的调整，以提高自己行为的表现性和反应灵活性，保证交往活动的顺利进行。由于同伴关系建立在双方平等的地位上，因此同伴交往比亲子交往更能发展儿童的社交能力，锻炼儿童的生活适应性。

（童梅玲）

第三节   各年龄期儿童心理行为发育特点

心理行为发育是一个动态且复杂的发育过程，胎儿期已经开始启动，伴随着神经系统的生长发育，尤其是脑的发育，大脑结构和功能链接在生命早期迅速发展，呈现出心理行为的年龄发展特点，主要表现在动作（大动作和精细动作）、语言、认知、社会情感、气质和心理等方面。同时，其受到遗传、教育和环境等因素的影响，存在显著个体差异。

一、胎儿期

胎儿在子宫内的发育是其整个生理—心理发育过程的最早阶段和奠基阶段。胎儿的大脑在第 20 周左右形成，7~8 个月胎儿，大脑皮质已经相当发达。32 周时，胎儿大脑已如新生儿。胎儿在宫内的行为状态随着孕周的进展有一个发生、发展和成熟的过程，逐渐出现一系列行为，对各种刺激作出反应，可分为自发活动和受外界刺激后活动两大类型，为胎儿宫内安危的评估提供了多项指标。越来越多的证据表明，胎儿的行为反映了其围生期中枢神经系统功能的发展。

（一）运动发育

胎儿在宫内的行为包括呼吸样运动、心跳，以及四肢和躯干肌肉活动。在妊娠 5~6 周时胎儿心脏开始运动，2 周后，开始出现周期性的侧弯头部和（或）臀部运动，并逐渐出现全身运动，以及独立的肢体活动。8~12 周胎儿出现反射活动，如吞咽、吸吮、打嗝和呼吸运动，同时出现原始的面部表情。妊娠 18~20 周后可以检测到胎心率，胎儿呼吸样运动首先在胎儿 10 周时被观察到，32~40 周时胎儿已有 30% 的时间在呼吸。

（二）感知觉发育

胎儿在宫内已经有听觉、触觉和视觉的发育，这一点已被许多实验所证实。振动感觉器官在妊娠 27 周左右发育成熟，为皮肤上的触觉小体，皮肤在接受 5~40 次／秒的机械刺激时可引起振动觉。听觉器官耳蜗的功能在妊娠 29 周时发育成熟，胎儿接受声刺激或声振刺激后会出现胎心率增加、胎动增多、呼吸运动减慢、眨眼、惊跳等反射。胎儿28周开始睁眼，眼睛能随送入的光亮而活动。

二、新生儿期

新生儿脑的生长发育领先于其他器官，在足月后的前3个月，脑容量从成人体积的33%迅速扩大到55%。在足月时，大脑的生长速度估计为每天1%；此时新生儿的运动、感知觉能力均出现迅速发展。

（一）运动发育

新生儿具备多种原始反射，如觅食、吸吮、吞咽、握持、拥抱和眨眼反射等，其中某些反射在数月后逐渐消退。角膜和瞳孔对光反射已存在。此外，巴宾斯基征、非对称性紧张性颈反射等可在生后数周内出现，并在一定时期内消失。如果年长儿或成人出现此类反射，则为病理性反射。新生儿期神经元间上下及横向联系通路尚少，兴奋抑制过程尚不完善，故常有泛化的不随意运动。在此阶段所有的活动都是全身性的，对特殊的刺激不产生局部的反应。如哭时整个身体都动，受到声音刺激时会出现全身活动的增加。

（二）感知觉发育

从出生时起，新生儿即有对客体发生视觉固定的能力，并能追踪移动的目标，对简单的几何图形能够进行视觉扫描（其中对人脸特别感兴趣），能对光亮和黑暗做出反应。新生儿的最佳注视距离为20~30 cm。在新生儿耳旁轻柔地呼叫或说话，觉醒状态的新生儿会慢慢将头和眼睛转向发声的方向。出生后3天的新生儿就能够区分母亲的声音和陌生人的声音。新生儿生后不久就已经具备嗅觉和味觉能力，生后6天母乳喂养的新生儿更喜欢母亲乳垫的气味，比起酸味和苦味，新生儿更加偏爱甜味。新生儿对触觉也很敏感，当他哭吵时你用手放在他的腹部或握着他的手能使他平静下来，这就是新生儿利用触觉得到安慰的表现。

三、婴儿期

婴儿期是心理行为的快速发展时期，1岁时运动发育已达到能主动接触周围人、物的水平，感知觉能力也迅速发展。语言、认知和社会-情绪能力

的发育进一步提高了婴儿和周围人（早期主要是母亲）亲近并建立联系的本领。该阶段不仅对婴儿的生长发育关系重大，而且对日后的社会心理发展也会产生深远的影响，是成年后心理健康的起点。

（一）运动发育

1.大动作 婴儿期大动作的发展遵循以下规律：1~3个月抬头；4~7个月翻身；5~8个月独坐；7~11个月爬行；10~14个月独站；11~15个月独走。粗大动作正常发育的年龄变化范围较大。如果粗大动作发育落后合并以下表现一定要进一步检查：语言能力或认知能力等其他能力发育延迟，角弓反张姿势，双手持续握拳，单侧或单一肢体失用，先天性反射持续存在或消退延迟，1周岁仍不能灵活钳式抓握小物体等。

2.精细动作 2~3月龄时，随着非对称性紧张性颈反射的减弱和适应性功能的发展，婴儿会看自己的双手，并且可以将双手握在一起。3个月时婴儿的拳头已经可以自行放松，能够用一只手抓握其近处的物体。4月龄时，婴儿用手指和手掌抓握物体；5月龄时，拇指开始参与抓握。到了6月龄，婴儿可以持续抓握身体中线的物体，刚开始用双手抓，以后逐渐学会用单手抓。婴儿抓握物体的手势也从笨拙的一把抓的方式逐渐变得越来越精细；到了7月龄，拇指和其他手指可以完全不依赖手掌而抓住物体；9月龄，婴儿可以用拇指和示指垂直于平面灵活地钳取小物体。到了1周岁，婴儿在抓握物体前，可以对物体进行准确定位。

（二）感知觉发育

随着调节机制的完善，婴儿视力迅速提高，到3~4个月时已能看清眼前和房间内他处的人物，12个月时视觉调节能力基本完成。婴儿的低频（200 Hz）和高频声音听阈比成人高，在1000~8000 Hz的分辨率达2%差度，而成人为1%，8~9个月婴儿能区别不同的声音。听成人对他（她）说话，婴儿能分辨肯定句与疑问句的语气，以及音素b与p、g与k等。婴幼儿期的味觉系统非常发达，4~5个月时婴儿对食物的任何改变都会出现敏锐的反应。

（三）语言发展

婴儿期处于语言发育的前语言阶段，语言的理解能力迅速发展，为儿童的语言表达做了大量的准

备工作，语言的表达也初具雏形。例如，5~9个月能辨别言语的节奏、语调特征和语气，能听懂自己的名字和少量单词；9~11个月能理解简单的问题，却不作出反应；8~9个月时开始出现姿势性语言，即表现出能听懂成人的一些话并作出相应的反应，并以手势表达意思，如挥手表示"再见"等；9~12个月时经常模仿成人的语音，并且能够根据场合调节自己的发音，而且语音能和某些特定事物联系在一起。

（四）认知发展

4~6个月的婴儿逐渐从一些日常活动中理解一个重要的概念——因果关系，如挥动铃铛，可以发出声音；6个月前有了分辨物体大小的能力，6个月以上会爬的婴儿，绝大多数具有了深度知觉；8~12个月婴儿已有"客体永存"的概念，明白藏起来的东西实际上没有真正消失，会去寻找被藏起来的物体，如试图揭开蒙在玩具上的布。

（五）社会-情感（情绪）发展

婴幼儿的社会-情感发展主要包括依恋/分离、共同注意/社会参照、自主/控制三方面。

1.依恋/分离　婴儿期是依恋形成的关键期。出生后父母通过观察以了解婴儿的需求，依托肢体接触、相互发音和情感交流和婴儿建立情感的联结；在3~5个月时，婴儿对父母微笑得更快、更热烈，这种明显的行为偏好加强了父母与婴儿之间的情感联结；7~9个月时，婴儿产生了拒绝和亲人分离及遇陌生人焦虑的现象，称为分离焦虑。

2.社会性参照　社会性参照是"心理理论"（即识别自我与他人）形成的一个重要里程碑，一般在儿童6~18月龄的时候发育。当一个陌生人走近时，7个月的婴儿以观察母亲来确定是否可以让陌生人靠近。如果母亲舒适地微笑，婴儿更容易保持冷静。如果母亲是烦躁的，则婴儿更容易哭闹。

3.自主/控制（掌握）　自我安慰行为标志着自主的开始。从出生开始，婴儿通过吮手安抚自己，停止哭泣。随着婴儿的成熟，自我安慰逐渐扩大为规律性行为，如摇摆身体、撞头或摇头，这些行为往往开始于6~10月龄。婴儿控制环境的内驱力是一种重要的内在动力，这种对能力和独立性的强烈抗争会导致婴儿与照养人之间关于喂养、睡眠、如厕以及探索的斗争。许多9月龄的婴儿为了练习新的精细动作技能，坚持自己用手抓食物，而拒绝父母喂他吃东西。临床医师对气质结构或者行为特征的应用可以帮助婴儿顺利度过该发育阶段。

四、幼儿期

幼儿期是儿童体格和心理发育的重要时期，幼儿脑神经纤维迅速增长，神经纤维髓鞘化过程逐渐完善，大脑和脊髓的通路已经建立。幼儿的运动、语言、思维、情绪都得到迅速的发展，儿童与外界的主动交流显著增加。

（一）运动发育

大动作发展方面，幼儿在此阶段逐渐能独走、单脚站立、奔跑、跳跃、倒退走、双脚交替上下楼梯，可以从高处跳下。精细动作发展方面，幼儿逐渐学会堆叠积木，从2块到9块，3岁时能在示范下用3块积木搭桥；能正确握笔，模仿画线条，能逐页翻书；自己能穿脱简单的衣服，熟练地使用勺子，能够完成日常生活活动，如吃饭、喝水、洗手、收拾玩具等。

（二）感知觉发育

幼儿期的感知觉发展有了极大的进步，18个月时已能区别不同的形状（如正方形、圆形、三角形）；2岁时能逐渐区别垂直线和水平线，学会辨别红、黄、蓝等颜色。幼儿对听力的分辨也更加精确，触觉也更加敏感，可以辨别物体的属性，如软、硬、冷、热等。

（三）语言发展

幼儿期的语言发育已进入早期阶段，从单音节发音逐渐发展为句子，在3岁时已能简单叙述发生过的事情。词汇积累的速度加快，理解语言为表达语言的2倍。词汇量的增加不是线性的，最早每周可以学会新词1~3个，当词汇量增到大概40个时，很多儿童突然能够每周学会8~10个新词，当词汇量达到100个左右时，便进入"词语爆炸期"，公认的准确的时间是在16~20个月。词汇类型的增加是不成比例的，名词是最早出现的词汇，且35月龄以前的词汇以名词为主。

（四）认知发展

幼儿能认识自己的身体器官和生活中的物品，具备一定的空间关系，能分辨大小、多少，能识别几种颜色，能区分男女，理解因果性，并能应用工具。幼儿期的记忆和认知具有重要关系，一般认为，幼儿期的记忆以机械记忆为主导，有很大的无意性，不持久。但有研究表明，18 个月幼儿能取回在眼前藏匿数小时的玩具。幼儿对感兴趣的事情能较长时间的集中注意力。大约 2 岁时开始出现最初的想象活动。

（五）社会－情绪发展

1 岁以后认知能力的提高使幼儿的情绪反应更有情境针对性，社会情绪增多，得到称赞会高兴，受到责备会伤心。2 岁以后随着语言的发育，开始用语言发泄情绪。2~3 岁开始出现自我意识，把自己作为主体来认识，从自己称呼自己的名字变为称自己为"我"，是自我意识发展的一个重要标志。自我评价大约也从这个时期开始，主要依赖成人对他们的评价，同时也出现了自我的意识情绪，如局促不安、羞愧、害羞、内疚、自豪等。2~3 岁的幼儿表现出对自主权的强烈要求，当他们独立行动的愿望受到大人的限制，而言语表达和控制能力又较弱时，就以发怒来对抗限制。在儿童成长过程中，必要的限制和支持独立之间保持适当平衡，需要不断相互协调。

五、学龄前期

学龄前期儿童已经具备了基本的独立能力，包括与人对话，大动作和精细动作技能，独立吃饭、睡觉及如厕等生活能力。在这些能力基础上，学龄前儿童的重要任务是理解和接触家庭以外的社会环境，比如社区、幼儿园、兴趣班、游乐场等。学龄前儿童会根据别人的观点和情感反应来提高自己的自我调节能力。这个年龄段的儿童对他们所做的一切都充满了热情，具有极强的好奇心、想象力和创造性。

（一）运动发育

1. 大动作 3 岁以后儿童能交替单足上楼梯，并足跳远，用脚尖走路；会骑三轮车，将球举过头顶扔出，准确投球，投掷时能扭转身体，但只会用胳膊，会向前踢球。4 岁能交替单足下楼梯，沿直线走，用脚尖站立；投球姿势成熟（用身体和胳膊），前后摇摆着踢腿。5 岁能在宽大的平衡木上走，会脚跟对脚尖走直线；可以学会轮滑、骑二轮车、跳舞等运动技能；多数儿童投掷和踢球姿势已成熟。

2. 精细动作 这个阶段的儿童能完成更多的精细动作。3~4 岁能单手拿杯子，系上并解开扣子，张开双臂接球，用剪刀剪纸，用拇指、示指和中指握笔，会用笔模仿画圆形和十字。4~5 岁能用手抓住小球，用线串珠，握笔熟练，用笔模仿画三角形、方形。5~6 岁抓球姿势成熟，会临摹自己的名字，能用针穿线，会缝针。

（二）语言发育

学龄前儿童语言能力迅速发展。中国儿童词汇量，由 3 岁时的 1000 个到 6 岁时达 3000 个。学龄前开始出现复杂的语言形式，出现介词（"上面""下面"等）、代词（"你""我""她"等）、条件句（"如果……，那么……"）、连接词（"因为……所以……"）等。4 岁时儿童已经基本掌握了母语。会问"为什么""怎么样"。此阶段的儿童更能熟练而清晰地表达自己的意图和意思，能讲故事，能描述事情，也会讲述梦中和幻想中的事情。一般 4 岁的儿童获得基本语音的正确发音，言语发音日渐成熟。由于发育尚未完全成熟，言语中常出现口齿不清、发音含糊和口吃，男孩多于女孩，2~3 岁和 5~7 岁是口吃发生的两个高峰期，一般不需要矫治，但应适当关注、避免指责、耐心引导，绝大多数会逐渐转为正常。对于 4 岁以后儿童的发音不清，应及时检查原因并进行治疗，否则会对儿童的社会交往和自尊产生不利的影响。

（三）认知发展

皮亚杰认为 2~7 岁是认知发展的前运算阶段，学龄前期儿童的思维、想象、观察、注意、记忆能力均迅速提升，同时儿童的求知欲不断增强，表现为好奇、好问、喜欢探索，并乐意参与共同学习活动，通过模仿、社会支持和他人引导来获得学习技能。这些方面共同促进了学龄前期儿童认知水平的显著发展。

学龄前儿童可以凭借象征格式在头脑里进行"表征性思维"。例如：用词语代表某个人或物，用一种事物代表另一种事物，在头脑中进行想象。此外，开始出现归类和建立偶然性的推理。3~4岁时想象能力开始迅速发展，但这时的想象基本是自由联想，内容贫乏，数量少。幻想或假想是这一时期儿童想象的主要形式，表现在夸大和混淆假想与真实的区别。5~6岁儿童有意想象和创造性想象的内容进一步丰富，有情节，新颖程度增加，更符合客观逻辑。3岁儿童有了初步的观察力，但观察的时间较短，只注意事物表面的、明显的、面积较大的部分，随着年龄的增长，观察时间逐渐延长并细致化，开始发现事物内部的联系。学龄前儿童的注意以无意注意占优势，随着年龄增长，有意注意逐渐发展。5岁左右开始能独立控制自己的注意，5~7岁集中注意的平均时间约为15分钟。3岁儿童可再现几周前的事情，4岁儿童可再现几个月前的事情。3~4岁开始出现有意记忆并逐渐发展，5岁以后能运用简单的记忆方法，如重复、联想来帮助记忆。

（四）社会－情绪发展

随着认知能力和语言能力的加强，儿童与他人的交往能力较前有了明显的发展。3岁时能和小朋友一起玩简单的游戏，如模仿做家务等；逐步建立自己的生活规律，开始懂得区分安全和危险。4岁时能和年龄较大的小朋友一起玩有想象力的游戏，开始意识到自己的责任，愿意帮助别人，承认错误。5岁时喜欢和幼儿园朋友交往，能有效地建立相互的游戏主题，创造并玩扮演很多角色的游戏，同时对故事线索也有了准确的理解，也喜欢玩有比赛性质的游戏。开始懂礼貌，帮助成人做简单的家务。

学龄前儿童的情绪控制能力迅速发展。3~4岁能用语言、动作等方式控制自己的情绪，如电视内容情节紧张时蒙住眼睛，但仍易发生冲动和发脾气。5岁儿童自我情绪的控制能力较前增强，会有意识地抑制不如意的要求和行动，在不愿服从大人的要求时会以更复杂的语言与大人协商。自我控制能力是一个较稳定的属性，与以后的社会适应和行为有很大关系。

学龄前儿童出现行为上的性别倾向和性别感的发展，包括对性别概念的理解和性角色的认同。3~4岁的儿童在玩具选择、活动特点上明显地表现出了性别倾向，比如女童喜欢娃娃，男童喜欢玩具汽车。5~6岁的儿童更加领会了性别的永恒性，遵循对性别的要求去做男孩或女孩应该做的事情，例如男孩不哭，女孩应文静。学龄前是性别认同的关键时期，如果家长有性别歧视或忽视性别差异，例如经常将儿童打扮成异性的样子，或长时间生活在缺乏同性别个体的环境中，则儿童不能形成正确的性别认同而产生性角色混乱，甚至影响到长大后的心理状态。

（五）情感和道德发展

儿童的情感包括一系列基本的情绪体验，如快乐、痛苦、愤怒、惧怕、害羞、悲伤等。学龄前期儿童对同一种情感体验能根据不同的对象表现出程度的深浅，这说明这一阶段的儿童情感体验层次有所增加。例如儿童对行动可能有不同的体验，对自己的行动成就可能表现出骄傲，而对别人的行动成就可能表现出羡慕。幼儿不仅对自己活动的过程产生情绪体验，而且开始对活动结果产生情绪体验。

学龄前儿童开始意识到规则的存在，并认为必须无条件地遵守，但同时他们在游戏中又表现出明显的自我中心化特征，并能对行为责任作出一定的道德判断。如3岁时逐渐学习遵守游戏规则，5岁能意识到自己的责任，能承认错误。

六、学龄期

与学龄前期相比，学龄期儿童有了显著的变化，尤其是心理的成熟，大多数国家选择6岁作为入学年龄。以学习为主的活动替代了游戏为主的活动，学校成为儿童成长的主要场所，表现出熟练掌握技能和竞争的能力，情绪控制能力和社交能力有了十分显著的发展，为青春期的到来做好准备。

（一）动作和运动发育

学龄期儿童神经运动的控制能力明显提高，运动协调性得到了最为明显的发展。6~7岁的儿童已经能比较好地组织复杂的动作，完成包含有多个步骤或连续性的动作组合，例如跳绳、游泳、滑冰、舞蹈和体操等技能。9~10岁以后的儿童不仅在运动中掌握了更多的技能，而且更具有组织性和合作性，普遍能参加有规则的、集体的运动并进行比赛，如跑步、跳远、跳高、游泳和球类等运动。

与学龄前儿童相比，学龄儿童的视觉输入、脑信息加工和本体运动通路的发育更成熟，因而精细运动的反应速度更快、精确性更高。差不多 8 岁时可熟练进行小肌肉的精细运动。小肌肉的协调发展使儿童能进行更复杂的手工操作或工艺性活动，如书写、绘画、使用剪刀和乐器等。

（二）语言发育

进入学龄期，儿童的语言使用机会显著增多。学校教育帮助儿童恰当地、灵活地使用语言，儿童学习与学业有关的新词语，掌握特定的学科知识，积累词汇量等，对儿童语言发育起到极大的促进作用。学龄期儿童的语言发展不仅是词汇量的继续增加，更主要在于更准确地使用语句和掌握复杂的语法形态。儿童进入小学以后开始学习和掌握读、写、算的书面语言的知识和技能，书面语的掌握需要经过识字、阅读和写作三个过程，书面语的掌握又进一步促进了儿童思维的发展。

（三）认知发展

皮亚杰认为学龄期是具体运算阶段。学龄期儿童的思维方式逐步从以具体形象思维为主发展到以抽象概念思维为主。智力活动从孤立、片面日益向精确、全面发展。推理能力从简单直接逐步发展为掌握演绎、归纳、类比的间接推理。

学龄儿童在躯体知觉方面能更恰当地对身体需要作出反应，如能清楚地表达腹痛等身体部位的不适感，能用触觉估计物体的形状、轻重等。该阶段儿童能察觉更复杂、更详细的空间环境中的定位关系，如能分辨左右、理解两个几何图形的空间位置关系并正确描绘。时间知觉也有所发展，8 岁时已能主动利用时间标尺，判断时间知觉的准确性和稳定性接近成人。对事物整体和部分的认识也不断改善，6 岁时能认清物体整体，7~8 岁儿童能同时看到物体的整体和部分，但不能将两者联系起来，8~9 岁则能实现部分和整体的统一认识。

学龄儿童的记忆迅速发展，以有意记忆、理解记忆为主，9~10 岁以后的儿童组织记忆能力开始发展。学龄期儿童的有意注意逐渐发展，更能控制自己的注意，注意具有更高的选择性和目的性。一般来说，5~7 岁儿童能集中注意的时间平均为 15 分钟，7~10 岁为 20 分钟，10~12 岁为 25 分钟，12 岁以后为 30 分钟。注意的持久性与自身的神经活动特点、兴趣、被注意信息的强度和连续性等多因素有关。儿童在有明确的要求，并积极参加紧张的操作性活动时，就能保持更长时间的注意。

（四）情感和道德发展

学龄期儿童产生更多的情绪体验，情感的内容不断丰富，同时产生了高级情感如道德感、责任感、义务感、集体荣誉感、理智感等。情绪的调控能力进一步增强，情绪趋于稳定，自我调节策略（包括适时对情感的激发）更加多样和复杂。"对错""好坏"标准的内化联系更加密切。儿童意识到不同的人对同一事情会有不同的情绪反应。7~8 岁时儿童开始意识到自己的感情和经历与他人是有区别的；8 岁儿童描述情绪的术语明显增加；8~10 岁时一半的儿童可以通过他人的评价了解自己，会考虑他人的想法和感受。

根据皮亚杰的道德发展理论，5~8 岁是道德发展的他律阶段，即道德的判断受他人的引导。这时儿童的道德意识尚未成熟，持有绝对的规则感。8~11 岁是道德意识逐渐成熟的时期，是道德发展的自律阶段。这时儿童不再盲目地按照别人制订的标准行事，而是根据自己逐渐成熟起来的道德意识进行判断。多数学龄儿童都逐渐能明白要维护社会秩序、遵守法律。

（五）意志和行为发展

意志是自觉地克服困难来完成预期目的和任务的心理过程。意志的发展主要表现在意志的品质，包括意志的自觉性、果断性、坚持性和自制力，在 5 岁时开始产生，在小学时期发展相对较快，而且在小学低年级阶段发展最为迅速，中年级阶段发展较为平缓，高年级阶段又出现一个新的发展水平。但是该阶段儿童的意志自觉性水平较低，易受暗示；果断性不足，缺乏理智的思考和果断处理问题的能力；自制力尚较薄弱，不善于控制自己的言语、行为和情绪；坚持性亦有待发展，容易在遭受挫折后放弃。意志是在活动中逐渐缓慢地发展起来的，因此需鼓励儿童在自由活动和自由运动中锻炼意志，排除成人的直接干预，并给予科学的引导。

（六）个性和社会化发展

个性是个体对周围人和环境进行反应和互动的行为方式和倾向性，是比较稳定的各种心理特征的总和，包括思维方式、情绪反应和行为方式等。不同的个性表现在不同的兴趣、能力、性格和气质等方面，最重要的是性格，其次是能力。学龄期儿童的性格发育以勤奋和自卑为主。儿童勤奋学习，取得成就，得到表扬会更加努力勤奋学习；相反，如果学习失败，成人过度批评会使儿童产生自卑感。

学龄期儿童的交往对象主要是父母、教师和同伴。与父母和教师的关系从依赖向自主发展，从对成人权威的完全信服到开始表现出怀疑和思考。同时，能迅速和小伙伴建立亲密的朋友关系，并极力渴望在共同玩耍、处理冲突和控制情绪中获得乐趣。10岁左右的儿童以他们可能得到的收获判断友谊，随着儿童的成长，他们渴望被同伴接受及崇拜，并希望更加准确地表达自己的感情。年长儿尤其是女孩，懂得运用情感支持和互惠来评价和维系友谊。

七、青春期

青春期是从儿童过渡到成人的转变期，是人类生长发育的最后阶段。青春期的青少年经历体格生长的第二次高峰，第二性征发育并伴有心理、社会化、道德和认知的急速发展。许多学者将青春期分为三个阶段：青春早期（10~13岁）、青春中期（14~16岁）、青春晚期（≥17岁）。不同阶段的青少年差异明显，他们的社会需求和精神需求也存在显著区别。文化差异、生活事件以及家庭环境的影响可能使青少年的心理年龄和生理年龄出现偏离。

（一）认知和学习能力发展

根据皮亚杰的理论，青春期思维发展进入形式运算阶段。这时期认知的主要特点是逻辑推理，体现为思维更富有灵活性、具有系统解决问题及假设演绎推理的能力。青少年的思维已经摆脱了具体事物的束缚，可将具体的事物形式和内容分开，能运用组合、包含、排除、类比、类推、引证等逻辑推理形式。青少年的智力水平较稳定，但一些特定能力飞速发展，如语言、数学、空间认知能力显著提高，有意记忆、逻辑记忆发展。此阶段青少年注意的集中性和稳定性接近于成人，并能够更加有效地分配注意力，同时处理两件或多件事。他们求知欲强，知识面不断扩大，对世界的了解不断深入。

（二）情感和道德发展

随着知识面的增加和社交范围的扩大，青春期儿童大量新的需求开始涌现，如渴望受到尊重和得到肯定，对新生活充满憧憬，富有激情和热情，希望通过自己的努力实现价值。但是由于缺乏社会经验，青少年对困难的估计不足，不能正确处理失败和挫折，容易出现冲动或失望甚至绝望。该阶段儿童独立意识和自我封闭性的发展促使他们不愿和他人表露自己的内心感受，容易陷入消极情绪中不能自拔，故而可能产生心理问题和精神障碍。

青少年的道德认知达到了中等或高级水平，道德行为与道德认知的一致性也比小学阶段的儿童有了很大提高，大多数人能自觉遵守纪律、乐于助人；对事物的道德判断从"好"和"坏"转变为"对"和"错"。道德判断标准的建立除受到父母和学校教育的影响外，还在很大程度上参照了同伴的行为和道德观。虽然该阶段青少年的道德观不断发展，但由于情绪和理智发展的不平衡，常常会发生道德认知和道德行为脱节的情况，出现违背道德标准的行为，因而要加强青少年道德行为的培养。

（三）意志和行为发展

青少年初期意志发展尚不成熟，意志行为不稳定。随着学习环境对意志调节能力的锻炼以及责任感的发展，自觉性、果断性、坚持性和自制力的发展逐渐接近成人。青少年逐渐对动机、行动目的以及后果的认识更加自觉，开始行动之前能思考，思维方式更加成熟果断，能约束自己的行为，自觉地遵守纪律，能为了实现目标付出各种努力。

青春期青少年虽然在经济上没有独立，在心理上却希望别人认同自己的成熟，在行为上努力按照自己的意愿行事，不愿父母对自己的行为做过多干涉，并且十分关注同龄人对自己的看法。但由于社会和生活经验不足，对后果的考虑欠慎重，带有明显的幼稚性，因此盲从性较大，容易出现判断的偏差，和父母、学校容易发生观念和行为上的冲突。

（四）个性和社会化发展

青少年在认知能力和自我意识发展到一定程度的基础上，逐渐形成自我同一性，个性特征逐渐鲜明。青春期的青少年自尊心强，希望得到他人的认同、尊重和崇拜，上进心增强，为了完成目标可以付出各种努力。

青春期青少年的社会化发展表现在自我意识的发展、社交范围的发展和与异性交往的特点上。该阶段的青少年随着社会经历的不同和社会环境的改变，开始重新审视自己内在和外在的意义，常会提出"我是谁""生活的意义是什么"之类的问题，更加重视他人尤其是同龄人对自己的看法，自我评价的中心从"我能做什么""谁喜欢／不喜欢我"改变为更加全面的建立在社会生活经验之上的自我评价。青春期儿童从情感上希望脱离父母独立，逐渐发展家庭以外的社交圈，包括同龄伙伴和其他成人。青春早期交往伙伴多为同性别，而到了青春中期开始接纳异性的交往伙伴。随着对自身发育变化的了解，进入青春期以后的青少年出现性意识，产生和异性交往的渴求，甚至出现朦胧的爱情念头。

（五）性意识发展

随着性腺发育以及第二性征的出现，青少年的性意识得到进一步发展，他们认识到性的存在和性所包含的意义，对性产生关注和兴趣。青少年的性意识发展有以下特点：

1.身心发展不平衡　这一时期的青少年生理发育逐渐成熟，在青春晚期基本上具备成人的体态形貌和生殖能力，他们意识到自己的身体形态已经与成人无异，可以仿效成人的一切行为，然而心理还不成熟，不能正确把握自己的行为，这种身体和心理发展的不同步可能会导致青少年做出一些异常行为。

2.对身体发育的关心和烦恼　青春期的主要变化是身体外形的改变，即女孩更漂亮，男孩更健壮。该时期的青少年都很关心自己的体态，注意外表的修饰和打扮，希望给别人留下良好印象。青少年对自己体态外貌的关心和烦恼，一方面是自我意识成熟的表现，他们重视自己给别人的印象、他人和集体对自己的评价。另一方面青少年的衣着打扮、神态表情等都可以表达他们内心世界的微妙变化，这种变化是他们传递感情的一种信息。

3.对异性的兴趣　青少年对异性的兴趣可以分三个时期：①疏远期：从儿童末期到青春中期；②爱慕期：青春中期到青年初期；③恋爱期：从青年中期开始。青春期对异性的兴趣从疏远期开始到爱慕期逐渐明朗，以情感吸引和实际接触表现出来。青春早期青少年对性产生好奇，部分出现手淫。进入中期后希望发展进一步的异性交往，常常将异性同伴作为获取社会资源能力的评价标准。其表现，一是互相显示，喜欢在异性面前表现自己，引起对方注意；二是情感隐蔽，在与异性接触时感情隐晦、

含蓄，常以试探的形式表达。对这一时期的青少年应鼓励正常的男女交往，对恋爱中的青少年进行积极的引导，避免对学习产生不利影响，避免性行为和少女怀孕。

（朱冰泉　邵　洁）

第四节　与儿童年龄相关分类方法

年龄是一种具有生物学基础的自然标志，遵循随时间增长的自然规律，即儿童从出生到青少年的生长发育反映在生物学的形态结构、生理功能、代谢活动变化，同时也有从依赖成人到逐渐增加的独立性心理和情感的变化。儿童的发育成熟是一连续的、可预测的发展过程，是每个儿童都遵循的进程，是受遗传控制、在环境中学习成熟的过程。按生物学、心理学的特征，对儿童有不同发育速度的各阶段有不同的年龄定义。

一、实际年龄

实际年龄是最常用的计算儿童年龄的方法，一般以日、周、月、年表示。与年龄相关的发育阶段有胎儿、新生儿（newborn）为 0~4 周、婴儿（infant）为 0 周 ~12 月龄、幼儿（toddler）为 1 岁至满 3 周岁之前、学龄前儿童（preschooler）年龄自 3 岁至 6~7 岁入小学前、学龄儿童（school-aged child）年龄自 6~7 岁至青春期前、青少年（adolescent）年龄范围一般为 10~20 岁。

（一）胎儿期

胎儿期（fetal period）指从受精卵形成到出生，共 40 周。母亲妊娠龄通常以周表示，胎儿胎龄表示亦相同。妊娠期间，胎儿易受到宫内和宫外各种环境因素的负面影响，如营养缺乏、吸烟、饮酒、药物滥用以及心理创伤等，这些因素对胎儿机体和神经的生长发育有着复杂的作用，进而影响出生后婴儿的生长发育以及父母与婴儿的联系。

妊娠前 8 周为胚卵期、胚胎期，第 9 周到分娩为胎儿期。胚胎期各系统器官发育迅速，受精后第 6 天受精卵着床，形成胚泡；第 2 周时，受精卵着床完成，胎盘循环开始；第 3 周时，原始的神经管和血管形成；第 4~8 周，四肢开始成型，骨骼肌和脊柱开始时出现，同时神经系统迅速发育；到

第 8 周末，各重要器官的发育已见雏形。此时，胚胎平均重 9 g、长 5 cm。胚胎期易受外界环境影响，容易引发胎儿严重畸形甚至死亡和流产。胎儿期的主要改变包括细胞数目增加，体积增大，以及各器官系统的结构重组。第 10 周时，人脸可辨；第 12 周时，外生殖器可辨；第 20~24 周时，原始肺泡形成，肺表面活性物质产生；第 25 周时，妊娠第三阶段开始，胎儿蛋白质、脂肪以及铁、钙的储存量增加，体重增长 3 倍、身长增长 2 倍；第 28 周时，胎儿眼睛睁开，胎儿头转向下；第 38 周时胎儿足月。

（二）新生儿期

新生儿期（neonatal period）指从胎儿娩出、脐带结扎后至 28 天。按年龄划分，新生儿期实际包含在婴儿期内。新生儿期是胎儿出生后生理功能进行调节并适应宫外环境的时期，胎儿脱离母体独立生存，所处环境发生根本性的变化。对子宫外环境的适应需要快速的生理性改变，如肺开始通气、血液循环改变、肠道激活等。同时，新生儿还需要对外界各种感觉刺激做出适当的反应。在此时期，父母的抚育行为与新生儿发出的信号相互作用，建立起促进婴儿生理平衡和体格生长的系统，同时也形成了父母与孩子心理联系的基础。

（三）婴儿期

婴儿期（infancy）指从出生到 1 周岁之前的时期。在此时期，体格生长、机体发育、获取能力以及心理重塑均呈现阶段性。婴儿在大运动、精细运动、认知和情绪发展商都取得了新的能力。出生后婴儿各系统器官的生长发育持续进行，但仍不成熟。旺盛的生长发育需要大量的营养供应，但婴儿消化系统尚未成熟和完善，因此易发生消化功能紊乱。此外，婴儿期来自母体的抗体逐渐减少，而婴儿自身的免疫系统尚未成熟，免疫功能较弱，因此易患感染性疾病。大约 2 个月时，婴儿出现自主性（社会性）的微笑，与父母的眼神接触增多，标志着父母与孩子的关系出现了新的变化，随着婴儿运动能力、社会能力和认知能力的发展，父母与婴儿之间的相互调节表现为一种复杂的社会交换形式。胎龄 37~40 周的新生婴儿为足月新生婴儿，不足 37 月龄出生的胎儿为早产婴儿。早产婴儿出生后矫正胎龄的计算方法为实际年龄减去提前出生的周

数，如一个 2 岁的儿童是胎龄 28 周出生的早产婴儿，矫正后的年龄为：24 月 - ［（40 周 - 28 周）］/ 4 周 = 21 月。因此，早产婴儿的矫正年龄与实际年龄不同。早产婴儿至 2 岁后不再矫正胎龄。

（四）幼儿期

幼儿期（toddler age）指自 1 岁至满 3 周岁之前的时期。此阶段体格生长发育速度较前稍减慢，而大脑功能进一步完善，智能发育迅速。大部分孩子在将近 1 岁时能够独立行走，活动范围渐广，接触社会事物增多。18 个月左右时，认知的多方面改变标志着感觉运动期的到来，客体永存观念更为牢固，尽管一件物品被拿走了，看不到了，幼儿仍关心这件物品最终在哪里。认知上的重大改变是与情绪和语言发育的重大改变相联系的，语言表达能力的逐渐增强，使幼儿具有一定的人际交往和解决问题能力。在意识到词汇能够代表事物后，幼儿的词汇量迅速增加，在 2 岁时可达到 100 个以上，并逐渐掌握语法的运用。口头语言的出现标志着感觉运动期的结束。营养方面，幼儿期消化系统功能仍不完善，营养的需求量仍相对较高，断乳在此时进行，喂养继续向成人食物转换，适当的喂养策略是保证幼儿期正常生长发育的关键。此外，幼儿对环境危险的识别和自我保护能力有限，因此易发生意外伤害，照养人应格外注意防护。

（五）学龄前期

学龄前期（preschool period）指自 3 岁至 6~7 岁入小学前的时期。该时期儿童体格生长发育速度处于稳步增长状态，智能和心理发育更加迅速，与同龄儿童和社会事物有了广泛的接触，求知欲强，知识面扩大，生活自理和社交能力得到锻炼。个体间差异对认知和情绪发育的影响部分取决于社会环境的情况，学龄前儿童开始挑战与父母的感情分离，总在反抗与顺从、自主与依赖之间变换着，需要适应新的游戏规则和人际关系。

（六）学龄期

学龄期（school-age period）指自 6~7 岁入小学至青春期前的时期。儿童的体格生长速度相对缓慢，呈现一个快慢不均的过程，每年出现 3~6 次快速生长期，每次约持续 8 周。除生殖系统外，各系统器官外形均已接近成人。学龄期儿童抵抗力增

强，感染性疾病减少，但变态反应性疾病如结缔组织病、肾炎、过敏性紫癜等增多。脏器功能尤其是大脑发育更加完善，智能发育更加成熟，可以接受系统的科学文化教育，学习遵守纪律与规则。学龄儿童可以从观察到的现象、多方面的因素、各种观点中得出一定的准则，甚至能够根据现实中的物理规律来解释他们感知的事物。认知能力与各种态度、情绪因素相互影响，最终决定了儿童的在校表现。

（七）青春期

青春期（adolescence）的年龄范围一般为10~20岁，是从儿童到成人的过渡时期。这一时期，青春期儿童的体格生长发育再次加速，出现第二次高峰，此时女孩身高平均每年增加8~9 cm，男孩增加9~10 cm，身高增加值约为最终身高的15%。女孩耻骨与髂骨下部的生长与脂肪堆积使臀围加大；男孩肩部增宽、下肢增长、肌肉增强，呈现不同的体型特点。内分泌变化导致性成熟并形成生殖能力。同时，生理、心理和社会功能方面都将发生急剧的改变。青春期的开始和结束年龄存在着较大的个体差异，一般女童的青春期开始年龄和结束年龄都比男童早2年左右，女童9~11岁，男童11~13岁。青春期包含三个阶段——青春早期（10~13岁）、青春中期（14~16岁）和青春晚期（17~20岁），每个阶段都有其特定的生物、心理、社会的相关问题。随着青春期身体上发生的变化，青少年的自我意识急剧增强，社会关系主要是在学校里，使得青少年更加脱离了家庭的保护，接受更多的社会刺激，适应环境变化的能力得到增强。

二、生物学年龄

生物学年龄（biological age）又称生理年龄（physiologicalage），作为机体成熟与老化程度的客观表述，与人体生长发育中的某些事件的出现时间有关，是根据正常人体生理学和解剖学的发育状态所推断出来的年龄，表明人体的组织结构和生理功能的实际状态。在理想状态下，个体的实际年龄和生物学年龄是无限趋同的。但是由于遗传和环境因素的影响，儿童青少年生长发育程度具有非常大的个体差异，生物学年龄与实际年龄常常会出现不一致。现有的生物学年龄判定最常用的方法还是骨龄和齿龄的测定，最传统的还有人体测量学指标判定

方法，以及近年来新兴的生物标志物以及DNA甲基化领域的探索。

（一）骨龄与齿龄

骨骼和牙齿的发育具有相应的特征性规律，并且在不同个体中，其发育时间和速度的稳定性也较强。因此，通过骨骼和牙齿的发育来判定生物学年龄是目前较为精确及常用的方法。

1.骨龄　骨龄是按骨骼的成熟度确定发育年龄。长骨干骺端次级骨化中心是生后长骨增长的重要部分，随年龄增长按一定顺序和解剖部分有规律出现。最常用的是根据左手腕骨、掌骨、指骨等在X线检查中特点的骨象（骨化中心大小、形状、结构相互关系）来确定的。因其在儿童青少年阶段的发生发展过程具有连续性，与生长发育密切相关，且左手腕骨片具有无创、简便、直观等优势，一直是判定年龄中应用最为广泛的指标，而婴儿早期通常采用膝部X线片进行骨龄判定。骨骼发育除了受遗传、炎症、营养、某些药物、应力作用影响外，还与生长激素、甲状腺素以及性激素水平密切相关，因此骨龄可协助诊断某些内分泌疾病。

目前骨龄的应用系统中使用最早的是Greulich and Pyle系统（GP方法），是由Greulich和Pyle根据美国中上阶级不同年龄儿童拍摄的左手腕骨片综合评价之后绘制的图谱，于1959年推出。使用者根据腕骨片与图谱的比对来确定测试者的骨龄，因为直观、简便，一直使用至今。但是由于在对比过程中比较容易遗漏各个骨化中心的X线特征，且年龄判定标准的上下间隔为0.5~1岁，存在误差较大的可能。之后，Tanner和Whitehouse为了体现手腕部诸骨的生物学价值，于20世纪80年代根据手腕部20个成骨中心的形状、成熟特征进行分期和记分，建立了三个系统，即Radius系统（Rus）、Carpal系统（Carp）和Total系统，统称为TW2方法，之后又建立了TW3方法。这一方法目前是最经典的方法，但是评分耗时长，需要对13块桡-尺-掌指骨以及7块腕部骨做8~9个等级的评分和计算。近年来人工智能技术发展迅猛，也开始应用于骨龄判定，广泛应用于临床还应出台相关标准化使用规则。

2.齿龄　齿龄是按儿童牙齿发育特征确定发育年龄，根据个体的牙齿发育情况与其比较所得。牙齿的发育较稳定，较少受营养和激素影响，因此相

较于骨龄，齿龄与实际年龄的偏差相对小些。3 岁以前的婴幼儿可以用牙齿萌出的数量和质量（钙化程度）表示发育程度。对于年长儿童及青少年，齿龄判定中应用最为广泛的是 Demirijian 判定方法。该方法由 Demirjian 等学者于 1973 年建立，是根据在恒牙发育不同阶段中牙冠、髓腔以及牙根的影像学特征性表现，通过对 2000 余名法裔加拿大儿童青少年口腔曲面断层全景片的分析，将左下颌中切牙至第二恒磨牙在内的连续 7 颗恒牙的影像学表现分别分为 A~H 8 个级别，并按照性别分别给予每个级别相应计分，计算出总计分值之后按照牙龄转换表进行换算得到相应的齿龄。但应用至今，不少研究都认为 Demirjian 方法存在一定年龄高估的现象。针对 Demirjian 方法所存在的年龄高估现象，Willems 等学者于 2001 年在比利时人群中对 Demirjian 方法进行了修正，并简化了齿龄推算方法。采用 Willems 方法判定的齿龄与实际年龄的差距普遍在 1 岁以内。

无论是骨龄还是齿龄评估通常都需要进行 X 线检查，对儿童青少年而言，因为均存在放射线暴露等问题，故不宜进行长期反复的监测。

（二）基于人体测量学指标的生物学年龄判定

人类最早对生物学年龄的判断就是基于解剖学的外在特征，尤其体格发育与外貌特征。目前报道的衡量个体生理成熟程度、反映个体生物学年龄的人体测量学指标主要有两个，一个是身高增速高峰（predicted age at peak height velocity，PHV）预测年龄，但对于身材较为矮小的女孩而言，该指标的应用有一定的局限性，在女体操运动员表现得则更为明显。而儿童青少年的成人预测身高百分比（percentage of predicted mature age，PPMH）则是唯一通过骨龄得以验证的人体测量学指标，在最初的足球运动员和随后非运动员的儿童青少年的年龄预测中都得到了证实，其原因就在于成人预测身高百分比作为连续性变量能够用来评估儿童青少年的生物学生长潜力。但是由于单纯的人体测量学指标受影响因素众多，尤其是性发育水平的影响，因此与实际年龄的偏差往往较大。

（三）新兴的生物学年龄研究技术

除了传统的方法之外，伴随着分子生物学和表观遗传学的兴起，现已发现的一些与年龄紧密相关的分子标记，如端粒、细胞色素氧化酶、T 细胞 DNA 重排及 mtDNA 的突变等，由于准确性和重复性尚不高，还无法应用于医学或法医学实践。其中比较有代表性的就是端粒，但其对于年龄的判定只能给出比较粗略的结果，误差较大。此外，目前有研究探索 DNA 甲基化上与生物学年龄的关系。DNA 甲基化与衰老之间的关系由 Berdyshev 等在 1967 年首次提出。近年来表观遗传学研究发现，甲基化总体水平随年龄增加而降低，同时部分位点的甲基化水平却随年龄增加而升高，显示出基因组 DNA 甲基化与年龄存在一定的相关性。尽管存在一定的相关性，但是采用基因组 DND 甲基化对年龄进行预测的准确性仍远远不足，而针对儿童青少年的研究则甚少。这一领域未来是值得进行探索和研究的方向。

三、心理年龄

是心理学"智力测验"中的术语，反映个体儿童的感知、情感、注意（观察）、记忆、思维（分析、理解、推理、判断、概括等）、想象（创造）、语言和操作技能等神经生理解剖的成熟状况。根据表转化智力测试量表获得的心理学年龄（psychological age，mental age），将测试的心理学年龄与实际年龄比较，可了解儿童的智力发育水平。

四、社会年龄

用儿童的适应性行为判断其社会年龄（social age，SA），代表儿童在社会环境中的能力，特别是与他人合作与分享的能力。儿童社会年龄常常通过父母或其他关系密切的成人的问卷获得。

（江　帆　姜艳蕊）

第五节　神经心理发育影响因素

儿童和青少年的神经心理发育遵循一定的规律，同时也受到诸多因素的影响，是生物因素与环境因素交互作用的结果。所谓"交互作用"往往强调作用的双向性和持续性。生物因素包括儿童的遗传、气质和健康状况，环境因素则包括儿童的家庭状况、社会文化背景和物理环境。

一、遗传因素

遗传因素对儿童心理社会发展的作用得到越来越多的认识，不仅决定神经系统结构和功能的发育，同时影响了儿童的气质、智力和健康状况等，影响个体对环境的选择和反应。因此，个体的遗传特征对儿童的神经心理发育起着决定性作用。

神经发育障碍（neurodevelopmental disorder，NDD）的主要特征是大脑功能受损，导致行为和认知异常，从而影响个体的智力、运动、语言和（或）社会能力（ICD-11 和 DSM-5）。NDD 包括了一组发生在发育早期的异质性心理健康状况，主要包括智力残疾、学习障碍、运动协调障碍、言语和语言障碍、注意缺陷多动障碍和孤独症谱系障碍。NDD 的遗传性很高，如 ASD 的遗传性 >0.8，ADHD 的遗传力为 0.6～0.9。NDD 的遗传结构因人而异，在某些情况下，一个单一的新生突变可能是病因，而在其他情况下，罕见和频繁的遗传变异之间的复杂的相互作用增加了发生 NDD 的风险。最近的研究表明，不同类别的 NDD 共享一些具有不同表型表达的遗传风险因素。

（一）染色体异常

染色体上超过 5 Mb 的遗传物质发生变化，能用光学显微镜观察到，称为染色体异常，也称染色体病，包括染色体数目或结构异常。部分染色体病患儿会出现不同程度的神经认知发育障碍，最常见的是唐氏综合征（Down syndrome，又称 21 三体综合征），以特殊面容、多发畸形和精神发育迟滞为主要表现。其他会导致精神发育迟滞的染色体病包括 13 三体综合征（trisomy 13 syndrome，也称 Patau 综合征）、18 三体综合征（trisomy 18 syndrome）等。

（二）基因异常

在过去的几十年里，随着基因测序技术的不断发展，神经发育障碍的遗传学取得了巨大的进展，鉴定出了与智力残疾和孤独症等疾病相关的 1500 多个基因变异，包括结构变异（SV），如拷贝数变异（CNV）、串联重复序列和点突变。Zarrei 报道的一个 NDD 的大型数据资料显示，在 10.5 % 的 NDD 患者中发现了致病 CNV，其中 ASD 患者中占 11.4%，ADHD 患者中占 49.4% 的比例。有趣的是，10.5% 的 NDD 患者中有 4.4% 是新的相关 CNV 的携带者，而其余的个体是非整倍体或已知的基因组疾病变异的携带者。

（三）表观遗传学

除了基因之外，还有一些表观遗传因素被认为是导致神经发育障碍的重要病因，但不涉及个人 DNA 中的基因突变。脆性 X 综合征提供了表观遗传现象的一个重要例子。在几乎所有的病例中，在 FMRP 基因的启动子区域发现的导致该综合征的突变，都伴随着 FMRP 基因的甲基化。这种甲基化阻止了该基因的表达，导致受影响的儿童完全表现出脆性 X 综合征。

二、环境因素

影响儿童神经心理发展和行为的环境或经验因素是多样的，包括出生情况、母亲教育程度、家庭经济水平、家庭养育环境和宗教信仰等，这些因素发挥作用的机制仍不清楚，但都是通过神经生物学机制来塑造儿童大脑的状态和功能。也就是说，大脑有可能被环境因素塑造（培养），无论是有益的、功能上积极的方向，还是有害的、功能上消极的方向。

（一）家庭因素

家庭是儿童的第一所学校，父母是儿童的第一任老师。家庭和亲子关系对儿童早期的心理社会发展起着重要的作用，常见的家庭因素有父母教育水平和社会经济地位、家庭结构和家庭关系。

母亲教育水平或社会经济地位与儿童神经认知发育有极强的关联，但其对儿童发挥作用的具体机制尚不清楚，可能通过母亲直接提供的采取丰富环境，或者通过母亲塑造的环境的其他方面间接提供。贫困与大脑结构和大脑激活模式的变化有关，这些变化在神经成像上有显著变化，并可能外化为执行功能的损害，如注意和抑制。根据我国儿童行为问题的调查报道，联合家庭的儿童行为问题检出率最低，核心家庭次之，单亲家庭最高。与压力相关的生理学可能是许多环境因素影响的基础，包括虐待或忽视儿童、家庭功能障碍和离婚，或暴露于暴力。家庭稳定、亲子关系密切，对儿童心理发展会产生良好的影响；家庭关系不和睦，甚至破裂，会使儿童持续处于警觉状态，产生紧张心理，导致注意力涣散、烦躁多动和冲动行为。

（二）养育环境因素

儿童从胎儿期开始就通过感知环境和发出回应不断学习，家庭、学校、社区以及儿童成长的整个养育环境均可能会对儿童的神经心理发展起着积极或消极的作用。最近，许多研究对可观察到的家庭教养环境变量进行详细评估，如家中书籍的存在、电子媒体暴露的时间、孩子参与的对话类型，和（或）一个孩子所接触到的大量词汇。这些研究表明，家庭中创造充分的早期学习机会、亲子间的回应性互动有利于为儿童塑造良好的大脑状态和功能，促进儿童早期发展。早期干预和学前教育已被证实是积极的早期发展促进措施，有研究表明学前课程能有效提升儿童的执行功能（如工作记忆、抑制、注意力）。学校通过思想道德教育和政治品质教育帮助学生树立正确的人生观、价值观和劳动观念。教师通过知识的传授和能力的培养，引导和激发学生的求知欲，去认识客观世界和把握客观世界的规律，把外在的东西转化为内在的东西，以全面提高学生的素质。学生和学生之间的同伴关系在儿童的心理发育过程中扮演着一定的角色，在与同伴的交往中儿童学习遵守规则和交往技巧，同伴的心理行为为儿童青少年的发育提供了同龄参照。

（三）营养因素

婴幼儿的脑神经元处于快速分化时期，需要丰富的营养供应，该阶段摄取充足的营养有助于脑组织的充分发育，从而促进儿童神经心理发育，提高各个方面的能力。而母乳不足、喂养不当、慢性腹泻或呕吐等会造成严重营养不良，影响智力的发育。有研究表明，如果胎儿期及婴幼儿期的儿童营养严重缺乏，可使脑细胞减少20%~30%，突触减少30%~40%，严重阻碍智力发展。

所有的营养物质对大脑的结构和功能发育都很重要，但那些支持能量、碳水化合物、蛋白质和脂肪代谢的营养物质尤为重要，其他对大脑解剖有深远影响的营养物质包括碘、锌、铜、胆碱和维生素A等，许多研究证明了生命早期营养缺失会导致不可逆的、终身的大脑功能障碍。

改善生命早期的蛋白质摄入量和线性生长对以后的认知至关重要。Pongcharoen等将5600名9岁泰国儿童的智商（IQ）与出生大小和出生后增长率的指数联系起来。研究人员发现，婴儿出生时的身长和婴儿期以及9岁时的智商密切正相关。婴儿早期（出生至4个月）的体重也与9岁时的智商有关。12个月后的生长指数与儿童后期的智商无关。对最近的一项研究发现，在18个月采用长链多不饱和脂肪酸强化配方乳喂养的幼儿4~6岁时儿童规则学习、抑制和词汇测试等标准化任务测试中有显著优势。如胎儿或出生后早期缺铁会增加成年后患孤独症、精神分裂症、抑郁、焦虑和执行功能较差的风险。碘缺乏症是全球可预防的精神功能受损的主要原因，近年来加碘盐的使用有效降低了胎儿期和婴幼儿期克汀病的发生。足够的维生素 B_{12} 是神经元发育和髓鞘形成所必需的，包括铜、叶酸和胆碱在内的多种营养物质在大脑发育和缺乏的长期后果中发挥着重要作用。

（四）自然与社会环境因素

儿童的心理行为发育还受到自然和社会环境因素的影响。

生态环境的恶化、工业和生活污染、温室效应导致的气候恶化、大气层的破坏等宏观环境因素，以及日常环境因素，包括儿童活动空间减少、环境污染、食品和饮水卫生问题等均可能影响儿童的心理行为发育。环境中铅污染对儿童的危害已广泛受到关注。婴幼儿有较多的手－口行为使他们更倾向于铅暴露，而发育中的神经系统较成熟的大脑对铅毒性更为敏感。多项研究表明，无论是胎儿期还是出生后铅暴露均与儿童的智力、认知发育水平呈负相关，高血铅儿童的行为异常率显著高于血铅正常的儿童，可能出现视觉记忆功能降低、最大反应时间延长等，血铅水平与多动、攻击及违纪因子等呈显著正相关。

社会环境问题对儿童心理行为发育的影响也越来越明显。例如道德和价值观念的改变，家庭和社会结构的变化，学习压力的增加和竞争的加剧，网络、虚拟社会和暴力的出现，宣传媒体的信息灌输，以及人们不良行为方式的影响（如吸烟、饮酒）等，对儿童的心理行为发育产生越来越大的影响。处境困难的儿童，如离异家庭的子女、孤残儿、流浪儿、极端贫困家庭的儿童等，他们的心理行为发育问题就更为突出。

（五）疾病因素

在儿童的成长过程中，疾病因素是影响其发育和行为的重要因素。儿童神经系统尚不成熟，神经系统疾病会对儿童的发育及行为产生深远的影响。

以癫痫为例，癫痫儿童的认知功能较正常儿童落后，主要表现在记忆、注意、复杂问题的解决能力和动作协调能力等方面。癫痫儿童的父母可能会采取过分保护的行为来限制儿童活动，儿童会表现出过度依赖、被动、竞争缺乏等人格特征。多个研究发现，具有内向型行为问题或外向型行为问题的癫痫儿童均超过10%。癫痫异常放电会导致额叶和海马区的灰质萎缩、白质体积增大、神经网络损伤。

中枢神经系统感染是导致儿童住院及遗留神经系统后遗症的常见原因，包括病毒性脑炎和细菌性脑膜炎，一般可治愈，但是如果治疗不当而留下后遗症如癫痫、脑软化或脑积水，则可能增加神经发育障碍和行为问题的发生风险。

躯体疾病也可以影响心理行为的发育，部分躯体疾病的发生与心理因素有关或由心理因素引起。有些疾病尤其是慢性疾病如癫痫、哮喘等，由于反复发作不但限制了患儿的活动，而且会遭到其他儿童的歧视和嘲笑，同时受到来自家庭的过分关注和照顾，从而阻碍了儿童的心理行为正常发育；同时疾病本身也可能对心理行为发育造成一定程度的影响，导致行为问题、认知功能障碍、人格障碍等心理发育异常。

三、遗传和环境的交互作用

先天和后天因素都对儿童的发展和行为有深远的影响，基因和环境的交互作用，导致复杂的临床表型。环境因素还会通过表观遗传学改变儿童的基因表达，深化其对儿童神经认知发育的近远期影响。

气质是遗传秉性，但在一定程度上也受环境因素的影响，包括父母个性特点、生活环境和教育方式等。现代心理学认为气质主要是生物因素决定的相当稳定而持久的心理特征，是行为的表现方式，体现行为的速度、强度、灵活度等动力特点。不同气质特点的个体与周围世界的作用方式各不相同，这会影响婴幼儿与周围人的关系，并影响其行为的发展方向。国内外研究认为，气质特征通过环境因素而对儿童的行为产生影响，即儿童的行为表现是其自身的气质特征与环境因素相互作用的结果。这种作用主要表现在气质特征与环境因素是否协调、拟合。两者协调、拟合时，儿童会获得最佳发展；两者不协调时，则容易发生行为问题。因而了解儿童的气质特点，根据其气质特征，以合适的养育方法扬长避短，十分重要。研究发现，养育环境的差异在一定程度上会影响气质的发展。家长与儿童的语言交流，与儿童的目光、躯体接触，儿童活动受限制的程度，活动环境的多样性，所提供音乐、图书、玩具、儿歌的丰富度，家长管理态度的一致性，儿童主要照养人，与其他儿童交往机会等因素与儿童气质维度存在或多或少的相关性，良好的环境会对气质维度产生良性的影响，使儿童气质维度向有利于适应环境的方向改变。

ASD是一种多基因疾病，起源是多因素的，调控突触发生和信号通路的几个基因的拷贝数变异（CNV）是其发病的主要因素之一。各种CNV的复杂整合导致编码细胞黏附、电压门控离子通道、支架蛋白以及信号通路（PTEN和mTOR通路）分子的基因突变。这些突变的基因通过引起可塑性功能障碍来影响突触传递，进而导致ASD的表达。影响DNA转录的表观遗传修饰和各种产前和产后暴露于各种环境因素也是ASD发生的促发因素。所有这些共同导致谷氨酸信号的失调以及兴奋性抑制途径的失衡，导致神经胶质细胞激活和炎症介质的释放，导致自闭症患者的异常社会行为。通过对ASD儿童的早期干预和康复训练，能够不同程度地改善ASD儿童的社会交往能力和语言能力，提高生活质量。

一项动物实验发现，母鼠对幼鼠的喂养和照料会导致幼鼠基因甲基化的改变。这反过来又会导致幼鼠基因表达的变化，从而使幼鼠在成熟时增加其对后代的喂养和照料的可能。另一项研究报告称，童年时期的压力与青春期仍然存在的DNA甲基化变化有关。这些差异可能与受影响个体的DNA表达模式的变化有关。

遗传和环境影响的可变性往往是由于它们的相互作用而产生的。在未来，临床医生可能需要整合患者的遗传和环境信息，以最好地了解这两组因素的影响。

（朱冰泉）

第六节　神经心理发育评价

一、概述

儿童神经心理发育的水平表现在运动、语言、社会交往、认知等方面。对这些能力和行为特点的检查统称为心理测查。婴幼儿期的心理测查通常称为发育测试或发育评估。

（一）目的和意义

儿童神经心理发育评价的目的主要有以下三个方面：①评价儿童生长发育过程中神经心理的发育是否正常，或是否偏离正常以及偏离的程度；②为神经心理发育障碍疾病的诊断和鉴别诊断提供依据，如孤独症谱系障碍、智力发育障碍、学习技能发育障碍、注意缺陷多动障碍等；③在疾病治疗和随访过程中辅助评价疗效和判断预后。

（二）评价步骤

儿童神经心理发育评估的方法较多，有综合性的测验，也有某一能区的测验。根据作用和目的可以分为筛查性测验和诊断性测验。筛查性测验简便、快速、经济，能在短时间内得出结果，可在基层单位进行，但只能大致筛查出正常与异常，异常者要转至上一级医疗保健机构进一步进行诊断性测验；诊断性测验内容全面而复杂，测验结果能较精确和客观地反映儿童的神经心理发育水平。但是，筛查性测验和诊断性测验结果均不能代替病因诊断，对于发育迟缓的儿童需进一步做病因诊断和治疗。

（三）神经心理发育评估的技巧及要点

儿童神经心理发育评估必须严格按照各种评估工具的理论指导和操作规范进行。测试者的严谨态度与测试结果的可靠性密切相关。测验过程中要注意以下几点。

1.测试者　测试者应该具备儿童神经心理发育的理论知识，经过严格、系统的心理测验培训，通过可信度测评并获得儿童心理测验资格。测试者应与受试儿童建立友好、信任的关系，根据儿童的年龄、性别、神经发育水平、情绪以及心理问题等情况调整自己的交流方式。测试过程中要注意儿童的情绪状态、注意力集中程度、有无影响测试的外来因素等。对测试所得结果的解释要谨慎，不能仅凭一两次的测试结果轻易下结论；必须结合测试时的具体情况，给出合理的解释。测试者熟悉测试所用的工具、资料、记录纸和指导手册，并妥善保管。不宜将心理测验的方法和评分标准对非专业人员公开，以免受试者预先练习而失去测试的意义。

2.受试者　受试儿童应精神饱满，无身体不适。测试中酌情允许儿童休息、走动、喝水、上厕所等。年龄较小的儿童或者对陌生环境、陌生人适应较慢的儿童，家长可以陪同，但事先告诫家长不要给儿童任何暗示或指导。

3.测验环境　儿童心理测验的场所要求环境安静、光线柔和、温度适宜。房间相对独立，色调单一，布置简单，以免分散儿童注意力。使用的桌椅大小和高度要合适。测验过程中应避免他人进出测验房间。

4.测验方法的选择　根据测验的目的和要求，选择经典的、简便有效的测验方法。尽量使用测试者自己熟悉的量表，并且严格按照相应的测试指导手册进行。测验所用的工具均应按要求统一制作，以保证测验结果的可靠性与一致性。

（四）神经心理发育评估在儿童保健中的应用

神经心理发育评估在儿童保健工作中应用广泛，主要应用于以下几个方面。

1.常规健康体检儿童　尤其是运动、语言、社交等能力发展未达到发育里程碑的儿童，以及高危儿，需要定期用发育筛查量表进行评估，可以及时发现神经心理发育的偏离，及早进行病因诊断，并及时开始干预训练。

2.神经发育异常的儿童　定期进行神经心理评估，既可以判断疗效，又可以指导进一步干预训练。

3.某些家长参与的发育筛查问卷　比如年龄与阶段问卷（ASQ），本身就可以作为训练的内容，指导家长在家庭生活中促进儿童早期发展。

4.协助对疾病的诊断和分级　通过神经心理评估可以协助智力发育障碍、儿童孤独症谱系障碍等疾病的诊断和分级。

二、新生儿神经行为评估

新生儿行为评定量表（neonatal behavioral assessment scale，NBAS）由美国著名儿科医师 Brazelton TB 和他的同事制订，适用于初生到 2 月龄的小婴儿。其目的为：早期发现新生儿神经行为异常，对高危儿进行监测，并预测婴儿以后的神经行为发育情况。测验内容包括 28 项行为项目和 18 项引出反应，分为习惯化、定向力、运动、状态控制、状态调节、自主神经稳定性和反射等 7 个项目群。

NBAS 是一套完整的行为测查方法，是研究新生儿神经行为发育的良好方法。但是该方法较复杂，测查需要 30 分钟，评分和分析方法不易掌握，在我国临床上较难推广应用。因此，中国协和医科大学鲍秀兰教授在 NBAS 的基础上，参考法国新生儿神经学专家 Ameil-Tison 的新生儿神经检查指标，结合她自己的经验，建立了我国新生儿 20 项行为神经测定方法（neonatal behavioral neurological assessment，NBNA）。NBNA 分为新生儿行为能力、被动肌张力、主动肌张力、原始反射和一般评估 5 个部分。其中行为能力包括对光刺激习惯化、对"咯咯"声刺激习惯化、非生物听定向反应、非生物视定向反应、生物性视听定向反应及安慰 6 项；被动肌张力包括围巾征、前臂弹回、下肢弹回及腘窝角 4 项；主动肌张力包括头竖立反应、手握持、牵拉反应及支持反应 4 项；原始反射包括自动踏步和放置反应、拥抱反射、吸吮反射 3 项；一般评估包括觉醒度、哭声、活动度 3 项。每项评分有 3 个分度，即 0 分、1 分和 2 分。满分为 40 分。测查应在新生儿两次哺乳之间进行，一般在哺乳后 1 小时睡眠状态开始。检查环境宜安静、半暗，室温为 22~27℃。如果用 NBNA 对早产儿进行测查，则要在矫正胎龄 40 周以后再做，因为早产儿肌张力较低，NBNA 的评分不能反映其正常与否。但早产儿可有视听反应。

三、发育筛查

（一）常用筛查方法

1. 年龄与发育进程问卷（ages and stages questionnaires，ASQ）　ASQ 是美国俄勒冈大学人类发育中心、早期干预研究所的 Diane B 和 Jane S 教授团队为 1~66 个月儿童设计的发育筛查量表系列，于 1995 年首次出版，分别于 1999 年和 2009 年先后两次进行了修订。ASQ 是家长问卷，从 5 个能区定量、定性地评估儿童的发育状况。该

问卷使用方便、简单，而且具有良好的心理测量学特性，得到美国儿科学会的推荐，在美国广泛应用于 0~5 岁儿童发育迟缓的早期识别。国内于 2010 年由卞晓燕等学者以上海地区儿童为常模对其进行标化，并进行推广。目前在国内儿童医疗保健机构得到广泛应用。

（1）适宜年龄　ASQ 适用于 1~66 月龄儿童。共分为 20 个月龄组，2 岁以内每 2 个月一组，2~3 岁每 3 个月一组，3~5 岁每 6 个月一组。

（2）目的　筛查婴幼儿神经行为发育情况，及时发现发育迟缓的婴幼儿，鼓励父母参与儿童神经发育的监测，提供促进儿童神经心理发育的家庭指导。

（3）测试内容　每个量表共有 30 个问题（即项目），分为沟通能区（CM）、大动作能区（GM）、精细动作能区（FM）、解决问题能区（CG）、个人社会能区（PS）5 个能区；每个能区包含 6 个项目。

（4）结果判读与解释　每个项目后有 3 选 1 答案供勾选：是、有时是、否，分别得 10、5、0 分。每个能区的 6 个项目得分之和即为此能区的得分，5 个能区的得分之和即为此量表的总分。各个能区的得分明显高于该年龄界限值，提示该能区发展良好；得分接近界限值，提示该能区发展较弱，需要及时干预并密切随访；得分低于界限值，提示该能区发展不良，建议进一步进行诊断性评估或转诊到上一级医疗机构。

2. 丹佛发育筛查测验（Denver development screening test，DDST）　该测验由美国儿科医师 Frankenburg WK 和心理学家 Dodds JB 于 1967 年在美国丹佛市制订，原版共 105 个项目，国内修订的 DDST 共 104 项（图 2-2）。

（1）适宜年龄　适用于 0~6 岁儿童。

（2）目的　①及早发现问题，是儿童神经行为发育筛查最常用的方法；②对高危婴幼儿进行发育监测；③作为儿童发育的指标，使父母根据儿童年龄给予适当的环境刺激，并设计未来的训练计划。

（3）测试内容　共分为 4 个能区。①社会化：与人相处和关怀他人的需求；②精细动作适应性：手眼协调，小物体的操作与解决问题的能力；③语言：听觉、理解力和语言的使用；④大动作：坐、走、跳和整体大肌肉的动作发展。每个项目用一条横条表示，横条安排在一定的年龄范围之间（图 2-3）。

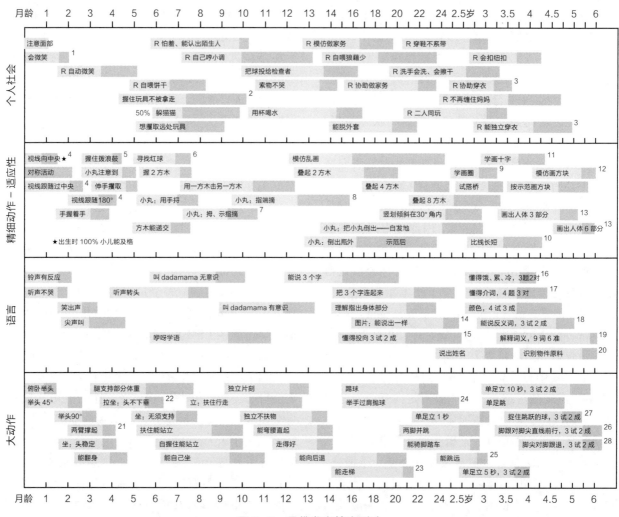

图 2-2　丹佛发育筛查测验

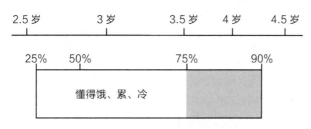

图 2-3　每个检查项目所示年龄范围（DDST）

每一横条上有 4 个点，分别代表 25%、50%、75% 和 90% 的正常儿童在相应的年龄通过该项目。横条内有 "R" 者表示该项目允许通过向家长询问而得到结果（也可通过检查获得）。横条内注有 1、2、3……28，提示该项目需参考注解进行测试。表的顶线和底线均有年龄标记。

（4）测试工具　①红色皮球（直径约 10 cm）1 个；②葡萄干大小的糖丸若干粒；③细柄拨浪鼓 1 个；④正方形积木（边长 2.5cm）8 块，颜色为红、黄、蓝、绿；⑤无色透明玻璃小瓶 1 个，瓶口直径为 1.5cm；⑥小铃铛 1 只；⑦网球 1 个；⑧铅笔 1 支；⑨白纸 1 张。

（5）测试前准备　向陪同的家长说明本测试是发育筛查，如果有些项目不能完成，家长不必紧张，对询问的项目家长要如实回答。测试成功与否，与儿童能否合作密切相关。测试时儿童应精神饱满，体位舒适，双手很容易接触到测试工具。用测查日期减去儿童的出生日期，计算出儿童的准确年龄。如为 1 岁以内早产儿，则需用测查日期减去其预产期，算出婴儿的矫正年龄。满 1 周岁以后不再矫正。连接测试表顶线和底线上相同的年龄标记点，得到被测试儿童的年龄线，并在顶线上写明测试日期。

（6）测试程序　每个能区年龄线左侧最靠近年龄线的项目，至少先做 3 个，然后测试压年龄线的所有项目。每个项目可重复 3 次。对询问的项目，检查者不能暗示家长。测查过程中，检查者要观察儿童的行为、注意力、自信心、与家长的互动关系等。每个项目的评分记录在横条的 50% 处。以"P"表示及格,"F"表示失败,"R"表示不合作,"NO"表示儿童没有机会或没有条件表演。

（7）结果判断 年龄线左侧的项目如果失败,认为该项发育延迟,除了用"F"表示,还应该将横条的最右端用红笔醒目地标出。而年龄线上的项目失败时,不能认为发育延迟,仅用"F"表示即可,不必用红笔标记。测试结果有 4 种:异常、可疑、无法判断及正常。

1）异常:① 2 个或更多能区具有 2 项或更多项目发育延迟;② 1 个能区具有 2 项或更多项目发育延迟,加上另 1 个或更多能区具有 1 项发育延迟和同区通过年龄线的项目都失败。

2）可疑:① 1 个能区具有 2 项或更多项目发育延迟;② 1 个或更多能区具有 1 项发育延迟和同区通过年龄线的项目都失败。

3）无法判断:不合作项目和评为"NO"的项目太多,以致最后的结果无法判定。

4）正常:无上述情况。

（8）复试 第一次测试未达到正常的儿童,2～3 周后应予以复试。如果复试结果仍然为异常、可疑或无法判断,而且家长认为检查结果与儿童的日常表现相一致,则应做诊断性测试,以确定是否为发育异常。

1989 年,Frankenburg 对 DDST 再次进行了修订,称为 Denver Ⅱ。包括 125 个项目,评判更为精确。国内部分地区,如南京、重庆、上海分别引进 Denver Ⅱ,并且制订了地区常模,但是尚没有全国常模。

3. 0～6 岁儿童智能发育筛查测验（developmental screening test for child under six,DST） 由原上海医科大学附属儿科医院（现上海复旦大学儿科医院）郑慕时教授领衔设计,是符合我国国情的 0～6 岁儿童的智力筛查工具,于 1996 年完成并制订了全国常模。

（1）适宜年龄 出生到 72 月龄（即 6 岁以下）儿童。

（2）目的 在社区儿童保健工作中定期开展发育监测,以早期发现发育偏离、早期诊断和早期干预。

（3）测试内容 包括 3 个能区:运动能区、社会适应能区和智力能区,共有 120 个项目,其中运动能区和社会适应能区各有 30 个项目,智力能区有 60 个项目。测验项目编排从 0～96 个月龄分为 29 个年龄组,1 岁以内每月为一组,1～3 岁每 3 个月为一组,3 岁以上每 6 个月为一组。

（4）结果判断 根据智力能区原始分查表得出智力商数（mental index,MI）,根据 3 个能区的原始总分查表得出发育商（development quotient,DQ）。早产儿 1 岁以内要计算矫正年龄。

4. 儿童发展监测指南（guide for monitoring child development,GMCD） 适用于低文化水平家庭照养人较多的人群,更易于在资源缺乏地区使用的工具,这一工具整合了常用的 5 大发育评估工具的特点,列出了 2 岁以内 8 个年龄段所有发育进程,可供家庭照养人和社区儿科医生使用。GMCD 最大的特色在于,除了可以对儿童发育进行监测外,更多强调为家长提供针对性的指导,这一发育监测与早期干预相结合的特点使其在基层应用尤为受欢迎。GMCD 已在全球多个国家中进行了标准化,中国疾病预防控制中心妇幼保健中心自 2017 年开始将该工具引入我国,并在部分省份开展培训及应用。

5. 绘人试验（human figure drawings,HFD） 1926 年美国心理学家 Goodenough 首先提出,并予以标准化。1979 年原上海第二医科大学进行修订和中国标准化。

（1）适宜年龄 5.0～9.5 岁。

（2）目的 筛查儿童认知水平。

（3）测试内容 给受试儿童一张 27 cm × 21 cm 大小的白纸,一支铅笔和一块橡皮,要求受测儿童画一个全身正面的人像。

（4）结果判断 国内采用改良的日本小林重雄评分法（50 分）的常模。计分内容包括身体部位、各个部位的比例、表达方式（线或面）等。绘图结构不良、细节变形或随意涂改构图等,都提示可能存在认知水平、手眼协调、精细动作控制以及情绪等方面的问题。

绘人试验方法简单,无须语言表达,于 10～15 分钟内即可完成。但该方法的智商测试相对粗糙,不能反映儿童的能力特征和差异。

6. 图片词汇测验（peabody picture vocabulary test,PPVT） 是由美国学者 Dunn 于 1965 年修订发表的,目前仍是美国智能不足协会所介绍的 9 种智能测试之一。中国广泛使用的是由上海新华医院郭迪教授修订的版本。

（1）适宜年龄　3岁3个月到8岁5个月。

（2）目的　受试儿童听觉、视觉、词汇理解、注意力及记忆力等。因其不需要用语言表达，特别适用于有语言障碍、脑损伤伴运动障碍的儿童或胆小、注意力易分散的儿童。

（3）测试内容　原测验由150张图片组成，根据我国文化特点修订为120张图片，每张图片由4幅不同的黑白线条图组成，受试者读一个词，请儿童指出与该词相符的一幅图。

（4）结果判断　受试儿童答对1次得1分，测到连续8张图片有6张答错时测试终止。答对的题数即为儿童的初分，查表得智龄、智商和百分位数。测试结果不能全面反映儿童智力水平，而侧重语言理解能力。

7.瑞文测验（combined Ravens test，CRT）　原名为渐进矩阵。由英国心理学家 Raven 于 1938 年创制，是一种非文字的智力测验。对有语言障碍的受试者或语言交流不便的时候，可以用手势或移动图片来表示，还可用于跨文化的比较研究。我国于 20 世纪 80 年代引进该测验，并进行了全国常模修订，扩大了适用范围，可用于个别或团体测试。

（1）适宜年龄　5~75岁。

（2）目的　测验一个人的观察力及清晰思维的能力，可以进行个别测试，也可以进行团体测试。

（3）测验内容　标准型渐进矩阵图，共由6个单元72幅图构成。每个测试题由1张抽象的图案或一系列无意义的图形构成一个方阵，要求受试者从呈现的6小块（或8小块）备选的截片中选择一块正确的匹配给整体结构图片。

（4）结果判断　答对1题得1分，最高为72分。根据原始分和儿童年龄查表得到量表分，计算得出 Z 值、百分位和智商（intelligence quotient，IQ）。

8.视觉运动整合发育测验（developmental test of visual-motor intergration，VMI）　是由美国学者 Beery 设计的一项视觉运动整合发育筛查工具，测试儿童视知觉与手指精细动作之间的协调情况，是美国常用的儿童发育评估工具，对早期筛查儿童学习能力和智能发展异常具有重要价值。我国 20 世纪 80 年代末将其引进后进行了修订和标准化。

（1）适宜年龄　2~14岁。

（2）目的　测验儿童的视知觉与手指精细动作的协调能力，对儿童的学习、行为和智能发育障碍具有临床筛查意义。

（3）测验内容　按照 VMI 施测手册提供的方法进行，受试者依次临摹24个难度递增的标准几何图形，不限时间，不能涂改，测试过程中不给予提示和压力。

（4）结果判断　正确完成1张图得1分，未通过则不计分，连续3张图临摹失败则停止计分，总分为连续3张图失败以前通过的图形数，测验结果按年龄等值报告（计年龄等值与实际年龄的比率）。

（二）语言、社会情绪、行为发育筛查

1.早期语言发育进程量表（early language milestone scale，ELMS）　由美国神经发育儿科医师 Coplan James 编制。上海金星明教授和刘晓教授牵头将其引入国内，并研制了上海标准化常模。

（1）适宜年龄　0~35月龄的正常儿童；也可用于语言发育年龄在0~35个月之间的语言发育迟缓的儿童。

（2）测试内容　共 59 个项目，分 3 个部分。A 部分，为语音和语言表达部分，含 26 项；B 部分，为听觉感受和理解部分，含 20 项；C 部分，为与视觉相关的理解和表达部分，含 13 项。C 部分只适用于 0~19 月龄儿童。当儿童发育年龄超过 19 月龄时就可以不测查 C 部分，并默认通过。

（3）结果判断　①分类法：用通过或不通过表示。年龄线左侧必须全部通过，如果任何一个项目失败，则此项目和全量表的测查结果为不通过，且必须采用计分法重新评估。②计分法：每通过一项得 1 分，将各个部分总得分与常模百分位数进行比较，若总得分 $\leq P_{10}$，则为异常；若总得分 $> P_{10}$，则为正常；如果总得分 $= P_{10}$，而该年龄组第 10 百分位数与第 25 百分位数相等，则为可疑。C 部分：19 月龄得分达到 13 分为正常，小于 13 分为异常。

2.年龄与发育进程问卷–社交情绪（ages and stages questionnaires-social emotion，ASQ-SE）　ASQ-SE 与 ASQ 一样，由同一个团队研制，用于筛查1~72月龄儿童社交情绪行为的家长问卷，国内亦由卞晓燕团队以上海地区儿童为常模对其进行标准化，并进行推广，目前在国内儿童保健医疗机构得到广泛应用。有研究发现，社交情绪异常儿童中，ASQ-SE 分数与改良版婴幼儿孤独症筛查量表（M-CHAT-R）分数呈正相关。因此，ASQ-SE 不仅能指导家长采取合理的育儿方式、减少社交情

绪问题的产生，还有助于孤独症谱系障碍婴幼儿早期筛查和诊断。

（1）适宜年龄　ASQ-SE 适用于 1 个月 0 天（矫正年龄）至 72 个月 0 天的儿童，分为 9 个年龄组：2、6、12、18、24、30、36、48、60 月龄，每个年龄组有对应问卷。

（2）目的　筛查婴幼儿社交情绪发育情况，及时发现社交情绪发育迟缓的婴幼儿，鼓励父母参与儿童神经心理发育的监测，提供促进社交情绪发育的家庭指导。

（3）测试内容　每套问卷共有 16~36 个问题（即项目），包含自我调控、依从性、沟通、适应功能、自主性、情感、人际互动等 7 个能区。

（4）结果判读　于解释每个项目后有 3 选 1 答案供勾选：多数时间是、有时是、很少或从不，分别记 0 分、5 分、10 分。每个能区的项目得分之和即为该能区的得分，7 个能区的得分之和即为量表的总分。将总分与相应年龄段界值进行比较，总分低于该年龄界值，提示社交情绪发育正常；总分等于或高于该年龄界值，提示社交情绪发育迟缓；建议进一步进行诊断性评估或转诊到上一级医疗机构。

3. 婴幼儿孤独症筛查量表（checklist for autism in toddlers，CHAT）　由 Baron-Cohen 等设计，由两部分组成。A 部分：家长填写部分，包括社交兴趣、运动发育、假想游戏、示指指向、玩具使用等 9 个问题；B 部分：为医生观察部分，包括目光注视、共同注意、搭积木等 5 个观察项目。所有问题回答均为"是"或"否"。核心项目为 A5、A7、B2、B3、B4。

（1）适宜年龄　18 个月左右幼儿。

（2）目的　筛查幼儿孤独症谱系障碍。

（3）测试内容　共 14 个问题，前 9 个问题（A1、A2、A3……A9）询问家长，后 5 个问题（B1、B2……B5）测查者在操作过程中评估。

（4）结果判断　①孤独症谱系障碍高度可疑：A5、A7、B2、B3、B4 不能通过者。②孤独症谱系障碍中度可疑：仅 A7、B4 不能通过者。③可疑的其他发育障碍：任何项目 3 项未能通过者。④在正常范围：没有上述情况者。

4. 修正版/改良版婴幼儿孤独症筛查量表（modified checklist for autism in toddlers/revised，M-CHAT/M-CHAT-R）　由美国学者 Robins 等

于 1999 年将 CHAT 改编而来，适用于 16~30 月龄婴幼儿的儿童孤独症筛查。量表包括 23 个条目的家长问卷。作者于 2009 年又进行了修订，去除与孤独症不太相关的 3 个条目，减少为 20 个条目，即改良版婴幼儿孤独症筛查量表（M-CHAT-R）。M-CHAT-R 的主要目标是使敏感度最大化，但是假阳性率也较高。为了解决这一问题，作者还开发了后续问题（M-CHAT-R/F）。美国儿科学会建议对所有健康检查的儿童用该量表进行孤独症筛查。

（1）计分方法　每个条目的评价结果为"通过"或"通不过"，任何一项通不过得 1 分。

（2）结果判断　①低风险：得分为 0~2 分。如果儿童小于 24 个月，则 2 岁时再筛查一次。②中等风险：得分为 3~7 分。采取后续问题（M-CHAT-R/F 的第二步骤）对通不过的项目进行追问，如果得分仍为 2 分或更高，则筛查结果为阳性，需进行诊断评估，从而早期干预；如果后续问题得分为 0~1，则筛查结果为阴性，在下次健康检查时再次进行筛查。③高风险：得分为 8~20 分。可以跳过后续问题，立即进行诊断性评估并进行早期干预。

（3）注意事项　即使使用后续问题，仍有相当一部分 M-CHAT-R 筛查结果为阳性的儿童不会被诊断为孤独症谱系障碍，但是这些儿童具有其他发育障碍或发育迟缓的高风险。因此，任何筛查结果为阳性的儿童都应该进一步评估。

5. 孤独症行为量表（autism behavior checklist，ABC）　适用于 18 个月以上孤独症儿童的筛查和辅助诊断。由 Krug 于 1978 年编制，包括行为、语言、运动、感觉和交往 5 个因素共 57 项问题，每项按其在孤独症诊断中的重要性分别给予 1、2、3、4 级评分。编制者认为总分低于 53 分，患孤独症的可能性很小；总分高于或等于 67 分，高度怀疑为孤独症。

6. Achenbach 儿童行为量表（child behavior checklist，CBCL）　由美国心理学家 Achenbach 等研制，我国 1988—1991 年制订了常模，是父母量表。

（1）适宜年龄　4~16 岁。

（2）目的　筛查儿童的社会能力和行为问题。

（3）测试内容　分一般项目、社会能力、行为问题三部分。一般项目包括儿童的姓名、年龄、性别等。行为问题是量表的主要部分，包括 113 项。按不同年龄、性别，即 4~5 岁、6~11 岁、12~16

岁以及男、女组共6个常模。包含8~9个分量表（以11岁男童为例）：分裂症样、抑郁、不合群、强迫冲动、躯体主诉、社交退缩、多动、攻击性行为、违纪行为。

（4）结果判断　①社会能力评分：分活动情况、社交情况、学习情况3个分量表，分数越高，表明儿童在这方面的能力越强；②行为问题评分：以各个分量表常模的第98百分位（P_{98}）为分界，得分高于此，提示该项行为有问题。

（三）发育筛查方法的选择

健康儿童在定期体检和生长监测的同时，均应进行神经发育筛查。既可监测正常儿童的发育水平，又可早期筛查出发育迟缓的儿童。而高危婴儿则是早期发育筛查的重点对象。高危婴儿包括孕期、产时及新生儿期、婴儿期遭受某些危险因素影响的婴儿。例如，母亲孕期病毒感染、患妊娠高血压或其他严重疾病；早产、低出生体重、出生窒息、缺氧缺血性脑病、颅内出血等；新生儿期患有败血症、脑脊髓膜炎等严重感染或苯丙酮尿症、甲状腺功能减退、唐氏综合征等遗传代谢性疾病。

通常选用简单、快速的发育筛查量表，将神经心理发育可能有问题的儿童筛选出来。目前国内常用的综合性筛查量表是ASQ和DDST。ASQ是近年来应用越来越广泛的筛查方法。由于ASQ筛查量表有许多条目需要父母参与问卷调查，故可以指导父母如何在生活中通过日常游戏活动促进儿童的神经发育。ASQ和DDST既可用于健康体检儿童的定期筛查，也可用于高危婴幼儿定期随访过程中的发育筛查。语言发育筛查可以选用早期语言发育量表。幼儿孤独症筛查可以选用M-CHAT-R/F量表。

四、诊断性测验

（一）常用诊断性发育量表

1. 贝利婴儿发育量表（Bayley scales of infant development, BSID）　由美国儿童心理学家Nancy Bayley于1933年编制，美国心理协会于1969年发表，并正式推广和应用，1993年进行了第二版（BSID Ⅱ）的修订和应用。该版本由智力量表、运动量表和行为评定量表构成。其中，智力量表178个条目，运动量表111个条目，行为评定量表30个条目。智力量表和运动量表计分方式：根据被试

婴幼儿通过的总条目数和年龄得出粗分，将粗分换算成等值的智力发育指数（mental development index, MDI）和运动发育指数（psychomotor development index, PDI）。行为评定量表是在上述两项测试完毕，由测评者对被试者在测评过程中的行为表现进行勾选，每项行为记录分为5个等级，以了解该项行为的发展水平。

国内目前广泛使用的是由湖南医科大学易受蓉教授等于1993年根据BSID Ⅱ进行中国本土化修订，形成贝利婴幼儿发展量表的中国城市修订版（BSID-CR），并建立我国贝利婴幼儿发展量表的城市常模。

（1）适宜年龄　2~30个月的婴幼儿。

（2）目的　婴幼儿心理发育水平的检查，可以确定是否有发育迟缓以及干预效果，也是研究儿童神经心理发育的工具。

（3）测验内容　量表包括三部分。①智力量表（163个条目）：包括适应性行为、语言和探索活动；②运动量表（81个条目）：包括粗大运动（抬头、坐、爬、站、走等）和精细运动（对指、抓握等）；③行为记录（24项）：在上述两项测验结束后，由测试者直接在婴幼儿所表现的行为项目下面画圈，然后对照行为表，以了解该项行为发展的快慢。可以对儿童的全部行为作出总的评价，为临床诊断提供更多的定性观察和行为特征评估。

（4）结果判断　计分方式与BSID Ⅱ相同。根据被试婴幼儿通过的总条目数和年龄得出粗分，将粗分换算成等值的智力发展指数（MDI）和精神运动发展指数（PDI）。指数等级划分：≤69分，为发育迟缓；70~79分，为边缘水平；80~89分为中下；90~109分为中等；110~119分为中上；120~129分为优秀；≥130分，为非常优秀。

2006年，美国进行了BSID Ⅲ的修订，增加和更新了许多条目，由3个子量表和2个问卷组成：认知量表（91个条目）、语言量表（49个条目，包括感受性沟通和表达性沟通分测验）和运动量表（97个条目，包括精细动作和大动作分测验）由测试者通过评估婴幼儿成功通过的条目数计算粗分，并根据年龄换算成相应等值的量表分；社交情感问卷（35个条目）和适应性行为问卷（10个条目）由父母或抚养人完成。适宜年龄为1~42月龄。2019年发布了BSID Ⅳ，保留了BSID Ⅲ的5个能区，但每个能区中的项目数目有所减少，评估耗时更短，

具有更高的临床敏感性和准确性。目前，国内尚没有 BSID Ⅲ 和 BSID Ⅳ 大样本的常模，需要进行中国本土化以后才能广泛应用。

2. 盖瑟尔发育量表（Gesell developmental scale, GDS）　美国著名的儿童心理学家 Gesell 经过长期的观察研究发现，儿童的行为发育具有一定的顺序和年龄规律，以正常的行为模式作标准，可以鉴定儿童的行为发育水平是否与其实际年龄相符合。在此基础上，Gesell 于 1940 年正式推出盖瑟尔发育量表，国内于 1983 年修订了中国的常模。盖瑟尔发育量表具有较强的专业性，能准确地反映儿童的发育水平，测验项目较多，费时较长（约60 分钟），需要由经过培训的专业人员来测评。

（1）适宜年龄　1~36 个月的婴幼儿。

（2）目的　评价和诊断婴幼儿神经系统发育及功能成熟情况。

（3）测验内容　包括适应性行为、大动作、精细动作、语言和个人社会性行为 5 个能区。

（4）结果判断　根据测试结果得出每个能区的成熟年龄，然后与实际生理年龄相比，算出发育商（DQ）。一般情况下，适应性行为的成熟水平可以代表总体的发育水平。如果适应性行为 DQ<75，表明发育迟缓，提示可能有某些器质性损伤，需要进行病因学诊断。DQ 75~55 为轻度缺陷，54~40 为中度缺陷，39~25 为重度缺陷，<25 为极重度缺陷。

3. 格里菲斯精神发育量表（Griffiths mental development scales, GMDS）　1953 年，在英国和澳大利亚工作的儿童心理学家露丝·格里菲斯（Ruth Griffiths）在研究苯丙酮尿症预防食疗配方时，研究并发布了一套 0~2 岁儿童精神发育评估量表，为儿童发育指标制订了创新性标准。经大量数据研究后，格里菲斯又将这一量表扩展到 0~8 岁，涵盖了人类大脑发育最重要的时期。自 Griffiths 精神发育量表发表以来，世界各地医疗机构都陆续采用了这套评估工具，并在医疗实践过程中体现了优异的信度、效度和反应度，逐步成为全球儿童发育评估黄金标准和诊断工具之一。

格里菲斯发育评估量表中文版（Griffiths development scales-chinese edition, GDS-C）由婴幼儿及儿童发育研究协会基于 2006 年 Griffiths 发育评估量表Ⅱ版英文版修订，于 2009—2013 年在中国北京、上海、天津、郑州、西安、昆明、香港等 7 个城市完成中国常模研究修订，具有相关知识产权，是适用于开展 0~8 岁中国儿童发育评估工作的国际先进儿童发育评估诊断工具之一。

（1）适宜年龄　0~8 岁的儿童。

（2）目的　有效评估儿童的运动功能、学习困难程度、先天精神发育状况和发育障碍综合征、视力缺陷、自闭症、早产程度和社交/情感发育能力，并根据儿童 0~8 岁大脑发育各个阶段的对应标准进行比对，提供实用分析，得到明确评估结果。

（3）测验内容　包括 6 个能区。①运动技能：评估儿童大运动能力；②个人-社会互动：评估儿童日常生活，独立能力以及与他人互动的能力；③语言：评估儿童语言水平；④手眼协调：评估儿童精细动作能力，动作灵敏度及眼睛追踪能力；⑤表现：包括工作速度和准确性；⑥实际推理：评估儿童解决实际问题的能力，以及理解数学概念和道德观念的能力。

（4）结果判断　由于各能区是被分别标准化的，所以每个能区可以单独使用和评分。通过查找常模表格，将每个能区的裸分转成百分数值及与发育相当月龄，然后与实际生理年龄相比，算出该能区的发育商（DQ）；还可以根据总商常模，查找计算总发育商。通过发育商及百分数值，可以了解儿童的发育水平，各个能区的优势及劣势。

4. 斯坦福比奈智能量表（Stanford-Binet intelligence scale, SB）　SB 由法国心理学家 Binet 和 Simon 于 1905 年编制，是最早的智力量表之一。以后美国斯坦福大学的 Terman 修订了此量表，称为斯坦福比奈智能量表。该量表先后进行了四次修订，1986 年的第 4 版简称 SB4。SB4 在国外临床上与韦氏智力量表一起成为两套主要的智力评估工具。我国使用的是 SB 第一版的修订本，称为"中国比奈量表"。

（1）适宜年龄　2~18 岁。

（2）目的　测试一般智力水平，也可用于诊断智力障碍及其程度分类。

（3）测验内容　包括 4 个分量表和 15 个分测验。分量表：①言语推理；②抽象、视觉推理；③数量推理；④短时记忆。该量表根据不同年龄设置不同难度的测验项目，年龄越大，测验项目的难度也越大。施测时，先进行词汇测验，根据词汇测验的成绩和实际年龄查表选择其他测验的起始水平，同时根据实际年龄决定施测几个分测验，通常要做 8~13 个分测验。

（4）结果判断　将各个分测验的粗分转换成标准年龄分，再由分测验的标准年龄分转换成 4 个分量表的标准年龄分和一个全量表的标准年龄分。全量表标准年龄分作为总的智能水平的估计值，而分量表的标准年龄分反映儿童的言语、抽象思维、数量和记忆等方面的能力水平。

5. 麦卡锡儿童能力量表（McCarthy scales of children's abilities，MSCA）　由美国心理学家麦卡锡（McCarthy）编制，美国心理公司从 1970 年开始发行。

（1）适宜年龄　2.5~8.5 岁。

（2）目的　用于评估学龄前儿童的能力。

（3）测试内容　包括 5 个分量表。①语言量表：评估语言的理解和运用能力；②数量量表：测试数学能力；③知觉操作量表：测试儿童非语言的知觉和推理能力；④记忆量表：测试词语、数、图片等的短期记忆能力；⑤动作量表：评估大动作和精细动作的协调性。

（4）结果判断　根据分测验的结果可以算出各个分量表的得分。综合语言、数量和知觉操作 3 个分量表的得分可以得到普通认知指数（general cognitive index，GCI），作为儿童总的智力功能，用智龄来表示。

6. 0~6 岁儿童神经心理发育量表（简称"儿心量表"）　是首都儿科研究所自 20 世纪 80 年代初自主研发的儿童发育评估量表。金春华主任团队自 2005 年起，经过十余年修订，完成全国常模制订，于 2016 年发布《儿童神经心理行为检查量表 2016 版》。为方便各专业人员应用，同时完成互联网数字化"儿童神经心理行为检查量表 2016 版软件" V1.0 上线，获得中华人民共和国国家版权局计算机软件著作权（软著登字第 1462629 号）。

（1）适宜年龄　0~6 岁。

（2）目的　评估儿童的神经心理行为发育水平，包括各个能区的发育水平，以及孤独症谱系障碍（ASD）的风险。

（3）测验内容　包含 6 个能区的评估：大运动、精细动作、适应能力、语言、社交、交流警示行为。分 28 个年龄组，含 294 项测查项目。共有 54 种测验工具。

（4）结果判断　大运动、精细动作、适应能力、语言及社交五个能区根据发育商（DQ）进行判断：DQ>130 为优秀，110~129 为良好，80~109 为中等，70~79 为临界偏低，<70 为发育障碍。交流警示行为能区用于 ASD 的风险识别能力和预测能力，此能区分值<7 分为正常，提示 ASD 风险较小，ASD 风险（-）；7~11 分应该随访观察，ASD 风险（+）；12~30 分提示存在交流互动障碍风险，ASD 风险（++）；>30 分提示高度疑似 ASD，ASD 风险（+++）。

（二）学龄前、学龄期智力测验

1. 韦氏幼儿智力量表（Wechsler-preschool and primary scale of intelligence，WPPSI）　由美国 David Wechsler 自 1967 年研发以来，至今已经发展到第 4 版。最新版 WPPSI-Ⅳ 于 2012 年 10 月正式发表，中文版及中国常模由李毓秋等于 2014 年修订完成，目前在国内逐渐推广应用。WPPSI-Ⅳ 中文版保留了 13 个分测验，根据年龄施测不同的分测验，由各种分测验结果导出不同的合成分数，是用于年幼儿童认知能力评估的常用量表之一。

（1）适宜年龄　2 岁半 ~6 岁 11 月。

（2）目的　用于评估儿童的认知能力，协助认知发育迟缓、语言发育障碍、学习障碍、智力障碍等疾病的诊断，也用于智力超常儿童的评估。

（3）测试内容　根据年龄分为两个量表：①幼儿年龄段适合 2 岁半至 3 岁 11 个月，由言语理解、视觉空间和工作记忆 3 个合成分数构成总智商；②学前与学龄初期年龄段适合 4~6 岁 11 个月由言语理解、视觉空间、流体推理、工作记忆和加工速度 5 个合成分数构成总智商。

（4）结果判断　总智商及各合成分数的均值为 100，标准差为 15；分测验均值为 10，标准差为 3。总智商 85~115 为中等水平，115 以上为高于平均智力，85~70 为临界水平，70 以下则要考虑智力低下。

2. 韦氏学龄儿童智力量表（Wechsler intelligence scale for children，WSIC）　由 David Wechsler 创制，于 1949 年首次出版。至今已经修订到第 4 版（WISC-Ⅳ）。WISC-Ⅳ 的中国常模由北京师范大学心理学院张厚粲教授于 2007 年底完成修订，2008 年正式发表，目前已经得到广泛应用。是常用的学龄期儿童智力量表之一。

（1）适宜年龄　6~16 岁。

（2）目的　测试儿童的总体智商水平，并了解儿童在不同能区的认知能力，用于智力评估和智力发育障碍的诊断，也适用于学习障碍儿童的评估。

（3）测试内容　一共包含 14 个分测验，其中 10 个核心分测验和 4 个补充分测验，10 个核心分测验导出 4 个合成分数：①言语理解指数（VCI）：了解儿童的言语能力；②知觉推理指数（PRI）：可以精确地测查儿童非言语的推理能力与空间思维能力；③工作记忆指数（VMI）：主要反映儿童的短时记忆能力、对外来信息的理解应用能力；④加工速度指数（PSI）：反映儿童对外界简单信息的理解速度、记录的速度和准确度、注意力、书写能力等。所有测验结果共同构成总智商（FSIQ）。

（4）结果判断　总智商及各合成分数的均值为 100，标准差为 15；分测验均值为 10，标准差为 3。总智商 85～115 为中等水平，115 以上为高于平均智力，85～70 为临界水平，70 以下则要考虑智力低下。智力发育障碍的诊断则需要同时结合社会适应能力的评估。

（三）运动、语言、行为发育方面的量表

1. Peabody 运动发育量表（Peabody developmental motor scales 2, PDMS-2）　由美国发育评估与干预治疗专家编写，是一套婴幼儿运动发育评估量表。第 2 版（PDMS-2）整套发育量表原版包括三本书：检查者手册、项目测试指导和运动训练方案。北京大学第一医院联合国内几家儿童康复机构共同翻译了这套量表。

（1）适宜年龄　0～5 岁。

（2）目的　可用于儿童运动发育水平的评价，也适用于脑瘫儿童的运动功能评价，还可用于儿童运动康复疗效的评价。

（3）测试内容　该量表由 6 个分测验组成，包括反射、姿势、移动、实物操作、抓握和视觉 - 运动整合，共 249 项。

（4）结果评定　测试结果以粗大运动、精细运动和总运动的发育商来表示。

这是一种专门的运动发育量表，是特别为残障儿童设计的，根据运动功能从低级到高级进行分类。考虑到各种运动障碍的特点，该量表可对两侧肢体的功能分别测验。该量表还有配套的运动发育干预训练方案，根据评测结果可以制订训练目标和训练方案。运动训练方案详尽而又具体，体现了以家庭和患儿为中心的康复理念。

2. 3～6 岁儿童基本运动能力评估量表（General physical activity scale for children aged 3 to 6, GPA3-6y）　由南京市妇幼保健院童梅玲教授团队编制，联合首都儿科研究所、浙江大学运动科学与健康工程研究所，在南京、北京、杭州、重庆、长沙、贵阳、沈阳、西安八地，进行了全国多中心大规模的常模调查和工具研发。于 2022 年正式发表使用。

（1）适宜年龄　3 岁 0 月至 6 岁 3 月，无严重肢体障碍的儿童。

（2）目的　旨在提供一套标准化的本土的运动评估工具，协助专业人员评估学龄前儿童基本运动能力，以识别运动发育迟缓儿童。其评估结果，可为训练方案的制订提供依据。

（3）测试内容　专门为中国 3～6 岁儿童设计的专项运动评估量表，项目设定兼顾粗大与精细运动，涵盖三大类基本动作技能：即跑、跳等移动动作，单脚站立、踮脚走等动静态平衡动作，抛、接等物件操控动作。同时也综合展现出肌力、爆发力、耐力、协调、平衡、敏捷、速度、节奏、柔韧、技巧 10 种儿童运动能力。量表分为 6 个维度，共 22 个项目。6 个维度分别为手部灵活性、身体柔韧性、身体协调性、身体平衡性、身体灵敏性、肌肉力量。量表测评时间 40～60 分钟，个体儿童所需时间，会因年龄、专注力、理解能力、配合程度而有所不同。

（4）结果评定　测试结果以各维度、综合能力的得分、百分位来表示。各维度及综合能力得分范围 1～6 分，分数越高，能力越好。百分位数值表示儿童在同龄人群中的水平。

3. 汉语沟通发展量表（Chinese communicative development inventory, CCDI）　语言与沟通发展量表（MacArthur communicative development inventory, MCDI）是 Fenson 等在 1993 年为美国说英语的儿童制订的语言与沟通发展量表。梁卫兰教授等根据 MCDI 的基本格式，按照汉语语法规律，修订完成了 CCDI 的普通话版。

（1）适宜年龄　8～30 个月婴幼儿。

（2）目的　采用由父母报告的形式，评估儿童早期语言发展的水平。

（3）测试内容　根据年龄分为两部分：①婴儿沟通发展问卷——词汇和手势，适用于 8～16 个月婴幼儿，共分为两部分：第一部分有四项，A. "早期对语言的理解"，含有 3 个问题；B. "听懂短语"，

包括27个经常对婴儿说的短语；C."开始说话的方式"，含有4个问题；D."词汇量表"，含有411个词汇，按照语义和句法用途又将其分为20个类别；第二部分叫"动作及手势"，共54个问题，包括五项内容，分别为"初期沟通手势""游戏和常规""互动动作""假扮游戏"以及"模仿成人动作"。②幼儿沟通发展问卷——词汇和句子，适用于16~30个月幼儿，也分为两部分：第一部分为词汇量表，包含801个词汇，这些词汇分为24个语义或句法类别；第二部分为句子和语法，共有四项内容，分别为"儿童怎么使用词汇""句子和短语""词语组合"以及"复杂性"。

（4）结果评定 婴儿沟通发展问卷通过询问家长，确定每个婴儿对每个词汇属于"不懂""听懂"还是"会说"，"会说"的词汇默认为"听懂"；幼儿沟通发展问卷则是询问家长，每个幼儿对每个词汇属于"不会说"还是"会说"。根据儿童在量表的各个分测验的得分，查表得出百分位数。

作者又根据上述两个长表，分别设计了两个短表，每个短表分别含有大约100个词汇，耗时较短，可以用于临床筛查。

4.1~6岁语言发育测评量表（Chinese language assessment scales-toddlers and preschoolers，CLAS-TP） 该量表以南京医科大学附属妇产医院儿童保健科童梅玲教授团队为主，在香港卫生署儿童体能智力测验服务与香港大学专家的支持和帮助下研制，于2019年正式发表推出，常模建于江苏省。

（1）适宜年龄 1~6岁儿童。

（2）目的 用于讲中文的儿童的语言能力评估。

（3）测试内容 包括189个条目：语言理解（88个）、语言表达（83个）和故事理解（18个）。

（4）结果评定 包括儿童语言理解、语言表达、故事理解这三个方面的原始分、量表分、百分等级和相当年龄。

该量表及各分测验具有良好的信效度，可用以协助诊断语言发育迟缓/障碍的儿童。并可以指导特教老师和康复治疗师等相关工作人员为儿童制订针对性的训练目标和计划。

5. Conners儿童行为量表 Conners儿童行为量表包括父母问卷、教师问卷和简明症状问卷。主要用于评估儿童行为问题，特别是儿童注意缺陷多动障碍（attention deficit hyperactivity disorder，ADHD）。适用于3~17岁，国内外应用均较广泛。

（1）Conners父母问卷 包括48个条目，包含焦虑、冲动多动、心身问题、学习问题和品行问题5个分量表。结果评定采用4级评分法：0分表示"没有"，1分表示"偶尔"，2分表示"经常出现"，3分表示"非常多"。将各分量表的单项分相加，除以该分量表的条目数，即得到该分量表分。分量表分高于同年龄、同性别儿童的平均值加2个标准差，即认为有该项问题。

（2）Conners教师问卷 包括28个条目，包含多动冲动、注意缺陷和品行问题3个分量表，由教师评估儿童的行为，反映了儿童在学校的常见问题。评分方法与父母问卷相同。

（3）Conners简明症状问卷 通常用于ADHD儿童的筛查，父母和教师均可评价，仅需1~3分钟即可完成，也采用4级评分法（0、1、2、3分）。如问卷总分高于15分，即提示存在ADHD可能。

6. 婴儿-初中生社会适应量表（简称SM量表） 日本心理适应能力研究所等单位编制，1988年经北京大学第一医院左启华教授等人进行修订及标准化后在国内推广。该量表适用年龄为6个月至15岁。共有132个项目，分布在儿童整个年龄阶段的6个能区中，即独立生活能力、运动能力、作业能力、交往能力、参加集体活动及自我管理能力。全表共7个起始年龄，由家长或每天照料儿童的抚养者或了解儿童情况的教师，根据相应的年龄段，按儿童具体情况逐项评估。每通过一项得一分，最后合计总得分，根据年龄分组和得分范围，查常模表得出相对应的标准分，最后根据标准分，对受检儿童做出社会生活能力的评价。根据标准分由低到高分为极重度、重度、中度、轻度、边缘、正常、高常、优秀等不同级别。本量表简便、省时、效率高、可靠性强，是我国儿童社会生活能力评估、智力障碍诊断和分级常用的量表之一。

7. 适应性行为评定量表第2版（ABAS-Ⅱ） 中文版（儿童版）可由家长和教师分别填写，适用于对6~18岁儿童适应性行为的评估。ABAS-Ⅱ分3个层面评估适应行为：第一层面为一般适应综合能力；第二层面为三个主要适应能区，包括概念技能、社会技能和实用技能；第三层面为具体适应技能，包括沟通、社区应用、学习功能、居家生活（家长评定）/学校生活（教师评定）、健康与安全、社交、工作（或动作技能）等10个方面。一般适应总分和3个主要适应能区的分数均为平均数100、标准差15，而各适应技能分量表的量表分均数为10、标准差3。ABAS-Ⅱ中文版还提供主要适应能区分数之间、分量表分数之间的差异比较结果，从而确定相对强项和弱项。同时还增加了一个分析结果，即家长和教师对同一名儿童评定结果之间差异是否显著。这一结果有助于了解家长和教师对儿童的看法是否一致，或儿童在家庭和学校的表现是否一致等情况，有利于加强教师和家长之间的沟通联系，共同为儿童的成长提供有效帮助。

（四）孤独症谱系障碍评估

1. 孤独症诊断观察量表（autism diagnostic observation schedule，ADOS） 是用于孤独症谱系障碍诊断的半结构化标准评估工具，是孤独症谱系障碍诊断的金标准。在2012年开始更新至第2版（ADOS-2）。可以评价儿童的沟通与社会交往、重复刻板行为。国内使用的ADOS及其指导手册是中国台湾翻译的繁体中文译本，目前正在推广中。

（1）适宜年龄 能独立行走的12月龄以上的婴幼儿、儿童及成人。

（2）目的 通过评估者与受试者一对一的沟通交流与互动，进行孤独症症状的评估。

（3）评估内容 ADOS-2包括5个模块，每一模块被设计用于某一特定语言能力及年龄的儿童或成人。其中幼儿模块用于1周岁至30月龄以内没有达到短语表达水平的幼儿；模块1用于30月龄以上的前语言/单词状态（无口语，仅有单词或偶有短语表达）的受试者；模块2适用于有短语，但语言不流利的受试者；模块3适用于语言流利（表达性语言达到正常发育4岁儿童水平）的儿童或16岁以下的青少年；模块4适用于语言流利的青少年和成人，包括一些社会性问题、日常生活和学习生活的提问。

（4）结果评价 通过各个评估项目的得分，相加得到沟通与社会交往（social affect，SA）总分和重复刻板行为（restricted and repetitive behavior，RRB）总分，根据SA+RRB的总分之和，转换成比较分1~10（幼儿模块除外）。比较分越大，孤独症的症状越典型。不同模块之间可以通过比较分进行比较，随访儿童的干预效果。

2. 孤独症诊断访谈量表修订版（autism diagnostic interview-revised，ADI-R） 是一种半定量式的诊断访谈工具，几经修订后被广泛应用于临床，在欧美等国家享有孤独症谱系障碍诊断金标准的美誉。

（1）适宜年龄 认知水平达到2岁以上的儿童及成人。

（2）目的 评估者通过与熟悉儿童情况的父母（或抚养人）进行面对面的访谈，了解儿童具体而详细的情况，进行孤独症的诊断。

（3）评估内容 包括3个方面。①3个核心部分：社会交互作用方面的缺陷，语言及交流方面的异常，刻板、局限、重复的兴趣与行为；②判断起病年龄；③评估儿童的特殊能力或天赋（诸如记忆、音乐、绘画、阅读等）。

（4）结果评价 评分标准与方法因各个项目而异，一般按0~3分四级评分。其中2分或3分表示该项目的异常明确存在，只是程度的差异；1分表示介于有与无该类症状之间的情况；0分为无异常。各个部分的总得分与界限分比较，可以进行孤独症的诊断及严重程度判断。

3. 儿童孤独症评定量表（childhood autism rating scale，CARS） 用于孤独症谱系障碍诊断的行为评定量表，可以将孤独症谱系障碍儿童与其他发育迟缓的儿童（如智力障碍）区别开来。2010年此版本更名为CARS2-ST，是医师评定量表，共15个项目，采用4级评分法：1分表示正常，2分表示轻度异常，3分表示中度异常，4分表示重度异常，也可采用1.5分、2.5分、3.5分这些中间分。总分高于30分可诊断为儿童孤独症谱系障碍，其中30~37分为轻到中度孤独症谱系障碍，37~60分为重度孤独症谱系障碍。在第2版可以根据原始得分转换成标准分，但缺乏国内常模。

（竺智伟）

第七节 心理咨询

一、概述

儿童心理咨询（psychological counseling for children）是指运用儿童适用的心理学的理论和技术，遵循教育和发展的原则，通过与家长和（或）儿童的沟通，增加家长的知识和儿童的自我认识，确认内在价值，了解自身需求，发现存在的问题及其原因，改善和解决儿童发育过程中出现的大多数行为问题，使儿童能身心健康地成长的过程。

儿童心理咨询的对象可为直接对象（即正常和有各种心理问题的儿童）或为间接对象（主要是家长、老师、同学和朋友）。儿童心理咨询的主要目标是减轻儿童发展过程中的心理困扰和障碍，最终目标是帮助他们重新回到正常发展轨道，促进他们继续健康发展，完成普遍性的成长与发展任务，辅以个别心理困扰的干预和矫正。

儿童发展深受父母等养育者的影响，行为问题可能与家庭、幼儿园和学校环境相关。儿童心理问题多为亲子沟通不畅、学习适应困难、人际交往困扰等，及由此带来的焦虑、抑郁心理等。由于儿童个性及应对模式尚未定型，心理问题程度一般较轻，常处于发展初期，具有浅表性、短暂性、可塑性的特点，干预越早效果较好。由于儿童认知和表达受限，他们的问题也容易被忽视而错过干预的黄金时间，发展为青少年期乃至成人后的心理障碍及精神疾病。部分儿童即便患有心理障碍，也是被动就诊，因此需要咨询师在关注儿童心理行为问题或障碍的同时，关注对父母养育技能、儿童生存环境的评估和指导。少数儿童遭遇重大生活事件，如亲人离世、罹患重大疾病、遭受性侵犯、遭受身体或精神虐待等，造成创伤后应激障碍，可进一步发展为抑郁症状等，需要长期稳定的专业心理治疗才能改善和康复。

二、儿童心理咨询程序

儿童心理咨询一般包括资料收集、初步评估、咨询阶段、效果评估阶段、结束咨询阶段、追踪随访阶段等六个阶段。儿童心理咨询常见基本步骤简介如下，可根据具体情况进行调整。

（一）资料收集

临床资料收集是进行心理咨询的基本依据。通过家长对儿童病情的介绍、咨询师与家庭成员的访谈、观察与记录、心理测量、实验室检查等多种方法收集、完善资料。资料包括下列内容（但不限于此内容，可以根据儿童具体行为问题适当取舍和调整）。

1. 一般情况　基本信息、母亲孕产期情况、出生史、生长发育史、疾病史、家族史等。家庭状况、养育情况和教养方式等。

2. 同伴交往情况　同伴交往的技能，同伴互动、游戏等表现；在学校的学业和交往情况、课堂表现以及与老师的互动关系等。

3. 本次求助的目的与期望　本次为什么来求助，想要解决的主要问题是什么，或想要达到什么目的，包括心理问题或障碍的表现、产生的时间、对社会功能的影响，希望得到何种帮助等。

4. 儿童言谈、举止、情绪状态、理解能力　在会谈时注意观察并记录儿童情绪状态，与咨询师沟通时的语言理解和表达能力、行为表现等，咨询师在与咨询对象约见时，需要注意非正式观察性评估的应用，如让儿童画画、复述故事、游戏活动等，有助于咨询师获得更多有价值的信息。

5. 有无精神症状、自知力如何　判断是否存在精神症状，自知力是否完整。

6. 与心理问题相应的测量及辅助检查　结合叙述性问卷或筛查量表可以缩短收集资料的时间，根据初步印象安排相应的心理评估或进行必要的辅助检查。

（二）初步评估阶段

在完成资料收集后，对收集到的各种资料进行归纳整理，得出初步结论，明确儿童问题的类型和严重程度，对可能的原因进行分析和判断，为制订咨询计划提供依据。初步评估阶段具体环节如下。

1. 评估资料的真实性　由于儿童心理咨询的特点，收集资料过程中需要收集儿童自身、父母、家庭甚至学校教师等的信息，不同来源的资料可能不一致，甚至有相互矛盾的情况。例如，对儿童行为问题描述，父母双方可能各执一词，或者教师反映和家庭观察不相吻合的现象，需要治疗人员充分利用专业知识，去伪存真，评估和判断资料的真实性。

2. 对资料进行归纳整理　将收集到的资料进行梳理，按出现时间进行排序，按因果关系，筛选与行为问题相关的资料，剔除无关信息，确定主要问题和延伸问题，找出问题的主要原因和诱发因素。

3. 诊断分析　根据引发心理问题的生物学因素、社会因素或个体心理因素以及心理行为问题诊断标准，进行症状功能的评估，确定心理问题的由来、性质、严重程度，形成诊断。

4. 鉴别诊断　根据相关鉴别诊断的关键症状和特征，进行鉴别诊断。

5. 确定是否适合心理咨询　根据诊断情况，判断是否适合进行心理咨询或者进行转诊。如果儿童存在明显的精神症状、咨询内容超过咨询师专业或能力范围等情况，建议转诊至相关机构。

（三）咨询阶段

1.制订咨询计划　咨询师根据评估的结果，向父母介绍拟采用的心理咨询技术和方法，共同制订咨询的目标、形式、环节、手段，确定预后、咨询意外和失败的对策及措施等。如果咨询师能够和父母达成一致，就进入心理咨询阶段；如果不能达成一致，咨询就终止，或者转介。

2.家庭会谈　初始会谈可以在儿童不在场的情况下进行，父母可以自由地向咨询师描述儿童的情况及父母的焦虑，帮助父母了解儿童咨询的设置及原则，如保密及例外等。常规宣教，帮助父母了解儿童的治疗过程，更容易让家长对咨询师产生信任，尽快帮助儿童进入心理咨询。后续会谈建议在儿童在场的情况下进行，这可以帮助儿童了解父母及父母对他的评价及期望，临床研究证实这可以产生治疗性功效。

为了比较全面、客观地了解儿童的状况，与儿童父母会谈时会提供给儿童相关问卷，包括儿童当前问题及先前治疗情况、成长中的重要事件、学习情况、在学校中的问题、同伴关系、家庭关系等。咨询师可以根据需要设置繁简程度不一的信息表。咨询师要与家长签订咨询协议。

3.实施咨询计划　咨询双方根据拟订的计划，按照约定的时间、地点，采取咨询行动，达到咨询目标。咨询师利用心理学的方法和技术帮助儿童解决各种心理问题，改变不良心理状态，提高心理健康水平。父母需要积极配合咨询师实施方案，接受咨询和指导，认真体验和积极实践。基于对儿童信息的了解，形成初步假设，选择合适的方式与儿童进行互动，开始咨询工作。

（1）选择合适的咨询方式与道具　咨询师可以通过观察儿童对玩具的选择、对玩具做了什么，来了解儿童行为模式和行为动机。因此，在见儿童之前，咨询师可以根据儿童的年龄、性别、人格特质等准备一些道具与活动。

（2）与儿童建立信任关系　要获得儿童的信任，建立良好的咨访关系，可以从以下几点去做。

1）在咨询开始时向儿童说明保密原则。未经儿童同意，不允许其他人进入咨询室，不会将咨询过程中的任何具体细节告诉父母，以此帮助儿童理解儿童-咨询师关系的排外性及咨询的保密性。

2）营造一种安全的环境，让儿童不用担心自己的表现会受到咨询师的评判。当然咨询过程也要设定限制，儿童不得损害财物、伤害自己和咨询师，否则儿童要付出代价，比如终止这次咨询，但是依然要告知儿童欢迎下次再来咨询。

3）咨询师不必伪装成他人，可以与儿童一起自然地游戏与互动，从而也让儿童放下紧张和防御，真实地表露自己，体验到真实的咨询关系。

4）儿童谈论到性侵犯或身体虐待时，本着儿童福祉最大化的原则，咨询师需要将此告知儿童父母或相关人，之前咨询师需要就信息可能带来的结果、告知的方式与时间等问题与儿童进行充分的讨论，并及时处理儿童在信息分享后出现的焦虑与痛苦情绪。

5）咨询师在咨询过程中不应提问过多，因为当儿童觉得被要求回答时，会感到不安，儿童可能会做出退缩或沉默行为。

6）需要让儿童知道与咨询师见面的原因及咨询的目的。如父母说"我带你去见一个可能会让你变得更开心的人"，利于帮助儿童形成关于咨询的正确认知。比如告知儿童咨询师会陪伴他游戏，每次45分钟，游戏快结束时咨询师会提醒时间等。儿童觉察到儿童与咨询师之间的关系是安全的、可信任的，才能投入咨询过程中。

（3）倾听儿童的故事　咨询师可以邀请儿童讲述自己的故事。这是儿童咨询过程中最核心、最有效的步骤。咨询师在引导儿童的过程中需要注意以下几个事项。

1）要尊重儿童的表达方式。缺乏沟通技巧、有情绪困扰的儿童可能需要借助游戏。

2）不要试图加快咨询进程，不要有过多探询性提问，否则儿童可能会因为害怕而回避访谈，可以借助绘画等活动来辅助表达。询问到私密而敏感的问题而停止交谈，应该让孩子来引导问题，让儿童有机会表达自己并探究这些令其感到困扰的情绪或问题。

3）基于儿童的认知与思维水平，采用儿童能够理解的语言进行沟通，语气要和缓。有时儿童可能有意或者无意地回避讲述那些给他带来烦恼或痛苦的事情，这种回避可能表现为沉默或退缩，也可能会表现为吵闹不安或暴躁。咨询师可以通过给予儿童一些反馈以提升儿童对阻抗的意识，帮助儿童作出澄清，也让儿童觉得产生害怕是合理的，并且有退缩反应也能够被尊重。

4）帮助儿童释放情感。有时儿童在讲故事的过程中其痛苦情绪很自然地得到缓解，甚至还能自行找到问题解决办法。但有时儿童需要通过游戏或咨询师的指导才能逐步适应与人交往，不再焦虑。让儿童在一个接纳、信任的环境中自由讲述自己的故事本身就是赋予儿童力量的过程。儿童会逐渐获得对自身问题的掌控权，能够更安心、更从容地融入外在世界中。

5）帮助儿童改善不合理认知和行为。咨询师需要了解儿童以往为了解决问题所做的尝试，一般以开放式提问更好，比如"告诉我，你是怎样去努力解决问题的？"列出儿童为此所做的行为清单，探索儿童从无益的行为中所得的回报或付出的代价，这对迫使儿童停止无效方法，促使儿童作出改变是有益的。鼓励儿童尽可能多地列出解决方案，并且不进行评价。然后咨询师与儿童一起考虑可行性，设置初次尝试目标，商讨具体行动步骤，咨询师给儿童布置家庭作业，来帮助儿童重新思考，作出改变，以更具适应能力。

（四）效果评估阶段

这一步最好是在儿童及家长都共同在场的情况下进行。一般与咨询前的评估前后对照。可以根据以下几点来评估效果：

1. 儿童卸下防御，更放松，更容易接近了吗？
2. 儿童已经接纳自己的感受和明白自己的行为的责任了吗？
3. 儿童更能包容自己和他人了吗？
4. 儿童更独立或者更能自我指导了吗？
5. 儿童的恐惧、不开心和焦虑比咨访关系开始时减少了吗？

（五）咨询结束阶段

在咨询计划结束时，咨询师需要对咨询情况进行小结，与父母一起对咨询效果进行评价，检查目标实现情况，指出儿童的进步和取得的成绩，父母需提高的技能，今后需要注意的问题以及随访安排等。结束咨询对儿童来说可能很难，但是长期接受心理咨询对儿童的成长是不利的，儿童要成长必须获得足够的独立性。因此，当目标完成的时候，咨询师必须结束咨询。

（六）追踪随访阶段

在咨询结束之后，制订一份简短的随访计划，如30天或者6个月进行信件或电话随访，来缓和儿童的情绪。可采用多种方式，如复诊、通信、问卷、网课等，进行追踪检查，反馈巩固，以明确心理咨询的效果。

三、儿童心理咨询的专业伦理

联合国《儿童权利公约》赋予儿童生存权、受保护权、发展权、参与权和表达权。《中国心理学会临床与咨询心理学工作伦理守则》（第2版，以下简称《伦理守则》）规定：在心理咨询和治疗中，来访者享有获得治疗权、同意治疗权、隐私权和个人名誉权等权利，并且相关权利受到相关法律和心理学伦理的保护。保护儿童权利是心理咨询与治疗中一个基本原则。

心理咨询的第一步是征得儿童对咨询的知情同意，儿童有权利并且需要了解咨询的性质、潜在结果以及局限性。心理治疗涉及的法律问题有以下几个方面：心理咨询机构和心理咨询师资格的合法性。服务内容和形式的合法性，特别是治疗协议的法律形式，包括协议的内容、保密的条款、违约责任、隐私权等。

（一）多重关系问题

在儿童心理咨询中最常面临的问题是：谁才是来访者？儿童心理咨询往往需要父母参与，这就涉及咨询中多方的复杂性。家长主观臆测干扰了孩子的表达，如：家长告诉治疗师孩子怕独自上厕所，而小朋友告诉治疗师，他是害怕厕所里的水流声，特别是抽水马桶抽水的声音，只要进到厕所里就怕，家长不在更会加重他的害怕。判断多重关系对咨询效果的影响，以及是否存在对来访者个体造成干扰甚至达到伤害的程度。咨询师要以来访者利益最大化为原则，设法解除多重关系。

（二）保密原则

咨询师有义务为来访者在进行咨询中所说的话语进行保密，不向第三方公开任何可辨认来访者的个人信息、咨询内容和资料信息等。保密不是无限度的，《伦理守则》中明确指出下列情况属于保密例外：来访者有伤害自身或他人的严重危险、未成年人受到性侵犯或虐待以及法律规定需要披露的其他情况。在儿童心理咨询中，咨询师需要尊重法律赋予监护人的监护权以及知情权，父母如果要求了解儿童在咨询中透露的内容，咨询师是有义务进行某些程度上的披露的。有时候让父母或监护人参与咨询工作，也是心理咨询师更全面有效地利用资源，使治疗工作更具成效的重要方式。

（三）第三方权利及处理

儿童是否接受咨询，是立即开始还是以后，是否改变治疗方法或更换咨询师等问题，通常是由儿童的监护人来决定的。儿童心理咨询与成人心理咨询最大的不同是对未成年人进行工作时牵涉第三方（家长、学校、机构等）的知情权和监护权。如未成年人出现抽烟、喝酒、打架、偷窃、吸毒、恋爱及发生性关系等问题时，咨询师可以根据具体情况，先明确法律是否要求告知，如果不属于必须告知的情况，可向监护人说明保密原则的重要性，希望他们谅解，尊重孩子的个人意愿。学校或老师（包括所有非监护人）要求学生提供校外心理治疗信息或心理测验结果时，必须先获得当事人父母或监护人的同意，最好能签署同意书。

四、儿童心理咨询常用理论及技术

心理治疗主要包括精神分析、行为治疗、认知行为疗法、辩证行为疗法、家庭治疗、游戏治疗等，每种治疗方法都有独特的治疗理论和技巧。应充分考虑各种疗法的优缺点，选择最适合的方法，必要时可以综合运用多种方法矫治儿童的行为问题。

（一）精神分析理论和技术

精神分析是较早对儿童心理问题进行临床工作的流派。

精神分析治疗是运用精神分析技术，如自由联想、分析阻抗、移情、反移情、释梦等，让求助者回忆早年的经历，分析其潜意识里的矛盾冲突与症状的关系，对潜意识的心理冲突和不成熟的防御方式进行调整和解释，达到缓解症状、促进人格成熟的心理治疗方法。该方法适用于某些有心因性情绪障碍的儿童，如恐怖症、焦虑症、癔症等的心理咨询。

咨询师在对儿童进行精神分析治疗时，由于部分年幼儿童语言发展不充分，难以充分表述自己的情感和矛盾，还有些儿童被父母软硬兼施强拉来接受治疗，往往不愿意谈论自己的欲望和内心的挣扎，影响治疗效果。精神分析学专家发现通过游戏、讲故事、角色扮演、说期望等治疗技巧可以帮助儿童将潜意识里的欲望和困扰"投射"出来，表达内心的不满和期望，展现自己家里或伙伴之间的人际关系或生活实况。例如，近年快速发展的沙盘游戏治疗，即让儿童从架子上自由挑选小模具，摆放在盛有细沙的特殊容器（沙盘）里，创造出一些场景。这些玩具及摆放的场景，可能包含着个人心理层面或无意识层面的痕迹与记忆。咨询师据此进行分析，实现心理分析与心理治疗。儿童故事治疗，即以"故事"为媒介，借助精神分析的架构，找到儿童心理治疗的着力点，开展分析和治疗，即通过儿童所创造的故事，为咨询师进入儿童心理世界提供契机。通过讲故事，儿童交流与他们家庭有关的重要信息，学会表达和控制感情；通过倾听儿童故事，咨询师能更好地明白儿童的防御、冲突和家庭成员之间的情感关系等。在分析儿童讲的故事时，咨询人员通过寻找那些总是被重复的主题可以发现跟儿童情感和心理挣扎有关的重要线索。在治疗环节，可以先让儿童说出自己的故事，然后咨询师回应故事，介绍一个更合理地解决故事中儿童冲突的办法。

精神分析与其他心理学派不同之处在于：它是在探讨神经症的病因和治疗方法中产生出来的。由此在学科研究的目的和方法上与其他心理学派不同，它着眼于神经症患者的内心冲突，用临床观察而不是实验室的方法，寻找解决困扰患者症状的有效途径。常用技术如下。

1. 移情和反移情　移情是在精神分析过程中，来访者对咨询师产生的一种强烈的情感；是来访者将自己过去经验过多的投射到咨询师身上的过程。反移情是咨询师把过去生活中对某个重要人物的情感、态度和经验转移到了来访者身上。

2. 阻抗　阻抗意味着对抗，阻抗是对分析的进展、咨询师和分析性方法及过程起反作用的力量，即阻碍患者的自由联想，妨碍患者试图回忆和达到对顿悟的理解、领会针对患者的合理化自我及想改变的期望起反作用的力量。阻抗可以是意识、前意识和潜意识的，可以用情绪态度、观念、冲动、想法、幻想或行动的方式得以表达。阻抗也可以被理解成防御机制在治疗中的表现。常见的阻抗有不遵守治疗设置、在治疗中过度沉默或过度健谈、爱上咨询师（移情性阻抗）等。

3. 自由联想　咨询师鼓励患者尽量自由地、无拘无束地讲，不要在乎所说的是否正确以及是否合乎逻辑。坚持要患者说出所想的任何事情，不要有任何隐瞒。特别是那些他不想说，或者不好意思说的东西，说出来尤其有意义。

4. 解释、重建、修通　解释是指咨询师对患者的表达和行为的潜意识意义的推断和结论，是通过咨询师对患者的说明，来增加患者关于自己的认知，这些是咨询师从患者自己的思想、情感、言语和行为中提炼出来的。解释是使潜意识的资源、经历、模式和特定心理事件的原因意识化。

重建是指将患者和他过去的环境中的重要人物置于现实的背景下，这包括重建在过去各个时期的自我形象。

修通是由领悟导致行为、态度和结构的改变的分析技术。包括：重复地解释；打破情感和冲动与经验和记忆之间的隔离；解释的延长、加深和加宽；重建过去；促进反应和行为的变化。

（二）行为治疗理论和技术

行为治疗是以经典的条件反射为主要实验基础，基于经典条件反射原理、操作性条件反射学说和社会学习理论。巴甫洛夫发现了经典的条件反射，并进一步研究了条件反射的泛化、辨别等，用来解释行为的建立、改变和消退。

行为治疗认为通过条件反射、学习过程或强化手段，按一定的程序可以矫治病态行为或塑造良好的行为。因此，行为治疗是通过指导儿童建立新的、更加合适的行为来替代问题行为，常用的操作方法包括强化、塑造、消退和惩罚等。行为治疗疗程较短，不涉及内心冲突，常用于治疗分离焦虑、强迫症。常用技术如下。

1. 渐进性放松训练和自主训练　放松训练是按一定的练习程序，有意识地控制或调节自身的心理生理活动，以达到降低机体唤醒水平，调整那些因紧张刺激而紊乱了的功能。渐进性放松又名渐进性的肌肉松弛疗法，是通过对肌肉反复的紧－松循环练习，促进肌肉放松和大脑皮层唤醒水平下降的一种放松方法。自主训练能够根据自我暗示得到类似催眠的放松。

2. 系统脱敏疗法　系统脱敏疗法的基本思想是：一个可引起微弱焦虑的刺激，在处于全身松弛状态下的患者面前暴露，从而逐渐失去了引起焦虑的作用。

3. 冲击疗法、厌恶疗法和矛盾意向法　冲击疗法的基本原则与系统脱敏法相反，是让患者一下子面对大量的惧怕的情况，甚至过多地与惧怕的情况接触。个体面对过分的惧怕刺激，恐怖反应逐渐减轻，甚至最终消失。部分儿童适用，持久地让儿童暴露在惊恐因素中，惊恐反应会自行耗尽。在使用前，应介绍原理与过程，如实地告诉患者在治疗中必须付出痛苦的代价，需要签协议，进行必要的体检，排除心血管疾病、癫痫等重大躯体疾病。

厌恶疗法是一种通过轻微的惩罚来消除适应不良行为的治疗方法。当某种适应不良行为即将出现或正在出现时，当即给予一定的痛苦刺激。

矛盾意向法让患者故意从事他们感到害怕的行为，时间长久而患者又没有受到直接的伤害，患者对该行为就会感到无所谓，达到使害怕反应不发生的目的，与心理治疗中的满灌疗法相似。比如失眠症患者运用矛盾意向方法就是让他们由原来总想尽快入睡改为有意时间保持觉醒拒绝入睡。如果患者放弃了入睡的努力，实际地代之以保持觉醒，结果焦虑将得以缓解，入睡便易于进行。

4. 自信训练、模仿与角色扮演　自信训练是运用人际关系的情景，用于帮助儿童正确的和适当的与他人交往，表达自己的情绪、情感。特别适用于那些不能表达愤怒、苦闷、说不、正当要求、意见或情感体验的儿童。

模仿的理论基础源于班杜拉的观察学习理论。模仿包括榜样示范和模仿练习。榜样示范是咨询师或其他人向儿童清楚地演示新的适应行为。模仿练习则是儿童依照样板行为进行实际演练。只有榜样示范，儿童未被明确要求进行实际演练，称为被动模仿学习。既要观察榜样示范又进行模仿练习的叫主动模仿学习。模仿技术可应用于多种行为障碍。

角色扮演与自信训练有共同的出发点，即实际地去扮演自己所希望发生的行为，经过实际地扮演与练习而形成新的行为。只是在角色扮演时多加了一个层次，就是要认识以怎样的"角色"来表现其行为，与人发生关系。例如，跟自己的孩子讲话时要扮演怎样的父母角色等。角色扮演时，有时要扮演相反的角色，让父亲扮演儿子，让儿子扮演父亲，以便增加对于对方的了解，以表现对方所希望发生的行为。

5.塑造法 塑造是用来培养一个人目前尚未做出的目标行为的手段。步骤：定义目标行为；制订对于治疗对象最合适的方法；确认初始行为；选择塑造步骤；选定强化刺激；对各个连续的趋近行为实施差别强化；按照合适的速度完成塑造各步骤。

6.自我管理 自我管理体现了行为疗法一种倾向上的转变。儿童在行为改变的各个环节扮演积极、主动的角色，他自己对改变负责任。这是一种儿童参与治疗的模式。优点：提高了儿童改变行为的动机水平；直接在生活的自然情境中改变行为；对一些不易在咨询室里观察和处理的行为能够进行矫正。

7.行为技能训练 行为技能训练指在训练过程中结合使用，示范、指导、演习和反馈，帮助个体熟悉有用的行为技能。

（1）示范 指训练者向学习者示范正确的行为。学习者观察示范行为然后进行模仿。

（2）指导 是要向学习者恰当地描述某种行为。

（3）演习 指在接受指导和观察行为与示范后，对这种行为进行实践。正确的演习应立即给予强化；错误的演习，应当给予反馈；直到行为表现正确或大部分正确的时候，才结束。

（4）反馈 特指对正确的行为进行表扬，对不正确行为进行指导。

（三）认知行为疗法的理论与技术

认知行为疗法是行为主义发展的"第二浪潮"，是根据认知过程影响情感和行为的理论假设，通过改变不良认知，进而改变其情绪与行为，增强其社会适应能力。具有代表性的是艾里斯的合理情绪行为疗法、贝克的认知疗法和梅肯鲍姆的认知行为疗法。20世纪50年代，艾里斯创立合理情绪疗法，其理论要点就是情绪并非由某一诱发性事件本身所引起，而是由经历了这一事件的个体对这一事件的解释和评价所引起的，强调一切错误的思考方式或不合理信念是心理问题的症结，理性的思考是解决问题的关键。

合理情绪疗法就是通过咨询师对求助者进行教育和疏导，以改变其不良信念为核心，最终使其不

良的情绪和行为得到调整适应。认知行为疗法已逐步被用于治疗儿童多种情绪与行为问题，通过运用认知和行为技术改变儿童和青少年的不良认知来改善患儿的症状。认知行为疗法的目的是引导儿童识别、评价和检验自己的想法与行为的正确与可行性，共同探索替代性想法，建立更加合理的信念，帮助儿童解决问题，常用于治疗焦虑、抑郁、恐怖症、强迫症、神经性厌食等。常用技术如下。

1.识别自动性想法、认知性错误 是介于外部事件与个体对事件的不良情绪反应之间的那些思想，大多数患者并不能意识到负面情绪前的这些想法，尤其是那些在愤怒、悲观和焦虑等情绪之前出现的特殊想法。咨询师可以采用提问、指导患者想象或角色扮演来发掘和识别自动性想法。

焦虑和抑郁患者往往采用消极的方式来看待和处理一切事物，他们的观点往往带有悲观色彩，特别容易犯概念或抽象性错误，基本的认知错误有：任意推断、选择性概括、过度引申、夸大或缩小、全或无思维。

2.真实性检验 即检验自动化思维和错误信念，这是认知行为疗法的核心。在治疗中鼓励患者将其自动性想法作假设看待，并检验这种假设，结果他可能发现，95%以上的消极认知和信念是不符合实际的。

3.去注意 大多数抑郁和焦虑患者感到他们是人们注意的中心，认为自己是脆弱的、无力的。如要求儿童衣着不像以往那样整洁去沿街散步、跑步，然后要求他记录不良反应发生的次数，结果他发现几乎很少有人会注意他的言行，这就是去注意。

4.监察焦虑水平 许多慢性甚至急性焦虑患者往往认为他们的焦虑会一成不变地存在下去，但实际上，焦虑的发生是波动的。如果人们自身认识到焦虑有一个开始、高峰和消退过程的话，那么人们就能够比较容易地控制焦虑情绪。鼓励患者对自己的焦虑水平进行自我检测，促使患者认识焦虑波动的特点，增强抵抗焦虑的信心，是认知行为疗法的一项常用手段。

（四）辩证行为疗法的理论与技术

辩证行为疗法（dialectical behavior therapy，DBT）是行为治疗的第三浪潮，是用于帮助情绪失调患者的一种心理治疗方法。它由传统的认知行为疗法发展而来，并结合了禅学的辩证思想，强调在

"改变"和"接受"之间寻找平衡。对于青少儿的DBT治疗已经在试验中被证明可以减少自杀性思维、自伤行为以及抑郁症和焦虑症等症状。

DBT的治疗目标包括：通过增强有技巧的行为来强化儿童的能力，提高并维持儿童想改变的动机，确保治疗过程中发生的改变被应用到日常生活中，强化咨询师的动机以提供有效的治疗，帮助儿童重建或改变生活环境，以此支持并保持进步，继续朝目标前进。

DBT的技能训练内容包括：正念技能、情绪调节技能、人际效能技能以及痛苦忍受技能。正念技能是DBT的核心，每次治疗开始和结束时都要进行正念练习，它运用观察环境，不带评价地描述所观察的事物以及全然接受等方法，帮助患者集中注意力于当下，减少对自我和他人的评判，增加对自身体验的认识和接受度。情绪调节技能运用识别情绪、克服阻碍健康情绪的障碍、增强正性情绪、冥想等方法，帮助患者减少情感脆弱性，提高改善情绪的能力。人际效能技能运用倾听、表达、协商谈判等沟通技能，帮助患者在不破坏人际关系和不伤及自尊的前提下获得个人目标最大化，同时适当提高自信。痛苦忍受技能运用转移注意力、自我安慰、放松、制订新的应对策略等方法，帮助患者冷静面对困难处境，采取智慧的行动，减少负性的情绪反应。

（五）家庭治疗的理论和技术

家庭治疗是一种以整个家庭系统为对象进行心理治疗的方法，注重家庭成员之间的相互作用和整体的心理状况。通过共同努力促使家庭发生变化，如标签症状，行为观察，干预家庭固有的结构、情感等级、行为模式等，以帮助家庭增加沟通、建立有效的互动方式，降低内部张力，促进家庭功能。家庭治疗理论认为通过改变家庭内部结构，形成良好的人际沟通，所有家庭成员的生活也会相应地发生改变。在儿童成长过程中，家庭对儿童情绪的发展、个性的形成及行为模式的建立发挥着重要的作用。从整个家庭的角度矫治儿童的心理行为问题非常重要，其多用于亲子关系不良、儿童学习困难、儿童行为障碍、儿童适应障碍、人际关系问题等。

目前的家庭治疗理论和技术的主流发展如下。体验式，结构式，系统式家庭治疗，从策略治疗、短期治疗中诞生出来的"索解导向家庭治疗以及叙事疗法。

1. 体验式家庭治疗　强调了四种不良的交流类型：指责、屈从、过于理性和离题。这些不良的交流类型其核心是缺乏自尊。在功能失调的家庭中，成员们都害怕在真实的情景中表达和理解他们自己以及他人。该模式鼓励家庭成员间的直接、清晰的相互交流，随时从交流取得的点滴经验中不断加以总结，促进个人和家庭的成长。体验式家庭治疗的目标是使家庭更加开放、自然，更有自主性和更能体会到自己和他人的情感。常用技术如家庭雕塑、心理剧和角色扮演等；或者通过咨询师的创造性和自发性，来激发家庭成员的情感，促进相互作用，促进家人成长。

2. 结构式家庭治疗　主要目标是重新建立家庭结构，改变家庭成员间相互作用方式，打破机能障碍的格局。建立起家庭成员间更为清晰、灵活的界限，以产生更为有效的新的结构格局。结构是指家庭中持续起作用的、对系统进行调控的、家庭成员间的互动行为模式。边界指的是家庭中一种看不到的半透性屏障。僵硬的边界常常过于严格，与其他系统的接触受到限制，易导致解离的状态。常用技术如：联结进入和容纳，互动中治疗，适时制订诊断与治疗计划，改进互动的方式，重塑家庭边界。

3. 策略模式与系统式家庭治疗　"问题"或"症状"有类比或隐喻的意义，表现了家庭中人际交往的功能失调，常常是家庭问题解决方式不当所致。关注解决当前的问题，运用一系列的策略，而不是个人魅力来减少阻力和冲突。系统式家庭治疗强调家庭系统中，每个成员特定的认识模式，内在构想决定了某人一贯的行为模式，反过来又受行为效果影响和作用，形成环形反馈。常用技术如："假设—循环—中立"。"假设"在了解家庭所获的信息后得出探索的出发点，也是指向新信息的路标。"循环"指的是咨询师能够从连续的特定提问中，利用得到的反馈来引导自己，通过向家庭成员提问来了解和传达信息。"中立"指咨询师总的态度是超然的，保持不偏不倚。

4. 索解导向家庭治疗与叙事疗法的理论体系家庭成员只看到问题，而忽视了内在的资源和潜能，也看不到解决问题的方向。关注点要放在怎样解决问题上，而不是去深究问题。常用技术如：通过肯定求助者的主观经验，鼓励激发儿童的资源，相信目前的困境只是因为一叶障目；通过"奇迹问题""例外问题"等特定的提问技巧，将注意力转移到解决问题的方法上。一般 10 次为一个疗程。

叙事疗法以谦卑炽热的心，帮助儿童重新定义、重新组织、重新讲述一个新的故事。常用技术除了包容、尊重和肯定患者的经验外，还包括创造性的发问技巧，将问题经由个人责任外化，变成大家共同要对付的敌人。强调家庭一个生活故事的重新创作的过程。

（六）游戏治疗的理论和技术

游戏治疗是以游戏为主要沟通媒介，运用心理学方法，改变儿童的不良情绪与行为的方法。由于儿童语言理解和表达能力欠佳，故单纯依赖言语交流影响心理咨询的效果。而游戏是儿童探索周围世界和环境的主要活动，具有趣味性、具体性和虚拟性的特点，通过游戏可以给儿童创设一种温和、信任及完全自由的环境，为儿童提供有效表达和释放情绪的途径。

将儿童心理治疗与游戏结合最早源于弗洛伊德的精神分析学派，通过比喻、玩具、游戏等形式，对儿童进行心理投射和升华，释放紧张情绪。后来逐渐发展出不同学派的游戏治疗，如认知行为游戏治疗、儿童中心游戏治疗和结构式游戏治疗等。不同理论学派运用游戏治疗的理论基础存在不同，对游戏治疗有不同的定义，但都认为游戏活动本身不是治疗的目的，而仅仅是治疗的一种手段或方式，真正产生疗效的是所使用的心理学方法对于求助者问题的剖析和干预。游戏治疗常用技巧包括想象式治疗技巧、说故事治疗技巧、艺术治疗技巧、规则游戏治疗技巧、玩偶游戏技巧、玩具与物件治疗技巧。在具体的治疗过程中，需根据儿童当时的情况，灵活运用，以取得最佳疗效。游戏治疗的适用范围极为广泛，包括学习障碍、父母离异、依赖、攻击行为、身体障碍的儿童以及适应不良而产生行为问题、学习问题、语言或身心问题的儿童。主要常用技术如下。

1.倾听的主要技术　咨询过程中，咨询师要学会积极倾听，一方面使得儿童情感得到宣泄，另一方面在听的过程中细心观察，注意思考，寻找信息和线索，从而及时判断谈话的关键点。听的时候需要注意保持身体稍前倾以显示关注，目光注视儿童，表情自然平和，可以伴有微笑、点头等动作，或者简单地应和，以鼓励求助者继续表述。

（1）鼓励　是指对儿童所说的话进行反馈，如"嗯……""是这样""后来呢"等，来鼓励对方进一步讲下去。

（2）重复　是指咨询师对儿童前面所说的话给予简短的重复，表明咨询师对儿童所说话中关键词语的注意，同时，通过强调对方所讲内容的某一词语，可以引导儿童的谈话向着某一方向的纵深进行。

（3）简述　是对儿童在谈话中所讲的主要内容及其思想的实质内容进行复述，即对其谈话的实质性内容的说明。目的是觉察咨询师对儿童所谈问题、事物的理解程度，并把一些儿童分散说出的事情联系起来。

（4）对感受的反应　是咨询师通过表述他所理解的儿童谈话中所包含的情绪体验，表达他对儿童的情绪反应的理解。咨询师可能会采用"你感受到……""你觉得……"等词语对儿童的情绪反应进行描述。

（5）逻辑推论　是咨询师根据儿童所提供的有关信息，运用逻辑推理的原则，引导儿童对其思维、行为可能引出的结果进行再认识。运用这种技巧时，咨询师常常采用"如果……就会……"这一类条件语句。

2.积极关注　咨询师要以积极的态度看待儿童，关注和发掘他们的长处，让儿童改变悲观、失望、消极的情绪和认知，鼓励他们从积极的、正性的角度看待问题，激发其自信心，增强其改变的动机，这样有助于咨询关系的建立和维持。

3.万物皆有灵性　对于年幼儿童来说，万物皆有灵性，太阳会说话、小鸟会唱歌、玩具有生命、桌椅会讲话。咨询师可以充分利用幼儿这一特点，利用讲童话故事、玩偶游戏、动物家庭等方式构建与年幼儿童交流的平台，走进儿童内心世界，建立并维持良好的咨询关系。

五、儿童心理咨询基本原则和注意事项

（一）儿童心理咨询的基本原则

在儿童心理咨询过程中，咨询师不仅要遵守心理咨询的基本原则，还要注意儿童心理咨询的特点。

1.保密性原则　保护求助者的权利和隐私是心理咨询师最基本的职业道德。咨询过程中，咨询师收集到的求助者详细个人资料、个人想法以及心理

测量和诊断均在保密范围,未经求助者同意,不可泄露给其他人。

2.接纳性原则　承认每个个体都是不同的,没有任何隐含条件地完整地接纳每一位求助者是心理咨询产生效果的前提。需要注意的是,接纳并不意味着赞同求助者的所有观点。

3.尊重性原则　尊重求助者是咨询心理学人员的基本素养,对求助者的尊重可以让求助者放下心理负担,能够和咨询师积极交流沟通。

4.中立性原则　在心理咨询中,咨询师需保持中立态度,避免批判性的态度,从而有助于对事物进行客观的判断和分析。

5.自愿性原则　求助者发自内心地寻求帮助是咨询有效的保证。对于儿童心理咨询需要咨询人员能快速与儿童建立良好的咨询关系,促进咨询的深入。

6.协助性原则　心理咨询是协助求助者自己解决问题,咨询过程中,咨询师需要避免替代求助者解决问题。

7.严谨性原则　儿童对自己的评价往往受其他人影响,咨询师在咨询过程中态度要严肃审慎,避免乱下意见和评论,对儿童产生负面影响。

8.发展性原则　儿童心理处于持续发展中,对于一些长期的心理咨询,随着儿童心理的不断发展以及咨询的深入,儿童目标行为问题会发生转变,咨询人员需要及时调整咨询方案。

9.社会性原则　儿童的心理行为问题与社会环境密切相关,咨询师在讨论到儿童所处的不可改变的负性社会环境因素时需采取积极的正向态度,同时还需注意与儿童谈话时自己的观点符合社会规范,把问题引导到发挥儿童潜能方面。

(二)儿童心理咨询的注意事项

1.重视家庭及家庭成员的作用　儿童心理咨询和治疗通常需要家庭成员参与。多数儿童的行为问题都与其家庭结构、父母教养方式、父母的行为习惯和情绪表达方式及家庭成员间的互动模式紧密相关。需注意以下两方面:①当家庭不配合治疗或者回避问题时,应根据实际情况决定是否终止该儿童的心理咨询治疗;②当与父母讨论问题及治疗策略时,不应评判父母,给予过多的压力或者谴责,让他们产生严重的负罪感和内疚感或产生心理抵抗。

2.注意儿童躯体症状变化　儿童的心理行为问题与其躯体反应紧密联系,尤其是年龄较小的儿童,躯体反应往往是心理疾病的提示信号。注意要点:①了解儿童的个人史、生长发育史等非常重要,如某些童年阶段曾患严重疾病,应注意与其当前的症状是否被过度关注有关;②注意观察儿童当前的躯体症状是否与儿童某种潜在需求相关;③注意家族史是否有某些慢性病、精神疾病或情绪问题等,家庭境况是否存在父母不和、分居或离婚,提示儿童的躯体症状或行为障碍与父母或家庭有关。

3.注意心理测量　虽然为儿童心理问题的评估和诊断提供了方便,增加了客观性和科学性,但由于每个测验方法都有一定的适用范围和局限性,因此心理测验结果只能作为咨询师的参考,不能以心理测验的结果来代替诊断,更不能为获取求助者的信任而随意夸大心理测验的功能。

4.注意咨访关系　保持与咨询对象之间的客观治疗关系。心理咨询工作受到范围限制,不能在咨询范围以外向求助者提供帮助和做任何承诺以及发展其他非咨询关系。如要求咨询师留私人电话以方便在咨询时间以外咨询,均应拒绝。一旦与咨询对象发展非咨询关系,应终止治疗。咨询师个人掌握和擅长的理论体系和方法也不尽相同,所以并不能解决儿童的所有问题,在工作中要注意选择适宜的咨询对象,对于超出自己工作能力和范围的求助者要做好转诊工作。

5.注意沉默现象　不同的沉默现象,需给予不同的干预和反馈。创造性沉默是儿童有了新的想法和领悟,应注意保持积极关注。自发性沉默是儿童习得性无助和迷茫,需要注意引导。冲突性沉默是因儿童感到害怕、愤怒或愧疚而引起,需鼓励陈述和讨论。通过有效干预,使沉默成为儿童改变和成长的契机。

(杨荣旺)

第三章
儿童营养

第一节　营养学基础

机体需要营养素维持生命的生理活动以及修补组织损耗，与成人不同的是儿童处于生长发育阶段，需充足营养素满足生长所需。儿童早期生长发育迅速，所需的营养素较多；如营养供给不当，易发生相应营养问题。受到遗传、生长速度、活动情况、内分泌调节、环境等因素影响，儿童对营养的需要有个体差异。良好的营养状态可帮助儿童预防急慢性疾病，有益于儿童神经心理发育。

营养物质主要来自摄入的食物，经机体消化吸收和一系列合成和分解的代谢过程，才能被机体所利用，以供给所需能量、合成组织成分和体内生物活性物质。

一、营养素与参考摄入量

营养素是指食物中具有特定生理作用，能维持机体生长、发育、活动、繁殖及正常代谢所需的物质。儿童的营养需要有个体差异，供给婴儿和儿童营养的基本要求应是满足生长、避免营养素缺乏。良好的营养状态有助于儿童体格生长、神经心理发育与预防急慢性疾病。《中国居民膳食营养素参考摄入量（2023）》（dietary reference intakes，DRIs）主要包括平均需要量（estimated average requirement，EAR）、推荐摄入量（recommended nutrient intake，RNI）、适宜摄入量（adequate intake，AI）和可耐受最高摄入量（tolerable upper intake level，UL）4项。平均需要量（EAR）是某一特定性别、年龄及生理状况群体中对某营养素需要量的平均值，摄入量达到EAR水平时可以满足群体中半数个体对该营养素的需要，而不能满足另外半数个体的可能性；RNI为可满足某一特定群体中绝大多数（97%~98%）人体的需要；AI是通过观察或实验室获得的健康人群某种营养素的摄入量，不能确定RNI时使用AI；UL是平均每日可以摄入该营养素的最高量。如资料充分每种营养素可制订一套参考摄入量。EAR是RNI的基础，如果个体摄入量呈常态分布，一个人群的RNI=EAR+2SD。多数营养素都有一个可耐受最高摄入量UL。大多数情况下，UL包括膳食、强化食物和添加剂等各种来源的营养素之和。

中国营养学会出版的《中国居民膳食营养素参考摄入量（2023）》将营养素分为能量、宏量营养素（蛋白质、脂类、碳水化合物）、微量营养素（矿物质、维生素）以及其他膳食成分（膳食纤维、水、其他生物活性物质）。

二、营养素代谢特点

（一）儿童能量代谢

能量由碳水化合物、脂肪和蛋白质在代谢过程中氧化所释放提供。机体的各种生理功能都需消耗能量，如消化、循环、组织合成、细胞代谢，包括细胞内外的电生理生化过程，维持体温、肌肉活动等。能量摄入不足则各种营养素都无法发挥营养作用。因此，充足的能量是营养的基础。基础代谢、活动消耗、食物的热力作用、排泄消耗能量是儿童能量代谢与成人相同部分，儿童所特有的能量代谢部分是生长所需能量。

1.基础代谢　即人体在20℃（18~25℃）室温下，餐后10~14小时，清醒、安静状态下测量维持机体基本生命活动所需的最低能量。单位时间内人体每平方米体表面积基础代谢所需的能量称为基础代谢率（basal metabolic rate，BMR）。基础代谢所需能量与年龄、性别、体表面积、生长发育、内分泌及神经活动有关。如3月龄婴儿活动所需的能量为 0.2 BMR，6 月龄时增加到 0.4 BMR。儿童 BMR 较成人高 10%~15%，一般占总能量的 50%，各种器官的能量消耗与该器官的大小及功能相关。脑与肝在婴儿较成人占全身较大比重，且其代谢率也较肌肉高。婴儿脑消耗的能量约占总基础代谢能量的 60%，而成人仅占 25%；婴儿、成人肌肉消耗能量分别占 8% 和 30%，脂肪组织的代谢率则最低。

2. 活动消耗　儿童活动时需要消耗的能量与身体大小、活动强度、持续时间、活动类型等有关。儿童活动所需能量波动较大，如能量供应不足，儿童表现为活动减少以节省能量，保证机体的基本功能和满足重要脏器的代谢。

3. 食物的热力作用　即食物特殊动力作用，是食物的营养素在体内消化、吸收以及在体内合成等代谢过程中所消耗的能量，如氨基酸的脱氨以及转化成高能磷酸键消耗能量。食物的热力作用与食物成分有关。蛋白质的热力作用最高，因蛋白质分解的 57% 氨基酸在肝脏内合成尿素而消耗能量，氨基酸产生高能磷酸键少。同时，食物蛋白质分解的氨基酸在体内合成人体所需的蛋白质过程比脂肪、蛋白质单纯转化为热量消耗的能量更多。蛋白质本身在消化、吸收过程中所需的能量相当于摄入蛋白质产能的 25%。脂肪的热力作用为 2%~4%，取决于脂肪酸被氧化或贮存。碳水化合物转化为葡萄糖和糖原消耗 7% 的能量。婴儿食物含蛋白质多，食物热力作用占总能量的 7%~8%，年长儿的膳食为混合食物，其食物热力作用为 5%。儿童过多摄入蛋白质可增加体内食物热力作用（表 3-1）。

4. 排泄消耗　正常情况下未经消化吸收的食物的排出消耗能量约占总能量的 10%，腹泻时增加。

5. 生长发育所需　儿童处于不断生长发育的过程中，体格的生长、器官的增大和功能的成熟，均需增加能量消耗。儿童生长发育所需能量与生长速度呈正比，即随年龄增长而逐渐减少。如 4 月龄婴儿能量摄入的 30% 用于生长，1 岁时为 5%，3 岁

为 2%。

能量供应不足时组织合成停滞，而能量供应较多时则生长加速。组织合成和储留所需能量约为每增加 1 g 体重需能量 20.92 kJ（5 kcal），如按体内增加组织蛋白质和脂肪的相对量计算，每增加 1 g 蛋白质约需 25 kJ（6 kcal），每增加 1 g 脂肪需 50.21 kJ（12 kcal）。

一般认为，儿童基础代谢所需约占总能量的 50%，活动和生长为 35%~40%。10% 从排泄中丢失，食物热力作用为 5%。《中国居民膳食营养素参考摄入量（2023）》推荐小于 6 月龄婴儿能量平均需要量为 90 kcal/（kg·d），7~12 月龄为 75 kcal/（kg·d），1 岁后以每日计算（表 3-2）。

（二）宏量营养素

1. 蛋白质　是构成人体组织、细胞的基本物质，也是体液、酶和激素的重要组成部分，为体重的 16.8%~18%。蛋白质与各种生命的功能和活动紧密相关，参与体液的渗透压调控，是维持生命的基础营养素。食物中的蛋白质主要参与机体生长发育和组织修复，供能占总能量的 8%~15%。

蛋白质主要由 20 种基本氨基酸组成，儿童除了需要与成人相同的 9 种必需氨基酸外，如亮氨酸、异亮氨酸、缬氨酸、苏氨酸、甲硫氨酸、苯丙氨酸、色氨酸、赖氨酸、组氨酸。婴儿还有必需氨基酸需外源性供给，如半胱氨酸、酪氨酸、精氨酸和牛磺酸等。因 4 月龄内婴儿肝脏内半胱氨酸亚磺酸脱羧酶发育不成熟，体内不能合成牛磺酸，故其为 4 月龄内婴儿的条件性必需氨基酸；早产儿体内甲硫氨酸转变成胱氨酸的酶活性较低，胱氨酸可能也是必需的。尽管胎儿早期苯丙氨酸转变成酪氨酸的苯丙氨酸羟化酶已达成人水平，早产儿有转变苯丙氨酸为酪氨酸的能力，但酪氨酸仍是婴儿条件必需氨基酸。蛋白质消化分解为多种氨基酸被吸收利用，不同蛋白质含有不同的氨基酸模式，氨基酸吸收后被

表 3-1　1 g 宏量营养素产能

1 g 宏量营养素	体外产能	体内产能消耗	产能
蛋白质	5.65 kcal	1.3 kcal	（5.65−1.3）×92% = 4 kcal（16.74 kJ/g）
脂肪	9.45 kcal	0	9.45×95% = 9 kcal（33.66 kJ/g）
碳水化合物	4.1 kcal	0	4.1×98% = 4 kcal（16.74 kJ/g）

注：1 kcal = 1 kg 水温度升高一度所需的热量；1 kcal = 4.184 千焦耳（kJ）。

表 3-2　儿童青少年能量需要量（EER）（kcal/d）

年龄（岁）	身体活动水平（轻）		身体活动水平（中）		身体活动水平（重）	
	男	女	男	女	男	女
0～	—	—	90 kcal/（kg·d）	90 kcal/（kg·d）	—	—
0.5～	—	—	75 kcal/（kg·d）	75 kcal/（kg·d）	—	—
1～	—	—	900	800	—	—
2～	—	—	1100	1000	—	—
3～	—	—	1250	1150	—	—
4～	—	—	1300	1250	—	—
5～	—	—	1400	1300	—	—
6～	1400	1300	1600	1450	1800	1650
7～	1500	1350	1700	1550	1900	1750
8～	1600	1450	1850	1700	2100	1900
9～	1700	1550	1900	1800	2200	2000
10～	1800	1650	2050	1900	2300	2100
11～	1900	1750	2250	2000	2450	2250
12～	2300	1950	2600	2200	2900	2450
15～	2600	2100	2950	2350	3300	2400
18～	2150	1700	2550	2100	3000	2300

注：1 kcal = 4.184 kJ。

用以不断更新组织和体液，也用以组成新的组织（生长），如婴幼儿和青春期生长发育迅速期。供给各种必需氨基酸时不仅相互间的比例要合适，而且要在同一时间内供应，利用率才能达到最高。如果某种氨基酸含量较低，当此氨基酸用完后，其他多余的氨基酸就不能被利用而只得经代谢排出体外浪费掉，此蛋白质生理价值就低。乳类和蛋类蛋白质具有最适合构成人体蛋白质的必需氨基酸模式，称为参考蛋白质，其所含各种氨基酸配比合理，能完全为身体所利用而合成人体蛋白质，其氨基酸分值达 100，生理价值高，故可将各种蛋白质与之相比较。例如，大米蛋白分值仅 65，因其赖氨酸含量较参考蛋白质为低，即只有一部分大米蛋白能用于合成人体蛋白。

低分值的蛋白质质量差，食用此类蛋白质的量必须大于优质蛋白质。安排膳食时如能同时摄入几种不同食物的蛋白质，则常可互补有无，从而提高膳食中的蛋白质生理价值（蛋白质互补作用），如面粉与大豆同食，大豆蛋白质中丰富的赖氨酸可补充小麦蛋白质中的不足，而米面中的甲硫氨酸可补

大豆之不足，从而使面、豆同食时的蛋白质氨基酸模式接近参考蛋白质，大大提高了蛋白质利用率。

儿童所需蛋白质量与生长发育水平一致，如新生儿期蛋白质需要量最高，随年龄增长蛋白质需要量逐步下降。婴儿按千克体重表示的蛋白质需要量以及优质蛋白质需要量均大于成人。蛋白质长期摄入不足或过多均可影响碳水化合物、脂肪代谢，导致生长发育迟滞、组织功能异常，甚至威胁生命。

近年，根据食物蛋白质的必需氨基酸组成、食物蛋白质的消化率以及食物蛋白质能提供人体必需氨基酸需要量的能力等判定蛋白质的生物学价值，即蛋白消化率校正氨基酸评分法（protein digestibility corrected amino acid score，PDCAAS）评价蛋白质质量。如乳类和蛋类蛋白质的 PDCAAS 为 1.0，提示生物利用价值高，为高质量或优质蛋白质。婴儿食物蛋白质质量的评价是根据母乳的氨基酸成分作为计分模式。母乳和婴儿配方乳含有所有必需氨基酸，包括半胱氨酸、酪氨酸和精氨酸。以母乳为基础的婴儿蛋白质供给估计值平均为 1.44 g/（kg·d）。4～6 月龄婴儿在乳量充足的情况

下不必增加蛋白质的摄入。儿童青少年生长发育阶段应供给充足的蛋白质。某些食物蛋白质所含的一种或几种必需氨基酸含量较低，其他的必需氨基酸在体内不能被充分利用，使该食物蛋白生物学利用价值降低，为食物限制氨基酸。如小麦限制氨基酸为赖氨酸、苏氨酸、缬氨酸，大米为赖氨酸、苏氨酸，玉米为赖氨酸、色氨酸、苏氨酸，大麦为赖氨酸、苏氨酸、甲硫氨酸，燕麦为赖氨酸、苏氨酸、甲硫氨酸，花生为甲硫氨酸，大豆为甲硫氨酸。不同食物的合理搭配可相互补充必需氨基酸的不足，提高蛋白质的生物利用价值，即蛋白质互补作用。如米、麦、玉米中的蛋白质缺乏赖氨酸，若配以富含赖氨酸的豆类，则可大大提高其蛋白质的利用率。食物加工，如豆制品的制作可使蛋白质与纤维素分开，消化率从整粒食用的 60% 提高到 90% 以上。乳类和蛋类蛋白质所含各氨基酸配比合理，能完全为身体所利用而合成人体蛋白质，生物学价值高。

1973 年联合国粮食与农业组织 / 世界卫生组织（FAO/WHO）建议的暂定氨基酸的评分模式与几种食物蛋白质的模式比较，以需要量最低的色氨酸量为 1，其他氨基酸量与之相比即为此值（表3-3）。《中国居民膳食营养素参考摄入量（2023）》修订了 0~18 岁儿童、青少年蛋白质 EAR 和 RNI，并首次发布蛋白质的宏量营养素可接受范围（acceptable range of macronutrients，AMDR）建议（表3-4）。

2. 脂类 包括脂肪和类脂。脂肪由甘油和脂肪酸组成，类脂包括磷脂、糖脂、脂蛋白、类固醇（胆固醇、麦角固醇、皮质甾醇、胆酸、维生素 D、雄激素、雌激素、孕激素）。膳食中脂类及脂肪酸有促进脂溶性维生素吸收、维持体温和保护脏器、提供必需脂肪酸的作用。脂类特别是磷脂和胆固醇是人体所有生物膜的重要组成成分。脂肪酸包括饱和脂肪酸、单不饱和脂肪酸和多不饱和脂肪酸。人类可合成饱和脂肪酸、单不饱和脂肪酸，但不能合成必需脂肪酸 n-3 系和 n-6 系，如亚油酸（C18：2 n-6，linoleic acid，LA）、亚麻酸（C18：3 n-3，α-linolenic acid，LNA）（图 3-1）。亚油酸是 n-6 系的脂肪酸，可衍生多种 n-6 不饱和脂肪酸，如花生四烯酸（C20：6，arachidonic acid，AA）。植物油不含 20、22 碳的 n-3 系和 n-6 系脂肪酸。植物可合成亚油酸（C18：2）。人体内通过酶链的延长和去饱和作用，ALA 和 LA 可转为长链不饱和脂肪酸。1 g 脂肪体内产能约是碳水化合物和蛋白质的 2 倍，故为能量的主要来源和储存形式。婴幼儿生长发育快，胃容量小，脂肪提供能量需求非常重要（表 3-5）。

必需脂肪酸参与构成线粒体膜和细胞膜、体内磷脂和前列腺素的合成以及胆固醇代谢。二十二碳六烯酸（DHA）、AA 是构成脑和视网膜脂质的主要成分，DHA 占大脑皮质和视网膜总脂肪酸含量的 30%~45%，脑神经元、突触、视网膜光感受器视盘含大量 DHA。故 n-3 脂肪酸与视力、认知发育有关。海洋哺乳动物、深海鱼和鱼油富含二十碳五

表 3-3 建议的氨基酸需要量模式与蛋白质的模式比较（mg/g 蛋白质）

氨基酸	建议需要量			FAO 提出模式	比值	食物模式					
	婴儿	儿童（>1岁）	成人			母乳	比值	牛奶	比值	全蛋	比值
组氨酸	14	—	—	—	—	26	—	27	—	22	—
异亮氨酸	35	37	18	40	3	46	2.4	47	3.4	54	3.2
亮氨酸	80	56	25	70	2.4	93	5.5	95	6.8	86	5.1
赖氨酸	52	75	22	55	3	66	3.0	78	5.6	70	4.1
甲硫氨酸 + 胱氨酸 *	29	34	24	35	3	42	2.5	33	2.4	57	3.4
苯丙氨酸 + 酪氨酸 **	63	34	25	60	4	72	4.2	102	7.3	93	5.5
苏氨酸	44	44	13	40	2	43	2.5	44	3.1	47	2.8
色氨酸	8.5	4.6	6.5	10	1	17	1.0	14	1.0	17	1.0
缬氨酸	47	41	18	50	3	55	3.2	64	4.6	66	3.9

注：*、** 胱氨酸及酪氨酸量按母乳中甲硫氨酸 / 胱氨酸（*）及苯丙氨酸 / 酪氨酸（**）比值估算。

表 3-4　儿童青少年蛋白质的参考摄入量

年龄（岁）	EAR（g/d）		RNI（g/d）		AMDR/%E
	男性	女性	男性	女性	
0~	—	—	9（AI）	9（AI）	—
0.5~	—	—	17（AI）	17（AI）	—
1~	20	20	25	25	—
2~	20	20	25	25	—
3~	25	25	30	30	—
4~	25	25	30	30	8~20
5~	25	25	30	30	8~20
6~	30	30	35	35	10~20
7~	30	30	40	40	10~20
8~	35	35	40	40	10~20
9~	40	40	45	45	10~20
10~	40	40	50	50	10~20
11~	45	45	55	55	10~20
12~	55	50	70	60	10~20
15~	60	50	75	60	10~20
18~	60	50	65	55	10~20

注："—"：未制订或未涉及；AMDR：宏量营养素可接受范围；%E：占总能量的百分比。

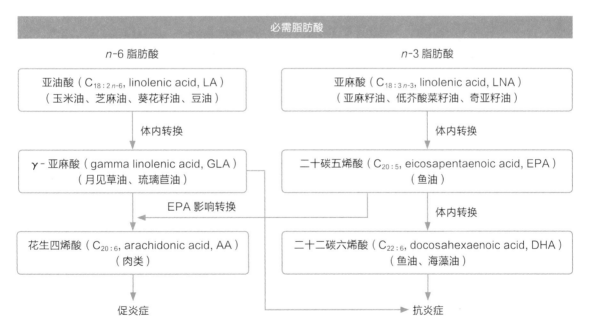

图 3-1　必需脂肪酸 n-3 系与 n-6 系

表 3-5　儿童和青少年、成人膳食脂肪和脂肪酸参考摄入量

年龄（岁）	总脂肪	饱和脂肪酸	n-6 多不饱和脂肪酸	n-3 多不饱和脂肪酸	亚油酸	亚麻酸	EPA+DHA
	AMDR（%E）	AMDR（%E）	AMDR（%E）	AMDR（%E）	AI（%E）	AI（%E）	AMDR/AI（g/d）
0~	48（AI）	—	—	—	8.0（0.15 g[a]）	0.9	0.1[b]
0.5~	40（AI）				6.0	0.67	0.1[b]
1~	35（AI）	—	—	—	4.0	0.6	0.1[b]
3~	35（AI）				4.0	0.6	0.2
4~	20~30	<8			4.0	0.6	0.2
6~	20~30	<8			4.0	0.6	0.2
7~	20~30	<8	—		4.0	0.6	0.2
9~	20~30	<8			4.0	0.6	0.2
11~	20~30	<8			4.0	0.6	0.2
12~	20~30	<8			4.0	0.6	0.25
15~	20~30	<8			4.0	0.6	0.25
18~	20~30	<10	2.5~9.0	0.5~2.0	4.0	0.6	0.25~2.0（AMDR）

注：[a] 表示花生四烯酸；[b] 表示 DHA；"—"表示未制订。

烯酸（EPA）和 DHA。动物性食物，如蛋黄、肉、肝、内脏含 DHA 和 AA。n-3 系与 n-6 系脂肪酸平衡协调可维持机体正常免疫功能。n-6 系的脂肪酸（亚油酸）促进生长发育，DHA、AA 缺乏是婴儿低出生体重原因之一。人体必需脂肪酸（亚油酸）的供给量一般按其所供能量算，应占每日总能量的 4%~8%。婴儿为 6%~8%，儿童 4%。婴幼儿脂肪所提供的能量应占膳食总能量的 35%~48%，少年（7~14 岁）20%~30%。

参与亚麻酸、亚油酸转变成 DHA 和 AA 的去饱和酶活性与年龄、营养状况、激素水平、组织器官等有关。足月新生儿体内的长链多不饱和脂肪酸（LC-PUFAs）源于胎盘转运。母乳可提供新生儿生理需要的全部营养素，包括 DHA 和 AA，母乳 DHA 和 AA 比例合适。母乳或配方喂养可满足婴儿体内的长链多不饱和脂肪酸需要。婴儿膳食中的亚麻酸可在肝脏、视网膜、脑合成 DHA，只有约 5% 的食物中的 α-亚麻酸可在婴儿肝脏内合成 n-3 长链多不饱和脂肪酸。

早产儿因体内贮存少、去饱和酶活性低而合成不足、亚麻酸和亚油酸易被氧化供能（因寒冷、感染、饥饿）等因素，不能利用必需脂肪酸前体（α-

亚麻酸、亚油酸）生产足够的 DHA 和 AA。同时，早产儿生长发育快、需要量大，易发生长链多不饱和脂肪酸缺乏，需适当补充。

3. 碳水化合物　主要以葡萄糖、糖原和含糖的复合物形式存在，故又称糖类，是人类膳食能量的主要来源。6 月龄内婴儿的碳水化合物主要是乳糖、蔗糖、淀粉。碳水化合物可与脂肪酸或蛋白质结合形成糖脂、糖蛋白和蛋白多糖，构成细胞和组织。细胞膜上的糖链（糖蛋白的一种）是细胞借以相互识别、黏着和抑制接触的特异性标志之一。基于能量的平衡按适宜的能量比例确定碳水化合物的可接受范围。《中国居民膳食营养素参考摄入量（2023）》推荐 0~6 月龄婴儿的 AI 为 60 g/d，7~12 月龄婴儿的 AI 为 80 g/d；>2 岁儿童、青少年膳食碳水化合物所产能量应占总能量的 50%~65%。保证充分碳水化合物的摄入，提供合适比例的能量来源是重要的，如碳水化合物产能 >80% 或 <40% 都不利于健康。

（三）微量营养素

1. 维生素　是维持人体正常生理功能所必需的一类有机物质，机体不能合成的、存在于食物中的、

有生物活性的成分。维生素主要参与调节人体新陈代谢，不产生能量。体内多不能合成，需要量少，须从食物中获得。维生素据溶解性分为脂溶性（维生素A、维生素D、维生素E、维生素K）和水溶性（B族维生素、维生素C）。如果蛋白质摄入恰当，很少发生维生素缺乏；如蛋白质供给不足，色氨酸、甲硫氨酸不能合成烟酸、胆碱，则发生烟酸和胆碱缺乏症。各种维生素有特殊的生理功能，缺乏时出现生长正常、组织浓度下降、有特殊临床症状等相似的病理生理改变，属Ⅰ型营养素（type Ⅰ）或保护性营养素。维生素的供给量不分年龄、性别。各种维生素的作用和来源不同，维生素A、维生素C、维生素D、维生素B、维生素K、叶酸是儿童易缺乏的维生素。

（1）脂溶性维生素 包括维生素A、维生素D、维生素E、维生素K，具有共同特点：都含有环结构和长的、脂肪族烃链；每种维生素都至少有一个极性基团，但高度疏水；不用进行化学修饰可被机体利用；溶于脂肪，故体内可贮存；过量可中毒。

1）维生素A：由类视黄醇家族组成，包括视黄醇、视黄醛、视黄酯及视黄酸。体内视黄醛可氧化成视黄酸，但不可逆。视黄醛与视觉活性有关；视黄酸参与调节细胞分化、生长和胚胎发育，促进动物生长。视黄醇是维生素A最基本的形式，存在动物源食物；β-胡萝卜素是视黄醇的前体，存在植物源食物，哺乳动物2/3的维生素A来源于β-胡萝卜素。维生素A缺乏时引起干眼病、夜盲症、角膜溃疡和穿孔、皮肤干燥、毛发干枯、生长发育迟滞、易患感染等（详见第十一章第三节）。

2）维生素D：最初认识维生素D来源于鱼肝油而命名为维生素D，但按维生素的定义维生素D已不再是一种维生素营养成分，而属前激素。因机体维生素D需要量少，可加入食物被强化，故仍归类为维生素。

维生素D在中性及碱性溶液中耐高温和氧化，较稳定，为一组固醇衍生物。已知的维生素D至少有10种，但最重要的是维生素D_2和维生素D_3。维生素D生成与阳光有密切关系，又称"阳光维生素"。维生素D双键环吸收270~300 nm波长的光量子后可启动一系列的光化学反应形成维生素D。麦角固醇与7-脱氢胆固醇二种维生素D原光照后的产物是维生素D_2（麦角钙化醇）和维生素D_3（胆钙化醇）。

膳食中的维生素D在胆汁的作用下经小肠乳化吸收入血。肠道吸收入血和皮肤合成的维生素D与血浆α-球蛋白结合（DBP）转运至肝脏，在肝细胞内质网和线粒体的25-羟化酶作用下形成25-(OH)D进入血循环，25-羟化酶的活性被PTH刺激。25-(OH)D在肾脏被1α羟化酶转化为1α, 25-(OH)₂D。1α羟化酶活性被PTH、低血磷上调，被高血磷、1, 25-(OH)₂D抑制。血液中的1, 25-(OH)₂D经DBP转运蛋白载运到达小肠、骨等靶器官中与靶器官细胞的受体或膜受体结合发挥相应的生物学效应，即产生200多种蛋白质。正常情况下血循环中约85%的1, 25-(OH)₂D与DBP相结合，约15%与白蛋白结合，仅0.4%以游离形式存在。游离形式1, 25-(OH)₂D对靶细胞发挥其生物效应。1, 25-(OH)₂D在24-羟化酶作用下变为维生素D_3-23羧酸，从肾脏排出（图3-2）。维生素D的合成与分泌是据机体需要受血中25-(OH)D的浓度自行调节，即自身反馈作用。机体1, 25-(OH)₂D生成主要与血钙、磷浓度与甲状旁腺、降钙素调节有关。

维生素D本身并没有生理功能。肝脏释放入血循环中的25-(OH)D浓度较稳定。血清25-(OH)D的半衰期较长（25日），因此血清25-(OH)D是维生素D的体内状况的较好指标。1, 25-(OH)₂D生物活性最强，但1, 25-(OH)₂D的半衰期只有4小时，受到甲状旁腺激素、钙、磷严密调节使血清1, 25-(OH)₂D浓度较稳定，即使体内维生素D不足已较严重，1, 25-(OH)₂D水平可仍在正常范围内。故循环中的1, 25-(OH)₂D水平不代表体内维生素D状况。

1, 25-(OH)₂D对骨骼或钙磷代谢作用主要通过作用于靶器官（肠、肾、骨）而发挥生理功能。

• 小肠：促小肠黏膜细胞合成一种特殊的钙结合蛋白（CaBP），增加肠道吸收，磷也伴之吸收增加，1, 25-(OH)₂D可能有直接促进磷转运的作用。

• 肾脏：增加肾小管对钙、磷重吸收，特别是磷的重吸收，提高血磷浓度，有利于骨的矿化作用；维生素D还可防止氨基酸在通过肾脏时的丢失，缺乏时，尿中的氨基酸排泄量增加。

• 骨骼：促进成骨细胞的增殖和破骨细胞分化，直接作用于骨的矿物质代谢（沉积与重吸收）。

婴幼儿维生素D缺乏可发生佝偻病与骨质疏松，骨骼生长受阻（详见第十一章第二节）。近年来的

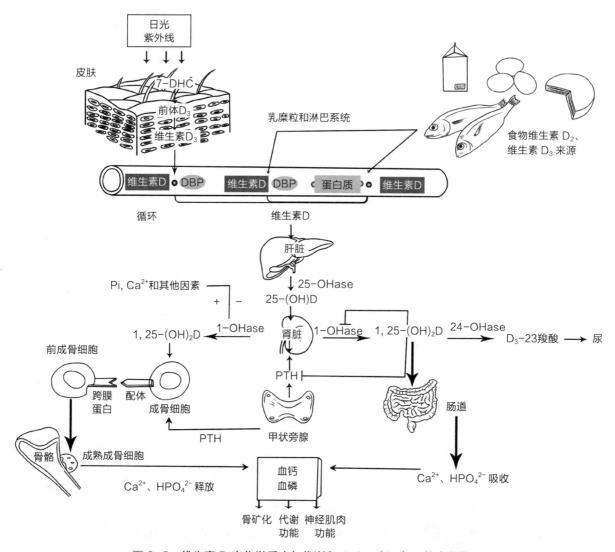

图 3-2　维生素 D 光化学反应与代谢和 1, 25-(OH)₂D 的生化作用

研究发现 25-(OH)D 可在肾外使转为 1, 25-(OH)₂D，产生旁分泌或自分泌作用。1, 25-(OH)₂D 参与全身多种细胞的增殖、分化和凋亡，影响神经肌肉功能正常和免疫功能的调控过程，即维生素 D 对人体健康作用不再局限于骨骼或钙磷代谢（图 3-3）。

3）维生素 E：易被氧化，对紫外线敏感，易被破坏，是一种强力抗氧化剂，有 α、β、γ、δ 四种形式，α 型活性大，又称生育酚，可保护细胞膜的不饱和脂肪酸，使之不被氧化，使细胞膜的脂质维持正常功能。早产儿缺乏时可发生红细胞溶血性贫血及硬肿症。

4）维生素 K：是 2- 甲基 -1, 4- 萘醌衍生物的总称。维生素 K 主要有 3 种类型，维生素 K₁（叶绿醌），是唯一在植物中发现的维生素 K 的同系物；维生素 K₂甲基萘醌）第 3 位为含有 4~13 个异戊二烯单位的乙戊烯侧链所取代，活性约为维生素

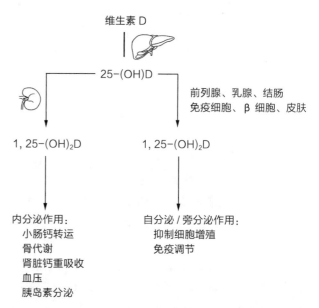

图 3-3　1, 25-(OH)₂D 的生理功能

K_1 的 60%，由肠道内细菌合成，供应机体部分维生素 K 需要的；维生素 K_3（甲萘醌）为化学合成物，不含侧链，水溶性优于其他两种形式，多用于治疗。维生素 K 耐热，而对光、酸、碱敏感，肝脏合成 II、VII、IX 和 X 4 个凝血因子以及抗凝蛋白 C、抗凝蛋白 S 与抗凝蛋白 Z 过程需维生素 K；维生素 K 还参与骨髓骨钙素、基质 γ-羧基谷氨酰蛋白，特别是骨钙蛋白与钙进行 γ 羧化作用。

以上四种脂溶性维生素的生理功能与来源及儿童青少年脂溶性维生素参考摄入量见表 3-6、表 3-7。

（2）水溶性维生素　主要参与辅酶的形成，有高度的分子特异性，没有前体，除碳、氢、氧外，还常常含有氮、硫、钴等元素；因易溶于水，其多余部分可迅速从尿中排泄，不易储存，需每日供给；缺乏后迅速出现症状，过量不易发生中毒（表 3-8、表 3-9）。

1）B 族维生素：有 12 种以上，9 种被公认。B 族维生素是人体组织不可少的营养素，细胞对 B 族维生素的需求相同；B 族维生素在体内糖、蛋白质和脂肪的代谢中有重要的辅酶作用。B 族维生素体内滞留的时间只有数小时，故需每天摄入。

• 维生素 B_1：又称硫胺素，在酸性溶液中稳定，碱性溶液中不稳定，易被氧化和受热破坏。主要参与能量代谢，尤其是碳水化合物代谢，为氧化脱羧酶系统的辅酶成分，需要量取决能量代谢。

• 维生素 B_2：即核黄素，为人体许多重要酶的组成成分，参与细胞呼吸的氧化还原过程及糖类代谢。维生素 B_2 不易在体内储存，故易发生缺乏。维生素 B_2 耐热、耐酸，但易受光和碱的影响而破坏。

表 3-6　脂溶性维生素生理功能与来源

种类	作用	来源
维生素 A	促进生长发育和维持上皮组织的完整性，为形成视紫质所必需的成分，与铁代谢、免疫功能有关	肝、牛乳、奶油、鱼肝油；有色蔬菜（胡萝卜素）
维生素 D	调节钙磷代谢，促进肠道对钙的吸收，维持血液钙浓度，有利骨骼矿化	鱼肝油、肝、蛋黄；皮肤日光合成
维生素 E	重要的抗氧化剂，维持生育功能与正常免疫功能	植物胚芽油中，如花生油、玉米油中最多；绿叶蔬菜、豆类、肉、蛋；母乳含量较牛乳高 6 倍，初乳含量为成熟乳的 3 倍
维生素 K	肝脏利用、合成凝血酶原	肝、蛋、豆类、青菜；部分由肠内细菌合成

表 3-7　儿童、青少年脂溶性维生素参考摄入量

年龄（岁）	维生素 A（μgRAE/d）			维生素 D（μg/d）			维生素 E[（mg α-TE）/d]		维生素 K（μg/d）
	RNI		UL[a]	RNI	UL	AI	UL	AI	AI
	男	女							
0～	300（AI）		600	10（AI）	20	3		2	
0.5～	350（AI）		600	10（AI）	20	4	—	10	
1～	340	310	700	10	20	6	150	30	
4～	390	380	1000	10	30	7	200	40	
7～	430	390	1300	10	45	9	300	50	
9～	560	540	1800	10	45	11	400	60	
12～	780	730	2400	10	50	13	500	70	
15～	810	670	2800	10	50	14	600	75	
18～	770	660	3000	10	50	14	700	80	

注："—"：未涉及；UL[a]：不包括来自膳食维生素 A 原类胡萝卜素的 RAE。

表 3-8　主要水溶性维生素生理功能与食物来源

种类	作用	食物来源
维生素 B_1	辅酶，参与碳水化合物、支链氨基酸代谢	米糠、麦麸、豆、花生；瘦肉、内脏；肠内细菌和酵母可合成一部分
维生素 B_2	参与体内生物氧化与能量生成，参与其他 B 族维生素的代谢	肝、蛋、鱼、乳类、蔬菜、酵母
维生素 B_3	构成辅酶 A 和酰基载体蛋白	肝、肉、谷物、花生、酵母
维生素 B_6	为转氨酶和氨基酸脱羧酶的组成成分，参与神经、氨基酸及脂肪代谢	各种食物中，亦由肠内细菌合成
维生素 B_7	脱羧 – 羧化反应和脱氨反应中起辅酶作用	奶酪、肝、肾、大豆中的含量丰富，其次为蛋、蔬菜、谷物等
叶酸	一碳单位传递体，与合成 DNA、RNA 有关，有生血作用	绿叶蔬菜、肝、肾、酵母较丰富，肉、鱼、乳类次之，羊乳含量甚少
维生素 C	参与人体的羟化和还原过程，对胶原蛋白、细胞间黏合质、神经递质（如去甲肾上腺素等）的合成，类固醇的羟化，氨基酸代谢，抗体及红细胞的生成等均有重要作用	各种水果及新鲜蔬菜

表 3-9　儿童、青少年主要水溶性维生素参考摄入量

年龄（岁）	Vit B_1（mg/d）RNI 男	女	Vit B_2（mg/d）RNI 男	女	Vit B_6（mg/d）RNI	Vit B_{12}（μg/d）RNI	叶酸（μg/d）RNI	Vit C（mg/d）RNI
0～	0.1（AI）		0.4（AI）		0.1（AI）	0.3（AI）	65（AI）	40（AI）
0.5～	0.3（AI）		0.6（AI）		0.3（AI）	0.6（AI）	100（AI）	40（AI）
1～	0.6		0.7	0.6	0.6	1.0	160	40
4～	0.9		0.9	0.8	0.7	1.2	190	50
7～	1.0	0.9	1.0	0.9	0.8	1.4	240	60
9～	1.1	1.0	1.1	1.0	1.0	1.8	290	75
12～	1.4	1.2	1.4	1.2	1.3	2.0	370	95
15～	1.6	1.3	1.6	1.2	1.4	2.5	400	100
18～	1.4	1.2	1.4	1.2	1.4	2.4	400	100

• 维生素 B_3：即烟酸（维生素 PP）。体内脱氢酶的辅酶Ⅰ、Ⅱ的重要组成部分。乳类富有烟酸，故婴幼儿少见缺乏者。以玉米、高粱为主食者可发生缺乏症，因谷类可影响烟酸吸收。缺乏时可发生陪拉格病，出现身体裸露处皮炎、腹泻及神经炎。烟酸在肉类、肝脏、花生和酵母中较多，体内可在维生素 B_6 作用下由色氨酸合成。

• 维生素 B_5：又称泛酸、遍多酸，衍生物 4'-磷酸泛酰巯基乙胺是辅酶 A 和酰基载体蛋白的活性成分。泛酸参与脂质、碳水化合物和蛋白质的代谢。

泛酸缺乏可引起机体代谢障碍，常见影响是脂肪合成减少和能量产生不足。

• 维生素 B_6：包括吡哆醛、吡哆醇和吡哆胺。维生素 B_6 缺乏包括食物中摄入不足，或药物所致维生素 B_6 缺乏症以及维生素 B_6 依赖症两种情况，维生素 B_6 依赖症为摄入正常的维生素 B_6 量仍出现维生素 B_6 不足的表现，为遗传性疾病。食物中以吡哆醇为主，在小肠内经磷酸化转变为辅酶，作用于氨基酸转氨酶、脱羟酶及脱硫酶等，是蛋白质代谢的重要辅酶；参与碳水化合物、脂肪代谢与红细

胞合成。婴儿易缺乏。

- 维生素 B_7：又称生物素、维生素 H、辅酶 R，是合成维生素 C 的必要物质，参与脂肪和蛋白质正常代谢。
- 维生素 B_9：或称叶酸，由蝶啶、对氨基苯甲酸和谷氨酸残基组成的一种水溶性 B 族维生素，参与合成嘌呤和胸腺嘧啶。为机体细胞生长和繁殖所必需的物质，帮助蛋白质的代谢，与维生素 B_{12} 共同促进红细胞的生成和成熟。
- 维生素 B_{12}：又称钴胺素，是唯一含金属元素的维生素，也是唯一的一种需肠道分泌物（内源因子）帮助吸收的维生素。钴胺素在体内以甲基钴胺素和腺苷基钴胺素二种辅酶形式参与体内生化反应而发挥生理作用。钴胺素缺乏可致巨幼细胞贫血，妊娠母亲钴胺素缺乏与胎儿神经管畸形相关。

胆碱是磷脂酰胆碱（卵磷脂）和神经鞘磷的重要成分。胆碱及其代谢物对维持所有细胞的正常功能起着重要的作用，是机体甲基（一碳单位）的来源以及神经递质乙酰胆碱的前体。

2）维生素 C：极不稳定，易被氧化，是强抗氧化剂，日光、碱性溶液及金属离子作用下氧化更快。人体内参与组织氧化还原反应以及肾上腺激素、免疫球蛋白、神经递质的合成，促进结缔组织成熟和胶原形成、铁的吸收及叶酸代谢。缺乏时可发生坏血病，易出血，易感染，生长停滞，伤口愈合差。

2. 矿物质

（1）常量元素　膳食需要量 >100 mg/d 矿物质称为常量元素。已知人体有 20 余种必需的无机元素，占人体重量的 4%~5%。其中含量 >5 g 的有钙、磷、镁、钠、氯、钾、硫等 7 种。常量元素主要参与构成人体组织成分，如骨骼、牙齿等硬组织大部分由钙、磷、镁组成，而软组织含钾较多；在细胞外液中与蛋白质共同调节细胞膜的通透性，维持水电解质平衡；调节神经肌肉兴奋性；参与酶的构成，激活酶的活性。

1）钙：钙占人体重的 1.9%，是除氧、碳、氢、氮外的机体第 5 位基本成分。人体的钙 99% 沉积在骨骼和牙齿中，维持骨骼和牙齿的形态与硬度，骨骼是的钙贮库。但骨既是"器官"又是"组织"，二者的生理意义不同。骨"组织"39.9% 的矿物质是羟磷灰石和磷酸钙，与骨量发育有关；骨作为"器官"的形态生长受生长激素、甲状腺激素、雌激素

等内分泌调节。虽然体液中钙仅占 1%，骨骼通过成骨作用和溶骨作用保持各组织血液间的动态平衡，即使在摄入量低的情况下也能精确调控组织细胞各种生理功能，参与肌肉收缩、凝血功能、酶的活性、神经兴奋性、第二信使（cAMP）、细胞膜的通透性等生理活动。尽管钙的摄入与排出有变化，但钙维持其浓度恒定主要受维生素 D、甲状旁腺素和降钙素三种激素调节。与其他 I 型营养素缺乏不同，钙缺乏是难以观察的状况。因缺乏明确的生物标记物判断钙缺乏，目前尚难以界定钙缺乏，主要依缺乏的高危因素推测。

2）磷：为人体组织的重要成分，可与钙、钾、蛋白质、脂肪结合构成骨骼、牙齿、肌肉、神经等组织及多种酶的重要成分，促进葡萄糖、蛋白质和脂肪代谢以及参加缓冲系统，维持体内酸碱平衡。维生素 D 及甲状旁腺素调节其吸收排泄，肠内脂肪、钙及植酸过多可减少其吸收。

3）钠与氯：参与调节体内电解质及体液，保持渗透压平衡及维持恒定的酸碱度。

4）钾：为细胞质主要成分，有调节酸碱平衡和神经肌肉活动的功能，缺乏时发生低钾血症，表现为肌无力、肠麻痹、心电图改变、心音低弱；过多引起高钾血症，则发生心脏传导阻滞。正常情况可从食物摄入足够的钾，乳类、肉类及水果中含量丰富。

5）镁：为酶的激活剂，参与 300 余种酶促反应。镁离子参加糖酵解、脂肪酸氧化、蛋白质合成、核酸代谢。骨组织中含量仅次于钙、磷，是骨细胞结构和功能所必需的元素，对促进骨形成和骨再生，维持骨骼和牙齿的强度和密度具有重要作用。镁、钙、钾离子协同维持神经肌肉的兴奋性。

（2）微量元素　其中有必需微量元素（碘、锌、硒、铜、钼、铬、钴、铁 8 种），其中铁、碘、锌为容易缺乏微量营养素；可能必需元素（锰、硅、硼、矾、镍 5 种）；有潜在毒性，但在低剂量时可能具有人体必需功能的元素（氟、铅、镉、汞、砷、铝、锂、锡 8 种）。虽然人体必需微量元素含量极低，每种微量元素的含量均小于 0.01%，但必需微量元素在生命过程中有重要作用，是酶、维生素必需的活性因子；构成或参与激素的作用；参与核酸代谢；与常量元素和宏量营养素共同作用（表 3-10，表 3-11）。

表 3-10   主要矿物质的生理功能与食物来源

种类	作用	食物来源
钙	为凝血因子，能降低神经、肌肉的兴奋性，是构成骨骼、牙齿的主要成分	乳类、豆类、绿色蔬菜
磷	是骨骼、牙齿、细胞核蛋白、各种酶的主要成分，协助糖、脂肪和蛋白质的代谢，参与缓冲系统，维持酸碱平衡	乳类、肉类、豆类和谷类
铁	是血红蛋白、肌红蛋白、细胞色素和其他酶系统的主要成分，帮助氧的运输	肝、血、豆类、肉类、绿色蔬菜、杏、桃
镁	构成骨骼和牙齿成分，激活糖代谢酶，与肌肉神经兴奋性有关，为细胞内阳离子，参与细胞代谢过程	谷类、豆类、干果、肉、乳类
碘	为甲状腺素主要成分	海产品
锌	为多种酶的成分	鱼、蛋肉、禽、全谷、麦胚、豆、酵母

表 3-11   儿童重要矿物质参考摄入量（mg/d）

年龄（岁）	钙（mg/d）RNI	磷（mg/d）RNI	铁（mg/d）RNI 男	铁（mg/d）RNI 女	锌（mg/d）RNI 男	锌（mg/d）RNI 女	碘（μg/d）RNI	镁（mg/d）RNI
0~	200（AI）	105（AI）	0.3（AI）		1.5（AI）		85（AI）	20（AI）
0.5~	350（AI）	180（AI）	10		3.2（AI）		115（AI）	65（AI）
1~	500	300	10		4.0		90	140
4~	600	350	10		5.5		90	160
7~	800	440	12		7.0		90	200
9~	1000	550	16		7.0		90	250
12~	1000	700	16	18	8.5	7.5	110	320
15~	1000	720	16	18	11.5	8.0	120	330
18~	800	720	12	18	12.0	8.5	120	330

1）铁：铁在人体内参与血红蛋白和 DNA 合成以及能量代谢等重要生理过程。铁是人体最容易缺乏的营养素之一。铁缺乏（iron deficiency，ID）以及缺铁性贫血是世界范围内最常见的单一营养缺乏性疾病（详见第十一章第四节）。

2）铜：参与多种酶的作用，促进铁的吸收与利用，促使红细胞成熟和释放，并影响生长发育、生殖功能和智力发展。正常情况人类很少发生缺铜或铜过多。有 2 种少见的遗传性铜代谢性疾病，有严重的特征性临床表现，需要特殊的诊断方法。动物性食物含铜丰富。

3）碘：碘过多或缺乏都可致甲状腺疾病。健康成人体内的碘总量为 30 mg（20~50 mg），其中 70%~80% 存在于甲状腺。碘是合成甲状腺素必不可少的成分，碘缺乏和碘缺乏病是全球公共卫生问题之一。碘缺乏与地理环境有关，分布具有明显的地方性（详见第十一章第六节）。

4）氟：自然界中主要以无机氟化物的形式存在，无机氟化物易溶于水。氟是人体必需微量元素，缺乏时可导致儿童龋齿发病率显著增加。但氟的安全范围较窄，氟过量易致氟中毒。地方性氟中毒又称地方性氟病，属生物地球化学性疾病，是地球上分布最广的地方病之一。氟安全量范围窄，过量易中毒。氟对牙釉质坚固、骨骼硬度及钙磷利用起重要作用，缺乏时牙齿釉质的釉氟磷灰石形成困难，结构不坚固，易被微生物、酸、酶等侵蚀，造成龋齿。氟过量可影响钙磷代谢，造成骨骼异常，抑制酶活性及胶原合成，牙齿表面出现黄斑。

5）锌：参与机体很多生理功能，与多种酶、蛋白质、核酸及激素的合成有关。已发现50余种金属酶中含锌。因此，锌参与几乎所有的代谢过程，对儿童的体格、免疫、中枢神经系统生长和发展均具有重要作用。儿童锌缺乏或营养不足是一个全球性的公共卫生问题。锌属Ⅱ型营养素，临床目前尚缺乏简单、有效的实验诊断方法确定锌的生物学标记物。锌缺乏的流行病学研究主要是依赖设计很好的小量锌补充随机研究观察儿童的生长间接判断，或采用膳食调查寻找锌缺乏的高危因素推断锌缺乏症是否存在（详见第十一章第五节）。

（四）其他膳食成分

1.膳食纤维 2010年WHO/FAO定义膳食纤维为≥10个聚合度（degree polymerization, DP）的碳水化合物聚合物，即不被小肠消化吸收、可进入结肠发酵的物质，低聚糖、抗性淀粉和不能被消化的单糖、双糖等也属膳食纤维（dietary fiber, DF）。DF能吸收大肠水分，软化大便增加大便体积，促进肠蠕动的功能。同时，由于膳食纤维不提供能量有控制体重的作用。目前尚无婴幼儿膳食纤维推荐值。我国推荐成人（18岁以上）膳食纤维的摄入量为25~30 g/d，建议每日1/3的谷物为全谷物食物，蔬菜、水果摄入达500 g以上。因儿童需要能量密度较高的食物，膳食纤维的摄入量应适当减少，建议婴幼儿为5~10 g/d，4~6岁为10~15 g/d，7~11岁为15~20 g/d，12~15岁为20~25 g/d，15岁以上与成人相同。

2.水 是维持生命的必需物质，丧失水分达20%，生命就无法维持，机体内的重要物质代谢和生理活动都需要水参与。人体内最多的成分为水。

婴幼儿体内水占体重的比例较大（70%~75%），基础代谢率高，肾脏功能发育尚未成熟，易发生体液和电解质的失衡。WHO建议纯母乳喂养的0~6月龄婴儿不需额外补充水分。据母乳含水量推算我国0~6月龄婴儿水的适宜摄入量为0.7 L/d，7~12月龄婴儿总液体量AI为0.9 L/d，估计1~3岁幼儿总液体量AI为1.3 L/d，未制订饮水量。3~7岁总液体量1600 ml，其中饮水量为800 ml；7~12总

液体量1800 ml，其中饮水量1000 ml；12~18岁总液体量2000~3000 ml，饮水量1100~1700 ml。机体对水的需要量与性别、年龄、人体成分、代谢、气候、环境温度和湿度、身体活动、膳食等因素有关，且同一个体在不同环境或生理条件下也有差异。因此，水的人群推荐量不等同个体每日的需要量。

第二节 消化道功能发育

一、解剖生理特点

1.口腔 婴儿口腔容积较小，舌宽厚，唇肌和两侧颊肌及脂肪垫发达，有助于吸吮乳汁。口腔黏膜细嫩，血管丰富，易受损伤。出生时唾液腺发育差，唾液分泌少，淀粉酶含量也不足，至3~4个月时唾液分泌增多，婴儿来不及咽下而发生生理性流涎。

2.食管 新生儿食管长10~11 cm，1岁时增至12 cm，5岁时16 cm，插胃管时估计食管长度约为小儿耳根至剑突距离。婴儿食管壁平滑肌及弹性纤维发育较差，又缺乏腺体，易发生反流引起溢乳。

3.胃 婴儿期胃呈水平位，容量相对较小，足月新生儿为30~35 ml，3个月时增至100 ml，1岁时达300 ml左右，故喂哺婴儿时，食物容量不宜过多，过多可引起呕吐；贲门括约肌发育也不够完善，关闭不严，乳汁易从胃向食管反流而溢乳。出生时胃壁肌层及腺体发育不够完善，易发生胃扩张。新生儿分泌胃酸较少，胃蛋白酶活力差，胃液消化功能随年龄增大而逐渐加强。

4.肠 婴幼儿肠管相对较长，超过自己身长达6倍（成人仅4倍），且固定较差，故易发生肠套叠、肠扭转；肠黏膜发育良好，血管及淋巴管丰富，绒毛发达，但肌层发育尚差；小婴儿肠壁薄，通透性高，屏障功能不完善，故肠腔中的微生物、毒素及过敏原易透过肠壁，进入血流而致病，如发生全身感染和超敏反应性疾病等。

5.肝、胰腺 婴儿肝相对较大，新生儿肝重为体重的4%（成人仅2%），10个月增加1倍，故1岁前肝常可在肋缘下1~2 cm处扪及。肝血管丰富、血量多，肝细胞及肝小叶分化不全，易发生淤血增大；但肝细胞再生能力强，纤维组织较少。至8岁时肝结构发育已接近成人。小婴儿胰腺发育不够成熟，分泌的消化酶活力也较低。

二、消化酶成熟与营养素吸收

儿童消化系统的生理发育过程尚不清楚，但出生后各种消化酶的水平可间接反映消化道发育状况（图 3-4）。

1. 蛋白质酶发育　胃黏膜的主细胞（chief cell）合成的胃蛋白酶原被胃酸激活生成胃蛋白酶（pepsin），胃蛋白酶将各种水溶性蛋白质分解成多肽；胰腺分泌的胰蛋白酶是肽链内切酶，胰凝乳蛋白酶是催化蛋白质肽键水解的内肽酶，刷状缘的肽酶分解肽为氨基酸。胎儿 34 周龄时胃主细胞开始分泌胃蛋白酶；出生时活性低，3 月龄活性逐渐增加，18 月龄时达成人水平。胎儿 5 月龄时胰腺开始分泌。1~3 月龄婴儿胰蛋白酶逐渐成熟，达成人水平。故新生儿消化蛋白质能力较好。

婴儿出生后几个月内肠道屏障功能发育不成熟。小肠上皮细胞间存在间隙，渗透性高；同时有些蛋白质，如母乳免疫球蛋白可以小肠上皮细胞吞饮方式吸收，被婴儿利用。异体蛋白（如牛乳蛋白、鸡蛋蛋白）、毒素、微生物以及未完全分解的代谢产物会以吞饮方式或通过上皮细胞间隙直接吸收，产生过敏或肠道感染。

2. 碳水化合物酶发育　乳糖是小婴儿（<6 月龄）的主要碳水化合物来源，其次为蔗糖和少量淀粉。双糖酶分解双糖为单糖，乳糖可以被小肠黏膜纤毛簇边缘的乳糖酶水解。淀粉酶（amylase）主要由胰腺和唾液腺分泌，催化淀粉及糖原水解，生成葡萄糖、麦芽糖及含有 α-1,6 糖苷键支链的糊精。肠双糖酶是肠道吸收碳水化合物功能发育的标志。肠双糖酶发育与胎龄有关，胎儿 8 月龄时肠蔗糖酶、麦芽糖酶的活性达最高；肠乳糖酶活性逐渐增加，足月时达高峰。新生儿唾液淀粉酶、胰腺淀粉酶以及刷状缘膜的葡萄糖化酶和双糖酶（如乳糖酶）浓度非常低，但 1 月龄后很快达到成熟的浓度，4~6 月龄婴儿开始分泌胰淀粉酶，2 岁达成人水平。新生儿乳糖的摄入可诱导乳糖酶活性。新生儿十二指肠小肠 α- 淀粉酶（α-amylase）活性低，但肠内葡萄糖化酶含量较高，为成人的 50%~100%，可补偿淀粉酶不足，使淀粉发酵变为短链脂肪酸，帮助淀粉消化。早期喂淀粉食物并不激活淀粉酶活性，只增加淀粉酶分泌量，提示淀粉酶的成熟与进食无关。母乳含少量淀粉酶，进入婴儿消化道可不被分解，消化部分淀粉，代偿胰淀粉酶不足。

3. 脂肪酶发育　人类的脂肪酶主要有胃脂肪酶（gastric lipase，GL）、胆盐刺激脂肪酶（bile salt-stimulated lipase，BSSL）、胰脂肪酶（pancreatic lipase，PL）帮助肠道消化，吸收食物中的脂肪。胎儿 16 周龄胰腺始分泌胰脂酶，因需胆盐激活，故新生儿期胰腺分泌胰脂酶极少，几乎无法测出，2 岁后达成人水平；出生后肠脂酶分泌不足。母乳的脂肪酶亦可部分补偿 PL 的不足。但母乳中的脂肪吸收逐渐增加，2 月龄后达 90%~95%，早产儿也相似。婴儿消化道脂肪酶发育尚不成熟，脂

营养素	酶	月龄												
		出生	1	2	3	4	5	6	7	8	9	10	11	12
碳水化合物	唾液淀粉酶													
	胰淀粉酶													
	刷状缘 α- 葡萄糖苷酶													
	刷状缘乳糖酶													
蛋白质	胃蛋白酶													
	胰蛋白酶													
	刷状缘蛋白酶													
脂肪	胃脂酶													
	胰脂酶													
	胆汁													

☐ 低　　☐ 过渡　　☐ 成人

图 3-4　出生后第一年消化酶发育进程

肪消化主要依赖 GL、胆盐依赖性脂肪酶（bile salt dependent lipase，BSDL）。与成人不同，婴儿的脂肪消化主要在胃。GL 在早产儿和新生儿有独特的代偿功能，具有保持胃内合适酸度、抗胃酸和胃蛋白酶的作用，活性可保存到小肠；不依赖胆盐和辅助因子，有助于胃内脂肪消化，在一定程度上代偿了 PL 不足。随着婴儿年龄的增大，到了快断离母乳，引入半固体、固体食物的年龄，肝脏功能逐渐成熟，胆盐分泌增加，BSDL、BSSL 等对甘油三酯（triacylglycerol，TAG）的消化作用已不是主要作用。婴儿吸收脂肪的能力随月龄增加而提高，如 33~34 周龄的早产儿脂肪的吸收率为 65%~75%，足月儿脂肪的吸收率为 90%，6 月龄婴儿脂肪的吸收率超过 95%。

三、肠道菌群

肠道黏膜菌群（intestinal mucosal flora）是复杂的微生态系统（ecosystem），有近 40 属 500 种细菌，具有 200 万个编码基因。肠道约有 1014 个活细菌，相当于人体细胞的 10 倍。肠道菌群由厌氧菌、兼性厌氧菌、需氧菌组成，97%~99% 以上为专性厌氧菌，大肠埃希菌等需氧菌所占比例不足 1%，共同维系肠道微生态的动态平衡。双歧杆菌和乳酸杆菌属于乳酸菌，是肠道的有益菌，其中双歧杆菌是最重要的肠道有益菌。双歧杆菌等肠道有益菌的正常数量以及肠内有害菌受到抑制是维护肠内微生态平衡的前提。肠杆菌是机会致病菌或称中间菌，双歧杆菌拮抗、抑制其生长。肠道双歧杆菌大量生长、繁殖以及发酵分解乳糖，肠腔内大量乳酸、乙酸、丁酸致肠道 pH 下降至 5.0~5.5。肠道 pH 下降不利于肠道内有害菌，如腐败杆菌等难以生存，同时拟杆菌、乳杆菌也减少（<1%）。

尽管人们已知有健康的肠道就有健康的身体，但至今肠道菌群对人体的重要性尚不完全清楚。科学研究将证实肠道菌群不仅与疾病有关（包括肠易激综合征、炎性肠病、难辨梭菌感染、肥胖等），甚至涉及心理健康。

1. 功能　双歧杆菌等原籍菌（产乳酸）胞壁脂磷壁酸可特异性可逆地黏附于肠上皮细胞受体，形成生物膜样结构，保护肠道内环境稳定，还有营养争夺和空间位阻作用，构成肠道定植阻力；维持正常肠蠕动；合成各种维生素和生物酶，使肠道有

利于铁、维生素 D、钙的吸收，菌体的氮 80% 可被宿主利用；原籍菌（产乳酸）定植、繁殖后产生大量短链脂肪酸，参与肠道水、电解质代谢，降低局部 pH 和电位；激活肠道免疫系统（潘氏细胞），使淋巴细胞对抗原敏感性增强；促进 B 细胞吞噬、细胞分化和增殖；有免疫佐剂作用；拮抗需氧菌增殖，预防新生儿坏死性小肠结肠炎。

2. 儿童肠道菌群特点　肠道微生物屏障对婴幼儿非常重要。长期以来，人们认为出生时新生儿肠道是无菌的，近年的研究显示发育中的胎儿已有微生物定植肠道。婴儿出生几小时后细菌经口吞入或从肛门进入，先是大量需氧菌（如大肠埃希菌、肠球菌、葡萄球菌、假单胞菌属）繁殖消耗氧气，产生各种酸性产物，生后 2 小时出现双歧杆菌、拟杆菌等专性厌氧菌定植，7 日达高峰，为新生儿的优势菌。婴儿肠道中革兰阳性杆菌占绝对优势，达 95.0%~99.8%，其中 95.0% 以上为双歧杆菌。婴儿结肠的优势菌为双歧杆菌、乳酸杆菌、肠杆菌。出生后 1 年儿童肠道菌群近于成人。

3. 影响因素　许多因素影响肠道微生物，如分娩方式、妊娠时间、抗生素应用（母亲与婴儿）、喂养方式或其他环节因素。

母乳中的双歧因子、丰富的乙型乳糖和低聚糖、较低的蛋白质与磷酸盐含量、长链多不饱和脂肪酸降低结肠的 pH，有利乳酸菌生长，较高的 sIgA 和溶菌酶抑制致病菌生长。母乳喂养婴儿肠道形成相对简单的、以双歧杆菌占绝对优势的肠道菌群；配方乳喂养婴儿肠道形成相对复杂的肠道菌群，双歧杆菌的含量和频率较低，但双歧杆菌仍为优势菌群。

第三节　婴儿喂养

母乳喂养是自人类进化以来就存在的一种天然喂养方式，而兽乳喂养婴儿只有 100 多年的历史。婴儿配方乳喂养技术的发展虽然拯救了许多婴儿的生命，但婴儿配方乳成分的标准范围很窄，可在母亲和婴儿双方产生营养问题，配方乳喂养也可引起疾病与情感等问题。

一、母乳喂养

母亲的乳汁是婴儿理想的营养来源，可满足婴儿生长和发育需要。WHO 与各国儿科学会的喂养

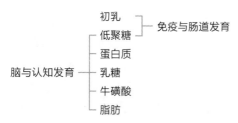

政策性文件均强调正确的婴儿喂养应该是纯母乳喂养至 6 月龄，引入其他食物后继续母乳喂养至 1~2 岁。母亲哺乳不仅是个人的生活方式的选择，更重要的是一个公共健康问题。母乳的成分适合婴儿，包括丰富的营养成分和很多促进生存、正常发育的非营养的有生物作用的因子。已有很多证据显示母乳喂养对儿童神经发育有短期和长期的益处（图 3-5）。与婴儿配方乳不同，母乳成分是动态的，包括一次哺乳、整个哺乳期甚至乳母间的乳汁成分都有变化。

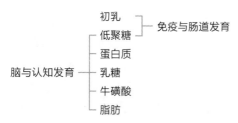

图 3-5　母乳成分与婴儿健康

广义的母乳喂养包括生母用乳汁喂养、奶妈或其他乳母的乳汁喂养以及母乳库的乳汁喂养。纯母乳喂养即婴儿仅以母乳喂养，无其他任何液体和固体食物（不包括维生素或矿物质补充剂和药物滴剂或糖浆）甚至水。部分母乳喂养为除母乳外，婴儿尚有其他食物，包括乳类制品。

母乳喂养可在婴儿与母亲之间建立安全、爱的密切联系。因此，应积极促进和支持母亲用自己的乳汁喂养婴儿。

（一）母乳喂养

1. 母乳喂养优点　研究已证实如果所有的母亲产后 1 小时即哺乳可挽救 100 万婴儿的性命。母乳喂养经济（仅 1/5 婴儿配方乳喂养的费用）、方便、温度适宜、有利于婴儿心理健康。母亲哺乳可加快乳母亲产后子宫复原，减少再受孕的机会。因哺乳可提高血中催乳素水平，抑制卵巢对促卵泡激素的反应，使雌二醇下降，抑制垂体对黄体生成素分泌，使黄体缺乏正常冲动，减少排卵。

2. 建立良好母乳喂养　良好母乳喂养的建立需要全社会、家庭积极配合与支持，成功的母乳喂养应当是母子双方都积极参与并感到满足。当母亲喂养能力提高，婴儿的摄乳量也将提高。建立良好的母乳喂养需要母亲分泌乳汁充足，哺乳时出现有效的射乳反射以及婴儿有力的吸吮，体现回应式喂养

（responsive feeding）。保障母乳喂养成功的措施有：

（1）卫生保健人员定期教育

1）政策：明文规定实行母乳喂养；培训卫生保健人员的技能以实现母乳喂养政策。

2）宣传：让所有孕妇知晓母乳喂养的好处和管理措施，包括孕期宣传母乳喂养的益处，解除孕妇各种思想顾虑，建立母亲自己哺乳的信心。

3）指导：产后新生婴儿应立即与母亲有皮肤的接触，出生后 1 小时内帮助母亲开始哺乳；提供正确信息等技巧，帮助母亲根据自己和婴儿的情况作出适当决定；向母亲讲解如何哺乳，即使母亲与婴儿分离也需要维持泌乳；告知母亲除母乳外不给其他食物或饮料，不宜轻易中断母乳喂养或添加其他乳类或食物。

4）措施：推广爱婴医院，实行 24 小时母婴同室，达到早接触、早开奶与按需哺乳的目的。母亲产后 1 小时内医务人员即把擦干的婴儿放到母亲的胸腹部，帮助母婴早接触，包括母亲拥抱新生儿、新生儿吸吮母亲乳房；帮助母亲，特别是初产妇，了解新生儿的觅食行为；耐心传授促进乳汁分泌的方法，鼓励按需哺乳；母亲分娩过程尽可能少用或小剂量使用止疼药或镇静类药物，避免给母乳喂养婴儿使用人工奶嘴或安抚奶嘴。

5）社会支持：如母亲出院或在诊所检查时，母乳喂养支持小组尽早与母亲联系。告诉母亲有任何喂养的问题时，可主动向医务人员获取帮助和指导。

（2）产前准备　多数健康的孕妇都有自己哺乳的能力，但真正成功的哺乳则需孕妇身心两方面的准备和积极的措施。保证孕母合理营养，根据妊娠前体质指数合理增长体重，如体质指数为 18.5~24 者，孕期体重增加 8~14kg，母体可贮存足够脂肪，供哺乳能量的消耗（表 3-12）。妊娠前母亲的体质指数宜维持正常范围内，因为妊娠期消瘦和肥胖都易导致胎儿异常。妊娠、哺乳妇女适当营养素摄入对胎儿和乳汁的分泌是重要的。若妊娠、哺乳期母亲营养不足可使胎儿宫内发育迟缓或乳汁中某些营养素不足（如 VitA、VitB$_1$、VitB$_6$、VitB$_{12}$、碘）。妊娠中晚期妇女需增加能量 250~400 kcal/d，哺乳期妇女需增加能量 400 kcal/d。

（3）乳头保健　母亲的乳头形状大小各有不同。约 1/3 的孕妇有不同程度的乳头扁平或内陷，但只有 1/10 的孕妇的乳头扁平持续到分娩，常见于初产妇。因妊娠期母亲乳头皮肤变得松软。真正的乳

表 3-12　妊娠期妇女体重增长范围及妊娠中晚期每周体重增长推荐值

妊娠前体质指数分类（kg/m²）	总增长值范围（kg）	妊娠早期增长值范围（kg）	妊娠中晚期每周体重增长值及范围（kg/周）
低体重（BMI<18.5）	11.0~16.0	0~2.0	0.46（0.37~0.56）
正常体重（18.5≤BMI<24.0）	8.0~14.0	0~2.0	0.37（0.26~0.48）
超重（24.0≤BMI<28.0）	7.0~11.0	0~2.0	0.30（0.22~0.37）
肥胖（BMI≥28.0）	5.0~9.0	0~2.0	0.22（0.15~0.30）

头内陷是乳头皮肤与底部组织粘连，使哺乳困难，需要产前或产后做简单的乳头挤、捏护理，每日用清水（忌用肥皂或酒精之类）擦洗乳头。每次哺乳后可挤出少许乳汁均匀地涂在乳头上，乳汁中丰富的蛋白质和抑菌物质对乳头表皮有保护作用，可防止乳头皮肤皲裂。

（4）刺激催乳素分泌　泌乳与乳汁的合成、分泌的调节和乳汁的排出有关。乳腺由结缔组织分隔为 15~25 个叶，每叶又分为若干小叶。每个乳叶是一个复管泡状腺。小叶内导管、叶间导管、总导管、输乳管将腺泡腔与乳头连通（图 3-6）。乳腺泡腔和导管周围有肌上皮细胞（myoepithelial cells）（图 3-7）。垂体前叶分泌的催乳素（prolactin）与乳腺细胞受体结合刺激乳腺细胞合成乳汁。妊娠期母体血中高水平的雌激素和孕酮与催乳素竞争乳腺细胞受体，故妊娠期的乳腺泌乳极少。分娩后母体雌激素和孕酮的血浓度迅速降低，催乳素与乳腺细胞受体结合，乳腺开始泌乳。婴儿吸吮母亲乳头，乳头的传入神经将冲动经脊髓传入下丘脑，使垂体前叶分泌大量催乳素入血（图 3-8）。母体血中高水平

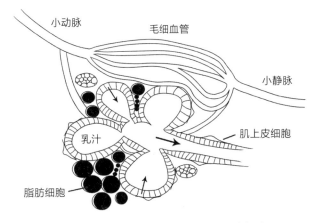

图 3-7　乳腺泡腔和导管周围肌上皮细胞

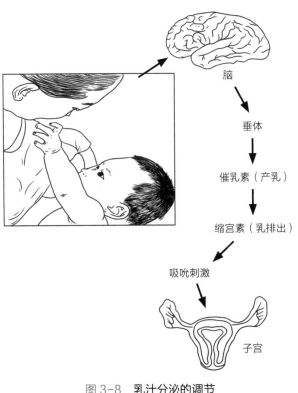

图 3-8　乳汁分泌的调节

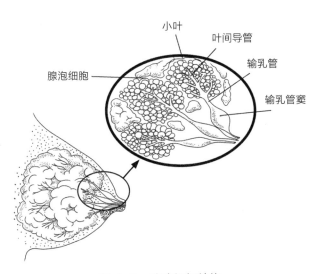

图 3-6　乳腺组织结构

的催乳素使乳腺细胞不断生成乳汁，有维持泌乳作用。若增加哺乳期哺乳次数并及时排空乳房，便能使催乳素维持在较高的水平；不哺乳的产妇血中催乳素的浓度常在分娩后1周降到妊娠早期的低水平。婴儿吸吮对母亲乳头的刺激同时可传到下丘脑的室旁核，反射性地引起垂体后叶分泌催产素（oxytocin）。催产素使包绕在腺泡和乳小管周围的肌上皮细胞收缩，将乳汁挤到乳导管，迅速从双侧乳头射乳（let-down reflex）。射乳发生在婴儿吸吮30~45秒后，可让婴儿在短时间内获大量乳汁，乳房排空，有利于乳汁的合成、分泌。此外催产素还使子宫平滑肌收缩，排出恶露、促进子宫复原。

胎儿宫内随意吸吮羊水，胃容量小，出生一段时间尚不适应宫外生活，故3月龄内的小婴儿宜每日多次、按需哺乳，保证婴儿有较强的吸吮力，使母亲的乳头得到足够的刺激以维持催乳素较高浓度，乳汁分泌增加。如给婴儿喂过多糖水，使婴儿缺乏饥饿感，致婴儿思睡、吸吮无力，则乳母的乳头缺乏刺激，泌乳量减少。产后乳晕的传入神经特别敏感，诱导催产素分泌的条件反射易于建立。出生后2周龄是建立母乳喂养的关键时期。婴儿出生后第一次吸吮的时间对成功建立母乳喂养十分关键，应尽早开始第一次吸吮（产后15~30分钟）。如婴儿的第一次吸吮被延迟，婴儿警觉关键期即过而进入睡眠。同时，尽早第一次吸吮亦可减轻婴儿生理性黄疸。因频繁吸吮，刺激肠蠕动，排便增加，减少胆红素的肠肝循环；亦可减轻生理性体重下降，减少低血糖发生。

（5）促进乳房分泌　吸乳前母亲可先湿热敷乳房，促进乳房循环血流量。2~3分钟后，从外侧边缘向乳晕方向轻拍或按摩乳房，促进乳房感觉神经的传导和泌乳。两侧乳房应先后交替进行哺乳，每次哺乳应让乳汁排空。若一侧乳房奶量已能满足婴儿需要，则可每次轮流哺喂一侧乳房，并将另一侧的乳汁用吸奶器吸出。

（6）喂哺技巧　应让母亲知道不是用"乳头喂养"婴儿，而是"乳房喂养"。如方法正确，即使扁平或内陷乳头大部分婴儿仍可吸吮乳汁。哺乳时母亲可选择不同的哺乳姿势，如卧位、侧卧位、蜡抱式、抱球式均可。但无论哪种姿势，母亲的体位宜舒适，能放松喂哺；同时母亲抱婴儿的姿势需使婴儿头和颈得到支撑，脸贴近母亲的乳房，易含乳头。即哺乳时母亲与婴儿胸贴胸，使婴儿下颌贴近

母亲乳房口含乳晕部分，使乳晕下的输乳管窦内的乳汁迅速排出（图3-9）。正确的母、婴儿喂哺姿势可刺激婴儿的口腔动力，有利于吸吮。正确的喂哺技巧包括唤起婴儿的最佳进奶状态，如哺乳前让婴儿用鼻推压或舔母亲的乳房，哺乳时婴儿的气味、身体的接触都可刺激乳母的射乳反射；等待哺乳的婴儿应是清醒状态、有饥饿感，并已更换干净的尿布。

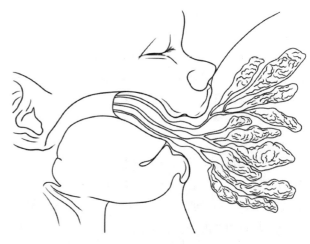

图3-9　正确的婴儿吸吮方法

（7）乳母情绪　因与泌乳有关的多种激素都直接或间接地受下丘脑的调节，下丘脑功能与情绪有关，故泌乳受情绪的影响很大。心情压抑可以刺激肾上腺素分泌，使乳腺血流量减少，阻碍营养物质和有关激素进入乳房，从而使乳汁分泌减少。刻板地规定哺乳时间也可造成精神紧张，故在婴儿早期应采取按需哺乳的方式，并保证乳母的身心愉快和充足的睡眠，避免精神紧张，可促进泌乳。

3.断离母乳　其他食物引入或标准婴儿配方乳完全替代母乳为断离母乳。婴儿断离母乳的年龄有个体差异。多数婴儿6月龄后逐渐以婴儿配方乳替代母乳，婴儿配方乳量至800 ml/d即可完全替代母乳（12~18月龄）。母乳充足、质量好可在其他食物引入后仍然哺乳至2岁。为帮助婴儿不过分依恋母乳，顺利断离母乳，需培养婴儿有良好的进食习惯。如婴儿3~4月龄后宜逐渐定时哺乳；4~6月龄开始宜与母亲同室分床睡以便逐渐断夜间奶，培养婴儿对其他食物的兴趣以及进食的技能等。引入标准婴儿配方乳时直接用杯喂养可避免以后的奶瓶依赖问题，包括睡时吸奶形成"奶瓶龋齿"，或将吸吮奶嘴作为抚慰婴儿的方法，或长期不能脱离奶瓶等问题。

4. 不宜哺乳的情况　母亲感染 HIV、患有严重疾病应停止哺乳，如慢性肾炎、糖尿病、恶性肿瘤、精神病、癫痫或心功能不全等。乳母患急性传染病时，可将乳汁挤出，经消毒后哺喂。乙型肝炎的母婴传播主要发生在临产或分娩时胎盘或血液传递，因此乙型肝炎病毒携带者并非哺乳的禁忌。母亲感染结核病，经治疗，无临床症状时可继续哺乳。

（二）母乳特点

母乳是婴儿最好的天然食物，对婴儿健康的生长发育有不可替代的作用。一个健康的母亲可提供足月儿正常生长到 6 月龄所需要的营养素、能量和液体量。哺乳不仅供给婴儿营养，同时还提供一些可供婴儿利用的现成物质，如脂肪酶、sIgA 等，直到婴儿体内可自己合成。进化过程形成的母乳各种营养成分使母婴间存在一种天然的生理生化关系，有益于婴儿健康。因此，母乳喂养是婴儿从宫内完全依赖母亲摄取营养到断乳后完全独立生活的一种过渡营养方式。

1. 营养丰富　母乳营养生物效价高，易被婴儿利用。母乳含必需氨基酸比例适宜，为必需氨基酸模式。母乳所含酪蛋白为 β-酪蛋白，含磷少，凝块小；母乳所含白蛋白为乳清蛋白，促乳糖蛋白形成；母乳乳清蛋白含量高，酪蛋白与乳清蛋白的比例为（1:4）~（2:3），易被消化吸收。母乳中宏量营养素产能比例适宜（表 3-13）。母乳几乎无 β-乳球蛋白，婴儿产生过敏的概率显著低于标准婴儿配方乳喂养的婴儿。

母乳中乙型乳糖（β-双糖）含量丰富，有利于婴儿脑发育；也有利于双歧杆菌、乳酸杆菌生长，产生 B 族维生素，促进肠蠕动。

母乳含较多不饱和脂肪酸，如亚油酸为 540 mg/100 kcal，初乳中含量更高；胆固醇含量（22 mg/100 kcal）高，有利婴儿脑发育（图 3-10）。母乳含脂肪酶使乳汁的脂肪颗粒易于吸收。母乳含

20%~25% 的饱和脂肪酸 - 棕榈酸（palmitic acid，C16:0），其中 70% 在甘油三酯的 sn-2 位置，在肠道被内生脂酶水解后生成单甘酯和游离脂肪酸后吸收（图 3-11）。标准婴儿配方乳甘油三酯的 α-棕榈酸则在 sn-1、sn-3 位置，胰脂肪酶选择性水解 sn-1、sn-3 棕榈酸，产生 2 个 α-游离棕榈酸。α-游离棕榈酸肠道吸收差，与钙形成钙 - 脂肪酸皂，随粪便排出。钙 - 脂肪酸皂不溶于水，使大便硬结，也丢失棕榈酸与钙。

母乳中电解质浓度低、蛋白质分子小，适宜婴儿不成熟的肾发育水平。母乳矿物质易被婴儿吸收，如母乳中钙、磷比例适当（2:1），含乳糖多。乳糖在小肠远端与钙形成螯合物，降低钠在钙吸收时

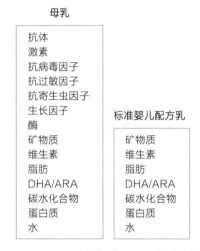

图 3-10　母乳与标准婴儿配方乳比较

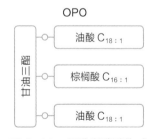

图 3-11　母乳脂肪酸构成

表 3-13　母乳与婴儿配方乳液营养素产能比（%）

	母乳	标准婴儿配方乳液	理想标准
碳水化合物	44.2	36.0~64.2	42.0~44.0
脂肪	48.3	39.6~54.0	48.0
蛋白质	7.6	7.2~12.0	8.0~10.0
能量	63 kcal/dl	60~70 kcal/dl	

的抑制作用，避免钙在肠腔内沉淀，同时乳酸使肠腔内 pH 下降，有利小肠钙的吸收。含低分子量的锌结合因子 – 配体，锌吸收利用率高。

流行病学资料显示母乳含维生素 K、维生素 D 与铁较低，婴儿有缺乏的危险。部分母乳成分低的原因是进化过程的痕迹，不宜解释为母乳的缺点。如母乳铁含量较低（0.05 mg/dl），铁吸收率较高（49%），与婴儿居住环境改变有关。几千年前婴儿的生活环境差，但环境中有铁。最初婴儿可从母亲的皮肤、衣服获得铁；3~4 月龄后在地上玩，可从地上获得铁。同样，维生素 D 含量较低的原因是婴儿户外活动多，皮肤可自己合成维生素 D_3（胆骨化醇）。母乳中维生素 K 含量较低的原因也与当时婴儿生后环境微生物丰富有关，有利婴儿很快建立正常肠道菌群，合成维生素 K_2（甲基萘醌）。

2. 生物作用

（1）缓冲力小　母乳 pH 为 3.6，对酸碱的缓冲力小，不影响胃液酸度（胃酸 pH 0.9~1.6），有利于酶发挥作用。

（2）含免疫成分　为天然的营养性被动免疫。初乳含丰富的 sIgA，早产儿母亲乳汁的 sIgA 高于足月儿。sIgA 婴儿胃中稳定，不被消化，黏附于肠黏膜上皮细胞表面，封闭病原体，阻止病原体吸附于肠道表面，使其繁殖受抑制，保护消化道黏膜，抗多种病毒、细菌（除麻疹、腺病毒）；含糖蛋白，为亲水性，易凝集病原体，如大肠埃希菌，减少病原体与肠黏膜的吸附，加速其排出体外；起调理素作用，可调动巨噬细胞，杀死病原体，减少溶菌内毒素对小肠的刺激。免疫球蛋白在小肠可以吞饮方式吸收，增加婴儿其他系统免疫力，如呼吸系统。母乳含有大量免疫活性细胞，以初乳为著，其中 85%~90% 为巨噬细胞，10%~15% 为淋巴细胞；免疫活性细胞释放多种细胞因子而发挥免疫调节作用。母乳中的催乳素也是一种有免疫调节作用的活性物质，可促进新生儿免疫功能成熟。

母乳含较多乳铁蛋白，初乳含量更丰富（可达 1741mg/L），是母乳中重要的非特异性防御因子，有杀菌、抗病毒、抗炎症和调理细胞因子作用。乳铁蛋白对铁有强大的螯合能力，能与大肠埃希菌、大多数需氧菌以及白念珠菌竞争赖以生长的铁，抑制细菌的生长。

母乳中的溶菌酶能水解革兰阳性细菌胞壁中的乙酰基多糖，使细菌胞壁破坏，增强抗体的杀菌效能。

母乳的补体及双歧因子含量高于牛乳。双歧因子促乳酸杆菌生长，使肠道 pH 达 4~5，抑制大肠埃希菌、痢疾杆菌、酵母菌等生长。母乳中补体、乳过氧化酶等参与机体免疫。低聚糖是母乳所特有的成分。母乳中低聚糖与肠黏膜上皮细胞的细胞黏附抗体的结构相似，可阻止细菌黏附于肠黏膜；促乳酸杆菌生长。

（3）生长调节因子　为母乳中一组对细胞增殖、发育有重要作用的因子，如牛磺酸、激素样蛋白（上皮生长因子、神经生长因子）以及某些酶和干扰素。如上皮生长因子，促未成熟的胃肠上皮细胞、肝上皮细胞生长分化，影响小肠刷状缘酶的发育，参与调节胃液 pH；神经生长因子促神经元生长、分化，控制其存活，调控交感和感觉神经元的生长，特别作用在快速生长分化的神经元；牛磺酸为含硫的酸性必需氨基酸，促铁的吸收，对肺、视网膜、肝、血小板、脑很重要，特别是发育中的脑和视网膜。

（三）母乳成分变化

1. 各期母乳成分　初乳为孕后期与分娩 4~5 日的乳汁；5~14 日的乳汁为过渡乳；14 日以后为成熟乳。母乳蛋白质含量稳定以满足婴儿生长发育基本需要，但脂肪、水溶性维生素、维生素 A、铁等营养素与乳母饮食有关；因维生素 D、维生素 E、维生素 K 不易由血液进入乳汁，故与乳母饮食成分关系不大。

妊娠最后几周乳腺泡充满初乳汁，产后 48~72 小时分泌。人初乳为深柠檬色，碱性，比重 1.040~1.060（成熟乳 1.030），量少（15~45 ml/d），但可满足生后几日的新生儿需要。人初乳蛋白质含量较高（主要为免疫球蛋白），脂肪与乳糖较少（表 3-14）；维生素 A、牛磺酸和矿物质的含量颇丰富，

表 3-14　母乳成分比较（g/L）

	初乳	成熟乳
总蛋白质	29.0	10.6
脂肪	39.5	45.4
乳糖	57.0	71.0
钙	0.48	0.34
磷	0.16	0.14
钠	0.50	0.17

并含有初乳小球（充满脂肪颗粒的巨噬细胞及其他免疫活性细胞），对新生儿的生长发育和抗感染能力十分重要；随哺乳时间的延长蛋白质与矿物质含量逐渐减少。

2.哺乳过程的成分变化　每次哺乳乳汁的成分亦随时间而变化。将哺乳过程分为前、后部分，即前乳乳汁脂肪低而蛋白质高，后乳乳汁脂肪含量高；前、后乳乳汁蛋白质与乳糖浓度基本恒定。因此，一次哺乳过程乳汁的能量密度显著增加，从前乳的约 60 kcal/100 ml 增加至后乳的 90 kcal/100 ml，可能是给婴儿停止哺乳的一个"安全信号"（图3-12）。

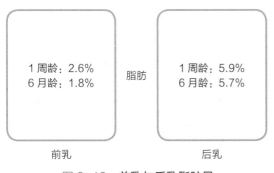

图 3-12　前乳与后乳脂肪量

（四）乳量的变化

正常乳母产后 6 个月内平均每天泌乳量随时间而逐渐增加，成熟乳量可达 700~1000 ml。乳母泌乳量与乳汁的营养成分有个体差异。一般产后 6 个月乳母泌乳量与乳汁的营养成分逐渐下降。判断奶量是否充足是以婴儿体重增长情况、尿量多少与睡眠状况等进行综合评价。应劝告母亲不要轻易放弃哺乳。

（五）母乳的储存

为保证婴儿继续母乳喂养，当哺乳的母亲返回工作或临时外出需挤出乳汁短期家庭储存；若母亲的乳汁丰富，除满足婴儿需要外尚有剩余，可将乳汁储存，待婴儿需要更多乳汁时补充喂养。通常，储存时间较短的母乳（<72 小时）可以用特殊塑料软袋储存；较长时间储存的母乳，宜采用有密封盖的硬边的容器，如硬塑料或玻璃瓶保存。容器容量不宜过大，60~120 ml 为宜，易解冻，避免解冻后有剩余浪费。母乳存放的时间取决于乳汁状况与存放温度（表3-15）。

（六）母乳喂养的评估

母乳喂养评估包括对母亲哺乳信心的评估和母乳喂养有效性的评估，两者均是影响母乳喂养持续时间的重要因素。早期评估有助于及时发现喂养问题，尽早处理，有利于母乳喂养顺利进行。

母亲对哺乳的信心（亦称母乳喂养自我效能）也是影响母乳喂养持续时间的重要因素。研究显示，哺乳信心不足的产妇母乳喂养程度低或更容易早期停止母乳喂养。目前已有较多的母乳喂养相关评估量表用于早期识别需要哺乳支持的母亲，且已在国外广泛应用。常用的量表包括母乳喂养自我效能量表（breastfeeding self-efficacy scale，BSES）、LATCH 评估、哺乳评估工具（lactation assessment tool，LAT），婴儿母乳喂养评估工具（infant breastfeeding assessment tool，IBFAT），母子评估工具（mother-baby assessment，MBA）等。除 IBFAT 外，几乎所有的母乳喂养评估量表中均涉及"可闻及婴儿的吞咽声"，这是评估足月儿母乳摄入情况最佳预示指标。LATCH、MBA 哺乳评估系统通过评价母乳喂养时母子双方情况，明确母亲问题并针

表 3-15　母乳存放的温度和时间

乳汁状况	室温（<25℃）	冰箱冷藏室（4℃）	冰箱冷冻室
挤出的新鲜乳汁	6~8 小时	3~5 日	• 单门冰箱 2 周（-15℃） • 双门冰箱 3 个月（-18℃） • 冰柜 6~12 个月（-20℃）
冷冻乳汁放冷藏室解冻	≤ 4 小时	24 小时	不可再冷冻
冷冻乳汁放冷藏室外温水解冻	可置室温待用	4 小时	不可再冷冻
解冻后乳汁婴儿食用	室温下食用，剩余弃用	不可再储存	不可再冷冻
冰袋隔热塑料袋	24 小时	—	—

对性进行喂养指导；IBFAT 主要用于评估母亲对喂养的感觉和满意程度；而 BSES 通过自我报告来了解产妇对自己能否坚持母乳喂养行为的信心程度。然而，国内对于母乳喂养信心及哺乳有效性评估量表研究相对滞后，测量工具也比较单一（仅 BSES 有中文版），尚需开展多中心研究以确定各量表在中国的适用性。

母乳喂养有效性可以从婴儿体格生长、代谢水平以及行为等多方面综合评估。美国儿科学会和妇产科学会发表指南建议新生儿出院前应至少观察到 2 次成功喂养过程，尤其应关注喂养时婴儿吮吸 / 吞咽 / 呼吸协调状况。实际工作中最简单的预测母乳摄入量的方法是听婴儿吞咽声；但确切评估母乳喂养结果最重要的标准仍然是基于母乳喂养婴儿制订的生长曲线。通常，当健康婴儿体重增长速率正常，清醒时表现活跃、眼睛灵活、皮肤有弹性、对周围环境反应良好，则提示母乳喂养有效。

二、部分母乳喂养

包括补授与代授部分母乳喂养。

1. 补授部分母乳　即 <6 月龄婴儿母乳不足或母亲不能按时哺乳，需以其他乳汁补充，或补授。母亲哺乳次数同纯母乳喂养，以维持婴儿吸吮，刺激乳汁分泌。补授婴儿配方乳量按婴儿需要定，即不是每次均补充。应先母乳，若婴儿将乳房吸空仍不满足，不能安静睡觉时宜用婴儿配方乳补足。

2. 代授部分母乳　若 >6 月龄婴儿母亲乳量不足、婴儿生长增长不足，或母亲因工作情况无法维持母乳喂养需逐渐用婴儿配方乳依次替代母乳，为代授。突然中断母亲乳汁喂养，可使婴儿无法适应产生情感问题，或摄入奶量下降影响婴儿生长。

大于 6 月龄婴儿母亲乳量充足、婴儿生长正常不必用婴儿配方乳替代母乳，引入其他食物后继续母乳喂养（包括吸出哺乳），但需定时，夜间已不再哺乳，以减少婴儿过度依恋母亲与母乳的机会。

三、婴儿配方乳喂养

即应纯母乳喂养的婴儿（4~6 月龄）因各种原因不能进行母乳喂养时，完全采用标准婴儿配方乳喂养。

1. 标准配方　选择未加工的兽乳不适合婴儿消

化道、免疫功能、肾脏发育水平。人类利用现代科学技术将兽乳改造（主要是牛乳），使宏量营养素成分尽量"接近"母乳，使之适合于婴儿的消化能力和肾功能，如降低其酪蛋白、无机盐的含量；添加一些重要的营养素，如乳清蛋白、不饱和脂肪酸、乳糖；强化婴儿生长时所需的微量营养素如核苷酸、维生素 A、维生素 D、β 胡萝卜素和微量元素铁、锌等。改造后的兽乳为标准婴儿配方乳，使用时按年龄选用。无法母乳喂养或婴儿断离母乳时可选标准婴儿配方乳。

羊乳的营养价值与牛乳大致相同，蛋白质凝块较牛奶细而软，脂肪颗粒大小与母乳相仿。但羊乳中叶酸含量很少，长期哺喂羊乳易致巨幼细胞贫血。马乳的蛋白质和脂肪含量少，能量亦低，不宜长期哺用。

2. 喂养方法　小婴儿（<4 月龄）配方喂哺同母乳喂养一样，按需、不定时、不定量，不必要求婴儿每次摄入量相同，可有波动。家长不宜过多关注每次摄入量，如较长时间（2~3 周，或更长时间）婴儿摄入量少，体重增加不足时需看医生。正常情况下，婴儿每次摄入量随婴儿年龄增长增加，进食其他食物后哺乳次数将减少 1~2 次，至少 4~5 次。

婴儿亦需要有正确的喂哺技巧，包括正确的喂哺姿势、唤起婴儿的最佳喂哺状态。婴儿配方乳喂哺应特别注意选用适宜的奶嘴和奶瓶、配方液温度适当、奶瓶清洁以及喂哺时奶瓶的位置，不宜用微波炉热配方液以避免受热不均或过烫。

3. 配方乳调配　规范的配方乳调配方法在保证婴儿营养摄入中至关重要，即整勺、刮平。配方乳冲调浓度过大，含蛋白质、矿物质太高，增加婴儿肾脏的溶质负荷，对婴儿肾脏有潜在的损害。

一般市售婴儿配方乳多配备标准规格的专用小勺。如盛 4.4 g 婴儿配方乳的专用小勺，1 平勺宜加入 30 ml 温开水；盛 8.8 g 婴儿配方乳的专用小勺，1 平勺宜加入 60 ml 温开水（重量比均为 1∶7）。为避免少量配方液浓度掌握不当，可一次按比例冲调一日量配方液分瓶置冷藏室。

注：1 平勺为自然舀后刮平，若摇或磕"平"可使配方重量增加，冲调后的配方液浓度增加。如"1/2""1/3"勺无法估计水量，往往浓度增加。

4. 摄入奶量估计　婴儿配方乳是 <6 月龄婴儿的主要营养来源。实际工作中为正确指导家长或评价婴儿的营养状况，常常需要估计婴儿配方乳的

摄入量。婴儿的体重、RNIs 以及配方制品规格是估计婴儿摄入量的必备资料。一般市售婴儿配方乳 100g 供能约 500kcal，0~6 婴儿能量需要量为 90 kcal/（kg·d），故需婴儿配方乳约 18g/（kg·d）或 140ml/（kg·d）。按规定调配的婴儿配方乳含量蛋白质与矿物质浓度接近母乳，只要摄入量适当，总液体量亦可满足需要。

5.摄入量充足判断 喂哺后奶瓶有剩余婴儿配方乳，婴儿可安静玩耍、睡觉；婴儿尿量正常（6~7次/天），大便 1~2 次/天；婴儿体重增长正常。

6.其他配方制品 某些疾病情况下，特殊的配方制品对婴儿既有营养作用，又有治疗作用。

（1）牛乳过敏 对确诊牛乳过敏的婴儿，母乳喂养时间应延长至 12~18 月龄；如不能进行母乳喂养而牛乳过敏的婴儿应首选低敏配方，如深度水解蛋白配方或氨基酸配方。部分水解蛋白配方、大豆配方不宜用以治疗婴儿牛乳过敏。

（2）乳糖不耐受 对乳糖不耐受的婴儿应使用低或无乳糖配方（以蔗糖、葡萄糖聚合体、麦芽糖糊精、玉米糖浆为碳水化合物来源）。

（3）苯丙酮尿症 确诊苯丙酮尿症的婴儿应使用低苯丙氨酸配方。

（4）早产儿 根据早产儿营养风险使用不同早产儿配方乳进行强化喂养。

7.婴儿配方乳保存 婴儿配方乳不是无菌的，操作规程采用 >70℃的水调配、减少准备到进食的时间、存放温度 <5℃等措施可显著降低细菌生长的危险性。保健机构需较大量冲调配方乳待用时，可根据婴儿奶量一次将一日配方冲调分瓶贮存于冰箱冷藏室（<5℃），但需 24 小时内食用。冷藏室取出的配方液的复温宜 <15 分钟，不宜用微波炉复温，以免受热不均烫伤婴儿口腔。复温的配方液 2 小时后弃用。

四、其他食物的引入

随年龄增长，婴儿消化道功能、神经心理发育逐渐成熟，需要经历由出生时的纯乳类向成人固体食物转换，有 1~2 年过渡时期。婴儿食物转换过渡时期不仅逐渐接受成人固体食物，同时需培养对各类食物的喜爱和自我进食的生活能力达到回应式喂养。

1.引入其他食物的年龄 世界卫生组织及《中国居民膳食指南（2022）》在对群体儿童指导时，推荐纯母乳喂养至 6 月龄（180 天），6 月龄后引入其他食物，提示婴儿应开始由依赖乳类食物过渡到独立进食。如消化系统发育成熟，婴儿已能规律哺乳（6 次/天），喂养与生长情况均提示婴儿不再需要夜间哺乳。如母乳喂养婴儿体格生长水平、速度、匀称度均正常，婴儿配方乳喂养的日间液量达 800~900 ml，完成乳量后还可进食其他食物等情况。婴儿神经系统发育进入较成熟阶段，如竖颈稳、可用动作表示饥饱。对于个体儿童或特殊人群，可依据婴儿体格生长和发育成熟状况决定。

2.第一阶段食物 即婴儿过渡期食物（半固体、固体食物），常称之换乳食物，旧称"辅食"或断乳食物。对婴儿而言所引入的其他食物都是"新的"，给婴儿引入食物的时间和过程应适合婴儿的接受能力，保证食物的结构、风味等能够被婴儿接受。易于吸收、能满足生长需要、又不易产生过敏、富含能量和各种营养素的泥状食物（半固体食物）是婴儿的首先选择。半固体食物是特别为婴儿制作的或家庭自制的富含营养素的、可调成泥状（茸状）的食物，为婴儿第一阶段的非乳类食物，包括铁强化米粉、蔬菜泥（根块类、瓜豆类蔬菜）。同时，半固体、固体食物有益于促进婴儿进食技能发育和味觉发育。如用勺训练吞咽、咀嚼；手抓食物训练手口协调动作；蔬菜的引入应每种菜泥（茸）3~4 天，婴儿习惯后再换另一种，刺激味觉的发育，训练接受不同食物的能力（味道、质地），也需要回应式喂养。

3.第二阶段食物 固体食物为婴儿第二阶段的非乳类食物，提供足够能量与蛋白质。顺利引入第一阶段食物基础上，6~8 月龄婴儿逐渐引入较丰富的动物性食物，如鱼类、蛋类、肉类、各种蔬菜和豆制品。第二阶段食物的质地、大小均不同第一阶段食物，如熟软碎菜、软食（米饭、馒头）、水果片、指状或条状软食（蔬菜、水果、肉类），制作方法与不同质地食物分开进食（饭、菜）有益于婴儿咀嚼、吞咽功能的发育。引入的食物制作应以当地食物为基础，注意食物的质地、营养密度、卫生、制作多样性。除训练咀嚼、吞咽功能外，还应训练婴儿喝的能力。特别注意训练用杯喝奶（小口杯与婴儿口适应），不固定睡前喝，逐渐淡化"奶 + 奶瓶 + 睡眠"的条件反射，为幼儿期断离奶瓶做准备。

4.其他食物引入原则 每次只添加一种新的

食物，由少到多，由稀到稠，由细到粗，循序渐进。从一种富含铁泥糊状食物开始，如强化铁的婴儿米粉、肉泥等，逐渐增加食物种类，逐渐过渡到半固体或固体食物，如烂面、肉末、碎菜、水果粒等。每引入一种新的食物应适应 2~3 天，密切观察是否出现呕吐，腹泻、皮疹等不良反应，适应一种食物后再添加其他新的食物。《中国居民膳食指南（2022）》强调 7~24 月龄应及时引入多样化食物，重视动物性食物的添加，以补充优质蛋白、脂类、B 族维生素和矿物质，如血红素铁。7~12 月龄辅食中应保证适当油脂、不加盐糖，为保证膳食纤维摄入，不建议食用果汁。

5. 乳量与其他食物量引入　其他食物量有个体差异，为保证基础营养需求，婴儿每日乳量应至少 700~800 ml。通常，6~7 月龄婴儿每日 5 次乳类 +1 餐半固体食物；8~11 月龄则为 4 次乳类 +2 餐固体食物（表 3-16）。同时，注意单一引入新食物，可帮助了解婴儿出现食物过敏情况。

五、喂养常见问题

（一）新生儿体重下降

新生儿体重下降曾称生理性体重下降。发生新生儿体重下降主要原因是胎儿在宫内完全浸在羊水中，出生后新生儿脱离充满羊水的宫内环境，即出生时体重包括额外液体。因宫外环境的不同，新生儿生后几天内会失去宫内获得的额外液体，体重也会随之减少，或低于出生时体重；同时，新生儿生后几天尚未掌握吸吮母乳或奶瓶的技能，导致摄入乳量不足，出生体重也可降低。通常，新生儿出生体重在第一周可暂时性下降约 7%（<10%），多数于 2~3 周恢复出生体重（母乳喂养儿恢复较配方喂养儿慢）。生后尽早喂养可降低新生儿体重下降程度，甚至下降过程不明显。

（二）泌乳延迟或不足

产后母亲乳房不饱满（或无充盈的感觉），或婴儿按常规吸吮 7 日后仍只有少量（数滴）乳汁称为泌乳不足，包括母亲"主观认为"泌乳不足和"真正"的泌乳不足。部分母亲因无法估计乳汁分泌量、婴儿频繁哭吵等认为自己泌乳不足，从而引发焦虑情绪，不恰当地引入配方粉喂养，造成婴儿吸吮乳房频率不足，最终导致真正的泌乳不足。

主观认为泌乳不足与母亲缺少母乳喂养评估知识及哺乳支持有关。临床干预原则应是及时评估哺乳状况，进行哺乳支持，并增加随访频率以缓解乳母的焦虑情绪，减少早期中止母乳喂养的风险。真正的泌乳不足发生率尚无确切报道。有报道显示 5%~15% 的母亲在产后早期曾发生泌乳不足，但多数母亲经医学评估与哺乳支持后哺乳状况显著改善。真正的泌乳不足 95% 为继发性，即母亲乳房有能力分泌乳汁，但因某些原因导致其分泌量不足。这可能与母亲自身因素（如胎盘滞留、乳房局部问题处理不恰当、乳汁流出不畅、开奶延迟、喂养频率和持续时间不足、母乳喂养技能不足、焦虑疲劳、产后抑郁等）、婴儿因素（早产、低出生体重新生儿，或某些严重疾病等造成吸吮差或其他原因不能有效刺激乳房分泌乳汁）及环境因素（因疾病导致母婴分离、母亲分娩后疼痛、早期使用奶瓶或安抚奶嘴、母婴设施不足、工作人员支持及指导不足、婴儿食品广告压力等）有关。继发性泌乳不足最有效的干预措施仍是进行哺乳支持。在此过程中应对婴儿的生长及营养状况进行评估，必要时婴儿需要额外的乳汁补充喂养。需要注意的是，此时的补充喂养应少量且持续时间短。补充喂养可采用捐赠母乳或婴儿配方乳，用勺子或其他哺乳辅助系统进行喂养，同时不减少婴儿吸吮次数以维持婴儿吸吮乳房的能力及对母亲乳房的刺激。此外，应积极寻找泌乳不足的原因并针对性干预，以增强母乳喂养的成功率。另有约 5% 真正的泌乳不足为原发性，即母

表 3-16　其他食物引入与进食技能训练

月龄	食物		每日餐数（共6次）		进食技能
	性状	种类	主要基础食物	其他食物	
6	泥状	第一阶段食物	6次乳类（断夜乳）	逐渐加至1次	用勺喂
7~9	末状	第二阶段食物	4~5次乳类	1~2餐软食	学用杯、抓食
10~11	碎状、条状	第二阶段食物	4次乳类	2餐软食	抓食、断离奶瓶、自用勺

亲乳房发育不良或乳腺外科手术损伤乳腺导管和腺体时，少数也可由严重产后大出血、感染或高血压导致。当医学上确诊母亲是原发性乳汁缺乏时，应进行心理疏导，避免产后抑郁症；同时，为确保婴儿营养摄入及维持正常体格生长，医生应帮助母亲正确选择捐赠母乳或婴儿配方乳喂养。

（三）吐奶

小婴儿因喂养方法不当使其吞入气体过多时可发生吐奶或溢乳。此外，因婴儿消化系统发育尚不成熟，如贲门括约肌松弛，幽门括约肌发育好，加之婴儿胃为水平位置，韧带松弛，易折叠等特点，使6月龄内的小婴儿常常出现生理性胃食管反流。生理性胃食管反流可发生于任何年龄，高峰在4月龄左右，6月龄开始减少，12~15月龄逐渐消失。反流多数与疾病无关，然而医生应对每位因溢乳/吐奶就诊的婴儿进行细致评估，以排除病理性呕吐。鉴别的最简单、实用的方法之一是采用生长曲线评估婴儿生长状况，如婴儿体重增长正常则可认为是生理性溢乳；如婴儿体重增长缓慢则需要排除病理性吐奶。当婴儿吐奶伴恶心、频繁呕吐、呕吐物有血；吸吮-吞咽不协调；喂养困难；表情痛苦/异常姿势；生长增长不足等"危险信号"时，基层医生与儿童保健医生应立即转诊。

婴儿吐奶或生理性胃食管反流治疗的原则是家长教育，因为是生理性的，故会随着发育消失。同时，通过保守治疗缓解症状，避免并发症的发生。保守治疗方法包括喂养指导：如在婴儿清醒状态下哺乳；母乳喂养时应让婴儿含住大部分乳晕，配方乳喂养时奶瓶中的奶汁应充满奶头，减少过多空气吞入胃内；采用少量多次喂养方法，避免强迫和过度喂养；进食时与进食后竖抱婴儿以利打嗝；仰卧时可将床头抬高15°~30°、在医生指导下增加食物的稠厚度等。

（四）体重增长不足

能量摄入不足、吸收不良与消耗过多三种情况均可致婴幼儿体重增长不足。其中，因喂养不当导致能量摄入不足是最常见的原因，如母乳喂养方法不当、配方乳冲调不当、其他食物引入时间不当（稀释）、食物选择不当（过多水、果汁、零食）、能量密度低的食物（汤面、稀粥、汤饭、米粉）、餐次过多等。

临床评估时应注意鉴别器质性和喂养行为问题导致的体重增长不足或生长障碍。绝大多数因器质性疾病导致的生长障碍常发生于出生后最初数周或数月，表现为吸吮不足，多睡及虚弱；尿量不足，且浓缩，气味大；大便呈饥饿后的绿色黏液便；肌张力低下，哭声弱且不频繁。当发现器质性疾病婴儿生长障碍时，应与专科医生及营养师协作，在处理原发疾病基础上进行营养支持治疗。而因喂养不当所致能量摄入不足者，应强调一般进餐规则，同时逐渐增加固体食物的能量密度，以满足生长需要。需要注意的是，部分营养状态良好的婴儿亦可以出现生理性体重下降或"回归"遗传体型现象，虽然偏瘦但总体健康，表现机警而活跃、皮肤弹性良好、肌张力正常、大小便正常，此时只需要进行喂养指导，定期生长监测即可。

（五）换乳困难

4~6月龄婴儿习惯母乳（乳头、乳汁味道）或某种配方（味道），如需转换婴儿配方乳可能难以适应；特别是母乳喂养的婴儿眷恋母亲，断离困难。婴儿配方乳味道恒定，是婴儿从未接触的食物味道；同时婴儿的味觉可敏感区别奶瓶奶嘴与母亲的乳头，婴儿拒绝奶瓶，使婴儿从母乳喂养转变为配方喂养较为困难。抚养人应有耐心，可在婴儿饥饿时用婴儿配方乳替代母乳，或先喂婴儿配方乳后再喂母乳。或随婴儿年龄增加，在母乳喂养过程先用奶瓶喂母乳，后逐渐增加配方量；同时，逐渐增加使用奶瓶喂养次数，也可帮助婴儿逐渐从母乳转换为配方乳与奶瓶。Medela's补充喂养系统婴儿可同时吸到母乳和配方乳，"混淆"婴儿的味觉以逐渐适应（图3-13）；或直接用虹吸原理补充喂养（图3-14）。

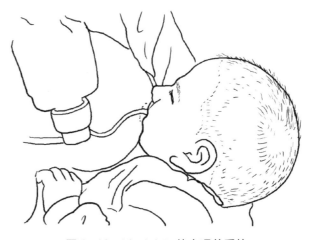

图3-13　Medela's补充喂养系统

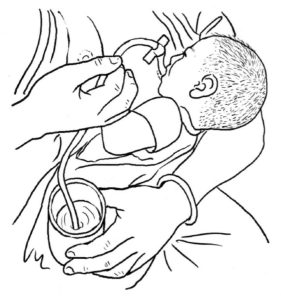

图 3-14　虹吸原理补充喂养方法

补充喂养方法可避免婴儿拒绝奶瓶奶嘴或婴儿配方乳，维持母乳喂养、持续补充母乳的不足，也有利于维持密切的母子关系。

六、喂养困难

与强调进食行为问题为主的 DSM-5 中回避/限制摄食障碍、强调医学问题为主的国际功能、残疾和健康分类中"儿科喂养障碍"不同，医生诊断和家长汇报的喂养困难缺少统一的定义和明确的诊断标准。喂养困难涵盖影响给儿童提供食物这一过程的所有问题，其诊断与病因、严重程度或后果无关。研究发现，在常规体检儿童中，45%~60% 的家长报告孩子有喂养困难，25%~35% 儿童真正存在喂养困难，仅有 1%~5% 因严重和持续喂养问题导致生长障碍。而喂养困难在某些特殊疾病儿童中更为常见，如至少 30% 早产儿、约 80% 神经损伤儿童存在喂养困难，以吞咽障碍更为常见。

婴幼儿时期常见的喂养困难主要涉及喂养进食技巧不成熟、挑食、食欲低下及拒食等功能或行为问题，绝大多数不影响或轻微影响生长发育，但需与器质性疾病所致的喂养障碍相鉴别。

【病因】

造成喂养困难的原因众多，分类方法各不相同，临床上常根据其有无基础疾病分为器质性与非器质性喂养困难。前者多因神经运动功能障碍、消化系统疾病、遗传代谢性疾病等所致（表 3-17）；后者则与行为、情绪、环境及教育方法有关。然而以上因素常常同时存在，并相互作用，很少有喂养困难患儿是由单一因素导致营养不良或生长障碍。此外，食物的来源、品种、质地、搭配与制作不当，或与儿童发育年龄不符时可造成儿童喂养困难，尤其是"拒食"和"挑食"。

表 3-17　常见儿童喂养困难原因

	病因	举例
器质性原因	解剖病变	唇裂、腭裂、Pierre-Robin 序列
	获得性结构异常	龋齿、扁桃体肥大
	心肺功能影响	慢性肺病、复杂性先天性心脏病
	神经肌肉病变	脑性瘫痪、脑神经异常、占位
	消化道病变	消化性食管炎、炎症性肠病
	运动障碍	贲门失弛缓症、慢性假性梗阻
	遗传性疾病	Prader-Willi 综合征、21- 三体综合征
	代谢性疾病	尿素循环障碍、甲状腺功能减退症
	其他	胃食管反流病、食物过敏、早产
非器质性原因	进食技能不良	进食技能发育不成熟
	儿童 - 喂养者关系	不良喂养方式，如控制型、溺爱型和忽视型
	不良进食记忆	侵入性操作后、因食物所致恶心呕吐后
	儿童气质	困难型

【临床表现】

喂养困难的临床表现程度不一，可从基本正常（家长错误认知）至症状严重（行为和器质性障碍）（表 3-18），通常包括食欲缺乏、挑食、恐惧进食和喂养互动不良四类。家长常因儿童用餐时间延长（>30 分钟）、进食量少、持续性拒绝或挑剔食物（>1 个月）、用餐时哭吵、缺乏适当的独立进食能力、婴幼儿频繁迷糊时或夜间进食、进餐时注意力分散、难以进行食物质地转换等就诊咨询。而因器质性疾病所致喂养困难者，除上述表现外，还具有疾病本身的特征性症状。

部分喂养困难儿童因营养素摄入不足而致生长受限，因进餐时的互动不良影响亲子关系，甚至有报道显示喂养困难与认知发育延迟及青少年时期不良行为具有相关性。

【喂养困难的病因诊断思路】

对于喂养困难儿童应常规进行营养评估。通过体格评价判断有无营养问题引起的生长偏离；通过临床评估寻找是否存在因喂养困难所致的营养素缺乏，并寻找潜在器质性疾病线索；通过膳食调查、进食技能及行为观察判断营养素摄入是否充足和均衡；通过针对性实验室检查判断是否存在营养素缺乏引起的生化改变、吞咽功能障碍或其他器质性疾病（图 3-15）。

因此，当儿童及家长因喂养困难就诊时，儿科医生应详细询问病史及进行体格检查，尽可能观察儿童进食过程，以获得儿童进餐时的姿势、位置、进食技能、行为状态、对外界环境的反应以及家长态度等可靠资料，为干预提供有效帮助。当儿童出现喂养困难表现时，应常规对儿童生长发育情况及

表 3-18 儿童喂养困难的临床分类			
食欲缺乏	挑食	恐惧进食	喂养互动不良
家长错误认知	家长错误认知	家长错误认知	控制型
精力旺盛	厌新	过度哭吵	溺爱型
精神不振	轻度挑食	不良进食记忆	忽视型
器质性疾病：如结构异常、胃肠道、心血管呼吸道、神经系统疾病、代谢内分泌异常	器质性疾病所致过度挑食，如孤独症、发育迟缓、吞咽障碍	器质性疾病：如疼痛、食管炎、动力异常、痛觉敏感、管饲后	

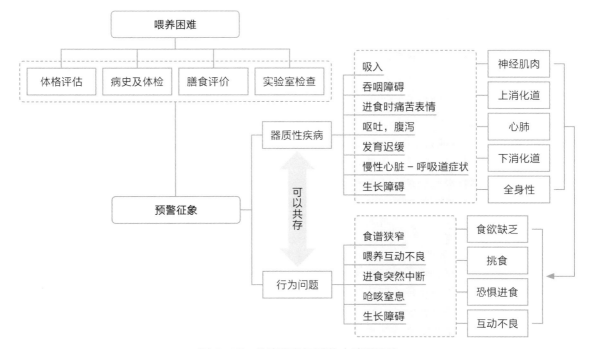

图 3-15 儿童喂养困难临床诊断思路

营养状态进行评估，了解是否存在潜在疾病可能，必要时转相应专科诊治。需要注意的是，口腔运动及感觉功能、神经系统的检查（包括肌张力、反射、认知和语言、视觉跟踪、大运动和精细运动及感觉功能的检查）也应全面仔细，因为在发育迟缓患儿中，喂养困难的发生率更高。

体检结果及生长发育正常的喂养困难儿童，通常不需要进行实验室检查。当喂养困难伴有生长不足时，应排除器质性疾病。详细的喂养史、生长发育史、既往疾病史及体检可为选择进一步的实验室检查提供线索。器质性疾病宜转诊专科处置，如食物过敏、遗传代谢性疾病、吞咽功能障碍需进行相关确诊检测，包括口服食物激发试验、基因、血氨基酸或尿有机酸、可视吞咽检查、纤维内镜、超声等检查以明确病因。

【临床处理】

儿童喂养困难的治疗方法主要根据病因、喂养史、症状分类等进行针对性处理，并根据营养和生长状态及时调整。

器质性疾病所致喂养困难者应由多学科医生组成的喂养治疗小组对患儿进行相应治疗，必要时需进行肠内肠外营养支持。如早产儿发生喂养困难时，一方面应积极处理并发症，另一方面强化喂养，同时进行口腔功能和进食技能训练；对于神经发育障碍性疾病患儿，首先应治疗其核心症状，开展口腔功能和进食技能训练，必要时采用特殊喂养工具和肠内营养支持；唇腭裂儿童采用特殊奶嘴喂养，适时行手术修复，逐步恢复正常进食技能。

因进食行为问题导致的喂养困难应根据其临床分类采取不同的处理原则。如精力旺盛的食欲缺乏幼儿应强调一般进餐规则（表3-19），使其体验饥饿感来刺激食欲；精神不振的食欲缺乏幼儿需要营造积极的喂食环境，必要时住院营养支持；过分挑食者应在营养素补充同时有计划地引入新食物，同时通过行为矫治逐渐增加食物多样性；恐惧进食治疗的核心是减少焦虑和紧张，需根据程度更换餐具、进餐时间，甚至采用口腔运动干预及行为治疗等。此外，喂养是一种互动行为，教育家长采用回应式喂养方式有助于改善喂养互动不良。回应式喂养方式强调不同角色承担的责任，如家长可决定儿童进食地点、时间及食物，判断儿童进食情况；家长设定进食规则、进食进餐示范、正面谈论食物；对儿

表 3-19　儿童进餐规则

序号	内容
1	避免进食时用电视、电话、玩具等方式分散儿童注意力
2	家长对儿童就餐情况保持中立态度
3	进食规律、促进食欲：限制就餐时间（20~30分钟）；4~6餐/点心，餐间适量饮水
4	提供与儿童年龄相符的食物种类及质地
5	给小婴儿逐渐引入新食物（尝试8~15次）
6	鼓励较大婴儿、幼儿自己进食，包括抓食
7	允许与儿童年龄相符的狼藉

童在进餐过程中的饥饿和饱足信号及时反馈；由儿童根据自身饱足及饥饿循环决定吃不吃，吃多少。

需要重视的是，喂养困难治疗过程中需有营养师的参与，帮助制订最初的喂养计划，保证儿童有充足营养支持。喂养困难致儿童低体重或体重增长不足时可根据年龄选择增加能量摄入方法，如采用高能量配方、固体食物中适量加入油类、奶酪、牛奶、多聚糖等，或适当增加进餐频率和（或）时间等。当患儿摄入量不能满足需要量时可采用管饲，病程较短者可插胃管、鼻饲或静脉营养；病程长者予以食管及胃肠造瘘术，保证其基本营养需求，预防营养性疾病发生。

七、母乳性黄疸

母乳性黄疸是指发生在健康足月或近足月的母乳喂养儿中，以未结合胆红素升高为主的高胆红素血症。在19世纪40年代即有学者报告了母乳喂养与新生儿黄疸的关系，但直到1964年Arias等报道了暂停母乳对治疗母乳性黄疸的有效性，以及3α，20β孕激素对新生儿肝脏葡萄糖醛酸转移酶的抑制作用，临床上对母乳性黄疸才有了进一步的理解。尽管母乳喂养儿的高胆红素血症的发生率高于人工喂养的新生儿，且高胆红素血症持续的时间更长，但大多数母乳性黄疸为良性过程，并随婴儿月龄增加而逐渐缓解。

【分类与特点】

根据母乳性黄疸发生机制不同将其分为两类，各具特点，且处理方式存在区别。

1. **母乳喂养量不足所致高胆红素血症** 出生早期新生儿由于各种原因所致母乳摄入不足，造成肠道蠕动缓慢，胎粪排出延迟，肠肝循环增加，肠道重吸收胆红素增多，使血清胆红素水平在生理性黄疸的基础上进一步上升，从而形成高胆红素血症。这种新生儿高胆红素血症曾被称为"早发性母乳性黄疸"或"母乳喂养性黄疸"。母乳喂养量不足所致高胆红素血症多数在生后2~3天出现，高峰常持续4~5天，但程度重于生理性黄疸；同时伴有生理性体重下降过多，甚至发生脱水、小便排出次数和量均较少、胎便排出延迟。此外，由于出生早期新生儿血脑屏障发育不成熟，过高水平的胆红素可能使新生儿神经系统处于抑制状态，出现嗜睡、无效吸吮等，甚至有引起胆红素脑病的危险。临床上，当婴儿出生早期出现黄疸，且伴有喂养不足史或母乳摄入不足的证据，比如新生儿体重下降较多，排尿及排便少，应考虑早发型母乳性黄疸的可能；但需排除溶血性因素、感染、缺氧酸中毒、头皮血肿以及红细胞增多症等病理性原因引起的黄疸。

母乳喂养量不足的原因与母亲泌乳量和婴儿因素（如摄食技能发育）有关。母亲分泌乳汁的量与母亲年龄、情绪、分娩方式、教育背景、经济状态、家庭结构、居住环境、宗教信仰，甚至是妊娠期及分娩后医务工作者的支持等有关。原发性泌乳不足较少见，而继发性泌乳不足可能与母亲自身因素（如胎盘滞留、乳房局部问题处理不恰当、乳汁流出不畅、开奶延迟、喂养频率和持续时间不足、母乳喂养技能不足、焦虑疲劳、产后抑郁等）、婴儿因素（早产、低出生体重或某些严重疾病等造成吸吮差或其他原因不能有效刺激乳房分泌乳汁）及环境因素（因疾病导致母婴分离、母亲分娩后疼痛、早期使用奶瓶或安抚奶嘴、母婴设施不足、工作人员支持及指导不足、婴儿食品广告压力等）有关。以上因素均可引起新生儿母乳摄入不足从而导致高胆红素血症。

2. **母乳成分导致间接胆红素增高或消退延迟** 母乳中3α，20β孕激素水平过高，抑制肝脏葡萄糖醛酸转移酶作用；或由于肠道葡萄糖醛酸苷酶的含量增多，或表皮生长因子增多，可能导致肠道蠕动减少和胆红素吸收增加。另一些尚未明确的原因可导致母乳喂养婴儿血清胆红素水平峰值增高，在达到峰值后延迟消退，可延迟至生后8~12周。

尽管大多数延迟消退的母乳性黄疸是一个良性过程，但应特别注意在新生儿黄疸延迟消退的人群中，可能存在潜在的病理因素，应注意鉴别诊断。此外，遗传因素在其中发挥作用，有研究发现UGT1A1基因多态性与母乳性黄疸有关。

此类母乳性黄疸多发生于哺乳充分的母乳喂养儿，可发生于生理性黄疸之后或在生理性黄疸减轻后又加重，又称"迟发型母乳性黄疸"。皮肤黄染多于出生后7~10天出现，高峰常在出生后2~3周，持续8~12周或更长时间；以间接胆红素增高为主，一般情况良好，体重增加速度正常，很少引起胆红素脑病，体格检查无异常发现。

【诊断】

新生儿出生后胆红素水平是一个动态变化的过程，因此在诊断高胆红素血症时需考虑其胎龄、日龄和是否存在高危因素。对于胎龄≥35周的新生儿，多采用美国Bhutani等制作的新生儿小时胆红素列线图作为诊断或干预的参考标准。当胆红素水平超过第95百分位时可诊断新生儿高胆红素血症，这也是光疗的干预标准。在此基础上，结合病史和临床表现，如体重增长不足、胎粪转黄时间延迟、尿量不足等考虑母乳摄入不足时，或黄疸出现较晚或消退延迟，且新生儿精神状态和生长发育良好时应考虑母乳性黄疸可能。

需要注意的是，母乳性黄疸为排除性诊断，需要仔细评估并与以下疾病鉴别诊断，如ABO和Rh血型不合的溶血、头颅血肿、红细胞增多症、红细胞酶缺陷（如葡萄糖-6-磷酸脱氢酶和丙酮酸激酶）和红细胞膜缺陷（如球形红细胞增多症）、肝代谢和遗传缺陷（如二磷酸尿苷葡萄糖醛酸基转移酶，Crigler-Najjar综合征Ⅰ型和Ⅱ型）以及半乳糖血症、甲状腺功能减退、肠梗阻和幽门狭窄等。

【管理】

母乳性黄疸的管理包括母乳性黄疸的预防、干预及监测和随访。

1. **预防** 成功的母乳喂养是预防高胆红素血症的关键。母乳喂养不足性黄疸的预防，特别强调新生儿出生早期母乳喂养的管理和母乳喂养的支持。

泌乳不足包括母亲"主观认为"泌乳不足和"真正"的泌乳不足。部分母亲因无法估计乳汁分泌量、婴儿频繁哭吵等认为自己泌乳不足，从而引发焦虑情绪，不恰当地引入配方乳喂养，造成婴儿吸吮乳房频率不足，最终导致真正的泌乳不足。主观认为泌乳不足与母亲缺少母乳喂养知识及哺乳支持有关。临床干预原则应是及时评估哺乳状况，进行哺乳支持，并增加随访频率以缓解乳母的焦虑情绪，减少早期中止母乳喂养的风险。首先应教育母亲客观评估婴儿乳汁摄入量，判断母亲的泌乳潜能。因乳房分泌乳汁的量无法用客观诊断测试来衡量，故可采用婴儿体重增长间接判断母亲乳汁分泌能力及婴儿吸吮过程中获得乳汁的能力。其次，哺乳支持包括医护人员评估母乳喂养姿势及含接是否正确；采用尽早开奶、母婴同室、按需哺乳增加婴儿吸吮次数（频率≥ 8 次 /24 小时）、乳房按摩、尽量排空双侧乳房，必要时采用泵乳器（记录吸吮 / 泵吸次数）刺激乳房分泌乳汁等。继发性泌乳不足最有效的干预措施仍是进行哺乳支持。在此过程中应对婴儿的生长及营养状况进行评估，必要时婴儿需要额外的乳汁补充喂养。需要注意的是，此时的补充喂养应少量且持续时间短。补充喂养可采用捐赠母乳或婴儿配方乳，用勺子或其他哺乳辅助系统进行喂养，同时不减少婴儿吸吮次数以维持婴儿吸吮乳房的能力及对母亲乳房的刺激。此外，应积极寻找泌乳不足的原因并针对性干预，以增强乳母坚持母乳喂养的信心。

2. 干预　因母乳摄入不足所致高胆红素血症，进行哺乳支持和必要时的补充喂养是关键。而对于晚发型母乳性黄疸，若新生儿一般情况好，体重增长满意，胆红素水平低于光疗的界值，通常不需要治疗。即使新生儿胆红素水平超过光疗标准，也应在光疗间歇期进行母乳喂养并允许母亲照顾新生儿；除非胆红素水平接近换血阈值，准备进行换血疗法时，或血清胆红素水平增加速率大于 0.5 mg/h，可暂停母乳喂养，鼓励泵乳储存，以维持母亲泌乳。

3. 监测和随访　监测和随访是母乳性黄疸管理的重要内容。教育基层医生和家长在给新生儿洗澡、换尿布、换衣服时观察新生儿皮肤黄疸的发生和发展情况。观察的方法是用手指轻轻按压皮肤，然后抬起手指观察按压部位的皮肤颜色。评估应在自然光线明亮的房间内，最好在窗前进行。如发现新生儿皮肤黄染，可以在社区医院测定经皮胆红素水平。当经皮胆红素水平位于 Bhutani 胆红素小时列阵图同时龄的第 40~75 百分位时，需要在 48 小时内复查胆红素；第 75 百分位时则需要测定血清胆红素

水平；第 75~95 百分位的，在 8~24 小时后复查胆红素，达到光疗标准及时接受光疗；第 95 百分位以上高危区时，应间隔 4~8 小时复查胆红素（包括接受光疗的新生儿）。在即使在第 40 百分位以下，生后 1 周内的新生儿仍然需要出院后 3~5 天内到门诊随访。

新生儿出院时，依据出院前测定的胆红素水平，结合新生儿日龄、胎龄和临床的高危因素，制订出院随访计划，并向家长提供关于新生儿黄疸的相关信息和书面指导意见。既要将重症高胆红素血症的危险性告知家长，又要向家长说明，大多数新生儿黄疸是无害的，所以需要随访和监测胆红素。同时还应说明，延长或错后监测时间，可增加重症高胆红素血症的风险。对于诊断明确有母乳性黄疸的婴儿，若一般情况良好，无其他并发症，可常规预防接种。

第四节　食物不良反应

中国远古时期，神龙（约公元前 2735 年）和黄帝（公元前 2698—前 2598 年）编撰的《食禁经》里建议孕妇不食用虾、鸡肉等食物；西方希波克拉底（公元前 460—前 377 年）著作中提及"不是每个人都能吃奶酪，这取决于个体是否对食物发生强烈不适反应"，这些是对食物不良反应最原始的认知。直到 1902 年，Richet 和 Portie 报道了严重过敏反应；1906 年，von Pirquet 提出"过敏症"的概念，至此开启了研究食物不良反应的新纪元。

食物的不良反应指由食物或食物添加剂引起的所有临床异常反应，包括食物过敏、食物不耐受和食物中毒，前两者合称为食物的非毒性反应（图 3-16）。

食物过敏（food allergy，FA）指免疫学机制介导的食物不良反应，即机体摄入特定食物后，由免疫系统介导的反复出现的不良反应，可由 IgE、非 IgE 介导及二者混合介导。表现为一组疾病群，症状累及皮肤、呼吸、消化、心血管等系统，甚至可发生严重过敏反应危及生命。

食物不耐受（food intolerance，FI）为非免疫介导的食物不良反应，主要与食物及机体特点有关，包括机体本身代谢异常（如乳糖酶缺乏）、对某些食物中含有的化学成分（如酪胺）的易感性增高，甚至是心理因素所致。

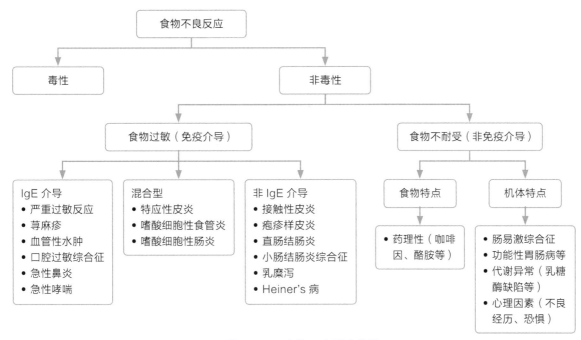

图 3-16　食物不良反应分类

一、食物过敏

【流行病学】

自 20 世纪 90 年代以来，食物过敏的患病率在发达国家及地区呈现上升趋势，已成为全球关注的重大健康问题，在很大程度上增加了公共卫生负担。然而，受地理区域、饮食习惯、年龄、种族、文化习俗以及研究方案等的影响，很难估计全球食物过敏的真实患病率。比如，食物过敏患病率报道包括家长汇报、筛查试验（如皮肤点刺试验、血清性特异性 IgE 检测）阳性、经口服激发试验确诊率；然而，家长汇报婴儿牛奶蛋白过敏患病率仅有 10% 被激发试验所确诊。2013 年，世界过敏组织对 89 个国家调查发现，仅 10% 的国家有基于食物激发试验的数据，因此很难准确评估食物过敏的疾病负担。

经食物激发试验确诊的食物过敏的患病率为 1%~10%，并以每 10 年增加 1.2% 的速度上升。其中，牛奶蛋白过敏约 2.5%，鸡蛋过敏约 1.5%，花生和坚果过敏 0.4%~1.3%；约 2.4% 的儿童患有多种食物过敏，3% 的儿童曾发生严重过敏反应。婴幼儿为食物过敏的高发人群，且随年龄增长患病率下降。中国尚缺少儿童食物过敏多中心、大样本的流行病学资料。2010 年我国重庆、珠海及杭州三市流行病学调查结果显示，0~2 岁儿童食物过敏检出率为 5.6%~7.3%，首位食物过敏原为鸡蛋，其次为牛奶。2020 年，中国温州地区报道 3~6 岁城市学龄前儿童食物过敏患病率为 0.84%，鸡蛋为主要过敏原。与西方发达国家相似，我国食物过敏的患病率也呈上升趋势，重庆地区报告儿童食物过敏患病率从 1999 年到 2009 年上升了 1.2 倍，2009 年至 2019 年间虽然食物过敏患病率上升 44%，但未见统计学差异，提示食物过敏的患病率变化趋势由快速上升继而缓慢增加或逐渐趋于稳定。

食物过敏患病率数据更多来源于 IgE 介导的食物过敏，而对非 IgE 介导食物过敏的确切患病率报道较少，但有研究表明在牛奶蛋白过敏患者中，60% 的患者为非 IgE 介导食物过敏。

【常见食物过敏原】

目前已知有 160 多种食物会导致食物过敏，但婴幼儿时期，90% 的食物过敏与牛奶、鸡蛋、大豆或芝麻、小麦、花生、鱼、甲壳类动物、坚果类（腰果、胡桃、榛果）等 8 类食物有关。临床上，通常将能引起 IgE 介导食物过敏的食物称为 I 型食物过敏原，它们能通过胃肠道屏障引起致敏。而将与植物花粉部分同源的食物过敏原称为 II 型过敏原，它们容易通过呼吸道黏膜，引发过敏症状。如季节性过敏性鼻炎患者可能对桦树、草类等花粉过敏，同时在进食某些未煮熟的蔬菜或水果时即可发生口腔过敏综合征。

种类相近的食物常因同源蛋白质可发生交叉反应（如 Bet v2 在桦树花粉、苹果和胡萝卜中都存在）（表 3-20）。这种交叉反应的发生率因食物而异，鱼类和甲壳类动物交叉反应的发生率可 >50%，谷类为 <20%，而鳍鱼类和甲壳类之间无明显交叉反应。然而，在临床工作中，不能因患者对一种食物过敏而推测其对相似种类食物也过敏，除非由病史或食物激发试验所证实。

受地理和饮食习惯的影响，各国报道的主要食物过敏原并不完全相同。在儿童中，牛奶和鸡蛋是居于前两位的食物过敏原。

【发病机制】

食物进入人体后正常的免疫反应是产生口服耐受，包括产生食物蛋白特异性 IgG 抗体。相反，对食物蛋白异常的免疫应答则可导致食物过敏，主要包括三种类型的免疫反应，即 IgE 介导、非 IgE 介导和混合介导。

皮肤、鼻黏膜、呼吸道和胃肠道黏膜构成了人体内外环境之间的屏障。当屏障功能障碍、免疫系统不成熟和 T 细胞耐受功能异常将会使机体易于发展为食物过敏。

IgE 介导的速发型变态反应，即 I 型超敏反应，大多在进食后 2 小时内出现症状，食物特异性的 IgE 抗体与组织的肥大细胞和嗜碱性粒细胞上的高亲和力 IgE 受体结合，形成致敏状态。当再次暴露于相同的食物蛋白时，食物蛋白通过与致敏肥大细胞或嗜碱性粒细胞表面抗原特异性 IgE 抗体交叉结合，激活信号转导系统导致炎症介质释放，如组胺、类胰蛋白酶、前列腺素和白三烯等。而这些介质作用于效应组织或器官产生症状，可累及皮肤、胃肠道、呼吸道、心血管系统。

非 IgE 介导的食物过敏反应发生较慢，以胃肠道受累为主，如食物蛋白诱导的肠病和小肠结肠炎，主要由 T 淋巴细胞而非 IgE 介导，但也有巨噬细胞、嗜酸性粒细胞或中性粒细胞等其他细胞参与。

混合型食物过敏常表现为特应性皮炎和嗜酸性粒细胞胃肠疾病，其 IgE 抗体水平多变（IgE 介导 / 细胞介导的疾病）。

【影响因素】

1. 遗传　与其他过敏性疾病相同，遗传因素仍然是食物过敏的易患因素。目前确认的高危人群为特应性疾病家族史阳性者（至少一位一级亲属患过敏性疾病），如哮喘、过敏性鼻炎、特应性皮炎等。此外，患有湿疹 / 特应性皮炎和哮喘的婴儿和儿童更容易发生食物过敏。

与食物过敏相关的基因报道最多的为丝聚集蛋白（filaggrin，FLG）和人类白细胞抗原（human leukocyte antigen，HLA）。编码维持表皮屏障功能的 FLG 和 SPINK5 基因突变可能导致特应性皮炎和 FA 发生。

2. 环境　流行病学调查发现西方国家过敏性疾

表 3-20　常见食物过敏的自然病程和交叉反应

食物	过敏发生年龄	交叉反应	耐受年龄
鸡蛋白	0~1 岁	其他禽蛋	7 岁（75%）
牛奶	0~1 岁	90% 山羊奶、绵羊奶、水牛奶；10% 牛肉	5 岁（76%）
花生	1~2 岁	其他豆荚类、豌豆、扁豆，与其他坚果可发生交叉反应	持续（20% 缓解）
坚果	1~2 岁，成人，桦树花粉过敏后	其他坚果，与花生可发生交叉反应	持续（9% 缓解）
鱼	儿童后期和成人	其他鱼类（与金枪鱼和箭鱼发生过敏反应少）	持续
甲壳类	成人（60%）	其他甲壳类	持续
小麦	6~24 月龄	其他含有麸质的谷类（燕麦、大麦）	5 岁（80%）
大豆	6~24 月龄	其他豆荚类	2 岁（67%）
猕猴桃	任何年龄	香蕉、牛油果、橡胶	不清
苹果、胡萝卜、桃子	儿童后期和成人	桦树花粉、其他水果或坚果	不清

病的发病趋势的增加与西方国家公共健康设施改善、环境卫生改进和生活质量提高、家庭小型化、低感染率呈正相关，这些均与机体微生物改变有关。生物多样性假说认为儿童生长环境中微生物暴露不足，可影响机体正常微生物群形成，导致免疫失衡。在易感人群中，任何引起生命早期微生物改变的因素均可影响过敏性疾病发生，包括母亲孕期及婴幼儿生活环境、母亲用药（产前、产后）、母亲分娩方式、婴幼儿喂养方式、固体引入等。这些环境因素的改变可通过调控发生过敏性疾病的基因表达与否而造成表观突变，从而诱发过敏性疾病。此外，空气污染对过敏性疾病的影响也越来越受到重视。

近年来，食物过敏原经皮肤暴露引发异常免疫反应引起重视。任何导致皮肤屏障功能受损的因素，如衣服洗涤剂、家用清洁剂、表面活性剂、加工食品中的酶和乳化剂、香烟烟雾、柴油废气、臭氧、纳米颗粒和微塑料等均可损害皮肤屏障，从而引发覆盖皮肤、呼吸道、泌尿生殖道和胃肠道的炎症。上皮细胞活化并释放上皮细胞因子，如IL-25、IL-33、胸腺基质淋巴细胞生成素等，在过敏性疾病的发生和发展中起着重要作用。

此外，多种营养素在食物过敏发生中亦扮演重要角色。有证据显示益生元、益生菌、维生素D和ω-3多不饱和脂肪酸与食物过敏发生相关。然而，这些证据尚不充分且在食物过敏反应中的作用尚未被很好地阐释。

【临床表现】

食物过敏的症状因免疫机制及其作用的靶器官不同而表现多样且常不具特异性，为一组疾病群（表3-21），且程度轻重不一（表3-22）。儿童期食物过敏症状70%~80%累及皮肤，40%~50%累及口腔或消化道，25%累及呼吸系统，<10%累及心血管系统。

需要注意的是，食物过敏诱发的严重过敏反应并不罕见，常见的过敏原是鸡蛋（婴儿和学龄前期儿童）、牛奶、小麦和花生，须早期识别并急救处理（表3-23）。

根据世界过敏组织2020年定义，严重过敏反应是系统性的超敏反应，通常发病迅速，可导致死亡，累及气道、呼吸和（或）循环系统的重度反应，可危及生命，可能不合并典型的皮肤表现或循环休克症状。

【诊断】

1.诊断方法 临床上对疑诊食物过敏的儿童应仔细采集病史、做全面的体格检查，并合理选择和解释筛查或诊断性试验结果，以区分食物过敏与食物不耐受、IgE介导或非IgE介导过敏等，诊断的金标准是双盲安慰剂对照食物激发试验，但对于大多数有客观症状的儿童临床可以采用开放式口服食物激发试验确诊。

一旦怀疑食物过敏，应详细询问发病期间的某些特征，如食物摄入后临床症状的具体表现、出现的时间、严重程度和持续时间，以帮助区分可能的发生机制，从而选择进一步筛查和确诊方法。若症状提示为IgE介导速发型食物过敏，可通过皮肤点刺试验（skin prick test，SPT）或血清过敏原特异性IgE（specific IgE，sIgE）筛查，阳性者以口服食物激发试验（oral food challenge，OFC）明确诊断；若症状提示是非IgE介导，则可直接进行激发试验。若病史提示症状与食物摄入密切相关而食物回避症状改善不明显时，可行消化道内镜检查。内镜检查可获取消化道黏膜标本，若黏膜下嗜酸性粒细胞每高倍视野>20个，即可诊断为嗜酸性粒细胞浸润。临床上食物过敏诊断思路如图3-17所示。

需要强调的是，有文献报道了95%可预测食物过敏的皮肤点刺试验或食物特异性IgE阈值，但由于存在种族、试剂等差异，可能并不完全适用于中国人群。其次，皮肤点刺试验风团大小和sIgE水平高低与发生过敏症状的概率有关，但与反应严重程度无关。此外，由于人体摄入食物后会产生食物特异性IgG抗体，目前过敏相关指南和专家共识均不推荐将食物特异性IgG或IgG4纳入食物过敏的诊断流程。最后，没有研究发现毛发检测、皮肤电测试、淋巴细胞活化试验等对食物过敏诊断有帮助。

一些新的食物过敏诊断方法，如过敏原组分检测、嗜碱性粒细胞活化试验和过敏原表位特异性IgE等，对于无法进行食物激发试验时提高食物过敏诊断的准确性和可靠性具有相当大的前景。

2.诊断标准 由免疫机制介导的且OFC阳性者即可确诊为食物过敏。临床医生应重点关注严重过敏反应的诊断及治疗（表3-24）。此外，由食物蛋白诱导的胃肠道疾病诊断较困难，需转诊至消化科，由专科医生根据相应诊断标准进行诊治。

表 3-21　食物过敏相关疾病特点

类型	患病率	年龄	常见过敏原	症状	诊断	治疗
IgE 介导						
口腔过敏综合征、荨麻疹/血管性水肿、严重过敏反应	0.4%~10%	儿童多于成人	牛奶、鸡蛋、小麦、大豆、花生、坚果、甲壳类及鱼	荨麻疹、血管性水肿、瘙痒、腹痛、呕吐、喘息、低血压	SPT、sIgE、OFC	标准：食物回避和急救 研究：免疫治疗、奥马珠单抗
混合介导						
食物过敏相关特应性皮炎	27%~37% 患者发生特应性皮炎；14%~27% 患者自述发生特应性皮炎	儿童多于成人	牛奶、鸡蛋、小麦、大豆、花生、坚果、甲壳类及鱼	过敏食物摄入后皮损恶化（典型 IgE 介导食物过敏症状的补充）	SPT、sIgE、OFC	标准：食物回避和急救 研究：免疫治疗、奥马珠单抗
EoE	（0~50）/10 万	儿童和成人（男：女=3：1）	牛奶、小麦、鸡蛋、牛肉、大豆、鸡肉	呕吐、生长障碍、吞咽困难、胃烧灼感	食道活检示质子泵抑制剂使用后 2~3 个月仍有嗜酸性粒细胞浸润，以排除胃食管反流病	标准：类固醇激素或食物回避
其他嗜酸细胞性胃肠炎	罕见	EC：婴儿 EG：成人多于儿童 EGE：成人	EC：牛奶和大豆 EG：可能为牛奶、小麦、大豆、鸡蛋、坚果、海鲜和红肉	因累及胃肠道部位不同而表现多样	胃肠道活检嗜酸性粒细胞增加；浆膜层受累可在腹水中检出嗜酸性粒细胞；排除嗜酸性粒细胞增多症	标准：EC 和 EG 采用类固醇激素；回避特定食物
非 IgE 介导						
FPIES	有资料显示牛奶蛋白过敏中有 0.34% 婴儿表现为 FPIES	婴儿和儿童	牛奶、大豆、大米、燕麦、鸡蛋	间断暴露于过敏原：严重呕吐 慢性过敏原暴露：腹泻和生长障碍	过敏食物回避与激发	标准：食物过敏原回避
FPIAP	1 项研究显示牛奶蛋白过敏婴儿中发生 FPIAP 约为 0.16%	婴儿	牛奶、大豆、小麦、鸡蛋	直肠出血	过敏食物回避与激发	标准：食物过敏原回避
FPE	资料缺乏	婴幼儿	牛奶、大豆、小麦、鸡蛋	吸收不良致脂肪泻，腹泻及生长障碍	过敏食物回避与激发，同时空肠活检显示绒毛萎缩和腺窝增生	标准：食物过敏原回避

注：SPT: 皮肤点刺试验；sIgE: 特异性 IgE；OFC: 口服食物激发试验；EoE: 嗜酸细胞性食管炎；EC: 嗜酸细胞性结肠炎；EG: 嗜酸细胞性胃炎；EGE: 嗜酸细胞性胃肠炎；FPIES: 食物蛋白诱发的小肠结肠炎综合征；FPIAP: 食物蛋白诱发的过敏性直肠结肠炎；FPE: 食物蛋白诱发的肠病。

表 3-22 IgE 介导食物过敏的症状分度

器官系统	症状	轻度	中度	重度
皮肤	皮疹	轻微红斑	红斑	全身明显红斑（体表面积 >50%）
	荨麻疹 / 血管水肿	<3 个风团；轻度唇水肿	≥ 3 个风团；嘴唇或脸部明显水肿	全身肿胀受累，面部 / 唇 / 眼周
上呼吸道	瘙痒	偶尔抓挠	持续抓挠	持续抓挠；脱皮
	打喷嚏 / 痒	偶尔抽吸鼻子	间断揉鼻眼；经常抽吸鼻子	不停揉鼻眼；眼周肿胀；持续性流鼻涕
下呼吸道	喘息	呼气性喘息	吸气性和呼气性喘息	使用辅助肌呼吸；喘鸣；呼吸费力
胃肠道	咽喉表现	多次清嗓子或咳嗽；持续性喉部发紧	声嘶；频繁咳嗽	喘鸣
	主观症状	恶心或轻微腹痛	中度腹痛，但活动正常	因胃肠症状造成明显痛苦，且活动下降
	客观症状	1 次呕吐或腹泻	2 次呕吐或腹泻	≥3 次呕吐或腹泻
心血管 / 神经	—	自觉虚弱；头晕；心动过速	血压下降；精神状态明显变化（焦虑、混乱）	严重血管塌陷；意识丧失
其他	客观症状	—	膀胱失控	骨盆痛

表 3-23 全身过敏反应危险信号

累及系统	症状	症状出现概率
消化	痉挛性腹痛、呕吐、腹泻等	25%~30%
皮肤及黏膜	突发全身性荨麻疹、瘙痒、脸红、唇 - 舌 - 悬雍垂肿胀等	85%~90%
呼吸	喘鸣、哮喘、呼吸费力、持续剧烈咳嗽、发绀等	45%~50%
心血管	低血压[*]、心律失常、晕厥等	30%~35%

注：[*]低血压标准（收缩压）：新生儿 <60 mmHg；婴儿 <70 mmHg；1~10 岁 <70+（2 × 年龄岁）mmHg；10 岁以上 <90 mmHg。

表 3-24 严重过敏反应诊断标准

1. 数分钟至数小时内急性发作的皮肤和（或）黏膜症状（如全身荨麻疹、瘙痒或潮红、唇 - 舌 - 悬雍垂水肿），并伴发以下至少 1 种症状：

    a. 呼吸道症状（如呼吸困难、喘息 / 支气管痉挛、喘鸣、呼气流速峰值下降、低氧血症）

    b. 血压下降或伴终末器官功能不全（循环衰竭、晕厥、尿便失禁）

    c. 严重的胃肠道症状（如剧烈腹绞痛、反复呕吐），尤其是在非食物过敏原暴露后

2. 暴露已知或可疑的变应原后数分钟至数小时内，急性发作的血压降低或支气管痉挛，或喉部症状，可无典型的皮肤黏膜症状：

    a. 大部分过敏反应发生暴露变应原的 1~2 小时，一般可能更快。但对于某些食物变应原，如寡糖基半乳糖 - α -1，3- 半乳糖（α-Gal）或免疫治疗，可发生迟发性反应（>10 小时）

    b. 低血压定义：婴儿和儿童收缩压低于年龄正常值或较基础值下降 >30%［儿童低收缩压定义：1 月龄至 1 岁，<70 mmHg；1~10 岁，<70 mmHg +（2 × 年龄）；11~17 岁，<90 mmHg］

    c. 喉部症状包括：喘鸣、声音改变、吞咽困难

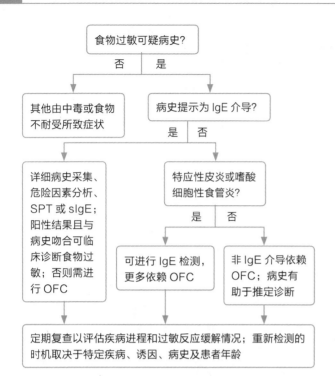

图 3-17 食物过敏诊断思路

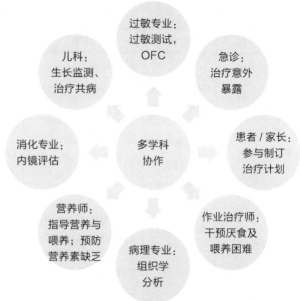

图 3-18 食物过敏管理中的多学科协作

【管理及治疗】

虽然食物过敏常会随年龄增长而出现临床耐受，但早期治疗对于改善预后具有重要意义。治疗原则包括：通过药物使已出现的过敏症状得以缓解，积极治疗因意外摄入导致的严重过敏反应；通过回避致敏食物而阻止症状的继续出现；通过宣教使患者或患儿家长坚持治疗并定期监测。我国食物过敏治疗常需要多科协作，如全科、皮肤科、呼吸科、消化科医生、营养师，甚至心理科医生参与（图 3-18）。

1.严重过敏反应的识别及处理 对于 IgE 介导的食物过敏反应首要的是识别严重过敏反应并进行急救处理。泛发性皮肤症状通常预示严重过敏反应的发生，随后可累及心血管及呼吸系统。由于食物蛋白诱发的严重过敏反应可危及生命，故迅速处理十分重要。肾上腺素是治疗严重过敏反应的首要药物。一旦发生严重过敏反应需立即使用 1‰ 肾上腺素（1 mg/ml）0.01 mg/kg 至 0.3 mg（或按体重 7.5~25.0 kg，0.15 mg；体重 ≥ 25.0 kg，0.3 mg）肌内注射，必要时可 15 分钟后重复一次（表 3-25）。在严重过敏反应时使用肾上腺素没有绝对禁忌。快速及时注射肾上腺素能降低患儿住院及死亡的风险。治疗关键是维持呼吸道通畅和保持有效血液循环，其他治疗药物包括糖皮质激素、抗组胺药物及

表 3-25 肌内注射肾上腺素推荐剂量

年龄	肾上腺素剂量
婴儿或体重 <10 kg	1：1000 肾上腺素 0.01 mg/kg
1~5 岁儿童或体重为 7.5~25.0 kg	1：1000 肾上腺素 0.15 mg = 0.15 ml
6~12 岁儿童或体重 ≥ 25kg	1：1000 肾上腺素 0.3 mg = 0.3 ml
青少年或成人	1：1000 肾上腺素 0.5 mg = 0.5 ml

β 受体拮抗剂等。

2.对症治疗 因食物过敏症状累及多器官系统，故应在回避食物蛋白同时，由过敏专科或皮肤科、呼吸科、耳鼻咽喉科、消化科医生进行对症治疗。如嗜酸性粒细胞性食管炎可局部应用激素治疗；FPIE 急性发作时补充水和电解质、纠正低血容量性休克；食物蛋白诱发的特应性皮炎应在常规湿疹外用药物和（或）系统治疗基础上，进行长期而细致的饮食管理。所有药物以控制症状为主，故主张短期使用。

3.饮食管理

回避过敏食物是目前治疗食物过敏唯一有效的方法。所有引起症状的食物均应从饮食中完全排除。

牛奶过敏是儿童期最常见的食物过敏之一，牛奶回避比其他食物回避更易造成营养素摄入不足及

生长不良，因此管理过程中应选用恰当的替代配方乳（表 3-26）。由于大豆与牛奶间存在交叉过敏反应且营养成分不足，一般不建议选用豆蛋白配方进行治疗；当考虑经济原因，患儿≥6 月龄，且无豆蛋白过敏者可选用豆蛋白配方进行替代治疗。其他植物饮品如大米、杏仁奶蛋白和脂肪含量非常低，不适合作为牛奶替代品。亦不建议采用羊奶、驴奶进行替代。2 岁后若牛奶蛋白过敏仍然存在，可进行无奶饮食，并通过膳食评估和喂养指导以保证必需宏量和微量营养素充足。

单一的鸡蛋、大豆、花生、坚果及海产品过敏者，因其并非营养素的主要来源，且许多其他食物可提供类似的营养成分，故回避不会影响患者营养状况。对多食物过敏的幼儿，可选用低过敏原饮食/配方，如谷类、羊肉、黄瓜、菜花、梨、香蕉、菜籽油等，仅以盐及糖作为调味品；同时应密切观察摄食后的反应，以减少罕见食物过敏的发生。此外，注意膳食均衡搭配，弥补因回避过敏食物造成的特定营养素不足。

尽管通常建议严格回避过敏原，但在某些情况下并不必要。大约 70% 对奶制品和鸡蛋过敏的患者能够耐受经加热处理后的食物，如蛋糕或面包。推测加热这些特定的食物可能导致蛋白质构象的改变，使摄入者仅产生较轻微的过敏，这可能是一种更容易缓解的过敏表型。然而，此方法仅适用于轻度过敏患者，一些儿童可对加热处理后的产品发生严重过敏反应，因此临床应用需谨慎。

4. 其他疗法 免疫疗法是唯一能够改变食物过敏自然病程的方法。过敏原特异性免疫疗法是通过使用逐渐增加剂量的过敏原提取物（疫苗），减轻由暴露于该过敏原而引发的症状，从而使患者达到临床耐受乃至免疫耐受的目的。食物过敏的免疫治疗方法主要包括表皮免疫疗法、口服免疫疗法及舌下免疫疗法，其中多数研究集中于口服免疫疗法及舌下免疫疗法。2020 年 1 月 31 日，美国 FDA 批准了一款进行花生口服免疫治疗（oral immunotherapy，OIT）的产品，即 Palforzia（Aimmune Therapeutics，Brisbane，CA）。欧洲变态反应与临床免疫学会也于 2020 年发布 OIT 用于治疗食物过敏的专家共识，对患者的选择、治疗目标、共同决策等进行分析，指出 OIT 是治疗持续 IgE 介导食物过敏治疗的方法之一，能有效诱导脱敏，但亦有潜在风险且并不能治愈疾病，因此需要医生和家长共同从多方面权衡利弊以确定 OIT 是否为个体患者恰当的治疗选择。

其他补充或替代疗法，如抗 IgE 抗体、修饰/重组疫苗、多肽疫苗和质粒 DNA 疫苗、传统中医药、益生菌等均在开展相关临床试验。

【患者教育及随访】

1. 避免无意摄入或接触 在饮食回避过程中应由医生及营养师共同对患者的体格及营养进行监测，制订最佳饮食方案。同时教育患者及家长如何阅读商品上的饮食成分表、带有"可能含有"或"不适合"声明的过敏原警示标签，并且在购买、储存和制作时都应仔细查阅，以避免不必要的意外摄入造成严重后果。餐厅里交叉污染（如共用煎锅、碗和砧板等）可能诱发过敏，外出就餐时应及时告知餐厅人员自己的过敏史非常必要。对于过敏的学龄儿童，由于集体饮食、学校统一的食品安排、参加派对等使管理很困难，需要学生及学校共同努力。最后，食物过敏患者还应该注意，食品蛋白质可能是非食物产品的组成部分之一。最常见为化妆品、洗发液，其中含有的少量植物蛋白成分（如牛奶、杏

表 3-26 食物过敏饮食回避及替代方案

		<6 月龄	>6 月龄
母乳喂养	牛奶蛋白过敏	继续母乳喂养，母亲回避所有含奶食品，并补充钙剂（800~1000 mg/d）	同前，并引入不含牛奶的辅食
	其他食物过敏	母亲进行针对性饮食回避	同前，并引入不含过敏原的辅食
配方乳喂养	牛奶蛋白过敏	轻中度采用深度水解配方乳喂养；重度采用氨基酸配方乳喂养	继续采用深度水解或氨基酸配方乳喂养至 9~12 月龄，并引入不含牛奶的辅食
	其他食物过敏	普通配方乳喂养	回避过敏食物并引入其他辅食；膳食均衡以避免特殊营养素摄入不足

仁、乳木果油等），可能引起接触性荨麻疹或皮炎。

2. 救助卡片　食物过敏患者，尤其是曾发生过严重全身过敏反应者，应随身携带包含过敏食物、处理方法及联系人等信息的救助卡片，便于及时处理。

3. 免疫接种　罹患过敏性疾病、特应性体质及有过敏家族史的儿童，只要患儿本身既往不对疫苗或其成分过敏、所患过敏性疾病与疫苗成分无关，均可按计划常规行疫苗接种，即接种普通疫苗原液，且无需延长留观时间。接种时机一般选择过敏缓解期或恢复期。罹患与疫苗成分有关的过敏性疾病儿童的疫苗接种需谨慎。如鸡蛋过敏儿童可以正常接种麻疹、风疹和部分狂犬病疫苗；亦可接种流感疫苗，但在接种后观察至少 60 分钟。

4. 生活质量　多项研究表明食物过敏会增加焦虑感，严重影响生活质量；且食物过敏患儿常常受到欺负。因此，应将心理社会因素纳入治疗范畴，确保家庭得到正确对待，而不过于孤立自己；同时治疗过程中考虑到精神健康也非常重要。已有研究显示，针对食物过敏儿童或照护者进行自我调节及团体干预能有效改善生活质量。

5. 定期监测　由于食物过敏有随年龄增长而自愈的可能，故应定期进行监测，通常主张每 3~6 个月进行重新评估以调整回避性饮食治疗方案及时间；但对于有过敏性休克家族史或严重症状的患者，饮食回避的时间应适当延长。

【预防策略】

虽然多数食物过敏可随年龄增长而自愈，但婴幼儿期发生食物过敏会显著影响家庭及患者生活质量，增加其他慢性疾病发生的危险性，因此应进行积极预防。预防的重点人群是有过敏疾病家族史的儿童，目前对食物过敏预防的建议如表 3-27 所示。

【预后】

1. 自然病程　食物过敏自愈的时间因食物而异。鸡蛋、牛奶、小麦、大豆等食物过敏患儿大多数（约 85%）在 3~10 岁内可以耐受；大约 50% 的牛奶、鸡蛋过敏在学龄期获得耐受；而 80%~90% 花生、坚果类或海鲜过敏儿童则可持续数年，甚至成年后（见表 3-21）。对于乳糜泻，非 IgE 介导的麦胶蛋白过敏，通常需要终身回避谷蛋白。此外，其他相关因素也需考虑，如非 IgE 介导的食物过敏更易获得耐受；而以小剂量即可诱发出严重症状者持续时间较长；诊断时年龄越小、共患其他特应性疾病者表型持续越久；皮肤点刺试验风团越大、食物特异性 IgE 水平越高症状持续时间越长。

2. 对体格生长与营养的影响　食物过敏儿童从等待诊断到回避治疗整个过程中可能同时存在能量、宏量及微量营养素摄入不足的风险。诊断不及时、发病年龄小、多种食物过敏原回避、亚临床肠道过敏炎症持续、不恰当的饮食回避和替代、饮食

表 3-27　近期预防食物过敏建议

	推荐	证据级别
支持	辅食中引入煮熟的鸡蛋或经巴氏消毒的鸡蛋以预防婴儿鸡蛋过敏	中等
	花生过敏高发地区，辅食中引入与年龄相适应的花生，以预防 5 岁以内儿童花生过敏	中等
	母乳喂养婴儿在生后 1 周内避免接触牛奶配方，以预防 5 岁内儿童牛奶过敏	低
反对	妊娠期和哺乳期为预防儿童食物过敏而严格回避潜在食物过敏原	极低
	为预防牛奶过敏而在生后 6 个月内引入大豆蛋白配方乳	极低
	使用卡介苗预防儿童食物过敏	低
不支持也不反对	母乳喂养在预防过敏中的作用，但从母子健康角度应鼓励母乳喂养	极低
	对需要代乳品婴儿，在生后 1 周后采用牛奶配方预防过敏	低
	采用部分或深度水解配方预防过敏	低
	在健康妊娠 / 哺乳妇女或婴儿中使用维生素或鱼油以预防过敏	极低
	在妊娠 / 哺乳妇女或婴儿中采用益生菌、益生元或共生元单独或联合应用其他方法以预防过敏	低
	保湿润肤以预防过敏，预防性 OIT 以预防儿童食物过敏	低

管理依从性差、共患其他特应性疾病或慢性疾病等情况下，营养缺乏的风险越高。有研究发现，食物过敏儿童的营养摄入量低于各年龄组推荐标准的<67%。众多研究及系统综述结果显示，食物过敏儿童的体格生长参数常低于一般人群，其中以牛奶蛋白过敏造成的差异最为显著。然而，受研究人群、食物过敏类型（IgE 型、非 IgE 型、混合型）、食物过敏的种类和数目、共病以及饮食回避的差异，患儿受影响的程度各不相同，如患有多种食物过敏者、共患有湿疹或持续过敏状态者年龄别体重和身长均显著低于对照组。因此，在食物过敏的综合性管理过程中，必须注意饮食回避过程中的营养评估及干预，推荐营养师参与营养咨询或治疗，减少营养缺乏及生长不良的发生风险。

3. 对心理社会的影响 2015 年后，食物过敏对儿童及家庭心理社会功能的影响研究越来越多。食物过敏缺乏有效的根治方法，回避过敏食物是最重要的临床管理方法；而严格的饮食回避可能会影响患儿的生长发育，导致照护者的焦虑情绪，并会影响照护者间的关系。此外，在治疗管理过程中，过敏反应的不可预测性和可能产生的致命后果常加重照护者的焦虑和恐惧，照护者还应具备快速识别和处理过敏反应的能力，甚至需携带肾上腺素自动注射器。这些因素均会对食物过敏患儿及其照护者的生活质量造成严重影响。研究显示，与健康患儿或其他慢性疾病（如糖尿病、风湿病）患儿相比，食物过敏患儿及其照护者更加焦虑，生活质量也明显降低。而其心理社会功能受影响程度受患者疾病特征（如过敏原的数量、类型以及过敏症状的严重程度等）及照护者人口学特征（种族、教育水平、经济收入、食物过敏管理的自我效能、风险感知等）影响。在食物过敏长期管理过程中，除营养医生（师）、过敏专科医生外，心理医师甚至社会工作者均应参与咨询处理，以改善患儿及家庭的心理社会功能。

4. 对其他过敏性疾病发生的影响 传统观念认为，生命早期特应性皮炎、食物过敏者后期易发生其他过敏性疾病，如过敏性鼻炎、哮喘，该现象被称为"过敏进程"。新的"过敏进程"观点认为各种过敏性疾病是一个相互联系的症候群，过敏症状是不同年龄在不同器官系统的表现，实质上反映的是与过敏相关的异常免疫反应从皮肤、消化道炎症向气道炎症的发展历程。然而，受基因和环境因素

的共同影响，"过敏进程"并不能完全反映所有儿童过敏性疾病发生发展过程，部分儿童可表现出个体差异性与发病顺序的可变性。因此，临床医生若只侧重诊治各自专科的某种过敏性疾病，缺少对过敏性疾病的整体或综合管理知识，常会导致治疗管理效果不佳。故过敏性疾病的诊治需要集中多学科力量，从"过敏进程"这一全新视角出发，对各专科收治的单一过敏性疾病的诊治原则进行全面梳理，或推进过敏专科建设，以规范化预防、识别、筛查、诊治和管理过敏性疾病。

二、食物不耐受

食物不耐受常用于描述通过病史或激发试验证实的症状是由食物引起，但尚无证据表明有免疫因素参与的食物不良反应。目前认为食物不耐受主要包括酶缺陷、对食物中化学成分或添加剂不耐受及对食物的非特异性反应三种（图 3-19）。乳糖酶缺乏（lactase deficiency, LD）导致的乳糖不耐受是最多见的食物不耐受，然而，其他原因引起的食物不耐受也不少见。据报道，人群中约 20% 的食物不耐受与食物成分中的药理作用相关。食物中含有的某些天然组成成分，如酒和甲壳类动物中含有的生物胺（biogenic amines），可诱发某些临床症状。此外，一些在摄入食物或食物添加剂后出现的反应也可被归入心因性或是心理躯体症状。

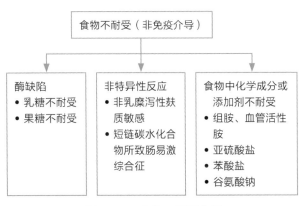

图 3-19 食物不耐受分类

【流行病学】

食物不耐受用于描述通过病史或激发试验证实的症状是由食物引起，但尚无证据表明有免疫因素参与的食物不良反应，多数表现为胃肠道症状。由于食物不耐受的机制尚未完全明确，因此对于其患

病率并不清楚。基于访谈或问卷获得的流行病学资料通常很难将食物不耐受与食物过敏区分开，因此结果并不可靠。一般认为食物不耐受的患病率可能高于食物过敏。

【临床表现及发病机制】

因个体原因、食物成分或食品添加剂的影响，众多食物均可导致食物不耐受（表3-28）。食物不耐受的症状可能与食物过敏的症状相似，也可累及胃肠道、呼吸道及皮肤等各器官系统。常见临床表现包括肠易激、头痛、偏头痛、倦怠、行为问题及荨麻疹。某些患者甚至会出现哮喘，偶可见过敏性休克样反应。食物不耐受的症状通常是剂量依赖性的且迟发出现（数小时至数天），因此在临床上寻找可疑食物及化学成分较为困难。在临床上可能会发现对某种化学物不耐受的家族史。

1.酶缺陷型食物不耐受　是指由于机体中某种酶的缺陷，导致在摄入某类食物或添加剂后出现临床症状。最常见的酶缺陷型食物不耐受为乳糖酶缺乏，此类患者由于肠道缺少消化乳糖的酶而使食物中乳糖不能被完全消化吸收，导致未吸收的乳糖在肠腔内停留，一方面使肠腔内渗透压增高，引起水样便；另一方面未消化的乳糖到达末端回肠和结肠时，部分被细菌代谢为乳酸、乙酸和氢气，进一步增加了肠腔的渗透压力，促进腹泻的发生，严重者可发生脱水、酸中毒。患者在进食含乳糖食物0.5~2小时内即出现腹泻（大便常为水样、泡沫状，呈酸性）、小肠刺激征（恶心、呕吐、腹胀、腹痉挛痛、腹泻及肠鸣音异常）等症状。本病在亚洲人群高发，

可能为遗传缺陷，也可能是肠道感染后暂时性问题。其他的酶缺陷型食物不耐受非常罕见。

2.对食物中化学成分或添加剂不耐受

（1）食物中化学成分所致食物不耐受　天然食物中所含的组胺、血管活性胺直接作用可引起食物不耐受症状。含有大量组胺和酪胺的食物通常为发酵食物，如奶酪、酒精饮料、鱼罐头、泡菜和金枪鱼等。组胺不耐受可致非特异性胃肠道症状和肠外症状，主要发生于进食肉类时或其后短时间内，症状可孤立或共存。酪胺在偏头痛和慢性荨麻疹的发生中有重要作用，尤其是在应用抗抑郁药单胺氧化酶抑制剂后。患儿通常对血管活性胺，如组胺、酪胺、苯乙胺和5-羟色胺具有较低的反应阈值，故在进食含有一种或多种胺类成分的少量食物后即可出现症状。需要注意的是，食物不耐受患者可能同时对多种化学物发生反应，而这些化学物又可能在很多食物中存在，这给诊断带来一定困难。

（2）食物添加剂所致食物不耐受　某些个体对食物添加剂，如食用色素、偶氮染料（如柠檬黄）和非偶氮染料（如樱桃红）、调味品（如阿斯巴甜、谷氨酸钠等）、防腐剂（如硫化物、苯甲酸酯、苯甲酸和山梨酸）、抗氧化剂（丁基羟基茴香醚、二丁基羟基甲苯）等可以发生不良反应（表3-29）。如亚硫酸盐常被加于食物中以起到抗氧化和防止细菌生长的作用，当个体对其不耐受时可导致慢性荨麻疹、血管性水肿、鼻炎甚至严重过敏反应。对非甾体抗炎药（NSAID）不耐受者可能亦会对某些食物添加剂产生症状，如苯甲酸衍生物、偶氮或非偶氮染料、硫化物。

表3-28　引起食物不耐受的主要食物

分类	食物来源
含奶食品	全脂牛奶，加工和处理过的牛奶、配方乳、奶酪、冰激凌、酸奶、黄油、麦乳精、奶糖等
含麸质食品	小麦、大麦、黑麦、燕麦、面包、蛋糕和派、意大利面、披萨、沙拉酱类、饼干类、仿肉或海鲜食品、糖果、热狗、啤酒等
含添加剂及某些化学成分食品	水果、蔬菜、谷物、含水杨酸和苯甲酸的香料、咸菜中的味精、调味品、糖果、汤、肉、熏制品、罐头、饮料、果酱和果冻中的人造甜味剂等
含生物胺食品	西红柿、菠萝、香蕉、可可、草莓、菠菜、木瓜、柑橘类水果、花生、甲壳类、胡萝卜、甜菜根、蛋清、猪肉、香料、金枪鱼、鲭鱼、沙丁鱼、发酵凤尾鱼、酸菜、豆豉、奶酪、红酒、白葡萄酒、啤酒、发酵酒精饮料等
含FODMAPs食品	水果、蔬菜、蜂蜜、牛奶、奶酪、谷物、豆类，含有较多果糖、乳糖、果聚糖、半乳糖和多元醇的加工和包装食品等

注：FODMAPs：被酵解的低聚糖、双糖、单糖和多元醇。

表 3-29　常见添加剂的食物来源

食品添加剂成分	食物来源
抗氧化剂	人造黄油
安息香盐（苯酸盐）	软饮料、甜酒
色素	糕点、甜品、果冻
谷氨酸钠（味精）	部分外卖食物、包装食品
硝酸盐	熟食肉类、腌菜
丙酸盐	面包
山梨酸	加工奶酪片
亚硫酸盐	软饮料、甜酒、干果

（3）中国餐馆综合征　症状包括在进食后迅速出现的上胸部、颈部及面部麻木、烧灼感，压迫及紧张感，通常是由增强味道的谷氨酸钠（monosodium glutamate，MSG）引起。报道显示约 10% 儿童在摄入 MSG 后可发生荨麻疹或血管性水肿，而在回避后症状明显缓解。

3. 非特异性食物不耐受

（1）非乳糜泻性麸质敏感　某些个体对麸质敏感，但并不表现为乳糜泻和 IgE 介导的小麦过敏。症状包括头痛、非特异性腹部和骨骼肌不适及行为异常，可以被双盲安慰剂对照食物激发试验证实。

（2）短链碳水化合物所致　很多食物中含有可以被酵解的低聚糖、双糖、单糖和多元醇（fermentable oligo-di-mono-saccharides and polyols，FODMAPs），如牛奶中的乳糖、蜂蜜和苹果等中的果糖、小麦和洋葱中的果聚糖、豆类和坚果中的半乳糖、牛油果和梨中的山梨醇和甘露糖醇等均为 FODMAPs。FODMAPs 的主要特征为：含 1~10 个糖的小分子短链碳水化合物；在人体胃肠道不能完全被吸收，易使肠道内渗透压升高；易被结肠内的细菌酵解，导致肠道产气增加，刺激肠壁引发内脏高敏感性。FODMAPs 已被证实可触发功能性胃肠道症状，如肠易激综合征；而低 FODMAPs 饮食可明显缓解某些个体的腹痛、腹胀及排便习惯。

【诊断】

对于在反复摄入某种食物后出现相同症状者，诊断食物不良反应很容易，但要区分是食物过敏或是食物不耐受时则会相对困难（表 3-30），尤其是牛奶蛋白过敏与乳糖不耐受（表 3-31）。相同的食物在不同个体可能出现不同症状；而不同食物可能在同一个体也会产生不同的症状；即使是同一个体的症状表现也可能随时间变化而改变。因此，咨询过敏专科医生对于诊断食物不良反应及类型很重要。

表 3-30　食物不耐受与食物过敏临床特点

	食物过敏	食物不耐受
病史采集重点	症状与食入食物的相关性，过敏家族史等	除过敏相关病史外，还包括：症状是否由几种不相关的食物诱发？对家庭自制或市售特定的食物耐受程度有何不同？家族中对食物或化学物不耐受的症状？难以解释的某些疾病症状加重
常见食物	牛奶、鸡蛋、大豆（芝麻）、鱼、甲壳类、小麦、花生、坚果	天然含组胺和生物胺食物、食物添加剂、食物中含 FODMAPs 食物等
诱发反应的量	通常低剂量，尤其是 IgE 介导	症状严重程度与剂量相关
症状出现时间	速发、迟发	多为迟发
临床表现	婴幼儿皮肤为主，其次为消化、呼吸系统；可发生严重过敏反应	通常医学难以解释的症状，多数为消化系统，伴有皮肤症状，如荨麻疹和血管性水肿，发红，湿疹；低血压、头痛等；可发生严重过敏反应样症状
发生机制	免疫	非免疫
SPT/sIgE	部分阳性（IgE 介导的）	阴性
口服激发试验	需要，回避可疑食物（低过敏原饮食）—回加可疑食物激发	需要，回避（包括所有食物添加剂，低组胺食物等）—单种添加剂激发或富含组胺食物激发
饮食管理	通常需严格回避	调整耐受阈值

注：FODMAPs：被酵解的低聚糖、双糖、单糖和多元醇；SPT：皮肤电测试验；sIgE：特异性免疫球蛋白。

表 3-31　牛奶蛋白过敏与乳糖不耐受鉴别要点

	牛奶蛋白过敏	乳糖不耐受
症状	胃肠道、皮肤或呼吸道	仅肠道
胃肠道症状特征	多为迟发型反应、呕吐、腹泻、血便、便秘、生长障碍	腹泻（大便常为水样、泡沫状，呈酸性），小肠刺激征：恶心、呕吐、腹胀、腹疼挛痛、腹泻及肠鸣音异常，进食后 0.5~2 小时内即出现症状、腹泻史
机制	牛奶蛋白诱发的免疫反应	非免疫反应，消化乳糖能力降低
诊断	牛奶回避后 4 周左右症状改善，再引入后症状复发	低乳糖或无乳糖饮食后症状在 48 小时内改善，再次引入后症状复发
饮食治疗配方及使用时间	回避牛奶蛋白及含奶食品，母乳或低敏配方营养支持 6 个月或至年龄 9~12 月龄	母乳、低乳糖或无乳糖饮食，先天性终生，继发性多数 6 周

对于食物不耐受目前尚缺少可靠的诊断方法。症状、化学促发剂及耐受量对于每个个体都可能不同，故其诊断需要个体化。由于免疫系统未参与，皮肤及血液试验不能帮助诊断；症状和家族史的采集非常重要，因为患儿的家族中可能存在类似对食物或是化学物不耐受的症状。因此，食物不耐受的确诊更侧重于病史及饮食史采集，而后将可疑食物或是化学成分从饮食中排除，当症状改善且通过激发试验再次诱发出症状即可确诊。双盲安慰剂对照食物激发试验仍然是诊断食物不耐受的重要手段。

乳糖不耐受是因小肠黏膜乳糖酶缺乏导致的最常见的食物不耐受。目前诊断乳糖酶缺乏的实验室检查包括氢呼气试验、粪还原糖测定、血或尿半乳糖测定法、乳糖耐量试验、空肠活检与酶测定等。临床上，即使实验室检查结果阳性，仍需限制乳糖摄入后观察症状好转情况加以证实。

当怀疑化学成分是导致食物不耐受的主要因素，在回避试验过程中，还应注意避免水杨酸酯、胺类、谷氨酸、调味品，防腐剂及食用色素。若回避后症状明显改善，可以将其加入普通食物中或是将其包装入胶囊中通过双盲安慰剂对照食物激发试验进行确诊。以组胺不耐受为例，由于缺少明确的诊断标准和生物标记物，主要依赖除外其他疾病（如胃肠道疾病、IgE 介导的食物过敏、肥大细胞增多症等）并结合临床标准进行；若临床疑诊组胺不耐受，仍需进行激发试验证实。

食物特异性 IgG 抗体在食物不耐受的诊断中存在较大争议。因食物特异性 IgG 抗体测定与临床症状吻合性差、缺乏具有诊断价值的对照试验、重复性差，故目前各国指南均不推荐将其作为食物不耐受诊断的依据。

【治疗】

与食物过敏相同，目前尚无针对食物不耐受的特殊治疗方法，饮食回避是唯一有效的措施，导致食物不耐受的成分推荐摄入量见表 3-32。对于乳糖不耐受患者治疗原则是限制饮食中乳糖含量以改善临床症状，并以适当替代食物保证营养。但是对于化学成分的不耐受常常具有剂量依赖性，因此可以在专业医生的监测下采用低化学成分饮食，然后逐渐增加可疑化学成分的量，以寻找患者可以耐受的阈值。如组胺不耐受患者可采用低组胺饮食，部分患者可使用抗组胺制剂缓解症状；而由 FODMAPs 所致的症状亦可通过低 FODMAPs 饮食改善。值得关注的是，患者应在营养师的指导下获取充足而均衡的营养以支持正常生长发育。

表 3-32　食物不耐受的成分推荐摄入量

不耐受成分	推荐每日摄入量 / 可接受每日摄入量
乳糖	12~18 g/d
麸质（谷蛋白）	10~50 mg/d，无麸质产品谷蛋白含量应小于 20 mg/kg
生物胺	6~25 mg/ 餐
FODMAPs	15~30 g/d
谷氨酸钠	0.6~1.5 g/d
水杨酸盐	2~4 mg/d
苯甲酸	0.32 mg/（kg·d）
柠檬黄	7.5 mg/（kg·d）

注：FODMAPs：被酵解的低聚糖、双糖、单糖和多元醇。

第五节 儿童饮食行为发展

一、概述

儿童的饮食行为包括喂养行为、进食技能、食物选择和进食环境。饮食行为良好与否不仅直接影响到儿童的体格生长，也影响到儿童心理行为、亲子关系的发展，良好的饮食行为习惯对儿童近期和远期健康起重要作用。儿童饮食行为的发展是随着年龄的增长由被动进食过渡到主动进食的过程，0~6岁是儿童饮食行为形成的关键时期，年龄越小，受外界尤其是家长的进餐行为影响越大。调查显示，我国儿童不良饮食行为的发生率为25.0%~64.7%，最高发的年龄段是幼儿期。

二、与进食技能发育有关的感知觉发育

进食技能学习需要感知觉和感知觉的反馈，涉及触觉（本体感受、压力觉、温度觉）和味觉、嗅觉。

1.触觉发育　胎儿触觉已开始发育，新生儿时已高度敏感，口周的神经末梢多于指尖，感触物品的灵敏度最高。为探索周围环境，<6月龄婴儿常常将东西放在口中感触，因口腔有最敏感的器官——舌。

2.嗅觉发育　胎儿生活的羊水的气味与妊娠期母亲食物类型有关。生后母婴通过味觉互相熟悉，婴儿鼻前庭对母亲气味的感觉可引导婴儿寻找乳头吸吮。乳汁的味觉刺激、温度、母亲的声音等可强化婴儿早期的条件反射。婴儿有嗅觉记忆，出生时已表现对不同气味反应，逐渐学习识别不同气味。

3.味觉发育　胎儿在宫内吞咽羊水，羊水中含各种物质。胎儿在胎内已可接触羊水中的糖、乳糖、乳酸、植酸、脂肪酸、磷脂、肌酸、尿素、尿酸、氨基酸、蛋白质和盐等各种物质。羊水是胎儿第一个体验味觉的物质。

新生儿可表现喜欢甜味、不喜苦或酸味的表情。传导苦味的神经成熟程度不同，新生儿可能对不同的苦味成分有不同的敏感度。与年龄有关的对咸味的反应反映了新生儿期后中枢与周围神经的成熟。

母乳喂养使婴儿从母乳获得各种味觉刺激。母乳可能是宫内和固体食物气味的桥梁，母乳的味道可能有"引导教育"后代"安全"摄取食物的作用。

婴儿早期味觉经历的变化（如羊水、母乳）对以后接受食物有特殊作用，可能让婴儿在断奶期更易于接受新的味道，使食物转变更容易些。配方乳味道恒定，是婴儿从未接触的食物味道；同时婴儿的味觉可敏感区别奶瓶奶嘴与母亲的乳头，使婴儿从母乳转变为配方乳常较为困难。采用Medela's补充喂养系统可帮助解决这一困难。

2~7月龄婴儿可能存在味觉敏感期。敏感发育期是一种适应行为，接触味觉范围有助于婴儿建立持久的食物偏爱。

三、进食技能发育

摄取食物是一复杂的过程。如食物的消化和吸收过程需要口腔、胃、小肠、唾液腺、胰腺、肝胆的参与，食欲需感觉传入神经完成，吸吮、吞咽的口腔运动需要与呼吸运动协调，咀嚼和吞咽动作完成也需神经肌肉协调完成。儿童进食技能的发育是摄取食物、获得营养的基础，需口唇、舌、咽肌肉协调以及手－口的协调活动能力的发育。

1.觅食反射　胎儿28周龄出现觅食反射，是婴儿出生时具有的一种最基本的进食动作。手指或母亲乳头触及新生儿面颊时，新生儿的头也会转向同侧，似觅食。出生2~3周龄后婴儿逐渐习惯哺乳时母亲乳头触及面颊，可不出现觅食动作，直接吸吮。

2.吸吮与吞咽　胎儿15周龄出现吸吮动作，24周龄出现弱的吸吮反射，28周龄出现口腔吸吮－吞咽反射使少量羊水摄入，34~36周龄时胎儿有稳定的吸吮和吞咽动作。36周龄胎儿吸吮与呼吸逐渐协调。吸吮动作发育成熟后才有有效吞咽动作。婴儿消化道解剖可适应生后纯乳汁的营养摄入，如口腔小、舌尖短而舌体宽（被舌系带固定）、无牙、颊脂肪垫、颊肌与唇肌发育好均有利婴儿吸吮。随食物性质由纯乳类－半固体－固体的变化，婴儿在获取食物的过程中舌的形态亦逐渐变化，舌系带逐渐吸收、舌尖变长，2岁后舌形态近于成人。因此，婴儿期不宜作舌系带手术，否则影响正常吸吮功能。婴儿吸吮－吞咽过程是从出生时最基本的进食动作——觅食反射、吞咽反射动作到2~5月龄的有意识吞咽动作。进食固体食物提示主动吞咽行为发育成熟。小婴儿吞咽时咽－食道括约肌不关闭，食道不蠕动；食道下部的括约肌不关闭，易发生溢乳。

虽然小婴儿的吞咽是反射引起，但开始舌尖抬高发生的反射是随意的，主要为舌体后部运动。舌体顶着上腭，挤压食物到咽部，声门关闭，刺激咽部的触觉感受器引起吞咽，食物进入食道。这个过程仅需数秒钟，被脑干的吞咽中枢控制。4~6月龄时舌体下降，舌的前部逐渐开始活动，可判别食物所在的部位，食物放在舌上可咬或吸，食物被送达舌后部吞咽。

吸吮母乳时婴儿的嘴轻压乳头，舌、上腭对乳头的吸吮，使口腔产生 70~170 mmHg 的负压吸吮力，乳汁被向后"推"到咽部刺激吞咽。奶瓶喂养时婴儿吸吮奶嘴的压力低，易于吸出，乳汁通过颌和舌的前部挤压硬腭压出乳汁。足月儿吸 10~30 次停顿一次，吞咽：呼吸：吸吮以 1：1：1 的方式进行。喂养困难婴儿可见吸吮差，呼吸、吸吮、吞咽协调差。吸吮协调差表现出吸吮活动无节律；功能不全表现为异常颌和舌的活动所致的喂养停顿。

吸吮发育成熟后，出现舌体前部至后部的运动，为有效吞咽。2月龄左右的婴儿吸吮动作成熟；4月龄时婴儿吸、吞动作可分开，可随意吸、吞；婴儿5月龄时吸吮强，上唇可吸净勺内食物，从咬反射到有意识咬的动作出现；6月龄婴儿会有意识张嘴接受勺及食物，嘴和舌协调完成进食，下唇活动较灵活，进食时常噘嘴，以吸吮动作从杯中饮，常呛咳或舌伸出；8月龄婴儿常以上唇吸吮勺内食物。食物的口腔刺激、味觉、乳头感觉、饥饿感均可刺激吸吮的发育。让婴儿较早感觉愉快的口腔刺激，如进食、咬东西、吃拇指有利于以后进食固体食物。

3. 咀嚼　咀嚼是有节奏的咬运动、滚动、磨的口腔协调运动，代表婴儿消化功能发育成熟。神经元的发育逐渐成熟和外界条件的刺激促进咀嚼发育。消化过程的口腔阶段的咀嚼动作是婴儿食物转换所必需的技能。脑干的神经核控制咀嚼，当刺激附近的味觉中枢时，产生有节律的咀嚼运动。

消化的口腔阶段食物团块使下颌下移，咀嚼肌肉伸展使下颌关闭，连续的反射引起咀嚼动作。5月龄左右的婴儿出现上下咬的动作，表明婴儿咀嚼食物动作开始发育（与乳牙是否萌出无关）；6~7月龄婴儿可接受切细的软食；9~12月龄的婴儿学习咀嚼各种煮软的蔬菜、切碎的肉类；婴儿1岁左右舌体逐渐上抬、卷裹食物团块，下颌运动产生了食物团块在口腔内的转动送到牙齿的切面，可磨咬

纤维性食物；2岁左右幼儿舌体和喉下降到颈部，口腔增大，可控制下颌动作和舌向两侧的活动，随吞咽动作发育成熟，嘴唇可控制口腔内食物。咀嚼发育依赖于许多因素，其中学习是一重要成分。出生后 6~8月龄是训练婴儿"学习"咀嚼、吞咽的关键期。引进固体食物前，应有 1~2月龄训练儿童的咀嚼和吞咽行为的时期。如错过咀嚼、吞咽行为的学习的关键期，儿童将表现不成熟的咀嚼和吞咽行为，如进食固体食物时常常出现呛咳、吐出或包在口中不吞。4~5月龄婴儿常吸吮手指、抓物到口、用唇感觉物体，7月龄左右有意训练婴儿咬嚼指状食物、从杯咽水，8月龄后婴儿开始学用杯喝奶、感觉不同的食物质地，9月龄始学用勺自喂，1岁后断离奶瓶、刷牙，均有利于儿童降低口腔敏感性、口腔肌肉协调与咀嚼功能发育。不宜以乳牙萌出时间作为给婴儿进食固体食物的依据。

4. 自我进食技能　婴儿在发育过程中可以获得各种必需的进食技能，如从勺中取食半固体或固体食物，再到自己用手抓食，最后可自己用勺进食。儿童进食技能的获得进程是相同的，即早期的原始生理反射消退，与进食其他食物有关的口腔功能、手和运动功能则逐渐发育，但发育的水平存在着个体差异（表 3-33）。

四、儿童早期食物接受

新生儿至 3~4月龄婴儿接触固体食物或物品（如勺）时出现舌体抬高、舌向前努出的挤压反射。婴儿最初的这种对固体食物的抵抗可被认为是一种适应性保护功能，其生理意义是防止吞入不宜吞入的东西。婴儿早期对新食物的拒绝也是一种适应性保护功能。婴儿后期必须逐渐学习接受一些新的食物，才能成功地从奶制品为主的食物转变到成人固体食物。

儿童对食物熟悉的程度决定儿童对食物的喜爱。所有引入的食物对婴儿来说都是新的，可表现出拒绝或厌新（neophobia）；2岁左右的儿童亦会表现出对新东西的恐惧心理，不喜爱新食物而偏爱熟悉的食物，这种暂时的新事物恐惧被认为是适应性反应。然而家长将儿童开始对不熟悉食物的拒绝认为是儿童对该食物的永远不喜欢或是对该食物有过敏反应，从而将该类食物从儿童的食谱中去除，不利于扩大儿童食物的多样性。如果婴幼儿有足够的机

表 3-33　婴幼儿期进食技能发育

年龄	反射、唇、舌运动	口腔、精细运动、大运动发展
1～3 月龄	觅食、吸吮及吞咽反射在出生时即已具备	头控制差；吸吮方式进奶，在吞咽时舌头前伸；3 月龄末，头控制得到发展
4～6 月龄	觅食、强直性咬反射消退	有意吸吮液体；吸吮力量增加；咀嚼萌芽；全掌抓握；将物体放入口中并咬
7～9 月龄	开始咀嚼固体食物，正常咽反射出现，防止窒息	摄入固体食物后出现咀嚼动作；转动性的咀嚼动作；独坐；有意取放物体；独自拿奶瓶；出现拇指示指取物
10～12 月龄	咬奶头、勺子及易碎食物，将奶瓶及食物放入口中	从杯中饮；舌头可清理下唇少量的残留食物；拇指示指取物自喂
13～15 月龄	开始用吸管吸吮，咬吸管或勺子，清理唇上食物	用勺自喂但常撒落，甚至上下位置颠倒；从杯中饮水但常从口中流出
16～18 月龄	从吸管中吸食能力进步	咀嚼技能成熟；可以向前或旋转下颌；开始笨拙地自己喂食
19～24 月龄	将食物团块从口腔一侧传送至另一侧，用舌清理唇上食物	正确用勺且少撒落；用杯喝水；知道什么可吃或不可吃；用吸管但常咬边缘
25～36 月龄	用舌清理牙龈和颊部食物	用勺自喂好；从杯中倒出液体；从水龙头取水

会［连续（8～10）次 /（4～5）日］，在愉快的情况下去尝试新食物，婴儿会很快从拒绝到接受。抚养者的焦急或强迫喂养不利于儿童接受新食物。

重复尝试同样适用于不同质地的食物添加。研究表明，儿童接受不同质地的食物的关键期或敏感期为 7～10 个月，因此如果这个年龄段儿童不尝试粗糙食品，容易导致将来拒吃质地较粗的食物。

五、儿童对食物的偏爱

婴儿早期味觉发育与以后进食的偏爱行为密切相关。早期的经历使儿童具有判断某些食物可吃或不可吃的能力。4～5 岁儿童已有与成人相似的对食物好恶的倾向，包括拒绝不愉快的味道，或有害的、非食物性的东西。儿童拒绝行为可预防儿童摄入某些对自己有害的食物。儿童，包括婴儿，往往出现连续几日选择某些食物的现象，可能是儿童体内一种自然的营养素平衡。成人应容许儿童广泛选择食物。经常变换食物，增加味觉的刺激，可使儿童熟悉、接受、习惯某些特殊的食物味道，减少儿童对某些熟悉的食物产生偏爱。强迫儿童接受某些食物，反而会使儿童不喜欢这类食物。应正面鼓励婴儿接受食物，避免儿童偏食。

进食是一种社会性活动，社会、家庭的习惯可影响儿童对食物的喜恶。就餐时儿童与成人、同胞在一起，家庭成员进食的行为和对食物的反应可作为儿童的榜样。婴儿后期经常与成人共进餐，儿童有较多机会模仿成人进食动作，从开始用手指抓食物到学会使用勺、筷子。

六、进食技能发育与神经心理发育的关系

1. 平衡、运动动作发育　婴儿竖颈、坐的平衡动作发育和手到口的精细动作的发育是进食技能发育必要的运动功能。当婴儿眼、手协调动作出现，如抓物到口，可开始训练婴儿学习自己进食。

2. 语言发育口腔运动发育　与进食技能和语言发育有关，有研究发现吸吮协调差与功能不全的婴儿以后可能出现语言发育延迟；口腔控制改善，如吃勺中食物时嘴唇关闭、可从杯中喝水等口腔技能对产生闭口发唇音（如 p、b、m）能力有关。舌系带与语言发育无关。

3. 独立能力培养　自我进食学习过程不仅有益于眼、手、口协调动作。还可培养儿童独立能力，增强自信心。应允许婴儿尽早参与进食活动，如让 6 月龄左右的婴儿自己扶奶瓶吃奶；7～9 月龄时学习从杯中饮水，手拿指状或条状食物自吃；10～12 月龄学习自己用勺；18 月龄至 2 岁的幼儿已可独立进食。

七、饮食行为评价

婴幼儿体重增加不足常因喂养困难所致。约25%的婴儿有喂养困难经历，2岁时下降到10%。30%的喂养困难儿童因患器质性疾病不能获得正常的进食技能，表现为喂养障碍，如先天性唇（腭）裂、消化道内分泌失调致功能低下、神经肌肉疾病（脑瘫）、支气管肺发育不良、心脏畸形等严重疾病。其余无器质性疾病儿童的喂养困难主要是家长或抚养人的行为所致，如延长奶瓶喂养、延长母乳喂养、食物质地过软、过细使儿童错过进食行为发育的关键期。评价喂养困难儿童的进食行为可帮助鉴别，避免简单判断为厌食、缺乏营养素、食欲不振、消化吸收不良。

1.喂养行为评价　喂养过程是家长和儿童间的一种互动，双方共同参与、互相影响。家长采取的喂养方式受文化、教育、经济背景及喂养双方特点等的影响，在很大程度上影响儿童的饮食行为。临床上常见回应型、控制型、溺爱型和忽视型4种喂养互动模式，后三者均为喂养不良互动模式，可导致儿童不良饮食行为。

（1）回应型　此类喂养者在喂养过程中能有效区分不同角色承担的责任。家长决定在哪里、何时及提供何种食物；儿童决定吃不吃、吃多少。应答型家长指导而不是控制儿童进食，设定进食规则、进食进餐示范、正面谈论食物并对儿童在进餐过程中发出的饥饿和饱足信号及时反馈（详见本节适宜喂养技术）。这一模式可以促进儿童进食更多蔬菜、水果和奶制品，减少垃圾食品摄入及超重发生。

（2）控制型　约1/2以上的家长表现为控制型，忽视儿童的饥饿信号，采用强迫、惩罚及不恰当的奖励方式促进儿童进食。控制型互动方式初期很有效，但随着时间的延长，可致儿童能量摄入不均衡、蔬菜水果摄入不足、营养不足或过剩的风险增加。

（3）溺爱型　家长未给儿童设定进餐规则，只想满足儿童的进餐需要，不分时间、地点、环境为儿童准备特殊或多种食物，忽视儿童就餐过程发出的信号。溺爱型的互动喂养方式可致儿童营养摄入不均衡，如高脂食物较多，增加儿童超重风险。

（4）忽视型　喂养者未尽抚养儿童责任，与儿童缺少言语、肢体交流，忽视儿童的进餐信号及生理、情感需求；甚至不为儿童提供食物，致儿童生长障碍。部分忽视型家长可能自身存在情绪障碍，

如抑郁等。

2.进食状态及技能评价　观察不同的进食状态可帮助评价儿童进食困难的原因。如喂养开始儿童表现的喂养问题常为拒绝张口，可因抚养者强迫进食与儿童关系紧张、儿童食欲不佳或进食姿势不当；疲倦、心肺功能不全或口咽性吞咽困难的儿童喂养过程出现口腔运动和吞咽问题；喂养时吞咽的特殊姿势常常提示器质性疾病所致的喂养障碍，如脑瘫儿童进食时表现躯干、颈和四肢伸展为弓状，而肌张力降低、不能竖颈的儿童进食时咽部过度屈曲，二者均有食物吸入危险；喂养后婴儿如出现情绪紧张、不明原因的哭闹提示胃反流、呕吐的状况。吸吮差的婴儿，特别是早产儿常常出现呼吸、吸吮、吞咽协调差，表现吸吮活动无节律，或喂养时可闻呼吸声音，或喂养时出现呼吸困难，或进食时咳嗽，或喂养后婴儿表现乏力等现象。

3.进食动力评价　因进食频繁（>7次/天）、进食时注意力被分散（玩耍时进食）、过多饮水、进食时间过长（>45分钟）等使儿童无饥饿感而缺乏进食动力，缺乏进食技能学习和社交机会。

4.口腔功能评价　目前儿科尚无单一的测试或评分方法与口腔运动功能评价。但有一些检查表和等级评分方法可帮助系统观察儿童进食状况（表3-34，表3-35）。

5.进餐环境评价　通过直接观察或录像分析儿童自然进食环境，以获得儿童进餐时的地点、姿势、位置、进食技能、行为状态、对外界环境的反应以及家长态度等资料，为干预提供有效信息。进餐环境包括进餐地点布置、儿童的座位及其身体支持状况、饭前饭后儿童活动的特点。进餐地点布置可以直接影响到用餐环境，也可能通过儿童的学习经历影响进食。从行为学来看，这些成对出现的环境事件对饮食行为是个刺激控制因子，如每次均在餐桌上用餐，后期儿童会将餐桌与用餐相联系。适宜的儿童用餐座位可以使其在舒适的坐姿中用餐。饭前儿童活动的性质可能影响孩子用餐时的行为，相对固定的饭前饭后活动安排可以帮助儿童建立有规律的进餐时间模式。

对不同年龄阶段的儿童应准备适龄的汤匙、杯子、奶瓶、筷子，根据儿童手眼精细动作能力的发展水平来提供儿童进食用具，从而培养儿童独立用餐的能力，使其体验成功用餐的快乐，从而建立自信和成就感。

表 3-34　鉴别口腔感觉和运动异常的特点

口腔感觉异常	口腔运动异常
混淆母亲与奶瓶奶嘴	无效吸吮乳头
不能区别奶瓶内液体的不同味道	可区别奶瓶内液体的不同味道
喜液体食物	无效口腔运动或不协调运动
在混合食物中挑选食物	吞咽整块混合食物
食物在嘴里较长时间不吞	食物在嘴里不能形成团块
只对某些食物有呕吐反应	呕吐与食物质地无关
食物接触嘴唇即作呕	食物经过口腔后作呕
对固体食物高度敏感	吞咽液体和固体后作呕
自己手指可放入口中但不接受其他人的手指入口	接受其他人的手指放入口中
不啃玩具	接受磨牙玩具但不会咬或含
不愿刷牙	愿刷牙

表 3-35　口腔运动与喂养评价

口腔结构活动情况	唇：回缩/噘嘴 舌：抬高、吐出、侧面运动、快速运动 悬雍垂：发音时抬高、回缩 下颌：上下运动、转动
进食时的防御动作	吞咽、咳嗽、作呕
喂养情况	婴儿与抚养人交流、相互关系 喂养时位置 餐具 食物量 进食时间（分钟） 躲避、拒绝
喂养评价	母乳喂养：完全含乳头，不能完全含乳头 吸吮/吞咽/呼吸：正常，不协调 吸吮声：适当、停顿，无停顿 吞食量：正常（用奶瓶时有泡），差 吸吮时唇的状态：闭唇、不能闭唇 吸吮时乳汁溢出：少，较多 舌体运动：正常侧面运动，伸出 喉升高：吞咽时，无 包食物/液体：两颊，口腔前部 鼻咽反射：液体，食物

引自：Averdson JC. Evaluation of Children with Feeding and Swallowing problems.Language, Speech, and Hearing Sevices in Schools. 2000, 31: 28-41.

八、适宜喂养技术

婴幼儿时期是儿童体格生长和认知发育的关键时期，良好的营养和适宜的喂养技术有助于儿童在生理、心理和社会功能等方面得到全面发展，为儿童未来的健康成长奠定基础。2018 年第 71 届世界卫生大会上发布了促进儿童早期发展的养育照护框架，该内容涵盖了良好的健康、充足的营养、回应性照护、安全保障和早期学习机会五大内容，其有效实施将有助于实现与儿童和青少年健康相关的可持续发展目标。回应性喂养（responsive feeding）是在回应养育模式框架下发展起来的婴幼儿喂养模式，世界卫生组织和联合国儿童基金会已经把回应性喂养作为婴幼儿喂养的全球促进策略，并将回应性喂养作为关爱儿童发展的一项基于回应性育儿原则的干预方案，更将其列入为婴幼儿生存所必需的 12 项基本家庭护理。

（一）回应性喂养的意义

回应性喂养是一种主动的喂养方式，强调喂养过程中父母和婴幼儿之间的互动，关注婴幼儿进食过程中发出的饥饿和饱足信号，并且要求照护者及时并以恰当的方式进行回应，让婴儿逐步学会独立进食，并获得长期健康所需的营养以维持适宜的生长。

回应性喂养是回应性照护的延伸。已有证据表明，父母的喂养行为和方式会影响婴幼儿对食物的接受度及膳食摄入量，进而影响他们的体格生长。婴儿期是发展能量摄入调节和超重的敏感时期，早期的喂养模式通过影响婴幼儿对食物的偏好及饮食行为。回应性喂养能有效减少婴幼儿时期超重肥胖的流行率及降低长期肥胖的风险。以父母控制和强迫为主的喂养模式可能造成儿童早期喂养困难和生长迟缓。与非回应性喂养（强迫型、溺爱型和忽视型）相比，回应性喂养更注重婴幼儿在喂养过程中的主观能动性，因此婴幼儿的自身发育状况也会对回应性喂养的喂养效果产生一定影响。有研究证明婴幼儿消化及口腔运动能力，婴幼儿有关饥饿和饱腹的自身调节信号，以及婴幼儿认知、精细运动和社会情感的发育水平都能对回应性喂养发挥作用。此外，回应性喂养还在婴幼儿依恋关系的建立、认知和语言的发展，以及适应能力的良好性方面也发挥着重要作用。多个研究已证实，在生后第1年接受回应性游戏和社会互动的婴儿，其第2年的认知和语言发育会更完善。

（二）回应性喂养的具体实施

婴幼儿自出生时就可以根据自身生长的需求调整营养物质的摄入，而且随着年龄的增长，其饮食调节能力也在逐步增强，婴幼儿的这种调节能力往往通过语言或非语言的饥饿或饱腹信号体现。回应性喂养正是将社会心理学和发育心理学应用于婴幼儿喂养的喂养方式，主张喂养者通过识别婴幼儿在进食过程中发出的语言或非语言的饥饿或饱足信号来调整喂养行为，建议照顾者根据婴幼儿的发展能力以支持的方式为婴幼儿提供适龄的食物，进食帮助和适宜的喂养环境，进而达到促进婴幼儿顺利实现自我喂养，促进健康成长的目的。

回应性喂养进一步明确了喂养者与婴幼儿在喂养过程中的职责（表3-36）。喂养者的主要责任是为婴幼儿提供健康合适的食物、进食时间和进餐地点，给予儿童自我进食机会；吃什么吃多少，则由婴幼儿自己决定。回应性喂养过程包括以下4个步骤：①提供确保婴幼儿喂养环境愉快而不受干扰，确保食物健康美味，并适合相应年龄婴幼儿的发育水平，确保喂养者与婴幼儿之间的意愿表达明确清晰，促进互动；②照护者鼓励并关注婴幼儿通过动作、面部表情以及声音、语言发出的饥饿或饱足信号；③照护者准确识别并及时、富有感情、保持一致地对婴幼儿做出与其发育水平相适应的回应；④婴幼儿以可预测的方式感受和学习喂养者可能的信号回应。因此，回应性喂养需要父母通过主动设置亲子互动的背景，以及有利于进一步互动的回应，从而真正影响着父母与婴幼儿之间的互动（表3-37）。

喂养者需要根据婴幼儿的月龄准备好合适的辅食，并按婴幼儿的生活习惯决定辅食喂养的适宜时间。从开始添加辅食起就应为婴幼儿安排固定的座位和餐具，营造安静、轻松的就餐环境，在喂养过

表3-36 回应性喂养过程中喂养者与婴幼儿的职责

角色	责任
喂养者（父母）	选择食物：食物应该反复多次提供给儿童（8~10次），应该有足够的耐心，建立儿童对食物的接受度。建立食物的接受度要求有不断尝试新食物的经验，尽管这种经验可能不能满足父母对进食量的期待
	设置进餐时间及进餐程序：儿童每天须有规律的三餐两点
	设置良好的进餐环境，包括适当的进餐用具，不应有分散注意力的东西；对儿童进食能力应有适当要求（如使用勺子、从杯中饮水、有能力时应帮助准备食物），让儿童学习并体会成功的感觉
	学习如何向儿童提供与其发育相匹配的适当体积的食物：压迫和胁迫短期内可能有效，但最终会使得喂养更为困难，进餐时的愉悦和舒畅感更少
	自身成为希望儿童学习的摄入各种健康食物的模范
	进餐作为一个学习进食技能和社会交流技能的机会，是家庭和社区的交流时间
儿童的责任	儿童自己决定进食食物的种类（从提供的食物中选择），并且自己决定进食量

表 3-37　婴幼儿与喂养者的回应性互动

年龄（月）	喂养者准备	婴幼儿的表达技能	饥饿信号	饱腹信号	喂养者的反应	婴幼儿收获体验
0~6	婴幼儿发出饥饿信号时准备	可通过声音、面部表情、动作以及觅食反射和吸吮反射，传达饥饿和饱腹信号	哭闹不止、吃手、喂养时张大嘴巴、微笑地注视着喂养者	双唇紧闭，扭头躲避、减慢或停止吸吮，吐出乳头或入睡，注意力不集中、边吃边玩	根据婴幼儿的饥饿和饱腹信号开始或停止喂养	自己的进食需求会得到满足
6~12	确保婴幼儿处于舒适的体位，制订家庭用餐时间和规则	坐在餐桌前等待，咀嚼或吞咽半固体食物，拿东西往嘴里送	伸手去拿勺子或食物，指向食物，看到食物时很兴奋，用语言或声音表达对食物的渴望	摇头拒绝	使用不同品种、质地和口感的食物对孩子的信号作出反应，对婴幼儿的自我喂养方式给予积极的回应	开始自我喂养，体验新口味和质感的食物，对进食感兴趣
12~24	提供 3~4 种可选择的食物，提供 2~3 份健康零食，提供可以被婴幼儿拿起、吞咽和咀嚼的食物	能够自己食用不同的食物，使用安全用具，用语言表达需求	同 6~12 月龄的婴儿，增加与食物需求相关的词汇	从 6~12 月龄的婴幼儿，增加与拒绝进食相关的词汇	对婴幼儿饥饿和饱足的信号作出反应，对婴幼儿自我喂养的能力给予积极回应	尝试新食物，尝试自己做事，学会寻求帮助，相信喂养者会回应他的请求，逐步建立安全依恋关系

注：引自许培斌，尹春岚. 婴幼儿养育照护中的回应性喂养. 中国儿童保健杂志，2020, 28(9): 955-957.

程中喂养者应与婴幼儿保持面对面的交流，及时了解婴幼儿的需求。

喂养者应及时回应婴幼儿发出的饥饿和饱足信号及时提供或终止喂养。喂养者应以正面的态度，鼓励婴幼儿用语言或肢体语言等发出需要或拒绝进食的请求，增进婴幼儿对饥饿或饱足的内在感受，发展其自我控制饥饿或饱足的能力。

喂养者应允许婴幼儿在准备好的食物中挑选自己喜爱的食物。对于婴幼儿不喜欢的食物，喂养者可以反复提供并鼓励尝试，但不能强迫。喂养者应对婴幼儿进食保持中立态度，不能以食物和进食作为惩罚和奖励。

鼓励婴幼儿尝试自己进食，可以手抓或使用少小勺等餐具，并建议为婴幼儿准备合适的手抓食物，鼓励婴幼儿在良好的互动过程中学习自我服务，增强其对食物和进食的关注与兴趣，并促进婴幼儿逐步学会独立、自主进食。此外，喂养者自身的进食

行为和态度是婴幼儿模仿的榜样，父母或喂养者必须注意保持自身良好的进食行为和习惯。

当父母关注重点在于儿童的生长发育是否足够，而不是儿童在进餐时的个人行为，那么父母的焦虑可能会有所减轻。应该鼓励父母多了解儿童在非正常和家庭外的进食情况（如幼儿园），有助于减轻父母的焦虑。

（三）回应性喂养的促进策略

为进一步促进回应性喂养的普及，WHO 和 UNICEF 制订了五项婴幼儿回应性喂养的喂养标准和一系列促进策略。

回应性喂养的 5 项标准：①要求由喂养者直接喂养婴幼儿或为能够进行自我喂养的年长婴幼儿提供进食帮助，并对婴幼儿的饥饿和饱腹信号保持敏感；②喂养过程要舒缓有耐心，多使用鼓励而不是强迫的方式帮助婴幼儿进食；③如果婴幼儿拒绝

进食某种食物，喂养者应该尝试提供不同搭配、味道、口感的新食物，若仍遭到婴幼儿拒绝，喂养者应该多尝试几次；④如果婴幼儿在进食时容易失去兴趣，喂养者应该降低其他与进食无关的干扰；⑤喂养过程是婴幼儿学习和感受爱的过程，喂养者在喂食过程中应该注意与婴幼儿互动和目光交流。

回应性喂养的促进策略：①积极喂养：喂养时喂养者要与婴幼儿进行交谈和目光接触，对预期的喂养行为进行明确沟通，及时回应婴幼儿的饥饿和饱腹信号，直接喂养婴幼儿或协助稍长的婴幼儿进行自我喂养；②喂养过程：舒缓、有耐心地鼓励婴幼儿进食，杜绝强迫喂养方式；③饮食行为：婴幼儿喂养者及其家庭成员都应该选择健康的食物和进食方式；④食物特点：必须是健康、美味、适龄的；⑤喂养环境：环境舒适，无过多干扰，婴幼儿进食姿势舒适且尽量与喂养者面对面，以方便喂养观察，根据一个可预测的时间表安排婴幼儿的喂养，每次喂养最好选择固定的时间和地点；⑥应对拒绝进食：采用不同的食物组合、口味和口感或使用不同方式喂养婴幼儿，如结合游戏和亲子互动。

（四）回应性喂养的评价

回应性喂养的最佳喂养结局一般可以通过婴幼儿生物学和行为学指标体现，如适当的营养摄入、最佳生长状态、喂养者与婴幼儿之间的同步性、婴幼儿对照顾者的依恋情况等。如果喂养者始终能够满足婴幼儿的喂养需求，并顺利建立起与婴幼儿的同步性，那么婴幼儿将获得良好的营养摄入，并对实现其最佳的生长发育有重要作用。此外，回应性喂养可增进婴幼儿对饥饿和饱足的内在感受，发展其自我控制饥饿和饱足的能力，这对预防肥胖、生长迟缓等常见儿童营养问题极为重要。

目前，临床上用于反映婴幼儿回应性喂养效果的常见指标有婴幼儿标准体重、年龄别体重、血红蛋白含量、婴幼儿的吞咽能力、自我喂养能力、婴幼儿的发育商、婴幼儿的饮食行为以及近2周的患病情况等。多数研究采用报告法测量喂养者回应性喂养行为。2019年发表的0~5岁儿童照护者回应性喂养测量工具的系统综述中发现，有33个问卷涉及回应性喂养行为的测量，将回应性喂养行为总结为4~5个维度（表3-38）。国外经过严格信效度检验的用于评估照护者喂养行为的测量工具包括喂养行为与结构问卷（feeding practices and

表3-38　回应性喂养行为关注维度

维度	概念
食物奖励	以食物作为奖励或惩罚的措施
强迫进食	使用威胁、贿赂、制订光盘规定等方式促使儿童吃食物
喂养者对儿童食物摄入的控制	喂养者控制儿童摄食的种类，数量，吃饭时间等
情绪性喂养	喂养者使用食物管理或安慰儿童消极的情绪，如沮丧、恼怒、生气无聊等
对儿童饮食信号的回应/儿童自主性	喂养者对儿童饥饱信号的识别、接受和回应；儿童对自身饥饱信号的识别、接受和回应；儿童自主进食；喂养者对儿童自主进食的支持

structure questionnaire，FPSQ）和综合喂养行为问卷（comprehensive feeding practice questionnaire，CFPQ）等，前者可用于0~5岁儿童喂养行为评估，后者多用于2岁以上儿童。国内学者参考国外经验，开发小年龄儿童喂养问卷（young child feeding questionnaire，YCFQ）和婴幼儿家长喂养行为量表评估喂养行为，但前者仅涵盖强迫进食、情绪性喂养和对儿童饮食信号的回应/儿童自主性3个回应性喂养行为维度；后者包括强迫进食、担心儿童进食过少、情绪性或工具性喂养、鼓励与健康膳食、家长主导进食和担心儿童进食过多6个维度。后者包括担心儿童进食多少等主观态度类条目，若用来评估回应性喂养的行为方面，尚需进一步完善。

采用问卷或量表进行评估具有经济、简便、参与者负担轻、配合率高、数据变量易于创建等优点，但难以全面反映回应性喂养行为、可能存在社会期望偏倚或报告偏倚。因此，对婴幼儿喂养过程进行观察测量，可以获得比问卷测量更丰富的内容，如可以捕捉喂养者不愿意报告的，未意识到的或问卷中未涉及的喂养行为，可以观察家长和儿童在喂养过程中的相互影响。观察法分直接观察法和视频观察法，由于数据复杂性，直接观察法很少被应用。视频录制可发生在自然环境（如家庭或餐馆）中、实验室、半自然环境（如将实验室设置成餐馆或厨房）等。视频观察也有局限性，如所需设备费用较高，数据收集编码和分析过程耗时耗力，参与者负担较重，故仅用于少小样本研究。

第六节　儿童膳食安排

一、幼儿膳食安排

（一）进食特点

1.消化功能　幼儿的咀嚼功能虽较婴儿成熟，乳牙多数萌出，但胃肠消化吸收功能仍较年长儿及成人弱。

2.食物结构　逐渐与成人相近，为以粮食（谷类）为主的混合饮食，质地为软的固体食物，食物种类多样化。

3.营养素供　幼儿期生长发育较婴儿期慢，但生长发育仍较快，活动量增多，需供给营养丰富的食物，以保证充足的能量和优质蛋白质。食物蛋白质占总能量12%~15%，脂肪30%~35%，碳水化合物50%~60%，优质蛋白质占总蛋白质的1/3~1/2。

4.进食技能　培养儿童自我进食技能的发展，不规定进食方法（手抓、勺、筷），不强迫进食；2岁后应自我进食，即达到回应性喂养。

5.食物安全　烹调方法应逐渐向成人饮食过渡，但由于此时咀嚼能力尚弱，消化吸收能力尚差，不宜给予粗硬、油炸食品，如火腿、腊肉、香肠、硬豆粒，幼儿期开始少量尝试家庭食物，如硬茎蔬菜等。

（二）喂养原则

1.食物过渡　一岁后逐渐尝试清淡口味的家庭膳食，两岁后与成人一起进餐。适合幼儿的家庭食物，应该是少盐、少糖、少刺激的清淡口味食物，并且最好是家庭自制的食物。淡口味食物有利于提高婴幼儿对不同天然食物口味的接受度，淡口味食物也可减少婴幼儿盐、糖的摄入量，降低儿童期及成人期肥胖、糖尿病、高血压、心血管疾病的发生风险。

2.提倡回应性喂养，鼓励但不强迫进食　在喂养过程中，父母或喂养者应及时感知婴幼儿发出的饥饿或饱足信号，并作出恰当的喂养回应，决定开始或停止喂养，尊重婴幼儿对食物的选择，耐心鼓励和协助婴幼儿进食，但绝不强迫进食。

3.营造良好的进餐环境　保持进餐环境安静愉悦，避免电视、玩具等对婴幼儿注意力的干扰，每次进餐时间不超过20分钟，父母或喂养者也应该做好婴幼儿进食的榜样。

4.注重饮食卫生和进食安全　在选购、制作、储备婴幼儿食物的过程中均应做好卫生防护，以保证食用安全。进食时一定要有成人看护，以防烫伤、呛咳、窒息、误食等意外发生。

5.定期监测体格指标，促进健康生长　适度、平稳生长是幼儿最佳的生长模式。每3~6个月一次监测并评估体格生长指标，有助于判断其营养状况，并可据此及时调整营养和喂养。

（三）餐次安排与食物推荐量

1.餐次　幼儿进餐时间应逐渐与家人一日三餐进餐时间一致，并在两餐之间，即早餐和午餐、午餐和晚餐之间以及睡前额外增加一次喂养，称为点心餐。因幼儿注意持续时间较短，一次进餐时间宜控制在20分钟以内。

2.食物推荐量　幼儿期的奶量应维持约每日500 ml，每天一个鸡蛋以及50~70 g肉禽鱼，每天50~100 g的谷物类，蔬菜水果类各50~150 g（图3-20）。

二、学龄前儿童膳食

（一）进食特点

1.消化功能　口腔功能较成熟，消化功能逐渐接近成人，已可进食家庭成人食物。

2.食物结构　基本与成人相同，注意营养平衡，品种多样化，蛋白质、脂肪、碳水化合物的比例适宜，有足够的维生素、矿物质、膳食纤维摄入。

3.营养素供给　学龄前儿童生长发育平稳发展，但仍需充足营养素。

4.进食技能　培养良好的饮食习惯，能使儿童保持旺盛的食欲。学习遵守餐桌礼仪，注意口腔卫生。

（二）进餐原则

1.食物多样，规律就餐，自主进食，培养健康饮食行为　多种食物构成的平衡膳食可为儿童提供均衡营养，建议平均每天食物种类数达12种以上，每周达25种以上。规律就餐是儿童获得全面充足的食物摄入、促进消化吸收和建立健康饮食行为的保障。鼓励儿童反复尝试新食物的味道、质地，提高对食物的接受度，强化之前建立的多样化膳食模式。

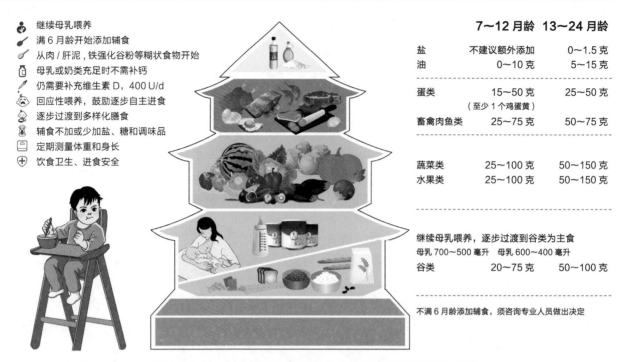

继续母乳喂养
满 6 月龄开始添加辅食
从肉 / 肝泥，铁强化谷粉等糊状食物开始
母乳或奶类充足时不需补钙
仍需要补充维生素 D，400 U/d
回应性喂养，鼓励逐步自主进食
逐步过渡到多样化膳食
辅食不加或少加盐，糖和调味品
定期测量体重和身长
饮食卫生、进食安全

	7~12 月龄	13~24 月龄
盐	不建议额外添加	0~1.5 克
油	0~10 克	5~15 克
蛋类	15~50 克	25~50 克
	（至少 1 个鸡蛋黄）	
畜禽肉鱼类	25~75 克	50~75 克
蔬菜类	25~100 克	50~150 克
水果类	25~100 克	50~150 克

继续母乳喂养，逐步过渡到谷类为主食
母乳 700~500 毫升　母乳 600~400 毫升
谷类　20~75 克　50~100 克

不满 6 月龄添加辅食，须咨询专业人员做出决定

图 3-20　7~24 月龄婴幼儿平衡膳食宝塔（每日建议摄入量）

2. 每天饮奶，足量饮水，合理选择零食　奶类是优质蛋白质和钙的最佳食物来源，应鼓励儿童每天饮奶，建议每天饮奶量为 300~500 ml 或相当量的奶制品。此期儿童新陈代谢旺盛、活动量大、出汗较多，需要及时补充水分，建议每天液体总量（含饮水和汤、奶等）1300~1600 ml，其中饮水量为 600~800 ml，并以饮白水为佳，少量多次饮用。零食作为学龄前儿童全天营养补充，应与加餐相结合，以不影响正餐为前提，多选营养素密度高的食物，如奶类，水果，蛋类和坚果等，不宜选高盐、高脂、高糖食物及含糖饮料。

3. 合理烹调，少调料，少油炸　烹制儿童膳食时应控制盐和糖的用量，不加味精、鸡精及辛辣料等调味品，让儿童首先品尝和接纳食物的自然味道。建议多采用蒸、煮、炖，少用煎、炒的方式加工烹调食物，有利于儿童食物消化吸收、控制能量摄入过多以及清淡口味的培养。

4. 参与食物选择与制作，增进对食物的认知和喜爱　有计划地开展食育活动，为儿童提供更多接触、观察和认识食物的机会。在保证安全前提下，鼓励儿童参与食物选择和烹调加工过程，增进对食物的认知和喜爱，培养尊重和爱惜食物的意识。

5. 经常户外活动，定期体格测量，保障健康成长　鼓励学龄前儿童经常参加户外活动，每天至少 120 分钟；减少久坐和屏幕暴露时间，每次久坐时间 <1 小时，每天累计屏幕暴露时间 <1 小时，保证充足的睡眠（10~13 h/d）。定期监测体格指标，及时发现营养健康问题，并作出相应的饮食和运动调整，避免营养不良和超重肥胖，保证儿童健康成长。

（三）餐次安排与食物推荐量

1. 餐次　每天安排早、中、晚三次正餐和两次加餐，即三餐两点。两正餐之间间隔 4~5 小时，加餐与正餐之间间隔 1.5~2 小时。加餐上、下午各一次；若晚餐较早时，可在睡前 2 小时安排一次加餐。加餐以奶类、水果为主，配以少量松软面点，尽量不选择油炸食品、膨化食品、甜点及含糖饮料。

2. 食物推荐量　每日奶量 300~500 ml，谷薯类 75~150 g，水果蔬菜类 150~300 g，禽肉鱼 50~75 g，每天一个鸡蛋，饮水量 600~800 ml（图 3-21）。

三、学龄期儿童、青少年膳食

（一）进食特点

1. 营养素供给　部分儿童进入第二生长高峰时期，同时学习任务重与体育运动量较大，需要尽可能提供丰富营养的食物和足够膳食纤维，保证奶制品 500 ml/d，有条件的地方可增加课间点心。女孩需补充铁与钙。

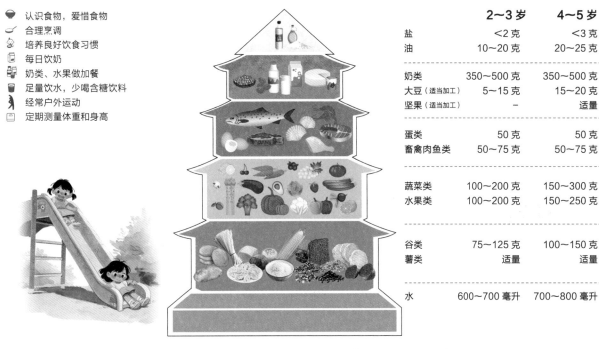

图 3-21　学龄前儿童平衡膳食宝塔（每日建议摄入量）

	2～3岁	4～5岁
盐	<2克	<3克
油	10～20克	20～25克
奶类	350～500克	350～500克
大豆（适当加工）	5～15克	15～20克
坚果（适当加工）	–	适量
蛋类	50克	50克
畜禽肉鱼类	50～75克	50～75克
蔬菜类	100～200克	150～300克
水果类	100～200克	150～250克
谷类	75～125克	100～150克
薯类	适量	适量
水	600～700毫升	700～800毫升

2. 培养健康饮食习惯　青少年营养需要有个体差异，应避免超重/肥胖。学龄期儿童已开始选择食物，可加强营养知识的教育，了解"营养好"的概念，选择有益健康的食物，形成良好饮食习惯，做到平衡膳食。从营养与健康的角度强调儿童青少年应以正餐为主，不可以以零食替代正餐。父母需重视家庭就餐时间，因家庭就餐是向儿童示范餐桌礼仪、社交谈话技巧最好的时间与地点；定期家庭就餐也可预防儿童营养性疾病、约束儿童青少年不良行为，如旷课、吸毒。

（二）进餐原则

1. 主动参与食物选择和制作，提高营养素养　学龄儿童应主动学习营养健康知识，建立为自己的健康和行为负责的信念；主动参与食物选择和制作，并逐步掌握相关技能；家庭、学校和社会应构建健康食物环境，帮助他们提高营养素养，养成健康饮食的习惯，做出正确营养决策、维护和促进自身营养与健康。

2. 吃好早餐，合理选择零食，培养健康饮食行为　一日三餐、定时定量、饮食规律是保证学龄期儿童健康成长的基本要求；早餐食物应包括谷薯类、蔬果、奶、动物蛋白、豆、坚果等食物中的三类及以上；并适量选择营养丰富的食物作为零食。

3. 天天喝奶，足量饮水，不喝含糖饮料，禁止饮酒　奶制品营养丰富，是钙和优质蛋白质的良好食物来源，学龄期儿童每天至少摄入 300 g 液态奶或相当量的奶制品；足量饮水是机体健康的基本保障，有助于维持身体活动和认知能力，首选白水；饮酒有害健康，常喝含糖饮料会增加龋齿、肥胖的风险。

4. 多户外活动，少视频时间，每天 60 分钟以上的中高强度身体活动　学龄儿童应每天累计进行至少 60 分钟的中高强度身体活动，以全身有氧活动为主，其中每周至少 3 天的高强度身体活动；每天屏幕暴露时间应限制在 2 小时内；保证充足睡眠。

5. 定期监测体格生长，保持体重适宜增长　树立科学的健康观，正确认识自己的体型，定期测量身高和体重。通过合理膳食和充足的身体活动，保证适宜的体重增长，预防营养不足和超重肥胖。

（三）餐次安排和食物推荐量

1. 餐次安排　一日三餐，并根据需要选择营养素丰富的零食作为加餐，但零食不能代替正餐，也不应影响正餐。早餐提供的能量和营养素应占全天的 25%～30%、午餐占 30%～40%、晚餐占 30%～35%。

2. 食物推荐量　详见图 3-22～图 3-24。

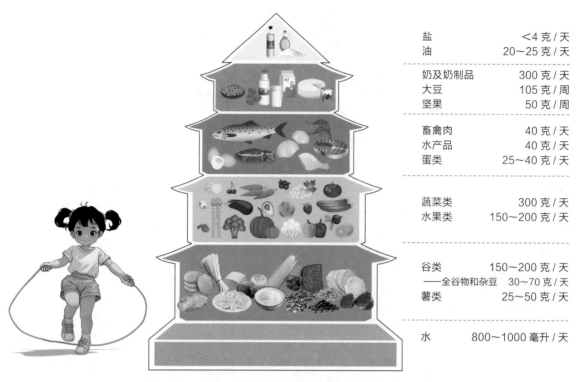

盐	<4 克/天
油	20~25 克/天
奶及奶制品	300 克/天
大豆	105 克/周
坚果	50 克/周
畜禽肉	40 克/天
水产品	40 克/天
蛋类	25~40 克/天
蔬菜类	300 克/天
水果类	150~200 克/天
谷类	150~200 克/天
——全谷物和杂豆	30~70 克/天
薯类	25~50 克/天
水	800~1000 毫升/天

图 3-22　6~10 岁学龄儿童平衡膳食宝塔（每日建议摄入量）

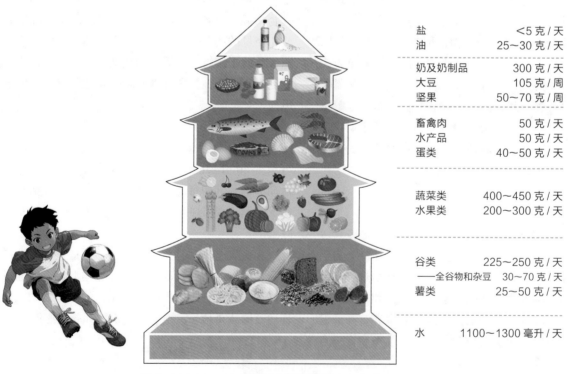

盐	<5 克/天
油	25~30 克/天
奶及奶制品	300 克/天
大豆	105 克/周
坚果	50~70 克/周
畜禽肉	50 克/天
水产品	50 克/天
蛋类	40~50 克/天
蔬菜类	400~450 克/天
水果类	200~300 克/天
谷类	225~250 克/天
——全谷物和杂豆	30~70 克/天
薯类	25~50 克/天
水	1100~1300 毫升/天

图 3-23　10~13 岁学龄儿童平衡膳食宝塔（每日建议摄入量）

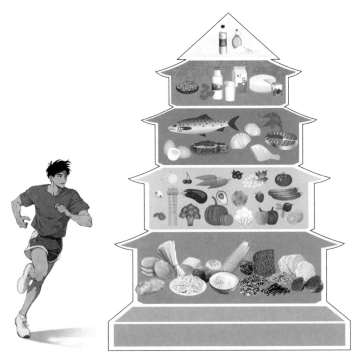

盐	<5 克/天
油	25~30 克/天
奶及奶制品	300 克/天
大豆	105~170 克/周
坚果	50~70 克/周
畜禽肉	50~75 克/天
水产品	50~75 克/天
蛋类	50 克/天
蔬菜类	450~500 克/天
水果类	300~350 克/天
谷类	250~300 克/天
——全谷物和杂豆	50~100 克/天
薯类	50~100 克/天
水	1200~1400 毫升/天

图 3-24　14~17 岁学龄儿童平衡膳食宝塔（每日建议摄入量）

第七节　营养状况评价

一、营养状况评价的原则

儿童营养不良不是单一疾病，而是一种异常的状态，可因家长缺乏知识为儿童选择食物摄入不当；或因疾病吸收不良、贫困、灾荒、战争致家庭无能力供给儿童食物，使儿童获得的食物营养素（能量、蛋白质、维生素、矿物质）不能维持正常组织、器官的生理功能，发生营养低下（undernutrition）或营养过剩（overnutrition）的状况。营养低下是营养素不足的结果，而营养过剩是摄入营养素失衡或过量的结果。儿童营养状况评价可概括为"ACDB"，即"A"人体测量（anthropometric measurement）、"C"临床表现（clinical indicators）、"D"膳食分析（dietary assessment）、"B"实验室或生化检查（biochemical or laboratory tests）4 步，评估与营养素缺乏类型有关。

二、儿童营养状况评价

评价儿童营养方法或目的因群体儿童和个体儿童而不同。因营养性疾病的发生均有高危因素，评价个体儿童营养状况主要是了解是否存在营养不良，

如存在营养不良需要明确高危因素，是原发的还是继发的、营养不良缺乏的发展阶段等问题，以便采取相应的干预措施。群体儿童营养状况（<5 岁）主要通过体格生长水平调查来了解流行强度，或趋势、状况的描述。调查结果与该地区或国家的经济、文化状况有关，可为政府决策提供数据，不涉及任何病因。

（一）体格生长评价

生长监测结果可较敏感地反映儿童营养变化，简单而直观地帮助基层儿童保健医生尽早判断生长异常的原发性营养问题。主要监测儿童生长水平及生长速率的变化，质控难度较小，是 WHO 推荐评价儿童营养状况的首选指标（详见第一章第三节）。

（二）膳食调查

儿童膳食调查是通过对膳食摄入资料的分析评估，了解儿童一定时间内通过膳食所摄入的能量和各种营养素的数量和质量，评定被调查对象正常营养需要能得到满足的程度，是儿童营养状况评价的重要内容之一。托幼机构群体儿童膳食调查是儿童保健管理工作内容之一（详见第六章第二节）。

1. 膳食调查方法　经典的膳食调查方法有 24 小时膳食回顾法、膳食史法和食物频数法、称重记

录法、记账或查账法5种方法。儿童多采用24小时膳食回顾法、称重法、记账法。因食物成分表的设计多为单一食物生重，故所有方法的目的均为获得儿童摄入的单一食物生重，除特定固定配方食物外（如酱油、面包、饼干、冰激凌等）。

（1）24小时膳食回顾法 方法简单，易于临床使用，但结果易受被调查对象报告情况或调查者对市场供应情况以及器具熟悉程度影响。使用频数表、询问表分类询问，可增加结果可靠性。调查婴幼儿营养状况除询问前1~3日进食情况外，尚应调查儿童餐次、进食技能、水摄入量等其他有关情况，有助于分析计算结果。

1）调查对象：多用于个人膳食调查，如临床评估儿童营养状况，即采用询问喂养人的方法。

2）资料工具：调查需准备表格、食物图谱、食物成分表、计算器等资料工具。

3）操作过程：喂养人需较准确回顾和描述儿童24小时内（午夜至次日午夜）所有食物摄入情况。食物的摄入量则由调查人员确定。调查人员可利用《回顾性膳食调查辅助参照食物图谱》，与喂养人共同确认儿童各种食物摄入量，使食物摄入量尽可能接近儿童实际摄入量。

4）计算：调查者从食物成分表中查找儿童各种食物主要营养素，计算24小时内儿童获得主要营养素的总量（能量、蛋白质），进行儿童膳食资料评价。

（2）称重法 采用日常称量工具，在一定时间内称量被调查对象各餐进食量，即评估消耗的食物量。称重法不依赖被调查者的记忆，故获得的食物摄入量数据较可靠，是一种较准确的膳食调查方法；但同时较为复杂、费时（3~4日）、费力，且因称重记录法为前瞻性调查，相关活动和操作易干扰儿童正常饮食和进餐。摄入食物主要营养素的量需查食物成分表获得调查日儿童的主要营养素的量（人均量）。

1）调查对象：多应用于集体儿童膳食调查，也可据调查目的选择个人进行膳食调查。通常应按季节、食物供给不同每季度调查一次。

2）资料工具：调查需准备表格、食物图谱、食物成分表、计算器、秤等资料工具。

3）准备工作：调查者需让托幼机构制作儿童食物的工作人员了解调查目的，避免特殊准备食物，影响膳食调查结果。实际操作前需称量所有食物烹调中所需调料基础重量，如油、盐、酱油、醋等；称量所有盛烹调后食物（熟食）的器皿，并标记与器皿，以便操作过程获得熟食重量。

4）计算：采用称重法计算儿童各餐各种食物实际摄入量的关键是需要获得儿童实际摄入某食物生重、熟重与剩余熟重。

• 食物生重（kg）：为去除不能食用部分的食物重量，或烹调前的重量，即食物成分表中的可食部分，如鸡蛋去壳后的重量；非单一食物，或多种食物混合烹调时需分别记录所用食物，如四季豆炒猪肉丝，需记录烹调前四季豆3.5 kg、猪肉丝2.5 kg，包括姜0.25 kg、葱0.25 kg等用量，同时记录烹调中用油0.25 kg、盐0.15 kg。

• 食物熟重（kg）：为烹调后的重量，因烹调时多需加水，食物熟重往往大于食物生重，如米饭、馒头；非单一食物烹调时记录烹调后食物总熟重。

• 剩余食物熟重（kg）：为儿童就餐后剩余食物量。

• 实际摄入食物熟重与生重（kg）：单一食物实际摄入熟重计算较简单，即该食物熟重－剩余食物熟重（kg）；采用解一元一次方程的方法计算该剩余食物的生重，即该食物的生重/熟重比值（系数）×剩余摄入食物熟重，以获得该食物实际摄入生重＝该食物生重－剩余生重。如大米4 kg煮熟后的米饭为12 kg，生/熟＝0.33；餐后剩余米饭2 kg，相当0.66 kg大米（2 kg×0.33），实际摄入大米生重为3.34 kg（4 kg－0.66 kg）。

非单一食物，或多种食物混合烹调时亦需采用解一元一次方程的方法分别获得各种食物的熟重。如以四季豆生重3.5 kg、猪肉丝2.5 kg、油0.25 kg、盐0.15 kg获得四季豆炒猪肉丝总熟重7.0 kg；进餐结束时，四季豆炒猪肉丝总剩余熟重0.8 kg，则总剩余中的四季豆生重为3.5/7×0.8＝0.4 kg，以此类推计算其他食物生重（表3-39）。

表3-39 四季豆炒猪肉丝称重法

计算项目	食物（kg）			
	四季豆	猪肉丝	油	盐
生重	3.5	2.5	0.25	0.15
总熟重	7.0			
总剩余熟重	0.8			
剩余生重	0.4	0.29	0.03	0.03

5）操作过程：

• 个体儿童：食物制作过程需单独进行，包括进餐、制备和烹调。因个体儿童膳食量少、操作不便，可结合膳食记录获得食物生重、熟重与剩余熟食重等。如个体儿童与家庭成员同时进餐，则需要在衡量的全体成员膳食中估计儿童消费的分量。

• 集体儿童：需要获得各种食物每人平均消耗量（表3-40）。称量各餐食物消耗量，获得三餐摄入食物种类、数量后计算各种食物中主要营养素的量（能量、蛋白质）。计算采用平均数法获得该营养素每人平均营养素摄入量，即摄入量/人日数。人日数为三餐人数的平均数。如三餐就餐儿童数相差较大，人日数 = 早餐主食量/早餐人数 + 中餐主食量/中餐人数 + 晚餐主食量/晚餐人数，即按各餐主食量与就餐人数计算人日数。结果分析同24小时膳食回顾方法。

（3）记账法 根据一定时间内记录的被调查对象食物出入库量计算同期进餐每人的食物日平均摄入量，计算与结果分析同称重法。记账法简单，可调查较长时期的膳食（1个月或数月），适于家庭调查、托幼机构和中小学校等大样本调查，但结果准确性欠佳。

2.膳食资料评价 包括食物消费量与相关推荐量进行比较，或者将计算的膳食营养素摄入量与相应人群膳食营养素参考摄入量相比较。

（1）食物消费量 可大体了解儿童食物结构状况。将膳食调查获得的食物消费量资料按食物分类规则分类（如谷薯、杂豆、蔬菜、水果、畜禽肉类、鱼虾贝类、蛋类、乳和乳制品、大豆和大豆制品、坚果类以及烹调油脂类食物十大类）、折算后重量合计，获得各类食物日平均摄入量，与权威组织推荐的各类食物日适宜摄入量（同年龄、性别儿童）比较，如《中国居民膳食指南（2022）》中0~6月龄、7~24月龄、2~5岁、学龄儿童喂养（膳食）指南（金字塔，或餐盘分类）。如食物摄入量普遍偏低，可能存在膳食营养摄入不足风险。

（2）营养素摄入评估 将膳食调查获得的儿童日膳食总能量及营养素摄入量与《中国居民膳食营养素参考摄入量（2023）》的相关推荐数值比较，即可对儿童膳食营养状况做出判断。

1）能量评估：

• 总能量水平：膳食营养素参考摄入量中推荐的膳食能量水平是参考人群的平均水平。无论个体与群体儿童总能量水平越接近推荐数据，总能量水平适当的可能性越大；总能量水平偏离推荐水平越远，存在问题的可能性越大。

表3-40 膳食调查记录表（例）

早餐就餐儿童数：×××　　　　　　　　　　　　　　　　　　　　　　　×年×月×日

	食物品种				
	大米	鸡蛋	……	……	
食物生重（kg）	28	7.5	……	……	……
食物熟重（kg）	66.7	……	……	……	……
剩余食物熟重（kg）	25.61				
*实际摄入食物熟重（kg）	41.09				
食物生重/熟重	0.4198	……	……	……	……
**实际摄入生重（kg）	17.25	7.5			合计
蛋白质（g）	1138.5	952.5	……	……	
脂肪（g）	155.25	847.5	……	……	
碳水化物（g）	13 334.25	150	……	……	
钙（mg）	3105	4125	……	……	
能量（kcal）	59 340	12 000	……	……	

注：*实际摄入熟重（kg）= 熟重 − 剩余熟重（66.7 kg − 25.61 kg = 41.09 kg）。

**实际摄入生重（kg）=（生重/熟重）× 实际摄入熟重［（28.0 kg/66.7 kg）× 41.09 kg = 17.25 kg］。

实际摄入生重也可用"摄入熟重/生重 × 总生重"或"（总生重/总熟重）× 摄入熟重"计算。

• 能量结构评估：膳食中宏量营养素比例应适当，不同年龄儿童膳食能量百分比结构不同，如0~6月龄婴儿膳食脂肪供能比较高，约为48%，随着年龄增长逐渐下降至成人的20%~30%。

2）其他营养素摄入量评估：

• 个体儿童：日平均膳食营养素摄入量与DRIs比较，属概论评估（表3-41）。

• 群体儿童：膳食营养素平均摄入量只需与EAR比较即可，不需要与RNI比较。EAR可以用于评估群体中摄入不足的发生率。摄入量低于EAR者在人群中的百分比即为摄入不足的比例。

（三）临床评估

通过病史、膳食调查寻找与营养素缺乏的高危因素，结合高危因素，进行详细的临床评估，包括特征性或非特征性营养问题相关表现和体征，主要与营养素缺乏或过多的病理类型或病程有关（详见第十一章儿童营养性疾病）。

（四）实验室检查

营养状况的实验室检查是指借助生物化学、组织学、生理学或病理学实验手段，通过对机体特定组织、分泌物或排泄物中营养素或其代谢产物浓度、生化状态、转化状态进行测定，或者测定机体内需要依赖特定营养素的，或者与特定营养素有关的代谢酶活性、代谢途径效率，以及与特定营养素有关的表达产物，或者测定与特定营养素关联密切的生理功能的状态，反映机体相关营养素状况。结果可发现机体营养储备水平低下、亚临床营养缺乏或者严重营养缺乏、营养过剩状态或者营养代谢异常等，辅助营养障碍的临床诊断或人群风险筛查。

营养素生化和功能检查涉及知识内容广、指标繁多、方法各异、技术复杂、样本采集与仪器设备要求较高，结果客观性强，与诊断治疗直接相关。但目前全球统一的、可靠的微量营养素生物学检测方法尚在研究中。因I类营养素缺乏多有各自特殊的临床表现，目前的实验室检查主要是检测大部分I类营养素。但个别I类营养素无特殊临床表现，实验室检查亦难以界定，如钙缺乏是难以观察的疾病。II型类营养素缺乏除影响生长外，无其他特殊临床表现，故亦难以实验室方法判断。如II型类营养素蛋白质、锌缺乏较好的生物学标记物。蛋白质-能量营养不良、锌缺乏主要依赖设计很好的流行病学研究与膳食调查以及实验性治疗结果帮助判断。故营养评价关键是不能滥用实验室的资料，即目前临床试验不可能回答所有问题。

表 3-41   个体膳食营养状况判断标准

	DRIs	结论	不足风险概率
平均摄入量	EAR	营养素摄入不足	>50%
	>EAR，但≤RNI	营养素摄入不足	2.5%~50%
	≥RNI	营养素摄入充足	—
	>UL	警惕过量	—

（胡　燕）

第四章
各年龄期儿童保健

儿童自生命开始即受精卵形成至生长发育成熟，经历了胎儿期、新生儿期、婴儿期、幼儿期、学龄前期、学龄期及青春期七个不同的年龄时期。儿童从受精卵形成开始，至生长发育成熟，经历了胎儿期、新生儿期、婴儿期、幼儿期、学龄前期、学龄期及青春期七个不同的年龄时期。在这些阶段中，儿童的体格生长、各系统器官的功能以及神经心理行为能力会受到基因和环境因素（包括母体宫内环境、营养、疾病、养育、社会环境等）的显著影响，发生持续而巨大的变化。儿童保健是根据不同年龄期儿童生长发育的特点和保健需求，为儿童及家庭提供相应的医疗保健服务和措施，包括疾病筛查和预防，免疫接种；新生儿访视和保健；定期的体格检查和生长发育监测；眼、耳和口腔保健；营养和喂养，睡眠、身体活动和锻炼，安全保障，回应性照护和促进儿童神经心理行为发育的指导；常见营养性疾病预防和管理，高危儿童管理；青春期的营养、生长发育和心理保健等，达到保障儿童健康，减少疾病发生率和 5 岁以下儿童死亡率，促进儿童体格、感觉运动、语言认知、社会情绪等全面发展，获得最佳潜能发挥的目标。

第一节 胎儿期保健与围生医学

一、胎儿期特点

胎儿期是自受精卵形成至胎儿娩出前，共 40 周，依赖母体而生存。胎龄即胎儿的周龄，分 3 个阶段：①胚胎和胎儿早期：此期为 12 周，是器官形成阶段，其中 3~8 周是胚胎细胞高度分化的时期，极易受环境不良因素的干扰导致胎儿缺陷与畸形，甚至流产、死胎。②胎儿中期：第 13~28 周（共 16 周），胎儿的组织和器官迅速生长，生理功能逐渐成熟。到 28 周时，胎儿的肺泡发育基本完善，具备初步的

气体交换能力，出生后的存活率明显提高。③胎儿后期：29~40 周（共 12 周），胎儿体重迅速增加。胎儿中后期如受母体营养不良、感染或不良环境因素等干扰，可导致宫内生长迟缓，损害胎儿大脑和其他重要组织器官，导致功能障碍等。

围生期（perinatal period）国内定义为自胎龄满 28 周至出生后 7 天。围生期死亡率是衡量一个国家和地区的卫生水平、产科和新生儿科质量的重要指标，也是评价妇幼保健卫生工作的一项重要质量指标。

二、胎儿期保健措施

胎儿的生长发育与孕母密切相关，胎儿期保健属一级预防保健。重点为预防：①先天性发育不全或畸形，死胎或流产；②宫内营养障碍和不良出生结局，如异常出生体重、早产、小于胎龄儿或宫内生长迟缓等；③宫内感染；④宫内缺氧、窒息等。

胎儿保健的实施大致可分为两个阶段：①胚胎期与胎儿早期（胎龄 12 周之前），是预防畸形、先天性发育不全的关键期；②在胎儿中后期，保健措施应侧重于保障胎儿组织和器官的正常生长与成熟，预防宫内生长迟缓或营养不均衡，同时继续预防感染与胎儿组织器官损伤，密切关注并防治妊娠并发症如缺氧、窒息及营养代谢异常等。

（一）预防先天性发育不全、遗传性疾病及胎儿起源的儿童和成年期疾病

1. 预防遗传性疾病 建议父母婚前接受遗传咨询，并严格避免近亲结婚。对于有确诊或疑似遗传病史的家庭，或连续发生不明原因疾病的家庭，尤其是有先天畸形或智力低下儿童的家庭，遗传咨询尤为重要。通过咨询可预测遗传疾病风险，结合筛查与诊断技术，实现早期诊断，并根据情况决定是

否继续妊娠。

2. 预防感染　孕母感染性疾病（如弓形体、风疹病毒、巨细胞病毒、单纯疱疹病毒、细小病毒B19、乙型肝炎病毒、肠道病毒等）可能导致胎儿免疫细胞损伤、组织血管发生炎症并梗塞、染色体结构改变，受感染的细胞分化受到抑制，造成胎儿畸形甚至死亡。常见的畸形包括先天性心脏病、白内障、小头畸形、聋哑及智力低下等。妊娠早期的感染致畸率高达 50%，妊娠后期虽致畸率降至10% 左右，但仍可能引起发育迟缓。孕母其他病毒感染（如流感、腮腺炎等）也会影响胎儿生长发育，轻度感染同样可能引发先天畸形（表 4-1）。因此，孕母应避免接触病毒感染者，并减少前往人群密集、空气流通不佳的场所。国际上，接种风疹和流行性腮腺炎疫苗已成为普遍做法，尤其针对女童和育龄女性，以提高免疫水平，防止孕期感染。

3. 避免化学毒物暴露　孕母可能通过污染的空气、土壤、水源和食物接触有害化学物质。这些毒物通过影响激素代谢、表观遗传、免疫功能，或直接引发细胞毒性、致癌性、线粒体及氧化损伤，对胎儿健康与发育造成不良影响，增加出生缺陷、儿童和成年期内分泌疾病、过敏和自身免疫性疾病、

神经发育性疾病（如孤独症谱系障碍及精神障碍）的风险。例如，重金属（铅、镉、汞等）污染可能导致胎儿宫内发育迟缓、心血管畸形及神经认知功能受损。孕期暴露于有机磷农药或杀虫剂会提高自然流产及儿童发育障碍疾病的发生率，影响儿童的记忆力及认知功能。此外，孕期饮酒、吸烟（包括二手烟）和接触有害气体（如尼古丁、氰化物、一氧化碳）等均导致胎儿缺氧并影响其生长发育，严重者导致酒精中毒综合征、宫内发育不良、中枢神经系统发育异常等相应的临床表现。因此，孕期应特别注意饮食健康，避免接触污染的空气、水源或食物，禁烟酒并远离吸烟环境，以保障胎儿的正常发育和健康。

环境内分泌干扰素是一类外源性化学物质，通过植物、动物等食物链，进行生物浓缩，进入人体，如在母体脂肪中残留，可通过胎盘传递给胎儿，干扰胎儿体内激素产生、释放、转移、代谢、结合、反应和消除。

4. 避免接触放射线和电离辐射　胎儿对放射线十分敏感，尤其在胎龄 16 周之前暴露，可能导致神经系统、眼部及骨骼系统等畸形，严重时甚至导致胎儿死亡。孕母应尽量避免接触各种放射线，尤其在妊娠早期。目前越来越多的研究关注到孕期暴露于各种电子产品、无线系统所产生的电离辐射对胎儿及儿童健康的影响，孕期电离辐射暴露与流产具有剂量依赖性关系，降低新生儿出生体重，增加儿童多动和行为障碍的风险，也可能与哮喘的发生有关。因此，孕母母体和胎儿应尽量减少暴露在高强度电磁辐射的环境中。

5. 慎用药物　不少药物可经过胎盘进入胎儿体内，药物对胚胎、胎儿的影响与用药的孕周及药物种类有关。虽然在妊娠 3 个月后，一般药物（除性激素类药物外）不再具有致畸作用，但仍可能对胎儿的生长和器官功能产生影响。在分娩过程中，应特别关注药物对新生儿的影响。例如，催产素可导致胎儿缺氧，硫酸镁等解痉降压药物则可能抑制胎儿的呼吸中枢（表 4-2）。

6. 治疗慢性病　母亲的健康状况对胎儿的发育至关重要。如果孕母患有慢性疾病（如糖尿病，甲状腺疾病及心、肾、肝脏疾病，结核病等慢性疾病）应尽量在怀孕前积极治疗。怀孕期间，必须在医生的指导下谨慎用药和治疗。对于高危孕母，建议定期进行产前检查，并根据情况决定是否终止妊娠。

表 4-1　孕母感染对胎儿的影响

病原体	影响
风疹病毒	白内障、听力障碍、智能低下、先天性心脏病
弓形体	视网膜病、脑钙化、脑积水
水痘病毒	肢体畸形、手足指（趾）畸形、白内障、早产
巨细胞病毒	智能低下、听力障碍、早产、宫内生长迟缓、头小畸形
单纯疱疹病毒	视网膜病、中枢神经系统异常
埃可病毒	脑炎、心肌炎
柯萨奇病毒	脑炎、心肌炎
流感病毒	流产、早产、畸形
梅毒螺旋体	先天性梅毒
乙型肝炎病毒	乙型肝炎
解脲脲原体	早产、低体重
细小病毒 B19	流产、水肿、贫血、死胎、畸形
人类免疫缺陷病毒	免疫缺陷
寨卡（Zika）病毒	头小畸形

表 4-2　药物对胎儿的影响

药物	影响
肾上腺皮质激素	腭裂、无脑儿
地西泮	唇裂、畸形、胆红素脑病
苯妥英钠	唇裂、腭裂、先天性心脏病
链霉素	听力障碍、小鼻、多发性骨畸形
维生素 A	畸形
四环素	牙釉质、骨骼发育不良
^{131}I	甲状腺肿、甲状腺功能低下、畸形
维生素 D	主动脉狭窄、高钙血症
甲苯磺丁脲	畸形、唇裂、腭裂、先天性心脏病
他巴唑	甲状腺肿
胰岛素	死亡、畸形、唇裂、腭裂、先天性心脏病
黄体酮	男性化
环磷酰胺	畸形、死亡

（二）保证充足和均衡的营养，维持适宜体重增长

生命早期的营养环境对胎儿组织、器官的生长发育，尤其是大脑发育至关重要，并通过表观遗传机制，对儿童及成人的体格、代谢、精神和行为健康产生远期的影响。如孕早期叶酸、维生素 B_{12} 缺乏增加胎儿神经管畸形发生的风险；孕期碘需求较非孕期增加50%，碘缺乏可导致出生后儿童甲状腺功能低下、智力低下；孕期铁缺乏可影响儿童认知功能；母亲妊娠高血压、肥胖和妊娠糖尿病可增加先兆子痫、小于胎龄儿或大于胎龄儿发生的风险，并增加子代成年期代谢性疾病的发生风险等。孕期由于母体生殖器官和胎儿生长发育、产后泌乳能量和营养储备的需要，循环血量、血红蛋白携氧能力增加，对能量和多种营养素的需要量增加，包括蛋白质、必需脂肪酸，叶酸、铁、碘、钙及多种维生素。

1. 备孕期营养　夫妻双方都应做好充分的备孕准备，使身体和营养状况达到最佳。特别关注叶酸、碘和铁等重要营养素的储备。缺铁或缺铁性贫血妇女应补充铁剂，纠正缺铁或缺铁性贫血后再怀孕；坚持每天食用碘盐；孕前3个月开始补充叶酸（400 μg DFE/d，共12周）；每天摄入鱼、禽畜瘦肉和蛋类共150 g；禁烟酒。

2. 孕早期营养　胎儿生长发育速度相对缓慢，无明显早孕反应者可继续保持孕前平衡膳食，无需增加能量摄入。妊娠早期反应可使孕母消化功能发生变化。因此，孕早期膳食应富营养、避免油腻、选择消化及口感较好的食物。孕吐较明显或食欲不佳的孕妇不必过分强调平衡膳食，可少食多餐，膳食清淡并保证摄入足量富含碳水化合物的食物。每天必需摄取至少130 g碳水化合物，首选易消化的粮谷类食物（约180 g米或面），避免因呕吐、饥饿导致酮症酸中毒对胎儿早期神经系统的不良影响；多摄入富含叶酸的食物并补充叶酸（400 μg DFE/d），有助于预防胎儿神经管畸形，预防高同型半胱氨酸血症，促进红细胞成熟和血红蛋白形成，降低妊娠高脂血症发生的危险；常吃含铁丰富的食物，孕期铁需求增加（整个孕期约需1000 mg铁），孕早期的铁推荐摄入量（RNI）为20 mg/d；选用含碘盐，孕期碘RNI为非孕期基础上（120 μg/d）增加110 μg/d，约为含碘盐5 g/d（摄入碘100 μg/d）并每周进食1~2次富含碘的海产品（如贻贝50 g含碘173 μg）；禁烟酒。

3. 孕中后期营养　胎儿开始进入快速生长发育期，直至分娩。应增加能量和蛋白质摄入，膳食均衡，避免摄入过多，既保证胎儿的生长发育和贮存产后泌乳所需能量，同时也避免胎儿营养过剩。根据《中国居民膳食营养素参考摄入量（2023）》及《中国居民膳食指南（2022）》，每日主要营养素的RNI为：能量在非孕期（2100 kcal/d）的基础上，孕中期增加250 kcal/d，孕晚期增加400 kcal/d；蛋白质在非孕期（55 g/d）的基础上，孕早期增加0 g/d，孕中期增加15 g/d，孕晚期增加30 g/d；铁在非孕期（18 mg/d）的基础上，孕中期增加7 mg/d（共25 mg/d），孕晚期增加11 mg/d（共29 mg/d）；VitA在非孕期（660 μg RAE/d）的基础上，孕中晚期增加70 μg RE/d，VitD 10 μg（400 U）/d。

（1）适当增加蛋白质　如鱼、禽、蛋、瘦肉、海产品的摄入量：孕中期每天鱼、禽、蛋、瘦肉共计150~200 g，孕晚期增至175~225 g。鱼类作为动物性食物的首选，不仅是优质蛋白质的良好来源，同时为20周后胎儿脑和视网膜功能发育提供必需的长链多不饱和脂肪酸，如花生四烯酸（ARA）、二十二碳六烯酸（DHA），每周最好食用2~3次。孕期DHA的适宜摄入量（AI）为200 mg/d。

（2）适当增加乳类　不仅补充蛋白质，同时也

是钙的良好来源。20 周后胎儿骨骼生长加速，28 周胎儿骨骼开始钙化，仅胎儿体内每日需沉积约 110 mg 的钙。孕中晚期钙的 RNI 为 800 mg/d。从孕中期开始，建议每天增加 200 g 奶，使总摄入量达到 500 g/d。

（3）常进食含铁丰富的食物　随着孕中期开始的血容量和血红蛋白量增加，胎儿和胎盘组织铁储备的需求，孕妇成为缺铁性贫血的高危人群。孕 28~32 周，孕妇血容量增加达峰值，最大增加量为 50%，红细胞和血红蛋白的量也增加，至分娩时达最大值，增加约 20%，约需要 500 mg 铁。孕末期还需为胎儿储存铁（约 300 mg 铁）以满足婴儿生后 1~4 月龄对铁的需要。因此，建议孕中晚期多摄入含铁丰富的动物性食物，如动物血、肝脏、瘦肉等。孕妇如有贫血或血清铁蛋白低于 30 μg/L 时，应在医生的指导下补充铁剂。

4. 体重管理　在备孕阶段，建议将体重调整至正常范围，BMI 18.5~23.9 kg/m²。孕期应定期监测体重，确保体重增幅适当。需要注意的是，孕期对微量营养素的需求增长较能量需求更为明显，因此应优先保证微量营养素的摄入。孕期体重的变化不仅是衡量孕期营养状况的重要指标，还与胎儿未来的健康有密切关系，如宫内营养不良可能导致胎儿发育迟缓或小于胎龄儿，而营养过剩则可能导致巨大儿。这些情况不仅增加了新生儿低血糖等并发症的风险，也与其成年后发生肥胖、血脂异常、高血压、糖尿病及心脑血管疾病的风险增加密切相关。体重适宜增加的目标值因孕前体重而异，平均总增重约 12 kg 较为适宜，其中孕早期增重不超过 2 kg，孕中晚期每周增重约 460 g，孕前体重较轻者孕期增重可稍多，而孕前超重/肥胖者孕期增重应减少。《中国妇女妊娠期体重监测与评价》标准推荐：① 孕前肥胖、BMI≥28.0 kg/m² 的孕妇，孕期总体重增长范围控制在 5~9 kg 为宜，孕中晚期体重平均增长率为 0.22（0.15~0.30）kg/周；② 孕前超重、BMI 24~28 kg/m² 的孕妇，孕期总体重增长范围控制在 7~11 kg 为宜，孕中晚期体重平均增长率为 0.30（0.22~0.37）kg/周；③ 孕前体重标准、BMI 18.5~24.0 kg/m² 的孕妇，孕期总体重增长范围为 8.0~14.0 kg，孕中晚期体重平均增长率为 0.37（0.26~0.48）kg/周；④ 孕前体重不足、BMI<18.5 kg/m² 的孕妇，孕期总体重增长的范围为 11.0~16.0 kg，孕中晚期体重平均增长率为 0.46（0.37~0.56）kg/周。

（三）保持良好的情绪和适量的身体活动，积极准备母乳喂养

胎儿在孕 5 周后逐渐发育出运动、感觉、听觉、触觉等能力，孕母良好的情绪和心理准备将有助于胎儿的健康和能力的发展。孕期应注重保持愉快的心情、规律的作息以及适量的身体活动，从而维持健康的生活方式。健康的孕妇应根据个人体能状况，每天至少进行 30 分钟中等强度的运动，建议每日进行 1~2 小时的户外活动，除非存在医学禁忌。常见的适宜运动包括散步、快走、游泳和体操，尤其推荐在空气清新、阳光温暖的环境下进行户外活动。这不仅有助于控制体重增长，还能促进自然分娩，并通过阳光暴露改善维生素 D 的吸收，有利于胎儿和母体的骨骼发育和健康。在妊娠晚期，孕妇应避免参与可能增加受伤风险或对关节负荷较大的活动，例如仰卧起坐、滑雪和网球等高强度运动。

母乳喂养需要心理和生理准备。孕妇应建立信心，做好母乳喂养心理准备，学习了解母乳喂养的生理知识及喂养方法；并做好充分的营养储备；进行正确的乳房护理。

（四）预防和管理高危妊娠

妊娠高危因素与高危儿的发生密切相关。高危儿是指已经发生或可能发生危重疾病需要监护的新生儿。高危儿死亡率高，存活后残疾发生率高。因此，在围产医学保健中对高危妊娠的预防和管理十分重要。妊娠高危因素包括：① 母亲年龄、身材，如年龄 <18 岁或 >35 岁的高龄产妇；② 母亲有生殖道疾病（子宫肌瘤、子宫畸形、胎盘功能不良等）、急慢性疾病，患糖尿病、甲状腺功能亢进、肺结核等；③ 母亲孕期有阴道流血、病毒感染、吸烟、吸毒或酗酒史，母亲为 Rh 阴性血型，过去有死胎、死产或性传播病史等；④ 母亲有妊娠并发症如妊娠高血压综合征、先兆子痫、子痫，有羊膜早破、羊水胎粪污染、胎盘早剥、前置胎盘、各种难产、手术产（高位产钳、胎头吸引、臀位产）、分娩过程中使用镇静和止痛药物史；⑤ 出生时高危因素包括多胎、早产、低出生体重、小于胎龄儿、巨大儿、先天畸形、羊水过多、羊水过少、宫内生长迟缓、脐带绕颈、打结、脱垂、畸形、宫内缺氧、窒息等。

高危妊娠的个案管理，包括健康教育（自我监护方法）、专业咨询和（或）会诊，复核高危筛查评分，以预测妊娠结局；建立健全三级医疗保健网和转诊系统（包括孕产妇联系卡），定期记录各种检查结果（如血红蛋白、血压、血糖、体重、腹围、胎心、B超测量的双顶径等），确保业务技术的逐级指导，做到预防积极、治疗及时和处理正确有效。高危评分始终不减者，高危专案管理的联系卡有利于及时转诊治疗。高危妊娠管理的目的是"转危为安"，最大程度地降低孕产妇抢救和死亡率，保证胎儿的健康和安全，减少伤残率，降低新生儿死亡率。

第二节　新生儿期

一、新生儿期特点

新生儿期是自胎儿娩出后从脐带结扎开始，至生后28天，是生命的最脆弱时期，该期发病率高，死亡率高，其特点如下。①体温调节：特别是低体重儿或早产儿，保温并维持中性环境温度非常重要。②循环系统：出生后胎儿循环向成人循环转变，任何原因使肺动脉压力增加（如肺炎），可重新出现右向左分流（持续胎儿循环或肺动脉高压），导致发绀。③消化系统：消化道解剖与功能发育可适应生后纯乳汁的营养摄入；具有最基本的进食动作——觅食反射、吞咽反射，但易发生溢乳；出生后几周小肠上皮细胞渗透性高，易产生过敏与感染。生后24小时左右，大肠埃希菌是肠道优势菌种，而生后1周左右，双歧杆菌成为优势菌种，母乳喂养有利于双歧杆菌的生长。④泌尿系统：出生时肾小球过滤功能低下，肾浓缩功能差；肾小管排磷功能差，蛋白质、矿物质（磷）含量高的牛乳喂养对新生儿肾脏有潜在损害。⑤神经系统：大脑皮层兴奋性低，对外界刺激反应易于疲劳，以睡眠状态为主；皮层下中枢兴奋性高，呈蠕动样动作，肌张力高；脊髓的固有反射（非条件反射）存在。⑥免疫系统：新生儿非特异性和特异性免疫功能发育不成熟，体内有通过胎盘从母体获得的抗体（IgG），但肠道分泌IgA较低。⑦体格发育：新生儿期是婴儿期增长最快的阶段，为宫内生长的延续。正常足月婴儿生后第一个月体重增加可达1～1.5kg，身长增长为4～5cm。

二、新生儿期保健措施

新生儿期是婴儿期的特殊阶段，重点是预防出生时缺氧、窒息、低体温、寒冷损伤综合征和感染。为Ⅰ级预防和部分Ⅱ级预防（新生儿筛查）。

（一）出生时保健

保持产房室温为25～28℃。准备好复苏抢救用具、吸引器、氧气、清洁干爽的毛巾毯、新生儿衣被，预热辐射床（图4-1，图4-2）。

1. 新生儿娩出后（5秒钟内）　立即用清洁干爽的毛巾毯擦干其双眼、脸、头、前胸、背部和四肢，同时快速检查新生儿的呼吸，去除毛巾后立即将新生儿与母亲皮肤接触，注意给母亲和新生儿背部盖上毯子，给新生儿头部戴上棉布帽子保暖。

2. 生后30秒内　注意不进行常规吸痰，除非新生儿口鼻内有分泌物堵塞或虚弱无力。如擦干并刺激后，新生儿喘气或没有呼吸，立即严格消毒，结扎脐带后，开始实施新生儿复苏。

3. 生后30秒至3分钟　如新生儿哭声响或呼吸正常，避免吸痰，延缓常规操作，继续让婴儿俯卧于母亲腹部或胸部皮肤接触，并将婴儿的头转向一侧，注意盖上毯子，头部戴上帽子以保暖。在合适的时间（出生后1～3分钟）断脐。不要去除胎脂，24小时内避免给新生儿洗澡。

如新生儿有呼吸困难，表现为胸骨上或剑突下吸气性凹陷、喘气、呼吸暂停，或畸形，须紧急处理并转运至新生儿重症监护室。如母亲需要紧急治疗，则将新生儿断脐后置于靠近母亲的温暖、安全处。

4. 出生后90分钟内　让新生儿持续与母亲保持皮肤接触，记录出生时Apgar评分、心率并监测呼吸、体温，观察新生儿，如有觅食或吃奶需求（张嘴、觅食或伸舌），鼓励母亲给予母乳喂养，帮助母亲和新生儿学习良好的母乳喂养姿势和方式。新生儿已能母乳喂养后，用红霉素眼药水或四环素眼药膏护理双眼。如新生儿有疾病的征象或90分钟内没有进食迹象，检查新生儿并予以紧急处理。如新生儿较小或早产（出生提早＞4周），鼓励母亲与新生儿保持皮肤接触，加盖毯子以保暖；如母亲有并发症不能提供皮肤接触，则将新生儿用干净、松软而温暖的包被裹好放于婴儿床，加盖毯子，如室温＜28℃，鼓励家庭成员提供皮肤接触或

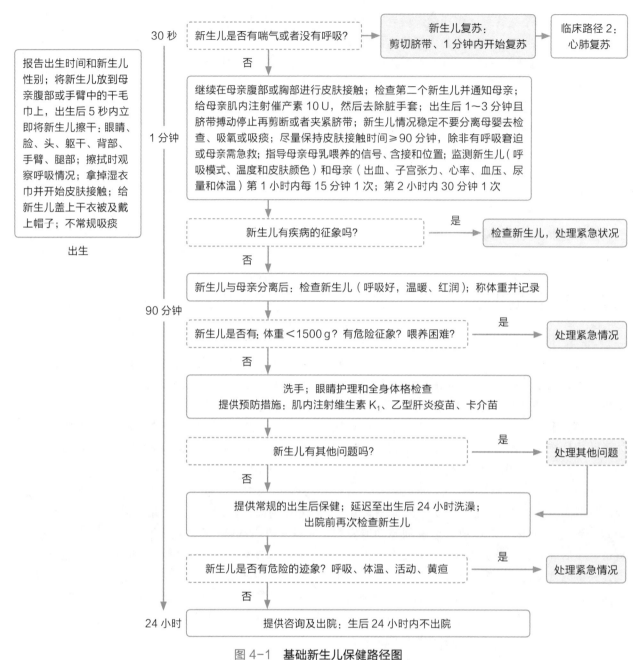

图 4-1　基础新生儿保健路径图

注：虚线框表示需要判断的点，实线框表示适合所有新生儿的基础保健，浅色底框表示需要进一步医疗或紧急处理。

采用辐射床保温。如新生儿体重 <1500 g 或出生提早 >8 周，保持与母亲皮肤接触，或置于保暖箱，等待转运监护。

5. 生后 90 分钟至 6 小时　与母亲分开后，对新生儿进行全面检查，测量体重并记录。注意有无先天缺陷、产时损伤及有无呼吸困难、气促或呻吟，测体温（正常腋温范围：36.5~37.5℃），检查双眼有无红肿、流脓，脐部有无渗血，有无腹胀，头、躯干、四肢有无损伤。观察 6 小时后正常者进入母婴同室。

如为轻微产伤，除轻柔操作外，无需特殊治疗。如有骨折或畸形，应及时转诊；转运前以无菌纱布覆盖开放组织，并保暖；腹部畸形或无肛者留置鼻胃管，保持开放以减轻腹胀。

如新生儿体重 <1500 g，不能很好喂养，或有任何危险指征，予以下紧急处理：必要时给予复苏；首剂抗菌素（氨苄青霉素和庆大霉素）治疗；止血；给氧；复苏后继续监测生命体征；及时转运至新生儿重症监护室继续监护治疗；转运过程中注意保暖。

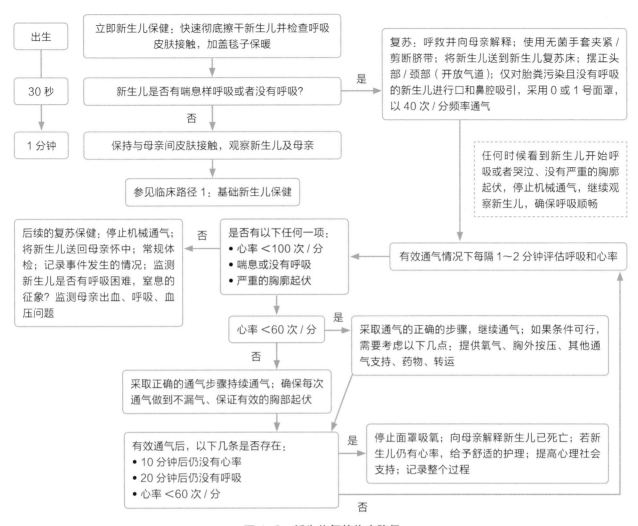

图 4-2　**新生儿复苏临床路径**

注：虚线框表示需要做出决定的问题，实线框表示适合所有新生儿的基础保健，浅色底框表示需要进一步医疗或紧急处理。

（二）出院前保健

1. 纯母乳喂养　母婴同室，新生儿睡母亲床上或母亲容易够着的地方，可仰卧或侧卧，支持昼夜按需纯母乳喂养，不要给新生儿喂糖水、配方乳或其他液体，告知母亲母乳是保护婴儿避免疾病的唯一食物，鼓励母亲确信自己有充足的乳汁满足新生儿的需求。

2. 保暖　新生儿室的室温宜保持在 25~28℃，避免对流风。尽可能多让带养人与新生儿保持皮肤接触或袋鼠式护理（kangaroo mother care，KMC）（图 4-3）。新生儿衣着干爽、松软，生后头几天戴上小帽子，尤其是体重轻的新生儿。当早产儿情况稳定，即可尽早开始袋鼠式护理。具体方法是：将早产儿竖直，放在两侧乳房之间，胸腹部紧贴带养人皮肤。将早产儿的头侧向一边，微仰，捆绑袋的

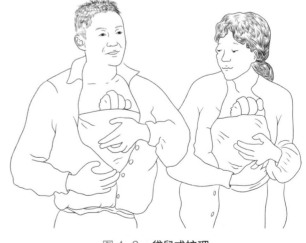

图 4-3　**袋鼠式护理**

上缘应在新生儿的耳下，捆紧衣服以防新生儿滑出，但不要捆紧新生儿的腹部。早产儿应戴帽子、穿袜子、兜尿布。

3. 清洁护理   每天清洗新生儿的脸、颈和腋下，便后清洗臀部并完全擦干；出生 24 小时后沐浴。

4. 观察有无危险征象   ①吃奶不好；②发绀或惊厥；③呼吸快（≥60 次 / 分）；④严重的胸部吸气凹陷；⑤仅在刺激后有运动或完全没有自主运动；⑥体温高 / 发热（>38℃）或低体温（<35.5℃）；⑦如 24 小时内面部黄染，或任何时候出现掌心和足底黄染。如有以上危险征象，考虑疾病可能，应予以紧急处理：必要时启动复苏抢救；转运治疗过程中注意保暖；给予首剂抗生素；止血并给氧。监测血糖，母乳喂养预防低血糖。

5. 保持局部清洁，检查有无感染征象   ①双眼：注意有无红肿、流脓，如有，给予滴眼液抗菌治疗，观察 2 天无好转或加重，转诊治疗，并评估母亲及其伴侣的淋球菌感染情况。②脐部：保持脐带残端清洁干燥，注意脐轮有无红肿、脓性分泌物或硬结；如脐轮红肿 <1 cm，以局部感染处理，用酒精棉签或聚维酮碘擦拭脐残端和脐窝，如 2 天内无好转或加重，及时转新生儿科治疗；如脐轮红肿 >1 cm 或有脓性分泌物或硬结，以严重感染处理，给予首剂抗生素，并转新生儿科治疗。③皮肤：保持清洁干燥，尤其是颈部、腋窝和腹股沟处，如有脓疱或大疱 >10 个，考虑严重感染可能，转诊治疗；如 <10 个，则以局部感染处理，观察 2 天无好转或加重，应及时转新生儿科治疗；如皮肤有波动性肿胀，考虑脓肿或蜂窝织炎的可能，应转诊评估。④口腔：如有念珠菌感染导致的鹅口疮，予口腔治疗，并观察母亲乳头是否有念珠菌感染。

6. 疾病预防   足月儿生后应肌内注射 1 次维生素 K_1 1 mg，早产儿应连续应用 3 次，剂量同前。生后 24 小时内接种重组酵母乙型肝炎病毒疫苗 5 μg；母亲为乙肝病毒携带者，新生儿应于生后 6 小时内肌内注射高价乙肝免疫球蛋白（HBIG）100~200 U，同时换部位注射重组酵母乙型肝炎病毒疫苗 10 μg。如母亲为 HBeAg 和 HBV-DNA 阳性患者，新生儿生后半个月内再次注射同剂量 HBIG 1 次。出生后 3 天内接种卡介苗（BCG），早产儿、有皮肤病变或发热等其他疾病者暂缓接种；对疑似有先天性免疫缺陷的新生儿，绝对禁忌接种卡介苗，以免发生全身感染而危及生命。

无并发症自然分娩的新生儿至少住院至出生 24 小时后出院。出院前进行全面检查，提醒出生登记、新生儿疾病筛查和听力筛查，按国家规定定期免疫接种和儿童健康体检。告知母亲如有上述危险征象，应及时就医。

（三）新生儿期居家保健

1. 喂养及营养补充   所有新生儿，无论是足月、早产或低出生体重，均应鼓励纯母乳喂养至生后 6 个月。母乳是婴儿最好的食物，尤其是初乳，含有丰富的免疫活性物质。指导母亲正确哺乳以维持良好的乳汁分泌，昼夜按需哺乳（>8 次 /24 小时）。如母乳喂养困难、疼痛或发热，观察、评估了解原因，根据情况解决问题，如帮助乳房含接、喂奶后用乳汁涂抹乳头减少疼痛，增加哺乳次数促进泌乳及乳腺管通畅，母亲有乳腺炎则需治疗。确实无法母乳喂养者，指导母亲选用配方乳喂养，配方乳可每 3 小时一次，每日喂养 7~8 次。为预防维生素 A 缺乏，纯母乳喂养的新生儿生后 1 周内应开始补充维生素 A 1500 U/d（450 μg/d），早产儿、低出生体重儿、多胞胎应在出生后 1 周内补充口服维生素 A 制剂 1500~2000 U/d（450~600 μg/d）。为预防佝偻病，新生儿出生后 1 周内开始补充维生素 D，400~800 U/d（10~20 μg/d），而早产儿、低出生体重儿、多胎儿自出生 1 周开始，口服维生素 D 制剂 800 U/d（20 μg/d），3 个月后改用口服维生素 D 制剂 400 U/d（10 μg/d）；如果用早产儿配方乳者可口服维生素 D 制剂 400 U/d。乳母适当补充维生素 K，多吃蔬菜水果，避免新生儿或婴儿发生维生素 K 缺乏性出血性疾病。

2. 保暖   新生儿居室的温度与湿度应随气候温度变化调节，有条件的家庭在冬季使室内温度保持在 22~24℃，湿度以 55%~60% 为宜；鼓励采用 KMC 护理（见图 4-1），尤其是早产儿和低出生体重儿，当室温为 22~24℃，新生儿可仅穿尿裤，头戴帽子，穿上袜子，直接与母亲皮肤接触，如室温 <22℃，可给婴儿穿上无袖开襟的小布衫，使其脸、胸腹和四肢能直接与母亲皮肤接触。夏季应避免室内温度过高，夏季环境温度若过高，衣被过厚及包裹过紧，易引起新生儿发热。新生儿若有不明原因的哭吵不安，应除外室内温度过高、衣服过多、空气不流通所带来的不适。

3. 护理   任何护理前均应洗净双手。①衣服：

用柔软的棉布制作，要宽松不妨碍肢体活动，易穿易脱，干燥清洁。冬衣要能保暖。尿布用柔软吸水的棉布做成，勤换勤洗，以防尿布皮炎。婴儿包裹不宜过紧，更不易用带子捆绑，最好使两腿自由伸屈。②脐部：特别注意保持脐带残端清洁和干燥，干净衣服松松地覆盖于脐部，尿布折叠于脐部下方；仅在脐部不干净时，用冷开水和肥皂清洗后彻底擦干；如有脐轮红肿、脓性分泌物或硬结，应及时就诊。③清洁卫生：新生儿每日洗澡保持皮肤清洁，脐带脱落前应保护好脐带残端，不可进水；水温以略高于体温为宜，可先试水温，手托新生儿洗澡，以保持脐部干燥；新生儿皮肤娇嫩，要防止擦损；如有擦损要及时处理以防感染；经常观察颈部、臀部和腋下等皮肤皱褶处，保持清洁干燥。如有脓疱或大疱或皮肤有波动性肿胀，应及时就诊。④新生儿黄疸：新生儿出生后由于胆红素产量大，结合及处理胆红素能力弱，存在肠肝循环等特点，几乎我国所有新生儿都会出现暂时性总胆红素增高。一般表现为足月儿生后2~3天出现黄疸，4~5天达高峰，5~7天消退，最迟不超过2周；早产儿黄疸多生后3~5天出现，5~7天达高峰，7~9天消退，最长可延迟至3~4周消退；黄疸程度进展不快（每日血清胆红素升高 <85 μmol/L 或 5 mg/dl）；一般情况良好，为生理性黄疸，可密切观察，不予处理。如黄疸出现过早（生后24小时内），进展程度快，持续时间长（足月儿 >2 周，早产儿 >4 周），或黄疸退而复现，或伴有其他症状（如精神差、少吃、少哭、少动等），应及时就医。⑤口腔：注意保持口腔清洁，不宜擦洗口腔黏膜，如黏膜有白斑或破损，应及时就诊。⑥其他：新生儿痤疮、马牙、上皮珠、乳房肿大、假月经、红斑、粟粒疹属特殊生理现象，不需要特别处理，切不可擦拭、针挑或挤压，以免感染。

4.疾病预防　居室保持空气新鲜；严禁吸烟，减少探视，避免有呼吸道感染或传染性疾病人员接触新生儿；护理新生儿前洗手；家人患呼吸道感染接触新生儿时戴口罩，以避免交叉感染。

5.伤害预防　注意喂养姿势、喂养后的体位，预防乳汁吸入和窒息。保暖时避免烫伤，预防意外伤害的发生。

6.促进感知觉、运动发育　母亲及家人多与新生儿说话、微笑和皮肤接触，吸引新生儿目光追随，促进新生儿感知觉发展。

7.慎用药物　新生儿肝功能不成熟，某些药物体内代谢率低，在体内蓄积发生副作用。哺乳期母亲用药应考虑乳汁中药物对新生儿的作用。

（四）新生儿家庭访视

足月正常新生儿自产院出院后，在生后28天内家庭访视3~4次，按国家《新生儿访视技术规范》规定不少于2次，包括首次访视和满月访视。第一次访视在新生儿出院后7天内进行，满月访视在出生后28~30天进行。高危新生儿在得到出院报告后3日内进行，并根据具体情况酌情增加访视次数。高危因素包括：①早产（胎龄 <37 周）或低出生体重（出生体重 <2500 g）；②有宫内、产时或产后窒息、缺氧缺血性脑病及颅内出血史；③高胆红素血症；④新生儿严重感染性疾病史；⑤严重出生缺陷或遗传代谢性疾病；⑥母亲有异常妊娠及分娩史、高龄分娩（≥ 35 岁）、患有残疾（视、听、智力、肢体、精神）并影响养育能力者等。

每次访视时医护人员应携带新生儿访视包，包括体温计、新生儿体重秤、听诊器、手电筒、消毒压舌板、75% 酒精、消毒棉签、新生儿访视卡、笔等。向家庭介绍自己或出示工作证，告知访视目的和服务内容。检查新生儿前用肥皂或洗手液和清水洗手。检查完毕给新生儿父母反馈结果，进行宣教，提供新生儿喂养、护理和疾病防治等健康指导，对新生儿疾病筛查的情况进行随访。发现新生儿危重征象，应向家长说明情况，立即转上级医疗保健机构治疗。每次访视完毕，应及时填写访视记录。访视内容包括询问、测量、体检、指导和转诊（详见第五章第一节内容）。

（五）建立转诊制度

新生儿病情变化快，症状体征表现为非特异性，在家庭访视中若发现新生儿问题，轻者及时处理、密切观察，经处理观察未见好转或有以上新生儿危重征象，应及时就近转院诊治，以免延误治疗。各地要根据国家《新生儿访视技术规范》要求结合当地实际情况建立转诊制度和新生儿转运系统，转运中注意保温、监测生命体征，保证新生儿得到及时救治。

（六）新生儿疾病筛查

新生儿生后筛查疾病，尽早诊治，减少后遗症，属Ⅱ级预防。筛查内容包括：听力筛查，遗传代谢性疾病筛查，先天性髋关节发育不良等。具体筛查内容和方法参阅相关章节。

第三节 婴儿期

一、婴儿期特点

生后至1周岁为婴儿期。此期的特点是：①体重、身长增长最快，系第一个生长高峰。1周岁末体重为出生时的3倍，身长增长25 cm，头围由平均34 cm增长至46 cm。②神经心理发育快速，主要表现为运动、感知觉、语言和情绪/行为的发展。③因生长速度快，对能量蛋白质的需求多，消化和吸收功能尚未发育完善，若喂养不当，营养供给不足，易发生营养缺乏性疾病和生长发育落后，也易发生消化不良。④从母体得到的免疫抗体于生后6个月逐渐消失，而主动免疫功能尚未成熟，易患感染性疾病。

二、婴儿期保健措施

促进儿童最优化的体格、运动、认知和社会情绪的全面发展是儿童保健的重点，包括婴儿营养和喂养指导、体格检查、生长和发育监测、疾病预防和免疫接种、预见性指导和健康宣教。婴儿期保健以社区为中心、以家庭为主体。

（一）定期健康检查，监测体格生长

定期健康检查可以了解婴儿的生长发育与健康状况，早期发现生长迟缓、发育偏异、先天缺陷或疾病，从而早期诊断、干预、治疗，这是保护儿童健康成长的重要措施之一。单次体格检查只能反映当时婴儿健康状况，及其与同年龄同性别婴儿相比较所处的生长发育水平；生长监测是对个体儿童的体重、身长（高）进行定期纵向连续的测量与评估的过程。定期健康检查、监测体格生长，通过生长曲线图的描绘，了解婴儿的生长速度、营养状况及其动态变化，从而帮助鉴别婴儿生长发育问题的原因，是近期喂养问题或感染性疾病导致体重增加缓慢、体重不增和（或）生长迟缓，还是内分泌因素或先天性疾病导致的持续一致的生长缓慢，帮助指导干预或进一步诊断治疗。

此期体检应特别注意有无特殊容貌及畸形，前囟大小，皮肤皮疹；心脏有无杂音；髋关节、外生殖器发育情况及四肢活动对称性、肌张力和活动度等。1岁内至少检查血常规一次，以便及早发现缺铁性贫血；及时听力、视力筛查。

（二）均衡营养和合理喂养

母乳是6月龄以内婴儿最理想的天然食物，纯母乳喂养能满足6月龄以内婴儿所需要的全部液体、能量和营养素，除需补充少量的营养增补剂，如维生素D、维生素K以外。母乳所含的营养物质齐全，各种营养素构成比例合理，含有多种免疫活性物质，非常适合于身体快速生长发育、生理功能尚未完全发育成熟的婴儿，母乳喂养也有利于增进母子感情、促进母体康复；同时，母乳经济、安全又方便，不易发生过敏。应鼓励并指导母亲对6月龄以内的婴儿进行纯母乳喂养。

纯母乳喂养的婴儿应注意补充维生素D（400 U/d），早产儿为800~400 U/d，必要时补充维生素A（如乳母膳食中维生素A摄入不足）。因各种原因不能纯母乳喂养时，宜首选婴儿配方乳。

指导6~12月龄婴儿的喂养和辅食添加。奶类仍是6~12月龄婴儿营养需要的主要来源，建议每天首先保证600~800 ml的奶量，以保证婴儿正常体格生长和认知功能发育，母乳仍是婴儿的首选食品，建议6~12月龄继续母乳喂养，如母乳不能满足需要时，可使用适龄婴儿配方乳予以补充，不能用母乳喂养的6~12月龄婴儿，建议选择适龄婴儿配方乳。

指导父母或喂养人及时合理添加辅食（引入固体食物），按照固体食物引入的原则和顺序逐步添加，首先引入富含铁的辅食，如强化铁的米粉或动物瘦肉、肝脏；指导每添加一种新食物时需观察婴儿的症状和大便性状，逐渐增加辅食的种类和频次，做到食物多样化；指导喂养人如何根据婴儿不同月龄逐步改变固体食物的质地，如从糊状转换成泥末状，再转至碎的或手指状食物；指导喂养人回应性喂养，帮助婴儿学习咀嚼和吞咽功能，并培养婴儿良好的进餐规律和进食行为习惯；加强对父母和喂养人有关均衡营养和健康食品的知识宣教，具体内

容参见相关章节。

（三）发育监测和筛查

每次健康体检时均应通过详细的询问、精确的观察、全面的体检，对婴儿的运动、感知觉、语言认知及社会情绪的发育进行监测，了解婴儿发育里程碑进展情况；定期采用标准化的发育筛查工具进行发育筛查，以便早期发现发育落后或异常。如发育监测可疑，应及时进行标准化的发育筛查，如发育筛查异常，应转诊或采用综合的发育评估工具进行诊断性的发育评估，以明确诊断并制订针对发育和行为障碍的干预和治疗计划。

发育监测和筛查可以早期发现婴儿可能存在的发育落后或异常，如运动发育迟缓、感觉障碍（视、听障碍）、语言发育迟缓和交流障碍等问题，及时转诊或通过综合的发育评估诊断发育障碍/疾病，并通过医学检查评估明确病因，如是否存在围产期脑损伤，视、听障碍等，根据其发育水平、行为障碍和病因制订综合的干预和治疗方案，指导父母及其家庭成员在家庭实施对婴儿的早期干预，定期随访，对诊断为发育障碍/疾病的婴儿实施慢病管理，早发现、早干预、早治疗，减少残疾发生率、减轻伤残程度，促进儿童发挥最大潜能、最优化发展。

我国《儿童心理保健技术规范》将生长发育监测图、心理行为发育预警征象推荐为发育监测工具。常用的标准化发育筛查有丹佛发育筛查测验、0~6岁儿童发育筛查量表、贝利婴儿神经发育筛查，家长用的婴儿年龄和发育进程筛查问卷等。

（四）回应性照护和身体活动

回应性照护是提供满足婴幼儿生理和心理需求的积极照护实践。其核心是在日常生活中，观察并敏感了解婴儿需求，并及时给予积极恰当的回应。指导父母及喂养人在日常照护中，仔细观察、了解婴儿的生理节律，根据婴儿的特点做好一日生活安排；保证婴儿有充足的睡眠时间和身体活动时间，1岁内婴儿有14~17小时（0~3月龄）或12~16小时（4~12月龄）优质睡眠，其中包括2~3次的小睡。让婴儿进行各种方式的身体活动，尤其鼓励地板上的玩耍互动，清醒时每天趴卧至少30分钟，可分次进行；婴儿每次受束缚（如在推车内、餐椅上）时间小于1小时。指导了解婴儿睡眠生理、睡眠卫生及睡眠发育的规律，建立黑暗、凉爽而安静的睡眠环境和固定的就寝规律，鼓励婴儿独自入睡，避免养成哄抱或吃奶入睡等不良伴睡条件，建立昼夜节律和良好的睡眠习惯，并在6月龄后逐渐形成连续的整夜睡眠。

指导父母及喂养人了解婴儿气质特点，理解并接纳婴儿的特性，调适养育方式，使之与婴儿的气质拟合，建立良好的亲子依恋，持之以恒引导其向积极方向发展。在日常生活中应敏感观察，了解婴儿的生理和心理需求，从儿童的视角理解其行为背后的含义，并及时做出恰当的交互回应，如理解婴儿的哭声，从哭声中辨别是生理需求（需要喂养或生病等），还是心理需求（需要聊天说话、抚慰等），及时做出相应的回应，并能及早鉴别疾病并妥善处理和应对。

（五）提供早期学习机会

指导父母及喂养人为婴儿提供温暖的、良好刺激的环境和学习机会，包括适合的场地、玩具或家常物品，让婴儿自由地探索和玩耍，引导其锻炼视觉、听觉、触觉、身体的力量和控制、灵活性和协调性，手眼协调等能力，如给新生儿抚触，让婴儿够取、抓取毛绒球、敲打、套叠塑料杯、碗，在地板上俯趴、翻滚、爬行、拉物站立、扶物行走；根据年龄发展与婴儿一起玩藏找东西、躲猫猫等亲子互动游戏，促进其认知、社会交往和情绪情感等能力的发展。即使很忙碌，也可以在喂食、洗澡和其他日常家务中积极地与婴儿交流说话，包括深情地望着婴儿的双眼，朝他微笑，回应模仿婴儿的声音，关注他的兴趣；为婴儿提供丰富的语言环境，如经常叫婴儿名字、指着人或物品告诉他称呼或名称，边挥手边说"再见"。经常带婴儿接触大自然，激发其好奇心与探索欲望。用积极的非口头形式的关注（微笑、注视）和描述性表扬认可和鼓励婴儿良好的行为及每一次学习新技能的努力和尝试；采用忽视和转移注意力使不良行为退化，从而使婴儿感知觉、身体运动、语言认知和社会情绪等技能获得最佳发展。

（六）疾病防治和安全保障

营养缺乏性疾病（如营养性缺铁性贫血、营养性佝偻病）和感染性疾病（如呼吸道感染、腹泻等）是婴儿期的常见病，影响其生长发育，也是导致该期发病率高、死亡率高的主要原因。在儿童保健常规检查中应定期筛查营养缺乏性疾病，如了解出生史（有无早产、低体重、喂养史），定期监测体重、身长，检查血常规、骨骼体征等；指导合理喂养，辅食添加和维生素 D、维生素 A、铁剂的补充，尤其纯母乳喂养的婴儿注意补充维生素 D，满 6 月龄及时引入富含铁的辅食，预防营养缺乏性疾病的发生；指导父母和喂养人对婴儿的护理，包括保持居室通风、空气新鲜，户外活动、"三浴"锻炼，勤洗手；衣服大小合适并宽松柔软，不去人多嘈杂的环境，预防、减少呼吸道感染的机会；注意食品卫生、安全，预防消化不良、消化道感染。一旦筛查发现异常，应及早干预，及早诊断和治疗。

成长过程中受到身体虐待、性虐待、情感和心理虐待或忽视会严重影响儿童大脑结构和功能发育，使其在青少年期更容易染上抽烟酗酒的恶习、发生早期性行为，更容易犯罪，成年后发生心、肺、肝等各系统慢性病和（或）癌症的概率更高。应指导家庭确保婴儿的身心安全，为困境和需要的家庭提供必要的经济支持和心理支持；指导父母注意伤害预防，如看护好婴儿，避免婴儿独处，避免给婴儿进食坚果类食物，以免噎塞或误吸入气道，所有有毒、有害、危险或细小物品均置于婴儿不能触及的安全处，床或楼梯口安装防护栏等。

（七）免疫接种

按计划免疫程序按期完成卡介苗、脊髓灰质炎、百白破、麻疹、乙型肝炎等疫苗接种。鼓励接种非计划免疫的疫苗。

（八）高危儿和营养性疾病儿童的管理

高危儿，是指存在影响其生长发育的风险因素的儿童，如早产儿、极低体重儿、困境家庭等，或在常规儿童保健检查时发现生长发育偏离正常轨迹的儿童，如某个能区的发育落后（详见高危儿童管理）；营养性疾病包括营养性缺铁性贫血、维生素 D 缺乏性佝偻病、超重或肥胖、营养不良（包括体重低下、生长迟缓、消瘦）或体重 / 身长增长不良（即偏离原生长水平，偏离在 2 个标准差以上）。这些婴儿均应纳入高危儿和营养性疾病管理中，增加儿童保健随访体检次数，指导干预治疗，直至好转或治愈结案。具体可参见高危儿童管理和其他相关章节。

（九）健康教育

儿童早期发展所需要的宣教指导和支持，养育照护的态度、行为、知识（有关健康、卫生、营养喂养等）及技能（交流玩耍、关系建立、敏感回应、为儿童提供学习机会等）与其他知识和技能一样，也需要通过学习并加以实践来完善，母亲是婴儿的第一任保健员、教养员。因此，儿童保健工作者为家庭提供多种可获得的资源，如网络、社区健康教育、育儿课堂、成长驿站、家庭访视等，为母亲及其家庭成员提供帮助和支持，宣传、分享具有循证依据的育儿知识，包括婴儿的健康和疾病预防、营养喂养、回应性照护、安全保障及提供早期学习机会等，提高父母和家庭成员的育儿技能。健康教育的内容应结合实际，并富有科学性和趣味性，不仅通俗易懂，同时传播促进儿童早期发展的养育照护理念。

第四节　幼儿期

一、幼儿期特点

自满 1 周岁至 3 周岁为幼儿期。此期的特点是：① 体格生长速度较婴儿期缓慢，食物已转换为固体，如果不注意均衡膳食，供给充足的营养，仍易发生体重增长缓慢，甚至营养不良；② 神经精神发育较迅速，语言、认知、动作能力和情绪行为明显发展，培养良好的行为习惯非常重要；③ 活动范围扩大，由于缺乏对危险事物的识别能力和自身保护意识和能力，容易发生伤害，应注意预防。④ 活动范围增加，接触感染的机会增多，必须注意预防传染病。

二、幼儿期保健措施

（一）均衡营养，合理膳食

可继续给予母乳喂养直至 2 周岁及以上，不能母乳喂养或母乳不足时，需要以配方乳作为母乳的补充。13～24 月龄幼儿 1/3～1/2 的能量来自固体食物，母乳喂养的幼儿 99% 的铁来自固体食物。幼儿的膳食必须要能供给足够的热能，富含铁等各种营养素，以满足体格生长、神经精神发育和活动增多的需要。同时，应根据幼儿的牙齿发育情况，适时增加细、软、碎、烂的膳食，种类不断丰富，数量不断增加，逐渐向食物的多样化过渡。注意培养良好的进食习惯，提倡回应性喂养，鼓励但不强迫进食。

幼儿的每日均衡膳食主要应包含乳类（至少500 ml）、米、面等碳水化合物类，鱼、肉、禽、蛋类（蛋白质），蔬菜水果类，豆类、坚果类，不仅要提供足够数量的热能和各种营养素，以满足机体正常的生理需要，还应保持各种营养素之间的互补平衡，以利于营养素的吸收和利用。制备均衡膳食时必须达到下列要求：①质优：膳食中有营养价值较高的各类食品；②量足：能满足机体生长发育需要量的足够进食量和达到供给量标准80%以上的营养素摄入量；③各种营养素之间的比例适当、合理，例如，三大供能食物的正确比例是：蛋白质供能占总热能的12%~15%，脂肪占35%，碳水化合物占50%~65%；④尽量减少糖和盐的摄入；⑤注意饮食卫生和进食安全：保证食材新鲜、安全，食物制作清洁卫生、生熟分开，避免噎食或食物误吸。

幼儿膳食每日以5~6次进餐较好，即一日三次主餐，上下午两主餐间各安排以奶类、水果和其他稀软面食为主的点心，晚饭后也可加餐或点心，但睡前应忌甜食，以预防龋齿。一般一日热能的分配大致是：早餐占25%，午餐占35%，晚餐占30%，两次点心共占10%左右。应重视幼儿良好饮食习惯的培养，饮食安排要逐渐做到定时、适量、有规律地进餐，每次进餐时间不超过20分钟；鼓励、安排幼儿和全家人同桌进餐；培养孩子集中精力进食，避免其他活动干扰；父母以身作则，以良好的饮食习惯影响幼儿，鼓励幼儿尝试新食物，避免幼儿产生偏食、挑食的不良习惯；创造愉悦、良好的进餐环境，鼓励、引导幼儿使用匙、筷等餐具并自主进餐。

（二）定期健康体检，监测体格生长和心理行为发育

幼儿期继续定期健康体检，监测体格生长和心理行为发育，了解幼儿的营养、体格生长及语言、认知、交流和情绪的发育情况，间隔时间可较婴儿期延长，每半年一次。该期健康检查除测量并评价体格生长外，体检中应注意检查双眼共轭眼球运动，口腔乳牙萌出及其发育情况，神经系统观察运动、语言认知和交流能力。如在健康体检中发现体格生长偏离正常范围、营养缺乏性疾病、肥胖，应纳入营养性疾病管理，予以进一步检查、诊断和指导干预、治疗，增加体检次数，随访监测治疗效果，好转或治愈再予以结案，并继续常规儿童保健管理。如在发育监测中发现有运动、语言、社交迟缓或障碍可疑，或行为问题，应及时进行标准化的发育筛查，如发育筛查提示异常，应进行进一步综合的发育评估或转诊，结合医学检查评估以明确诊断，制订干预、治疗方案；如发育筛查未提示异常，应提供早期干预指导并增加随访次数。如条件允许，可在18月龄、30月龄时实施定期的标准化发育筛查，提高发育迟缓/障碍的早期识别率。

（三）促进动作、语言、认知和情绪/社会能力的发展

幼儿期神经精神发育较迅速，语言、动作能力和情绪行为明显发展，此期保健应注意促进幼儿动作、语言、认知和情绪/社会能力的发展，同时，培养幼儿良好的行为习惯。

1. 促进幼儿动作发展　幼儿多在1~1.5岁学会走路，独走稳，2岁以后能够并且喜欢跑、跳、爬高。幼儿开始自己走路时走不稳，头向前，步子显得僵硬，走得很快，常常跌跤。此时，父母和养育人应为孩子提供安全的活动空间，鼓励幼儿学会掌控自己身体的平衡性和协调性，又要随时注意防止因跌倒而出现的意外事故，尽可能和孩子一起在地板上玩，让其学会重心转移、姿势变换，如蹲下捡玩具，双手抱着玩具走，拖着玩具侧身走、倒退走、攀爬楼梯、扶着栏杆上下楼梯，最后鼓励孩子独自上下楼梯。为了发展幼儿的跑、跳、攀登等动作协调性，应经常带幼儿到户外活动、观察大自然，玩小滑梯、平衡木、攀登架等，在保证其安全的前提下，积极鼓励孩子自主活动，掌握各种运动技能。

1~2岁，幼儿的各种精细动作发展较快，已逐渐学会用手指捏取、戳、旋开盖子等动作，手眼协调功能更加准确，会拿小匙把食物送到嘴里，端起杯子喝水，能用积木搭"高塔"，把小丸放进瓶子。2.5岁以后，能拿笔"画画"，学会用小毛巾洗脸。这一时期，应注意指导父母和养育人积极鼓励、引导幼儿的精细动作和手眼协调能力的发展，示范并鼓励孩子自己去尝试各种动作，不要剥夺幼儿学习获得技能的机会。

2. 促进幼儿语言发展　生后第2~3年是儿童

口语的快速进展期，也是语言和言语发展的关键期。12~18月龄开始应用单字，18~24月龄是两字词的发育阶段，幼儿出现句子结构，词汇从几十个发展到200多个，每个主题有2~3种变换性表达，模仿能力增加。此期，应指导父母和家庭成员为孩子提供良好的语言刺激环境。①多说：经常结合日常生活中接触的事物，如孩子活动、游戏、看图片和（或）实物时，多和孩子说话，以正确的语法、缓慢的语速和清晰的发音与孩子说话，告诉孩子物体的名称、用途、颜色、形状、大小等，以扩展孩子的词汇量，鼓励孩子模仿发音；②多读书：可以先从一张、两张图片开始，然后过渡到配有很多插图的绘本，让孩子逐渐把看见的图像与听觉语言联系在一起，同时有助于孩子养成阅读的习惯；③讲故事：挑选一些简单的故事绘本，用简洁易懂的语言讲给孩子听，经常讲故事，孩子能从经典的儿童故事里学会勇敢、诚实、勤劳和爱，同时也可以帮助孩子获得良好表达方式。

24~36月龄为幼儿语言的3~4个字句子的发育阶段，词汇量大大扩展。3岁的孩子已能说出自己的名字、年龄、性别，认识常用的物体和图片，按2~3步的指令做事。此时，孩子说话的积极性很高，但常常用词不当，发音也往往不正确；同时，因想象力快速发展，而大脑中词汇的储存量尚不够，孩子常常会出现"口吃"，即发首个字词时重复、困难，应指导父母及养育人以鼓励的态度耐心等待、倾听，并放慢说话和做事的速度。如幼儿构音不清或发音不准，应首先肯定孩子说的话，再以正确的音重复孩子说的词汇或句子，予以示范，以便于孩子辨音和模仿。

如怀疑孩子有语言发育迟缓，或语言理解或表达问题，应接受全面的体格检查、发育测评和听力测试，必要时转诊至发育儿科进行深入评估，早期发现、诊断语言发育迟缓（障碍）或听力损害非常重要，通过早期干预和（或）治疗可以避免影响其他方面的学习能力。

3. 促进幼儿认知和社会情绪发展   1~2岁的幼儿开始以不同的方式探索物体（摇动、打击、扔、摔），已学会找到隐藏的物品，模仿姿势，使用机械玩具；1岁半至2岁逐渐开始玩假扮性游戏，如和洋娃娃、小动物或人玩过家家；根据形状和颜色将物体分类；2~3岁完成3~4块组成的拼图游戏；理解数字"1""2"的概念。1岁以后认知能

力的提高使幼儿的情绪反应更有情境针对性，社会情绪增多。2~3岁开始出现自我意识，把自己作为主体来认识，从自己称呼自己的名字变为称自己为"我"，逐渐出现自我评价。此期幼儿表现出对自主性的强烈要求，当他们独立行动的愿望受到大人的限制，而言语表达和控制能力较弱，就以发脾气来对抗限制，这便是第一反抗（违拗）期。

此期，要指导家长、养育人促进幼儿认知和社会情绪的发展，同时培养孩子良好的行为习惯和坚强的意志品格。要善于结合孩子的生活，结合他们认识社会和自然界的各种活动，向他们提出一定的任务，引起他们对一类事物进行分析、比较的兴趣，启发并培养他们分辨出一类事物共同的本质特性，舍弃外部的非本质特性的能力；训练他们正确使用语言（词）进行概括，形成概念。还要经常给他们提出观察的任务，在观察过程中有计划地教幼儿进行分析、综合和比较，提高抽象概括能力。还要多给幼儿讲故事，正确组织幼儿的游戏，特别是假扮性、创造性的游戏。要指导他们看图书、玩橡皮泥、画画、角色扮演等。通过各种生动活泼、丰富多彩的形式和内容，促进幼儿语言、思维和社会情绪的发展。

4. 培养良好的生活和行为习惯   注意培养幼儿良好的行为习惯，鼓励幼儿的良好行为；对幼儿期的不当或问题行为，以及时的反应、严肃的表情和清楚平静的指令制止，并根据其反应予以赞扬认可或采用进一步合理的后果（平静时间或隔离时间）。对儿童行为约束的核心仍然是爱心，指导养育人理解并弄清儿童行为背后的原因，以身作则，学会自我情绪调控，这是教会儿童良好行为和情绪的最好方式。

除培养良好的进食和睡眠行为外，如厕训练是该年龄期的发育性技能训练之一。指导父母或养育人了解孩子已准备好如厕训练的发育性征象，如能模仿成人的行为，并表现对自我身体的意识（如尿片干、湿，便意）；鼓励孩子观察父母或其他孩子的如厕；鼓励孩子每天更多使用坐便器；对孩子的尝试和成功给予肯定和表扬。这一过程可能会有反复。养育人应有足够的信心和耐心，帮助孩子控制大小便，增强孩子的自信。

（四）身体活动和体格锻炼

身体活动和体格锻炼不仅有益儿童的体格健康，

更有助于其运动和认知发展。指导家庭和托育机构为幼儿安排各种游戏活动和体格锻炼活动。1~3岁幼儿每天至少有3小时各种强度的身体活动，2岁以上幼儿每天至少有1小时的中高强度活动，如踢球、跑、跳、做操等各种形式的运动或体格锻炼。安排活动时注意动静结合、室内活动与户外活动结合，不同形式的活动交替进行。1~3岁婴幼儿尽量避免接触电子产品，静坐时鼓励阅读、讲故事。

（五）预防接种加强免疫

预防接种的基础免疫在1岁内已基本完成，但每种菌苗或疫苗接种后所产生的免疫力只能持续一定的年限，故要根据每种菌苗或疫苗接种后的免疫持续时间，按期加强免疫。

（六）疾病防治和传染病管理

幼儿的免疫功能尚未发育完善，而活动范围增加，急性传染病在幼儿期疾病中占重要位置，威胁儿童的健康水平。此期，应按照预防为主的卫生方针，积极采取综合措施，做到防治结合，控制传染病流行。

1.控制传染源　许多传染病在发病早期传染性最强，因而应尽早管理传染源，以防止传染病蔓延。儿童保健管理中，应根据各种传染病的高发季节，宣传该季节预防高发传染性疾病的知识。若发现患儿要早期报告，对发现和报告的病例都要及时进行家庭访视。访视时，应详细询问病史，包括疾病传播途径、可能的传染源、接触史及患儿起病后与之接触的人员等，对患儿进行详细的体格检查和相关实验室检查，及时诊断，指导隔离，并进行治疗。对于在家庭中隔离、治疗的患儿，社区儿科医生要根据病情轻重按期出诊，做到患儿不出门，医药护理送到门，直到患儿痊愈。

做好传染病的登记、报告工作，法定传染病填写传染病报告卡，及时向当地防疫站报告。对与传染病密切接触者应进行登记，积极采取预防措施，并进行医学观察，必要时进行检疫。对家庭中的带菌者或慢性患儿要进行登记管理，督促治疗，至痊愈为止。

2.阻断传播途径　采取必要措施，阻断病原体从传染源（患儿）至易感人群（儿童）的传播途径：①在疫源地，指导患儿家庭、托育机构的消毒、隔离，消灭、阻断病原体；②注意环境和个人卫生，定期开窗通风、清洁消毒。对饮用水和食物进行卫生监督；指导家长和托育机构人员培养幼儿良好的卫生习惯，传染病高发期间去公共场所应佩戴口罩，饭前、便后洗手。

3.管理易感人群　调查易感儿，建立预防接种登记卡，有计划地进行各种预防接种是保护易感儿童的有效措施；对曾经与某种传染病有密切接触史的幼儿也要进行登记，根据具体情况考虑被动免疫和医学观察。

（七）儿童保护和伤害预防

在儿童保健服务中应注意识别儿童虐待或忽视等的早期征兆，如父母或养育人的酗酒、赌博，曾有家庭暴力，孩子身上有多处烫伤、刀伤等伤疤，如有这些情况应及时记录，并向相关部门反映，通过社会工作服务及相关机构调查并协助解决问题。

幼儿活动范围扩大，喜欢探索周围世界，但缺乏对危险事物的识别能力和自身保护能力，容易发生意外，要积极预防。对家庭、托育机构进行防范幼儿意外伤害的健康宣教，活动前注意检查安全风险，如活动设备、设施及活动环境的安全性，避免在具有意外伤害（如受伤、溺水）潜在风险的场所活动，如车道、车库或车旁、水池边；具有潜在风险的出口均应安装安全护栏（如厨房、楼梯口、窗口），保证幼儿的活动均在照护者的引导和照看下进行。使用婴幼儿专用的汽车安全座椅。避免室内吸烟和有毒有害杀虫剂暴露，所有药品、易碎尖锐物品、电源或热源食品物品、化学用品或杀虫剂均置于儿童不能触及的安全处，尤其农村地区，严禁儿童接触农药、化学毒物及其容器。冬季注意防煤气中毒，夏秋季注意防溺水。

开展对家庭及托育机构有关儿童食品卫生的健康知识宣教。保持食物清洁、保存在安全的温度、用安全的水清洗食品原料，生熟食物分开、食物彻底煮熟。教育孩子野外活动时，避免采摘进食野果，预防食物中毒。

第五节　学龄前期

一、学龄前期特点

学龄前期是自满3周岁至6~7岁。此期特点：①学龄前期儿童的体格仍持续生长，速度较稳定，体重平均每年增加 2 kg，身高平均每年增长 6~7 cm。学龄前期儿童体格生长发育逐渐受遗传、内分泌因素的影响更多。眼功能发育基本完成，视深度逐渐发育成熟。但眼的结构、功能尚有一定可塑性，眼保健是此期的内容之一。听觉发育完善。② 神经精神发育迅速，性格形成的关键时期。动作发育协调，语言、思维、想象力成熟，词汇量增加，急于用语言表达思想，遇到困难产生怀疑，出现问题语言（如自言自语）；情绪开始符合社会规范，社会情感发展；理性意识萌芽（自觉、坚持、自制力等）；个性形成，但有一定可塑性；性格内外向及情绪稳定性进一步分化；当主动行为失败会产生失望和内疚。注意力保持较幼儿时间长，约 20 分钟。③ 免疫功能逐渐发育成熟，活动和锻炼增多，体质渐强，感染性疾病发病减少，学龄前期儿童淋巴系统发展快，青春期前达高峰，以后逐渐消退达成人水平。免疫性疾病如肾炎、肾病等有增多趋势。④ 5~6 岁时，乳牙开始松动脱落，恒牙依次萌出；若不重视口腔卫生，易发生龋齿。

二、学龄前期保健措施

（一）保证充足营养和均衡膳食

为满足此期儿童生长发育的需要，必须为学龄前儿童安排好由多种食物组成的平衡膳食。制备平衡膳食必须达到要求，包括谷类食物，鱼、禽、蛋、瘦肉，蔬菜水果和乳类、豆制品、坚果类。保证获得充足的铁（10 mg/d）、锌（5.5 mg/d）、碘（90 μg/d）和钙（600 mg/d）；指导膳食清淡少盐，正确选择零食，少喝含糖高的饮料；还要培养儿童良好的饮食习惯。在家庭中与成人共进主餐，膳食每日 4~5 餐（3 餐主食，1~2 餐点心），以适合学龄前期儿童的生长发育需要和消化系统功能；每日摄入优质蛋白质占总蛋白的 1/2，其中乳类供能应占总能量的 1/3（约 25 kcal/kg）。

（二）入学前期教育

培养学龄前儿童良好的学习兴趣和习惯，将为今后的学校学习和学业成就打下良好的基础。因此，此期应加强入学前期教育，培养儿童对学习浓厚的兴趣，发展儿童的注意力、想象与思维能力，使之具有良好的心理素质。为了促进此期小儿认知能力的发展，幼儿园、社区和家庭要有计划地组织他们参加各种游戏、手工活动、体育和文娱活动。儿童在游戏中模仿成人的各种活动，进行角色扮演，体验不同角色的情绪、情感经历，学习自我情绪的调节、语言的表达和社会交往能力，从而促进语言、想象、情绪情感和思维的发展。

此期儿童的游戏有多种，如活动性游戏、建筑性游戏和角色性游戏。活动性游戏有利于儿童的身体发育和各种活动技能的发展，可以锻炼他们的勇敢、机智和刚毅等性格；建筑性游戏有利于培养儿童的劳动习惯和动手能力，可以发展他们的感知、记忆、想象和综合思维的能力；角色性游戏有利于丰富儿童的想象力，可以提高他们的语言能力、创造性思维能力，加强他们对社会生活的理解。有规则的集体游戏，把发展儿童的个性同培养他们的集体合作精神结合起来，也具有重要意义。

通过游戏、体育活动增强体质、促进认知发展，可增加儿童的学习兴趣，并让其学习遵守规则和社交技能。安排足够的游戏活动和体育锻炼，每天至少 3 小时，其中 1 小时以上中高强度的身体活动或体育锻炼。合理安排活动和静坐时间，游戏活动每次以 20~25 分钟为宜。静坐时间每次不超过 1 小时，静坐时鼓励阅读、讲故事。视频时间每天小于 1 小时。

（三）入学前准备

从学龄前儿童到小学生是人生中的一个重要转折，生活在许多方面发生了变化。成为小学生后，学习成为他们的主要活动，每日学习时间 5~6 小时，而且小学生的学习与幼儿园的游戏有本质的区别：入学前，儿童在幼儿园虽然也有分班活动，但相对比较自由，一般没有形成从事集体活动的习惯。入学后，小学生开始真正参加集体生活，要学习遵守纪律，处理好同学间的关系等。入学前，儿童的生活由家长或幼儿园老师照料，他们依赖性大、独立性相对弱。入学后，儿童要学习自己上学、回家，独自完成作业，开始了独立生活。入学前，儿童只学习和使用口头语言，入学后，开始学习和使用书面语言，并由具体形象思维向抽象逻辑思维过渡。

为了帮助儿童尽快适应学校生活，家长和幼儿园老师要对儿童进行入学前教育，做好入学前准备，如：① 培养孩子的学习热情：决定学生学业好坏的一个重要因素不是如何强迫孩子开始早期阅读，而是培养孩子对学习的热情。要鼓励孩子的好奇心和探索兴趣，根据孩子发展的需要，鼓励孩子做自己喜欢的事情，并引导他学习、掌握技能；向孩子讲述战斗英雄、科学家、模范工作者成长的故事，用具体事例激励、培养儿童积极向上的学习兴趣，对老师产生尊敬和爱慕的感情。②培养孩子自理生活能力和良好的行为习惯：如洗脸、刷牙、穿脱衣服鞋袜和饭前便后洗手等；学习遵守交通规则，学会遵守学校和班级活动和同伴间交流的规则，有良好的行为规范，如爱护公共设施，学习轮流、分享与合作。③培养孩子的学习能力：培养孩子的注意力、记忆力、理解能力，以及用语言表达自己思想的能力。例如，可以经常引导儿童观察事物，用语言进行描述，儿童听完故事后要锻炼他（她）们复述。复述时，训练孩子语言流畅清楚。这样就给入学后的学习打好基础，创造条件。④思想品德方面的培养：着重进行礼貌、爱他人、爱集体、爱劳动的教育，示范并教育孩子学习文明礼仪和规范，经常说"再见""对不起""谢谢""没关系"等文明用语。学习诚实、尊重他人，乐于帮助别人，做力所能及的事。⑤学习用具的准备：为孩子准备的各种文具要适用，但不需过于新奇艳丽，以免上课时分散注意力。书包双背背带，有利于双肩平衡发展；培养儿童自己整理文具和书包的能力和良好习惯。

（四）定期健康体检，监测体格生长和心理行为发育

每年体检 1~2 次，了解营养状况和生长速度；如体重增长 <2 kg/ 年或身高增长低于 5 cm/ 年，为体重增长不良或生长缓慢；如体重 / 身长（身高）或体质指数 / 年龄（BMI/age）$\geq M+1\,SD$ 或 $\geq M+2\,SD$ 为超重或肥胖，应寻找原因，指导膳食营养和进食行为干预，或进一步转诊检查和诊断治疗；如可疑有心理行为发育问题，应及时采用相应的标准筛查方法进行筛查，并指导早期干预，如筛查发现异常应及时转诊进行评估和诊治。注意儿童正确坐、走姿势，预防脊柱畸形。

（五）视力、口腔和听力保健

每次定期健康检查时，必须检查儿童的视、听力和牙齿，以便早期发现弱视、听力障碍、龋齿，及时予以矫治。

1. 视力保健　指导家长和儿童保护视力，采用正确的姿势画画、看书，如眼睛离桌面上的纸或书的距离应保持 30~35 cm 左右，坐的姿势要端正，桌椅的高度要适宜，光线应从左前方射来。采用儿童视力表或标准对数视力表定期检查儿童视力，3~4 岁可用字母匹配法筛查（参阅相关章节）。一般每 6 个月检查一次。发现斜视或注视姿势异常者，应及时进一步检查与治疗。发现双眼视力差≥2 行或双眼视力均低于正常时，应及时转眼科进一步检查与治疗。

2. 听力保健　注意防治中耳炎，定期进行听力检查。检查前，应详细询问儿童的家族史，了解有无遗传性发育不全或伴身体其他发育畸形；母亲在妊娠期有无风疹、流感、带状疱疹或药物中毒史；有无能影响听觉器官发育的全身性疾病，如甲状腺功能低下、肾功能不全等。

儿童的正常听力为 0~20 dB HL。若听力在 20~35 dB HL 为轻度听力丧失；35~50 dB HL 为中度听力丧失；50~65 dB HL 为中重度听力丧失；65~80 dB HL 为重度听力丧失；80~95 dB HL 为极重度听力丧失，≥95 dB HL 为全聋。如果发现听力障碍的儿童，要尽早佩戴助听器，充分发展残余听力，培养儿童使用助听器的习惯，早期进行听力语言康复训练。

3. 牙齿保健　应每年口腔检查 1~2 次，以便尽早发现龋齿，及时治疗。指导儿童保护牙齿，培养早晚刷牙、饭后漱口的良好口腔卫生习惯。

（六）预防接种和疾病防治

加强免疫接种、传染病管理、常见病防治等，与幼儿期保健要点大致相同。建立合理的生活制度、培养良好的卫生习惯，必须坚持饭前便后洗手，勤剪指甲；坚持定时进食，不随意吃零食和不暴饮暴食，不吃腐烂变质的食物。

（七）预防伤害

学龄前期儿童喜欢活动，但机体发育尚未完善，动作不够协调，又缺少生活实践经验，缺少对危险事物的认识，易发生意外伤害。因此，要结合日常生活对学龄前期儿童进行安全教育，如要遵守交通规则，不要在马路上玩耍；不玩弄电器和电器开关，以防触电；避免到河边或池塘边玩，以防溺水等；同时，做好室内和户外活动的安全防护，如尖锐的器具、热水瓶等安全放置，对操场活动用具定期进行安全检查。

第六节　学龄期

一、学龄期特点

学龄期是自 6~7 岁至青春期前。此期特点：①体格生长稳定增长，骨骼处在成长发育阶段，除生殖器官外其他各器官外形均已与成人接近。部分青少年在学龄期的后期进入青春期。②心理发育成熟，认知和逻辑思维能力发育更加成熟，求知欲强，可接受系统的科学文化知识。

二、学龄期保健措施

（一）学习能力的培养和素质教育

学习是学龄期儿童的主要活动，学习的成功或失误、被成人的肯定与批评，成为儿童获得自信、勤奋或自卑、懒惰的重要因素。此期不同的教育与教养环境将培养不同性格的儿童。提供适宜的学习条件，培养良好的学习兴趣、习惯，正面积极教育为主，加强素质教育。①对家长开展学龄期儿童心理行为发育特点的教育，以帮助家长了解儿童认知、行为和个性的发展特征，发现孩子的认知特点和学习长处，从而鼓励孩子的强项，加强对孩子弱项的训练，如感觉统合、注意力、阅读能力的训练，并早期发现行为异常，如注意力缺陷多动障碍、学习困难和违拗、说谎等行为问题，应及早干预治疗。②指导家长学会正确的教养策略和方法，如以正面的鼓励和支持为主，对孩子好的行为应及时强化，帮助孩子学习注意力的培养、自我控制力的培养，良好的学习习惯的培养。③指导家长如何与孩子沟通，倾听孩子的想法，并以身作则，引导孩子学会自我情绪的调控和社会能力的发展。

（二）开展体育锻炼

此期儿童体格发育持续稳定。学校及家长应根据不同年龄学生的体格发育情况，保证每天有 3 小时以上身体活动，组织学生参加体育锻炼，每天有 1 小时以上中高强度运动；并结合卫生保健进行科学的指导，做到循序渐进、持之以恒，以预防骨骼发育畸形，增强儿童体质，同时也促进儿童动作和认知能力的发展。

（三）充足的营养和平衡膳食

该期儿童体格增长速度稳定，骨骼处于成长发育阶段。因此，仍应注意该年龄期儿童合理营养和平衡膳食。小学生课间加餐，有益于儿童学习注意力集中，每日摄入优质蛋白质应占总蛋白的 1/2；多食富含钙的食物，如牛乳（500 ml）、豆制品，加强运动，使骨骼发育达最佳状态，减少成年期后骨质疏松、骨折的发生；预防缺铁性贫血、营养不足等常见病；当体质指数（BMI）接近或超过正常上限时，应调整食谱，改善进食行为，加强体格锻炼，避免肥胖症。

（四）定期健康体检

对儿童和家长开展学龄期儿童发育特点和保健知识的宣传教育，提高儿童对机体生长发育的了解和自我保健意识，爱护自己的身体。如注重合理营养和平衡膳食，合理安排作息以保证充分的睡眠和运动时间。此期，应特别注意预防以下疾病。①骨骼畸形：学龄期儿童如不注意正确的坐姿、书写姿势、行走姿势，容易在日积月累中影响脊柱的发育，导致脊柱发育畸形，如脊柱侧弯、后凸畸形。应在日常的学习生活中，引导孩子形成良好、正确的行走、书写和阅读姿势，书包不宜过重，采用双肩背带；体检中注意检查学龄儿童的脊柱发育，以便早期防治。②体格生长发育异常：定期监测生长速率，如发现生长缓慢或过快，消瘦或超重、肥胖，应查找原因，如饮食营养、遗传、内分泌或疾病等因素，给予指导性意见，必要时转专科进一步诊治。③性发育异常：监测学龄期儿童的生长及性发育指标，并参考骨龄评价儿童的骨骼发育水平，判断有无性早熟或性发育迟缓。必要时转专科进一步诊治。

（五）眼、口腔保健

预防近视和龋齿是学龄儿童保健的重点之一，具体保健措施包括：①加强眼、口腔保健知识的宣教工作：教育儿童认识到眼、口腔保健的重要性；②定期进行视力和口腔检测：一般每年作眼、口腔检查一次，预防屈光不正、龋齿的发生；③平衡膳食、合理营养，限制含糖量高的饮料和食品，补充维生素充足的食物；④提倡正确的书写、阅读姿势，保证充足的光线照射，多做户外运动；⑤注意口腔卫生，指导正确的刷牙方式，每天刷牙；⑥如检查发现异常，应及时转专科诊治。

（六）法制和性知识教育

增加儿童法律知识，认识家庭与自己遵纪守法的重要性。按不同年龄进行性教育，包括对自身的保护，正确认识性发育对儿童心理生理的影响，学习有关性病、艾滋病危险因素科普知识。

（七）预防感染和伤害

继续重视传染病管理和常见疾病的防治，防止学校传染性疾病的传播和流行；加强学校对各类意外事故的防范措施和意外事故发生时紧急预案的建立；组织学生学习交通安全规则和事故的防范知识，学习灾难发生时的紧急应对和自救措施，减少伤残发生。

第七节 青春期

一、青春期特点

青春期青少年是儿童到成人的过渡期。女孩从11~12岁开始到17~18岁，男孩从13~14岁开始到18~20岁。此期特点有以下几点。①体格发育：出现第二个生长高峰，除身高、体重迅速增长外，青春期儿童身体各方面都经历着巨大变化，如形态上的充实、健美，机体功能的完善和生殖系统的日趋成熟等，使机体代谢旺盛，激素分泌增加。②性功能发育：知识增加，而心理和社会适应能力发展相对滞后，形成青春期复杂的心理卫生问题，使青春期青少年常常产生感情困惑和心理冲突。青春期青少年的行为和生理使青少年有发生性传播疾病的危险因素。

二、青春期保健措施

（一）充足的营养和合理平衡膳食

自青春期开始，生长进入第二个高峰。因此，青少年在青春期对各种营养素的需要增加，为成人时期乃至一生的健康奠定良好基础。根据青春期生长发育的特点及营养需求，应强调：①养成健康的饮食行为：一般为每日三餐，两餐间隔4~6小时。三餐比例要适宜，早餐提供的能量占全天总能量的25%~30%，午餐应占30%~40%，晚餐应占30%~40%。青春期膳食中蛋白质、脂肪、碳水化合物比值以1.1∶1.5∶5为宜，尤其养成早餐进餐习惯，多吃蔬菜少吃盐，少吃动物脂肪和糖类食品。②按需进食，切忌暴饮暴食；一般认为男、女孩在中等强度身体活动水平下的热量供给量应分别为每日2550~2950 kcal和2000~2350 kcal。鸡蛋、豆奶、瘦肉、大豆制品等优质蛋白质所含的必需氨基酸量较高，比值更接近人体，能更好地被吸收、利用。因此，在青春期儿童每日所供给的蛋白质中，此类蛋白质应占1/3~1/2。③提供富含铁和维生素C的食物：青少年应注意饮食多样化，注意调换膳食品种，经常吃富含铁的食物，如动物血、肝、瘦肉、蛋黄、黑木耳、大豆等。另外，每天的膳食中均应含有新鲜的蔬菜水果。④由于骨骼迅速发育，机体对钙、磷的需要量增加，青少年应每日摄入一定量的奶类和大豆食品，以补充钙的需要。⑤锌是很多金属酶的组成成分和酶的激活剂，参与RNA和DNA的转录以及蛋白质的合成过程；锌与性腺发育、运动功能有密切关系。青春期应多食用含锌丰富的食品，如贝壳类海产品、红色肉类和动物内脏，以利于机体的发育成熟。⑥碘是甲状腺素的重要成分，为青春期旺盛的代谢所必需，对生长发育有较大影响。青春期应适量食用含碘丰富的食品，如海带、紫菜、海鱼等，同时也应避免食用过多引起甲状腺功能亢进。

（二）预防常见青春期营养和性发育问题

1. 预防青春期超重或肥胖 当摄入超过消耗的能量，多余能量会在体内转变为脂肪，导致超重或肥胖。对青春期肥胖的预防首先就是培养良好的饮食和生活习惯。加强体育锻炼，至少每天60分钟的中高强度的有氧运动，也可通过每天3~6次、每次10分钟的短时间中等强度锻炼积累，最好每周有3天的高强度体育锻炼，以增强骨骼和肌肉力量；闲暇时间应限制静态活动，如看电视、玩电子游戏、上网等；鼓励参与家务劳动。但也有些青少年为追求体型的完美盲目进行节食减重，尤其是青春期女孩，甚至采用催吐、吃泻药等极端做法减重，最终导致神经性厌食症，发生营养不良，严重者会导致死亡。

2. 营养性缺铁性贫血 青少年由于生长迅速、血容量增加，对铁的需要量明显增加，青春期女孩月经来潮后的失血，更易发生贫血。即使轻度的缺铁性贫血，也会对青少年的生长发育和健康造成不良影响，造成青少年体力、身体抵抗力以及学习能力的下降。为预防贫血的发生，饮食应注意多样化，经常吃含铁丰富的动物类食品，如瘦肉、鱼、动物血、动物肝脏和富含维生素 C 的食物。诊断为缺铁性贫血的青少年，应在医生指导下及时服用铁剂。

3. **月经问题**　女性青春期的重要发育特点之一是月经初潮，但这并不意味发育的成熟。由于初潮时卵巢功能尚不稳定、不成熟，故月经周期也并非都规律，可出现无排卵性功能失调性子宫出血、闭经等现象，需至专科就诊。

4. **遗精**　遗精是男性青春期后的正常现象，通常在晚上睡眠时发生。发生的间隔时间个体差异很大，一般为每月 1~2 次，偶尔每周 1~2 次，只要不过于频繁，并且对身体和精神没有明显的不良影响，则都属正常现象。但过于频繁，2~3 日 1 次，甚至一夜数次，更甚有白天清醒时也发生遗精，从而影响生活和学习，则应引起重视。应加强对青少年的青春期性心理卫生教育，遗精严重者需至专科就诊并查找原因。

5. **手淫**　是指用手或其他器具抚摸自己的性器官，以获取性快感的性行为。手淫是一种自慰行为，是青少年最初的性体验。手淫属个人隐私，并不对他人和社会构成威胁，也不应视为不道德或罪恶、耻辱行为，从而使青少年陷入不安和恐惧之中。应正确引导和教育，引导青少年参加各项体育活动，将注意力转移至规律、健康的学习生活中。过度手淫可致精神疲惫、注意力不集中、失眠等不良后果。若手淫时将异物放入尿道或阴道内，则会引起组织损伤和感染，应至专科就诊。

6. **青春期妊娠和避孕**　由于缺乏避孕知识，过早的性关系可导致少女妊娠。过早的妊娠对正处在生长发育阶段的少女是一个沉重负担，同时还可能因巨大的心理压力而采用不规范的人工流产，影响健康甚至危及生命。因此，向青少年进行有关如何正确对待性行为和关于婚前性关系的危害的教育的同时，有必要向他（她）们讲解有关生育的知识和避孕的方法。

7. **性传播疾病**　青少年因性器官的发育成熟易出现性冲动，对性有好奇心，但心理的不成熟常无法控制自身行为，发生物质滥用及不洁性行为，造成性传播疾病。对青少年进行性生理卫生和性传播疾病知识的教育，预防性传播疾病。有不洁性行为史的青少年，如有泌尿生殖器感染则应转专科就诊。

（三）促进认知和情感的发育

1. **认知发育**　青春期的知觉、观察和注意力有了很大提高。有意记忆、逻辑记忆发展，即能自觉主动的、有目的的、对具体信号或抽象信号的意义的理解记忆，在语言及抽象思维的充分发展的基础上可通过推理、概括、认知事物本质特征达到记忆。注意的集中性和稳定性近于成人，可保持有意注意40分钟。思维变化是青少年期认知发展的核心。根据皮亚杰的认知发育阶段理论，12 岁以后从具体运筹期进入到形式运筹期。因进入青春期的年龄差异，部分进入青春期的儿童认知发育水平尚处于具体运筹期，而另一部分儿童认知发育水平处于形式运筹期。随着向形式运筹思维的转移，青春期中期的青少年提问和分析能力加强，逻辑分析、推理的抽象思维能力获得发展。根据他们的认知发育特点，青春期早期的教育和学习需要更具体的方法，同时加强培养他们的抽象逻辑思维能力。

青少年的思维还表现出较强的创造性和批判性。喜欢别出心裁，具有较强的求知欲和探索精神。对新鲜事物特别敏感，并易于接受。对事物的看法可以提出自己的新思路和新观点，而不会盲目或轻易相信别人。老师和家长要保护他们的独立思考、标新立异的积极性，培养他们勇于探索创新的能力。对出现不断增加的新需求不要一概加以否定，如大多数青少年喜欢上网、追星，要理解这是一个正常现象，但由于识别能力较低，会是非不分，吸取糟粕，要学会与他们交流并正确疏导，给他们创造丰富多彩的业余文化生活。

2. **情感发展**　① 自我概念的发展：青春期青少年的自我体象、自我意识和认同迅速发展。自我体象集中在外部特征上，自我意识和认同主要表现在心理方面。如引导不当，会导致青少年对自我身体形象的曲解，从而产生相应的心理行为问题：如自认为身材不够苗条而节食、减肥，引起神经性厌食；自我意识和认同发展不当，可导致男孩学吸烟、饮酒，甚至参与团伙犯罪；女孩过于注重服饰、打扮，或可出现早恋、发生性行为等问题。因此，青春期教育和保健应促进青少年自我概念的健康发展，学校和家庭均要给予青少年体验能力和成功的机会，提升他们的自我评价和自尊心。②与家庭、同伴和社会关系的发展：青春期身体的迅速成长和性成熟带来的变化，使青少年开始产生"成人感"。这种成人感是青少年身心发展过程中的一个必然经历。在青春期早期与同班同性的友谊增加，主要表现在参与同龄人的活动增加；青春期中期常常经历不同的个性特征，服装、朋友群和兴趣经常变化，个性发展特点使他们与父母的距离疏远了，此期社会活动扩大到异性，开始约会。因此，青春期同伴关系很重要。应培训青少年的社会交往技能，促进青少年健康同伴关系的发展，促进家庭亲子关系的建立，形成有威望的、对孩子行为有指导的和谐家庭关系。③情绪、情感发展：青少年富有激情和热情，情绪不稳定，容易发脾气，容易冲动，不善于处理感情和理智之间的关系。如常为小矛盾而伤人，或为某种目标和理想而付出一切；情绪比较脆弱，容易波动，当理想与现实一致时兴高采烈，当理想与现实不一致时则心情郁闷；希望受别人尊重、有强烈的自尊心，容易出现挫折感，失败时自尊心和自信心容易受到影响；随着控制能力的增强，情绪不愿外漏，会掩饰自己的情绪感受，若消极情绪不能被及时察觉则会造成严重后果，如自杀。因此，针对青少年心理发育的特点，应尊重青少年的独立性和自尊性，给予指导和建议，但不过多干涉；教育他们的言语和行为不宜过于急躁或过火，避免激起强烈的情绪反应；指导和帮助青少年学会调控自己的情绪，尊重别人，与别人沟通和交流。

（四）预防青春期心理行为问题

1. 饮食障碍　是由青少年心理社会因素引起的一组非器质性进食问题、病变，如神经性厌食和神经性贪食症。表现为饮食紊乱，常伴有情绪紊乱，严重者可致死亡。在青春期保健中应注意预防，进行有关合理、平衡膳食和健康生长发育的知识宣教，引导青少年有正确的自我体象认识，在学校积极开展各类体育、文艺活动；如出现严重饮食障碍问题，应转专科治疗。

2. 睡眠障碍　青少年期常见的睡眠障碍有睡眠时相延迟综合征或失眠。睡眠时相延迟综合征表现为入睡困难、睡眠时间推迟，次日觉醒困难；失眠指入睡困难或难以维持睡眠并觉醒后感到疲劳。青少年因青春期神经内分泌模式发生变化可致睡眠时间推迟，同时因学习任务繁重、情感需求或社交活

动多导致就寝延迟，或因过多使用兴奋性物质或药物，如茶、咖啡、中枢兴奋剂等，或者因学校或家庭压力过高产生焦虑等造成失眠。青春期保健应对青少年开展睡眠生理和"睡眠卫生"知识教育，帮助青少年培养良好睡眠习惯、合理安排睡眠和户外活动时间；多参加体育锻炼活动，减少静坐时间；减少兴奋性饮料如可乐、咖啡等的饮用，不饮酒，缓解焦虑、及时释放压力，严重失眠影响正常学习与生活时，应在医生指导下短期服用安眠药物。

3. 青春期抑郁　抑郁症是青春期常见的情绪障碍，自杀是最严重的心理危机。青少年因外界不利环境如家长和老师的忽视、压制和不公平，学习压力和对性发育的困惑等而引起烦恼、焦虑和抑郁等情绪不稳现象并不少见。青少年遇到挫折容易走向极端，如学校、家长未予以及时重视，可产生自杀念头甚至出现自杀行为。因此，青春期保健中应加强人生观和人生意义的教育，重视培养孩子乐观向上的个性发展和社会适应性，为各年龄阶段发育的转折期提供预先的心理准备和支持；在孩子面临挫折和应激事件（如冲突、高考落榜）时及时给予支持和疏导；应重视青少年情绪变化，提供心理咨询和治疗。

4. 逆反心理和行为的盲从性　青春期独立意识、成人感的出现，使青少年在心理上渴望别人认同自己的成熟，能够尊重和理解自己。但社会和生活经验的不足，经济的不能独立，父母的权威性又迫使他们依赖父母。这种独立性与依赖性的矛盾，使其在面对父母的干预时容易出现逆反心理，在行为上努力依照自己的意愿行事，对后果欠考虑，盲从性较大。家长和老师应充分尊重青少年的独立性，指导并鼓励其社会能力的发展，培养其既尊重老师或家长的意见，同时又具备独立思考和判断的能力，为进入社会做好准备。

5. 物质滥用　青春期自我意识的迅速发展导致内在自我与外在环境产生矛盾。他（她）们往往不能很好地适应环境，行为不稳定，判别是非能力尚不成熟，或为逃避现实，解除烦恼、焦虑，或为得到同伴的认可和接受而模仿、尝试吸烟、饮酒、服用药物，继而物质滥用，这对青少年的心身造成严重损害。应加强对青少年有关酗酒、吸烟、物质滥用潜在危害的教育，为青少年提供适宜的社会活动和心理支持；不鼓励未成年人饮酒。

（五）性心理发展和保健

现代社会生活环境优越，青少年生理发育趋于早熟。由于性功能的迅速发育和成熟、心理活动的发展以及客观环境等影响，进入青春期之后的青少年，出现与异性交往的渴求，甚至出现朦胧的爱情念头，开始对异性有好感和兴趣，在言行举止、处事方面都努力吸引异性的关注，常表现为取笑异性，乐于制造和散播"喜欢"谁的谎言。但由于我国对青少年青春期性教育开展得相对滞后，学校、家长和社会舆论的约束、限制，使青少年在情感和性的认识上存在既渴求又不好意思表现的矛盾状态，环境的压制可使青少年产生好奇心及逆反心理，发生过早性行为及意外妊娠。因此，青春期保健应通过有效的教育手段传播科学的性知识和性道德，纠正有关性的认识和行为上的偏差，帮助青少年建立健康的性意识，确立正确的性爱观。包括：①性知识教育：把性的知识传授给青少年，可以消除对性的神秘感，使他们懂得如何以科学观点正确对待自身变化。以课堂内和课堂外教育、个别谈话、集体讨论等方式帮助他们了解：生殖器官的解剖与生理；青春期的体格发育，男性和女性的体型特征和第二性征的发育；外阴部的卫生与清洁；月经与遗精的生理机制；女性经期卫生；遗精的身心保健；性自慰行为（手淫、性幻想）；怀孕与避孕知识以及性传播疾病预防等的普及知识教育。②性心理教育：进入青春期，随着机体神经内分泌系统的发育，青少年产生性意识。浓厚的性兴趣和求知欲促使他们热心探索成熟。然而，此时的特点是幼稚朦胧、敏感多变、易冲动，如缺乏正确的引导，则易被错误的信息所诱惑。家长和老师应主动与他们交流，增加相互间的信任感，认识到他们渴求独立、渴求志趣相投的知心朋友、渴求异性的注意是正常心理表现，帮助和指导他们如何与异性进行正常的交往，坦然地面对异性。

（六）促进生殖健康

自青春期开始，机体在卵泡刺激素（FSH）、黄体生长素（LH）和雌激素、雄激素的作用下，随着身高出现突增的同时，性器官和第二性征开始发育。青春中期，则以性器官和第二性征迅速发育为主要特征，出现月经初潮和首次遗精。青春后期，性器官和第二性征继续缓慢发育至成人成熟水平。

女童月经初潮、男童首次遗精是青春期性发育的重要标志，但并不意味着性成熟。即使在青春后期，虽然性成熟已经完成，但社会成熟还远远滞后，仍然缺乏独立生活能力。因此，对青春期儿童的生殖健康教育有特别重要的意义。

1. 男性外阴部的清洁卫生　阴茎包皮内板与阴茎头皮肤间形成包皮腔，其间的小腺体有分泌物产生，分泌物与尿液、脱落上皮和污垢合成乳酪状的包皮垢。包皮垢若长期未予清洗而附着于包皮腔，则极易引起感染。因此，青春期男孩应注意外阴部卫生，每晚睡前应用流动水或个人单独使用的盆盛清洁水，将包皮翻转后清洗包皮垢。阴囊皮肤柔弱，应避免使用碘酊等刺激性较大的药物。

穿着内裤和外裤宜宽松，不宜穿紧身裤。紧身裤会束缚阴囊活动，并使局部温度增高，影响睾丸发育和精子形成。由于紧身裤散热不良，还易引起股癣和湿疹。

2. 女性外阴部的清洁卫生　女孩进入青春期后，随着卵巢开始发育，在雌激素的作用下，阴道开始有分泌物（白带）排出。正常时白带含有阴道上皮脱落细胞、白细胞、乳酸杆菌。如阴道分泌物增多，且有臭味，表明阴道内可能有炎症，应及时至专科就诊。

女性外阴应每日用流动水或清洁盆水清洗，清洗时应由前往后，由内向外，最后清洗肛门。要使用个人专用的盆和毛巾。除非有明显感染时，否则不宜用高锰酸钾溶液清洗外阴；也不宜经常用肥皂清洗外阴，以免过分干燥。一般情况下，不冲洗阴道，避免感染。内衣要宽松，不穿紧身裤，质地以纯棉最佳，因其透气性好。内裤要勤换、勤洗，并在日光下晒干。

3. 女性乳房保健　乳房发育是女性青春期发育最显著的特征之一。乳房发育开始的早晚和发育速度，存在着个体差异。开始发育年龄，早至8岁左右，晚至十三四岁；有些女孩的乳房在开始发育1年后即达成熟水平，有的则在数年后才达到成熟水平。一般认为这与营养和遗传因素有关。

绝大多数女孩，发育成熟的乳房左右两侧基本对称。乳房中的乳腺由乳腺管、乳腺泡和脂肪组成。乳房内肌纤维最少，因此自身支持能力较差，故应注意乳房的保护如保持正确的身体姿势，及时佩戴胸罩等。胸罩大小要适当，太大不能起到有效的扶托作用，太小则影响胸廓和乳房发育。晚间睡眠时，应把胸罩解开，以免影响呼吸。

乳房保健中提倡乳房自检。自检每月1次，在月经期后进行，目的在于及早发现乳房包块。检查包括观察和触摸两部分，触摸时要注意乳房、胸壁和腋窝部有无肿块和增厚。如观察和触摸发现乳房外形变化，乳头突然内陷或突起，和（或）触及包块，应及早就诊。青春期女性的乳房肿块，多数为良性肿瘤或纤维瘤，但应谨慎排除恶性肿瘤的可能。

4.女性经期卫生 女孩月经初潮时，生殖系统尚未发育成熟，在初潮后一两年内会出现闭经或月经紊乱，此属正常生理现象。在行经期可有轻度下腹坠胀、腰酸、乳房胀痛、乏力、嗜睡、情绪不稳定等，此亦属正常现象。月经量的多少个体差异很大，一般为30~50 ml。应详细记录月经的来潮时间、持续时间、经量的多少和白带的变化，以便及时发现月经周期、月经期和月经量的异常。月经期应注意卫生，保持外阴部的清洁。每日睡前用温水冲洗外阴部，禁坐浴。内裤应及时清洗，并在阳光下晒干，以免真菌和细菌感染。卫生巾、卫生纸等卫生用品应柔软、清洁，选购时要注意是否是正规产品，注意生产日期和保质期。青春期，女孩不宜用阴道棉塞。

月经期要保持精神愉快和情绪乐观，应该使她们懂得月经的按时来潮是身体健康的表现。月经期睡眠应充足；仍可参加适当的体育活动，但应避免重体力劳动和剧烈运动；不宜游泳，以免感染；少吃刺激性食物，多饮水、多吃蔬菜、水果，保持大便通畅。

（邵 洁）

第五章
儿童保健基本内容与技术

第一节　新生儿家庭医学访视

为了降低新生儿患病率和死亡率，促进其健康成长，新生儿自产院出院后，儿童保健人员需定期对新生儿进行健康检查，宣传科学育儿知识，指导家长做好新生儿喂养、护理和疾病预防，并早期发现异常和疾病，及时处理和转诊。每次访视时，在进入室内探视和检查乳母及新生儿前，医护人员需戴口罩并进行手清洁，建议用肥皂和清水洗手，在游牧缺水地区，建议使用免洗手消毒液。每次访视完毕，及时填写访视记录，并给婴儿父母反馈。每次访视重点不同，发现问题应及时处理。

一、新生儿健康管理

国家基本公卫服务规范第三版对新生儿健康管理的具体要求如下。

1. 访视次数　访视次数不少于 2 次。

（1）首次访视　在出院后 7 日之内进行。如发现问题应酌情增加访视次数，必要时转诊。

（2）满月访视　在出生后 28~30 日进行。新生儿满 28 天后，可结合接种乙肝疫苗第二针，在乡镇卫生院、社区卫生服务中心进行随访。

2. 访视内容

（1）问诊　①孕期及出生情况：母亲妊娠期患病及药物使用情况，孕周，分娩方式，是否双（多）胎，有无窒息、产伤和畸形，出生体重、身长，是否已做新生儿听力筛查和新生儿遗传代谢性疾病筛查等。②一般情况：睡眠、有无呕吐、惊厥，大小便次数、性状及预防接种情况。③喂养情况：喂养方式、吃奶次数、奶量及其他存在问题。

（2）测量　每次测量体重前需校正体重计零点。新生儿需尽量排空大小便，脱去外衣、袜子、尿布，仅穿单衣裤，冬季注意保持室内温暖。称重时

取卧位，新生儿不能接触其他物体。使用杠杆式体重计称重时，放置的砝码应接近新生儿体重，并迅速调整游锤，使杠杆呈正中水平，将砝码及游锤所示读数相加；使用电子体重计称重时，待数据稳定后读数。也可以成人抱着新生儿称重，然后成人单独称重，再将二者数据相减。记录时需除去衣服重量。体重记录以千克（kg）为单位，至小数点后 2 位。

（3）体格检查

1）一般状况：精神状态，面色，吸吮，哭声。

2）皮肤黏膜：有无黄染、发绀或苍白［口唇、指（趾）甲床］、皮疹、出血点、糜烂、脓疱、硬肿、水肿。

3）头颈部：前囟大小及张力，颅缝，有无血肿，头颈部有无包块。

4）眼：外观有无异常，结膜有无充血和分泌物，巩膜有无黄染，检查光刺激反应。

5）耳：外观有无畸形，外耳道是否有异常分泌物，外耳郭是否有湿疹。

6）鼻：外观有无畸形，呼吸是否通畅，有无鼻翼扇动。

7）口腔：有无唇腭裂，口腔黏膜有无异常。

8）胸部：外观有无畸形，有无呼吸困难和胸凹陷，计数 1 分钟呼吸次数和心率；心脏听诊有无杂音，肺部呼吸音是否对称、有无异常。

9）腹部：腹部有无膨隆、包块，肝脾有无肿大。重点观察脐带是否脱落、脐部有无红肿、渗出。

10）外生殖器及肛门：有无畸形，检查男孩睾丸位置、大小，有无阴囊水肿、包块。

11）脊柱四肢：有无畸形，臀部、腹股沟和双下肢皮纹是否对称，双下肢是否等长等粗。

12）神经系统：四肢活动度、对称性、肌张力和原始反射。

（4）环境　指导新生儿卧室应安静清洁，空气流通，阳光充足。室内温度在 22~26℃为宜，湿度

适宜。观察和评估母乳喂养的体位、新生儿含接姿势和吸吮情况等，鼓励纯母乳喂养。喂养前母亲可洗手后将手指放入新生儿口中，刺激和促进吸吮反射的建立，以便主动吸吮乳头。新生儿衣着易宽松、质地柔软，保持皮肤清洁。脐带未脱落前，每天用聚维酮碘或75%的酒精擦拭脐部一次，保持脐部干燥清洁。若新生儿有头部血肿、口炎或鹅口疮、皮肤皱褶处潮红或糜烂，应给予针对性指导。对生理性黄疸、生理性体重下降、马牙、螳螂嘴、乳房肿胀、假月经等现象无需特殊处理。注意并保持家庭卫生，接触新生儿前要洗手，减少探视，家人患有呼吸道感染时要戴口罩，以避免交叉感染。生后数天开始补充维生素D，足月儿每日口服400U，早产儿每日口服800U。对未接种卡介苗和第1剂乙肝疫苗的新生儿，提醒家长尽快补种。未接受新生儿疾病筛查的新生儿，告知家长到具备筛查条件的医疗保健机构补筛。注意喂养姿势、喂养后的体位，预防乳汁吸入和窒息。保暖时避免烫伤，预防意外伤害的发生。母亲及家人多与新生儿说话、微笑和皮肤接触，促进新生儿感知觉发展。

二、高危新生儿管理

1.**高危因素** 对于符合下列高危因素之一的新生儿为高危新生儿，除常规新生儿访视外，根据具体情况酌情增加访视次数，首次访视应在得到高危新生儿出院（或家庭分娩）报告后3日内进行。

（1）早产儿（胎龄<37周）或低出生体重儿（出生体重<2500g）、多胎。

（2）宫内、产时或产后窒息儿，缺氧缺血性脑病及颅内出血者。

（3）新生儿期患有严重感染性疾病（如宫内感染、肺炎、败血症等）、高胆红素血症、新生儿惊厥、持续性低血糖等。

（4）新生儿患有各种影响生活能力的出生缺陷（如唇裂、腭裂、先天性心脏病等）以及遗传代谢性疾病（如唐氏综合征、甲状腺功能低下、苯丙酮尿症等）。

（5）母亲有异常妊娠及分娩史（如反复自然流产史、死胎、死产等）、初产年龄<18岁或≥35岁、患有糖尿病、甲状腺功能异常、严重感染（如风疹病毒、巨细胞病毒等）、中度以上妊娠期高血压综合征、残疾（视、听、智力、肢体、精神）并影响

养育能力者等。

（6）在检查时发现的生长、发育偏离等。

2.**增加访视次数** 得到报告后应于3日内访视。访视次数根据新生儿的具体情况而定，出生体重在2500g以下或体温不正常、喂养困难、呼吸困难需家庭用氧者，每日访视一次；一般情况较好且稳定者，每周访视1~2次或酌情而定。

3.**指导保暖** 对早产儿尤其要注意保暖（室温保持在24~26℃，空气湿度50%~60%）。戴帽子减少头部散热，衣被厚度适中，使体温维持在36~37℃。建议家庭采用袋鼠式护理法（参照第四章第二节）。袋鼠式护理简单方便、经济，温度适宜，不仅能给早产儿很好地保暖，还便于母乳喂养，增进母婴感情。袋鼠式护理不妨碍母亲各种活动，家中其他人可临时代替母亲，也可用于正常新生儿。

4.**指导喂养** 必须强调母乳喂养。根据日龄、体重、吸吮力的强弱和吸吮吞咽协调性，确定自行哺乳或经胃管等的喂养方法。年龄越小，体重越低，每次哺乳量愈少，间隔时间也愈短，如体重1500~2000g，每2小时喂一次；体重2500g，每2~3小时喂一次。早产儿理想的体重增长为10~15g/（kg·d）。早产儿生后即补充维生素D 800~1000U/d，3月龄后改为400U/d。生后2周开始补充铁剂，元素铁2~4mg/（kg·d）。指导体重监测，可在生后2周及28日时分别测量体重1次。对满月时体重增加不足600g者应分析原因，必要时转医院诊治。

5.**指导护理** ①指导父母观察新生儿的一般情况，如吃奶、精神、面色、呼吸、哭声、皮肤、大小便的性状和次数，若发现异常及时报告或转到医院诊治。②指导日常护理，包括皮肤清洁、脐部护理。③指导呼吸管理，保持婴儿呼吸道通畅，早产儿仰卧时可在肩下放置软垫，避免颈部弯曲、呼吸道梗阻；喂奶后注意拍背排气，并注意让婴儿侧卧，以免溢乳后吸入气道。

6.**预防感染** 指导婴儿家人注意勤洗手，保持居室通气，定期消毒婴儿物品、用具，有感染者应与婴儿隔离，保持婴儿脐部、皮肤清洁干燥。

三、建立转诊制度

新生儿病情变化快，症状体征表现呈非特异性，在家庭访视中若发现问题，轻者及时处理、密

切观察，经处理观察未见好转或病情重者，应及时就近转医院诊治，以免延误治疗。

1. 立即转诊

若新生儿出现下列情况之一，应立即转诊至上级医疗保健机构。

（1）体温≥37.5℃或≤35.5℃。

（2）反应差伴面色发灰、吸吮无力。

（3）呼吸频率<20次/分或>60次/分，呼吸困难（鼻翼扇动、呼气性呻吟、胸廓凹陷），呼吸暂停伴发绀。

（4）心率<100次/分或>160次/分，有明显的心律不齐。

（5）皮肤严重黄染（手掌或足跖），苍白，发绀和厥冷，有出血点和瘀斑，皮肤硬肿，皮肤脓疱达到5个或很严重。

（6）惊厥（反复眨眼、凝视、面部肌肉抽动、四肢痉挛性抽动或强直、角弓反张、牙关紧闭等），囟门张力高。

（7）四肢无自主运动，双下肢/双上肢活动不对称；肌张力消失或无法引出握持反射等原始反射。

（8）眼窝或前囟凹陷、皮肤弹性差、尿少等脱水征象。

（9）眼睑高度肿胀，结膜重度充血，有大量脓性分泌物；耳部有脓性分泌物。

（10）腹胀明显伴呕吐。

（11）脐部脓性分泌物多，有肉芽或黏膜样物，脐轮周围皮肤发红和肿胀。

2. 建议转诊

若新生儿出现下列情况之一，建议转诊至上级医疗保健机构。

（1）喂养困难。

（2）躯干或四肢皮肤明显黄染、皮疹，指（趾）甲周红肿。

（3）单眼或双眼溢泪，黏性分泌物增多或红肿。

（4）颈部有包块。

（5）心脏杂音。

（6）肝脾肿大。

（7）首次发现五官、胸廓、脊柱、四肢畸形并未到医院就诊者。

各地要根据当地实际情况建立转诊制度和新生儿转运系统，转运中注意保暖、监测生命体征和予以必要的治疗，保证新生儿得到及时救治。

（季 钗）

第二节 生长监测和定期健康检查

生长监测是定期连续测量个体儿童的体格生长指标，并记录在生长发育图中，根据其相应指标在生长发育图的走向，结合儿童生活史分析儿童营养状况及生长发育状况的过程。

一、生长监测

（一）生长监测的意义

随着社会经济水平的提高，我国儿童面临营养不良和超重肥胖增多的双向表现，生长监测被赋予了新的内容。儿童生长发育呈现出持续、不均衡发展的规律，而且受到遗传和环境的双重影响，生长发育过程中受营养、疾病、家庭社会环境等因素影响可能出现偏离儿童自身的生长发育轨迹的现象，表现为体重、身高等体格发育指标的波动，监测体重、身高等指标有助于及时发现生长偏异的情况。

体重是全身重量的总和，受近期营养、疾病等因素的影响，是反映儿童近期营养状况的敏感指标，即使轻微的变化也能准确地测量出来。身高则相对稳定，随着生长发育而逐步累积，短期内的疾病、营养问题对身高的影响不明显，反映的是儿童长期营养状况和生长速度。因此，为适应基层儿童保健工作以及家庭自我监测的需要，基本的生长发育监测图采用年龄别体重和年龄别身高作为参考曲线。由于儿童正常体重和身高存在一定的变异，一次测量结果只能反映当时的生长水平，不能很好地反映儿童长期的生长水平和生长趋势，因此需要通过定期连续的测量，分析儿童体重和身高增长速度和趋势，及时发现生长偏异的现象。

（二）生长发育监测图

为了教育、动员家长做好儿童保健，世界卫生组织（WHO）推荐家长和基层单位儿童保健工作者使用的儿童生长发育监测图是按照年龄、性别、体重、身长（身高）、头围、体质指数（BMI）指标绘制而成的。WHO的2006年儿童生长标准非常符合我国儿童的生长状况，因此我国《儿童健康检查服务技术规范》中采用该标准（图5-1，图5-2）。

0~3岁男童和女童生长百分位标准曲线图中2岁以内测量卧位身长，满2周岁开始测量立位身高，

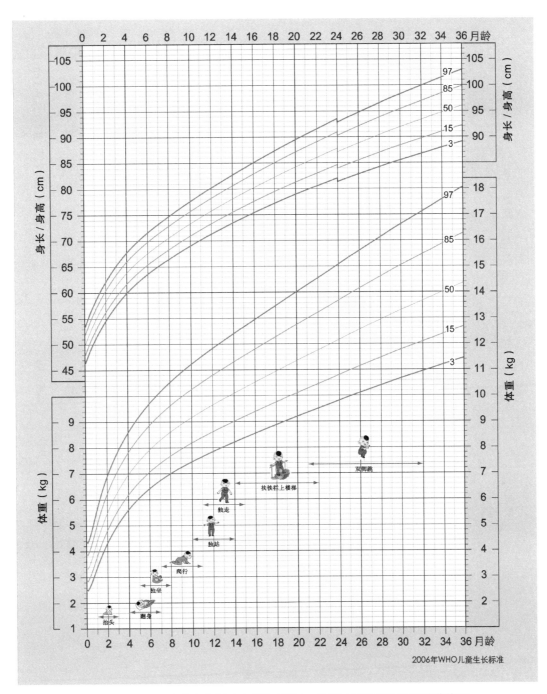

图 5-1　0～3 岁男童身长（身高）/ 年龄、体重 / 年龄百分位标准曲线图

而 2 周岁儿童身高比身长低 0.7 cm，因此在 2 周岁的曲线图上有一身长 / 身高切迹。另外，在 0～3 岁儿童生长发育监测图上还附有 8 个小人图，提供 3 岁以内儿童粗大动作的发育监测。以每个粗大动作的右侧箭头所指的年龄为界限，如果在这个年龄还没有发展出相应的能力，比如 3 个月还不会抬头或 8 个月还不会独坐等，则提示运动发育落后的可能，建议进一步进行神经心理发育的评估。

（三）生长监测实施方法

儿童生长监测通常采用测量、标记、画线、评估和指导等步骤。

1. 定期、连续测量儿童的体重、身长（身高）、头围、胸围等体格发育指标

（1）监测时间　①家庭监测：时间相对机动，随时可以进行，由于体重受短期的饮食、疾病影响较明显，一般可 1 个月监测一次。②保健机构监测：

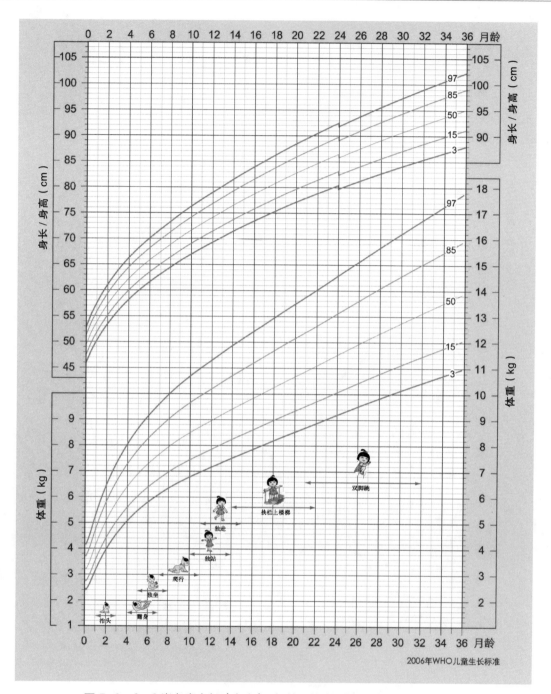

图 5-2   0~3 岁女童身长（身高）/年龄、体重/年龄百分位标准曲线图

一般开展定期监测，年龄越小生长速度越快，因此监测次数应该越多。健康检查还可根据儿童个体情况，结合预防接种时间或本地区实际情况适当调整检查时间，增加检查次数。③高危儿和营养性疾病儿童管理：早产儿或低出生体重儿、围生期缺氧缺血性脑病、颅内出血、高胆红素血症、各种出生缺陷、遗传代谢性疾病等情况的高危儿，以及营养性疾病如佝偻病、贫血（中度以上）、营养不良、肥胖等儿童，应加强生长监测，给予个体化的处理，严重

者转上级医疗保健机构随访。

（2）测量要求   测量体重前，应注意调整磅秤零点，让儿童尽量排空大小便，脱去外套、鞋、帽等，以保证测量的准确性。2 岁以下婴幼儿使用量床测量身长，2 岁以上儿童用身高尺测量身高。

2. 描记儿童的体重、身长（身高）曲线   每次测量儿童体重、身长（身高）后，在小儿生长发育图的横坐标上找出本次测量时的月龄，在纵坐标上找出体重、身长（身高）测量值，在该月龄的上方与

测量值相交的空格里画一圆点，将本次画的圆点与前次画的圆点连接起来，连成一条线，即生长曲线。

3.评估儿童生长曲线走向 ①正常曲线：即儿童生长曲线与参考曲线走向相平行，说明体重和身高增长速度正常。②体重曲线上扬：即本次体重值明显增长，生长曲线较参考曲线走向上扬，说明体重增加过快。一般与摄食过多有关。③体重曲线向下偏离：即本次体重增长值不如理想值，儿童生长曲线较参考曲线向下偏离，说明体重未增或不理想。一般与营养不足、疾病等有关。同理，可以通过身高（身长）曲线评估儿童长期营养，早期发现一些疾病信息。

4.结果分析及健康教育 根据生长曲线的变化及原因指导家长在测量、标记儿童体重、身高（身长）曲线的同时，要向家长进行面对面的健康教育，促使家长理解儿童的体重、身高（身长）曲线在生长发育图中的走向，并从中了解儿童的生长趋势，以及相应曲线走向的意义。对生长发育有问题的儿童，需要进行判断和干预。

（1）营养缺乏的儿童 分析营养不足的原因，从辅食添加、饮食习惯、儿童食欲状况等方面进行分析，有条件时可根据儿童的年龄计算出应有的摄入量，进行膳食评估及营养计算。必要时做营养方面的实验室监测。鼓励母乳喂养，指导家长正确添加辅食，纠正不良饮食习惯，解决入量不足或有关营养素不足的问题。在指导营养喂养的同时，每月监测儿童的体重，继续观察体重增长的趋势。

（2）感染（如腹泻、上呼吸道感染、肺炎等）所致体重增长减慢的儿童 要针对感染的病因给予及时治疗。对反复感染的儿童，可选用增强儿童免疫功能的药物，调节机体免疫力，以达到减少和控制感染的目的。

（3）过度营养导致超重或肥胖的儿童 要指导家长控制高糖、高脂肪饮食的摄入，注意均衡膳食，同时加强儿童的体格锻炼，增加户外活动的时间，以保证儿童健康成长。

（4）身高（身长）落后 需要分析是否有长期营养不良、疾病等。身高过快需要排除性早熟、垂体微腺瘤等导致生长激素分泌过多的原因。

（四）生长监测注意事项

1.儿童生长发育图中参考标准的选择 原国家卫生计生委妇幼健康服务司推荐2006年WHO的标准，可以与全球儿童的生长状况进行比较。当然，也可以采用中国儿童的参考标准。我国在地理、气候、经济文化水平、生活水平、卫生设施和医疗保健等方面存在一定的差异，儿童体格生长水平必然存在地区差异。因此，在儿童生长发育监测中也可以采用上述比较好的全国性参考标准。

2.如何评价儿童的体格生长 生长监测重要的是观察体重和身长（身高）曲线的走向和曲线的形状。只要个体的生长曲线始终与生长发育图中的参考曲线平行，就说明该儿童的生长速度是适合其年龄的，表明目前儿童的生长状况正常。如果儿童的体重曲线变平坦或者向下倾斜，不与图中的参考曲线平行，那就需要仔细检查，以期早期发现生长缓慢的儿童，加强管理。同时对那些体重曲线持续在2个标准差或第3百分位以下的儿童，要结合年龄别身长、年龄别体重、身长别体重或年龄别BMI等指标进行综合评估，避免将营养正常而身材矮小的儿童错误诊断为营养不良。另一方面，如果确实是营养不良，在进行干预前，要区分是近期营养不良还是既往慢性营养不良。此外，儿童的生长发育不是一个匀速的过程，有时可表现为停滞一段时间后又快速赶上，在这种情况下，要缩短监测的间隔，连续纵向观察一段时间，避免将生长正常的儿童误认为是异常情况。

二、定期健康检查

（一）定期健康检查时间

儿童定期健康检查是指针对0~6岁儿童免费检查，新生儿出生时由产科医生或新生儿科医生检查；出院后7天内，保健人员到新生儿家中进行检查；在出生后28~30日，婴儿前往乡镇卫生院、社区卫生服务中心或村卫生室，建立儿童保健手册；婴儿期至少体检4次，建议分别在3月龄、6月龄、8月龄和12月龄；3岁及以下儿童每年至少体检2次，每次间隔6个月，时间在1岁半、2岁、2岁半和3岁；3岁以上儿童每年至少体检1次，分别为4岁、5岁和6岁。在定期、系统原则的前提下，儿童健康检查的具体时间可结合当地儿童计划免疫和每年"六一"国际儿童节前后大体检的时间安排进行。还可根据儿童的个体情况调整体检时间，比如高危儿和营养性疾病儿童要增加体检次数。

（二）定期健康检查内容

定期健康检查包括询问个人史及既往史、体格测量及评估、全身各系统检查、神经心理发育筛查、常见病及生长发育相关疾病的辅助诊断检测。

1. 问诊

（1）新生儿期　母亲妊娠时年龄、健康和营养状况，父母是否近亲结婚，父母疾病史；出生时有无窒息、产伤，生后有无出血、感染、黄疸，出生体重和孕周，母乳喂养情况，新生儿的大小便和睡眠情况，新生儿疾病筛查情况。

（2）婴儿期　喂养方式，喂养习惯，乳量是否充足，添加辅助食品的月龄、种类、数量，有无添加维生素 D 制剂；体格与神经心理发育情况：何时出牙，何时抬头、翻身、坐、爬、站、走，何时能笑、认人、讲单词，对周围人和物的反应，有无运动或感觉方面的障碍；养育情况如睡眠、大小便、户外活动的状况和习惯；预防接种的种类和次数；曾患过何种疾病，尤其是传染病和遗传性疾病。

（3）幼儿期　家庭饮食习惯、喂养行为，有无挑食、偏食等不良习惯；神经心理发育如大动作、精细动作、语言、情绪、社交互动、自我意识、独立性等发育情况；生活习惯的培养，如睡眠、体格锻炼、大小便控制能力、口腔卫生等；预防接种完成情况；曾患何种疾病，尤其是传染病。

（4）学龄前期　除与幼儿期大致相同外，还要询问卫生习惯，如早晚刷牙、饭后漱口、饭前便后洗手以及与其他小朋友的交往情况和幼儿园的适应情况等。

2. 体格测量　所有儿童均应测量身高和体重，2 岁以内儿童还可增加头围和胸围的测量。每次测量均应按固定时间进行，测量用具、方法要统一，测量要力求准确。根据测量结果，医生按儿童的年龄对其体格生长情况进行评价。通过健康体检筛选出营养不良和超重/肥胖的儿童，进行重点管理。

3. 全身体检　目测儿童发育、营养和精神状态、面部表情、对环境中人和物的反应；头发的光泽，有无脱发；面部皮肤是否苍白或发黄，口唇是否发绀，有无特殊面容；眼睑有无水肿；皮肤有无皮疹；全身有无畸形等。

（1）头部　头颅大小有无异常，6 个月内婴儿有无颅骨软化症；对于婴幼儿还要检查前囟门的大小、张力和闭合情况。

（2）眼　眼睑是否正常，巩膜有无黄染，有无分泌物或斜视，眼距是否过宽。4 岁以上儿童每年采用国际标准视力表或标准对数视力表灯箱进行一次视力筛查。

（3）耳　耳郭有无畸形，外耳道有无分泌物，听力是否正常。对有听力障碍高危因素的儿童，采用便携式听觉评估仪及筛查型耳声发射仪，在儿童 6、12、24 和 36 月龄各进行 1 次听力筛查。

（4）口　口唇颜色，口腔黏膜及咽部有无充血，有无唇裂、腭裂，乳牙数目，有无龋齿。

（5）胸部　有无鸡胸、漏斗胸、肋串珠、Harrison 沟；听诊肺部有无啰音，心脏有无杂音。

（6）腹部　有无异常包块、膨隆，肝脾是否增大。

（7）外生殖器　有无畸形，男性有无包茎、隐睾、鞘膜积液；女性尿道及阴道有无分泌物、有无外阴粘连等。

（8）脊柱和四肢　有无畸形，有无先天性髋关节脱位的体征，四肢肌张力有无异常。

（9）全身浅表淋巴结　有无异常增大。

（10）高危儿　应随访检查视觉、听觉、运动发育、语言发育、对人和物的反应能力等神经心理发育情况。

4. 实验室及其他检查　根据体格测量和全身体格检查结果，确定相应的实验室检查。

（1）生后 6 个月或 8 个月　检查 1 次血红蛋白，1 岁以后每年检查 1 次。

（2）1 岁和 2 岁　分别检查尿常规 1 次。2 岁以后每半年检查粪常规 1 次，了解有无寄生虫卵。

（3）必要时　可做肝功能、乙肝免疫学、X 线摄片等检查，并可查维生素 D，血钙、磷，以及血锌、铜、铁等微量营养素及血铅。

（三）定期健康检查注意事项

1. 每次定期健康检查后，应将个体儿童的体格测量和检查结果详细记录在每个儿童的保健册中，对所测量的身长（身高）、体重等数据进行评价。

2. 目前我国评价城乡儿童的体格生长和营养状况时，可以采用国际标准或最新国内标准，并采用百分位法评估儿童的体格生长水平；同时应该以年龄别体重、年龄别身高、身高别体重、年龄别 BMI 等指标评价个体儿童的营养状况，并计算群体儿童营养不良和肥胖的百分率，有利于制订群体预防工作重点。

3.要对每位接受检查的儿童进行健康状况评价，包括体格生长、神经精神心理发育、营养状况，有无营养性疾病（如营养不良、肥胖、贫血、佝偻病等）、神经发育障碍性疾病（如运动发育迟缓、语言发育迟缓、孤独症谱系障碍、全面发育迟缓等）、遗传代谢病或先天性畸形，以及其他异常等。

4.对检查出来的营养性疾病和神经心理发育迟缓的儿童要分别进行登记，建立专案管理记录，积极治疗，并转高危儿门诊随访观察，结案后转入健康门诊管理。对于不能明确诊断或没有条件治疗的儿童要及时转诊至上一级妇幼保健机构或综合性儿童医院；待诊断明确，经治疗好转后再转回当地继续管理。

5.将体格测量和检查结果反馈给家长，对家长提供有针对性的咨询，并指导家长对儿童进行科学喂养、早期发展促进、清洁护理、体格锻炼、疾病预防等，还要帮助家长学会应用小儿生长监测图观察儿童的生长状况和神经发育情况，监测发现儿童的生长曲线和神经发育水平是否出现偏离，主动请医生检查和指导，从而发挥家长在儿童保健工作中的有利作用。

（竺智伟）

第三节　儿童发育筛查

儿童保健的基本内容与技术是根据儿童保健工作的任务，围绕保证和促进儿童健康发展展开的，儿童保健对象从胎儿至18周岁的儿童，重点是7岁以下儿童。本章内容主要涉及新生儿家庭医学访视、生长监测和定期健康检查、发育筛查、预防接种、高危儿管理和特殊儿童管理。

对于儿童保健工作来说，儿童发育筛查是重要的组成部分，通过发育筛查可以及早检出视听障碍、发育迟缓、运动障碍、孤独症谱系障碍、智力障碍、语言障碍等发育偏离或异常的儿童，从而进行健康促进、发育监测、早期干预康复或相应的转诊。

一、发育筛查对象

发育筛查对象包括正常出生儿童和高危新生儿，对正常出生儿童进行普及性筛查，对高危新生儿进行系统发育监测。在初级保健中将发育筛查纳入常规保健中，对所有出生的婴儿均在出生时、新生儿访视时、儿童定期健康体检或生长监测时进行发育筛查。区县级及以上医疗保健机构逐渐开展高危新生儿的系统发育监测。高危新生儿是指在孕期、产时及新生儿期遭受某些高危因素影响的新生儿，如母亲孕期病毒感染、妊娠高血压、糖尿病或其他严重疾病，早产、低出生体重、新生儿窒息、缺氧缺血性脑病、颅内出血、高胆红素血症，新生儿败血症、脑膜炎等严重感染或检出患有唐氏综合征（21-三体综合征）、苯丙酮尿症、甲状腺功能减退等遗传代谢性疾病等。高危新生儿的发育障碍发生率一般为5%~15%，比正常新生儿高5~10倍。因此，高危新生儿是儿童保健服务发育筛查的重点人群。三级保健机构陆续开设发育行为专科门诊，进行儿童发育障碍的早期识别、干预和康复。

二、发育筛查的实施

目前国内外关于儿童发育筛查内容的研究和临床实践都得到了极大的发展，婴幼儿视听发育、运动发育、智力发育、语言发育、社会交往能力等多方面筛查工作得到了应有的重视。

（一）儿童眼病及视力筛查

儿童眼病及视力筛查是依据儿童视觉发育特点和规律，运用相应的检测手段和技术，针对不同年龄阶段儿童进行相应的眼病及视力的筛查和评估。儿童正处在视觉发育的关键期和敏感期，视觉发育具有可塑性，早期发现和早期治疗可以最大限度地促进其早期康复，避免儿童终身视力残障甚至可以挽救生命。

2021年6月国家卫生健康委印发《0~6岁儿童眼保健及视力检查服务规范（试行）》，要求根据不同年龄段正常儿童眼及视觉发育特点，结合0~6岁儿童健康管理服务时间和频次，为0~6岁儿童提供13次眼保健和视力检查服务。其中，新生儿期2次，分别在新生儿家庭访视和满月健康管理时；婴儿期4次，分别在3、6、8、12月龄；1~3岁幼儿期4次，分别在18、24、30、36月龄；学龄前期3次，分别在4、5、6岁。目的是早期发现儿童常见眼病、视力不良及远视储备量不足，及时转诊干预，控制和减少儿童可控性眼病及视力不良的发展，预防近视发生。

出生体重低于2000g的低出生体重儿，或出生孕周小于 32 周的早产儿，生后 4~6 周或矫正胎龄 32 周时，应进行眼底检查，尤其是早产儿视网膜病变的筛查。

新生儿期眼病筛查方法包括筛查眼病高危因素、观察眼外观、光照反应检查。初筛后对诊断明确病例及时进行有效干预，对可疑病例、诊治病例、通过初筛不能确诊的病例均应择期进行针对性复查。对于有新生儿眼病高危因素者，除以上检查外，必要时要散瞳后进行眼底检查。即使当时检查没有明显阳性体征，也要积极进行随访并指导家长学会观察，以便及时发现问题。对于复杂病例和需要手术治疗的患儿，需及时转入眼科治疗。

（二）儿童听力筛查

听力障碍会使儿童对外界事物的感知和认识受到影响，特别是语言信息的输入受损，导致儿童语言发育迟缓，发生交流、学习障碍，给家庭与社会带来负担。2021 年 WHO 发布的《世界听力报告》中指出，目前超过 15 亿人遭受不同程度的听力损失，其中包括 3400 万儿童。全球中重度听力障碍的发病率随着年龄增长而增加，其中儿童听力障碍从新生儿期的 0.2% 增加到 5~9 岁的 1.5%。新生儿听力筛查是早期发现听力障碍最有效的方法。强调新生儿听力筛查的目的是尽早发现听力障碍的新生儿，以期所有听力障碍的新生儿都能在 3 月龄前被发现，6 月龄前予以干预。目前主要运用电生理测听和行为测听两种方法。电生理测听常采取的方法是耳声发射法（otoacoustic emission，OAE）和自动脑干听觉诱发电位（automated auditory brainstem response，AABR）。新生儿听力筛查的具体流程详见本章第六节。

不管是 OAE 还是 AABR 都存在一定的假阳性或者假阴性，而且即使新生儿期听力筛查通过了，在婴幼儿期也有可能发生迟发性听力障碍。国内统计资料显示，婴幼儿迟发性听力障碍发病率为 0.1%，婴儿后期至学龄前儿童均可发病。因此，儿童应从新生儿时期开始就定期进行听力监测，以早期发现儿童各时期出现的听力问题，早期诊断，及早进行听觉言语干预及康复，减少听力障碍对语言发育和其他神经精神发育的影响。

（三）儿童发育迟缓筛查

发育迟缓是儿童发育障碍的一种，特指 5 岁以下儿童在粗大动作 / 精细动作、语言 / 言语、认知、社会 / 个人、日常活动能力等发育领域中存在 2 个或 2 个以上的明显落后，其中 2 个及以上能区落后的称为全面发育迟缓，往往与临床神经精神疾病或症状高度相关。儿童发育迟缓筛查是通过借助儿童发育里程碑、儿童心理行为发育问题预警征象及标准化的发育筛查方法进行定期连续的测查，并给予评价、确定转归的过程。由于标准化量表所需的测量环境和时间的限制，社区基层儿童保健机构多采用儿童神经精神发育进程（表 5-1）和心理行为发育问题预警征象进行初筛（表 5-2），有条件的社区及二级儿童保健机构也可以采用标准化的测查方法。

发育监测的时间可结合婴幼儿定期体检的时间，即 3 个月、6 个月、8 个月、12 个月、18 个月、2 岁、2.5 岁、3 岁。也可在一些关键年龄测评，如 3~4 个月、8~9 个月、1.0~1.5 岁、2.0~2.5 岁等。智力筛查结果可疑或异常的儿童，应及时由专业人员进行发育诊断评估，以便进行早期智力干预。

（四）儿童运动发育筛查

运动发育是婴幼儿发育监测的基本内容。运动发育可分为粗大运动和精细运动两类。前者指儿童的姿势维持和移动能力，后者指抓握和手眼协调能力。神经成熟理论认为，婴幼儿期大运动技能的变化与中枢神经系统的成熟息息相关，尤其是髓鞘化进程，因此了解和评估婴幼儿的运动技能是临床工作中非常便利的观察神经系统发育的手段。婴幼儿的运动与认知发育也不能截然分开，特别是手眼协调能力，是认知的重要指标。运动发育迟缓可能是全面发育迟缓的一部分，若合并姿势、肌张力异常被称为运动障碍，常具有神经定位价值，常见的有脑性瘫痪或进行性脑病导致的发育倒退或神经肌肉疾病所导致的运动障碍。

全身运动（general movements，GMs）评估是一种观察胎儿至 5 月龄婴儿自发运动以预测其神经发育结局的评估方法。GMs 评估的基本方法是拍摄一段适龄婴儿的运动录像，再由具有资质的评估人员对录像进行评估得出结论。作为一种无创的、观察性的早期神经发育检查工具，其安全性和有效性已得到公认。运用 GMs 评估在早期就可能识别出特异性的神经学症候，并且对于后期是否发展为脑瘫具有很高的预测价值。

表 5-1　儿童神经精神发育进程表

年龄	粗大、精细动作	语言	适应周围人物的能力与行为
新生儿	无规律、不协调动作；紧握拳	能哭叫	铃声使全身活动减少
2 月	直立及俯卧位时能抬头	发出和谐的喉音	能微笑，有面部表情；眼随物转动
3 月	仰卧位变为侧卧位；用手摸东西	咿呀发音	头可随看到的物品或听到的声音转动 180°；注意自己的手
5 月	扶腋下能站得直；两手各握一玩具	能喃喃地发出单词音节	伸手取物，能辨别人声；望镜中人笑
6 月	能独坐一会；用手摇玩具		能认识熟人和陌生人；自拉衣服；自握足玩
7 月	会翻身；自己独坐很久；将玩具从一手换入另一手	能发"爸爸""妈妈"等复音，但无意识	能听懂自己的名字；自握饼干吃
8 月	会爬；会自己坐起来、躺下去；会扶着栏杆站起来；会拍手	重复大人所发简单音节	注意观察大人的行动，开始认识物体；两手会传递玩具
9 月	试独站；会从抽屉中取出玩具	能懂几个较复杂的词句，如"再见"等	看见熟人会伸出来要人抱；或与人合作游戏
10~11 月	能独站立片刻；扶椅或推车能走几步；拇指、示指对指拿东西	开始用单词，一个单词表示很多意义	能模仿成人的动作；招手、"再见"；抱奶瓶自食
12 月	独走；弯腰拾东西；会将圆圈套在木棍上	能叫出物品的名字，如灯、碗；指出自己的手、眼	对人和事物有喜憎之分；穿衣能合作，用杯喝水
15 月	走得好；能蹲着玩，能叠一块方木	能说出几个词和自己的名字	能表示同意、不同意
18 月	能爬台阶；有目标地扔皮球	能认识和指出身体各部分	会表示要大小便；懂命令；会自己进食
2 岁	能双脚跳；手的动作更准确；会用勺子吃饭	会说 2~3 个字构成的句子	能完成简单的动作，如拾起地上的物品；能表达喜、怒、怕、懂
3 岁	能跑；会骑三轮车；会洗手、洗脸；脱穿简单衣服	能说短歌谣，数几个数	能认识画上的东西；认识男、女；自称"我"；表现自尊心、同情心、害羞
4 岁	能爬梯子；会穿鞋	能唱歌	能画人像；初步思考问题；记忆力强、好发问
5 岁	能单足跳；会系鞋带	开始识字	能分辨颜色；数 10 个数；知物品用途性能
6~7 岁	参加简单劳动，如扫地、擦桌子、剪纸、泥塑、结绳等	能讲故事；开始写字	能数几十个数；可简单加减；喜独立自主

Alberta 婴儿运动量表（Alberta infant motor scale，AIMS）适用于有高危因素的 0~18 月龄婴幼儿，观察自发运动，筛查婴幼儿早期运动发育状况。应用观察的方法，观察不同体位下婴儿的自发运动情况，运动能力表现，包括持重、姿势和肌力。AIMS 可评估运动技能、质量，较早识别运动发育不成熟或运动模式异常的婴儿，为干预方案制订提供有价值的参考信息。

我国儿科专家鲍秀兰教授根据我国实际情况从美国 Brazelton 医生提出的新生儿行为评分法和法国 Amiel-Tison 医生的新生儿神经检查法中筛选出部分项目，研制出 20 项新生儿神经行为测定（neonatal behavioral neurological assessment，NBNA）评分法，开始主要用于缺氧缺血性脑病患儿的预后评估，目前也应用于早产儿、低出生体重儿等脑损伤高危儿的疾病监测和预后评价。

表 5-2　儿童心理行为发育问题预警征象筛查表

年龄	预警征象		年龄	预警征象	
3 个月	1. 对很大声音没有反应	☐	2 岁半	1. 不会说 2~3 个字的短语	☐
	2. 逗引时不发音或不会微笑	☐		2. 兴趣单一、刻板	☐
	3. 不注视人脸,不追视移动人或物品	☐		3. 不会示意大小便	☐
	4. 俯卧时不会抬头	☐		4. 不会跑	☐
6 个月	1. 发音少,不会笑出声	☐	3 岁	1. 不会说自己的名字	☐
	2. 不会伸手抓物	☐		2. 不会玩"拿棍当马骑"等假想游戏	☐
	3. 紧握拳松不开	☐		3. 不会模仿画圆	☐
	4. 不能扶坐	☐		4. 不会双脚跳	☐
8 个月	1. 听到声音无应答	☐	4 岁	1. 不会说带形容词的句子	☐
	2. 不会区分生人和熟人	☐		2. 不能按要求等待或轮流	☐
	3. 双手间不会传递玩具	☐		3. 不会独立穿衣	☐
	4. 不会独坐	☐		4. 不会单脚站立	☐
12 个月	1. 呼唤名字无反应	☐	5 岁	1. 不能简单叙说事情经过	☐
	2. 不会模仿"再见"或"欢迎"动作	☐		2. 不知道自己的性别	☐
	3. 不会用拇指、示指对捏小物品	☐		3. 不会用筷子吃饭	☐
	4. 不会扶物站立	☐		4. 不会单脚跳	☐
18 个月	1. 不会有意识叫"爸爸"或"妈妈"	☐	6 岁	1. 不会表达自己的感受或想法	☐
	2. 不会按要求指人或物	☐		2. 不会玩角色扮演的集体游戏	☐
	3. 与人无目光交流	☐		3. 不会画方形	☐
	4. 不会独走	☐		4. 不会奔跑	☐
2 岁	1. 不会说 3 个物品的名称	☐	—	—	—
	2. 不会按吩咐做简单事情	☐			
	3. 不会用勺吃饭	☐			
	4. 不会扶栏上楼梯 / 台阶	☐			

注：该表适用于 0~6 岁儿童。检查有无相应年龄的预警征象,发现有相应在☐内打"√"。该年龄段任何一条预警征象阳性,均提示有发育偏异的可能。

0~1 岁 52 项神经运动检查,简称 52 项,是一种适合在基层医院开展筛查脑瘫的方法,能早期发现脑瘫患儿,为实现早期治疗提供可能。该方法由鲍秀兰教授等主要根据法国 Amil-Tison 的方法适当修订而成,是系统观察婴儿神经运动发育正常与否的临床检查方法,可发现轻微脑功能异常引起的神经运动发育落后。对于早产儿、窒息儿及出生后脑损伤的婴儿,通过系统检查可以发现运动落后、反射、肌张力和姿势异常,早期做出脑瘫诊断。《0~1 岁神经运动 20 项检查》是 52 项的简化版,两种方法的一致性检验 Kappa=0.796。

Peabody 运 动 发 育 量 表 第 二 版(Peabody development motor scales 2,PDMS-2),是目前在国内外康复界和儿童早期干预领域中被广泛应用的一个全面的运动功能评估量表,适用于评估 6~72 个月的所有儿童(包括各种原因导致的运动发育障碍儿童)的运动发育水平。该量表由 6 个亚测验组成,包括反射、姿势、移动、实物操作、抓握和视觉运动整合等,共 249 项。测试结果最终以大动作、精细动作和总运动等的发育商来表示。考虑到各种运动障碍的特点,该量表可对两侧肢体的功能分别测评。还有配套的运动发育干预训练方案,根据评估结果可以确立训练目标和训练方案。

儿童发育性协调障碍问卷(developmental coordination disorder questionnaire,DCDQ)是用于筛查发育性协调障碍的量表,适用于 5~15 岁儿童。问卷共 17 项分 4 类内容:动作控制,精细书写,动作计划和协调能力。DCDQ 总分低于 49 分为异常,49~57 分为可疑,高于 57 分为正常。

（五）儿童语言发育筛查

语言是人类进行交流的重要工具。儿童时期，尤其是5岁以前，是语言发展的关键时期，及时发现个体儿童语言发展中的问题，给予及时治疗与矫治，不但可对儿童的语言发展起到促进作用，而且对儿童的整体认知发展都会有帮助，因为许多其他能力必须通过语言才能发展。

我国目前这方面检查方法的研究尚处于起步阶段。金星明、刘晓教授牵头将美国神经发育儿科医师Coplan James编制的《早期语言发育进程量表》引入国内，并研制了上海标准化版，该量表分为"语音和语言表达""听觉感受和理解"和"与视觉相关的感受和理解"三部分，有助于临床进行儿童语言发育筛查。金星明教授等学者提出的汉语儿童语言发育迟缓的标准为24个月词汇量少于30个，30个月结构表达量男童少于3个，女童少于5个；语言发育迟缓可疑的标准为：24个月词汇量少于50个，30个月结构表达量男童少于5个，女童少于8个。MCDI（MacArther communicative development inventory）是Fenson等在1993年为美国说英语儿童制订的语言与沟通发展量表，梁卫兰教授等对MCDI进行中文普通话版的标准化，按照汉语语法规律，修改完成了"中文早期语言与沟通发展量表普通话版"（Chinese communicative development inventory，mandarin version，CCDI）。CCDI主要包括"婴儿沟通发展问卷——词汇及手势"和"幼儿沟通发展问卷——词汇及句子"。其中"婴儿沟通发展问卷——词汇及手势"适用于8~16月龄，共有411个词，包含婴儿日常听到或用到的绝大多数词汇。按照词性和用途将其分为20类。主要是通过询问家长，子女对每一个词汇属于"不懂""听懂"还是"会说"。"幼儿沟通发展问卷——词汇及句子"适用于16~30月龄，不仅含有799个幼儿期经常用到的绝大部分词汇，而且按照词形和用途将其分为24类，还包含了组词、句子复杂程度、小儿表达的句子平均长度等。主要通过询问家长，子女对每一个词汇属于"不会说"还是"会说"。CCDI分为长表和短表，其中短表可用于门诊的筛查。

梦想婴幼儿语言沟通测评系统（diagnostic receptive and expressive assessment of mandarin-infant & toddler screener，DREAM-IT-S）：是美国培声公司研制的适用于普通话使用地区的语言筛查测试工具，适用于0~3岁婴幼儿的普通话语言筛查工具，包含语言理解、语言表达、社交沟通、认知玩耍4个主要能区，结果可显示通过或未通过。未通过的儿童要进行梦想婴幼儿语言沟通测评系统（DREAM-IT）的进一步诊断性评估。

梦想普通话儿童语言能力筛查（diagnostic receptive and expressive assessment of mandarin-screening，Dream-S），是美国培声公司研制的适用于普通话使用地区的语言筛查测试工具，适用于2.5~8岁儿童的普通话语言筛查工具，能够快速准确地筛查出语言发育落后的儿童，包含语言理解和语言表达两部分，结果可显示"通过"或"未通过"；"通过"建议每6~12个月跟踪筛查，"未通过"建议进一步接受全面的语言诊断性评估（DREAM-C）。

（六）孤独症谱系障碍筛查

常用量表有改良婴幼儿孤独症量表（M-CHAT）、婴幼儿孤独症筛查量表（CHAT-23）、改良版婴幼儿孤独症量表（M-CHAT-R/F）、幼儿期孤独症筛查量表（STAT）和社交沟通问卷（SCQ）、孤独症行为量表（autism behavior check list，ABC）等。孤独症属于神经发育障碍，早期识别与干预对改善预后意义重大。

2017年中华医学会儿科学分会发育行为学组、中国医师协会儿科分会儿童保健专业委员会、儿童孤独症诊断与防治技术和标准研究项目专家组，联合发布了《孤独症谱系障碍儿童早期识别筛查和早期干预专家共识》提出具有强有力证据的5种行为标记，简称"五不"，作为2岁或2岁前早期识别的标志。

1. **不（少）看** 指目光接触异常，ASD患儿早期即开始表现出对有意义的社交刺激的视觉注视缺乏或减少，对人尤其是人眼部的注视减少，有研究表明最终诊断为ASD的患儿在24月龄时对于人眼部的注视时间仅为正常儿童的1/2。有些ASD患儿即使可以对话，但是面对面注视仍然不正常。

2. **不（少）应** 包括叫名反应和共同注意（JA）。幼儿对父母的呼唤声充耳不闻，叫名反应不敏感通常是家长较早发现的ASD表现之一，也有证据表明叫名反应不敏感不仅可以从正常儿童中识别出ASD，也可较好地分辨ASD与其他发育问题的儿童；JA是幼儿早期社会认知发展中的一种协调性注意能力，是指个体借助手指指向、眼神等与他人共同关注二者之外的某一物体或者事件。在对 ASD 患儿的前瞻性研究中发现，在 14~15 月龄即表现出较低的沟通水平与 JA 下降相关，因此 JA 缺陷也是"不应"的表现。

3. 不（少）指　即缺乏恰当的肢体动作，无法对感兴趣的东西提出请求。ASD 患儿可能早在 12 月龄时就表现出肢体动作的使用频率下降，如不会点头表示需要、摇头表示不要、有目的的指向、手势比画等。

4. 不（少）语　多数 ASD 患儿存在语言出现延迟，家长最多关注的也往往是儿童语言问题，尽管语言发育延迟并非 ASD 诊断的必要条件，其他发育行为障碍也多表现有语言发育延迟，但对于语言发育延迟儿童务必考虑 ASD 可能。

5. 不当　指不恰当的物品使用及相关的感知觉异常：ASD 患儿从 12 月龄起可能会出现对于物品的不恰当使用，包括旋转、排列以及对物品的持续视觉探索。比如将小汽车排成一排，旋转物品并持续注视等。言语的不当也应该注意，表现为正常语言出现后言语的倒退，难以听懂、重复、无意义的语言。

2022 年国家卫生健康委办公厅印发了《0~6 岁儿童孤独症筛查干预服务规范（试行）》，相关内容规定乡镇卫生院、社区卫生服务中心等基层医疗卫生机构承担初筛服务，利用"儿童心理行为发育问题预警征象筛查表"为 0~6 岁儿童提供 11 次心理行为发育筛查服务。其间发现"儿童心理行为发育问题预警征象筛查表"存在一条及以上阳性或任何年龄段儿童出现语言功能和社会交往能力障碍或倒退视为初筛异常。初筛异常者尽快转诊至县级妇幼保健机构进行复筛。复筛机构通过病史询问、孤独症筛查量表等工具展开复筛。

改良版婴幼儿孤独症量表（附后续问题的修改版）（M-CHAT-R/F）是 Robins, Fein, & Barton 共同研究设计的孤独症筛查工具（参照第二章第六节）。

幼儿期孤独症筛查工具（screening tool for autism in toddlers and young children/screening tool for autism in two-year-olds, STAT），是一种游戏互动式筛查工具，由范德堡大学 Wendy Stone & Opal Ousley 教授在 1997 年设计而成，用于 24~36 个月龄孤独症筛查，包含 12 个项目，涵盖游戏、动作模仿和沟通三个维度。这些项目由四个部分组成：游戏（2 个项目）、要求（2 个项目）、共享式注意力（4 个项目）与模仿（4 个项目）。大致需要 20 分钟完成。STAT 用于预测儿童是否有孤独症的风险，而不是直接提供诊断。高风险者应进一步诊断评估。低风险者也应排除其他发育疾病。

社交沟通问卷（social communication questionnaire, SCQ）发布于 2003 年，SCQ 的问题项基于孤独症诊断访谈调查问卷（ADI-R）中最有区分诊断效果的条目，涉及三大功能领域：社交互动领域、沟通领域、重复及刻板的行为模式领域。可根据 SCQ 量表的得分与界值分数做比较，评判是否为孤独症。

ASD 复筛异常者给予其早期干预的同时，建议进一步转诊至诊断机构进行进一步诊治。

（七）儿童学习障碍筛查

学习障碍是一组特殊性学习技能障碍，属于异质性综合征，指智力正常儿童在阅读、书写、拼字、表达、计算等方面的基本心理过程存在一种或一种以上的特殊性障碍，在学龄早期发生并持续存在，严重影响学习或日常生活中需要这种技能的活动；并非由于缺乏教育机会、神经系统疾病、视觉障碍、听觉障碍、孤独症谱系障碍或智力障碍等所致。学习障碍的发病率报道波动很大，据估计范围是 2%~10%，国内静进等的报道为 6.6%，男女比例为 4.3：1。虽然学习障碍诊断条件明确，临床上可以利用一些心理测评量表辅助诊断，但目前针对学习障碍的心理测评工具，特别是针对分型的进一步评估和诊断，缺乏系统的、完善的中文评估工具和量表，系统规范的早期发育筛查工具尤其缺乏，有待进一步完善。

目前认为存在下列因素者可考虑为学习障碍高危儿童（供临床参考）：①家族史：存在家族学习障碍病史。②出生高危因素：早产、低出生体重、窒息、新生儿期严重黄疸、高热等。③语言发育迟缓：早期存在语言发育迟缓，开口说话迟，发音不准，构音障碍等，进而表现为语言理解和表达落后，对言外之意缺乏理解，有的儿童可表现为喋喋不休，语句简单，说话内容缺乏实际沟通意义等。④运动发育落后：早期表现为运动发育迟缓，运动发育里程碑落后，协调运动困难、易跌跤，技巧性运动能力薄弱（如排球、跳绳等），精细动作笨拙，折纸、涂色、使用剪刀等困难，肌张力及肌力低，完成一些功能性活动时，需要身体其他部位参与补偿。⑤认知困难：到学龄前期表现有明显的认知偏异，如视觉认知不良、沟通和书写困难、语言理解和表达欠缺、伙伴交往不良等。⑥情绪行为问题：较早就表现好动和哭闹，对外刺激敏感和反应过激，睡眠紊乱；建立母子情感关系困难和养育困难；幼儿期伴有啃咬指甲、攻击或退缩行为。

学龄前儿童学习能力量表（preschool learning skills scale，PLSS）是由南京市妇幼保健院儿童保健科池霞教授牵头编制的，是用于识别学龄前儿童有学习障碍倾向的筛查量表，2022年发表推出。量表包括38个条目，7个维度，分别为注意力（7个条目）、记忆力（4个条目）、视知觉（5个条目）、听知觉（5个条目）、知觉运动（4个条目）、言语能力（10个条目）和数学概念（3个条目）。由儿童主要抚养人进行评定，根据儿童日常表现以五级评分法计分："从不"代表1分，"偶尔"代表2分，"有时"代表3分，"经常"代表4分，"总是"代表5分。得分越高说明学习障碍的倾向性越高。

三、早期干预及转诊

发育筛查的结果只能作为是否需要进一步检查的依据，绝不能作为诊断标准。筛查、诊断之后还要采取相应措施进行早期干预、训练、教育和治疗，否则筛查就失去了意义。例如通过智能发育筛查发现儿童智力发育偏离正常范围时，怀疑为智能迟缓者，应详细追问病史（家族史、母亲妊娠史、发病情况、出生史、生长发育史、既往病史等），进行全身体格检查。从病史、体格检查中初步找出智能迟缓的可能原因，然后逐步筛选出应做的进一步特殊检查。综合各方面的情况，然后谨慎地对受检者做出诊断。诊断不是目的而是手段，当儿童被诊断为智能迟缓可疑或智能迟缓以后，要及时予以干预，进行登记、跟踪观察，了解干预后的效果。

目前，我国儿童保健采取的是三级网络系统管理，儿童的系统保健都是在社区卫生服务中心进行的。社区卫生服务中心儿童保健门诊（第一级）为儿童提供系统保健服务，在儿童每次体检时会进行各年龄段相应的发育筛查项目。但由于一方面，目前基层儿童保健门诊力量薄弱，另一方面，儿童发育筛查涉及营养学、发育儿科学、神经科学、耳鼻咽喉科学、康复医学、教育学、心理学等多门学科，

相互渗透，相互交叉，因此建议基层儿童保健门诊筛查出的发育异常或可疑异常者转诊到区县妇幼保健所（院）儿保门诊（第二级）进一步筛查；最后，由市级儿童保健所（第三级网络）或市级专科医院确诊。

四、发育筛查注意事项

发育筛查是一项严谨的专业技术，为了使发育筛查正确地发挥作用，实施时必须达到以下要求。

（一）对主检者的要求

主检者要求是专业人员。听力、视力筛查人员至少需要受过相关专业培训并考核通过，儿童智力测验的主试者必须有良好的心理学基础，受过心理测验的专业训练，对测验的性质和意义有充分了解。对于运动发育的筛查，需要测试者非常熟悉婴幼儿运动发育规律及进程。

主检者必须熟练掌握相关测验的具体实施方法、程序和指导语。主检者对受检者的态度应该和蔼、耐心、热情，应用各种方法给予鼓励，以增强信心，但不表露出反对、急躁的意思，更不应给予启发或暗示。对结果的解释必须结合所做的具体测验方法以及当时测验的具体情况（如受检者有无情绪或身体不适，有无干扰等），给予合理的解释。有视听障碍、运动障碍或语言不通（如地方口音）的儿童，测验时容易出现假象，需要与真相区别，否则不能反映儿童真正的水平。

测验人员必须遵守职业道德，要为儿童和家长保密测验结果。同时，心理测验应注意测验项目的保密。一种测验方法经过信度、效度、标准化等复杂的步骤才能建立。因此，测试人员要注意对测验内容的保密，不能将测验方法和评分标准公开宣传和介绍，防止知情者预先练习失去测验的意义，更不能将测验内容作为教学或训练的内容，使测验方法失去实用价值。

（二）对受检者的要求

要求受检者在测验时身体无不适，不可以在发热、饥饿、烦躁等情况下进行。此外，受检者的状态也很重要，部分检查要求安静清醒，有些检查要求在睡眠状态下进行。

（三）对测验环境的要求

要选择合适的房间。智力测验时房间内不应有其他布置，墙上不应有宣传画等。房间内要保持安静，有适当的光线照明，通风良好，桌椅的高度要适合儿童的高度。

总之，发育筛查不仅仅是为了得到一个正常与否的结果，更重要的是在测验过程中观察儿童的感知能力、行为模式、认知水平和方式，运用儿童神经心理发展和智力结构的理论来分析、解释测验结果，从而找出儿童生长发育的优势与弱势，进行有针对性的教育和训练。

五、儿童残疾筛查

我国政府2018年发布的《关于建立残疾人儿童康复救助制度的意见》中指出："我国有0~6岁残疾儿童160余万，每年新增残疾儿童20余万。"残疾给儿童及其家庭和社会带来沉重的经济和精神负担，儿童残疾已成为各级政府、有关部门和全社会面临的问题和挑战。2013年10月，由原国家卫生计生委办公厅和中国残联办公厅共同下发《0~6岁儿童残疾筛查工作规范（试行）》，并附有0~6岁儿童视力残疾筛查技术、0~6岁儿童听力残疾筛查技术、0~6岁儿童肢体残疾筛查技术、0~6岁儿童智力残疾筛查技术、0~6岁儿童孤独症筛查技术。

通过全国、省、市级的逐层培训，在全国范围内逐步建立残疾儿童早筛查、早干预、早治疗、早康复的工作机制。

《0~6岁儿童残疾筛查工作规范（试行）》规定由各级妇幼保健机构承担辖区内0~6岁儿童残疾筛查工作的业务管理及质量评估，负责推广适宜筛查技术，对辖区相关医疗卫生机构及托幼机构进行业务指导和培训；由社区卫生服务中心、乡镇卫生院等基层公共卫生服务网络在儿童健康检查的同时，开展儿童残疾筛查服务；各级妇幼保健机构按照规范配套的各类残疾筛查技术要求，根据儿童的年龄特点，选择适宜的筛查方法，重点对视力、听力、肢体、智力以及孤独症五类残疾儿童进行筛查和预防，做到正确评估和指导；对于辖区内疑似残疾儿童，根据转介流程要求及时转介，以确保疑似残疾儿童的残疾评估以及康复安置；同时做好辖区

儿童残疾筛查的信息登记、上报和管理工作，并逐步建立卫生和残联共享确诊残疾儿童信息。

《0~6岁儿童残疾筛查工作规范（试行）》还规定残联机构负责牵头组织制订残疾儿童康复救助办法，开展儿童残疾预防、康复政策宣传；对符合条件的残疾儿童按规定给予救助，保障残疾儿童的合法康复权益；做好残疾儿童转介和康复管理工作，组织开展残疾儿童随访、家庭康复培训和指导工作；建立残疾儿童信息通报系统，实现儿童残疾筛查、评估和康复信息共享；牵头组织残疾儿童康复机构的认定工作，开展康复机构的督导检查和质量评估工作；联合卫生行政部门开展儿童残疾评估机构的认定和人员培训工作。儿童残疾筛查分为初筛、复筛、评定和早期干预四项内容，由不同的机构承担。

初筛由社区卫生服务中心、乡镇卫生院通过儿童发育问题预警征象以及不同残疾类型的相应筛查工具进行初筛。考虑到基层技术力量薄弱，筛查工具比较简单，儿童发育预警征象是几种残疾均采用的一个初筛工具，通过预警征象检查有无相应月龄的发育偏异。儿童发育问题预警征象是根据儿童心理行为发育规律和里程碑设计的，在3个月、6个月、8个月、12个月、18个月、2岁、2岁半、3岁等儿童健康体检年龄段，每个年龄段设计了4条发育异常预警征象，出现任何一条预警征象应及时登记并转诊。

复筛由区（县）级妇幼保健机构对辖区内转介儿童进行复筛。复筛阳性者转诊至上级妇幼保健机构或者医疗机构进行诊治。例如疑似视力残疾者需转至视力残疾评估机构进行评估，疑似听力残疾者需转至听力残疾评估机构进行评估等。不同残疾类型使用的复筛工具和方法不同。例如疑似视力残疾的复筛工具为聚光手电灯、红球、视力表等；疑似听力残疾的复筛工具为电耳镜、便携式听觉评估仪、声级计；肢体和智力残疾筛查工具为小儿智能发育筛查量表（DDST）或0~6岁儿童发育筛查量表（DST）；孤独症复筛工具为修订版孤独症筛查量表、孤独症行为量表等。《0~6岁儿童残疾筛查工作规范（试行）》要求进行初筛和复筛的机构须经相关行政部门认可，并依据开展儿童残疾筛查的要求配备相应的人员、设备和设施。

评估由能够承担儿童残疾评估的单位进行，需要将评估结果及转介康复建议反馈至辖区妇幼保健

机构，为残疾儿童提供康复需求和医疗需求的信息服务。《0~6 岁儿童残疾筛查工作规范（试行）》要求开展儿童残疾评估的机构需具备卫生行政部门颁发的"医疗机构执业许可证"，并经省（自治区、直辖市）卫生行政部门和残联认定。

康复由康复干预机构对被确诊为存在残疾的儿童进行康复或在康复干预机构的指导下开展社区、家庭的早期干预。《0~6 岁儿童残疾筛查工作规范（试行）》要求开展残疾儿童康复干预的机构须按照相关规定登记注册，具有行业资质，依据残疾儿童康复的要求配备相应的人员、设备和设施。

由于残疾儿童的初筛、复筛、评估和康复涉及各地卫生行政部门和残联组织以及医疗卫生、康复等相关机构，因此各部门之间的转介和信息沟通显得尤为重要，为此《0~6 岁儿童残疾筛查工作规范（试行）》特地规范了 0~6 岁儿童残疾筛查和康复的转介和信息呈报机制。

《0~6 岁儿童残疾筛查工作规范（试行）》规定在开展 0~6 岁儿童残疾初筛、复筛、评估及康复工作过程中，需尊重家长的知情权和同意权，在家长自愿的原则上，进行转介、评估和康复服务。由社区卫生服务中心、乡镇卫生院负责辖区内 0~6 岁儿童残疾的初筛，并将疑似残疾的儿童信息登记

在册，填写转诊单，定期上报和转介至区（县）级妇幼保健机构进行复筛，同时进行备案，上报残疾儿童的信息，并转介至市（地）级妇幼保健机构，由市（地）级妇幼保健机构将疑似残疾儿童登记并转介至相应评估机构进行残疾评估。评估机构将评估结果及转介信息反馈至市（地）级妇幼保健机构，进而反馈至区（县）级妇幼保健机构。市（地）级妇幼保健机构与辖区内残联进行信息交换。有康复需求的残疾儿童由残联负责联系康复机构，进行康复安置，开展机构康复、社区与家庭康复。具体筛查转介流程见图 5-3。

（童梅玲）

第四节　预防接种

预防接种（vaccination）是指根据疾病预防控制规划，利用疫苗给适宜的接种对象进行接种，以提高人群免疫水平，达到预防和控制传染病发生和流行的目的。随着卫生状况的改善及免疫规划的实施，传染病的预防已取得巨大成就，免疫预防向传染病以外的其他领域扩展，疫苗的内涵及应用也进一步拓展。

机体的抗感染能力分为非特异性免疫和特异性

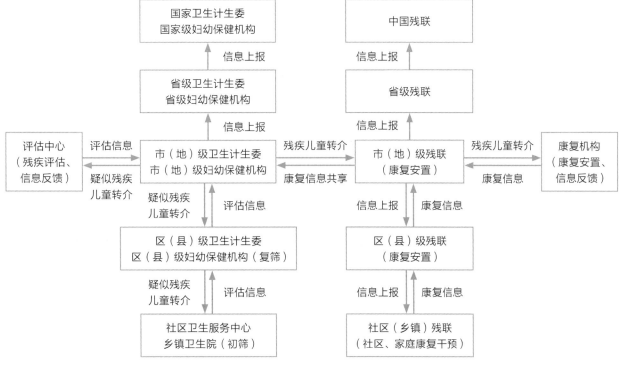

图 5-3　0~6 岁儿童残疾筛查转介流程图

注：图上机构及单位名称沿用规范发布时名称。

免疫，而免疫的获得方式有自然免疫和人工免疫两种。通过非特异性免疫，机体可以抵抗普遍存在的低毒力微生物；对许多高毒力的微生物，机体需要特异性免疫才能避免感染致病。特异性免疫是个体发育过程中接触抗原后激发产生的免疫能力，包括体液免疫和细胞免疫。特异性免疫获得的方式有主动免疫和被动免疫两种。主动免疫是指机体通过自然途径如感染病原体或通过免疫接种使机体产生相应特异性免疫的过程。这种免疫能力一旦获得，会持久存在。被动免疫是指机体被动接受抗体、致敏淋巴细胞或其产物所获得的特异性免疫的过程。被动免疫与主动免疫不同，其特点是效应快，无需经过潜伏期，一经输入，可立即获得免疫力，但维持时间短，会在数周或数月内很快消减，常作为治疗或紧急预防疾病的措施。被动免疫包括胎儿和新生儿经胎盘或乳汁从母体获得抗体，和直接给机体注射含有特异性抗体的免疫制剂（如抗毒素、丙种球蛋白、抗菌血清、抗病毒血清）被动获得免疫力。预防接种，其免疫本质是人工、主动、特异性免疫。

一、免疫制剂

人工接种的疫苗和注射的特异性免疫物质都属于免疫制剂。接种免疫制剂的目的是使机体获得特异性免疫，从而不受感染或减轻感染后的症状。免疫制剂包括主动免疫制剂和被动免疫制剂，主动免疫制剂即疫苗（表5-3）。

（一）主动免疫制剂

疫苗是接种后能使机体对相应疾病产生免疫力的生物制剂的统称。疫苗制备的基本要求是安全、有效、实用。随着免疫学、分子微生物、生物工程学的发展，疫苗的种类不断发展、发生着变化。第

一代传统疫苗包括灭活疫苗、减毒活疫苗和类毒素，第二代疫苗包括亚单位疫苗、重组蛋白疫苗等，第三代疫苗的代表为基因疫苗。此外儿童计划免疫预防疾病谱的扩大，使得采用单一抗原成分的疫苗，很难保证儿童在出生后1年内完成众多疫苗的接种，为了增加预防接种的可行性，降低接种成本，提高防病的效果，用较少的免疫接种的次数预防更多的疾病也是疫苗发展的方向，联合疫苗应运而生并逐渐在临床得到广泛应用。

1. 灭活疫苗　又称死疫苗。此类疫苗选用免疫原性强的病原体，经人工大量培养后，用理化方法灭活，使之完全丧失对原来靶器官的致病力，而仍保留相应的免疫原性。灭活疫苗具有安全、易于保存和运输等优点，主要诱导特异性抗体的产生，要维持血清抗体水平需多次接种。目前主要应用的灭活疫苗包括霍乱疫苗、伤寒疫苗、钩端螺旋体疫苗、百日咳疫苗、狂犬病疫苗、甲型肝炎疫苗和乙型脑炎疫苗等。

2. 减毒活疫苗　该类疫苗是将病原微生物（细菌或病毒）反复传代，促使产生定向变异，使其极大程度地丧失致病力，但仍保留一定的剩余毒力、免疫原性和繁衍能力。活疫苗接种类似隐性感染或轻症感染，减毒病原体在体内有一定生长繁殖能力，一般只需接种一次。多数活疫苗的免疫效果持久而良好，除诱导体液免疫外还可产生细胞免疫，经自然感染途径接种还可形成黏膜局部免疫。但减毒活疫苗存在恢复突变的可能性，有免疫缺陷者和孕妇不宜接种。目前应用的减毒活疫苗有卡介苗、水痘疫苗等。

3. 类毒素　由细菌的外毒素经过脱毒制成，无毒性而保留了抗原性。常用类毒素有白喉类毒素、破伤风类毒素。

4. 亚单位疫苗　是从细菌或病毒培养中，以生

表 5-3　主动免疫制剂与被动免疫制剂的比较

	主动免疫制剂	被动免疫制剂
免疫制剂来源	减毒或灭活的病原微生物或病原微生物的抗原成分	从外源获得的抗体、转移因子、细胞等防御因子
免疫力	长期或终身免疫	短期保护
获得免疫时间	需要一定时间才获得保护	即刻产生保护
危险性	与用活病原微生物有关	血清病
免疫效果	好，能预防发病	不能防止发病，仅能减轻症状

物化学和物理方法提取、纯化有免疫原性的特异性抗原而制成的疫苗，如从病原体中提纯有效的多糖成分，或提纯病毒表面的某种亚单位成分。常用的有乙肝病毒的 HBsAg 亚单位疫苗、脑膜炎球菌荚膜多糖疫苗、肺炎链球菌荚膜多糖疫苗、B 型流感杆菌多糖疫苗等。亚单位疫苗除去了引起不良反应的物质和病毒核酸，消除了潜在的致畸作用，因此安全性大大提高。

5. 多肽疫苗　这类疫苗是根据已知的微生物有效免疫原序列，设计多个氨基酸的直链和支链多聚物，连接适当的载体与佐剂制成的疫苗。此类疫苗可以诱导有效的特异性免疫应答，而不良反应轻微，不足之处在于免疫原性较弱，但可通过研制新的载体和佐剂而克服。目前已研制出的多肽疫苗有 HIV 多肽疫苗、丙肝病毒多肽疫苗等。多肽疫苗是今后新疫苗研制的发展方向。

6. 基因工程疫苗　又称重组疫苗或基因重组疫苗，是应用基因工程方法或分子克隆技术分离出编码病原体抗原的基因片段，将其转入原核或真核系统表达出具有免疫原性的抗原分子而制成的疫苗，或是将病原体的毒力相关基因删除掉，使其成为具有毒力的基因缺失疫苗。基因工程疫苗生产简便，成本低，可大量生产，安全有效。已应用的基因工程疫苗有乙肝病毒疫苗、重组流感病毒神经氨酸酶亚单位疫苗等。

7. DNA 疫苗　所谓 DNA 疫苗是指将编码引起保护性免疫应答的目的基因片段插入质粒载体，制成核酸表达载体，通过肌内注射或基因枪等方法将其导入体内，然后宿主细胞的转录系统合成抗原蛋白质，从而激发机体免疫系统产生针对外源蛋白质的特异性免疫应答反应。DNA 疫苗在体内能持续表达，免疫效果好，维持时间长，但其机制和安全性还不十分确定。目前已应用的有疟疾 DNA 疫苗和 HIV-DNA 疫苗。

8. 联合疫苗　联合疫苗是指由两个或多个活的、灭活的生物体或提纯的抗原联合配制而成，用于预防多种疾病或同一生物体的不同种或同种不同血清型引起的疾病。联合疫苗并不是各种疫苗的简单组合，每种联合疫苗都是经过科学研究的独立疫苗。目前已应用的有百白破疫苗、麻腮风疫苗和无细胞五联疫苗（无细胞百白破、灭活脊髓灰质炎和 B 型流感嗜血杆菌）等。

（二）被动免疫制剂

1. 免疫血清　是抗毒素、抗细菌血清、抗病毒血清的总称。凡用细菌类毒素或毒素免疫马或其他动物，免疫后获得的免疫血清，称为抗毒素，如破伤风、白喉、气性坏疽、肉毒等的抗毒素。凡用细菌或病毒免疫动物而获得的免疫血清，称为抗细菌或抗病毒血清，如抗炭疽血清、抗狂犬病血清。这类血清中含有大量特异抗体，注入人体后可以立即获得免疫力。

2. 丙种球蛋白　胎盘血液或健康人血液中提取的含抗体的溶液，可用于被动免疫。若在接触麻疹、甲型肝炎后早期注射可防止发病或减轻症状，也可用来治疗免疫球蛋白缺陷儿童，提高血中免疫球蛋白水平。

3. 特异性免疫球蛋白　选择对某种疾病有较高浓度抗体的人血制品，如乙型肝炎免疫球蛋白、带状疱疹免疫球蛋白，用于治疗及减轻病症。

免疫血清、丙种球蛋白、特异性免疫球蛋白这类生物制品注射后，人体即刻获得被动的特异性免疫力，但保持时间不长，一般 3~4 周。免疫血清多来自动物血清，对人体是异种蛋白，应用前需先用少量进行皮试，皮试阴性者可全量注射，皮试阳性者应采用脱敏注射法，以防止发生变态反应。

二、免疫规划与免疫规划程序

免疫规划原称计划免疫，是指根据国家传染病防治规划，使用有效疫苗对易感人群进行预防接种所制订的规划、计划和策略，按照国家或者省（自治区）、直辖市确定的疫苗品种、免疫程序或者接种方案，在人群中有计划地进行疫苗接种，以预防和控制特定传染病的发生和流行。通过国家免疫规划的实施，可提高群众健康水平和卫生文明水平。

我国实行"预防为主"的卫生方针，于 1950 年起开始为儿童免费接种牛痘疫苗、卡介苗、百白破混合疫苗，20 世纪 60 年代普及接种麻疹疫苗，20 世纪 70 年代普及口服脊髓灰质炎疫苗。1974 年第 27 届世界卫生大会通过要求 WHO 的成员国实施"扩大免疫规划"的决议，1978 年 WHO 提出在 1990 年前全世界儿童都接种卡介苗、百白破三联疫苗、脊髓灰质炎疫苗、麻疹疫苗。我国积极响应，在 1978 年开始实施免疫规划，推广应用 WHO 提出的 4 种疫苗。1986 年原国家卫生部统一了我国儿童计划免疫的内容，并成立了全国儿童计划免疫协调小组，确定每年 4 月 25 日为全国儿童预防接种日，此后经多次修订于 2005 年形成《预防接种工作规范》。在实施预防接种措施后，我国于 1961 年消灭了天花，2000 年实现了无脊髓灰质炎目标，通过普及儿童计划免疫，减少麻疹、百日咳、白喉、结核等疾病发病 3 亿多人，减少死亡 400 万人。

免疫规划疫苗儿童免疫程序也在进行调整和完善，我国在 2007 年开始实施扩大国家免疫规划，2016 年、2021 年又进行了修订，并对补种通用原则、同时接种原则、人类免疫缺陷病毒感染母亲所生儿童接种疫苗建议，以及每种免疫规划疫苗的接种程序与接种方法、注意事项和补种原则等进行了说明，使免疫规划工作更符合我国实际且更为详尽、规范。按我国目前的儿童免疫规划程序，须接种 11 种疫苗，包括乙肝疫苗、卡介苗、脊灰灭活疫苗、脊灰减毒活疫苗、百白破疫苗、白破疫苗、麻腮风疫苗、乙脑疫苗、A 群流脑疫苗、A 群 C 群流脑疫苗、甲肝疫苗，预防 12 种传染性疾病（表 5-4）。

（一）接种年龄

疫苗接种起始月龄是指接种某种疫苗的最小年龄，这一年龄的确定取决于婴儿产生理想免疫应答反应及疾病侵袭后对婴儿伤害较为严重的最小月龄，同时还要考虑婴儿胎传抗体消失的月龄。为了达到理想的免疫预防效果，儿童年龄达到相应疫苗的接种年龄时，应尽早接种，儿童免疫规划疫苗程序建议在下列推荐的年龄之前完成相应剂次的接种：

1. 乙肝疫苗第 1 剂：出生后 24 小时内完成。
2. 卡介苗：小于 3 月龄完成。
3. 乙肝疫苗第 3 剂、脊灰疫苗第 3 剂、百白破疫苗第 3 剂、麻腮风疫苗第 1 剂、乙脑减毒活疫苗第 1 剂或乙脑灭活疫苗第 2 剂：小于 12 月龄完成。
4. A 流脑多糖疫苗第 2 剂：小于 18 月龄完成。
5. 麻腮风疫苗第 2 剂、甲肝减毒活疫苗或甲肝灭活疫苗第 1 剂、百白破疫苗第 4 剂：小于 24 月龄完成。
6. 乙脑减毒活疫苗第 2 剂或乙脑灭活疫苗第 3 剂、甲肝灭活疫苗第 2 剂：小于 3 周岁完成。
7. A 群 C 群流脑多糖疫苗第 1 剂：小于 4 周岁完成。

8. 脊灰疫苗第 4 剂：小于 5 周岁完成。
9. 白破疫苗、A 群 C 群流脑多糖疫苗第 2 剂、乙脑灭活疫苗第 4 剂：小于 7 周岁完成。

如果儿童因疾病等原因未能及时在相应年龄完成接种，应根据补种通用原则和每种疫苗的具体要求尽早进行补种以达到预防疾病的目标。

（二）接种途径

疫苗的接种途径通常为口服、肌内注射、皮下注射和皮内注射，每一种疫苗在接种途径上均有其要求。肌内注射和皮下注射的部位通常为上臂外侧三角肌处和大腿前外侧中部，当多种疫苗同时注射接种时，可在左右上臂、左右大腿分别接种，卡介苗接种选择上臂。

（三）同时接种原则

随着需要接种疫苗的增加，有时会在同一年龄同时接种不同的疫苗，目前我国免疫规划疫苗均可按照免疫程序或补种原则同时接种。同时接种时注射类的疫苗应在不同部位进行接种，严禁将两种或多种疫苗混合吸在同一支注射器内使用。

如果两种及两种以上注射类的减毒活疫苗未同时接种，应间隔不少于 28 天再行接种。灭活疫苗和口服类的减毒活疫苗如果与其他灭活疫苗、减毒活疫苗未同时接种，对接种间隔不做限制。

（四）补种通用原则

对未能按照推荐年龄完成国家免疫规划儿童免疫程序的 18 周岁以下人群，建议进行疫苗补种，补种时遵循的基本原则包括：

1. 尽早补种：并应尽快完成疫苗的全程接种。
2. 只需补种未完成的剂次，无需重新开始全程接种。
3. 当遇到无法使用同一厂家同种疫苗完成接种程序时，可使用不同厂家的同种疫苗完成后续接种。
4. 根据每种疫苗的特点和补种要求具体实施补种工作。

（五）补充免疫和应急接种

国家免疫规划中的疫苗除了按照常规免疫程序的要求实施预防接种外，还可以根据需要开展补充免疫接种和应急接种。补充免疫是指为了达到一定的疾病控制目的（例如消除脊髓灰质炎等传染病

表5-4　国家免疫规划疫苗儿童免疫程序表（2021年版）

可预防疾病	疫苗种类	接种途径	剂量	英文缩写	接种年龄														
					出生时	1月	2月	3月	4月	5月	6月	8月	9月	18月	2岁	3岁	4岁	5岁	6岁
乙型病毒性肝炎	乙肝疫苗	肌内注射	10μg或20μg	HepB	1	2					3								
结核病[1]	卡介苗	皮内注射	0.1 ml	BCG	1														
脊髓灰质炎	脊灰灭活疫苗	肌内注射	0.5 ml	IPV			1	2											
	脊灰减毒活疫苗	口服	1粒或2滴	bOPV					3								4		
百日咳、白喉、破伤风	百白破疫苗	肌内注射	0.5 ml	DTaP				1	2	3				4					
	白破疫苗	肌内注射	0.5 ml	DT															5
麻疹、风疹、流行性腮腺炎	麻腮风疫苗	皮下注射	0.5 ml	MMR								1		2					
流行性乙型脑炎[2]	乙脑减毒活疫苗	皮下注射	0.5 ml	JE-L								1			2				
	乙脑灭活疫苗	肌内注射	0.5 ml	JE-I								1、2			3				4
流行性脑脊髓膜炎	A群流脑多糖疫苗	皮下注射	0.5 ml	MPSV-A							1		2						
	A群C群流脑多糖疫苗	皮下注射	0.5 ml	MPSV-AC												3			4
甲型病毒性肝炎[3]	甲肝减毒活疫苗	皮下注射	0.5或1.0 ml	HepA-L										1					
	甲肝灭活疫苗	肌内注射	0.5 ml	HepA-I										1	2				

注：1. 主要指结核性脑膜炎、粟粒性肺结核等。
2. 选择乙脑减毒活疫苗接种时，采用两剂次接种程序。选择乙脑灭活疫苗接种时，采用四剂次接种程序；乙脑灭活疫苗第1、2剂同隔7~10天。
3. 选择甲肝减毒活疫苗接种时，采用一剂次接种程序。选择甲肝灭活疫苗接种时，采用两剂次接种程序。

的存在），而对特定人群进行的集中性疫苗接种。应急接种是指在传染病流行开始或有流行趋势时，为控制疫情蔓延，对易感染人群开展的预防接种活动。

三、预防接种使用的疫苗

（一）免疫规划疫苗

免疫规划使用的疫苗，也称为第一类疫苗，是指政府免费向公民提供，公民应当按照政府的规定受种的疫苗，包括国家免疫规划确定的疫苗，省级人民政府在执行国家免疫规划时增加的疫苗，以及县级以上人民政府或者其卫生行政部门组织的应急接种或者群体性预防接种所使用的疫苗。免疫规划疫苗主要有以下几种：

1.乙肝疫苗（HepB）　我国目前应用的是基因重组乙肝疫苗,有重组(酵母)乙肝疫苗及重组[中国仓鼠卵巢（CHO）细胞]乙肝疫苗两种，两种疫苗在接种剂量上有所差别。

（1）接种对象及剂次　按"0-1-6个月"程序共接种3剂次，其中首剂在新生儿出生后24小时内接种，第2剂在1月龄时接种，第3剂在6月龄时接种。

（2）接种方法　接种途径为肌内注射。接种剂量：①重组（酵母）乙肝疫苗：每剂次10 μg，不论产妇乙肝表面抗原（HBsAg）阳性还是阴性，新生儿均接种10 μg的乙肝疫苗。②重组（CHO细胞）乙肝疫苗：每剂次10 μg或20 μg，HBsAg阴性产妇的新生儿接种10 μg，HBsAg阳性产妇的新生儿接种20 μg。

（3）接种反应　使用基因重组乙肝疫苗，接种反应小，不会发生血行传播。比较常见的接种反应为接种部位红肿，微小硬块，一般24~48小时后即可消除，无须处理。

（4）注意事项

1）HBsAg阳性母亲所生新生儿：可按医嘱在出生后接种第1剂乙肝疫苗的同时，在不同（肢体）部位肌内注射100 U乙肝免疫球蛋白（HBIG）。

2）HBsAg阳性或不详产妇所生新生儿：建议在出生后12小时内尽早接种第1剂HepB；HBsAg阳性或不详产妇所生新生儿体重小于2000 g者，也应在出生后尽早接种第1剂HepB，并在婴儿满1月龄、2月龄、7月龄时按程序再完成3剂次HepB接种。

3）危重症新生儿：如极低出生体重儿（出生体重小于1500 g者）、严重出生缺陷、重度窒息、呼吸窘迫综合征等，应在生命体征平稳后尽早接种第1剂HepB。

4）母亲为HBsAg阳性的儿童：接种最后1剂HepB后1~2个月进行HBsAg和乙肝病毒表面抗体（抗-HBs）检测，若发现HBsAg阴性、抗-HBs阴性或小于10 mU/ml，可再按程序免费接种3剂次HepB。

5）补种原则：若出生24小时内未及时接种，应尽早接种；对于未完成全程免疫程序者，需尽早补种，补齐未接种剂次；第2剂与第1剂间隔应不小于28天，第3剂与第2剂间隔应不小于60天，第3剂与第1剂间隔不小于4个月。

6）乙肝疫苗用前必须摇匀：如有摇不散的凝块则不能使用。乙肝疫苗的保存温度为2~8℃，绝对不能冷冻。冷冻后佐剂的胶体被破坏，乙肝疫苗随之失效。注射时必须做到一人一针头、一副注射器，最好用一次性注射器，以防交叉感染。发热或过敏体质者不予注射。乙肝疫苗可以与目前儿童计划免疫使用的疫苗，如卡介苗、百白破联合疫苗、口服脊髓灰质炎疫苗、麻疹疫苗等同时接种，但应在不同肢体和（或）不同部位接种。如不同时接种，至少应间隔1个月。不同疫苗接种时，切忌将不同疫苗混合接种。

2.卡介苗　是采用一种牛型结核杆菌菌株制成的减毒活疫苗。这种菌株经反复的特殊培养与传代，其毒性与致病性已经丧失，但仍保留抗原性。接种本菌苗后可获得一定的对抗结核病的免疫力。接种后12周结核菌素试验阳转率在90%以上。

（1）接种对象及剂次　接种对象为健康的足月新生儿以及结核菌素试验呈阴性的儿童。健康足月新生儿出生后即应接种。

（2）接种方法　皮内注射，剂量为0.1 ml。严禁皮下注射或肌内注射。

（3）接种反应　一般不会引起发热反应。接种后2~3周局部出现小硬结，逐渐软化形成小脓瘀，甚或形成脓肿，穿破皮肤形成浅溃疡（直径不超过0.5cm），然后结痂，痂皮脱落后可留下永久瘢痕。

（4）注意事项

1）早产儿：胎龄大于31周且医学评估稳定后，可以接种BCG。胎龄小于等于31周的早产儿，医学评估稳定后可在出院前接种。

2）与免疫球蛋白接种：间隔不做特别限制。

3）补种原则：未接种卡介苗的小于3月龄婴儿可直接补种。3个月至3岁儿童补种时，应先做结核菌素试验，阴性反应者方可接种，阳性反应者无须接种。4岁及以上儿童不予补种。已接种卡介苗的儿童，即使卡痕未形成也不再予以补种。

4）接种后2~3个月内：严格避免与结核病患者接触。初次接种卡介苗后，一般4~8周后产生免疫力，免疫成功后有效的免疫力可维持3~5年。

5）局部反应：少数婴儿接种卡介苗后引起同侧邻近腋下淋巴结增大、直径不超过1 cm，属正常反应，无须处理。如果淋巴结肿大超过1 cm，且发生软化，又不能自行消退，可进行局部抽脓。如果出现破溃流脓、局部溃疡，可涂异烟肼粉，再用消毒纱布包扎，同时口服异烟肼，每日8~10 mg/kg，连服1~3个月。切忌切开排脓，以防切口长期不愈合或引起继发感染。

6）保存卡介苗的环境温度：过高或过低活菌数均会下降，必然会降低免疫效果，因此卡介苗需要在冰箱4~8℃的低温保存。

3.脊髓灰质炎混合疫苗 脊髓灰质炎减毒活疫苗（oral polio vaccine，OPV）为口服剂型，脊髓灰质炎灭活疫苗（injection polio vaccine，IPV）为注射剂型。OPV用脊髓灰质炎野病毒株经过细胞传代复制后致使病毒毒力减弱后筛选得到的疫苗株制成，含有减毒脊髓灰质炎活病毒，在肠道内复制后可发生回复突变而毒力增强，有发生疫苗相关麻痹型脊髓灰质炎（vaccine-associated paralytic poliomyelitis，VAPP）的可能。IPV通常由遴选的脊髓灰质炎野病毒株或者脊髓灰质炎疫苗株经甲醛灭活制成，能够避免VAPP的发生。

2000年10月，WHO宣布西太平洋地区成为无脊髓灰质炎区域，标志着我国已达到无脊髓灰质炎目标。但目前其他国家特别是与我国接壤的部分国家仍有脊髓灰质炎流行，脊髓灰质炎病毒输入我国并引起流行的危险仍然存在，因此我国提出了"全国保持无脊髓灰质炎状态，直至全球实现消灭脊髓灰质炎"目标。2015年，WHO宣布Ⅱ型脊髓灰质炎野病毒已经在全球范围内消灭，接种Ⅱ型毒株的减毒活疫苗已经没有必要，自2016年5月起我国全面停用Ⅰ、Ⅱ、Ⅲ型混合减毒活疫苗（tOPV）而改以Ⅰ型Ⅲ型二价减毒活疫苗（bOPV），同时将脊

髓灰质炎灭活疫苗（IPV）纳入国家免疫规划。鉴于较早（6~8周龄）接种第1剂IPV的Ⅱ型血清中和抗体阳转率较低，仅为32%~39%，而接种2剂IPV抗体阳转率可达到92%~100%。因此，我国自2019年12月起，在全国范围内实施2剂IPV和2剂bOPV的免疫程序。

（1）接种对象及剂次 2个月以上正常婴儿。共接种4剂次，其中2月龄、3月龄各接种1剂IPV，4月龄、4周岁各接种1剂bOPV。

（2）接种方法 IPV注射方法为肌内注射，接种剂量为0.5 ml；bOPV采用口服方法进行接种，糖丸剂型每次1粒，液体剂型每次2滴（约0.1 ml）。

（3）接种反应 IPV接种后常见的反应包括注射部位局部红斑、硬结、一过性的发热。bOPV口服后常见的反应包括发热、腹泻、烦躁和呕吐，持续时间不超过3天，可自愈。

（4）注意事项

1）bOPV需用冷开水喂服，切勿用热开水或母乳喂服，以免影响免疫效果。近1周内每日腹泻4次以上的小儿，暂缓口服。

2）如果儿童已按疫苗说明书接种过IPV或含IPV成分的联合疫苗，可视为完成相应剂次的脊灰疫苗接种。如儿童已按免疫程序完成4剂次含IPV成分疫苗接种，则4岁无需再接种bOPV。

3）以下人群建议按照说明书全程使用IPV：原发性免疫缺陷、胸腺疾病、HIV感染、正在接受化疗的恶性肿瘤、近期接受造血干细胞移植、正在使用具有免疫抑制或免疫调节作用的药物（例如大剂量全身皮质类固醇激素、烷化剂、抗代谢药物、TNF-α抑制剂、IL-1阻滞剂或其他免疫细胞靶向单克隆抗体治疗）、目前或近期曾接受免疫细胞靶向放射治疗。

4）补种原则：①小于4岁儿童未达到3剂（含补充免疫等），应补种完成3剂；大于或等于4岁儿童未达到4剂（含补充免疫等），应补种完成4剂。补种时遵循先IPV后bOPV的原则。两剂次间隔不小于28天。对于补种后满4剂次脊灰疫苗接种的儿童，可视为完成脊灰疫苗全程免疫。②既往已有三价脊灰减毒活疫苗（tOPV）免疫史（无论剂次数）的迟种、漏种儿童，用bOPV补种即可，不再补种IPV。既往无tOPV免疫史的儿童，2019年10月1日（早于该时间已实施2剂IPV免疫程序的省份，可根据具体实施日期确定）之前出生的补齐1剂

IPV，2019 年 10 月 1 日之后出生的补齐 2 剂 IPV。

4.百白破疫苗和白破疫苗 我国现纳入免疫规划的吸附无细胞百白破联合疫苗（diphtheria, tetanus and acelluar pertussis combined vaccine, DTaP），是由无细胞百日咳菌苗、白喉类毒素及破伤风类毒素适量配合制成的混合制剂。免疫成功可使机体产生体液免疫，预防百日咳、白喉及破伤风。白破疫苗（DT）是吸附白喉破伤风联合疫苗，用于预防白喉及破伤风的加强免疫。根据 2024 年 12 月《关于国家免疫规划百白破疫苗和白破疫苗免疫程序调整相关工作的通知》，2025 年 1 月 1 日起实行新的免疫程序，剂次不变，接种年龄进行了部分调整。

（1）接种对象及剂次 2 个月以上正常婴儿。共接种 5 剂次，其中 2 月龄、4 月龄、6 月龄、18 月龄各接种 1 剂 DTaP，6 周岁接种 1 剂 DT。

（2）接种方法 百白破疫苗及白破疫苗均进行肌内注射，每次剂量 0.5 ml。

（3）接种反应 常见的接种反应包括局部注射部位轻微红肿、疼痛发痒，低热、哭闹、全身不适。如果接种后发热在 38.5℃ 以上应及时退热处理以防高热惊厥，如果局部硬结红肿范围超过 5 cm 甚至出现淋巴结炎等表现时应及时就诊。

（4）注意事项

1）禁用和暂缓：患有脑病、未控制的癫痫和其他进行性神经系统疾病的患儿禁用，急性传染病及发热者暂缓接种。

2）以下情况应考虑为 DTaP 接种禁忌证：①接种首剂疫苗（或疫苗成分）发生严重过敏反应者；②接种后 7 天内发生脑病但无其他病因可解释者；③接种后 3 天内发生抽搐伴或不伴有发热者；④接种后 48 小时内体温高达 40.5℃ 甚至以上，或出现虚脱、休克症状，或发生顽固、无法安慰、持续 3 小时以上的痛哭而无其他病因可解释者。

3）补种原则：①3 月龄至 5 周岁未完成 DTaP 规定剂次的儿童，需补种未完成的剂次，前 3 剂每剂间隔不小于 28 天，第 4 剂与第 3 剂间隔不小于 6 个月。②大于等于 6 周岁儿童补种时，如果接种 DTaP 和 DT 累计小于 3 剂的，用 DT 补齐 3 剂，第 2 剂与第 1 剂间隔 1~2 月，第 3 剂与第 2 剂间隔 6~12 个月；如果 DTaP 和 DT 累计大于等于 3 剂并接种了至少 1 剂 DT，则无需补种；如果仅接种了 3 剂 DTaP，则接种 1 剂 DT，DT 与第 3 剂 DTaP 间隔不少于 6 个月；如果接种了 4 剂 DTaP，满 7 周岁时尚未接种 DT，则补种 1 剂 DT，DT 与第 4 剂次 DTaP 间隔不少于 12 个月。

4）温度：百白破三联制剂在保存和运输中要求温度保持在 2~8℃。

5.麻腮风疫苗（MMR） 麻腮风疫苗是麻疹、腮腺炎、风疹三联减毒活疫苗，用于预防麻疹、腮腺炎、风疹这三种传染病。国内外研究表明，接种 1 剂次含腮腺炎成分疫苗的免疫效果和疾病保护效果均不足，要达到长期免疫保护至少需要接种 2 剂次。我国于 2007 年将 MMR 纳入国家免疫规划，鉴于疫苗供应等原因，采取 8 月龄接种 MR、18~24 月龄接种 MMR 的免疫程序。通过临床观察与研究发现，8 月龄儿童接种国产 MMR 具有较好的安全性和免疫原性，在论证后我国自 2020 年 6 月起在全国范围内实施 2 剂次 MMR 的免疫程序。

（1）接种对象及剂次 8 月龄以上的麻疹、腮腺炎和风疹易感者。在免疫规划中共接种 2 剂次，8 月龄、18 月龄各接种 1 剂。

（2）接种方法 皮下注射，剂量 0.5 ml。

（3）接种反应 常见反应包括接种部位短暂疼痛和触痛，多数在 2~3 天内自行消失。在疫苗接种的 1~2 周内，可能出现发热，多为轻度，持续 1~2 天自行缓解。在接种疫苗后 6~12 天也可能出现散在皮疹，出疹时间一般不超过 2 天。

（4）注意事项

1）需接种多种疫苗者：如需接种包括 MMR 在内多种疫苗，但无法同时完成接种时，应优先接种 MMR 疫苗。

2）注射免疫球蛋白者：间隔不小于 3 个月接种 MMR，接种 MMR 后 2 周内避免使用免疫球蛋白。

3）针对麻疹疫情的应急接种：可根据疫情流行病学特征对疫情波及范围内的 6~7 月龄儿童接种 1 剂含麻疹成分疫苗，但不计入常规免疫剂次。

4）补种原则：①自 2020 年 6 月 1 日起，2019 年 10 月 1 日及以后出生的儿童未按程序完成 2 剂 MMR 接种的，使用 MMR 补齐；②2007 年扩大免疫规划后至 2019 年 9 月 30 日出生的儿童，应至少接种 2 剂含麻疹成分疫苗、1 剂含风疹成分疫苗和 1 剂含腮腺炎成分疫苗，对不足上述剂次者，使用 MMR 补齐。③2007 年扩大免疫规划前出生未满 18 周岁的儿童，如未完成 2 剂含麻疹成分的疫苗接种，使用 MMR 补齐。④如果需补种两剂 MMR，接种间隔应不小于 28 天。

5）鸡蛋过敏者不再作为接种禁忌：我国 2010 年 10 月 1 日开始实施的《中华人民共和国药典（2010 年版）》已剔除了旧版《中华人民共和国药典》将鸡蛋过敏者作为麻疹疫苗的接种禁忌的说明。含麻疹成分的疫苗说明书中也不再将鸡蛋过敏列为接种禁忌。因此，鸡蛋过敏者可以接种 MMR。

6. 乙脑疫苗 乙脑疫苗分为乙脑减毒活疫苗（JE-L）和乙脑灭活疫苗（JE-I）两种。按照 2007 年《扩大国家免疫规划实施方案》，乙脑疫苗除西藏、青海、新疆及新疆生产建设兵团外，在其他省、自治区、直辖市全面实施；而这些地区无免疫史的居民迁居其他省份或在乙脑流行季节前往其他省份旅行时，建议接种 1 剂乙脑减毒活疫苗。

（1）接种对象及剂次 8 个月以上儿童和由非疫区进入疫区的儿童及成人。按国家免疫规划程序，乙脑减毒活疫苗共接种 2 剂次，分别在儿童 8 月龄和 2 周岁各接种 1 剂次。乙脑灭活疫苗共接种 4 剂次，儿童 8 月龄接种 2 剂次，间隔 7~10 日，2 周岁和 6 周岁各接种 1 剂次。

（2）接种方法 乙脑减毒活疫苗进行皮下注射，而乙脑灭活疫苗进行肌内注射，注射剂量均为 0.5 ml。

（3）接种反应 减毒活疫苗接种后常见反应包括注射部位疼痛，有的接种对象在接种疫苗后 1~2 周内出现一过性发热。灭活疫苗首次接种时不良反应很少，但复种时不良反应发生率较高，主要有头昏、荨麻疹、全身痒感等。减毒活疫苗不良反应发生率很低，主要包括局部反应和轻度全身症状。

（4）注意事项

1）间隔时间：注射免疫球蛋白者接种乙脑减毒活疫苗应间隔不小于 3 个月，接种乙脑灭活疫苗应间隔不小于 1 个月。

2）补种原则：乙脑疫苗纳入免疫规划后出生且未接种乙脑疫苗的适龄儿童，如果使用减毒活疫苗进行补种，应补齐 2 剂，接种间隔不小于 12 个月；如果使用灭活疫苗进行补种，应补齐 4 剂，第 1 剂与第 2 剂接种间隔为 7~10 天，第 2 剂与第 3 剂接种间隔为 1~12 个月，第 3 剂与第 4 剂接种间隔不小于 3 年。

3）运输和保存：灭活疫苗在 2~8℃条件下运输和避光保存，减毒活疫苗在 -20~8℃以下运输和避光保存。

7. 脑膜炎球菌（流脑）多糖疫苗 我国目前使用的有 A 群流脑多糖疫苗（MPSV-A）和 A 群 C 群流脑多糖疫苗（MPSV-AC）两种。

（1）接种对象及剂次 6 个月以上儿童和青少年。按照我国目前免疫规划程序，共接种 4 剂次，其中 MPSV-A 接种 2 剂次，6 月龄、9 月龄各接种 1 剂，MPSV-AC 接种 2 剂次，3 周岁、6 周岁各接种 1 剂。

（2）接种方法 A 群流脑多糖疫苗和 A 群 C 群流脑多糖疫苗均为皮下注射，每次 0.5 ml。第 1 剂次与第 2 剂次 A 群流脑多糖疫苗接种间隔应不少于 3 个月，第 1 剂次 A 群 C 群流脑多糖疫苗与第 2 剂次 A 群流脑多糖疫苗接种间隔应不少于 12 个月，两剂次 A 群 C 群流脑多糖疫苗接种间隔时间不少于 3 年。

（3）接种反应 少数婴儿注射局部出现红晕、硬结，可有低热，1~2 日消退。

（4）注意事项

1）对于小于 24 月龄儿童：如已按流脑结合疫苗说明书接种了规定的剂次，可视为完成 A 群流脑多糖疫苗的接种剂次。如儿童 3 周岁和 6 周岁时已接种含 A 群和 C 群流脑疫苗成分的疫苗，可视为完成相应剂次的 A 群 C 群流脑多糖疫苗的接种。

2）当针对流脑疫情开展应急接种时：应根据引起疫情的菌群和流行病学特征，选择相应种类流脑疫苗。

3）补种原则：① 小于 24 月龄儿童补齐 A 群流脑多糖疫苗的剂次，大于等于 24 月龄儿童不再补种或接种 A 群流脑多糖疫苗，仍需完成两剂次 A 群 C 群流脑多糖疫苗。② 大于等于 24 月龄儿童如未接种过 A 群流脑多糖疫苗，可在 3 周岁前尽早接种 A 群 C 群流脑多糖疫苗；如已接种过 1 剂次 A 群流脑多糖疫苗，间隔不小于 3 个月尽早接种 A 群 C 群流脑多糖疫苗。

4）运输和保存：疫苗在 2~8℃条件下运输和避光保存。

8. 甲肝疫苗 有甲肝减毒活疫苗（HepA-L）和甲肝灭活疫苗（HepA-I）两种，目前我国预防甲型肝炎实行的是减毒活疫苗和灭活疫苗并行的政策。

（1）接种对象及剂次 1 周岁以上的儿童。按照免疫规划程序，如接种甲肝减毒活疫苗，于 18 月龄接种 1 剂；如接种甲肝灭活疫苗，共接种 2 剂次，于 18 月龄和 24 月龄各接种 1 剂。

（2）接种方法　甲肝减毒活疫苗进行皮下注射，剂量为 0.5 ml 或 1.0 ml，按照相应疫苗说明书使用。甲肝灭活疫苗采用肌内注射，每次剂量 0.5 ml。

（3）接种反应　不良反应发生率较低，少数有低热、恶心、呕吐、腹痛症状，可自愈，无须处理。

（4）注意事项

1）若接种 2 剂次及以上含甲型肝炎灭活疫苗成分的联合疫苗：可视为完成甲肝疫苗免疫程序。

2）注射免疫球蛋白者：如接种甲肝减毒活疫苗应间隔不少于 3 个月。

3）补种原则：甲肝疫苗纳入免疫规划后出生且未接种甲肝疫苗的适龄儿童，如果使用甲肝减毒活疫苗进行补种，补种 1 剂次；如果使用甲肝灭活疫苗进行补种，应补齐 2 剂次，接种间隔不小于 6 个月。如已接种过 1 剂次甲肝灭活疫苗，但无条件接种第 2 剂甲肝灭活疫苗时，可接种 1 剂甲肝减毒活疫苗完成补种，间隔不小于 6 个月。

（二）其他常用疫苗

根据疾病流行情况、卫生资源、经济水平、实施条件及居民的自我保健要求，还有些疫苗儿童可以使用，这类由公民自费并且自愿受种的其他疫苗统称为非免疫规划疫苗，也称为第二类疫苗。非免疫规划疫苗是免疫规划疫苗的重要补充，非免疫规划疫苗目前实行自费接种，随着条件的成熟，部分非免疫规划疫苗已逐步纳入部分省市的免疫规划疫苗中。

1.非免疫规划疫苗接种原则　随着非免疫规划疫苗的应用日益增多，2020 年国家卫生健康委出台了《非免疫规划疫苗使用指导原则》规范了非免疫规划疫苗的接种。明确指出在非免疫规划疫苗接种时应遵循以下 7 条原则：

（1）规范接种　接种非免疫规划疫苗应当遵守预防接种工作规范、《非免疫规划疫苗使用指导原则》、非免疫规划疫苗使用技术指南和各省(自治区、直辖市)卫生健康行政部门制订的接种方案。

（2）知情自愿接种　医疗卫生人员实施接种，应当按照规定告知受种者或者其监护人注意事项，由受种者或其监护人知情自愿接种。

（3）同时接种　不同疫苗之间是否可同时接种，要依最新的证据确定。除疑似狂犬病暴露者接种狂犬病疫苗、其他外伤接种破伤风疫苗等特殊情形外，其他非免疫规划疫苗与免疫规划疫苗的接种

时间相同但未选择同时接种的，应当优先接种免疫规划疫苗。两种及以上注射类减毒活疫苗如果未同时接种，应当间隔 28 天或以上进行接种。灭活疫苗和口服减毒活疫苗，如果与其他种类疫苗（包括减毒活疫苗和灭活疫苗）未同时接种，对接种间隔不作限制。

（4）替代免疫规划疫苗　受种者或其监护人可自主选择接种含国家免疫规划疫苗成分的非免疫规划疫苗替代免疫规划疫苗。

（5）常见特殊健康状态人群接种　常见特殊健康状态人群接种非免疫规划疫苗，参考免疫规划儿童的相关原则实行。

（6）记录和报告接种信息　儿童接种非免疫规划疫苗的信息应在接种单位信息系统中记录，并报告至省级和国家免疫规划信息系统，同时在其预防接种证中进行记录。

（7）疑似预防接种异常反应监测处置　接种非免疫规划疫苗发生疑似预防接种异常反应的报告、调查、诊断、鉴定和补偿按照《中华人民共和国疫苗管理法》及其他相关文件的规定执行。

2.儿童常用的非免疫规划疫苗

● 水痘疫苗（VZV）　目前使用的水痘疫苗为减毒活疫苗。水痘-带状疱疹病毒具有高度传染性，在儿童的传播占 90% 以上，接种水痘减毒活疫苗后，机体可产生对水痘-带状疱疹病毒的保护性抗体。我国部分省市已将水痘疫苗纳入当地的免疫规划儿童接种疫苗中。

（1）接种对象及剂次　1 周岁以上的健康儿童及水痘易感者，接种 2 剂次。①1~12 岁的儿童：12~18 月龄接种第 1 剂，4 周岁接种第 2 剂，2 剂接种间隔时间不少于 3 年。已经接种过 1 剂的 4~12 岁儿童，应尽早接种第 2 剂，与前 1 剂接种间隔时间不少于 3 个月。②13 周岁及以上人群：建议第 2 剂与第 1 剂接种间隔为 8 周以上（最短间隔 4 周）。

（2）接种方法　皮下注射，剂量 0.5 ml。

（3）接种反应　注射局部红肿，在接种 6~18 天内少数人可有短暂一过性的发热或轻微皮疹，一般无须治疗，会自行消退，必要时可对症治疗。

（4）注意事项

1）既往有水痘患病史的儿童：不建议接种。

2）注射过免疫球蛋白者：应间隔 3 个月后再接种本疫苗。

• 流行性感冒（流感）病毒疫苗 根据流感病毒的核蛋白抗原性不同，流感病毒分为甲、乙、丙、丁四型，再根据其表面上的血凝素和神经氨酸酶抗原性不同，同型病毒又可分为若干亚型。流感常于冬春季在人群中发生流行，引起流感季节性流行的病毒主要是甲型流感病毒中的 H1N1、H3N2 亚型及乙型流感病毒中的 Victoria 系。我国目前批准上市的流感疫苗为三价灭活流感疫苗（IIV3）、三价减毒流感疫苗（LAIV3）和四价灭活流感疫苗（IIV4），IIV3 包括裂解疫苗和亚单位疫苗，IIV4 为裂解疫苗，LAIV3 为减毒疫苗。自 2018 年以来，中国疾病预防控制中心每年印发当年度的《中国流感疫苗预防接种技术指南》提出本年度的流感疫苗接种建议。

（1）接种对象及剂次 6 月龄及以上易感者。不同疫苗上市许可持有人的疫苗适用接种对象、年龄范围、剂量有所不同，接种时参照该疫苗说明书执行，接种 1~2 剂次。

（2）接种方法 灭活流感疫苗采用肌内注射，减毒流感疫苗采用鼻内喷雾法，严禁注射。

（3）注意事项

1）接种时机：通常接种流感疫苗 2~4 周后，可产生具有保护水平的抗体。我国各地每年流感活动高峰出现的时间和持续时间不同，为保证受种者在流感高发季节前获得免疫保护，建议最好在当地流感流行季前进行接种流感疫苗。

2）储存及运输：流感灭活疫苗和流感减毒活疫苗的储存及运输都应保持在 2~8℃，严禁冻结。

3）既往接种流感疫苗后 6 周内出现吉兰 - 巴雷综合征的患者：建议由医生评估后考虑是否接种。存在以下情况的儿童应禁止接种流感减毒活疫苗：①因使用药物、HIV 感染等任何原因造成免疫功能低下者。②长期使用含有阿司匹林或水杨酸成分药物治疗的患儿。③2~4 岁患有哮喘的儿童。④有吉兰 - 巴雷综合征病史者。⑤接种前 48 小时使用过奥司他韦、扎那米韦等抗病毒药物者，或接种前 5 天使用过帕拉米韦，或接种前 17 天使用过巴洛沙韦者。

4）接种禁忌：根据《中华人民共和国药典》（2020 版）说明、国内外的研究报道及预防接种建议，我国已不建议将鸡蛋过敏作为流感疫苗接种禁忌。

• 轮状病毒疫苗 轮状病毒是引起婴幼儿秋季腹泻的致病原，目前我国应用的有口服轮状病毒减毒活疫苗（ORV）和口服五价重配轮状病毒减毒活疫苗（Vero 细胞）两种。前者用于预防婴幼儿 A 群轮状病毒引起的腹泻，后者可预防由轮状病毒血清型 G1、G2、G3、G4、G9 感染导致的婴幼儿轮状病毒胃肠炎。

（1）口服轮状病毒活疫苗

1）接种对象及剂次：2 个月至 3 岁婴幼儿。每年接种 1 次。

2）接种方法：口服。

3）接种反应：一般无明显不良反应。

4）注意事项：勿热水送服以免影响免疫效果。

（2）口服五价重配轮状病毒减毒活疫苗

1）接种对象及剂次：6~32 周龄婴儿。共接种 3 剂次，6~12 周龄开始口服第 1 剂，每剂接种间隔 4~10 周，第 3 剂接种不应晚于 32 周龄。

2）接种方法：口服。

3）注意事项：如与口服脊髓灰质炎减毒活疫苗同时接种，建议应间隔不少于 30 分钟。

• b 型流感嗜血杆菌（Hib）疫苗 Hib 感染主要引起婴幼儿脑膜炎和肺炎，目前世界上已有 20 多个国家将 Hib 列入计划免疫并取得了成功，大大减少了 Hib 引起的疾病。

（1）接种对象及剂次 2 月龄婴幼儿至 5 岁儿童。接种 1~4 剂次，按不同年龄和不同疫苗上市许可持有人的疫苗需接种的剂次有所不同，接种时参照疫苗说明书执行。

（2）接种方法 肌内注射，对于患血小板减少症和出血性疾病者应予皮下注射。

（3）接种反应 发热、局部红肿，有的出现一过性皮疹。

• 23 价肺炎球菌疫苗（PPV23） PPV23 是采用 23 种血清型肺炎球菌，包括血清型 1、2、3、4、5、6B、7F、8、9N、9V、10A、11A、12F、14、15B、17F、18C、19A、19F、20、22F、23F 和 33F，经培养、提纯制成的多糖疫苗，可刺激机体产生体液免疫，对由同型肺炎球菌引起的感染性疾病产生保护。

（1）接种对象及剂次 2 岁以上易感人群。通常接种 1 剂。

（2）接种方法 皮下或肌内注射，每次注射 0.5 ml。

（3）接种反应 局部暂时疼痛、红肿、硬结，发热。

（4）注意事项　建议 10 岁以下患有肾病综合征、脾切除和镰状细胞病的儿童间隔 3~5 年再次接种。

● 13 价肺炎球菌多糖结合疫苗（PPV13）　用于预防由肺炎球菌 1、3、4、5、6A、6B、7F、9V、14、18C、19A、19F 和 23F 血清型感染引起的侵袭性疾病。

（1）接种对象及剂次　6 周龄至 5 岁（不满 6 周岁）的婴幼儿和儿童。根据首剂接种年龄及疫苗类型不同，免疫程序有所差别：

1）13 价肺炎球菌多糖结合疫苗（CRM197 载体）：基础免疫接种 3 剂次（2、4、6 月龄），每剂间隔 4~8 周，首剂可于满 6 周龄接种；12~15 月龄加强免疫 1 剂。原则上要求在 5 月龄前接种首剂，7 月龄前完成 3 剂次基础免疫。但因疫情流行、个人身体、疫苗供应等因素导致未及时按程序完成基础免疫的婴儿，可在婴儿 12 月龄内继续完成基础免疫的后续剂次，基础免疫各剂至少间隔 4 周。

2）13 价肺炎球菌多糖结合疫苗（TT 载体）：6 周龄至 6 月龄的婴儿，基础免疫接种 3 剂次，首剂在 6 周龄至 2 月龄接种，每剂间隔 2 个月，首剂在 3 月龄接种，每剂间隔 1 个月。12~15 月龄加强免疫 1 剂；7~11 月龄婴幼儿，基础免疫接种 2 剂次，间隔至少 2 个月，12 月龄后加强免疫 1 剂；12~23 月龄婴幼儿，接种 2 剂次，间隔至少 2 个月；2~5 岁儿童，接种 1 剂。

3）13 价肺炎球菌多糖结合疫苗（TT/DT 载体）：6 周龄至 6 月龄的婴儿，基础免疫接种 3 剂次，每剂间隔 2 个月，12~15 月龄加强接种 1 剂；7~11 月龄婴儿，基础免疫接种 2 剂次，每剂接种间隔至少 1 个月，12 月龄以后加强接种 1 剂，与第 2 剂接种至少间隔 2 个月；12~23 月龄幼儿：接种 2 剂次，间隔至少 2 个月；2~5 岁儿童，接种 1 剂。

（2）接种方法　肌内注射。

（3）接种反应　局部红肿、硬结，发热，食欲不振、呕吐、腹泻。

（4）注意事项　原则上应尽量保证使用同一品种的疫苗完成全程接种。若因特殊原因确实无法保证使用同一品种疫苗时，应根据当地有关规定，并考虑和告知受种者可能的获益和相应的风险，在家长知情同意原则下进行替换接种。

● 吸附无细胞百白破灭活脊髓灰质炎和 b 型流感嗜血杆菌（结合）联合疫苗（DTacP-IPV/Hib）

该联合疫苗由吸附无细胞百白破、灭活脊髓灰质炎联合疫苗与 b 型流感嗜血杆菌结合疫苗（Hib）组成，用于预防白喉杆菌、破伤风梭菌、百日咳杆菌、脊髓灰质炎病毒和 b 型流感嗜血杆菌引起的五种感染性疾病。

（1）接种对象及剂次　2 月龄及以上的婴幼儿。共接种 4 剂次，推荐的免疫程序为：在 2、3、4 月龄或 3、4、5 月龄进行 3 剂基础免疫；在 18 月龄进行 1 剂加强免疫，每次接种单剂本品 0.5 ml。

（2）接种方法　肌内注射。

（3）接种反应　局部红肿、硬结，发热，食欲不振、呕吐、腹泻等一般反应。

（4）注意事项

1）DTacP-IPV/Hib 可替代免疫规划疫苗中的脊灰疫苗（IPV 或 OPV）和百白破疫苗。如受种方自主选择使用 DTaP-IPV/Hib 替代首剂 IPV，建议其使用 DTaP-IPV/Hib 完成全程接种。

2）完成 DTacP-IPV/Hib 的全程接种后，4 岁时无需加强 bOPV。

3）有严重过敏史或对其中任一组分过敏或对百日咳疫苗过敏者禁用。

● A 群 C 群脑膜炎球菌多糖结合疫苗，MPCV-AC（TT 载体）　与流脑多糖疫苗相比，流脑结合疫苗可获得更强的免疫应答和免疫记忆，并可以应用于婴儿。

（1）接种对象及剂次　3 月龄及以上的婴幼儿、儿童。共需接种 1~3 剂次，根据首剂接种年龄不同及生产厂家的不同，免疫程序有所不同。

（2）接种方法　肌内注射。

（3）注意事项

1）不同厂家、不同规格的 MPCV-AC：其适用的接种对象、年龄范围、剂量虽不同，但均可以替代免疫规划疫苗中 A 群脑膜炎球菌多糖疫苗的基础免疫或替代 3 岁、6 岁儿童接种的免疫规划 A 群 C 群脑膜炎球菌多糖疫苗中的 1 个剂次。

2）建议：选择同一品种的脑膜炎球菌疫苗完成基础免疫，不推荐不同品种的脑膜炎球菌疫苗在剂次间相互替代。

● 肠道病毒 71 型疫苗　肠道病毒 71 型（EV71）是导致手足口病的主要病原体之一，近年来在我国持续流行，对婴幼儿的健康造成了严重威胁。肠道病毒 71 型疫苗的研制和应用可成为控制手足口病的重要手段。目前我国有肠道病毒71型灭活疫苗（Vero细胞）、肠道病毒71型灭活疫苗（人二倍体细胞）2个品种。

（1）接种对象及剂次　肠道病毒71型灭活疫苗（Vero细胞）适用于6月龄至3岁儿童，肠道病毒71型灭活疫苗（人二倍体细胞）用于6月龄至5岁儿童的接种，均需接种2剂次，2个剂次间至少间隔1个月。

（2）接种方法　2个品种的疫苗均为肌内注射。

（3）注意事项　建议使用同一厂家、同一品种疫苗完成全程接种。

• 人乳头瘤病毒疫苗　疫苗的发展正在经历免疫预防从传染病到非传染病的变革，人乳头瘤病毒疫苗是免疫预防用于肿瘤预防的典型代表。目前我国有二价人乳头瘤病毒疫苗、四价人乳头瘤病毒疫苗、九价人乳头瘤病毒疫苗三个类型，用于预防因感染高危型人乳头瘤病毒（HPV）引起的宫颈癌、阴茎癌等疾病。由于女性在性行为开始之后HPV感染的风险明显增加，因此在女性性行为开始之前接种疫苗会收到最好的效果。

（1）接种对象及剂次　9~45岁女性，优先推荐9~26岁女性，特别是17岁之前的女性接种。根据疫苗类型不同，建议接种的剂次有所不同。

1）二价人乳头瘤病毒疫苗：用于预防HPV16、18型人乳头瘤病毒感染所致相关疾病，适合9~45岁的女性接种。共接种3剂，第0、1、6月各接种1剂。第2剂可在第1剂之后的1~2月内接种，第3剂可在第1剂后的5~12月内接种。WHO明确指出、同时我国研究数据也显示，对9~14岁女性接种2剂次即可获得与接种3剂次相同的免疫效果，因此针对9~14岁女性也可选择采用0、6月分别接种1剂次（间隔不小于5个月）的免疫程序。

2）四价人乳头瘤病毒疫苗：用于预防HPV6、11、16、18型人乳头瘤病毒感染所致相关疾病，共接种3剂，第0、2、6月各接种1剂。

3）九价人乳头瘤病毒疫苗：用于预防6、11、16、18、31、33、45、52和58型人乳头瘤病毒感染所致相关疾病，共接种3剂，第0、2、6月各接种1剂。

（2）接种方法　肌内注射。

（3）注意事项　推荐用同一种疫苗完成全程接种，暂不推荐不同品种的HPV疫苗互用。

四、疫苗接种的注意事项

1. 疫苗与注射器管理　疫苗作为免疫制剂，为保证其生物学特性，需要特殊的管理，保证其在生成、流通和使用的全过程受到严格监管。针对疫苗管理，我国已发布相关的法律法规、制度及工作规范。根据《预防接种工作规范》，疾病预防控制机构应根据国家免疫规划和本地区传染病预防、控制工作的需要，制订本地区一类疫苗和注射器储备及使用计划，并做好发放记录。接种单位则应做好领发记录，不得自行购买一类疫苗及注射器。

2. 疫苗及注射器贮存与运输　疫苗及其他生物制品的有效成分是蛋白质，或由脂类、多糖和蛋白质复合物组成，有的还是活的微生物，它们多不稳定，受光、热、冻的作用后可引起变性或多糖降解，影响免疫效果，甚至出现新的不良反应。因此，疫苗从生产、贮存、运输、分发到使用的整个过程应有妥善的冷藏设备，使疫苗始终置于规定的保冷状态之下，保证疫苗的使用安全和效价。这样一个使疫苗始终处于冷链状态下的系统，称之为疫苗的冷链系统。大部分疫苗在2~8℃冷暗处保存较为稳定，有些疫苗不能低于0℃保存。如乙肝疫苗、卡介苗、百白破疫苗、白破疫苗、A群流脑疫苗、A群C群流脑疫苗、甲肝疫苗在2~8℃条件下避光保存和运输；脊灰疫苗、麻腮风疫苗、乙脑减毒活疫苗在-20℃~8℃的条件下避光保存和运输。疫苗应按品种、批号分类码放，接种前应检查疫苗外观质量，凡过期、变色、污染、发霉、冻结、有摇不散凝块或异物、无标签或标签不清、容器有裂纹的疫苗一律不得使用。疫苗开启后，灭活疫苗1小时、减毒活疫苗半小时应废弃。注射器贮存和运输应注意防潮，并避免和挥发性、腐蚀性物品存放在一起。

3. 预防接种记录　我国对儿童实行预防接种证制度。接种单位需建立、应用和管理好个案预防接种记录，不接种要注明原因。预防接种应做到及时、全程、足量，有计划地按免疫程序进行接种，避免重种、漏种。预防接种卡（证）作为儿童入园、入学的保健档案。

4. 接种质量和疫情监测　接种质量监测包括疫苗效价监测和免疫成功率监测。疫情监测包括疫情报告收集、调查和分析。调查包括病例调查、暴发调查和疾病漏报率调查等。

5. 禁忌证　在某种疾病或特殊状态下，个体接种疫苗后会增加严重不良反应的概率，此时不能或暂时不能接种疫苗，而这些状态或特殊情况称为预防接种的禁忌证。禁忌证以个体健康状态为前提，而不是由疫苗所决定的，且大多数禁忌证是暂时的，当疾病痊愈或特殊状态消失时可以补种疫苗。不同的疫苗有些禁忌证不同，特殊禁忌证专指某种疫苗所特有的禁忌证，并不是所有疫苗都不能接种。以下情况应作为常规免疫的禁忌证。

（1）免疫异常　免疫缺陷、恶性疾病（如恶性肿瘤、白血病、淋巴瘤等），以及应用糖皮质激素、烷化剂、抗代谢药物或放射治疗而免疫功能受到抑制者，不能使用减毒活疫苗。对上述儿童及其兄弟姐妹和接触者，可用脊髓灰质炎灭活疫苗（IPV）代替脊髓灰质炎减毒活疫苗（OPV）。

（2）急性传染病　如果受种者正患急性传染病或急性传染病痊愈不到2周时，应推迟接种。

（3）既往疫苗接种后出现严重不良反应需要连续接种某疫苗者（如DPT）　如果前1次接种后出现严重反应（如过敏反应、虚脱或休克、脑炎或惊厥），则不应继续接种以后的针次。

（4）神经系统疾病　对患有进行性神经系统疾病的儿童，如未控制的癫痫、婴儿痉挛、脑炎后遗症、进行性脑病，不应接种含有百日咳抗原的疫苗以及乙脑疫苗、流脑疫苗。

WHO也强调计划免疫不应该有很多的禁忌证，尤其是免疫规划所针对的传染病，这些传染病的发病率和死亡率还很高。营养不良和患病儿童感染这些疾病引起死亡的危险性会增加，这些儿童更不能失去免疫接种的机会。轻度发热、腹泻和营养不良的儿童均可进行免疫接种。

6. 慎用证　是指个体在某种生理或病理状态下接种疫苗，会增加发生严重不良反应的概率，或者接种疫苗不能产生良好免疫应答。有慎用证时接种疫苗虽然可能对机体产生损害，但发生概率比禁忌证小。一般情况下，对于慎用证应建议推迟接种。常见的慎用证如下。

（1）特殊生理状态　①最近曾进行被动免疫：最近4周内曾注射过丙种球蛋白、免疫球蛋白或其他被动免疫制剂，为防止被动抗体的干扰，应推迟减毒活疫苗的接种；②有既往病史者：患过某种传染病后，可获得较长期的病后免疫，在近期内可不予接种相应的疫苗。

（2）特殊病理状态　①发热：除一般的感染外，发热也可能是某些传染病的先兆，因此正在发热尤其是高热者，应暂缓疫苗接种。②急性传染病的潜伏期、前驱期、发病期及恢复期：除可以进行应急接种的疫苗外，在传染病的潜伏期、前驱期、发病期接种疫苗，可能诱发、加重原有病情，均应暂缓预防接种。③过敏性体质：对有明确过敏性体质、支气管哮喘、荨麻疹、血小板减少性紫癜、食物过敏史的儿童，应在接种疫苗前详细了解过敏原，含有该过敏原的疫苗不应予以接种，而不含该过敏原的疫苗可以接种。④重症慢性疾病患儿：对患有活动性肺结核、心功能不全、急慢性肾脏病变、糖尿病、高血压、肝硬化、活动性风湿病、严重化脓性皮肤病的患儿，在接种部位有严重皮炎、湿疹的患儿，应暂缓接种。对患有以上疾病而病情已长期稳定甚至已治愈的患儿，可以接种反应较小的疫苗。⑤神经系统疾病和精神病：对脑或神经发育不正常或患有癫痫、脑炎后遗症、惊厥等疾患或既往史者，接种疫苗应持慎重态度，尤其是接种乙脑疫苗、百白破疫苗和流脑疫苗时，更应慎重。

五、疫苗接种后的反应及处理

疫苗作为免疫生物制品，对人体来说是一种外来刺激，活疫苗的接种实际上是一次轻度感染，灭活疫苗对人体是一种异物刺激。因此，疫苗在接种后一般都会引起不同程度的局部和（或）全身反应。接种反应一般可分为正常反应和异常反应两种。

1. 正常反应（一般反应）　预防接种一般反应，是指在预防接种后发生的，由疫苗本身所固有的特性引起的，对机体只会造成一过性生理功能障碍的反应，主要有发热和接种部位局部红肿，同时可能伴有全身不适、倦怠、食欲不振、乏力等综合症状。

（1）局部反应　一般在接种疫苗后数小时至24小时或稍后在注射局部发生红、肿、热、痛等现象。红肿直径在2.5 cm以下者为弱反应，2.6~5.0 cm者为中等反应，5.0 cm以上者为强反应。有时可引起局部淋巴结肿痛、重反应者可发生淋巴管炎或淋巴结炎。这种反应一般在24~48小时逐步消退。轻度的局部反应无需任何处理，较重的局部反应可用干净的毛巾热敷，每日数次，每次10~15分钟。接种含吸附剂的疫苗后，部分受种者会出现注射局部不易吸收，刺激结缔组织增生，形成硬结的表现。

（2）全身反应 表现为发热，体温在 37.5℃左右为弱反应，37.6~38.5℃ 为中等反应，38.6℃ 及以上为强反应。部分受种者在接种灭活疫苗后 5~6 小时或 24 小时左右体温升高，持续一般 1~2 天，很少超过 3 天，个别受种者发热可能提前。注射减毒活疫苗后出现发热反应的时间稍晚。除体温上升外，极个别有头痛、恶心呕吐、腹痛、腹泻等症状。发生轻度全身反应时应加强观察，一般不需任何处理，适当休息、鼓励饮水、注意保暖、防治继发其他疾病。全身反应严重者，可以对症处理，高热、头痛者可以口服解热镇痛剂，伴有其他并发症者应密切观察，必要时送医院治疗。

2. 疑似预防接种异常反应/免疫接种后不良事件 疑似预防接种异常反应，也称免疫接种后不良事件（adverse events following immunization，AEFI），是指在预防接种过程中或接种后发生的可能造成受种者机体组织器官、功能损害，且怀疑与预防接种有关的反应。这些反应不一定与疫苗使用有因果关系，可以是任何不利或意外的体征、异常实验室检测结果、症状或疾病。

（1）疑似预防接种异常反应的分类按照 WHO 的原因分类 包括以下几种。

1）疫苗产品相关反应：由疫苗产品的一种或多种固有特性引起或促发的免疫接种后不良事件。

2）疫苗质量缺陷相关反应：由疫苗产品（包括由疫苗厂商提供的接种器具）的一种或多种质量缺陷引起或促发的免疫接种后不良事件。

3）免疫接种差错相关反应：因不适当的疫苗处理、处方或接种操作导致的免疫接种后不良事件，其本质上是可以预防的。

4）免疫接种焦虑相关反应/免疫接种应激相关反应：由于对免疫接种的焦虑而引起的免疫接种后不良事件。

5）耦合事件：除了疫苗产品、免疫接种差错或免疫接种焦虑以外的其他原因所导致的免疫接种后不良事件。

（2）疑似预防接种异常反应的报告与处理

AEFI 监测处置实行属地化管理，医疗机构、接种单位、疾控机构、药品不良反应监测机构、疫苗生产企业及其执行职务的人员，在发现 AEFI（包括接到受种者或其监护人的报告）后应及时向受种者所在地区的卫生健康行政部门、药品监督管理部门报告；随后由卫生行政部门会同药品监督管理部门进行核实、组织专家组调查、讨论与分析，形成结论，对是否为预防接种异常反应进行判定。任何医疗单位或个人均不能作出预防接种异常反应的诊断。

（3）常见预防接种异常反应的处理原则 预防接种异常反应是指合格的疫苗在实施规范接种过程中或者实施规范接种后造成受种者机体组织器官、功能损害，相关各方均无过错的药品不良反应。常见的预防接种异常反应如下。

1）过敏反应：在预防接种异常反应中过敏反应最常见，而且表现多样化，可以是一过性过敏性皮疹，也可能是局部 Arthus 反应、血管性水肿甚至是严重影响生命的过敏性休克。过敏性休克时应立即皮下注射 1：1000 肾上腺素，剂量是每次 0.01~0.03 mg/kg，同时使用糖皮质激素等药物进行急救。对于局部的过敏性反应应注意与疫苗接种后的正常局部反应进行鉴别，对症处理（表 5-5）。

2）其他预防接种异常反应：较为少见，包括局部无菌性脓肿、热性惊厥、多发性神经炎、脑病等。脊灰疫苗、卡介苗接种后还可能有其特殊异常反应。对于这些异常反应，应及时就医诊治。

表 5-5 预防接种后局部正常反应与过敏反应的鉴别和处理

	局部正常反应	血管性水肿	Arthus 反应
发生原因	疫苗中异种蛋白及毒性质	Ⅰ型超敏反应	Ⅲ型超敏反应
反应发生	疫苗接种后 6~24 小时可达高峰，48 小时缓解	红肿可由注射部位达前臂	红肿浸润以注射部位为中心，直径 >10 cm
局部表现	红肿热痛	红肿热痛不明显，瘙痒明显，皮肤紧而有光泽	浸润为主，消退缓慢
处置	局部热敷	口服抗组胺类药物	抗变应性炎症药物如糖皮质激素类口服和外用

（4）预防及处理　预防接种后的其他不良事件除预防接种异常反应外的其他不良事件往往是可以避免和预防的。如注射部位的感染通常是因接种时注射器材或疫苗污染引起；癔症发生与受种者不了解疫苗接种、精神过于紧张、恐惧有关；晕厥发生与受种者疲劳或饥饿时接种有关。应严格疫苗及预防接种的管理，按照预防接种规范进行疫苗接种工作，减少、杜绝不良事件的发生。在不良事件中，晕厥常在预防接种时或接种后不久发生，易误诊为过敏性休克，应注意鉴别（表5-6）。晕厥，多发生在空腹、精神紧张的儿童。一旦发生，应让儿童立即平卧，密切观察脉搏、心率、呼吸、血压，饮用温开水或糖水，一般可在短时间内恢复正常。

六、特殊状态下的免疫接种

疫苗接种的禁忌或慎用针对的是儿童正罹患的疾病或进行性疾病状态，对一些特殊的生理健康状态不应盲目扩大疫苗接种的禁忌。

1.早产儿与低出生体重儿　早产儿免疫系统发育不成熟，比足月儿存在更大的感染危险，且一旦感染其病情较足月儿更为严重。研究显示，早产儿接种疫苗的安全性和免疫原性与足月儿相似。早产儿和（或）低出生体重儿如医学评估稳定并且处于持续恢复状态（无需持续治疗的严重感染、代谢性疾病、急性肾脏疾病、肝脏疾病、心血管疾病、神经和呼吸道疾病），按照出生后实际月龄接种疫苗。

2.人类免疫缺陷病毒（HIV）感染　对于HIV感染母亲所生儿童的HIV感染状况分三种：① HIV感染儿童；② HIV感染状况不详儿童；③ HIV未感染儿童。由医疗机构出具儿童是否为HIV感染，是否出现症状，或是否有免疫抑制的诊断。HIV

感染母亲所生18月龄以下的婴儿在接种前不必进行HIV抗体筛查，按HIV感染状况不详儿童进行接种。

（1）HIV感染母亲所生儿童在出生后暂缓接种卡介苗，当确认儿童未感染HIV后再予以补种；当确认儿童HIV感染，不予接种卡介苗。

（2）HIV感染母亲所生儿童如经医疗机构诊断出现艾滋病相关症状或免疫抑制症状，不予接种含麻疹成分疫苗；如无艾滋病相关症状，可接种含麻疹成分疫苗。

（3）HIV感染母亲所生儿童可按照免疫程序接种乙肝疫苗、百白破疫苗、A群流脑多糖疫苗、A群C群流脑多糖疫苗和白破疫苗等。

（4）HIV感染母亲所生儿童除非已明确未感染HIV，否则不予接种乙脑减毒活疫苗、甲肝减毒活疫苗、脊灰减毒活疫苗，可按照免疫程序接种乙脑灭活疫苗、甲肝灭活疫苗、脊灰灭活疫苗。

（5）非HIV感染母亲所生儿童，接种疫苗前无需常规开展HIV筛查。如果有其他暴露风险，确诊为HIV感染的，后续疫苗接种按照表5-7中HIV感染儿童的接种建议。

3.过敏　所谓过敏性体质不是疫苗接种的绝对禁忌证。因过敏需停止疫苗接种时，一定是已知受种者对疫苗成分存在严重过敏或既往因接种疫苗发生喉头水肿、过敏性休克及其他全身性严重过敏反应的，禁忌继续接种同种疫苗。不能因曾有或目前为食物过敏、过敏性结膜炎、过敏性鼻炎、哮喘患者而扩大过敏慎用疫苗的情况。

4.免疫功能异常　包括由遗传因素或先天性免疫系统发育不良导致免疫系统功能障碍的原发性免疫缺陷（primary immunodeficiency disease，PID），以及感染HIV、正在接受全身免疫抑制治疗等获得

表5-6　晕厥与过敏性休克的鉴别和处理

		晕厥	过敏性休克
发病原因		血管迷走神经性反应	抗原-抗体免疫反应
各系统主要表现	皮肤	苍白，出汗，冰冷，湿黏	潮红，发痒，皮疹，颜面水肿
	呼吸	正常至深呼吸	因气道阻塞而发生有声的呼吸
	心血管	心动过缓，一过性低血压	心动过速，低血压
	胃肠道	恶心，呕吐	腹部疼痛性痉挛
	神经	头晕，可一过性意识丧失	意识丧失，平卧无应答
处置		静卧，保温，输氧	肾上腺素为首选急救药

表 5-7　HIV 感染母亲所生儿童接种国家免疫规划疫苗建议

疫苗	HIV 感染儿童		HIV 感染状况不详儿童		HIV 未感染儿童
	有症状或有免疫抑制	无症状或无免疫抑制	有症状或有免疫抑制	无症状	
乙肝疫苗	√	√	√	√	√
卡介苗	×	×	暂缓接种	暂缓接种	√
脊髓灰质炎灭活疫苗	√	√	√	√	√
脊髓灰质炎减毒活疫苗	×	×	×	×	√
百白破疫苗	√	√	√	√	√
白破疫苗	√	√	√	√	√
麻腮风疫苗	×	×	√	√	√
乙脑灭活疫苗	√	√	√	√	√
乙脑减毒活疫苗	×	×	×	×	√
A 群流脑多糖疫苗	√	√	√	√	√
A 群 C 群流脑多糖疫苗	√	√	√	√	√
甲肝减毒活疫苗	×	×	×	×	√
甲肝灭活疫苗	√	√	√	√	√

注：暂缓接种：当确认儿童 HIV 抗体阴性后再补种，确认 HIV 抗体阳性儿童不予接种；"√"表示"无特殊禁忌"；"×"表示"禁止接种"。

性免疫功能异常情形，其中补体缺陷是指一类补体成分（经典途径和旁路途径）缺陷导致的 PID。此时机体更容易感染病原微生物，一旦感染，其病情往往更严重甚至致死。一般来说，免疫功能低下者和免疫功能正常者接种灭活疫苗通常具有相同的安全性，但免疫反应强度和持久性可能会降低。目前对免疫功能异常儿童的预防接种建议为，除 HIV 感染者外的其他免疫缺陷或正在接受全身免疫抑制治疗者，可以接种灭活疫苗，原则上不予接种减毒活疫苗（补体缺陷者除外）。即补体缺陷者可正常接种疫苗，包括水痘疫苗、MMR 等减毒活疫苗。

5. 黄疸和肝脏疾病　黄疸是一种症状，不是一种疾病，新生儿期的黄疸多数是生理性的。母乳性黄疸是新生儿时期一种特殊类型的黄疸，有的可持续 2～3 个月后消退，预后良好，不会引起中枢神经系统的损伤。儿童肝脏疾病涉及先天遗传性肝病、代谢性肝病、急性和慢性感染性肝病和自身免疫性肝病等，常表现为肝功能异常、肝大、胆汁淤积性黄疸，严重者伴有凝血功能异常，有的因病情治疗需要接受免疫抑制剂治疗。肝病患者发生感染和重症感染的风险更高，感染甲肝病毒和乙肝病毒后可引起严重致死性后果。国际上未见将肝脏疾病列为接种疫苗禁忌，因此 2021 年版《免疫程序及说明》明确了生理性和母乳性黄疸、病情稳定的肝病不作为疫苗接种禁忌。

6. 热性惊厥、癫痫和脑疾病　热性惊厥分为单纯性和复杂性两种，前者表现为全面性发作、持续时间 <15 分钟，一次热性病程只发作一次。癫痫是一种病因不同、表现各异、具有持久性致痫倾向、以反复癫痫发作为共同临床特征的慢性脑疾患。脑疾病一般指各种病理性因素导致的颅内组织器官功能障碍的总称，常见病因包括各种急慢性损伤（包括围产期损伤）、肿瘤、发育畸形，以及炎症/自身免疫性、血管性、遗传性/代谢性、营养性疾病等。鉴于脑病的病因和类型众多，一些疫苗说明书将"脑病"直接列为接种禁忌是不合适的。目前的相关免疫接种建议为：单纯性热性惊厥史、癫痫控制处于稳定期（6 个月及以上未发作），病情稳定的脑疾病不作为疫苗接种禁忌。

7. 先天性疾病和先天感染　先天性甲状腺功能减退、苯丙酮尿症、唐氏综合征、先天性心脏病等是我国新生儿筛查的疾病，这些疾病不影响免疫系统，出生后通常也能得到及时干预，病情多处于稳定状态，因此免疫接种无禁忌。先天性梅毒、巨细胞病毒和风疹病毒感染情况是孕前医学检查项目，其目的是为了早发现、早干预和早治疗，发生这些先天性感染的婴儿治愈或者病情稳定的，也并非接种疫苗的禁忌。

8.肾脏病 是由各种原因引起肾脏结构和功能障碍的一类疾病统称，病情迁延3个月以上者为慢性肾脏病。肾脏病患者常因自身免疫异常，或使用免疫抑制剂引起机体免疫抑制，易受各类病原微生物感染，导致病情进一步进展或恶化。因此，对肾脏病患者进行疫苗接种是一项非常重要的预防策略。不使用免疫抑制剂的肾脏病患者在无症状期可接种各类疫苗，在症状发作期暂缓接种各类疫苗，使用免疫抑制剂的肾脏病患者在缓解期可接种灭活疫苗。

9.血液病 血液系统疾病在儿童疾病中具有一定的患病率，尤其是白血病发病率一直位居儿童恶性肿瘤首位。白血病患儿因疾病本身和（或）需要接受化疗、放疗等原因，可导致免疫功能受损，体内缺乏对某些感染性疾病的保护性抗体。有研究表明，在化疗前已经按免疫程序接种疫苗，体内并有较高滴度保护性抗体的部分白血病患儿，在化疗结束后抗体滴度会显著降低甚至消失。因此，应在综合评估患儿身体状况和疫苗可预防疾病患病风险下，考虑给予接种疫苗预防相应感染。针对白血病患儿的预防接种一般原则为，白血病化疗期间暂缓接种所有疫苗。化疗结束6个月后可接种灭活疫苗；化疗结束12个月后经过免疫功能评估，考虑接种减毒活疫苗。

对于存在其他特殊状况的儿童，应评估其实施免疫接种存在的风险，如无明确证据表明接种疫苗存在安全风险，原则上可按照免疫程序进行疫苗接种。

（童梅玲）

第五节 高危儿童管理

一、高危儿童管理的概念和意义

高危儿童国际上尚缺乏统一的概念。在我国儿童保健领域，高危儿童主要指从胎儿期到出生后3年内，存在影响其生长发育，使其不能达到最佳潜能发展的各种风险因素（包括生物性和社会养育环境因素）的儿童。近十年，越来越多的研究显示了儿童早期发展的重要性，在生命早期几年（0~8岁，至少0~3岁），受环境各种有利或不利因素的作用，机体各系统包括表观遗传、免疫、生理和心理产生适应性反应和发育，这种程序性的适应发育过程影响着儿童一生的健康和成就。影响儿童身心健康和潜能发展的因素有风险因素和保护因素。风险因素指的是会影响儿童生长发育，使其达不到潜能，或导致疾病或发育困难的一些因素，包括生物性和心理、社会性因素，如早产、低出生体重、慢性疾病、视觉或听力障碍、缺乏良好的养育环境和刺激、营养不良、缺铁性贫血等。保护因素是指有利于儿童身心健康和潜能发展的因素，这些因素支持儿童的发展，使有"风险因素"的儿童具有"复原力"。包括温暖、支持性的养育环境，保障儿童健康和成长的政策、医疗资源和服务等。

随着社会经济和医学的发展，新生儿死亡率明显下降，但早产、低出生体重的发病率并未明显下降，2019年报道全球2000—2014年早产儿发生率由9.8%增至10.6%，我国早产儿发生率约为7%，出生缺陷发生率约为5.6%。作为人口大国，高危儿是个较为庞大的特殊群体，据我国高危儿管理试点项目报道，2020年第四季度高危儿发生率达21.58%。随着医学的进步，高危儿的存活率已经有了明显提高，但各种发育障碍如脑瘫、发育迟缓、孤独症谱系障碍、语言言语发育障碍、学习困难、视听障碍等的发生风险明显增加，孤独症谱系障碍的患病率持续增加。系统回顾报道，神经发育受损或脑瘫在存活早产儿/低出生体重儿中的发生率分别为21.4%和11.2%，在存活的出生窒息新生儿中分别为34.6%和22.8%。因此，高危儿童管理是现阶段我国促进儿童早期发展的综合干预措施之一，也是儿童保健的重要内容。

高危儿童管理是早期发现具有影响其潜能发展风险因素的高危儿童，定期监测，提供早期干预、转诊和多学科诊治服务的广义概念，包括定期监测和评估体格生长和神经心理行为发育，询问并倾听了解与儿童早期发展相关的风险因素和保护因素，为养育人和家庭提供有利儿童最佳潜能发展的干预指导，必要时转上级医疗机构或专科和多学科团队诊治，形成早期筛查、干预、诊断治疗或康复及管理的闭环式服务。其意义在于通过对高危儿童的管理，减少高危儿童的伤残发生率或减轻伤残程度，提高存活高危儿童的生活质量，使儿童体格生长、感觉运动、语言认知、社会交往和情绪调控等各方面达到其最佳潜能发展。

二、高危儿童的分类和管理

（一）高危因素分类

常见的心理及养育环境风险因素有：困境家庭或存在虐待、忽视或家庭功能失调，母亲抑郁，家族或家庭成员有遗传性疾病或有精神、视听、肢体残疾等。常见的生物性风险因素包括母亲和儿童的疾病或风险因素。母亲宫内环境风险因素：母亲妊娠期感染（如梅毒、TORCH 感染等）、妊娠期合并症如糖尿病、妊娠高血压等。胎儿或儿童本身的风险因素有 ① 出生体重：早产、低出生体重儿，宫内发育迟缓（IUGR）或小于胎龄儿（SGA）；② 新生儿期疾病：新生儿缺氧缺血性脑病伴抽搐，新生儿惊厥，颅内出血，化脓性脑膜炎史，脑室周围白质软化，脑穿通，小脑畸形等；支气管肺发育不良、慢性肺部疾病；有持续性喂养困难，低血糖或高胆红素血症伴惊厥等。③ 婴幼儿期的疾病或发育偏异：婴幼儿期营养不良、生长迟缓、碘缺乏、缺铁性贫

血等可能影响神经心理行为发育的疾病，或在儿童健康体检时发现有发育偏异的儿童。不同类型的高危儿常需要不同重点的监测和管理，并可能需要多学科诊治和管理。我国依据国家卫生健康委颁布的《新生儿访视技术规范》《儿童心理保健技术规范》中对高危新生儿和高危儿童的界定，对高危因素进行了分类（表 5-8），以便分级管理。

（二）高危儿童管理的实施方案

高危儿管理的实施方案包括高危儿童的筛查和分类，分级管理，体格检查和生长发育监测、评估、预见性指导和综合干预、转诊及多学科联合诊治，慢病管理和结案。

1. 高危儿童的筛查　对 0~3 岁儿童在满月建卡或儿童保健体检时，通过询问、查阅病史记录和健康体检等途径，获得详细信息，进行高危因素的筛查和分类（表 5-8）。

2. 分类分级管理　基于循证证据，结合儿童保健系统管理现状，我国对高危儿童保健服务提出了依据高危因素的分类进行分级管理的思路和方案，并制订相应的工作规范。根据《高危儿童保健指导

表 5-8　高危因素分类

类别	高危因素
I 类	1. 母亲患有糖尿病、甲状腺功能异常、严重感染（如风疹病毒、巨细胞病毒等）、中度以上妊娠期高血压综合征、产后抑郁等 2. 母亲有异常妊娠及分娩史（如反复自然流产史、死胎等）、初产年龄 ≤18 岁或 ≥35 岁 3. 家族中有精神、神经疾病病史（如癫痫、精神分裂症、孤独症谱系障碍、精神发育迟缓等） 4. 家族中患有盲及低视力、聋及听力障碍、肢体残疾等疾病 5. 父母有酗酒、吸毒等不良生活方式 6. 家庭有经济困难、虐待、家庭功能失调等不良养育环境 7. 家庭中有严重影响到儿童养育能力的其他不良因素
II 类	1. 早产儿（胎龄 32~37 周，晚期早产儿）、低出生体重儿（出生体重为 1500~2500 g）、小于胎龄儿（体重位于同胎龄儿童的第 3 至第 10 百分位） 2. 产伤、宫内 / 产时 / 产后窒息、缺氧缺血性脑病或颅内出血 3. 新生儿期患有严重感染性疾病（如宫内感染、肺炎、败血症等）、高胆红素血症、新生儿惊厥、持续性低血糖、出生缺陷等 4. 在健康检查时发现的生长发育偏异，如出现生长迟缓、碘缺乏、缺铁性贫血的儿童，运动、语言、社会情感等发育问题的儿童 5. 父母及同胞有孤独症谱系障碍、精神发育迟滞等精神、神经、遗传性疾病
III 类	1. 早产儿（胎龄 <32 周）、极低出生体重儿（出生体重 <1500 g）、小于胎龄儿（体重低于同胎龄儿童的第 3 百分位） 2. 影响生长发育的严重结构性出生缺陷、遗传性出生缺陷

手册》，Ⅰ类高危因素（表5-8）为健康足月儿，但存在家庭、养育环境或母亲宫内环境风险因素，由社区卫生服务中心或乡镇卫生院进行登记管理，做好标记，在健康体检时予以特别关注，根据风险因素提供相应的监测和管理（见不同高危因素儿童的管理要点）；Ⅱ类、Ⅲ类高危因素（表5-8）为早产、低出生体重、小于胎龄儿、出生缺陷，或有严重新生儿期疾病、出生后生长发育偏异者，Ⅱ类高危因素者转诊至区县级妇幼保健机构进行专案管理，Ⅲ类高危因素者则直接转诊至市级及以上妇幼保健机构进行专案管理。专案管理需要建立随访档案。

3. **随访频率** 由于存在导致儿童不良生长发育预后的风险因素，高危儿需要比常规或低危儿童频次更多的儿童保健服务。随访次数可由高危因素、当地儿童保健资源的可获得性而确定。一般在基本公共卫生儿童健康检查的基础上酌情增加，如早产儿可根据出生体重、胎龄及出生后并发症等情况确定随访次数：胎龄 <34 周或出生体重 <2000 g，存在早期严重合并症或并发症、生后早期喂养困难、体重增长缓慢等异常情况的早产儿，建议：出院后至矫正 1 月龄内每 2 周随访 1 次，矫正 1~6 月龄内每月随访 1 次，矫正 7~12 月龄内每 2 个月随访 1 次；矫正 13~24 月龄内，每 3 个月随访 1 次；矫正 24 月龄后每半年随访 1 次。矫正 12 月龄后，如连续 2 次生长发育评价结果正常，可转为至少半年随访 1 次；并根据随访结果酌情增减随访次数。胎龄 ≥34 周且出生体重 ≥ 2000 g、无早期严重合并症及并发症、出生后早期体重增长良好的早产儿，建议：出院后至矫正 6 月龄内每 1~2 个月随访 1 次，矫正 7~12 月龄内每 2~3 个月随访 1 次；矫正 12 月龄后至少每半年随访 1 次；根据随访结果酌情增减随访次数。

4. **体格检查和生长发育监测** 为高危儿童提供定期的体格检查、体格生长和神经心理行为发育的监测和评估：①体格检查；②体格生长监测与评价；③神经心理行为发育的监测和评估；④特殊的检查：包括与高危因素相关的视、听筛查，实验室和辅助检查。

5. **促进儿童早期发展指导和综合干预** 了解养育环境，根据高危儿健康情况、体格生长和神经心理行为监测和评估信息，为高危儿童家庭提供促进儿童早期发展的养育照护指导和综合的干预服务，包括健康和疾病预防，营养喂养，回应性照护，安全保障和提供早期学习机会等；提出建议，改善父母育儿知识和技能，为高危儿童家庭提供心理支持和相应的帮助。多部门合作，对影响儿童生长发育的不利因素实施综合的干预，包括对营养、行为发育问题、社会经济或家庭养育环境问题的干预。

6. **转诊、慢病管理和结案** 在随访监测高危儿童过程中发现的特殊医学问题、体格生长异常、神经心理行为发育落后或可疑异常，均应记录。体格生长不良应详细了解原因，针对性干预，如干预随访 2 次均无明显改善，应及时转诊。发育监测发现可疑或异常，应转诊或采用标准化的发育筛查确定在发育监测中发现的问题；如标准化发育筛查未提示异常应提供家庭干预指导，预约提早的随访日期；发育筛查异常则应进一步评估诊断或转诊。对某些特殊的医学疾病如持续惊厥、早产儿视网膜病、慢性肺部疾病等需要转诊至专科医生或多学科共同诊治。对确诊为发育迟缓 / 障碍的儿童应实施慢病管理，配合特殊康复机构综合训练和治疗，并监测个体的治疗效果和预后发展（表5-9）。

鉴于危险因素对儿童远期生长发育结局的不良影响，且生后 2~3 年是神经系统发育的快速期，也是大脑发育的关键期和敏感期，高危儿童管理一般持续至 2~3 岁，体格生长及神经心理行为发育评价正常范围即可以结案。个体的随访持续时间可综合考虑高危因素或病因、脑损伤的情况、儿童生长和发育水平及其追赶状况而定。早产儿实际年龄满 24 月龄，体格生长及发育评价达同龄足月儿正常水平时，可以结案；暂时不能结案者管理至 36 月龄时结案。结案后转入儿童保健系统管理。

在高危儿童管理中，应考虑到：①特殊疾病或疾病类型对儿童发育的影响；②其健康问题对日常生活和家庭功能的影响；③儿童所处的家庭养育环境和社会环境作用。④影响儿童潜能发展的风险因素和有利儿童潜能发展的保护因素。生物危险因素常与社会和环境危险因素相互共同作用，影响并预示着远期功能发育。虽然已存在的器质性损害不能改变，但在高危儿童管理过程中，能通过各级儿童保健医生及多学科和多部门合作的努力，增加保护因素，如家庭访视、基于社区的养育照护小组活动、多学科合作的诊治，多部门合作为家庭提供支持和良好的社会环境，改善高危儿童的预后。

目前，国内外对高危儿童的系统管理、实际运作模式和早期干预均处于探索阶段。在我国，正在

表 5-9 高危儿管理项目和要点

项目	要点
与疾病相关的问题	是否需要家庭氧疗，有无相关疾病的药物治疗等
体格生长和营养喂养问题	定期监测体格生长，包括身长、体重和头围，描绘生长曲线图；有无喂养困难，指导营养喂养或转诊至专科医生诊治
视、听感觉系统	定期听力、视力筛查，尤其是早产、极低体重儿，新生儿高胆红素血症，有视听障碍家族史。早产儿进行视网膜病筛查，或转诊至专科医生
神经心理行为发育问题	定期发育监测和发育筛查，必要时诊断性发育评估（见随访监测内容）或转诊至上级医疗机构
养育环境	了解家庭经济情况和养育环境，对改善家庭养育环境提出建设性意见；给予家长心理支持，提高父母养育技能
社区教育	开展社区健康教育，提高高危儿家庭对高危儿管理重要性的认识，普及相关知识
转诊问题	如需转诊至专科医生或上级医院，提出转诊意见，以便进一步诊断、治疗；并进行转诊后的回访，协助治疗
干预问题	针对高危儿情况，提出干预意见并指导早期干预；了解专业治疗师的干预治疗方案，配合专业治疗师治疗，反馈干预效果

探索一种以社区为基础，儿童为中心，家庭为主导，分类分级的高危儿童管理、干预模式。国家卫生健康委已根据高危儿童的特殊需求，组织制订高危儿童保健的工作规范及相关的技术指导建议。

（三）不同高危因素儿童的管理要点

1. 家庭和养育环境风险因素 家庭和养育环境与儿童早期发展密切相关，家族中、父母及同胞有孤独症谱系障碍、精神发育迟滞等精神、神经、遗传性疾病史，母亲抑郁，家族中患有盲及低视力、聋及听力障碍、肢体残疾等疾病；父母有酗酒、吸毒等不良生活方式，困境家庭或存在虐待、忽视或家庭功能失调等，可使儿童发生残疾、心理行为异常或发育障碍性疾病的风险增加，也使儿童不能获得温暖、支持性养育环境的风险增加；从而影响其潜能发展。

监测：对有上述高危因素儿童，每次随访时除监测儿童体格生长、神经心理行为发育外，应特别注意：①询问、观察了解养育人和家庭成员对儿童的关爱和关系，是否为儿童提供温暖的、支持性的、有良好刺激的养育环境和回应性照护，了解家庭成员，尤其母亲的心理健康，家庭困难等。②对家族或父母、同胞有精神疾病、发育障碍、遗传性疾病或视听、肢体残疾等疾病史的儿童，应关注相关疾病的筛查（如遗传代谢病和视听）和发育监测。

管理：①通过与养育人、家庭建立良好的伙伴关系，针对存在的问题为养育人和家庭成员提供建议，指导养育人和家庭成员为儿童提供温暖的、有良好刺激的养育环境，必要时通过多部门合作，如社区、民政、妇联等，为母亲和家庭提供帮助和支持。②对有精神疾病、发育障碍、遗传病疾病或视听、肢体残疾等家族史的儿童，应提供相应的早期干预指导；如发现有相应的可疑病，应及时转诊，及早明确诊断并治疗。

2. 母亲宫内环境风险因素 母亲患有糖尿病、甲状腺功能异常、中重度妊娠期高血压综合征、初产年龄≤18岁等可能影响胎儿生长发育，导致胎儿宫内生长迟缓、早产、出生后生长发育迟缓，代谢性疾病风险增加等。母亲有异常妊娠及分娩史（如反复自然流产史、死胎等）、初产年龄≥35岁、严重感染（如风疹病毒、巨细胞病毒等），增加早产、低出生体重、出生缺陷风险，甚至畸形包括先天性心脏病、白内障、小头、聋哑、智力低下等。

监测：首次建卡应详细了解家族史、母亲妊娠期和儿童出生时情况，每次随访监测儿童体格生长、神经心理行为发育，应注意详细的体格检查和视听检测，排除可能的出生缺陷或畸形，必要时进一步检查。

管理：①早产和低出生体重儿根据胎龄和出生体重分级管理（管理要点见早产/低出生体重儿）。

② 根据母亲糖尿病史，早产胎龄、出生体重、小于胎龄或大于胎龄，指导喂养和营养（包括营养强化或补充），保障适宜的体格生长或追赶生长，预防营养性疾病如缺铁、代谢性骨病或营养性佝偻病，或追赶过快，降低成年期代谢病发生风险。③ 除提供养育照护和早期发展指导外，如有生长发育迟缓或怀疑出生缺陷，转诊至上级医院或专科，并追踪随访，配合专科或多学科诊治。

3. 新生儿期与神经系统发育相关的疾病或风险因素　颅内出血、脑室周围白质软化、脑白质发育不良、宫内发育迟缓是早产儿、低出生体重儿的主要脑损伤原因；围产期窒息、严重缺氧缺血性脑病、产伤导致颅内出血是足月新生儿的常见脑损伤因素；新生儿期严重感染（败血症、肺炎），持续性肺高压、ECMO 治疗、高胆红素血症需要换血治疗或伴有惊厥、持续低血糖均可损害神经系统。疾病严重程度与远期神经认知发育密切相关，严重者导致脑瘫、癫痫、脑积水、视听障碍、发育迟缓。

监测：有上述疾病和（或）并发症、合并症的高危新生儿，应特别注意监测神经心理行为发育，并根据年龄特点重点关注神经系统检查、运动发育或语言、认知和社交情绪及行为发育的监测和筛查，进行眼病（如视网膜病）及听力的筛查。根据疾病和发育监测筛查情况，进一步诊断性发育评估及实验室、辅助检查（如脑干听觉诱发电位、大脑磁共振等）。

管理：① 上述高危因素儿童无论是否存在暂时性或长期的发育问题，都需要定期发育监测筛查、评估和干预指导。发育监测、筛查发现异常，应及时转诊至上级医院或专科，进一步诊断性评估和医学检查以明确诊断，并康复治疗，严重或复杂、疑难者应多学科合作诊治。② 社区服务中心或各级妇幼保健机构指导为家庭和养育人提供早期干预指导。对年长儿童，提供学习问题的咨询，制订个体化的教育计划非常重要。

4. 新生儿期与其他系统发育相关的疾病或风险因素　慢性肺部疾病、支气管肺发育不良、反复呼吸暂停、气道梗阻是需要呼吸机辅助通气或长期氧疗的 NICU 出院的早产儿、高危儿常见的呼吸系统问题。慢性肺部疾病占 NICU 出院患儿的 5%~35%，症状常在出生后 2 年内逐渐消失。20% 的极低出生体重儿有反应性气道疾病，发病率是正常出生体重儿的 2 倍。宫内感染如梅毒、巨细胞病毒感染的高

危新生儿除神经系统外，常伴有多系统受损，如肺发育不良、肝肾功能受损等。

监测：有上述疾病和（或）并发症、合并症的高危新生儿，除体格生长和神经认知发育监测外，体检时应注意相关系统的监测：① 呼吸情况：静息呼吸频率（2 月龄内 <60 次 / 分），是否呼吸费力（如吸气性凹陷），是否有呼气相延长或呼气性喘鸣，有无啰音。② 氧合状况：定期测查血红蛋白或红细胞压积，定期脉搏血氧饱和度测定或动脉血气分析，了解高危儿出院后的氧合状况。③ 药物治疗：如高危儿出院后仍需药物治疗，则需了解所用药物及剂量，监测药物副作用，必要时测定血药浓度。④ 实验室或辅助检查：注意监测和评价各系统受损的转归和预后。

管理：高危儿如有上述医学问题，应及时转诊至专科医生或多学科联合诊治，协同管理。指导合理喂养、提供足够的热能和营养，限制过多液体摄入；指导家庭监测和护理，避免感染和呼吸道的刺激物（如吸烟）；药物治疗和管理；予以父母和养育人心理支持，为儿童提供有利其早期发展的良好刺激等。

5. 早产 / 低出生体重　早产（胎龄 <37 周）、低出生体重儿（出生体重 <2500 g）不仅是新生儿死亡发生的主要人群，也是发生远期健康问题和发育障碍的高危人群。目前我国已将早产儿纳入高危儿管理的主要人群之一，已颁布《早产儿保健工作规范》及《早产儿保健服务技术规范》。一般情况下，评价早产儿生长发育时建议使用矫正年龄至24 月龄。小于 28 周的早产儿，可使用矫正年龄至36 月龄。

监测：① 早产儿体格生长监测中应关注体重、头围和身长的生长水平及追赶速度，结合监测数据指导喂养和营养强化；重视鼓励并指导母乳喂养，注意营养性疾病（如营养性缺铁性贫血和早产儿代谢性骨病）的监测和防治，尤其当能量、蛋白质已满足早产儿追赶生长需求，转为纯母乳喂养或普通配方乳喂养时，应注意微量营养素如铁、钙等的补充，必要时监测铁营养和骨矿化指标。③ 重视视觉和听觉发育监测。④ 定期神经运动和心理行为发育的监测。⑤ 注意体格检查，对伴有医学疾病（如先天性心脏病、畸形）或并发症、合并症（如颅内出血、支气管肺发育不良等）的早产儿，监测疾病转归及其对早产儿生长发育的影响，配合专科医生

或多学科诊治，观察并反馈疗效。

管理：早产/低出生体重儿管理是一个综合的、多学科合作的过程。①根据胎龄和出生体重进行分级专案管理。②管理的随访频率根据早产儿的风险因素（如胎龄、出生体重、并发症等）确定，并可随生长发育监测的结局酌情增减。③每次随访除上述监测外，应注意异常情况的早期识别和处理，重视对父母和家庭的心理支持及养育照护知识和技能（有关健康和疾病预防、营养喂养、回应性照护、安全保障及提供早期学习机会）的培训和指导。对需要进一步诊断治疗的早产儿做好转诊工作；进行专案管理的信息登记，并根据早产儿的结局转归结案。

6. 婴幼儿期疾病或风险因素 营养不良、生长迟缓、缺铁性贫血等疾病，或在儿童健康体检时发现有发育偏异的儿童，除按营养性疾病监测和管理外，应注意定期监测神经心理行为发育；了解家庭养育环境及影响儿童神经心理行为发育的风险因素；提供改善营养喂养、促进儿童早期发展的干预指导，必要时转诊。

三、高危儿童的随访监测内容

（一）获得详细信息

首次应详细了解可能影响儿童生长发育预后的相关信息，包括孕母围产期的合并症、宫内感染、营养状况、家族史、出生史、新生儿期疾病及治疗经过、住院天数、出院时体重及出院时喂养情况、家庭养育环境等，识别存在的危险和保护因素。每次随访时通过询问和观察，了解两次随访期间的喂养与饮食、儿童的生长发育进展及健康状况，了解并关注父母的担忧和心理状况，家庭成员之间及其与儿童之间的关系，使用国家卫生健康委《儿童早期发展项目》的养育风险筛查表进行养育风险筛查。如患疾病，应询问并记录诊治情况。

（二）体格检查和观察

每次随访时对高危儿进行详细的体格检查。根据高危因素的不同进行重点检查和观察，如早产儿首次检查重点观察哭声、反应、呼吸、吸吮力等，对新生儿期有颅内出血、严重缺氧缺血性脑病的高危儿应关注神经系统检查，包括反应、四肢活动度及对称性、肌张力、神经反射等；如母亲妊娠期有严重感染（如风疹、巨细胞病毒等）、出生时小于胎

龄，家族中有遗传性疾病史等，体格检查中应注意有无特殊容貌、各系统畸形。

（三）体格生长监测与评价

高危儿出院后常有持续的喂养问题，如喂养困难、吸吮吞咽不协调、能量摄入不足、因心肺疾病导致容量不耐受等。良好的营养是促进大脑和体格生长发育的必要基础。每次随访时测量体重、身长（高）、头围，记录测量值并描绘生长曲线图。矫正胎龄40周及以下的早产儿，使用胎儿宫内生长曲线图进行监测与评价；矫正胎龄40周以上的早产儿及足月高危儿，使用儿童生长曲线图进行监测与评价。早产儿根据体重、身长和头围生长速度与趋势，结合早产儿的出生体重、胎龄及喂养情况等，进行综合评价。一般在24月龄后，早产儿不再需要进行年龄矫正（实际周龄－早产周数），可直接按实际年龄评价。

高危儿的生长趋势常见以下几种模式：

1. 生长速度下降或低于第5百分位 即生长曲线走向落后于参考曲线的走向，导致生长曲线跨越两条主百分位线或进一步低于第5百分位（如从原来按校正年龄位于同龄足月儿的第25百分位下降至第5百分位）。说明体重增长不良，或体重不增甚至下降。这种情况可能继发于遗传、疾病、营养、环境等因素，应进一步检查明确，并针对原发问题指导干预或治疗。

2. 追赶生长或超过原来的生长水平 追赶生长在出生后一年内较快，在出生后2~3年内持续存在。大部分早产儿通过适宜的追赶生长在生后2年内达到同龄足月儿的体格生长水平。研究发现，早产/低出生体重儿适宜的追赶生长有利于大脑发育，但出生后早期快速或过度的追赶生长可增加成年期代谢性疾病，如肥胖、高血压、糖尿病的发病风险。

3. 生长速度缓慢或平行于第5百分位 高危儿的生长速率可能持续缓慢，或在出生后的几年缓慢追赶或无追赶。这种生长模式多见于极低出生体重儿和（或）宫内生长迟缓、小于胎龄儿等。

4. 快速的头围生长/头围的追赶生长 是早产儿大脑发育良好的征象。然而，当头围生长过速，与体重、身长不成比例地超过原来的生长百分位，则应做头颅超声或CT以排除脑积水的可能。外围性脑积水通常是良性和暂时性的。有Ⅲ~Ⅳ级脑室内出血的高危儿有时会出现晚发性脑积水而需要

分流手术治疗。

5.头围生长明显落后于其他体格参数　这是一种大脑发育不良的征象，常与发育迟缓或智力障碍有关。

（四）神经心理行为发育监测、筛查与评估

研究发现，极低出生体重儿2岁时发育商低于68~70分的发生率达5%~20%，体重越低，发生率越高；而在年长儿童，学业失败或学习问题的发生率高达50%。早产、颅内出血、严重黄疸、先天感染、宫内生长迟缓等生物性危险因素导致听力受损、脑瘫、发育迟缓或智力障碍、孤独症谱系障碍等疾病的风险较高，出现问题的时间也较早。而由于家庭忽视、虐待或暴力、社会环境差等环境因素导致的发育迟缓/障碍出现时间较迟，常在第二年末。健康的早产儿趋向于出生后1~2年内赶上同年龄正常足月儿的发育，在这个过程中，随着年龄的增长，与同龄正常足月儿的差距应该逐渐缩小。发育监测、筛查与评估可及时了解儿童神经心理行为的发育水平及早产儿的发育追赶趋势，早期发现并识别儿童心理行为发育的迟缓或偏异，并根据儿童的发育水平提供相应的促进儿童早期发展的养育照护指导和干预。发育监测、筛查和评估的路径图见图5-4。

1.发育监测　是一个动态的过程，即每次随访体检时应对所有高危儿进行神经运动、语言认知、社会情绪/适应性行为的发育监测，包括详细了解儿童发育史及父母的担忧，仔细观察儿童各能区的发育水平并检查神经系统，识别可能影响儿童发育的危险因素和有利于儿童发育的保护因素；同时使用基本公共卫生服务儿童健康检查中的《儿童心理行为发育预警征检查表》进行发育监测。一般，发育监测主要在管理高危儿的基层医疗保健机构（如社区卫生服务中心、乡镇卫生院）（Ⅰ类高危儿的登记管理）或县区级及以上妇幼保健院（Ⅱ类、Ⅲ类高危儿的专案管理）完成。

2.发育筛查　发育监测发现的任何可疑或异常均应采用标准化的发育筛查工具进一步鉴别。如标准化的发育筛查未提示异常，以指导家庭养育照护和促进儿童早期发展的综合干预为主，并增加随访频率。发育监测未发现异常的高危儿应在关键年龄段（如9月龄、18月龄和30月龄）进行标准化的发育筛查以提高发育迟缓/障碍的早期识别率。早产儿可在矫正胎龄40周时进行新生儿神经行为测定；矫正3、6、8、18月龄及实际30月龄时，采用标准化的发育筛查量表检查；矫正18月龄及实际年龄30月龄时，进行语言和社会/情绪/适应性行为的标准化筛查。如怀疑高危儿有其他心理行为

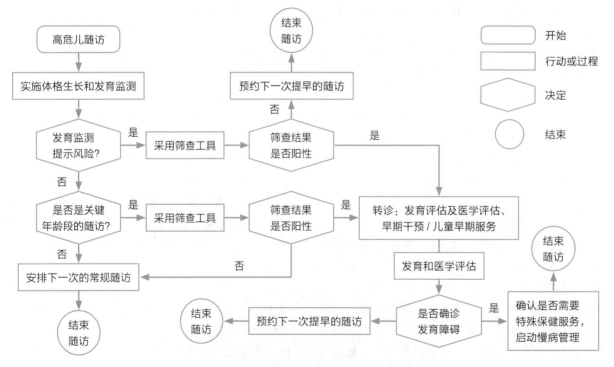

图5-4　高危儿发育监测、筛查和评估的路径

异常，可采用相应的量表进行筛查。

目前的发育筛查工具包括可用于全面发育筛查或注重于某特殊能区发育的筛查，如语言或交流技能，好的发育筛查测试是既避免过度转诊又减少漏诊，一般可接受的敏感度、特异度为70%~80%。我国常用的全面发育筛查工具有：丹佛发育筛查测验（DDST）、0~6岁儿童发育筛查测验（DST）、儿心量表，由国外引进并标准化的年龄与发育进程问卷（ASQ），是由父母或养育人完成，不需要直接测试的专业人力和工具，具有中高度的特异度和敏感度的筛查方法。用于特殊能区，如语言和行为等的发育筛查有：早期语言发育进程（ELMS），包括听觉语言理解、视觉理解和语言表达的筛查（详见第二章第五节相关内容），或采用汉语沟通发展量表（CDI）评估，其中"词汇和手势"量表适合于8~16月龄婴幼儿，"词汇和句子"量表适合于16~30月龄幼儿。儿童行为检核表则用于特殊能区或行为的筛查，Achenbanch儿童行为量表可筛查儿童的社会能力和行为问题，孤独症筛查检核表（M-CHAT）则用于孤独症早期征象的筛查。

基层医疗保健机构（社区卫生服务中心、乡镇卫生院）如无条件实施，应转诊至有条件实施、开展专案管理的上级妇幼保健院或医疗保健机构（县区级及以上妇幼保健院）进行发育筛查。

3.发育评估 发育筛查可疑或异常者，应采用诊断性的发育量表进行综合的发育评估，明确诊断并制订针对发育和行为障碍的干预和治疗计划；除发育评估外，应根据儿童的病史、体检及发育障碍特点，进一步实验室和辅助检查进行医学诊断评估，以帮助鉴别和诊断病因，有助于病因治疗和预后判断。发育筛查未发现异常的早产儿，可在矫正12、24月龄及实际年龄36月龄时采用诊断性发育量表评估，了解其神经心理行为发育追赶状况。

常用的诊断性婴幼儿发育评估有：贝莉婴儿发育量表，盖瑟尔发育量表，格里菲斯发育量表等；对年长儿童，可采用韦氏学前及初小儿童智能量表或韦氏儿童智能量表评价其智力。

神经运动发育评估对神经系统高危因素的婴儿和早产儿尤为重要。新生儿期，可采用Brazelton新生儿行为估价评分早期评价并发现新生儿神经行为异常。在国内，常采用鲍秀兰教授修订的20项新生儿行为神经评估（NBNA），早产儿可按矫正年龄进行评估。在出生后的1年内，一般采用

INFANIB神经运动评估，该检查方法共20项，检查包括肌张力、原始反射、保护性反射、姿势等五个分因子，操作简便、快速，具有较好敏感性和特异性；Peabody运动发育量表包括反射、姿势、移动、实物操作、抓握和视觉—整合等分项目，共249项。测试结果以粗大运动、精细运动和总运动的发育商来表示，具有实用、评分明晰的特点。该量表不仅可以全面评价婴幼儿的运动发育，同时配有运动发育干预训练方案，可根据测评结果确立训练目标和方案，体现了以家庭和患儿为中心的干预理念。在国内也有采用52项神经运动检查法。

言语和语言、交流能力的评估应结合行为观察、以下检查及评估结果，综合分析后诊断：①听力检查：首先应进行听力检查如脑干听觉诱发电位检查，或转诊至专科或听力诊断中心，以排除因听力障碍导致的语言发育迟缓。②根据精神运动发育或全面发育评估结果，判断高危儿的运动、语言、认知和行为功能发育是否一致或相当，有无特殊的言语和语言障碍或异常的行为特征，如交流障碍、刻板而重复的行为模式等，进行综合分析，决定是否需进一步特殊能区的发育评估，如注重于语言和交流能力的评估等。如果高危儿同时有其他各能区发育迟缓或智力低下，那么，语言发育迟缓可能只是发育迟缓或智力低下的表现之一；对脑瘫儿应进行口腔运动功能的评估，如下颌的位置是否居中、嘴唇的运动、舌的位置和运动、口的轮替运动、发声情况和气流的控制等。如果以交流障碍为主伴有异常的行为特征，应进一步评估孤独症谱系障碍（ASD）。③特殊的言语和语言障碍及孤独症诊断评估：采用特殊的言语和语言评估工具了解儿童言语和语言发育水平，语言理解、语言表达及交流能力；疑有孤独症谱系障碍及孤独症筛查阳性的儿童可采用儿童孤独症评定量表、孤独症诊断观察量表或孤独症诊断访谈量表修订版等进行诊断性评估。

社会情绪和行为问题的评估在高危儿人群中值得重视。高危儿如早产儿、极低体重儿、窒息等发生多动冲动障碍和（或）注意力缺陷、攻击性行为或退缩性行为等行为问题的风险明显增加。发生行为问题的高危因素还包括家庭环境的紧张压力、母亲抑郁、抽烟、忽视或暴力等，行为问题可导致学习困难或学业失败。由于学习困难和其他健康问题，高危儿的社会竞争能力常常弱于其他正常儿童。高危儿的社会情绪和行为评估：①可结合精神运动

发育评估进行，如贝莉婴儿发育量表中的婴儿行为记录表进行评价；②可采用家庭环境测量观察量表（HOME）评价家庭养育环境，父母养育方式问卷、情绪或抑郁量表等评价父母养育方式、情绪等；③采用特殊的行为评估量表评价高危儿的社会交往、情绪调控能力和行为问题。

诊断性发育评估在有条件实施的专科或上级医疗机构进行，如无条件应转诊。高危儿通过上述综合的诊断性评估，如确诊为相关的发育障碍/迟缓或行为问题，应启动多学科的合作诊治，制订治疗和（或）康复计划，并确定是否需要特殊的保健服务，启动慢病管理。

（五）医学检查

1. 听觉检查　所有高危儿应进行听力筛查，尤其是有神经系统高危因素的婴儿，如早产儿、颅内出血、颅内感染、缺氧缺血性脑病等；同时，也应注意具有对听神经中枢损害的风险因素，如高胆红素血症、先天性感染、持续性肺高压、ECMO 治疗等。听力筛查未通过的高危儿，应在出生后 3 个月内转诊至儿童听力诊断中心进行听力综合评估。确诊为永久性听力障碍的高危儿，应在出生后 6 个月内进行相应的临床医学和听力学干预。具有听力障碍高危因素的高危儿，即使通过新生儿听力筛查，仍应在 3 年内每年至少听力筛查 1 次；在随访过程中怀疑有听力障碍时，应及时转诊进行听力综合评估。具体方法可参照国家卫生健康委颁布的《新生儿听力筛查技术规范》。

2. 视觉检查　许多从 NICU 出院的早产儿有发生早产儿视网膜病的可能，早产儿斜视、近视的发生率较健康足月儿高。因此，应特别关注具有影响眼和视觉发育风险因素的高危儿（如早产、母亲宫内感染、有出生缺陷、视觉残疾家族史等），尤其注意早产儿视网膜病筛查及儿童眼病筛查和视力检查。对符合筛查标准的早产儿，参照《中国早产儿视网膜病变筛查指南》定期进行眼底病变筛查。早产儿应定期进行阶段性眼病筛查和视力检查，具体方法可参照国家卫生健康委颁布的《儿童眼及视力保健技术规范》进行，也可参见相关章节。

3. 实验室及辅助检查　早产/低出生体重儿应定期检测贫血，关注是否有铁缺乏。一般在早产儿矫正 3 月龄时检测血常规，并根据早产儿胎龄、出生体重、住院时情况（有无贫血、换血或输血史等）、出院时血红蛋白、生长速度以及喂养情况（是否强化营养及添加营养补充剂，如铁剂）等，酌情复查并进一步检查营养性贫血和铁缺乏的相关指标（如血清铁蛋白）。由于早产（不能获得足够的钙、磷储备）、低体重或某些药物治疗（如利尿剂、皮质激素等）、长期肠外营养（TPN>4 周）或未经强化的母乳或配方乳喂养，早产儿代谢性骨病（metabolic bone disease of prematurity，MBDP）的风险明显增加。早产儿代谢性骨病临床表现多样，大部分没有任何症状或体征，多数在生后 6~16 周通过血生化或放射学检查偶然发现，部分可表现为激惹、手足搐搦、头围增大、颅缝分离、肋软骨增厚、低眼压、腹部突出、生长速度减缓等症状。应根据早产儿风险因素（如胎龄、体重、住院期间喂养及治疗等）酌情监测骨矿化生化指标，如血磷、碱性磷酸酶（ALP）、甲状旁腺素（PTH）等，影像学检查也是 MBDP 的重要评估手段。

有出生缺陷或畸形（如先天性心脏病、消化道或泌尿系统等畸形）、新生儿期疾病（如颅内出血、缺氧缺血性脑病等）、体格检查或生长发育评估异常的高危儿，应根据病情及专科医生或多学科诊治的建议，进一步实验室（如生化、遗传代谢、基因检测）及辅助检查（如心脏/腹部脏器超声检查、CT、磁共振检查等）；并根据病情和专科建议，定期监测，了解转归和预后。

（六）促进早期发展的养育照护指导

所有高危儿在随访管理时，均应提供关爱儿童早期发展的养育照护指导。包括健康和疾病预防，营养喂养，回应性照护，安全保障和提供早期学习机会。

1. 健康和疾病预防　向父母及养育人宣传高危儿童定期随访管理的重要性，并注意口腔、眼、耳保健。根据不同的危险因素或疾病，指导父母及养育人为高危儿童提供关爱的、适合高危儿童需求的一日生活安排、日常生活照护和疾病预防指导。根据高危因素及年龄不同，保证高危儿童有充足的睡眠和身体活动时间，适当的"三浴（日光、空气和温水浴）"锻炼。

（1）早产儿　应特别注意以下几点。①保暖：根据体重、发育成熟度及环境温湿度，采取不同的措施进行适度保暖，提倡袋鼠式护理（KMC）方法。②护理：时间尽量集中，动作轻柔，避免频繁、过度刺激；注意喂养和睡眠体位，避免溢乳误吸或窒息。③避免感染：勤洗手，食物用具消毒，空气流通清新，保持早产儿清洁、干爽，尤其是脐部及皮肤皱褶处的清洁，减少探望，避免接触传染源。④保证充足的睡眠，根据不同的校正年龄，让早产儿进行不同形式的身体活动。

（2）其他危险因素或疾病　有呼吸系统问题的高危儿应注意：①监测呼吸频率，注意喂养和睡眠体位，保持呼吸道通畅，指导胸部物理治疗；②避免呼吸道感染和呼吸道刺激物（如吸烟）。有神经系统的高危儿应注意喂养时吸吮、吞咽的协调性，避免吸入、窒息等。③根据疾病及严重程度的不同，帮助高危儿童进行不同形式和程度的身体活动。

（3）预防接种　了解高危儿危险因素或疾病史、用药史、有无免疫异常或过敏史，评估接种风险，指导进行预防接种。早产儿体重达到2500 g及以上时，可根据其身体健康状况按照常规免疫规划程序进行预防接种。对乙肝表面抗原阳性母亲的高危儿，参照《乙型肝炎病毒母婴传播预防临床指南》的要求进行乙肝疫苗接种。

2.营养和喂养　高危儿由于危险因素的不同需要相应的喂养和营养补充指导。如早产儿、低出生体重儿需较高的能量、蛋白质满足其生长发育的追赶，较多的微量营养素（如铁、钙、维生素A、维生素D等）补充其宫内储备的不足，具体可参照《早产/低出生体重儿出院后喂养建议》实施，也应避免过快的追赶生长，以免增加成年期代谢性疾病的发生风险。对于其他危险因素的足月儿，鼓励纯母乳喂养6个月，在不能母乳喂养的情况下采用普通配方乳或根据其病情采用特殊配方乳喂养，详细参见相关章节。

（1）乳类喂养　早产儿由于宫内储备不足及出生后追赶生长的需要，根据其胎龄、出生体重及有无宫内外生长迟缓和（或）并发症确定是否需要强化营养。胎龄<32周、出生体重<1500 g、有宫内外生长迟缓或并发症的早产儿均为高危营养风险，一般需强化营养至矫正6月龄，个别长达1周岁；胎龄32~34周、出生体重1500~2000 g、无宫内外生长迟缓或并发症的早产儿为中危营养风险，如生长速率满意，一般强化营养至矫正3月龄。胎龄>34周、出生体重>2000 g、无宫内外生长迟缓或并发症的早产儿为低危营养风险，不需强化营养。喂养方案应根据出院时早产儿营养风险确定，并依据随访过程中生长速度和按校正年龄的生长水平、摄入奶量等综合考虑调整，制订个体化喂养方案，使早产儿达到理想适宜的追赶速度和体格生长。①强化营养：采用强化母乳、早产儿配方乳或早产儿出院后配方乳喂养的方法。按校正年龄别体重未达到第25百分位的适于胎龄早产儿及未达到第10百分位的小于胎龄早产儿，出院后均需继续强化营养。达到上述体格生长标准时，应逐渐减低强化营养的能量密度，其间密切监测生长速度及血生化指标，直至按校正年龄别体重达同龄足月儿体重的第50百分位或第10百分位（小于胎龄儿），停用强化营养。②非强化营养：不需强化营养的早产儿首选纯母乳喂养，注意补充多种维生素（维生素D、维生素A）、铁、钙、磷等营养素及指导乳母均衡膳食。母乳不足时使用婴儿配方乳补充。

（2）辅食添加　早产儿应在保证足量母乳或婴儿配方乳等乳类喂养的前提下，根据发育和生理成熟水平及追赶生长情况，一般在矫正4~6月龄开始逐渐引入固体食物。其他危险因素的足月儿根据其体格生长、神经发育和胃肠功能等情况，在出生满6月龄时逐渐引入固体食物。食物转换方法参照第三章第三节相关内容。

（3）营养素补充　①有缺铁风险的高危儿如早产、低出生体重、母亲妊娠期贫血、新生儿期出血症、有医源性失血及纯母乳喂养，应注意铁剂补充。早产儿补充铁剂至矫正12月龄，应根据生长速度、是否强化营养及其他食物引入情况酌情增减。如，使用母乳强化剂、早产儿配方或强化铁的配方乳及其他富含铁的食物时，酌情减少铁剂补充量；生长速度快，改为纯母乳或普通配方乳喂养，酌情增加铁剂补充量。②维生素A、维生素D和钙、磷补充：早产儿补充维生素D 800 U/d，3个月后改为400 U/d，直至青春期，酌情补充维生素A；根据代谢性骨病风险、血液生化（ALP、血磷、PTH）及骨骼影像学监测情况，补充钙和磷。足月高危儿根据其医学疾病，参照相关章节补充。

3.回应性照护　强调了养育照护过程中，父母或养育人应敏感观察并了解儿童的需求，及时做出恰当的回应，并与儿童互动沟通。通过回应性照护，使高危儿童与父母或养育人建立安全的依恋和良好关系，这将有助于儿童早期的情感社交和认知发育，对具有家庭养育环境风险因素的儿童尤其重要。随访管理时，应鼓励、支持养育人和家庭成员对高危儿童充满爱心和热情，指导并帮助他们理解并接纳儿童的气质特点，使养育方式与儿童的气质特点吻合；在日常生活中通过仔细观察、记录儿童的生理节律、活动和能力水平，掌握儿童的个性特点；敏感观察并听懂、看懂高危儿童不同需求所发出的信号，理解其行为背后的含义，准确判断他的需求，及时根据其年龄、发育水平和气质特点及场景进行适当的互动回应。在互动回应中为高危儿童提供学习感知、运动、语言、社会技能、情绪调节和自我控制能力的机会，建立良好的社会关系。回应性照护包含回应性喂养，及敏感识别疾病征兆，并妥善地处理和应对疾病，对于早产、低出生体重、有疾病高危儿童的身心健康发展尤其重要。

4. **安全和保护**　不安全的居家和照护环境及忽视、体罚、暴力或威胁等均对儿童的身心发展带来极大风险。每次随访时，指导父母或养育人及家庭成员为儿童创造干净而安全，没有任何身心伤害的生活环境，根据儿童年龄和发育特点及家庭情况，有效防范意外和心理伤害；确保养育人的心理健康，为需要的家庭提供必要的帮助和心理支持，保障高危儿童在安全、温暖而支持性的养育环境中成长。

5. **提供良好的学习机会**　每次随访均应指导父母和养育人，为高危儿童提供具有充满关爱和良好刺激的学习环境。根据高危儿童的年龄和发育水平，提供适合的场地、玩具或家常物品，在日常生活中融入玩耍和游戏活动，让儿童自由探索和玩耍，引导其锻炼视觉、听觉、触觉，身体的力量、运动和姿势控制，身体和手的灵活性和协调性等能力，一起玩藏找东西、躲猫猫、假扮不同人物或场景等亲子互动游戏；引导和示范儿童学习自理生活，如进食、穿脱衣服等技能。在日常生活中，即使很忙碌，也可以在喂食、洗澡和其他日常家务中为高危儿提供丰富的语言环境和交流机会，包括回应模仿儿童的声音，关注他的兴趣，经常叫儿童名字、指着人物或物品告诉他人或物体的称呼或名称，边挥手边说"再见"。示范并鼓励儿童说出身边物品名称、短语，就儿童正在进行的活动或感兴趣的话题与他进行短暂的沟通，耐心倾听他的表达，扩展他的词汇量；经常和儿童一起看绘本、讲故事、说儿歌。这些玩耍与交流互动能够帮助高危儿童了解他人和世界，获得感知、运动、语言认知、社会交往和情绪情感等能力的发展。

四、高危儿童的早期干预

生命早期（0~3 岁）是大脑发育的敏感和关键期，是儿童充分发挥潜能的最有效和最具成本效益的时期，在这一时期对高危儿童进行早期干预，可起到良好效果。早期干预即为有残疾或生长发育迟缓/障碍风险的高危儿童及其家庭提供服务和支持，以有利于儿童的潜能发展。早期干预需要引导养育人及家庭对儿童早期发展的重视，使其理解并识别影响儿童潜能发展的风险因素，充分利用家庭和社会资源，减少风险因素，增加保护因素，基于生命早期大脑发育的可塑性和复原力，使高危儿童发挥其潜能，改善预后。

早期干预的方法有多种，有针对儿童的直接干预，针对父母养育知识和技能及家庭养育环境的间接干预，但综合的、完整的干预体系最有效，其目的是：①充分发挥儿童的潜能，促进高危儿体格、运动、语言认知和社会情绪的全面发展，减少伤残率，减轻伤残程度；②增强家庭、社会满足高危儿童特殊需求的能力。

综合干预的关键组成包括：①建立对高危儿童的早期识别、随访监测、早期干预、转诊及多学科诊治和多部门合作的综合管理体系；②制订以社区为基础、家庭为中心、围绕儿童的个体化早期干预和家庭服务计划，为高危儿提供支持性的、温暖的、有良好刺激的积极养育环境；③多部门、多领域专业人员的参与和协调，以多种服务形式开展早期干预。

早期干预以多种形式开展，包括：①健康宣教：基于网络平台和各种新媒体的线上宣教，家长学校或育儿课堂的线下宣教。②面对面干预和指导：每次随访时，基于发现的风险因素和高危儿生长发育监测情况，各级医疗保健机构专业人员可制订个体化的干预计划，对高危儿童及其家庭实施的有关营养喂养、运动、语言认知、行为和心理等方面的干预和指导，并定期评估干预效果，跟进改善干预方案。③家庭访视：由专业人员入户访视，通过询问、观察了解儿童周围的环境、家庭成员之间及其与儿童的关系、与儿童早期发展相关的风险因素和保护因素等，帮助解决养育中遇到的问题，指导养育人和家庭成员在日常生活中为儿童提供回应性照护和适合儿童能力的学习机会，创造一个温暖、支持性、有良好刺激的养育环境。④养育照护小组活动：在社区的驿站、儿童成长中心，定期组织养育人及高危儿童参加养育照护小组活动，活动中通过健康宣教、育儿分享和亲子活动等环节，使养育人获得养育知识和技能，有利养育人或父母间的交流，增进亲子互动和儿童同伴间的交流。

个体化的干预方案包含：①评估儿童目前所具备的功能和技能。评估了解儿童目前运动、语言认知、社会交往等各能区的功能和技能水平，以现有的水平为起点，制订干预计划。②了解家庭的经济能力、资源和关心的问题。根据家庭实际情况、社区及社会可获得资源提出建议，通过多部门合作提供帮助和指导，并制订适宜家庭条件和能力的干预计划。③确定是否需要特殊康复治疗。通过专科或多学科会诊，确定儿童是否需要接受特殊的康复治疗服务，合理安排治疗和干预活动时间。④了解早期干预的自然环境。即儿童日常生活、玩耍和学习的养育环境，包括家庭和社区。通过咨询和家庭访视，与父母或养育人形成伙伴关系，改善其对儿童的态度，通过培训提高其养育知识和技能；为家庭推荐可利用的社区资源。⑤设定预期达到的目标。针对目标制订方案，并定期测评，根据存在的问题和发育进程修订干预方案。⑥制订长期计划。使早期干预的儿童成功过渡进入学前教育。

早期干预原则是以儿童发展、家庭系统和人类生态环境的科学研究为理论依据。早期干预服务理念已从原来狭义的只为个体儿童提供治疗性服务转变为儿童家庭、社区整体的广义服务。内容包括听力、视力、发音－语言训练、运动功能训练、健康护理咨询、家庭访视、家庭培训、营养咨询、发育咨询、心理服务、康复治疗、特殊指导、社会工作服务等。这一综合的早期干预包括：

1. 教育干预 为高危儿家庭提供早期干预的教育课程，使高危儿童父母及家庭理解早期干预的重要性，掌握促进儿童早期发展的养育照护知识和技能，并给予高危儿童父母及家庭心理支持，缓解其紧张压力、焦虑和负罪的心理，鼓励父母及家庭为高危儿提供一个充满爱心的、良好刺激的环境和积极养育模式。

2. 营养干预 首先应治疗导致儿童营养问题的原发疾病，通过膳食评估和喂养/进食行为评估，了解高危儿童的膳食营养结构、营养素摄入量及可能存在的喂养/进食行为问题，结合体检和实验室生化指标，制订营养干预计划。营养干预计划包括

①根据儿童年龄、疾病、营养状况及生长发育需求，制订适宜的膳食食谱；②根据个体化的营养需求，提供营养强化和（或）营养素补充；③必要的药物治疗；④定期监测干预效果。

3. 心理行为干预 可以针对父母或家庭，也可以是针对儿童。如母亲的抑郁，亲子依恋关系的建立，儿童的喂养或进食行为、睡眠行为、脾气发作、多动、不听话等行为问题，可提供心理咨询，心理治疗，药物治疗，行为干预和认知治疗等，如通过积极父母养育课程的小组干预和一对一咨询干预，可有效改善亲子关系，纠正喂养/进食、睡眠、脾气发作等行为问题。

4. 运动干预 应基于临床诊断、神经系统检查及神经运动评估，最常用的运动干预治疗有两种：神经发育治疗（neurodevelopmental therapy，NDT），这一干预方法是基于神经系统发育原则，同时大脑发育具有一定可塑性的概念。因此，NDT着重于姿势、步态和运动发育的训练，包括日常生活技能、知觉能力，如手—眼协调、空间位置觉和运动发育顺序等，通过引导学习正常的运动范式以获得相应的技能；感觉统合治疗（sensory integration therapy）通过触觉、本体感受和前庭功能的训练构建感觉经历，以产生适应性的运动反应。运动干预可融于日常生活中，基于儿童现有运动发育水平，为儿童提供适合或略高于其发育水平的活动和学习机会，示范、鼓励儿童学习各种技能，让儿童在日常活动中或辅助器材的帮助下，获得姿势控制、身体移动及灵活性、协调性和肌肉力量、手的操作和手—眼协调等能力的发展。

5. 言语－语言干预 听力干预由听力专科（或耳鼻咽喉专科）实施。言语－语言干预包括治疗师与儿童一对一的干预、小组活动干预及基于家庭的干预。语言干预可在结构化的言语－语言干预环境实施，也可在日常生活中实施。在以儿童为主导的游戏、活动中，通过图片、书本、实物或日常生活、活动过程及游戏中的事件，进入儿童的世界，与儿童互动交流，"玩中说、玩中学"，说儿童看到的事或物，描述儿童正在做的事，帮助儿童理解词义；模仿儿童的发音，回应儿童，鼓励并等待他的反馈，用正确的发音重复他说的词，表扬他的尝试和努力，从而促进其语言发育。干预过程中，用缓慢的语速、清晰的发音、夸张的口型与儿童交流并示范，鼓励并表扬儿童的模仿学习。同时，通过训练

和日常生活中的吹泡泡、口腔操等活动，让儿童学习呼吸和气流的控制及口腔、舌运动技能。所有的干预应与儿童的发育水平相适应，可融入日常生活中，包括喂养/进食、玩耍或生活护理时，父母的参与对儿童言语 – 语言能力的改善和干预效果起着关键作用。

6. 感知觉与认知干预　常采用感觉运动整合训练，或采用视觉功能（视觉搜索、视觉追踪等）、手眼协调功能，注意组分、抑制功能、解决问题能力或执行功能等相关的任务进行感知觉和认知功能的干预。在日常生活中指导父母和养育人，利用家庭中的亲子互动活动和游戏等，如给新生儿抚触，让婴儿够取、抓取毛绒球，敲打、套叠塑料杯、碗，在地板上俯趴、翻滚、爬行，拉物站立、扶物行走；带婴幼儿接触大自然，在大自然中跑、跳、踢球，追和抓住球，和幼儿一起观察自然界的事物或现象，一起闻不同的气味，尝试不同味道的食物，促进儿童视觉、听觉、嗅觉、味觉、触觉、本体感觉、前庭觉各感觉器官的发育；在活动中通过让儿童学习辨别大小、形状、事物相同点或不同点，学习解决问题等，促进其认知能力的发育。

7. 社会交流和情绪调控干预　国际上采用积极养育（triple P）、游戏（play）或应用行为分析疗法（applied behavior analysis，ABA）等方法干预治疗高危儿童的社会交流或情绪调控异常。日常生活环境是养育人和儿童产生沟通和互动的最主要场所。养育人应关注儿童的兴趣，进入儿童的世界，就儿童感兴趣的活动和话题进行沟通；通过亲身示范、积极的非口头形式的关注（微笑、注视）和描述性表扬认可和鼓励儿童良好的行为。在交互回应中使儿童学习社会交往技能、情绪调节和自我控制能力，并建立良好的社会关系和社会行为。

8. 养育环境干预　通常采用家庭访视和多部门合作的途径。了解父母及家庭的基本情况，包括家庭经济、居住环境、父母受教育状况和职业、家庭成员及其关系、存在或关心的问题、可获得的资源等，根据家庭实际情况和社区、社会可获得资源提供指导和帮助；通过多部门合作与协调，制订适宜家庭条件和能力的干预计划。

9. 医学干预　除提供初级保健外，尚需了解高危儿的特殊医学治疗情况，如癫痫的药物治疗和监测，慢性肺部疾病的氧疗和药物治疗，以及对残疾的特殊康复、治疗。与父母、家庭一起讨论并指导

监测药物的治疗过程，通过疗效和副反应的监测，及时反馈专科医生或治疗师，以改善治疗方案。虽然许多残疾是不可逆的，但通过医学药物治疗和适宜的干预，可最大程度减轻功能受损。

（邵　洁）

第六节　特殊儿童管理

一、特殊儿童的定义和分类

特殊儿童在不同国家和地区以及不同领域理解和界定不一，通用的界定分为广义和狭义两种理解。广义的概念，是指与正常儿童在各方面有显著差异的各类儿童，这些差异表现在智力、感官能力、情绪和行为发展、身体或言语等方面，既包括残疾儿童，也包括超常儿童和问题儿童。而在教育领域中，把针对与正常儿童在各方面有显著差异的各类儿童的教育称为特殊教育，并把这类儿童称为特殊教育需要儿童。特殊儿童狭义的概念，专指残疾儿童（disabled children），根据联合国《儿童权利公约》的定义，残疾儿童指生理功能、解剖结构、心理和精神状态异常或丧失，部分或全部丧失日常生活自理、学习和社会适应能力的 18 岁以下儿童。在我国，倾向于采用狭义概念。

我国第二次全国残疾人抽样调查标准将残疾人分为视力残疾、听力残疾、言语残疾、智力残疾、肢体残疾、精神残疾和多重障碍。其中，每类残疾按其程度轻重分为 1~4 级。

0~6 岁儿童残疾早期筛查、转介、早期干预为基层卫生服务内容，根据儿童的年龄特点，选择适宜的筛查方法，重点对视力、听力、肢体、智力以及孤独症五类残疾儿童进行筛查和预防，做到正确评估和指导，对于疑似残疾儿童，根据转介流程要求及时转介，以确保疑似残疾儿童得到及时的残疾评估以及康复安置。

二、特殊儿童早期干预和康复

针对特殊儿童的早期干预和康复是指对学龄前有发展缺陷或有发展缺陷可能的儿童及其家庭提供保健、医疗、营养、教育、心理咨询、社会服务及家长育儿指导等一系列服务的措施。通过早期干预可以达到如下目的：① 促进 3 岁以下残疾婴幼儿

的发展，从而把他们发展滞后的可能性降到最低；②努力改善早期干预的康复效果，把残疾婴幼儿进入学校后的特殊教育需要降到最低程度，从而降低社会和学校为学龄儿童支付的特殊教育经费；③尽可能提高残疾婴幼儿成年后独立生活的能力，把他们进入收容所的可能性降到最低；④提高家庭满足残疾婴幼儿特殊需要的能力。

（一）特殊儿童早期干预模式和体系

1. **综合性系统干预方法**　是指通过临床、特殊教育、心理学专业人员，以及教师、家长等共同参与干预，以某种或几种训练方法为主，辅以其他一种或几种训练方法，以解决学前特殊儿童认知、情绪、行为等方面问题的干预模式。其理论基础是：特殊婴幼儿的身心发展障碍是生物因素、心理因素和社会因素协同交互作用的结果，为了避免特殊婴幼儿错过治疗的最佳时期，而采取边干预边诊断，通过诊断来促进干预，通过干预来反观诊断的准确性，将诊断与干预有机结合起来的方法。目前的综合干预策略主要有场所中心（医疗机构或康复机构）的综合干预策略、幼儿中心的综合干预策略、项目中心的综合干预策略与多维综合干预策略等。

2. **"多重障碍，多重干预"综合康复体系**　该体系指的是对生理、心理或感官上出现两种或两种以上障碍者采用多重康复手段和方法（包括医学康复、教育康复、心理康复、社会康复以及职业康复等）进行干预的体系，该体系强调综合利用各种手段促进特殊儿童的整体协调发展，通过团队合作和综合康复，来满足特殊儿童生存和发展的需要。

3. **生态式早期干预**　针对各机构在早期发现、早期诊断以及后续的教育训练等方面工作并不能有机地衔接的情况。有研究者开始尝试探索系统的早期干预方案——生态式早期干预。生态式早期干预以生态式教育思想为指导，强调特殊儿童早期发现、筛查和诊断以及干预各环节之间保持一种系统的、整体的、和谐的、均衡的相互作用的关系，通过采用多种策略积极帮助和支持这些儿童及其家庭，共同促进患儿在不同的年龄阶段逐步完成家庭适应、机构适应、社会适应，促使其达到与环境相适应的平衡状态。

（二）特殊儿童常用干预和康复方法简介

特殊儿童常用干预和康复实质是针对儿童的视觉、听觉、皮肤感觉、运动觉、平衡觉等感觉器官提供适当而丰富的刺激，以促进儿童感知觉及身心的健全发展。常用的干预方法有物理治疗、运动疗法、作业疗法、感觉统合疗法、心理治疗、游戏治疗、音乐治疗、言语治疗等。

1. **物理治疗**　是指应用电、光、声、水、磁、热动力学等物理学因素作用于人体防治疾病的方法。

（1）功能性电刺激疗法　是应用交替输出波宽和频率均可调节的脉冲电流刺激患儿的肌肉，促进肌肉的规律性收缩、缓解肌肉痉挛、减轻肌肉挛缩，从而达到改善患儿肢体功能的目的。

（2）超声波疗法　是通过超声波的机械作用、热作用和理化作用对机体产生治疗作用。有运动障碍的患儿应用超声波疗法可使神经兴奋性下降，神经传导速度减慢，肌肉兴奋性降低。

（3）水疗法　是利用水的物理特性如温度刺激、机械刺激（冲击力量）和化学刺激治疗疾病、促进康复的方法。水疗法既是物理治疗，又是一种运动疗法，通过水中的温度刺激、机械刺激和化学刺激可以缓解肌肉痉挛，改善循环，调节呼吸频率，增加关节活动度，增强肌力，改善协调性，提高平衡能力，纠正异常步态等。尤其对小儿还可增加训练的兴趣，树立自信心，改善情绪。参与娱乐活动，对于智力、语言、个性的发展都有极大的好处。

2. **运动疗法**　是为了改善运动功能、矫正异常运动姿势而进行全身或局部的运动以达到治疗目的的方法，是运动障碍的一种主要治疗方法，主要是根据患儿的整体情况，制订治疗计划，按照小儿运动发育规律及进程，结合功能性活动进行被动运动和（或）主动运动的训练，在训练中利用各种反射的正常化引出正常的运动模式和姿势，逐渐让患儿获得正常的运动功能。

3. **感觉统合疗法**　感觉统合是指将人体各部分感觉信息输入大脑，经过大脑的统合作用，完成对身体内外知觉做出反应。感觉统合疗法最初是为学习障碍儿童设计的一种治疗方法，由美国临床心理学家爱瑞斯于1972年首次提出，于20世纪70年代后期完成其方法体系。现已广泛应用于学习障碍、发育性协调障碍、孤独症谱系障碍等疾病的干预及康复治疗中，主要是通过儿童感兴趣的各种游戏式运动（即感觉统合能力训练）来控制和协调感觉，引发适当的反应，使之在感觉经验的积累中改善感觉处理和组合功能，提高学习技能。具体训练方法包括爬行、悠荡、旋转和其他特殊的技能训练和活动。感觉统合治疗可改善儿童脑体协调性、视听等感觉的反应能力、学习能力和对生活的态度。

4. 言语治疗 又称语言训练或言语再学习，是指通过各种手段对有语言、言语障碍的患儿进行针对性的治疗，包括针对听力障碍、语言发育迟缓、构音障碍等进行听觉、口语、语言能力的评定和训练，从而恢复其语言交流能力的治疗。

5. 作业治疗 是指应用有目的、选择性的作业活动，对身体、精神及发育方面有残疾或功能障碍而引起不同程度丧失生活自理能力和职业劳动能力的患者进行治疗性训练，使其生活、学习、劳动能力得以提高、恢复和增强，帮助患者重返社会的一种治疗方法。对于学龄前期儿童而言，通过作业治疗的实施，应达到促进患儿认知功能、感觉功能、精神功能、运动功能、感觉统合能力的发育与改善，促进患儿日常生活得到最大限度的自立与改善，从而帮助患儿入学，获得与人交流的能力与技能。

6. 心理治疗 是心理工作者运用心理学的理论和技术，通过改善患儿心理活动状况以达到改善身体状态、消除心理障碍的目标。心理治疗通过言语、表情、行为举止以及特定的环境条件来影响患儿的认知和意向，改善心理状态，进而改善生理功能，达到治疗疾病的目的。针对存在发育障碍的特殊儿童，可采用游戏治疗、音乐治疗、绘画治疗等心理疗法改善心理状态。

（1）游戏治疗 即通过游戏对患儿进行干预和心理治疗，是以游戏为主要表现和交流的心理疗法。对于儿童来说，游戏时可以通过自己的语言自然地、自由自在地表达自己的感情和想法。根据患儿的年龄、性别、智能、自我统合能力、障碍的程度、周围环境条件等决定治疗目标和游戏种类。

（2）音乐治疗 即运用一切音乐活动的各种形式，包括听、唱、演奏、律动等各种手段，促进身心健康和培养人格的心理治疗手段。

三、特殊儿童学校教育模式

特殊教育已和普通教育结合在一起，包含文化教育和职业教育。目前我国也基本形成了以教育部门为主，民政部门、卫生部门、残联部门和社会力量做补充的特殊教育办学渠道，正在形成学前教育、基础教育、中等教育、高等教育的特殊教育体系。

特殊教育的模式是多种多样的，就一个具体的特殊儿童而言，接受哪种模式的特殊教育，要根据其身心发展、教育需要和周围的环境而定。

1. 资源教室模式 这种教育模式是指被安置到普通班学习的特殊儿童用部分时间到资源教室接受补救或强化的特殊教育方式，是对轻中度障碍儿童较为常用的安置方式，其特点是能最大限度地利用普通学校现有的人力、物力资源，体现"回归主流"的教育思想。在资源教室模式中，资源教师是教学方案的主要实施者，也是特殊教育和普通教育沟通的桥梁，负责对特殊儿童进行个别辅导和补救教学，为普通班教师和家长提供咨询和支援服务。

2. 特殊教育班模式 在普通学校设立特殊教育班也是对特殊学生实施教育的形式之一。特殊教育班通常由 10~15 个学生组成，教学多采用个别教学的方法，有针对性地进行。特殊儿童除了在特殊教育班学习外，还要和普通班的儿童一起参加某些活动。这种教育模式可以增加特殊儿童与正常儿童的日常交往，有利于互相了解；也有利于教师进行有效的个别教学，并为特殊儿童创造适合他们的学习环境和可以达到最大可能发展的环境，同时还有助于全校同学正确认识人与人之间的关系。

3. 特殊学校模式 这是特殊教育史上比较传统的特殊教育模式，也是我国特殊教育中采用较广泛的一种模式。截至 2023 年，我国特殊学校有 2345 所。特殊学校即为不同类型特殊儿童，尤其是较严重的残疾儿童设立的学校。专门的聋校、盲校、盲聋学校等都是特殊学校教育模式的体现。特殊学校一般都配有经过系统培训的特殊教育师资和比较齐全的教学设施，适合中重度残疾儿童的教育。但由于学生长期生活与学习在相对隔离的环境中，有碍他们的社会化和正常化，毕业出校后，社会生活和与普通人进行交往的难度较大。

4. 融合教育 是指在特殊教育领域"回归主流"影响下，将特殊儿童融入普通教育与社会中的教育方式。《第二期特殊教育提升计划（2017—2020年）》提出了三个融合，可以概括为"普特融合""职特融合"和"技特融合"。"普特融合"是普通教育和特殊教育融合，创造性地提出"探索适应残疾儿童和普通儿童共同成长的融合教育模式"，双向融合极大地拓展和丰富了融合教育的内涵及社会价值。"职特融合"是职业教育和特殊教育融合，结合我国的就业市场实际需求，提出"探索开展面向残疾学生的'学历证书＋若干职业技能等级证书'制度试点"，将残疾学生的就业有机融入大的社会就业层面。"技特融合"是医疗康复、信息技术与特殊教育融合，在统筹医技、医疗资源，发挥科技对特殊教育发展的促进作用上做出部署。其中"实施辅助器具进校园工程，优先为义务教育阶段残疾儿童科学提供辅助器具适配及服务"是亮点。

2021年12月国务院办公厅关于转发教育部门等部门"十四五"特殊教育发展提升行动计划中提出"拓展学段服务，加快健全特殊教育体系"：义务教育阶段"压实义务教育阶段普通学校接收残疾儿童随班就读工作责任，建立健全学校随班就读工作长效机制，确保适龄残疾儿童应随尽随，就近就便优先入学。"；非义务教育阶段"积极发展学前特殊教育，鼓励普通幼儿园接收具有接受普通教育能力的残疾儿童就近入园、随班就读。""着力发展以职业教育为主的高中阶段特殊教育，支持普通中等职业学校和普通高中接收残疾学生随班就读"。"随班就读"是我国对融合教育接受和实施的主要实践体现，是在普通学校中对待特殊学生实施教育的方式，通过融合教育的方式，用灵活的教学策略满足特殊学生的个性化需求，以保证特殊学生接受公平教育的权利。

5. 送教上门　是特殊教育安置的一种补充形式，也是特殊教育精准化服务的拓展与延伸，是针对重点残疾儿童的特殊教育模式。国内残疾人远程教育研究尚处于起步发展阶段，目前主要集中于高等教育领域。

6. 其他模式　除了以上几种特殊教育模式之外，还有特殊教育巡回服务中心，鉴别、诊断、评估中心，行为训练中心，咨询中心等特殊教育模式。

四、特殊儿童评估

通过对特殊儿童进行评估，旨在确定其是否有特殊的需要，应该为之提供何种服务和帮助，还可以测量早期干预康复措施或特殊教育的有效性，因此评估活动贯穿特殊儿童管理的全过程。评估的目的在于收集有关信息，以促进针对儿童个体的决策制订。一般而言，评估具有四种不同的目的或功能：鉴别、诊断与适宜性的确定，评估干预方案与服务的提供以及监控干预进程。评估的目的决定着

评估工具的选择、使用和对评估结果的报告。

评估从病史询问、体格检查和有针对性的特殊检查这三方面进行相关身体检查与医学诊断。心理与教育测验是了解儿童的心理与教学发展水平的重要途径，因此也是特殊儿童评估的重要内容。心理测验的内容丰富，种类繁多，按照所测心理特性的属性，可将测验分为能力测验和人格测验两大类别。最常见的能力测验是智力测验、学绩测验和适应行为测验。人格测验是除能力以外，如性格、情绪、需要、动机及自我概念等个性心理特征及相关行为的非能力测验。为了更全面了解儿童各方面的情况，通常还会采用一些正规的评估方法，如课程性评估方法、观察法和作业评估法等。

评估过程应按照从一般活动到特异性活动的顺序加以组织，并且与评估目的紧密相连。评估包括以下几个阶段。①筛选与鉴别：确定儿童是否需要接受其他更多评估，以鉴别可能存在的发展迟滞或障碍。②评估与联系：确定儿童是否为发展迟滞或障碍，在此基础上决定是否将儿童推介到相应的特殊服务机构，并帮助设定干预目标。③方案与干预：确定儿童当前的发展水平，拟订个性化课程活动计划并设计适应特殊儿童的教学策略。④监控与评价：对儿童和家庭干预方案进行监控，持续追踪儿童的发展进程。

国内特殊儿童的评估起步晚、发展慢，评估工具欠缺，不同领域的专业人员之间缺乏机制性的分工协作。基于对发达国家特殊儿童评估的认识，需建立健全特殊儿童的发现、评估、教育/干预等网络系统，制定从业人员资格认证制度并建立专门的特殊儿童评估机构，推进多领域专业合作，促进特殊教育评估的持续性和严谨性，推进家校合作，提高家长教育能力。

五、特殊儿童干预和管理

（一）视力障碍儿童干预和管理

视力障碍，又称视力残疾，儿童视觉损伤主要与先天性以及遗传性眼病有关。导致视觉损伤的疾病，绝大部分是可预防或可治疗的，如未矫正屈光不正、白内障、青光眼、糖尿病视网膜病变、早产儿视网膜病变等，通过早期预防、早期筛查、早期手术和早期康复，患者的视力可以得到不同程度的恢复，或视力损害的进展得到延缓，所以更应该予

以重视。

儿童视力残疾患者只占整个视力残疾人群的一小部分。然而，如果按患病年数来计算，一个儿童5岁时患病，预期可活到80岁，即有75年为视力残疾，即"患病年数"或"视力残疾年数"为75年。所以，视力残疾儿童在漫长的生活道路上所经受的痛苦和不便比成人长得多，这对儿童本人及其家庭和社会的影响是十分严重的。

儿童正处于生长发育阶段，视力残疾会给他们的身心健康发展带来巨大影响。因此，为提高这部分儿童的生活质量，要积极开展视力残疾康复。系统性、规范化的视觉康复对改善视力残疾儿童的生活质量非常重要。康复需经过详细的检查和评估，根据患者的需求以及视觉功能状态制订合适的康复方案（图5-5），涵盖原发疾病的治疗、低视力康复以及康复计划的随访，其中低视力康复主要包括视觉性康复、非视觉性康复、康复训练、心理咨询以及多重残疾的视觉康复等。

低视力专家认为在视力障碍儿童的干预和管理上应该做到以下几点：①低视力儿童的视力"用进废退"，提倡科学使用残余视力；②严重低视力儿童如果视力使用能得到科学指导，其视觉效率是可以增加的，使用助视器可以提高其独立性和生活质量；③应该有一个由跨学科专业人员组成的专家组来评估和制订康复计划，指导低视力儿童使用视力和助视器；④应有充分的专业人员来帮助评估、检查和指导低视力儿童康复计划的实施。

低视力康复是一个长期性、系统性工程，随访计划的制订可确保视觉康复持续有效进行。患者眼病可能存在进展，及时随访有助于原发疾病的治疗，视觉状态变化后康复计划也应随之改变。

（二）听力障碍儿童干预和管理

听力障碍，又称听力残疾，是指各种原因导致双耳不同程度的永久性听力障碍，听不到或听不清周围环境声及言语声，以致影响其日常生活和社会参与。听力残疾均指双耳，若双耳听力不同，以听力较好一耳听力障碍情况作为诊断依据，较好耳平均听力障碍大于40 dB HL者为听力残疾。听力障碍儿童的早期发现和早期干预是预防听力残疾的关键，听力障碍儿童的教育和听力言语康复是可实施的重要方法。

早期干预包括两个方面，一是针对先天性听力障碍干预的年龄要早，对确诊为永久性听损伤的患

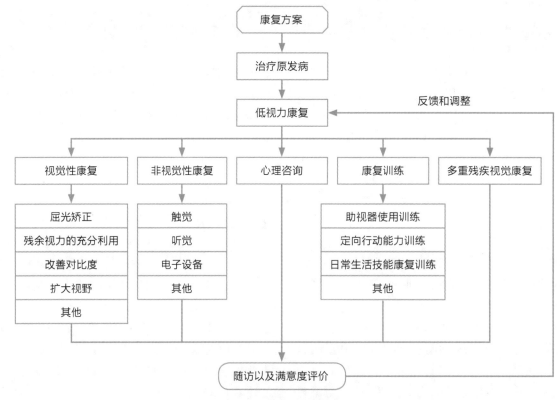

图5-5　视觉康复方案

儿应在 6 月龄内采取干预措施；二是针对出生听力筛查正常，迟发性的听力障碍，干预的时间要早，对已确诊的听力障碍儿童应在诊断后的 3 个月内采取干预措施。

研究表明，早期听觉经历在大脑发育过程中具有关键性作用，及时、有效的强化性早期干预能够明显改善其后的言语和认知发育。特别是在听力损失患儿出生之后的 6 个月之内进行干预，可获得与其发育年龄相当的言语能力。因此，对患有听力损失的婴幼儿，如确认其具有中重度以上的永久性听力损失，则立即开始干预是最佳选择。干预服务开始后，持续、稳定的干预质量保证，使干预服务持续下去，是干预的核心。家庭、学校、社会和健康组织的多方通力合作，将有利于干预服务的稳步进行。

听力障碍儿童的康复服务包括：① 听力学相关服务：通过开展听力检测、助听器验配和调试，人工耳蜗术前评估和术后调试，辅听设备选配等，为听力障碍儿童提供适宜的听觉放大，使其尽可能获得与实际年龄相适应的言语技能。② 听能管理：通过动态评估听力障碍儿童的听力状况，保证助听设备最优化使用，优化声学环境，提供咨询指导和服务支持等内容，将听力康复服务贯穿听觉言语功能训练的全过程。③ 听觉言语康复服务：包括个别化康复，即通过听力言语康复评估及相关功能的评估、训练，建立听力障碍儿童自主运用听觉、有声语言进行交流的习惯和能力，主要由听觉口语师实施；班级教学，即通过早期学前教育，促进听力障碍儿童身心和谐发展，帮助其成为未来学习和社会生活的功能参与者，主要由学前特殊教育教师在康复机构听力障碍儿童班级中进行，根据实际情况，也可在开展融合教育的托幼机构中进行；言语矫治，即通过评估，对有言语和语言障碍的听力障碍儿童实施针对性训练，发展其口语表达能力，恢复或改善构音功能，提高语音清晰度和交流能力。④ 支持性服务，更具实际需求，为听力障碍儿童提供行为矫治、感觉统合训练、心理辅导等康复服务，为听力障碍儿童家长提供家庭康复指导、心理辅导、政策咨询、遗传咨询指导等服务。

（童梅玲）

第六章
集体儿童保健

进入托育机构、幼儿园（简称托幼机构）集居生活的婴幼儿及学龄前儿童，以及进入学前班和学校学习的儿童称为集体儿童。自 2019 年国务院办公厅《关于促进 3 岁以下婴幼儿照护服务发展的指导意见》提出，"家庭为主，托育补充"的基本原则，并加强各类婴幼儿照护服务机构的建设，根据家庭的实际需求，提供全日托、半日托、计时托、临时托等多样化的婴幼儿照护服务，即为托育机构。托育机构是收托 3 岁以内婴幼儿的集体机构，幼儿园是招收 3 岁以上学龄前儿童的集体机构。托幼机构和学校的儿童在集体居住的条件下生活，彼此接触机会增多，一旦发生急性传染病会很快蔓延到全班甚至全园（所、校）。针对这一特点，本章将重点介绍集体居住环境下如何做好卫生保健工作。

第一节　托幼机构卫生保健工作意义和任务

托幼机构应当贯彻预防为主、保教结合的方针，认真做好卫生保健工作，不断提高卫生保健工作水平，为儿童创造良好的养育照护和教育环境，预防控制传染病发生，降低常见病的发病率，培养良好的生活习惯，保障儿童健康，促进身心发展。

一、托幼机构卫生保健工作意义

托幼机构卫生保健工作是儿童保健的重要内容。婴幼儿及学龄前儿童正处于体格和神经心理不断生长发育的阶段，全身各器官的生理功能尚不够完善，机体的免疫功能低下，适应外界环境的能力较差。儿童在集体生活条件下相互密切接触，如果疏于管理，容易引起疾病的传播和流行。因此，集体儿童机构中必须贯彻"预防为主"的方针，认真做好各项卫生保健工作，才能保证儿童的身心健康。儿童

是祖国的未来和希望，做好托幼机构儿童的卫生保健和早期教育工作，是国家现代化发展人才储备的一项战略任务。

二、托幼机构卫生保健工作目的和任务

托幼机构卫生保健工作的具体任务如下。

1. 根据婴幼儿及学龄前儿童各年龄段的特点，建立科学、合理的一日生活制度，做好婴幼儿科学护理，培养儿童良好的卫生习惯。

2. 为儿童提供合理的营养膳食，科学制订食谱，定期进行营养评估，保证膳食平衡。

3. 制订与儿童生理特点相适应的体格锻炼计划，根据儿童年龄特点开展游戏及体育活动，保证儿童户外活动时间，增强儿童身心健康及抗病能力。

4. 建立健康检查制度，做好儿童入园健康检查，开展儿童定期健康检查工作，建立健康档案。坚持晨检及全日健康观察，做好常见病的预防，发现问题及时处理。

5. 严格执行卫生消毒制度，做好室内外环境及个人卫生。加强饮食卫生管理，保证食品安全和卫生。

6. 协助落实国家计划免疫规划，在儿童入园时应查验其预防接种证，未按规定接种的儿童要告知其监护人并指导补种。

7. 加强日常保育护理工作，做好常见病及过敏性疾病登记管理，对贫血、营养不良儿童进行专案管理。定期开展儿童眼、耳、口腔保健，开展儿童心理卫生保健。

8. 建立卫生安全管理制度，落实各项卫生安全防护工作，预防伤害事件的发生。

9. 制订健康教育计划，对儿童及其家长开展多种形式的健康教育活动。

10. 做好各项卫生保健工作信息的收集、汇总和报告工作。

第二节　托幼机构卫生保健工作管理

对集体儿童机构卫生保健工作的管理必须适应各地发展的总目标与总要求，最大限度地调动与发挥各基层单位的积极性与创造性，来实现预期的目标。托幼机构卫生保健工作的内容、任务、目标确定之后，为了实现目标，应制订出方针政策，提出实施计划，安排工作重点，组织落实。在此过程中，需要合理的、符合实际情况的科学管理，以达到最佳效果。

一、管理和指导机构

（一）行政部门

1.卫生行政部门　《托儿所幼儿园卫生保健管理办法》明确规定：县级以上各级人民政府卫生行政部门将托幼机构的卫生保健工作作为公共卫生服务的重要内容，加强监督和指导。对申请备案的托育机构提供备案回执。将托育服务有关政策规定、备案要求、相关信息进行公开，接受社会查询和监督。

2.教育行政部门　县级以上各级人民政府教育行政部门负责配合卫生行政部门指导托幼机构的卫生保健工作，督促托幼机构落实卫生保健工作。

3.食品安全监督管理机构　应当加强托幼机构集中用餐食品安全监督管理，依法查处涉及托幼机构的食品安全违法行为；建立托幼机构食堂食品安全信用档案，及时向教育部门通报学校食品安全相关信息；对托幼机构食堂食品安全管理人员进行抽查考核，指导托幼机构做好食品安全管理和宣传教育；依法会同有关部门开展托幼机构食品安全事故调查处理。

（二）监督指导机构

1.妇幼保健机构　县级以上妇幼保健机构负责对辖区内托幼机构卫生保健工作进行业务指导。业务指导的内容包括膳食营养、体格锻炼、健康管理、儿童早期发展促进、卫生消毒、疾病预防等。

2.疾病预防控制机构　各级疾病预防控制机构定期为托幼机构提供疾病预防控制咨询服务和指导。

3.卫生监督执法机构　各级卫生监督执法机构应当依法对托幼机构的饮用水卫生、传染病预防和控制等工作进行监督检查。

二、管理内容

（一）制订工作计划

卫生行政主管部门制订本辖区托幼机构卫生保健工作规划、年度计划、经费预算并组织实施，制订本地区的托幼机构卫生保健工作评审实施细则。

（二）建立例会制度

各级妇幼保健机构应建立专业例会制度，定期组织召开托幼机构卫生保健工作例会（或妇幼保健例会中的托幼机构卫生保健专项工作内容）。交流信息，研讨工作计划，介绍工作经验，布置工作任务，培训新知识，推广新技术。通过定期信息交流，加强横向联系，提高工作质量。

（三）定期开展监督指导

卫生行政主管部门组织各级妇幼保健机构、疾病预防控制机构、卫生监督执法等相关机构，在掌握信息的基础上，有计划地对辖区内的托幼机构卫生保健工作进行监督指导，督促检查各园（所）保健制度执行情况，并协助解决有关业务疑难问题。

（四）培训

市（地）级及以上妇幼保健机构负责对辖区内托幼机构卫生保健人员进行岗前培训及考核。各级妇幼保健机构对在岗托幼机构卫生保健人员定期进行疾病预防、卫生消毒、传染病防治、膳食营养、食品卫生、饮用水卫生等方面的培训。通过业务培训、经常性的业务讲座和现场观摩，不断提高专业人员的理论水平和实践技能。

（五）组织交流活动

县（区）级及以上妇幼保健机构每年至少组织一次相关知识的经验交流或现场观摩活动。以实验性幼儿园及示范托育机构为基地，对各项保健工作进行实验研究，不断总结经验，以点带面，逐步提高业务水平。还可组织观摩、评比等活动，以激励各个单位做好保健工作。

（六）检查评估

县级以上卫生行政部门，组织妇幼保健机构、疾病预防控制机构和卫生监督等机构对新设立的托幼机构进行卫生评价工作，并出具卫生评价报告。

县级以上卫生行政部门，组织妇幼保健机构、疾病预防控制机构和卫生监督等机构对已备案和办园的托幼机构每3年进行1次卫生保健工作综合评估，并依据评估结果进行工作指导。

（七）信息管理

收集辖区内托幼机构卫生保健工作和儿童生长发育、传染病、常见病等信息，掌握所管辖范围内教育部门办园、企业办园、集体办园、私人办园等各类型托幼机构的基本情况、卫生保健工作水平以及在园儿童健康状况，为卫生行政部门制订相关措施及时提供依据。

（八）托幼机构工作人员健康检查

1.上岗前健康检查与管理　托幼机构工作人员上岗前需经县（区）级以上人民政府卫生行政部门指定的医疗卫生机构进行健康检查，检查内容包括全面体格检查、X线胸片、肝功能、部分性传播疾病的病原体检测。检查后取得"托幼机构工作人员健康合格证明"方可上岗。精神病患者或者有精神病史者不得在托幼机构工作。

2.定期健康检查与管理　托幼机构在岗工作人员每年应当进行一次健康检查（表6-1）发现疾病及时治疗，患传染病者治愈后必须经医师证明才能恢复工作。患痢疾、伤寒、甲型和戊型病毒性肝炎等消化道传染性疾病者，患淋病、梅毒、化脓性或渗出性皮肤病及结核病等传染病的保教人员及炊事员需离岗治疗，凭县（区）级以上医疗卫生机构出具的痊愈证明，方可回园（所）工作。在岗工作人员患有精神病者，应立即调离托幼机构。工作期间有发热、腹泻等症状者，也需离岗诊断和治疗。

表6-1　托幼机构工作人员健康检查表

姓名		性别		年龄		婚否		编号		
单位				岗位				民族		
既往史	1.肝炎（甲型肝炎、戊型肝炎等消化道传染病）　2.结核病　3.皮肤病 4.性传播性疾病　5.精神病　6.其他 受检者确认签字：								照片	
身份证号										
体格检查	血压			心肺				肝脾		
	皮肤			五官				其他		
实验室检查	丙氨酸氨基转移酶（ALT）				滴虫					
	淋病奈瑟球菌				梅毒螺旋体					
	外阴阴道假丝酵母菌（白念珠菌）				其他					
胸部X线摄片										
其他检查										
检查结果				医师意见						

医师签名：　　　　　　　　　　　　　　　　　　　　检查单位：

体检日期：　　　年　　月　　日　　　　　　　　　　（检查单位盖章）

注：1.滴虫，外阴阴道假丝酵母菌指妇科检查项目；

　　2.凡体检合格者，由健康检查单位签发健康合格证。

第三节　托幼机构儿童保健服务内容

托幼机构卫生保健工作应针对儿童集体居住的特点，围绕保证与促进儿童体格发育及心理发展这两个中心，加强科学管理，认真做好卫生保健与集体养育照护和教育工作。

一、一日生活安排及护理

合理的生活制度是根据儿童的年龄特点，将儿童一日生活的主要内容如进餐、睡眠、室外活动、游戏和作业等每个生活环节的时间、顺序、次数和间隔给予合理的安排。

（一）安排合理生活的意义

1. 保证儿童神经系统的正常发育　婴幼儿时期大脑皮质功能发育尚不成熟，分析识别能力弱，对强烈刺激耐受力小，在一定时间的活动后，就会因大脑皮质的某个区域兴奋扩散而感到疲劳，所以不能给儿童过强的活动，一日生活中应经常变换活动的内容和方式，使大脑皮质各个区域轮流兴奋和抑制。此外，还应注意让婴幼儿得到充足的睡眠，以补充神经细胞所消耗的能量及消除疲劳，保证神经系统的正常发育。

2. 保护消化系统的功能　婴幼儿时期消化系统功能发育尚未成熟，消化能力弱，胃容量小，而生长发育迅速，每日热量的需要量相对较成人多，所以应制订合理的进餐次数和间隔时间，以保护消化系统的正常功能及满足儿童营养的需要。

3. 培养良好的生活习惯　每日要定时、有规律地安排儿童进行游戏、学习、进餐、睡眠等活动，使儿童大脑皮质的有关区域对外界刺激形成条件反射，从而养成良好的生活习惯。另外，在托幼机构内，儿童的年龄不完全一样，只有在合理的作息制度下，才便于保教人员对不同年龄的儿童进行教育和护理，从而使托幼机构工作有条不紊，秩序井然。

（二）一日生活安排的依据

一日生活安排首先是根据不同年龄儿童的生理和心理发育的特点及规律来安排的。例如，年龄越小的婴幼儿，睡眠时间越长，次数越多。其次根据各地气候及不同季节做具体安排。例如，冬季昼短夜长，早晚气温低，午睡可缩短 1 小时左右，早晨起床可稍推迟，晚上上床时间应提前 30 分钟至 1 小时，以便利用气候较暖、阳光充足的时间进行户外活动；夏季早晚凉爽，中午炎热，午睡时间可延长 1 小时左右，早晨起床及晚上上床时间可分别提前和推迟 30 分钟至 1 小时。总之，要保证儿童有充足的休息时间。另外，还应适当考虑家长工作时间安排的需要，方便家长接送，同时使儿童家庭生活时间能与园（所）的生活衔接起来，争取家长配合，共同遵守生活制度。

（三）一日生活安排的原则

1. 应根据各年龄段儿童的生理、心理特点，结合本地区的地理位置和季节变化，制订合理的生活制度（表 6-2）。

2. 合理安排儿童睡眠、进餐、盥洗、户外活动、游戏等各个生活环节的时间、顺序和次数，注意动静结合，组织集体活动与自由活动结合、室内活动与室外活动结合，不同形式交替进行。

3. 每日应该有充足的户外活动时间，正常情况

表 6-2　全日制儿童一日生活安排建议

年龄	睡眠			户外活动时间	睡眠	
	进餐次数	正餐间隔时间	正餐进餐时间		日间次数	日间时间
6~12 月龄	3~5 次乳类，1~3 次辅食	3~4 小时	25~30 分钟	≥1 小时	2~3 次	1~2 小时 / 次
1~2 岁	3 次正餐，2 次加餐	3.5~5 小时		≥2 小时	1~2 次	1.5~2.5 小时 / 次
2~3 岁					1 次	2~2.5 小时 / 次
3~6 岁	3 次正餐，1~2 次加餐	3.5~5 小时	20~30 分钟	≥2 小时	1 次	2~2.5 小时 / 次

下儿童户外活动时间每日不少于 2 小时，寄宿制儿童不少于 3 小时，寒冷、炎热季节可酌情调整。进餐时间以 20~30 分钟 / 餐为宜，餐后安静活动或散步时间 10~15 分钟，午睡时间根据季节为 2.0~2.5 小时 / 日。

4. 2 岁以下婴幼儿禁止使用电子屏幕；2~3 岁幼儿控制电子屏幕使用时间，每天 1~2 次，每次不超过 15 分钟。3 岁及以上学龄前儿童每日总时间 1 小时以下。

（四）科学护理原则

1. 为婴幼儿创设安全、温馨、丰富的养育环境。通过观察婴幼儿的表情、声音、动作和语言，及时识别婴幼儿需求，提供与需求相匹配的喂养、睡眠、清洁护理等回应性照护，促进婴幼儿早期社会情绪的健康发展和安全型依恋关系的建立。

2. 将学习机会融入日常生活照料和人际互动中，为婴幼儿提供自喂食物，配合脱穿衣服等学习机会，促进婴幼儿生活自理能力的发展。开展丰富、适宜的语言交流和玩耍游戏，通过视、听、触摸、互动式阅读等活动，鼓励婴幼儿自由探索，促进婴幼儿感知觉、运动、语言的全面发展。

（五）执行注意事项

1. 要持之以恒，勿随意变更。园长和卫生保健人员应定期观察生活作息制度的执行情况，发现问题及时予以纠正，以保证儿童在托幼机构生活的规律性和稳定性。

2. 通过一日生活的各个环节，对儿童进行生活护理、卫生保健及教育工作。

3. 工作人员要合理分工，并严格执行工作程序及岗位责任制，以保证生活制度的贯彻落实。

二、儿童膳食营养

儿童营养管理是托幼机构卫生保健工作的重要内容。因此，托幼机构应根据儿童对营养素的生理需要，合理安排儿童的营养膳食。

（一）严格膳食管理

1. 托幼机构食品安全实行园长负责制。配备专（兼）职食品安全管理人员和营养健康管理人员，建立并落实集中用餐岗位责任制度，明确食品安全与营养健康管理相关责任。相关人员定期接受培训与考核，学习食品安全与营养健康相关法律、法规、规章、标准和其他相关专业知识。

2. 托幼机构食堂按照《食品安全法》《食品安全法实施条例》《餐饮服务许可管理办法》《餐饮服务食品安全监督管理办法》《学校食品安全与营养健康管理规定》等有关法律法规和规章的要求，取得《食品生产许可证》。

3. 建立健全各项食品安全管理制度和要求。包括食品、母乳和配方食品管理制度和操作规范、食品加工制作管理制度、营养膳食管理制度、喂奶室管理制度，母乳和配方食品的接收、查验及储存、使用制度，及相关卫生消毒制度。

4. 儿童食品应当在具有《食品生产许可证》或《食品流通许可证》的单位采购。食品进货前必须采购查验及索票索证，托幼机构应建立食品采购和验收记录。

5. 儿童膳食专人负责，建立有家长代表参加的膳食委员会并定期召开会议，进行民主管理。工作人员与儿童膳食要严格分开，儿童膳食费专款专用，账目每月公布，每学期膳食收支盈亏不超过 2%。

6. 托幼机构应当为儿童提供符合国家《生活饮用水卫生标准》的生活饮用水。保证儿童按需饮水。

7. 儿童食堂应当每日清扫、消毒，保持内外环境整洁。食品加工用具必须生熟标识明确、分开使用、定位存放。餐饮具、熟食盛器应在食堂或清洗消毒间集中清洗消毒，消毒后保洁存放。库存食品应当分类、注有标识、注明保质期、定位储藏。

8. 禁止加工变质、有毒、不洁、超过保质期的食物，不得制作和提供冷荤凉菜。留样食品应当按品种分别盛放于清洗消毒后的密闭专用容器内，在冷藏条件下存放 48 小时以上；每样品种不少于 100 g 以满足检验需要，并作好记录。

9. 接触食品的炊事人员和保育人员应做好个人卫生，接触食品前均应用肥皂或洗手液、流动水洗净双手，穿戴清洁的工作衣，不留长指甲，不涂指甲油，不戴戒指。炊事人员操作熟食时需戴口罩、帽子，禁止穿工作衣入厕，各项操作必须符合要求。

10. 进餐环境应当卫生、整洁、舒适。餐前做好充分准备，按时进餐，保证儿童情绪愉快，培养儿童良好的饮食行为和卫生习惯。

（二）膳食营养

1.托幼机构应当以《中国居民膳食营养素参考摄入量（DRIs）》《中国居民膳食指南》为依据，根据婴幼儿和学龄前儿童的生长发育需要，为不同年龄段的儿童制订膳食计划。

2.根据膳食计划，编制科学营养、均衡的食谱，1~2周更换1次，并进行公布。推荐使用带量食谱。

3.食物品种要多样化且搭配合理。每周食物种类达到25种，五大类食物比例适宜（表6-3），能量及宏量营养素符合儿童年龄特点需要（表6-4）。

4.食谱各餐次热量分配。早餐提供的能量约占一日的30%（包括上午10时的点心），午餐提供的能量约占一日的40%（含下午3时的午后点心），晚餐提供的能量约占一日的30%（含晚上8时的少量水果、牛奶等）。

5.在主副食的选料、洗涤、切配、烹调的过程中，方法应当科学合理，减少营养素的损失，符合儿童清淡口味，达到营养膳食的要求。烹调食物注意色、香、味、形，提高儿童的进食兴趣。

6.托幼机构定期进行膳食调查和营养评估。提供一餐（含上、下午点）的托幼机构每日能量、蛋白质和其他营养素供给量应达到相应建议量的50%以上；提供二餐的托幼机构，能量、蛋白质和其他营养素每日供给量应达到相应建议量的70%以上；提供三餐的托幼机构，每日能量、蛋白质和其他营养素的供给量应达到相应建议量的80%以上。

7.根据膳食调查结果，调整食谱，达到平衡膳食要求。膳食调查结果评估主要包括以下几点。

（1）食物种类及食物量　评估各类食物摄入种类及食物量，与推荐摄入量比较。

（2）能量和营养素的摄入量　膳食提供能量、钙、铁等矿物质和维生素B族及维生素A、维生素C等维生素的实际消耗量即摄入量对推荐摄入量的满足程度（%）=（摄入量÷推荐摄入量）×100%。

（3）宏量营养素能量　占总能量的百分比。1~3岁儿童脂肪占总能量的30%~35%、4岁及以上脂肪占总能量的20%~30%；碳水化合物占总能量的50%~65%。

（4）膳食中优质蛋白质比例　蛋白质食物来源分配的计算：各类食物蛋白质摄入量（g）÷蛋白

表6-3　1~6岁儿童每日需要食物的种类与数量

年龄（岁）	谷类（g）	薯类（g）	乳类	水果（g）	蔬菜（g）	豆制品（g）	蛋类（g）	畜禽鱼（g）	油（g）
1~2	50~100	—	母乳/配方乳 600~400 ml	50~150	50~150	—	25~50	50~75	5~15
2~3	75~125	适量	350~500 g	100~200	100~200	5~15	50	50~75	10~20
4~5	100~150	适量	350~500 g	150~250	150~300	15~20	50	50~75	20~25

表6-4　1~6岁儿童每日能量及宏量营养素推荐量

年龄（岁）	能量 EER（kcal/d）		碳水化合物（AMDR/%E）	脂肪（AMDR/%E）	蛋白质 RNI（g/d）
	男	女			
1	900	800	50~65	35	25
2	1100	1000	50~65	35	25
3	1250	1150	50~65	35	30
4	1300	1250	50~65	20~30	30
5	1400	1300	50~65	20~30	30
6	1400	1250	50~65	20~30	35

注：%E为占能量的百分比。

质总摄入量 ×100%，即为各类食物蛋白质占总蛋白质摄入量的百分比。动物性食物蛋白质和豆类蛋白质为优质蛋白质，应占蛋白质总摄入量的 50%。

8. 保证儿童按需饮水。每日上、下午各 1~2 次饮水，1~3 岁幼儿饮水量 50~100 ml/ 次，婴儿适量饮水，3~6 岁儿童饮水量 100~150 ml/ 次，根据季节变化酌情调整饮水量。

9. 有条件的托幼机构可为贫血、营养不良、食物过敏等儿童提供特殊膳食，有特殊喂养需求的，儿童监护人应当提供书面说明。

三、体格锻炼

儿童体质的强弱虽然受先天因素的影响，但后天的营养与锻炼亦很重要，托幼机构应重视儿童的体格锻炼，正确利用空气、阳光和水等自然因素，积极开展户外活动。

1. 卫生保健人员应协助保教人员根据儿童的年龄特点制订体格锻炼计划，每日有计划地组织儿童进行各种形式的体格锻炼。充分利用日光、空气、水等自然条件和玩具器械，鼓励儿童进行爬、走、跑、跳、钻、投掷等各类活动和运动游戏。

2. 掌握适宜的运动强度，保证运动量，提高儿童的身体素质。单次静坐时间应少于 1 小时，儿童每日各种身体活动不少于 3 个小时，其中 2 岁以上儿童户外活动时间不少于 2 小时，根据儿童年龄和天气情况可酌情调整。

3. 保证儿童室内外运动场地和运动器械的清洁、卫生、安全，做好场地布置和运动器械的准备。定期进行室内外安全隐患排查。

4. 利用日光、空气、水和器械，有计划地进行儿童体格锻炼。做好运动前的准备工作。运动中注意观察儿童面色、精神状态、呼吸、出汗量和儿童对锻炼的反应，若有不良反应要及时采取措施或停止锻炼；加强运动中的保护，避免运动伤害。运动后注意观察儿童的精神、食欲、睡眠等状况。

5. 全面了解儿童健康状况，患病儿童停止锻炼；病愈恢复期的儿童运动量要根据身体状况予以调整；体弱儿童的体格锻炼进程应当较健康儿童缓慢，时间缩短，并要对儿童运动反应进行仔细的观察。

6. 有条件的托幼机构可进行 3~6 岁儿童体质测试，了解儿童体质健康状况，以指导儿童锻炼。

四、儿童健康检查

托育机构、幼儿园应按照原卫生部、教育部颁布的《托儿所幼儿园卫生保健管理办法》（简称管理办法）有关管理规定，做好儿童健康检查工作。

（一）入园（所）健康检查

1. 儿童入托幼机构前应当经医疗卫生机构进行健康检查，合格后方可入园（所）。

2. 承担儿童入园（所）体检的医疗卫生机构及人员应当取得相应资格，并接受相关专业技术培训。应当按照《管理办法》规定项目开展健康检查，规范填写儿童入园（所）健康检查表（表 6-5），不得违反规定擅自改变健康检查项目。

3. 儿童入园（所）体检中发现疑似传染病者应当暂缓入园（所），及时确诊治疗。

4. 儿童入园（所）时，托幼机构应当查验儿童入园（所）健康检查表、0~6 岁儿童保健手册和预防接种证。

发现没有预防接种证或未依照国家免疫规划受种的儿童，应当在 30 日内向托幼机构所在地的接种单位或县级疾病预防控制机构报告，督促监护人带儿童到当地规定的接种单位补证或补种。托幼机构应当在儿童补证或补种后复验预防接种证。

5. 儿童离开园（所）3 个月以上需重新按照入园（所）检查项目进行健康检查。

6. 转园（所）儿童持原托幼机构提供的儿童转园（所）健康证明（表 6-6）、0~6 岁儿童保健手册可直接转园（所）。儿童转园（所）健康证明有效期 3 个月。

7. 对有急性传染病接触史者应暂缓入园（所），需观察到隔离期满。有甲型病毒性肝炎、结膜炎、结核病等传染病者，暂时不宜入园（所），应及时治疗，待临床痊愈并渡过隔离期后方可入园（所）。对龋齿、贫血等患儿，入园（所）后及时矫治。儿童入园（所）的健康记录表及预防接种卡应妥善保存，作为儿童健康状况及预防接种的基础资料，观察儿童健康水平变化及预防接种的完成情况，同时也可作为对托幼机构卫生保健工作质量评估的依据。

表6-5 儿童入园（所）健康检查表

姓名			性别		年龄		出生日期		年 月 日	
既往病史	1.先天性心脏病 2.癫痫 3.高热惊厥 4.哮喘 5.其他									
过敏史					儿童家长 确认签名					
体格检查	体重		kg	评价		身长（高）		m	评价	皮肤
	眼	左		视力	左	耳	左	口腔	牙齿数量	
		右			右		右		龋齿	
	头颅		胸廓			脊柱四肢			咽部	
	心肺		肝脾			外生殖器			其他	
辅助检查	血红蛋白（Hb）						丙氨酸氨基转移酶（ALT）			
	其他									
检查结果					医师意见					

医师签名：   检查单位：

体检日期：   年 月 日   （检查单位盖章）

表6-6 儿童转园（所）健康证明

儿童姓名		性别		出生日期	年 月 日
离园日期			转入新园名称		
既往病史			目前健康状况		
家长签名					

卫生保健人员签名：   转出单位：

日期：   年 月 日   （转出单位盖章）

注：自儿童离园之日起有效期3个月。

（二）定期健康检查

通过对儿童的定期体格检查，全面了解在园（所）儿童的生长发育及健康情况，定期评估儿童体格发育水平，检查有无不利于儿童生长发育的因素，及时加以干预，并对体检中所发现的疾病及弱点给予矫治；对中重度营养不良儿童建立专案加强管理。

1.健康检查内容　测量身高、体重，检查咽部、口腔、皮肤、心肺、肝脾、脊柱、四肢等，检测血红蛋白，测查视力、听力。在定期体检时用0~6岁儿童心理行为发育预警征象进行心理行为筛查。

2.健康检查次数　应根据儿童年龄的大小而定，原则是年龄越小，体检次数越多。1岁以内在3月龄、6月龄、8月龄和12月龄各体检1次，1~2岁每6个月体检1次，3岁以上每年体检1次。每次按常规进行全面体检，并对儿童健康情况定期进行分析评价。所有儿童每年进行1次血红蛋白或血常规检测。1~3岁儿童每年进行1次听力筛查；4岁以上儿童每年检查1次视力。

3.检查结果的处理　体检后应及时向家长反馈健康检查结果。当发现发育、听觉、视觉异常及可疑异常者，应及时嘱咐家长带儿童去专科医院进一步检查，明确诊断。

（三）全日健康观察

1. 晨间检查   托幼机构应做好每日晨间检查，晨检内容包括询问儿童在家有无异常情况，观察精神状况、有无皮肤异常，检查有无发热和携带不安全物品等。晨检应由有经验的卫生保健人员认真执行。检查步骤包括一问、二看、三查。

（1）一问   询问家长儿童离园（所）后到来园（所）期间的一般健康情况，包括精神、食欲、睡眠、大小便等情况及有无咳嗽、流鼻涕等症状。

（2）二看   要观看儿童精神是否活泼，面色是否正常，有无流泪、眼结膜充血、流鼻涕等，注意皮肤（包括面、额、耳后、颈部）是否有皮疹等。

（3）三查   筛查儿童是否有发热，对可疑发热者应及时测量体温。根据当地儿童传染病流行情况对易感儿童进行重点检查。同时检查儿童口袋中是否携带可造成创伤的玩物，如石子、弹子、小刀、玻璃片等。

晨间检查后，要将所获得的情况进行综合分析，判断是否正常，并认真填写检查记录。对有传染病或其他疾病可疑者，嘱咐家长带儿童去医疗机构确诊及治疗；患病儿童应离园休息治疗。如果接受家长委托需要喂药，卫生保健人员或班级老师应与家长做好药品交接和登记，并请家长签字确认。

2. 全日健康观察   保教人员应对儿童进行全日健康观察，内容包括饮食、睡眠、大小便、精神状况、情绪、行为等，并做好观察及处理记录。

3. 班级巡视   卫生保健人员每日上午、下午各巡视班级1次，并向班上保育员、教养员了解儿童的情况，发现患病儿童应尽快与家长联系，及时到医院诊治。

五、卫生与消毒

（一）环境卫生

1. 要建立健全室内外环境消毒清扫制度，坚持每日一小扫，每周一大扫，分片包干，定人定点，每周全面检查一次并记录，为儿童提供整洁、安全、舒适的环境。

2. 保持室内空气流通、阳光充足；冬季要定时开窗通风换气，采取湿式清扫方式清洁地面。

3. 室内应当有防蚊、蝇、鼠、虫及防暑和防寒设备，并放置在儿童接触不到的地方。集中消毒应在儿童离园（所）后进行。

4. 保持玩具、图书表面的清洁卫生，每周至少进行1次玩具清洗，每2周图书翻晒1次。枕席、凉席每日用温水擦拭，被褥每月暴晒1~2次，床上用品每月至少清洗一次。

5. 厕所要清洁通风，无异味，每日定时打扫，保持地面干燥。便器用后及时清洗干净。

6. 抹布等卫生洁具各班专用专放并有标记，用后及时清洗干净，晾晒、干燥后存放；拖布清洗后应晾晒或拧干后存放。

（二）个人卫生

1. 儿童日常生活用品专人专用，保持清洁。要求每人每日1巾1杯专用，每人1床位1被。

2. 培养儿童良好的卫生习惯。饭前便后应用肥皂和流动水洗手，早晚洗脸、刷牙，饭后漱口。做到勤洗头、洗澡、换衣，冬季至少每周洗澡、洗头一次。勤剪指（趾）甲，衣服、被褥勤洗勤晒，保持整洁。

3. 工作人员应保持仪表整洁，注意个人卫生。饭前、便后和护理儿童前应用肥皂和流动水洗手，上班时不戴戒指，不在园内吸烟，给儿童做表率。

（三）预防性消毒

托幼机构的环境应以清洁卫生为主，预防性消毒为辅，应避免过度消毒对儿童带来的不利影响。消毒方法首选物理消毒，集中消毒应在儿童不在室内的时候进行。

1. 儿童活动室、卧室应当经常开窗通风，保持室内空气清新。每日至少开窗通风3次，每次至少15分钟。在不适宜开窗通风时，每日应当采取其他方法对室内空气消毒2次。

2. 餐桌每餐使用前消毒。水杯每日清洗消毒，用水杯喝豆浆、牛奶等易附着于杯壁的饮品后，应当及时清洗消毒。反复使用的餐巾每次使用后消毒。擦手毛巾每日消毒1次。

3. 门把手、水龙头、床围栏等儿童易触摸的物体表面每日消毒1次。坐便器每次使用后及时冲洗，接触皮肤部位及时消毒。

4. 使用符合国家标准或规定的消毒器械和消毒剂。环境和物品的预防性消毒方法应当符合要求（表6-7）。

表 6-7　环境和物品预防性消毒方法

消毒对象	物理消毒方法	化学消毒方法	备注
空气	开窗通风，每日至少2次；每次至少10~15分钟	—	在外界温度适宜、空气质量较好、保障安全性的条件下，应采取持续开窗通风的方式
	采用紫外线杀菌灯进行照射消毒，每日1次，每次持续照射时间60分钟	—	1. 不具备开窗通风空气消毒条件时使用 2. 应使用移动式紫外线杀菌灯。按照每立方米1.5瓦计算紫外线杀菌灯管需要量 3. 禁止紫外线杀菌灯照射人体体表 4. 采用反向式紫外线杀菌灯在室内有人环境持续照射消毒时，应使用无臭氧紫外线杀菌灯
餐具、炊具、奶瓶、水杯	煮沸消毒15分钟或蒸汽消毒10分钟	—	1. 对食具必须先去残渣、清洗后再进行消毒 2. 煮沸消毒时，被煮物品应全部浸没在水中；蒸汽消毒时，被蒸物品应疏松放置，水沸后开始计算时间
	餐具消毒柜、消毒碗柜消毒。按产品说明使用	—	1. 使用符合国家标准规定的产品 2. 保洁柜无消毒作用。不得用保洁柜代替消毒柜进行消毒
毛巾类织物	用洗涤剂清洗干净后，置阳光直接照射下暴晒干燥	—	暴晒时不得相互叠夹。暴晒时间不低于6小时
	煮沸消毒15分钟或蒸汽消毒10分钟	—	煮沸消毒时，被煮物品应全部浸没在水中；蒸汽消毒时，被蒸物品应疏松放置
	—	使用次氯酸钠类消毒剂消毒。使用浓度为有效氯250~400mg/L、浸泡消毒20分钟	消毒时将织物全部浸没在消毒液中，消毒后用生活饮用水将残留消毒剂冲净
抹布	煮沸消毒15分钟或蒸汽消毒10分钟	—	煮沸消毒时，抹布应全部浸没在水中；蒸汽消毒时，抹布应疏松放置
	—	使用次氯酸钠类消毒剂消毒。使用浓度为有效氯400mg/L、浸泡消毒20分钟	消毒时将抹布全部浸没在消毒液中，消毒后可直接控干或晾干存放；或用生活饮用水将残留消毒剂冲净后控干或晾干存放
餐桌、床围栏、门把手、水龙头等物体表面	—	使用次氯酸钠类消毒剂消毒。使用浓度为有效氯100~250mg/L、消毒10~30分钟	1. 可采用表面擦拭、冲洗消毒方式 2. 餐桌消毒后用生活饮用水将残留消毒剂擦净 3. 家具等物体表面消毒后可用生活饮用水将残留消毒剂去除
玩具、图书	每两周至少通风晾晒一次	—	适用于不能湿式擦拭、清洗的物品。暴晒时不得相互叠夹。暴晒时间低于6小时
	—	使用次氯酸钠类消毒剂消毒。有效氯浓度100~250mg/L、表面擦拭、浸泡消毒10~30分钟	根据污染情况，每周至少消毒1次

（续表）

消毒对象	物理消毒方法	化学消毒方法	备注
便盆、坐便器与皮肤接触部位、盛装吐泻物的容器	—	使用次氯酸钠类消毒剂消毒。有效氯浓度为 400~700 mg/L、浸泡或擦拭消毒 30 分钟	1. 必须先清洗后消毒 2. 浸泡消毒时将便盆全部浸没在消毒液中 3. 消毒后用生活饮用水将残留消毒剂冲净后控干或晾干存放
体温计	—	使用 75%~80% 乙醇溶液、浸泡消毒 3~5 分钟	使用符合《中华人民共和国药典》规定的乙醇溶液。

注：1. 表中有效氯浓度是指使用符合原卫生部《次氯酸钠类消毒剂卫生质量技术规范》规定的次氯酸钠类消毒剂；

　　2. 传染病消毒根据国家法规《中华人民共和国传染病防治法》规定，配合当地疾病预防控制机构实施。

六、常见病预防与管理

1. 托幼机构应当通过健康教育普及卫生知识，培养儿童良好的卫生习惯；提供合理平衡膳食；加强体格锻炼，增强儿童体质，提高抵抗力。

2. 定期开展儿童眼、耳、口腔保健，发现视力异常、听力异常、龋齿等问题进行登记，督促家长及时带儿童到医疗卫生机构进行诊断及矫治。

3. 对贫血、营养不良、肥胖等营养性疾病儿童进行登记，对中重度贫血和营养不良儿童进行专案管理，督促家长及时带儿童进行治疗和复诊。

4. 对患有先心病、哮喘、癫痫等疾病儿童，及对有药物过敏史或食物过敏史的儿童进行登记，加强日常健康观察和保育护理工作。

5. 重视儿童心理行为保健，开展儿童心理卫生知识的宣传教育，发现心理行为问题的儿童及时告知家长到医疗保健机构进行诊疗。

七、传染病预防与控制

1. 督促家长按免疫程序和要求完成儿童预防接种。配合疾病预防控制机构做好托幼机构儿童常规接种、群体性接种或应急接种工作。

2. 托幼机构应建立传染病管理制度。托幼机构内发现传染病疫情或疑似病例后，应立即向属地疾病预防控制机构（农村乡镇卫生院防保组）报告。

3. 班级老师每日登记本班儿童的出勤情况。对因病缺勤的儿童，应当了解儿童的患病情况和可能的原因，对疑似患传染病的，要及时报告给园（所）疫情报告人。园（所）疫情报告人接到报告后应当及时追查儿童的患病情况和可能的病因，以做到对

传染患者的早发现。

4. 托幼机构内发现疑似传染病例时，应当及时设立临时隔离室，对患儿采取有效的隔离控制措施。临时隔离室内环境、物品应当便于实施随时性消毒与终末消毒，控制传染病在园（所）内暴发和续发。

5. 托幼机构应当配合当地疾病预防控制机构对被传染病病原体污染（或可疑污染）的物品和环境实施随时性消毒与终末消毒。

6. 发生传染病期间，托幼机构应当加强晨午检和全日健康观察，并采取必要的预防措施，保护易感儿童。对发生传染病的班级按要求进行医学观察，医学观察期间该班与其他班相对隔离，不办理入托和转园（所）手续。

7. 卫生保健人员应当定期对儿童及其家长开展预防接种和传染病防治知识的健康教育，提高其防护能力和意识。传染病流行期间，加强对家长的宣传工作。

8. 患传染病的儿童隔离期满后，凭医疗卫生机构出具的痊愈证明方可返回园（所）。根据需要，来自疫区或有传染病接触史的儿童，检疫期过后方可入园（所）。常见传染病的潜伏期、隔离时间和检疫期限见表 6-8。

9. 掌握易感儿名单，传染病流行季节，加强晨、午间检查及隔离检疫工作（表 6-8）。

八、伤害预防与控制

在托幼机构中保护儿童的安全，是工作人员义不容辞的责任，需具备对伤害事故的预见性及预防急救处理的常识，防止各种伤害事故的发生。

表 6-8 常见传染病的潜伏期、隔离时间和检疫期限

疾病	潜伏期（天）			患儿隔离时间	接触者检疫时间（天）
	常见	最短	最长		
麻疹	9～14	6	21	无合并症者出疹后 5 日	21
水痘	12～17	10	21	皮疹全部干燥、结痂	21
流行性感冒	1～2	1	7	热退后 24 小时	3（最后一个患儿发病后）
流行性腮腺炎	10～21	7	21	腮腺消肿后 1 周	21
甲型肝炎	14～45	14	—	自发病起不得少于 40 日，慢性迁延性肝炎活动期要隔离，直至 3 次肝功能正常（每月 1 次）	42
流行性乙型脑炎	14	4	21	隔离至体温正常为止	不检疫
脊髓灰质炎	2～3	1	35	自发病日起不得少于 40 日	21
细菌性痢疾	1～2	1	7	症状消失停药后 5 日做大便培养，2 次阴性后解除隔离，带菌者要继续隔离	7
百日咳	7～10	2	23	自发病日起 40 日，自痉挛性咳嗽日起 30 日	21
流行性脑脊髓膜炎	1～4	1	7	临床症状消失后 3 日，但从发病日算起不得少于 7 日	7
猩红热	2～7	1	12	自发病起 10 日或皮疹消失后 1 周，咽拭子培养阴性	12
风疹	10～21	10	21	自皮疹出现后 5 日	不检疫

（一）建立安全及检查制度

托幼机构的各项活动应以儿童安全为前提，建立安全检查制度，落实预防儿童伤害的各项措施。托幼机构的房屋、场地、家具、玩教具、生活设施等应符合国家相关安全标准和规定，设立门卫，严格管理，避免儿童受伤或走失。

（二）普及安全知识

托幼机构应加强对保教人员、儿童及家长的安全教育和急救训练。保教人员应接受预防儿童伤害相关知识的培训，做好儿童安全工作，消除伤害隐患，预防软组织损伤、骨折、烧（烫）伤、异物、中毒等伤害的发生。有条件的幼儿园，可带领儿童演练自然灾害发生时的疏散和自救技能。

（三）准备应急预案

托幼机构应提前准备发生儿童外伤、食物中毒、暴力甚至火灾、地震等自然灾害突发事件的应急预案。发生意外事故或自然灾害造成重大伤害时，应立即采取有效措施，及时向上级有关部门报告，并认真分析发生事故的原因，从中吸取教训。

（四）安全生活环境创设

1.窒息预防

（1）绳带、塑料袋、小块食物、小件物品等可造成儿童绕颈或窒息的物品放在儿童接触不到的位置。

（2）使用玩具、儿童用品等前后，检查有无零件、装饰物、扣子等破损、脱落或丢失。

（3）定期检查家具、娱乐运动设备有无易掉落的零件、装饰物（例如螺丝钉、螺母等），并固定。

（4）将硬币、电池、小磁铁、装饰品（例如项链、皮筋、耳环等）、文具（例如笔帽、别针）等小件物品放置在儿童接触不到的区域。

（5）排除护栏、家具、娱乐运动设备中可能卡住儿童头颈部的安全隐患。

（6）在橱柜、工具房等密闭空间设置防护设施，防止儿童进入。

2.跌倒伤预防

（1）地面应平整、防滑、无障碍、无尖锐突出物，并宜采用软质地坪；清除可能绊倒儿童的家具、电线、玩具等物品。

（2）楼梯处装有楼梯门，确保儿童不能打开。

（3）规范安装娱乐运动设备，设备周围地面使用软质铺装。

（4）儿童睡床有护栏，不使用双层床。

（5）在窗户、楼梯、阳台等周围不摆放可攀爬的家具或设施。

（6）墙角、窗台、暖气罩、窗口竖边等有角处应做成圆角，家具选择圆角或使用保护垫。

3. 烧（烫）伤预防

（1）饮水机、水龙头、淋浴设备等设置热水器出水最高温度应低于45℃。

（2）设置专门区域存放热水、热饭菜、温奶器、消毒锅等物品，专用房间放置开水炉，并设置防护措施防止儿童接触；使用门栏或护栏等防止儿童误入厨房、浴室等可能造成烧（烫）伤的区域。

（3）桌子、柜子不使用桌布等覆盖物，以避免儿童拉扯桌布，热源物倾倒、坠落。

（4）化学用品、打火机、火柴等物品专门保管并上锁；不使用有明火的蚊香驱蚊。

4. 其他伤害预防

（1）托幼机构内的鱼缸、鱼池、涉水景观、游泳池等安装护栏、护网。

（2）水缸、盆、桶等储水容器加盖，并避免儿童进入储水容器所在区域，使用完水池、浴缸、盆、桶后及时排水。

（3）将药物、日用化学品、消毒剂等存放在儿童无法接触的固定位置。

（4）规范使用消毒剂、清洁剂。

（5）不种植有毒植物，不饲养有毒动物。

（五）急救物资配置建议

1. 消毒物品　碘伏或碘伏棉签，酒精或酒精棉片，生理盐水或生理盐水湿巾、消毒湿巾。

2. 包扎固定物品　纱布绷带，医用胶带，三角巾，有条件可配备自粘绷带、止血带、网状弹力绷带、不同型号夹板等。

3. 敷料　医用无菌纱布（大方纱、小方纱）、创可贴、干净方巾、棉签。

4. 器械　医用剪刀、镊子、体温计、一次性无菌手套、安全别针。

5. 常用药　退热药、抗生素软膏、补液盐、抗过敏药。

6. 其他　手电筒、急救手册、急救电话卡、紧急联系卡、急救毯、冰袋、退热贴；有条件可配备转运婴幼儿用的担架或平板。

九、健康教育

卫生保健人员根据不同季节、疾病流行等情况负责制订全年健康教育工作计划，并组织实施。

（一）健康教育内容

健康教育的内容包括回应性照护、膳食营养、体格发育、心理卫生发育、疾病预防、儿童安全以及良好行为习惯的培养等。

（二）健康教育方法

健康教育的形式包括开办健康教育课堂、发放健康教育资料、设置宣传专栏、咨询指导、安排家长开放日等活动。园（所）内设有固定的健康教育专栏或黑板报，1~2个月更换一次。每季度对保教人员开展一次健康讲座，每半年举办一次家长讲座。每班有健康教育图书，并组织儿童开展健康教育活动。

（三）健康教育评估

在做好健康教育记录的同时，注意定期评估相关知识知晓率和良好生活卫生习惯养成、儿童健康状况等健康教育效果。

（四）家园共建

建立家长联系制度，与家长保持密切联系，及时了解儿童家庭养育照护情况，指导家长配合托幼机构科学养育、一致性行为习惯养成。传染病流行期间，加强对家长的防病宣传工作。共同保障儿童健康与发展。

十、信息资料管理

托幼机构卫生保健人员应对卫生保健工作进行常规记录和建立健康档案。工作记录和健康档案应真实、完整、字迹清晰，根据情况随时记录，有条件的可建立电子档案。资料至少保存3年。

（一）健康档案

健康档案包括托幼机构儿童入园（所）健康检查表、儿童转园健康证明、儿童定期健康检查手册等；同时应包括儿童既往疾病史、过敏史、传染病患病及接触史。

（二）卫生保健工作记录

卫生保健工作记录包括儿童出勤、晨检及全日健康观察表、儿童体检记录、儿童体格评价记录、儿童食谱、儿童膳食管理记录、免疫接种统计表、卫生消毒记录、儿童常见疾病与矫治记录、儿童传染病登记与统计表、儿童伤害和健康教育记录等

（表 6-9～ 表 6-21）。托育机构在此基础上，增加婴幼儿养育照护记录表、奶类及预包装辅食接收记录表等。

（三）资料分析

每年对儿童体格发育、膳食营养、常见病、传染病、伤害等进行统计分析，掌握儿童健康状况。有条件的托幼机构可应用卫生保健管理软件进行体格发育评价及营养评估等。

表 6-9　晨间检查全天观察表（保健室用）

日期	班	姓名	晨间异常情况	全天观察				最后诊断	总病程（日）
				精神	食欲	其他症状	护理与治疗		

表 6-10　班级全天观察记录表

日期	班	晨检情况	上午观察情况							下午观察情况							其他症状	处理	服药	填写人
			精神		食欲		咳嗽	大便		睡眠		精神		大便						
			好	差	好	差	好	差	次数	性质	好	差	好	差	次数	性质				

表 6-11　身高（身长）、体重登记表

姓名	出生日期	性别	体重 (kg)			身高（身长）(cm)		
			日期	测量值	评价	日期	测量值	评价

表 6-12　视力、血红蛋白检查登记表

姓名	出生日期	视力检查			血红蛋白 (Hb)	
		日期	左	右	日期	检查值 (g/L)

表 6-13　体格评测、视力、血红蛋白统计表

班级	受检人数	上		中上		中高		中低		中下		下		均数以上		视力≤4.8(0.6)		血红蛋白<110 g/L	
		人数	比例(%)	人数	比例(%)	人数	比例(%)	人数	比例(%)	人数	比例(%)	人数	比例(%)	人数	比例(%)	人数	比例(%)	人数	比例(%)

表 6-14　食谱记录表

_____ 月 ___ 日至 _____ 月 ___ 日

餐别	星期一	星期二	星期三	星期四	星期五	备注
早餐						
早点						
午餐						
午点						
晚餐						

表 6-15　食物用量记录表

_____ 月 ___ 日至 _____ 月 ___ 日

日期	就餐人数	食物名称（kg）									
		大米									

表 6-16　食堂记录表

日期	蔬菜类				荤菜类				其他类				就餐人数
	品种	数量	单价/总价	库存	品种	数量	单价/总价	库存	品种	数量	单价/总价	库存	

表 6-17　食物营养统计表

_____ 年 ___ 月 ___ 日

食物名称	总重量 (g)	蛋白质 (g)	脂肪 (g)	碳水化合物 (g)	热量 (kJ)	钙 (mg)	磷 (mg)	铁 (mg)	锌 (mg)	视黄醇当量 (μg)	维生素 B_1 (mg)	维生素 B_2 (mg)	烟酸 (mg)	维生素 C (mg)
平均每人实际摄入营养素														
平均推荐摄入量														
占推荐摄入量百分比														

表6-18 能量、蛋白质、动物脂肪来源和占比（%）登记表

_____年___月___日

	热量、营养素来源分布 (kJ)			蛋白质来源分布 (kJ)				动物脂肪来源分布 (g)
	蛋白质	脂肪	碳水化合物	豆类	动物性食物	谷类	其他	
摄入量								
合理百分比								
占总摄入量的百分比								
营养分析								

表6-19 幼儿园伙食（月）结算表

_____年___月

	班级	人数	实际伙食费	品种	月用量（kg）	用量金额（元）		项目	金额
本月收入	小班			米面			本月结存	上月累计结余	
	中班			荤菜				本月结存	
	大班			蔬菜				本月累计结存	
	托班			豆制品				盈（%）	
				乳制品				亏（%）	
	合计			外购点心			备注		
	班级	人数	退额	水果				教工伙食明细账	
本月退伙	小班			食油				本月就餐人数	
	中班			调味品				本月收入	
	大班			燃料				本月支出	
	托班							本月结余	
	合计			合计				累计结余	

表6-20 多发病、传染病统计表

年月	班级	总人数	多发病								传染病							
			上呼吸道感染		支气管炎						水痘		流行性腮腺炎					
			人数	发病率(%)	人数	发病率(%)	人数	发病率(%)	人数	发病率(%)	人数	发病率(%)	人数	发病率(%)	人数	发病率(%)	人数	发病率(%)

注：某班某病发病率（%）=（某月某班某病发病人数 ÷ 本月在班总人数）×100%。

全园某病发病率（%）=（各班某病发病人数之和 ÷ 该园在园总人数）×100%。

表6-21   18月龄以下婴幼儿养育照护记录表

姓名	睡眠时间	乳类		进餐情况			大便次数	其他
		时间毫升	早餐	中餐	晚餐			

第四节   托幼机构卫生保健工作评价

为了衡量和评价集体儿童机构保健工作质量，根据原卫生部、教育部联合颁发的《托儿所幼儿园卫生保健管理办法》的要求，新设立的托幼机构，招生前应当取得县级以上地方人民政府卫生行政部门指定的医疗卫生机构出具的符合《托儿所幼儿园卫生保健工作规范》的卫生评价报告。为贯彻落实《国务院办公厅关于促进3岁以下婴幼儿照护服务发展的指导意见》（国办发〔2019〕15号），促进托育机构规范发展，根据《托育机构登记和备案办法（试行）》（国卫办人口发〔2019〕25号）有关要求，做好托育机构备案相关卫生评价工作。

一、招生前卫生评价

（一）托育机构

1. 卫生评价备案   托育机构向所在地县级卫生健康部门备案时，应当满足《托育机构卫生评价基本标准（试行）》（附件1）各项要求，包括环境卫生、设施设备、人员配备、卫生保健制度等内容。

托育机构备案时，登录托育机构备案信息系统，按照《托育机构登记和备案办法（试行）》第八条第四项要求，向所在地县级卫生健康部门提供自我评价合格的托育机构卫生评价报告（不再另行提供《托育机构登记和备案办法（试行）》要求的评价为"合格"的《托幼机构卫生评价报告》），主要包括以下材料扫描件。

（1）托育机构开展备案相关卫生评价情况说明（图6-1）。

托育机构开展备案相关卫生评价情况说明

＿＿＿＿＿＿＿＿卫生健康委（局）：

本机构按照《托育机构卫生评价基本标准（试行）》开展自我评估，评估结果为＿＿＿＿（合格/不合格）。

本机构承诺，符合《托育机构卫生评价基本标准（试行）》要求，主动接受并配合卫生健康部门的指导、监督和管理。承诺不属实，或违反上述承诺的，依法承担相关法律责任。

机构住所：

联系人：

联系方式：

机构名称：（章）

负责人签字：

　　年　　月　　日

图6-1   托育机构开展备案相关卫生评价情况说明

（2）托育机构房屋平面布局图（应按照比例，标识托育机构所使用房屋，注明功能分布和面积大小）。

（3）专（兼）职保健员有效身份证件和学历证件。

（4）室内环境中甲醛、苯及苯系物含量符合《室内空气质量标准》（GB/T18883-2002）有关规定的检测报告。报告应当由具备资质的检验检测机构出具，检测报告出具的日期与申请备案日期之间不超过1个月。

（5）除集中式供水外的生活饮用水水质符合《生活饮用水卫生标准》（GB5749-2006）要求的相关检测报告。报告应当由具备资质的检验检测机构出具，检测报告出具的日期与申请备案日期之间不超过1个月。

（6）本机构卫生保健制度相关材料。

备案人应当如实提供上述材料，反映真实情况，对备案材料内容的真实性负责。

2. 卫生评价基本标准　见表6-22。

表6-22　托育机构卫生评价基本标准（试行）

主要内容	基本要求
环境卫生	1. 室外活动场地地面平整、防滑、无障碍、无尖锐突出物，采用软质地坪，确保安全
	2. 需要获得冬季日照的婴幼儿生活用房窗洞开口面积不应小于该房间面积的20%
	3. 夏热冬冷、夏热冬暖地区的婴幼儿生活用房不宜朝西；当不可避免时，应采取遮阳措施
	4. 婴幼儿生活用房不应设置在地下室或半地下室，乳儿班和托小班应有安全围栏、地垫
	5. 室内环境中甲醛、苯及苯系物等检测结果符合国家《室内空气质量标准》（GB/T 18883-2002）要求
设施设备	6. 设有保健观察室，建筑面积不少于6平方米。至少设有1张儿童观察床。保健观察室应与婴幼儿生活用房有适当的距离，并应与婴幼儿活动路线分开
	7. 每班有专用水杯架和奶瓶存放处，标识清楚，有饮水设施
	8. 除集中式供水外的生活饮用水水质符合《生活饮用水卫生标准》（GB5749-2006）要求。饮水机等所有涉及饮用水卫生安全的产品，应当取得卫生许可
	9. 每班有专用毛巾架，标识清楚，毛巾间距合理
	10. 有消毒柜等消毒设施专用于水杯、毛巾、餐具消毒，婴幼儿每日1巾1杯专用，每日消毒
	11. 设有独立的厕所和盥洗室，盥洗室内有流动水洗手装置
	12. 招收2岁以下婴幼儿的应设有哺乳室或哺乳区域，哺乳室或哺乳区域应设置隐私保护设施
人员配备	13. 至少明确1名专（兼）职保健员。保健员应具有高中以上学历，经过妇幼保健机构组织的卫生保健专业知识培训合格，负责晨（午）检，协助辖区内医疗卫生机构开展儿童保健、传染病防控等工作
卫生保健制度	14. 建立10项卫生保健制度，并符合实际情况，具有可操作性： （1）一日生活制度（包含婴幼儿照护内容） （2）膳食管理制度 （3）体格锻炼制度 （4）卫生与消毒制度 （5）健康检查制度 （6）传染病预防与控制制度 （7）常见疾病预防与管理制度 （8）伤害预防制度 （9）健康教育制度 （10）卫生保健信息收集制度

3. 卫生评价管理   托育机构备案前按照《托育机构卫生评价基本标准（试行）》进行自我评估，达到基本标准各项要求的方为合格。县级卫生健康部门收到托育机构备案时提交的卫生评价报告，应当核验材料的完整性。

县级卫生健康部门向托育机构提供备案回执后，应严格按照《托育机构卫生评价基本标准（试行）》，对托育机构环境卫生、设施设备、人员配备、卫生保健制度等情况进行现场核实勘验。不符合《托育机构卫生评价基本标准（试行）》的，应当自接收备案材料之日起 15 个工作日内通知备案机构，说明理由、责令改正并向社会公开。

（二）幼儿园

1. 卫生评价流程   新设立的托幼机构，招生前须向县级以上地方人民政府卫生行政部门指定的医疗卫生机构提交托幼机构卫生评价申请书。由县级以上地方人民政府卫生行政部门指定的医疗卫生机构负责组织专业人员，根据新设立托幼机构招生前卫生评价表的要求，在 20 个工作日内对提交申请的托幼机构进行卫生评价。根据检查结果出具托幼机构卫生评价报告。凡卫生评价为合格的托幼机构，即可向教育部门申请注册；凡卫生评价为不合格的托幼机构，整改后方可重新申请评价。

2. 卫生评价标准

（1）环境卫生

1）园（所）内建筑物、户外场地、绿化用地及杂物堆放场地等总体布局合理，有明确功能分区。

2）室外活动场地地面应平整、防滑，无障碍，无尖锐突出物。

3）活动器材安全性符合国家相关规定。园（所）内严禁种植有毒、带刺的植物。

4）室内环境的甲醛、苯及苯系物等检测结果符合国家要求。

5）室内空气清新、光线明亮，安装防蚊蝇等有害昆虫的设施。

6）每班有独立的厕所、盥洗室。每班厕所内设有污水池，盥洗室内有洗涤池。

7）盥洗室内有流动水洗手装置，水龙头数量和间距设置合理。

（2）个人卫生

1）保证儿童每人每日 1 巾 1 杯专用，并有相应消毒设施。寄宿制儿童每人有专用洗漱用品。

2）每班应当有专用的儿童水杯架、饮水设施及毛巾架，标识清楚，毛巾间距合理。

3）儿童有安全、卫生、独自使用的床位和被褥。

（3）食堂卫生

1）食堂按照《餐饮服务许可审查规范》建设，必须获得《餐饮服务许可证》。

2）园（所）内应设置区域性餐饮具集中清洗消毒间，消毒后有保洁存放设施。应当配有食物留样专用冰箱，并有专人管理。

3）炊事人员与儿童配备比例：提供每日三餐一点的托幼机构应当达到 1：50，提供每日一餐二点或二餐一点的为 1：80。

（4）保健室或卫生室设置

1）设立保健室或卫生室。卫生室需有《医疗机构执业许可证》。

2）保健室面积不少于 12 平方米，设有儿童观察床、桌椅、药品柜、资料柜、流动水或代用流动水等设施。

3）保健室应配备儿童杠杆式体重秤、身高计（供 2 岁以上儿童使用）、量床（供 2 岁及以下儿童使用）、国际标准视力表或标准对数视力表灯箱、体围测量软尺等设备，以及消毒压舌板、体温计、手电筒等晨检用品。

4）保健室应配备消毒剂、紫外线消毒灯或其他空气消毒装置。

（5）卫生保健人员配备

1）托幼机构的法定代表人或者负责人是本机构卫生保健工作的第一责任人。

2）根据预招收儿童的数量配备符合国家规定的卫生保健人员。按照收托 150 名儿童至少设 1 名专职卫生保健人员的比例配备卫生保健人员，收托 150 名以下儿童的可配备兼职卫生保健人员。

3）卫生保健人员上岗前应当接受当地妇幼保健机构组织的卫生保健专业知识培训并考核合格。

（6）工作人员健康检查

1）托幼机构工作人员上岗前应当经县级以上卫生行政部门指定的医疗卫生机构进行健康检查，并取得《托幼机构工作人员健康合格证》。

2）炊事人员上岗前须取得《食品从业人员健康证》。

（7）卫生保健制度   托幼机构应根据实际情况

建立健全卫生保健制度，并具有可操作性。卫生保健制度包括一日生活安排、膳食管理、体格锻炼、卫生与消毒、入园（所）及定期健康检查、传染病预防与控制、常见疾病预防与管理、伤害预防、健康教育、卫生保健信息收集的制度。

二、日常工作评价

依据 2012 年原国家卫生计生委发布的《托儿所幼儿园卫生保健工作规范》要求，受卫生行政部门委托，妇幼保健机构对取得办园（所）资格的托幼机构每 3 年进行 1 次卫生保健工作综合评估，并将结果上报卫生行政部门。2018 年中共中央国务院《关于学前教育深化改革规范发展的若干意见》再次强调要完善部门协调机制，完善过程监管，强化对卫生保健等各项工作的动态监管。卫生保健工作监管和评价主要包括卫生保健管理、卫生设施、生活安排与身体活动、儿童膳食、健康检查、卫生与消毒、疾病防控、伤害预防和健康教育。

（一）卫生保健管理

1. 岗位职责

卫生保健工作的第一责任人是托幼机构的法定代表人或负责人。分管园长负责卫生保健工作实施。各类工作人员卫生保健工作职责明确。

2. 卫生保健制度

制订适合本幼儿园的卫生保健工作制度和年度工作计划，定期检查各项卫生保健制度的落实情况，结合工作开展情况进行工作总结。卫生保健制度包括一日生活安排、膳食管理、身体活动、卫生与消毒、入园及定期健康检查、传染病预防与控制、常见疾病预防与管理、伤害预防、健康教育、卫生保健信息收集等。

3. 保健室／卫生室设置

保健室／卫生室设置应符合《托儿所幼儿园卫生保健管理办法》和《托儿所幼儿园卫生保健工作规范》要求。设立独立的保健室或卫生室，面积不少于 12 m²。卫生室应有《医疗机构执业许可证》。

设有儿童观察床、桌椅、药品柜、资料柜、电脑、流动水设施、消毒剂、移动紫外线消毒车或其他空气消毒装置等设施。有儿童杠杆式体重秤或电子体重秤，最小分度值 50 g、儿童身高计、国际标准视力表或标准对数视力表灯箱（符合 GB/T—11533）、遮眼板、指示棒、体围测量软尺、压舌板、体温计、手电筒、医用外科口罩等常用设备。

4. 卫生保健人员要求

卫生保健人员应符合《托儿所幼儿园卫生保健管理办法》要求。根据幼儿园儿童数量配备卫生保健人员，按照 150 名儿童设 1 名专职卫生保健人员的比例配备，收托 150 名以下儿童的可配备兼职卫生保健人员。卫生保健人员包括医师、护士和保健员。医师取得《医师执业证书》，护士取得《护士执业证书》，保健员须具备高中以上学历。

卫生保健人员上岗前应接受卫生保健专业知识培训并考核合格，掌握卫生消毒、传染病管理和营养膳食管理等技能。在岗人员每年参加卫生保健培训。

5. 卫生保健资料管理

建立健康档案，内容包括儿童入园健康检查表、预防接种查验记录、儿童健康检查表或手册（定期体检用）、工作人员健康体检合格证明等。

完成各项卫生保健工作记录，工作记录包括：儿童出勤记录、传染病登记、晨午检记录、全日观察及患病登记、膳食营养及调查记录、卫生消毒、营养性疾病及常见病登记表、伤害登记表、专案管理记录表和健康教育记录等。

定期对儿童出勤、健康检查、膳食营养、疾病伤害等进行统计分析，掌握儿童健康及营养状况，调整工作重点。

（二）卫生设施

1. 室内外设施

（1）儿童户外活动场地人均面积不少于 2 m²。

（2）室内空气清新，通风良好。不具备自然通风的，应安装空气消毒装置。寒冷、炎热地区安装取暖、降温设施。室内采光良好，窗地面积比不低于 1∶5；有照明装置，桌面平均照度不低于 300 lux。

（3）班级桌椅高度符合儿童身高特点。有安全、卫生、独自使用的儿童床位。儿童有专用被褥。

（4）为儿童提供安全饮用水。儿童每人有专用水杯。水杯架放置在教室，有间隔，标识清楚。

2. 卫生间

（1）儿童每人有专用毛巾。每个班级设置毛巾架，毛巾架有明确标识。毛巾间距合理，互相不接触、不贴墙。盥洗室内有流动水洗手装置，水龙头设置按照儿童数：水龙头数≤5∶1配置。

（2）每个班级有独立的厕所和盥洗室，厕所和盥洗室有分隔。有条件的幼儿园，中班、大班男女分厕。

（三）生活安排与身体活动

1. 生活安排　根据各年龄段儿童的生理、心理特点,结合本地区的季节变化和幼儿园的实际情况,合理安排儿童进餐、饮水、如厕、盥洗、睡眠、活动、游戏等一日生活。帮助儿童养成良好的洗手、饮水、进餐等生活习惯。

2. 身体活动

（1）每日有组织地开展各种形式的体格锻炼,时间不少于1小时。体格锻炼形式、类型、强度、运动量符合儿童特点；体格锻炼内容丰富,包含跑、跳、爬、投、钻、攀等。保证充足的户外活动时间,每日不少于2小时。

（2）做好体格锻炼前的准备工作。运动中注意观察儿童对锻炼的反应,发现异常及时采取措施或停止锻炼；加强运动中的保护,避免伤害。如有患病儿童,教师应及时减弱其运动强度或时间。有条件的幼儿园组织开展儿童体质健康测试与评估。

（四）儿童膳食

1. 膳食管理

（1）根据招收儿童数和餐次安排配备食品从业人员。提供每日三餐（三次正餐）、两餐两点（两次正餐、两次点心）的幼儿园儿童数与食品从业人员数比例应达到50∶1,一餐（一次正餐）、二餐一点（两次正餐、一次点心）的幼儿园应达到80∶1。

（2）各项食品安全管理制度健全,各岗位职责明确。工作人员与儿童膳食要严格分开,儿童膳食费专款专用,账目每月公布。

（3）制订儿童膳食计划,严格按照膳食计划安排餐食。食物品种多样化且合理搭配。

（4）严格执行食品采购和验收工作,记录准确、完整。落实食品出入库制度,出入库记录及时、规范。

2. 膳食营养

（1）根据膳食计划制订带量食谱,1~2周更换1次,并对家长进行公示。食谱中各类主副食的选料、搭配、用量科学合理,烹调方法符合儿童清淡口味,同时注意色、香、味、形,既达到平衡膳食的要求,也有利于提高儿童的进食兴趣。

（2）至少每季度进行1次膳食调查和营养评估。儿童能量、各类营养素平均摄入量达到膳食营养素参考摄入量推荐量。根据膳食调查结果调整食谱。

（五）健康检查

1. 儿童健康检查　儿童入园前应当经医疗卫生机构进行健康检查,合格后方可入园。儿童离园3个月以上应重新进行健康检查。

在园儿童,依据《托儿所幼儿园卫生保健工作规范》要求进行定期体检。园内每半年测量1次身高、体重。对体检数据进行分析,根据结果制订园内儿童健康干预措施。

做好每日晨间或午间入园检查。对儿童进行全日健康观察。发现患病、疑似传染病儿童尽快隔离并与家长联系,及时就诊,并追访诊治结果。

2. 工作人员健康检查　按照《托儿所幼儿园卫生保健管理办法》规定,工作人员上岗前应当进行健康检查,并取得《托幼机构工作人员健康合格证明》。食品从业人员上岗前须取得《食品从业人员健康证明》。在岗工作人员应每年进行1次健康检查,取得《托幼机构工作人员健康合格证明》。

按照《托儿所幼儿园卫生保健管理办法》规定,精神病患者或者有精神病史者不应在幼儿园工作。体检过程中发现影响儿童健康的传染病者应离园,治愈后应持县级以上人民政府卫生行政部门指定的医疗卫生机构出具的诊断证明,并取得《托幼机构工作人员健康合格证明》后,方可回园工作。

（六）卫生与消毒

1. 环境卫生　建立室内外环境卫生清扫和检查制度。保持室内外环境整洁、安全、舒适。

2. 预防性消毒　按照《托儿所幼儿园卫生保健工作规范》的要求做好室内空气、水杯和毛巾、餐桌、物体表面、玩教具、图书和个人用品等的消毒工作。

（七）疾病防控

1. 常见病管理

（1）对先心病、哮喘、癫痫、高热惊厥、习惯性脱臼等疾病儿童,及有药物或食物过敏史的儿童进行登记,加强日常健康管理。

（2）对贫血、营养不良、肥胖等营养性疾病儿童进行登记管理和随访。

（3）发现视力异常、听力异常、龋齿、心理行为等问题进行登记管理，督促家长及时带患病儿童到医疗卫生机构进行诊断与治疗。

（4）班级老师了解本班儿童健康状况，加强对患病儿童的日常观察和保育。针对营养性疾病患儿，园内有干预措施。

2.传染病防控

（1）传染病管理 班级老师每日登记本班儿童的出勤情况。对因病缺勤的儿童，及时追踪随访。

有突发传染病应急预案，预案流程清晰，职责明确。园内有疫情报告人，发现传染病或疑似传染病按照要求及时上报。

（2）防控措施 督促家长按免疫程序和要求完成儿童预防接种。园内发现疑似传染病例时，对患儿采取有效的隔离控制措施。患传染病的儿童隔离期满后，凭医疗卫生机构出具的痊愈证明方可返园。

传染病流行期间加强班级巡视，开展对保教人员的培训和家长的健康教育工作。对发生传染病的班级儿童，在医学观察期不办理入园和转园手续。

（八）伤害预防

1.应急预案 建立重大自然灾害、食物中毒、踩踏、火灾、暴力等突发事件的应急预案，如果发生重大伤害应当立即采取有效措施，并及时向上级有关部门报告。

加强对工作人员、儿童及监护人的安全教育和突发事件应急处理能力的培训，定期进行安全演练。

2.预防措施 加强环境安全建设和生活环节照护，预防跌落、溺水、烧（烫）伤、中毒、异物窒息等伤害的发生。园内未发生安全事故。

（九）健康教育

1.计划和总结 根据儿童健康状况、疾病流行等情况制订全年健康教育工作计划，并组织实施，定期总结。

2.活动 采取多种途径开展健康教育活动。每季度对保教人员开展1次健康讲座，每学期至少举办1次家长讲座，定期组织针对儿童、保教人员和家长的健康教育活动。

健康教育的内容包括儿童生长发育、膳食营养、健康检查、身体活动、心理卫生、传染病防控、常见病预防、儿童安全以及良好行为习惯的培养等。

健康教育的形式包括举办健康教育课堂、发放健康教育资料、网站或公众号、讲座、宣传专栏、咨询指导、家长开放日等。

3.记录 做好健康教育记录，定期评估相关知识知晓率、良好生活卫生习惯养成、儿童健康状况等健康教育效果。

第五节 托幼机构卫生保健设施和人员要求

托育机构、幼儿园的房屋建筑、设备购置及环境布置既要符合促进儿童生长发育的需要，又要有严格的卫生安全要求。凡是供幼儿及学龄前儿童使用的各项设备及室内外布置，都应符合他们的生理特点，设计既要合理、实用、安全、卫生，又要舒适及造型美观，便于工作人员进行教育和护理，保证儿童生活制度和卫生制度的顺利实行。

一、室内外环境

1.托幼机构有儿童专用室外活动场地，其建设应使用符合国家安全技术标准的材料，无毒无害。托育机构室外活动场地人均面积不应小于$3\,m^2$；城市人口密集地区改、扩建的托育机构，设置室外活动场地确有困难时，室外活动场地人均面积不应小于$2\,m^2$；幼儿园人均面积不小于$2\,m^2$。场地地面应平整、防滑，无障碍，无尖锐突出物。

2.室内环境的甲醛、苯及苯系物等检测结果符合国家要求。

二、班级卫生设施

1.鼓励母乳喂养，为哺乳母亲设立哺乳室，配备流动水洗手等设施、设备。

2.托育机构的乳儿班和托小班设有配餐区域或机构内设有独立配餐间，位置独立。配餐间或配餐区域有操作台、流动水洗手、乳类储存及调配等设施设备，有清洗、消毒设备。

3.每班有防烫伤饮水设施。儿童水杯专用，标识清楚，并有相应消毒设施。

4.儿童有专用毛巾/纸巾，托班配有毛巾架，间距合理，并有毛巾消毒设施。

5. 班级桌椅和餐椅符合儿童年龄特点。

6. 儿童有安全、卫生、独自使用的床位和被褥。

7. 托育机构乳儿班和托小班每班设有护理台；托小班和托大班设有厕所和盥洗室。盥洗室内有流动水洗手装置，儿童数与水龙头配备比例为 8：1。托育机构厕所有便盆或小坐便器，婴幼儿数与便盆或小坐便器配备比例为 8：1。

8. 幼儿园每班设有厕所和盥洗室。盥洗室内有流动水洗手装置，儿童数与水龙头配备比例为 5：1。小便器 4 个，大便器 6 个。

三、保健室或卫生室设置

1. 设立卫生室或保健室，区域相对独立。

2. 保健室设有儿童观察床、桌椅、资料柜、流动水或代用流动水等设施。

3. 保健室应配备消毒压舌板、体温计、手电筒等晨检设备。

4. 保健室应配备消毒剂、紫外线消毒灯或其他空气消毒装置。

5. 配备急救箱。

四、卫生保健人员配备

1. 托幼机构的法定代表人或者负责人是本机构卫生保健工作的第一责任人。

2. 托育机构按照收托 50 名婴幼儿至少设 1 名专职卫生保健人员的比例配备卫生保健人员；收托 50 名以下婴幼儿的，应当配备专职或者兼职卫生保健人员。幼儿园按照收托 150 名婴幼儿至少设 1 名专职卫生保健人员的比例配备卫生保健人员；收托 150 名以下婴幼儿的，应当配备专职或者兼职卫生保健人员。

3. 卫生保健人员包括医师、护士和保健员。保健员应当具有高中以上学历。卫生保健人员定期接受规范的卫生保健专业知识培训，具有托幼机构卫生保健基础知识，掌握卫生消毒、传染病管理和营养膳食管理等技能。培训合格。

五、卫生保健工作职责

（一）园（所）长的职责

1. 认真执行《托儿所幼儿园卫生保健管理办法》，负责管理园（所）内的卫生保健工作，掌握园（所）内儿童主要健康问题和卫生保健工作要点。按期布置检查，及时发现工作中的成绩和缺点，全面总结经验和教训，表彰先进，推广经验。

2. 在工作中接受卫生部门的业务指导，制订园（所）全年的卫生保健工作计划，组织检查各班级卫生保健工作落实情况，采取有效措施，不断提高质量。

3. 制订人员编制，明确岗位分工及人事的聘任、调离、晋升考核，合理安排保健、保育、炊事人员的工作。

4. 组织领导园（所）保教人员业务学习，提高保教人员的卫生保健知识水平。

5. 管理园（所）的财力、物力，统筹园（所）各种经费的合理开支。保证伙食费的专款专用，指定专人负责对采购物品的验收。

6. 重点抓好园（所）内的疾病预防、膳食管理，做好清洁消毒、隔离工作的管理。

7. 实施科学化、规范化管理，及时了解国内外有关托幼所卫生保健工作的信息，不断改进。定期参加卫生保健工作的培训，提高自身管理水平。

8. 检查卫生保健制度的落实情况及园（所）内的安全保卫工作，关注硬件设施的改造、维修，杜绝意外伤害的发生。

（二）卫生保健人员

1. 在园（所）长领导下，按保健业务部门要求，制订园（所）卫生保健工作计划，提出工作重点，监督检查各项计划的落实情况。

2. 严格执行儿童入园及定期健康检查，认真做好晨检，深入各班巡视，发现问题及时处理。加强对体弱儿童的管理及患病儿童的全天观察工作。

3. 管理好儿童膳食，每周制订带量食谱，均衡营养，保证按量供给。定期做营养计算并分析。指导炊事人员做好饮食卫生及餐具消毒。

4. 做好儿童的体格发育测量及评价工作。掌握园内儿童主要健康情况。

5. 负责全日健康观察，及时发现儿童的异常征象，通知家长或护送至医院诊治。积极采取措施，预防儿童意外伤害，以及进行伤害的紧急处理。

6. 做好传染病管理，发现传染病要早隔离、早报告、早治疗，加强隔离室患儿的护理。做好传染病所发生班级的消毒、隔离、检疫，并协助疾病预防控制部门完成各项免疫接种工作。

7. 负责组织工作人员每年体检及新上岗人员体检，合格后方可就职。发现患某种病不宜留园工作的应及时报告园（所）长给予调离。

8. 负责检查园（所）内环境卫生及安全工作，发现伤害隐患，及时采取措施，避免发生。

9. 填写各项保健记录表格，做好儿童健康资料统计分析，及时关注儿童健康状况，积累资料，做好各种统计分析和上报工作。

10. 根据卫生保健工作重点，宣传卫生知识，组织保教人员学习卫生保健知识。定期向家长宣传卫生防病知识，指导保教人员做好体格锻炼工作。

（三）保育人员

1. 在园（所）长领导下和保健医师的指导下做好本班保育工作，严格遵守园（所）内的生活作息制度。

2. 认真做好本班房舍、设施、环境的清洁卫生工作。早上在儿童入园前，做好一切清洁工作，保持环境整洁、美观、安静、舒适。

3. 做好儿童生活、饮食、大小便、睡眠、穿衣、户外活动等护理工作。对患病和体弱儿童做好特殊护理和全天观察。

4. 在保健医师指导下，严格执行园（所）所制订的各项安全制度，留心各种事故隐患，及时排除。

5. 严格执行卫生保健制度中规定的消毒要求，掌握消毒液的配比方法和浓度，熟练掌握园（所）内常用物品的清洗消毒时间和方法，并防止消毒后的再污染。

6. 妥善保管好本班使用的各种物品，负责班级儿童的饮水工作。

（四）营养师

1. 制订计划，拟订每周食谱，按不同年龄增添不同的辅助食品，规划数量，并计算营养价值，保证供给各年龄组儿童膳食足够的营养量。重视体弱儿营养不良及病后康复期小儿的饮食调配及护理。

2. 严格执行饮食卫生各项要求，餐具彻底消毒，食品烧熟煮透，生熟严格分开，注意个人卫生，环境整洁无害。

3. 掌握经济核算，保证营养费专款专用，认真做好食品验收工作，每日做好食品进出量记录。

4. 做好食品及物资保管，每月月底进行盘点，

做到食品保管不霉烂、不变质、不缺少，用具物品不遗失，不无故损坏，注意库房安全卫生工作。

5. 经常深入班级了解儿童的进食情况，听取保育员及家长的意见，分析情况，不断改善儿童膳食质量，促使其符合生长发育的需要。

（五）食品从业人员

1. 认真按照带量食谱选择食品的种类和数量，不随意更改。准确掌握儿童出勤人数，做到每日按量供给食品，有食品进出账目。

2. 讲究烹饪技术，保持食物的营养素，菜要先洗后切，急火快炒。食品的色、香、味、形要适合儿童需要。

3. 保证点心、饭菜按时供给，做好餐前服务。炊事人员要送饭菜到各班级，并按照各班人数的需要，均匀分配饭菜。

4. 按照卫生保健制度要求，做好厨房、用具、餐具的清洁消毒，做到无灰尘、油腻。配餐间只能存放消毒过的餐具容器及熟食品，并有专用消毒灯。

5. 严格按照《中华人民共和国食品安全法》要求，由专人按食品采购索证制度要求采购食品，杜绝腐烂变质"三无"食品入园。由专人负责验收食品，并建立验收账目，认真填写每日食品用量记录。

6. 注意安全，防止食物中毒。不给儿童吃隔夜剩饭、菜，不吃凉拌菜、外购热菜。避免饭菜过烫，冬季要注意饭菜保暖。

7. 做好伙食费的核算，每月派代表参与园（所）内伙委会的讨论，定期研究儿童膳食情况，提高幼儿膳食质量。

8. 做好厨房、库房各种用品及食品的保管工作。库房由专人负责，储存食品要有标签，建立出入库账目。库房保持整洁，防止霉变、过期、丢失或鼠咬。

第六节　学校卫生保健

学龄儿童少年时期是一生中生长发育很重要的阶段，各种生理功能已基本成熟、稳定，淋巴系统的发育正处于高峰，脑的发育基本完成，智能发育进展较快，社会心理进一步发展，逐渐适应学校环境。因此，学校、家庭与社会要密切配合，共同做好各项卫生保健工作，并为成年期的生命保护和晚年的生命质量奠定良好的基础，从而达到提高生命质量的目的。学校卫生保健工作应遵循历年来国家

颁布的《学校卫生工作条例》《中华人民共和国未成年人保护法》《中国儿童发展规划纲要》等的要求，重点做好以下几个方面的工作。

一、提供良好的学习环境

学生少年经历着一个接受教育的过程，大部分时间是在学校度过，学校的建筑和设备成为学生少年进行学习和各项活动的重要外界环境，直接或间接影响儿童少年的生长发育。

1.房屋设施　新建、扩建、改造校舍时应选择适宜的校址，要求周围环境安静、安全、清洁，避免污染及噪声。学校内部设施应布局合理、功能完善，楼道宽敞、有照明。

2.活动场地　有足够的户外活动场地，场地平整。跑道应选择无毒无害的环保材料，有必要的运动设施，建立绿化地带。

3.设备卫生　教室采光、通风良好，有必要的防暑降温及采暖设备。黑板、课桌椅及教学用品均应符合学生生理需求和卫生标准（表6-23）。学校应设有卫生厕所、流动水洗手设施，并供应卫生饮用水。

4.保健制度　建立各项卫生保健制度，采取适宜的卫生措施，减少与控制消极因素，使学校环境有利于儿童少年的学习、发育及健康成长。

二、培养良好的卫生习惯

良好的卫生习惯对增进儿童少年健康及预防疾病均有一定意义，学校应加强对学生的教育及监督检查，使学生懂得并自觉养成各种良好的卫生习惯，不断改善对外界环境的适应能力，以达到促进健康及预防疾病的目的。

1.个人卫生习惯培养　培养学生每日坚持早晚刷牙，饭后漱口；饭前、便后、外出归来用肥皂或洗手液和流动水洗手；饮水用自己的杯子；注意勤洗头、勤洗澡、保持衣服整洁等良好的个人卫生习惯。

2.公共卫生习惯培养　教育学生养成不随地吐痰、不乱抛纸屑及垃圾等良好的公共卫生习惯。

3.生活习惯培养　严格遵守作息制度，养成早起、早睡及夏季午睡的习惯；不挑食，不偏食，不吃腐败变质及不洁食物；吃生瓜果要先洗净。

三、关注学生营养状况

1.生长发育监测　学校卫生室定期监测学生的身高、体重，及时了解儿童少年的生长发育及营养状况。对营养不良的儿童及家庭提供咨询指导。

2.注重学生早餐　早餐对儿童少年的健康和学习的重要性已普遍引起人们的关注，应对学生及家

表6-23　中小学课桌椅尺寸

型号	使用者身高（cm）	桌高（cm）	桌下净高（cm）	椅高（cm）	椅面有效深度（cm）	椅宽（cm）	靠背上缘距椅面高（cm）	靠背左右宽（cm）
1号	>165	76	>62	43	38	>34	32	>30
2号	158~172	73	>59	42	38	>34	31	>30
3号	150~164	70	>56	40	38	>34	30	>30
4号	143~157	67	>55	38	34	>32	29	>28
5号	135~149	64	>52	36	34	>32	28	>28
6号	128~142	61	>48	34	32	>32	27	>28
7号	120~134	58	>46	32	29	>27	26	>25
8号	113~127	55	>43	30	29	>27	25	>25
9号	<119	52	>40	29	29	>27	24	>25

注：①1~9号，桌椅高差分别为33cm，31cm，30cm，29cm，28cm，27cm，26cm，25cm及23cm；
②桌面左右方向的宽度：单人桌55~60cm，双人桌100~120cm，其前后方向的尺寸为38~42cm；
③靠背上下缘间距10cm以上。

长宣教早餐必须吃饱、吃好。

3.营养加餐　学校上午有四节课，中间有课间操，学习任务重，活动量大，学生往往在第二节课后会有饥饿感，思想不集中，学习效果差。进入高年级，学生的生长发育进入第二高峰期，热量与各种营养素需要量大幅度增加。因此，为满足学生的生长发育及学习的需要，建议在学校第二节课后加餐，补充早餐的不足，减少疲劳，促进注意力的集中。课间餐应选择含蛋白质、钙、锌、铁丰富的食品，以牛奶加含铁的强化饼干、点心为佳，同时应注意饮食卫生。

四、加强体育锻炼

1.保证运动场地　体育锻炼是促进儿童少年生长发育、增强体质、提高健康水平的重要措施。系统的体育锻炼还能促进学生体力及耐力的发展。为此，学校应保证学生的运动场地，根据不同年龄学生的体格发育情况，组织学生积极参加适当的体育锻炼，如体操、跑步、跳绳，以及田径运动、球类运动等，并且定期组织体育项目比赛，培养学生对体育活动的兴趣和爱好。

2.科学指导体育锻炼　注意观察学生在体育锻炼过程中的生理反应，结合卫生保健进行科学的指导，做到循序渐进、持之以恒，才能取得显著的效果。同时要采取各项措施，防止运动损伤。

五、提供心理保健

1.给予心理支持　学龄期是儿童心理发育上的一个重大转折期。儿童开始进入学校从事正规的、有系统的学习，学习逐步成为儿童的主导活动。在学习过程中，儿童应逐步养成适合学校集体的个性品质，不仅要学习自己感兴趣的东西，还要学习不感兴趣但必须学习的东西。心理矛盾的冲突是勤奋和自卑。学校和家庭应积极给予儿童鼓励和心理支持，使他们不断建立自信心，培养自立能力和积极的生活态度，以适应学校的学习生活。

2.注重个性发展　在儿童少年个性形成中，自我意识（特别是道德意识）的发展起着重要作用。随着儿童的独立性发展，他们开始试图摆脱成人引导，要求自己去做。儿童自我意识的发展主要表现在自我评价能力上。学龄初期的儿童对自己评价的

能力还很差，成人对儿童的评价在儿童个性发展上起着重大作用。通过学校集体活动，儿童的集体意识越来越强，认识到自己和班集体的关系、集体生活的目的要求、自己在集体中的地位和义务，从而发展了儿童的意志和性格，发展了良好的道德品质。

3.开展心理辅导　儿童心理健康促进的原则：开展生活技能教育，发展儿童少年在决策、解决问题、人际交流、处理情绪、缓解压力等方面的适应性行为，增进心理健康。建立心理卫生咨询服务，及时提供必需的行为指导和心理咨询。通过广泛健康教育，提高公众对儿童心理卫生的认识，为儿童少年提供健康的家庭和社会环境。

六、伤害预防与控制

1.落实各项安全措施　不论发达国家还是发展中国家，伤害都是前五位死亡原因之一，尤其是儿童和青少年的主要死亡原因。伤害预防的要点，首先要积极宣传伤害的预防，制订并落实各项安全措施，消除和避免某些可能发生意外伤害的危险因素，预防学生跌落伤、烧（烫）伤、电击伤、中毒、溺水、车祸等伤害的发生。

2.开展安全教育　开展多种形式的宣传活动，教授儿童可能遇到的危险境地和处理方法，提高儿童对意外伤害预防和自我保护的意识及技能。

3.完善灾难预警和处理措施　学校应制订重大灾害预警方案，开展规范的火灾、地震等自然灾害下的疏散训练。学校可完善自动报警设施，培训卫生室卫生保健人员掌握必要的急救护理措施，减少意外伤害所致的不良后果。

七、常见病预防

（一）脊柱侧弯

儿童少年时期，骨骼正处在生长发育阶段，年龄愈小，全身软骨比重越大，弹性亦愈强，当受到外界不良的影响，较容易发生畸形。如听课、看书、写字时经常弯腰、歪头、扭腰，站立时歪肩，走路时低头、驼背，都可影响胸廓的正常发育，长此以往，易形成驼背、脊柱异常弯曲等，因此学校应培养儿童少年在校的各项活动中始终保持正确的坐、立、走姿势。

（二）近视

良好的视力功能是儿童少年顺利阅读、书写以及进行各项活动的先决条件。儿童少年时期不重视眼的卫生，很容易发展成近视眼。保护视力与预防近视，应采取综合措施。

1. 教室采光、照明应充足，课桌椅应根据学生身高进行调整，定期轮换学生的座位。

2. 注意用眼卫生。用眼时间不宜过长，特别要限制近距离用眼时间，平时要尽量延长视距，扩大视野；课间要到户外活动，可进行远眺以减轻视力疲劳；阅读、书写时，姿势要正确；眼离书本或纸的距离保持在 30~35 cm 之间；教材要印刷清楚；禁止走路、卧位看书；避免在光线过强、过弱的地方读书；写字不要写得太小、太密。

3. 坚持每日做眼保健操，做到动作准确，持之以恒。提倡平衡膳食，避免出现蛋白质、钙、磷、维生素及微量元素摄入缺乏，限制精制食品、脂肪及糖的摄入。

4. 做好学生视力监测，定期检查视力，对已发生近视的学生建议到医院去验光，正确矫正屈光及佩戴适当的眼镜，并要设法延缓屈光度加深，保持或改善视功能。及时治疗角膜病变和防治各种流行性眼病。

（三）龋齿

儿童少年龋齿发病率较高。龋齿是由细菌、食物与宿主三种因素共同作用造成的，龋齿的发生与发展较为缓慢，从早期损害到龋洞，平均需 15 个月的时间，如能及时发现给予干预，能取得良好的预防效果。预防措施包括以下几个方面。

1. 口腔卫生教育　教育学生认识口腔卫生的重要性，了解龋齿对健康的危害，养成早晚刷牙、饭后及吃糖后漱口的习惯。牙刷要彻底冲刷干净，放在通风处，每人 1 支牙刷，每 3 个月更换 1 次牙刷。

2. 定期进行口腔检查　一般每年检查 1 次，及早发现龋齿，及时治疗，防止龋齿进一步发展。

3. 合理营养与体格锻炼　适当增加含钙及多膳食纤维食品，限制甜食，多进行户外活动，接受足够的日光，使牙齿得到正常发育，增强防龋能力。

4. 采取防龋措施　茶水刷牙及适量饮茶有预防龋齿的作用，局部用氟预防，含氟牙膏刷牙是最简易的方法。

（王惠珊　徐轶群）

第七章
社区儿童保健

第一节　初级卫生保健和社区卫生

一、社区卫生服务的发展

社区卫生服务是以社区为范围，以家庭为单位，以健康为中心，以人的生命为全过程，以老年、妇女、儿童和慢性患者为重点服务对象，以提供融预防、保健、康复、医疗、健康教育、计划生育于一体（"六位一体"）的综合、连续、经济、有效的基本卫生服务。要做好社区卫生服务必须实行三个转变，包括服务场所、服务对象和服务内容。社区卫生服务的服务场所从医院转向社区和家庭。社区卫生服务的服务对象从病人转变为全体人群，包括健康人群、亚健康人群和患病人群。社区卫生服务的服务内容从单纯的医疗转向"六位一体"的综合服务，这是社区卫生服务本质和标志性的转变。

我国在 70 多年前即开始探索初级卫生保健模式，建立了县、区、村三级卫生机构，首创了"三级医学卫生保健网"，被称之为定县模式。《2021年我国卫生健康事业发展统计公报》显示，截至2021 年末，全国已建立社区卫生服务中心（站）36 160 个，乡镇卫生院 34 943 个。2021 年的诊疗量中，基层医疗卫生机构 42.5 亿人次（占全国总诊疗量的 50.2%），比上年增加 1.3 亿人次。

二、社区卫生服务的框架体系

我国城市社区卫生服务是以行政区划为依据的"条块结合，以块为主"的框架体系。社区卫生服务的实施原则是"政府领导，部门协作，街道负责，卫生部门实施行业管理"。

（一）组织领导体系

区县政府成立各相关部门负责人组成的社区卫生服务领导小组，负责区县层面的组织、协调工作。各街道、镇成立由街道、镇主要领导负责的社区健康促进领导小组，各村（社区）成立村（居）民委员会公共卫生委员会，加强村（社区）党组织对公共卫生委员会建设的领导，提高村（社区）公共卫生工作的规范化、体系化、社会化水平。在社区卫生服务中心内部，实行党委（支部）领导下的行政领导人负责制，分设党委（支部）书记和中心主任（或常务副主任），部分机构实行行政首长负责制，中心内部设置医疗、康复、预防保健等职能科室，实施日常管理。

（二）业务管理体系

社区卫生服务网络应以社区卫生服务中心为主体，社区卫生服务站为其第一级接触点，两者共同组成社区卫生服务的网底，二、三级医疗机构和其他专业机构对社区卫生服务网络提供技术支持，推动双向转诊制度的运作。社区卫生服务中心则以解决常见病诊治以及社区预防保健为主要职能，并向下由中心派出医务人员，在社区设置若干社区卫生服务站（点），对口相关居民区和居委会。医疗中心与社区卫生服务中心应分级分工，建立双向转诊关系。医疗中心一般指市医院、区中心医院以及专科医院等，主要承担疑难疾病的诊治、提供住院服务以及专科治疗等任务。

三、社区儿童保健的重要意义

社区以家庭为基本单位，而占全国人口 1/3 的儿童是家庭中的重要成员，他们的身心健康关系到家庭乃至社会的稳定、全民族素质的提高。儿童卫生工作正在从传统的生物医学模式向现代的生物心理社会医学模式转变，尤其是大城市儿童保健服务的需求发生了显著的变化，人们迫切需要良好而全面的保健服务。社区儿童保健的开展为儿童保健工作的提升提供了有利的平台。

（一）开展社区儿童保健是实现人人享有卫生保健的有效策略

初级卫生保健价值观中实现"人人享有健康"的目标，要求卫生系统做到"卫生保健以人为本"，以满足大众的卫生需求和社会期望为目标，力图提供合理的、基于证据的和可预见性的应对措施，最终实现大众获得最佳健康的权利，并使卫生公平性和一致性最大化。社区儿童保健是初级卫生保健的重要内容，它以社区全体儿童为服务对象，提供系统服务，包括新生儿访视、儿童系统管理、健康检查及生长监测、心理行为发育监测、眼保健和视力检查、儿童肥胖筛查和指导、合理喂养指导、早期发展指导及免疫规划接种等。开展社区儿童保健是实现人人享有卫生保健的有效策略。

（二）社区儿童保健是实现 WHO 儿童保健目标的重要手段

WHO 指出，儿童保健的目标为：① 在健康的环境下成长，有爱和安全感；② 能得到足够的营养；③ 接受适当的健康管理及健全的生活方式的指导；④ 能得到合理有效的卫生保健护理。社区儿童保健的重点是通过健康教育、咨询、预防接种及儿童生长发育监测等措施，促进儿童的生长发育及正常人格的形成，增强儿童体质，降低婴幼儿死亡率，减少儿童常见病及多发病的患病率，提高儿童总体健康水平，促进儿童全面发展。

（三）社区儿童保健是合理利用卫生资源的有效措施

社区儿童保健以儿童的健康为中心，提供一揽子服务，各项服务可以在一次服务过程中同时完成，如在对儿童进行生长监测和健康检查时同时为其提供喂养指导和早期发展指导，这样就可以在投入少的情况下产生高的效益。同时，通过社区服务中心首诊，实现双向转诊制度，可以有效地避免盲目求医，减少医疗资源的浪费，保证卫生资源的合理利用。

（四）社区儿童保健是改变卫生服务模式的可靠途径

随着经济的发展，卫生服务模式正在从传统的生物医学模式向现代的生物－心理－社会－医学模式转变。社区儿童保健倡导健康为中心的服务理念，服务内容为向儿童提供咨询和健康指导，从而促进儿童的健康发育，预防疾病的发生，而不仅仅是治疗疾病，因而是改变卫生服务模式的有效途径。

第二节　社区儿童保健实施原则和内容

一、开展社区儿童保健的原则

社区儿童保健的目的是满足社区整体儿童群体健康要求。国际上对儿童保健工作提出了公平性（equity）、有效性（effective）和经济实用性（effecticient）的三"E"原则，结合我国社区儿童保健现状，强调我国社区儿童保健实施遵循以下四项原则。

（一）社区参与原则

社区儿童保健和二、三级医疗机构的最本质的区别也就是它的精髓，体现在社区参与性，让社区成员来发现并确定社区内的个人和家庭对自身的需求和特点最了解，同时社区儿童保健工作的有效开展和他们的自身利益息息相关，可以有效地调动社区参与的积极性，从而解决过去单靠卫生系统解决不了的问题。

（二）以健康为中心提供一揽子服务原则

社区儿童保健的工作围绕儿童健康展开，工作的内容应包括促进儿童健康成长的一系列服务。除了传统医疗模式所涉及疾病的治疗和预防外，还应包括保护和促进健康的举措，并且要将后者作为工作的重心。促进儿童的健康成长，除了关心儿童的体格生长，监测生长发育并提供营养指导外，还应关注儿童的智能发展和心理行为发育。

（三）公平原则

人人享有卫生保健是社区儿童保健的最终目标，体现了保健的社会公平性，每个儿童都享有保健的权利。为实现这个目标，提供社区儿童保健时应保证覆盖面广，获取方便，并且服务费用不高。此外，社区儿童保健的工作者应积极宣传儿童保健的意义，增强社区、家庭的自我保健意识，监督儿童保健的实施情况。

（四）低投入高产出原则

我国拥有近3亿儿童，但经济的发展尚未达到发达国家水平，要想达到儿童保健工作的广覆盖和有效推广，实现人人享有保健的目标，必须根据社会经济发展水平和人民生活水平提供相适应的儿童保健服务，降低服务成本。提高儿童健康水平，加强疾病的预防，是降低医疗成本的有效途径。在医疗资源有限的前提下，我们需要合理安排服务程序，提高服务质量，增加服务效益，不断引进和研究新的技术和工作方法，以产出高的效益。

二、社区儿童保健工作内容和方法

儿童保健的工作对象是从胎儿到儿童青少年。婴幼儿时期是出生后最脆弱的时期，因此儿童保健的工作重点对象是7岁以下的儿童。由于社区儿童保健具有社区需求的差异，并且还受到地理、民族、文化、经济等方面的影响，因而工作内容也会存在一定差异。以下介绍的是工作的主要框架，具体工作还需根据各地差异做相应的调整。

（一）建立儿童保健网络系统

定期收集本地区儿童健康资料，建立本地区儿童健康档案数据库，有助于分析儿童的总体生长发育水平和常见疾病的死亡率、发病率，发现影响本地区儿童健康的主要因素，为本地区政府制订相关的政策提供依据。

新生儿死亡率、婴儿死亡率和5岁以下儿童死亡率是WHO用于衡量国家或地区卫生事业发展状况的重要标准；同时低出生体重儿比例、6个月内婴儿母乳喂养率、儿童贫血率和生长迟缓率、发育迟缓率也是评价我国儿童人群健康水平的重要指标。不同的社区或地区由于经济发展水平、生活习俗、

文化素质、卫生观念等因素的差异，各项指标都存在着地区差异。目前我国已经在县、区级基层妇幼保健机构建立起完备的计算机系统管理体系，所有7岁以下儿童健康资料信息、管理情况一目了然，各项指标即时可查。

（二）促进社区儿童的健康，降低儿童患病率

监测和促进社区儿童的健康水平是社区儿童保健工作的重要组成部分，但是由于它的低投入、高产出的工作原则，以及需同时兼顾儿童个体健康和群体公共卫生问题的要求，预防为主、群体干预势必成为社区儿童保健的工作重点。

1. 生长发育监测和营养状况分析　生长发育监测是儿童保健工作的最基本的内容。目前我国7岁以下儿童的生长发育监测采用4：2：1模式，即新生儿访视及满月健康管理后的第一年内每3个月随访一次，生后第二年每半年随访一次，此后每年随访一次直至7岁，包括体重、身高（身长）、头围等指标的测量、发育评测和体格检查，在婴幼儿6～8、18、30月龄时分别进行1次血常规（或血红蛋白）检测。观察儿童的生长速度和营养状况，对健康管理中发现的生长发育异常、营养不良、贫血、单纯性肥胖等情况的儿童应分析其原因，给予指导或转诊的建议。

2. 倡导母乳喂养，提供营养指导　母乳是婴儿最适宜的食物，同时有利于增强婴儿的免疫力，因而要大力提倡母乳喂养。在实施母乳喂养促进行动的同时，强化爱婴医院管理，加强公共场所和工作场所母婴设施建设，普及为6月龄以上儿童合理添加辅食的知识技能。开展儿童生长发育监测和评价，加强个性化营养指导，保障儿童营养充足。加强食育教育，引导科学均衡饮食、吃动平衡，预防控制儿童超重和肥胖。

3. 预防接种　是预防、控制乃至消除可预防传染性疾病最经济有效的手段，儿童预防接种的普及使全国疫苗可预防疾病的发病率降至历史最低水平。社区儿童保健中心是儿童疫苗接种最集中的地方，应当根据辖区接种对象数量，合理安排接种门诊周期，通过多种渠道全面掌握接种对象，对接种对象及时登记并建接种证，提前预约接种时间，并宣传预防接种相关知识。做好疫苗领发登记，疫苗的运输、贮存和使用均按照冷链要求操作。做好科普宣

教，让尽量多的儿童能及时获得来自各种疫苗的保护。

4.疾病的防治　"预防为主，防治结合"是儿童保健的原则，而"四病"的防治一直是之前社区儿童保健工作的一个重要组成部分。以早产、低出生体重、贫血、肥胖、心理行为异常、视力不良、龋齿等儿童健康问题为重点，推广儿童疾病防治适宜技术，建立早期筛查、诊断和干预服务机制。加强儿童重大传染性疾病、新发传染病管理以及艾滋病、梅毒、乙肝母婴阻断工作。定期体检有助于早期发现儿童存在的健康问题，及早干预，减少患病率和死亡率。

5.提供心理行为发育咨询　婴幼儿期的心理行为发育亦称为"行为发育"，包括感知觉发育、运动发育、语言发育和个人社会能力发育四个部分，它们的发育与以后认知、智能和心理的发育密切相关。儿童保健人员应指导家长掌握适合儿童年龄和行为发育水平的早期教育方式，及时纠正存在的误区，通过渗透于日常生活中的教育给儿童一个良好的生命开端，为他们日后独立面对社会打下坚实的身体和心理基础。

6.口腔、眼和耳保健　随着生活方式的改变和生活水平的提高，人们对儿童健康问题的关注不光是过去的常见病（如肺炎、腹泻等），同时还包括龋齿、近视、弱视、听力障碍等。社区儿童保健人员在儿童健康检查时，应当为儿童和家长提供口腔健康指导，为儿童提供定期口腔疾病筛查服务，宣传口腔卫生保健知识；为儿童提供定期耳外观检查和听力筛查，早期发现听力障碍，及时进行听觉言语干预及康复，保护和促进儿童的听觉和言语发育，减少儿童听力和言语残疾，同时进行儿童耳及听力保健宣传教育工作；进行与其年龄相应的眼部疾病筛查和视力评估，同时进行儿童眼及视力保健的宣传教育工作，早期发现儿童眼病和视力不良。对以上筛查出的可疑儿童，应当及时转诊至上级妇幼保健机构或其他医疗机构的专科门诊进一步诊治。

7.创建有利于儿童健康成长的社会、自然和家庭环境　儿童是最脆弱、最易受伤的群体，因此儿童保健工作者应和社会、家长联手为儿童创建安全、健康和幸福的成长环境。呼吁社会重视卫生环境和改造陈规陋习，防止家庭暴力和家庭环境对儿童造成身体和心理的伤害，合理避免儿童意外伤害。

（三）加强健康宣教，增强社会和家长对儿童保健工作的重视

健康教育是传播保健知识和技术、消除危害因素、预防疾病、促进健康的科学。随着国家卫生事业的发展和医学模式的转变，健康教育越来越受到人们的重视。社区儿童保健工作应大力开展对婴幼儿家长的健康教育，使他们了解婴幼儿保健的重要性，从被动接受婴幼儿健康体检，到主动带婴幼儿到医院做健康体检。健康宣教工作应贯穿于儿童保健工作的始终。在社区开展健康教育时要采取多种形式，包括发放印刷资料、播放视听传播资料、设置健康教育宣传栏、开展公众健康咨询活动、举办健康知识讲座、开展个体化健康教育等。健康教育内容要通俗易懂，并确保其科学性、时效性。有条件的地区，可利用互联网、手机短信等新媒体开展儿童保健相关内容的健康教育。

三、托幼机构管理

托幼机构是0~6岁学龄前儿童生活和学习的场所，不满3岁的婴幼儿入托育机构，以保育为主，满3岁的学龄前儿童入幼儿园，实行保教并重的方针。儿童在集体生活条件下相互密切接触，如果疏于管理，容易引起疾病的传播和流行，故应加强对托幼机构保健工作的管理和监督，详见第六章。

第三节　社区儿童保健组织管理

一、社区儿童保健资源

（一）组织资源

中国妇幼保健机构按照区域卫生规划分为省、市（地）、县三级设置，每个行政区域均设有妇幼保健机构。在城市，每个市划分若干区，区以下再划分为街道（乡、镇），街道、乡镇以下的居民委员会属于自治机构，也承担了相当多的管理事务。农村地区的县、乡镇政府，村民委员会和村民小组的组织网络也相当健全。儿童保健服务是全社会对儿童提供的保障，离不开各级政府或非政府组织的支持。儿童保健服务具备一个纵向网络结构，即儿童保健网，同时在临床中又开展了多专业团队的协

作。所以，社区组织网络是中国特有的优势资源，为儿童保健的开展提供了良好的组织保障。

（二）医疗卫生资源

社区卫生服务体系是以行政区划为基础的服务体系。充分利用医疗保健机构现有人员、设备、技术优势，是搞好社区儿童保健的新模式。①人力资源：每个社区卫生服务中心都设置儿童保健专职或兼职医师、儿童保健和计划免疫专科门诊，开展儿童保健服务和管理。②技术优势：全科医师可根据患儿的病情进行双向转诊，充分利用区域卫生资源；同时，社区卫生服务中心会定期举行专家义诊和咨询活动。社区的儿童保健工作在业务上接受上级妇幼保健机构、疾病预防控制机构、牙防机构、区域医疗中心儿科的业务指导。③医疗机构性资源：社区卫生服务体系的建立，使卫生资源得到公平分配，确保人人享有卫生保健。

（三）社区相关资源

在社区儿童保健工作中，除了组织资源和医疗卫生资源以外，其他一些社区相关资源也应充分利用。社区卫生服务中心定期与居民委员会计划生育管理员和街道计划生育处核对活产婴儿人数，及时增补，落实和健全社区内儿童的系统管理。计划生育部门还逐渐将业务范围拓展到加强婚前保健、孕产期保健、母婴保健、妇女保健、生理卫生及青春期教育等方面。

妇联是非政府的人民团体，它主要负责保护和维持婚姻家庭，切实代表和维护妇女儿童的合法利益。社区教育资源主要包括托幼机构、各级中小学校。社区儿童保健工作者可以通过指导和协调，充分调动社区教育资源，为社区儿童保健服务提供良好的条件。此外，派出所、志愿者队伍、社区组织和团体等，也是社区儿童保健不可或缺的有利资源。

社区相关资源能与卫生资源优势互补，共同发挥作用，如通过计划生育服务网络及时发现散居儿童和流动儿童，使之纳入计划免疫和儿童保健人群等。

总之，社区相关资源需要儿童保健工作者走出医院，走向社区，开展动员和沟通，形成资源共享、优势互补的新格局。

二、儿童保健措施的社区落实

我国的社区儿童保健管理工作主要采取分级、分段管理的方式进行，主要包括儿童期的主要卫生问题和儿童保健系统的管理。

社区卫生服务中心设置专职或兼职人员，承担专业的儿童保健服务，如新生儿疾病筛查、新生儿访视、听力筛查、视力筛查、预防接种、生长发育监测、疾病预防、预防伤害和口腔保健等健康指导等，并负责管理和指导社区卫生服务站的全科医师（或团队）开展初级儿童保健工作，收集和管理儿童卫生服务信息，协调相关的公共卫生和儿童卫生服务，依法为儿童及家庭提供健康教育、预防保健、计划生育技术服务。

全科医师（团队）承担辖区内的初级医疗卫生工作，包括建立辖区内儿童档案，开展家庭访视、喂养指导、保健咨询和健康教育，提高社区儿童的健康意识，协调居民委员会、企事业单位保健人员和教育机构等开展健康促进工作，并定期进行汇总和报告。

儿童保健的社区落实，需要社区内各组织和社区卫生服务中心各职能科室明确的分工，切实可行的规章制度，及时有效的培训，得力的监督指导以及公平合理的奖惩等管理措施。

三、儿童保健的社区诊断

儿童保健的社区诊断即以社区中的儿童作为群体对象，利用掌握的基础资料，结合适当的统计学和流行病学调查，确定社区儿童的主要健康问题及其优先顺序，分析其原因及影响因素，衡量可利用资源，结合社区社会经济特点和儿童保健利用模式，制订切合实际的社区儿童保健计划，通过组织实施，不断改善，保障社区内儿童健康成长。

然而不同地区、不同社区之间的儿童健康问题、可利用资源及对策也可能不尽相同。因此，社区儿童保健工作者在开展服务时，首先应对社区内的儿童保健问题进行全面了解。儿童保健社区诊断的内容包括以下四个方面。

1. 社区环境状况

（1）自然环境如社区的地理位置、居住环境、饮用水源、卫生设施等。

（2）人文社会环境如社区经济和文化教育水平、社区管理结构、权威人士的影响等。

2. 社区人口学特征　如社区内人口总数、年龄、性别比、出生率、死亡率、种族特征、计划生育及儿童保健观念等。

3. 社区人群健康状况及问题

（1）儿童常见健康问题的分布及严重程度。

（2）疾病的发病率、伤残率，5 岁以下儿童死亡率及主要死亡原因等。

（3）儿童健康的主要危险因素，如喂养与营养问题、看护、保健等。

4. 社区儿童保健资源

（1）机构性资源　如医院、社区卫生服务中心、教育机构等。

（2）人力资源　如社区全科医师、护士、药师、检验师等。

（3）社区动员潜力　如居民的健康意识、社区组织的活动、社区负责人与居民对卫生事业的关心程度等。

社区诊断的资料主要来源于：①常规性资料，即社区各级卫生部门常规统计资料，包括政府部门、上级医院、防疫部门等现有的社区历史资料以及儿童保健门诊记录、社区调查等；②第二手资料，如计划生育部门、公安部门的人口资料等。

第四节　社区儿童保健的监督和评价

一、技术指导和管理

社区儿童保健工作开展的好坏，除了与地方经济发展、人们认识程度以及教育力度等因素相关外，关键还在于保健机构自身的业务水平。对社区儿童保健服务的指导是多层次、多方面综合的。市和区县级预防保健机构需负责对社区卫生服务中心的儿童保健人员进行培训和现场指导，并接受社区卫生服务中心的转诊。同时，社区卫生服务中心需加强儿科技术力量。为保证儿童保健指导和管理的质量，可制订必要的规章制度，明确各层次组织机构的职责，任务和目标分到各人员，并制订出工作质量评估标准，便于评估和考核。

二、法律监督和保障

儿童保健工作是《中华人民共和国母婴保健法》的重要内容，该法规定，各级人民政府应当采取措施，加强母婴保健工作，提高医疗保健服务水平，积极防治由环境因素导致的严重危害母亲和婴儿健康的地方性高发性疾病，促进母婴保健事业的发展。县级以上地方人民政府卫生行政部门管理本行政区域内的母婴保健工作。省、自治区、直辖市人民政府卫生行政部门指定的医疗保健机构负责本行政区域内的母婴保健监测和技术指导。

儿童保健监督工作由卫生行政部门负责，实行母婴保健监督员制度，由母婴保健监督员执行儿童保健工作的监督检查。母婴保健监督员应在卫生行政管理部门或妇幼保健机构工作，具有良好的职业道德和一定的专业技术以及监督管理实践经验，具有科员以上职务或医师以上专业技术资格，经培训、考核合格后，由县级以上卫生行政部门聘任。他们的职权包括：监督检查《母婴保健法》及其实施办法的执行情况，对违法的单位和个人提出处罚意见，对母婴保健工作提出改进建议，完成卫生行政部门交给的其他监督检查任务（妇幼卫生相关法律、法规、条例的监督），参与有关案件的处理等。

儿童保健监督主要通过部分服务项目的许可（如保育员、育婴员、育婴师等体检，早产儿和儿童遗传病诊断等）、监督检查、卫生行政奖励和处罚来实现。监督检查是规范管理的最常见模式，主要通过对开展妇幼卫生服务的机构、人员资质是否合格，硬件是否符合要求，服务和操作是否规范等进行监督来实现。

（赵正言）

第八章
儿童保健健康教育

健康教育的目的是在了解和掌握了哪些行为对人类健康有利、哪些行为对健康有害的基础上，有计划地系统研究、学习、传播有关保障和促进人类身心健康的知识，以加强人们自我保健的能力，改善日常行为和周围环境，去除和改变不良行为和不良环境。儿童必须在成人（父母、家人、保教人员及老师等）的照料培育下才能不断发育成长，因而养育儿童的父母等家人一定要及早掌握不同时期儿童的保健知识，通过良好的保健行为为儿童营造有利的自然环境、家庭环境和社会环境，减少儿童罹患疾病和伤残的风险，使他们茁壮成长、健康发展。

联合国可持续发展目标指出，应确保健康的生活方式，促进各年龄段人群的健康和幸福。WHO提出，各国努力的目标是人人享受卫生保健，使全世界亿万儿童能自动获得保健是其中的主要组成部分，儿童健康教育是保证达到这个目标的重要措施。国家卫生健康委发布的《健康儿童行动提升计划（2021—2025年）》中要求，通过家长课堂、养育照护小组活动、入户指导等方式，普及科学育儿知识和技能，增强家庭的科学育儿能力，促进儿童体格、认知、心理、情感、运动和社会适应能力全面发展。由此可见，儿童保健健康教育是促进儿童健康的重要服务内容，意义重大，需要广大儿科医务工作者尤其是儿童保健工作人员不断进行宣传教育，提高儿童家庭自我保健的知识和能力，以促进儿童健康成长。

第一节　儿童保健健康教育内容

儿童保健健康教育内容十分丰富，涉及范围也很广。从胎儿期到儿童出生后，经不同年龄阶段长大成人。在这一漫长的近20年的时间里，有不少与儿童身心健康有关的健康教育问题需要正确、合理、科学地来实施。从健康教育研究的角度，可以

分为心理健康教育、身体健康教育和社会健康教育三个领域。从生命全周期健康管理角度，可以概括为优生、优育、优教三方面，通过"三优"健康教育，发动家庭、社区、托幼机构、学校和社会力量，来促进儿童在德、智、体、美各方面的充分发展。

一、优生健康教育

优生健康教育指在婚前、孕前、孕期和分娩前，通过多种方式向夫妇双方宣传优生科学知识，增强出生缺陷预防意识，树立健康饮食、健康行为、健康环境、健康父母、健康婴儿的预防观念。与夫妇充分沟通，了解需求，建立良好人际关系。积极引导夫妇接受知识、转变态度、改变行为，共同接受孕前优生健康检查。健康教育内容包括遗传教育、生殖健康教育、孕期孕母及胎儿教育、围生期保健宣传教育等。

（一）围婚期健康教育

宣传与怀孕生育有关的心理、生理基本知识；实行计划妊娠的重要性和基本方法，以及孕前准备的主要内容；慢性疾病、感染性疾病、先天性疾病、遗传性疾病对孕育的影响；不良生活习惯、营养不均衡、肥胖、药物及环境有害因素等对孕育的影响；预防出生缺陷等不良妊娠结局的主要措施；孕前优生健康检查的主要目的及内容等。

（二）围生期健康教育

孕期胎儿健康与孕母健康密切相关，对孕母及其家属要积极进行健康教育。首先要告知孕妇定期去当地医疗保健机构进行产前检查，除了解孕母与胎儿健康情况外，尚应进行健康宣教。保证孕母居住的环境良好、无污染，不接触毒物，营养丰富，心情愉快，睡眠休息充足，又有适量运动，做到身

心健康，不生病。亦可教会孕母及其家属实施合理的胎教及孕期家庭自我监护，确保母亲及胎儿健康和安全。鼓励孕妇在孕妇学校接受系统的健康教育。

（三）分娩前健康教育

孕母及其家属要在思想和物质上做好迎接新生儿降生的准备，强调住院分娩最为安全。让孕妇了解分娩方式和分娩过程，了解分娩后与孩子的第一次拥抱和第一口母乳的重要性，鼓励孕母分娩后采取纯母乳喂养。要把分娩后护理照顾产妇和新生儿的科学方法教给母亲和家属，确保母子健康。

二、优育健康教育

优育健康教育围绕儿童不同年龄阶段的生长发育特点和健康需求，向儿童家长及养育人宣传科学育儿知识，为儿童提供良好的养育照护和健康管理，有助于儿童在生理、心理和社会能力等方面得到全面发展。父母是儿童养育照护和健康管理的第一责任人，儿童保健人员要强化对养育人养育照护的咨询指导。优育健康教育应遵循以下原则：重视儿童早期的全面发展，遵循儿童生长发育规律和特点，给予儿童恰当积极的回应，培养儿童自主和自我调节能力，注重亲子陪伴和交流玩耍，将早期学习融入养育照护全过程，创建良好的家庭环境。

（一）新生儿期

此期新生儿非常脆弱，罹患各种疾病的风险高，因此要继续向母亲和家长宣传保暖、母乳喂养、护理和预防感染等的重要性及具体知识，评估和指导如何实施。

1. 保暖　新生儿卧室应安静清洁，空气流通，阳光充足。室内温度在 22~26℃ 为宜，相对湿度在 55%~65% 为宜，既不能保暖过度，又不能保暖不足。早产儿应注意保暖，在换尿布时注意先将尿布加温，建议采用袋鼠式护理，即将早产儿放入成人怀中，直接贴紧成人皮肤保暖。如果冬季室温较低，足月儿也可采用此方法保暖。如果采用热水袋保暖，要注意温度适宜，避免烫伤的发生。

2. 母乳喂养、尽早开奶　出生后 2 周是建立母乳喂养的关键时期。产后尽早进行母婴皮肤接触，1 小时内应帮助新生儿尽早实现第一次吸吮，这对成功建立母乳喂养十分关键。正确的喂哺技巧也非常重要。喂哺姿势有斜抱式、卧式、环抱式。无论用何种姿势，都应该让新生儿的头和身体呈一条直线，新生儿身体贴近母亲，新生儿头和颈得到支撑，新生儿贴近乳房，鼻子对着乳头。正确的含接姿势是新生儿的下颌贴住乳房，嘴大张，将乳头及大部分乳晕含在嘴中，新生儿下唇向外翻，新生儿嘴上方的乳晕比下方多。新生儿慢而深地吸吮，能听到吞咽声，表明含接乳房姿势正确，吸吮有效。鼓励按需哺乳，尤其夜间也需要喂 2~3 次，每日 8~10 次。让新生儿频繁吸吮，可使母亲乳房得到足够的刺激，促进乳汁分泌。每次哺乳时应强调喂空一侧乳房，再喂另一侧，下次哺乳则从未喂空的一侧乳房开始。乳母应保持身心愉快、睡眠充足、营养均衡。

3. 护理　新生儿衣着应宽松，质地柔软，保持皮肤清洁。脐带未脱落前，注意保持脐部干燥清洁，湿润或有轻度发红时可用75%的乙醇擦拭脐部一次。若有头部血肿、口炎或鹅口疮、皮肤皱褶处潮红或糜烂，要及时就医。对生理性黄疸、生理性体重下降、"马牙""螳螂嘴"、乳房肿胀、假月经等现象无须特殊处理。新生儿吃奶后要竖直抱一会儿，排出吞咽的空气，预防乳汁吸入和窒息。

4. 预防疾病　注意并保持家庭卫生，接触新生儿前要洗手，减少探视。家人患有呼吸道感染时要戴口罩，以避免交叉感染。出生后数日开始补充维生素 D，足月儿每日口服 400 IU，早产儿每日口服 800~1000 IU、3 个月后改为每天 400 IU。未接种卡介苗和第 1 剂乙肝疫苗的新生儿，应尽快补种。未接受新生儿疾病筛查的新生儿，要尽早到医疗保健机构进行补筛查。

5. 交流与玩耍　母亲及家人要多与新生儿说话，注视新生儿的眼睛，尤其是哺乳、照护的时候，让新生儿看养育人的脸、听养育人的声音。让新生儿看、听，自由地活动四肢；轻轻地抚摸和怀抱新生儿，与他（她）亲密皮肤接触。

（二）婴幼儿期

1. 母乳喂养　继续宣传母乳喂养的好处，3 月龄内婴儿应按需哺乳，4 月龄后逐渐定时喂养，在添加辅食的基础上，母乳喂养可持续到儿童 2 岁或以上。母亲外出或上班后，应鼓励母亲坚持母乳喂养，每天哺乳不少于 3 次，外出或上班时挤出母乳，以保持母乳的分泌量。当母乳确实不足或无法进行母乳喂养时，可采取补授法或代授法给予婴幼儿配方乳。

2.辅食添加 婴儿 6 月龄以后要在继续母乳喂养基础上引入其他营养丰富的食物。首先应选择富含铁的泥糊状食物，如肝泥、肉泥或强化铁的米粉，其次引入根茎类蔬菜、水果等食物，训练婴儿的味觉。应用勺喂养，帮助训练吞咽功能。食物转换期是婴儿对食物逐渐习惯的过程，引入的食物应由少到多，由一种到多种，由细到粗，由稠到干。单一食物逐次引入的方法可帮助及时了解婴儿是否出现食物过敏及确定过敏原。先添加食物再饮奶，逐渐形成一餐代替一顿奶。1 岁以内婴儿辅食应当保持原味，不加盐、糖和调味品。1 岁以后辅食要少盐少糖。2 岁后幼儿食用家庭膳食，仍要少盐少糖，避免食用腌制品、熏肉、含糖饮料等高盐高糖和辛辣刺激性食物。2 岁以内婴幼儿辅食宜单独制作，保持食物清洁卫生，预防腹泻和其他疾病。进食应定时、定点、定量，每次进餐时间为 20~30 分钟。进食过程中应避免边吃边玩或边吃边看电视，不要追逐喂养，不使用奶瓶喝奶。避免强迫喂养和过度喂养，应为儿童提供轻松、愉悦的良好进餐环境和气氛。幼儿期要努力宣传幼儿平衡饮食的好处，及如何配备合理的幼儿饮食，并逐渐培养良好的进食行为，如不偏食、不挑食的好习惯，有规律进食，保持良好的食欲。

3.预防接种 通过健康教育使家长重视定期到社区卫生服务中心或乡镇卫生院完成各种免疫接种，预防婴幼儿期常见传染病。

4.预防常见病 重视对佝偻病、营养性贫血、肺炎和腹泻的防治。提倡多让婴幼儿在户外活动，多接触新鲜空气、阳光和清洁水，进行婴儿操等体格锻炼。加强眼及视力保健、口腔保健、耳及听力保健的宣传教育。

5.伤害预防 指导养育人树立预防婴幼儿伤害的意识，牢记婴幼儿不能离开养育人的视线范围，养成安全看护的行为习惯，做到专心看护、近距离看护，不让婴幼儿处在无人看护的状态下，不与婴幼儿做不安全的游戏，不让未成年人看护婴幼儿。提升环境安全水平，随时排查和清除婴幼儿活动区域内的安全隐患，掌握心肺复苏等常用急救技能，预防婴幼儿伤害发生。

6.交流与玩耍 指导养育人重视并掌握亲子交流与玩耍运动的知识与技能，充分利用家庭和社区资源，为婴幼儿提供各种交流玩耍的机会，促进婴

幼儿各种能力的协同发展。重视儿童早期发展，在日常生活中注意培养良好的生活习惯和行为，从婴儿起给予视觉、听觉等感知觉刺激，注意心理卫生，加强运动锻炼，重视社交体验。

7.健康检查 定期到儿童保健机构进行生长发育监测，对儿童进行全面健康检查，测量体重、身高（身长）等体格生长指标，纵向监测生长发育进度、速度和趋势，评估其生长发育状况，并针对所发现的问题对家长加以指导，实施有针对性的个性化健康教育，转变抚育者的观念和行为，并在以后定期随访其效果。

（三）学龄前期

1.均衡膳食 保证充足的营养，促进生长发育，也要防止热量摄入过多，做到吃动平衡，预防超重和肥胖。

2.良好生活习惯养成 按时进食、规律作息，养成良好的卫生习惯，如刷牙漱口、饭前便后洗手、大小便自理等。

3.安全教育 儿童活动能力强、好奇心重，但缺乏保护自己的能力，因而要让照顾儿童的家长、老师、周围成人重视安全教育，防止触电、坠楼、溺水、烧伤、跌伤、中毒等意外事故。

4.心理行为发育 从小就需重视感知觉、运动能力、语言、情感品性和社会适应能力的培育。在日常生活、游戏、亲子密切接触交往以及幼儿园的活动中重视儿童的心理卫生，使儿童逐步认识和了解周围世界，培养生活自理能力，遵守家庭和幼儿园的规矩，在周围成人言行的潜移默化中，逐渐从出生时一个生物人培养成一个社会人。

（四）学龄期

此期生长发育较为平稳，智力发育加强，开始接受正规学校教育，应做到智力教育、品德教育、健康教育并重。小学生本人也可以成为健康教育的重要接受者和实施者。健康教育包括卫生保健教育、营养教育、安全教育、体格锻炼教育、疾病预防及急救教育等。健康的生活安排和学习安排十分重要，轻松愉快的学习生活是促进德、智、体、美全面发展的关键措施。

（五）青春期

青春期生理、生殖健康及心理卫生教育十分重

要，要使家长、教师和社会人群完全了解这一时期少年心理卫生特点，以便对他们进行正确引导，也要给中学生上心理卫生保健课，包括生殖健康和性教育，使青少年对自身青春期的生理心理变化有充分了解，消除紧张心理，并对日后恋爱婚姻、组织家庭、承担社会责任有比较正确的认识，以利于日后处理好人生中的重大问题。这是十分重要的健康教育，必须切实做好。

三、优教健康教育

按不同年龄期的生理心理特点，从小关注儿童的感知、动作、言语、思维、想象、情感、意志以及社会适应等各方面的发育和进展，并宣传正确的理念和学习锻炼方法。随着儿童的年龄增长，要逐渐培养其独立思考和独立工作的能力，日常生活中应始终贯彻良好的品德教育，给儿童一个快乐幸福的童年，使之早日成为一个有能力的社会成员。

第二节　儿童保健健康教育的实施

一、如何实施儿童保健健康教育

（一）儿童保健健康教育的对象

儿童保健健康教育的对象主要为儿童本人、家庭成员及周围社区的群众。首先是儿童本人，应根据不同年龄阶段儿童的发育水平和理解能力，实施有针对性的健康教育。其次是看护和照料儿童的家庭成员，包括父母、祖父母、外祖父母，以及其他共同生活的成人（如保姆等），特别重要的是儿童父母。周围社区的邻居、亲戚、朋友，托幼机构的保教人员、中小学教师也是儿童保健健康教育的重要对象。另外，决定和实施儿童保健政策的各级行政领导和干部，尤其是卫生计生部门以及教育部门的官员，也是儿童保健健康教育对象之一，通过对他们开展儿童保健健康教育，可以使他们了解儿童的健康需求和儿童保健的服务内容，以便使我们的儿童保健健康教育工作得到强有力的政策支持。

（二）实施儿童保健健康教育的人

各级妇幼保健和医疗机构的医务人员，以及各级政府相关的领导和干部，医学院校师生，托幼机构保教人员，中小学教师和妇女联合会、青年团和少先队人员等都是宣传推广有关儿童保健健康教育的推行者和组织者。不仅要通过教育使自己熟悉掌握有关保健知识，还要想方设法通过各种形式和操作，把这些知识和技能教给儿童及家长，使他们在儿童身上发挥促进健康的作用，取得良好的效果。

（三）健康教育实施步骤

健康教育的实施模式有多种，但所有的模式通常都包括评估需求、确定优先项目、明确总目标及具体目标、制订策略和活动计划、实施活动、评价结果六个步骤。

1. 通过需求评估了解受众儿童的基本情况　首先通过对健康教育对象进行个人、家庭、社会等情况的调查，了解和分析目前存在的社会问题、健康问题、环境问题等，着重确定需要优先干预的健康问题，进一步分析相关的行为因素，如家长有关的认知、态度、信念、价值观、传统习俗等。再进一步了解导致这种行为的环境条件，如卫生保健措施、社会资源、生活水平、家庭社会的配合能力等，特别要熟悉家长、老师和当地儿童保健卫生人员实行健康教育措施的行动态度和支持能力等。

2. 研究确定本次健康教育的优先项目　分析需求评估的结果，寻找并明确儿童健康面临的主要问题，确定健康教育的优先内容和目标人群。如宣传母乳喂养的爱婴活动健康教育，目的是提高母乳喂养率，宣传干预对象重点为母亲，也要包括家庭成员，社会上有关人士，如亲朋好友、社区干部以及妇幼保健及相关医务人员。

3. 确定健康教育的总目标及具体目标　总目标通常是远期的、较为笼统的，不要求达到可测量的效果。如儿童生长发育促进健康教育活动的总目标是：通过开展健康教育，促进儿童良好的生长发育，提高健康水平。具体目标是明确的、具体的、可测量的指标，包括知识、态度、行为的改变指标。

4. 制订策略和活动计划　干预策略和活动必须与儿童需求及本地区内其他基层卫生规划（医疗、预防、保健、康复等）相结合。应将儿童保健健康教育计划纳入当地社区政府行动，这样才能得到组织保证和人、财、物的支持。规划要切合实际，可行性要强。规划可有短期目标和中长期目标，可分阶段执行，具有一定超前意识和先进性，又可持续发展。

5. 组织实施　活动实施是按照规划设计去实现

目标，获得效果的过程。实施工作包括实施时间表、选择适当的途径和媒介，控制实施质量，开发配置所需健康教育材料，实施过程痕迹保存等。应协调各相关部门，明确目标管理，职责清楚，共同行动。

6.评价结果　组织评估考核，包括过程评价、效果评估和结局评价等。通过对每次儿童保健健康教育实施效果评价，可以总结经验，不断改进和提高。

（四）举例

1.儿童体格生长迟缓

（1）寻找原因　通过向家长（主要抚育人）及有关成人了解儿童饮食、睡眠等生活状况和患病情况，结合体格生长测量、健康检查以及与儿童本人接触，甚至进行家庭、学校等环境访视以寻找儿童生长不良的原因，如营养摄入不足、厌食、疾病、睡眠不足、无人照顾等。如经饮食的营养调查分析，发现主要是摄入的营养素不够，可再进一步询问或到家中进一步了解实际饮食安排，找到营养摄入不足的主要原因，如饮食安排不合理、烹调方法不科学或饮食习惯不良（如偏食、挑食、多吃零食）等。找到确实的原因，才能有针对性地采取相应措施，进行健康教育。

（2）实施健康教育　对个体健康问题，进行健康教育不能泛泛而谈，保健知识和具体干预措施必须切实可行，宣传的内容要有可操作性。向家长宣传科学营养知识，要着重结合儿童的情况，如合理安排儿童膳食的重要性，不良饮食习惯的害处，哪些营养素对儿童最重要，为什么，如何做到等。可让年长儿童和家长一起参加具体讨论，指导帮助父母家长为儿童制订合理可行的食谱，并督促其逐渐养成良好的进食习惯，保证干预措施的持续执行。

（3）评估实施结果　2~3个月后复查健康教育和干预的效果，执行良好者经体格生长指标测量，生长发育渐趋正常，效果显著；对有困难未能很好执行者，要进一步找到原因，协助解决。例如，祖父母对安排儿童膳食看法不一致，则应向祖父母耐心宣传和说明，取得较好的配合等。照顾抚育儿童的家长必须在认识和行为上取得一致，才能做到坚持执行，增进儿童健康。

2.母乳喂养率下降　这是在一定人群和社区中发生的问题。要调查发生的原因，并针对原因开展健康教育。对广大孕母和家属大力宣传母乳喂养的好处，促进孕母坚定自己喂哺孩子的信心，争取得

到家属的赞同和支持。并采取一系列积极的干预措施，以促进母乳喂养取得成功，如产院母婴同室制度的落实，建立爱婴医院，实施早开奶、按需哺乳等。教会乳母喂哺的技巧和喂哺母乳的成功要素，指导解决母乳喂养面临的问题，使社区的母乳喂养率得到提高。

3.安全问题　在家庭、托幼机构、学校和社区中发生的安全问题越来越受到重视，意外伤害已成为儿童生命和健康的严重威胁，必须针对不同情况大力开展健康教育，提高安全意识，积极采取防范措施。如托幼机构布置室内环境时、新婚布置新房时，就都要考虑儿童成员的环境安全，家具不能太多，最好是圆角（防止儿童撞伤），留有足够空地，让儿童在地板上滚爬游玩；电开关均用挂绳或置于高处，刀剪利器、药物及日用化学品远离婴幼儿；门窗装细栅栏防止坠楼和儿童头部嵌入，避免幼儿独自外出。儿童年龄稍长就要教育他们有自我保护意识，防范受骗，随时注意周围环境中有哪些危险因素。

二、儿童保健健康教育方式

根据对象、地区、时间不同，可通过以下方式进行健康教育。

1.面对面咨询　指导有儿童保健门诊、儿科门诊、群众性咨询活动等形式，因是面对面个别了解、个别宣传教育指导，故针对性强，效果也较好。

2.召开家长会　学校如召开妈妈会、奶奶会、新婚夫妇会、孕期爸爸妈妈会等。会上可比较集中地讲解某个专门问题，还可提问和互相讨论。

3.组织亲子游戏　通过家长和儿童一起参加游戏、唱儿歌、讲故事、角色扮演等，向不同年龄儿童及其家长进行健康指导。这种方式生动活泼，易为儿童所接受，如教唱刷牙歌、举行洗手比赛等。

4.家长讨论会　请富有实践经验和颇有体会的家长与其他家长或照顾儿童的人一起座谈，谈他们自己的亲身体会，使听者受教育更深，又可自由发问、互相讨论。这样的教育方式较上课、讲座更为深刻。

5.家长课堂示教和实践　通过家长课堂示教和实践可示教婴儿泥糊状食品制作方法，教会家长做鲜果汁、蛋黄泥、肝泥等，并让家长自己试做、试尝，不仅懂了知识，还能回家去做给婴儿吃。

6.举办育儿知识竞赛　父母、祖父母、养育者以及儿童本人都可参加。

7.媒体宣教　通过群众性媒体介绍，例如利用报纸、杂志、专题小册子、小画册、宣传画、电视、电影、录像、幻灯、微信、微博、手机 App 等新媒体途径进行广泛的健康教育。

8.家庭访问　需要时可到儿童家庭或托幼机构、学校进行实地观察了解情况，并可做现场指导。也可建立儿童保健咨询信箱、健康热线电话或网络咨询。

在儿童保健工作实施中，宣传教育是一个十分重要的手段和内容，能取得显著的效果。健康教育不只是单纯地传播健康知识，还要通过传播有用的知识，提升受教育者认知，进而转变受教育者的观念和行为，这样才能发生效果。改变人们的观念和行为是一个长期、复杂的过程，因此健康教育必须做到持之以恒。

当前医药卫生各领域都已将信息化建设列为重点推进的工作之一，卫生信息化是促进卫生改革的重要技术支撑手段，依靠信息化建设促进妇幼健康教育智能化管理，是健康教育与健康促进领域综合应用计算机及网络技术的方向。

第三节　健康教育评价

评价工作是健康教育活动的重要组成部分，贯穿于整个健康教育活动设计和实施的全过程。通过对儿童保健健康教育活动进行评价，可以了解健康教育活动是否按照计划的步骤实施、实施效果如何，从而为将来更好地开展健康教育活动提供依据。健康教育的评价可分为过程评价和效果评价两个类型。

一、过程评价

过程评价是在活动实施过程中监测各项活动的进展，保证各项活动内容能按照计划的步骤和质量实施，即对各项活动的跟踪过程。

1.对健康教育活动的评价　个体健康教育活动是否适合于儿童及其家长的需求；健康教育材料是否发放给目标人群；群体教育干预的覆盖率如何，是否覆盖到全部目标人群；儿童及其家长对健康教育活动内容是否满意；是否建立必要的记录保存制度，记录的完整性和质量如何等。

2.对健康教育工作人员的评价　健康教育工作人员的责任心与热情如何，与健康教育对象之间的互动和配合情况如何，负责组织孕妇学校、家长学校的相关部门是否能良好协作和高效工作，健康教育工作人员的知识素养和技能如何等。

3.对健康教育材料的评价　健康教育材料（包括文字和影像等）、传播途径是否容易被儿童及其家长接受。

二、效果评价

效果评价是为了确定健康教育是否实现了既定的目标，可分为近期、中期和远期效果评价。

1.近期效果评价　评价的重点是健康教育活动是否改变了儿童及其家长的知识、态度、信念等。如儿童营养与喂养的健康教育活动，是否改变了儿童家长健康饮食方面的知识水平；母乳喂养健康教育，是否增强了乳母对母乳喂养益处的了解。可以通过干预前后的知识、态度、信念问卷调查收集数据，进行比较。

2.中期效果评价　评价的重点是健康行为的改变和健康环境的改变。行为的改变包括有益的健康行为有无增加，有损健康的行为是否减少。如儿童的喂养和饮食行为有无改变，母乳喂养行为有无改变等。环境的改变指是否建立了有利于儿童健康的生活环境或学习环境。如预防儿童意外伤害的健康教育活动，是否促使儿童家长改变了家庭的环境，减少容易导致儿童发生意外伤害的家具布置等危险因素。可以通过问卷调查或行为观察方法进行干预前后比较。

3.远期效果评价　评价的重点是健康教育活动的长期健康影响结局，又称结局评价。远期效果评价分为效果评价和效益评价。效果评价指对儿童健康状况的评价，如儿童的疾病发生率是否发生改变，儿童的生长发育指标是否得到改善等。效益评价指健康教育活动改变儿童健康状况所带来的远期社会效益和经济效益，如儿童生活质量是否得到了提高，社会劳动生产率是否得到了提高，儿童卫生保健成本是否得到了降低等。还可以进行成本效果和成本效益的评价，以比较不同健康教育活动的投入与产出，为政府提供科学的决策依据，鼓励政府对健康教育进行合理的投入。

（徐　韬）

第九章

出生缺陷

出生缺陷（birth defects，BD）是指胚胎或胎儿在发育过程中由染色体畸变、基因突变、不良环境因素致畸，或两者共同作用所致的解剖或功能异常的总称，是新生儿死亡和婴幼儿夭折的重要原因。出生缺陷病种繁多，已知有8000~10 000种。体表或体内严重的结构异常在出生时即可发现和诊断，而部分功能缺陷往往在出生后数月甚至数年才会发现和诊断，只有通过特殊的检测手段才能早期发现、诊断和治疗。

第一节　出生缺陷的发生和分类

一、出生缺陷的发生

在正常胚胎的发育过程中，细胞、组织、器官乃至整个胚胎的形成，都严格遵循其发育规律，表现出精确的时间顺序和空间关系，从而形成特定的形态结构和生理功能。这一过程主要受到遗传基因的调控，并受到多种环境因素的影响，其中某一环节或步骤发生差错或受到干扰，即可产生不同类型和不同程度的出生缺陷。

（一）致畸敏感期

出生缺陷是胚胎发育过程紊乱的结果。人体胚胎从受精卵形成直至发育成足月胎儿要经历一系列连续和复杂的演变过程，出生缺陷的发生不仅取决于遗传和（或）环境致畸因素的影响，还取决于致畸时胚胎所处的发育阶段（图9-1）。

受精后1~2周是细胞分裂增殖时期。受致畸因子的影响，如果仅少量细胞受害，而其余细胞正常分裂增殖，代偿这一损伤，则胚胎不发生畸形；如果致畸因子作用强大，大部分或全部细胞被破坏，则胚胎死亡、自然流产或终止发育。受精后3~8周是胚胎发育的关键期，此期细胞分裂旺盛、分化

明显，器官原基分化出现，形成胚体。此期最易受到致畸因子的影响而发生器官形态的异常，故此期又称为致畸敏感期。不同器官由于分化和发育时间各异，对同一致畸因子具有不同的致畸敏感期，而不同的致畸因子对同一器官也有不同的致畸敏感期，由于各器官致畸敏感期有交叉，因此可出现多器官畸形。受精后9周直至胎儿娩出，初步形成的器官原基不断进行组织和功能的分化，体积逐渐变大，功能不断完善，受致畸因子的影响，易发生组织和功能水平的异常。

（二）出生缺陷的发生机制

1. **迁移异常**　器官形成过程中有细胞迁移和器官定位的变化，以上过程受阻可形成畸形，如睾丸下降至阴囊受阻形成隐睾。

2. **形成过程受阻**　器官形成过程中受致畸因子的影响，其正常的分化和发育受阻，可造成畸形，如原始心管出现分隔异常可形成先天性心脏病。

3. **诱导作用异常**　胚胎发生过程中存在诱导和被诱导的关系，如脊索诱导神经管的发生，当同时出现两个脊索时，可诱导产生两个神经管，从而出现双头畸形。

4. **吸收不全**　在胚胎发育过程中，某些结构形成要经历一个再吸收过程，以消除一些不该存在的结构，若吸收过程不全即可造成畸形，如并指（趾）、肛门闭锁、食管闭锁等。

5. **发育滞留**　由于组织分化紊乱引起的一类畸形，发生时间较晚，如结肠发育阶段，肌间神经节细胞未及时发育，可形成先天性巨结肠。

6. **宫内机械性压迫**　受损胚胎组织本无缺陷，但由于宫内机械性压力，如子宫畸形、子宫肌瘤、羊水过少、羊膜带等造成先天畸形，如斜颈、畸形足、上下肢缺如等。

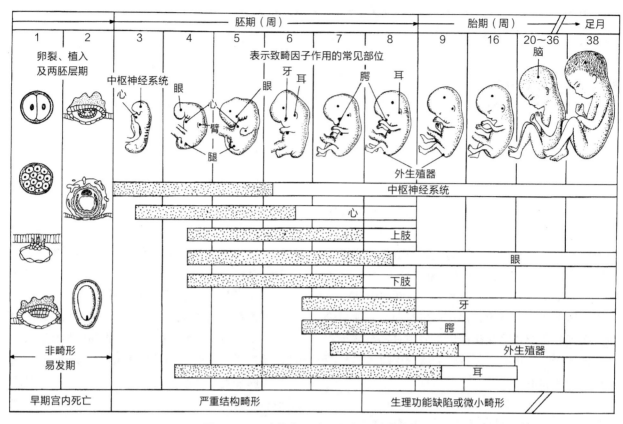

图 9-1　胚胎发育和畸形发生关系示意图

二、出生缺陷的分类

出生缺陷发生原因错综复杂，形态表现多样。目前的分类方法都是从某一特定角度出发，并无统一的分类方法。

（一）常用分类方法

1.按临床表现分类　可分为先天畸形（先天形态或结构异常）、先天性代谢异常、染色体异常、先天性宫内感染、先天性发育残疾（如盲、聋、哑、智力障碍等）。

2.按发生机制分类　先天畸形可分为变形缺陷、裂解缺陷、发育不良和畸形缺陷。变形缺陷是指身体某些部分受到某种异常的压力引起变形而致畸；裂解缺陷是指身体的某些部位在发育过程中由于某种原因发生外伤而致畸；发育不良是指由于身体某一部位先天发育不良引起的畸形；畸形缺陷是指胚胎早期身体结构发育异常引起的畸形。

（二）先天畸形的分类

先天畸形是以形态结构异常为主要特征的出生缺陷。目前常用的分类方式有以下三种。

1.按畸形发生的数量分类　可分为单发畸形和多发畸形。单发畸形是指身体单一器官或组织发生形态结构的缺陷；多发畸形是指同一个体存在两个或两个以上的器官或组织的形态结构缺陷。多发畸形按其畸形发生的方式又可进一步区分为综合征、联合征和序列征。

（1）综合征　是指由一个共同的特异病因引起的，共同恒定出现在同一个体的一组畸形的总称。如各种染色体综合征：21-三体综合征、18-三体综合征等。

（2）联合征　是指个体非随机联合发生的多个畸形，其发生率比预计发生频率要高，但尚无明确的病因。常以多个畸形的英文名第一个字母组合形成病名，如 VACTER 联合征（包括脊柱异常、肛门畸形、气管食管瘘、肾和四肢缺陷）。

（3）序列征　是指由某一个主要缺陷或宫内机械力量引起的一系列出生缺陷，最先发生的原发缺陷可导致一个或更多的二级异常，甚至三级异常。如 Robin 序列征、Potter 序列征等。

2.按畸形发生的部位分类　可分为体表畸形和

内脏畸形。体表畸形是发生在出生婴儿体表的，通过肉眼观察即可诊断的畸形，可以是单发也可以是多发畸形，如唇裂等；内脏畸形是指发生在体内某个器官或组织的畸形，这些畸形不能被肉眼观察到，往往需要依靠一定的检查手段才能被发现和诊断，如先天性心脏病、先天性巨结肠等。

3.按畸形的严重程度分类 可分为严重畸形和微小畸形。严重畸形是指威胁患儿生命，严重影响患儿生存或导致寿命损失的，往往需要复杂的内、外科治疗才能恢复的出生缺陷；微小畸形是指不影响患儿生存或寿命的，通常无需复杂内、外科治疗的畸形，通过微小畸形可以为诊断某些严重畸形提供线索。研究显示，有三个或三个以上微小畸形的患儿，其伴发严重畸形的可能性是20%~90%。

（三）国际疾病分类

国际疾病分类（international classification of disease，ICD）是由WHO发展而来的，能更好地对疾病诊断信息进行贮存、完善和分析的疾病分类编码系统，目前普遍应用ICD-10（ICD-11已在试点）。目前我国"中国妇幼健康监测"根据具体情况进行常规监测的先天畸形有23种（表9-1）。

第二节 出生缺陷的病因

出生缺陷的病因复杂多样，其发生不仅与遗传、环境等因素有关，还受到家庭、社区、社会的多种因素的影响。

表 9-1 我国常规监测的出生缺陷 ICD-10 编码与 ICD-11 编码对照

出生缺陷	ICD-10	ICD-11	出生缺陷	ICD-10	ICD-11
无脑畸形	Q00.0	LA00.0	膀胱外翻	Q64.1	LB31.3
脊柱裂	Q05	LA02	马蹄内翻足	Q66.0	LB98.0
脑膨出	Q01	LA01	多指/趾	Q69	LB78
先天性脑积水	Q03、Q07.0	LA04、LA07.4	并指/趾	Q70	LB79
腭裂	Q35	LA42	肢体短缩（包括缺指/趾、裂手/足）	Q71、Q72、Q73	LD26.0、LD26.1、LB99、LB9A
唇裂 唇裂合并腭裂	Q36、Q37	LA40、LA40/LA42	先天性膈疝	Q79.0	LB00.0
小耳（包括无耳）	Q17.2、Q16.0、Q16.9	LA22.0、LA22.1	脐膨出	Q79.2	LB01
外耳其他畸形	Q17.0、Q17.1、Q17.3、Q17.4、Q17.5、Q17.8、Q17.9	LA24（副耳） LA22.2 外耳道发育不全 LA2Y&XA6ZY6 LA2Z&XA6ZY6	腹裂	Q79.3	LB02
食管闭锁或狭窄	Q39.0、Q39.1、Q39.3	LB12.1、LB12.3	联体双胎	Q89.4	LB2G
直肠肛门闭锁或狭窄（包括无肛）	Q42.0、Q42.1、Q42.2、Q42.3	LB17.0	先天性心脏病	Q20、Q21、Q22、Q23、Q24、Q25、Q26	LA80、LA81、LA82、LA83、LA84、LA85、LA86、LA87、LA88、LA89、LA8A、LA8B、LA8C、LA8D、LA8E、LA8F、LA8G、LA8Y、LA8Z
尿道下裂	Q54	LB53	唐氏综合征	Q90	LD40.0

一、遗传因素

遗传因素又称为孕前因素，通常是指与遗传物质，即与染色体和基因异常相关的因素。包括染色体异常、单基因遗传病及多基因遗传病等，具体参照第十五章遗传病。

二、环境因素

环境因素又称为孕后因素。环境致畸因子可通过机械压力或通过血液交换影响胚胎或胎儿的正常发育。常见的环境致畸因子包括物理因素、化学因素、生物因素及其他因素。

（一）物理因素

包括 X 线、高温、缺氧、噪声等的刺激，均可不同程度地影响或破坏胚胎或胎儿的正常发育。

（二）化学因素

1. 环境污染物　主要是一些多环芳香碳氢化合物、亚硝基化合物、烷基和苯类化合物，以及镉、砷、铬、铅、锂、镍等重金属污染物。

2. 药物　药物的致畸作用与下列因素有关。①用药时间：受孕后 3~8 周是致畸敏感期；②用药剂量、方法、持续时间以及药物特性：大剂量短期用药、注射用药以及分子量小、脂溶性大的药物易致畸；③遗传敏感性：同一药物是否致畸具有个体差异，主要与母亲和胎儿的遗传特质有关。常见的致畸药物有以下几种。

（1）抗肿瘤药物　多数抗肿瘤药物都有致畸作用。如甲氨蝶呤可致死胎；苯丁酸氮芥可致泌尿系统畸形；巯基嘌呤可致神经管畸形和唇腭裂等。

（2）抗生素　四环素可引起牙釉质发育不良、先天性白内障等，链霉素、庆大霉素易损伤胎儿脑神经以及影响肾脏的发育。

（3）激素　孕妇早期长期使用性激素，易导致胎儿生殖系统畸形，如孕酮可导致女胎男性化。长期使用糖皮质激素易导致腭裂或无脑畸形。

（4）其他药物　如维生素 A 衍生物异维 A 酸以及抗癫痫药苯妥英钠具有不同程度的致畸作用。

（三）生物因素

由细菌、病毒或寄生虫等微生物感染引起的出生缺陷，常见的病原有人类巨细胞病毒、风疹病毒、单纯疱疹病毒、弓形体及梅毒螺旋体，孕妇感染后可通过胎盘或在分娩时通过产道感染胎儿引起流产、死胎和多脏器的畸形，水痘病毒、流行性腮腺炎病毒及流感病毒等也可致畸。

（四）其他因素

1. 孕母因素　出生缺陷的发生还与孕母的健康状况、年龄、孕期营养、生活习惯、职业状况以及心理素质等因素有关。

2. 健康状况　糖尿病孕妇妊娠早期血糖控制不好致先天畸形的风险较高，高龄产妇娩出畸形儿的风险也较高。一般认为孕龄大于 35 岁是出生缺陷发生的危险因素，此与年龄增长、卵子老化、染色体畸变概率增多等因素有关。

3. 孕期营养　孕期营养不良可引起宫内发育迟缓甚至流产、早产、胎儿畸形和死亡。微量营养素与出生缺陷的发生关系密切，孕期血铅水平升高、叶酸缺乏可增加神经管畸形的发生；暴露于高汞环境中可增加多指（趾）畸形的发生率；碘缺乏可引起胎儿甲状腺肿和克汀病。

4. 生活习惯和职业经济状况　不良生活方式和生活嗜好，如吸烟、酗酒及长期的视屏操作等可能导致出生缺陷。

5. 心理因素　动物实验表明孕期心理应激可增加胎儿颅脑畸形和心脏畸形发生率，且其子代今后发生认知障碍、焦虑、精神分裂症等的概率也高于正常儿童。

6. 宫腔机械性压迫和损伤　子宫畸形（婴儿子宫、双角子宫）、羊水过少、羊膜带都可对胚胎或胎儿产生机械性的压迫和损伤，引起胎儿先天性的发育异常而致畸，如畸形足、斜颈、上下肢缺如等。

三、家庭、社区和社会因素

出生缺陷的发生不仅与个人的直接因素（遗传、环境因素）有关，还受到家庭、社区、社会间接因素的影响，这些因素有时可起到决定性的作用（图 9-2）。育龄夫妇的社会经济状况、医疗保障、健康生育知识、信念、态度和价值观的差异，以及社区生殖健康服务和其他医疗保健系统的完善程度是决定多种环境致畸因素（如孕妇营养缺乏、慢性疾病、药物利用、不良生活环境等）暴露水平的重要因素。

女，称为高危人群或高危孕妇。对于有下列因素的孕妇，应加强产前遗传咨询和必要的产前诊断，以防止先天缺陷胎儿的出生。

1. 高龄孕妇（年龄 ≥ 35 岁）胎儿染色体异常的机会比正常人多许多倍，如 25~35 岁孕妇生育唐氏综合征患儿的概率为 0.15%，而 35 岁以上的孕妇为 1%~2%，40 岁以上则可达 3%~4%，其他一些异倍体也与孕妇年龄有关。

2. 不良生育史的孕妇，如生育过先天畸形、无脑儿、唐氏综合征以及其他染色体异常患儿等。

3. 有反复流产、难孕、不能解释的围生期死胎（主要是多发性先天畸形）史的孕妇。

4. 夫妇一方是染色体平衡易位携带者。

5. 有家族性遗传病史或夫妇一方患有遗传病。

6. 孕期有可疑病毒感染的孕妇。

7. 孕期使用过致畸药物，如抗肿瘤药物、孕激素等。

8. 孕早期接触过有害物质，如大剂量放射线等。

9. 患慢性疾病的孕妇，如胰岛素依赖型糖尿病、癫痫、甲亢、自身免疫性疾病、慢性心脏病、肾病等。

10. 产前母血筛查高危者，如唐氏综合征或神经管缺陷（NTD）筛查有高危因素者。

（二）产前诊断的方法

产前诊断主要从四个方面来检测胎儿是否患有先天性、遗传性疾病。①表型观察：应用超声、X线、MRI、胎儿镜等检查，观察胎儿。②染色体核型分析：利用羊水、绒毛细胞或胎儿血细胞培养，进行染色体核型分析，主要检出染色体疾病、部分微缺失、微重复等。③基因检测分析：染色体芯片（CMA）技术和高通量基因测序技术进行基因组病和单基因遗传病的诊断，通过芯片和高通量测序可以大规模、高通量地对成千上万个基因同时进行分析。然而，目前基因检测仍不能诊断所有遗传病，部分遗传病需要特殊检测方法（如印记遗传病、动态突变等）。④生化分析：利用羊水、羊水细胞、绒毛细胞或胎儿血液等进行蛋白质、酶和代谢产物的分析，主要检测某些先天性代谢性疾病、血红蛋白分子病和神经管缺陷等。总体来说，产前诊断的方法有侵入性和非侵入性两大类（表 9-2）。

1. B超检查　B超检查对胎儿的无损伤性，使得该检查在产前诊断中的应用范围越来越广泛。

图 9-2　出生缺陷发生的多层次影响因素

四、出生缺陷的数字化筛查

随着数字化技术的普及，出生缺陷疾病的筛查已向数字化、无纸化、智能化发展，覆盖出生缺陷三级防控全流程闭环管理的数字化综合管理服务平台建设已广泛开展。目前已有地区完成出生缺陷综合防治信息管理数字化平台，整合了优生两免、产前筛查与诊断、新生儿疾病筛查与诊断等信息系统，实现了孕前 - 产前 - 生后数据的互联互通，优化了出生缺陷疾病防治流程，提高了筛查效率，对于数据资源利用、出生缺陷疾病防治及优生优育政策的落实具有重大意义。

第三节　出生缺陷的诊断

一、产前诊断

产前诊断是指对移植前囊胚和宫内胎儿进行是否患有遗传病或先天性缺陷的诊断。随着产前诊断技术的不断更新和完善，越来越多的遗传病及先天缺陷在胚胎发育的不同时期得到早期诊断。

（一）产前诊断的指征

通常将胎儿先天缺陷高发人群，尤其是妊娠妇

表 9-2 产前诊断方法

	侵入性	非侵入性
胎儿形态观察	胎儿镜	超声、X线、磁共振
生化分析	羊水指标（少）	母血生化指标（AFP、hCG、μE3、PAPP-A等）
胎儿组织分析	绒毛	母血中胚胎细胞
	羊水脱落细胞	母血中胎儿遗传物质
	胎血	宫颈灌洗液中胚胎细胞
	皮肤、肝脏、肌肉等	植入前配子或胚胎
遗传学检测	核型分析	植入前遗传学检测：核型、CMA、测序
	CMA	母血中胎儿遗传物质（游离DNA）：筛查为主
	测序分析（主要用于有先证者家系）	母血或宫颈灌洗液中胚胎细胞：CMA、测序

注：AFP：甲胎蛋白；hCG：绒毛膜促性腺激素；μE3：游离雌三醇；PAPP-A：妊娠相关蛋白；CMA：染色体芯片。

2.绒毛活检 绒毛活检（chorionic villi sampling, CVS）CVS已广泛用于妊娠早期遗传病的产前诊断，可在B超引导下经宫颈或经腹部穿刺取样，近年来国际上都倾向于经腹部穿刺，它具有副作用小、容易掌握、成功率高等优点。CVS大多在妊娠8~12周进行，所需绒毛量仅为5~20 mg。

（1）方法 既可以取材后马上进行分析，也可将绒毛胚外中胚层间质细胞解离为单细胞悬液，在培养瓶内建立单层细胞培养，一般经过1~2周培养后再进一步分析。

（2）临床应用

1）染色体核型分析：①直接法。具有快速、避免母体细胞污染等优点，但分裂指数低、染色体形态差，并可出现胎盘局限性嵌合体现象。②培养法。经培养后收获细胞并制片，其染色体形态，显带质量优于直接法。主要缺点为可能发生母体细胞污染，文献报道其发生率为1%~2%，故绒毛染色体异常者应进一步进行羊水细胞染色体核型复核。

2）免疫玫瑰花环试验：可测定胎儿的Rh表型，用于诊断母胎血型不合，及早进行妥善处理。

3）绒毛细胞内酶活性测定：由于绒毛细胞中酶活性较稳定，不受孕周增加的影响，故可以用于某些代谢性疾病的诊断。

4）染色体芯片分析：可以发现拷贝数异常，包括染色体病和基因组病。多用于生化或影像学检查有异常胎儿检测。

5）基因测序技术：提取绒毛细胞DNA，应用PCR技术，通过探针杂交、酶切位点多态性或测序（目前常用下一代测序）等，进行基因分析。目前主要用于诊断血友病、珠蛋白生成障碍性贫血（地中海贫血）、镰状细胞贫血、杜兴肌营养不良（DMD）等单基因遗传病。也用于已有明确患者家系的胎儿产前诊断。

由于绒毛细胞甲基化特殊性，印记遗传病产前诊断不建议采用绒毛样本，需要羊水或脐血等标本。

3.羊膜腔穿刺

（1）穿刺时间 一般羊膜腔穿刺选择在孕16~20周进行。此期穿刺优点：①羊水量多，经腹壁穿刺进针容易，不易伤及胎儿；②此期羊水内有活力细胞比例高，培养容易成功；③检查发现问题可及时妥善处理。近年来，亦有报道进行妊娠早期（孕10~14周）的羊膜腔穿刺，但由于妊娠早期羊水量少，操作相对比较困难，其确切的临床诊断效果、不良反应仍有待进一步的评价。

（2）羊水细胞培养 其目的是在人为培养条件下获得更多的胎儿细胞，便于进行有效的产前诊断，如染色体核型分析和测序分析等。

（3）应用范围广泛 既可用于诊断也可用于治疗（图9-3）。

（4）安全问题 国内外大量实践证明，羊膜腔穿刺对孕妇和胎儿较安全，很少引起早产、流产或胎儿畸形，流产率和早产率与对照组比较无明显增高，文献报道与羊膜腔穿刺相关的流产率为0.5%。偶可见术后腹部胀痛、感染或羊水渗漏等。

（5）禁忌证 ①有稽留产或先兆流产的孕妇；②有出血倾向的孕妇；③盆腔或宫内感染的孕妇。

4.胎儿血采样 又称脐带穿刺，一般在妊娠17~39周进行，胎儿血采样后，胎儿流产的危险概

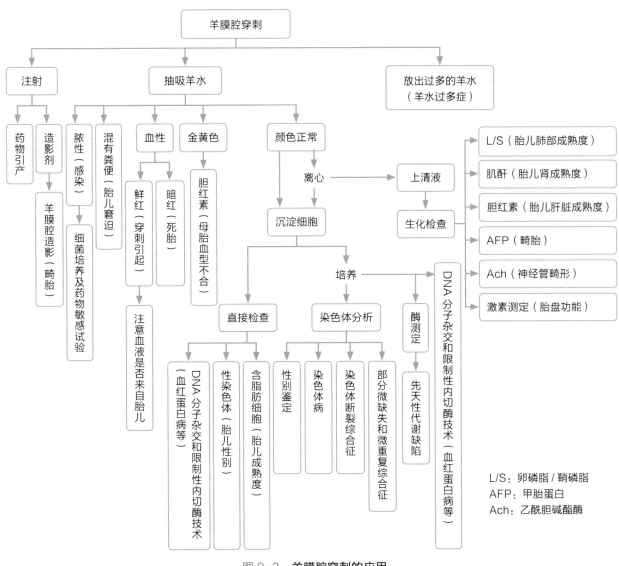

图 9-3　羊膜腔穿刺的应用

率取决于取样的适应证和操作者的经验，一般与操作有关的流产概率大致为 1%。胎儿血样本应用主要有以下几个方面。

（1）遗传学分析　对就诊较迟、出现可疑的羊水细胞嵌合体、超声提示胎儿有与染色体异常关系密切的结构畸形、羊水过少等情况，脐带穿刺是最理想的检查方法。胎儿血细胞培养只需 48 小时即可进行快速核型分析，制备染色体形态好，成功率高。

（2）单基因疾病的诊断　对于家系中已明确基因突变的遗传病可通过基因诊断技术对羊水或绒毛细胞 DNA 进行分析，进行产前诊断。

（3）胎儿宫内发育迟缓（IUGR）的监测　胎儿宫内发育迟缓时血 pH、氧分压（PO_2）、氧饱和度、血糖、血脂、胰岛素水平、氨基酸浓度等有改

变，通过胎儿血液生化指标的测定，可对症状前代谢异常的宫内发育迟缓胎儿做出早期诊断。

（4）宫内感染的诊断　通过对胎儿血清特异性 IgM 的测定，可对弓形体、单纯疱疹、风疹、巨细胞包涵体病、艾滋病等进行宫内诊断；对缺乏血清学证据的尚可通过电镜直接检查胎血中的病毒颗粒。

5. 孕妇血液学检查在产前诊断中的应用

（1）生化指标检测　当前世界各国普遍应用妊娠相关蛋白 -A 加游离 β hCG 结合孕妇年龄，作为妊娠早期筛查唐氏综合征的指标，而应用 AFP 加 hCG（或游离 β hCG），加或不加 μE3 结合孕妇年龄，作为妊娠中期唐氏综合征的产前筛查。据报道，通过筛查和风险率的评估，假阳性率为 5% 时，有 60%~70% 的唐氏综合征胎儿被检出。

（2）母血胚胎细胞的提取　Herzenberg 首先应用母亲和胎儿人类白细胞抗原（HLA）的不同，从母亲血液中分离胚胎细胞。此后，大量的资料证实，胚胎细胞能经胎盘屏障转移到孕妇的血液循环中，提示可以利用孕妇外周血提取胚胎细胞进行产前遗传病的诊断。目前，已知孕妇血液中存在幼稚红细胞、滋养细胞和淋巴细胞三种胚胎细胞，它们大多处于增殖状态，而且其表面存在特异性标志，如膜抗原、蛋白、受体等。胚胎细胞一般在妊娠 6 周后出现，其含量随着妊娠期的增加而升高，可由妊娠早期的 1/100 万上升至后期的 1/10 万。

影响该项技术发展的最主要障碍在于：①是否每次妊娠都发生胚胎细胞的转移；②妊娠什么时间分离最为合适，分离何种细胞最佳；③胚胎细胞残留在母亲体内的时间有多长。作为无损伤性产前诊断的技术，母血胚胎细胞分离技术有着相当大的发展前景。

（3）孕妇外周血胎儿游离 DNA 检测　又称为无创胎儿 DNA 检测，是指可以在孕妇外周血内采集到胎儿 DNA，用胎儿 DNA 做检查，建议在怀孕第 12~22 周进行检查。已用于 21- 三体综合征、18- 三体综合征、12- 三体综合征、爱德华综合征等染色体非整倍体病的检测。需注意：一年内接受过异体输血、夫妇一方有明确染色体异常以及存在恶性肿瘤的孕妇不宜进行。而重度肥胖、预产期年龄大于 35 岁、双胎及多胎妊娠等孕妇进行无创 DNA 产前检测时，其准确性可能有一定程度的下降。

6. 胚胎植入前遗传学诊断 / 筛查　胚胎植入前遗传学诊断 / 筛查（preimplantation genetic diagnosis, PGD/preimplantation genetic screening, PGS），又称孕前诊断，是指对受精卵发育到第 5 天的胚胎进行染色体和基因进行检测。选择染色体和基因正常的胚胎移植到子宫内，淘汰遗传学不正常的胚胎。

二、产后诊断

出生缺陷临床表现多样，部分严重畸形产前即可诊断，而绝大多数的出生缺陷，即使产前已被发现和怀疑，仍需进行产后诊断，才能做出最终诊断，如内脏畸形、微小畸形等。此外，还有一部分出生后数月或数年才显现出来的出生缺陷，需经过实验室筛查才能早期发现和诊断，如苯丙酮尿症等先天性代谢性疾病。

（一）临床诊断

婴儿出生后应进行从头到足、从前到后、从左到右、逐个器官全面的、系统的体格检查，避免遗漏可能存在的出生缺陷。

（二）实验室诊断

1. 新生儿疾病筛查见本章第五节。

2. 染色体和基因检测见遗传病的第二节遗传病概述部分。

3. 影像学检查、产后超声检查可诊断内脏畸形。X 线片检查可发现骨骼系统先天畸形，还可对部分神经系统出生缺陷（如单脑室、脑积水）、消化系统出生缺陷（如膈疝）以及心血管系统出生缺陷（如部分先天性心脏病）进行辅助诊断。

4. 尸体解剖和病理学检查　对于死胎、死产或死婴应进行尸体解剖，明确死因，以利于再次妊娠的优生咨询。

5. 超声心动图检查有助于先天性心脏病的诊断。

第四节　出生缺陷的预防和优生咨询

出生缺陷有"三级预防"策略。①一级预防：预防出生缺陷的发生。指在孕前及孕早期进行综合干预，主要包括健康教育、婚前医学检查、孕前优生健康检查、孕前高风险因素评估、遗传咨询等，以消除诱发因素，避免出生缺陷的发生。②二级预防：采用医学手段在孕期进行产前筛查和产前诊断。及早发现胎儿是否存在出生缺陷，避免严重缺陷儿的出生。③三级预防：对出生后的新生儿进行相关筛查。及早发现和治疗出生缺陷儿，最大限度减轻出生缺陷的危害，提高患儿生活质量。

一、一级预防

（一）全民健康教育

通过多种形式宣传普及预防出生缺陷科学知识，提高全民预防意识。

（二）孕前和围孕期保健

孕前和围孕期保健包括以下三部分。

1. 风险评估　是孕前保健的第一步，即主要通过询问家族史、遗传史、既往生育史以及对各类风险因素进行筛查，结合特定的实验室检查（如风疹抗体测定等），对计划妊娠的育龄夫妇进行遗传风险、患病及用药、致畸物接触、不良行为和生活方式、营养状况等方面的风险评估。

2. 孕前咨询和健康教育　主要是针对筛查识别出的遗传风险或环境致畸风险因素进行孕前健康生育咨询和健康促进。

3. 知情选择和干预行动　由育龄夫妇在知情选择的基础上采取各种干预行动。主要包括以下几个方面：计划妊娠、合理选择生育时机、避免大龄生育；合理膳食、保证充足的蛋白质及微量营养素；疫苗接种，如接种风疹、流感、乙肝疫苗等；控制感染和治疗各种慢性病和传染病；改正不良生活习惯，控烟控酒，保证充足睡眠，避免密切接触宠物，保持良好的心理状态；避免不良行为和职业危害，脱离有毒或有害的工作环境等。

4. 孕前服用叶酸　可预防神经管畸形。

（三）高危人群指导

对高危人群要重点做好预防出生缺陷的一级预防，重点进行孕前指导及遗传咨询。

二、二级预防

参见本章第三节。

三、三级预防

（一）新生儿疾病筛查

参见本章第五节。

（二）其他三级预防措施

除了新生儿遗传代谢病筛查、听力筛查、先天性心脏病筛查和早期干预外，WHO 还建议对生后 3 个月的婴儿进行常规髋外展检查，并结合 X 线和超声检查，以早期诊断先天性髋关节脱位并予以早期治疗。对单发先天性畸形，如唇裂 / 腭裂、肛门闭锁、马蹄内翻，应适时进行手术矫治，并加强功能恢复性训练，以期取得良好的疗效。

四、优生咨询

参见第十五章遗传病的第四节遗传咨询部分。

第五节　新生儿遗传代谢病筛查

新生儿遗传代谢病筛查（简称新生儿疾病筛查）是指在新生儿群体中，用快速、简便、敏感的检验方法，对一些危害儿童生命、导致儿童体格及智能发育障碍的先天性、遗传性疾病进行筛查，做出早期诊断，在患儿临床症状出现之前，给予及时治疗，避免患儿机体各器官受到不可逆损害的一项系统保健服务。

1961 年美国 Guthrie 医师成功建立了细菌抑制法对血中苯丙氨酸进行半定量测定，尤其是创立了干血滤纸片血样采集法。该方法采用的是外周血，且易于保管与递送，为大规模群体筛查提供了基本条件，从而使得苯丙酮尿症（PKU）的新生儿筛查得以实现。从此，开创了新生儿疾病筛查的一个新时代。1973 年 Dussault 等用放射免疫方法测定干血滤纸片中的新生儿末梢血甲状腺素 T_4 进行先天性甲状腺功能减退症（CH）筛查。

中国新生儿疾病筛查起步于 20 世纪 80 年代，但真正进入快速发展阶段是在 20 世纪的 90 年代中期以后。1994 年，《中华人民共和国母婴保健法》颁布。该法第一次提出了"逐步开展新生儿疾病筛查"，从此新生儿疾病筛查工作有了根本的法律保障。目前，全国所有省（市）、自治区均相继开展新生儿疾病筛查，年新生儿疾病筛查率已达 98% 以上。2013 年国家启动了贫困地区新生儿疾病筛查项目，开展 PKU 和 CH 筛查及新生儿听力筛查，2018 年起已扩展到所有贫困县。1985—2022 年，中国已累计筛查新生儿 207 606 764 例，诊断 CH 102 430 例，发病率为 1/2027，东部地区发病率高于中西部地区。诊断 PKU 14 926 例，发病率为 1/13 911，西北部地区发病率高于东、南部地区。

2003 年上海儿科医学研究所、2005 年后浙江、广州等地，相继开展应用串联质谱技术用于新生儿遗传代谢病的群体筛查。目前，全国有 300 余个实验室在开展遗传代谢病的筛查。2016 年浙江大学医学院附属儿童医院、上海交通大学附属新华医院等开始探索新生儿基因筛查。

新生儿遗传代谢病筛查操作流程见图 9-4。

新生儿疾病筛查注意事项有以下几个方面。
① 筛查前：应将新生儿疾病筛查的项目、筛查病种、方式、费用等情况如实告知新生儿的监护人，

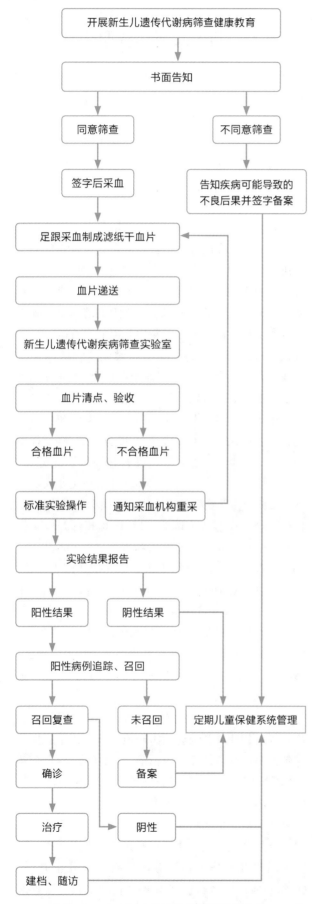

图 9-4　中国新生儿遗传代谢病筛查构架

并应遵循知情选择的原则，认真填写采血卡片，要求字迹清楚、登记完整。②采血时间及方法：正常采血时间为出生 48 小时后，由于各种原因（如早产、低体重、病重儿入 ICU、提前出院）未采血者，最迟不宜超过 20 天。③采血部位多选择婴儿足跟内或外侧缘，血滴缓慢渗透滤纸，血斑直径应≥8 mm。④标本保存：将血片置于清洁空气中，避免阳光直射，自然晾干呈深褐色，并登记造册后，置于塑料袋内，保存在 2~8 ℃冰箱中。⑤复筛与确诊：凡筛查结果阳性者，对原血片进行再次筛查，如 2 次实验结果均大于阳性切值的，须召回可疑病例进行相应的实验室检查确诊，确诊后尽早给予治疗及干预。

一、先天性甲状腺功能减退症

先天性甲状腺功能减退症（congenital hypothyroidism, CH）简称先天性甲减，是儿科常见的内分泌疾病之一，根据病因的不同可以分为散发性甲减和地方性甲减。散发性甲减是由于甲状腺发育不全、异位或甲状腺激素合成及功能障碍所造成的，临床较常见。地方性甲减多出现在地方性甲状腺肿流行区，由发育早期碘缺乏所致。CH 可通过新生儿疾病筛查获得早期诊断与治疗，预后良好。

【临床要点】

散发性甲减者因在胎内受健康母亲甲状腺激素的影响，出生时多无症状，是由于母体 T_4 可通过胎盘传输给胎儿。症状出现的早晚和轻重程度与患儿甲状腺组织的分泌功能有关。

1. 新生儿期　母亲孕期胎动少，常为过期产，出生体重常大于第 90 百分位，前后囟大，胎便排出延迟，生理性黄疸时间延长，这些均是新生儿最早出现的症状。同时可伴有腹胀、便秘、嗜睡、脐疝、反应迟钝、喂养困难、体温不升、哭声低等。

2. 典型症状　多数 CH 患儿在出生半年后出现如下典型症状。①特殊面容和体态：表情呆滞，面部及全身臃肿，颈短，眼距宽，眼睑裂小，鼻梁宽平，发际低，毛发稀疏，皮肤粗糙，面色苍黄，舌大而宽厚，常伸出口外，形成特殊面容。患儿身材矮小，四肢短而躯干长，囟门闭合及出牙延迟。②神经系统方面：智力发育低下，表情呆板，运动发育迟缓，坐、立、走时间延迟。③生理功能低下：精神差，食欲缺乏，嗜睡，少哭，少动，低体温，脉搏与呼吸均缓慢，心音低钝，心脏扩大，腹胀，便秘，第二性征出现迟等。

3. 地方性先天性甲减　患儿在胎儿期即因碘缺乏而不能合成足量甲状腺激素，影响中枢神经系统发育，临床表现有神经型、黏液型两种，可相互交叉重叠。①神经型：出现共济失调、痉挛性瘫痪、聋哑和智力低下，而甲减的其他表现不明显，身材正常；②黏液型：有显著的甲减表现，特殊的面容和体态，便秘及黏液性水肿突出，生长发育和性发育明显落后，水肿，智力发育落后，约28%的患儿伴有甲状腺增大。本病在新生儿期临床症状不明显，不易确诊；但自新生儿疾病筛查广泛开展以来，CH在新生儿已能确诊。年长患儿根据典型的临床表现和实验室检查结果，不难做出诊断。

【辅助检查要点】

1. 标本采血时间　出生环境的刺激会引起新生儿一过性TSH增高，为避开生理TSH高峰，标本采集应在出生48小时后，并充分哺乳。对于各种原因未采血者，最迟不宜超过出生后20日。同胞（双胎或多胎）可能存在宫内交叉输血，若其中有一例阳性，即使其他同胞筛查正常，也需要一起复查。

2. 筛查指标　①TSH：TSH浓度的阳性切值因实验室及试剂盒不同而异，一般为8~20μU/mL，超过切值者召回复查。此法可造成漏筛的疾病有甲状腺素结合球蛋白（TBG）缺乏、中枢性甲低、低甲状腺素血症等、低出生体重儿及极低出生体重儿，由于下丘脑 - 垂体 - 甲状腺轴反馈建立延迟，可使TSH延迟升高，导致筛查假阴性。②T_4：适用于筛查的疾病为原发性甲低、中枢性甲低及甲状腺素结合球蛋白缺乏。③TSH+T_4：是较为理想的筛查方法，有些国家甚至采用T_4-TSH-TBG筛查方法，即在T_4为主筛查的基础上，若$T_4 \leqslant -0.8\,SD$，加筛TSH；$T_4 \leqslant -1.6\,SD$，加筛TBG，对各种原因导致的CH筛查的敏感性和特异性分别达98%及99%，但是成本高，绝大多数筛查机构尚未采用。

3. 筛查假阴性　由于筛查过程中存在筛查方法选择、实验室操作过程及出生时的患病，生后输血、早产、低出生体重等因素，使筛查存在漏诊的可能性（假阴性）。

4. 甲状腺功能检查　检测血清TSH、游离甲状腺素（FT_4）、T_4、游离三碘甲腺原氨酸（FT_3）、三碘甲腺原氨酸（T_3）浓度。①CH（临床型）：TSH>20 mU/L，FT_4、T_4下降。②亚临床甲减：召回复查时TSH≥20 mU/L，T_4、FT_4正常或正常值低限，无临床症状。③高TSH血症：TSH 5.6~20 mU/L，FT_4、FT_3、T_4、T_3均正常，为轻度甲状腺功能减退的代偿期，大部分患儿可恢复正常。④暂时性低甲状腺素血症：TSH正常、T_4降低的情况可见于3%~5%新生儿。为了避免漏诊，推荐这类患儿在生后2~6周复查。

5. 促甲状腺素释放激素（TRH）兴奋试验　对疑有TSH或TRH分泌不足的患儿可静脉注射TRH 7 μg/kg，于注射前及注射后30分钟、60分钟、120分钟分别测定血TSH。正常者在注射后20~30分钟出现TSH上升峰；若未出现高峰，考虑垂体病变；如TSH明显升高或持续时间延长，则提示下丘脑病变。

6. 血清甲状腺结合球蛋白（TBG）测定　如血清T_4低而TSH正常，可能为先天性TBG缺乏症，应检测TBG。如TBG浓度下降，说明无甲状腺组织或TBG合成异常。

7. 甲状腺B超　目前已将B超作为形态学检查的主要手段。B超可检测甲状腺是否缺失及其大小、形状和位置，但B超对异位甲状腺诊断敏感性较低，近年来推荐的彩色多普勒超声可以提高敏感性。

8. 骨龄测定　新生儿X线摄片观察胫骨近端、股骨远端和踝部，正常足月新生儿可见多个骨化中心（幼儿X线摄片观察左手腕骨的骨化中心）。先天性甲减患儿骨骼生长发育延迟，骨化中心出现延迟，常呈点状或不规则，管状骨和扁骨髓腔狭小而相应皮质增厚。

9. 放射性核素检查　以前多用^{131}I，但其半衰期（8日）比^{123}I（13.3小时）长，目前常用^{123}I或^{99m}Tc。由于核素的不良反应，目前对筛查阳性患儿采用核素扫描仍有争议。

10. 其他　部分病例可有血糖降低，血胆固醇及甘油三酯升高，基础代谢率低；心电图示低电压、窦性心动过缓、PR间期延长、QRS波时限增宽。

【鉴别要点】

1. 先天性巨结肠　本病患儿出生后即开始腹胀、顽固性便秘，并常有脐疝，营养不良，但其面容、反应和哭声等均正常。肛检直肠空虚感，腹部立位平片可显示低位肠梗阻，钡剂灌肠可见结肠痉挛段和扩张段。血甲状腺激素水平正常。

2. 新生儿败血症　临床上可表现为体温改变、黄疸、腹胀、肝脾大等。血常规及血培养有助于鉴别诊断。

3. 新生儿生理性黄疸　足月儿生后 2~3 日出现黄疸，4~5 日达高峰，1~2 周内消退；早产儿黄疸多出现于生后 3~5 日，5~7 日达高峰，最迟在 4 周内消退。血清胆红素足月儿不超过 221 μmol/L（12.9 mg/dl），早产儿不超过 257 μmol/L（15 mg/dl）。生理性黄疸不伴其他临床症状。

4. 21-三体综合征　患儿有特殊面容，眼距宽、外眼角上斜、鼻梁低、舌伸出口外、皮肤和毛发正常，小指中节短，通贯手，无黏液性水肿，通常合并先天性心脏病，智力、骨骼和动作发育均迟缓，甲状腺功能正常，染色体检查可鉴别。

5. 先天性软骨发育不良　体型呈不匀称矮小，头大，四肢短，躯干正常，腹部膨隆，臀后翘，骨骼 X 线片显示长骨骨干变短，干骺端变宽。

6. 黏多糖贮积症Ⅰ型　由于缺乏黏多糖降解过程中的酶，过多的黏多糖积聚在组织、器官中。患儿头大、鼻梁低平、毛发浓密、肝脾大、智力发育迟缓。X 线检查可见特征性肋骨飘带状，椎体前部呈楔形，长骨骨骺端增宽。尿黏多糖阳性。

7. 佝偻病　此类患者虽有动作发育迟缓和生长落后等表现，但智力正常、皮肤正常，无甲减特殊面容，有佝偻病体征，血生化和骨骼 X 线片有助于诊断。

【治疗要点】

1. 常用药物　左旋甲状腺素钠（L-thyroxine，L-T₄）：为目前 CH 首选药物，每片 50 μg 或 100 μg，肠道吸收完全，半衰期为 1 周，血清浓度稳定，每日口服 1 次即可。

2. 临床甲减　一旦确诊，则应立即开始用甲状腺素替代治疗，同时做病因诊断。豆类、纤维素、铁、钙能抑制肠道 T₄ 吸收，应避免同时服用。

3. 亚临床甲减　因 T₄、FT₄ 正常，故初始剂量，建议 3~5 μg/（kg·d），以后根据甲状腺功能测定情况及时调整剂量，并使剂量个体化。

4. 高 TSH 血症　绝大部分学者认为如果 TSH 持续增高，2 周后 TSH 持续高于 10 mU/L 仍需要治疗。

【注意要点】

1. 患儿及家长良好的依从性很重要　包括长期、规律治疗、检测及随访。定期检测甲状腺功能，治疗开始后第 2 周和第 4 周应该复查 1 次；前半年每 1~2 个月 1 次；6 月龄至 3 岁每 3~4 个月 1 次；以后每 6~12 个月 1 次；每次调整剂量后 4 周测定甲状腺功能；T₄、FT₄ 保持在上半限，TSH 在正常范围。应定期监测生长发育，观察骨龄及评估智力发育。由于 CH 常合并听力障碍及先天性心脏病（肺动脉狭窄、房间隔缺损、室间隔缺损等），故应早期进行听力筛查及心脏 B 超检查。

2. 对永久性甲减的评估　B 超示甲状腺无明显异常，在正规治疗至 3 岁后，根据用药量考虑试减量或停用 L-T₄ 1 个月。如检测 FT₄ 及 TSH 正常则为暂时性甲状腺功能减退症，可随访观察；若 FT₄ 低，TSH 升高，即为永久性甲状腺功能减退症，应立即恢复治疗。为防止停药 1 个月引起永久性 CH 所致的脑损伤，建议先减少原剂量一半；1 个月后复查 TSH，如超过 20 mU/L 即为永久性甲减，立即恢复治疗；如 TSH 未升高，可再停用 1 个月，可随访观察。

二、高苯丙氨酸血症

由于苯丙氨酸羟化酶（phenylalanine hydroxylase，PAH）基因突变导致 PAH 活性降低或丧失，苯丙氨酸代谢紊乱，使体内苯丙氨酸羟化成酪氨酸的代谢途径发生障碍，引起高苯丙氨酸血症（hyperphenylalaninemia，HPA）及其有害旁路代谢产物蓄积而致病。

【分类】

蓄积于体内的苯丙氨酸及其有害旁路代谢产物对脑发育和生理功能有直接的毒性作用，并可抑制其他酶的活性，引起继发性代谢紊乱。HPA 属于常染色体隐性遗传代谢病，根据不同酶/辅酶的缺陷，分为以下两类。

1. 苯丙氨酸羟化酶缺乏症　又称苯丙酮尿症（PKU）。

2. 辅酶四氢生物蝶呤（tetrahydrobiopterin BH₄）缺乏症　BH₄ 作为苯丙氨酸、酪氨酸、色氨酸羟化反应过程中的辅酶，其缺陷引起的一组病，包括 6-丙酮酰四氢蝶呤合成酶（6-pyruvoyl-tetrahydropterin synthase, PTPS）缺乏症、二氢蝶啶还原酶（dihydropteridine reductase, DHPR）缺乏症，鸟苷三磷酸环化水解酶（guanosine triphosphate cyclohydrolase, GTPCH）缺乏症、蝶呤-4α-二甲醇胺脱水酶（pterin-4α-carbinolamine dehydrogenase, PCD）缺乏症及墨蝶呤还原酶（sepiapterin reductase, SR）缺乏症等，除部分 GTPCH 缺乏症为常染色体显性遗传，其余均属于常染色体隐性遗传病。PKU 的致病基因 *PAH* 基因于 1982 年被成功分离、克隆，定位于染色体 12q23.2，*PAH* 基因全长约 90 kb，自 *PAH* 基因被定位并克隆以来，国际上已经报道 500 余种 *PAH* 基因突变类型。在中国人群中发现了约 100 余种基因突变。从 1985 年至 2022 年，全国累计筛查新生儿 207 603 764 例，诊断 PKU 14 926 例，发病率为 1/13 911。

我国 HPA 人群中，PKU 占 85%~90%，BH_4 缺乏症占 10%~15%，但存在明显的地域差别，PKU 患病率北方高南方低，BH_4 缺乏症则相反。

【临床要点】

患儿出生时大多表现正常，新生儿期无明显特殊的临床症状，可能出现喂养困难、呕吐、易激惹等非特异性症状。未经治疗的患儿 3~4 个月后逐渐表现出智力发育落后和运动发育落后，头发由黑变黄，皮肤白，全身和尿液有特殊鼠臭味，常有湿疹。随着年龄增长，患儿智力落后越来越明显，年长儿约 60% 有严重的智力障碍（IQ 低于 50）。2/3 患儿有轻微的神经系统体征，如肌张力增高、腱反射亢进、小头畸形等。约 1/4 患儿有癫痫发作，常在 18 月龄以前出现，可表现为婴儿痉挛性发作、点头样发作或其他形式。约 80% 患儿有脑电图异常，异常表现以癫痫样放电为主。

BH_4 缺乏症又称非经典型 PKU 或恶性 PKU，患儿除了有典型 PKU 表现外，神经系统表现较为突出，如躯干肌张力下降，四肢肌张力增高，不自主运动，震颤，阵发性角弓反张，顽固性惊厥发作等。

【辅助检查要点】

1. 新生儿筛查 通过足跟采血，滴于专用滤纸片后晾干，寄送到筛查中心测定血苯丙氨酸浓度，对每个新生儿都需进行检测。

2. 尿三氯化铁（$FeCl_3$）及 2, 4 二硝基苯肼（DNPH）试验 ①$FeCl_3$ 试验：在 5 ml 新鲜尿液中加入 0.5 ml 的 $FeCl_3$，尿呈绿色为阳性。②DNPH 试验：在 1 ml 尿液中加入 1 ml DNPH 试剂，尿液呈黄色荧光反应为阳性。此两种试验阳性反应也可见于枫糖尿病、胱氨酸血症。新生儿 PKU 因苯丙氨酸代谢旁路尚未健全，患者尿液测定为阴性，故这两种方法不适用于新生儿检测。

3. 血苯丙氨酸测定 ①Guthrie 细菌抑制法：为半定量法，正常浓度小于 120 μmol/L（2 mg/dl），该方法敏感性较差，目前多已不采用；②苯丙氨酸荧光定量法：正常值同细菌抑制法；该法定量、费时少，比 BIA 法更敏感、有效，是目前国内筛查 HPA 的主要方法；③串联质谱法：可同时检测苯丙氨酸和酪氨酸，以及此两种氨基酸的比值，联合 Phe/Tyr 能更有效地鉴别 PKU、一过性或轻型 HPA、其他氨基酸代谢病，目前多数国家采用此技术。

4. HPLC 尿蝶呤谱分析 10 ml 晨尿加入 0.2 g 维生素 C，酸化尿液后使 8 cm×10 cm 新生儿筛查滤纸浸湿，晾干，寄送有条件的实验室分析尿蝶呤谱，进行四氢生物蝶呤缺乏症的诊断和鉴别诊断。

5. 口服 BH_4 负荷试验 在血苯丙氨酸浓度高于 600 μmol/L 的情况下，直接给予口服 BH_4 片 20 mg/kg，BH_4 口服前和口服后 2 小时、4 小时、6 小时、8 小时、24 小时分别取血做苯丙氨酸测定。BH_4 缺乏者，当给予 BH_4 后，因其 PAH 活性恢复，血苯丙氨酸明显下降；PTPS 缺乏者，血苯丙氨酸浓度在服用 BH_4 后 4~6 小时下降至正常；DHPR 缺乏者，血苯丙氨酸浓度一般在服 BH_4 后 8 小时或以后下降至正常；经典型 PKU 患者因 PAH 缺乏，血苯丙氨酸浓度无明显变化。

6. 基因诊断 可发现患者是 *PAH* 等基因纯合或者复合杂合突变，父母为致病基因携带者。

7. 脑电图 约 80% 患儿有脑电图异常，可表现为高峰节律紊乱、灶性棘波等，一般不作为常规检查。随着治疗后血苯丙氨酸浓度下降，异常脑电图改变会逐步好转。

8. CT 和 MRI 检查 根据疾病的严重程度，患者头颅 CT 或 MRI 可无异常发现，也可发现有不同程度脑发育不良，表现为脑皮质萎缩和脑白质脱髓鞘病变，后者在 MRI 的 T_1 加权图像上可显示脑室三角区周围脑组织条形或斑片状高信号区。

9. 智力测定　评估智力发育程度。

10. 筛查指标解读　根据治疗前最高的血 Phe 浓度或天然蛋白摄入足够情况下血 Phe 浓度，可分为三种。①经典型 PKU：血 Phe ≥ 1200 mmol/L；②中度 PKU：血 Phe 360~1200 mmol/L；③轻度 HPA：血 Phe 120~360 mmol/L。

可根据血 Phe 浓度对 BH$_4$ 的治疗反应分为 BH$_4$ 反应性 PAH 缺乏症及 BH$_4$ 无反应性 PAH 缺乏症。

【治疗要点】

一旦确诊，应立即治疗。开始治疗的年龄越小，预后越好。哺乳期患儿在确诊后虽应暂停母乳喂养，但切勿断奶，以便在控制血苯丙氨酸浓度后能试验添加天然蛋白质。在正常蛋白质摄入时，持续两次以上血苯丙氨酸浓度 >360 μmol/L 者均应给予无苯丙氨酸饮食治疗，血苯丙氨酸浓度 ≤ 360 μmol/L 者需定期随访观察。患者需给予无苯丙氨酸配方乳治疗，治疗后血苯丙氨酸一般在 4 日左右明显下降。待血浓度降至控制浓度范围时，可逐渐少量添加天然饮食，其中首选母乳。较大婴儿及儿童可添加牛乳、粥、面、蛋等，添加食品应以低蛋白、低苯丙氨酸食物为原则，其量和次数随血苯丙氨酸浓度而定。每位患者能添加的食物种类与量因人而异，与酶的缺陷严重程度有关。每次添加天然饮食或更换食谱后 3 日，需再复查血苯丙氨酸浓度，以维持血浓度在较为理想范围之内。无苯丙氨酸饮食治疗者，如血苯丙氨酸浓度异常，应每周监测 1 次，血苯丙氨酸浓度监测在餐后 2 小时采血。如血苯丙氨酸浓度在理想控制范围内，饮食无明显变化时可每月监测 1~2 次。婴儿一般保持血苯丙氨酸浓度在 120~240 μmol/L 较为理想。

【注意要点】

1. PKU 的预防途径主要有　①避免近亲结婚。②对 PKU 高危家庭实施产前诊断。③开展和普及新生儿疾病筛查，及早发现 PKU 患儿，尽早开始治疗，防止发生智力低下。

2. 所有高苯丙氨酸血症者　均应当进行尿蝶呤谱分析、血 DHPR 活性测定，以鉴别 PAH 缺乏症和 BH$_4$ 缺乏症。BH$_4$ 负荷试验可协助诊断。

3. 除遗传因素外，Phe 增高可继发于　①早产儿、未熟儿、可因肝脏酶的不成熟而导致暂时性 HPA，HPA 为一过性；②疾病因素：发热、感染、肠道外营养或输血等也可导致血 Phe 浓度增高；③其他遗传代谢病：如酪氨酸血症等。蛋白质摄入不足可导致假阴性，判断需谨慎，有必要再复查。

4. 部分 PAH 缺陷的 PKU 患者　在服用 BH$_4$ 后血中苯丙氨酸的浓度会降低，称为 BH$_4$ 反应性 PKU。此类患者在临床上往往为轻中度 PKU，经典型 PKU 少见。诊断标准为排除了 BH$_4$ 缺乏症后，一次口服 BH$_4$ 20 mg/kg，血苯丙氨酸浓度 24 小时较基础值下降超过 30%。

5. 饮食治疗　由于每个患儿对苯丙氨酸的耐受量不同，故在饮食治疗中，仍应根据患儿具体情况调整食谱，个体化治疗。治疗至少持续到青春发育成熟期，提倡终身治疗。

患者需定期进行体格发育评估，在 1 岁、3 岁、6 岁时进行智力发育评估。

6. 随访及监测　采用特殊配方治疗后每 3 日测定血 Phe 浓度，以及时调整饮食。如感染等应急情况血 Phe 浓度升高或血 Phe 波动，或添加或更换食谱后 3 日均需监测血 Phe 浓度（表 9-3）。

三、先天性肾上腺皮质增生症

先天性肾上腺皮质增生症（congenital adrenal hyperplasia，CAH）是因肾上腺皮质激素合成过程中酶的缺陷，致肾上腺皮质类固醇合成障碍，同时经负反馈作用使雄激素生成过多的一组常染色体隐性遗传病。CAH 全球发病率约为 1：15 000，有高度地区差异。有些国家地区如埃及、土耳其、东部欧洲等，发生率高达 1：7700 以上。

CAH 根据酶缺陷（基因缺陷）的种类分为：21- 羟化酶（P450c21）缺陷、11β- 羟化酶（P450c11）缺陷、17α- 羟化酶缺陷 /17，20- 裂解酶缺陷（P450c17）、3β- 羟类固醇脱氢酶（3βHSD）缺陷、先天性类脂类肾上腺皮质增生症（StAR，OMIM 201710）、细胞色素 P450 氧化还原酶（POR，OMIM 613571）缺乏症（P450 oxidoreductase deficiency，PORD）、胆固醇侧链裂解酶（P450scc）缺陷等，其中最常见的是 21α- 羟化酶缺乏症，占 90%~95%，其次为 11β- 羟化酶缺乏症，占 3%~5%；17α- 羟化酶缺乏症和（或）17，20- 裂解酶缺乏症、3β- 羟类固醇脱氢酶缺乏症，约占 1%，其他类型更少见。

表 9-3 PKU 治疗与随访

	监测血 Phe 浓度	血 Phe 正常值
初次	① 详细收集病史、体格检查 ② 转诊遗传代谢科医生 ③ 复测血 Phe	<120 μmol/L
随访	复测血 Phe： ① 治疗后 3 天：调整饮食 ② Phe 浓度稳定：<12 月龄，1 次 / 周 　　　　　　　　1～12 岁，1 次 / 月 　　　　　　　　>12 岁，1 次 /1～3 月 ③ 血 Phe 波动或升高：食谱变化后 3 天	120～240 μmol/L 120～360 μmol/L 120～600 μmol/L
治疗时间	终身	—

【临床要点】

本病以女性多见，男、女发病率比例为 1∶2，临床表现根据酶缺陷的步骤与程度的不同而有差异。常见的有以下几种临床类型。

1. 21- 羟化酶缺乏症 此为最常见的一种临床类型，占 90%～95%。按临床表现可分为单纯男性化型、失盐型、非典型三种。① 单纯男性化型：21- 羟化酶不完全缺乏，仍可合成少量的皮质醇与醛固酮，临床失盐症状不明显，主要表现为雄激素增高的症状和体征。类固醇激素的合成缺陷在胎儿期已经存在，女童出生即有表现，出现不同程度的男性化体征。如类似男性的尿道下裂，阴蒂肥大，大阴唇明显肥厚，大阴唇类似男童阴囊但无睾丸，不同程度的阴唇融合等。虽然外生殖器表现为两性畸形，但是内生殖器仍为女性型，有卵巢、输卵管、子宫。患儿 2～3 岁后可出现阴毛、腋毛，在青春期无乳房发育和月经来潮。男童因为雄激素增多表现为假性性早熟，出生时症状可不明显，出生 6 个月后出现性早熟表现，1～2 岁后外生殖器明显增大，阴囊增大，但是睾丸大小与年龄相符，第二性征如阴毛、腋毛、胡须、喉结等可以早期出现。无论男童还是女童，因其体格发育过快，骨龄超过年龄，骨骺融合早，最终身材矮小。ACTH 与促黑素（MSH）有共同前体，故增高后有皮肤色素沉着，以皮肤褶皱处如腋窝、腹股沟等处明显，新生儿多表现在乳晕和外生殖器。② 失盐型：是 21- 羟化酶完全缺乏导致，表现为拒食、呕吐、腹泻、脱水、体重不增或增长缓慢、低血钠、高血钾、代谢性酸中毒等，不及时治疗可因为循环衰竭而死亡。同时伴有男性化表现，女性患儿出生时就有两性畸形，

男性患儿表现不明显，诊断相对困难。③ 非典型：由于 21- 羟化酶轻微缺乏导致，本病的临床表现各异，发病的年龄不一。在儿童期或青春期才出现男性化表现。男童表现为生长加速、骨龄超过年龄、阴毛早现、性早熟等。女童可出现初潮延迟、原发性闭经、多毛症及不育症等。

2. 11β- 羟化酶缺乏症 为 CAH 中第二常见类型，占 5%～8%，人群中发病率约为 1/10 000。本症新生儿期可出现轻度失盐症状，但由于脱氧皮质酮具有弱盐皮质激素作用，可以导致体内钠增加，血容量增加，可以在数年后发生高血压、低血浆肾素和低血钾，给予糖皮质激素后血压可下降，停药后血压又回升。女性外生殖器呈不同程度男性化，男性外生殖器大多正常，至儿童期可以出现性发育提前、多毛、女性患儿月经紊乱。

3. 3β- 羟类固醇脱氢酶缺乏症 较罕见，出生后 2 周左右出现失盐和肾上腺皮质功能不足症状，如厌食、恶心、呕吐、周围循环衰竭。男童出现假两性畸形，如小阴茎、尿道下裂。女童因高水平的脱氢表雄酮在外周转化为活性较强的雄激素，出生时出现阴蒂肥大、阴唇融合等表现。

4. 17- 羟化酶缺乏症 亦罕见，占 1%。临床低钾碱中毒和高血压，严重时可有心血管并发症。男性外生殖器类似女性，有小阴茎、隐睾；女性呈性幼稚，青春发育年龄时缺乏第二性征，出现原发性闭经。

5. 胆固醇碳链酶缺陷症 是由于 20，22 裂链酶缺陷引起，在整个代谢反应第一步，胆固醇合成孕烯醇酮时即受阻，以致肾上腺皮质不能合成皮质醇、醛固酮及雄激素等任何一种皮质激素。出生 2

周后有严重失盐、脱水、休克、皮肤色素沉着。家族中有一人患病，以后的兄弟姐妹亦可能同样患病。典型失盐型患儿在新生儿期即出现呕吐、腹泻、脱水和难以纠正的低血钠、高血钾及先天性代谢性酸中毒，严重者可以出现循环衰竭等危象。典型单纯男性化者仅可见雄激素增高的症状，如多毛、阴毛早现、声音变粗、男性阴茎粗大和女性外生殖器男性化等。非典型者在儿童早期无明显临床症状，以后会因多毛、痤疮、月经过少、闭经和生育能力障碍等就诊。

【辅助检查要点】

1.生化检测　尿液 17- 羟类固醇、17- 酮类固醇和孕三醇测定，其中 17- 酮类固醇是反映肾上腺皮质分泌雄激素的重要指标，肾上腺皮质增生症患者 17- 酮类固醇明显增高。

血 17- 羟孕酮、孕酮、脱氢表雄酮、睾酮均可增高，其中 17- 羟孕酮增高可以为正常的几十倍甚至几百倍，是 21- 羟化酶缺乏症较可靠的诊断依据。血电解质测定：失盐型可有低钠血症、高钾血症。血皮质醇、ACTH 测定：典型失盐型 CAH 患者的皮质醇水平低于正常，单纯男性化者可在正常范围或低于正常。血 ACTH 不同程度地升高，在非典型患儿 ACTH 可以正常。

2.染色体检查　外生殖器出现严重畸形者，进行染色体核型分析，以鉴定性别。

3.X 线检查　骨龄较生理年龄明显提前。

4.B 超、CT 或 MRI 检查　可以发现双侧肾上腺增大。

5.基因检测　可发现相关基因突变或者缺失。

6.ACTH 兴奋试验　是鉴别 21- 羟化酶缺乏症与其他类固醇合成酶缺乏症的金标准，兴奋后 60 分钟血 17- 羟孕酮高于 10 g/L 提示 21- 羟化酶缺乏症的诊断。

7.产前及基因诊断　不同类型 CAH 的临床和生化特点如表 9-4 所示。

表 9-4　CAH 各种临床类型的生化特点

类型	临床特征	Na$^+$	K$^+$	PRA	Aldo	17-OHP	DHPA	DOC	T	17-OHCS	17-KS
21- 羟化酶缺乏：单纯男性化型	女性假两性畸形，男性假性性早熟	N	N	↑	N或↓	↑↑	N或↑	N或↓	↑↑	↓	↑
21- 羟化酶缺乏：失盐型	假两性畸形更严重，男性性早熟，两者均伴有失盐	↓	↑	↑↑	↓	↑	N或↑	N或↓	↑↑	↓	↑↑
11β- 羟化酶缺乏	高血压，低血钾，女性假两性畸形，男性假性性早熟	↑	↓	↓	↓		N或↑	↑↑	↑	↓	↑↑
17- 羟化酶缺乏	高血压，低血钾，男性假两性畸形，女性性幼稚	↑	↓	↓	N或↓	↓	↓↓	↑↑	↓	↓	↓
3β- 羟类固醇脱氢酶缺乏	失盐，肾上腺皮质功能不全，男性生殖器不同程度女性化，女性呈不同程度男性化	↓	↑	↑	↓	N或↑	↑	N或↓	↓	↓	↓
胆固醇碳链酶缺陷	出生 2 周后严重失盐，脱水，休克，皮肤色素沉着，男性假两性畸形	↓	↑	↓	↓	↓	↓	↓	↓	↓	↓

注：PRA，肾素血管紧张素原；Aldo，醛固酮；DHPA，脱氢表雄酮；DOC，脱氧皮质酮；T，睾酮；17-OHCS，17- 羟类固醇；17-KS，17- 酮类固醇。

8. 筛查指标解读　① 17- 羟孕酮阳性界值点：足月儿 / 正常体重儿为 30 nmol/L，早产儿 / 低体重儿为 50 nmol/L。② 为减少假阳性，17- 羟孕酮浓度影响因素较多：孕周、出生体重与 17- 羟孕酮浓度存在一定负相关；合并某些心、肺、脑疾病时 17- 羟孕酮也会继发性增高；提前采血因 17- 羟孕酮在 24 小时内生理性升高。

【鉴别要点】

1. 先天性肥厚性幽门狭窄　失盐型患儿出生后可有呕吐、脱水表现，需要与先天性幽门梗阻相鉴别。B 超可提示幽门环肌肥厚，钡餐造影可见狭窄的幽门管。同时幽门狭窄引起的是低钠低钾低氯性碱中毒，而失盐型 CAH 表现为低钠高钾，可以鉴别。

2. 肾上腺皮质肿瘤　男性化肾上腺肿瘤与本病的单纯男性化型均有男性化表现，尿 17- 酮类固醇均升高，需进行地塞米松抑制试验，男性化肾上腺肿瘤不被抑制，单纯男性化型 CAH 则较小剂量地塞米松即可显著抑制。

3. 真性性早熟　睾丸明显增大，17- 酮类固醇增高，但不超过成人期水平。

4. Addison 病　有肾上腺皮质功能不全的表现和皮肤色素沉着，无男性的假两性畸形或女性男性化，17- 羟孕酮正常。

【治疗要点】

1. 无失盐症状患儿　皮质醇 15~20 mg/（m² · d），分 2~3 次口服，即可达到较好的抑制。

2. 失盐型患儿　应及时纠正水、电解质紊乱。临床出现休克时，需要及时静脉补液，开始可用 5% 葡萄糖盐溶液以 20 ml/kg 1 小时内输注，然后可用生理盐水或 0.45% 生理盐水及含有碳酸氢钠或乳酸钠的 2∶1 液。忌用含钾液。输液速度每 24 小时 60 ml/kg，持续 24 小时，同时加用琥珀酸氢化可的松 50 mg，每 6~8 小时一次。第一日可口服氟氢可的松 0.05~0.10 mg/d，或者肌内注射去氧皮质酮 1~2 mg，最大剂量不宜超过 2~4 mg/d，以免水钠潴留发生肺水肿或心力衰竭。必要时可以输注血浆 50~100 ml，患儿所需要的总液量可按照 80~120 ml/kg 计算。根据病情控制输液速度。失盐型患儿结束抢救治疗后，氟氢可的松每日用量为 0.05~0.10 mg，最多不超过 0.20 mg。

3. 长期治疗　糖皮质激素：确诊后尽早治疗，一般予以醋酸氢化可的松，10~20 mg/（m² · d），分 2~3 次口服。有研究证实，分 3 次用药且夜间给予大剂量的给药方式对抑制骨龄的进展和保持患儿正常的生长发育有较好的效果。如有应激情况，如感染发热（>38.5℃），过度劳累，肠胃炎有脱水表现，手术或青春期，糖皮质激素的剂量应比平时增加 2~5 倍。盐皮质激素：可以口服氟氢可的松 0.05~0.10 mg/d，等量的氟氢可的松分 2 次给药比一次给药更有效，症状改善后逐渐减量、停药，长期应用可引起高血压。外科治疗：建议对严重男性（Prader 分级≥3）的女童在婴儿期行阴蒂和会阴部重建术，最适合的年龄是 6 月龄至 1 岁。

4. 定期随访　每 3~12 个月复查一次。为观察用药效果可进行如下检查。① 身高和发育：生长减慢和骨骺早闭说明过量。② 骨龄：2 岁以后每年行 X 线检查评估骨龄，如果骨骼成熟发展快，说明剂量不足。③ 雄激素测定：每隔半年测定血中 17- 羟孕酮和雄烯二酮，或者尿中 17- 酮类固醇含量。一般青春期以前尿 17- 酮类固醇含量低于 4 mg/d，并随骨龄的增加而增加，青春期时逐渐达到成人值。④ 血清钾、钠测定：失盐型患儿用盐皮质激素时，应测血清钾、钠以判断是否过量或不足，如果血中浓度适量则血压维持在正常水平。

【其他要点】

1. CAH 治疗期间药物剂量的调节　氢化可的松的用量应维持在充分抑制雄激素水平、控制男性化症状以及保持正常生长的最小剂量。

2. 21- 羟化酶缺乏症单纯男性化型的治疗　相关指南建议所有典型 CAH 患者应在新生儿及婴幼儿期使用氟氢可的松和氯化钠补充制剂治疗。盐皮质激素的使用一方面可以补充患儿不明显缺乏的盐皮质激素，另一方面可以减少糖皮质激素的剂量，减少不良反应。

3. 假阴性　非 21- 羟化酶缺乏型、非经典型、围生期药物应用，技术原因检测板上特异性抗体与其他类固醇激素的交叉反应；假阳性：早产儿或低出生体重儿，出生 36 小时内采血，出生后合并某些心肺疾病的新生儿。

四、葡萄糖 -6- 磷酸脱氢酶缺乏症

葡萄糖 -6- 磷酸脱氢酶缺乏症（glucose-6-

phosphate dehydrogenase deficiency，G-6-PDD）是 X 连锁不完全显性遗传的红细胞酶缺陷病。因 *G6PD* 基因缺陷，红细胞抗氧化能力低下，受过氧化因子攻击时易发生溶血所致。2017 年我国 21 个省市新生儿筛查确诊 G-6-PDD 26 703 例，发病率 34.5/ 万。广西壮族自治区 G-6-PDD 发病率最高，为 416/ 万，多为男性，男女之比为 7：1。儿童发病多于成人。

G6PD 基因定位于 X 染色体长臂 2 区 8 带（Xq 28），*G6PD* 由调控 *G6PD* 的基因突变致病。全世界已报道 *G6PD* 基因突变型有 122 种以上，中国人有 17 种，分布在多种民族中，常见突变有 nt1376G → T、nt1388G → A 和 nt95A → G。男性半合子和女性纯合子均表现为 G-6-PD 重度缺陷。女性杂合子多呈轻度表型或不发病。本病发生溶血的机制尚未完全明了。服用氧化性药物诱发溶血的机制可能为：G-6-PD 缺乏时，还原型三磷酸吡啶核苷（NADPH）减少，不能维持生理浓度的还原型谷胱甘肽（GSH），从而使红细胞膜蛋白和酶蛋白中的巯基遭受氧化，破坏了红细胞膜的完整性。NADPH 减少后，高铁血红蛋白不能转变为氧合血红蛋白，导致红细胞内不可溶性变性珠蛋白小体形成明显增加，红细胞膜变硬，通过脾脏时产生溶血。蚕豆病的溶血机制较药物性更为复杂。

【分类】

WHO 根据 G-6-PD 的酶活性和临床症状将 G-6-PD 的变异型分为 5 类：①酶活性严重缺乏（接近 0%），伴有慢性非球形红细胞性贫血；②酶活性重度缺乏（<10%），有间断溶血发作；③酶活性中度缺乏（10%~60%），常因感染或药物诱发溶血；④酶活性正常（>60%）；⑤酶活性高于正常（>200%）。多数患者通常无临床症状。

【临床要点】

1.临床表现

（1）药物诱导溶血性贫血　由于服用具有氧化性的药物而引起的急性溶血。此类药物包括：抗疟药（伯氨喹、奎宁）、解热镇痛药（阿司匹林、安替比林等）、磺胺类、硝基呋喃类、大剂量维生素 K 等。常于服药后 1~3 天发生急性血管内溶血。可有头晕、厌食、恶心呕吐、疲乏等症状，继而出现黄疸、血红蛋白尿，溶血严重者可出现少尿、无尿、

酸中毒和急性肾衰竭。溶血过程呈自限性是本病的重要特点，轻症的溶血持续 1~2 天至 1 周，症状逐渐改善后自愈。

（2）蚕豆病　常在蚕豆成熟季节流行，多见于男童，年龄多小于 10 岁，进食蚕豆或蚕豆制品（豆腐、酱油、粉丝）均可发病，母亲食蚕豆后哺乳可使婴儿发病。但是患者并不是每次吃蚕豆后一定发病，是否发病和溶血的严重程度与进食蚕豆的量无关。一般在进食蚕豆后数小时至数天（1~2 日内）发生急性溶血，表现为急性血管内溶血，轻者仅有轻度溶血，不伴有黄疸和血红蛋白尿。严重者可在短期内出现溶血危象，表现为迅速肤色苍黄，伴有血红蛋白尿，伴有恶心呕吐、口渴、腹痛、腰痛等。极重者严重贫血、抽搐甚至休克、急性肾衰竭等。

（3）新生儿高胆红素血症　感染、药物、缺氧、哺乳母亲服用氧化剂药物、穿戴樟脑丸气味的衣服等均可诱发溶血。黄疸多于生后 2~4 日，早至生后 24 小时内，迟至 2 周出现，中重度黄疸多见。早期发病者呈轻至中度贫血或无贫血，外源性因素诱发或晚发者常有中至重度贫血，甚至酱油尿，肝脾大，重者可致胆红素脑病。

（4）感染性溶血性贫血　细菌病毒感染如急性传染性肝炎、呼吸道感染、肠炎、败血症、伤寒、EB 病毒感染等均可诱发 G-6-PD 缺乏者急性溶血。

（5）先天性非球形红细胞性溶血性贫血　常于婴儿期发病，表现为贫血、黄疸、肝脾大，约有半数病例在新生儿期以高胆红素血症起病。儿童或青少年期因某种诱因发病表现为持续慢性溶血，轻度或中度贫血，黄疸，无明显肝脾大。青年期发病代偿良好，可以无症状或仅有轻度贫血，无肝脾大。

（6）无溶血征象　多数时间可以无临床溶血征象。部分基因携带者（杂合子）可以无临床征象。

2.体征　急性溶血发作期可见皮肤苍黄，呼吸急促，心脏听诊可闻及Ⅲ级以上收缩期杂音，同时有酱油尿。发生溶血危象时可以伴有寒战、发热、呕吐、脾大，急性肾损伤可致少尿或无尿。慢性溶血性贫血时黄疸可见于大部分患者，多为轻度，呈间歇性。几乎所有患者都有脾大，且随年龄的增长逐渐显著，溶血危象时增大明显。肝脏大部分呈轻度增大。

【辅助检查要点】

1.血常规　贫血多为轻至中度，如果发生溶血

危象可呈重度甚至极重度贫血，网织红细胞增高，白细胞、血小板多正常。

2. 红细胞 G-6-PD 缺乏的筛选试验 ① 荧光斑点试验：正常 10 分钟内出现荧光，中间型 10~30 分钟出现荧光，显著缺乏者 30 分钟仍不出现荧光。② 高铁血红蛋白还原试验：正常还原率大于 75%，中间型 31%~74%，显著缺乏者小于 30%。硝基四唑氮蓝（NBT）纸片法：正常滤纸片为蓝紫色，中间型为淡蓝色，显著缺乏者为红色。

3. 红细胞 G-6-PD 活性测定 为特异性的直接诊断方法。① WHO 推荐的 Zinkham 法为（12.1±2.09）U/gHb；② 国际血液学标准化委员会（SICSH）推荐的 Clock 与 Mclean 法为（8.34±1.59）IU/gHb；③ NBT 定量法为 13.1~30.0 BNT 单位；④ G-6-PD/6PGD 比值测定可进一步提高杂合子的检出率，正常值为成人 1.00~1.67，脐带血 1.10~2.30，低于此值为 G-6-PD 缺乏。

4. 其他实验室检查 血清非结合胆红素增高，游离血红蛋白增高，结合珠蛋白降低，尿液检测尿胆原增加，急性溶血期间尿色深，有血红蛋白尿。骨髓常规提示红系明显增生。

5. 影像学检查 腹部 B 超提示脾大，可有肝轻度增大，部分患儿有胆结石。

6. 基因检测 G6PD 的基因突变有 100 余种，迄今在国内发现突变类型 33 种，国人常见的突变型有 17 种，突变类型与地区有关，与民族无关。

【鉴别要点】

1. 遗传性球形红细胞增多症 多为常染色体显性遗传，多数有家族史。临床表现为贫血，黄疸，肝脾大，血液中球形红细胞增多，病程呈慢性贫血经过，并伴有溶血反复急性发作。特征性表现是外周血涂片可见到胞体小、染色深、中心浅染区消失的球形红细胞增多，占红细胞数的 20%~40%。大多数病例红细胞渗透脆性增加，骨髓象提示红系增生，以中晚幼红细胞居多。

2. 珠蛋白生成障碍性贫血（地中海贫血） 常见 α、β 两型。重型者胎儿期水肿不能存活，轻者可以无症状或轻度贫血，中间型者多表现为慢性进行性溶血性贫血的过程。实验室检查外周血象呈小细胞低色素性贫血，红细胞渗透脆性正常或降低。HbF 含量明显增高，此为诊断 β 地中海贫血的重

要依据。重型者可出现特殊面容，表现为头颅变大，额部隆起，鼻梁塌陷，两眼距增宽，颅骨 X 线片可见颅骨内外板变薄，板障增宽，在骨皮质之间出现垂直的骨刺。

3. 自身免疫性溶血性贫血 本病也有溶血症状，有球形红细胞增多和渗透脆性增高等表现，但是抗人球蛋白试验阳性，一般无家族史。

4. 药物引起的免疫性溶血性贫血 有明确的用药史，抗人球蛋白试验可以阳性，而且停药后溶血消退。

5. 阵发性睡眠性血红蛋白尿症 表现为间歇发作的血管内溶血，血红蛋白尿，以睡眠后溶血加重为特点。多为正细胞正色素性贫血，合并缺铁者可呈小细胞低色素性贫血，酸溶血试验阳性。本病多见于青壮年，小儿少见。

6. 溶血尿毒综合征 是由多种病因引起的血管内溶血的微血管病，临床上也以溶血性贫血、血红蛋白尿、急性肾衰竭为特点，但是伴有血小板的减少。经典型发生在腹泻后，而 10% 的患儿发病无明显诱因，呈非经典型。

【治疗要点】

急性期患者的治疗首先应去除病因，停止进食蚕豆或可疑药物等。

1. 纠正水、电解质紊乱 补充足够的水分，注意纠正电解质紊乱。

2. 碱化尿液 防止血红蛋白在肾小管内堆积，碳酸氢钠口服推荐剂量为 20~30 mg/kg，静脉注射为 5% 碳酸氢钠 1~2 ml/kg。

3. 输血 轻症者不需要输血，严重贫血时（Hb<6 g/L）可以考虑输注 G6PD 正常的红细胞。

4. 注意肾功能 当有急性肾损伤表现时，及时进行透析等替代治疗。

5. 光疗或换血治疗 新生儿出现严重高胆红素血症时使用光疗或换血治疗。

【预防】

本病是可以预防的，本病的发病有明显的地域性，可以对高发地区的新生儿进行筛查，提早告知发病风险。对于已知是 G-6-PD 缺乏症的患者应避免进食相关食物及药物（表 9-5），并且加强对各种感染的预防。

表 9-5   G-6-PDD 禁用及慎用的药物

药物分类	禁用	慎用
抗疟药	伯氨喹，氯喹，扑疟喹，戊胺喹，阿的平	奎宁，乙胺嘧啶
砜类	噻唑砜，氨苯砜	—
磺胺类	磺胺甲噁唑，磺胺二甲嘧啶，磺胺吡啶，柳氮磺吡啶	磺胺嘧啶，磺胺甲嘧啶
解热镇痛药	乙酰苯肼，乙酰苯胺	氨基比林，安替比林，保泰松，对乙酰氨基酚，阿司匹林，非那西丁
其他	呋喃妥因，呋喃唑酮，呋喃西林，呋喃妥英，尼立达唑，小檗碱，硝酸异山梨醇，二巯丙醇，亚甲蓝，三氢化砷，维生 K_3，维生素 K_4	氯霉素，链霉素，异烟肼，环丙沙星，氧氟沙星，左氧氟沙星，诺氟沙星，萘啶酸，布林佐胺，多佐胺，甲氧苄啶，普鲁卡因胺，奎尼丁，格列本脲，苯海拉明，氯苯那敏，秋水仙碱，左旋多巴，苯妥英钠，苯海索，丙磺舒，对氨基苯甲酸，维生素 C，维生素 K_1
中药	川莲，珍珠粉、金银花，蜡梅花，牛黄，茵栀黄（含金银花提取物），保婴丹	—

注：禁用指常规剂量可导致溶血；慎用指大剂量或特殊情况可导致溶血。

（赵正言）

第六节   串联质谱遗传代谢病筛查

串联质谱分析技术是通过检测氨基酸及酰基肉碱，一次能筛查 40 余种氨基酸代谢、脂肪酸 β- 氧化代谢及有机酸血症疾病，每次分析只需 2 分钟，大大提高了筛查效率，实现了从"一种实验检测一种疾病"到"一种实验检测多种疾病"，逐渐成为新生儿遗传代谢病筛查的有力手段。

一、概述

（一）病种选择原则

根据国际有关新生儿筛查疾病选择原则，结合我国新生儿串联质谱遗传代谢病筛查的疾病谱数据、临床患者疾病谱资料，筛查病种选择原则如下。

1. 疾病致死致残。

2. 出生时可无明显临床表现，早期不治疗后果严重。

3. 疾病可治或可防。

4. 在人群中有一定的检出率。

（二）串联质谱筛查阳性的召回

1. 开展串联质谱新生儿筛查，一次检测可能出现多个指标异常，对于原血片复查后仍有异常需要召回复查。

2. 对于大部分疾病，氨基酸或酰基肉碱绝对值和参数比值两者均有异常才可判断为初筛阳性。

3. 部分疾病，例如甲基丙二酸血症 C3/C2 比值比 C3 绝对值更有意义，C3 正常，C3/C2 增高，也提示初筛阳性，需要召回新生儿复查。

4. 对于召回检测结果仍异常者，要进入相关疾病的诊断程序。

（三）串联质谱筛查疾病的诊断原则

1. 在新生儿串联质谱筛查的疾病中，部分疾病在出生后即可发病，甚至病情较危重，需要尽快进行确诊和治疗。在召回时若发现新生儿已经处于发病状态，或串联质谱检测指标显著异常时，需要在采血复查同时直接进入确诊程序，进行相关实验室检测和治疗，以免延误治疗。对于未发病的新生儿可只采血复查，若复查结果仍异常，再进入确诊程序。

2. 新生儿串联质谱筛查阳性者，根据不同疾病选择相关的生化检测，包括尿气相色谱质谱检测、血尿常规、血气分析、电解质、肝肾功能、血糖、血氨、乳酸、肌酸激酶、同型半胱氨酸、甲胎蛋白等。

3.筛查阳性新生儿经检测提示相应遗传代谢病，均需要进行鉴别诊断和基因诊断，明确致病基因突变位点及父母突变验证。

4.特异性生化指标显著异常，即使没有基因检测结果，或基因检测未明确致病性位点，仍可诊断。

（四）治疗原则

1.尽快治疗　筛查阳性新生儿一旦确诊，需要尽快治疗，治疗越早，疗效越好。

2.治疗原则　为降低体内与疾病相关代谢途径的前体物质及其旁路代谢产物、补充缺乏的产物，减轻这些病理生理改变对机体造成的损害。

3.治疗方法　依据疾病不同及疾病严重程度而不同，选择包括饮食治疗、药物治疗、透析治疗、器官及细胞移植治疗、康复治疗等。

4.疾病特异性指标显著异常　枫糖尿病、甲基丙二酸血症、丙酸血症、异戊酸血症及极长链酰基辅酶A脱氢酶缺乏症等疾病，病情发展往往较快，在进行相关实验室检测的同时要立即进行治疗。

5.需要饮食治疗的代谢病　治疗过程中要根据疾病特点定期监测血氨基酸浓度（包括苯丙氨酸、亮氨酸、缬氨酸、甲硫氨酸等）、肉碱浓度，避免这些物质过低或过高对机体造成危害。

二、有机酸代谢障碍

（一）甲基丙二酸血症

甲基丙二酸血症主要由基因突变导致甲基丙二酰辅酶A变位酶或其辅酶钴胺素代谢缺乏。根据酶缺陷类型分为甲基丙二酰辅酶A变位酶缺陷及其辅酶钴胺素代谢障碍两大类；根据是否合并同型半胱氨酸增高分为单纯型及合并同型半胱氨酸血症型。除 *HCFC1* 基因属于X染色体隐性遗传，其余均为常染色体隐性遗传。患者临床表现复杂，个体差异很大，发病年龄从新生儿期至成人期，轻型患者可能终生不发病，主要表现为呕吐、嗜睡、惊厥、运动障碍、智力及肌张力低下、运动倒退、行为异常、精神障碍、溶血尿毒综合征、肾功能不全、血三系减少等多系统损害。串联质谱筛查指标为C3及C3/C2增高。

【阳性召回标准】

1.血C3、C3/C2及C3/Met均增高。

2.血C3正常，C3/C2或C3/Met增高。

3.仅血C3增高，但C3/C2或C3/Met接近正常参考值高限。

【诊断标准】

1.血C3及C3/C2增高，或者仅有C3/C2增高。合并型甲硫氨酸常降低。

2.尿有机酸甲基丙二酸增高，伴或不伴有甲基枸橼酸增高；合并型血同型半胱氨酸增高。

3.基因检测。*MUT*、*MMAA*、*MMAB*、*MCEE*、*SUCLG1*、*SUCLG2*、*MMACHC*、*MMADHC*、*LMBRD1*、*HCFC1* 及 *ABCD4* 等基因突变。

【治疗要点】

1.急性期的治疗　限制蛋白质摄入，补液、保证热卡，血氨增高明显血液透析。左卡尼汀 100~300 mg/（kg·d），静脉滴注。维生素 B_{12} 1~10 mg，肌内注射，每日一次。

2.长期治疗　维生素 B_{12} 大多对单纯型无效，限制天然蛋白质摄入，给予不含异亮氨酸、缬氨酸、甲硫氨酸及苏氨酸的特殊营养粉饮食，左卡尼汀 50~200 mg/（kg·d）。合并型多数维生素 B_{12} 有效，正常饮食，维生素 B_{12} 1~10mg，肌内注射，根据治疗效果调整用药频率；甜菜碱 1~3 g/d；左卡尼汀 50~100 mg/（kg·d）、亚叶酸钙 2.5~5 mg/d 等药物治疗，甲硫氨酸降低补充甲硫氨酸 100~250 mg/d。

（二）丙酸血症

丙酸血症是由基因突变导致丙酰CoA羧化酶缺乏，编码基因分别为 *PCCA* 和 *PCCB*，属于常染色体隐性遗传。丙酸血症临床表现多样，其临床特征以反复发作的酮症酸中毒，血中及尿中可检测到高甘氨酸，酸中毒、呕吐、脱水、高氨血症、惊厥、嗜睡、肌张力减低、进行性昏迷，中性粒细胞计数减少，血小板计数减少，骨质疏松。根据临床表现分为新生儿早发型，晚发型及不典型。串联质谱筛查指标为C3及C3/C2增高。

【阳性召回标准】

1.血C3及C3/C2均增高。

2.血C3正常，C3/C2增高。

3.仅C3增高，但C3/C2接近正常参考值高限。

【诊断标准】

1. 血 C3 及 C3/C2 增高，或者仅有 C3/C2 增高。可伴甘氨酸增高。

2. 尿有机酸 3- 羟基丙酸及甲基枸橼酸增高，可伴有丙酰甘氨酸或甲基巴豆酰甘氨酸增高。

3. 基因检测。*PCCA* 或 *PCCB* 基因突变。

【治疗要点】

1. 急性期　限制蛋白质摄入，补液、保证热卡，血氨增高明显血液透析。静脉滴注左卡尼汀 100~300 mg/（kg·d）。

2. 长期治疗　限制天然蛋白质摄入，给予不含异亮氨酸、缬氨酸、甲硫氨酸及苏氨酸的特殊营养粉饮食，左卡尼汀 50~200 mg/（kg·d）。

（三）异戊酸血症

异戊酸血症是由于基因突变导致异戊酰辅酶 A 脱氢酶缺乏。编码基因为 *IVD*，属于常染色体隐性遗传。临床主要表现为喂养困难，呕吐，嗜睡和惊厥、特殊的汗脚味等。串联质谱筛查指标为 C5 增高。

【阳性召回标准】

血 C5 及 C5/C3 增高。

【诊断标准】

1. 血 C5 及 C5/C3 增高。

2. 尿有机酸异戊酰甘氨酸增高，可伴 3- 羟基异戊酸增高。

3. 基因测序。*IVD* 基因突变。

【治疗要点】

1. 急性期　限制蛋白质摄入，补液、保证热卡，血氨增高明显血液透析。静滴左卡尼汀 100~300 mg/（kg·d）。

2. 缓解期　限制天然蛋白质饮食，给予不含亮氨酸的特殊氨基酸粉或者蛋白粉。甘氨酸 100~600 mg/（kg·d）和左卡尼汀 50~200 mg/（kg·d）。

（四）3- 甲基巴豆酰辅酶 A 羧化酶缺乏症

3- 甲基巴豆酰辅酶 A 羧化酶缺乏症是由于基因突变导致 3- 甲基巴豆酰辅酶 A 羧化酶缺乏。编码基因为 *MCCC1* 及 *MCCC2*，属于常染色体隐性遗传。新生儿筛查确诊的病例多数为无症状。串联质谱筛查指标为 C5-OH 增高。

【阳性召回标准】

血 C5-OH、C5-OH/C3 及 C5-OH/C8 增高。

【诊断标准】

（1）血 C5-OH、C5-OH/C3 及 C5-OH/C8 增高。

（2）尿有机酸 3- 甲基巴豆酰甘氨酸、3- 羟基异戊酸增高。

（3）基因检测。*MCCC1* 或 *MCCC2* 基因突变。

【治疗要点】

新生儿筛查确诊的病例多无症状不需要治疗，定期监测，合并游离肉碱降低，补充左卡尼汀 75~100 mg/kg。

（五）戊二酸血症 I 型

戊二酸血症 I 型是由于基因突变导致戊二酰辅酶 A 脱氢酶缺乏。编码基因为 *GCDH*，常染色体隐性遗传病。临床主要表现为头围增大及非特异性神经系统损伤症状。串联质谱筛查指标为 C5DC 及 C5DC/C8 增高。

【阳性召回标准】

血 C5DC 及 C5DC/C8 增高。

【诊断标准】

1. 血 C5DC 及 C5DC/C8 增高。

2. 尿有机酸戊二酸及 3- 羟基戊二酸增高

3. 基因检测。*GCDH* 基因突变。

【治疗要点】

1. 急性期　限制蛋白质摄入，补液、保证热卡。静脉滴注左卡尼汀 100~300 mg/（kg·d）。

2. 稳定期　限制天然蛋白质，补充去赖氨酸、色氨酸的特殊配方氨基酸粉或者蛋白粉。左卡尼汀：50~200 mg/（kg·d），维生素 B_2 有效者：100~200 mg/d。

三、氨基酸代谢障碍

高苯丙氨酸血症前面章节已经描述，这里不再赘述。

（一）高甲硫氨酸血症

高甲硫氨酸血症主要由于 *MAT1A* 基因突变导致甲硫氨酸 S 腺苷转移酶缺乏、*GNMT* 基因突变导致甘氨酸 N- 甲基转移酶缺乏、*AHCY* 基因突变导致 S- 腺苷同型半胱氨酸水解酶缺乏，以 *MAT1A* 基因突变导致甲硫氨酸 S 腺苷转移酶缺乏多见。多为常染色体隐性遗传，*MAT1A* 基因可为常染色体显性遗传。多为良性疾病，大多数患者无明显症状，少数患儿出现神经系统异常表现。串联质谱筛查指标为血 Met 及其比值增高。

【阳性召回标准】

Met 及其比值增高。

【诊断标准】

1. Met 增高。

2. 血同型半胱氨酸检测。可伴同型半胱氨酸增高。

3. 基因检测。相对应 *MAT1A*、*GNMT* 及 *AHCY* 等相关基因检出突变。

【治疗要点】

新生儿筛查确诊病例多无症状，甲硫氨酸 <500 μmol/L，同型半胱氨酸增高不明显，限制天然蛋白，特殊奶粉、甜菜碱及维生素 B₁₂ 治疗，定期监测。

甲硫氨酸持续增高 >500 μmol/L、有神经症状或 MRI 异常改变需要肝脏移植。

（二）同型半胱氨酸血症

同型半胱氨酸血症是含硫氨基酸代谢过程中由于酶缺乏导致血同型半胱氨酸浓度增高的一类氨基酸代谢病，分为三型，分别由胱硫醚 β 合成酶（*CBS* 基因编码）缺乏（Ⅰ型）、甲硫氨酸合成酶（*MTR* 基因编码）缺乏（Ⅱ型）及亚甲基四氢叶酸还原酶（*MTHFR* 基因编码）缺乏（Ⅲ型）所致，属于常染色体隐性遗传。临床主要表现为晶体脱位、血管病变、骨骼异常和智力低下。串联质谱筛查指标为 Met 降低。

【阳性召回标准】

血 Met 及 Met/Phe 降低。

【诊断标准】

1. 血 Met 及 Met/Phe 降低。

2. 血同型半胱氨酸增高。

3. 基因突变分析。*CBS*、*MTR* 或 *MTHFR* 基因突变。

【治疗要点】

1. 限制天然蛋白摄入量，补充无甲硫氨酸奶粉。

2. 药物治疗。甜菜碱 100~250 mg/（kg·d）、叶酸 5~10 mg/d 及甲钴胺 1 mg/d。维生素 B₆ 有效型维生素 B₆ 300~600 mg/d。

（三）枫糖尿症

枫糖尿症是由于基因突变导致支链酮酸脱氢酶复合体缺陷。复合体中支链 a- 酮酸脱羧酶（E1）（包括 E1α 及 E1β 分别由 *BCKDHA* 及 *BCKDHB* 基因编码）、双氢脂酰转环酶（E2，*DBT* 基因编码），属于常染色体隐性遗传。临床主要表现为嗜睡、昏迷、惊厥、肌张力增高、酮症酸中毒、低血糖、尿液或汗液有枫糖浆味等。串联质谱筛查指标为 Leu、Val 及 Leu/Val 增高。

【阳性召回标准】

血 Leu 及 Leu/Phe 增高，可伴 Val 增高。

【诊断标准】

1. 血 Leu 及 Leu/Phe 增高，可伴 al 增高。

2. 尿有机酸，如 2- 羟基异戊酸、α- 酮异戊酸、2- 酮 -3- 甲基戊酸，2- 酮异己酸增高。

3. 基因检测。*BCKDHA*、*BCKDHB*、*DBT* 及 *DLD* 基因突变。

【治疗要点】

1. 急性期　停止蛋白 48 小时，亮氨酸下降不明显血液透析，尽可能将异亮氨酸及缬氨酸维持在 400~600 μmol/L，缬氨酸降低可补充缬氨酸。保证热量，试用维生素 B₁ 100~300 mg/d，如果有效亮氨酸下降可达到 50% 以上。

2. 稳定期　限制天然蛋白，补充无支链氨基酸粉或蛋白粉，保证足够热量和营养。反复代谢失调可考虑肝移植，一定程度提高亮氨酸耐受性，减少特殊饮食限制及急性代谢失调发生，但不能逆转慢性脑损伤。

（四）希特林蛋白缺乏症

希特林蛋白缺乏症是由于基因缺陷导致线粒体内膜钙结合的天冬氨酸/谷氨酸载体蛋白－希特林蛋白缺乏所致的遗传代谢病。希特林蛋白缺乏症包含希特林蛋白缺乏所致新生儿肝内胆汁淤积症、希特林蛋白缺乏导致的生长发育落后和血脂异常和成年发作瓜氨酸血症Ⅱ型3种不同表型，为常染色体隐性遗传。编码基因 SLC25A13，属于常染色体隐性遗传。希特林蛋白缺乏症所致新生儿肝内胆汁淤积症临床特点为圆脸、黄疸、低蛋白、肝损、凝血功能障碍等，其临床表现和实验室检查多为暂时性改变，大部分患者预后良好，予以适当治疗临床症状多在1岁内缓解。但有个别患者因感染或肝硬化等严重并发症而预后不良。串联质谱筛查指标 Cit 增高。

【阳性召回标准】

血 Cit 增高，可伴 Met、Arg、Tyr 及 Phe 等多个氨基酸增高。

【诊断标准】

1. 血 Cit 增高，可伴 Met、Arg、Tyr 及 Phe 等多个氨基酸及酰基肉碱增高。
2. 尿有机酸 4- 羟基苯乳酸及 4- 羟基苯丙酮酸增高。
3. 其他生化检测。甲胎蛋白显著增高，直接胆红素、总胆汁酸和转氨酶升高、凝血功能障碍及贫血。
4. 基因检测。SLC25A13 基因突变。

【治疗要点】

希特林蛋白缺乏所致新生儿肝内胆汁淤积症通过无乳糖富含中链甘油三酯配方乳喂养，补充脂溶性维生素，症状可在1岁内缓解。部分患者无需特别治疗症状也能消失，但个别患者若不治疗预后不良。

四、脂肪酸 β- 氧化障碍

（一）原发性肉碱缺乏症

原发性肉碱缺乏症是由于基因突变引起细胞膜上高亲和力的肉碱转运体肉碱转运蛋白功能缺乏，编码基因 SLC22A5，为常染色体隐性遗传病，表现为血游离肉碱及酰基肉碱明显降低及组织细胞内肉碱缺乏，引起心脏、骨骼肌、肝脏等多系统损害。串联质谱筛查指标为 C0 降低。

【阳性召回标准】

血 C0 下降。

【诊断标准】

1. 血 C0 下降，伴其他酰基肉碱降低。
2. 排除母亲原发性肉碱缺乏。
3. 基因检测。SLC22A5 基因突变。

【治疗要点】

1. 急性期 左卡尼汀［100~300 mg/（kg·d）］静脉滴注，每日剂量分 2~3 次。同时补充足量的葡萄糖，保证液体及热量供给，对症、控制感染及治疗心律失常、心功能不全、贫血、肝病及脑病等症。
2. 缓解期 口服左卡尼汀，维持量为 50~100 mg/（kg·d）。监测维持血肉碱水平至正常水平。由于机体所需的肉碱 75% 来自食物，25% 为体内合成，天然食品中以羊肉、牛肉等红肉中肉碱含量较高，多吃牛羊肉，可减少左卡尼汀量。

（二）短链酰基辅酶 A 脱氢酶缺乏症

短链酰基辅酶 A 脱氢酶缺乏症是由于基因突变致线粒体内短链酰基辅酶 A 脱氢酶缺乏造成血中丁酰肉碱和尿乙基丙二酸蓄积的一种脂肪酸氧化代谢障碍疾病，编码基因 ACADS，为常染色体隐性遗传。新生儿筛查确诊的 SCADD 患儿，多数无临床症状。串联质谱筛查指标为 C4 增高。

【阳性召回标准】

血 C4 及其比重增高。

【诊断标准】

1. 血 C4 增高。
2. 尿有机酸乙基丙二酸增高，可伴甲基琥珀酸及丁酰甘氨酸增高。
3. 基因检测。ACADS 基因突变。

【治疗要点】

新生儿筛查确诊无症状患者不需要特殊治疗，避免饥饿及高脂饮食，定期监测串联及尿有机酸分析观察血 C4 及尿乙基丙二酸变化，监测生长及智力发育水平。

（三）中链酰基辅酶 A 脱氢酶缺乏症

中链酰基辅酶 A 脱氢酶缺乏症是由于基因突变引起中链酰基辅酶 A 脱氢酶功能障碍，中链脂肪酸 β 氧化受阻，导致能量生成减少和毒性代谢中间产物蓄积。临床主要表现为能量代谢障碍导致心脏、肝脏及肌肉疾病，严重者可有脑损伤。编码基因 *ACADM*，属于常染色体隐性遗传。串联质谱筛查指标为 C8 增高伴其他中链酰基肉碱增高。

【阳性召回标准】

血 C8、C8/C10 增高，可伴 C6 及 C10：1 增高。

【诊断标准】

1. 血 C8 升高显著，C8/C10 比值增高。
2. 其他生化检测。尿有机酸分析显示尿二羧酸（如己二酸、辛二酸、葵二酸等）升高。尿己酰甘氨酸增高。急性期可有低酮型低血糖、转氨酶、血氨、肌酸激酶升高、代谢性酸中毒等。
3. 基因检测。*ACADM* 基因突变。

【治疗要点】

治疗原则为避免饥饿及劳累，急性发作期积极对症处理。

1. 避免饥饿 婴儿期定期喂养以提供充足热量摄入防止过多脂肪动员；幼儿期患儿可在睡前给予生玉米淀粉（1.5~2 g/kg）以保证夜间足够葡萄糖供应。新生儿筛查确诊病例多数没有症状，正常饮食。当出现感染及应急状态时增加碳水化合物的摄入。

2. 急性期处理 纠正低血糖和补充足量液体及电解质是改善代谢失衡和清除有毒代谢物的关键。当患者存在低血糖时，应立即给予 0.5~1 g/kg 葡萄糖溶液快速静脉滴注（每分钟 5~8 mg/kg），随后在维持足量葡萄糖溶液静脉滴注的同时给予适量电解质，血糖水平需维持在 5 mmol/L 以上。

3. 肉碱治疗 继发性肉碱缺乏，可适当补充左卡尼汀 50~100 mg/kg。

（黄新文）

第七节 新生儿听力筛查

听力障碍是常见出生缺陷之一。新生儿双侧听力障碍发生率为 1‰~3‰，其中重度和极重度听力障碍发生率约为 1‰。正常的听力是儿童语言学习的前提，儿童听力的最关键期为 0~3 岁，而通过一般的体检和父母识别，几乎不能在第 1 年内发现婴儿听力障碍，使很多儿童失去及时康复的时机。

新生儿听力筛查是早期发现新生儿听力障碍，开展早期诊断和早期干预的有效措施，若能在 6 个月前发现，通过适当的干预，患儿的语言发育能力可以基本不受影响。促进儿童健康发展的有力保障，详见第二十章。

第八节 新生儿视力筛查

人类视觉发育的关键期为出生至 3 岁；视觉发育的敏感期为出生至 12 岁。在视觉发育的关键期和敏感期，儿童视觉的形成易受各种因素的干扰和破坏而导致视力发育异常。及早发现、及时干预预后良好。

一、早产儿视网膜病变筛查与诊断

1. 早产儿视网膜病变诊断 早产儿视网膜病变（retinopathy of prematurity, ROP）是发生在早产儿和低出生体重儿的眼部视网膜血管增生性疾病，严重时可导致失明，是目前儿童致盲的首位原因。ROP 的发生与早产、视网膜血管发育不成熟、过度用氧诱发有关。出生孕周和体重愈小，发生率愈高。1984 年在国际眼科会议上 ROP 被正式命名，并制定了疾病分类标准及分期。ROP 按部位划分为三个区。Ⅰ 区是以视神经盘中央为中心，视神经盘中央到黄斑中心凹距离的 2 倍为半径画圆；Ⅱ 区是以视神经盘中央为中心，视神经盘中央到鼻侧锯齿缘为半径画圆，除去 Ⅰ 区之后的环状区域；Ⅱ 区以外剩余的部位为 Ⅲ 区。早期病变越靠近后极部（Ⅰ 区），进展的风险性越大。

病变按严重程度分为五期。1 期：约发生在矫正胎龄 34 周，在眼底视网膜颞侧周边有血管区与无血管区之间出现分界线。2 期：平均发生于矫正胎龄 35 周（32~40 周），眼底分界线隆起呈嵴样改变。3 期：平均发生于矫正胎龄 36 周（32~43 周），眼底分界线的嵴样病变上出现视网膜血管扩张增殖，伴随纤维组织增殖；阈值前病变平均发生于矫正胎龄 36 周，阈值病变平均发生于矫正胎龄 37 周。4 期：由于纤维血管增殖发生牵拉性视网膜脱离，先起于周边，逐渐向后极部发展；此期根据黄斑有无脱离又分为 A 和 B，4A 期无黄斑脱离，4B 期黄斑脱离。5 期：视网膜发生全脱离（大约在出生后10 周）。病变晚期前房变浅或消失，可继发青光眼、角膜变性、眼球萎缩等。此外，还有附加病变、阈值前病变、阈值病变及急进型后极部 ROP 等诊断标准。

2. ROP 筛查　ROP 早期治疗可阻止视网膜病变的发展，预后良好；晚期视网膜脱离后再治疗，费用高且预后差。因此，早期筛查并治疗对 ROP 至关重要。

（1）出生孕周和出生体重的筛查标准　①对出生体重 <2000 g，或出生孕周 <32 周的早产儿和低出生体重儿，进行眼底病变筛查，随诊直至周边视网膜血管化；②对患有严重疾病或有明确较长时间吸氧史的高危患者可适当扩大筛查范围。

（2）筛查时间　首次检查应在生后 4~6 或矫正胎龄 31~32 周开始。

（3）干预时间　确诊阈值病变或 1 型阈值前病变后，尽可能 72 小时内接受治疗，无治疗条件迅速转诊。

（4）筛查人员　要求检查由有足够经验和相关知识的眼科医师进行。

（5）筛查方法　检查时要适当散大瞳孔，推荐使用间接检眼镜进行检查，也可用广角眼底照相机筛查。检查可以联合巩膜压迫法进行，至少检查2 次。

（6）筛查间隔期　①Ⅰ区无 ROP，1 期或 2 期ROP 每周检查 1 次；②Ⅰ区退行 ROP，可以 1~2周检查 1 次；③Ⅱ区 2 期或 3 期病变，可以每周检查 1 次；④Ⅱ区 1 期病变，可以 1~2 周检查 1 次；⑤Ⅱ区 1 期或无 ROP，或Ⅲ区 1 期、2 期，可以2~3 周随诊。

3. ROP 治疗　1 期、2 期为观察，3 期是最佳治疗时期（这段时间很短，约为 1 个月，医学上称之为时间窗），若在此时期用激光治疗，成功率可高达 90%；抗新生血管生长因子玻璃体内注射治疗，也能取得很好的临床效果。4 期、5 期视网膜已发生脱离，只能手术治疗。

4. ROP 预防　ROP 与早产、吸氧、高血压、肠外营养、气管插管、输血、多巴胺应用及气管发育不良等因素有关，特别是早产和吸氧。因此，尽可能降低早产儿的出生率，规范早产儿给氧指征、氧疗及呼吸支持方式，对早产儿应定期随访检查眼底。

二、其他眼病筛查

新生儿期进行眼睛发育状态的检查，早期发现出生缺陷、先天性、遗传性致盲眼病以及感染性、产伤性眼病等。

1. 筛查时间　正常新生儿出生 1 周内完成初次筛查，漏筛者在 42 天或满月回访时完成初筛；早产儿按视网膜病防治指南要求进行筛查。

2. 筛查内容　外眼检查、对光刺激反应、瞳孔对光反射、瞳孔红光反射、屈光间质、眼底检查。

3. 筛查方法　①外眼检查：主要外观检查眼睑及眼球的发育情况、睁眼时睑裂大小及对称情况；②手电筒检查：检查光刺激反应，瞳孔对光反射；③视网膜检影镜检查：检查瞳孔红光反射，以红光反射的色泽和均匀程度来判断视网膜反光正常与否和屈光间质状况，如果屈光间质混浊则用手持裂隙灯进一步检查，以判断屈光间质混浊的部位；④眼底检查：有条件者散瞳后用直接或双目间接检眼镜检查眼底。

婴幼儿和学龄前结合 0~7 岁儿童系统管理的体格检查时间在眼保健门诊作常规筛查，1 岁内 4 次、1~3 岁每 6 个月 1 次、3 岁后一年 1 次。婴幼儿可使用选择性注视检测卡、点状视力检测仪、儿童图形视力表、视觉发育行为、屈光筛查等方法进行视力筛查。3 岁以上儿童可选用儿童视力表、国际标准视力表（或标准对数视力表）、近视力检查、屈光筛查、双眼视觉功能检查等方法进行视力筛查。

以上筛查异常者需转专科诊治。

第九节　先天性心脏病筛查

新生儿先天性心脏病（congenital heart defects，CHD）是指在胚胎发育时期由于心脏和血管的形成障碍或发育异常而导致的一组出生缺陷。新生儿

CHD 发生率为 0.8%～1%，是先天性畸形中的常见原因，也是导致新生儿、婴儿及 5 岁以下儿童死亡的主要原因之一。CHD 患者极少部分可以自然愈合，大部分在早期诊断并经及时手术治疗后，可以获得痊愈。约 1/4 的 CHD 需要在新生儿期或婴儿早期进行手术或导管介入治疗，属于危重型 CHD（critical CHD，CCHD）。CHD 的早期筛查是重症 CHD 早期诊断早期评估和有效干预的重要步骤。

一、CHD 筛查方法

1. 产前超声检查 由于胎儿期卵圆孔和动脉导管的存在，左、右心室的压力相差不大，超声下轻中度室间隔缺损（ventricular septal defect，VSD）也不容易见到分流从缺损处通过，容易漏诊，产前 CHD 检出率只有 28%～33%。直径小于 3 mm 的 VSD 产前基本不能诊断；漏诊的 VSD 通常为小缺损。胎儿期的特殊循环决定了动脉导管未闭和继发孔型房间隔缺损在产前是无法诊断的。另外，因不同孕周的胎儿主动脉、肺动脉直径变化较大，多普勒血流速度检测的轻微异常也不是判定主动脉和肺动脉狭窄的金标准，故上述病变产前很难确定诊断。

2. 体格检查 常规的新生儿体格检查包括观察肤色、毛细血管充盈度、呼吸模式和频率，听诊心脏和肺，触诊股动脉搏动。如果存在心脏杂音、呼吸急促或股动脉搏动减弱时要怀疑是否存在 CHD。

（1）青紫 青紫型心脏病容易被发现，然而新生儿轻度低氧血症时发绀不是很明显，采光不好或者肤色较深时会影响对发绀的观察。

（2）杂音 约 45% CHD 听诊有明显的杂音而被发现。但即使存在 VSD、主动脉弓离断等情况，新生儿期由于生后过高的肺血管阻力减少了通过大的缺损导致的左向右的分流。可能听诊不到心脏杂音。

3. 脉搏血氧饱和度（SpO$_2$）筛查 中央型青紫会出现口唇部和黏膜青紫，去氧血红蛋白含量超过 5 g/L。当脉搏 SpO$_2$ 低于 85% 时才能发现，在皮肤颜色较深的新生儿中尤其难以发现。临床评估动脉血氧分压较难，所以一般使用右手和任意一足的脉搏 SpO$_2$ 监测。脉搏 SpO$_2$ 被证实是简单、经济的筛查方法，可以作为产前超声、产后临床体格检查的补充，主要用于 CCHD 的筛查。美国新生儿和儿童遗传疾病咨询委员会建议筛查的 CCHD 包括以下

7 种：左心发育不良综合征、有完整室间隔的肺动脉闭锁、法洛四联症、三尖瓣闭锁、大动脉转位、完全性肺静脉异位回流以及永存动脉干。

（1）脉搏 SpO$_2$ 范围的界定新生儿出生后第一个 24 小时内动脉 SpO$_2$ 不同，很多健康新生儿的 SpO$_2$ 低于 95%，为了获得更好的特异性，出生后应监测 24 小时或更长时间。很多研究者认为 SpO$_2$ 高于 96% 是正常的。然而，海拔高的 SpO$_2$ 范围较低，海拔高于 2073 米（6800 英尺）的地区，新生儿的 SpO$_2$ 范围介于 91%～96%，SpO$_2$ 低于 90% 可诊断低氧血症。出生后 24 小时内因为动脉导管分流的关系，下肢的 SpO$_2$ 值可较上肢低。一般来说，上、下肢 SpO$_2$ 的差值小于 1%。如果右手和下肢的 SpO$_2$ 差别超过 3%，认为筛查阳性。

（2）脉搏 SpO$_2$ 的影响因素 SpO$_2$ 通常与周围血管充盈、皮肤颜色、肢体运动以及探头与肢体的接触不良有关，也可能与仪器的使用有关，例如读数的时间、探头使用时间、探头固定的松紧度有关。

（3）脉搏 SpO$_2$ 筛查注意事项 ①筛查目标人群为所有健康新生儿。②应当采用不受运动干扰的脉搏血氧仪进行筛查。使用一次性或可重复使用的脉搏血氧探头均可。③为减少假阳性，在出生 6 小时后才进行筛查。④应当在右手及一只足获得氧饱和度读数。任意一侧肢体的脉搏血氧仪读数 ≥95%、上下肢读数的绝对差异 ≤ 3% 时筛查结果为阴性。在初筛结果阳性的婴儿中进行重复测量，以尽量减少假阳性。氧饱和度 <90% 的婴儿应立即接受评估。⑤筛查阳性，通过诊断性超声心动图排除危重先天性心脏病。还需要排除感染性和肺源性低氧血症。

二、我国 CHD 筛查"双指标"方案

2018 年，国家卫生健康委妇幼司在全国 24 省（区、市）首先启动新生儿 CHD 筛查项目，采用"双指标"筛查方案，即采用"心脏杂音听诊结合脉搏 SpO$_2$ 对出生后 6～72 小时的新生儿进行 CHD 筛查。①阴性：心音 2/6 级以下，任意侧肢体脉搏 SpO$_2$ ≥ 95%、上下脉搏 SpO$_2$ 差值 <3%；②阳性：心音为 2/6 级及以上，并满足以下 3 条中任一条：A. 右手或任意足脉搏 SpO$_2$<90%；B. 右手或任意脚连续 2 次测量（间隔 2～4 小时）脉搏 SpO$_2$ 均为 90%～94%；C. 右手和任意足连续 2 次测量（间隔

2~4 小时）脉搏 SpO_2 差值均 >3%。对"双指标"筛查阳性的患儿，则实行超声心动图检查。

三、超声心动图检查

超声心动图是诊断 CHD 的金标准，可以诊断 CHD 常见的 19 种解剖亚型，包括：房间隔缺损、室间隔缺损、动脉导管未闭、法洛四联症、大动脉转位、肺动脉狭窄、房室间隔缺损、三尖瓣闭锁或狭窄、右心室双出口、左心发育不良综合征、肺动脉闭锁、主动脉狭窄、主动脉缩窄、三尖瓣下移畸形、考虑完全性肺静脉异位回流、完全性房室通道、三房心、主动脉 – 肺动脉间隔缺损和主动脉弓断裂。心脏生理改变是介于正常和 CHD 之间的状态，定义为存在以下任何一种情况：① 卵圆孔未闭；② 直径小于 3 mm 的动脉导管未闭，或早产儿的动脉导管未闭；③ 房间隔缺损直径小于 5 mm；④ 不随年龄扩大的肺动脉狭窄或主动脉狭窄超声心动图最大瞬时梯度小于 20 mmHg；⑤ 左右肺动脉生理性狭窄；⑥ 无狭窄或反流的单纯性二叶式主动脉瓣。这部分患儿需要定期随访来确诊。

第十节　发育性髋关节发育不良筛查

发育性髋关节发育不良（developmental dysplasia of the hip, DDH）是一种发育性疾病，包括髋关节稳定而仅在影像学中体现的髋臼发育不良到有临床表现的髋关节不稳定、半脱位以及完全脱位的一系列病变，既往所称先天性髋关节脱位为 DDH 中较为严重的情况。DDH 病因尚不明确，发病率与种族、家族遗传、性别、胎位等有关，可造成患儿步态异常、对侧髋关节及相邻关节如膝关节发育异常、脊柱继发畸形、成年后退化性髋关节炎、早发性骨关节炎等。

开展新生儿筛查是预防和早期发现 DDH 的重要措施。DDH 的患儿如果得到早期诊断和治疗，大部分的病例能够完全恢复。如果延误诊治将影响髋关节的正常发育，可引起患儿脱位、关节僵硬、关节运动受限等发生，严重的甚至可引起股骨头缺血坏死，即便是采取复杂的手术治疗，也难以恢复髋关节的正常结构、形态和功能，不但影响儿童和青少年时期的生长发育，也使患者在成年后其髋关节可能在较早期出现骨性关节炎，影响其生活质量。且治疗时患者年龄越大预后越不理想。因此，多个国家与地区，包括我们国家的多个省市逐渐开展 DDH 早期筛查。

一、DDH 筛查年龄

早期筛查开始年龄，不同国家有不同执行标准，多数是出生后 6~8 周进行筛查，少数国家主张 72 小时内筛查，由于体格检查可能存在漏诊，建议出生后 2~6 周常规进行超声检查。

二、DDH 检查方法

1. 一般体征　双下肢不等长，股纹臀纹不对称，见于单侧脱位者；双侧脱位者会阴部变宽。

2. 特征体征

（1）欧士兰尼（Ortolani）征　将髋关节外展、大转子上抬，若股骨头复位回髋臼过程中产生弹响和复位感，提示髋关节脱位。

（2）巴洛试验（Barlow test）　将髋屈曲内收同时向后方轻推股骨，若触及髋关节脱出髋臼窝时的弹响，则证明髋关节可能出现脱位，提示新生儿髋关节不稳定。

（3）阿里斯（Allis）征　阳性者为单侧脱位时平卧屈髋屈膝二足放台上，可见双膝高低不等。

3. 影像学检查

（1）髋关节超声检查　国内外已被公认为是婴幼儿发育性髋脱位早期诊断和随访研究的有效方法之一。通过超声显示股骨头与髋臼的解剖学关系，可以对髋关节解剖的病理学改变进行准确的诊断和分型，指导临床采取恰当的治疗方案。最常用的为奥地利科学家 Reinhard Graf 教授提出的 Graf 法。该方法是根据髋臼骨及软骨形态的不同做 α 角及 β 角的测量的方法：① 沿平直的髂骨面做一条切线为基线；② 髂骨下缘点与骨性髋臼外侧缘的切线为骨顶线；③ 盂唇中央与骨性髋臼外侧缘的连线为软骨顶线。基线与骨顶线相交线的线为 α 角，为 Graf Ⅰ~Ⅳ 分级的依据，也是评价愈后的直接指标；基线与软骨顶相交线的角为 β 角，为 Graf 分级中亚型分类的依据，也是结合稳定实验评价髋关节的稳定性。

超声 Graf 法诊断标准：Ⅰ 型表示正常髋关节，

Ⅱa 型表示生理性发育不成熟髋关节，Ⅱb 型表示骨化延迟髋关节，Ⅱc 型表示髋臼发育不良髋关节，Ⅲ 型表示半脱位髋关节，Ⅳ 型表示完全脱位髋关节（表 9-6）。

超声检查最好在股骨头骨化中心出现前进行，3~4 月龄时，可在超声下显出清晰的髋关影图，此时测量髋臼骨性和软骨角度能够反映髋关节的发育状态。当患儿超过 6 月龄时，股骨头骨化中心出现，超声检查的准确性受到影响，此时 X 线检查对于判断髋关节发育情况更有帮助。

（2）X 线检查　常用指标为 Perkin 方格、髋臼指数（AL）、中心边缘角（CEA）、Shenton 线、泪滴（Teardrop）征，提示髋关节发育不良、半脱位或者脱位。

三、随访

儿童髋关节发育不良是较为常见的疾病，此类疾病应早诊断、早治疗。超声检查操作简单，诊断分型标准明确，能辅助治疗，根据不同的分型进行个体化干预治疗有利于提高 DDH 疗效和预后。随着对 DDH 研究的深入以及检查手段的更新，越来越明确它并不是单纯的先天性疾患，而是在生长发育过程中由多种因素共同导致的一种儿童常见的髋部畸形。许多机制还不清楚，有待于进一步探索。

第十一节　新生儿基因筛查

一、新生儿基因筛查常用技术

（一）实时荧光定量 PCR（QF-PCR）

通过荧光探针（Taqman 探针）或荧光染料（SYBR）标记实现对 PCR 产物量增加过程中的实时监控，在 PCR 到达指数期时进行定性或半定量检测。荧光定量 PCR 技术主要应用于新生儿耳聋基因、脊髓性肌萎缩症、地中海贫血、重症联合免疫缺陷病等疾病筛查。该技术具有特异性强、灵敏度高、操作简便等特点，但只能针对已知突变位点进行设计和检测。

（二）基因芯片

该技术基本原理是核酸杂交，根据 DNA 互补配对原则，利用基因探针识别特定基因，通过检测杂交信号的强度及分布，对待检序列进行定性或定量检测。多用于新生儿耳聋基因筛查、囊性纤维化（CF）、假性肥大型肌营养不良（DMD）二阶筛查等，利用聚合芯片电泳的方法还能早期筛查诊断脆性 X 综合征。此外，基因芯片技术也被应用于 G-6-DP 和 PKU 的基因检测。该技术具有高通量、自动化、微型化等优点，检出率及准确性高，适合于临床大样本的筛查。

表 9-6　Graf 分型方法及治疗

分型	α 角（°）	β 角（°）	年龄	诊断结果及治疗措施
Ⅰa	≥60	≤55	无限制	发育良好，无须治疗
Ⅰb	≥60	>55	无限制	发育良好，无须治疗
Ⅱa	50~59	55~77	0~12 周	生理性发育不成熟，外展操或宽尿布并随访观察
Ⅱb	50~59	55~77	>12 周	髋臼轻度发育不良，Pavlik 挽具治疗，超声随访
Ⅱc	43~49	<77 未脱位	无限制	髋臼严重发育不良，骨科治疗，超声随访
Ⅱd	43~49	≥77	无限制	髋臼严重发育不良，骨科治疗，超声随访
Ⅲ	<43 或无法测量	软骨顶头侧移位	无限制	髋关节脱位，骨科治疗，超声随访
Ⅳ	<43 或无法测量	软骨顶足侧移位	无限制	完全脱位髋关节，骨科治疗

（三）MassARRAY 核酸质谱技术

该系统基于基质辅助激光解吸电离飞行时间质谱技术，整合了 PCR 技术的高灵敏度、芯片技术的高通量和质谱技术的高精确度，是目前唯一应用质谱技术直接检测单核苷酸变异的技术平台。目前主要用于中等量的基因分型分析。

（四）二代测序（next generation sequencing, NGS）

与一代测序（Sanger 法）相比，NGS 可以很低的成本对大量的 DNA 序列测序，可以同时覆盖多个基因的所有编码序列。根据检测覆盖范围的不同分为三大类：靶向测序（targeted sequencing, TS）、全外显子组测序（whole exome sequencing, WES）以及全基因组测序（whole genome sequencing, WGS）。TS 针对一组特定疾病基因组成检测 Panel，对特定疾病相关的致病基因进行靶向捕获或富集，然后进行 NGS 测序。该技术检测周期短，可一次性检测多个基因，小范围的检测具有更高测序深度、敏感性强。WES 是对整个基因组中所有编码序列进行测序，可以检出整个外显子区域的突变，相比于 Panel 测序范围更大，还能发现新的致病突变，尤其适用于对目标疾病诊断没有明确方向时进行检测。WGS 覆盖整个基因组，较 WES 覆盖区域更广，在检测非编码区变异、CNV、线粒体基因组变异等方面更具优势，相比于 WES 在疑难病例诊断方面效率更高，但是成本高和数据分析的挑战，使该技术在临床应用上具有局限性。不适合二代测序的情况，如存在"同源基因"（假基因）及三碱基重复序列等。

二、新生儿基因筛查进展

目前，基因检测技术在国内外相关研究进展主要集中在以下 3 方面：①对于生化指标异常者再次使用干血片进行基因筛查，包括囊性纤维化（CF）、杜氏肌营养不良（DMD）、新生儿希特林蛋白缺陷病（NICCD）等疾病；②对特定发病机制明确的疾病直接进行靶向基因或 DNA 筛查，包括遗传性耳聋、严重联合免疫缺乏病（SCID）、脊髓性肌萎缩症（SMA）、脆性 X 综合征（FXS）等疾病；③基于 NGS 技术在新生儿疾病基因筛查的探索性研究，

通过 WES 或 WGS 技术在新生儿遗传病风险预测、携带者筛查和疾病诊断方面研究。

（一）基因检测作为新生儿疾病的二阶筛查

NICCD 是一种因 SLC25A13 基因表达异常导致的 Citrin 功能缺陷，进而造成一系列生化代谢紊乱的隐性遗传病。由于新生儿出生后瓜氨酸浓度可能不会立即升高，导致该疾病 MS/MS 漏筛较多。浙江大学医学院附属儿童医院将 3 万余例瓜氨酸指标在 18~38 μmol/L（瓜氨酸指标的 Cutoff 值为 38 μmol/L）间的新生儿，采用 MassARRAY 技术平台进行 SLC25A13 基因热点突变位点检测，确诊了 5 例 MS/MS 漏筛的 NICCD 患儿，表明 MS/MS 联合基因筛查能提高 NICCD 的检出率。

目前，基于 NGS 超高重 PCR、MassARRAY 核酸质谱技术和靶向测序 panel 等常用于新生儿疾病的二阶基因筛查与诊断，对于初筛阳性的样本，在不召回新生儿的前提下，二次使用剩余的干血斑，能有效降低初筛的假阳性率，同时能避免因二次采样引发漏诊的可能。

（二）特定新生儿疾病的靶向 DNA 筛查

SCID 是原发性免疫缺陷病（PID）中最严重的疾病类型，出生后 3 个月内进行造血干细胞移植治疗存活率可接近 95%。采用巢式 – 实时定量 PCR 方法检测新生儿干血斑中游离 T 细胞受体剪切环（TRECs）数量，目前已广泛应用于新生儿 SCID 筛查，TREC 拷贝数减少或缺失，提示怀疑 SCID。

脊髓性肌萎缩症（SMA）是一种常染色体隐性神经肌肉疾病，发病率约 1/10 000。约 95% 的 SMA 患者是由于 SMN1 基因纯合缺失引起。因基因治疗药物 Spinraza 获批，2017 年美国纽约开展了 SMA 新生儿筛查试点研究，该项目采用荧光定量 PCR 技术检测新生儿干血斑中 SMN1 基因 7 号外显子的拷贝数。共筛查 3826 例新生儿，SMA 突变总体携带率 1.5%，1 例 SMN1 基因 7 号外显子纯合缺失患儿，在 15 天大时接受了 Spinraza 治疗，12 个月大时未发现任何呼吸问题。此项研究初步证明了 SMA 新生儿筛查的可行性。

（三）基于 NGS 技术的 WES/WGS 新生儿疾病基因筛查的探索

新生儿基因测序报告（NGSR）标准如下。

1. 有充分的证据表明该基因会导致高外显率的儿童期疾病（<18 岁发病）。

2. 在儿童期进行干预可能避免后续重大疾病发生的相关中等证据或中等外显率的基因。

3. 与儿科药物基因组强关联的基因，包括与恶性高热相关的 *RYR1*，与硫嘌呤毒性相关的 *TPMT*，以及与葡萄糖 -6- 磷酸脱氢酶缺乏引起的溶血性贫血相关的 G-6-PD。

4. 符合以上标准的基因携带者情况。

5. 仅报告致病和疑似致病的变异。

三、新生儿基因筛查的挑战

通过基因测序来进行新生儿疾病筛查，也面临着很多挑战。随着越来越多遗传病治疗方法和新药的出现，符合新生儿筛查原则的病种会越来越多，而这些疾病中，基于酶学、代谢物等筛查技术已无法满足更多疾病的筛查需求，很多疾病都无法用传统的筛查技术来鉴别，因此基因测序特别是 NGS 技术的筛查方法，将成为一种重要的补充。全球基因组学与健康联盟（GA4GH）是由 400 多家医疗保健、研究、疾病宣传、生命科学和信息技术机构组成的国际合作机构，期望通过共享基因组和临床数据共同促进人类健康。他们就基因组技术用于基于人群的新生儿筛查提出了八项建议，并在此职权范围内，成立了全球联盟监管和道德工作组的儿科工作组，以解决与儿童健康特别相关的问题。现归纳成 7 点。

1. 每个婴儿都需平等获得筛查的机会。

2. 设立公共数据库。

3. 仅限新生儿期诊断并在儿童期有效治疗或干预的疾病。

4. 依据新筛完整体系管理，包括确诊检测、治疗干预、临床随访、遗传咨询、质量保证、公共和专业教育以及行政监管体系。

5. 通过新一代测序或其他基因组方法进行的新生儿筛查，应仅被视为当前一级筛查计划的补充。

6. 不应替代现行所筛病种的筛查方法；目前新生儿筛查的任何疾病不应该用二代测序或其他基因组方法取代，除非基因组技术已被证明对疾病具有相同或更好的敏感性和特异性。

7. 谨慎进行政策和伦理评价。新生儿基因筛查实施之前解决突出的健康政策和伦理问题。医疗机构应对新生儿家长进行检测前知情告知。

新生儿基因筛查关键问题是如何改进对基因组数据的解释，以便能够有效识别筛查的每个致病基因和良性变异，如何处理与成人发病相关的携带者状态变异，二代测序技术（NGS）存在无法检出结构变异和三核苷酸重复以及检出 VUS 等情况，对于临床意义未明突变，结果解释的不确定性对实验室和临床医生均存在一定的法律风险，检测前和检测后对医生的遗传咨询能力和报告解读能力有很高的要求。基因组范围测序产生大量个人信息，需避免数据存储及隐私性相关问题的泄露。另外，在基因筛查过程中对携带者的发现如何报告还存在争议。

新生儿疾病基因筛查的探索还在路上，且面临着很多挑战，但已为儿童疾病的预防与精准诊断、治疗提供了良好前景。

（赵正言　黄新文）

第十章
儿童生长偏异和障碍

生长发育是儿童的基本生理特征，包括身体形态发育和器官功能发育，主要表现在骨骼生长、精神运动发育以及性发育。适宜的生长有赖于遗传特征、正常的内分泌功能、合理营养、没有慢性疾病以及良好的生长环境，任何原因损害儿童健康或营养状况，都会从生长指标变化中体现出来。因此，定期对儿童的生长发育进行监测和评估是儿童保健工作中最基本的工作内容。通过生长评价尤其一段时间内连续追踪评估，可以及早发现生长偏异和障碍，以便及时采取病因分析、营养指导、随访以及转诊等规范措施，使儿童得到及时诊断和干预治疗。

第一节　体格生长偏异

大多数儿童在良好适宜的环境下其遗传潜力会得到较好的发挥，遵循一定的规律或"轨迹"稳定生长。但若受到体内外某些因素的影响，使生长速度异常，致体格生长水平与匀称度发生异常，即会出现生长偏离正常规律或偏离轨迹的现象。因此，生长偏异发生的时间、程度需要通过定期纵向观察才能早发现、早干预。体格生长偏异（deviation of growth）是儿童生长过程中最常见的问题，有些可始于胎儿期，部分为遗传、代谢、内分泌疾病所致，还有少数为神经心理因素所致，大多数与后天营养和疾病密切相关。通常生长低于正常范围线越远，病理因素的可能性越大。生长曲线脱离原有轨迹越明显，提示存在病理因素的概率越大。生长偏异合并畸形、身体比例失调或伴有特定疾病的症状、体征者常是病理因素导致的生长障碍。生长偏异有的可呈现追赶生长，有的则不可逆转。

一、儿童体格生长评估流程

儿童体格生长评价应包括生长水平（growth level）、生长速度（growth velocity）以及匀称程度（body proportion）三个维度（详见第一章第三节体格生长评价）。上述三个评价维度中，生长水平是最基本的评估内容，应根据临床需要进行个体的全面评估。可参照 2015 年《中华儿科杂志》编辑委员会、中华医学会儿科学分会儿童保健学组的《中国儿童体格生长评价建议》中建议的评估流程，包括体格生长测量、采用参数生长水平评估、发现高危儿童、生长速度与匀称程度评估＋临床资料（病史、体格检查）、初步诊断、选择实验室方法或转诊。儿童体格生长评价流程见图 10-1。

二、儿童常见体格生长偏异

常见的体格生长偏异有体重生长偏异、身高（身长）生长偏异、头围生长偏异。

（一）体重生长偏异

1.体重过重　指体重超出同龄、同性别正常儿童体重平均数加 2 个标准差（或第 97 百分位）。

（1）高身材儿童　体重与身高的发育平行，致体重增加。由于儿童体重与身高是同比例增长的，故体型依然是匀称的。

（2）营养失衡　因摄入能量过多使身体有过多脂肪，致体重发育超过身高发育速度，即单纯性肥胖或超重，体型呈现非匀称型。可发生于任何年龄，但最常见于婴儿期、5~6 岁和青春期，且男童多于女童。患儿食欲旺盛且喜吃甜食和高脂肪食物。明显肥胖儿童常有疲劳感，用力时气促或腿痛。严重肥胖者由于脂肪的过度堆积限制了胸廓和膈肌运动，使肺通气量不足、呼吸浅快，故肺泡换气量减少，造成低氧血症、气促、发绀、红细胞增多、心脏扩大或出现充血性心力衰竭甚至死亡，称肥胖－换氧不良综合征。体格检查可见患儿皮下脂肪丰满，但

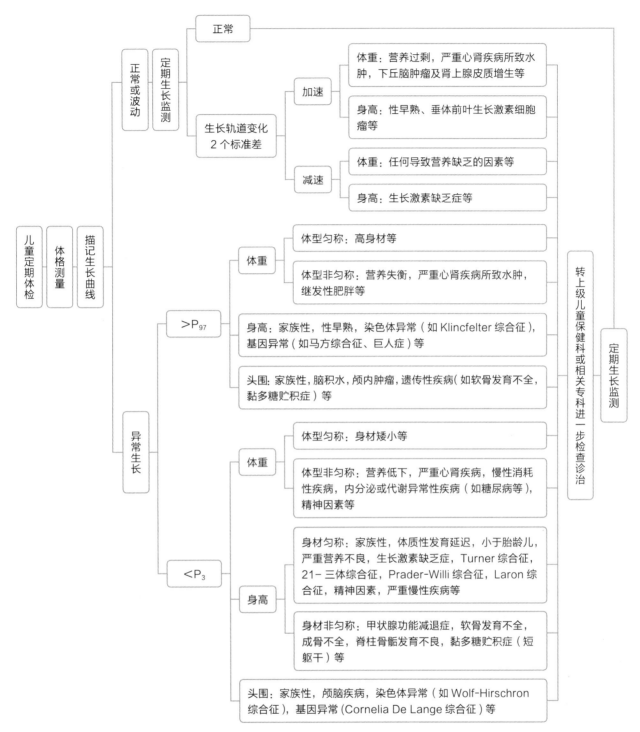

图 10-1　儿童体格生长评价流程

分布均匀，腹部膨隆下垂。严重肥胖者可因皮下脂肪过多，使胸腹、臀部及大腿皮肤出现皮纹；因体重过重，走路时两下肢负荷过重可致膝外翻和扁平足。严重肥胖儿童常有心理上的障碍，如自卑、胆怯、孤独等。

（3）疾病因素　①严重心肾疾病所致水肿：病理性体重增加。②伴肥胖的内分泌疾病：肥胖

生殖无能症，继发于下丘脑及垂体病变，其体脂主要分布在颈、颏下、乳房、下肢、会阴及臀部，指（趾）显得纤细、身材矮小，第二性征延迟或不出现。此外，库欣综合征，丘脑、垂体和性腺等内分泌疾病均会引起病理性肥胖。③伴肥胖的遗传性疾病：Prader-Willi 综合征（PWS），又称肌张力低下 - 智力障碍 - 性发育迟滞 - 肥胖综合征，是症

状性病态肥胖的重要病因之一。本症是由于父源染色体 15q11.2-q13 片段缺失引起的印记遗传病，主要遗传类型包括缺失型、母源单亲二倍体，少数印记中心微缺失及突变、15 号染色体发生平衡易位。发病率为 1/（10 000~30 000），主要表现为矮小、肥胖、性功能不全和智力发育障碍。婴儿期低肌张力、喂养困难、体重低下，儿童期食欲亢进、进行性肥胖、身材矮小，手小脚小，性发育不良。特征性面容为头长、窄脸、杏仁眼、小嘴、薄上唇、嘴角向下。早期诊断和合理干预对改善患儿的生活质量、预防严重并发症和延长寿命至关重要。Laurence-Moon 综合征，又称性幼稚–多指畸形综合征。常染色体隐性遗传，男女比为 2∶1。是一种以性幼稚、肥胖、智力低下、色素性视网膜炎、多指（趾）畸形为临床特征的遗传病。因下丘脑、垂体均有病理改变，导致性腺和性器官发育不良、青春期延迟。Alstrom 综合征，是一种罕见的常染色体隐性遗传病，由 *ALSM1* 基因突变导致，人群发病率较低约为百万分之一，又称为肥胖–视网膜变性–糖尿病综合征。临床主要有视力减退、神经性耳聋、肥胖、糖尿病、尿崩症、肾功能不全、性腺功能低下、高尿酸血症及高甘油三酯血症等。

2. **体重过轻**　指体重低于同龄、同性别正常儿童体重平均数减 2 个标准差（或第 3 百分位）。

（1）**身材矮小**　一般儿童体重与身高的发育平行，故矮小儿童体重亦偏低，如家族性矮小。

（2）**营养不良**　由于各种原因引起的蛋白质和（或）热能摄入不足或消耗增多引起的营养缺乏病，又称蛋白质–热能营养不良（protein-energy malnutrition，PEM），多见于 3 岁以下婴幼儿。目前儿童营养不良在全球范围内仍是威胁儿童生长健康的一个重要疾病。营养不良的早期表现是活动减少，精神较差，体重生长速度不增。随营养不良加重，体重逐渐下降，主要表现为消瘦。长期营养不良将导致生长迟缓。

（3）**慢性疾病**　严重心肾疾病、慢性消耗性疾病，如结核病、反复呼吸道感染、肠寄生虫病、慢性消化不良以及慢性肝炎等，致使消化吸收功能降低及蛋白质、能量消耗增加。也可见于恶性肿瘤，如白血病、淋巴肉瘤等晚期消瘦。还可见于某些内分泌或代谢异常性疾病，如糖尿病、慢性肾上腺皮质功能减退等。

（4）**精神因素**　不良的生存环境、长期的神经心理压抑、受虐待等可使儿童的精神长期处于紧张状态、负担过重或受到压抑而影响食欲，或儿童缺乏母爱和适当的刺激而导致体重不增或下降。青春期儿童可因神经性厌食致体重降低。

（二）身高（身长）生长偏异

1. **高身材**　指身高超过同龄、同性别儿童身高平均数加 2 个标准差（或第 97 百分位）。

（1）**家族性高身材**　即儿童身高发育与双亲身高一致，如父母身材高，子女一般也较高。身高发育主要取决于遗传因素。

（2）**性早熟**　青春期前儿童出现第二性征同时伴有身高提前生长，女童多见。性早熟儿童伴有短期生长加速，因性激素提前启动致骨骺闭合提前，最终身高低于靶身高。

（3）**染色体异常**　① Klinefelter 综合征：即先天性睾丸发育不全症。主要症状为身材高，四肢长，指距 > 身高 5 cm，第二性征发育不良，有女性化表现如乳房发育，睾丸小而质硬，97% Klinefelter 综合征男性不育。部分智力低下或精神异常。② 47，XYY 综合征：因染色体数为 47 条，性染色体为 XYY，故又称为 YY 综合征或超雄综合征。临床症状为身材超高（多 >180 cm），智力偏低，脾气暴躁、性情古怪、易激动、固执、具有反社会行为倾向。多数性发育正常，少数性发育不全。

（4）**基因异常**　① 马方综合征：又称蜘蛛样指（趾）综合征（Marfan syndrome，MS）。系常染色体显性遗传性结缔组织疾病，与原纤维蛋白基因（fibrillin-1，*FBN1*）异常有关。MS 是以管状骨细长、蜘蛛样指（趾）、眼晶状体移位以及先天性心脏病为特征的一组症候群。肢体细长，手和膝过度伸展，智力正常。② 巨人症：可能与芳基羟交互蛋白质基因（*AIP*）异常有关。*AIP* 基因异常可以引发垂体肿瘤导致生长激素（GH）分泌过多。GH 分泌过多致青少年骨骺闭合延迟形成巨人症，青春期后骨骺已融合则形成肢端肥大症。

2. **矮身材**　指身高（长）低于同年龄、同性别参考人群身高（长）中位数减 2 个标准差（或第 3 百分位数）。生长迟缓可由众多生物学、社会心理和环境因素导致，临床需仔细鉴别，通过病史、体格检查与生长曲线监测去明确病因，特别是排除器质性疾病的存在。

（1）**慢性疾病**　① 严重营养不良：严重营养

不良是儿童生长迟缓的最常见原因之一。因长期喂养不当、慢性疾病及严重畸形所致能量、蛋白质摄入明显不足。往往身材矮小水平临界正常，骨龄可稍落后。营养改善生长加速后骨龄恢复正常。②继发严重疾病：患严重先天性心脏病、肝脏、肾脏、慢性腹泻等疾病的婴幼儿生长迟缓。治疗原发疾病后生长可改善。③精神心理因素：长期精神心理创伤，如父母离异、被父母遗弃或虐待、遭遇突发事件等，可导致 GH 分泌不足，生长迟缓，骨龄落后。改善生活不利因素后儿童可恢复正常生长。

（2）正常遗传变异　①家族性身材矮小：儿童出生时身长和体重正常，身材矮小、但生长速率正常，存在矮身材家族史。双亲或双亲之一身高小于平均身高减 2SD。②体质性发育延迟：儿童出生时身长和体重正常，生后生长发育速度为正常低限，骨龄正常或稍延迟，第二性征发育可延迟，最终身高正常。

（3）继发于宫内发育不良的矮小　出生体重或身长低于同胎龄、同性别第 10 百分位的新生儿，又称宫内发育迟缓（intrauterine growth retardation, IUGR）或小于胎龄儿（small for gestational age, SGA）。若 2 岁以后身高仍低于同龄儿童平均身高减 2SD，称为 SGA 持续矮小。

（4）内分泌及其他系统器质性疾病　各类生长激素 - 胰岛素样生长因子 - 胰岛素样生长因子结合蛋白轴相关疾病（生长激素分泌障碍、生长激素分泌后疾病、胰岛素样生长因子合成缺陷、IGF-1 不敏感等）、其他内分泌疾病(糖尿病、甲状腺功能减退、皮质醇增多症、性早熟、多发性垂体功能低下等)、中枢神经系统疾病（颅面中线发育缺陷、下丘脑垂体肿瘤等）、骨骼发育不良及骨病（成骨不全、软骨发育不全、维生素 D 缺乏症等）、代谢性疾病（糖原贮积症、黏多糖贮积症、肾小管酸中毒等）、染色体异常（Turner 综合征、Down 综合征等）。详见本章第二节生长迟缓。

（三）头围生长偏异

1. 头围过大　指头围大于同龄同性别儿童头围均数加 2 个标准差（或第 97 百分位）。

（1）家族性　儿童除头围大外，其他发育均正常，即为正常的头大，与双亲或双亲之一头围大有关，故为家族性头大（familia macrocephaly）。

（2）非遗传性头围大是最常见的病因，常与颅脑疾病有关。①脑积水：多与宫内感染有关。婴儿出生时头围多正常，2~3 个月后头围逐渐增大，体检可发现前囟较前明显增大、饱满或张力高，伴颅缝增宽，严重时双眼呈"落日征"。婴儿期定期测量头围可帮助早期诊断脑积水（hydrocephalus），当头围生长曲线图显示头围增长大于一条主百分位线时，需复测，必要时进行头颅 B 超或 CT 检查。②颅内肿瘤：颅内出现肿瘤的婴儿也可出现头围逐渐增大伴前囟饱满或张力高，颅缝增宽，但头围增大较脑积水缓慢。因婴儿早期前囟未闭，对颅腔压力可有一定的减压作用，因此颅内压增高的表现如呕吐、抽搐、视力下降等症状不明显，头颅 MRI 可帮助颅内肿瘤诊断。

（3）遗传性疾病　①软骨发育不全（achondroplasia, ACH）：系成纤维细胞生长因子受体 3（fibroblast growth factor receptor 3, FGFR3）基因异常致软骨内骨化缺陷的先天性发育异常，主要影响长骨生长。婴儿出生时即可有头颅大、四肢短小，伴有鼻梁塌陷、下颌突出、前额宽大的特殊面容。儿童智力发育正常。②黏多糖贮积症：根据临床表现和酶缺陷，MPS 可分为 8 型，每型又有若干亚型。MPS 国外以 I 型多见，国内 II 型多见。MPSI 系 1- 艾杜糖醛酸苷酶基因异常。临床典型表现常在 1~2 岁后逐渐明显，如头大、前额和双颧突出，呈现眉毛粗、毛发多而发迹低、眼距宽、鼻梁低平、鼻孔大、厚唇的特殊面容，儿童智力低下、身材矮小等。③Sotos 综合征：又称儿童巨脑综合征（cerebral gigantism），是一种罕见的遗传病。病因不明，可能与核受体结合 SET 域蛋白 1 基因（NSD1）异常或染色体 5q35 微缺失有关。临床特征是生后 2~3 年头围、身高、体重、骨龄等生长明显加速，伴高额头、眼距宽、额颞部毛发稀疏等特殊面容，以及不同程度智力发育障碍。④其他：研究表明 PTEN 基因突变与大脑过度生长与孤独症表型存在强相关性。PTEN 基因位于第 10 号染色体，其编码的磷酸酶和张力蛋白同源物（PTEN）是一种经典的肿瘤抑制因子。该基因的缺失或突变除了导致经典的错构瘤肿瘤综合征（PTEN hamartoma tumor syndromes, PHTS），还可见于伴有大头畸形的孤独症谱系障碍患者。研究显示，约 20% 的孤独症兼大头畸形患者携带致病性 PTEN 突变。

2. 头围过小　指头围小于同龄同性别儿童头围均数减 2 个标准差（或第 3 百分位）。

（1）正常遗传变异 头围测量值≤同年龄、同性别儿童头围正常参照值，但儿童无其他异常，体格与智力发育均正常，有家族性。

（2）非遗传性小头畸形 是最常见的病因，与环境因素和感染因素有关，如宫内感染所致颅脑疾病，孕妇大量饮酒（胎儿酒精综合征），围产期各种因素引起的新生儿缺血缺氧性脑病等。头小常呈尖颅、前额低平、颅缝窄，前囟小或闭合早，伴不同程度认知发育异常，运动发育落后或姿势异常，社会适应能力差，视听觉障碍，癫痫发作等；头颅CT 或 MRI 检查可见脑组织形态异常，TORCH 病毒抗体检查可阳性。

（3）遗传病伴小头畸形 ①染色体异常：为小头畸形较常见病因。染色体异常的小头畸形儿童往往有特殊面容，常伴有低出生体重、生长迟缓和精神发育迟滞。如 Wolf-Hirschhorn 综合征［46，XX（XY），del（4p15-ter）］，又称 4 号染色体短臂末端亚端粒缺失综合征（或 4p- 综合征），低出生体重、头小而长、前额突、颅面发育不良（下颌小而后缩）、生长迟缓、严重精神发育迟滞。常染色体部分三体综合征［47，XX（XY），+del（14）（q22）］婴儿表现小头、耳位低、小下颌、精神发育迟滞、隐睾。环状染色体综合征［46，XY，r（10）］，出生体重低、小头、颅面发育不良、耳位低、眼发育异常、生长迟缓、中度精神发育迟滞，可伴隐睾。②基因异常：为致小头畸形较少见疾病。基因异常，如 Cornelia De Lange 综合征与 NIPBL、SMC1A、SMC3、HDACB 及 RAD21 基因异常有关，多为常染色体显性遗传（散发）。体检可见小头，小耳、耳位低，并眉、眉毛浓、体毛多，生长迟缓，精神发育迟滞，外生殖器发育不良，隐睾等。

三、儿童体格生长异常转诊标准

准确的测量数据是体格生长评价的基础，必要时所有测量指标需经 2 名以上经过培训的人员重复测量；首次发现的生长波动允许观察，加强监测，再决定是否转诊。常见的儿童体格生长异常须尽早转诊至上一级儿童保健机构或相关专科的指征（表10-1）。

需要提醒注意的是，不同个体身体大小、生长速度存在明显差异，因此生长参照标准的均值或 P50 不是每个儿童应该达到的"目标"。凡是生长水平位于参照值的正常范围之内，并且随着年龄增长沿着其中的一条生长曲线上升（上下浮动不超过 1 条百分位等级线），就表示生长速度正常；各生长指标的生长水平相差不超过 2 条百分位线，说明体型匀称。将生长水平、生长速度和匀称度结合起来进行评价才能得出较准确的结论。需要强调的是在临床实践中人体测量值的评价仅仅是一种筛查手段，用来发现生长发育偏异的高危儿童，应将生长评价的结果结合临床表现、相关体格检查等进行综合评判。必要时还需动态观察一段时间而不宜仅用一次性评价结果下结论。在临床实践中大力推荐采用生长曲线图进行生长监测与评估。

表 10-1 常见儿童体格生长异常转诊指征

年龄（岁）	生长水平异常	生长水平变化	体型匀称度	遗传靶身高 [a]	身材匀称度
<3	<P3 或 >P97；<6 月龄：体重增长不足或下降；6~12 月龄：2~3 个月间体重不增	向上或向下跨 2 条主百分位线	W/H 或 BMI（≥2 岁）>P85；W/H 或 BMI（≥2 岁）<P5	—	顶臀长 / 身长 > 年龄参考值
3~6	<P3 或 >P97；体重增长不足或下降；身高增长 <5 cm/ 年	向上或向下跨 2 条主百分位线	W/H 或 BMI>P85；W/H 或 BMI<P5	低于或高于	坐高 / 身高 > 年龄参考值；指距 > 身高
>6	身高 <P3 或 >P97	向上或向下跨 2 条主百分位线	BMI>P85；BMI<P5	低于或高于	坐高 / 身高 > 年龄参考值；指距 > 身高

注：[a] 儿童的遗传靶身高计算（6 岁以上）：女童（cm）=［母亲身高 cm+（父亲身高 cm-13）］/2±6.5，男童（cm）=［父亲身高 cm+（母亲身高 cm+13）］/2±6.5，"—"为 <3 岁不计算此项；W/H：身高别体重；BMI：体质指数；P 为百分位。

（董　萍　徐　秀）

第二节　生长迟缓

生长迟缓（身材矮小，short stature）是指在相似环境下，身高（身长）小于同年龄、同性别儿童身高（身长）正常参照值 2 个标准差或第 3 百分位者。儿童期生长迟缓不仅影响体格、心理、认知能力的全面发展，而且增加成年患慢性疾病的风险。世界卫生组织因此将降低 5 岁以下儿童生长迟缓率列为"2025 全球营养目标"的首要核心任务，我国亦将其列为《"健康中国 2030"规划纲要》的主要目标之一。我国地域辽阔，不同地区不仅存在社会经济发展不均衡现状，而且在自然环境、生活习惯、文化习俗、饮食行为等诸多方面也存在较大差别，故仍要高度重视儿童生长迟缓的问题。

【病因】

人的生长、终身高受遗传因素、宫内发育、出生时体重和身高、营养和内分泌激素等因素综合作用，个体生长速度沿着一定的百分位数曲线发展，经过青春期最终达到不同的成人高度。儿童矮小症病因包括特发性矮小、慢性疾病、宫内发育迟缓、内分泌疾病、染色体与基因异常、遗传代谢病、骨和软骨发育不良。其中，多项回顾性研究显示，家族性矮小、体质性生长和发育延迟、内分泌疾病是矮小症的最常见原因。

1. 特发性矮小（idiopathicshortstature，ISS）

其实质是一组目前病因不明的导致身材矮小疾病的总称，是儿童期身材矮小的最常见原因，60%~80% 身长（高）低于 $-2SD$ 的矮身材儿童符合 ISS 的定义，且该定义包括遗传性或家族性矮小、体质性生长和发育延迟等。因此，ISS 是属于排除性的诊断，在诊断过程中务必根据患儿的病史、家族史、临床表现、体格检查、相关实验室检查等排除其他导致身材矮小的原因。ISS 可能包括部分未常规检测的遗传异常，如近年的研究提示身材矮小同源盒基因可能是 1/4 的 ISS 原因。随着基因分析技术的临床广泛应用，在 ISS 患儿中可能会发现更多 GH-IGF 轴相关基因异常。

2. 慢性疾病　一些慢性疾病，如严重营养不良、慢性肝病、慢性肾病、先天性心脏病、慢性感染等都可以引起矮小的发生，特别是肾小管酸中毒或者肠道功能紊乱引起的矮小不易被发觉。20 世纪 80 年代，Cacciari 等对 60 名内分泌门诊的矮小患儿进行了肠道活检，这些患儿没有任何肠道不适主诉，但是有 8.3% 的患儿存在乳糜泻的肠道特征性增生，并在饮食治疗后出现生长加速。还有一些研究显示慢性幽门螺杆菌感染与矮小相关。

（1）严重营养不良　是部分婴幼儿矮小的常见原因之一，占 2.5%~3%。因长期喂养不当，慢性疾病及严重畸形所致能量、蛋白质摄入明显不足。儿童矮小水平多为正常临界最低，骨龄可稍落后。营养改善生长加速后骨龄恢复正常，但 2~3 岁后营养改善，身高往往难以完全追赶。

（2）继发严重疾病　患严重先天性心脏病、肝病、肾病、慢性腹泻等疾病的婴幼儿生长迟缓。治疗原发疾病后生长改善程度亦与治疗年龄有关。

（3）精神心理因素　精神、心理障碍性矮小儿童可因长期精神心理创伤，如父母离异、被父母遗弃或被虐待、遭遇突发事件等，导致 GH 分泌不足，生长迟缓，骨龄落后，第二性征发育延迟，可伴行为、情绪以及睡眠等问题。去除生活不利因素后儿童生长改善情况与年龄有关。

3. 宫内发育迟缓（IUGR）、小于胎龄（SGA）儿　出生体重或身长小于同胎龄 P_{10} 的新生儿定义为 SGA，SGA 是基于新生儿出生体重和身长的横断面诊断，不涉及胎儿宫内生长状况与出生生理特点，但大部分 SGA 均有 IUGR。多数 SGA 与孕母、胎盘和胎儿本身因素有关，是围产期死亡率和发病率的高风险人群，影响部分 SGA 儿童的远期生长发育。全世界有 3%~10% 的新生儿为 SGA。2023 年《柳叶刀》杂志使用来自 23 个国家数据集（约 1.1 亿活产儿）和 18 个国家的 31 项研究的个体级别数据集（约 400 万活产儿），对 2020 年三种相互独立的小体型脆弱新生儿（早产非小于胎龄儿、足月小于胎龄儿和早产小于胎龄儿）的流行率进行估计。结果表明，全球活产婴儿中有 2190 万（16.3%）足月小于胎龄儿和 150 万（1.1%）的早产小于胎龄儿。胎儿的宫内生长与胰岛素样生长因子（insulin-like growth factor，IGF）、胰岛素样生长因子结合蛋白（insulin-like growth factor binding protein，IGFBP）、胰岛素、表皮生长因子（epidermal growth factor，EGF）等激素或细胞因子的调控密切相关。胰岛素样生长因子 2（IGF-2）在人类胎盘的生长发育中起主要作用，参与绒毛膜绒毛的合胞体滋养层、细胞滋养层、朗格汉斯细胞、胎儿薄膜的绒毛的合成，也对胎儿的生长发育有重要调节作用，可以促进胎儿蛋白质有丝分裂，但对胎儿生长发育更进一步的分子信号以及伴随情况尚不清楚。SGA 出生后的体格生长与病因、胎龄、胎儿生长受限的程度、营养摄入以及环境因素有关。如先天性感染、染色体与基因异常和宫内生长严重落后等会使 SGA 患儿终身生长发育落后，并伴有不同程度的神经系统后遗症。流行病学研究显示约 10% 的 SGA 2 岁时未发生追赶性生长，青春期前身高表现为低水平增长（女童 4~5 cm/ 年、男童 3.5~4.5 cm/ 年），即 SGA 持续出生后生长障碍。

4. 内分泌激素分泌异常　生长受到多种内分泌激素和因子的调节，许多内分泌紊乱可以导致矮小症。

（1）生长激素（growth hormone, GH）　是调节生长的关键激素。垂体分泌生长激素并受到下丘脑促生长激素释放激素（growth hormone releasing hormone, GHRH）和生长抑素两种激素的调控。生长激素刺激了胰岛素样生长因子 1（IGF-1）的分泌，IGF-1 与其受体结合从而构成 GH-IGF 轴，对生长产生一系列作用。这一分泌轴任何一个环节异常都会导致生长问题的出现。最常见的疾病是生长激素缺乏症（growth hormone deficiency, GHD），是由于生长激素的完全性或部分性缺乏导致身材矮小。可为先天性或获得性缺乏，亦可为单一生长激素缺乏或伴有其他垂体激素缺乏。多数儿童生长激素缺乏是原发性生长激素缺乏，也可继发于颅脑肿瘤（如颅咽管肿瘤）或遗传性。

（2）先天性甲状腺功能减退症　也是导致身材矮小的重要病因。为甲状腺分泌甲状腺激素不足所致，发病率约为 1/2050。先天性甲状腺功能减退症（简称甲减）分为原发性和继发性。原发性甲减为先天性甲状腺组织发育异常、异位或甲状腺激素合成酶缺陷（系常染色体隐性遗传）；继发性甲减病变部位在下丘脑和垂体，又称中枢性甲减。

（3）糖皮质激素过多　也会造成矮小。库欣综合征在儿童中少见，多是由于医疗原因造成的糖皮质激素过度摄入，如肾病综合征或者严重哮喘的患者，在停用激素后会出现生长速度的增加，但是追赶生长的潜力取决于激素使用的时间和剂量。

5. 染色体与基因异常

（1）先天性卵巢发育不全症（Turner 综合征，TS）　因所有（45，XO）或部分细胞（45，XO/46，XX）缺少一条或部分 X 染色体（46，XdelXp 或 46，XiXq），是人类唯一能生存的单体综合征，也是临床上较常见的染色体疾病之一。女童矮小最常见的病因之一，发生率为 1/5000~1/2000。

（2）Prader-Willi 综合征（PWS）　为父源染色体 15q11.2-q13 区域印记基因的功能缺陷所致，发病率 1/（10 000~30 000），主要遗传类型包括缺失型、母源单亲二倍体、印记中心缺陷（印记中心微缺失及表突变），少见的有印记中心突变和易位等。

（3）Silver-Russell 综合征（RSS）　病因定位于 7 号染色体及 11 号染色体：7 号染色体母源单亲二倍体，ICR1 低甲基化，11 号染色体 11p15.5（*H19* 基因和 *IGF-2* 基因）缺陷。

（4）Noonan 综合征（NS）　是累及多系统的常染色体显性遗传性疾病，两性均可罹患，男性多见。患者有多种与 Turner 综合征相似的临床表现，但染色体核型正常，故又称男性 Turner 综合征或女性假性 Turner 综合征。发病率为 1/1000~1/2500，发病与丝裂原活化蛋白激酶信号通路（RAS-MAPK）中 *PTPN11*、*SOS1*、*RAF1*、*BRAF*、*KRAS*、*NRAS*、*SHOC2* 和 *CBL* 等基因的突变有关。

（5）Laron 综合征（LS）　表现为遗传性垂体性侏儒伴 GH 增高，又称 Laron 侏儒、完全性生长激素不敏感、生长激素受体缺乏症、生长激素不敏感综合征。LS 为生长激素受体（growth hormone receptor, GHR）基因突变致胰岛素样生长因子 IGF-1 特别低，系常染色体隐性遗传。

（6）其他　21- 三体综合征又称先天愚型、Down 综合征（唐氏综合征），18 号染色体长臂缺失等。

6. 遗传代谢病　是一类特殊遗传病。

（1）糖原贮积病（glycogen storage disease, GSD）是一类由于先天性酶缺陷所造成的糖原代谢障碍疾病，涉及 8 种酶。GSD 临床表现分 12 型，Ⅰ、Ⅲ、Ⅳ、Ⅵ、Ⅸ型以肝脏病变为主；Ⅱ、Ⅴ、Ⅶ型以肌肉组织受损为主，发病率为 1/25 000~1/20 000。Ⅰ型 GSD 最常见，为葡萄糖 -6- 磷酸酶或葡萄糖 -6- 磷酸酶转运体缺乏。

（2）黏多糖贮积症（mucopolysaccharidosis, MPS）　因溶酶体中某些酶的缺乏不能完全降解黏多糖致黏多糖代谢障碍。

7. 骨和软骨发育不良　影响身高的骨和软骨代谢疾病较多，其中软骨发育不全（ACH）最为常见，其他如软骨发育不良（hypochondroplasia，HCH），临床表现与 ACH 相似，但软骨发育低下症状较轻，不典型，易被漏诊或误诊为 ISS。成骨不全症（osteogenesis imperfecta，OI）以反复多发性骨折和骨畸形为特点，分先天型（重型）和迟发型（轻型）。脊柱骨骺发育不良（spondyloepiphyseal dysplasia，SED），是一组因基因突变导致的脊柱和骨骺畸形的疾病。主要分先天性脊柱骨骺发育不良（SED congenita，SEDC）和迟发性脊柱骨骺发育不良（SED tarda，SEDT）两大类。

【临床表现】

1. 特发性矮小（ISS）

（1）遗传性矮小或家族性矮小（familial short stature，FSS） 儿童身高有明显的遗传背景，双亲或双亲之一身高 < 均数 –2*SD*。FSS 儿童出生时身长、体重正常，身高增长速度为正常的低限，骨龄正常，智力和性发育正常，体格检查正常。目前多采用双亲身高估计儿童的目标高度（或靶身高）：女童 =（母亲身高 cm + 父亲身高 cm – 13）/2 ± 6.5，男童 =（父亲身高 cm + 母亲身高 cm + 13）/2 ± 6.5，但结果并不可靠，易产生误解。多数预测身高的模式源于健康正常儿童，难以用于异常儿童身高发育模式。因此，采用"预测"一词易产生误解，用"推测"儿童身高发育比较恰当。儿童个人生长成熟程度是最重要的身高推测因素，即儿童骨龄水平与青春期发育年龄代表儿童成熟水平。推测儿童生长的最终情况需要综合儿童个人生长史，包括生长轨道，宫内发育状况，生后各年龄期体格发育成熟水平等。

（2）体质性生长和发育延迟（constitutional delay of growth and puberty，CDGP） 多见于男童，其父母可有青春期发育延迟史，在儿童矮小症中占 1/3 以上。性发育延迟愈明显者，家族史往往愈显著。患儿出生时，身长、体重大多正常，最初几年也无异常，但其后身高增长及成熟逐年减慢，特别是青春发育前或即将进入青春期发育时。性征出现可延迟数年，骨龄落后与青春发动延迟相关，与生长平行。患儿内分泌功能检测一般皆正常，但 GH 水平经药物激发后，可呈现 GH 部分缺乏或暂时性缺乏现象。但迟到的自然青春发动后，有身高增长的加速及循序推进的性发育进程，与正常儿童无异。可在 20 岁或更迟达到成年最终身高，并有正常的生育功能。为正常生长发育的变异，伴或不伴

青春期发育延迟。出生时身高与体重正常，生后生长发育速度为正常的低限，骨龄落后，第二性征发育可延迟，青春发育后其终身高和性成熟能达到正常水平。以男童多见，一般多有 CDGP 的家族史，内分泌功能检测正常。

2. 慢性疾病

（1）营养缺乏性矮小 营养缺乏性生长迟缓或营养性矮小最主要的病因是营养素摄入不足，但也见于因长期挑食、偏食，摄取营养素不合理导致生长落后。患儿不仅身材矮小，体重相对同龄儿也较低。因此，其体重 / 身高之比与非营养性矮小（家族性矮小、体质性矮小）者相似，故难以区别。因营养缺乏致生长迟缓可源于器质性疾患或非器质性病因。营养缺乏性生长迟缓可发生于任何年龄，矮小程度较 GHD 者轻，无垂体性侏儒的典型体态，而有营养不良的临床表现。内分泌检查常有 GH 水平不低而 IGF-1 含量下降的分离现象，IGF-1 水平降低可能与肝脏蛋白质合成减少有关。患儿骨龄落后。营养缺乏性生长迟缓属暂时性，在调整饮食结构、恢复足够营养素摄入后，可有"追赶生长"，逐渐达到正常的身高范围。

（2）精神、心理障碍性矮小 常发生在父母感情不和、离异家庭或单亲子女家庭，患儿精神心理受挫，影响了下丘脑 GH-IGF 轴功能，GH 分泌可正常或缺乏。这种矮小症发生机制复杂，可能与慢性营养缺乏及 GH 神经分泌功能紊乱有关。典型的临床表现是生长停滞，青春发育延迟，骨龄落后。此外，常伴有饮食及睡眠不佳或肠吸收不良、消瘦、性情孤僻、饮食习惯及行为变异。可发生于学龄儿或年幼儿。患儿血 IGF-1、ACTH、糖皮质激素水平皆可低下，甲状腺激素尚正常。

3. 宫内发育迟缓 出生时体重不足或伴有身长落后，可分为非匀称型和匀称型两类。非匀称型是由于在妊娠末 3 个月营养不足，最主要的病因为胎盘功能不全；出生时临床主要表现为身长、头围等基本正常，但体重不足（皮下脂肪减少尤为明显）。决定匀称型生长模式的关键时期一般为妊娠早期，往往由于遗传缺陷或宫内感染等原因，导致婴儿体细胞数量减少，所有组织和器官形态偏小。主要表现为出生时身长、头围和体重匀称性地降低，皮下脂肪减少不明显。当然，遗传缺陷或宫内感染患儿出生时除体格发育迟缓外，还可伴有畸形或神经运动发育异常，也可有 GH 分泌不足或分泌异常。宫

内发育迟缓患儿出生后，部分会出现追赶生长，多在 3 岁内达到同龄儿的身高。但部分患儿不会追赶生长，影响整个儿童期身高，以及终身高。

4. 内分泌激素分泌异常

（1）生长激素缺乏症（GHD）　临床上属于匀称性矮小，为矮小的常见病因。参见本章第三节。

（2）先天性甲状腺功能减退症　严重患儿生长缓慢，为身材比例不匀称性矮小（坐高 / 身高比例幼稚），骨龄显著延迟，黏液性水肿面容；包括眼距宽、鼻梁宽平、舌大而宽、表情淡漠；皮肤粗糙，智力低下。因甲状腺素（thyroxine，T_4）能从胎盘转运供给患儿，婴儿出生时症状可不典型，如仅表现为纳少、黄疸、便秘等，易被忽略。

5. 染色体与基因异常

（1）Turner 综合征　主要表现为身材矮小，性腺发育不良。出生时身长 / 体重落后，可见手足淋巴水肿，颈侧皮肤松弛；2~3 岁后生长显著缓慢，青春期明显身矮、性发育迟缓或原发性闭经。主要体征有颈短粗、蹼颈、肘外翻、盾形胸、乳距宽、后发际低、毛发重、皮肤多黑色素痣等。大部分患儿智力正常，可能伴有心血管、肾脏等畸形。

（2）Prader-Willi 综合征　主要表现为矮小、肥胖、性功能不全和智力发育障碍。2 岁前低肌张力、喂养困难、体重低下，儿童期食欲亢进、进行性肥胖、身材矮小、手小脚小、性发育不良。特征性面容（头长、窄脸、杏仁眼、小嘴、薄上唇、嘴角向下）。

（3）Silver-Russell 综合征　有较为严重的宫内发育迟缓，出生体重和身长低于正常，出生后生长迟缓，身材持续矮小，伴有特殊面容：大头而前额突出呈现倒三角形脸、小下颌、口角下垂、前囟晚闭；身体两侧不对称如头面、躯干与四肢骨骼的左右不对称，其中以四肢最明显，多数智力正常、小指向内弯曲，可见并指、隐睾、尿道下裂、皮肤牛奶咖啡斑等。

（4）Noonan 综合征（NS）　以特殊面容、身材矮小、智力发育障碍并伴有先天性心脏病、骨骼发育异常为特征。临床特征为眼距宽、内眦赘皮、眼睑下垂并下斜、招风耳、双耳位低、颈蹼、短颈、矮身材、鸡胸、漏斗胸、肘外翻、脊柱侧弯、后凸等。先天性心脏病以肺动脉狭窄及房间隔缺损为多见。智力低下、隐睾。

（5）Laron 综合征　临床表现与单纯性生长激素缺乏症 GHD 相同，严重的生长落后，伴特殊面容（前额突出、大眼睛、塌鼻梁），头发稀软，前囟延迟闭合。血生化特点为高生长激素（GH）、低胰岛素样生长因子 1（IGF-1）和低胰岛素样生长因子结合蛋白 -3（IGFBP-3）。

6. 遗传代谢病

（1）糖原贮积病 I 型　临床表现为肝大、空腹低血糖、乳酸性酸中毒、高血脂、高尿酸血症、骨质破坏、生长迟缓、出血倾向、免疫力低下等。

（2）黏多糖贮积症　临床表现之一是身材矮小（详见本章第一节体格生长偏异）。

7. 骨和软骨发育不良

（1）软骨发育不全　临床表现为不匀称性矮小详见本章第一节体格生长偏异。

（2）软骨发育不良　临床表现为不匀称性矮小，轻度腰椎前凸和膝内翻，面部特征不典型，X 线结果呈轻度 ACH 改变。

（3）成骨不全症　先天型成骨不全儿童的骨折始于胎儿期或新生儿期，生长迟缓，肢体粗短，伴多种骨骼畸形，常因颅内出血致宫内死亡或早年夭折，骨骼 X 线检查多为粗骨型。迟发型成骨不全为婴儿期后一年后出现骨折和骨骼畸形，如脊柱侧凸、后凸与胸廓畸形，因脊柱及下肢多发性骨折畸形造成生长迟缓；可伴蓝色巩膜，传导性或神经性耳聋。骨骼 X 线显示多处陈旧性骨折，细骨型。

（4）脊柱骨骺发育不良　主要临床表现包括非匀称性身材矮小（短颈、短躯干）、胸部畸形和早发性关节退行性变，可伴视、听异常。影像学表现为椎体变扁及骨骺发育不良。

【诊断和鉴别诊断】

目前国际文献非常强调生长迟缓的诊断应依靠发育学资料，通过生长记录了解其生长速率（growth velocity，GV）和生长偏异状况（偏离同种族、同年龄、同性别生长轨迹的方式和程度），判断身高年龄（身高相当于某年龄均值的相应年龄）、骨龄（bone age，BA）（以左手腕正位片判断）与生活年龄（按出生年月判断）的关系等。临床诊断需要详细的病史、家族史，全面的体格检查、测量及骨骼 X 线检查等资料，必要时需要进行有关内分泌激素、染色体分析及分子遗传学检测。

1. 询问病史　包括患儿出生时的胎龄、娩出方式、身长、体重和头围、有无窒息、有无畸形、疾病史等情况；辅助生殖技术的使用情况；询问母亲的胎次、产次、妊娠及生产史、孕期健康状况、疾病史、饮酒和吸烟史；家族史须询问患儿父母及同胞的身高情况、父母的青春发育史；患儿有无受歧视、虐待或环境中是否存在影响患儿精神心理的不良因素；喂养和食欲情况。

2.绘制身高生长曲线 收集患儿以往测量的身高记录，绘制成生长曲线，并予以分析。

3.体格检查和测量 全面的体格检查，特别注意畸形特征和身材比例情况。有无甲状腺功能减退症、性早熟或青春期延迟、生长不良的全身性原因和神经系统症状，肌肉的发育、肌张力、全身各器官尤其是性器官及第二性征的检查。重复和准确的人体测量亦十分重要，包括身高、体重、坐高、指距、头围、皮下脂肪厚度等。注意，所有患儿都应该测量头围，因为这可以指向特定的遗传异常。患儿（以及他们的矮身材父母）应通过测量坐高和指距来评估有无身材的不成比例。坐高/身高比的使用被认为是更可靠和可重复性，优于上下部量之比。

4.实验室检查 生长迟缓的实验室检查包括筛查性检查和特异性检查。

（1）筛查性检查 包括常规生化检查，如血电解质（钠、钾、氯、钙、磷）、肝功能和肾功能（BUN、Cr），目的是发现有无潜在的慢性器质性疾病，必要时做进一步检查。例如，肾小管酸中毒、生长迟缓可以是唯一的临床表现，如尿 pH 碱性和相应生化异常可提示诊断。

（2）特异性检查 ①X 线检查：包括骨龄，观察骨骺生长等。若患儿疑有骨骼病变，应进一步检查脊柱、胸廓、四肢长骨、骨盆。②甲状腺功能检查：如患儿肥胖、肢体粗短、心率慢，即使智力正常也应考虑迟发或亚临床甲状腺功能减退，应检测 T_3、T_4 和 TSH。亚临床甲状腺功能减退患儿 TSH 升高，T_4 可在正常下限或略低，但 T_3 可完全正常。③血 GH 测定：常采用药物激发试验。④胰岛素样生长因子 1（IGF-1）和胰岛素样生长因子结合蛋白 3（IGFBP-3）测定：有助于判断 GH-IGF 轴的功能。IGF-1 浓度与年龄有关，亦受甲状腺、催乳素、皮质醇和营养状态影响，IGF-1 测定有一定的鉴别诊断意义，但不能确诊。⑤染色体检查：对女性矮小伴青春发育延迟者应常规做染色体检查，以排除染色体病，如 Turner 综合征等。⑥颅脑 MRI 检查：MRI 可清楚显示蝶鞍容积大小、腺垂体、神经垂体大小及异位等，对诊断 GHD 有重要意义。

5.分子遗传学检测 随着基因组学技术的不断进步，发现越来越多的身材矮小是基因异常影响了生长板（growth plate）和 GH-IGF 轴所导致的。遗传学诊断也有助于预测对 GH 治疗的反应。有共识认为，并不是所有身材矮小的儿童都需要进行遗传和（或）表观遗传学检测，但对于表型提示遗传原因可能性大的特定儿童群体，应将其用于诊断评估。这主要包括严重的家族性孤立性 GHD 或多种垂体激素缺乏的特异性综合征，严重的身材矮小（＜人群或双亲目标身高中位数 –3SD），身体比例失调和（或）骨骼发育不良，以及没有表现出足够追赶生长的 SGA。对于身材矮小的女孩，由于可能存在 Turner 综合征，应进行染色体核型分析。如果染色体核型为 46, XX，临床上有强烈的 Turner 综合征的怀疑，可以考虑微阵列或荧光原位杂交，最好是在不同的细胞类型，而不是血细胞（例如，口腔涂片或尿液中的细胞）。在没有这种怀疑的女孩中，SNP array 具有更好的诊断率，因为它可以检测拷贝数变异（微缺失和微重复），以及大多数形式的单亲二倍体，而其检测 Turner 综合征的敏感性与常规核型分析相当。随后是基于生长特异性的外显子测序 panel。全外显子测序应重点关注身材矮小最严重的（＜人群或双亲目标身高中位数 –3SD）患儿和有综合征特征的患儿。如果基因检测未发现异常，甲基化分析可能需要进行（尤其对于 SGA 儿童），以识别包括 SRS 和 Temple 综合征在内的甲基化疾病。根据临床表型评估，对于 SGA 出生或辅助生殖技术出生的矮小儿童，甲基化检测可能在初步诊断评估中就要进行。需注意的是，甲基化分析的结果可能无法通过其他非特异性分子技术如 SNP array、全基因组或外显子测序来鉴定。

生长迟缓的鉴别诊断如图 10-2 所示。

【治疗】

目前对身材矮小的治疗主要是在明确病因的基础上进行病因治疗，同时加强锻炼，注意饮食均衡。重组人生长激素（recombinant human GH, rhGH）被推荐为许多不同疾病的促生长治疗，尤其在 GHD 患儿中应用广泛，其他与生长相关的 rhGH 治疗指征有 Turner 综合征、SHOX 基因缺陷、Noonan 综合征、Prader-Willi 综合征、生长衰竭伴慢性肾功能不全、小于胎龄儿未追赶生长者、ISS。SRS

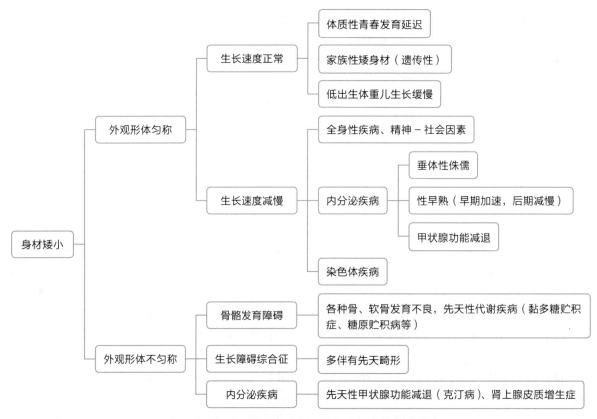

图 10-2　生长迟缓（身材矮小）的临床鉴别分类

可用生长激素治疗改善身高，但疗效不确定。2005年美国食品药品管理局批准用重组人 IGF-1 治疗 LS。治疗干预时，应随访复查身高、骨龄及内分泌水平。

我们强调定期生长监测的重要性。利用儿童生长监测对儿童的身高（长）、体重进行连续的测量和评价，可以直观监测儿童生长的水平和速率，横向评价可以了解儿童的生长水平，纵向评价可以获得儿童的生长速率，动态观察儿童生长发育趋势。临床上应注意身高在 $P_3 \sim P_{10}$ 的这部分很可能落入生长迟缓的儿童，将很可能演变至生长迟缓，错失早期干预时机。故应该对身高位于 $P_3 \sim P_{10}$ 的儿童提高警惕，早期寻找阻碍身高生长的因素，早期干预，可以有效预防生长迟缓发生。

（董　萍　徐　秀）

第三节　儿童生长激素缺乏症

生长激素缺乏症（growth hormone deficiency, GHD）是由于机体 GH 分泌量减少或生物学功能受损所导致的一种生长发育障碍性疾病，常因为垂体部分或完全缺乏合成、分泌 GH 的功能，或 GH 的物质结构发生异常改变。患者常表现为身材矮小。GHD 的发生率为 1/100 000～1/4000，根据病因和持续时间可分为遗传性 GHD、特发性 GHD、继发性 GHD 和暂时性 GHD 等。

【病因和分类】

机体血液循环中的 GH 是由垂体前叶合成和分泌的一种含有 191 个氨基酸的多肽，它具有促进合成代谢和生长的功能。垂体前叶细胞特异性 GH 的转录主要由 POU1F1 转录因子以及调控染色质相互作用的增强子元件所决定。GH 基因簇位于染色体 17q22-24 上，主要表达一个 α 螺旋 22 kDa 肽和一个 20 kDa 变异型多肽。胎盘、乳腺、结肠和淋巴组织等一些外周组织也可以组织特异性的自分泌或旁分泌的方式来分泌 GH。

根据病因（表 10-2），可分为以下几类。

1. 特发性 GHD　占绝大部分，具体病因不清，病变部位主要在下丘脑、垂体，也可能是因为 GH 抗体的存在或生长激素释放激素（GHRH）受体的缺陷。垂体本身损伤或发育不良导致垂体合成分泌 GH 的功能低下；或下丘脑产生的 GHRH 不足，对垂体缺乏刺激使得垂体功能低下或萎缩导致 GH 分

表 10-2 GHD 的病因	
先天性因素	获得性因素
遗传性疾病 转录因子缺陷（PIT-1、PROP-1、LHX3/4、HESX-1、PITX-2） • GHRH 受体基因缺陷 • GH 促分泌受体基因缺陷 • GH 基因缺陷 • GH 受体 / 受体后缺陷 与大脑结构缺陷有关 • 胼胝体透明隔视神经发育不全 • 空泡蝶鞍综合征 • 前脑无裂畸形 • 蛛网膜囊肿 • 先天性脑积水 Rathke 囊肿 合并面部中线缺陷 唇腭裂 单个中切牙	肿瘤 • 垂体腺瘤、颅咽管瘤 • 胶质瘤 / 星形细胞瘤 • 生殖细胞瘤转移 浸润性 / 肉芽肿性疾病 • 朗格汉斯细胞组织细胞增生症 • 肉样瘤病 • 垂体炎 血管损伤 头部损伤 垂体肿瘤 中风 希恩综合征 蛛网膜下腔出血 脑垂体和下丘脑疾病的治疗 • 脑部放疗 • 脑垂体或下丘脑的手术 中枢神经系统感染 特发性因素、精神因素等

泌障碍。特发性 GHD 可表现为单独 GH 的缺乏，也可同时存在其他腺垂体激素的缺乏。

2. 遗传性 GHD　由遗传因素引起，大多为散发发病，有 5%~30% 呈家族聚集发病。*GH* 基因簇位于第 17 对染色体长臂上，由 5 个外显子和 4 个内含子组成，其中 2 个为 *hGH* 基因（hGH-N、hGH-V）。由 *hGH* 基因缺失或突变而导致 GHD。*GH1* 等基因缺乏引起单纯性 GHD（isolated GHD，IGHD）。按遗传方式不同 IGHD 可分为 5 型，IGHD Ⅰ型为 GH1 变异引起，常染色体隐性遗传，又可分为ⅠA 和ⅠB 两型，ⅠA 型 GHD 病儿在宫内即有生长障碍表现，体内完全无 *hGH*，若给予 rhGH 治疗，会产生高滴度 GH 抗体，导致 rhGH 治疗无效。IGHD Ⅱ型也是 *GH1* 变异引起，常染色体显性遗传。IGHD Ⅲ型为 *BTK* 变异引起，X 连锁隐性遗传，多伴免疫异常，临床表型多样。IGHD Ⅳ型为 *GHRHR* 基因变异引起，常染色体隐性遗传。患儿出生后早期严重矮小，向心性肥胖；rhGH 效果好。IGHDⅤ型致病基因为 *RNPC3*，常染色体隐性遗传。患儿出生后生长迟缓和身材矮小，中心性肥胖、轻度小头畸形，部分脑垂体发育不良；rhGH 效果好。

有文献报道，与垂体发育有关基因的缺陷会导致 GH 或多种垂体激素缺乏症。垂体发育不良的侏儒鼠有 *Pit-1* 基因突变，*Pit-1* 基因参与垂体三种不同类型分泌激素（GH、PRL、TSH）细胞的激活，并直接参与垂体和下丘脑的器官发育。进一步研究显示 *Pit-1* 基因突变导致遗传性 GHD 的发生，常表现为多种垂体激素的缺乏。

HESX1 位于染色体 3p21.1-21.2，编码转录因子 HESX1，它的产物对胚胎期视神经及脑垂体在原基阶段的发育有重要调节作用。最初表达于中线前面的腔内内胚层和神经外胚层，最终局限于 Rathke 囊。*HESX1* 突变是导致 GH 及其他垂体激素广泛异常的罕见原因。2011 年首次报道一种纯合子 *HESX1* 突变会导致全垂体激素缺乏（CPHD），同时影像学显示腺垂体发育不全，垂体柄偏小，但神经垂体结构正常，没有中线缺陷和视神经异常。

PROP1 基因位于染色体 5q35.3，包括 3 个外显子，编码一个含有 226 个氨基酸的核蛋白，与腺垂体的分化有关，在腺垂体发育中最早表达。*PROP1* 基因突变的患者表现为 *GH*、*TSH*、*PRL*、*LH* 和 *FSH* 缺失，是 CPHD 中最常见的基因缺陷。Bottner 等对 9 个发生 *PROP1* 基因突变患者进行回顾性研究，发现患者 GH、TSH、PRL、LH 和 FSH

的水平随着年龄增长而下降。另外，患者都会发生部分性或完全性的肾上腺功能减退。2012 年 Godi 等报道 *PROP1* 基因内含子 1 的功能性单核苷酸多态性会导致 CPHD，也与 *LHX3*、*LHX4*、*POU1F1*、*GLI2*、*GLI3*、*FGF8*、*IGSF1* 等基因突变相关。

3. 继发性 GHD　常为垂体肿瘤、颅咽管瘤、异位松果体瘤、视交叉及视丘下部的神经胶质瘤等压迫，导致垂体 GH 分泌不足。头颅外伤及手术，白血病及其他肿瘤化疗、放疗后，颅内感染（脑膜炎或脑炎）后等均可致病。

4. 暂时性 GHD　来自家庭环境的不良刺激，使患儿遭受精神创伤，导致垂体 GH 分泌功能低下。这种功能障碍在不良因素消除后即可恢复。

【临床表现】

GHD 多见于男孩，男女发病比例约为 3∶1。GHD 的部分患儿出生时有难产、窒息史或胎位不正（以臀位、足位多见），出生时身长和体重均正常。特发性 GHD 患儿在婴儿期即表现生长缓慢，外观虽稍胖，但身长增长缓慢，因此强调对 GHD 的早期诊断，以便及早治疗。对围生期缺氧、宫内发育迟缓、新生儿黄疸消退延迟、空腹血糖降低应考虑可能为 GHD 的早期表现。患儿多在 1 岁以后出现生长速度减慢，身长落后比体重低下更显著，与同龄儿童的身高差距越来越显著，一般低于同年龄同性别平均身高减 2 个标准差，或在第 3 百分位以下；每年身高的增长幅度小于 5 cm；出牙换牙延迟，骨龄常落后于实际年龄 2 岁以上。从外观上看，患儿身体各部比例正常，呈匀称性矮小，面容显得幼稚，呈现娃娃脸，而躯干皮下脂肪较丰满，手足相对较小，智力正常。若同时伴有甲状腺功能减退，可有智力低下。GHD 患儿一般性腺发育也落后，多伴有青春期发育延迟。伴有垂体其他促激素不足者，多为缺乏促性腺激素，可表现为没有性发育，男孩小阴茎小睾丸，女孩乳房不发育，原发性闭经；若伴有 ACTH 缺乏，则常有不同程度的低血糖表现；部分病例还伴有多饮多尿，呈部分性尿崩症。

【诊断】

必须采用综合方法来评估 GHD 的病因、严重程度，以增强诊断的可靠性。

1. GH 激发试验　生理状态下 GH 呈间断脉冲式分泌，受睡眠、运动、摄食及应激等多种因素影响，

有明显的个体差异。血中 GH 波动较大，单次测定血 GH 水平不能反映机体 GH 分泌情况。临床多采用药物激发试验，试验使用的药物包括胰岛素、精氨酸、可乐定、左旋多巴等，作用机制也随着药物的改动而变化，GH 分泌高峰和出现时间也会发生改变。然而，多项研究均显示 GH 激发试验重复性差。胰岛素低血糖法是目前公认的比较可靠的诊断标准，但此方法在试验过程中，患儿会因为低血糖而有一定危险，且任何一种 GH 激发试验均可出现假阴性反应，即使用胰岛素低血糖法来评估生长激素的缺乏水平，其准确率也只有 60%。因此，做两种激发试验得出的结果会更可靠。我国仍沿用统一的峰值标准。GH 峰值≥10 μg/L 为正常，5~10 μg/L 为 GH 部分缺乏，<5 μg/L 为 GH 完全缺乏。

2. 血 IGF-1 和 IGFBP-3 测定　IGF-1、IGFBP-3 呈非脉冲式分泌，血内水平稳定，有助于 GH-IGF 轴功能的评估，但受到性别、年龄、营养因素和性发育程度等因素的影响。IGF-1 和 IGFBP-3 水平显著降低提示 GHD 的可能性，但不能作为确诊指标。IGF-1 和 IGFBP-3 测定还可监测 GH 治疗后的反应。

3. 骨龄　左手腕掌指骨正位片评定骨龄。GHD 患儿骨龄常落后 2 岁以上。

4. 头颅 CT 或 MRI　可了解下丘脑及垂体的形态、颅内是否有肿瘤。

5. 激素测定　对合并腺垂体其他激素缺乏者应测定 ACTH、皮质醇、FT₃、FT₄、TSH、黄体生成素（LH）及卵泡刺激素（FSH）。

6. 诊断 GHD　应除外其他的继发因素，包括遗传学检测，如核型、染色体微阵列、靶向基因测序或外显子组测序，这有助于确定身材矮小的潜在遗传原因。例如 BLM 基因突变所致的 Bloom 综合征，虽然表现为身材矮小，但因其存在罹患肿瘤的风险，故不适合用 rhGH 来进行治疗。

【治疗】

1. GH　1957 年 Raben 首先将提取并经凝胶过滤的人垂体 GH（hGH）用于侏儒症的治疗，但因部分患儿出现慢病毒感染而停用。20 世纪 80 年代 rhGH 研发成功，疗效较好，在临床广泛应用。

rhGH 用量有个体差异，目前我国 rhGH 粉剂和水剂批准使用量为 0.1~0.15 U/（kg·d），每晚临睡前皮下注射一次。近年来聚乙二醇长效生长激素试剂（PEG-rhGH）开始用于临床，推荐剂量为

0.1~0.2 mg/（kg·次），每周一次。治疗目的是尽可能使患儿的终身高达到正常水平。在条件许可的情况下，一般用至骨骺完全闭合，不再长高为止。患儿终身高与开始治疗的时间密切相关，及早治疗可使患儿终身高接近正常。对于成人 GHD 患者，在达到终身高后，可继续使用小剂量 GH 维持能量代谢，可以提高生活质量并降低心血管事件风险。

rhGH 治疗所引发的不良反应发生率低于 3%。常为注射部位局部一过性反应（疼痛、发麻、红肿等）和体液潴留的症状（外周水肿、关节痛或肌痛），这些副作用发生较早，发生率随用药时间的延长而降低，极少影响日常活动。在 rhGH 治疗过程中应随访甲状腺功能，发现 FT_4 下降时，应加用甲状腺片治疗。rhGH 长期治疗可能降低胰岛素敏感性，增加胰岛素抵抗，部分患者可出现空腹血糖升高、糖耐量受损等症状，但多为一过性，极少发展成糖尿病。偶有抗 GH 抗体的产生。

迄今为止，GH 投入临床使用已近 60 年，国内外一直十分关注其安全性，特别是诱发肿瘤的可能性。目前临床资料未显示 rhGH 治疗存在增加肿瘤发生或复发的风险。但不建议恶性肿瘤或糖尿病控制不良患儿使用 rhGH 治疗。

2. 其他治疗　伴有甲状腺功能和肾上腺皮质功能减退者，应先补充甲状腺素和氢化可的松片。伴有性腺轴功能障碍者，在青春期应加用性激素治疗。颅内有肿瘤者应配合手术治疗。

（罗飞宏　郑章乾）

第四节　性发育偏异

遗传和环境因素的差异，儿童性成熟或青春期开始的年龄段各不相同。与一个世纪前相比，女孩开始行经的平均年龄降低了 3 岁。然而，无论性成熟何时开始，其性发育顺序通常是一致的。男孩性发育常始于阴囊和睾丸增大，随后阴茎变长，然后长出阴毛，腋毛和面部毛发约在长出阴毛后 2 年出现，生长突增常开始于睾丸开始增大后一年。女孩性发育的第一个迹象常为乳房萌出，随后逐渐生长加速。不久后，女孩会长出阴毛和腋毛。在乳房开始发育后的第 2 年出现月经初潮，此时身高的生长速度已达到最快，随后逐渐变慢。大多数女孩会在 12 岁或 13 岁时出现月经初潮。

性发育的偏异主要是指性发育进程或生殖器官发育的异常，包括性早熟、青春期发育延迟和性发育异常等问题。

一、性早熟

性早熟是指女孩在 7.5 岁前，男孩在 9 岁前就出现第二性征发育，或女孩 10 岁前出现月经初潮。近年来世界各地的调查显示，乳腺发育的年龄呈明显提前的趋势，但初潮年龄略微提前，且具有种族和地域差异。性发育开始的时间与遗传、环境和肥胖等因素有关。目前按照发生的机制将性早熟分为 3 类：①促性腺激素释放激素（GnRH）依赖性性早熟或中枢性性早熟：它和正常青春发育一样，由下丘脑 - 垂体 - 性腺轴发动，整个过程呈进行性，直至发育成熟为具有生育能力的个体。②非 GnRH 依赖性性早熟或外周性性早熟：无下丘脑 - 垂体的发动。③部分性性早熟或不完全性性早熟：是指发育顺序较正常进程不同，如单纯阴毛早现，单纯性乳房早发育，单纯月经早初潮。

【青春发育的调控机制】

青春启动是个复杂的过程，其标志是 GnRH 的激活和黄体生成素（LH）、卵泡刺激素（FSH）脉冲分泌的开始。遗传、营养、系统性疾病、精神心理以及内分泌激素，如瘦素等在不同程度上均可影响青春发育的发生和发展。性早熟的病因更是复杂多样，但其分子机制尚未研究清楚。随着 CPP 检出率的增加，与其相关的遗传研究也取得重大进展，这为 CPP 的早期诊断提供了依据。近年来国内外研究发现，处于 GnRH 上游的神经生物激素与青春期启动有密切的关系。

1. *KISS1* 和 *KISS1R*（GPR54）对青春期启动的调控作用　*KISS1* 基因定位于1q32，包含 4 个外显子和 3 个内含子，编码一个由 145 个氨基酸构成的多肽，经过不同蛋白酶水解加工后形成 Kisspeptin54（含 54 个氨基酸）、Kisspeptin14、Kisspeptin13 和 Kisspeptin10，它们共有的羧基端使之均具有激活 *KISS1R* 的生物学活性。*KISS1R* 基因定位于 19p13.3，有 5 个外显子和 4 个内含子，编码一种含 398 个氨基酸的蛋白质。*KISS1R* 是 G 蛋白偶联受体视紫红质家族成员，是 Kisspeptin 的天然受体。在特发性低促性腺激素性性腺功能减退症（IHH）患者体内先后发现 *KISS1R* 和 *KISS1* 基因的失活突变。Kisspeptin 主要影响 GnRH 的释放，给予外源性 GnRH 即可改善其临床症状。Rhie 等应用酶联免疫分析法测定 CPP 患儿和同年龄同性别健康儿童的血 Kisspeptin 水平，发现 CPP 患儿体内 Kisspeptin 水平明显高于健儿，且与 GnRH 兴奋试验中测得的 LH 基础值、LH 峰 / 基础比值和 LH/FSH 峰值比均呈正相关，这说明 Kisspeptin 在人类青春启动中可能起到重要作用。

2. *MKRN3* 在青春发育过程中的作用　*MKRN3* 基因是一个父系遗传的印记基因，定位于 15q11.2，无内含子，编码一个含特异性锌指结构环的 MKRN3 蛋白，参与蛋白质的泛素化过程。*MKRN3* 基因在青春发育过程中可能起到抑制作用，其失活突变可导致性早熟，但其中的具体机制尚需进一步研究证实。

3. *DLK1* 基因对发育进程的调节作用　*DLK1* 基因编码一个跨膜蛋白，调节脂肪组织稳态和神经发生，位于 14q32 印记区。2017 年，巴西首次报道 *DLK1* 缺陷与 CPP 缺陷之间的关联，随后在一个有 5 名女性 CPP 患者的巴西家庭中进行了连锁分析和全基因组测序。利用这种方法，Dauber 等发现了一个长度约 14 kb 的基因杂合缺失，包括 *DLK1* 的第一个外显子及其翻译起始位点。所有患者的血清中均检测不到 *DLK1* 的水平，表明这些个体完全缺乏 DLK1 蛋白。

4. TAC 和 TACR 在青春期启动中的作用　*TAC3* 基因定位于 12q13-q21，包含 7 个外显子，编码一个由 103 个氨基酸组成的神经激肽 B（NKB）。*TACR3* 基因定位于 4q25，含有 5 个外显子，编码一个由 465 个氨基酸组成的 G 蛋白耦联的神经激肽 3 受体（NK3R）。多项研究证实 TAC3/TACR3 系统的失活突变可导致 IHH，但具体机制尚不清楚，推测可能是通过与 *KISS1*/*KISS1R* 相互作用来影响 GnRH 的脉冲性分泌。然而，其激活突变是否会导致 CPP 仍需进一步研究证实。

5. 瘦素在青春期启动中的作用　瘦素由 *LEP* 基因编码，是调节摄食、能量消耗及生殖的一种重要的蛋白质类激素。*LEP* 或 *LEPR* 基因失活突变的小鼠可表现为青春期延迟，而对于缺乏瘦素的小鼠应用外源性瘦素可加快其青春期启动，并可使其缺陷的生殖功能恢复正常。瘦素可能是通过调节 KISS1 系统从而对青春启动及维持生殖功能起到调节作用。已有多项研究证实 *LEP* 及 *LEPR* 基因失活突变可导致 IHH 合并肥胖。在 CPP 患者体内可以观察到瘦素水平的升高，但并不能确定 CPP 与 *LEP* 和 *LEPR* 基因突变或基因多态性的相关性。

6. *LIN28B* 在青春期启动中的作用　*LIN28B* 位于 6q21，是线虫基因 *LIN28* 的人类同源基因，4 个独立的全基因组相关研究均发现其与青春期启动相关。

7. γ- 氨基丁酸（GABA）在青春期启动中的作用　GABA 通过直接作用于 GnRH 神经元上的 GABA 受体，抑制 GnRH 释放，从而延迟青春期的开启；神经胶质衍生的生长因子，如转化生长因子 α（TGF-α）也可以间接地影响 GnRH 的释放，神经胶质细胞以自分泌或旁分泌的方式分泌前列腺素 E_2，而 GnRH 的释放会受到前列腺素的影响。

青春期启动相关的神经内分泌机制研究已取得一定成效，但仍存在很多问题，如各神经内分泌激素的具体作用机制尚不明确，需要进一步的研究。

【病因和临床表现】

1. 中枢性性早熟（CPP）　又称 GnRH 依赖性性早熟或真性性早熟，CPP 主要包括特发性性早熟（ICPP）和中枢神经系统疾病（如病毒性脑炎，脑膜炎或下丘脑、垂体、松果体部位肿瘤等器质性病变等）所致性早熟等。

（1）病因　女童 80% 以上的中枢性性早熟为特发性中枢性性早熟；男童则相反，80% 以上由中枢器质性病变引起，这些病变多位于下丘脑后部、松果体、正中隆突和第三脑室底部，需要引起警惕。因此，对 CPP 男童应检查或定期复查垂体增强 MRI 或鞍区 CT。男童常见病因有颅咽管瘤、下丘脑错构瘤、生殖细胞瘤、垂体微腺瘤、先天性脑发育不良、病毒性脑炎后、甲状腺功能减退和从先天性肾上腺皮质增生症转化等；女童的器质性病因有蝶鞍囊肿、库欣病伴发、从 McCune-Albright 综合征转化、甲状腺功能减退等。CPP 的病因会影响症状出现的时间，器质性 CPP 的发病常早于特发性。

（2）临床表现　第二性征在正常青春发育年龄前就出现，但与正常发育次序相似。女童表现为乳房发育，阴道内膜和小阴唇增厚、色素增深甚至可有分泌物溢出，或因雌激素水平上升后再下降发生撤退性阴道出血。男童表现为阴囊变松、色素增深，阴茎增长、增粗，至中后期出现喉结或变声，其中，性腺发育、增大是 CPP 的重要特征。以上发育过程呈持续性、进行性，直至达到性成熟，并具备生育能力，这是诊断 CPP 的重要依据，也是其与外周性性早熟的主要区别。女童在乳房发育后开始生长加速，而男童在 Tanner Ⅱ～Ⅳ期开始生长加速。由于发育年龄提前，骨成熟加速，骨龄超越实际年龄，骨骺提前闭合，如果发育时患儿的基础身高较低，那么其成年终身高会低于遗传靶身高。

2. 外周性性早熟（PPP） 又称非 GnRH 依赖性性早熟、假性性早熟或周围性性早熟，患儿仅有部分性征提前发育而无性功能的成熟，其性早熟症状常是某种基础疾病的临床表现之一，并非是独立疾病，GnRH 激发试验大多呈抑制状态。临床可分为同性和异性性早熟两种类型，后者以男性乳房发育、女性阴蒂肥大为特征。比较常见的病因有。

（1）先天性肾上腺皮质增生症 是男童外周性性早熟较常见的病因，见于 21-羟化酶和 11β-羟化酶缺陷，后者常伴有高血压。患儿早期即可有外周性性早熟的表现，阴茎增长、增粗，阴囊色素沉着，睾丸容积不大或睾丸容积与阴茎发育水平不一致。早期身高增长加速，骨龄提前显著。血 17α-羟孕酮、硫酸脱氢表雄酮、雄烯二酮、睾酮水平升高。若长期未经诊断治疗，可转变为 CPP。此外，本症也是女童异性性早熟的常见病因。

（2）McCune-Albright 综合征 多见于女性，由 Gs 基因缺陷所致。本综合征以性早熟、皮肤咖啡斑和多发性骨纤维发育不良三联征为特点。其性发育过程与 CPP 不同，常在幼儿期起病，先有阴道出血发生，女童最早初潮时间可提前至 3 岁左右；乳头、乳晕着色深；血雌激素水平增高而促性腺激素水平低下；GnRH 激发试验呈外周性性早熟。可伴有垂体、甲状腺和肾上腺等内分泌异常，还可出现卵巢单侧囊肿。因长期处于高性激素状态，可使其在骨龄达到 6 岁后诱发 CPP。

（3）家族性男性性早熟 LH 受体激活突变所致，为常染色体显性遗传。患儿 2～3 岁时出现睾丸增大，睾酮水平明显增高，骨龄明显增速，但 LH 对 GnRH 刺激无反应。持续的高雄激素血症也可诱发中枢性性早熟。

（4）原发性甲减 本病继发 CPP 可能和 HPGA 调节紊乱有关。甲减时，下丘脑分泌 TRH 增加，由于分泌 TSH 的细胞与分泌催乳素（PRL）、LH 和 FSH 的细胞具有同源性，TRH 不仅促进垂体分泌 TSH，同时也促进 PRL、LH 和 FSH 的分泌。也有学者认为 FSH 和 TSH 的糖蛋白受体结构相似，甲减时升高的 TSH 可产生类 FSH 样作用。患儿临床出现性早熟的表现，如女孩出现乳房增大、泌乳和阴道出血等，但不伴有线性生长加速及骨龄增长加快。严重患儿若长期未经治疗，可转变为 CPP。

（5）性腺或肾上腺肿瘤 肿瘤自律性分泌大量性激素引起相应体征，可呈同性或异性性早熟的表现。常见的有卵巢囊肿，儿科临床上所见的卵巢囊肿，多在数月后自行消退，但有再发的可能。卵巢的恶性肿瘤如颗粒细胞瘤和卵泡膜细胞瘤临床上也可见到；睾丸间质细胞瘤较少见。

（6）异位产生促性腺激素的肿瘤 瘤体产生促性腺激素样物质，也可刺激性腺分泌过多性激素，导致假性性早熟。较常见的为绒毛膜上皮癌及畸胎瘤，可分泌绒毛膜促性腺激素（hCG），肝母细胞瘤可分泌类 LH 样物质。

（7）摄入外源性性激素 大量或长期服用含有性激素的药物或食物，或使用含性激素的护肤品，均可引起血液中性激素水平增高，导致假性性早熟，这类情况近年来有逐渐增多的趋势。临床上较常见的是儿童误服避孕药，往往误服 1 片即可引起明显假性性早熟的症状。如果儿童较长期服用含有蜂王浆、花粉、鸡胚、蚕蛹或动物初乳等的制剂，由于其中含有较多的性激素，甚至促性腺因子，也可引起假性性早熟。

3. 部分性中枢性性早熟或青春发育变异

（1）单纯性乳房早发育 可能由于患儿的下丘脑稳定的负反馈调节尚未建立，当卵巢分泌的雌激素增多时，垂体 FSH 的分泌无明显减少，造成血 E2 及 FSH 一时性增高所致。此外，一段时间内摄入外源性性激素也可能引起单纯性乳房早发育，长时间摄入则会导致内生殖器官的异常发育。若发生于 2 岁以内的女孩，可能是由于下丘脑-性腺轴处于生理性活跃状态，又称为"小青春期"。

（2）单纯性阴毛早现 可能与患儿肾上腺皮质过早分泌脱氢异雄酮或阴毛、腋毛毛囊上的受体对脱氢异雄酮过早地敏感有关。此型性早熟仅有部分性征提前出现，不伴有身高加速增长和骨龄提前等症状，GnRH 激发试验呈青春前期表现。约 14% 病例可能发展到真性性早熟，因此要加强随访。

（3）单纯性月经早初潮 表现为初潮提前，但无其他性征发育。病因不明，可能与肥胖、外源性激素摄入、肾上腺一过性激素分泌等因素相关，也需要与功能性子宫出血、阴道异物等进行鉴别。

【诊断】

根据我国的指南，CPP 的诊断标准：① 性征提前出现，即女童 7.5 岁前出现乳房发育或 10 岁前出现月经初潮，男童 9 岁前出现睾丸增大；② 性腺增大，即盆腔超声显示女童子宫、卵巢容积及男童睾丸容积增大；③ 血清促性腺激素及性激素达到青春期水平；④ 多伴有骨龄提前，骨龄超过实际年龄 1 岁以上；⑥ 有线性生长加速，年生长速率高于同年龄健康儿童。

对过早出现性征的患儿，首先应确定是同性还是异性，其次确定性征发育的程度及各性征是否相称，再区分是中枢性还是外周性，最后判断其病因系特发性还是器质性。应详细询问体格及性征发育史、家庭成员性发育史及摄取激素类药物、食物（尤其是误服避孕药）史。体格检查要记录身高、体重及女童乳房、外生殖器官发育状况和男童睾丸大小（容积），并作乳房、外生殖器官、阴毛的青春发育分期。并通过下列辅助检查做出鉴别诊断。

1. 骨龄 代表骨骼的成熟度，能较准确地反映青春发育的成熟程度，是预测成年身高的重要依据，但对于鉴别中枢性和外周性无特异性。中枢性性早熟及先天性肾上腺皮质增生症患儿的骨龄往往较实际年龄提前；单纯性乳房早发育者骨龄不提前，而原发性甲状腺功能减退者骨龄显著落后。

2. 骨矿物质含量及骨密度测定 骨矿物质含量和骨密度是评估骨矿物质沉积状况的定量指标，在儿童期及青春期能比较精确地反映骨骼发育和成熟状态。真性性早熟患儿通常骨龄提前较多，因此骨矿物质含量及骨密度较同龄儿童大多显著增高。经过有效治疗，骨龄成熟速度降低，逐渐与年龄匹配，但由于继发性性激素水平下降骨密度可能会减低。

3. 下丘脑－垂体－性腺轴激素检查

（1）性激素测定 性激素水平不宜作为 CPP 的诊断指标。雌二醇水平波动较大，但性腺肿瘤者，性激素水平往往有非常明显的增高。先天性肾上腺皮质增生症患儿血清 ACTH、17α-羟孕酮及脱氢异雄酮均明显升高。

（2）促性腺激素测定 LH 较 FSH 更具有临床意义，但检测基础 LH 意义有限，若临床提示中枢性青春发育启动建议进行 GnRH 激发试验确认。

（3）GnRH 激发试验 GnRH 2.5 μg/kg（最大量 100 μg）静脉注射，间隔 15~30 分钟测定黄体生成素和卵泡刺激素 5 次。免疫荧光法，若 LH 峰值 >9.6 U/L（男孩）或 >6.9 U/L（女孩）；免疫化学发光法，若 LH 峰值 ≥5.0 U/L，LH 峰值 /FSH 峰值 >0.6，均提示性腺轴启动。因此，不同的检测方法，不宜采用同一临界值评判结果。LH 峰值 /FSH 峰值 >0.6，考虑青春期启动，但要同时满足 LH 峰值 ≥5.0 U/L。LH 峰值 /FSH 峰值还有助于快速进展型与非进展型 CPP 的鉴别（快速进展型 CPP 患儿的 LH 峰值 /FSH 峰值比值较高）。

（4）其他 还应检测甲状腺功能、17α-羟孕酮和 hCG（男童）以排除甲状腺功能减退、21-羟化酶缺乏症和可以分泌 hCG 的肿瘤。

4. 影像学检查

（1）盆腔 B 超 对判断子宫、卵巢（睾丸）的发育程度及确定卵巢、盆腔有无占位性病变有重要价值。女孩盆腔 B 超：子宫长度 3.4~4.0 cm，卵巢容积 1~3 ml（卵巢容积 = 长 × 宽 × 厚 × 0.5233），并可见多个直径 ≥4 mm 的卵泡，提示青春期发育。子宫内膜回声特异性较好，但敏感性稍低（42%~87%），可作为 CPP 与正常女孩及单纯乳腺早发育女孩鉴别诊断的辅助检查之一，但不能作为与其他外周性性早熟的鉴别手段。男孩睾丸 B 超：睾丸容积 ≥4 ml（睾丸容积 = 长 × 宽 × 厚 × 0.71）或睾丸长径 >2.5 cm，提示青春期发育。

（2）头颅影像学检查 对所有中枢性性早熟男童、6 岁以下中枢性性早熟女童或 6 岁以上发育进展迅速或有疑似中枢神经系统症状者，应行常规行垂体增强 MRI 或鞍区增强 CT 检查，以便发现中枢器质性病变。

（3）其他 肾上腺 B 超及放射性核素显像有助于肾上腺皮质增生及肿瘤的诊断，长骨 X 线片可鉴别多发性骨纤维结构不良。

【治疗】

1. 中枢性性早熟的治疗

（1）病因治疗 对有中枢器质性病变的中枢性性早熟需针对病因进行治疗，如鞍区肿瘤特别是出现神经系统症状的肿瘤多需手术治疗。但对患有错构瘤、蛛网膜囊肿的患儿则不宜手术，除非患儿有颅内压升高等压迫症状时才予以手术治疗，因为这些疾病属于先天发育异常而非真性占位性病变。甲减所致的中枢性性早熟，若发育期尚早，予甲状腺素替代治疗后，其副性征可消退；但在青春中后期才确诊的患儿则难以逆转，需按特发性中枢性性早熟进行治疗。

（2）药物治疗　特发性 CPP 的治疗目的是抑制性发育进程，延缓骨骼过快成熟和改善最终成年身高，避免心理行为问题。目前国内外普遍采用 GnRH 类似物（GnRHa）来治疗 CPP，并取得较好的临床效果。GnRHa 具有天然 GnRH 的活性，但其半衰期更长，生物活性更强，它对受体产生持续作用，让受体的调节能力下降，使垂体分泌促性腺激素的细胞对 GnRH 不敏感，阻断受体负反馈机制的激活通路，LH 和 FSH 合成分泌受阻而使性腺活动受抑制；停药后下丘脑 - 垂体 - 性腺轴功能可恢复正常。自 1981 年开始用于治疗 CPP，30 余年的临床资料显示 GnRHa 是治疗 CPP 安全有效的药物。

目前国内临床用的药物主要是醋酸曲普瑞林和醋酸亮丙瑞林。国内推荐缓释剂首剂 3.75 mg，每 4 周注射 1 次。近期，国内也新上市了 11.25 mg 3 月剂型醋酸亮丙瑞林，每 12 周注射一次，可根据性腺轴功能抑制情况和患儿生长情况进行适当调整。应用 GnRHa 治疗 CPP 患儿强调个体化原则。在治疗过程中，每 3 个月都需要监测患儿性发育情况、生长速率、身高标准差积分、激素水平等；每半年监测 1 次骨龄、盆腔 B 超。治疗过程中还需要不定时地监测任意或激发后的促性腺激素和性激素水平，以评估性腺轴抑制情况。对于诊断明确、暂时不需要特殊治疗的 CPP 患儿，应当定期监测生长速率、骨龄等变化并进行评估，必要时可考虑用 GnRHa 治疗。GnRHa 的停药应考虑对患儿身高的满意度、依从性、生活质量以及性发育与同龄人同期发育的比较等需求。

2. 外周性性早熟治疗　除病因治疗外，还可选用来曲唑、他莫昔芬、环丙孕酮、酮康唑等药物治疗。环丙孕酮属于芳香酶抑制剂，抑制雄激素向雌激素转化，有较强的抗雄激素作用，可治疗家族性高睾酮血症，但有肝损害及抑制皮质醇等不良反应，需要注意。

3. 部分性性早熟治疗　因部分性性早熟大多呈自然病程，故不必处理，只需对家长做好解释工作。但是，单纯性乳房早发育患儿可在无任何先兆的情况下转化为中枢性性早熟。因此，对单纯性乳房早发育的患儿（乳房不消退或反复增大者），应定期

随访，必要时复查 GnRH 激发试验，以便及时发现患儿有无转化为中枢性性早熟，并给予相应处理。

二、性发育异常

【流行病学资料】

性发育异常（disorder of sex development，DSD）包括一组与内部和外部生殖器结构非典型发育相关的先天性疾病。这些情况可能与基因、发育程序和激素的变化有关。受到影响的个体可能在出生时因外生殖器的模糊而被发现。其他人可能在出生后出现男性化、青春期延迟或缺失，或者不育等表现。据报道，生殖器模糊的发病率范围为 1：（2000～4500）。

【病因与分类】

性发育是通过许多激活和抑制因子精确的调节来实现的。偏离这一发育序列可能会导致性发育障碍。对患者 DSD 的分子基础的研究已经阐明了参与这一过程的许多基因和遗传调控机制。

参与双潜能性腺初始分化的基因包括空气门同源盒 2（EMX2）、色盒同源物 2（CBX2）、Wilms 肿瘤 1（WT1）、类固醇生成因子 1（NR5A1）、LIM 同源盒因子 9（LHX9）、同源异形框基因 1/4（SIX 1/4）和 GATA 结合蛋白 4（GATA4）等。随后，决定细胞命运的基因会影响双潜能生殖嵴向男性或女性表型的分化。这一过程涉及一个复杂的调控网络，其中一个通路的激活，如睾丸，会抑制另一个通路，如卵巢，反之亦然。

睾丸在发育过程中，SRY 促进 SOX9 的表达。与 SRY 和 NR5A1 一起，SOX9 产生一个正反馈回路以维持其表达，促进支持细胞的发育。SOX9 下游的两个旁分泌信号分子，成纤维细胞生长因子 9（FGF9）和前列腺素 D_2 合酶（PGD_2）促进和维持睾丸的发育。来自性腺中心区域的 FGF9 信号，促进 SOX9 的表达，拮抗 WNT4 信号通路。其他与睾丸分化相关基因包括 CITED4 和 SOX 家族的其他成员，如 SOX3、SOX10 和 SOX13。近期发现 SOX8、ZNRF3 和 HHAT 基因可以促进睾丸早期的发育。

目前 DSD 分类系统主要参照 2005 年的芝加哥共识，将 DSD 分为三大类，即 46, XX DSD、46, XY DSD 及性染色体 DSD。46, XX DSD 包括男性化的女性，如男性化的先天性肾上腺增生的女孩和卵

巢发育异常的女孩。46, XY DSD 包括睾丸分化异常、睾酮生物合成缺陷和睾酮作用受损的患者。性染色体 DSD 包括特纳综合征、47, XXY（克兰费尔特综合征）和 45, X/46, XY 性腺发育不良。其他 DSD 包括 XX 性反转、XY 性反转和卵睾丸型 DSD。

【临床表现】

1. 46, XX DSD　最常见的是由于 21- 羟化酶（CYP21A2）基因突变导致的经典型先天性肾上腺增生症（CAH）。女婴通常在新生儿期出现外生殖器模糊难辨，有男性化表型，范围从阴蒂肥大到尿道下裂，再到阴尿道和阴囊皱褶的完全融合。婴儿通常在生后 2~3 周时出现发育不良、喂养困难、嗜睡、脱水、低血压、低钠血症和高钾血症。男性婴儿还会出现阴囊色素沉着。此外，由于 CYP11B1、HSD3B2 和 POR 基因突变导致 11- 羟化酶缺乏、3- 羟基类固醇脱氢酶缺乏和 P450 氧化还原酶缺乏等会引发其他与 46, XX DSD 相关的 CAH。

除了 CAH 之外，其他与卵巢发育以及早衰相关的基因如 WNT4，它会发生纯合子隐性错义突变。卵巢中持续表达 FOXL2 基因，若发生突变，可能导致儿童或青少年出现卵巢早衰的临床表型。其他与卵巢发育不良和卵巢早衰相关的基因包括 LHX8、MCM8、MCM9、NOBOX 和 FSHR 等。

2. 46, XY DSD　主要三大类：性腺发育障碍、雄激素合成或作用障碍导致的性腺功能减退、隐睾和孤立的尿道下裂。46, XY DSD 外阴表现为女孩的最有可能患有雄激素不敏感综合征（AIS）、性腺发育不良或雄激素合成的生化障碍。

3. 性染色体异常 DSD　包括 47, XXY（克兰费尔特综合征）、45, X（特纳综合征）、45, X/46, XY（混合性腺发育不良）和 46, XX/46, XY（嵌合型）。这些通常在产前确诊，常常是偶然发现，也可在出生后确诊。

【诊断】

诊断应建立在全面的病史采集和临床检查的基础上。临床检查不应简单地只关注外生殖器，还应寻求是否有畸形特征或其他组织器官发育异常的证据。随后，采用 Prader 分级，外生殖器男性化评分，仔细检查和触诊外生殖器，更客观进行外生殖器男性化评分。实验室检查方面，首选的检查应包括染色体核型检查、苗勒氏管结构的超声检查，以及血清 AMH 和 17- 羟孕酮的水平测定。进一步检查项目应包括血清睾酮、皮质醇、雄烯二酮、促性腺激素检测和 SRY 基因、家系全外显子测序，必要时进行全基因组测序。

【治疗与随访】

1. 药物治疗　性腺功能减退症常见于性腺发育不良、性激素类固醇生物合成缺陷和对雄激素抵抗的患者。青春期开始的时间可能会有所不同，激素诱导应尝试模拟正常的青春期成熟流程，以诱导第二性特征、青春期生长突增和最佳的骨矿物质积累，以及对性心理成熟的心理社会支持。对男性患者通常肌内注射睾酮酯；其他选择包括口服十一酸睾酮，也可用透皮制剂。部分雄激素不敏感（PAIS）患者可能需要给予生理剂量的睾酮才能达到最佳效果。性腺功能减退的女性需要补充雌激素来诱导青春期的变化。在突破性出血发生后，或在 1~2 年内，通常需要联用黄体酮和雌激素。目前尚无证据表明添加环状孕酮对无子宫妇女是有益的。

2. 手术治疗　具有儿科专业知识和受过 DSD 手术专门培训的外科医生才可进行此类手术。CAH 女童只有在患儿严重男性化（Prader Ⅲ、Ⅳ 和 Ⅴ）的情况下才考虑手术治疗，并选择适当的时机同时进行常规泌尿生殖窦的修复。由于阴蒂手术可能会影响性高潮功能和勃起感觉，因此手术过程中，应以解剖学为基础，保留控制勃起功能和阴蒂感觉的支配神经。DSD 手术是一个复杂的选择过程，国内外专家倾向于认为手术治疗更适合由患者决定而不是其家长决定，生殖器重建手术方案的选择应以保护原则为先，有的 DSD 患者并没有行生殖器成形术的需求，无需早期手术。性腺发育不良患者的睾丸有发生恶性肿瘤的风险，必要时在青春期发育后进行睾丸活检，寻找原位癌或未分化的管内生殖细胞瘤的癌前病变的迹象，如果呈阳性，可先进行精子保留，随后在局部低剂量放疗治疗。DSD 的手术治疗也应考虑是否有生育机会的选择。

3. 性别分配与性别焦虑问题　性别的不确定性对家庭来说，是令人不安和有压力的。需要尽快有一个彻底的评估和决定。影响性别分配的因素包括诊断、生殖器外观、手术选择、终身替代治疗的需要、生育的潜力、对生育能力的需求和家庭因素，有时还需要考虑与文化背景有关的情况。在 46, XX CAH 患者和所有 46, XY 完全性雄激素不敏感综合征（CAIS）患者中，超过90%的女性被确定为女性。临床证据支持目前的建议，将46,XX CAH婴儿作为女性抚养。大约60%的5a还原酶（5aRD2）缺陷患者在婴儿期分配为女性，在青春期进行男性化（所有患儿分配为男性）生活。而对于5aRD2和17b-羟基类固醇脱氢酶（17bHSD3）缺陷的患者，大多数的男性性别认同和潜在的生育要求应该作为性别分配的依据。在PAIS、雄激素生物合成缺陷和性腺发育不完全的患者中，无论是男性还是女性，都有约25%的个体对社会性别不满意。

4.多学科诊疗（MDT） 多学科专家诊疗新模式可以更好地解决DSD患者以及家庭的问题，在诊断的精确性、治疗方式和时机的选择以及后续随访等各方面都具有明显的优势。团队成员至少包括儿童内分泌科专家、儿童泌尿外科专家、儿科泌尿外科专科护士、儿童心理学家、临床遗传学专家和放射科医生。推荐有条件的医院或中心都应该进行DSD-MDT治疗新模式。

（罗飞宏 郑章乾）

第十一章
儿童营养性疾病

第一节　蛋白质热量营养不良

　　儿童的营养状况是衡量儿童健康水平的灵敏指标。由于蛋白质热量摄入不足而造成的营养缺乏症，称为蛋白质热量营养不良（protein energy malnutrition, PEM），简称营养不良，多见于3岁以下婴幼儿。据WHO和联合国儿童基金会专家估计，发展中国家约1/3的儿童患有营养不良。流行病学调查显示，目前我国严重营养不良已经很少见，多继发于某些慢性疾病。但因为喂养不当和（或）小儿饮食习惯不良，如偏食、挑食等，造成轻至中度的营养不良发病率仍较高。WHO曾指出："人民的营养福利是社会发展的前提……如果不能保证大多数儿童得到最令人满意的成长和发展，政府将不会成功地加快有任何长远意义的经济发展。"但是防治营养不良是一项十分艰巨的任务，因为这不仅需要加速与贫困、经济落后做斗争的进程，还需要群众自我保健意识的提高。蛋白质热量营养不良在临床上可分为以热量缺乏为主和以蛋白质缺乏为主两种类型。目前我国多数营养不良是由于热量摄入轻至中度不足所造成的体重低下、消瘦和营养性生长迟缓等轻中度症状。

【病因】

　　1. 长期喂养不当造成热量摄入不足　婴儿出生即无母乳或母乳不足，又未能合理地采用人工喂养，如乳汁配制过稀、摄入量不足，致使供给的热量及营养物质长期不能满足婴儿生理需要，就会引起营养不良。此外，偏食、挑食等不良饮食行为也可引起热量、蛋白质摄入不足而导致营养不良；早产、小于胎龄儿等低出生体重儿喂养不当，更易发生营养不良，这类营养不良属原发性营养不良。在我国，个别地区母乳喂养比较普遍，所以生后6个月内营养不良的发生率不高。6个月后，母乳不能满足需要，应添加辅食。个别地区经济比较落后，一般饮食以淀粉为主，而婴儿的辅食则主要是米粥、面糊等单位体积所含热量低的食物。有人将发展中国家儿童食物中热量与典型西方饮食中的热量进行了比较，如图11-1所示。

　　从图11-1可以看出，以谷物或根块淀粉类为主的食物与西方饮食相比，如果释放热量相等的话，食物的重量要增加1倍。如果再把淀粉类食物稀释，每单位体积或每单位重量食物中所含的热量就更低了。这或许说明了发展中国家儿童营养不良的发生率会高达30%~40%或更多的原因。

　　2. 反复感染或患其他疾病　儿童最易患呼吸道感染和腹泻。患病后食欲差，体内消耗增多；特别是腹泻，除了丢失水分外，还直接影响各种营养素的消化吸收。这样，反复感染和营养不良互为因果，形成恶性循环。此外，肠道寄生虫病、急慢性传染病、唇腭裂及幽门狭窄等，造成食物摄入、吸收困难或消耗增多，也是引起营养不良的常见病因。因疾病引起的营养不良也称继发性营养不良。

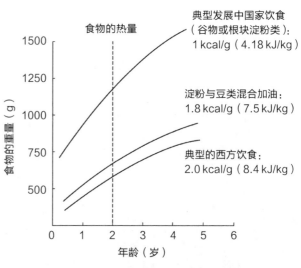

图 11-1　食物摄入与热量的关系

3.相关的社会环境因素 儿童营养不良与其家庭的社会经济状况、父母的文化程度、饮食习惯、家庭子女的数量、居住环境、安全饮用水等有非常密切的关系。

【病理生理】

在热量和蛋白质摄入不足的开始阶段，机体进行生理调节，使各组织和器官的要求相应减少；当有限的糖原储存用完后，首先动用自身脂肪组织分解所得热量，以供生命最需要的代谢过程，最后才动用组织蛋白质供给热量。当热量和蛋白质继续供给不足时，全身细胞 DNA、RNA 合成受阻，各组织器官生长发育迟缓、停止，甚至发生组织分解、严重萎缩和脂肪变性，引起各方面的功能低下和障碍，影响生命的继续运转。病理上可见各器官萎缩，体积变小，重量减轻，组织学改变从不明显到明显，最后危及生命。

1.各系统器官组织和功能改变

（1）生长发育迟缓 急性营养不良主要使体重不增、减轻，长期慢性营养不良则同时影响骨骼生长，致使身高增长缓慢，形成矮小身材。体格发育受影响，不仅体格矮小，劳动力也大受影响，肌力差，活动少。

（2）消化吸收功能下降 消化吸收功能在营养不良时受累最早，胃肠黏膜萎缩变薄，肠绒毛变短，细胞变扁平，细胞数下降，各种消化腺退化，消化酶活力减弱，消化吸收大受影响，肠道内出现乳糖、蔗糖，引起高渗性腹泻、肠道内细菌过度繁殖等，这些胃肠道改变，更加重了热量和蛋白质摄入不足，致使病情更加严重。

（3）中枢神经系统受损 营养不良初期，中枢神经系统表现尚不明显，继续发展则可使脑细胞数量减少、体积缩小，其类脂质（卵磷脂、鞘磷脂、胆固醇）量下降，脑体积缩小、重量减轻。营养不良如发生在生命早期，正当脑发育高峰期（胎儿、新生儿和 6 个月以下婴儿），甚至在 2 岁以下均可引起不可逆的脑组织改变，导致永久性智力发育障碍。

（4）心血管系统功能低下 严重的营养不良可使心肌受损，收缩力减弱，排血量减少，心音低弱，心率缓慢，循环血量减少，影响全身血液供应，临床上补液过快、过量易发生心力衰竭。

（5）免疫抗病能力低下 严重蛋白质热量营养不良时，全身淋巴组织、胸腺均萎缩，免疫功能大大下降，尤以细胞免疫受损害为大。淋巴细胞增殖和分化低下，淋巴因子活力不足，免疫球蛋白、补体及干扰素均减少，致使反复发生各类感染，更加重营养不良。

2.代谢障碍和水、电解质紊乱

（1）水、电解质紊乱 蛋白质摄入严重不足，体内水分过多，易发生水肿，细胞内外液常呈低张性，可出现细胞外液钠潴留和细胞内液钾、钙、磷等缺乏，临床补液时需特别注意这些改变。

（2）蛋白质代谢异常 因蛋白质长期摄入不足，体内呈负氮平衡，血浆总蛋白下降，以白蛋白低为主，而球蛋白变化较小，前白蛋白、运铁蛋白、视黄醇结合蛋白均显著下降，而且出现较早。氨基酸总量减少，以必需氨基酸（尤其支链氨基酸）下降较明显，血、尿中尿素氮下降，而尿中嘌呤类氮排出增加。还可影响抗体合成和体内各种酶合成，使之减少；因携带维生素 A 与维生素 E 的结合蛋白质减少，故而使血浆中这两种维生素的含量下降。

（3）脂肪代谢改变 肠道黏膜上皮细胞萎缩，脂肪酶活力降低，脂肪消化吸收功能差，故患儿对脂肪耐受性较低，易发生腹泻，影响脂溶性维生素 A、维生素 D、维生素 E 的吸收，血浆中中性脂肪、脂肪酸、磷脂、胆固醇、甘油三酯和脂溶性维生素均减少。

（4）糖代谢异常 肠黏膜微绒毛萎缩，使上皮细胞刷状缘形态和功能异常，双糖酶（尤其乳糖酶）降低明显，引起乳糖不耐受性腹泻，严重营养不良时甚至对单糖也不能吸收，故患儿常可发生低血糖，糖耐量曲线呈糖尿病样曲线。

【临床表现】

常因营养不良以热量不足为主或蛋白质缺乏为主，年龄不同，病的轻重不同，疾病初期或晚期，以及有无并发症而出现不同的症状、体征。

1.消瘦型营养不良 初起时因进食减少，热量摄入不足而体重不增，皮下脂肪逐渐减少，体重下降，生长发育落后。继续摄食不足，则皮下脂肪完全消失，面颊下陷，呈干瘦老人样，全身皮包骨，皮肤松弛起皱、变薄，毛发干枯、变黄。早期精神焦虑，不爱活动，食欲尚正常。病情加重后则精神萎靡，反应迟钝，常呻吟不安。可出现脂肪泻，易有消化功能紊乱而发生迁延性腹泻，可伴脱水和电解质紊乱。免疫力低下，易并发各种感染，全身反应差，可不表现发热或白细胞计数升高，可发生低血糖休克，但血浆总蛋白、前白蛋白及脂肪酸大多尚属正常，故临床上常不伴有水肿。消瘦型营养不良多为较慢性的营养不足过程。

2.恶性营养不良　为一种严重的营养不良，以蛋白质缺乏为主，热量供给尚可维持最低水平，多见于5岁以下断奶后的婴幼儿，大多是在营养不良基础上再发生感染，致营养状况急剧恶化。开始时患儿表现精神差，不爱活动，食欲越来越差，体重增长减少甚至不增，但也有因水肿而体重下降不明显的情况。最突出的表现为出现凹陷性水肿，轻的仅表现为踝部按之下陷，不伴局部红、痛。继续发展则可扩大至腹壁、下肢、面部，甚至双眼睑肿胀、不能睁开。进一步加重可出现腹水、胸腔积液，全身脂肪减少，肌肉萎缩，张力低，体温、血压均低，四肢发冷、发绀；心音低钝，心率慢，心电图T波低平、倒置，易发生心力衰竭；肾功能减低，肾血流量及滤过率均减少，浓缩功能差，排低渗尿。

在婴幼儿早期脑发育高峰期，如患重症营养不良可严重损害脑发育，影响患儿认知、运动、语言、社会交往、思维等智力发展，但如能及早干预，补充蛋白质和热量，则大多可改善，也可留下智力迟滞后遗症。消化功能越来越差，对脂肪和双糖不耐受，常发生腹泻；食欲越来越差，可发生自发性低血糖。恶性营养不良常伴毛发指甲改变，毛发干枯、脆细、稀疏易断；发色变浅，呈枯黄色，营养好时则转深，可见深浅分段；指（趾）甲生长慢，脆薄易断。免疫力下降，易并发各种感染，且迁延不愈，往往使营养不良加重，易发生水、电解质紊乱，产生低血钾、低血钠、低血钙和低血镁，出现相应症状、体征。营养不良无论轻重，都伴其他营养素缺乏，维生素A缺乏尤为多见，也常有缺铁性贫血。

【实验室检查】

营养不良的早期往往缺乏特异、敏感的诊断指标。血浆白蛋白浓度降低为其特征性改变，但其半衰期较长而不够灵敏。前白蛋白和视黄醇结合蛋白较敏感，胰岛素样生长因子1（IGF-1）不受肝功能影响，被认为是早期诊断灵敏可靠指标。常见指标变化见表11-1。

表11-1　蛋白质-能量营养不良的常见实验室检查指标

血生化指标	意义
血红蛋白，红细胞计数；平均红细胞体积，平均红细胞血红蛋白，平均红细胞血红蛋白浓度（MCV，MCH，MCHC）	脱水和贫血程度；贫血类型（铁缺乏、叶酸和维生素 B_{12} 缺乏、溶血）
血糖	低血糖症
钠	低钠血症、脱水类型
钾	低钾血症
氯、pH、碳酸氢盐	代谢性碱中毒或代谢性酸中毒
总蛋白、转铁蛋白、（前）白蛋白	蛋白缺乏程度
肌酐	肾功能
C反应蛋白（CRP）、淋巴细胞计数、血清学、厚/薄血涂片	细菌、病毒感染
大便检查	寄生虫

【诊断与鉴别诊断】

详细询问患儿的饮食史，了解其热量和蛋白质摄入量是否足够，有条件时应正确进行营养计算，并与推荐摄入量（RNI）相比较，这对诊断和防治十分重要。同时也应询问存在的其他疾病，特别是急慢性感染，如腹泻、肺炎等，以了解其诱发因素，深入了解发病史、临床表现，并进行全面体格检查，这对诊断营养不良是必不可少的。进行体格测量，评价营养情况，是确定是否存在营养不良及其程度轻重的重要手段。实验室检查也有助于及早了解营养紊乱和功能障碍情况，有些检查对早期诊断有利。①血浆白蛋白：正常为35g/L，营养不良时可减少，低于25g/L可诊断为蛋白质营养不良；②血清前白蛋白：正常水平为150~296mg/L，轻度蛋白质热量营养不良为100~150mg/L，中度为50~100mg/L，重度为50mg/L以下；③尿中羟脯氨酸排出量与尿中肌酐的比值：羟脯氨酸指数=羟脯氨酸（μmol/ml）肌酐（μmol/ml）×体重（kg）取任意一次尿样测定此指数，正常学龄儿童（4岁内较稳定）羟脯氨酸指数为2.0~5.0，生长缓慢、肌肉萎缩者低于 2.0。这些实验室检查有助于蛋白质热量营养不良的诊断。

【预防】

1. 广泛开展健康教育 了解母乳喂养的优点和添加辅食的时间、种类和原则，以及如何制作婴儿辅食。鼓励、促进和支持母乳喂养，尽量保证每个婴儿出生后最初 4~6 个月纯母乳喂养，并按需喂哺。对于 7~24 月龄婴幼儿，母乳仍然是重要的营养来源，但单一的母乳喂养已经不能完全满足其对能量以及营养素的需求，必须引入其他营养丰富的食物。辅食建议首先添加强化铁的婴儿米粉、肉泥等富铁的泥糊状食物。辅食要有一定的热量密度，可以通过每餐面糊、米糊内加植物油或动物油 5~10 ml，以提高热量摄入。幼儿及年长儿要防治偏食、挑食等不良饮食行为，要做到摄取营养丰富的平衡膳食。宣传饭前、便后洗手，饮用安全干净的水，预防腹泻和其他肠道传染病。

2. 推广应用生长发育监测图 定期测量体重，并将体重值标在生长发育监测图上，如发现体重增长缓慢或不增，应尽快查明原因，及时予以纠正。

【治疗】

1. 一般治疗

（1）去除病因、治疗原发病 大力提倡母乳喂养，及时添加辅食，保证优质蛋白质的摄入量。及早纠正先天畸形，控制感染性疾病，根治各种消耗性疾病等。

（2）调整饮食、补充营养 强调个体化，勿操之过急。一般轻中度营养不良热量从每日 251~335 kJ（60~80 kcal）/kg、蛋白质从每日 3 g/kg 开始，逐渐增至每日热量 628 kJ（150 kcal）/kg、蛋白质 3.5~4.5 g/kg。体重接近正常后，再恢复至生理需要量；对于重度营养不良，一般建议热量从每日 167~251 kJ（40~60 kcal）/kg、蛋白质从每日 1.5~2 g/kg、脂肪从每日 1 g/kg 开始，并根据情况逐渐少量增加，当增加能量至满足追赶生长需要时，一般可达 628~711 kJ（150~170 kcal）/kg、蛋白质 3.0~4.5 g/kg。待体重接近正常后，再恢复到正常生理需要量。同时还要补充各种维生素、微量元素等。热量、蛋白质、脂肪调整速度按具体情况而定，不宜过快，以免引起消化不良。

2. 基本药物治疗

（1）给予各种消化酶（胃蛋白酶、胰酶等）以助消化。

（2）口服各种维生素及微量元素，必要时肌肉注射或静脉滴注补充。

（3）血锌降低者口服 1% 硫酸锌糖浆，从每日 0.5 ml/kg 开始逐渐增至每日 2 ml/kg，补充锌剂可促进食欲、改善代谢。

（4）必要时可肌肉注射蛋白质同化类固醇制剂，如苯丙酸诺龙，每次 10~25 mg，每周 1~2 次，连续 2~3 周，以促进机体对蛋白质的合成、增进食欲。

（5）对进食极少或拒绝进食者，可应用普通胰岛素 2~3 U/ 次，肌肉注射，每日 1 次，在肌肉注射前必须先服 20~30 g 葡萄糖或静脉注射 25% 葡萄糖溶液 40~60 ml，以防发生低血糖，每 1~2 周为一疗程，有促进食欲的作用。

3. 其他治疗

（1）针灸、推拿、捏脊等疗法 可起一定促进食欲的作用。健脾补气等中药可以帮助消化，促进吸收。

（2）病情严重者 可给予要素饮食或进行胃肠道外全营养。酌情选用葡萄糖、氨基酸、脂肪乳剂、白蛋白静脉滴注。

（3）进行对症治疗 脱水、酸中毒、电解质紊乱、休克、肾衰竭和自发性低血糖常为患儿致死原因，如出现应予紧急抢救。贫血严重者可少量多次输血，或输注血浆；有低蛋白血症者可静脉滴注白蛋白；处理其他并发症，如维生素 A 缺乏所引起的眼部损害和感染等。

4. 加强护理

（1）向家长宣教 对患儿的辅食添加应由少到多、逐步增加量和品种，勿操之过急，以免引起消化不良。食后清洁口腔，预防口腔炎、鹅口疮。

（2）皮肤护理 患儿皮下脂肪薄，易出现压伤，因此褥垫要软，经常为患儿翻身，骨突出部位每日多次按摩，细心保护皮肤、避免皮肤感染。

（3）注意保暖、预防呼吸道感染 待病情好转后适当户外活动，促进智力、体力的恢复。

（4）食物、食具注意清洁卫生 以免引起感染性腹泻，加重营养不良。

（董 萍 徐 秀）

第二节　维生素 D 缺乏及中毒

维生素 D 是生命必需的营养素，也是一组脂溶性类固醇。在体内主要以 25-(OH)D、1, 25-(OH)₂D 的形式存在，并与维生素 D 受体（VDR）结合发挥作用。VDR 可在全身多个系统、器官、组织中表达，除具有调节钙、磷代谢和保持骨代谢正常进行外，还在代谢性疾病、心血管疾病、肿瘤和自身免疫性疾病等多种疾病的发生、发展中起到重要作用。

一、维生素 D 缺乏

维生素 D 缺乏或不足已是全球性的普遍问题，无论性别、种族、各年龄段人群都不同程度地受到维生素 D 缺乏或不足的影响。

【维生素 D 来源和合成】

人体维生素 D 的来源主要包括内源性和外源性，内源性的维生素 D 在表皮中合成，而外源性的维生素 D 来自富含维生素 D 的食物和维生素 D 补充剂。

1. 母体-胎儿转运　母亲血 25-(OH)D 可经胎盘转至胎儿体内贮存，以满足生后一段时间的生长需要。胎龄越近于足月，胎儿体内贮存 25-(OH)D 越多。体内维生素 D 的量与母体的维生素 D 的营养状况及胎龄有关。

2. 皮肤的光照合成　是人类维生素 D 获取的主要来源。大多数脊椎动物的表皮和皮肤组织含 7-脱氢胆固醇（7-DHC），是维生素 D 生物合成的前体，在 270~315 nm 阳光或紫外线的光化学反应作用下产生维生素 D₃，即胆骨化醇，为内源性维生素 D₃。维生素 D₃ 进入血液循环，与维生素 D 结合蛋白（vitamin D binding protein，DBP）结合。皮肤产生维生素 D₃ 的量与日照时间、波长、皮肤色素深浅、暴露皮肤的面积有关，人类和脊椎动物全身暴露 30 分钟可产生维生素 D 1 万 ~2 万 U。日光中含有的中波紫外线夏天和午后较强。

3. 食物来源维生素 D　是婴幼儿维生素 D 的外源性来源。维生素 D₂ 主要由植物合成，酵母、麦角、蕈类等含量较多。维生素 D₃ 主要存在于海鱼、动物肝脏、蛋黄和瘦肉、脱脂牛奶、鱼肝油、乳酪、坚果和海产品中。天然食物中的维生素 D 含量都较低。包括母乳维生素 D 含量较低（12~60 U/L），谷物、蔬菜、水果几乎不含维生素 D，肉类含量亦较少，动物肝脏、鱼肝油、蛋黄含量相对丰富些。海鱼肝含量维生素 D₃ 最为丰富，如鳕鱼肝每 100 g 含维生素 D₃ 200~750 mg。研究证实我国儿童可从食物中获得维生素 D 约 3.75 μg（150 U）。随强化食物的普及，婴幼儿可从强化食物中获得充足的维生素 D，如维生素 A、维生素 D 强化牛奶 1 L 中含维生素 D 15 μg（600 U）；100 g 婴儿配方乳含维生素 D 7.5 μg（300 U），婴儿配方米粉 100 g 含维生素 6.25~7.5 μg（250~300 U）。

维生素 D₃ 和维生素 D₂ 统称为维生素 D，都需要经过 25 位羟化才能转变为 25-(OH)D，是维生素 D 在血液循环中的主要存在形式。1, 25-(OH)₂D 是维生素 D 活性最强的代谢产物，在体内能发挥最大的生理效应，由 25-(OH)D 通过 25(OH)D-1α 羟化酶（CYP27B1）催化合成，肾小管细胞内表达最高，主要参与肾脏钙磷代谢的调控。

【维生素 D 的作用】

1, 25-(OH)₂D 与其受体 VDR 结合后发挥广泛的生物学作用。VDR 是核受体家族中的重要成员，广泛存在于各种组织和器官中。

主要从肾脏来源的 1, 25-(OH)₂D、甲状旁腺来源的 PTH 和从骨骼来源的 FGF-23，这三者共同调节肠道钙磷吸收和肾脏钙磷排泄，同时也调节这些关键矿物质在骨骼的储存和排出。在正常生理状态下，钙磷代谢平衡主要由 PTH 和 1, 25-(OH)₂D 来维持。1, 25-(OH)₂D 调节钙代谢的主要作用是以增加肠道钙吸收为主的。但当血清离子钙浓度降低或不足时，则可以通过刺激 PTH 合成和分泌，进而增加钙重吸收和骨钙动员。在病理状态下，如慢性肾功能不全、基因突变或肿瘤相关低磷血症，血清 FGF-23 抑制肾脏 1α 羟化酶的活性，从而减少 25-(OH)D 向 1, 25-(OH)₂D 转化，肠道吸收和肾脏重吸收的钙减少，机体代偿性动员更多骨钙来维持血钙水平，就会对骨骼和全身的钙磷代谢造成影响。

维生素 D 作用广泛，除调节钙磷代谢和维持骨代谢正常进行的作用外，在代谢性疾病、心血管疾病、肿瘤和自身免疫性疾病等多种疾病的发生、发展中起到重要作用。维生素 D 对免疫系统的调节是多方面的，包括调节淋巴细胞的增殖和细胞因子的分泌、调节抗原递呈细胞的分化、上调抑制炎症的细胞因子、减少氧化应激、抑制炎症反应的发生和发展等作用，从而实现对组织和器官的保护作用。维生素 D 可以通过多种途径促进胰岛 β 细胞分泌胰岛素，并能增加机体对胰岛素的敏感性。VDR 介导的活性维生素 D 具有抑制肿瘤细胞增殖、促进肿瘤细胞分化和凋亡的作用。维生素 D 可以通过抑制肾素基因的表达，降低肾素 - 血管紧张素 - 醛固酮系统（renin-angiotensin-aledosterone system，RAAS）的活性，降低血压，发挥心血管保护作用。

综上所述，维生素 D 具有广泛的生理作用，与人类许多疾病的发生、发展密切相关，对维持人体健康具有重要作用。

【流行病学资料】

大量的地区研究表明，维生素 D 缺乏是我国儿童青少年的重要公共卫生问题。我国 0~18 岁健康儿童中维生素 D 缺乏和不足较普遍，其中严重缺乏率为 2.46%（1.03%~4.47%）、缺乏率为 21.57%（13.65%~30.72%）、不足率为 28.71%（20.83%~37.35%），婴幼儿组最低 11.06%（6.07%~17.30%），青春期最高 56.14%（39.54%~72.07%）。我国 7 岁以下儿童维生素 D 缺乏和不足检出率为 14.0%，且随着年龄增加逐渐增高。

【高危因素】

维生素 D 缺乏的发生与体内维生素 D 合成或摄入不足有关，而生活习惯、生活环境、喂养方式、出生情况、遗传因素等均会影响维生素 D 的获得，成为维生素 D 缺乏的高危因素。

1.日光照射不足　如环境或生活习惯造成日照不足，容易导致维生素 D 缺乏。冬春季节较夏秋季节容易缺乏。此外，空气污染、低海拔均影响皮肤维生素 D 合成。儿童户外活动少、居住的地方日光照射不足、户外活动时衣物穿着多皮肤暴露少、使用防晒霜等阻碍紫外线接触皮肤等多种生活习惯均会减少儿童体内的维生素 D 合成，是维生素 D 缺乏的重要高危因素。

2.维生素 D 摄入不足　动物性食物是天然维生素 D 的主要来源。但是，天然食物中所含的维生素 D 不能满足婴幼儿的需求，同时需要加强日光照射以及获取强化维生素 D 食物及药物补充剂来满足需求。

3.需要量增加　早产儿因生长速度快、体内储

备维生素 D 和钙不足容易患佝偻病，若婴儿生长发育特别快，对维生素 D 和钙的需求增多，更易发生相对缺乏。

4.围生期储存不足　虽然胎儿可通过胎盘获得维生素 D，但脐血中 25-(OH)D 水平仅为母亲的 60%~85%，胎儿和新生儿维生素 D 水平较低。母亲若有严重营养不良、肝肾疾病、慢性腹泻时，则子代的维生素 D 水平更低。

5.疾病及药物影响　肝肾疾病会影响活性维生素 D 在体内的合成和代谢，如小儿胆汁淤积、先天性胆道狭窄或闭锁、慢性肾病等；胃肠道疾病则会影响维生素 D 在肠道的吸收，如长期腹泻、脂肪泻等，因而患肝肾疾病及胃肠道疾病的儿童患维生素 D 缺乏性佝偻病的风险显著增加。长期使用苯妥英钠、苯巴比妥等药物，可加速维生素 D 的分解和代谢而引起维生素 D 缺乏。

【病理生理机制】

人体维生素 D 短期或轻度缺乏时，肠道吸收钙、磷减少，通过甲状旁腺功能代偿性亢进，动员骨钙释出，血清钙浓度在正常或接近正常的水平，血磷未出现显著下降，机体无明显钙磷代谢异常导致的临床表现。当长期存在维生素 D 缺乏或维生素 D 缺乏严重，出现显著低磷血症，会导致相关骨骼改变，婴幼儿期以营养性维生素 D 缺乏性佝偻病为主要表现，青少年及成人则以骨软化症、骨质疏松为主要表现。当维生素 D 缺乏同时伴有低钙血症，婴幼儿期会出现神经肌肉兴奋性增加，表现为维生素 D 缺乏性手足搐搦症。

【临床表现】

轻度维生素 D 缺乏无显著特异性临床表现，仅存在 25-(OH)D 水平下降，因此容易被忽视而延误治疗。当出现严重维生素 D 缺乏时，体内活性维生素 D 水平下降，肠道吸收钙、磷减少，出现低磷血症、低钙血症、骨矿化不全，引起全身各系统功能异常，主要表现为骨骼的改变、肌肉松弛以及非特异性的神经精神症状。重症佝偻病患者可影响消化系统、呼吸系统、循环系统和免疫系统，同时对儿童的神经系统发育也有影响。

【实验室检查】

血清 25-(OH)D 水平是目前被普遍接受的评价

维生素 D 状态的指标。25-(OH)D 生物活性很弱，但在循环中浓度最高，半衰期较长，是维生素 D 的主要循环形式；而 1, 25-(OH)$_2$D 是维生素 D 产生生物学效应的活性形式。从逻辑上，测定血清 1, 25-(OH)$_2$D 水平似乎更能反映个体的维生素 D 状态，但是在临床实践中并不多见，一方面在于 1, 25-(OH)$_2$D 浓度低及半衰期短导致检测难度高，另一方面因为维生素 D 缺乏会导致 PTH 分泌增加，进而增强肾脏 1α 羟化酶的活性，促进 25-(OH)D 向 1, 25-(OH)$_2$D 转化，因此并不能对个体维生素 D 状态提供有用的评估。

目前，液相色谱 - 串联质谱法（Liquid chromatography-tanden mass spectroscopy，LC-MS）被认定是定量测定 25-(OH)D$_2$ 和 25-(OH)D$_3$ 的"金标准"，血清 25-(OH)D 适宜浓度的判定可参照 2016 年全球营养性佝偻病管理共识，即血清 25-(OH)D<30 nmol/L 为维生素 D 缺乏，30～50 nmol/L 为维生素 D 不足，≥50 nmol/L 则为适宜。

当维生素 D 不足或缺乏时，呈现不同的临床表现和血液学代谢变化，机体代偿程度存在显著的个体差异，受到基因多态性、钙摄入、体脂、种族和日常阳光暴露等多方面因素影响。因此，随着精准医学的发展，对维生素 D 状态和需求的评估将采用更加个体化的方法。

【诊断】

维生素 D 缺乏早期无临床症状，其诊断主要基于血液 25-(OH)D 的检测，同时结合高危因素分析和其他钙磷代谢相关实验室指标检测综合判断。此外，需要关注骨骼、肌肉和神经系统表现等，尤其是严重维生素 D 缺乏儿童，确定是否存在维生素 D 缺乏性佝偻病或维生素 D 缺乏性手足搐搦症。

【治疗】

所有的个体均建议将维生素 D 维持在理想水平，当儿童出现维生素 D 缺乏时，需要积极调整维生素 D 补充策略。治疗的原则应以口服为主，可给予至少 2000 U/d 的维生素 D$_3$，并定期监测血清 25-(OH)D 水平，根据其水平变化调整维生素 D 剂量。当个体无法口服或病情严重，可肌内注射维生素 D$_2$ 15 万～30 万单位，病情稳定后改口服治疗，一般疗程为 3 个月。

【预防】

《中国儿童维生素 A、维生素 D 临床应用专家共识（2024）》指出，维生素 D 缺乏的预防策略包括户外活动、膳食摄入和维生素 D 制剂的补充。

1. 健康教育　采取综合措施保证健康人群摄入适当维生素 D 量，维生素 D 缺乏是可以预防的疾病。预防重点是高危人群，进行维生素 D 相关科普知识宣教。

2. 户外活动　10：00～15：00 紫外线波长适宜，是儿童户外活动最佳时间。浅色皮肤儿童每天户外活动暴露面部 20 分钟为宜，深色皮肤儿童日光浴时间宜延长。日光浴不是阳光下暴晒，只要户外活动，身体部位尽可能多暴露。因日光可以折射，树荫、屋檐下同样有日光暴露效果。

3. 维生素 D 补充与强化　目前国际上多推荐操作性强、成本效益更好的强化食物和药品，包括维生素 D 制剂，使婴儿可能达到较理想的维生素 D 营养状态。建议新生儿出生后 1 周内开始补充维生素 D 400～800 U/d，0～1 岁 400 U/d，1～18 岁 400～800 U/d，以预防维生素 D 缺乏或不足。针对早产儿、低出生体重儿、多胎儿等高危儿童，建议生后补充维生素 D 800 U/d，3 个月后改用口服维生素 D 400 U/d。

4. 健康食物　选择富含维生素 D 的食物。

二、营养性维生素 D 缺乏性佝偻病

营养性维生素 D 缺乏性佝偻病（rickets with nutritional vitamin D deficiency）是儿童体内维生素 D 不足使钙、磷代谢紊乱，导致以长骨干骺端和骨组织矿化不全、骨样组织异常堆积，骨骼变形等骨骼病变为特征的全身慢性营养性疾病。维生素 D 不足使成熟骨矿化不全，则表现为骨质软化症。营养性维生素 D 缺乏性佝偻病严重影响婴儿、儿童和青少年的健康，直至成年期，其相关的疾病负担给社会带来严重的健康和经济压力，仍然是一个全球性的公共卫生问题。

【流行病学资料】

我国儿童维生素 D 缺乏性佝偻病发病的趋势是北方佝偻病患病率高于南方，春季高于秋季。在中

国，尤其是农村地区，佝偻病仍然是一个重要的公共卫生问题。因经济生活水平条件改善，维生素 D 强化食品的应用，重症维生素 D 缺乏性佝偻病的发病率显著下降。仅根据临床体征报告的营养性佝偻病的发病率为 15.9%~26.7%，但当影像学证实诊断时，发病率要低得多。在一项对 250 名年龄在 12~24 月之间的幼儿进行的研究中，仅使用临床症状，佝偻病的患病率估计为 41.6%，当临床体征结合 X 线片和 ALP 水平时，活动性营养性佝偻病的患病率估计仅为 3.7%。

【病理生理机制】

维生素 D 缺乏性佝偻病的本质是甲状旁腺功能代偿性亢进的损害。长期严重维生素 D 缺乏造成肠道吸收钙、磷减少，机体低血钙症致甲状旁腺功能代偿性亢进，动员骨钙释出，血清钙浓度在正常或接近正常的水平，以维持正常生理功能；同时，甲状旁腺素（PTH）的分泌增加促进肾小管钙重吸收，抑制肾小管磷的重吸收，继发机体严重钙、磷代谢失调，特别是严重低血磷（图 11-2），是佝偻病发生骨骼改变的主要原因。血磷降低的结果使细胞外液钙、磷浓度不足影响软骨细胞正常增殖、分化和凋亡的程序；钙化管排列紊乱，使长骨骨骺线失去正常的形态，成为参差不齐的宽带，钙化带消失；骨基质不能正常矿化，成骨细胞代偿增生，碱性磷酸酶分泌增加，骨样组织堆积于干骺端，骺端增厚，向两侧膨出形成肋"串珠""手足镯"。骨膜下骨矿化不全，成骨异常，骨皮质被骨样组织替代，骨膜增厚，骨质疏松；颅骨骨化障碍而颅骨软化，颅骨骨样组织堆积出现"方颅"。临床即出现一系列佝偻病症状和血生化改变。

【临床表现】

营养性维生素 D 缺乏性佝偻病的发生、发展是一个连续的过程，基于维生素 D 缺乏程度、高危因素的存在及病程长短表现不同的症状、体征、X 线及血液生化指标。佝偻病活动期分为初期、激期、恢复期和后遗症期。

1. 初期　多见于 6 个月以内（特别是 3 个月以内）婴儿。可有多汗、枕秃、易激惹、夜惊等非特异性神经精神症状。此期常无骨骼病变。血钙、血磷正常或稍低，碱性磷酸酶（ALP）正常或稍高，血 25-(OH)D 降低。骨 X 线片长骨干骺端无异常或见临时钙化带模糊变薄、干骺端稍增宽。

2. 激期　如未及时治疗，随着病情的进展，逐步出现明显的骨骼改变，其基础是骨骼矿化不全以及软骨骨样组织增生。常见于 3 个月至 2 岁小儿。

（1）症状和体征　佝偻病最具特征性的骨骼改变为肋骨串珠和手镯、足镯改变。肋骨"串珠"是由于肋软骨区膨大而呈现圆而大的球形，以第 5~8 肋软骨为主，如串珠向胸内扩张，严重时可使肺部受压。7~8 月龄以后的佝偻病儿童四肢骨骺部均明显膨大，腕关节的尺、桡骨远端和踝关节的胫、腓骨远端可见圆钝而肥厚的球体，称为"手足镯"。颅骨改变包括囟门大或囟门闭合延迟，颅缝宽、边缘软、方颅，重者可出现乒乓球样颅骨软化。颅骨软化以小婴儿易见，表现为按压枕骨或顶骨有乒乓球感，是由于颅骨外层骨板变薄所致。方颅以额、顶骨为中心向外隆起，如隆起加重可出现鞍形颅等。肋骨软化后，因受膈肌附着点长期牵引，造成肋缘上部内陷、肋缘外翻，称为郝氏沟（肋膈沟）。肋缘外翻为非特异性体征，如仅有肋缘外翻而无其他佝偻病体征及导致维生素 D 和钙缺乏的病因，不支持佝偻病诊断。佝偻病儿童开始站立和行走后，由于骨钙化不足，在身体重力作用下可能出现膝内翻（下肢 O 形）或膝外翻（X 形改变）。部分佝偻病患儿还会出现鸡胸、漏斗胸、脊柱侧弯、骨盆畸形等

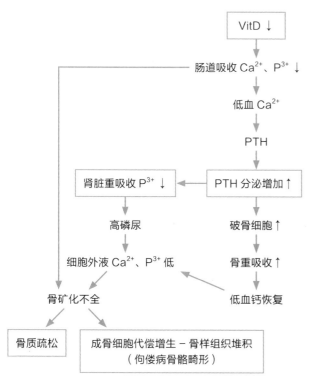

图 11-2　维生素 D 缺乏性佝偻病发病机制

骨骼畸形表现。

（2）实验室检查 活动期血生化指标改变明显，血清 25-(OH)D$_3$ 或 1, 25-(OH)$_2$D$_3$ 显著下降，血钙正常或稍低，血磷显著下降，血清碱性磷酸酶上升，血清甲状旁腺水平上升（表 11-2）。

（3）影像学检查 婴儿维生素 D 缺乏性佝偻病的最理想摄片部位是手腕，观察远端桡骨与尺骨干骺端；幼儿则拍摄膝部，观察股骨和胫骨干骺端（图 11-3）。佝偻病早期可正常或见临时钙化带模糊变薄、干骺端稍增宽，典型骨骼 X 线改变显示干骺端临时钙化带消失，呈毛刷状或杯口状，骨骺软骨盘加宽（>2 mm）（图 11-4）。

3. 恢复期 早期或活动期患儿经日光照射或治疗后症状消失，体征逐渐减轻或消失。血钙、血磷、ALP、25-(OH)D、1, 25-(OH)$_2$D 逐渐恢复正常。骨 X 线片长骨干骺端临时钙化带重现、增宽、密度增加，骨骺软骨盘 <2 mm。

4. 后遗症期 多见于 3 岁以后的儿童，因婴幼儿期严重佝偻病，可遗留不同程度的骨骼畸形。一般无临床症状，血生化检查正常。

维生素 D 缺乏性佝偻病除骨骼病变外，还可影响其他组织器官，使运动发育延迟，如肌肉松弛、肌力（肌张力）降低；免疫功能下降反复感染。

【诊断与鉴别诊断】

1. 诊断 因维生素 D 缺乏佝偻病的临床表现、骨骼 X 线片与其他疾病有重叠，或特异性不强，需要结合高危因素、病史以及血生化鉴别。尽管维生素缺乏时 25-(OH)D 降低，甲状旁腺浓度增加，但不是诊断的必需条件。

2. 鉴别诊断

（1）病因鉴别 佝偻病有多种病因。

1）与维生素 D 相关：维生素 D 缺乏性佝偻

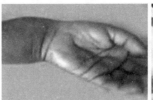
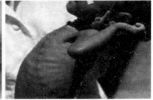

手"镯" 肋骨"串珠"

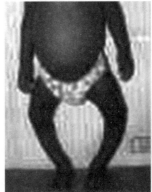
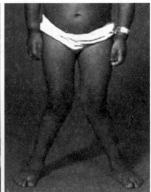

下肢 O 形 下肢 X 形

图 11-3 佝偻病骨骼畸形

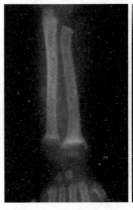
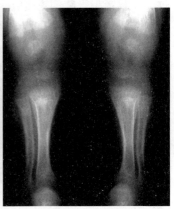

手腕远端桡骨与尺骨干骺端 膝部股骨和胫骨干骺端

图 11-4 维生素 D 缺乏性佝偻病长骨干骺端 X 线典型改变

表 11-2 维生素 D 缺乏性佝偻病血生化改变与鉴别

	25-(OH)D	1, 25-(OH)$_2$D	Ca^{2+}	HPO$_4^{2-}$	ALP	PTH	骨骼疾病
维生素 D 缺乏性佝偻病	↓	↓	↓ 或 NL	↓	↑	↑	佝偻病、骨质疏松
XLH	NL	↓	NL	↓↓	↑	NL	佝偻病
ADHR	NL	↓	NL	↓↓	↑	NL	佝偻病
TIO	NL	↓	NL	↓↓	↑	NL	佝偻病

注：XLH，X 连锁低磷血症性佝偻病；ADHR，常染色体显性遗传低磷血症性佝偻病；TIO，肿瘤诱发软骨病（尿磷排出增加，肾产生 1, 25(OH)$_2$D 减少）；ALP，碱性磷酸酶；PTH，甲状旁腺素；NL，正常；↓，下降；↑，上升。

病、维生素 D 依赖性佝偻病Ⅰ、Ⅱ、Ⅲ型，Ⅰ型又称假性维生素 D 缺乏性佝偻病，*CYP27B1* 基因多个点突变致 1α-羟化酶缺乏；Ⅱ型为 *VDR* 基因突变，对维生素 D 抵抗；Ⅲ型为激素反应成分结合蛋白（HRBP）异常表达，儿童有 VDR 表达，但对 1,25-$(OH)_2D_3$ 活性抵抗。

2）与低血钙相关：有色皮肤种族儿童严重素食致钙缺乏，同时维生素 D 不足是导致佝偻病重要原因。有慢性肾衰竭的儿童因慢性肾脏疾病致矿物质代谢异常。

3）与低血磷相关：遗传性（显性、隐性）低血磷性佝偻病（ADHR、ARHR）、低磷血症（继发性吸收不良）、范科尼综合征等。范科尼综合征为遗传性或获得性近端肾小管的功能异常引起的一组症候群，因过多丢失电解质而产生的各种代谢性并发症。

4）继发其他疾病：如肿瘤诱发软骨病、多骨纤维发育不良（又称 Albright 综合征或 McCune-Albright 综合征，MAS）、表皮痣综合征、Dent 病等。

（2）治疗鉴别　治疗反应可帮助临床医师鉴别，如维生素 D 缺乏性佝偻病治疗 96 小时后血磷上升，6~7 日 X 线开始恢复，其他遗传性佝偻病生化与骨骼不发生改变。

【治疗】

符合维生素 D 缺乏性佝偻病诊断标准的可采用维生素 D 补充治疗。《中国儿童维生素 A、维生素 D 临床应用专家共识（2024）》建议维生素 D 2000 U/d 为最小治疗剂量，疗程最短 3 个月，3 个月后评估治疗反应，如症状改善，可持续补充预防剂量的维生素 D 制剂 1 个月。治疗 1 个月后应复查效果，如临床表现、血生化与骨骼 X 线改变无恢复征象，应考虑其他疾病引起的佝偻病，需做进一步检查或转诊。

除采用维生素 D 治疗外，应适当补充钙剂，在儿童期和青春期必须保证至少口服钙 500 mg/d。早产儿、低出生体重儿、生长过快等具有维生素 D 缺乏和钙缺乏高风险的儿童更要重视钙的补充。

坚持每日户外活动，强调每日平均户外活动时间在 1~2 小时，要注意皮肤暴露，户外活动和阳光照射可以增加皮肤维生素 D 的合成。注意膳食结构平衡，适当添加含钙丰富的食物，如牛奶及奶制品、豆制品、虾皮、紫菜、海带、海产品及多种蔬菜。

三、维生素 D 缺乏性手足搐搦

维生素 D 缺乏性手足搐搦是小婴儿维生素 D 缺乏佝偻病的特殊症状。多见 6 月龄以上营养状况较差的小婴儿，无明显性别差别。近年发病减少，发生率不清楚。

【发病机制】

维生素 D 缺乏时，发生甲状旁腺代偿性功能不足，使血中钙离子浓度降低，当总血钙低于 1.75~1.8 mmol/L（70~75 mg/L）或离子钙低于 1.0 mmol/L（40 mg/L）时致神经肌肉兴奋性增高，出现全身惊厥、手足肌肉抽搐或喉痉挛等。

维生素 D 缺乏时机体出现甲状旁腺功能低下的原因至今尚不清楚，推测当婴儿体内钙营养状况较差时，维生素 D 缺乏的早期甲状旁腺急剧代偿分泌增加，以维持血钙；当维生素 D 继续缺乏，甲状旁腺功能反应过度而疲惫，出现血钙降低。因此维生素 D 缺乏性手足搐搦的婴儿同时存在甲状旁腺功能亢进所产生的佝偻病的表现和甲状旁腺功能低下的低血钙临床表现（图 11-5）。

【临床表现】

主要为惊厥、喉痉挛和手足搐搦。

【诊断与鉴别诊断】

1.诊断　维生素 D 缺乏基础上突发无热惊厥，且反复发作，发作后神志清醒无神经系统体征。血生化检查总血钙低于 1.75~1.88 mmol/L，钙离子低于 1.0 mmol/L。

2.鉴别诊断　包括低血糖、低镁血症、婴儿痉挛症、原发性甲状旁腺功能减退症、中枢神经系统感染、急性喉炎。

【治疗】

在佝偻病治疗的同时进行手足搐搦对症治疗。

1.急救处理　惊厥、喉痉挛和手足搐搦均为急症，需紧急处理。急症首先检查呼吸道通畅（A，airway）、呼吸（B，breathing）、血循环（C，circulation）状况，处理原则包括保持呼吸道通畅、吸氧、镇静止痉。病情稳定后需立即转诊。

2.钙剂治疗　重者需静脉补充钙，是止痉措施

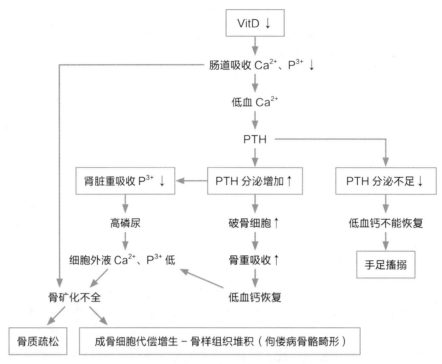

图 11-5　维生素 D 缺乏性手足搐搦发病机制

之一，惊厥停止后改口服钙剂；轻者无惊厥或喉痉挛者可口服钙剂。

四、维生素 D 中毒

随着维生素 D 缺乏与各种健康结果之间的新联系出现，公众对补充维生素 D 的兴趣也有所增长。这些增加的原因是人们增加了维生素 D 强化食品的摄入量，主要是牛奶，以及非处方补充剂的使用增加。在缺乏专业指导和公众健康教育的情况下可能导致维生素 D 代谢异常的其他并发症，即维生素 D 中毒或维生素 D 过量症，因此要注意维生素 D 缺乏的防治，同时也要避免矫枉过正。

维生素 D 中毒的表现可以从无症状到严重的神经精神和危及生命的特征。维生素 D 中毒的主要特征是可能持续较长时间的严重高钙血症。维生素 D 中毒的临床表现多种多样，但主要与高钙血症有关，包括神经精神（如注意力不集中、头晕、精神错乱或昏迷）、胃肠（腹痛、呕吐、厌食、便秘）、心血管（高血压、缩短 QT 间期、ST 段抬高、缓慢型心律失常、一级心脏传导阻滞）和肾脏［高钙尿、烦渴、急性肾损伤（AKI）、脱水和肾钙质沉着症］并发症。高钙血症的其他并发症包括带状角膜病变、听力丧失和疼痛性关节周围钙质沉着症。

维生素 D 过量引起的高钙血症理论上可在停药后持续 18 个月，是因为储存的维生素 D 从脂肪沉积物中缓慢释放。此外，维生素 D_2 或维生素 D_3 在肝脏、肌肉和脂肪组织中具有很高的脂溶性，在体内的半衰期很长。25-(OH)D 和 1, 25-(OH)$_2$D 的半衰期分别为 15 天和 15 小时。因此，过量的 25-(OH)D 可以持续数周。

高血钙、高血清 25-(OH)D 水平是诊断维生素 D 中毒的主要依据。血清 25-(OH)D 水平通常高于 150 ng/ml，高血钙的血钙值范围 ＞2.6 mmol/L。同时出现血钙、尿钙增加，尿蛋白或血尿素氮增加。X 线表现长骨临时钙化带过度钙化，密度增高，骨皮质增厚，其他组织器官可出现异位钙化灶。明确过量维生素 D 摄入史对于诊断维生素 D 中毒至关重要，也是鉴别其他原因引起高钙血症的主要线索。

一旦证实为维生素 D 中毒导致的高钙血症，应该立即停用维生素 D，通常需要住院治疗。维生素 D 中毒的管理可分为三个步骤：①稳定和支持治疗，对于不稳定的患者，应立即采取复苏措施，包括插管、静脉输液，并酌情转至重症监护病房（ICU）；②纠正高钙血症，包括循环利尿剂、双膦酸盐、糖皮质激素或降钙素，限制钙盐摄入；③其他最常见的治疗方法包括严重病例的肾替代疗法（RRT）。除严重者由不可逆肾损伤外，预后多良好。

此外，应做好维生素 D 中毒的预防，加强缺乏性佝偻病防治的卫生保健知识宣传，充分利用自然条件，大力提倡多晒太阳，用维生素 D 防治时应注意掌握剂量和时间，并应密切观察。

（朱冰泉）

第三节　维生素 A 缺乏及中毒

一、维生素 A 缺乏症

维生素 A 缺乏症是指机体所有形式和任何程度的维生素 A 不足的表现，包括临床型维生素 A 缺乏、亚临床型维生素 A 缺乏及可疑亚临床型维生素 A 缺乏（或边缘型维生素 A 缺乏）。临床型维生素 A 缺乏表现为经典的皮肤角化过度和干眼症；可疑和亚临床维生素 A 缺乏无特异表现，主要与反复呼吸道感染、腹泻和贫血等广泛影响有关，增加婴幼儿发病率和死亡率。作为目前世界上主要的营养缺乏病之一，维生素 A 缺乏症各年龄均可发病，以 4 岁以下婴幼儿较多。维生素 A 缺乏是 6 岁以下儿童潜在的公共健康问题，婴幼儿因维生素 A 致盲的发生率高，摄入不足与频发的消化道和呼吸道感染有关。2017 年北京大学公共卫生学院的一项系统性评价结果显示，我国 0~12 岁儿童维生素 A 缺乏率为 5.16%，边缘型缺乏率为 24.29%。其中，5 岁以下儿童维生素 A 缺乏率达到 9.23%，边缘型缺乏率达 31.53%。可见，维生素 A 缺乏是威胁我国儿童的公共卫生问题。特别是亚临床型和边缘型维生素 A 缺乏还相当普遍，值得引起注意。

【病因】

1. 饮食摄入不足　大多因长期喂食脱脂奶、豆浆及淀粉类食物，又不添加富含维生素 A 的肝、蛋黄、鱼肝油及含胡萝卜素的绿叶蔬菜、胡萝卜、番茄、水果，而发生维生素 A 缺乏。母乳喂养儿很少发生维生素 A 缺乏，但在维生素 A 缺乏发生率高的地区，如果维生素 A 缺乏的母亲乳汁中视黄醇含量低，则婴儿有早期发生维生素 A 缺乏的危险。

2. 需要量增加　生长发育迅速而肝内储存量又少的早产儿较足月儿需要量多，对脂肪消化吸收功能又差，易发生维生素 A 缺乏。严重感染如麻疹、迁延性肺炎、肺结核和高热时维生素 A 需要量增加，也容易并发维生素 A 缺乏症。

3. 吸收利用和贮存障碍　维生素 A 为脂溶性维生素，小肠维生素 A 的消化吸收需胆盐和脂肪参与。膳食中脂肪含量过低，如婴幼儿长期以脱脂奶、豆浆及淀粉类食物为主，易发生维生素 A 缺乏。胰腺炎或胆石症引起胆汁和胰腺酶分泌减少，或消化道疾病如慢性肠炎、肠结核、脂肪泻等造成胃肠功能紊乱可影响维生素 A 和胡萝卜素的消化吸收。肝脏疾病如慢性肝炎、先天性胆道梗阻可影响维生素 A 与胡萝卜素的吸收与转化。严重营养不良时，视黄醇蛋白合成减少，不能与肝脏内维生素 A 结合释放入血，其他微量营养素锌和铁缺乏影响贮存的视黄醇利用与转运。甲状腺功能减退及糖尿病时，胡萝卜素合成视黄醇障碍导致维生素 A 缺乏；摄入胡萝卜素较多时，血液胡萝卜素浓度较高致皮肤"黄染"。

【临床表现】

1. 亚临床状态维生素 A 缺乏　包括亚临床维生素 A 缺乏和边缘型致体内维生素 A 贮存下降或基本耗竭，血浆或组织中维生素 A 水平处于正常低值水平或略低于正常水平，无维生素 A 缺乏眼干燥症临床表现，而表现与维生素 A 有关的其他非特异症状，如反复呼吸道感染、消化道感染、缺铁性贫血等。

2. 临床型维生素 A 缺乏

（1）眼部表现　眼部的症状和体征是维生素 A 缺乏病的早期表现。夜盲或暗光中视物不清最早出现，年长儿会诉昏暗光线下视物不清，但往往不被重视，而婴幼儿更易被忽视。暗适应力减退的现象持续数周后，开始出现干眼症（xerophthalmia）的表现，眼结膜、角膜干燥，失去光泽，泪腺分泌减少，泪管被脱落上皮阻塞，眼泪减少，眨眼与畏光。眼部检查可见结膜近角膜边缘处干燥起皱褶，角化上皮堆积形成泡沫状白斑，即结膜干燥斑或毕脱斑（Bitots spots）。继而角膜发生干燥、混浊、软化，形成溃疡，易继发感染，愈合后可留有白翳，影响视力。严重时可发生角膜溃疡坏死引起穿孔，虹膜、晶状体脱出，导致失明。

（2）皮肤表现　多见于年长儿维生素 A 缺乏。初期全身皮肤干燥、脱屑，有痒感。以后上皮角化增生，汗液减少，角化物充塞毛囊形成毛囊丘疹，扪之如粗沙样，以四肢伸面、肩部较多，可发展至颈背部甚至面部。毛囊角化致毛发失去光泽、易脱落，指（趾）甲变脆、薄而多纹、易折断。

（3）生长发育障碍 严重、长期维生素A缺乏可致长骨增长迟滞，身高发育落后，齿龈发生增生和角化，牙齿釉质易剥落、失去光泽，易发生龋齿。

（4）易感性增高 当维生素A储备不足或轻度缺乏时，可无任何典型临床症状出现，但黏膜上皮可发生变性，全身免疫功能低下，易反复发生呼吸道及泌尿道感染，且迁延不愈。

（5）其他 维生素A能促进肝脏贮存铁释放入血后的转运，使铁能被红细胞正常摄入利用。因此维生素A缺乏时会出现贫血，其表现类似缺铁性贫血。维生素A缺乏能使泌尿器官的上皮角化脱屑，并形成一个中心病灶，导致钙化物在此中心沉淀，久之形成尿道结石。

维生素A生理作用广泛，近年还有维生素A与心理行为异常的报道，两者之间的关联机制还需更多的研究证实。

【诊断】

根据维生素A摄入不足，有各种消化道疾病如慢性腹泻、肝胆疾病或慢性消耗性疾病史，结合临床特点，一般诊断不难。早期诊断可疑时，可进行实验室检查。

1.血浆视黄醇 视黄醇是血浆维生素A的主要形式，是维生素A缺乏分型的重要依据，血浆维生素A低于0.7μmol/L诊断为维生素A缺乏，如伴特异的干眼症为临床型维生素A缺乏，这时血浆维生素A一般低于0.35μmol/L；如无特异的干眼症则为亚临床型；血浆维生素A在0.7~1.05μmol/L之间诊断为可疑亚临床维生素A缺乏或边缘型维生素A缺乏，与增加儿童发病率和死亡率等密切相关。

2.血浆视黄醇结合蛋白（retinol binding protein, RBP） 测定能比较敏感地反映体内维生素A的营养状态。但尚无全国参考值，部分实验室正常参考值男童为3.6~7.2g/L，女童为2~5.3g/L。感染、蛋白质热量营养不良、寄生虫病时RBP降低。

3.肝脏维生素A贮存 间接评估体内维生素A缺乏时肝脏游离的RBP不能释放入血，补充维生素A后肝脏游离的RBP与视黄醇结合释放入血，可间接反映肝脏维生素A贮存状况。相对剂量反应（relative dose response, RDR）试验：测定空腹血清视黄醇水平（A0），口服视黄醇制剂450μg，5小时后测定血清视黄醇水平（A5），按下列公式计算

RDR值：$RDR = [(A5 - A0) \div A5] \times 100\%$。RDR值>20%为阳性，提示体内维生素A贮存缺乏。

4.暗适应检查 对能够合作的儿童采用暗适应计测定暗视觉能力，是根据在黑暗中引起光感的最低阈值大致等于瞳孔收缩的最低阈值的原理，判断人体维生素A缺乏状况。婴幼儿可观察黄昏时的异常行为，如安静不动或不能准确取物。

5.尿液脱落细胞检查 加1%甲紫于新鲜中段尿中，摇匀计数尿中上皮细胞，如无泌尿道感染，超过3个/mm³为异常，有助于维生素A缺乏诊断，找到角化上皮细胞具有诊断意义。

【治疗】

无论临床症状严重与否或疑为亚临床型维生素A缺乏，都应尽早积极进行维生素A的补充治疗。

1.一般治疗 调整饮食、去除病因，供给富含维生素A的动物性食物或含胡萝卜素较多的深色蔬菜，有条件的地方也可以采用维生素A强化的食品，如婴儿配方乳和食物，以保证患儿机体需要，并积极治疗原发疾病。

2.维生素A制剂 2005年在WHO、UNICEF和IVACG（the international vitamin A consultative group）主持下，制定了因诺琴蒂微量营养素研究报告，与新指南基本一致。

3.眼局部治疗 为防止继发感染，对比较严重的维生素A缺乏患儿常进行眼局部治疗。可采用抗生素滴眼液（如0.25%氯霉素）或眼膏（如0.5%红霉素或金霉素）治疗，一日3~4次，可减轻结膜和角膜干燥不适。当角膜出现软化和溃疡时，可采用抗生素滴眼液与消毒鱼肝油交替滴眼，约每小时1次，每日不少于20次。治疗时动作要轻柔，勿压迫眼球，以免角膜穿孔，虹膜、晶状体脱出。另可用1%阿托品扩瞳，防止虹膜粘连。

【预防】

1.健康教育平时注意膳食的营养平衡，经常食用富含维生素A的动物性食物和深色蔬菜和水果，一般不会发生维生素A缺乏。小年龄儿童是预防维生素A缺乏的主要对象，孕妇和乳母应多食上述食物，以保证新生儿和乳儿有充足的维生素A摄入。母乳喂养优于人工喂养，人工喂养婴儿应尽量选择维生素A强化的乳方。

2.预防性干预见表11-3。

表 11-3　常规与年龄相适宜的预防与治疗性维生素 A 大剂量补充建议

年龄	治疗性①	预防性③	频率
<6 月龄	50 000 U	50 000 U	在 10、14 和 16 周龄接种及脊髓灰质炎疫苗接种时
6~11 月龄	100 000 U	100 000 U	每 4~6 月一次
>1 岁	200 000 U	200 000 U	每 4~6 月一次
妇女	200 000 U②	400 000 U	产后 6 周内

注：①同年龄段人群，干眼病确诊后立即给予单剂量，24 小时后再给一次，2 周后再给一次；确诊为麻疹的立即给予单剂量，24 小时后再给一次；蛋白能量营养不良确诊时给予单剂量，此后每日补充维持需要量的补充量。

②育龄期妇女（13~49 岁）确诊为活动性角膜损害的立即补充维生素 A 200 000 U，24 小时后再给一次，2 周后再给一次；轻度眼部体征〔夜盲症和（或）毕脱斑〕的育龄期妇女补充维生素 A 10 000 U/天或 25 000 U/周，至少 3 个月。

③HIV 母亲所生新生儿，48 小时内单剂量，年龄段适宜的补充量。

二、维生素 A 中毒

【病因】

维生素 A 中毒以 6 月龄至 3 岁的婴幼儿发病率较高，多因家长给服用过多鱼肝油，或把维生素 A 胶丸当作糖丸误食所致。年长儿与成人一样，可因一次大量进食深海鱼如大比目鱼、鳕鱼的肝而中毒。因个人耐受力不同及体内原贮存量的差异，维生素 A 的中毒量有一定的差异，当每日摄入 6500~12 000 RE 达 1 个月以上时，有可能引起中毒症状。一般年幼婴儿较为敏感，一次剂量超过 90 mg（30 万 U）就可发生急性中毒；婴儿每日连续服维生素 A 15~30 mg（5 万 ~10 万 U）超过 6 个月，即可发生慢性中毒；也有每日只服 7.5 mg（2.5 万 U），1 个月后发生中毒者。早产儿服更少剂量如 1.71 mg（5700 U），7 日内即可有中毒症状，故中毒剂量有个体差异。胡萝卜素摄入过多，可引起高胡萝卜素血症，使手、足、皮肤呈橘红色。

【临床表现】

维生素 A 过量摄入，根据其起病的缓急，临床上可分为急性中毒和慢性中毒。

1.急性中毒　在摄入后 6~8 小时，至多 1~2 日内出现。主要有嗜睡或易激惹、头痛、呕吐等颅内压增高症状，12~20 小时后出现皮肤红肿，继而脱皮，以手掌、脚底等厚处最为明显，数周后方恢复正常。婴幼儿以颅内压增高为主要临床特征，囟门未闭者可出现前囟门隆起。脑脊液检查压力增高，细胞数正常，蛋白质量偏低，糖正常。血浆维生素 A 水平剧增，可达 1000~6000 μg/L 以上（婴幼儿正常为 300~500 μg/L）。

2.慢性中毒　多因不遵医嘱长期摄入过量维生素 A 制剂而引起，临床表现多样，早期不易引起注意。其轻重与剂量无关。一般症状为食欲不振、易激惹、烦躁，可有低热、消化功能紊乱；皮肤干、薄、发亮，可出现斑丘疹、瘙痒、脱皮和色素沉着；口角常有皲裂、易出血，毛发稀少、干枯、易脱发；常有长骨肌肉连接处疼痛伴肿胀，以前臂、小腿较多见。小婴儿可出现颅骨软化；常伴有颅内压增高症状，呕吐、嗜睡、头痛、前囟门隆起。体检可见贫血、肝脾大。X 线检查长骨可见骨皮质增生、骨膜增厚。脑脊液检查可有压力增高。肝功能检查可出现氨基转移酶升高，严重者可出现肝硬化表现。有时可见血钙和尿钙升高。孕母服过量维生素 A 可引起胎儿宫内发育迟缓，骨骺端早闭而致畸。

【诊断】

根据过量摄入维生素 A 的病史、临床表现、血浆维生素 A 浓度明显升高以及 X 线检查等辅助检查结果，对急、慢性维生素 A 中毒的诊断并不困难。患儿 X 线片可见骨质吸收，长骨失去管状骨造型，而呈细竹样；骨干骨膜下有新骨形成，呈梭状，伴软组织肿胀，骨骺端出现临时钙化线及边缘密度增高，颅骨骨缝分离，颅骨边缘增白明显。须与婴儿骨皮质增生症鉴别。慢性维生素 A 中毒的早期临床表现可能只是个别症状或体征，容易误诊，应注意与佝偻病、坏血病等鉴别。

【治疗】

维生素 A 中毒一旦确诊，应立即停止服用维生素 A 制剂和停止摄入含维生素 A 的食物。急性维生素 A 中毒的症状一般在 1~2 周内消失，但肝脾大及骨骼改变需半年左右才能恢复。一般不需要其他治疗。伴有颅内压增高引起的反复呕吐以及因此发生水、电解质紊乱的患儿应给予对症治疗。本病预后良好，个别病程长、病情严重者可留下身材矮小后遗症。

【预防】

为预防过量中毒，应大力宣传按所需剂量服用维生素 A，尤其采用浓缩制剂时注意不可过量，不可滥用维生素 A 强化食品。有必要采用大剂量时，时间要严格限制，在医师指导下服用。家中维生素 AD 制剂应远离年幼儿童可取之处，以防大量误食。

（董　萍　徐　秀）

第四节　铁缺乏与缺铁性贫血

儿童缺铁与缺铁性贫血是儿童时期常见病，是因食物中铁摄入不足，体内铁储存缺乏，造成机体缺铁，导致血红蛋白合成减少而引起贫血，具有小细胞低色素特点。根据最新的 2020 年中国居民营养与慢性病状况报告，目前我国 6~17 岁儿童青少年贫血患病率为 6.1%。较 2002 年儿童贫血患病率的监测结果（6~11 岁儿童 12.1%，12~17 岁青少年 15.9%）已明显有了下降。但由于我国地域辽阔，各地区经济发展的不平衡和生活习惯的差异等原因，目前的流行病学研究表明儿童缺铁性贫血的患病率仍存在较大的地区、城乡、年龄和性别差异，表现为西部、农村地区、婴儿期和女性儿童的患病率较高。由此可见，随着经济条件的提高，儿童铁缺乏症和贫血虽然较以往有了明显改善，但仍然比较严重，特别是血铁含量偏低儿童和西部农村地区儿童应该是未来重点干预对象。

【病因】

1. 胎内储铁不足　胎儿自母体（主要在妊娠最后 3 个月）获得铁储存于体内，以备出生后应用，故新生儿体内储铁多少与母亲孕期铁营养、胎龄及出生体重成正比。母亲孕期患有中重度缺铁性贫血，可使胎儿获得的铁量减少。早产儿、低出生体重儿、双胎儿储铁相对不足，出生后均易发生缺铁性贫血。新生儿娩出后如延迟 1~3 分钟，等脐带停止搏动后再断脐，可使新生儿多获得脐血（75 ml 含铁 40 mg），增加体内铁量。

2. 食物中摄入铁量不足　这是发生缺铁与缺铁性贫血最主要的原因。婴幼儿以乳类为主食，母乳中含铁量低，约 2 mg/L（0.2 mg/dl），但母乳中铁吸收率高（50%），因此纯母乳喂养儿 4~6 月龄内较少有缺铁性贫血。但是婴儿 6 月龄后如仍以纯母乳喂养为主，不及时增加含铁丰富的辅食，则易发生铁缺乏或缺铁性贫血。年长儿常因挑食、偏食等不良饮食习惯导致膳食结构不合理，致使铁摄入不足，发生缺铁性贫血。

3. 生长发育因素　儿童生长发育迅速，铁需要量相对较成人多。婴儿期和青春期处于生长的两个高峰期，如不注意供给富含铁的食物，则较其他年龄期更易发生缺铁性贫血。早产儿、低出生体重儿出生后要追赶生长，生长速度更快，故较足月儿更易发生贫血。

4. 疾病引起铁消耗或丢失过多　对牛奶过敏者，进食过多未煮沸牛奶可引起少量长期肠出血，每日失血 0.7~1 ml 即失铁 0.5 mg，可引起贫血。肠息肉、钩虫病、鼻出血等慢性失血，腹泻、反复感染等慢性疾病影响铁的吸收利用、增加消耗，以及其他急性出血、溶血性疾病等均可引起贫血。

【病理生理机制】

1. 铁的来源　胎儿时期铁来自母体，尤以妊娠最后 3 个月储铁较多。新生儿体内储铁量与其体重成正比。出生后儿童体内铁的来源有两个：主要为外源性，即通过进食摄入食物中所含的铁；其次为衰老红细胞释放出来的内源性铁，其中 80% 可用于制造血红蛋白，20% 转为储备铁。每日约有 1% 红细胞衰老破坏释放出铁，每克血红蛋白含铁 3.4 mg，大部分供再利用，很少排出体外。成人制造红细胞的铁，95% 来自这种内源铁，而婴儿仅占 70%，30% 需来自摄入的食物。胎儿从母体主动获得铁，胎盘绒毛膜上皮可将母体运铁蛋白中的铁解离，以元素铁进入胎盘与胎儿运铁蛋白结合（胎儿运铁蛋白对铁的亲和力可能高于母体运铁蛋白），故不论母体铁储存的高低（但中重度贫血者也可影响），母体向胎儿运送铁，尤以孕晚期 3 个月中胎儿获得最多，约每日获铁 4 mg，大部分（约 2/3）供胎儿合成血红蛋白，足月新生儿体内储存的铁可供出生后 4~5 个月之用，早产儿体内储存铁则大大减少。

2. 铁的吸收　食物中的非血红素铁必须先被

溶解、游离，还原为 Fe^{2+} 方能被吸收。植物中的铁大多为游离铁，为氢氧化高铁（Fe^{3+}），在胃蛋白酶和盐酸作用下变成游离的 Fe^{2+}。无机铁或非血红素铁在肠黏膜细胞微绒毛刷状缘与受体结合，进入细胞，Fe^{2+} 被氧化成 Fe^{3+}，并刺激核糖体合成去铁蛋白，与之相结合而成铁蛋白。进入肠黏膜细胞内的铁有三个去向：①部分以未结合铁或低分子量铁复合物形式存在于细胞质内，与细胞质中载体蛋白结合，移出细胞外，数小时内转入黏膜下毛细血管内的血浆中，与血浆中运铁蛋白结合，并随血流运送到体内各组织。②部分铁在线粒体内经血红素催化酶作用合成血红素。③余下的铁则以铁蛋白形式储存于黏膜细胞内，大部分 3~4 日后随肠细胞脱落排出体外，小部分于 3~24 小时内逐渐释放入血浆。血红素铁的吸收与游离铁的吸收不同，血红素在胃蛋白酶及胃酸作用下，与珠蛋白分离。血红素可直接进入肠黏膜细胞内，在血红素氧化酶作用下，铁自卟啉环中脱出，以后在细胞内的代谢过程与无机铁相同。肠道对食物中铁的吸收率的影响因素主要有两方面：其一为膳食中铁的性质及同时进食的其他食物的影响；其二为小肠黏膜的调节机制。

（1）食物中铁的性质 食物中的铁有两类。①血红素铁：主要存在于动物性食物中，主要来自肉、鱼所含的血红蛋白和肌红蛋白，吸收率（23%左右）和利用率较高，且很少受肠道内生化环境影响。②非血红素铁：主要在植物性食物中，大多为铁盐，存在于大米、小麦、玉米、花生的糠皮及植物木质素中，铁吸收率低（2%~20%），且受到同餐进食的其他食物成分的影响，如肠腔中存在植酸、草酸、鞣酸、磷酸、咖啡因、茶碱、植物纤维等都可与铁形成不溶性铁盐，从而抑制其吸收。而维生素 C 可与铁形成可溶的螯合物，果酸、氨基酸、半胱氨酸等也可促进其吸收。肉、鱼、禽不仅本身含有高生物利用价值的血红素铁，而且其肉鱼禽（MFP）因子（一种和肉、鱼、禽消化有关的能促进铁吸收的肉类因子）还能促进同餐进食的其他食物中所含的非血红素铁的吸收。大豆对铁吸收的作用尚不确定。膳食中钙丰富，有助于除去磷酸、草酸和植酸，保护铁的吸收，而锌过多则妨碍铁吸收。母乳含铁量与牛乳相仿（0.05 mg/100 g），但母乳铁吸收率高达 50%，比牛乳铁高 5 倍，因母乳所含乳运铁蛋白可与肠黏膜上乳运铁蛋白受体结合而促进铁吸收。

（2）肠黏膜调节机制 小肠黏膜对铁的吸收是依赖热量的主动过程，从肠道摄取铁的多少随体内需铁量多少而定，受到体内铁储存高低的影响，储存量多时，吸收率低。如成年男子和绝经后妇女体内储铁量较高，小肠铁吸收率低；而儿童少年生长发育快，需铁量高，铁储存低，吸收率就高，在健康快速生长的儿童吸收可高达 35%。这种调节主要在上段小肠上皮细胞中进行，是铁缺乏和铁过载的一种自我保护机制。缺铁时，可促进肠上皮细胞刷状缘转运铁的作用，但这种调节也有一定限度。

3.铁的转运 肠腔内的铁被十二指肠黏膜上皮细胞摄取后，Fe^{2+} 被氧化成 Fe^{3+}，一部分与细胞内去铁蛋白结合形成铁蛋白；其余部分 Fe^{3+} 与细胞质中载体蛋白结合移出细胞外，进入黏膜下毛细血管内的血浆中，与血浆中的运铁蛋白（β_1 球蛋白）结合，随血液循环运送到体内各组织，并与其中的去铁蛋白结合成铁蛋白储存于组织内。衰老红细胞释放出的铁也与运铁蛋白结合后运送至骨髓供幼稚红细胞合成血红蛋白之用。运铁蛋白由肝脏合成，存在于体液内。每克运铁蛋白能与 1.0~1.25 mg 铁结合，按其每一分子所结合的铁原子数不同，可分为三种运铁蛋白，即无铁结合、单铁结合和双铁结合运铁蛋白。正常情况下，以无铁及单铁结合运铁蛋白为多；饱和度高时则以单铁和双铁结合运铁蛋白为多，饱和度 100% 时则全部为双铁结合运铁蛋白。正常血浆中仅 1/3 运铁蛋白与铁结合，每分子运铁蛋白可结合两个 Fe^{3+}；血浆（清）中铁大多与运铁蛋白结合，与铁蛋白结合的低于 1/10。当儿童体内需铁时，铁蛋白中的铁可经还原酶作用将 Fe^{2+} 释出，经氧化酶氧化为 Fe^{3+}，与运铁蛋白结合后送到需铁组织。细胞摄取运铁蛋白的铁需具备特殊受体，运铁蛋白和 Fe^{3+} 的复合物需先附着在细胞膜上（如骨髓中幼稚红细胞的胞膜）与特殊受体结合，再经吞饮而进入细胞，铁才被释放于细胞内。将铁释放后，运铁蛋白（转铁蛋白）又回到血液循环中。血红蛋白能保持恒定就是通过这一机制。当体内储铁耗竭时，才发生血红蛋白减少而出现贫血。

4.铁的利用和储存 血浆中与运铁蛋白结合的铁，在血液中转运至各组织，主要到骨髓中，作为红细胞中血红蛋白的原料，也供肌肉细胞制造肌红蛋白，此外还可在骨髓、肝、脾、肌肉及其他单核巨噬细胞内，以铁蛋白或含铁血黄素的形式储存。肝脏也是细胞代谢的主要场所，是合成含铁酶、储存铁及进行铁再循环的脏器。肝细胞依赖胞膜受体摄取各类含铁物质，将铁分离，成为不稳定的铁池，并可促进脱铁蛋白与铁结合形成铁蛋白。

5. **铁的排泄**　体内铁大多储存于细胞内，因而铁主要从脱落细胞中排出，如胃肠黏膜脱落、皮肤脱屑以及泌尿道细胞脱落。哺乳期母亲每日从乳汁中失铁 0.5~1 mg。最初 2 个月的婴儿从粪便丢失的铁相对较多，每日约 1 mg。儿童皮肤丢失铁也相对较多，因其体表面积相对较大。

6. **体内铁的分布及其作用**　铁在人体内总量为 2.5~4.0 g，其总量随年龄、体重、性别、血红蛋白水平和生理状况而异。成年男子为 50~60 mg/kg，妇女为 35 mg/kg，新生儿约为 75 mg/kg。体内铁的分布如下。

（1）2/3 的铁用于合成血红蛋白。体内铁缺乏时，影响血红蛋白合成而引起贫血。

（2）25%~30% 的铁以铁蛋白和含铁血红素形式储存于肝、脾、骨髓及单核巨噬细胞系统。铁蛋白是含铁的蛋白质复合物，含铁 25%，组织铁蛋白与血浆中铁蛋白保持平衡，测其血清含量可估计体内储铁量的多少，机体需要时易被利用；但储存的铁很少被利用。

（3）3%~5% 的铁合成肌红蛋白，骨骼肌和心肌中的肌红蛋白与氧亲和力高于血红蛋白，在肌肉中可引起储氧作用，但肌肉缺氧时，可释氧供肌肉收缩之用。铁缺乏时，肌红蛋白缺少而影响肌收缩力，易出现乏力。

（4）铁参与含铁酶组成，促进铁依赖酶（如过氧化氢酶、过氧化物酶、单胺氧化酶等）的活性，影响人体代谢过程如核酸代谢、DNA 合成、儿茶酚胺代谢及血清素作用、免疫功能、白细胞杀伤力等。另外，体内三羧酸循环中有 1/2 以上的酶和其他因子在含铁的环境或铁充足的情况下才能发挥生化作用，完成生理功能。

（5）血浆中转运的铁为铁蛋白结合产物（占总铁的 0.4%），可随循环将铁运送至各组织。正常情况下，运铁蛋白只有 1/3 量与铁结合，与之结合的铁称为血清铁，其余 2/3 运铁蛋白仍可与铁结合，体外加铁可使其饱和，所加铁量即为未饱和铁结合力，血清铁与之相加即称为血清总铁结合力（total iron binding capacity，TIBC），转铁蛋白饱和度为血清铁与总铁结合力的百分比值。乳汁和一些分泌液中以及中性粒细胞中尚存在一种与运铁蛋白类似

的乳铁蛋白，与铁有较强的亲和力，并有抑菌作用。

7. **铁的需要量**　除每日需补充损失的铁以外，在生长发育阶段尚需摄入足够的铁，以满足其生长发育所需，故儿童每日铁的需要量相对而言较成人多。第 1 年内婴儿增加 1 kg 体重平均需铁 35~45 mg，足月儿自母体获得的铁约可供 4 个月之用，需自第 4 个月起从食物中每日摄入铁 1mg/kg；早产儿或低出生体重儿体内储铁量较少，出生后生长发育又较快，故应自第 2 个月起从食物中供铁，每日需 2 mg/kg。随年龄增长，生长发育速度减慢，每千克体重的需铁量也随之减少，至青春期因生长发育再度加速，铁需要量也相应增大。根据《中国居民膳食营养素参考摄入量（2023）》，各年龄组儿童推荐每日铁摄入量（RNI）为：0~6 月龄 0.3 mg，7~12 月龄 10 mg，1~3 岁 9mg，4~6 岁 10 mg，7~10 岁 13 mg，11~13 岁男性 15 mg，11~13 岁女性 18 mg，14~18 岁男性 16 mg，14~18 岁女性 18 mg。须注意的是，膳食提供的铁量也需按食物质量有所不同，如按膳食中动物类食品所占热量来计算，动物性食品多，其大多为血红素铁，吸收率高，则铁供给量可略减少；如 4~10 岁儿童当动物性食品所供热量低于 10% 总热量时，需每日供给 10 mg 铁；10%~25% 时供给 7 mg；超过 25% 时 5 mg 即足够。总之，为预防缺铁性贫血的发生，婴幼儿必须每日从食物中吸收铁 1 mg，食物供给的铁量每日应为 1mg/kg，动物性食品（除乳制品外）多的可略减少。

营养性缺铁性贫血在贫血出现之前，体内先有储铁减少（iron depletion，ID）期。此时储铁减少，但血红蛋白尚未减少，一般可无症状；在红细胞生成缺铁（iron deficient erythropoiesis，IDE）期，储铁进一步减少，血清铁浓度下降，使制造红细胞的铁已经不足，而血红蛋白尚未下降；最后阶段才是缺铁性贫血（iron deficiency anemia，IDA）期。因此，在体内引起的病理生理改变也应包括上述三个阶段。

8. **缺铁对儿童的影响**

（1）对造血系统的影响　铁是合成血红蛋白的原料，缺乏时会使血红蛋白合成减少。严重缺铁也可使 DNA 合成受阻，而影响幼稚红细胞增殖和使红细胞寿命缩短，但不如对血红蛋白影响大，因而可发生小细胞低色素性贫血。

（2）对组织代谢的影响　铁减少使含铁酶及铁依赖性酶的活力下降，从而影响体内重要的氧化、水解、转换、合成等代谢过程，使组织和细胞的正

常功能受阻，表现出各种症状。

（3）对消化系统的影响 缺铁性贫血可引起胃酸减少、肠黏膜萎缩、慢性胃肠炎，影响胃肠道正常消化吸收，引起营养缺乏症及吸收不良综合征等。患儿偶见舌炎及口腔黏膜改变。

（4）对肌力的影响 缺铁时人体肌红蛋白合成受阻，可引起肌肉组织供氧不足，出现肌肉运动易发生疲劳、乏力、劳动力减退等，补铁后可恢复。实验证明，骨骼肌细胞内线粒体的 α 甘油磷酸氧化酶异常为肌肉功能改变的原因。

（5）对神经系统的影响 目前认为这与铁依赖的单胺氧化酶活力下降，使神经递质功能改变和影响儿茶酚胺代谢有一定关系。

（6）缺铁与感染 体内铁缺乏时，常使许多与杀菌有关的含铁酶及铁依赖酶活力下降，还可直接影响淋巴细胞的发育与细胞免疫力，因而铁缺乏和患缺铁性贫血儿童易发生反复感染。

【临床表现】

本病多见于6个月至3岁的儿童，但任何年龄的儿童均可发病。起病表现与病情发展程度和速度有关。

1. 一般表现 皮肤黏膜渐苍白，以口唇、指（趾）甲床及口腔黏膜苍白最明显。体力差、易疲乏、不活泼、不爱动、食欲减退、精神萎靡，年长儿可诉头晕、耳鸣、眼花等，生长发育缓慢。

2. 造血系统 由于贫血引起骨髓外造血增加，故肝、脾、淋巴结可增大，贫血时间越长、程度越重，肝脾增大越明显，但一般不超过中度增大。

3. 非造血系统

（1）消化系统 常出现厌食、舌乳头萎缩、胃酸减少、胃肠功能弱，严重时可有吸收不良综合征。可出现异食癖，喜食泥土、粉笔、墙壁灰等，婴幼儿较少见。

（2）神经系统 在贫血尚不明显而机体缺铁时就可发生烦躁不安、多动、注意力不集中、反应迟钝、记忆力差、智力减退等表现，补充铁剂后上述情况可消失。

（3）心血管循环系统 严重贫血婴幼儿可出现骨髓外造血，表现肝、脾、淋巴结轻中度增大，可出现心率增快、气促、心脏扩大，伴有收缩期杂音，如同时并发呼吸道感染，则易发生心力衰竭。

（4）免疫系统 缺铁性贫血常使细胞免疫力下降，不仅T淋巴细胞功能减弱，粒细胞杀菌力及吞噬细胞功能也差。患儿常易发生各种感染，且常迁延难愈，还可反复感染。补铁后免疫力可恢复。

【实验室检查】

1. 血红蛋白（hemoglobin，Hb） Hb降低为诊断贫血的必需指标。目前，国外Hb正常值采用静脉血测定，指端血与静脉血Hb值相仿，耳垂血较指端血Hb值高。国内统一采用左手无名指指端血，用铁氰化法测定。

2. 平均红细胞比积（mean corpuscular volume，MCV）、平均红细胞血红蛋白含量（mean corpuscular hemoglobin，MCH）及平均红细胞血红蛋白浓度（mean corpuscular hemoglobin concentration，MCHC） MCV、MCH、MCHC均低于正常值，故为小细胞低色素性贫血。

3. 血涂片检查 当Hb<100 g/L（10 g/dl）时，红细胞偏小、大小不等，细胞中央苍白区增大，故为小细胞低色素性贫血。

4. 网织红细胞 可正常或略低于正常。

5. 骨髓检查 有核红细胞增多，红细胞增生旺盛，以中幼红细胞增加最为明显，幼红细胞胞质少，Hb极少，以亚铁氰化钾染色见不到蓝色的铁蛋白和含铁血黄素颗粒。

【诊断和鉴别诊断】

铁缺乏症各期诊断主要依靠铁代谢的各种实验室检查指标，其参考指标如下。

1. 储铁减少期（ID期） 对于ID目前尚无统一的诊断标准。血清铁蛋白（serum ferritin，SF）是肝脏产生的急性期蛋白，反映人体内储存铁含量的重要指标，其水平受炎症状态、慢性疾病等因素影响而上升。2020年WHO发表《采用铁蛋白评价个体或群体铁状况指南》建议以血清铁蛋白评估个体或人群的铁营养状况，见表11-4。

2. 红细胞生成缺铁期（IDE期） ID期各项指标，加上以下指标：

（1）红细胞内游离原卟啉（free erythrocyte protoporphyrin，FEP）增加超过500 μg/L（全血），或血液锌原卟啉>600 μg/L（全血）、FEP/Hb比值>4.5。后者较可靠。

（2）血清铁（serum iron，SI）<10.74 μmol/L（60 μg/dl），正常值为11~27 μmol/L；总铁结合力

表 11-4　WHO 建议铁蛋白浓度评估儿童铁状况判断标准（2020 年）

年龄	血清铁蛋白			
	铁缺乏		铁超载风险	
	表面健康	感染状况	表面健康	疾病状况
0~23 月龄	<12 µg/L	<30 µg/L	—	—
24~59 月龄	<12 µg/L	<30 µg/L	—	—
5~10 岁	<15 µg/L	<70 µg/L	女童 >150 µg/L 男童 >200 µg/L	>500 µg/L
10~20 岁	<15 µg/L	<70 µg/L	女童 >150 µg/L 男童 >200 µg/L	500 µg/L

（total iron binding capacity，TIBC）>62.65 µmol/L（350 µg/dl）；运铁蛋白饱和度（transferrin saturation，TS）<15%。

（3）部分患儿可伴有 MCV<80 fl（µm³），MCH<27 pg，MCHC<0.31（31%）；涂片中红细胞大小不一，染色深浅不一。

符合以上 2 项即可诊断为 IDE。

3. 缺铁性贫血（IDA）　此期实验室检查除以上两期指标阳性外，Hb 及红细胞计数下降。

（1）Hb 降低　以 Hb 浓度低于正常同年龄性别人群的均值 $-2SD$ 为 IDA 的标准（表 11-5）。

（2）外周血红细胞呈小细胞低色素性改变　MCV<80 fl（µm³），MCH<27 pg，MCHC<0.31（31%）。

（3）有明确的缺铁原因　如铁供给不足、吸收障碍、需求增多或慢性失血等。

（4）铁剂治疗有效　铁剂治疗 4 周后 Hb 应上升 20g/L 以上。

（5）骨髓片铁染色　骨髓可染色铁显著减少甚

表 11-5　不同年龄儿童的贫血标准

年龄	血红蛋白浓度（g/L）
6 月龄至 5 岁	<110
>5~12 岁	<115
>12~15 岁	<120
>15 岁（男性）	<130
>15 岁（女性）	<120

注：①海拔每升高 1000 m，血红蛋白浓度升高 4%。
②贫血程度判断（≥6 月龄）：Hb<90 g/L 为轻度，60~89 g/L 为中度，30~59 g/L 为重度，<30 g/L 为极重度。

至消失；骨髓细胞外铁明显减少，为 0~+（正常值：+~+++）；铁粒幼细胞 <15%。

（6）排除其他小细胞低色素性贫血　尤其应与轻型地中海贫血鉴别，注意鉴别慢性贫血、维生素 B_6 缺乏、肺含铁血黄素沉着症等。

凡符合上述诊断标准中的"（1）"和"（2）"项，即存在小细胞低色素性贫血，结合病史和相关检查排除其他小细胞低色素性贫血，可拟诊 IDA。如铁代谢检查指标同时符合 IDA 诊断标准，则可确诊为 IDA。基层单位如无相关实验室检查条件，可直接开始诊断性治疗，铁剂治疗有效可诊断为 IDA。骨髓穿刺涂片和铁染色为侵入性检查，不作为 IDA 常规诊断手段，在诊断困难和治疗无效时可考虑进行。鉴别诊断应考虑异常血红蛋白病、珠蛋白生成障碍性贫血、维生素 B_6 缺乏及慢性贫血、常表现为小细胞低色素性贫血者以及其他营养性贫血（如维生素 B_{12} 及叶酸缺乏引起的巨幼红细胞性贫血）和恶性消耗性疾病引起的贫血，可根据不同临床特点及实验室检查予以鉴别。

【预防】

通过多种途径积极宣传预防营养性缺铁性贫血的重要性，以及婴幼儿是高危人群的原因和此病完全可以预防的知识。这是儿童保健工作中的重要任务。预防重点应放在合理安排饮食上，具体措施如下。

1. 胎儿期预防措施　孕母每日摄入绿叶蔬菜，整个孕期应口服叶酸补充剂 400 µg/d（表 11-6）。孕中、晚期应每日增加 20~50 g 红肉，每周吃 1~2 次动物内脏或血液。不宜饮用浓茶、咖啡。根据铁营养及贫血状况，可使用营养强化的食物和膳食营

表 11-6　主要食物中铁含量及其吸收率

食物名称	铁含量（mg/100 g）	铁吸收率（%）	食物名称	铁含量（mg/100 g）	铁吸收率（%）
大米	2.3	1.0	母乳	0.1~0.2	50.0
标准面粉	4.0	5.0	牛乳	0.1~0.2	10.0
玉米	1.6	3.0	蛋	2.7	3.0
大豆	11.0	7.0	鱼	0.7~1.6	11.0
赤豆	5.2	3.0	瘦猪肉	2.4	22.0
菠菜	1.8	1.3	瘦牛肉	3.2	22.0
莴苣	2.0	4.0	猪肝	25.0	22.0
青菜	3.9	不详	鸡肉	4.5	不详
黑木耳	185.0	不详	食油	0	0
海带	150.0	不详	动物血	3.0~4.0	12.0

养素补充剂。孕妇个体应补充营养素补充剂，每日补充 5~60 mg 元素铁，持续整个孕期。也可每周一次补充，补充 120 mg 元素铁、2800 μg 叶酸，持续整个孕期。根据铁营养及贫血状况，可使用营养补充食品，如孕妇营养补充食品。

2. 婴幼儿预防措施　对于早产、低出生体重儿，提倡母乳喂养。纯母乳喂养者应从 2 周龄开始补铁，剂量 2~4 mg/（kg·d）元素铁（最大 15 mg/d），直至 12 月龄。不能母乳喂养的婴儿应采用铁强化配方乳，一般无需额外补铁；1 岁以内不宜采用单纯牛乳喂养；对于足月儿，母乳喂养足月儿，4 个月开始补充铁剂，剂量 1mg/（kg·d）元素铁（最大 15 mg/d），至能够摄入足量富含铁的辅食。未采用母乳喂养、母乳喂养后改为混合部分母乳喂养或人工喂养婴儿，应采用铁强化配方乳（铁含量 6~12 mg/L），并及时添加富含铁的食物；幼儿期，纠正厌食和偏食等不良习惯；鼓励进食蔬菜和水果，促进肠道铁吸收，尽量采用铁强化配方乳，不建议单纯牛乳喂养。

3. 青春期预防措施　应注重青春期心理健康和咨询，加强营养，合理搭配饮食。尤其是青春期女童，鼓励进食一定量肝脏和红肉类食品，同时保证蔬菜和水果，促进铁的吸收。一般无须额外补充铁剂。对拟诊为缺铁或 IDA 的青春期儿童，可口服补充铁剂，剂量为 65~130 mg/d 元素铁。

4. 预防感染性疾病及寄生虫病　如钩虫感染等。

5. 按时进行健康检查　必要时做贫血筛查，以便尽早发现轻症缺铁患儿。仅对缺铁的高危儿童进行筛查，包括早产儿、低出生体重儿、4~6 月龄仍纯母乳喂养而未添加富铁食物或未采用铁强化配方乳补授或不能母乳喂养的婴儿以及单纯牛乳喂养婴儿。早产儿和低出生体重儿建议在 3~6 月龄进行 Hb 检测，其他儿童可在 9~12 月龄时检测 Hb。具有缺铁高危因素的幼儿，建议每半年检查 Hb 一次。青春期儿童，尤其是女童应常规定期进行 Hb 检测。

【治疗】

以铁剂治疗和去除病因为主，配以一般治疗促进康复。

1. 铁剂治疗　尽量给予口服铁剂。

（1）口服铁剂　应选溶解度大、易于吸收的二价铁盐进行治疗。常用的有硫酸亚铁、乳酸亚铁、富马酸亚铁和葡萄糖酸亚铁。硫酸亚铁含 20% 元素铁，富马酸亚铁含 33% 元素铁，剂量以元素铁计算，每日 3.0~6.0 mg/kg，分 3 次服用最为恰当（即硫酸亚铁每日 0.03 g/kg，富马酸亚铁每日 0.02 g/kg），此量可达吸收的最高限度，超过此量吸收率反而降低，且可刺激胃黏膜。铁剂应在餐间服用，以利于吸收和减少不良反应。服铁剂的同时服维生素 C 可提高铁的吸收率。人体对铁的耐受性有一定差异，有些儿童口服铁剂后可发生恶心、呕吐、胃部不适、腹泻等反应。反应严重时，可将剂量减半或换其他剂型的铁剂（表 11-7）。铁剂治疗 7~10 日后网织红细胞增生达高峰，血红蛋白迅速增加，一般 3~4 周后恢复正常，贫血纠正，临床症状好转。但仍需继续服用铁剂 1~2 个月，补充体内铁的储存，方可停药。

（2）注射铁剂　口服不耐受或治疗效果不佳

表 11-7 常用口服铁剂剂量

铁剂种类	每日剂量		每克含元素铁量（mg）	利用率
	婴幼儿	儿童		
硫酸亚铁	0.15~0.3 g	0.3~0.5 g	200	14%
富马酸亚铁	0.1~0.2 g	0.2~0.4 g	330	不详
葡萄糖酸亚铁	0.3~0.6 g	0.6~1.2 g	115	28%
10% 柠檬酸铁胺溶液	1~2 ml/kg	1~2 ml/kg	21	8%~15%

注：儿童指学龄前和学龄期儿童。

时，可以静脉注射铁剂。注射铁剂用量按如下公式计算：静脉注射铁量＝体重（kg）×（期望的 Hb 值－实际 Hb 测定值，g/L）×0.24＋500 mg（储存铁）。静脉注射铁剂的主要不良反应为注射部位疼痛，还可有头痛、头晕等症状，偶有致命性过敏反应。目前认为蔗糖铁最安全，右旋糖酐铁可能出现严重不良反应。注射铁剂的禁忌证包括注射铁过敏史、妊娠早期、急慢性感染和慢性肝病。

若铁剂治疗效果不明显，应考虑以下情况：①铁剂实服剂量不足；②铁剂已失效；③病因未去除，如持续出血等；④诊断不明确，可能为其他低色素性贫血，如轻型珠蛋白生成障碍性贫血、铅中毒贫血、红细胞再生障碍性贫血等，应进一步检查加以排除；⑤伴有其他影响铁剂吸收利用的疾病，如感染、肿瘤、肝肾疾病等；⑥其他营养素缺乏未予纠正，如维生素 A、维生素 B_{12}、叶酸、蛋白质、铜缺乏等。

2. 一般治疗　给予高营养、高蛋白和含铁丰富的膳食，加强护理，预防感染，注意休息。贫血严重或合并严重感染或必须急诊手术者，可考虑输血。当血红蛋白 <30 g/L 时也应给予输血，一般应多次少量输血或给予浓缩红细胞，每次 2~3 mL/kg，以避免引起心力衰竭。

3. 病因治疗　喂养不当导致铁摄入不足者应指导合理喂养，改善饮食，给予富含铁的食物，如肉、肝、鱼、豆类等或铁强化食品，宜从小量开始逐渐调整，不能操之过急，避免引起胃肠道不良反应。多给维生素 C 或新鲜水果，促进铁吸收，并纠正偏食、挑食等不良习惯。因牛乳过敏引起慢性肠道失血者应减少鲜牛乳量至每日 500 ml 以下。患钩虫病者贫血好转后给予驱虫，有肠道畸形者考虑手术，有出血性溶血性疾病者加以积极治疗。

（董　萍　徐　秀）

第五节　锌缺乏

锌（zinc）是人体必需的微量元素，主要存在于人体的骨骼、头发、皮肤和血液中，其含量仅次于铁。锌是 200 多种人体代谢酶及辅酶的组成物质，广泛地参与各种代谢活动，在核酸与蛋白质代谢中发挥着重要作用，影响生长发育和生殖器官、皮肤、胃肠道功能及免疫功能。1961 年 Prasad 等报道"伊朗乡村病"，有身材矮小、生殖器官发育不良、肝脾大、精神不振、异嗜癖等症，锌治疗有效。其后，在埃及发现类似病例。发达国家也陆续有锌缺乏的报道，并发现锌剂治疗肠病性肢端皮炎有特效。近 20 年，发展中国家有大量关于锌缺乏病和干预的报道，提示发展中国家的儿童普遍存在轻中度锌缺乏，补充锌有助于儿童生长发育，减少腹泻和肺炎等感染性疾病患病率，降低儿童死亡率。

【高危因素】

1. 年龄　7~12 月龄的婴儿是锌缺乏的高危人群，4~6 月龄以内，足月儿依靠母乳锌和储存锌足以维持代谢平衡。6 月龄后，母乳锌含量下降，而婴儿引入的食物主要是米、面等植物性食物，含锌量低，且食物利用率低，导致这一时期婴儿存在锌缺乏的风险。早产儿或低出生体重儿，因出生时体内储备不足及追赶生长，在出生后早期就可能存在锌缺乏。

2. 摄入不足　动物性食物中含有较丰富的锌，且易于吸收，而谷类等植物性食物含锌量较少，加上植物中含有的植物酸和粗纤维影响锌的吸收，故长期缺乏动物性食物可能导致机体缺锌。生长发育期和营养不良恢复期锌需要量相对增多，孕妇与乳母需锌亦较多，如摄入不足，可致母亲与胎儿、婴儿锌缺乏。长期厌食、偏食可形成锌摄入不足。感染、发热时锌需要量增加，同时食欲下降，摄入量减少，易致缺锌。

3. 丢失过多 如急性腹泻、反复失血、溶血、外伤、烧伤皆可使大量锌随体液丢失；肝硬化、慢性尿毒症等因低白蛋白血症导致高锌尿症；一些药物如长期应用金属螯合剂（如青霉胺等），与锌结合自尿排出，皆可致锌缺乏。

4. 吸收障碍 各种原因所致腹泻可减少锌的吸收，尤其是慢性腹泻如吸收不良综合征、脂肪泻、胰腺囊性纤维性变等。谷类食物含植酸盐与粗纤维，可妨碍锌的吸收和利用。牛乳中含锌量与母乳相似，为 $45.9\sim53.6\,\mu mol/L$（$300\sim350\,\mu g/dl$），但牛乳锌吸收利用不及母乳锌。

5. 遗传缺陷 典型病例是肠病性肢端皮炎（acrodermaitisenteropathica，AE），一种少见的常染色体隐性遗传病，因患儿小肠上皮黏膜细胞吸收锌的功能缺陷，从而减少了锌的吸收，使血浆（清）锌、红细胞锌、肌肉锌、发锌及尿锌等降低。临床表现以肢端皮肤损害、顽固性腹泻、秃发、生长发育迟缓和反复感染为特征。

6. 医源性缺乏 接受青霉胺和组氨酸等螯合剂、长期接受全胃肠外营养和严重烧伤的患儿，如未及时补锌或补锌不足可致严重缺锌。

【病理生理机制】

锌在人体内含量很少，但发挥着十分重要的作用，主要有以下几方面。

1. 参与酶的结构和功能 锌是各种锌依赖酶的必要组成物质，现已知人体内有 100 余种酶含锌或为锌依赖酶。如：RNA 和 DNA 聚合酶促进 RNA 和 DNA 合成；碳酸酐酶促进体内气体运输、排出；谷氨酸脱氢酶、羧肽酶、氨基肽酶和中性蛋白酶等与蛋白质合成相关；乳酸脱氢酶、苹果酸脱氢酶等则与糖代谢相关；碱性磷酸酶促进脱羧反应，参与骨骼代谢。锌缺乏则引起上述各种酶功能异常，造成生长发育迟滞。

2. 调节细胞的分化和基因表达 锌广泛地参与核酸和蛋白质的代谢，因此对细胞分化，尤其是细胞复制等基本生命过程产生影响。紧密结合的锌能稳定 RNA、DNA 和核糖核蛋白体的结构，核酸合成和降解的控制均与锌依赖有关。因而锌对人体的生长发育有密切关系。

3. 维持生物膜结构和功能 在细胞膜中，锌主要结合在细胞膜含硫、氮的配基上，形成牢固的复合物，从而维持细胞膜稳定，减少过氧化脂质及其他游离基对细胞膜结构的损害，减少毒素吸收和组织损伤。

4. 维持正常味觉和食欲 味觉素（gustin）是一种含 2 个锌的多肽，锌作为味觉素的结构成分，起着支持、营养和分化味蕾的作用。另外，锌是口腔黏膜上皮细胞的结构、功能、代谢的重要营养因素。缺锌时味觉素合成减少，味蕾更新障碍，味觉下降，食欲减低。

5. 免疫活性作用 在微量元素中，锌对免疫功能影响最明显，锌可促进淋巴细胞有丝分裂及细胞转化，维持 T 细胞免疫功能。锌缺乏可引起动物胸腺、脾脏萎缩，对各种 T 细胞的功能、淋巴细胞的功能、天然杀伤细胞的功能、胸腺激素的产量和活性产生一定影响，导致机体免疫低下。补充锌后，免疫功能随之提高。因而，锌对于保证免疫系统的功能是必需的。

6. 对激素的作用 锌可以在分泌、活性以及与组织的结合等各个阶段影响胰岛素、生长激素和性激素。反过来，激素也可以调控机体锌元素的代谢过程。缺锌可直接降低生长调节素刺激软骨生长的生物学效应。

7. 促进维生素 A 代谢 锌参与维生素 A 还原酶活化和视黄醇结合蛋白合成，缺锌可引起维生素 A 代谢不良，导致暗适应异常。

【临床表现】

锌缺乏症的体征是一种或多种锌的生物学功能降低的结果，在儿童以慢性长期锌缺乏为多见。主要表现为食欲下降、嗜睡、体格生长迟缓、味觉减退、消瘦、反复感染、年长儿性发育延迟等（表 11-8）。查体可见毛发稀疏脱落、暗适应能力差、贫血和皮炎等体征。然而，这些症状和体征都缺乏特异性，往往需要进行实验室检查以进一步确诊。

【诊断】

主要依靠病史、症状与体征及实验室诊断，必要时锌剂治疗可辅助诊断。

1. 病史及体格检查 了解喂养史，如长期素食、偏食或厌食，评价膳食锌摄入量是否达到需要量或推荐量，或有无长期吸收不良如慢性腹泻等，有无味觉灵敏度和食欲降低、生长发育落后及反复感染症状。

表 11-8　儿童锌缺乏常见临床表现

对机体的影响	临床表现
味觉障碍	味蕾功能减退、味觉敏锐度降低、食欲不振、偏食或异食
生长发育不良	身高、体重常低于正常同龄儿，瘦弱，秃发
胃肠道疾患	腹泻（肠病性肢端皮炎）
皮肤疾患	皮肤干燥、炎症、疱疹、皮疹、伤口愈合不良，反复性口腔溃疡
眼科疾患	白内障和夜盲
免疫力减退	反复感染、腹泻
青春期性发育迟缓	男性睾丸与阴茎过小、睾酮含量低、性功能低下，女性乳房发育及月经初潮晚，男、女性阴毛晚现
认知行为改变	认知能力低下、精神萎靡、共济失调、智力障碍、行为障碍
宫内发育迟缓	早产、低出生体重
胎儿畸形率高	中枢神经系统畸形

2. 实验室诊断　血浆（清）锌是临床常用的判断人体锌营养状况的生物指标。血浆（清）锌受近期饮食含锌量的影响，因此反映的是近期锌营养状态，测定结果较少受外界干扰，有助于临床诊断。目前儿童血浆（清）锌浓度下限值为：10 岁以下 65 μg/dl，10 岁以上男童 70 μg/dl、女童 66 μg/dl。一般血清锌略高于血浆锌，因红细胞锌高于血浆锌 10 余倍，红细胞与血小板中可释出部分锌到血浆，因此所取标本应避免溶血，取血后应立即分离血浆并测定。标本勿污染，橡皮塞与橡皮膏含锌，应避免使用。肝、肾疾病及急、慢性感染与应激状态皆可使血浆（清）锌下降。研究显示，借助稳定性核素测定锌代谢池，能比较准确地反映锌营养状况，但不易推广。采用餐后血清锌浓度试验（PICR）判断锌缺乏，如餐后血清锌浓度下降超过 15%，即 PICR>15%，有诊断锌缺乏价值。锌参与碱性磷酸酶活性中心的形成，故血清碱性磷酸酶活性有助于反映婴幼儿锌营养状态，缺锌时下降，补锌后又上升。

尿锌能反映锌的代谢水平，但收集 24 小时尿标本相当困难，现已很少应用。发锌受头发生长速度、环境污染、洗涤方法及采集部位等多种条件影响，难以反映近期锌营养变化，并非诊断锌缺乏的可靠指标，所以已很少用于临床诊断，仅用于大规模的普查。

3. 试验性治疗　高度怀疑锌缺乏，但实验室检查无确切阳性结果者，可试行补锌治疗。若治疗后症状消失，生长发育加快，血锌上升，则有助于确诊。

【预防】

《中国居民膳食指南（2022）》关于每日锌（元素）的推荐摄入量或适宜摄入量为：初生至 6 月龄 2 mg，6 月龄至 1 岁 3.5 mg，1~3 岁 4 mg，4 岁以上 5.5 mg，7~10 岁 7.0 mg。孕妇 9.5 mg，乳母 12 mg。因此，重视孕母、乳母营养，增加儿童富锌膳食的摄入，是预防儿童锌缺乏的主要措施。一般认为，孕期在胎儿、胎盘、羊水、子宫和乳房组织及母血中总的锌量估计为 100 mg，Sandstesd 计算出妊娠最后 20 周胎儿与胎盘的锌需要量是 750 μg，胎儿中的实际锌浓度可能比 Sandstesd 计算时所依据的数字要高。因此，妊娠所需要的锌储留量可能会超过 1 mg/d，或假定锌的吸收率为 20%，则每日需额外增加 5 mg 的膳食锌。初乳含锌量较高，可达 306 μmol/L（2 mg/dl），母乳中的锌吸收利用率也较高，故婴儿母乳喂养对预防缺锌有利。但随年龄增长要按时添加补充食品，蛋黄、瘦肉、鱼、动物内脏、豆类及坚果类含锌较丰富，要每日适当安排进食。无母乳的人工喂养儿最好哺以强化了适量锌的婴儿配方乳。

以锌制剂以及强化食品的形式补充锌或同时补充多种微量元素，是常用的预防措施。在预防性补充锌时，必须考虑铁、锌、铜等微量元素的相互平衡。有证据表明，常规剂量补充锌可影响铜吸收，造成铜缺乏而继发贫血。铁和锌之间也存在相互干扰作用。在大剂量预防性补充锌或铁时，要考虑适合的剂量、铁和锌的比例以及补充的时间等。

腹泻时补充锌有积极的预防和辅助治疗作用，WHO 建议腹泻患儿在继续口服补液盐治疗的同时补锌，6 月龄以下婴儿补充元素锌 10 mg/d，7 月龄至 5 岁 20 mg/d，持续 10~14 日。另有专家建议：对伴有血清（浆）锌水平低，曾患有腹泻、肺炎和营养不良等疾病致锌耗竭的 6 月龄以上儿童，患下呼吸道感染时，可补充锌作为辅助治疗的措施。

【治疗】

确诊后可按照缺乏的程度给予补锌治疗。补充标准为：婴幼儿、学龄前及青春期前儿童，每日口服锌剂（按元素锌计）0.5~1.0 mg/kg，以4周为1个疗程，必要时可增加1个疗程。诊断性治疗也可用同样剂量，服用2周。硫酸锌、葡萄糖酸锌或醋酸锌皆可。如患儿伴有呕吐、腹泻，手术后禁食或有消化道疾病，不能口服治疗时可经静脉补充锌。

肠病性肢端皮炎静脉营养给锌建议剂量：早产儿为每日0.4 mg/kg，3月龄以下的足月儿每日0.2 mg/kg，较大婴儿及幼儿每日0.1 mg/kg，儿童每日0.05 mg/kg。有严重缺锌表现时，可每日静脉给锌0.3~0.5 mg/kg，直到皮肤病变消失，血浆锌正常。

用锌剂治疗时，应随时观察疗效与不良反应，并监测血浆锌，同时增加富含锌和蛋白质的食物，可使锌缺乏改善更快。低锌所致厌食、异食癖一般服锌剂2~4周见效，生长落后1~3个月见效。补锌治疗后如症状未见减轻，4~5周后应停用，及时寻找其他原因。硫酸锌等锌剂的不良反应，常见的有恶心、呕吐、腹泻等胃肠道症状，如改在饭后服，可减少其不良反应。一般高出锌推荐量的2~3倍无毒性表现，而超过5~10倍时可刺激消化道出现腹痛、恶心、呕吐等。长期大量服用可致铜缺乏、血清高密度脂蛋白减少，甚至出现血清铁降低、顽固性贫血等锌中毒现象。

【附：锌中毒】

目前，WHO对儿童口服锌的可耐受最大摄入量（upper level of intake，UL）设定为23 mg/d。中国居民膳食指南（2023）规定，1~3岁婴儿口服锌的UL设定为9 mg/d。4~7岁儿童口服锌的UL为13 mg/d。

在给患儿补充锌制剂时要注意锌含量，长期食用多种强化锌的食品，锌摄入量过多可致中毒。慢性锌中毒可有贫血及铁缺乏，动物实验可致肝、肾功能及免疫力受损。急性锌中毒少见，偶尔发生在一次大量口服锌4~8 g时，症状表现为恶心、呕吐、腹泻、发热和疲劳等。

（李晓南）

第六节　碘缺乏

碘是人类必须从外界获取的重要微量元素，是合成甲状腺素必不可少的成分，其生物化学功能主要通过甲状腺素表现。健康成人体内的碘含量为30 mg，其中70%~80%存在于甲状腺。机体缺碘会引起甲状腺素合成减少、血中甲状腺素水平下降、儿童生长发育落后和智能发育迟滞、甲状腺增大等系列表现，统称为碘缺乏病（iodine deficiency disorder，IDD）。碘缺乏病主要发生于特定的碘缺乏地理环境，具有明显的地方性，故传统的病名为"地方性甲状腺肿"和"地方性甲状腺功能减退（地方性甲减）"，在我国被列为地方病之一。

碘缺乏病是世界上分布最广泛、侵犯人群最多的一种地方病。目前，全世界约有15.2亿人生活在碘缺乏区，我国有4.25亿，遍及全国29个省、市、自治区。碘缺乏病涉及地域广，威胁人口多，特别是对育龄妇女、孕妇、婴幼儿的危害更为突出。

【高危因素】

1. **生活在碘缺乏环境**　海为大自然的碘库，海水和海产品含碘丰富，是人类获得碘的重要来源。而远离海洋的内地或山区，水和土壤含碘较少，使得粮食、蔬菜、水果、蛋、乳、肉等食物含碘偏少，长期生活在这些地区的居民碘摄入量不能满足机体所需，极易发生碘缺乏病。

2. **生活习惯**　一些居住在沿海地区的居民，由于饮食行为受经济、文化、社会习俗等复杂因素的影响，也可发生自身补碘不足或未补碘的情况，而引起碘缺乏。

3. **其他**　碘缺乏是造成地方性甲状腺肿流行的主要因素，但不是唯一的因素。例如，许多地方性甲状腺肿病区饮水中含钙高，影响消化道对碘的吸收；与碘类似的单价阴离子存在，SCN^-、F^-、Br^-等影响甲状腺对碘的浓集；服用某些药物如硫脲类物质、金属锂等影响甲状腺激素的合成或分泌。

【病理生理机制】

碘摄入后以无机盐存在于血液中，被甲状腺摄取浓缩，并氧化为活化碘，与酪氨结合为碘酪氨，再转化为甲状腺素，发挥生理功能。摄碘不足时，甲状腺产生代偿性适应，首先甲状腺上皮细胞摄碘功能加强，同时碘的有机化过程增强，即一碘酪氨酸合成增多而二碘酪氨酸合成相对减少，结果是三碘甲腺原氨酸（T_3）合成增多而四碘甲腺原氨酸（T_4）合成减少，T_3/T_4比值升高。T_3是甲状腺素的主要活性形式，T_3与核受体结合后发挥激素作用，缺碘早期表现为血浆T_4下降，如果发生在神经系统生长发育的关键时期——胎儿期或其后的婴幼儿时期，则可能引起神经系统功能障碍和智力低下（图 11-6）。

当较长时间得不到碘的补充时，激素的合成和分泌都随之减少，反馈性地导致促甲状腺激素（TSH）生成增加，甲状腺球蛋白的合成也代偿性增加。不断升高的 TSH 引起甲状腺上皮细胞和滤泡增生，最终甲状腺体积逐渐增大，形成甲状腺肿。甲状腺由于缺碘，T_3/T_4 正常合成受到障碍，形成有缺陷的碘甲腺原氨酸，不能分泌至腺体外，大量贮积于滤泡腔中，形成胶体样甲状腺肿。而肿大的腺体相对碘浓度更加降低，T_3/T_4 合成障碍更大。显然，肿大的甲状腺加剧了由缺碘引起的碘代谢紊乱，促进了甲状腺肿的恶化。

【临床表现】

生命早期缺碘对发育旺盛阶段的儿童危害特别大，又以胎儿期、新生儿期和婴幼儿期危害最为严重。发育已成熟的成人主要表现为甲状腺增大，女性发病多于男性，孕妇缺碘不仅出现甲状腺增大，而且可使胎儿流产、早产、死胎、发育障碍和先天畸形等，即使胎儿存活，也可引起严重的后遗症，使生活质量大大降低。甲状腺素水平低下对物质代谢的作用和生长发育的影响与碘缺乏发生的年龄、程度和持续的时间有关（表 11-9）。

表 11-9　不同年龄碘缺乏产生的临床表现

年龄分期	碘缺乏的临床表现
胎儿期	流产、早产、死胎、生长发育障碍、先天畸形、脑损伤、聋哑，孕妇甲状腺肿
新生儿期	甲状腺功能减退［神经型和（或）水肿型］婴儿死亡率升高
婴幼儿期	甲状腺肿、身材矮小、特殊面容、智力低下、聋哑、瘫痪
学龄期	甲状腺肿、身材矮小、智力低下、学习困难
青春期	甲状腺肿、身材矮小、黏液性水肿、皮肤干糙粗厚、性发育延迟
成年期	甲状腺肿、黏液性水肿、皮肤干糙粗厚、劳动能力差

【诊断】

碘缺乏对于生命早期生长发育的影响最为严重，且造成的损伤难以逆转，所以早期筛查非常重要。典型甲状腺功能减退症临床不难诊断。长期轻度碘缺乏致亚临床甲状腺功能减退症状可不典型。

1. 碘缺乏病史　儿童出生或居住在碘缺乏区，当地有碘缺乏病流行，膳食调查提供碘摄入缺乏的信息。

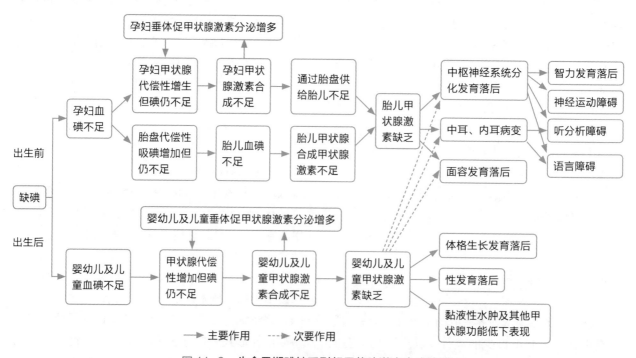

图 11-6　生命早期碘缺乏引起甲状腺激素合成障碍

2.典型临床表现　甲状腺增大，智力障碍，体格生长落后。

3.实验室诊断

（1）尿碘　尿碘测定是目前最实用和最灵敏的诊断碘缺乏的实验室检查方法。因摄入的碘80%从尿中排出，故尿碘含量能基本代表碘摄入量。儿童尿碘标准值为100~200μg/L。

（2）甲状腺功能　血清总T_3、T_4及游离T_3、T_4明显下降，FSH升高。

（3）腕部X线片　骨龄延迟。

（4）甲状腺B超　可有甲状腺增大，部分有结节。

【预防】

碘缺乏的预防措施主要是补碘。预防缺碘的有效途径是改善食物结构、改善水源和食盐加碘。正常成年人（包括12周岁以上儿童、青少年）平均每日摄入碘150μg为宜，婴儿、幼儿和学龄前儿童为90μg，12岁以下学龄儿童（包括12岁）为120μg，孕妇和哺乳期妇女为250μg。《中国居民膳食指南（2022）》关于每日碘的推荐摄入量或适宜摄入量：初生至6月龄85μg，6月龄至1岁115μg，1~10岁90μg，11~13岁110μg，14岁及以上120μg。孕妇230μg，乳母240μg。补碘方法如下。

1.食物补碘　海产品的碘是陆地植物的数倍，有的可高达几十倍。海带的含碘量为每千克10mg，每月吃一两次即可满足人体对碘的需要。其他海产品如紫菜、鲜带鱼、蚶干、蛤干、淡菜、海参、海蜇、龙虾及陆地食品蛋、瘦肉、家禽、乳制品及薯类含碘也很丰富，是日常生活中补碘的较好食品。

2.食用碘盐　碘缺乏病虽然危害严重，但是完全能通过食用碘盐来预防。我国有严格的碘盐标准，食用合格的碘盐即能满足人体需要。2002年全国营养调查结果显示，我国平均每人每日的食用盐量为12g。如果食用的是每千克含碘30mg的碘盐，那么每人每日可从所食用的食盐中获得360μg的碘。即使在烹调食用中损失20%，每人每日仍可获得288μg碘。这个量对于所有人群，包括需碘量最大的孕妇、哺乳期妇女，也足够。

值得注意的是，人体对碘的摄入不是越多越好。

3.改进水质　控制饮用水中干扰机体碘吸收的因素，如钙、镁、锰、氟等元素含量。此外，还可

在饮用水净化中补充碘，这种方法在欧洲某些发达国家已进入试用阶段。

【治疗】

症状明显、伴有甲状腺增大或甲状腺功能减退者，应在专科医师指导下采用碘剂或甲状腺制剂治疗。

（李晓南）

第七节　碘过量

近年来，碘过量受到高度关注。由于个体每天碘的摄入量波动较大，很难准确碘的摄入量，故采用尿碘排泄量（urinary iodine concentration，UIC）来估计每日儿童碘的摄入量，并定义儿童尿碘大于300μg/L为碘过量。

自1996年起，我国食盐全面加碘化，全国碘摄入量有所增加。在采取加碘措施后，中国部分居民的碘摄入量超标（尿碘为200~299μg/L）或过量（尿碘300μg/L）。同一时期，观察到越来越多的甲状腺疾病患者。一项为期五年的随访研究发现，轻度缺碘（尿碘排泄中值为84μg/L）、碘充足（中值为243μg/L）和碘过量（中值为651μg/L）受试者中，随着碘摄入量的增加，人群中甲减、亚临床甲减和自身免疫性甲状腺炎的患病率增加。在碘摄入轻度缺乏的地区，如果碘补充过多，可加速亚临床甲减向显性甲减的发展。在饮用水中碘含量充足到超标地区的2224名儿童，平均碘摄入量为298μg/d（范围：186~437μg/d），其中有9.7%儿童出现甲状腺肿大，当7~10岁儿童在碘摄入量≥250~299μg/d，10~14岁儿童在碘摄入量≥300~399μg/d时，发生甲状腺肿大的风险显著增加。近几年，碘过量与智力之间的关系也引起临床专家的重视。多项在人群中开展的流行病学调查显示高碘地区学生的智商低于适碘区。因此，预防碘缺乏的同时要谨防碘过量，适宜的碘营养才能有利于儿童的生长发育。

【高危因素】

1.食源性碘过量　饮食是获得充足碘的主要途径。含碘最高的食物为海产品，如海带、紫菜等。海带含碘量最高。陆地食物则以蛋、奶含碘量最高达到40~90μg/kg，其次为肉类，淡水鱼的含碘量低于肉类，植物的含碘量是最低的，特别是水果和

蔬菜。大多数人群对从食物中摄取过多的碘是耐受的。但也有大量报道食用大量的海带、食用这种海带盐腌制的咸菜、海橄榄嫩叶及果实等高碘食物引起高碘性甲状腺肿。

2.水源性碘过量　由于外环境饮用水碘含量超标（大于 $100\,\mu g/L$）造成人体碘摄入过量。我国是首先发现水源性高碘甲状腺肿的国家。我国的水源性高碘地区主要分布在黄河流域、渤海湾沿海地区、山西省晋中盆地和大同盆地的低洼地带。

3.碘补充　一直用于碘缺乏症治疗。补充碘的方式包括口服和肌内注射，引入水中供应，用于作物灌溉。盐碘化被认为是最安全和最有效的实现碘充足的有效方法，所有食品级盐的碘强化在大约 120 个国家强制执行。虽然补充碘降低了有缺碘危险的人数及其相关的后遗症，但在过去的几十年里，碘的使用也引起了人们对过量使用的担忧，多个报道显示碘摄入过量导致的甲状腺功能亢进或亚临床甲状腺功能减退症。

4.医源性碘过量　在某些特定的医疗中，超生理剂量的碘是合适的，适应证包括其以前用于治疗严重甲亢，甲状腺手术和核事故后口服碘化钾。由于服用或注射高碘药物或制剂所致，如卢戈氏液、碘化钾、胺碘酮、碘油造影剂均有可能引起碘过量。胺碘酮含有 37% 的碘，结构类似于甲状腺激素 T_3 和 T_4。胺碘酮引起的甲亢在缺碘地区更常见，而胺碘酮引起的甲状腺功能减退则较多见于碘充足的地区。

5.其他　潜在的过量碘暴露来源包括多种维生素中碘的含量并不一致，过多补充也会导致碘过量；各种祛痰剂、食品防腐剂、处方药、肠外营养制剂、漱口水等也含有碘，在美国宇航员中已经观察到饮用含碘净化水可提高 TSH 的水平。

【病理生理机制】

1.甲状腺对过量碘的适应反应　尚不完全明确该效应的机制，但部分解释认为是碘负荷增加了几种抑制性物质［如甲状腺内碘内酯、碘醛和（或）碘脂］，产生对甲状腺过氧化物酶的活性影响，降低甲状腺内脱碘酶活性，进而减少了甲状腺激素的合成。在大多数个体中，甲状腺激素生产减少只是短暂的，之后恢复。

2.碘诱导的甲状腺功能减退　易感患者可能会增加无法适应急性期的风险，包括自身免疫性甲状腺疾病。碘诱导的甲状腺机能减退的潜在机制尚不清楚。孕期过量碘摄入会增加妊娠晚期亚临床甲减的风险，同时可能损伤胎儿的甲状腺功能，造成新生儿甲状腺功能减退。一些研究报告显示，接触高浓度过量的碘也会减少甲状腺释放激素，表现为血清甲状腺激素水平轻微下降，血清 TSH 水平升高至正常范围上限。

3.碘诱导的甲状腺功能亢进　在一些易感患者中，过量的碘负荷提供了丰富的底物，以增加甲状腺生产甲状腺激素。碘引起的甲状腺功能亢进症（Jod-Basedow 现象）在早期被首次描述，19 世纪，甲状腺功能亢进症较多常见于接受治疗的地方性甲状腺肿患者。

【临床表现】

碘过量可以导致甲状腺肿大，甲状腺功能减退的儿童可表现为体格生长和智力发育迟缓。甲状腺功能亢进的儿童可以表现为多汗、烦躁、好动、心悸和消瘦。

【诊断】

1.调查碘暴露的病史　居住在高碘地区、摄入高碘食物或碘补充或医源性碘暴露过多等高危因素。

2.临床表现　询问有无甲减或甲亢的表现，颈部甲状腺触诊有无肿大，尤其要关注体格生长和智力发育水平有无异常。

3.实验室诊断

（1）尿碘　儿童尿碘 $>200\,\mu g/L$、成人和儿童 24 小时尿碘中位数正常应在 $100\,\mu g/L$ 以上。孕妇尿碘 $\geq 500\,\mu g/L$ 为碘过量。由于甲状腺球蛋白浓度与碘暴露水平密切相关，国际组织推荐 5～14 岁儿童正常甲状腺球蛋白浓度为 $4\sim40\,\mu g/L$，其也可作为评估学龄儿童（≥6 岁）碘营养状态的方法。

（2）甲状腺功能测定　碘过量的儿童甲状腺功能异常，血清游离 T_3、T_4 下降，而 FSH 明显升高，也有出现高甲状腺激素血症。

（3）甲状腺 B 超　根据甲状腺的容积判断有无甲状腺肿大。

【防治】

1.避免食用过多的碘　遵守 2022 年中国居民膳食指南修订专家委员会设定的儿童及成人每日碘

摄入量（见本章第六节碘缺乏病）。

2. 关注敏感人群碘补充的管理　对敏感人群包括有甲状腺疾病家族史人群、既往患甲状腺疾病人群、碘缺乏严重地区人群、甲状腺抗体阳性人群、老年人、胎儿和新生儿，或有其他危险因素患者的碘补充需要在专科医生的指导和监测下进行。在一些敏感个体补充含碘物质后，因高碘负荷导致甲状腺功能异常。在某些情况下，仅单次接触富含碘的物质就可导致不良的甲状腺作用。

3. 碘盐的食用　并非所有的人都适宜食用碘盐，如高碘地区的人群和因治疗疾病（如甲状腺疾病）而不宜食用碘盐的。

一旦确定是碘过量，应停止高碘食物、碘盐、碘油和含碘药物的供应和使用。加强必要的宣传教育，减少乱食含碘物质的现象。在水源型高碘病区应采取饮水除碘，以减少碘的摄入。

（李晓南）

第八节　儿童超重和肥胖

肥胖症（obesity）是由多因素引起的能量摄入超过消耗，导致体内脂肪过度积累或分布异常、达到危害健康程度的一种慢性、进行性、复发性疾病。肥胖与多种慢性疾病如胰岛素抵抗、2 型糖尿病、高血压、脂质异常血症、冠心病、代谢综合征等的发生密切相关，已构成 21 世纪全球医学和公共卫生的严重问题。2021 年美国临床内分泌医师学会提出应将肥胖与糖尿病、高血压、冠心病归为一大类，纳入疾病管理。

无论在经济发达国家或发展中国家生活优裕的群体，儿童青少年时期超重和肥胖的发病均以惊人的速度在全球范围内增长。中国自 20 世纪 80 年代中后期开始，儿童超重和肥胖检出率逐年上升，肥胖在极低的基数上成倍增长。1985—2014 年，我国 7 岁以上学龄儿童超重率由 2.1% 增至 12.2%，肥胖率由 0.5% 增至 7.3%，相应的超重肥胖人数也由 615 万增至 3496 万，居世界首位。中国儿童中心发布的《儿童蓝皮书：中国儿童发展报告（2021）》显示，2019 年，中国中小学生超重肥胖率达到了 24.2%，比 10 年前上升了 8.7%。各个年龄段、男女生以及城乡的学生，超重和肥胖比例都在增长。此外，男生超重肥胖率高于女生，城市高于农村。一些研究和数据显示，2020 年以来的新冠大流行，

加剧儿童肥胖趋势。41%~80% 的儿童肥胖可持续向成年期发展，由此增加肥胖相关的慢病风险和社会经济负担。因此，认识儿童青少年肥胖发生发展的危险因素，实施成人期疾病在儿童早期防治，已成为儿科工作的重要内容之一。

【高危因素】

肥胖产生原因复杂，一般认为是遗传与环境共同作用的结果。

1. 遗传因素　肥胖呈明显的家族聚集性，肥胖父母的子女中肥胖发生率高达 70%~80%；双亲之一肥胖，其子代有 40%~50% 发生肥胖；双亲均不肥胖者，子女只有 10%~14% 肥胖。遗传因素不仅影响肥胖的程度、脂肪分布的类型，还可增加过度喂养后体重增加的敏感性，影响个体的基础代谢率、食物的热效应和运动的热效应。此外，摄入蛋白质、糖类及脂肪的比例、习惯性身体活动水平也受遗传因素的影响，尤其在儿童早期，食物偏爱和食物选择受遗传影响最大。对肥胖遗传结构的研究已识别近 200 个与肥胖相关的基因位点，其作用部位主要在下丘脑和脂肪组织。但是单基因变异引起的极重度肥胖比较罕见，已确认的单基因突变，包括瘦素基因、瘦素受体基因、阿片黑色素皮质素原基因、激素酶转换酶 1 基因、黑皮素受体 4 基因及过氧化物酶体增殖子激活受体 γ 基因等。但绝大多数肥胖是多基因背景和环境因素共同作用所致。

2. 环境因素　20 世纪以来，人类肥胖发生率逐年上升。遗传因素虽然可以解释部分原因，但是环境因素的改变对这种升高趋势有着更显著的意义。环境因素包括社会经济、文化、政策、习俗、家庭等层面导致了能量摄入增加和身体活动减少的"致肥胖环境"。

（1）生活环境

1）饮食因素：营养过剩是儿童肥胖的重要影响因素，当机体的能量摄入大于机体的能量消耗，从而导致能量以脂肪的形式储存。膳食结构不合理、摄食过量以及不良饮食行为与儿童青少年肥胖的发生密切相关。不合理的膳食结构包括宏量营养素摄入比例不合适，脂肪供能比增加，而微量营养素摄入不足。高能量密度食物、大分量食物、西方饮食模式的高脂快餐、含糖饮料等食物暴露环境，促使儿童能量摄入增加。此外，进食速度快、咀嚼次数过少、暴饮暴食；喜欢吃甜点、油炸食物、吃夜宵、

晚餐过饱、喜欢外卖或外出就餐等不良饮食行为均可增加能量摄入过多导致肥胖的风险。

2）身体活动与久坐行为：身体活动是指任何骨骼肌收缩引起的高于基础代谢水平能量消耗的机体活动，包括职业工作、家务、休闲活动、体育运动以及健身和健康为目的的身体锻炼。身体活动是机体能量消耗的主要方式，尤其在剧烈运动时，肌肉氧耗量和血液供应较静息状态下增加约 30 倍。久坐行为包括在坐姿、斜靠或卧姿时的屏幕时间（如看电视、电脑、手机等）或阅读、画画、做功课等，能量消耗极少。2019 年 WHO 报告显示，全球每 5 名青少年就有 4 人运动量不足，且影响健康。其中，中国儿童和青少年的运动不足比例为 80%~89%。因此，久坐为主的静态生活方式、运动时间少、运动强度低等均减少热量消耗，使多余热量转变为脂肪储存起来是导致学龄儿童超重肥胖的重要原因。

3）家庭环境：家庭健康信念与健康思维模式是导致上述不良饮食和身体活动习惯的重要因素。家长营养知识的缺乏、显富、溺爱、缺乏对肥胖程度的正确判断和危险性认识，逼迫式劝饮进食、快食等助长了儿童的多饮多食。特定的家庭生活行为方式和习惯、运动类型决定了儿童行为方式与取向。

4）早期营养：生命早期包括胎儿期、哺乳期和断乳后的一段时间（一般指 3 岁以内，亦称"窗口期"），此时机体处于旺盛的细胞分裂、增殖、分化和组织器官形成阶段，对外界各种刺激非常敏感，并且会产生记忆（又称代谢程序化），这种记忆会持续到成年，对成年后的肥胖及相关慢性病的发生、发展有重要影响。生命早期不良的膳食因素，包括妊娠期孕妇营养缺乏或过剩、生后配方乳喂养、过早断母乳、过早添加辅食以及婴幼儿期营养过剩等，不仅可直接影响婴幼儿体重及健康，还会增加成年后肥胖及相关慢性病的发病风险。相反，母乳喂养（完全母乳喂养或喂养时间相对较长）则有益于预防成年后肥胖的发生。

5）建成环境：是指包括大型城市环境在内的为人类活动而提供的人造环境，包括居住、商业、办公、学校及其他建筑的选址与设计，以及步行道、自行车道、绿道、道路的选址与设计，是与土地利用、交通系统和城市设计相关的一系列要素的组合。随着城市化、商业化的发展，土地混合利用程度组建增加，特别是城市地区，商住混合型社区数量的增加，提高了各类服务的可及性，同时不健康的食品环境也逐渐增多如食品店、快餐店、小卖部，从而提高了儿童不健康食品的可获得性，对体重产生负面影响。另一方面，人口居住密度的进一步提高，户外游乐场、活动场所和公共运动场所不足的情况日益严重；城市日益发达的公共交通建设给人们带来交通便利，尤其是家长出于安全性的考虑，大多采用公共交通工具或私家车接送儿童上学和回家，这些环境的变化降低了儿童体力活动的频率，同时增加久坐的风险。

6）环境污染物：环境污染物也是导致肥胖的一个重要原因。据世界卫生组织统计，全球 90% 以上的儿童正在遭受空气污染的侵袭，最近几十年内，由于合成有机和无机化合物质的产量呈指数增加，地球环境已经发生显著改变。大量实验室研究和临床调查发现某些环境内分泌干扰物可导致儿童肥胖，主要包括己烯雌酚、双酚 A、邻苯二甲酸盐、全氟化合物和有机锡等化学物质，证实这些化学物质能够通过促进前脂肪细胞分化、加强葡萄糖摄取、激活脂肪生成相关受体而导致肥胖。

（2）社会环境

1）教育程度：教育水平和肥胖有某种程度的天然联系，教育水平的高低可以明显影响个体的许多行为和生活方式。研究显示，儿童肥胖率与双亲受教育的年数呈负相关。父母文化程度高是儿童肥胖的保护因素，父母文化程度均较低的儿童发生肥胖的危险度是父母均接受过高等教育的儿童 1.5 倍。父母文化程度高更了解儿童肥胖的危害，懂得更多的营养知识，注重健康的生活方式，帮助儿童将体重控制在合理范围。

2）文化背景：体重和身体形象的社会规范对肥胖的发生发展起着重要作用。在人类历史中的很长一段时间，肥胖被看作健康和富有的标志，尤其在经济欠发达地区。此外，社会的快速发展，流行文化越来越成为儿童生活的一部分，而且也深刻地影响现代儿童的生活方式。在平面化、快餐化、批量化的消费模式影响下，儿童生活方式和饮食消费表现出盲目性，如喝碳酸饮料、选择高能量加工食物等。

3）经济地位：调查显示，不同国家儿童肥胖的发生与其家庭收入水平的关系存在较大差异。发达国家社会经济状况与儿童肥胖的发病率呈反比，而发展中国家儿童肥胖症的发病率却随着社会经济状况的改善而增加。究其原因，在发达国家，收入稍高的家庭更能负担那些价格较高的健康食品，如蔬菜水果，儿童在早期就能接触低脂肪、低能量、高营养的饮食结构。相反，收入较低的家庭通常倾向于购买廉价的快餐等能量密度高却营养素缺乏的不健康食物，所以出现经济收入越低、肥胖症患病率越高的现象。在发展中国家经济富裕地区，儿童肥胖率随经济收入、文化程度以及城市化进程而升高的原因可能与这部分人容易接受"现代生活方式"、膳食和体力活动模式改变、饮食热量增多而热量消耗减少有关。虽然人们收入增加，但仍以原来贫困时的传统营养、生活、文化价值指导自己的热量摄入与支出。

4）城市化和地理位置：社会经济的发展和城市化是肥胖社会的特征，这是20世纪肥胖不再与社会特权阶层相联系的原因之一。发达国家和经济增长迅速的发展中国家肥胖症发病率明显升高。肥胖症的发生也存在地区差异。美国儿童肥胖率在东部地区高于南部和西部。我国学龄前儿童肥胖症患病率在1996年显示北部、南部高，中部低。目前，我国肥胖症患病率呈全面上升趋势，尤其农村儿童青少年患病率增加迅猛。按照肥胖全球发展规律，我国儿童肥胖人群分布未来可能发生改变。

3.心理行为　行为是链接饮食营养、体力活动、生活作息以及家庭教养等多种肥胖相关因素的中心枢纽，是生活方式最核心的形式和内容，而肥胖与多种不良行为相关，这些行为又受到多种因素尤其是心理因素的影响和制约。

有研究表明，父母由于缺乏经验，在婴儿有轻微哭闹、大小便后、不适烦躁时，常常不加区别地给婴儿喂食，久而久之形成条件反射，使婴儿在发育中潜意识地无法学到对饥饿和其他痛苦的辨别能力。于是，进食成了矛盾冲突、内心焦虑、恐惧痛苦等心理行为障碍的最好解决方法。由于这一反射会持续终身，当儿童出现情感创伤（家庭变故、父母离异或死亡等）、精神紧张和心理障碍（家长溺爱包办造成儿童胆小、依赖、孤僻、社交不良等）时，往往以不断进食缓解心理不安，导致儿童养成进食过量的习惯。而正常人一般在情绪良好时食欲增加，在情绪低落时食欲下降。

值得指出的是，肥胖儿童常常遭到冷落或成为同学取乐的对象，严重地挫伤肥胖儿童的自尊心，而肥胖儿童自身由于体型原因产生各种消极的心理包括自卑、情绪紊乱、贬低自身形象及社会适应力

降低等心理行为异常，这些肥胖导致的儿童心理损害又进一步诱导产生行为退缩、体力活动减少和大量进食，反过来又加重了肥胖程度，形成恶性循环。

4.疾病和药物　内分泌代谢性疾病如库欣综合征、甲状腺功能低下、生长激素缺乏症、性腺功能减退、高胰岛素血症和多囊卵巢综合征等，以及下丘脑垂体病变可引起继发性肥胖；因疾病治疗长期使用糖皮质激素、抗癫痫药物和抗精神病药物（如氯氮平、奥氮平、喹硫平、利培酮等）等可引起体重增加。

【发病机制】

1.肥胖相关基因　目前已识别200多个与肥胖相关的基因位点，根据其主要功能分为以下三类：①调节能量消耗的基因：如UCP基因家族、肾上腺受体基因家族等；②调节能量摄入的基因：如瘦素基因、阿黑皮素基因等；③调节脂肪细胞储存脂肪的基因：如过氧化物酶体增殖物激活受体基因、脂联素基因等。这些基因的改变与肥胖的发生有关，但其表达受到年龄、性别以及生活环境等多重因素的影响。

2.中枢神经系统调节　下丘脑是调节能量代谢平衡的重要中枢。下丘脑有两对与摄食行为有关的神经核：腹内侧核有饱食中枢；腹外侧核有摄食中枢，又称饥饿中枢。两者互相制约，处于动态平衡，保持正常食欲和体重。高级神经组织对下丘脑的摄食中枢有一定调控作用。血液中的各种生物活性因子（如葡萄糖、游离脂肪酸、去甲肾上腺素等）也可透过下丘脑血脑屏障影响摄食行为。下丘脑的腹内侧核为交感神经中枢，交感神经兴奋时抑制胰岛素分泌，食欲受抑制；腹外侧核为副交感神经中枢，迷走神经兴奋时促进胰岛素分泌，使食欲亢进。

3.内分泌代谢失调　胰岛素可促进葡萄糖进入脂肪细胞内并抑制脂肪细胞释放游离脂肪酸，有显著促进脂肪蓄积的作用。肥胖患者通常在异位脂肪沉积、内质网应激、炎症之后继发胰岛素抵抗，从而导致糖代谢紊乱，游离脂肪酸释放增加。此外，内分泌紊乱包括库欣综合征、甲减、生长激素缺乏、垂体功能减退症等内分泌代谢失调可同时出现肥胖症。

4.脂肪组织的内分泌作用　白色脂肪细胞不仅储存能量，也具有重要的内分泌功能，分泌多种脂肪细胞因子如瘦素、脂联素、抵抗素、肿瘤坏死因子和白介素，类固醇激素转换酶等。这些活性分子

通过血液循环作用于中枢神经、胰岛、肝脏、脂肪和肌肉等系统，参与食欲调控、糖脂代谢、能量消耗、脂肪细胞的增殖和分化以及炎症反应等。肥胖时，脂肪组织过多堆积在腹腔、肝脏和肌肉，引起细胞因子分泌紊乱，影响多个器官的病理生理过程，促进肥胖相关并发症或慢性病的发生发展。

5. 肠道微生态失衡　人类的肠道微生物参与了消化食物、合成营养素以及调节免疫等多种重要生理活动。研究发现，肥胖与微生态失衡有关。

【超重和肥胖的筛查和标准】

身体脂肪含量的测量对肥胖的判断和研究非常重要，包括直接测量法和间接测量法。

1. 直接测量方法和判断标准　直接测量体脂肪量的方法包括：双能X线吸收法（DXA）、气体置换法、CT、MRI、水下称重法和双标水，是测量和诊断体脂肪含量的"金标准"。DXA是目前"金标准"诊断技术中最经济、易操作和无创的诊断技术，不仅测量全身脂肪量，也可以区分身体不同部位（躯干、四肢）的脂肪量。特别是近年新的DXA技术还实现了区分内脏与皮下脂肪量，实现对个体心血管代谢异常发生风险的预测。但DXA设备体积大，价格昂贵，依赖专业人员操作。目前仅局限用于临床肥胖的诊断，不适合人群流行病学调查和高危个体的筛查。

生物电阻抗法（bioelectrical impedance analysis，BIA）可测量儿童多项身体指标如体脂含量、体脂百分比、去脂体重、肌肉含量等，评估个体体重变化的组分，有助于鉴别体重正常但体脂超标的肥胖，或肌肉型个体体重超重但体脂正常，如运动员。目前尚缺乏统一的依据体脂率的肥胖筛查标准，可参考中国叶广俊提出的6~18岁儿童体脂率筛查肥胖程度的参考标准（表11-10），BIA虽特异性较DXA低，但因其经济、便捷和快速的优势，已广泛应用于肥胖筛查和体重管理。

2. 间接测量方法和判断标准　在临床上，主要通过对身体外部特征测量来间接反映体内的脂肪含量和分布。间接测量的体格评价指标有体重/身高（身长）、体质指数/年龄、腰围/年龄、腰围身高比等。

（1）体重/身高（长）（W/H）　根据WHO 2006年的儿童生长发育标准，参照同年龄同性别和同身长的正常人群相应体重的平均值，计算标准差分值（或Z评分）。5岁以下儿童，以大于参照人群体重平均值的2个标准差（Z评分 >+2 SD）为超重，大于参照人群体重平均值的3个标准差（Z评分 >+3 SD）为肥胖。5岁以上儿童以大于参照人群体重平均值加1个标准差（Z评分 >+1 SD）为超重，大于参照人群体重平均值加2个标准差（Z评分 >+2 SD）为肥胖。2022年中国儿童肥胖诊断评估与管理专家共识建议，年龄小于2岁的婴幼儿，按照身长的体重来诊断。

（2）体质指数/年龄体质指数　是国际上推荐评价超重和肥胖的首选指标，适用于2岁以上儿童青少年。常用的超重和肥胖筛查界值点选择方法有与成人界值点接轨法、百分位法和标准差分数法（Z分值法）。

由于儿童处于生长发育期，BMI随年龄和性别不断变化，儿童超重和肥胖程度的判定较成人复杂，需要制定不同年龄、性别的BMI。目前尚无国际统一的儿童超重和肥胖的BMI临界点，国际上有推荐使用的儿童肥胖诊断标准包括WHO标准和国际肥胖工作组（IOTF）研制的IOTF标准和美国CDC（2000）三种判断标准（表11-11）。

由于中国儿童的生活环境与国外存在差异，超重和肥胖的界定无法直接应用发达国家标准。中国肥胖问题工作组（WGOC）依据2000年全国30个省市7~18岁汉族学生体质调查数据，建立了中国学龄儿童（7~18岁）超重、肥胖BMI筛查标准，并通过国家行业标准认证。2018年，国家卫生健

表11-10　6~18岁儿童青少年依据体脂率筛查肥胖程度的参考标准

性别	年龄	轻度肥胖	中度肥胖	重度肥胖
男	6~18岁	20%	25%	30%
女	6~14岁	25%	30%	35%
	15~18岁	30%	35%	40%

注：体脂肪率 =〔全身脂肪量（kg）/体重（kg）〕×100%。

表 11-11　BMI 超重和肥胖筛查界值点

	年龄	超重	肥胖
BMI 界限值（IOTF）	成人	$25 \leqslant BMI < 30$	$BMI \geqslant 30$
	利用 6 个国家和地区儿童 BMI 数据，建立的 2~18 岁不同年龄、性别的超重、肥胖诊断临界点，曲线在 18 岁时达到与成人 BMI 诊断临界点衔接		
百分位法（美国 CDC）	2 岁及以上	$P_{85} \leqslant BMI < P_{95}$	$BMI \geqslant P_{95}$
标准差法（WHO）（Z 评分）	<5 岁	$BMI \geqslant$ 均数 $+2\,SD$（$Z>+2$）	$BMI \geqslant$ 均数 $+3\,SD$（$Z>+3$）
	5~19 岁	$BMI \geqslant$ 均数 $+1\,SD$（$Z>+1$）	$BMI \geqslant$ 均数 $+2\,SD$（$Z>+2$）

康委再次对 WGOC 标准进行了补充和更新，建立了中华人民共和国卫生行业标准《学龄儿童青少年超重与肥胖筛查》（WS/T586—2018），该标准适合中国 6~18 岁学龄儿童青少年超重和肥胖的诊断。2009 年，"2005 中国九市 7 岁以下儿童体格发育调查研究"工作组与"2005 年全国学生体质调研"工作组合作，参照 WGOC 标准，按照与中国成年人界限值接轨法（BMI24、BMI28）接轨的策略，获得中国 2~18 岁儿童青少年超重、肥胖筛查 BMI 界值点（表 11-12）。中国儿童肥胖诊断评估与管理专家共识（2022）建议 2~5 岁儿童超重或肥胖使用该标准判定。目前我国对儿童、青少年重度肥胖还没有明确的标准，参照欧美相关标准，以及结合东亚人人种 BMI 值相对较低的特点，可将中国儿童青少年重度肥胖定义为 $BMI \geqslant 32.5\ kg/m^2$ 伴有严重代谢相关疾病。

表 11-12　WHO 及中国筛查儿童超重和肥胖的标准（BMI 切点，kg/m^2）

年龄（岁）	WHO 标准				中国*				WS/T586—2018#			
	超重		肥胖		超重		肥胖		超重		肥胖	
	男	女	男	女	男	女	男	女	男	女	男	女
2~	17.4	17.2	18.3	18.1	17.5	17.5	18.9	18.9	NA	NA	NA	NA
3~	17.0	16.9	17.8	17.8	16.8	16.9	18.1	18.3	NA	NA	NA	NA
4~	16.7	16.8	17.6	17.9	16.5	16.7	17.8	18.1	NA	NA	NA	NA
5	16.7	17.0	17.7	18.1	16.5	16.6	17.9	18.2	NA	NA	NA	NA
6	16.8	17.1	17.9	18.4	16.8	16.7	18.4	18.4	16.4	16.2	17.7	17.5
7	17.1	17.4	18.3	18.8	17.2	16.9	19.2	18.8	17.0	16.8	18.7	18.5
8	17.5	17.8	18.8	19.4	17.8	17.3	20.1	19.5	17.8	17.6	19.7	19.4
9	18.0	18.4	19.5	20.2	18.5	17.9	21.1	20.4	18.5	18.1	20.8	19.9
10	18.6	19.1	20.2	21.1	19.3	18.7	22.2	21.5	19.2	19.0	21.9	21.0
11	19.3	20.0	21.1	22.2	20.1	19.6	23.2	22.7	19.9	20.5	23.0	22.7
12	20.1	20.9	22.1	23.3	20.8	20.5	24.2	23.9	20.7	21.5	24.1	23.9
13	20.9	21.9	23.1	24.4	21.5	21.4	25.1	25.0	21.94	22.2	25.2	25.0
14	21.9	22.9	24.2	25.5	22.1	22.2	25.8	25.9	22.3	22.8	26.1	25.9
15	22.8	23.7	25.2	26.3	22.7	22.8	26.5	26.7	22.9	23.2	26.6	26.6
16	23.7	24.2	26.1	27.0	23.2	23.3	27.0	27.2	23.3	23.6	27.1	27.1
17	24.4	24.7	26.9	27.4	23.6	23.7	27.5	27.6	23.7	23.8	27.6	27.6
18	25.0	24.9	27.5	27.7	24.0	24.0	28.0	28.0	24.0	24.0	28.0	28.0

注：表内数字为按照年龄（岁）和性别被判断为超重或肥胖的 BMI 切点。

*中国 0~18 岁儿童、青少年体质指数的生长曲线；#中华人民共和国卫生行业标准。

3. 腰围和腰围身高比   临床研究表明，腰围（waist circumference，WC）是判定向心性肥胖的重要指标，可以更好地预测心血管疾病和糖尿病等疾病的发生风险。2007 年国际糖尿病联盟把腰围≥同年龄同性别儿童腰围的 P_{90} 作为儿童向心性肥胖的筛查指标、代谢综合征的必备组分和危险因素。马冠生等于 2010 年建议将中国儿童青少年 WC 按年龄性别 P_{75} 和 P_{90} 数值作为心血管病危险开始增加和明显增加的界值点（表 11-13）。

采用 WC 评价儿童中心性肥胖时需要考虑年龄、性别和身高的因素，临界点较多。而腰围身高比（waist to height ratio，WHtR）作为一个独立的指标，考虑到了身高的因素，具有在不同人群间变异程度小和相对稳定的优势。国外建议 WHtR=0.5 作为儿童中心性肥胖筛查指标。我国学者米杰等根据 WHtR 与心血管代谢危险因素的关联性，提出适合中国儿童青少年的 WHtR 标准，即 WHtR 为 0.46 为腹型肥胖的预警界点（相当于超重临界点），0.48 为腹型肥胖临界点，WHtR ≥0.5 时为严重肥胖，预示代谢性疾病的风险增加。

【临床表现】

不同年龄、性别和肥胖程度的儿童可有不同的临床表现，尤其是继发性肥胖常伴有特殊的体征。

1. 一般情况   超重或肥胖儿童身材略高于同年龄、同性别儿童，但男童性发育成熟后大部分等于或略低于同性别、同年龄健康儿童。因肥胖身体笨重，行动缓慢，活动时气促、容易疲劳、怕热，多汗。一些肥胖儿童乳房肥大常误以为性早熟。男童外生殖器常被会阴处过厚的皮下脂肪掩盖，易误认为阴茎发育短小。肥胖女童性发育略有提早。可有关节症状、腿痛。肥胖儿童智力发育多属正常，但对自己的体型不满，易产生自我厌弃的感觉，导致性格孤僻、自卑和抑郁等。

2. 体征   临床医师应询问相关的体征包括睡眠呼吸暂停或打鼾，睡眠时间短或烦躁不安，呼吸急促；经常头痛，胃痛；多饮或多尿，闭经；髋关节或膝关节疼痛；抑郁、焦虑、学校回避、社会隔离、自卑、身体不满等，并进行系统的身体检查，有助于找出与肥胖及其并发症相关的身体标志，以及鉴别有特殊体征的继发性肥胖疾病。检查要点见表 11-14。

【实验室检查】

肥胖相关代谢性疾病在儿童早期往往缺乏典型的自觉症状和临床表现，适宜的实验室检查对于早期发现肥胖代谢风险至关重要。

1. 血压   超重和肥胖是导致儿童高血压的关键

表 11-13   7~18 岁儿童青少年 P_{75} 和 P_{90} 腰围值（WS/T611—2018[#]，cm）

年龄（岁）	男		女	
	P_{75}	P_{90}	P_{75}	P_{90}
7~	58.4	63.6	55.8	60.2
8~	60.8	66.8	57.6	62.5
9~	63.4	70.0	59.8	65.1
10~	65.9	73.1	62.2	67.8
11~	68.1	75.6	64.6	70.4
12~	69.8	77.4	66.8	72.6
13~	71.3	78.6	68.5	74.0
14~	72.6	79.6	69.6	74.9
15~	73.8	80.5	70.4	75.5
16~	74.8	81.3	70.9	75.8
17~	75.7	82.1	71.2	76.0
18	76.8	83.0	71.3	76.1

注：[#]中华人民共和国卫生行业标准。

表 11-14　肥胖儿童体格检查要点

器官系统或疾病	体格检查要点
生长状况	计算体质指数（BMI）
生命体征	脉搏、呼吸
一般情况	皮下脂肪厚实，分布尚匀称，以积聚于颈部、乳胸部、肩背部、腹部、臀部等处较为显著
皮肤	颈部、腋下和腹股沟黑棘皮症、角化病、皮肤赘瘤、对磨疹、过多粉刺、多毛症、紫纹、白纹
眼睛	视乳头水肿
扁桃体	扁桃体大小与呼吸异常
颈部	甲状腺肿大
胸部	心律与心音、鼾音、啰音、喘鸣
腹部	肝脏大小、右上腹部压痛、上腹部压痛
第二性征	过早或异常的阴毛、乳房发育、睾丸大小、粉刺、腋下异味、隐匿阴茎、男性女乳症
四肢	走路姿态异常、臀部或膝部压痛、股骨头骨骺滑脱、胫骨内翻（布朗病）、关节与足部疼痛、手足较小、多指症、下背痛或运动受限、深部肌腱反射、水肿

因素，准确测量血压，是识别高危儿童的简单有效方法。儿童血压水平需要结合年龄和性别，以《中国儿童青少年血压参照标准》进行评估，以儿童收缩压或舒张压参照值的 P_{90}、P_{95} 和 P_{99} 为正常高值血压、高血压和严重高血压。

2.内分泌代谢检查

（1）血生化检查　肥胖患儿常伴有血浆甘油三酯、胆固醇、游离脂肪酸、低密度脂蛋白及极低密度脂蛋白增加，高密度脂蛋白减少。近年发现，肥胖患儿有尿酸增高现象。肥胖并发脂肪肝的儿童常有谷丙转氨酶升高。

（2）内分泌检查　如OGTT试验、胰岛素、甲状腺激素、肾上腺皮质激素和性激素等。中重度肥胖儿童可伴有空腹胰岛素水平上升，糖耐量下降等高胰岛素血症或高血糖。肥胖亦可影响性激素的释放和青春期启动，使女童性发育提前，男童提前或延迟。

（3）微量营养素　通过评估肥胖儿童铁、钙和维生素D等营养素水平，判定肥胖儿童是否存在微量营养素缺乏的状况。

3.物理检查　包括腹部B超、心脏彩超等。腹部超声检查排除有无肝脂肪变性、肾上腺增生，青春期女童要排除多囊卵巢；心脏超声观察心室各腔径、心室肌厚度和心肌重量等。腕部X摄片判断骨龄发育水平。严重肥胖或病理性肥胖可进行头颅或腹部MRI。

4.遗传学检查　肥胖发生年龄越小、越严重，同时合并其他临床表现如智力低下、矮小、特殊面容等遗传因素导致的可能性就越大。建议对极早肥胖（5岁前）、有遗传性肥胖综合征临床特征或有极端肥胖家族史的患儿进行遗传检测以排除肥胖相关遗传性疾病。

【诊断】

儿童肥胖多为单纯性肥胖，但仍需注意鉴别病理性肥胖。肥胖可增加代谢风险，导致多器官功能损害，临床需重视对肥胖相关并发症的早期识别。

1.诊断流程　经体格测评达到超重、肥胖筛查标准时，需进行详细的病史询问包括母孕期健康状况、出生体重、喂养史、生长发育史、身体活动、睡眠情况。同时对超重肥胖儿童进行膳食调查、心理行为评估和体格检查，寻找肥胖的病因和可能的代谢风险。进一步根据儿童年龄、高危因素和体格检查发现选择相应的实验室和影像学检查，评估儿童有无肥胖相关的代谢风险，为肥胖儿童诊断和分级管理提供依据。儿童青少年超重肥胖的诊断流程如图11-7。

2.肥胖相关并发症的诊断和标准

（1）2型糖尿病（type 2 diabetes mellitus, T2MD）又称非胰岛素依赖型糖尿病，以胰岛素抵抗为主，伴或不伴胰岛素分泌不足，从而引起糖耐量异常和

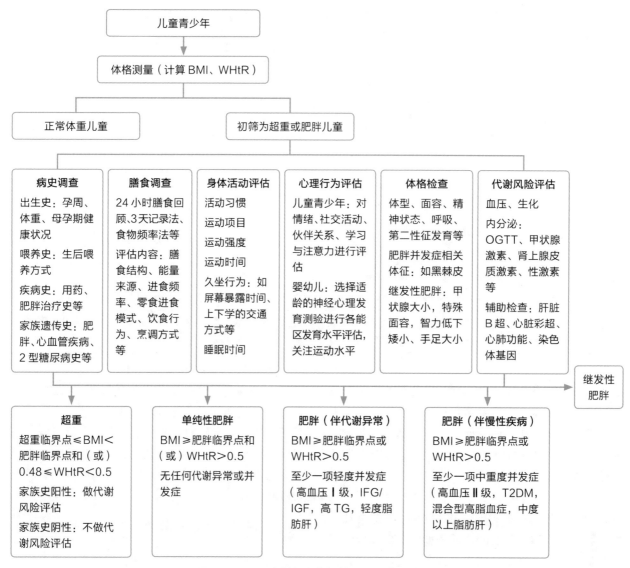

图 11-7　肥胖儿童青少年超重肥胖诊断流程

高血糖症。肥胖是儿童青少年 T2MD 最重要的危险因素。国内一项调查显示，肥胖儿童成年后发生糖尿病的风险是正常体重儿童的 2.7 倍。儿童期至成年期持续肥胖的人群发生糖尿病风险是体重持续正常人群的 4.3 倍。随着儿童肥胖发生率的上升，儿童糖尿病患病率也呈逐年增加趋势。

美国糖尿病学会（ADA）2021 年发布的《糖尿病护理标准》中关于儿童青少年 T2MD 的诊断标准见表 11-15。糖尿病前期为血糖超过正常值，但尚未达到糖尿病的诊断标准，在肥胖儿童中也有较高的检出率，有增加糖尿病和心血管疾病的风险，其诊断标准见表 11-16。

（2）代谢综合征（metabolism syndromes, MS）又称胰岛素抵抗综合征，是中心性肥胖、高血压、脂代谢紊乱及糖代谢紊乱等多种代谢异常组分在同

表 11-15　儿童青少年糖尿病诊断标准

符合下列①～④项中任意一项：
① 空腹（至少 8 小时没有摄入热量）血糖≥7.0 mmol/L
② 口服葡萄糖耐量试验 2 小时血糖≥11.1 mmol/L
③ 糖化血红蛋白（HbA1c）≥6.5%
④ 有典型的糖尿病症状，随机血糖≥11.1 mmol/L

表 11-16　儿童青少年糖尿病前期诊断标准

符合下列①～③项中任意一项：
① 空腹血糖受损（IFG）：空腹血糖 5.6～6.9 mmol/L
② 糖耐量受损（IGT）：OGTT 试验 2 小时血糖 7.8～11.0 mmol/L
③ 糖化血红蛋白（HbA1c）5.7%～6.4%

一个体聚集的一种临床综合征。肥胖儿童 MS 检出率为 33%～50%，8～9 岁即可出现。儿童肥胖引起的 MS 可持续到成年期，增加成年期心脑血管和糖尿病等慢病风险。2012 年中华医学会儿科分会发表了中国儿童青少年代谢综合征定义和防治建议（表 11-17）。

（3）儿童非酒精性脂肪性肝病（nonalcoholic fatty liver disease，NAFLD） 是年龄在 18 周岁以下的儿童及青少年肝脏慢性脂肪变性，累及 5% 以上肝脏细胞，并除外饮酒及其他明确致病因素导致肝脏慢性脂肪沉积的临床病理综合征，是与胰岛素抵抗和遗传易感性密切相关的代谢应激性肝损伤。肥胖是儿童 NAFLD 的独立危险因素，美国儿童 NAFLD 患病率为 3%～11%，亚洲及中国儿童的 NAFLD 患病率分别为 6.3% 和 3.4%。而在肥胖及超重儿童中 NAFLD 患病率为 50%～80%，并成为儿童慢性肝病的常见原因。根据中国儿童非酒精性脂肪性肝病（NAFLD）诊断与治疗专家共识（2018）儿童 NAFLD 的临床诊断标准见表 11-18。

根据组织学表现，NAFLD 可细分为三种类型其疾病谱包括非酒精性单纯性脂肪肝（nonalcoholic fatty liver，NAFL）、非酒精性脂肪性肝炎（nonalcoholic steatohepatitis，NASH）及其相关肝纤维化和肝硬化。儿童 NAFLD 大多处于 NAFL 阶段，可无任何临床表现，仅有少部分进展为 NASH，伴严重肝损害时才表现出慢性肝病相关临床症状。临床分型可根据以下标准。

NAFL 凡具备下列第①、②项，同时满足第③、④项中任何 1 项者即可诊断。①具备临床诊断标准 1～3 项。②生化检查基本正常。③影像学表现符合弥漫性脂肪肝诊断标准。④肝脏组织学表现符合单纯性脂肪肝诊断标准。

NASH 凡具备下列第①、②、③项或第①、④项者即可诊断。①具备临床诊断标准 1～3 项；②不明原因血清 ALT＞60U/L 并持续 3 个月以上。③影像学表现符合弥漫性脂肪肝诊断标准；④肝脏组织学表现符合脂肪性肝炎诊断标准。

NASH 及其相关肝硬化凡具备下列第①、

表 11-17 10～16 岁儿童青少年代谢综合征定义及其各组分切点

组分	MS-CHN 2012 定义	MS-IDF 2007 定义
中心性肥胖	腰围≥同年龄同性别儿童腰围的 90 百分位值的前提下，至少具备其余组分中的 2 项	
高血压	收缩压或舒张压≥同年龄同性别儿童血压的第 95 百分位值	收缩压≥130 mmHg 或舒张压≥85 mmHg
高血糖	空腹血糖≥5.6 mmol/L；或口服葡萄糖耐量试验 2 小时血糖≥7.8 mmol/L，但＜11.1 mmol/L；或 2 型糖尿病	空腹血糖≥5.6 mmol/L 或已是 2 型糖尿病
胆固醇代谢异常	高密度脂蛋白胆固醇＜1.03 mmol/L；或非高密度脂蛋白胆固醇≥3.76 mmol/L	高密度脂蛋白胆固醇＜1.03 mmol/L
高甘油三脂血症	甘油三酯≥1.47 mmol/L	甘油三酯≥1.7 mmol/L

注：MS-CHN 2012 定义是指 2012 年中华医学会儿科学分会内分泌遗传代谢学组联合心血管学组及儿童保健学组共同推出的中国儿童青少年 MS 定义和防治建议；MS-IDF 2007 定义是指国际糖尿病联盟（IDF）提出的针对儿童青少年的 MS 全球统一定义。

表 11-18 中国儿童 NAFLD 的临床诊断标准

临床诊断标准需符合表中①～⑤项，和⑥或⑦中任何 1 项：
① 年龄在 18 周岁以下，无饮酒史或饮酒折合乙醇量男性＜140 g/ 周、女性＜70 g/ 周
② 除外其他可导致脂肪肝的特定病因，如遗传代谢因素、药物化学因素等
③ 除原发疾病临床表现外，部分患者可伴有乏力、消化不良、肝区隐痛、肝脾肿大等非特异性症状及体征
④ 可有超重、肥胖（向心性肥胖）、空腹血糖升高、脂代谢紊乱、高血压等代谢综合征
⑤ 丙氨酸氨基转移酶（ALT）升高大于正常值上限的 1.5 倍（60 U/L）并持续 3 个月以上
⑥ 肝脏影像学表现符合弥漫性脂肪肝诊断标准
⑦ 肝活检组织学改变符合脂肪性肝病的病理学诊断标准

②项，同时满足第③、④项中任何1项者即可诊断。①具备临床诊断标准1~3项；②有多元代谢紊乱和（或）脂肪肝的病史；③影像学表现符合肝硬化诊断标准；④肝组织学表现符合肝硬化诊断标准。

（4）阻塞性睡眠呼吸暂停综合征（obstructive sleep apnea syndrome, OSAS） 是一种以睡眠时反复发作的咽部塌陷为特征，导致低氧血症和睡眠结构改变的临床疾病。肥胖是OSAS发生的主要因素之一，尤其是严重肥胖儿童。主要原因为肥胖儿童夜间仰卧睡眠使肺容积减少，氧气储备下降，加上颈部脂肪组织堆积，可在睡眠期间出现部分或完全呼吸道梗阻。OSAS的诊断需要结合临床表现和多导睡眠监测（polysomnography, PSG）。临床症状包括有无打鼾以及打鼾的频率，有无睡眠憋气、呼吸暂停、张口呼吸、呼吸费力、反复觉醒、白天嗜睡、情绪行为异常、注意力缺陷或多动等。主要体征包括腺样体肥大、扁桃体肥大、腺样体面容等。PSG是诊断儿童OSAS的标准方法，推荐阻塞性呼吸暂停低通气指数 >1 次 / 小时作为儿童OSAS的诊断界值。

（5）多囊卵巢综合征（polycystic ovarian syndrom, PCOS） 可见于青春期肥胖女童，被认为是雄激素过量导致的卵巢功能不佳的一种疾病，起源于下视丘 – 脑垂体之促性腺激素分泌或卵巢功能障碍。PCOS的诊断必须同时符合以下3条标准：① 初潮后月经稀发持续至少 2 年或闭经；② 高雄激素临床表现或高雄激素血症；③ 超声下卵巢呈多囊卵巢表现。同时应排除其他疾病，例如其他导致雄激素水平升高的病因（如先天性肾上腺皮质增生、库欣综合征、分泌雄激素的肿瘤等）、其他引起排卵障碍的疾病（如高催乳素血症、卵巢早衰、下丘脑 – 垂体闭经，以及甲状腺功能异常等）。

（6）肌肉骨骼问题 肥胖儿童肌肉骨骼不适、骨折、下肢畸形、行动不便的患病率较正常体重儿童明显增高，但国内报道较少。超重是肌肉关节结构受损的危险因子，给儿童骨骼肌肉系统造成过大压力，从而容易导致其关节、骨骼及肌肉损伤，尤其是中轴关节的损伤。若没有及时改善，进入成人期经常需要相关骨科的治疗。

3. 心理行为问题 肥胖儿童可同时伴有心理行为问题，如注意缺陷多动障碍、焦虑、抑郁等。肥胖与心理行为问题的关联在 3 岁时便开始出现。多数肥胖儿童对自己的身材并不满意，同时感到挫

败，因此易落入一个扭曲的自我形象与持续或痛苦提升的恶性循环中。另外，肥胖与饮食疾患有很明显的重叠现象，尤其肥胖女孩更容易受情绪和饮食问题的困扰，部分超重、肥胖儿童会出现极端的体重控制行为，包括诱发呕吐、滥用泻药、减肥药、节食或吸烟等。因此，超重、肥胖儿童青少年有发生限制性饮食疾患的显著风险。

【鉴别诊断】

单纯性肥胖应与中枢神经系统、内分泌代谢失常及遗传病引起的继发性肥胖又称病理性肥胖相鉴别（表 11-19）。

【预防】

肥胖是危害人类健康的重要公共卫生问题，预防是最经济有效的措施。综合多部门、多学科的力量共同承担预防肥胖的责任，尤其在关键期做好适宜的预防措施是青少年和成人期肥胖早期控制的第一道防线。

1. 政策和行动 不失时机的政策和行动是全球抗击肥胖最有效的手段，是遏制儿童少年肥胖问题发展的关键。2017 年 WHO 终止儿童肥胖委员会提出肥胖的预防和治疗需要一个全政府和全社会方针，即政府所有部门的政策都须系统地考虑健康后果。例如，教育部门、农业和贸易政策及食品系统的全球化、城市规划和设计以及交通规划，都会给身体活动和获得健康食品带来直接后果。肥胖症的复杂性需要采取综合方针，除了政府各个层级外，还涉及其他行为者，包括父母、照护者、民间社会、学术机构、慈善基金会和私营部门。从政策转向行动，预防和扭转儿童肥胖趋势。各国政府也越来越重视通过制定政策防控儿童肥胖。欧洲多数国家发布"抵抗肥胖的国家行动计划"，包括推动体力活动的开展，制定膳食指南，全民健康教育以及肥胖高危因素的早期干预。

2020 年中国国家卫生健康委、教育部、市场监管总局、体育总局、共青团中央、全国妇联等 6 部门联合印发《儿童青少年肥胖防控实施方案》，提出以提高儿童青少年健康水平和素养为核心，以促进儿童青少年吃动平衡为重点，强化政府、社会、个人责任，推进家庭、学校、社区、医疗卫生机构密切协作，有效遏制超重肥胖流行，促进儿童青少年健康成长，助力健康中国建设的总体要求。

表 11-19 肥胖的鉴别诊断

病名	病因	临床特征	辅助检查
库欣综合征	肾上腺皮质增生或肿瘤，长期使用糖皮质激素或 ACTH 抑制剂	向心性肥胖，满月脸，常伴高血压、皮肤紫纹。女孩可出现多毛、痤疮和不同程度的男性化体征	血皮质醇水平或 24 小时尿皮质醇含量测定；小剂量地塞米松抑制试验；腹部和垂体影像学检查有助于诊断
多囊卵巢综合征	月经调节机制失常：下丘脑垂体功能障碍，卵巢甾体合成异常	肥胖、月经紊乱或闭经、不育、多毛、黑棘皮病为其特征	血 FSH、LH 升高，高雄激素血症、高胰岛素血症；B 超示卵巢增生性多囊改变
Prader-Willi 综合征	印记遗传，父源染色体 15q11-q13 缺失，包含 *SNRPN* 基因缺陷	婴儿期由于肌张力低致喂养困难，2~3 岁后出现肥胖，且智力低下、有特殊面容，外生殖器发育不良	应用甲基化特异性PCR技术、MSMLPA 技术进行基因分析
Laurence-Moon 综合征	常染色体隐性遗传，19p13 上 *PNPLA6* 基因突变	智力低下，性腺发育不良，共济失调和眼球震颤，并有痉挛性截瘫，无多指	进行血浆 LH，FSH 和性激素水平检测；眼科检查；基因检测
性幼稚 - 色素性视网膜炎 - 多指（趾）畸形综合征（Bardet-Biedl 综合征）	多为常染色体隐性遗传，属于纤毛病，已知 *BBS1-19* 等 20 余基因突变可致本症	肥胖、多指（趾）、视网膜色素退行性改变和性腺发育不全为主要表现，部分伴肾脏畸形及学习困难等问题	进行血浆 LH，FSH 和性激素水平检测；眼科检查；基因检测
Alstrom 综合征	常染色体隐性遗传，2p13.1 上 *ALMS1* 基因突变	呈向心性肥胖，心肌病，视网膜色素变性可致失明，神经性耳聋，糖尿病，智力正常	心脏彩超；眼科和五官科检查；基因分析
肥胖型生殖无能综合征（Frohlich 综合征）	常继发于下丘脑及垂体病变，如肿瘤、外伤、炎症	呈向心性肥胖，体脂主要分布在颈部颏下、乳房、会阴、臀部及下肢，手指、足趾纤细，身材矮小，性发育延迟或不出现	LH、FSH 和性激素（睾酮）水平降低，头颅 CT、MRI 有助于诊断
甲状腺功能减退症	甲状腺激素分泌不足或生理效应减低，体内代谢过程减慢	黏液性水肿，身材矮小，表情呆滞，先天性者有克汀病的体态及特征	甲状腺激素水平低下，FT_3、FT_4 下降

2.健康教育

（1）家庭健康教育　对家庭成员进行有计划、有组织、有系统的教育活动促使家庭成员自觉地采取有利于健康的生活方式。家庭教育内容包括：营养与健康行为的培养；食物的多样性与膳食平衡；控制含糖饮料摄入和外出就餐的频次，特别是西式快餐的摄入量和频率；培养儿童运动素养，陪伴儿童参与共同运动项目；合理控制电子产品使用时间，选择健康的出行方式等，为孩子营造健康、快乐的生活环境。

（2）学校健康教育　学校健康教育的要点包括定期对教师进行专业知识培训，开发肥胖相关健康教育的教学资源，培养学生健康的生活方式和理念；将学生的食育和体力活动安排纳入学校的课程计划，体力活动教育以营养知识为先导，与膳食平衡相结合，启发儿童的行为自觉性；发展各种灵活的、经常性的体力活动方式，培养儿童树立积极的运动态度；限制学校含糖饮料、快餐食品自动售货机的数目等。通过多种形式传播肥胖防治相关知识，减少肥胖发生的危险因素。

（3）社区健康教育　社区健康教育的要点包括：提供健康的食品环境，禁止不健康食品的广告，如含糖饮料等；增加社区绿地，有计划地组织社区体育比赛，促进运动积极性；多种形式宣传儿童肥胖预防措施等。

3.关键期的预防措施　预防儿童肥胖应当从宫

内开始贯穿整个儿童时期，其中胎儿期、婴儿期、学龄前是肥胖发生的易感年龄，在关键期做好适宜的预防措施是青少年和成人期肥胖早期控制的第一道防线。

（1）胎儿期预防重点　重视孕期母亲体重管理，可根据孕前 BMI 选定对应的孕期体重增长范围（表 11-20）使体重在整个孕期按计划适宜增长。

（2）婴幼儿期预防重点　注重合理喂养，适宜的身体活动和睡眠安排，保持婴幼儿适宜的生长速度（表 11-21）。

（3）学龄前期预防重点　培养正确的饮食行为观念和运动习惯（表 11-22）。

（4）学龄期预防重点　平衡膳食，规律运动，监测体重，家长以身作则（表 11-23）。

【治疗】

儿童减重治疗不能照搬成人模式，减重目标以及饮食、运动和行为等干预方案的制定都应结合儿童年龄、肥胖程度及代谢特点，进行个性化、综合性干预治疗。

1. 原则和目标　儿童肥胖的治疗目标需同时关注肥胖本身以及和肥胖相关的并发症，应在保证儿童正常生长发育的前提下，控制体脂增长，改善儿童的健康状况和生活质量，并通过建立健康的生活方式促进儿童长期的身心健康。

（1）治疗原则　以家庭为单位，日常生活为控制场所，肥胖儿童、家长、教师、医务人员共同参与管理。深入了解肥胖儿童的生活方式、饮食模式、行为习惯、运动情况及家庭特点，制订适合其个体的健康生活方式（包括饮食、睡眠、体育活动和行为）。儿童处于生长发育时期，严禁使用饥饿或变相饥饿疗法、使用缺乏科学依据的减肥食品或饮品。对于有明确病因的继发性肥胖或伴有肥胖并发症的患者，需要病因治疗或相应并发症的治疗。

（2）减重目标　应依据儿童年龄、BMI 以及肥胖相关的健康风险来制订，不建议使儿童体重下

表 11-20　中国妊娠期妇女体重增长范围和增重推荐值

妊娠前 BMI 分类	妊娠期体重总增长范围（kg）	妊娠早期体重增长范围（kg）	妊娠中晚期每周体重增长范围（kg）
低体重（BMI<18.5）	11.0~16.0	0~2.0	0.46（0.37~0.56）
正常体重（18.5≤BMI<24.0）	8.0~14.0	0~2.0	0.37（0.26~0.48）
超重（24.0≤BMI<28.0）	7.0~11.0	0~2.0	0.30（0.22~0.37）
肥胖（BMI≥28）	5.0~9.0	0~2.0	0.22（0.15~0.30）

注：引自中国营养学会团体标准《中国妇女妊娠期体重监测与评价》（T/CNSS—2021）。

表 11-21　婴幼儿期预防措施

项目	建议措施
喂养观念	• 出生后尽早开奶，纯母乳喂养 6 个月 • 6 月龄起继续母乳喂养同时及时添加辅食，辅食保持原味 • 2 岁以下儿童不建议进食任何添加糖的食物，2 岁以上儿童添加糖不超每日总能量的 5% • 提倡回应性喂养，不用食物作为奖励
身体活动	• 0~1 岁婴儿每天以多种形式进行几次较活跃的身体活动，如在地板上爬行 • 1~2 岁幼儿每天≥180 分钟各种强度的身体活动，包括中高强度活动 • 2 岁以内婴幼儿不接触电子产品，避免利用视屏吸引儿童达到喂食目的 • 积极参与亲子游戏，减少婴幼儿在限制性设备中的时间，避免久坐
睡眠时间	• 保证睡眠时间：0~3 月龄婴儿 14~17 小时 / 日，4~11 月龄婴儿 12~16 小时 / 日，1~2 岁幼儿 11~14 小时 / 日
其他	• 不滥用抗生素，以避免影响婴儿正常肠内微生物菌群的建立与发展
生长监测	• 定期监测体格指标，对超重或肥胖婴幼儿应增加监测次数

表 11-22 学龄前期预防措施

项目	建议措施
饮食	• 每天吃早餐，在家用餐，少吃快餐 • 食用低热量、高营养密度的天然食物，如全谷类食物、蔬菜、水果、瘦肉、低脂鱼、豆类等。2 岁以后建议食用低脂乳制品 • 避免高度加工的高热量饮食，包括多脂肉类、油炸食物、烧烤食品、甜点等 • 家中用餐避免会导致幼儿分心的事物，如看电视、手机 • 避免喝含糖饮料，包括汽水、冰茶、运动饮料、果汁等，鼓励喝白开水
身体活动	• 每天运动≥180 分钟，其中户外运动≥120 分钟 • 每天中高强度运动≥60 分钟 • 鼓励日常活动、亲子运动、玩耍游戏及体育运动让儿童常处于活跃状态。减少久坐行为，每日屏幕时间≤60 分钟，越少越好。睡前避免使用电子设备
睡眠时间	• 每天 10~13 小时的睡眠时间（包括 1~2 小时的午休或小睡时间），建立规律作息
生长监测	• 定期监测体格指标，对超重或肥胖儿童应增加监测次数

表 11-23 学龄期预防措施

项目	建议措施
饮食	• 每天吃早餐，但饮食内容须符合均衡饮食的食物种类和每日建议量 • 鼓励家庭用餐，培养规律就餐、自主进食不挑食的饮食习惯，减少快餐 • 鼓励食用低热量、高营养密度的天然食物 • 鼓励吃水果而非果汁，鼓励喝白开水而非含糖饮料 • 避免食用高热量食物
身体活动	• 每天≥60 分钟的中高强度身体活动，以全身有氧运动为主 • 每周≥3 天的高强度身体活动，3 次抗阻力运动和（或）骨质增强型活动 • 提供有利于儿童从事身体活动的时间、空间与设备器材 • 减少静坐时间，每日屏幕暴露时间≤2 小时
睡眠时间	• 保证充足睡眠，6~12 岁每日 9~12 小时，13~18 岁每日 8~10 小时
生长监测	• 定期进行体重监测，发现体重增加过快时，应引起重视，及时调整
其他	• 家长以身作则，建立健康饮食与身体活动的榜样 • 促进儿童建立正向的同伴关系，协助同伴间形成健康饮食楷模和运动的伙伴

降过快。美国儿科医学会于 2007 年发表的儿童青少年肥胖管理专家共识中提出的减重目标建议见表 11-24。

2. 健康教育　治疗阶段健康教育的原则是帮助肥胖儿童和家庭了解肥胖形成原因及可能带来的严重后果，让肥胖儿童及家长引起重视并配合治疗。结合治疗方案，帮助儿童和家庭形成阶段性目标，树立健康意识和减重信心，改变不良的生活方式、饮食习惯和不合理的膳食结构，并持之以恒。健康教育的形式可以多元化，如门诊个体化宣教、现场讲座、科普手册、公众号、手机 APP、电台、电视等。

3. 营养干预　膳食调整是肥胖治疗的基础。在保证儿童生长发育的前提下，通过饮食量化调整，控制总能量摄入，保证蛋白质、维生素和矿物质的充足供应。同时纠正儿童不良的摄食行为和家庭烹调方式，使膳食结构趋于合理，减少体内脂肪的堆积。

（1）能量控制　根据《中国居民膳食指南（2022）》中不同年龄、性别和体力活动水平推荐量，在保证正常生长发育的前提下，限能量平衡膳食对儿童青少年控制体重有益。不推荐儿童青少年以减重为目的执行长期的低能量平衡膳食。同时，蛋白质、脂肪和碳水化合物提供的热量占总热量的比例为 15：30：55。能量控制要循序渐进，不能

表 11-24 肥胖儿童青少年减重目标建议

年龄（岁）	BMI 严重程度	减重目标建议
2~5	P_{85}~P_{94}，无健康风险	维持体重增加速度
	P_{85}~P_{94}，有健康风险	维持目前体重或减缓体重增加速度
	≥P_{95}	维持目前体重 如果 BMI>21，则可接受每月不超过 0.5 kg 的减重速度
6~11	P_{85}~P_{94}，无健康风险	维持体重增加速度
	P_{85}~P_{94}，有健康风险	维持目前体重
	≥P_{95}	渐进减重，以每月 0.5 kg 为限
	≥P_{99}（或≥120% of P_{95}）*	减重，以每周 1 kg 为限
12~18	P_{85}~P_{94}，无健康风险	维持体重增加速度；如已经不再长高，则维持目前体重
	P_{85}~P_{94}，有健康风险	维持目前体重或是渐进减重
	≥P_{95}	减重，以每周 1 kg 为限
	≥P_{99}（或≥120% of P_{95}）*	减重，以每周 1 kg 为限

注：* 目前无儿童及青少年 BMI 第 99 百分位的标准值，因此以第 95 百分比的 120% 来估算较为实用。

使体重下降过快，开始只需限制体重增长过快，继而使其逐步下降，当 BMI 下降到超重界值点以下时，即无须严格限制饮食。小于 2 岁的儿童不主张减肥，但要适当调整膳食结构，可以用水果和蔬菜代替部分奶量。

（2）食物选择　为满足儿童生长发育的需要，蛋白质供应不宜低于每日 1~2 g/kg，可占食物总量的 30%，且优质蛋白质（瘦肉、蛋、鱼、豆制品）占 1/2 以上；鼓励儿童食用低热量均衡饮食，包括全谷物食物、蔬菜、水果（而非果汁）、低脂乳制品、瘦肉、低脂鱼、豆类等；避免饮用含糖饮料（包括汽水、乳类饮品等）；避免食用高脂高热量食物（包括多脂肉类、油炸食物、烧烤食品、甜食、油类调味料）；保证必需脂肪酸和脂溶性维生素的摄入；避免高盐或高度加工食品的摄入。食物选择可参看中国儿童肥胖诊断、评估与管理专家共识推荐的食物红绿灯（表 11-25）。

饮食调整必须取得儿童及家长合作，经常鼓励，树立信心，持之以恒。为满足肥胖儿童食欲，可采用食物交换份概念，选择同样重量但体积大、热量低、膳食纤维含量多的食物以增加饱腹感。

（3）膳食安排　在饮食调整的同时，要合理分配餐次，配合行为矫正，使儿童建立正确的饮食习惯，按合理饮食方案进食，但要避免饮食单调或暴饮暴食。进餐以少量多次为宜，可以变每日三餐为五餐，每天规律进食早餐，避免单餐大分量进食的用餐方式。热量的分配应加强早、中餐量，减少晚餐量，睡前 2 小时不再进食。进餐时可按照水果—汤或少量水—蔬菜—荤菜—主食的顺序进行，并减慢进食速度，每次进餐时间控制在 20~30 分钟。增加咀嚼次数和时间，使唾液和食物充分拌和，以增加食物体积，加强饱胀感。

（4）微量营养素的补充　研究显示，肥胖儿童由于膳食不均衡、代谢异常或节食过度容易导致微量营养素摄入不足，尤其是钙、铁、锌、维生素 A、维生素 D 的缺乏。营养干预过程，需监测和补充相应的微量营养素。

4. 运动处方　在营养干预的基础上，指导肥胖儿童进行身体活动，减少久坐行为。通过控制能量摄入和增加能量消耗，可以有效地减少脂肪，增加肌肉，改善心肺功能，提高机体代谢率。

（1）身体活动强度　身体活动强度常以代谢当量（metabolic equivalent，MET）作为基本测量单位，1MET 为安静坐位休息的能量消耗率，约定值为每千克体重每分钟消耗 3.5 ml 氧气。身体活动按能量消耗分为低、中和高强度，常见儿童青少年不同身体活动与相应的代谢当量（表 11-26）。肥胖儿童通常选择中、高强度的身体活动。

（2）运动类型　运动分为有氧运动和抗阻训练。青少年肥胖症的最合适锻炼计划应包括有氧运

表 11-25 肥胖儿童食物选择红绿灯标签

分类	优选（绿灯）食物	限量（黄灯）食物	不宜（红灯）食物
谷薯类	蒸煮烹饪、粗细搭配的杂米饭、红薯饭、杂粮面、意面等	精白米面类制品，如白米饭、白面条、白馒头、白面包、粉丝、年糕等	深加工糯米制品，如粽子等；高油烹饪类主食，如油条、炸薯条等；添加糖、奶油、黄油的点心，如奶油蛋糕、黄油面包、奶油爆米花等
蔬菜类	非淀粉类蔬菜，如叶类、花类、瓜茄类、果实类等	部分根茎类蔬菜、淀粉类蔬菜，如土豆、芋艿和山药等	高糖高油烹饪的蔬菜，如炸藕夹、油焖茄子等
水果类	绝大部分水果，如浆果类、核果类、瓜果类等	冬枣、山楂、西瓜、部分热带水果如香蕉、榴梿等	各类高糖分的罐头水果和果汁
畜禽类	畜类脂肪含量低的部位，如里脊；腿肉、腱子肉、血制品等；少脂禽类，如胸脯肉、去皮腿肉等	畜类脂肪相对高的部位，如牛排、小排、肩部肉、舌等；带皮禽类；较多油脂、精制糖、盐等烹饪的畜禽类菜肴	畜类脂肪含量高的部位，如肥肉、五花肉、蹄髈、脑花等；富含油脂的内脏，如大肠、肥鹅肝等；高油高盐高糖烹饪的畜禽
水产类	绝大部分清蒸和水煮河鲜和海鲜	较多油脂、精制糖、盐等烹饪的水产类菜肴，如煎带鱼、糖醋鱼等	蟹黄和（或）蟹膏等富含脂肪和胆固醇的河海鲜部位；高油高盐高糖等烹饪的水产
豆类	大豆和杂豆制品，豆腐、无糖豆浆、低盐豆腐干、低糖豆沙等	添加糖和脂肪含量相对高的豆制品，如腐竹、素鸡、豆沙馅等	高糖、高油、高盐加工的豆制品，如兰花豆、油豆腐、油面筋、咸豆腐等
蛋乳类	原味乳制品，如纯奶、无糖酸奶、低盐奶酪等，蒸煮加工的蛋类	含有少量调味添加的乳制品和蛋类制品，如含糖酸奶、咸奶酪、少油煎蛋等	含有大量添加糖、油脂加工的乳制品和蛋类制品，如复原乳、果味酸奶、炒蛋等
坚果类	原味坚果，无添加糖和盐	少量盐调味的坚果	大量盐、奶油、糖等调味的坚果制品
调味品类	各种植物油、醋、低钠盐和（或）酱油、天然植物香辛料等	含大量盐的调味品，如豆瓣酱、酱油等；含大量糖或淀粉的调味品，如果酱、甜面酱等；含大量饱和脂肪的调味品，如猪油等	盐、食糖、糖果；含大量反式脂肪的调味品，如人造奶油、起酥油等

表 11-26 不同身体活动强度的项目

身体活动强度	能量消耗（ETy）	具体身体活动项目举例
久坐行为	<1.50	在坐姿、斜靠或卧姿时的屏幕时间活动（如看电视、电脑、手机等）或阅读、画画、做功课
低强度身体活动	1.51~2.99	在平坦地面缓慢步行，站立时轻度的身体活动，如整理床铺、洗碗、演奏乐器等
中强度身体活动	3.00~5.99	以正常的速度骑自行车、快步走、爬楼梯、滑冰等
高强度身体活动	>6.00	搬运重物、快速跑步、激烈打球、踢球或快速骑自行车等

注：引自《中国儿童肥胖诊断评估和管理专家共识》2022。

动和抗阻训练。有氧运动是指人体在氧气充分供应的情况下进行的体育锻炼，氧气能充分燃烧（即氧化）体内的糖分，还可消耗体内脂肪，增强和改善心、肺功能，预防骨质疏松，包括走路、跑步、跳绳、游泳、球类、骑自行车和跳舞等，避免激烈运动。抗阻运动指肌肉在克服外来阻力时进行的主动运动，可以有效提高肌肉耐力和肌肉力量，包括仰卧起坐、俯卧撑、哑铃、弹力棒、拉力带、器械等。

（3）运动选择　运动要遵循有氧运动和抗阻训练相结合、运动强度和运动时间循序渐进的原则，肥胖儿童的运动处方可参照中国儿童青少年身体活动指南（表 11-27），在达到一般儿童推荐量的基础上，在能力范围内，逐步延长每次运动时间、增加运动频率和运动强度，达到有氧运动 3~5 次 / 周和抗阻运动 2~3 次 / 周，并形成长期运动的习惯。同时鼓励儿童平时走路上学，爬楼梯，参加一些力所能及的家务劳动。

儿童在身体活动过程中有可能发生伤害，采取适当防护措施可以预防或降低伤害的发生风险，包括开展活动的场所应确保安全，并根据不同运动穿戴防护用具；运动前后做好充分的准备和整理活动；运动中如果发生胸闷、胸痛、呼吸困难等情况，应立即停止运动，及时到医疗机构进行诊断处理。

5. 心理行为矫正　肥胖儿童的行为偏差不仅导致心理问题，还影响肥胖干预方案实施和效果。在诊断肥胖的同时，需关注肥胖儿童的心理社会问题，并在怀疑有心理社会问题时进行评估和提供咨询服务。通过行为矫正可有效促进患儿的认知、行为改变，提高运动依从性及生活质量。对肥胖儿童个体认知、行为的矫正可分阶段逐步进行（表 11-28）。对情绪创伤或心理异常者，需要请心理医生干预。

6. 药物治疗　儿童青少年肥胖的治疗一般不主张用药。建议只有在经过正式的强化调整生活方式干预后，还未能控制体重增加或改善并发症，或有运动禁忌时，才能对肥胖患儿进行药物治疗。不建议在小于 16 岁的超重但不肥胖的患儿中使用减肥药物。应在专科医生的指导下进行药物治疗，严格把握用药指征。

（1）减肥治疗指征　美国食品药品监督管理局（FDA）批准了多种成人减肥药，包括奥利司他、利拉鲁肽、氯卡色林、芬特明托吡酯等，用于 BMI ≥ 30 kg/m² 或 BMI ≥ 27 kg/m² 且患有至少 1 种与体重相关的并发症（如高血压或 2 型糖尿病）的 ≥ 16 岁青少年。奥利司他是一种脂肪酶抑制剂，可以减少胃肠道中 30% 的脂肪吸收，但必须随餐口服。利拉鲁肽是人胰高糖素样肽 -1 类似物，能够刺激胰岛素分泌，降低血糖，减少饥饿感和能量

表 11-27　6~17 岁儿童身体活动推荐和久坐行为推荐量

强度	时间	活动方式
中、高强度（有氧运动）	累计 ≥ 60 分钟 / 天	如走路、跑步、跳绳、游泳、球类、骑自行车和跳舞等
高强度（抗阻运动）	每周 ≥ 3 天	仰卧起坐、俯卧撑、哑铃、弹力棒、拉力带、器械等
久坐行为	屏幕暴露时间 <2 小时 / 天	减少因课业任务持续久坐行为，每次静态行为不超 1 个小时 课间休息进行适当的身体活动

注：引自中国循证儿科杂志，《中国儿童青少年身体活动指南》，2017, 12(6): 401-409.

表 11-28　肥胖儿童的行为矫正步骤

行为矫正步骤	方法和内容
确定需要纠正的肥胖相关行为	动机访谈 评估患儿及家庭成员心理状态、膳食习惯、身体活动、睡眠等
确定行为问题产生的原因和改进	目标制订 如外出就餐次数 ≤ 1 次 / 周 不在卧室摆放电视机、电脑 每天安排时间运动
行为疗法的具体措施	自我监控（如写日记） 强化法、奖励法、惩罚法 社会支持，刺激控制 改变认知、强化或奖励
评价行为改变	持续改进，维持良好的行为习惯

摄入，以上 2 种药物不良反应均为胃肠道反应等。

（2）糖代谢紊乱治疗指征 10 岁以上，合并 2 型糖尿病患儿，应使用二甲双胍治疗。10 岁以上，处于糖尿病前期（IFG 或 IGT）患儿，经 3 个月有效的生活方式干预（饮食控制、150 分钟/周运动，减体重 5%~10%）后，代谢异常指标仍无法逆转；或合并有以下任何一项危险因素如高血压、高 TG、低 HDL-C、糖化血红蛋白 >6%、一级亲属有糖尿病的患儿，建议二甲双胍治疗。

（3）高血压治疗指征 合并下述 1 种及以上情况，在非药物治疗措施基础上启动药物治疗：①严重高血压（高血压 2 级）；②出现高血压临床症状；③出现高血压靶器官的损害；④合并糖尿病；⑤非药物干预 6 个月无效者。

（4）血脂异常治疗指征 年龄 10 岁及以上，饮食治疗 6 个月到 1 年无效，LDL-C ≥ 4.92 mmol/L（190 mg/dl）或者 LDL-C ≥ 4.14 mmol/L（160 mg/dl）并伴有：①确切的早发冠心病家族史（一级男性亲属发病时 <55 岁，一级女性亲属发病时 <65 岁）；②同时存在两个或两个以上的心血管疾病危险因素，且控制失败。只有少数儿童和青少年采用药物治疗，不可滥用，建议推荐至专业血脂中心进行治疗。

7. 手术治疗 代谢减重手术是一种有创操作，儿童人群应慎重选择。手术适应证为对于生活方式及药物干预失败的重度肥胖人群，即仅在下列情况下考虑代谢减重手术：① BMI ≥ 32.5 kg/m² 或 BMI ≥ P₉₅ 的 120%，且伴有严重肥胖相关并发症（如中重度阻塞性睡眠呼吸暂停综合征、2 型糖尿病、多囊卵巢综合征或重度脂肪性肝病及其他严重并发症等）；② BMI ≥ 37.5 kg/m² 伴轻中度肥胖相关并发症者。

手术的禁忌证：①处于青春期前的儿童；②存在未解决的药物滥用、饮食失调、未经治疗的精神心理疾病，无法养成健康饮食和运动习惯的患者；③其他一切不耐受外科手术的情况。

无论是成人还是儿童，国内外应用较广泛的减重术式是袖状胃切除术和 Roux en Y 胃旁路术（RYGB）。SG 术将胃大弯的大部分切除，并建立管状胃；与 RYGB 相比，SG 更简单而且造成微量营养素缺乏的风险更低，对儿童来说更具有优势。减重手术后常见的短期并发症有吻合口瘘、胃食管反流加重、肠梗阻等，长期并发症最常见是营养缺乏以及手术后相关心理问题。因此，建议对所有行减重手术的患儿进行终生营养监测和维生素补充，以及心理健康评估及心理干预治疗。

8. 定期监测 肥胖的干预是一个持续漫长的过程，需要定期监测、评估和调整方案。利用生长曲线图监测肥胖儿童体格生长水平、生长速度和匀称度，超重或肥胖的婴幼儿在保证正常身长增长速度的前提下，控制体重的增长速度低于身高的增长速度。

学龄前至青春期前的肥胖儿童建议每 1~3 个月测评身高、体重、腰围和体脂含量。医疗机构、社区、托幼机构、学校、家庭应共同参与。随访过程还应注意评价儿童的健康观念、膳食结构、运动水平、心理行为与生活质量，关注其青春期性发育的进程。对肥胖合并症的儿童，应定期筛查相关的代谢指标，必要时转诊到专科进一步处理。

【分级管理方案】

由于儿童肥胖程度不同，并发症发生存在个体差异，因此临床治疗需要分阶段、分级管理形式，以及多学科、多部门参与。

美国儿科医学会于 2007 年发表的儿童青少年肥胖管理专家共识中提出了四阶段的分级管理方案，可以提供各种不同肥胖严重程度的儿童及青少年具体可行的减重计划架构。

1. 加强性预防（第 1 阶段）

（1）管理目标 维持目前体重，BMI 随年龄增长而下降。

（2）参与人员 由初级保健医生、营养师或其他健康专业人员实施。

（3）随访方案 每月随访，经 3~6 个月若 BMI 或体重没有改善，进入阶段 2。

（4）干预措施 见表 11-29。

2. 结构式体重管理（第 2 阶段）

（1）管理目标 维持目前体重，BMI 随年龄增长而下降。

（2）参与人员 由初级护理医师、营养师或其他在儿童体重管理和营养咨询中严格培训的健康专业人员实施。

（3）随访方案 每月随访，经 3~6 个月若 BMI 或体重没有改善，进入阶段 3。

（4）干预措施 在阶段 1 的基础上，增加一些更具体的进食和体力活动计划，涉及更多的支持和结构来实现特定的行为（表 11-30）。

表 11-29   严重肥胖儿童第 1 阶段的干预措施

主题	目标	建议
果蔬摄入量	至少 5 份 / 天，理想的是推荐 9 份 / 天	按照美国农业部的特定年龄的建议
含糖饮料	减少或消除饮用	喝大量含糖饮料的儿童将减少摄入量至 1 份 / 天
屏幕暴露时间	≤2 小时 / 天	在儿童青少年睡觉的房间里不安装电视
体育活动	≥1 小时 / 天	鼓励非结构化游戏（尤其是对幼儿）和结构化身体活动（如体育、舞蹈、武术、骑自行车和步行）
膳食准备	鼓励更多的家庭食物而不是餐馆	—
早餐	每天吃早餐	鼓励食用健康的早餐食品
饮食控制	允许自己控制饮食，避免过于严格	—
家庭参与	家人一起吃饭至少 5~6 次 / 周，让整个家庭都改变生活方式	根据家庭的文化价值观调整行为策略

表 11-30   严重肥胖儿童第 2 阶段的干预措施

主题	目标	建议
膳食计划	遵循有计划的饮食，摄入平衡的营养素，强调低能量高营养密度的食物	用 DRIs 来指导宏量营养素摄入
餐饮和零食的时间	提供结构化的日常饮食 / 零食；餐间不再提供食物或热量饮料	建议吃早餐、午餐、晚餐和 1~2 个计划好的零食
屏幕暴露时间	≤1 小时 / 天	—
体育活动	≥1 小时 / 天	包括计划和有监督的运动或主动的运动
自我监控	持续记录饮食和身体活动的行为	比如记录屏幕暴露时间或 3 天的饮食情况
强化行为	设定明确的行为目标	—

3. 综合多学科干预（第 3 阶段）

（1）管理目标   维持目前体重或渐进减重，最终实现 BMI<P_{85}。

（2）参与人员   由初级保健医师、营养师及其他具有儿科体重管理经验的医护人员（如护士、心理学家、社会工作者和运动生理学家）组成的多学科肥胖管理团队。

（3）随访方案   每周随访，至少持续 8~12 周。

（4）干预措施   在 2 阶段的基础上，增加了行为变化的强度，随访频率以及专家的参与。在基线上对身体测量、饮食和身体活动进行系统评估，并在整个项目中监测进展情况（表 11-31）。

4. 三级医疗介入（第 4 阶段）

（1）管理对象   严重肥胖的青少年（BMI>P_{95}且伴有显著的并发症），经第 1~3 阶段干预没有成功的肥胖儿童。

（2）参与人员   三级医疗机构的儿童青少年减重中心，拥有包括行为矫正顾问（社工师、心理师）、营养师、运动专家、儿科医师等在内的多学科肥胖管理团队。

（3）干预措施   持续的饮食监督和运动管理计划，采用极低热量饮食（但不低于 900~1200 kcal/d）、药物或减肥手术。

表 11-31　严重肥胖儿童第 3 阶段的干预措施

主题	目标	建议
膳食计划	遵循有计划的饮食或摄入平衡的营养素和低热量的食物	使用 DRIs 来指导宏量营养素的分配
餐饮和零食的时间	提供结构化的日常饮食 / 零食	建议吃早餐、午餐、晚餐和 1~2 个计划好的零食
屏幕暴露时间	≤1 小时 / 天	包括计划和监督活动
体育活动	≥1 小时 / 天	—
行为纠正	提供结构化行为改变程序，强调自我监控，设定饮食和运动的短期目标，以及奖励 / 偶发事件管理	如果小于 12 岁，项目应包括父母一起参与
家庭环境	提供家长培训，改善家庭环境	—

（李晓南）

第十二章
婴幼儿胃肠道功能紊乱

胃肠道功能紊乱是儿童常见胃肠道疾病，为非器质性疾病引起的患儿消化道运动功能紊乱或感知异常。在不同年龄段，儿童胃肠道功能紊乱的表现不同，主要的症状有呕吐、食欲缺乏、腹泻、便秘、腹胀、腹痛和便血等。新生儿和婴儿无法表达恶心、腹痛等症状，因此主要表现为哭闹、拒乳和喂养困难；幼儿可能不能准确区分情绪和身体的不适。因此，临床医师需要根据监护人的描述，结合临床观察来诊断。

婴幼儿出现胃肠道功能紊乱症状，可不影响正常的发育过程，但影响患儿生活质量及父母的焦虑情绪，故同时要关注病情对患儿及监护人情绪和行为能力的影响。需要注意的是，这些症状不仅反映消化道的功能性或器质性疾病，还常出现在其他系统的疾病，尤其多见于中枢神经系统疾病、精神障碍及感染性疾病，因此必须详细询问有关病史，密切观察病情变化，对疾病进行正确及时的诊断、鉴别和治疗。如观察到疑似消化道器质性疾病的临床表现，需严密观察2~4周，如婴幼儿临床症状未改善或生长发育受限，则应除外器质性疾病转诊专科（图12-1）。

第一节　婴儿反流

婴儿反流（infant reflex）即发生在婴儿期的胃食管反流（gastroesophageal reflex, GER）是指胃内容物（包括从十二指肠反流入胃的胆盐和胰酶等）逆向运动，反流入食管，甚至反流入口鼻腔。可发生在任何年龄，高峰在4月龄左右，6月龄开始减轻，直至12~15月龄逐渐缓解。婴儿反流是生后第1年最常见的胃肠道功能紊乱，分为生理性和病理性两种。生理情况下，由于小婴儿食管下括约肌（lower esophageal sphincter, LES）发育不成熟或神经肌肉协调功能差，可出现反流，多出现于日间餐时或餐后，喂奶后即有1~2口乳汁反流入口腔或溢出又称溢乳。当反流发作频繁时，即考虑为病理性反流，是由于LES的功能障碍和（或）与其功能有关的组织结构异常，以致LES压力低下而出现反流，可以发生于睡眠、仰卧位及空腹时。

【流行病学资料】

婴儿反流大多为生理性。最近的一项美国的研究表明，按照罗马Ⅲ标准诊断的婴儿反流的患病率为26%。婴儿反流的自然病史是随着年龄的增长而改善。出生后5个月内为高峰期，反流发作每日大于1次的比例为41%~67%，6~7月龄时降至21%，1岁时降至5%以下。婴儿很少在1个月之前或6个月大以后出现生理性反流，而生理性反流通常会在12月龄时消退。如果症状持续存在或18个月后反流症状复现，考虑反流是病理性的。

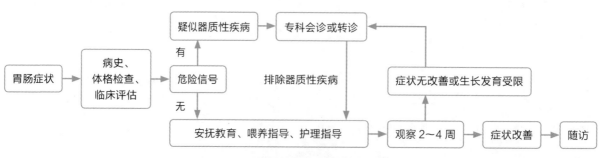

图12-1　婴幼儿胃肠道疾病处理流程

【病因与病理生理】

1. 解剖生理特点　多数婴儿溢乳/婴儿反流与胃肠道解剖生理特点有关。婴儿食管相对短、LES压力低、胃容量小、胃排空慢、水平横胃，故容易发生溢乳/婴儿反流。

2. 进食量　婴儿溢乳/婴儿反流与婴儿食入的乳汁量有关，食物量越大，胃排空时间越长，胃内压力更高，LES发生一过性自发性松弛的频率越高，更容易发生婴儿反流。

3. 体位　婴儿溢乳/婴儿反流与婴儿喂养后体位有关，如多仰卧位，易发生溢乳。

4. 疾病　如有过敏性家族史，建议停容易发生过敏的食物2周，如牛奶、鸡蛋、麦麸等，观察溢乳、婴儿反流与摄入食物的相关性。

5. 其他　如婴儿在补充钙剂、维生素、铁剂、药物等，建议暂停，观察婴儿溢乳、婴儿反流是否与上述因素有关。

【临床表现】

症状轻重不一，与反流的强度、持续时间、有无并发症以及患者年龄有关。小婴儿症状隐匿，一般情况下，除非反流的内容物到达口腔，否则反流不容易被发现。

1. 呕吐　新生儿和婴儿反流以呕吐为主要表现，多数患儿生后第1周即出现呕吐，另有部分患儿于生后6周内出现症状。呕吐程度轻重不一，多数发生在进食后，有时在夜间或空腹时，严重者呈喷射状。呕吐物为胃内容物，有时含少量胆汁。部分婴儿还可表现为反刍或吐泡沫、拒食。如不治疗，60%患儿至6~12个月时症状消失。

2. 喂养困难、胸骨后疼痛　婴幼儿表现为喂养困难、烦躁、拒食，可有胸骨后疼痛、上腹部疼痛、剑突下烧灼感。如并发食管狭窄则出现严重呕吐和持续性吞咽困难。食管炎严重者可发生糜烂或溃疡，出现呕血或黑便症状。严重的黏膜糜烂及溃疡可发生缺铁性贫血。

3. 食管外症状

（1）与婴儿反流相关的呼吸系统疾病　①呼吸道感染：反流物直接或间接引发反复呼吸道感染、吸入性肺炎；②哮喘：反流物刺激食管黏膜感受器反射性地引起支气管痉挛而出现哮喘；③窒息和呼吸暂停：多见于早产儿和小婴儿。反流致喉痉挛可引起呼吸道梗阻，表现为发绀或苍白、心动过缓，甚至发生婴儿猝死综合征。

（2）营养不良　因呕吐及食管炎引起喂养困难而营养摄取不足所致，主要表现为体重不增和生长发育迟缓、贫血。

（3）其他　如声音嘶哑、慢性咽喉炎、中耳炎、鼻窦炎、口腔溃疡等，部分患儿可出现精神、神经症状。①Sandifer综合征：是指病理性GER患儿于进食后呈现类似斜颈样的一种特殊公鸡头样的怪异姿势，此为一种保护性机制，以期保持气道通畅或减轻酸反流所致的疼痛，可以同时伴有蛋白丢失性肠病和贫血；②婴儿吵闹综合征：表现为易激惹、夜惊、进食时哭闹等。

【辅助检查】

呕吐严重和（或）伴有生长发育落后、不明原因贫血、体重增长缓慢等报警症状时可完善相关检查评估。

1. 食管钡餐造影　可作为初筛检查。该项检查可观察食管的形态、运动状况、钡剂的反流，可间接观察食管与胃连接部的组织结构，并能除外食管裂孔疝、食管狭窄、贲门失弛缓、胃扭转、幽门狭窄、肠旋转不良、环状胰腺等器质性疾病。

2. 食管pH动态监测　是诊断婴儿反流方便、快捷、先进的方法。可反映反流与起居活动、临床症状之间的关系，可区分生理性和病理性反流。也适用于一些症状不典型或以食物外症状为主的患者，如咳嗽、哽噎、喘鸣、呼吸暂停等的原因。

3. 食管多通道腔内阻抗测定　该项检查可全面了解食管动力状况，可区分反流物的理化性质，对于明确婴儿反流的病因和临床诊断有重要意义。

对于呕吐严重和（或）伴有消化道出血、生长发育落后、不明原因贫血等报警症状时，经由专科医生评估后，可完善胃镜检查是否存在食管炎及黏膜炎症的程度。对于顽固呕吐、呕吐频繁的患儿，由专科医生评估后，可完善食管测压检查，食管测压导管上压力感受器出上下食管括约肌、近段食管、移行区、中远段食管的压力，对排除贲门失弛缓症、硬皮病、弥漫性食管痉挛、食管裂孔疝等具较高的诊断价值。

【诊断与鉴别诊断】

1. 诊断　婴儿GER的诊断主要依靠病史，凡是临床发现不明原因反复呕吐、吞咽困难、流涎、反复发作的慢性呼吸道感染、难治性哮喘、生长发育迟缓、营养不良、原因不明的哭闹、贫血、反复出现窒息、呼吸暂停等症状，均应考虑到 GER 的可能。现病史及体格检查可以提供胃肠道外疾病的证据，包括与呕吐有关的代谢性、感染性以及神经系统的症状和体征。对于仅依靠临床症状难以与其他引起呕吐的疾病相鉴别时，可针对不同情况，选择必要的辅助检查以明确诊断。

婴儿反流的诊断标准为：

（1）临床表现 3 周至 12 月龄的婴儿，必须满足以下 2 项条件：① 每天反流 2 次或以上，持续 3 周或更长时间；② 无恶心、呕血、误吸、呼吸暂停、生长迟缓、喂养或吞咽困难、姿态异常。

（2）24 小时食管 pH 监测阳性 RI>7.0%，或 Boix-Ochoa 综合评分 >11.99，或 DeMeester 综合评分 >14.72，或食管多通道腔内阻抗 –pH 监测阳性。

（3）胃镜下食管黏膜 无损伤诊断为婴儿反流，有损伤诊断为反流性食管炎。

2. 临床评价 婴儿反流发生的高峰年龄在 4 月龄左右，6 月龄开始减少，直至 12~15 月龄逐渐消失，现病史、体格检查可以提供胃肠道外疾病证据，包括与肺、中枢神经系统、心脏或胃肠道先天畸形，都被认为是病理性反流的危险因素。鉴别生理性反流与病理性反流最为简单，实用的方法是采用生长发育曲线评估婴儿生长发育情况。

出现以下危险"信号"需立即转诊至专科进一步评估，包括：① 起病早或症状持续时间长如新生儿期起病或症状持续大于 1 岁；② 不能用其他原因解释的体重 2~3 月不增；③ 症状显著或合并并发症如恶心、频繁呕吐、呕血、呕吐物含有胆汁、伴有脱水；④ 吸吮 – 吞咽动作不协调如喂养伴呼吸暂停、过度哽咽、反复咳嗽、反复肺炎等；⑤ 喂养困难如喂养时易激惹、拒食、进食时间 >30 分钟、喂养时表情痛苦及姿势异常。

3. 鉴别诊断 具备"报警"症状的婴儿反流需与食管狭窄、食管异物、贲门失弛缓症、食管裂孔疝、先天性肥厚性幽门狭窄、先天性肠旋转不良等器质性疾病相鉴别，建议专科医生评估后完善相应检查加以鉴别。

【治疗】

治疗目的是缓解症状，避免并发症的发生。婴儿生理性反流不需医疗干预，应向家长充分解释婴儿反流的形成及发展，使其对该病有较全面的了解，减轻监护人对婴儿健康的过分担忧和焦虑情绪。对有合并症或影响生长发育者必须及时进行治疗，包括体位治疗、饮食治疗、药物治疗和外科治疗。

1. 体位 治疗新生儿和婴幼儿的最合适体位为左侧卧位、半坐位，哺乳后竖抱 30 分钟，可有效减少食管下段括约肌一过性松弛的发生，减少反流。还可以将床头抬高 20~30 cm，患儿头偏向一侧避免反流误吸。喂奶后小心用拍背或按摩背部的方法使患儿排出胃内空气，喂奶后竖抱，或保持患儿上半身竖直大于 30 分钟。

2. 饮食疗法 稠厚的食物和抗反流配方的奶粉可以减少婴儿的反流，可采取少量多餐的喂养方式，缩短喂奶间隔，人工喂养儿 4 月龄后可在牛奶中加入糕干粉、米粉等食品增稠配方乳稠度以减少吐奶的量和次数，但需注意加入谷物类食物能量可能导致婴儿体重增长过快。另外，自制增稠配方增加配方乳的渗透压，渗透压过高可导致婴儿其他消化道症状，应在医生、营养师指导下配置；添加辅食患儿亦应少量多餐，避免过饱，以高蛋白低脂肪饮食为主，睡前 2 小时不予进食，保持胃处于非充盈状态。避免食用降低 LES 张力和增加胃酸分泌的食物，如酸性饮料、高脂饮食、巧克力和辛辣食品。肥胖儿应控制饮食。

3. 婴儿抚触 婴儿抚触是一种经过科学指导的、有技巧的触摸，是通过抚触者的双手对婴儿的皮肤和机体进行有序的抚摩，使大量温和良性刺激通过皮肤感受器上传到中枢神经系统，产生一系列生理效应，可改善婴儿消化系统功能，使促胃液素等激素释放增多，促进胃肠蠕动，食欲增加，并且增强小肠吸收功能。通过抚触安抚患儿因胃食管反流引起的不适，减少婴儿哭闹，避免过度哭闹引起肠痉挛加重患儿不适，通过抚触促进患儿消化系统发育、改善消化系统功能。

4. 药物治疗 婴儿胃食管反流通常为良性，不推荐药物治疗。通过体位、饮食疗法、抚触等缓解反流。药物治疗适应于体位和饮食治疗无效的患儿，目的是降低胃内容物酸度和（或）促进上消化道动力药物，包括促胃肠动力药、抗酸或抑酸药、黏膜保护剂，使用时应注意药物的适用年龄及不良反应。

（1）质子泵抑制剂 奥美拉唑适用于 1 月龄以

上婴幼儿，1月至1岁剂量为0.5～1 mg/kg，1～16岁剂量为1～4 mg/（kg·d）静脉滴注或分次口服，年长儿每日最大剂量为40 mg；埃索美拉唑适用于1月以上婴幼儿，1月至1岁剂量为0.5～1.5 mg/kg，1～17岁剂量为0.5～2 mg/（kg·d）静点或分次口服，年长儿每日最大剂量为40 mg。

（2）胃肠促动力剂　如选择性、周围性多巴胺D_2受体拮抗剂多潘立酮（domperidone），常用剂量为每次0.2～0.3 mg/kg，每日3次，年长儿每次10 mg，日3次，饭前半小时及睡前口服，疗程2～4周。要注意心血管系统的并发症，不宜超剂量、超疗程服用，必要时进行心电图监测。

（3）黏膜保护剂　常用药物有麦滋林-S颗粒等。

【预防】

过度肥胖者腹压增大而促进反流，所以应避免摄入促进反流的高脂肪食物，避免婴儿过度肥胖。避免在生活中长久增加腹压的各种动作和姿势，包括襁褓过紧。少食巧克力，避免咖啡、茶等促进反流的饮料。改善婴幼儿居住环境，避免吸入二手烟。要加强亲子互动和交流，满足婴儿的生理和情感需求，改善监护人与婴儿之间的关系，解除家长焦虑情绪。进行科普宣教如婴儿有饱足感、奶瓶有剩余奶液是正常现象，婴儿每餐奶量可有所不同，避免家长盲目过度喂养导致婴儿反流，提高监护人对婴儿反流的认识，早期发现、早期干预，避免不良预后。

第二节　婴幼儿功能性便秘和婴儿排便困难

儿童功能性便秘（functional constipation, FC）是儿童饮食习惯改变或反复试图克制排便引起的，又称为习惯性便秘或单纯性便秘，是儿童排便障碍的常见原因，功能性便秘占儿童便秘的90%以上。<2岁的婴幼儿因饮食习惯逐渐改变，肠道水分相对较少，容易出现便秘。

【流行病学资料】

FC常见于2岁以下婴幼儿。出生后第1年FC患病率约为2.9%，第2年增加到约为10.1%，发病高峰在如厕训练年龄，患病率与性别无关。女性儿童FC患病率高于男性儿童，但FC便失禁率男孩高于女孩。婴儿排便困难症状自婴儿出生后第一个月开始出现，持续3～4周自行缓解。

【病因与病理生理】

1. 婴幼儿功能性便秘

（1）遗传因素　有些患儿似乎生来即有便秘倾向，其家族也有便秘史，但除便秘外，其他生理功能与正常儿童无差别。

（2）饮食　①饮食不足：婴儿饮食不足，消化后液体吸收，余渣少可使大便干燥，饮食不足时间较久引起营养不良，腹肌和肠肌张力减低甚至萎缩，收缩力减弱，会形成恶性循环，加重便秘。②饮食习惯改变：婴儿添加辅食，奶量减少，食物中相对水分含量少，消化后液体吸收，粪便潴留，导致粪便干硬。③食物成分不当：大便性质和食物成分关系密切，如食物中含大量蛋白质而碳水化合物不足，肠道菌群对肠内容物发酵作用减少，大便易呈碱性、干燥；如婴儿配方乳中含有过多结合α-棕榈酸，经消化，与硬脂酸结合形成多量不能溶解的钙皂，易便秘。小儿偏食，许多小儿喜食肉类，蔬菜吃得很少或基本不吃，食物中纤维素太少，也易发生便秘。

（3）克制排便　婴幼儿容易因玩耍、注意力被转移，憋住大便导致便秘。克制排便的行为使大便粗硬，排便费力、疼痛，导致患儿害怕，避免继续大便。反复排便疼痛、不适以及家长焦虑情绪，导致患儿畏惧排便，主动克制排便，形成恶性循环。

（4）排便训练缺失或不当　排便训练缺失或监护人在婴幼儿排便过程中给予过度压力、排便训练中腿部没有着力点等排便训练不当的情况与婴幼儿FC发生密切相关，可能造成大便滞留。

（5）精神因素　心理因素是FC的重要发病因素。患儿情绪差、焦虑或抑郁等心理障碍，很可能通过抑制外周自主神经对大肠的支配而引起便秘。导致患儿出现情绪障碍的原因包括不恰当的排便训练、兄弟姐妹不良的排便习惯、与好友分离、考试失败、家人重病、父母失业、常受惩罚、厕所恐惧、性虐待、抑郁或焦虑等。

（6）解剖结构　有研究发现，部分功能性便秘患儿存在直肠前突、直肠内套叠、直肠黏膜脱垂等局部解剖异常。

（7）其他　常用泻剂或灌肠，缺少体力活动，或患慢性病如营养不良、佝偻病、高钙血症、皮肌炎、呆小症及先天性肌无力等，都因肠壁肌肉乏力、功能失常而便秘。交感神经功能失常、腹肌软弱或麻痹也常使大便秘结。服用某些药物可使肠蠕动减少而便秘，如抗胆碱能药物、抗酸剂、某些抗惊厥药、利尿剂以及铁剂等。

2. 婴儿排便困难　可能为婴儿腹腔内压力增高与盆底肌松弛不协调导致婴儿排便困难。

【临床表现】

功能性便秘在婴幼儿中的表现形式多样。仅有一小部分功能性便秘的婴幼儿每周排便少于3次并且大便带血。多数患儿存在大便干硬，其中一半患儿有排便疼痛、克制排便和直肠粪便嵌塞。婴幼儿试图抑制排便，就会导致直肠黏膜对水分再吸收，致使粪便硬化，引发下一次排便更加疼痛。此时，患儿会出现一些不寻常的姿势，如拱起背、踮起脚尖、扭动、剪刀腿或坐立不安、蹲下甚至躲在角落里。克制排便行为会使粪块变得粗大，排出大便团块引起的疼痛可能会肛门有痛感，严重者可致肛裂、痔疮甚至直肠脱垂，然后尽量避免排便。便秘进一步加重可能伴有其他非特异性症状，如腹胀、餐后饱胀、食欲不振、便血、恶心、呕吐和体重异常增加等，并再次增加了对排便的恐惧。有时由于粪便擦伤肠黏膜而使粪块表面附着少量血液或黏液。虽然大便带血不会造成临床上严重失血，但会引发监护人焦虑及担忧，处理不当可能进一步加重患儿便秘。婴幼儿长期便秘可出现精神、食欲不佳，且因摄食不足发生营养不良，进一步加重便秘。另外，便秘也是引起肠绞痛的常见原因，阵发性腹痛造成儿童生活质量下降。有些便秘表现相对隐匿，儿童便秘可导致坚硬便块形成，致使直肠扩张或粪块嵌塞，最后因液体绕过粪块流出而致大便失禁，易误诊为腹泻。腹部查体常可扪及粪块，若能取得患儿及家长的配合，做肛门指诊可扪及坚硬粪块。

排便困难的婴儿每次排便持续数分钟，伴有尖叫、哭闹，因排便费力而引起面色发红或发青，这些症状可能持续10~20分钟，而每天有数次排便。在大多数婴儿中，这些症状在出生后第一个月就出现，持续3~4周自行缓解。

【辅助检查】

肛门指检是最为简便、有效鉴别功能性便秘与器质性疾病的检查，可鉴别肛门狭窄、占位等，甚至可通过肛门指检初步筛查是否存在先天性巨结肠。如患儿存在严重、顽固的便秘，可在专科医生评估后进一步完善腹部X线、直肠肛管测压、钡灌肠、脊柱磁共振等检查评估。

【诊断与鉴别诊断】

1. 功能性便秘

（1）诊断标准　功能性便秘可依据典型的病史和体格检查进行临床诊断。诊断标准如下：年龄<4岁的儿童持续时间达1个月，且符合以下2项或多项，但肠易激综合征诊断依据不足：①每周排便≤2次；②每周至少1次出现便失禁；③有便潴留姿势或过度克制排便病史；④有排便疼痛和排便费力史；⑤直肠内存在有大量粪便团块；⑥对于接受排便训练的儿童，粗大粪便曾堵塞抽水马桶。

（2）临床评价　功能性便秘通常不影响进食、生长发育情况。只有一项符合诊断标准并且功能性便秘诊断标准不确定时，建议肛门直肠指诊明确诊断，且排除潜在疾病。一旦出现便秘的"报警"症状和体征，儿童保健医生需将患儿转诊至专科继续诊治，包括：①婴儿胎便排出时间>48小时；②在生后1个月内就开始出现便秘；③有先天性巨结肠家族史；④无肛裂时出现便血；⑤生长发育迟缓；⑥反复呕吐，甚至呕吐胆汁；⑦严重的腹胀；⑧甲状腺功能异常；⑨肛门异位、无肛门或提睾反射缺如、下肢力量及肌张力不足、下肢腱反射减弱、骶骨窝形成、脊椎后背成簇毛发、臀裂偏移、肛门瘢痕。对于没有报警症状的便秘婴幼儿，不常规推荐完善食物过敏、X线检查、发育畸形、甲状腺功能减退、乳糜泻、高钙血症的实验室筛查。顽固便秘的患儿可进行肛门直肠测压检查。

（3）鉴别诊断　婴儿期功能性便秘的鉴别诊断包括机械性肠梗阻、先天性巨结肠、脊髓疾病、其他代谢性的或肠神经源性的异常。对于胎粪排除延迟超过24小时并伴随呕吐、拒食、腹胀、发热、生长迟缓、大便带血的婴儿，需要进行直肠活检以排除先天性巨结肠。另外，需要注意与甲状腺功能异常、直肠肛门发育异常、神经传导疾病、神经肌肉病、肛门狭窄等鉴别。

2. 婴儿排便困难

（1）诊断标准　年龄<9月龄的婴儿必须同时满足以下2项条件：①在排出软便或未能成功排便

前处于紧张和哭闹的状态至少持续 10 分钟；② 无其他健康问题。

（2）临床评价 对于排便困难的婴儿需详细了解包括饮食在内的既往史，对婴儿进行体格检查，包括为排除肛门直肠畸形的直肠指诊，并且绘制婴儿生长曲线。

【治疗】

1. 功能性便秘的治疗 早期干预可以改善婴儿的功能性便秘症状。症状持续时间越短，治疗成功的可能性越大。治疗原则为清除结肠、直肠内粪块潴留；建立良好的排便习惯；合理安排膳食；解除心理障碍，鼓励患儿正常排便。

（1）一般治疗 ① 健康教育：对监护人和儿童的健康教育是治疗的第一步。临床医生可通过详细了解患儿病史和细致的体格检查，向监护人解释排便的生理过程和便秘的发生机制，使其了解便秘的治疗原理，并积极参与治疗过程。缓解患儿父母的焦虑情绪，引导儿童消除排便训练的挫败心理。临床治愈后应坚持巩固治疗、预防指导，对预后至关重要。② 合理饮食：主要指膳食纤维（水果、蔬菜及粗粮）的摄入，多数患儿挑食、偏食或家长对此疏忽、迁就，而造成膳食纤维摄入不足。医生应告知家长及患儿，何种食物、多少量才能达到摄入标准。对儿童 FC 患者强调合理饮食非常重要，但实施却异常困难，主要为膳食过于精细或很少进食蔬菜水果，实质为膳食纤维摄入量不足，但众多儿童食品中膳食纤维含量均极低，必须强调食用一定量的粗粮并多吃蔬菜水果。推荐膳食纤维摄入量 = 年龄 + （5~10 g/d）。增加纤维摄入的方法对排便困难和严重结肠无力的患儿无效时，应给予低渣饮食，以改善症状。饮食调整可根据地区、生活习惯、季节及家庭条件灵活掌握，以达到理想的治疗效果。③ 足量饮水：饮水不足是功能性便秘的重要原因，特别在炎热季节更为突出。④ 增加活动量。⑤ 心理行为治疗：儿童功能性便秘的心理问题主要为因排便疼痛而克制排便使粪便干结，也有因家庭问题造成的心理障碍，应详细询问，并逐一进行心理疏导。

（2）去除阻塞 ① 开塞露肛注：开塞露属于高渗性泻药，不被肠壁吸收，可润滑肠壁，软化大便，去除直肠、结肠内积聚的粪便，对急性便秘效果好，但不能长期使用。直肠内导入后 5~20 分钟即可使嵌塞之粪块顺利排出，若未排净 8 小时后可

再重新应用。避免使用肥皂水和纯水灌肠。② 温盐水灌肠：对肠道刺激性小，较为温和，用量必须依年龄而异，导泻效果不及开塞露立竿见影。

（3）药物治疗

1）缓泻剂 ① 乳果糖：剂量 250 mg/（kg·d），其味甜，作用温和，无严重副作用，且便于服用。② 聚乙二醇：为渗透性缓泻剂，软化粪便，不在消化道内分解代谢，不产生有机酸和气体，可长期用药。患儿口服参考剂量为 0.2~0.8 g/（kg·d），以 50~100 ml 温水溶解后晨起 1 次口服。服药 24~48 小时后开始形成软便，5 天后可基本恢复每日 1 次的正常排便，继续治疗 3 周多数患者保持已经恢复的正常排便规律。

2）纤维素制剂 小麦纤维素（非比麸）系自小麦中提取之优质纤维素制剂，纤维素含量高达 80%，其中 90% 以上为不可溶性纤维素，适用于任何年龄。口服后增加粪便体积，硬度减低，缩短肠道通过时间。粉剂每袋 3.59 g，儿童每次 1/2 袋，每日 1~2 次，以 100 ml 温水或饮料溶解后服用，疗程 1~2 周。少数患儿服用后出现腹胀、腹泻，但很快减轻，并在 1~2 周内消失。

3）微生态调节剂 便秘患儿存在肠道菌群失调，致肠蠕动减慢，肠道内 pH 上升，肠功能紊乱。益生菌治疗功能性便秘的报道较少，但有观点认为双歧杆菌制剂可降低肠道 pH、刺激肠蠕动、改善肠内发酵过程，有通便作用。

（4）排便训练 排便习惯训练对治疗及预防 FC 至关重要，应自 1 岁半开始使患儿养成每日定时排便的习惯，以建立正常的排便规律，对未能自幼即进行排便习惯训练者，亦应强调自治疗开始之日起即行排便习惯训练，经 2~3 周后均能达到预期效果，否则仅靠药物治疗，停药后 FC 所有症状重现。因餐后胃肠反射活跃，应教导患儿饭后立即试图排便，儿童在饭后半小时内坐于马桶或便盆上，每次约 5 分钟，双脚支撑身体，双膝高于臀部，挺直背部并挺起腹部。此过程中保持环境安静，有利于集中注意力，不被干扰。家长可指导儿童在呼气后屏气，增加腹内压，协调直肠和肛门动力，从而形成良好的排便反射，如果排便失败，采用灌肠剂或栓剂作为补救措施，以解除粪便嵌塞。如果儿童不能较快排便，不要催促或责骂，也不要长期蹲坐，否则可引起脱肛。年长儿学会正确的排便用力方法，排便时耻骨直肠肌和肛提肌松弛，盆底下降，

肛门直肠角变大，此时呼气后屏气（Valsalva 动作）增加腹内压将粪便推入肛管而排便。

（5）牛奶蛋白过敏与功能性便秘的关系 并不确切，最近发表的功能性便秘治疗指南建议对于通便治疗失败的婴幼儿可考虑予低过敏配方乳试验性治疗 2~4 周。

（6）生物反馈治疗 年长儿必要时可采用生物反馈治疗便秘，可纠正不当、无效的排便动作，包括气囊生物反馈法及机电生物反馈法，经训练后可改善便秘症状，并改变异常的肛门直肠动力，同时有一定的心理治疗作用。

2.婴儿排便困难的治疗 监护人需注意婴儿排便时有无疼痛，有无需要进行医学干预的疾病。患儿需学习在用力排便的同时放松盆底肌肉。为了鼓励婴儿学习排便，应避免刺激直肠，因会产生不良的感觉体验或产生排便前要等待一种刺激的感觉。婴儿排便困难并不需要轻泻剂治疗。

【转归】

儿童 FC 一般以药物治疗为先导，同时强化基础治疗，待正常排便反射建立，FC 症状解除，则逐渐将药物减量至停药，以基础治疗维持，可获得满意持久疗效。同时需强调维持基础治疗，保持良好生活习惯、排便习惯，保证患儿健康生长发育。25% 的 FC 患儿到成人阶段会罹患其他消化系统疾病。FC 除了对患儿身体健康的影响，往往还会造成许多不良的社会后果，如自尊问题、社会隔离、家庭破裂等，应被广泛关注及重视。

【预防】

向家长宣教母乳喂养的重要性。需保证婴幼儿摄入足量水分。婴幼儿添加辅食中注意观察是否出现不适症状，预防因食物过敏而出现的便秘。养成不挑食、定时定点进餐的习惯；每日进行适当的体育活动；养成良好排便习惯，是预防婴幼儿便秘的关键。

第三节 婴儿肠绞痛

婴儿肠绞痛指 1~4 月龄婴儿出现的长期哭闹和难以安抚的一种行为综合征。哭闹的发作无明显诱因。监护人通常认为婴儿哭闹是由于胃肠道不适引起腹痛所致，并寻求儿科医生的诊疗。

【流行病学资料】

流行病学调查显示，西方约有 20% 的出生婴儿患有肠绞痛，患病率无性别差异。婴儿肠绞痛的患病率受多种因素影响，如监护人对哭闹严重程度和持续时间的认知，收集哭闹相关数据资料的方法，监护人的幸福程度及受文化背景影响的照顾婴儿经验等。

【病因与病理生理】

目前，婴儿肠绞痛是否起源于胃肠道尚存争议。神经发育因素、肠道微生态、胃肠道因素、喂养方式、社会心理因素和其他的潜在因素都可能与婴儿肠绞痛有关。在人工喂养和母乳喂养中进行的研究表明，IgE 介导的过敏反应可能是 10%~15% 的婴儿肠绞痛的病因。研究发现，怀孕期间吸烟的母亲患婴儿肠绞痛的风险大约增加了 2 倍，而在怀孕期间接受尼古丁替代疗法的母亲的婴儿中发现肠绞痛的风险同样增加，表明尼古丁在婴儿肠绞痛的发病机制中起作用。另有研究表明，婴儿肠绞痛的风险也会随着胎龄的降低而增加，胎龄小于 32 周的婴儿发生婴儿肠绞痛的风险最高。

【临床表现】

1.临床症状 婴儿出现不可预测的、自发的过度哭泣或烦躁发作，每天哭吵或烦躁不安超过 3 小时，每周超过 3 天，持续 1 周以上，常在下午或晚上。可表现为高音调、刺耳、尖叫样的哭泣，通常伴有握紧拳头、双腿向腹部蜷缩、腹部紧绷、胀气、脸色潮红、眉头皱起、肛门排气，多发生在下午或晚上，持续数小时，通常的安抚不能有效缓解患儿哭闹和烦躁。婴儿肠绞痛引起的哭闹在 3 周龄左右出现，4~6 周龄达高峰，3~4 月龄会逐渐缓解，早产儿为纠正胎龄后的 3~4 月龄缓解。

2.体征 患儿体格检查常无阳性体征，患儿无发热、易激惹、精神状态良好、面色红润、周围组织灌注良好，肠绞痛发作中的婴儿可能出现烦躁，但可以短暂地安慰、进乳。患儿生长发育正常，头围、身长和体重都在婴儿生长曲线上相同年龄段的正常范围内。

【诊断与鉴别诊断】

1.诊断 婴儿肠绞痛是一种排除性诊断。诊断主要依靠病史和临床表现，临床诊断标准需要满足以下条件：① 症状起始和停止时婴儿必须 <5 月龄；② 无明显诱因下出现长时间的反复的哭闹、烦躁或易激惹，监护人难以阻止和安抚；③ 无生长迟缓、发热或疾病的证据。

2.临床评价 婴儿肠绞痛受监护人的幸福程度、育儿经验、文化背景等因素影响。需除外与肠绞痛表现类似的疼痛或器质性疾病。为明确婴儿长期哭闹的原因可展开限时试验性治疗，如母乳喂养患儿从母亲饮食中剔除牛奶，或人工喂养的患儿将配方乳改为水解蛋白配方乳。

3.鉴别诊断 婴儿肠绞痛在诊断时需要排除器质性疾病。如婴儿在哭闹时出现的反流或存在病理性反流、婴儿牛奶蛋白过敏、肠套叠及嵌顿疝等急腹症、婴儿偏头痛等神经系统疾病、室上性心动过速等心律失常、外伤、虐待等均可以有与婴儿肠绞痛类似的阵发性哭闹，应注意鉴别。另外，婴儿患有如中耳炎、泌尿系统感染、脑膜炎、脓毒症等感染性疾病时临床症状可能不典型，需要注意鉴别。

【治疗】

婴儿哭闹发作时，积极给予非止痛、非营养的安抚方法。监护者常不能正确对待肠绞痛婴儿的啼哭，没有及时作出回应，导致婴儿需求不能得到满足，是肠绞痛发生原因之一。改变父母应对婴儿病症的行为方式无不良反应，且经济负担小，常作为一线治疗方法。行为方式改变的具体措施，包括向父母说明婴儿正常啼哭的特点和安抚技巧，鼓励父母建立自信并继续母乳喂养。可概括为"5S"法，包括用襁褓包裹婴儿（swaddling），在旁注视婴儿（side/stomach），轻声抚慰（shh-sound），轻晃（swinging）婴儿，以及提供吸吮（suckling）（乳头或奶嘴）。每秒钟拍婴儿 1~3 次有可能使患儿安静下来。包括提供白色噪声、减少刺激、模拟乘车过程等。这些由父母进行的安抚方法比饮食调节更有效。教导父母了解啼哭的特征，能够减少不必要的就医过程，减轻父母焦虑，降低虐待婴儿情况的发生。

在多数病例中，治疗的目的并非治愈肠绞痛，而是减轻监护人压力，帮助监护人顺利度过这个阶段。临床医生需要告诉家长们要放松心情，调整好心态。婴儿肠绞痛本身是一种良性、自限性疾病，是在婴儿期这一特殊年龄段发生的功能性胃肠病，绝大多数在 4~5 月龄时停止哭闹，不会对宝宝的生长发育产生影响，可以理解为是宝宝和家长们的一个小考验，只要家人们携起手来，互相理解，互相支持，定能平稳地度过这段难熬的时光，不必过度焦虑。因婴儿肠绞痛容易引起婴儿父母的焦虑和抑郁情绪，因此医生需要注意评估监护人的精神状态如抑郁状况以及是否缺乏社会帮助等，并及时给予帮助和支持。记录婴儿哭闹和其他行为的日志，有助于帮助评价患儿病情。

同时，由于肠绞痛本身的病因及机制尚不清楚，世界各地均缺乏针对性的药物来进行治疗。对于怀疑乳糖不耐受的，可改为无乳糖奶粉喂养；怀疑牛奶蛋白过敏的，配方粉喂养的可更换为特殊医学用途配方食品如氨基酸配方粉；母乳喂养者建议母亲回避牛奶及奶制品的摄入，不建议改变喂养方式。

既往的临床实践中，较为常用的药物有西甲硅油帮助缓解胀气，益生菌或益生元调理肠道菌群。不同个体间治疗效果有差异，尚缺乏足够证据证明其有效性。虽然有研究提示益生菌似乎减少了患儿每日哭泣的时间，但目前尚没有明确的证据表明益生菌在预防婴儿肠绞痛方面有效。目前证据不支持应用药物治疗婴儿肠绞痛。

【预后】

婴儿肠绞痛是一种暂时性功能失调。随时间推移，2~3 个月后病情一般会有所好转，大多数患儿在 4~5 月龄时症状逐渐消失，一般不会遗留长期后遗症。然而，也应注意该疾病将来对胃肠功能等方面的影响。有研究表明，婴儿期发生严重肠绞痛的孩子，10 岁后更易发生反复腹痛、过敏性疾病（湿疹、鼻炎、哮喘、食物过敏等）和睡眠障碍，有侵略性、过分挑剔、霸凌等人格问题的发生率更高。

【预防】

对孕妇宣教吸烟危害，注意孕妇保健，减少不必要的早产。加强对产妇的关心，减少焦虑、抑郁情绪及对孩子父亲的敌对情绪，加强新手父母对婴儿肠绞痛的认识，宣教安抚婴儿的技能及方法，有助于预防婴儿肠绞痛发生。

（吴 捷）

第十三章
儿童发育行为偏异和障碍

第一节　儿童发育行为障碍概述

儿科疾病谱近年发生了很大改变，尤为突出的是以中枢神经系统为主导的儿童发育与行为障碍已逐渐成为儿科领域关注的主要问题之一。发育和行为相关障碍发生率显著上升，有报道儿童发育行为障碍性疾病发病率为10%~20%，在患有长期慢性躯体疾病的儿童中伴有发育和行为问题的更是高达23%。

儿童行为的偏异是指儿童行为发育偏离了正常发育的轨道，而发育异常则是显著偏离正常值范围，并对日常生活和社会适应等功能造成了损害。因此，定期监测和筛查儿童行为发育的偏离和异常非常重要，并在此基础上，进一步分析导致发育行为障碍的原因，给予相应对策和措施。我国儿童保健学体系中自20世纪70年代起就已开启该领域的工作和相关研究，做了广泛尝试和开拓性的工作，引入国际通用的常见发育筛查性和诊断性测评工具并本土化，同时也研发符合国情的儿童发育评估量表。对儿童发育和行为功能水平建立一个整体的评价体系，有利于更好地分析判断机体可能存在的疾病和障碍。近年来随着分子生物学、神经科学、康复医学、精神药理学等领域的长足进步，使得儿童发育和行为障碍的病因、诊断和治疗逐渐形成了一体的专业规范和学科体系。中华医学会儿科分会于2011年正式成立发育行为儿科学专业组，在临床医学中拓展发育行为儿科学工作。传统的儿科、儿童神经康复科、儿童精神医学科和儿童保健科仍属于支撑学科，而作为发育行为儿科专业人员须加快知识结构更新，将儿童发展心理学、精神病学、应用行为分析科学、神经科学、人文科学与儿科学相结合，提升儿童发育和行为/心理健康方面的临床和研究能力至关重要。

一、儿童发育行为概念

儿童发育行为包含着两个关键词：行为、发育。广义的发育（又称发展）是指儿童细胞、组织、器官和系统随着体积和数量的增加，其功能逐渐演化、成熟的过程，具体表现在儿童的运动、认知、语言、社会交往等潜力的逐渐提升。行为是个体在维持生存和适应不断变化的环境中做出的应答或反应，是个体能为他人觉察评估的外部表现。在儿童时期，发育与行为二者相互关联，密不可分，发育影响行为，行为促进发育。

处于快速生长发育动态变化过程中的儿童，在体格生长的同时行为特征也随年龄增长而改变，行为是反映中枢神经系统发育成熟的敏感指标。从临床角度来看，大脑发育水平是通过行为这个外显因子来体现的。因此，发育行为的核心是行为，在日常的临床工作中，应该关注到儿童青少年的行为状况，包括运动、语言、人际关系、认知等领域的行为表现。各种发育行为疾病以及功能失调，均会出现外显行为的变化，这种行为变化有时是非常轻微不易发现，有时又是非常显而易见的。判断行为偏离和异常的专业基础，是熟知各年龄儿童行为发育的里程碑，了解行为变异的范围以及异常行为的分界线，从而能及时发现异常行为的表征，这对发育行为偏移及障碍的临床诊断具有重要的意义。

二、儿童发育行为理论基础

有众多心理学家对儿童心理行为的发展进行了广泛的研究，围绕着"天性"和"习得"二大基本观点，建立起了种类繁多的儿童心理行为发展学说，其中经典的心理实验和理论，成为儿童发育行为基础理论的主要组成部分。

1.人格发展理论 奥地利精神分析学家、心理学家西格蒙德·弗洛伊德创立了精神分析学说，提出"潜意识""自我""本我""超我""俄狄浦斯情结""力比多""心理防卫机制"等概念。他认为人格结构由本我、自我、超我三部分组成。弗洛伊德提出的人格发展理论，是按身体不同部位获得性冲动的满足为标准来划分，又称性心理期发展论，分别为：①口唇期（oral stage），从出生到1岁左右。此期婴幼儿以吸吮、咬和吞咽等口腔活动为主满足本能和性的需要。②肛门期（anal stage），2～3岁。此期儿童性欲望的满足主要来自肛门或排便过程。③性器期（phallia stage），4～5岁。此期儿童性生理的分化导致心理的分化，儿童表现出对生殖器的极大兴趣，性需求集中于性器官本身。此期男孩会经历"恋母情结"（Oedipus complex，俄狄浦斯情结）；对于女孩，则经历"恋父情结"（Electra complex，厄勒克特拉情结）。④潜伏期（latency stage），6～16岁。在这一时期，儿童的兴趣转向外部世界，参加学校和团体的活动，与同伴娱乐、运动，发展同性的友谊，满足来自外界、好奇心和知识满足，娱乐和运动等。⑤生殖期（genital stage），13～18岁。青春期性器官成熟后即开始，性需求从两性关系中获得满足，有导向的选择配偶，成为较现实的和社会化的成人。其中弗洛伊德特别强调儿童早期经验对成年后行为和行为异常的影响。

20世纪30年代，埃里克森创立了"自我心理学"，提出"自我同一性"的概念，并以之为核心阐述了人生周期八个心理社会发展阶段的人格社会心理发展理论。他将心理发展划分为八个阶段：①婴儿期（0～1岁），是获得基本信任感，克服基本不信任感阶段；②幼儿期（1～3岁），是获得自主感，避免怀疑与羞耻感阶段；③学龄前期（3～6岁），是获得主动感，克服内疚感阶段；④学龄期（6～12岁），是获得勤奋感，避免自卑感阶段；⑤青春期（12～20岁），是自我意识确定和自我角色形成阶段，即获得心理社会同一感阶段；⑥成年早期（20～25岁），是获得亲密感，避免孤独感阶段；⑦成年期（25～65岁），是获得创造力感，避免自我专注阶段；⑧老年期（65岁以后），是获得完美感，避免失望感阶段。认为八个阶段的顺序是由遗传来决定的，且具有跨文化的一致性，是不可变更的；每一阶段具有特殊社会心理任务；且认为每一阶段都存在一个特殊矛盾或危机，矛盾或危机

的顺利解决是人格健康发展的前提，而每一个阶段是否能够顺利度过则是由社会环境决定的。这个人格社会心理发展理论为不同年龄段的教育提供了理论依据和教育内容，任何年龄段的教育失误，都会给一个人的终身发展造成障碍。

2.行为主义理论 美国心理学家约翰·华生是行为主义的创始人，他在巴甫洛夫条件反射学说的基础上创立，认为人类的行为都是后天习得的，环境决定了一个人的行为模式，是极端环境决定论者，认为无论是正常行为还是异常行为都是经过学习而获得的，同样可以通过学习而更改、增加或消除。到20世纪30年代，出现了新行为主义理论，其中新行为主义创始人之一，美国心理学家伯尔赫斯·弗雷里克·斯金纳提出了"操作性条件反射"理论，认为人或动物为了达到某种目的，会采取一定的行为作用于环境。当这种行为的后果对他有利时，这种行为以后就会重复出现；反之，这种行为就会减弱或消失。通过这种正强化或负强化方法，可以塑造儿童的行为。而被称为社会行为主义者，加拿大心理学家阿尔伯特·班图拉是社会学习理论的创始者，他把行为主义的学习原理同认知理论结合起来，强调了认知因素在学习行为调节中的作用，社会模式–示范行为在儿童行为学习发展中起了重要的作用，这个社会学习理论在行为主义理论系统中独具特色。

3.认知发展理论 由瑞士发展心理学家让·皮亚杰提出，是20世纪发展心理学上最权威的理论。他提出图式的这一核心概念来描述动作的结构或组织，儿童发育是内因和外因相互作用的发展观，即心理发展是主体与客体相互作用的结果。认为个体能对刺激做出反应，是在于其具有应付这种刺激的思维或行为图式。如新生儿仅具有几个简单的遗传图式，如吮吸动作；通过同化和顺应的过程，不断发展和丰富图式。图式使儿童能对客体的信息进行整理、归纳，使信息秩序化和条理化，从而达到对信息的理解，促使儿童的心理结构不断发展，认知能力不断提升。因此，图式的发展水平是人的认识发展水平的重要标志，既是认识发展的产物，又是认识发展的基础和条件。皮亚杰以认知结构为依据将儿童认知发展分成四个阶段。①感知运动阶段（0～2岁）：这个阶段儿童的主要认知结构是感知运动图式，依靠动作去适应环境；②前运算阶段（2～7岁）：这个阶段儿童的主要认知结构是表象符号图

式，思维有了质的飞跃；③具体运算阶段（7~11岁）：这阶段儿童的认知结构发展到了运算图式，具备抽象概念，但需要具体内容的支持；④形式运算阶段（11岁及以后）：这个时期认知结构进展到了抽象逻辑推理水平。

4. 多元智力理论 由美国心理学家霍华德·加德纳提出的对智力的独特理论。认为智力是多元的，每个人都至少具备包含言语、数理逻辑、音乐、空间、身体–运动、人际关系、内省和自然探索这八种智力。每个人在拥有这些领域的智力程度不同，构成个体独特的智力结构。个体智能的发展受到环境包括社会环境、自然环境和教育条件的极大影响与制约，其发展方向和程度因环境和教育条件不同而表现出差异。根据加德纳的多元智力理论，教养学界和儿童保健方面，在婴幼儿的教养方法、玩具的设计、儿童活动和游戏的组织都应该有新的认识和发展，对理解智力落后和超常的特殊儿童更具有重要的价值。

5. 生态系统理论 由心理学家布朗芬·布伦纳提出个体发展模型。他将个体生活于其中并与之相互作用不断变化的环境称为行为系统。该系统按环境层次从内到外分为4个层次，分别是：微系统、中系统、外系统和宏系统。这4个层次也是以行为系统对儿童发展的影响程度来分界的，从微系统到宏系统，对儿童的影响从直接到间接。同时强调在系统里面所有关系是双向的，即成人影响着儿童的反应，而儿童自身的生理属性、人格和能力也影响着成人的行为。这对探索影响儿童发展的不同水平和类型的环境效应提供了理论基础。

6. 自然成熟理论 以美国心理学家阿诺德·卢修斯·盖塞尔为代表提出的自然成熟理论，认为儿童身心发展主要受机体自身生物基因固有的程序所制约，外部环境的作用只是为正常生长发育提供必要的条件，不能改变发展本身的自然成熟程序；机体生长发育遵循着一个总的基本发育顺序和规律，良好的成长环境可以确保每个儿童的天赋和潜能得以顺序实现。基于自然成熟理论发展的儿童发育量表，成为儿科临床上评估儿童发育水平的重要工具。

三、儿童行为发育的多样性

儿童行为发育有其自身内在的规律，每个儿童都带有与生俱来的独特遗传生物学特征，出生后在各种成长环境因素的影响下，儿童发展出各自不同的人格特征和行为能力，表现在能力、情绪、动机、语言等诸多的心理特征上，通过外显因子"行为"展现出来，从而成长为各具特色的个体。

中国有句古语"三百六十行，行行出状元"，正是对儿童发育行为多样性的最佳诠释。然而现代社会、家庭乃至教育和医学界似乎对儿童的"要求"越来越趋向单一化，聪明乖巧、成绩好、上大学成为一个所谓"正常"的、统一的标尺或准则来衡量，这使得儿童在享受着有史以来最好的物质生活的同时，可能也背负着最为沉重的精神负担；如果忽视儿童天赋的遗传多样性和神经发育多样性，可能会压抑多样性的行为、多彩的个性和丰富的创造力，随之而来导致大量的行为异常发生。发育中的儿童行为多样性是发育行为儿科学的基本观点之一，如何在现代高速发展且日趋激烈竞争的社会中来维护和捍卫儿童行为多样性，是需要医学、教育界专业人员乃至全社会一起来思考和探究的领域。

四、儿童发育行为障碍

【定义和分类】

儿童发育行为障碍是指一组起病于儿童发育期，因自身器质性的生物学因素和（或）在不利环境因素作用下，出现的儿童在体质、认知、人际交往、情感、社会适应、生活自理、运动或感知觉等领域的明显滞后，主要表现为智力迟钝、语言发育缺陷、运动障碍和社交沟通障碍等。临床上儿童发育行为障碍可以大致分成以下几大类别。①与生理功能相关：包括反复慢性疼痛、过度哭吵、喂养问题/进食障碍、排泄障碍、睡眠障碍和抽动障碍；②与学习功能相关：包括学习困难、学校适应不良、注意缺陷多动障碍等；③与行为和情绪相关：包括社会认知、对立违抗、攻击/暴力/犯罪、社会性退缩、适应障碍等；④与神经发育相关：包括运动发育障碍、脑瘫、认知低下、孤独症谱系障碍、盲/聋、语言障碍等；⑤与性发育相关问题：包括性别障碍、性倒错等；⑥与躯体疾病相关：包括各类长期慢性疾病或严重躯体疾病患者的发育行为问题。

【病因】

儿童发育行为障碍的病因复杂，目前普遍认为这类发育行为障碍同样存在遗传和神经生物学基础，是由基因易感性和环境因素共同作用所致。

1. 生物和遗传因素影响　无论是出生前还是出生后的不良生物因素都会对儿童发育行为产生影响，包括先天性脑畸形、孕期药物暴露、早产/低出生体重儿、创伤性脑损伤、缺锌缺氧性脑病、脑膜脑炎、胆红素脑病等这些影响神经系统疾患均会影响到大脑发育从而影响到儿童行为发展，严重的导致儿童全面发育迟滞。遗传因素包括染色体异常、基因异常大多会影响到儿童发育和行为发展，如21-三体综合征、Phelan-McDermidS 综合征、Williams 综合征、Angelman 综合征等遗传病严重影响脑发育导致认知、运动、语言等多领域功能发育受损；也可以相对较小，只增加疾病的高风险性而被称为疾病的风险基因。遗传对疾病的作用大小可根据来自双生子研究中常用"遗传度"来表示，遗传度的界定范围是 0~1。如有研究显示，孤独症谱系障碍的遗传度估算为 0.8~0.9，注意缺陷多动症的遗传度为 0.60~0.90，来自行为遗传学研究显示许多发育行为障碍的遗传度均超过 0.5。但需注意的是，遗传度估计是专业研究中用于描述遗传因素对某一特征在统计学上的贡献度，但并不是说遗传度高就代表该障碍更容易因遗传致病。

随着医学遗传学和基因组医学的突飞猛进，尤其是分子诊断技术的快速发展，发现越来越多的人类基因变异与发育行为障碍性疾病的关联性，未来基于人类基因组的异常变异检测来预测疾病发生的概率，有望实现对发育行为障碍病症出现或完全表现以前进行早期干预和预防性治疗，从而达到防止疾病发生或缓解病症的目的。

2. 环境因素影响　对儿童发育行为产生影响的环境因素众多，包括自然环境和社会环境。大量研究发现，离异家庭或单亲儿童、受虐待儿童、营养不良儿童、缺铁性贫血儿童、铅中毒儿童的异常行为与其所处的环境密切相关。父母受教育水平、家庭教养观念、生活方式、学校和教育、文化和宗教、伦理、居住生活环境、环境污染等因素均与儿童行为发展有密切关系。环境因素对儿童发育和行为的作用机制尚未完全明了，但已有基本共识即环境因素可通过大脑可塑性这一特质来产生作用，即不同环境下成长的儿童，经历了不同的人生体验，通过神经生物学机制动态塑造了儿童大脑及其功能。在社会环境因素中，早期已有强有力的研究实证，母亲教育水平和社会经济水平是儿童发育结局最强的预测因素之一。近年来，对评价社会经济水平对儿童发育行为的影响，则通过更具体的变量来进行分析，如家中书籍量、电子屏幕暴露时间、儿童参与的社交活动类型、成长环境中儿童能听到的词汇绝对量等因素对儿童发育行为的影响。来自神经影像学研究证据显示，长期贫困会改变大脑结构及其激活模式，并损害大脑执行功能包括注意力和抑制力。

任何疾病（包括发育行为障碍性疾病）的发生和发展都是环境因素与机体生物学因素相互作用的结果。任何一个发育阶段的儿童行为都是由其自身生物学或遗传特性与其所在环境相互作用的产物。生物遗传因素提供大脑发育和行为发生发展的内在潜质，环境因素提供其实现的外在条件。然而，早期成长经验和遗传特质是如何相互作用的，是现阶段研究人员致力研究的重点。因此，基因和环境之间的协同作用是决定行为障碍发生的关键，遗传和环境影响的变异度往往会因二者相互作用所致。因此，临床医生在诊疗工作中需要整合患儿的遗传生物学和环境这两大类信息，以便更好地理解其相互影响，并高度认识到后天成长环境、教育和干预是可以改善各类发育障碍的不良预后。

【诊断】

儿童发育行为障碍的诊断应在专业人员从父母（或主要照养人）、教师和其他熟悉儿童情况的人员等多渠道采集详细病史的基础上，综合体格检查、行为观察、精神检查、临床发育和行为评估，结合必要的实验室、神经电生理学、影像学检查结果等，依据国际疾病诊断分类手册 11 版（ICD-11）或《美国精神疾病分类与诊断手册第五版》（DSM-5）的相关诊断标准做出临床诊断。

由于发育行为障碍疾病的临床表现大多具有较强的异质性，同一疾病在不同年龄阶段所表现的特征也不尽相同，尤其在疾病早期临床表现尚未完全呈现，且无明确客观生物标记物，一些心理测量和诊断量表往往主观成分较高，临床上明确诊断具有较大的挑战性。同时就某一发育与行为障碍往往伴有共病，临床诊断不仅仅局限于某一个诊断，可以同时伴有几个共病的诊断，如孤独症谱系障碍、共患注意缺陷多动障碍（ADHD）、学习困难等，因此需要以多视角多专业全面评估和随访，这对提高发育行为障碍的诊断精确性非常重要。

此外，在临床实际诊断工作中，还需要避免简单的标签化现象，包括像孤独症谱系障碍、注意力缺陷多动障碍、学习障碍等，不仅了解这些障碍儿童的行为发育弱势，也要发现其优势领域，取长补短；且需注意有些障碍随着儿童年龄的增长会出现变化，如 ADHD 儿童随着年龄增长，其多动问题可能逐步改善。因此，临床专业人员对发育行为障碍不仅需要客观明确诊断，为了治疗疾患和帮助促进儿童健康成长，更需要避免只使用狭隘的诊断标签。在面对家长时，我们需要具体解释儿童的发育水平和行为表现特点，及其可能的影响因素，从而有利于针对性的干预和治疗。比如，对全面发育迟缓的儿童，进行智力测验后，在解释智力测验时要慎重使用智力低下的标签，而应该告知家长该儿童智力方面的弱势和优势，以及应该从丰富环境角度来如何帮助儿童提高其认知发育水平。对完全符合 ADHD 诊断标准的儿童，也不宜只是简单告知诊断或开出药物，而应该将儿童各方面情况综合评价的结果告知家长，并提出综合干预治疗措施，如果只是单一给儿童贴上诊断标签将不仅会伤害儿童和家庭，而且还有可能影响到疾病的有效治疗和转归。

【治疗】

临床上大多缺乏特效的治疗手段。然而，儿童中枢神经系统具有强大的可塑性和代偿性，不仅表现在未成熟脑的某些区域在生后能够再生新的神经母细胞，而且也表现在神经连接可以出现有异于正常的代偿性活动和重塑现象；且年龄越小其可塑性和代偿性越强！因此，针对儿童发育行为障碍开展早期干预和行为治疗有其充分的生物学依据。

1. 早期干预　常用的早期干预方法包括物理疗法、作业疗法、语言和言语治疗、感觉统合疗法、游戏治疗、音乐治疗等。研究显示，早期干预不仅可以显著减少早产/低出生体重儿和其他高危新生儿发生发育迟滞的危险，而且在早期发现和早期诊断的基础上，早期干预也可以显著改善脑瘫、缺氧缺血性脑病、发育迟缓、孤独症谱系障碍、21-三体综合征等疾病的预后。

2. 行为治疗　是以行为主义理论为基础，通过应用行为分析策略，采用正强化、消退、负强化和惩罚等行为干预手段，对儿童的行为进行塑造、矫正和管理。行为治疗因不同的行为问题、不同的个体以及各异的成长环境而采取不同的方法和策略。

在临床具体实施过程中，专业人员须根据治疗原则，结合临床经验，灵活应用。

3. 心理治疗　运用心理学的原理和技术，通过访谈，帮助患儿发现问题及其根源，提高其认识水平，改善原有的认知与行为，从而提升相关技能，促进其身心健康发展。

4. 药物治疗　目前已有一些药物用于儿童发育行为障碍，其疗效也有很好的临床验证。如应用神经兴奋剂哌甲酯类治疗注意力缺陷多动症，5-羟色胺重摄取抑制剂治疗儿童情绪障碍，利培酮、阿立哌唑用于治疗抽动、孤独症攻击兴奋行为等。须注意的是，应用于儿童发育行为障碍的药物大多属于精神类药物，因此在临床应用中需要做好综合评估，权衡用药对发育的潜在不良反应相对于不用药物治疗所导致的功能损害，对儿童发育和身心健康的影响哪个更大，从而做出最佳的个体化治疗方案。同时需要密切监测用药反应。此外，对补脑药、神经营养药和五花八门的保健药品，总体上均缺乏可靠的临床研究验证其疗效，应引导家长正确认识。

（徐　秀）

第二节　儿童常见行为偏异

一、婴儿过度哭吵

哭是人类正常行为的一部分，而在婴幼儿期哭吵所占的时间更多。啼哭通常是健康婴幼儿沟通的一种形式，具有非特异性。可因单纯需要获得照养者的情绪抚慰和安全感，也可因饥饿、不适、疼痛等刺激而致。尽管大多数婴儿的哭吵为良性且自限的过程，但哭吵持续时间过长或者原因无法解释时，就会引起照料者及医生的担忧。婴儿出生后前3个月，约有 20% 以啼哭或哭吵为主诉就诊。婴儿过度哭吵会直接导致母亲的不良情绪，如焦虑和抑郁；影响母乳喂养率、夫妻亲子关系，乃至家庭稳定，甚至对医疗系统产生较大影响。早期、及时、正确处理婴儿过度哭吵，对于预防后期行为问题可能产生长期的积极作用。

【定义】

1954 年，Wessel 首次提出了婴儿过度哭吵（excessive crying or infantile colic, IC）的概念，即每天哭闹≥3 小时，每周至少 3 天，持续至少 3 周。

除此之外，婴儿食欲好且健康。Wessel 的 3 个 "3" 原则是目前比较公认的 "过度哭吵" 定义。2016 年修订的罗马诊断标准第四版（罗马Ⅳ）界定过度哭吵为一种行为问题而非小婴儿的胃肠道功能障碍，其诊断标准为：① 症状在 5 月龄内出现和消失；② 婴儿出现反复和持续发作的激惹、烦躁或哭闹，原因不明且照养者无法用一般的安抚手段缓解；③ 没有证据提示婴儿存在体重增长不足、发热或疾病。同时需满足前提条件：A. 照养者需在电话或面对面访谈中陈述，上述情况每天至少 3 小时，每周至少发生 3 日，至少持续 1 周；B. 明确记录的 24 小时行为日记中，婴儿哭闹总时间每天至少为 3 小时。

过度哭吵是一种常见的临床表现，但至今病因不明确。目前将其看作婴儿哭吵变异的一种状态，而非一种或一类疾病。

【流行病学资料】

不同国家和地区的研究数据显示，婴儿过度哭吵的患病率为 8%~40%。依照三个 "3" 法则诊断标准，<6 周的婴儿过度哭吵患病率为 17%~25%，8~9 周为 11%，10~12 周则为 10%~12%。过度哭吵的发病与婴儿性别、胎次、胎龄等无关。

【病因】

过度哭吵的发生原因尚不明确。IC 中文翻译为 "婴儿肠绞痛"，但目前认为 "肠绞痛" 这个词描述婴儿过度哭吵并不妥当。因为 colic 这个词来源于希腊语的 colon，也就是肠道的意思，意味着这一疾病主要是由胃肠功能紊乱引起。事实上胃肠功能紊乱只是解释这一现象的理论之一，其可能由生理、心理以及行为问题等综合因素所致。

1. 胃肠功能紊乱　最早解释肠绞痛发生的理论就是胃肠功能紊乱，包括牛奶蛋白过敏、乳糖不耐受、肠道吸收不良及胃食管反流等。这些原因尚存争议，需要进一步明确。一些研究报道，人工喂养的婴儿在使用了低敏奶粉后哭吵减少。但是这类研究通常都不是双盲设计，且研究中没有足够的对照组。肠道吸收不良是另一种可能导致过度哭吵的原因，因为肠道吸收不良会引起肠道过度积气、腹部不适等。但是这一原因只能解释很小部分哭吵的发作。尽管部分婴儿的过度哭吵与胃食管反流有关，但尚没有足够证据支持两者之间存在必然联系，而且在实验研究中也发现哭吵的发生与食管 pH 检测到的反流发作没有直接联系。

最新研究发现，过度哭吵可能与肠道菌群有关。过度哭吵婴儿肠道菌群多样性较低，其克雷伯氏菌、大肠埃希氏菌、革兰氏阴性厌氧菌、双歧杆菌及乳酸杆菌的定植较之对照组存在差异。肠道菌群失调及炎症反应可能是婴儿过度哭吵的原因之一。

2. 心理社会因素　婴儿哭吵与发育以及气质类型密切相关。婴儿的气质或情绪反应特征有相当大的变异。气质上较敏感、易激惹和紧张、适应性较差的婴儿因为感觉阈值低而容易哭吵，他们更易受到环境中不适当的感觉刺激，更易受到伤害。

此外，社会环境因素也影响婴儿哭吵。在过度哭吵的婴儿中，部分存在持续母婴关系不良的情况，婴儿哭吵通常在 2 月龄时达到高峰，但并不会在短期内随年龄增加明显下降，同时这些婴儿还存在喂养、睡眠以及家庭关系不和等问题。已有研究表明，孕期焦虑与婴儿啼哭关系密切。孕早期情绪压力和抑郁与婴儿是否发生过度哭吵相关，其机制可能涉及母婴交互过程的诸多方面。另外，有些照养者缺乏经验而不懂适当回应婴儿的需求，焦虑的照养者也常对婴儿应答不敏感，都增加了婴儿哭吵时间。有些易养型气质的婴儿在不和睦的家庭环境中，如存在社会心理问题、家庭暴力等，也会出现过度哭吵。

3. 神经生理因素　过度哭吵与婴儿神经系统发育不成熟有关，出生时有中枢神经系统损伤的婴儿会出现更为频繁的哭闹，这部分婴儿也有更高发育迟缓的危险。过度哭吵婴儿体内 5- 羟色胺的浓度显著高于对照组。母亲吸烟或使用尼古丁会增加婴儿过度哭吵的风险。生物钟系统在中枢神经系统调控中有重要作用，其调节失衡也与过度哭吵有关。人体内褪黑素受生物钟系统影响，纯母乳喂养儿过度哭吵发生较少，其原因可能与夜间母乳中含有更高水平褪黑素，可延长婴儿睡眠时间，减少片段睡眠有一定关系。此外，母乳中褪黑素含量受母亲情绪影响，这是产后抑郁症母亲子代出现过度哭吵的重要原因。

【诊断与鉴别诊断】

除哭吵频率及持续时间外，婴儿过度哭吵区别于正常哭闹的主要临床特征：婴儿出现无法解释的高声和大声的啼哭、长时间烦躁且难以安抚。阵发性哭闹常伴有膝盖蜷曲、四肢紧张、腹部鼓胀及面部涨红等。除此以外，照养者往往形容这些婴儿的哭声激动且尖锐，似乎很焦急或是在承受某种痛苦。

病史采集应从照养者的描述（哭吵发生和持续的时间、哭吵的表现形式等）开始，医生应尽可能找到婴儿哭吵的原因，除一般情况及出生史外，一些看来与婴幼儿哭吵不直接相关的信息也应询问，如家庭养育环境等，最后还应评估照养者情绪状态，如对婴儿哭闹的认识和接受程度，所采取的制止婴儿哭吵的方法及婴儿哭吵对于家庭的影响等。掌握这些信息有助于给照养者提供针对性的治疗策略。

医生还应观察婴儿与照养者的互动情况并了解婴儿的气质特征。全面体格检查（包括生长发育评估）能帮助诊断和鉴别诊断。如婴儿哭闹伴有反复发生的食物反流、呕吐、咳嗽、变应性疾病体征（皮疹、喘息）、胃肠道出血、生长迟缓、腹胀等，则考虑消化系统疾病和过敏性疾病，应及时进行专科会诊。另外，需要排除中枢神经系统疾病（如婴儿偏头痛、硬脑膜下血肿、脑膜炎）、感染（病毒感染、中耳炎、尿道感染）、外伤（被虐待、骨折、眼异物）等疾病状态下的婴儿哭吵（表 13-1）。

【治疗及干预】

婴儿过度哭吵的主干要预方法：对照养者实施支持教育、行为干预、药物治疗和饮食治疗等。给予照养者心理支持，帮助其正确认识婴儿过度哭吵是应对的关键。

1. 照养者支持与教育　①过度哭吵很常见，大多数婴儿能自行缓解，婴儿不会因此发生危险或其他状况。②全面的体格检查并没有发现婴儿有任何健康方面的问题。哭吵可能是婴儿情绪上的不适，但不是疼痛。③在安抚这些婴儿时，大多数照养者会感到力不从心，甚至疲惫不堪。因此，医生应帮助照养者消除不适当的解释，如不是因为照顾婴儿的能力问题而致过度哭吵，并使照养者相信自己的能力。另外，还应与照养者共同讨论是否有心理社会因素造成婴儿过度哭吵。

2. 行为干预　在婴儿 6 周龄时开始对照养者进行基于行为原则的育儿指导有助于预防 12 周龄以上婴儿发生哭吵夜惊。教会照养者通过改变照养方式来减少小于 3 月龄婴儿非器质性功能障碍引起的哭吵，如避免对婴儿刺激过度，或在不适当的时候给予婴儿照顾。教会照养者使用喂养技巧，如改变体位和拍嗝等减少吃奶时吞咽空气。同时，照养者在应对婴儿哭吵时需要适当改善策略，如不应在每次婴儿过度哭吵时抱起或喂奶，而应代之以安抚奶嘴、重复的声音、奶瓶喂热水等方法进行安抚；或采用增加婴儿安全感的方法，如用襁褓包婴儿、袋鼠式搂抱、腹部按摩、轻摇摇篮等。

3. 药物治疗　治疗婴儿过度哭吵的药物有很多已经过临床有效性的评估，但结果并不确定。西甲硅油乳剂在国外临床比较常用，被认为可以治疗胃肠道大量积气引起的肠胀气。但目前没有证实该药在治疗婴儿过度哭吵的效果，也未发现有明显不良反应，该药的使用更多还是基于临床医生的经验共识。蔗糖能促进内源性阿片类物质的释放，因此对婴儿有止痛作用。一项双盲交叉试验对 19 名过度哭吵的婴儿使用 12% 蔗糖溶液进行治疗，其中 12 名婴儿有效，但效果仅持续 3 分钟到 1 小时。另一项随机研究使用 48% 的蔗糖溶液，发现其效果仅持续 3 分钟。乳糖不耐受可能是导致婴儿哭吵的原

表 13-1　引起婴儿哭吵的常见病因

组织	病因
皮肤	外伤、尿布疹、头发止血带综合征
眼耳鼻口	角膜擦伤、眼内异物、青光眼、中耳炎、鹅口疮
心血管	快速型心律失常、充血性心力衰竭
胃肠道	肛裂、便秘、肠胃炎、胃食管反流、肠套叠、肠扭转、幽门狭窄、腹股沟疝（嵌顿疝）
泌尿生殖系统	卵巢扭转、睾丸扭转、泌尿系统感染、泌尿道梗阻
肌肉骨骼	骨折、骨髓炎、化脓性关节炎
神经系统	头部外伤、脑膜炎、神经肌肉疾病、中枢神经系统疾病、代谢性疾病
其他	药物（伪麻黄碱类）、饥饿/摄入不足、新生儿戒断综合征

因。但是针对添加了乳糖酶的婴儿乳制品的研究发现，该方法并没有显著降低婴儿的哭吵。补充罗氏乳酸杆菌能够通过调节肠道菌群显著减少母乳喂养过度哭吵的哭闹时间，但对配方乳喂养的婴儿无效。益生菌的作用在临床研究中的结果颇具争议，单独补充益生菌缓解婴儿哭吵尚无直接证据。

4.饮食治疗　降低牛奶蛋白水平可能作为干预婴儿哭吵的一种方法。水解蛋白配方可能缓解部分人工喂养婴儿的过度哭吵症状。研究表明，母乳喂养的乳母采取低敏饮食（不含牛奶、鸡蛋、麦类、坚果类食物）对降低婴儿哭吵有作用。乳母饮食回避可能对部分牛奶蛋白过敏的婴儿有效。

【预后】

过度哭吵的婴儿在3岁时表现出正常的运动、认知和社交能力。照养者普遍认为，过度哭吵的婴儿在儿童期表现得更加情绪化、容易发脾气、心理行为异常。影响婴儿和家庭功能的因素，如照养者（尤其是父母）低自尊，会干扰亲子关系，甚至增加躯体虐待的风险（如发生婴儿摇晃综合征）。因此，医生应指导照养者及早识别和正确干预婴儿过度哭吵，与照养者建立以共情为基础的合作治疗策略，促进儿童健康发展，减少后期行为问题发生。

二、发脾气

【发展过程】

生气或发脾气在婴儿期就会发生，是最早出现的情绪之一。婴儿在2~6月龄时，其特征性哭吵即可辨认婴儿生气或发脾气状态；到7月龄左右，可以通过婴儿的面部表情识别。家长一般通过忽视或负应答方式来应对儿童早期的发脾气，这种方式可以早期控制儿童发脾气情况。儿童学习并在实践中逐渐了解被社会接受的行为方式后，他们发脾气的行为就会逐渐减少。有研究表明，24月龄幼儿开始学会表达生气情绪的方法，如由原本发脾气来表达生气情绪的方式转为表露伤心的方式，而后一种情绪表达方式更能被照养者及社会所接受。

不同年龄段儿童表达生气的方式不一样。在年幼儿童中，生气情绪的表达常伴攻击性行为，即发脾气，甚至暴怒发作。但是，随着年龄的增长和发育水平的提高，儿童生气情绪表达的方式也会发生改变，从用进攻性行为表达愤怒情绪逐渐过渡到用语言表达情绪，同时也逐渐认识到情绪表达不当可能带来的不良后果。一般到学龄阶段，儿童开始学会在不同环境下用不同的方式表达自己的情绪。有研究表明，一年级至五年级的学生，主要用语言表达愤怒情绪，其次是面部表情。因为这个阶段，他们通常已经了解哭吵和攻击行为都是表达生气情绪的不正确方式。有研究显示，随着年龄增长，儿童自我控制情绪的能力增加，这对他们社会适应性的提高非常重要。在儿童早期就应该学习正确表达生气情绪的方法，这主要是通过家长的正确应答来实现的。

此外，引发儿童生气或发脾气的因素会随年龄变化而变化。婴幼儿往往会因为外界因素阻碍其达到自己的目标而发脾气，如婴幼儿想要一个玩具而无法获得或不被许可就开始发脾气。年龄大一些的儿童则常因自尊心受到损害而发脾气。这种变化主要与儿童自我意识发展有关，他们开始理解在社交范畴内他人对其自身价值认可的重要性。

【病因】

发脾气与儿童本身的发育水平以及外界环境，尤其与照养者的不正确应对方式密切相关。从发育的角度看，儿童阶段尤其是婴幼儿阶段，由于神经系统发育不完善、不成熟，其情绪反应往往不稳定，在需求得不到满足时，容易出现发脾气情况。但是，正如之前强调的，这种因为发育年龄较小而出现的发脾气现象如果没有给予正确的应答，则会得到不断强化，甚至导致经常暴怒发作。家庭养育过程中的溺爱常是引起儿童暴怒发作的主要原因，父母或者祖父母不断满足儿童的各种要求，使儿童缺乏自我调整情绪的能力并逐渐养成习惯，一旦条件无法满足，则出现发脾气甚至暴怒发作。有心理学家认为，发脾气是通过学习过程不断强化的，也就是说儿童刚开始偶尔发脾气，可能是由于受挫折或者要求未满足引起。若此时家长为暂时缓解其情绪而满足其要求，则会强化儿童发脾气的行为，让孩子主观上认为只要发脾气就能满足要求，这就增加了儿童下次又以发脾气为手段进而要挟家长让步的可能性。从学习的观点看，受挫折是始发因素，而之后家长的让步等外界环境因素，对这种行为则具有显著的强化作用。另外，一些儿童因为被忽视等原因，为了更多获得照养者的关注而发脾气。因此，需要对儿童发脾气的病史进行详细询问，以完整了解其发脾气的诱发及强化因素。

【临床表现】

1.一般群体　一般儿童发脾气最主要的表现是，儿童受到挫折或某些要求未得到满足时，出现大哭大闹、又喊又叫，甚至满地打滚、坐地不起、用头撞墙、撕扯自己的头发，或破坏物品等过激行为。劝阻或关注往往会使其变本加厉。通常情况下，儿童只有当要求得到满足后或无人理睬一段时间后发脾气才能缓解。发脾气和暴怒一般不会造成严重后果，但若任其发展，则可造成儿童情绪不良，社会适应能力下降，进而影响儿童的学业成绩或未来职业成就。绝大多数儿童随着年龄增长，发脾气尤其是肢体性表达生气情绪的症状会自行消失，但有时也会转换成其他类型的情绪问题。本症需与攻击性行为及其他相关疾病相鉴别。

2.特殊群体

（1）孤独症儿童　研究显示，孤独症儿童常共患情绪和行为问题，较多有严重的情绪紊乱，包括容易啼哭、尖叫、发脾气，难以抚慰，甚至暴怒发作，出现攻击、破坏和自伤等行为，包括撞头、咬自己、拽头发、用拳头或物体击打头部、脸部或身体等。这类行为可能与儿童社交沟通障碍，需求表达不易被理解有关，也与父母教育中要求过高或方法简单粗暴不当、较多使用打骂或惩罚有一定关系。

（2）智力发育障碍儿童　智力发育障碍儿童发脾气行为的主要表现有哭闹、摔东西、大喊大叫等。目前对于发脾气行为的研究较少，其原因主要是发脾气行为通常是伴随其他行为（如攻击行为等）产生的，因此很少被单独列出来进行研究。少数针对此类行为进行的功能评估研究表明，智力障碍儿童发脾气行为主要发生于学业任务数量相对过多或难度相对过高时，其主要目的是逃避学习任务，具有负强化功能。

（3）注意缺陷多动障碍儿童（attention deficit and hyperactivity disorder，ADHD）　儿童常伴有情绪调控受损，主要表现包括易激惹或情绪不稳定，暴怒、易怒，情绪反应快速发作，反应强烈，主观情绪与观察的行为不一致。发脾气的原因通常是对环境的触发反应，ADHD儿童常因为没有耐心，冲动控制缺陷，对痛苦的容忍度低等，适应能力受损、学业落后等挫折而发脾气。ADHD儿童因为脾气暴躁及沮丧会加剧不良行为，并增加攻击性行为、焦虑、抑郁等风险。研究表明，ADHD共患其他疾病儿童易激惹症状更常见，且易激惹程度与ADHD症状严重程度增加具有相关性。

（4）语言障碍儿童　据报道，语言障碍儿童情绪和行为问题发生率高达35%~80%。语言障碍儿童由于存在语言理解和表达困难，在学校期间常不能理解教师的复杂指令和要求，不能遵守规则，同时存在明显的学习困难和同伴交往障碍，导致其对校园生活产生沮丧和失落感，出现更多的情绪和行为问题，如发脾气、暴怒发作。在面对别人提醒自己的失败、错误或表达失望，或预期的事情没有实现时，都可以导致这类儿童情绪爆发。另外，语言障碍会严重影响儿童与家庭成员和同伴的人际关系，在日常社交沟通中导致儿童人际关系冲突和破坏，如语言障碍儿童在与同伴社交互动和玩耍过程中易被打断和忽视，在面对矛盾时易使用冒犯行为或肢体对抗来解决问题，出现社交情感行为问题。

【治疗】

主要还是以对家长宣教和行为治疗为主。应该让父母了解儿童情绪及调控发展的过程。随着儿童年龄的增加，逐渐要告诉他们学会用正确的方式表达自己的情绪。另外，父母应根据儿童的发育年龄，学会适当的等待与情绪调控的办法。主要包括正性强化法、消退法、暂时隔离法等，具体方法详见"第三节儿童不良行为矫正"章节。

三、交叉擦腿综合征

儿童交叉擦腿综合征，指青春期前的儿童通过对于生殖器的自我刺激而获得快感的行为，归属于手淫行为。儿童时期主要表现为夹腿动作和不断摩擦会阴部而取得快感的习惯性不良动作，女童和幼儿多见。现代医学证实，手淫不是一种病态，是人类性心理发展中的一种比较普遍的现象。

【病因】

1.局部炎症与刺激　外阴部湿疹、蛲虫病、包皮过长、包茎或者衣裤过紧等均有可能诱发，儿童因局部发痒而摩擦，在此基础上发展为习惯性动作。

2.探索身体　婴幼儿在探索周围的世界以及他或她自己的身体时，会发现某些令人愉悦的区域，因为对本能冲动和寻求快感做出的反应而会再次有意识地去触摸。

3. 心理、社会因素　家庭气氛紧张、缺乏母爱、遭受歧视等使儿童在感情上得不到满足，会通过自身刺激来寻求宣泄。遭受性侵犯、性虐待的孩子也会出现。

4. 其他原因　年龄较大儿童会受色情视频和出版物等影响。

【临床表现】

婴儿期发作表现为在家长怀抱中双腿交叉内收并伴有擦腿动作。幼儿则表现为将双腿骑跨在凳子或木块上，或将被子、枕头或衣物塞到双腿之间，以达到挤压自己外生殖器的目的。儿童进行摩擦动作时常双颊泛红、双眼凝视、额部微微出汗，呼之不应。如果强行制止则会遭到不满和反对。年长儿童该行为多发生在入睡前或醒后或单独玩耍时，持续约数分钟，有的还会伴有性高潮及性幻想。而年幼儿童的发作可不分地点和时间。

儿童发生此行为时均意识清楚，转移儿童注意力后大多可以停止，这是儿童交叉擦腿综合征区别于其他神经器质性疾病（如癫痫）的最主要方面，故临床医生观察儿童发作时的情况及仔细询问病情至关重要，有助于此病的鉴别和诊断。

【治疗】

一旦诊断，就应该探究这种行为的含义，因为这将指导此类儿童的管理。对儿童交叉擦腿综合征的良好评估应包括彻底询问儿童的发育情况，特别注意睡眠、进食、情绪和行为的调节以及泌尿生殖系统的症状。应评估环境因素，如文化习俗、家庭历史、父母关系、兄弟姐妹关系和当前的环境压力。全面的身体检查仍然很重要，以排除局部刺激和性虐待的迹象。对于儿童交叉擦腿综合征的管理，应做到以下几点。

1. 转移注意力　治疗过程中首先应该让父母了解，偶尔发生的交叉擦腿动作是儿童发育过程中的正常现象，家长无须过度关注，一般采取忽视态度，分散儿童注意力即可。

2. 去除各种不良刺激　要注意儿童外生殖器的清洁，检查有无寄生虫病等；不要穿得太多太热，不穿紧身内裤，宜穿较宽、较长的衬衣，使手不能

触及外生殖器。

3. 不要惩罚和责骂孩子　由于这种行为很难为我国传统文化道德观念所接受，因此家长往往会对此过度恐慌和焦虑，甚至会打骂儿童。但这样不会减轻儿童的行为，相反会使儿童从这种刺激中寻求安慰，而更频繁，并且会伤害孩子的自尊心，甚至引起性心理障碍。

4. 药物治疗　对于有明显情绪问题的年龄较大的儿童，可考虑相应使用抗焦虑（如地西泮）或抗抑郁药（如氟伏沙明）。

此外，培养良好的睡眠习惯，在困倦时上床，醒来立即起床，尽可能减少孩子清醒躺在床上的时间；培养良好的卫生习惯及广泛的兴趣爱好，可以预防儿童交叉擦腿行为的出现。

【预后】

儿童交叉擦腿综合征是一种常见的与发展相关的行为，随着年龄的增长而减少。

四、咬指甲

咬指甲（nail biting）是儿童常见的不良习惯性行为，主要表现为儿童反复出现的自主或者不自主的啃咬手指甲的行为，也可表现为啃咬脚趾甲。

在美国《精神疾病诊断和统计手册第五版》（DSM-5）中，咬指甲被归类为"其他特定强迫及相关疾病"，详述为"以身体为主的重复行为"，而《疾病和相关健康问题的国际统计分类》（ICD-10）则将该行为归类为"通常发生于儿童和青少年的其他特定行为和情绪疾病"。

【流行病学资料】

咬指甲的患病率自儿童期至青少年期增加，成年后减少，20%～33% 儿童和 45% 青少年出现咬指甲。国内报道，3 岁儿童患病率约为 17%，5 岁儿童约为 25%。国外数据显示，在 7 岁和 10 岁儿童中，咬指甲患病率分别为 28% 和 33%。咬指甲最常见于青春期，约有 44% 的青少年和 19%～29% 的青年人会咬指甲，一般到 30 岁时停止，少数老年人还会咬指甲。咬指甲高峰期年龄男性为 12～13 岁，女性为 8～9 岁，男性高于女性。

【病因】

咬指甲病因可能包括：焦虑、压力、情绪紧张、孤独、无聊、沮丧、模仿其他家庭成员、遗传、相关的精神类疾病以及指甲修剪不当等。咬指甲多见于青少年时期，因为他们的情绪和压力是多变和复杂的，如家庭不和或父母离异、转到新学校、学习成绩不理想等心理社会原因，如果不能面对挑战和处理情绪，儿童会采取咬指甲来减少紧张感，得到放松和满足。大多数咬指甲者甚至没有注意到自己的行为，甚至成瘾。部分儿童咬指甲是因模仿他人行为而形成的习惯，尤其是模仿家长。还有与未养成定期修剪指甲的习惯有关。

强迫性咬指甲的原因常是由于不良的自我形象、根深蒂固的内疚或对未解决问题的焦虑等。过度刺激或刺激不足，无聊或沮丧多为触发因素。学龄前儿童咬指甲与焦虑和行为问题密切相关。

有研究认为，咬指甲是由于遗传易感性所致。如果一个家庭成员咬指甲，那么儿童遗传概率可能高达 36.8%。父母咬指甲的儿童比父母不咬指甲的儿童发病率高（60% vs. 15.5%）；单卵双胞胎的一致性率高于双卵双胞胎（66% vs. 34%）。

部分精神相关疾病的儿童因潜在疾病的影响表现出咬指甲的行为，比如注意力缺陷多动障碍（74.6%）、对立违抗性障碍（36%）、分离焦虑症（20.6%）、遗尿（15.6%）、抽动障碍（12.3%）、其他形式的强迫症（11.1%）、重度抑郁障碍（6.7%）、智力发育障碍（9.5%）、广泛性发育障碍（3.2%）和广泛性焦虑症等。28.6% 抽动秽语综合征儿童和青少年存在咬指甲的并发症。有研究表明，咬指甲是抽动秽语综合征患者，尤其是再共患注意缺陷多动障碍患者普遍存在的行为特征。另外，咬指甲也与刻板行为有相关性，常见的有咬嘴唇（33.3%）和头部撞击（12.7%）。

【临床表现】

咬指甲的程度轻重不一，轻者将指甲咬得凹凸不平，严重者可咬到手的大小鱼际肌处的皮肤，有的几乎所有手指指甲光秃，更有甚者因反复咬指甲致手指受伤及感染。情绪紧张时程度往往加重。

【并发症】

咬指甲会影响个人的精神健康和身体健康。慢性、强迫性咬指甲的并发症包括口腔感染、牙畸形、指甲缩短、甲沟炎，以及寄生虫感染风险增加等。社会并发症包括羞耻、情感痛苦和社会功能损害等。

【治疗】

治疗涉及多学科合作以提供社会、精神方面和多个临床专业的治疗，包括心理疗法、药物治疗和宣传教育等。治疗成功的关键是咬指甲者的同意和合作。

心理治疗首先应找到引起儿童紧张不安的原因，消除引起精神紧张的因素。首先，这些儿童需要更多的关注、爱、情感和理解，帮助他们树立自信心，养成好习惯，培养自尊心，给予情感支持和鼓励。惩罚、嘲笑、唠叨和威胁，以及在指甲上涂抹苦味剂（比如黄连或奎宁水）等提醒办法，并不是适当的治疗方法。如果在童年时被忽视和没有得到适当的治疗，咬指甲很可能也会延续到成年。其次，还要改善学习和家庭环境，减轻生活学习中的各种压力，压力管理有助于应对咬指甲事件并降低其频率，可以尝试融入冥想、瑜伽或其他室外游戏等放松活动。另外，转移注意力或习惯替换可以有助于减轻症状。当发现儿童在咬指甲时，照养者尽量转移其注意力到绘画、挤压压力球或橡皮泥等他感兴趣的活动中。对于症状较重且难以克服者，可采用行为治疗如习惯矫治训练、认知行为治疗、人际心理治疗、辩证行为疗法等。习惯矫正训练的重点是让儿童自我意识到咬指甲的害处，增强自我控制能力。

如果心理治疗效果不佳，特别是重症病例，可以选用药物治疗，常用的推荐药物为选择性 5- 羟色胺再摄取抑制剂（如氟西汀）和三环类药物（如氯米帕明）。另外，N-乙酰半胱氨酸也可以治疗，但疗效有限。

此外，养成按时修剪并锉平指甲的习惯，或者用胶带或贴纸盖住指甲，也可以帮助减轻症状。及时包扎处理，防止指甲及口腔感染。

【预后】

预后及其治疗反应始终取决于咬指甲者症状的严重程度以及其他因素。咬指甲行为一般随着儿童年龄增大可逐渐消失，但在部分儿童中可持续到成年期。如果治疗得当，预后通常良好。

（郝　燕）

第三节 儿童不良行为矫正

儿童健康的心理行为发育主要包括正常智力发育水平、适度情绪反应、适当行为协调和反应能力、良好人际关系，以及稳定和健全人格。当儿童在上述一方面或多方面出现困难时，则会出现不良行为，这种情形可发生于正常发育儿童、发育障碍儿童以及患有躯体疾病的儿童。儿童不良行为不仅影响儿童个人的人际关系、社会适应、认知提高及学习能力，还会对儿童家庭造成严重不良影响。

目前，行为矫正是针对儿童行为问题最有效的干预和治疗方法。本章节将介绍常用的儿童不良行为矫正方法，旨在帮助儿童保健工作者结合心理学、教育学领域的知识，对儿童的行为问题进行早发现、早诊断和早治疗。

一、不良行为的基本概念

（一）不良行为的内涵

不良行为内容涵盖广泛，包括因儿童缺乏相关知识或意识、缺乏有效技能、缺乏适应性，以及儿童通过错误的目的以追求归属感和价值感而产生的行为。有些是儿童发育过程中的特定现象，会随着儿童的心智发展和受教育程度提高而逐渐改正；而有些不良行为则会持续较长时间，对儿童社会适应性产生较大影响，需要采取一定的外部干预措施才能得以矫正。影响儿童社会化的不良行为主要包括以下类别：

1. **攻击行为** 指向他人的任何武力性的身体接触，如击打、掐拧、扯头发、撞头、抓扯、咬人、踢踹、推拉、冲人吐唾沫以及用物体砸人等。

2. **自伤行为** 指向自己的任何武力性的身体接触，如通过击打、锤、咬、挖、扯头发、掐拧、抠眼睛、撞头或使用物体来伤害自己。

3. **破坏性行为** 毁坏财物、砸向硬物、蹦跳、站在家具上、尖叫、扔东西、踢东西、拉物体。

4. **逃避行为** 离开座位，走或跑进房间，拖延磨蹭以拖延逃避。

5. **自我刺激** 重复性的语言或身体反应（摇摆、扑翼样拍打手或胳膊、凝视、搓手、玩涎液、手淫、吸吮物体、异食癖、重复性呻吟或尖叫等）。

近年来，随着社会经济的不断发展，我国儿童的问题行为发生了较大变化。随着生活水平不断提高，儿童肥胖已成为突出问题，正确矫正儿童的饮食行为将有利于这一问题的改变。新冠疫情发生以来，长期居家学习可能使部分儿童青少年产生心理行为问题。调查显示，网课时间过长对6~11岁儿童心理健康会造成影响，同时会增加其沉迷于电子游戏的风险。

发育障碍儿童往往存在更多和更复杂的不良行为，一方面由于儿童神经损害的生物学原因所致，另一方面由心理、教育和社会的影响所致。如孤独症谱系障碍儿童存在重复、刻板行为的问题行为，在社交沟通方面存在交往不良、强迫行为、社交退缩以及多动等问题。注意力缺陷多动障碍儿童更易发生冲突与适应不良的多动、违纪、攻击的外显性行为。当这些外显性行为不能被及时纠正时则有可能转化为内化现象，表现为强迫、抑郁以及分离性焦虑等。随着年龄增长，内化表现又可转化为外显性行为，如冲动、攻击等。因此，儿童保健从业人员应根据儿童总体发育情况，进行综合评估和制订行为干预计划。

（二）不良行为的影响因素

1. **先天因素** 行为的物质基础主要是神经系统，尤其是中枢神经系统。神经元和神经系统的分化、发育均会影响行为。神经系统的功能又受遗传物质基因的调控，从而影响行为。有研究发现，5-HT等神经递质分泌异常可导致行为异常；行为遗传双生子研究结果显示，约30%的总体行为有遗传学依据。母亲孕期铅暴露对儿童行为也产生深远影响，极低水平铅暴露也会导致儿童发育行为方面的缺陷。母亲孕期间吸烟、饮酒、吸毒、服用大量药品等行为，对儿童的健康和行为方式可能产生不良影响，也有可能造成儿童发育障碍、协调能力差等问题。

2. **家庭因素** 家庭是儿童成长的重要场所，不恰当的家庭教育方式可能导致儿童行为问题，如家长常批评、打骂儿童等不良行为，会潜移默化地对儿童心理和行为产生负面影响；家长只有采取积极、正面的管教方式，才有可能纠正儿童不良行为，这也为儿童树立了良好的行为榜样。

3. **社会环境因素** 儿童不是孤立的个体，而是与当前社会环境紧密相连的。儿童行为和习惯的可塑性较强，环境对之影响较大。生态系统理论将人际关系分成依次层叠的环境系统，分别是微系统、中系统、外系统、宏系统。微系统是指家庭、学校和同龄群体等直接环境；中系统由直接环境之间的联系构成，如一个孩子的家庭和学校；外系统指间接发生影响的外部环境条件，如父母的工作场所等；宏系统是指文化背景，如东方文化、西方文化等。用整体性的观点去看待问题，用生态系统理论描述问题行为，分析儿童的需求，有利于识别儿童问题行为，制订出替代行为的方案。

（三）不良行为的定义

不良行为指个体在行为上失去常态，并给他人造成困扰或妨碍自己适应生活的行为。不良行为的概念在不同环境和文化背景中存在一定差别，但其存在共同点，即对个体的认知、沟通或社会功能均会产生消极影响。一个行为是否构成问题行为，不仅与其发生的频率有关，还依赖于发生了何种事件，以及在何种环境下发生的，如12岁儿童上课经常随意离开教室是问题行为，而2岁儿童的明显"多动"则有可能是正常现象；祖父母与年轻的父母对问题行为的看法也会存在明显差异；在家里可以接受的行为在其他场合也许就不能被接受。

（四）行为矫正的目标

儿童不良行为矫正的目标，狭义上是消除儿童特定的不良行为；从广义上说，除了消除不良行为外，还要培养和发展儿童的良好行为。最终使儿童的情感发生积极变化、缓解消极紧张情绪，自我感觉趋于良好，对自身的问题行为及有关情绪的形成产生清晰的理性认识，并形成积极向上的自我观。

二、不良行为评估

（一）不良行为评估的原则

在实际生活中，儿童的问题行为是其发展中出现的一种常见现象，也属于心理疾病范畴。对于低年龄段的儿童，需要儿童保健等从业人员深入观察儿童特质，正确评估其认知，并在此基础上对儿童不良行为进行准确评估。

1.行为矫正者要了解儿童每个目标行为的频率、持续时间和强度。如果所描述的儿童行为发生在特定的背景下，那么行为矫正者需了解在什么地方和在什么情况下目标行为会出现或不出现。

2.行为矫正者应注意哪些事件或情况常伴随目标行为的发生。

3.一些挑战性的行为往往随着正强化或负强化而出现或持续存在。

4.行为矫正者还要评估问题行为发生的协同因素，一些复杂或看似无关的事件也会影响当前行为的发生，如生理变化会影响行为问题儿童的反应，包括疲劳、饥饿、过饱、感染、不适和疼痛。

（二）不良行为评估的方法

评估方法主要包括与家长进行访谈，问卷调查，观看录像带，或在某些特定的环境条件下直接观察孩子的目标行为。访谈时需要结合问卷，包括Achenbach儿童行为量表、行为问题量表和Conners儿童行为量表等。通过访谈，行为矫正者能获得有关儿童问题行为的总体印象。

行为分析不仅仅集中于某一个行为问题，还需要根据某个特定诊断选择个体化的评估工具，对儿童最明显且最被关注的行为进行客观、详细的评估。行为矫正者需要帮助家长学会进行详细的行为描述，如家长最初描述儿童为"多动的""固执的""懒惰的"，而行为矫正者所需要的描述分别是"上数学课时未获批准离开座位超过1分钟1次"，"在5次指令中仅有2次获得满意的应答"，"今天没有按时完成已安排的课堂作业"等。

三、不良行为矫正

（一）不良行为矫正的原则

1.理解方法与效果的关系　行为矫正的方法各有所长，矫正的最终效果取决于方法的功效、问题行为者和行为矫正者三方面的相互作用。理想的效果是三者的最佳匹配。

2.把握方法选择的优先顺序　一般首先应考虑能否通过发展与不良行为不相容的良好行为来实现。不提倡使用刺激物，若必须使用令人厌恶的刺激物，则应该优先考虑那些不太严厉的方法，如暂停、反应代价、过矫正等；较为严厉的方法，如厌足、躯体厌恶刺激等是不得已的最后选择。

3.坚持综合处理的策略　在行为矫正治疗过程中，一般要综合运用多种方法来使行为发生预期的变化，还要综合考虑生物、心理、社会诸方面的影响因素。问题的形成和发展是一个长期互动的结果，干预中关注个体的情感和认知因素、生理和社会因素，综合运用各种策略才能取得理想的效果。

（二）不良行为矫正的方法

行为矫正在程序和方法上以行为主义理论为基础。行为主义理论认为，行为问题是后天习得的，儿童的行为是否出现取决于前导事件和行为的后果。行为矫正通常不把过去的事件作为引发行为的原因加以重视，拒绝对行为的潜在动因进行假设。行为矫正的常见方法包括行为塑造法、认知行为矫正法、系统家庭治疗等。

1. 行为塑造法

（1）正强化 与奖赏一词意义相似，是指儿童若在某一情境下做某种行为获得了满意的结果，当下次遇到相同情况时，儿童再次产生该行为的概率就会提高。

影响正强化效果的因素：①在正强化实施前，把计划告诉儿童，以期取得其积极配合。②在儿童的目标行为出现后立即予以强化。③给予强化物时，要向儿童描述被强化的具体行为，如表扬时应说"你把房间打扫得很干净"，而不是说"你是一个好孩子"。这样能使他明确日后该怎么做。④给予强化物时，最好能结合其他奖励，如口头赞扬、拥抱、微笑等。⑤为了防止饱厌情况出现，行为矫正者在每次强化时只给予少量的正强化物，并应时常更换所用的赞扬语句。

（2）惩罚 是指当儿童在一定情境下出现某一不良行为后，若家长及时给予儿童厌恶刺激（又称为惩罚物），或撤除正在享用的正强化物，以期儿童以后在类似情境下出现该行为的发生频率降低。惩罚的方式有多种，常用的包括谴责和批评、自然结果惩罚、逻辑结果惩罚、体罚和隔离等。

谴责是指当儿童出现不良行为时，及时给予强烈的否定言语刺激或警告语句，以阻止或消除不良行为。谴责只是一种惩罚的信号，不能成为一种独立的方法，必须与其他的惩罚技巧结合使用。自然结果惩罚指儿童的不当行为会自然地受到惩罚。如儿童玩玻璃割手、触摸热汤烫手等。儿童感受到了不良后果，自然会在以后减少类似行为的发生。

体罚是指随着儿童不良行为的出现，及时施予一种厌恶刺激或惩罚物，以达到阻止或消除这种行为发生的功效。体罚可立即阻止低龄儿童的不良行为，但可能对其心理造成创伤，尤其对于性格内向的儿童，频繁的体罚会导致其自卑、胆小怕事等不良后果，严重者甚至导致自伤或自杀；而对于外向的儿童，体罚会导致其模仿，这类孩子倾向于用武力解决与同伴间的争端，甚至导致反社会行为。因此，应尽量避免使用体罚。

隔离是指当儿童表现出某种不良行为时，及时撤除其正在享用的正强化物以阻止或削弱儿童这种不良行为的再现，或把儿童转移到正强化物较少的情境中去，从而改变不良行为。暂时隔离对于儿童的一些外化性问题行为，如攻击、违拗、破坏、无礼貌、危险行动、不服从、大叫大哭、威胁、不听劝告等，是非常有效的惩罚方法。儿童的不良行为发生后首先警告，如果警告无效，立即执行隔离。执行地点一般选择房屋的一角，乏味但安全的地方，不一定选择卫生间。隔离时将让孩子看到因为错误行为而不能继续之前的游戏等；也可以将孩子喜爱的物品拿走。隔离需要的必备工具是放置一个"惩罚钟"，且在孩子可看见、可听到但拿不到的地方，铃声一响隔离准时结束。

暂时隔离的原则：10个字、10秒钟、1岁1分钟，具体指在儿童不良行为发生后父母用不超过10个字的语言和不到10秒钟的时间让孩子进入隔离区，隔离时间为1岁1分钟。暂时隔离适合于2~12岁儿童。家长在实施暂时隔离前，应向儿童解释和演示，并做到在隔离期间不关注、不对话。隔离结束后容许孩子生气，但是家长不立即予以关注。切忌在隔离期间唠叨、斥骂、拉扯、讲道理、威胁、大叫或提醒等。在隔离结束后不马上讨论（过一段时间后可以讨论），忽视孩子事后的生气。如果孩子反抗则增加隔离时间。要使暂时隔离有效，父母必需经常参与孩子喜爱的活动，或让孩子有和其他孩子一起玩的机会，孩子还需要有喜欢的物品，这样才会因为失去这些东西而遗憾和失望。

遗忘、恐惧、孤僻、害羞、没做作业或家务、心情不佳等内化性问题行为不适合用暂时隔离法。

（3）负强化 是指在某一情境下，一种行为导致厌恶刺激（或称为负强化物）的减少或消失。以后在同样情境下，该行为的出现频率增加。负强化与惩罚不同，但两者常被混淆。惩罚是施加厌恶刺激，而负强化是除去厌恶刺激。惩罚施用厌恶刺激的目的只是阻止问题行为出现，不一定能形成良好行为。负强化则是通过厌恶刺激抑制问题行为出现，并达到建立良好行为的目的。有人习惯出门带伞其实就是一个典型的负强化例子，因为多次带伞结果避免了淋雨，于是就总是带伞，淋雨是负强化物。

运用负强化可以消除不良行为，同时建立替代的良好行为。正如应用正强化，在良好行为开始增加以前，需要有正强化物与良好行为的多次配对出现。在应用负强化过程中，也需要多次使用厌恶刺激；待良好行为出现后，再撤除厌恶刺激。这样反复结合，直到孩子无厌恶刺激也能产生良好行为为止，这才表明负强化法取得了效果。

（4）消退　消退是指在某一特定情境中出现过的被强化的反应行为，并不随着之后的强化而出现该反应行为，则在下一次遇到特定情境时，该行为会减少。简单地说，当曾被奖励过的行为不再被奖励时，该行为会"消退"。消退法是一种简单易行且效果显著的行为矫正方法，通过消退法可以消除已建立的不良行为。当儿童产生良好行为以取代不良行为时，应对良好行为进行强化。在应用消退法时，如果能很好地利用"自然结果"，则可大大提高消退效果。即当儿童的不良行为发生时，我们不必去追究其原因，只让这种错误行为获得不良的自然结果，儿童不良行为则会减少。

消退所期望的效果，很少即时出现。相反在不良行为减少前，其频率和强度均有可能短暂地增加或"爆发"，需要经过一段时间后就能逐步见效。通过消退，某种不期望的行为消失了，但是它可能会重新出现，这种现象是行为的自然"复苏"。儿童会用曾经的不良行为（如发牢骚）试探能否再次引起关注。这时如果父母继续忽略这种行为，该不良行为就减少。但如果儿童的不良行为具有危险性，如儿童玩火，家长应控制此类行为，以免造成严重后果。

（5）连锁塑造　是用来获得一种全新行为的程序，为使儿童的行为不断接近目标行为，最终达到目标行为的差别强化过程。塑造包含两个特征：① 具备一个特定的目标行为；② 利用区分强化的原则循序强化接近目标的行为。当一个情境中只有一种接近目标行为的行为被强化时，儿童更有可能出现接近目标行为的行为；当停止强化，如果该行为仍持续出现，则可以再选择和目标行为更接近的新行为进行强化。如此往复，直至孩子最终出现目标行为。

行为矫正的主要目标是培养良好的行为，让儿童得以全面发展和提高生活质量，而不仅仅处理行为问题。因此，行为矫正除了矫正不良行为外，更强调良好行为的培养，教导儿童学习符合社会规范的行为。培养儿童良好行为还有基于社会学习理论的方法，包括充分发挥父母的行为榜样作用，根据儿童具体的行为问题应用角色扮演，情境演练，讲与行为有关的童话故事，观看反映儿童行为有关的书籍、动画片或电影（避免观看不适宜儿童的节目）等方法。

2.认知行为矫正法　消极的思维更容易让儿童产生不良的行为。认知治疗是根据人的认知过程影响情感和行为的理论假设，通过认知技术和行为技术来改变患者不良认知，从而改变情绪与行为，增强社会适应能力的心理治疗方法。情绪反过来也能影响认知和认知过程。

在认知行为矫正法（cognitive behavior therapy，CBT）中，行为矫正者要帮助儿童识别并摆脱消极行为，并用更适宜的（正性的）思维取代消极行为，包括帮助儿童识别消极思维及出现的场合，情感反应，不愉快的情绪，消极思维带来的问题行为，以及帮助儿童摆脱消极思维并建立理性的积极的思维，矫正认知歪曲。认知行为矫正治疗周期的长短取决于问题的难易程度。

3.系统家庭治疗　与传统个别心理治疗不同，系统式家庭治疗以系统式观点为指导，通过在会谈中实施"循环提问"和布置"悖论干预处方"等家庭作业的方式，对儿童的整个家庭进行系统干预。通过改变家庭内的"人际互动模式和规则"，达到治疗目的。

心理治疗师在治疗室与患儿及其家庭成员进行1~1.5小时访谈。治疗室的布置要优雅、安静，备有玩具，座椅舒适且位置无主次之分。访谈主要以"循环"方式提问，请各个家庭成员轮流回答。访谈后概括出儿童与家庭内的关系格局及其对儿童不良行为的影响。访谈中所涉及的问题应多集中于积极和可能被发展的方面。

每次访谈结束时，心理治疗师都布置好游戏式作业让每个家庭成员共同完成。这些作业使家庭成员能利用自身的资源和动能来实现其家庭关系的良性发展。为达此目的，两次访谈间隔4~6周。所以，这是很经济的"长间隔的短程治疗"。

（三）行为矫正计划的制订

总结初步的评估结果，行为矫正师与家人讨论孩子的不良行为是否需要干预；如果需要，应以什么形式进行。当家长决定儿童接受干预后，行为矫正者制订以系统评估为基础的可调整的个体化的干预措施，并选择优先处理的目标行为。优先处理的目标行为通常是危险的和破坏性的行为，应考虑以下因素：① 有效治疗的可获得性；② 不良行为的相对严重性；③ 儿童和主要照养者实施的行为治疗方案需要的技能水平；④ 孩子和照养者的喜好。很多时候仅仅通过正性强化策略和正确的行为方式练习就可达到矫正行为的目的。

（四）行为矫正的实施和管理

儿童不良行为的矫正还应进行父母和教师的指导。对父母的指导和训练可通过日常交谈、打电话、参与高度结构化课程来完成，也可以让父母阅读有关儿童行为矫正的文章、听演讲、参加有关养育的专题讲座会等。行为矫正者应给父母提供一份"行为处方"，以说明行为矫正的步骤和要点，明确告诉家长"做什么"和"不做什么"。行为矫正者可与教师电话沟通或进行简单的会谈。教师可参与行为的观察和记录，以及矫正计划的制订过程。

儿童的行为因环境不同而异。如果某种行为在一个特定的环境中重复地被强化（不论正性或负性），就可能在这种环境重复出现。行为矫正者需要让孩子的良好行为在其他环境下也能出现。这种良好行为从一种环境到另一种环境也能出现称为行为泛化。在良好行为出现的初始阶段，及时和固定地给予强化是非常重要的，之后应该使用间歇强化，最后是撤离强化或消退。

随访评估和管理。所有行为矫正都需要进行随访评估，并根据随访情况对矫治方案进行修正，以适应儿童行为改变、环境的需求。行为矫治最普遍的错误观点之一是"一劳永逸"的想法。因此，行为矫治者要预料到目标行为的重现或改变，应该建立和实施连续评估和管理的机制。

综上所述，有效的儿童行为矫治以正强化、消退、负强化、惩罚、塑造等方法为基础。干预措施强调儿童获得并能维持符合社会要求的行为，使孩子能在各种环境中愉快地生活、学习或游戏。以家庭为中心，家庭、学校和专业机构的共同参与是干预措施取得良好效果的保证。同时，儿童行为管理事关儿童健康成长、家庭幸福和社会和谐稳定。

（郝　燕）

第四节　睡眠障碍

人的一生中有 1/3 的时间是在睡眠中度过的，而在儿童睡眠时间更长。在生后的前 24 个月中，有 13 个月是睡眠时间，11 个月是清醒活动时间。对于 2~5 岁的儿童来说，睡眠与清醒的时间各占 50%。学龄儿童以及青少年则 40% 的时间是睡眠时间。儿童及青少年不仅睡眠时间所占比例明显高于成人，其睡眠障碍发生率也非常高。

尽管由于流行病学研究方法的不同，各国及各地区关于儿童睡眠障碍发生率的报道不尽相同，但是据保守估计，至少有 25% 的儿童有或者曾经经历过不同类型的睡眠障碍，从轻度的短期入睡困难或者夜醒，到严重的阻塞性睡眠呼吸暂停或发作性睡病等。有观点认为儿童期的睡眠障碍是自限性的，事实上越来越多的研究证明这一观点存在很大的局限性。一些内源性或者外源性因素，如困难型气质类型、慢性疾病、神经心理发育迟缓、母亲抑郁以及家庭压力等，可能使儿童期睡眠障碍转化成慢性。另外，有研究也发现婴儿期的睡眠障碍可以持续到儿童期，有些睡眠障碍如阻塞性睡眠呼吸暂停以及某种类型的失眠症可以持续到成年期，或者到成年期后重新出现。而一些睡眠障碍则持续终身，如不宁腿综合征以及发作性睡病，这些疾病可以在儿童青少年期发现，但需终身治疗。

与成人睡眠障碍患者一样，儿童睡眠不足或者睡眠质量差也会导致白天嗜睡、疲倦等症状。需要引起注意的是，在儿童中有时典型的白天嗜睡症状，如打哈欠、疲倦等现象可能不明显。很多儿童夜间睡眠受到影响后，白天会表现出情绪障碍、行为问题如多动、冲动以及神经认知功能紊乱，如注意力不集中、警觉性下降等。而这些症状就会显著影响儿童白天在学校、在家以及在其他公共场合的表现，例如出现学习困难、行为障碍等。同时，与成人睡眠障碍不同，儿童的睡眠障碍还会引起家庭其他成员的睡眠不足，甚至影响家庭成员之间的关系等。

因此，早期识别及处理儿童睡眠障碍显得尤为重要。下面将介绍各年龄段常见的睡眠障碍。

一、婴幼儿常见睡眠障碍

【生理特点】

新生儿平均每日睡 11~18 个小时，通常睡眠没有规律，也没有一定的模式。一般母乳喂养的新生儿每次睡眠的时间稍短（1~3 个小时），而人工喂养的新生儿则稍长（2~5 个小时）。另外，在新生儿阶段，睡眠基本没有白天和黑夜的规律。婴儿在 2~4 月龄时，逐步形成睡眠的昼夜节律。

新生儿在睡眠过程中有时会有各种动作出现，例如睡觉的时候会笑，会扮鬼脸，会有吸吮动作，也会因为鼻子堵塞呼吸音很重，有时在睡眠中还会不经意地突然抽动一下身体，这些现象都是正常的。

婴儿夜间睡 9~12 个小时，白天睡 2~5 个小时。2 月龄时，每日白天睡 2~4 次；12 月龄时，白天睡 1~2 次。患病、出牙或环境变化会使婴儿原有的作息规律被打乱。发育过程中的明显进展也可能会打乱原有的作息规律。例如，学会爬或拉着家具站起等阶段，都有可能出现暂时性睡眠不安。

婴儿在 6 月龄左右，可一觉睡到天亮，通常不需要夜间哺乳。但是事实上，这个阶段仍有 25%~50% 的婴儿会有夜醒现象。如果婴儿在夜间醒来后能学会自我安抚再重新入睡，则其觉醒时间会非常短，并且不会打扰父母。但是如果他们不会自我安抚，就会哭闹唤醒父母，让父母帮助其重新入睡，这种情况称为消极睡眠启动相关行为。

睡眠启动相关行为是指入睡或夜醒后重新入睡所依赖的特定条件，有积极和消极之分。积极睡眠启动相关行为（如吮手）是儿童可独立完成的；而消极睡眠启动相关行为则需要依赖外界干预（如抱、摇或奶睡），是儿童无法独立完成的。当依赖性入睡条件不能满足时，儿童表现为难以独自入睡、潜伏期过长、频繁夜醒或夜醒后难以再次入睡，需要这些特定的依赖性外界条件出现后才能完成入睡过程。这一习惯对于父母来说，可能在傍晚入睡时并不成问题，但是一旦夜间婴儿短暂觉醒后重新入睡需要依赖这些帮助时，就会出现夜间哭闹难以入睡的情况，最终出现频繁夜醒。

【流行病学资料】

夜醒是儿科门诊中父母最多提及的睡眠问题。尽管从儿童的发育来看，多数健康婴儿在 3 月龄时，

生理上已具备睡整觉的能力，到 6 月龄时就无须夜间喂食，且大都应该可以一觉睡到天亮。但是研究表明，25%~50% 的婴儿仍然会有夜醒，到 1 岁左右仍然有 30% 的儿童有夜醒，在 1~3 岁儿童中发生率则为 15%~20%。一项针对中国大陆 14 岁以下儿童睡眠问题的荟萃分析，包含了 66 项研究，结果显示我国儿童夜醒的发生率为 6.7%。很多原因可以引起夜醒，但是在婴幼儿期最常见的引起夜醒的睡眠障碍是睡眠启动相关障碍。国际睡眠障碍分类（第 2 版）（international classification of sleep disorder, ICSD-2）将睡眠启动相关障碍的诊断标准（307.42）单独分类。但 ICSD-3 中把儿童期中的行为性失眠归入到失眠诊断标准。

【诊断标准】

ICSD-3 列出的慢性失眠障碍的诊断标准如下。

1. 患者主诉，或者抚养人报告患儿有以下 1 条或 1 条以上的症状：① 睡眠启动困难；② 睡眠维持困难；③ 早醒；④ 在合适的就寝作息规律下不愿意上床睡觉；⑤ 没有父母或者看护人的帮助睡眠困难。

2. 患者主诉，或者抚养人报告患儿有以下 1 条或 1 条以上症状与夜间睡眠困难有关：① 疲劳 / 不适；② 注意力或记忆力受影响；③ 社会、家庭、工作或学校场合的功能受到影响；④ 情绪紊乱 / 激惹；⑤ 白天嗜睡；⑥ 行为问题（比如：多动、冲动、攻击性）；⑦ 缺乏动力积极性；⑧ 易犯错 / 事故；⑨ 对睡眠担心或不满意。

3. 睡眠 / 觉醒问题无法用环境条件限制所解释（如给予睡眠的时间是充足的，睡眠环境是安静、黑暗、安全且舒适的）。

4. 睡眠问题及相关白天症状至少每周出现 3 次。

5. 睡眠问题及相关白天症状至少持续 3 个月以上。

6. 睡眠 / 觉醒困难无法用其他的睡眠障碍所解释。

标准 1~6 必须均满足。

注：如果儿童上述睡眠问题和白天症状持续不足 3 个月则为短期失眠症。此外，儿童在 3~6 月龄前尚不能规律地睡整觉，所以 6 月龄是第一个合适考虑是否患有失眠的年龄段，除非之前的睡眠就已经非常规律。而儿童夜醒的诊断直接依据临床表现即可诊断，且多是由于不良的睡眠启动相关行为引起的。婴幼儿睡眠启动相关行为比较常见，所以

只有在以下症状出现时才能诊断失眠：①睡眠启动相关行为存在问题（如摇睡、奶睡等）；②无睡眠启动相关行为时，入睡时间明显延长或者出现睡眠中断；③睡眠启动和再次入睡时，需要看护者的干预和帮助。

【鉴别诊断】

在诊断睡眠启动相关障碍引起的夜醒时，必须排除其他可能导致儿童夜醒的情况。

1. 躯体疾病　胃食管反流、疼痛（尤其是中耳炎引起的疼痛）引起频繁夜醒，这种夜醒通常患儿在各种条件下都很难被安抚，并且哭闹持续时间也比较长，哭闹比较剧烈。但是，有些患儿在躯体疾病治愈后，因为养成的依赖习惯，也会转化成睡眠启动相关障碍，这点也需要引起重视。

2. 其他睡眠障碍　如不宁腿综合征以及阻塞性睡眠呼吸暂停也会引起夜醒，这些疾病都有其自身特点，比较容易被鉴别。

3. 行为限制不足　通常指父母对幼儿入睡前的行为无法进行限制或限制力不足。例如，有的幼儿在入睡过程中要求父母一个故事接着一个故事讲，有的幼儿一会儿提出要求喝水，一会儿上厕所，有的幼儿则提出要求边看电视边睡觉。而父母对于这些行为缺乏限制，导致幼儿入睡困难，甚至影响夜间睡眠。这种行为性失眠往往见于幼儿及学龄前儿童。

4. 睡眠不充足　有些家长因为婴幼儿夜醒会采取减少其白天睡眠时间以期待晚上因为疲倦会减少夜醒情况。事实上，婴幼儿因为睡眠不足会出现更为频繁的夜醒。而平时睡眠不规律，睡得晚，白天经常因为各种原因中断午睡等，都有可能导致夜醒频繁发生。

5. 暂时性睡眠问题　通常出现在原来睡眠一直都很好的儿童中，他们因为疾病或者环境改变等因素出现一过性睡眠问题。但是，在这些暂时性睡眠问题中，如果父母养成了儿童的依赖行为，也会转化成睡眠启动相关障碍。

6. 环境因素　不适宜的睡眠环境也会引起婴幼儿频繁夜醒。例如，环境过于嘈杂，室内温度过高或者被子盖得过多等，都会影响婴幼儿睡眠。

7. 其他因素　难养型气质、不安全的母子依恋关系、父母焦虑以及母亲抑郁也会引起婴幼儿夜醒。

【治疗】

在睡眠启动相关障碍导致夜醒的治疗中，必须首先排除患儿有各种躯体或者心理因素引起的夜醒，治疗方法的选择也切忌生搬硬套。方法的选择需要考虑不同患儿的气质特点、家长的治疗期望与耐受，并结合家庭特点进行综合考虑。例如，有的家庭很难忍受患儿的任何哭闹声音，而有的家庭则比较能够耐受患儿一个人哭吵一段时间，针对这两种不同的家庭制订治疗干预计划的策略也完全不同。下面介绍几种最常用的治疗睡眠启动相关障碍所致夜醒的方法。

1. 消退法　要求家长在患儿出现睡意后将其放床上，然后忽略其间任何哭闹，直到第二日早晨起床时间。这种消退法曾被报道很好地治疗了一些频繁夜醒的患儿。但是在现实生活中，绝大部分家长都无法忍受任由患儿哭闹而不去理睬的方法。

2. 逐步消退法　由美国著名的儿童睡眠专家Ferber提出，所以又被称作Ferber方法。要求父母在患儿思睡但没有完全睡着的时候将其独自放到床上，按照事先设定的时间在患儿的卧室门口等待，然后渐渐延长每次在门口等待的时间间隔，直到最后患儿独立睡着。常用的等待时间间隔见表13-2。具体实施方法如下。

第一天，刚开始在门外第1次等待5分钟后，进去看望他，首先确定患儿没有身体的不适，然后在他的床边尽量用言语而不是身体接触去安抚他，时间不超过2分钟。安抚结束后出来，然后第2次等待间隔10分钟去看望患儿，用同样的方法安慰他，当到达等待的最大极限时，必须坚持直至患儿在这一过程中睡去。每次夜醒时，重复使用这个方法。

第二天，看望患儿的时间间隔可以进一步延长，第一次等待10分钟，第二次等待间隔15分钟，以此类推。午睡也采用该办法，如果患儿坚持不睡则放弃午睡。按照表格时间每天逐渐延长等待间隔时间。

治疗过程中要给予父母充分的支持，做好睡眠记录，增强其信心。一般治疗1周即会有明显的进展。当然，患儿不良睡眠习惯形成的时间越长，治疗所需的时间也越长。在治疗过程中最好与大人分床，最好是分房睡。在治疗过程中患儿上床睡觉时间可延迟30分钟。治疗期间一定要保证患儿作息时间规律。

表 13-2   逐步消退法举例［在进入儿童卧室前等待的时间（分钟）］

天数	第 1 次等待	若儿童继续哭		
		第 2 次等待	第 3 次等待	第 4 次等待
1	5	10	15	15
2	10	15	20	20
3	15	20	25	25
4	20	25	30	30
5	25	30	35	35
6	30	35	40	40
7	35	40	45	45

3.改良逐步消退法   根据每个家庭的特点，可以对上述经典的逐步消退法进行改良后使用。例如，在入睡过程采用逐步消退法，而有的家庭在患儿半夜醒来时无法采用同样的方法，这时可以允许在夜醒期间仍然维持原来的做法，如还是抱或者摇晃，但是入睡过程坚持用逐步消退法。通常情况下，随着患儿入睡能力的提高，治疗第 2 周其夜醒的次数也会明显下降。对于无法忍受患儿持续哭闹 5 分钟的家庭，第 1 次等待的时间可以是 1 分钟，延长的间隔时间也可以短些。当然，一般改良法最终需要的治疗时间要明显长于经典的逐步消退法。

二、学龄前儿童常见睡眠障碍

学龄前儿童通常每天需要 10~13 小时的睡眠。每个儿童的睡眠时间都不完全相同，但是，对于每个儿童来说，每天的睡眠时间应该保持相对稳定。大多数学龄前儿童在 3~5 岁期间开始白天不睡觉。学龄前儿童由于语言及社交能力的快速发育，很多入睡前提要求的习惯从这个阶段开始明显增加，但同时由于其认知发育已经到一定的水平，一些行为治疗也在这个阶段很容易奏效。这个阶段有些儿童在夜间睡眠过程中还会醒来，但这往往都是不良睡眠习惯导致的。学龄前儿童常见的睡眠问题包括梦魇、梦游、夜惊以及觉醒紊乱等。此处仅介绍常见的梦魇及夜惊。

夜惊多发生于晚上睡眠的前 1/3 时间内，即非快速眼球运动睡眠（non-rapid eye movement sleep, NREM）的第三期，表现为从慢波睡眠中突然惊醒，并伴有明显的自主神经症状以及恐惧的行为表现。

夜惊通常会让父母非常紧张，因为夜惊发作时儿童常意识不清且表现极度恐惧和害怕。但夜惊患儿由于自己无法意识到发作，且没有记忆，所以它对儿童本身的影响甚至小于梦魇。

【流行病学资料】

夜惊在儿童中的发生率为 1%~6.5%，主要见于学龄前儿童以及学龄儿童。一项来自加拿大的出生队列研究发现，夜惊发生率的峰值出现在 1.5 岁（夜惊比例为 34%），之后逐渐减少，在 7 岁时减少至 10%，13 岁时为 5.3%。

夜惊有一定的遗传倾向，但是通常夜惊到青春期会自愈。另外，睡眠不足、睡眠不规律、发热以及疾病、药物、在吵闹及不熟悉环境睡觉、家庭压力或应急等因素，都可能诱发夜惊。夜惊属于 ICSD-3 非快速眼动睡眠相关的觉醒性异态睡眠中的一个诊断类别。

梦魇也称噩梦，通常发生于快速眼动睡眠（rapid eye movement sleep, REM），患儿因做噩梦而惊醒。研究发现，约 75% 的儿童至少有一次以上的梦魇，最小起病年龄为 2.5 岁。据估计，3~5 岁的儿童中有 10%~50% 的儿童至少经历过一次比较恐怖的梦境而惊扰到父母。频繁的梦魇并不多见，青春前期儿童的发生率为 1%~5%。一项来自中国大陆 14 岁以下儿童睡眠问题的荟萃分析，包含了 66 项探究，结果显示我国儿童梦魇的发生率为 5.1%。梦魇发生的原因可能与家庭压力或者应急因素、焦虑障碍、睡眠不足以及药物等有关。梦魇症状持续时间 >3 个月为慢性梦魇。梦魇属于 ICSD-3 快速眼动睡眠相关的异态睡眠中的一个诊断类别。

【诊断标准】

1. 夜惊　2014 年 ICSD-3 中夜惊的诊断标准。

（1）需符合非快速眼动睡眠觉醒紊乱的一般标准。

（2）发作表现为突然的惊恐，典型的是发作开始时突然害怕状而尖叫。

（3）恐惧表现非常突出，发作时自主神经症状明显，包括瞳孔放大、心率加快、呼吸加快及出汗等。

标准（1）～（3）必须均满足。

附：觉醒紊乱的诊断标准：①反复发作的从睡眠中不完全醒来；②发作过程中对他人的干预及指引没有或有不正确的应答；③没有清晰的梦境描述或者非常有限的单一视觉场景；④对发作完全或部分不能回忆；⑤发作无法用其他睡眠障碍、精神障碍、躯体疾病、药物或物质使用解释。标准①～⑤必须均满足。

2. 梦魇　ICSD-3 列出的梦魇的诊断标准。

（1）反复出现引起患者极度不安的梦境，梦境内容往往涉及威胁生命、安全或伤害身体的情境。

（2）从噩梦中醒来，患者马上清醒，能与外界清晰对答。

（3）从噩梦中惊醒导致患者感觉痛苦，或者明显影响其工作、学习或社交，有 1 项或以上下述症状：①情绪紊乱（如持续焦虑、不安）；②恐惧睡眠（入睡焦虑，害怕睡觉）；③认知受影响（梦境经常脑中出现，影响注意力或记忆力）；④对家人造成负面影响（夜间睡眠受影响）；⑤行为问题（不愿上床、怕黑）；⑥白天嗜睡；⑦疲劳或不爱动；⑧工作学习受影响；⑨人际交往受影响。

标准（1）～（3）必须均满足。

【鉴别诊断】

梦魇、觉醒性异态睡眠（夜惊、梦游）与夜间发作的癫痫之间需要相互鉴别。鉴别点如表 13-3 所示。

另外，经常发作的梦魇还需要与一些精神障碍进行鉴别。因为长期频繁发作的梦魇可能与焦虑障碍、双相情感障碍以及精神分裂症有关。

【治疗】

夜惊发作时最重要的是保证患儿的安全。在患儿夜惊发作时不要唤醒他，有时这会使得患儿对突然发生的变化不知所措，变得情绪激动。有时还会增加夜惊发生次数。在发作过程中不要对患儿干预太多，有时家长的过度安慰只会让患儿表现更烦躁。当然如果患儿有受到伤害的危险时，要及时制止。不要在第二日和患儿讨论夜惊发作的事情。因为有的患儿会因此担心，而导致焦虑情绪出现。如果他自己提起，只要告诉他没有什么就可以了。

增加患儿睡眠时间，以保证他不会有潜在的睡

表 13-3　夜间癫痫、觉醒性异态睡眠和梦魇的特点

	夜间癫痫	觉醒性异态睡眠（夜惊、梦游）	梦魇
夜间发生时间	睡眠的任何时候，经常在睡眠启动时	睡眠的前 1/3 时间	睡眠中间至后 1/3 时间
行为	重复、刻板，有时强烈	多样性	很少有运动行为
意识水平	发作期间没有觉醒，觉醒后意识混乱	没有觉醒，如果唤醒意识非常混乱	发作后完全清醒
对发作的记忆	无	无	有生动的回忆
家族史	可有可无	普遍	没有
受伤可能	中等	低	低
流行率	少	普遍	非常普遍
睡眠阶段	绝大多数发生于 NREM 睡眠期，极少数出现在 REM 睡眠期	大多数在 NREM 睡眠第三、四期，少数在浅 NREM 睡眠期	REM 睡眠期
白天嗜睡	经常	不普遍	不普遍

注：NREM 指非快速眼球运动（non-rapid eye movement）；REM 指快速眼球运动（rapid eye movement）。

眠不足；保持规律的睡眠作息。对于每日在固定时间发作的夜惊患儿还可以采用定时提前唤醒的方法，通常是在第一次发作前 15~30 分钟提前唤醒，例如，每日都是在 10：00 左右夜惊发作的患儿，可以在 9：30 定时唤醒患儿，唤醒的标准以患儿有部分的觉醒即可，即只要患儿翻个身或者嘟噜几句即可。一般定时唤醒需要坚持 2~4 周，如果停止唤醒后症状重新出现，则需要重新开始并延长几周。

大多数患儿夜惊不需要药物治疗，除非严重的夜惊已经有自伤行为、暴力或者影响了家庭正常生活。治疗包括药物治疗和行为矫正。最常用的治疗夜惊的药物是短效苯二氮䓬类，该类药物能够抑制慢波睡眠，从而减少夜惊发作。就寝前服用小剂量地西泮（1~2 mg）3~6 个月，常对控制夜惊发作有效。小剂量长效苯二氮䓬类药物（如劳拉西泮、氯硝西泮）也可能有效，但可能会引起头脑昏沉。

应根据儿童不同的临床表现、体重和年龄谨慎增加使用剂量，同时避免引起白天的嗜睡症状。用药时要避免突然停药，因为可能会出现反弹，所以药物需要逐渐减量。对于苯二氮䓬类药物效果不佳的，也有报道用三环类抗抑郁药物。

减少梦魇的发作，首先要避免儿童暴露于恐怖或过度刺激的图像，尤其是睡前，包括恐怖的故事、电影、电视节目；还需减少压力并确保儿童充足的睡眠。对于梦魇发作的患儿，家长应该尽量安慰他。对于婴儿或小年龄儿童，仅仅抱着他们及身体的接触就可以缓解患儿的紧张情绪。对于大龄患儿，可以用语言安慰，可以待在患儿房间，让他知道你就在身边，会保护他。大多数患儿在梦魇后会较疲倦，所以比较容易重新入睡。平时可以利用一些让患儿感觉安心的东西放在患儿身边，如一些玩具，或者妈妈穿过的衣服等，这些东西会使患儿在晚上睡觉时更安心。如果患儿坚持要开灯，就开一盏光线较暗的夜明灯，帮助患儿重新入睡。

与夜惊不同的是，对于梦魇的患儿，第二日家长应该和他讨论梦境，看这个梦境是否还困扰他。大多数情况下，梦魇的情境往往是孤立的事件，本身没有太大的实际意义。但是如果患儿经常提起相同反复出现的噩梦，就需要找寻原因。另外，可以鼓励患儿用自己的想象把自己的梦境画下来，然后把它扔掉，以此来驱除噩梦。有的患儿会画另一些东西贴在卧室的墙上，这样噩梦就不会出现。有时在床头挂一个会"捉噩梦"的夹子，这样噩梦也不

会出现。这些都是靠患儿的想象力自己克服心理的恐惧和害怕情绪。

对于频繁发作的梦魇，可采用意象训练、放松训练以及系统脱敏法治疗。意象训练是对于频繁经历的噩梦重构一种不同的结局，并在白天的时候练习这种想象中的结局，这种方法被证明在噩梦治疗中非常有效。放松训练包括渐进性的肌肉放松和引导性想象法等。系统脱敏法对于反复出现的特定主题的噩梦非常有效，通常结合放松训练，可以比较有效地减轻焦虑反应。对于儿童来讲，应对噩梦的相关书籍也会起到一定的作用。对于持续梦魇发作并且行为治疗无效，或伴有情绪问题的患儿，应该及时转诊到心理科或精神科以进一步评估、治疗。

三、学龄儿童常见睡眠障碍

学龄儿童每日睡眠时间应达到 9~11 个小时。此阶段儿童常因为功课紧张、课外培训多，就寝时间延迟，使得睡眠时间得不到保证。学龄儿童也有许多睡眠问题存在，例如梦游、夜惊、磨牙、夜间恐惧、打鼾以及阻塞性睡眠呼吸暂停等情况。此处重点介绍阻塞性睡眠呼吸暂停。

阻塞性睡眠呼吸暂停儿童主要的表现为打鼾以及睡眠过程中反复、短暂的呼吸停止。呼吸的暂时停止导致了血液中氧气含量下降，二氧化碳浓度升高。这些生理信号的改变会传递给大脑，大脑会发出信号让身体短暂觉醒，然后重新开始呼吸。正因为如此，呼吸暂停的结果导致在睡眠中经常短暂觉醒。尽管每次短暂觉醒持续的时间很短，但是这种反复短暂觉醒类似于在晚上睡觉的时候被别人反复打搅惊醒 15~20 次，这样会使得睡眠变得不连续、片段化。当然，患儿本身可能并不会意识到这种短暂的觉醒，家长会反映患儿睡眠很不安稳。

【流行病学资料】

大多数患儿阻塞性睡眠呼吸暂停的原因是腺样体肥大伴或不伴扁桃体肥大，阻塞了气道，在肥胖的儿童中该病的发生率更高。小年龄儿童患阻塞性睡眠呼吸暂停会影响生长发育，因为睡眠片段化影响生长激素的分泌。其他导致阻塞性睡眠呼吸暂停的高危因素有鼻腔阻塞性病变、舌部疾病、小颌或缩颌畸形、喉部疾病、有腭裂病史以及唐氏综合征、脑瘫等。另外，儿童患有过敏、哮喘、胃食管

反流也容易导致阻塞性睡眠呼吸暂停。环境中烟草暴露也与打鼾和阻塞性睡眠呼吸暂停相关。2012年美国儿科学会（American Academy of Pediatrics，AAP）指南指出儿童 OSA 患病率为 1.2%～5.7%，我国香港地区报道儿童 OSA 的患病率为 4.8%。有研究报道，有家族史的儿童发病率明显高于没有家族史者。

【诊断标准】

ICSD-3 中列出的儿童阻塞性睡眠呼吸暂停的诊断标准如下。

1. 存在以下一项或多项症状　①打鼾；②睡眠中出现屏气、反常呼吸或呼吸暂停；③白天嗜睡、多动、行为或学习障碍。

2. 多导睡眠图监测

（1）阻塞性或混合性呼吸暂停 / 低通气事件（obstructive apnea hypopnea index, OAHI）每小时大于 1 次。

（2）阻塞性低通气（定义为整夜睡眠时间的 25% 以上存在 $PaCO_2 > 50$ mmhg）伴有下列之一或多项：①打鼾；②吸气时鼻内压波形扁平；③胸腹矛盾运动。

标准 1 和 2 必须均满足。

【鉴别诊断】

阻塞性睡眠呼吸暂停的患儿有的以白天嗜睡作为主要症状就诊，需要与发作性睡病、原发性嗜睡症、睡眠不足、周期性腿动以及一些精神疾病（如抑郁症）等进行鉴别。此外，还需要与其他一些睡眠呼吸障碍的疾病相鉴别，如中央型呼吸暂停、原发性鼾症等。

【治疗】

对于阻塞性睡眠呼吸暂停的儿童是否需要治疗需要综合考虑其症状的严重程度、持续时间以及可能的病因。《中国儿童阻塞性睡眠呼吸暂停诊断与治疗指南（2020）》推荐基于 PSG 指标进行 OSA 严重程度分级，参考标准如下。轻度：1 次 / 小时 <OAHI≤5 次 / 小时；中度：5 次 / 小时 <OAHI≤10 次 / 小时；重度：OAHI>10 次 / 小时。不推荐使用扁桃体大小等指标进行 OSA 的严重程度分级。

扁桃体和（或）腺样体切除术目前是儿童 OSA 的一线治疗方法之一，特别对于中重度 OSA 患儿而言，在内镜或影像学综合评估上气道情况（包括鼻、鼻咽部、口咽、喉咽和喉部）后，临床检查符合扁桃体和（或）腺样体肥大且无手术禁忌时，是其首选治疗方式。70% 以上的患儿在手术后症状可以得到明显的缓解，目前大多数专家还是建议同时切除腺样体和腭扁桃体，以避免复发。对一些患儿手术效果不佳的原因可能与肥胖、21- 三体综合征以及合并其他颅面部畸形有关。对接受手术治疗的儿童术后复查睡眠监测是非常必要的，尤其是症状持续存在的或存在术后症状残留的高危因素，如肥胖、颅面部畸形或神经肌肉问题的儿童。对于轻度 OSA 患儿，在充分评估病因后，需要给予适当的临床干预。

对于有外科手术禁忌证、不伴腺样体和（或）扁桃体肥大、腺样体和（或）扁桃体切除后 OSA 持续存在以及选择非手术治疗的 OSA 患儿，在完善上气道综合评估后，推荐无创正压通气（non-invasive positive pressure ventilation，NPPV）作为一种有效治疗方法。重度 OSA 患儿也推荐使用 NPPV 作为替代或围术期补充治疗方案之一。对于接受 NPPV 的患儿，推荐在 PSG 下调整呼吸机参数，并定期评估参数设置的适宜性。此外，在儿童中使用该方法需要进行适应性训练，有时需要行为治疗师的参与。其他治疗方法包括药物治疗、控制体重以及体位治疗等。

如果睡眠呼吸暂停症状轻微或是间歇性的，儿童行为和学习表现未受影响，扁桃体较小或儿童的年龄已接近青春期，可以建议继续保守观察或采取药物治疗，如症状加重，可以进行手术治疗。

四、青少年常见睡眠障碍

【生理特点】

青少年是最容易睡眠不足的一类人群。据调查，青少年的平均睡眠时间是 7.25 小时，但事实上他们需要 10.00 小时的睡眠时间。青少年睡眠不足主要有以下几方面原因。

1. 生物钟的变化　青春期开始以后，人体内在的生物钟向后延迟了 2 小时。这也就意味着原先 9:00 睡觉的青少年要到 11:00 才能睡着，当然早上醒来的时间也相应向后推迟了 2 个小时。但是这种生理变化与社会要求显然不相符合。

2.上学时间较早　很多学生在进入高中以后，学校上课时间也相应提早，多数需要在早上 6：00 以前起床。

3.社会及学校的压力　学校作业负担重、参加课外辅导班等，都使得学生的就寝时间延迟。

青少年阶段开始出现成人期最为常见的失眠，其治疗方法也与成人失眠相类似。

儿童失眠是指在睡眠时间安排符合该年龄儿童需求且睡眠环境条件适合的情况下，儿童持续存在睡眠启动、睡眠持续或睡眠质量等问题，并导致儿童及家庭的日间功能受损。在很多情况下，失眠是其他疾病的一个早期表现。而儿童及青少年失眠则通常与不良生活习惯、作息不规律等有一定的关系。

【流行病学资料】

青少年慢性失眠症的发病率为 9%~24%，有超过 35% 的青少年每个月至少经历几次失眠。青春期后女童失眠的发生率高于男童。一项来自山东的纵向队列，涉及 6995 名青少年（平均年龄 14.86 岁），研究发现，青少年基线失眠症状发生率为 19.4%，1 年后比例为 16.7%，2 年后为 16.0%，且持续 2 年失眠的比例为 4.1%。有很多关于失眠的机制报道，但是到目前为止，关于失眠的原因尚没有完全被了解。困难型气质儿童、精神障碍儿童、接受医疗手段儿童常患失眠症。对成人和儿童来说，不稳定的家庭环境、缺乏安全感、家庭暴力都是导致失眠症的诱因。看护者和家庭亲情关系也是影响因素。

【诊断标准】

ICSD-3 列出的慢性失眠障碍的诊断标准如下。

1.患者主诉，或者看护人报告患儿有以下 1 条或以上的症状：① 睡眠启动困难；② 睡眠维持困难；③ 早醒；④ 在合适的就寝作息规律下不愿意上床睡觉；⑤ 没有父母或者看护人的帮助睡眠困难。

2.患者主诉，或者抚养人报告患儿有以下 1 条或以上症状与夜间睡眠困难有关：① 疲劳 / 不适；② 注意力或记忆力受影响；③ 社会、家庭、工作或学校场合的功能受到影响；④ 情绪紊乱 / 激惹；⑤ 白天嗜睡；⑥ 行为问题（比如：多动、冲动、攻击性）；⑦ 缺乏动力积极性；⑧ 易犯错 / 事故；⑨ 对睡眠担心或不满意。

3.报告的睡眠 / 觉醒问题无法用环境条件限制所解释（如给予睡眠的时间是充足的，睡眠环境是安静、黑暗、安全且舒适的）。

4.睡眠问题及相关白天症状至少每周出现 3 次。

5.睡眠问题及相关白天症状至少持续 3 个月以上。

6.睡眠 / 觉醒困难无法用其他的睡眠障碍所解释。

标准 1~6 必须均满足。

如果儿童上述睡眠问题和白天症状持续不足 3 个月则为短期失眠症。短期失眠症可能的原因有睡在不熟悉或不舒服的睡眠环境（太吵、太热）、有压力的生活事件（比如：开学），睡眠规律的打乱（如旅行，时差）或者疾病等。

【鉴别诊断】

因为失眠可以是其他一些睡眠障碍或者疾病的表现，所以诊断儿童慢性失眠必须排除以下一些疾病。

1.暂时性失眠　常发生于之前睡眠正常的人群，因为换了环境或者有突发事件出现暂时性失眠。

2.不宁腿综合征 / 周期性腿动障碍　这类患儿也可以表现为入睡困难、夜醒等。主要的区别在于该睡眠障碍患儿会有明显的腿部不适症状，尤其在入睡过程中。

3.阻塞性睡眠呼吸暂停　也会有入睡困难及夜醒症状，但是同时会有打鼾、呼吸暂停等症状。

4.睡眠时相延迟综合征　该类患儿在通常的睡觉时间让其睡，会出现入睡困难，但是让其自行选择睡眠时间，则没有任何睡眠问题。

5.不良睡眠习惯　如睡眠作息不规律、使用咖啡因或其他兴奋性物质等。

6.精神类疾病　抑郁和焦虑症患儿都可能表现出失眠症状，在成人失眠症患者中有 25%~30% 同时伴有精神障碍。

7.躯体疾病　包括哮喘、过敏、头痛等都会导致失眠。

8.短睡眠者　有些人睡眠需求少，他们睡得少但白天功能没有影响。

【治疗】

详细地评估找出可能的影响因素对于失眠治疗方案的制订非常重要。以下为治疗失眠的相关策略。

1. 认知行为疗法（标准）　大量证据显示，认知行为疗法对儿童失眠的干预效果显著，且无明显的不良反应。认知行为疗法应当作为儿童失眠的首选干预方案。儿童失眠的认知行为疗法包括多种技术。

（1）良好的睡眠卫生习惯　儿童失眠的认知行为疗法通常需要指导儿童建立良好的睡眠卫生习惯。如果儿童的睡眠卫生习惯持续不良，那么其他认知行为疗法的技术也很难起效。良好的睡眠卫生习惯包括多个方面，包括规律的作息时间、舒适的睡眠环境、有助于睡眠的身体活动（睡前应避免剧烈的身体活动）、避免摄入咖啡因以及控制和减少屏幕暴露等。

（2）标准消退法　从安置儿童上床睡觉到早上起床，除了出于安全和健康方面的考虑，应忽视儿童的不当行为（如哭闹、叫喊）。目标是通过撤去对不当行为的强化而使其减少或消失。

（3）渐进消退法　在预设的时间内先忽视儿童睡前的不当行为（哭闹、发脾气或反复要求），然后再简短察看儿童的状况。可使用渐变时间（如先5分钟，再10分钟）或固定时间（每隔5分钟）。与标准消退一样，其目标是培养儿童自我安抚能力，使其能够不依赖外界特定条件而学会独立入睡。

（4）良好睡前程序　帮助儿童建立一套固定顺序、愉快、安静的睡前程序，为睡眠做好准备。可以暂时性地推迟儿童的就寝时间，以便能在希望的时间内睡着，随后按照一定的时间表（如15分钟）逐渐将就寝时间提前。如果儿童不能在希望的时间内睡着，就让儿童起床，在安静平和的环境下，儿童想睡了再上床。

（5）定时提前唤醒　这一方法需要事先对儿童夜醒规律进行详细记录，然后在常规夜醒时间前15~30分钟，轻拍唤醒儿童，然后让其重新入睡，从而使之后常规的夜醒不再出现。这一方法尽管在临床随机对照研究中被证明有效，但是父母接受度较低，且不适用于小年龄儿童。

（6）父母教育/预防　通过对家长进行宣传教育预防睡眠问题的发生，可与其他技术结合使用。

（7）认知重建　指导儿童或家长调整失眠有关的消极思维。例如，"今晚或许能睡好"代替"今晚一定睡不着"，"每个人的睡眠需求都不一样"代替"必须睡够8小时"。

（8）放松训练　可采用想象放松、渐进性肌肉放松和呼吸放松等多种方法。

（9）睡眠限制　限制儿童卧床时间，使卧床时间尽量接近实际睡眠时间，提高睡眠效率。等儿童睡眠效率提高到满意的程度后，再逐渐延长卧床时间以增加睡眠时间。

（10）刺激控制　限制在床上或卧室内进行干扰睡眠的活动（如看书、电子产品使用、玩玩具、跑跳），建立积极的入睡行为习惯。

2. 药物治疗　当认知行为疗法无效或效果不显著时，可采用药物治疗儿童失眠。药物治疗通常只用于儿童慢性失眠，并要与认知行为疗法联合使用，且用药时间不宜过长，需严密监测。药物治疗应当由精通儿童睡眠医学的专家实施。需强调的是，美国食品药品监督管理局（FDA）至今未批准任何一种专门治疗16岁以下儿童失眠的药物，且治疗成人失眠的多数药物不推荐用于儿童。因此，药物应作为其他治疗无效的基础上的最后选择。

儿童失眠药物治疗的有效性、安全性和耐受性方面尚缺乏足够的循证支持，更多是基于临床经验。当存在药物的适应证时，建议考虑以下方面：① 药物应当针对主要症状；② 使用失眠药物前应先治疗其他睡眠障碍（如睡眠呼吸暂停综合征和不宁腿综合征）；③ 选择药物需权衡利弊，与儿童的年龄和神经发育水平相适应。儿童失眠可选用的治疗药物类型包括苯二氮䓬类、抗组胺类、α 受体激动剂、褪黑素、铁剂等。表13-4列举了一些常用的治疗儿童失眠的药物。

表 13-4 儿童失眠治疗中的常用药物

药物	类别	半衰期（$t_{1/2}$）	代谢途径	起效时间/高峰时间	对睡眠结构的作用
氯硝西泮	苯二氮䓬类药物	22~38 小时	肝	30~60 分钟/6~8 小时	抑制慢波睡眠，减少夜间微觉醒次数
氟西泮		30~100 小时		15~45 分钟/30~60 分钟	
夸西泮		30~100 小时		20~45 分钟/2 小时	
替马西泮		8~15 小时		45~60 分钟/1~2 小时	
艾司唑仑		10~24 小时		15~30 分钟/6 小时	
三唑仑		1.5~5.5 小时		15~30 分钟/2 小时	
水合氯醛	/	7~10 小时；儿童中随年龄增加时间缩短；婴儿 $t_{1/2}$ 是成人的 3~4 倍	肝、肾	30 分钟起效	缩短入睡潜伏期
可乐定	α 受体激动剂	6~23 小时	肾	30~60 分钟/2~3 小时	缩短入睡潜伏期
胍法辛		21 小时			
唑吡坦	嘧啶衍生物	1.5~4.5 小时	肝	30~60 分钟/30~120 分钟	缩短入睡潜伏期，对睡眠结构稍有影响
扎来普隆		0.9~1.1 小时		高峰时间 54~90 分钟	
曲唑酮	非典型抗抑郁药物	双峰，第一阶段 $t_{1/2}$ 为 3~6 小时；第二阶段为 10~36 小时	肝	高峰时间：空腹 1 小时，进食后 2 小时	缩短入睡潜伏期，延长睡眠持续时间，减少快速眼动睡眠，增加慢波睡眠
褪黑素	激素类似物	30~50 分钟；4~8 小时后回到基线水平	肝	高峰时间：30~60 分钟（缓释制剂 4 小时）	缩短入睡潜伏期，主要用于昼夜节律紊乱
苯海拉明	抗组胺药物	4~7 小时	肝	15~60 分钟/2~4 小时	缩短入睡时间，可能会降低睡眠质量
溴苯那敏		12~34 小时		高峰时间 2~5 小时	
氯苯那敏		12~15 小时		起效时间 15~60 分钟	
羟嗪		3 小时		起效时间 15~30 分钟	

注：1.本表所列的药物都是国外用于儿科睡眠的药物，绝大多数药物在我国的药典中都没有提及可以作为儿童睡眠治疗，这里列出仅供临床医生参考。

成人使用剂量	不良反应	撤药反应	安全性	说明
0.5~2.0 mg/d 15~30 mg/d 7.5~30.0 mg/d 15~30 mg/d 1~2 mg/d 125~250 mg/d	白天残留镇静作用；长期大剂量使用可出现精神运动/认知损害、顺行性遗忘；影响呼吸功能	停药后失眠可能会反弹；可能诱发惊厥	有显著药物依赖作用	还可以应用于部分觉醒性异态睡眠（夜惊、梦游等）；对于入睡困难者使用短半衰期的药物；对于睡眠维持困难者则使用长半衰期的药物
50~75 mg/kg；每次最大剂量1~2 g	呼吸抑制、胃肠道反应（不与食物一起服用易致恶心、呕吐）、嗜睡、头晕	长期服用后停药可能会导致谵妄、惊厥	过量服用可导致中枢神经系统抑制、心律失常、低体温及低血压	报道有肝脏毒性、呼吸抑制作用
0.025~0.300 mg/d（最高不超过0.800 mg/d），以0.050 mg/d幅度加量 0.5~2.0 mg/d	口干、心动过速、低血压、停药后反弹性高血压	尚不明确	过量易导致心动过速、意识模糊以及低血压	也应用于注意缺陷多动障碍
5~10 mg/d 5~10 mg/d	头痛、逆行性遗忘，服用次日少量残余作用	停药后可能出现失眠反弹	过量易导致中枢神经系统抑制、低血压	儿童中应用经验很少
20~50 mg/d	眩晕，中枢神经过度刺激症状，心律失常、低血压，阴茎异常勃起	尚不明确	过量易导致低血压和心脏不良反应	可能可以用于同时合并抑郁的患者
2.5~5 mg/d	尚不明确；报道的有低血压、心动过速、恶心、头痛，可能会加重自身免疫性疾病	尚不明确	尚不明确	可以应用于同时伴有发育障碍的儿童，如智力障碍、孤独症谱系障碍、广泛发育障碍、神经系统功能障碍等，以及盲人和克服时差时
25~30 mg/d（每日最多不超过300 mg） 4 mg/d 4 mg/d 25~100 mg/d；0.6 mg/kg	白天嗜睡，胃肠道症状（食欲下降、恶心、呕吐、便秘、口干），异常兴奋	尚不明确	过量易导致幻觉、惊厥、过度兴奋	有轻度催眠作用；家长及医生的接受度很高

2. 尽管表格中的药物有些在药物说明书中有儿童剂量，但是都没有用于睡眠治疗的剂量。例如，同样是氯硝西泮，其治疗剂量主要是针对癫痫或镇静治疗。将这个用途的儿童剂量直接用于儿童的睡眠治疗显然不妥当。而目前这些药物用于睡眠只有成人剂量，儿童应用没有经过FDA批准，所以目前都是建议从最小剂量开始，逐渐调整。这里的成人用于睡眠治疗的剂量仅供参考。

（江　帆　姜艳蕊）

第五节　进食行为障碍

进食障碍是指以进食态度、行为以及相关心理异常为主要临床特征的一组综合征。进食行为障碍在人群中非常常见，患病率女性明显高于男性，西方国家高于亚洲国家。在过去的十几年里，中国青少年进食障碍的流行情况在不断增长，中国香港地区的流行率已非常接近欧美发达国家水平。除达诊断标准的严重进食障碍外，未达诊断标准的进食障碍症状也会导致超重、肥胖体重问题，仍需要适当的治疗。大量文献证实，进食行为障碍导致生活质量下降和大量的疾病负担，并增加了抑郁、物质滥用和自杀的风险，我国儿童及青少年饮食健康问题令人担忧。

一、神经性厌食

神经性厌食（anorexia nervosa，AN）是一种多见于青少年女性的进食行为障碍。特征为由于对肥胖病态的恐惧，以及对体型、体重过度的关注，故意限制饮食，并采取过度运动、引吐、导泻等方法以减轻体重，使体重降至明显低于正常的标准，常伴有一系列生理、行为和心理的改变。本症的体重减轻并非躯体疾病所致，患者节食也不是其他精神障碍的继发症状。

【流行病学资料】

神经性厌食主要见于青少年女性。AN 的终身患病率为 0.6%，常见于青少年女性和年轻女性，男性患者相对少见，男女比例约为 1：11。该病发病年龄早，为 13~20 岁，中位数为 16 岁，发病的两个高峰年龄分别是 13~14 岁和 17~18 岁。绝大多数患者在 25 岁前发病，25 岁以后发病率仅为 5%。在我国，目前尚无大型的流行病学调查资料，但报道显示发病率有逐渐增加的趋势。发病年龄多在 12~25 岁，患病高峰年龄为 14~18 岁。大约 85% 的神经性厌食患者在 13~20 岁发病，22% 在月经初潮前起病，大约 3% 在儿童期起病。女性与男性的患病率之比为（10~20）：1。据报道，AN 是病死率最高的精神疾病之一，其加权年病死率（即每千人年病死率）约为 5.1‰，标准死亡比率约为 5.86‰。

【病因及发病机制】

神经性厌食病因及发病机制复杂，涉及遗传、中枢神经系统异常、激素代谢紊乱，以及社会心理因素，多种因素相互作用，共同构成该病病因。

1. 遗传因素　家系调查发现，神经性厌食具有一定的家族聚集性。有关双生子的研究显示，单卵双生子的同病率（56%）明显高于异卵双生子（7%），均提示该病与遗传因素有关。近年来，学界认为神经性厌食症是多"微效基因"遗传易感与环境因素互作引发的遗传病，一级亲属发病率高于普通人群 11 倍。5- 羟色胺（5-HT）、多巴胺等神经递质及胃饥饿素、刺鼠关联肽等基因单核苷酸多态性（SNP）与该病发病相关。

2. 脑奖赏系统异常　脑奖赏系统包括大脑皮层、脑岛、基底神经节、腹侧被盖区、前扣带回、眶额叶、内侧颞叶皮质及下丘脑等，它们参与摄食动机调控，与神经性厌食症发病相关。奖赏预测误差假说认为：当预期低于结果时，多巴胺能神经元兴奋性增强，产生愉悦感，强化摄食行为，增加体重。反之，神经元兴奋性减弱，抑制摄食，体重减轻。长期饥饿或厌食，可扰乱奖赏预测误差，导致进食模式病理改变。

3. 外周激素功能异常　瘦素及胃饥饿素功能异常，与神经性厌食相关。瘦素作用于下丘脑弓状核，增加厌食性神经肽表达；抑制下丘脑外侧区食欲肽释放，减少摄食；还可作用于中脑多巴胺能神经元，下调多巴胺释放，降低食欲。胃饥饿素是食欲刺激激素，是生长激素促分泌物受体的配体，有促进摄食、降低脂肪利用、增加体重功能。研究发现，神经性厌食症患者血浆瘦素处于极低水平，可能导致性激素和甲状腺激素降低，糖皮质激素升高，引发代谢与内分泌紊乱症状。而胃饥饿素酰基亚型与脑奖赏通路激活正相关，与神经性厌食症发病呈负相关。

4. 社会心理因素　社会文化环境与神经性厌食症发病相关。社会审美对苗条的推崇，推动该病患病率增长。女性对社会文化宣传的认同度越高，患进食行为障碍的可能性越大。学者们已经提出大量的心理学理论解释神经性厌食。其中心理动力学理论认为：性恐惧、童年虐待、非安全依恋或精神创伤均可能构成引发神经性厌食症发病的心理因素，患者缺乏自我和他人认知能力，产生错乱感，异常进食成为补偿手段。家庭动力学理论认为：家庭因素，可驱动神经性厌食症发病；家庭关系不和、父母干涉、父母过度保护，促使儿童节食以转移父母注意力或缓解家庭冲突。

【临床表现】

神经性厌食症的发病常在青春期早期，或高中毕业前后。男童发病常更早些，常在青春期开始以前发病。近年来，9~10岁儿童和成年初、中期发生神经性厌食的报道日益增多。

本病起病隐袭，患儿对体重很敏感，喜欢苗条的体型。对进食具有特殊的态度和行为。开始时患儿并不缺乏食欲，只是进食极少，特别不愿意吃"容易增肥"的食物，如面包、糖、糕点等。不愿在公开场合进食，也不愿与家人共同进餐。为了掩饰体重下降，常穿着肥大的衣服。患儿常是一名"好学生"，追求完美，常参加很多活动，如芭蕾、其他舞蹈、体操等，但较少参与团体活动，更擅长于表现个人的活动。患儿高强度的活动，使得父母认为他们一切良好。在病程的早期，除了脂肪组织减少以外，常缺乏其他可以觉察的体征，为此经常得到高度的赞扬。然而，在大约1/3或更多的女性病例，在出现可以觉察到的体重降低以前，就出现了闭经，这可能是最终促使家长要寻求医生帮助的原因。

在早期，实验室检查常是正常的。随着疾病的进展，身体的症状和体征随之出现。这时，女性闭经几乎是一个普遍的现象。皮肤干燥，呈蜡黄色。患儿此时仍没有什么并发症，依然否认患病。可能出现洗头和梳头时掉发、胸部和腹部长毛，腹部不适、腹胀。虽然食欲下降，但是阵发性的严重饥饿可能伴随重复梦见进食和食物而干扰睡眠。几乎所有的患儿都存在便秘，但患儿通常不会主动诉说。患儿表现为强迫、过度依赖和发育不成熟。他们表达自己情绪的能力有限。家庭也通常被认为是过分不信任、过分保护。患儿常将自己孤立于家人和朋友之外，很少参加社交，由于追求完美，几乎将所有清醒的时间都花在锻炼和完成作业上，她们常学习和锻炼至深夜，又常在黎明前醒来。患儿越来越易发怒，注意力不能集中。随着病程的发展，会出现越来越严重的营养不良和消瘦，疲劳和肌肉无力，最终体力活动减少。虚弱和疲劳是一个少见的促使患儿寻求帮助、与父母和医生合作的症状之一。随着体重下降超过开始体重的40%以上时，常会出现明显的心动过缓（有时慢至20~30次/分），低体温和直立性低血压。虚弱和疲劳导致患儿抑郁和情感淡漠。患儿的认知和社交发展、性发育停留或退缩至青春期前或青春早期。严重者可导致死亡。

有的患儿会间歇出现暴食行为或清除行为，例如通过自我诱发的呕吐、腹泻、使用利尿剂等驱除由于暴食而引起摄入增加的能量。

【并发症】

1. 心血管系统　是神经性厌食最常见的致死原因，包括：心动过缓、直立性低血压、心律失常、心脏结构改变包括左室功能下降、左室舒张末期和收缩末期容积减少、功能性二尖瓣脱垂、心包积液和心肌纤维化等，其中致死性心律失常是神经性厌食的常见死亡原因。

2. 消化系统　胃肠道症状很常见，有时在神经性厌食诊断之前就有。胃排空延迟、恶心、腹胀、餐后饱腹感、便秘是患者的常见症状。自我诱发呕吐患儿可引起食管黏膜损伤，包括划伤和因剧烈呕吐引起的远端食管和贲门黏膜的撕裂继发出血。严重体重减轻时可发生肠系膜上动脉综合征。

3. 泌尿及代谢系统　因脱水引起的水、电解质、酸碱平衡紊乱。

4. 内分泌系统　生长迟缓、青春期发育迟缓，甲状腺功能异常及低骨密度是常见并发症。

5. 其他系统　可出现脑萎缩、肌肉萎缩、头发稀疏、皮肤干燥、指甲易碎、口角炎、龋齿、腮腺和其他唾液腺肥大、口干症等。

【实验室检查】

早期实验室检查正常，随病情进展可出现生化、内分泌和血液学方面的异常。

1. 生化方面　继发于脱水的尿素氮升高；高胡萝卜素血症；早期血清胆固醇升高，晚期可能下降；转铁蛋白降低；补体、纤维蛋白原、前蛋白降低；血清乳酸脱氢酶、碱性磷酸酶升高；血磷降低（晚期和病情凶险的指标），血镁、血钙降低，血钙也可能升高；血锌、尿锌和尿铜降低。

2. 内分泌　黄体生成素、卵泡刺激素低于正常；促性腺激素释放激素缺乏；催乳素水平正常；男性患儿睾酮降低；女性患儿雌二醇降低；循环中的皮质醇升高（生成正常，但不能被地塞米松所抑制）；空腹血糖在正常低限；T_4在正常低限，T_3减少，反

T_3 升高，TSH 正常；甲状旁腺素水平可能继发于低镁而升高，从而导致高钙；睡眠时生长激素水平升高。

3.血液学　白细胞减少而淋巴细胞相对增多（骨髓增生不良），血小板减少，红细胞沉降率很低，晚期出现贫血。

【诊断】

对于活动过度伴随显著的体重下降，且对于肥胖病态恐惧、对体型体重过度关注的患儿，应高度怀疑神经性厌食，可依据神经性厌食的诊断标准做出诊断。目前临床上常依据 DSM-5 对神经性厌食进行诊断。下面列出 DSM-5 中神经性厌食诊断标准并进一步说明其分型、分期及分层标准。

1.神经性厌食诊断标准

（1）相对于需求而言，在年龄、性别、发育轨迹和身体健康的背景下，因限制能量的摄取而导致显著的低体重。显著的低体重被定义为低于正常体重的最低值或低于最低预期值。

（2）即使为显著的低体重，仍然强烈害怕体重增加或变胖，或有持续的影响体重增加的行为。

（3）对自己的体重或体型的体验障碍，体重或体型对自我评价的不当影响，或持续缺乏对目前低体重严重性的认识。

2.神经性厌食分型标准

（1）限制型　在过去 3 个月内，个体没有反复的暴食或清除行为（即自我引吐或滥用泻药、利尿药或灌肠）。此亚型所描述的体重减轻的临床表现主要通过节食、禁食和（或）过度锻炼来实现。

（2）暴食 / 清除型　在过去 3 个月内，个体有反复的暴食或清除行为（即自我引吐或滥用泻药、利尿药或灌肠）。

3.神经性厌食分期标准

（1）部分缓解　在先前符合神经性厌食的全部标准之后，持续一段时间不符合诊断标准"（1）"（低体重），但诊断标准"（2）"（强烈害怕体重增加或变胖或有持续的影响体重增加的行为）或诊断标准"（3）"（对体重或体型的自我感知障碍）则仍然符合。

（2）完全缓解　在先前符合神经性厌食的全部标准之后，持续一段时间不符合任何诊断标准。

4.神经性厌食分层标准　对成人而言，严重性的最低水平基于目前的体质指数（BMI）（参见下文），对于儿童和青少年而言，则基于 BMI 的百分比。以下是来自 WHO 的成人消瘦程度的范围，儿童和青少年应使用对应的 BMI 的百分比。严重程度的水平可以增加到反映临床症状、功能障碍的程度和指导的需要。

轻度：BMI ≥ 17.00 kg/m²。
中度：BMI 16.00~16.99 kg/m²。
重度：BMI 15.00~15.99 kg/m²。
极重度：BMI<15.00 kg/m²。

【鉴别诊断】

早期识别进食行为障碍并给予适当的干预有助于改善结局，但是常见的一些青少年饮食行为和不寻常的进食态度不应过早归因于进食行为障碍。如果要避免不恰当的诊断，就要将神经性厌食和神经性贪食与正常的进食行为和进食态度变异相鉴别。

与精神分裂症、抑郁症、转换反应有关的食物拒绝和限制及其他形式的心因性营养不良可称为继发性神经性厌食。焦虑障碍（强迫症、社交恐怖症）或抑郁障碍也可能出现一些类似神经性厌食的症状，需注意鉴别。然而，精神病包括精神分裂症、品行障碍、强迫性障碍和人格障碍（临界、妄想和强迫）可以作为共患病与某些神经性厌食同时出现。大约30%的神经性厌食患者有反复发作的情感障碍，2%~5% 的患者会出现自杀行为。

另外，一些器质性病变也应该注意鉴别，包括恶性病（尤其是中枢神经系统和胃肠道的恶性病）、Addison 病和垂体功能减退症、甲状腺功能减退症、慢性感染（包括巨细胞、EB 病毒、结核杆菌和人类免疫缺陷病毒）、胃溃疡、炎症性肠病（局限性肠炎或克罗恩病）、肠系膜上动脉综合征、胃食管反流病、嗜酸性食管炎、胰腺炎、周期性呕吐综合征、糖尿病和尿崩症，其他免疫的、肾性的、胶原血管性疾病和滥用药物（尤其是可卡因和其他兴奋剂）。当体重下降的患者伴有吞咽困难，并坚定地否认自我诱发呕吐时，则需要注意上消化道梗阻，如贲门失弛缓症。

【治疗和管理】

治疗干预目标是恢复正常的进食行为；促进体重增加；治疗各种躯体并发症；减轻神经性厌食特定的精神病理症状，如体象障碍、肥胖恐惧等；减少相关症状，如抑郁、焦虑、情绪不稳、强迫症状等；

预防复发，包括相关症状和体重减少的恶化。神经性厌食的标准化治疗通常包括营养治疗、心理治疗和精神药物治疗。

美国儿科学会提出一种以家庭为基础的治疗（family-based treatment，FBT），已经成为儿童神经性厌食的一线治疗方法。FBT 将父母视为家庭治疗专家，赋予他们治疗的控制权，并专注于如何帮助患儿康复，侧重于行为改变。治疗包括三个阶段，为期 6 个月，对于那些有明显的刻板、严重焦虑症的患者，治疗周期可能需要增加到 12 个月。FBT 治疗效果显著，有 50%~75% 的患者治疗结束时会恢复到健康的体重，且复发率低。

FBT 的三个阶段，第一阶段（第 1~10 周），主要目标是恢复体重，恢复青春期发育，恢复正常的认知能力，扭转并发症。父母在治疗师的支持下负责膳食计划，确保他们的孩子足量进食，限制病理性的体重控制行为。早期体重增加（治疗 4 周内体重增加 1.81~2.27 kg）提示预后良好。第二阶段（第 11~16 周），患儿体重已大幅恢复，儿童或青少年逐渐恢复自主正常进食。第三阶段（第 17~24 周），体重已经恢复，治疗重点转向心理治疗，推荐的心理治疗方法包括认知行为疗法、专家支持的临床管理、动机访谈等。

由于目前尚无明确的证据证实药物对神经性厌食患者的体重增长或核心症状有显著改善作用，通常随着营养改善，患者伴发的抑郁、焦虑、强迫等症状会逐渐缓解，因此不建议将药物治疗作为单独或主要治疗方法。如果营养、体重逐步恢复，而患者的抑郁、焦虑、强迫等症状仍较突出，可考虑在营养治疗基础上合并小剂量药物治疗。低体重患儿要慎重考虑药物剂量和注意监测药物的不良反应。当存在抑郁症时，可选用选择性 5- 羟色胺（5-HT）再摄取抑制剂。有报道，舒必利可增加患儿体重。抗精神病药奥氮平能减轻患者的体像障碍、肥胖恐惧以及易激惹、敌对等情绪症状。目前对优化骨骼健康的建议是充分恢复体重，恢复生理月经，补充钙和维生素 D，不建议双膦酸盐治疗。有报道，经皮雌激素或低剂量口服避孕药联合脱氢表雄酮治疗，可有效增加骨密度。

FBT 主要适用于门诊病情相对稳定的儿童及青少年的治疗，也可用于躯体情况稳定的住院患者。但如果出现下列情况，则必须立即住院：① 低血容量和即将发生休克；② 电解质紊乱，包括低血钾、低血镁和低血磷；③ 失代偿性酸中毒或碱中毒；④ 显著的恶病质，尤其是体重丢失达原来体重的 40% 或以上时；⑤ 全身水肿或充血性心力衰竭；⑥ 明显的心动过缓和心电图异常；⑦ 低体温。对住院患者早期治疗的目标主要是恢复体重和稳定内环境以挽救生命。

【预后】

因为主要的心理和生理改变是由绝食所引起，所以如果营养不良和生理的异常没有纠正，单纯的心理治疗将会失败。相反，简单的采用增加体重和控制呕吐和导泻的方法作为治疗方法，仅能取得短期的成功。强调早期、强化、门诊、以家庭为基础的治疗方法，尽可能保留家庭和学校生活，总体上改善预后。青少年通常比成年 AN 患者预后更好，50%~75% 接受基于家庭的治疗方法达到健康体重，且复发率较低。国外一些追踪研究发现，超过 40%的患者康复，30% 得到改善，20% 未得到改善或病情加重，9% 患者死亡。死亡常由于自杀、绝食和由绝食引起的心血管或其他并发症、感染所致。一些患者的死亡则由于过于再喂养综合征（refeeding syndrome，RFS）的发生。RFS 是指机体经过长期饥饿或营养不良，重新摄入营养物质导致以低磷血症为特征的电解质代谢紊乱及由此而产生的心律失常、急性心力衰竭、休克、谵妄等一系列症状，具有潜在致命危险。另外，完全胃肠外营养也具有一定的风险。神经性厌食终身患病率为 0.5%，女性为 0.9%，男性为 0.3%。男性的预后较差。早期有改变的动机和早期干预是一个好的预后征兆。而起病晚、体重极度下降、症状长期持续和多次住院，则预后差。

【预防】

进食行为障碍是复杂的生物心理障碍，其发病机制尚不明确，目前认为是多因素相互作用导致，亦尚无确定的预防措施。但当患儿的抚养方法显示对患儿的发育有伤害时，儿科医生应给父母提出指引和进行干预。应鼓励父母提供的恰当养育，既不过分保护又不过多干涉，进餐规律，氛围轻松。父母不应该总是避免冲突，应鼓励患儿表达不同的意见。从小培养正确的进食行为和进食态度，树立正确的审美观，合理适度锻炼。家长应给患儿树立榜样作用，媒体也应避免过分渲染对体型、外型和身体苗条产生焦虑的信息。

二、神经性贪食

贪食（bulimia）可定义为病态的饥饿，常表现为发作性的暴食或在相对短的时间内迅速摄入大量的食物。神经性贪食（bulimia nervosa，BN）则是一种进食行为障碍，特征为反复发作和不可抗拒的摄食欲望及暴食行为。患者有担心发胖的恐惧心理，常采取引吐、导泻、禁食等方法消除暴食引起发胖的可能。可与神经性厌食交替出现。

【流行病学资料】

神经性贪食多见于青春期少女和青年女性。发病年龄为 16~20 岁。年轻女性发病率为 3%~6%，男性为 3%，女性终身患病率为 2%~4%，成为青年人常见慢性心理疾病之一。

【病因及发病机制】

病因及发病机制尚未明了，可能与下列因素有关。

1. 生物学因素　在神经性贪食患者的家系调查中发现，神经性贪食具有一定的家族聚集性。双生子研究显示，单卵双生子的同病率（23%）明显高于异卵双生子（9%），提示神经性贪食的发病与遗传因素有一定的关系。神经性贪食的遗传率为 28%~83%。其次，与神经性厌食相比，神经性贪食患者血和脑脊液中去甲肾上腺素和 5-羟色胺水平的改变更为明显。去甲肾上腺素和 5-羟色胺涉及食欲和满足机制，但亦有学者提出饥饿可诱发这些神经递质异常。在贪食患者中，低水平的 5-羟色胺可能增加个体对碳水化合物的欲望，进而发生暴食行为。

2. 心理因素　神经性贪食患者青春期适应常有困难，敏感性强，情感不稳定，易表现出愤怒和冲动。抑郁、焦虑和罪恶感等消极情绪水平显著高于正常人。在人格方面，神经性贪食患者呈现高神经递质水平和低自我定向性，具有高伤害回避性。在认知方面，存在体像知觉和认知情感加工障碍。神经性贪食患者较神经性厌食患者发生强迫症的概率要高。Pintode 等认为，完美主义作为进食行为障碍的一个关键维持因素，可以解释进食行为障碍持续的原因。国外多个研究显示，贪食症患者完美主义评分量表得分明显高于正常对照组。

3. 社会文化和家庭因素　神经性贪食患者家庭

中的冲突、被抛弃和被歧视比神经性厌食更为多见。这样的家庭对患者的情感需求持否定和敌对态度，家庭成员之间的沟通方式、家庭凝聚力、父母对子代的关心程度、家庭成员之间的关系、解决外在冲突的方式都会对患者的进食行为产生重要的影响。

【临床表现】

神经性贪食与神经性厌食具有相似的病理心理机制及性别、年龄分布。表现为阵发性的、不能控制的、在短时间内进食大量食物。除了当患者处于长时间的节食和能量限制外，患者食欲的增加和暴食并不与饥饿有关。他们表示对不能停止进食感到害怕，并报告只有当恶心和腹痛很严重时，才能停止。

在暴食之前，患者常有抑郁情绪，感到悲伤、孤独、空虚和孤立或者由于无法抗拒的压力而感到焦虑。这种感觉在患者暴食的时候可得以缓解。但之后患者因为诋毁性的自我批评和感觉有罪而又恢复抑郁情绪。

暴食行为常很隐蔽，持续的时间从几分钟到几小时不等（常不超过 2 小时）。大多数暴食是自发的，但有些也可能是有计划的。暴食的频率从偶然（每月 2~3 次）到一天多次。不同的患者所吃掉的食物量不同，但通常都是很大量的。据患者报告，暴食时所摄入食物的热量是推荐每日摄入量的 3~27 倍。被吃掉的常是碳水化合物含量较高而且易于吞咽的食物。虽然不常见，但也有患者暴食时吃掉大量的蔬菜。患者常表现频繁的体重波动，对自己的体型不满意，以后变成固定地对身体某一部分不接受。自我诱发的呕吐非常常见，但却不是诊断所必需的。一些患者通过长时间绝食交替暴食和大量的运动来维持体重。患者可通过使用药物（如吐根糖浆）或用手刺激咽部引起呕吐反射来达到催吐的目的。这些患者常在手背部留有伤痕。但也有很多患者报告他们并不需要化学或机械性的刺激去诱发呕吐，因为她们可以随意地呕吐。滥用泻药常与贪食有关，使用利尿剂者不多，有的患者可出现反刍。

患者对自己的行为有自知力，常尽最大努力去掩饰。他们非常在意自己的外表，自我评价过度地受身体体型和体重的影响。

因为神经性贪食患者常并不显示疾病体征，患者的体重也常是正常的，所以除非他们采取不恰当的补偿性行为（导泻、锻炼和绝食），否则神经性贪食很难通过体格检查做出诊断。他们也可能低体重但却很少出现恶病质。当合并有能量和液体限制时，就会出现脱水和电解质紊乱的体征，以及伴有直立性低血压的低血容量和心动过速。腮腺和颌下腺增大，可能是过多的反流刺激或反流至唾液管的结果。腹部有触痛可能是由于经常恶心、呕吐所致。如果出现严重的触痛，则需要警惕胰腺炎。还可出现食管炎。

多数患者是神经性厌食的延续者，发病年龄较神经性厌食晚。虽然本症并非神经系统器质性病变所致的暴食，也不是癫痫、精神分裂症等精神障碍继发的暴食，但本病共患精神障碍的比例很高。有80%以上的患者共患情感障碍，其中抑郁症是最常见的，可发生在1/3的单纯神经性贪食患者中和一半以上同时患有神经性贪食和神经性厌食的患者中。抑郁症可发生在神经性贪食之前、之后或与神经性贪食同时发生。虽然抑郁症和神经性贪食随着治疗都可有改善，但研究认为两者是各自独立的两种疾病。约60%的患者共患焦虑障碍，包括广泛性焦虑障碍、惊恐障碍、强迫症、社交恐怖症和创伤后应激障碍。神经性贪食患者具有较高的终身滥用酒精和药物的风险。

【诊断】

对于患者有反复发作的暴食行为，且伴有因担心发胖而采取引吐、导泻、禁食、过度锻炼等方法消除暴食引起的发胖可能，应高度怀疑神经性贪食，可依据神经性贪食的诊断标准做出诊断。目前临床上常依据DSM-5对神经性贪食进行诊断，下面列出DSM-5中神经性贪食诊断标准并进一步说明其分期及分层标准。

1. 神经性贪食诊断标准

（1）反复发作的暴食。暴食发作以下列2项为特征：①在一段固定时间内进食（例如，在任意2小时内），食物量大于大多数人在相似时间段内和相似场合下的进食量；②发作时感到无法控制进食（例如，感觉不能停止进食或控制进食品种或进食数量）。

（2）反复出现不适当的代偿行为以预防体重增加，如自我引吐，滥用泻药、利尿剂或其他药物，禁食，或过度锻炼。

（3）暴食和不适当的代偿行为同时出现，在3个月内平均每周至少1次。

（4）自我评价过度地受身体体型和体重的影响。

（5）该障碍并非仅仅出现在神经性厌食的发作期。

2. 神经性贪食分期标准

（1）部分缓解　在先前符合神经性贪食的全部诊断标准之后，持续一段时间符合部分诊断标准。

（2）完全缓解　在先前符合神经性贪食的全部诊断标准之后，持续一段时间不符合任何诊断标准。

3. 神经性贪食分级标准

严重程度的最低水平基于不适当的代偿行为的频率（参见下文），严重程度的水平可以增加到反映其他症状和功能障碍的程度。

（1）轻度　每周平均有1~3次不适当的代偿行为的发作。

（2）中度　每周平均有4~7次不适当的代偿行为的发作。

（3）重度　每周平均有8~13次不适当的代偿行为的发作。

（4）极重度　每周平均有14次或更多不适当的代偿行为发作。

【鉴别诊断】

早期识别神经性贪食并给予适当的干预有助于改善结局。在诊断神经性贪食时，必须排除神经性疾病，例如癫痫、中枢神经系统肿瘤、Kleine-Levin综合征等。

本病共患精神障碍比例高，尤其是共患情感障碍、焦虑障碍、人格障碍，应注意鉴别。

神经性贪食的患者出现与无力和疲劳有关的显著低钠和低血容量，可能会导致怀疑Addison病、肾病或滥用利尿剂。

如果暴食每周1次或以上，时间超过3个月，但并不伴有补偿性的清除行为或过度运动，在DSM-5诊断分类中称为暴食障碍，这些患者常超重。他们很难诊断，没有清除行为，常拒绝称重，在肥胖人群中很常见。

【治疗】

治疗干预的目标是营养状况的恢复和正常进食行为模式的重建，改善由于营养不良引起的躯体和心理后遗症，打破持续进食障碍行为模式的恶性循环。远期目标是寻找和帮助解决与神经性贪食有关的心理、家庭、社会问题，以预防复发。神经性贪食的标准化治疗包括营养康复、心理治疗和药物治疗，也包括监测患者的躯体并发症。

在心理治疗中，认知行为疗法（cognitive behavioral therapy，CBT）效果优于其他心理治疗而作为首选，恢复正常的饮食模式是神经性贪食治疗的中心目标，早期治疗的重点是教育患者关于限制－暴饮暴食－清除周期的持久性。患有神经性贪食的患者如果全天都有规律地进食，就可以最大限度地减少通常在晚间经历的暴食冲动。减少暴食的数量和频率可以减少罪恶感和羞耻感，以及随之而来的负面自我评估。在 CBT 过程中，注重改变的是导致患者阵发性贪食和代偿行为的思维方式和感觉状态，重塑他们的饮食行为，对巩固疗效和预防复发有一定意义。与神经性厌食一样，在治疗中也常推荐小组治疗。应用 CBT 治疗后，73%~93% 的患者降低暴饮暴食，减少通过自我诱吐或滥用泻药、利尿剂等清除行为，改善身体形象。近些年，人际心理治疗（IPT）和辩证行为治疗（DBT）也证实对神经性贪食有效。

在心理行为治疗的同时，可采用药物治疗，药物治疗以抗抑郁药为主，不推荐抗抑郁药以外的药物。选择性 5- 羟色胺再摄取抑制剂氟西汀能明显减少暴食和呕吐次数，同时能改善焦虑、抑郁情绪，已被 FDA 批准用于成人神经性贪食。目前，美国 FDA 已批准氟西汀用于儿童青少年抑郁症和强迫症，因此氟西汀用于儿童神经性贪食是合理选择。对氟西汀无反应或不能耐受的成人暴食可选择抗癫痫药托吡酯，但儿童及青少年患者需谨慎使用（有报道托吡酯可引发青少年饮食障碍症状）。

目前，较为推荐的治疗是抗抑郁药合并认知行为治疗。

【预后】

神经性贪食是一个以多次发作和缓解为特征的慢性进食行为障碍，很多患者显示在短期心理治疗和（或）药物治疗后得到明显的改善，康复率也随着治疗时间而提高。但由于缺乏长期的追踪研究，所以对其结局和死亡率尚缺乏了解。一些来自临床的资料显示，临床严重的病例倾向于形成慢性病程，有 25%~35% 的患者可不经治疗而自行缓解；50%~90% 的患者经过治疗后症状缓解。病程越长，预后越差。

三、周期性呕吐综合征

周期性呕吐综合征（cyclic vomiting syndrome，CVS）是一种以周期性发作或反复发作严重恶心和呕吐为主要临床特征，而间歇期无任何症状，亦无器质性改变的一组慢性功能性胃肠道疾病。多见于儿童，也可见于成人。

【流行病学资料】

我国目前缺乏该病的流行病学资料。国外研究提示，该病儿童的患病率为 0.2%~6.2%，发病率（3~3.5）/10 万。哥伦比亚基于人口调查的研究提示，<1 岁的婴儿周期性呕吐综合征患病率为 3.8%，1~4 岁的儿童患病率为 6.1%。近来 Romano 等报道，儿童周期性呕吐综合征的患病率为 1.9%~2.3%，发病率为（1.7~2.7）/10 万。周期性呕吐综合征可在任何年龄起病，以儿童期发病最常见，平均发病年龄为 3.5~7.0 岁。

【病因及发病机制】

目前，周期性呕吐综合征的病因及发病机制仍不明确，认为与胃肠动力障碍、自主神经功能紊乱、下丘脑假说、偏头痛和遗传等因素有关，部分机制已作为治疗的依据。

1. 胃肠动力障碍 周期性呕吐综合征的症状与胃肠动力障碍有关。周期性呕吐综合征急性期患儿的胃电节律显著增快，胃电活动异常可能对周期性呕吐综合征发病有一定影响。有些周期性呕吐综合征患者的胃肠运动异常以胃排空延迟、胃肠动力减弱为主，胃动素受体兴奋剂红霉素对该病具有治疗作用，提示胃肠动力障碍可能与周期性呕吐综合征发病有关。

2. 自主神经功能紊乱 周期性呕吐综合征前驱期即表现一系列自主神经系统症状，如面色苍白、面红、疲倦、腹泻、多汗、血压升高、心悸等。研究发现，周期性呕吐综合征患儿的副交感胆碱能神经功能正常，交感神经节后胆碱能神经功能异常，并认为原发性交感神经功能障碍和交感神经支配优先于副交感神经可能是周期性呕吐综合征发病的重要病理机制。

3. 下丘脑假说 周期性呕吐综合征的自主神经系统症状和昼夜周期均提示其发病与下丘脑有关，

特别是与促肾上腺皮质激素释放因子有关。促肾上腺皮质激素可激活蓝斑区增加肾上腺素能张力，也可以刺激迷走运动背核的抑制运动神经元，从而抑制胃肠动力。生理和心理因素作为周期性呕吐综合征明确的触发因子，可引起机体的应激反应，使下丘脑释放促肾上腺皮质激素，通过激活下丘脑 - 垂体 - 肾上腺轴等途径导致恶心、呕吐。

4.偏头痛　周期性呕吐综合征与偏头痛在临床表现和生理病理上联系密切。周期性呕吐综合征与偏头痛在临床表现上均有刻板性、周期性和发作性的特点，发作时均可伴随面色苍白、恶心呕吐、食欲下降、头痛、畏光等不同程度的自主神经系统症状，且均有无症状期间。周期性呕吐综合征患者中偏头痛的患病率明显高于普通人群（22%：5%），并且发病年龄小和发作时伴有头痛的周期性呕吐综合征患儿偏头痛的发病风险更高。抗偏头痛药物（如三环类抗抑郁药、曲坦类等）对周期性呕吐综合征患者有明显疗效，进一步提示周期性呕吐综合征和偏头痛可能有共同的发病机制。

5.遗传因素　周期性呕吐综合征多数为散发，少数患者有明显的母系遗传特征，且周期性呕吐综合征患儿的母系遗传表现较成人患者明显。周期性呕吐综合征患者可存在线粒体 DNA 突变。线粒体 DNA 突变导致线粒体产能缺陷，其能量供给仅能满足日常需求，当周期性呕吐综合征患者在受到触发因子刺激后，因能量需求增加而供给相对不足可导致发作性呕吐，故线粒体 DNA 突变可能与周期性呕吐综合征有关。

6.其他　内源性大麻素增多及食物过敏等也被认为是周期性呕吐综合征的可能发病原因。

【临床表现】

周期性呕吐综合征以反复发作的剧烈恶心、呕吐为主要症状，发作以突发突止为特征，可伴有苍白、乏力、头痛等自主神经功能紊乱症状，严重时可伴有酮症和脱水。每次发作性质均与以前的发作类似。发作通常在每天的同一时间，持续时间相同，严重程度相同，症状也相同。成人发作的频率常较儿童少，但通常持续的时间更长，而且成人发作的诱因也不如儿童那么明显。通常可将周期性呕吐综合征分为前驱期、发作期、恢复期和无症状的间歇期四期。

1.前驱期　主要为自主神经功能障碍表现，如

恶心、出汗、乏力、苍白、腹痛、腹泻、血压升高等，类似于偏头痛发作前的先兆。此期常持续数分钟至数小时，预示着恶心和呕吐即将开始。一些患者在前驱早期服药可以阻止病情进展至发作期。然而也有些患者的发作是无先兆的，在早晨醒来后就开始呕吐。

2.呕吐期　患儿有较顽固的强烈恶心、呕吐，呕吐物中常伴有胆汁，67%~80% 的患儿在发作时有腹痛，也可有头痛、眩晕、腹泻、冷汗/潮热、唾液分泌增加、畏光、恐声，临床表现因人而异，一般为 1 小时至 10 天，平均为 2 天。周期性呕吐综合征发作具周期性（昼夜或年度周期），以昼夜周期最常见，高达 75% 的患者呕吐可能在夜间或清晨发生。

3.恢复期　患儿症状缓解并恢复正常的经口摄入饮食，此时患儿较虚弱，多需数天的安静休息。

4.发作间期　周期性呕吐综合征相关症状好转，恢复到基础的健康状态，可维持数周至数月。

有研究显示，至少有 75% 的周期性呕吐综合征患儿可找到触发因子，如心理压力、感染、运动、月经、睡眠不足、饥饿、令人愉快的事件（如生日、假期开始）或令人不愉快的事件（如丧亲）等。

【诊断】

对于患儿有周期性的、反复发作性的、无器质性疾病基础的呕吐，而在间歇期正常，应高度怀疑周期性呕吐综合征。目前，临床上常将周期性呕吐综合征归类于功能性胃肠道疾病，故周期性呕吐综合征的诊断多采用功能性胃肠病的罗马Ⅳ标准。下面列出罗马Ⅳ中周期性呕吐综合征诊断标准并进一步说明其分级标准。

1.周期性呕吐综合征诊断标准

（1）年龄 <4 岁儿童诊断标准

1）6 个月内有 ≥2 次的剧烈阵发性呕吐，伴或不伴干呕，每次持续数小时至数天。

2）每例患儿的发作呈模式化特征。

3）呕吐发作可间隔数周至数月，发作间期恢复到基础健康状态。

（2）年龄 ≥4 岁儿童诊断标准

1）6 个月内发生 ≥2 次的周期性剧烈恶心和阵发性呕吐，持续数小时至数天。

2）每例患儿的发作呈模式化特征。

3）呕吐发作可间隔数周至数月，发作间期恢

复到基础健康水平。

4）经过适当的医疗评估，患儿的症状不能归因于其他疾病。

2. 周期性呕吐综合征分级标准

（1）轻度　1年内发作 <4 次，发作间隔 >2 个月，症状持续时间 ≤2 天，发作期恢复快，不用急诊或住院治疗。

（2）中重度　1年内发作 ≥4 次。发作频率 >1 次 /（1~2）月，症状持续时间 >2 天，发作期恢复慢，需要急诊或住院治疗，或影响日常生活学习。

【鉴别诊断】

根据周期性的、反复发作性的、不能控制的、无器质性基础的呕吐，而在间歇期正常的特点，不难做出诊断。但初次的严重发作，通常必须排除可能引起呕吐的所有疾病，包括线粒体疾病（如 MELAS 综合征）、腹型偏头痛、中枢神经系统疾病、食物中毒、胃肠道疾病和其他急危重症。为此，通常需要进行详细的实验室检查，如头颅 CT 或 MRI、脑电图和胃肠道检查（如腹平片、胃镜、钡餐等），有时甚至需要进行脑脊液检查。不过周期性呕吐综合征患者的这些检查通常都是正常的。

【治疗】

主要目标是减少发作的频率和严重程度，提高生活质量，减轻对生长发育的影响。治疗方法主要有以下三个方面。

1. 一般支持治疗　在无症状期，最重要的是建立良好的生活方式，避免已知的诱发因素（如睡眠剥夺、特定的食物、压力、兴奋等），均能有效减少发作频率。例如，对于有不良睡眠习惯的患儿，避免熬夜及夜间使用电子产品。对于有明确不良心境的患儿，减少压力及心理干预，能有效减少由压力诱发的发作。经常锻炼身体，可以提高线粒体功能。呕吐发作期，应行补液维持体内酸碱、电解质平衡，尽量采取口服补液，必要时可静脉补液。同时可给予患儿 H_2 受体阻滞剂或质子泵抑制剂保护胃黏膜以及给予营养支持等治疗。病房应保持安静，减少声、光刺激，有利于患儿病情控制。

2. 终止性治疗　儿童发作间期的药物选择及疗程需要结合患儿的病情严重程度及治疗反应，制订个体化的用药方案。抗偏头痛药物舒马曲坦对周期性呕吐综合征发作时的症状控制有明显疗效。在呕吐严重时，也可用昂丹司琼（5- 羟色胺 3 受体阻断剂）止吐，同时使用苯二氮䓬类药物（如劳拉西泮）或抗组胺药物（如苯海拉明）效果更好。如患儿中存在顽固性呕吐、对于上述治疗效果欠佳者，可使用阿瑞匹坦（神经激肽 1 受体的选择性高亲和力拮抗剂，可用于化疗引起的恶心、呕吐）。

3. 预防性治疗　对于中、重度的周期性呕吐综合征患者，除了需要在发作间期改善生活方式外，预防性药物治疗必不可少。目前推荐单药治疗，从最小剂量起始，根据症状缓解程度调整药物剂量。若一线药物治疗失败，可选择二线药物治疗或联合用药治疗。临床上主要用于预防周期性呕吐发作的药物有三环类抗抑郁药（如阿米替林）、抗组胺药（如赛庚啶）、β 受体阻滞剂（如普萘洛尔）、神经激肽 1 受体拮抗剂（如阿瑞匹坦）及抗癫痫药（如托吡酯）等，其中一线用药为阿米替林和赛庚啶。NASPGHAN 标准推荐，≤5 岁儿童服用赛庚啶，>5 岁者服用阿米替林。线粒体补充剂如辅酶 Q10、左旋肉碱及维生素 B_2 预防周期性呕吐发作也有效，为治疗周期性呕吐的辅助用药，一般分别与阿米替林、赛庚啶联用。

【预后及预防】

儿童周期性呕吐综合征病程较长，平均病程 2.5~5.5 年。大部分患儿在青少年时期好转，病情缓解平均年龄约为 10 岁，但有 20%~40% 的患儿可能发展为真正的偏头痛，少数患儿症状可持续到成人时期。

患儿和家属对诱发周期性呕吐综合征发作的因素了解越多，对引起发病的原因了解越多，避免将来再次发作的可能性也就越大。在无症状期，建立良好的生活方式可有效减少周期性呕吐发作频率，起到极大的预防作用。一项研究显示，单独改善生活方式可减少 70% 患者的发作频率。患儿及其家庭成员需寻找、识别和避免触发因素，如睡眠不足、心情不好、劳累、感染、饥饿、长时间空腹及食用易诱发周期性呕吐发作的食物（如巧克力、奶酪）等。患者最好在心理医生帮助下，接受行为认知治疗。可参加适量锻炼，尽量放松心情，释放压力，正确认识疾病及周围的人和事，避免焦虑、抑郁等情绪。对于发作频繁、症状严重、持续时间较长的患者可考虑在间歇期或前驱期给予药物治疗以预防发作。

四、反刍障碍

反刍障碍（rumination disorder，RD）是一种少见的进食行为障碍。特征是反复出现食物反流及再咀嚼部分已消化的食物，导致体重减轻或体重不增，而不伴恶心、干呕或相关的胃肠道疾病（如胃食管反流），亦不伴有全身性疾病（如食管裂孔疝）。

【流行病学资料】

反刍障碍可见于各个年龄段，以女性多见。3~6月龄婴儿常存在反刍，常可自行缓解。哥伦比亚一项针对1231名0~48个月儿童的横断面研究发现反刍障碍患病率为4.7%。斯里兰卡一项针对2161名青少年问卷调查显示5.1%符合反刍障碍临床标准。在智力障碍患者中，反刍障碍发病率可达6%~10%。在神经性贪食患者中约20%可出现反刍障碍。

反刍可分为心因性反刍和自我刺激性反刍两种类型。心因性反刍很少见，主要发生在3~14月龄的男性婴儿。在发育性障碍（如孤独症、智力障碍和脑瘫）患者中时常出现自我刺激型反刍。

【病因及发病机制】

反刍障碍的病因尚不明确，目前学者们认为反刍障碍与环境因素、器质性因素、遗传因素以及精神心理因素等相关。

1.不利的心理 社会环境最常见的环境因素是不正常的母婴关系，婴儿缺乏刺激、被忽视，导致婴儿在刺激不足的环境下去寻求内部的满足，或在一个刺激过多的环境中作为一种逃避的手段。反刍的发作和维持也常与无聊、缺乏消遣、慢性的家庭关系不和谐和母亲的病理心理有关。

2.基于学习的理论 学习理论认为，随着阳性强化，问题行为会增加，例如由反刍产生的愉快感觉或者在反刍后得到其他人的注意增多（自我刺激型），反刍行为增加。反刍也可以由于阴性强化如反刍时一个令人讨厌的事情（如焦虑）被解决，而维持下来。

3.器质性因素 引起反刍障碍的确切器质性发病因素尚不清楚。但一些临床研究提示反刍障碍可能存在器质性问题，如胃十二指肠测压发现反刍患者可出现代表反刍事件的特征性尖峰；在腹壁肌电图记录中，餐后腹壁激活与反流事件和患者症状相关；使用餐后食管HRIM的研究表明，胃压超过30 mmHg与反刍发生相关，并可据此将反刍患者与胃食管反流病患者区分开来。然而这些研究的临床意义尚不能确定，需要后续研究进一步明确这些发现与反刍综合征的因果关系。

4.遗传因素 虽然已有家庭中多个成员发生反刍的报道，但是尚缺乏反刍与遗传有关的强有力证据。

5.其他身体的原因 包括食管或胃末端的扩张、消化管上部括约肌的过度活动、贲门痉挛、幽门痉挛、胃酸过多、咀嚼不足、病理性的反流、吸吮手指或手等。

【临床表现】

典型的反刍常发生在进餐后几分钟内，可持续几小时，几乎每天餐后均可发生。患病的婴儿常用抚慰器或手指频繁导致反流，反流常毫不费力，有的患儿可表现出轻微的作呕动作，极少伴有强有力的腹部收缩或干呕，且患儿并不厌恶口中的呕吐物，而表现出得到满足和愉快的表情。反刍常因反流液弄脏患儿及周围的环境被养护者发现，患儿的下颌、颈部和衣服上部被发现有呕吐物。反复的反流导致营养物质丢失，可出现脱水、电解质紊乱、营养不良及生长发育迟缓等。患儿体重下降或体重不增是本病的特征，有的患者可出现口臭、消化不良、龋齿、嘴唇慢性流血和皲裂等。如果呕吐物吸入气管，则可导致反复的支气管炎或肺炎、反流性喉痉挛、支气管痉挛和（或）哮喘及食管上皮的癌前病变，而食管上皮的癌前病变可能导致慢性反流。

【诊断】

在已建立正常的消化功能至少1个月后，反复出现食物反流及再咀嚼部分已消化的食物，导致体重减轻或体重不增，而不伴恶心、干呕或相关的胃肠道疾病和全身性疾病，则可做出诊断。目前，临床上常依据DSM-5对反刍障碍进行诊断。下面列出DSM-5中反刍障碍诊断标准并进一步说明其分期标准。反刍障碍诊断标准如下。

1.反复反流食物至少1个月。反流的食物可能会被再咀嚼、再吞咽或吐出。

2.反复的反流不能归因于有关的消化道疾病或

其他躯体情况（如胃食管反流、幽门狭窄）。

3.这种进食行为障碍不仅仅出现在神经性厌食、神经性贪食、暴食障碍或回避性限制性摄食障碍的病程中。

4.如果症状出现在其他精神障碍的背景下，如智力障碍（智力发育障碍）或其他神经发育障碍，则反刍症状要严重到需要额外临床关注的情况下，才能做出反刍障碍的诊断。

【鉴别诊断】

在做出诊断之前，必须首先排除胃肠道的先天畸形。钡餐有助于发现裂孔疝、食管闭锁、狭窄、贲门失弛缓症或松弛。为诊断其他肠道疾病如十二指肠溃疡，需要对上消化道进行连续跟踪或胃镜检查。重复的测压法有助于反刍障碍的诊断，但当临床表现很典型时，并不需要测压法或内镜检查。24小时食管 pH 监测对诊断胃食管反流非常有用。食管炎是胃食管反流和与进食行为障碍有关的自我诱发的呕吐常见的表现，也可能在反刍障碍中出现。

反刍障碍有时与 Sandifer 综合征有关，患者有反流、食管炎、缺铁性贫血、呕吐和特征性的头、颈和肩姿势（"公鸡头"）。长期存在的反流性食管炎可以发生上皮的癌前病变（Barrett 上皮或食管上皮），可能出现慢性反流。

【治疗】

治疗目标：减少发作的频率和严重程度，治疗并发症，减轻相关精神病理症状，预防复发。治疗方法主要为以下三方面。

1.横膈膜呼吸　横膈膜呼吸已经成为反刍综合征的主要治疗方法，但儿童患儿存在复发率相对较高，无症状期持续时间较短的问题。横膈膜呼吸的主要作用是它对腹壁收缩产生竞争性反应，抵消了胃内压力的增加，也增加了食管 - 胃交界处的压力，导致反刍发作的显著减少。横膈膜呼吸的练习方法：呼吸时将一只手放在胸部，另一只手放在腹部，确保腹部的手随着呼吸移动，而胸部的手位置保持不变。每次呼吸通过鼻腔吸气，口腔呼气，吸气和呼气的过程应该缓慢而完整，没有任何突然加速现象和间断。建议每餐后进行 15 分钟的横膈膜呼吸，呼吸频率每分钟 6~8 次，如果反刍的感觉仍然存在，可延长横膈膜呼吸时间。其他产生竞争

性反应的技术（例如，咀嚼或吮吸硬糖或薄荷糖）已在个别患者中报道可有效减少反刍发作。在某种程度上，压力是反刍的加剧因素，横膈膜呼吸也可以通过诱导放松反应来进一步减少反刍的发作。其他常用的解决焦虑的方法，如认知行为疗法或催眠等，经常与横膈膜呼吸联合治疗反刍。

2.药物治疗　药物治疗很少单独用于反刍综合征，大多数与其他治疗方式联合使用。药物治疗主要作用是增强胃调节、排空或降低食管括约肌功能。巴氯芬可增加食管下括约肌压力，减少短暂的食管下段松弛，减少反流发作。有报道提示，巴氯芬可有效减轻儿童胃食管反流，因此该药物可考虑用于治疗儿童和青少年的反刍。

3.手术治疗　对积极的医学、精神和行为治疗反应不佳的患者，可考虑进行抗反流的外科治疗（胃食管胃底折叠术），手术可能使反刍停止，但既不能消除引起反刍的心理行为问题也不能改善反刍引起的其他相关症状，所以建议避免用手术来治疗反刍综合征。

【预防】

心因性反刍障碍的预防需要及时识别高危的母婴关系及母婴之间和家庭压力的来源，从而给予适当的处理措施。正常的育儿照护和健康的母婴关系可以降低反刍的发生率。对于存在极度负性的养育环境或母爱剥夺的情况下，尽可能将婴儿带离家庭或提供其他的照护者。

感觉（视觉、听觉）剥夺、发育性障碍和严重情绪问题是反刍障碍的高危因素。当儿童早期出现反刍症状时，需要通过多种方法尽力识别儿童是否存在病理性心理表现。如果存在，需要与患儿父母一起共同增加对患儿的照护，矫正反刍行为，改变生存环境和消除引起问题的原因。

必须努力去辨别和告知任何潜在的病理心理。当有指征时，与父母共同增加对患儿的刺激，矫正反刍行为，改变生存环境和引起问题的因素。

【预后】

有些反刍会自然缓解，患儿重新正常进食而不需要治疗，但对于其他病例，则必须进行治疗。在反刍患者中，反刍是引起 5%~10% 的患者死亡的主要原因。

（池　霞）

第六节 注意缺陷多动障碍

注意缺陷多动障碍（attention deficit hyperactivity disorder，ADHD）是一种起病于儿童期的慢性神经发育障碍，也是儿童心理行为门诊、儿童发育行为门诊最常见的疾病之一，其主要特征是与发育水平不相称的注意缺陷，不分场合的多动、冲动，且显著影响患儿的生活、学业、社交和家庭等功能。

早在 19 世纪，医学文献上就已有类似 ADHD 的记载。1902 年，Still 首次对 ADHD 的临床特征进行了系统的描述，认为症状主要由于行为意志控制方面存在缺陷所致。直至 20 世纪 70 年代，Douglas 提出这类儿童主要问题是注意保持和冲动控制的缺陷。注意缺陷开始引起了人们的关注，并且发现多动更多出现在需要保持安静或作业时，而不是出现在自由活动时。1983 年，Douglas 将本病的基本缺陷归于注意唤起调节和抑制性控制的缺乏。进一步的研究又发现，活动过度也是该症的主要特征。所以，1987 年的 DSM-3-R 改称为"注意缺陷多动障碍"，并分为注意障碍和注意障碍伴多动两型。至 1994 年，DSM-4 将其分为多动/注意缺陷混合型、注意缺陷为主型和多动/冲动为主型。我国 2001 年的 CCMD-3 称为多动与注意缺陷障碍（儿童多动症）。2013 年颁布的 DSM-5 仍称为 ADHD，但对 ADHD 不再具体分型，将"亚型"改为"表现"，以强调症状群可以随着患者的发展和成熟而变化。2018 年，WHO 的《国际疾病分类》（ICD-11）将 ADHD 作为一个正式的诊断类别。

【流行病学资料】

研究发现，几乎在所有文化背景不同的国家和地区均有 ADHD 发生，目前全球儿童的患病率约为 7.2%，60%~80% 可持续至青少年期，50.9% 持续至成年。我国儿童、青少年 ADHD 的患病率约为 6.4%（95% 置信区间为 6.2%~7.0%）。男童发病率明显高于女童。ADHD 症状多在学龄前出现，到 9 岁尤为突显，随着年龄的增加，共患其他精神疾病的比例明显增加，约 65% 的 ADHD 儿童共患一种或多种其他发育障碍、精神心理障碍或躯体疾病。

【病因及发病机制】

目前大多数学者认为 ADHD 是遗传易感性和环境交互作用共同导致的一种异质性疾病综合征。

1. 遗传因素 近年来，学者们对 ADHD 的病因进行了众多的分析，发现遗传因素在 ADHD 的发病中起重要作用，遗传度为 70%~80%。研究主要集中在以下几个方面。

家系研究发现，ADHD 具有家庭聚集性。如果一个儿童患有 ADHD，那么其直系或旁系家庭成员的 1/3 也可能患有 ADHD。如果一个患 ADHD 的儿童成年后仍有 ADHD，那么他的下一代患 ADHD 的概率超过 50%。ADHD 一级亲属患 ADHD 的概率是总体人群的 5~6 倍。二级亲属患 ADHD 的风险度约为 1.7%。双生子的研究表明，ADHD 的遗传率为 0.8 或更高。大样本的双生子研究发现，同卵双生子 ADHD 的同病率是 65%，而异卵双生子的同病率则仅为 30%。同时双生子的研究还发现，ADHD 的症状越严重，遗传的影响越大。

2. 环境因素 母亲在孕期和围产期直接和间接吸烟、饮酒、感染、中毒、营养不良、服药、产前应激、胎儿宫内窘迫、出生时脑损伤、出生窒息、低出生体重等；铅、双酚 A 等环境暴露；有资料表明，家庭和社会提供教育方式不足、双亲的养育方式不当可能增加儿童发生 ADHD 的概率。儿童的控制行为主要从与他人的交往中模仿习得，若父母自身有精神或行为问题，必将影响儿童的行为控制。有研究发现，家庭的经济地位和家长的养育方式对 ADHD 的主要症状虽不是主要影响，但对继发症状如攻击行为、冲动破坏等的发生则有一定的影响。

3. 遗传和环境的交互作用 近年来，ADHD 的表观遗传学研究发现，ADHD 的遗传性不仅包括基因的影响，而且也包括基因和环境之间相互作用。例如，DNA 甲基化已经成为潜在介导遗传和环境影响的机制。越来越多的证据表明，ADHD 是基因与环境相互作用的结果，早期暴露于不良的环境可以导致 ADHD 的发病率增高，而这个过程的主要机制由表观遗传学介导。也许，正是因为 ADHD 具有复杂的表型、多基因的基因型以及基因与环境之间的相互作用，才使得众多有关 ADHD 行为和分子遗传学之间的研究结果不一致。目前较为公认的观点认为，ADHD 是遗传与环境共同作用所导致的复杂性疾病。

4. 神经生物学因素 ADHD 儿童存在广泛但细微的脑灰质、白质结构和功能网络异常。全脑皮层成熟较正常儿童落后 3~5 年。脑结构的异常更多见于皮层表面积的减少，包括额叶、颞叶和扣带回表面积的减少，特别是在儿童青少年较成人明显。ADHD的神经递质也存在异常，特别是多巴胺（DA）、去甲肾上腺（NE）的异常。DA过高：导致运动活动增加，攻击性、外向行为、犒赏性冲动增加；NE过低：注意力不集中、条件反射差，自我控制性差，情绪低落，缺乏兴趣。在脑网络组织方面，患儿表现为与执行功能和注意相关的额顶网络和腹侧注意网络低激活，默认网络和感觉运动网络高激活。任务相关的正激活减少、负激活增强是ADHD最一致的脑功能异常发现。

5.神经心理缺陷   大量的神经心理学研究发现，ADHD儿童在持续性注意、执行功能、记忆和学习等认知方面均存在不同程度的缺陷。现大多数学者认为，由前额皮层调控的执行功能缺陷是ADHD儿童的核心缺陷。ADHD儿童存在反应抑制、工作记忆、认知灵活性、组织计划、时间管理、情绪控制、任务启动等多项执行功能的缺陷。

【临床表现】

ADHD的核心症状是注意缺陷、多动和冲动，同时伴有学习或社交等单一或多个功能缺陷。不同年龄段的ADHD的症状也有很大差异，症状的演变是渐进和持续的。在3~4岁更多表现为多动、冲动，5~8岁时通常出现注意力不集中和多动、冲动，随着年龄增长学习困难逐渐明显，由于学业受损导致产生自卑，而多动和冲动则导致被同学边缘化从而影响患儿的社交功能，长期会导致患儿逐渐产生情绪问题进而出现情绪障碍等，最终影响儿童的学业和将来的职业成就。

1.注意缺陷   有学者认为，ADHD的核心缺陷是注意缺陷，并由此造成患儿不能有效学习。根据心理学的观点，注意可分为有意注意和无意注意两种。前者是指有预定目的、要做一定努力的注意，受人的意志自觉调节和支配。后者则是一种没有预定目的，也不需要做主观意志努力的注意。ADHD儿童的注意缺陷主要是有意注意的缺陷，注意力集中时间短暂，注意力维持的时间明显短于同龄儿童，注意范围狭窄，不善于分配注意。表现在学习时或做其他需要花费精力的事情时，难以保持注意力，容易走神、发呆；注意力不集中，说话时心不在焉，容易出现听而不闻、答非所问的情况；经常粗心大意，不注意细节，容易看漏或看错题目，容易出现粗心所致的错误；做事拖拉，不能按照指示或在规定的时间内完成任务，没有时间概念；做事情没有条理；容易丢三落四、虎头蛇尾、容易忘事。

有些儿童或对一些特别感兴趣的事物可产生较强的动机，使得注意力集中的时间可能会长些，如阅读喜欢的书或者在搭积木游戏等活动时可能会有所专注，不能因此而排除ADHD的诊断。

2.多动   表现为与年龄不相称的活动过多。这种活动过多有不分场合、无明确目的性的特点。表现为上课时好动，坐不住，下座位；上课时小动作多，手脚不停；摇桌晃椅，东倒西歪；东张西望；交头接耳；喜欢撩人，常与同学发生冲突矛盾；常不能静下心写作业；话多；屡教不改，没有目的；精力旺盛、一刻不停、不知疲倦。部分儿童的过度活动在婴儿期就出现，表现为易兴奋、好哭闹、睡眠差、喂食困难，属于"气质难养育型"居多。平时手脚动个不停，显得格外活泼，常过早地从摇篮或小床往外爬。开始走路时，往往以跑代步，经常从一个房间跑到另一个房间，凡能触摸到的东西都要用手触弄一下，好翻箱倒柜、喧闹捣乱，常将家里搞得乱七八糟，而且玩耍缺乏耐心，好破坏。

3.冲动   主要是在信息不充分的情况下引发的快速、不精确的行为反应。主要表现为冲动、任性；脾气急，易激惹，易怒；情绪不稳定；动手快，自控能力差，有攻击性行为；对挫折的耐受能力低；常对刺激反应过度；做事欠考虑、行为冲动、不顾后果；与同伴相处困难；同伴合作性差；难以等待，没有耐心，插队；抢答、插嘴，经常干扰他人的活动。

4.学习困难   一般而言，ADHD儿童的智力水平大都正常，极少数儿童得分处于临界水平，可能与测试时注意力不集中有关。ADHD儿童常出现学习困难主要与注意力分散，不能集中精力掌握到原本能完全学好、学会的知识有关。ADHD儿童的学习困难常有波动性，在家长和老师的督促下和药物的帮助下，成绩可能提高，稍微松懈，成绩又有下降，成绩很不稳定，相差悬殊。常随着年级的增高，学习困难逐渐明显。也有部分ADHD儿童合并特定性学习障碍。

5.社交问题   约一半以上的ADHD儿童有社交问题，表现为不受同龄小朋友欢迎，在学校没有什么朋友，这除了与他们在与小朋友的交往中常以自我为中心、喜对别人发号施令、干扰别人的游戏以及冲动任性的行为特征有关外，也与他们的社交技能不足以及语言表达能力较差有关。

6.其他　ADHD儿童大多没有神经系统的异常，但也有一部分ADHD儿童存在知觉活动障碍。如他们在临摹图画时，往往分不清主次，分不清图形的组合，也不能将图形中各部分综合成一体。另有一些ADHD儿童会将"b"看成"d"，将"6"看成"9"等。一部分ADHD儿童会出现手指精细协调运动障碍，翻掌、对指运动不灵活，扣纽扣、绑鞋带动作笨拙等"神经系统软体征"。另外，ADHD儿童常自我评价过低、无自尊心、自信心差，这与他们在生活、学习和社交方面经常遭受挫折，以及经常得到家长和老师的负性评价有关。

【共患病】

研究发现，65%以上的ADHD儿童同时共患一种或多种其他发育障碍、精神障碍或躯体疾病。共患病的存在不仅是影响ADHD儿童预后的主要原因，同时也是影响ADHD治疗效果的主要原因，现越来越受到重视。

1.破坏性行为障碍（disruptive behavior disorders，DBD）　包括对立-违抗性障碍（oppositional defiant disorder，ODD）和品行障碍（conduct disorder，CD）。对立-违抗性障碍和品行障碍是ADHD常见的共患病，共患率为27%~55%。对立-违抗性障碍以对抗、消极、易激惹及敌对的行为为主要临床特征，多见于学龄期儿童，患病率为3.6%。持续的对立-违抗性障碍往往发展为品行障碍。品行障碍是指在儿童青少年期反复、持续出现攻击性和反社会性行为，可表现为躯体攻击或言语攻击，破坏他人或公共财物，故意违抗和不服从他人，说谎，偷窃，逃学或离家出走，纵火，吸毒，虐待等。有研究发现，共患对立-违抗性障碍儿童较单纯的ADHD儿童更易出现学校表现不良，但较共患品行障碍儿童少。对立-违抗性障碍早期伴有ADHD的预后较不伴有ADHD者预后差，对立-违抗性障碍伴有ADHD预示着较早的、更久的和更严重的品行障碍。品行障碍不仅影响儿童本身的学习和社会化功能，还损害他人或公共的利益。约40%的品行障碍儿童成年后发展为反社会人格障碍。ADHD共患品行障碍儿童长期预后差，成年期易出现反社会行为、物质滥用和攻击性行为。

2.抽动障碍　大约20%的ADHD共患抽动障碍。关于ADHD共患抽动障碍还是抽动障碍共患ADHD，目前存在不同的观点。有学者认为虽然ADHD中有很多患儿有抽动，但是抽动症状对ADHD的结局和转归的影响非常有限。有学者认为对于抽动障碍共患ADHD是一种独立的疾病。亦有学者认为抽动障碍共患ADHD和ADHD都是抽动障碍致病基因的不同表型。目前多数学者都认为，ADHD是抽动障碍出现更多其他严重并发症和预后不良的重要因素。

3.抑郁障碍　儿童抑郁障碍主要表现为情绪低落、悲伤或易怒，对日常活动失去兴趣或无愉快感。其他症状和体征包括生理功能的障碍，如食欲减退和体重下降、不正常的睡眠方式（早醒、失眠或睡眠过多）、疲劳、思考能力下降、感觉无用、内疚等。严重者伴有精神病样症状，如幻听、幻觉，甚至自杀。在许多ADHD儿童中，可见到不同程度的抑郁，尤其是10岁以上的儿童。ADHD与单相抑郁障碍的共患率为3%~38%，而且随着年龄的增加，共患抑郁障碍的概率增加。有学者认为，ADHD和抑郁障碍具有共同的遗传联系。共患抑郁障碍者社会心理功能低下，住院率增高，人际关系和家庭功能损害增加。ADHD共患抑郁障碍预示预后不良。

4.焦虑障碍　儿童焦虑障碍是一组以过分焦虑、担心为主要体验的情绪障碍，包括分离性焦虑障碍、广泛性焦虑障碍、强迫症和社交恐怖症。ADHD儿童患焦虑障碍的比例较一般儿童高2倍，约1/3的ADHD儿童共患焦虑障碍。共患焦虑障碍儿童的多动和冲动症状较单纯的ADHD儿童轻，对中枢兴奋剂的反应也不佳，仅有30%共患焦虑障碍的儿童对中枢兴奋剂有效。ADHD共患焦虑障碍的预后较单纯的ADHD和单纯的焦虑障碍差。

5.特定学习障碍　特定学习障碍是指在智力正常、同等教育条件下，在阅读、书写及计算等方面存在的一种或几种学习技能的获得与发展障碍的一组异质性综合征。特定性学习技能障碍主要表现为三个方面的异常，即阅读障碍、书写表达障碍和数学障碍。ADHD患儿共患阅读障碍比例最高（15%~50%），多见于ADHD注意缺陷型和混合型。共患特定学习障碍儿童需要特殊的教育帮助。

由于ADHD症状的非特异性，缺乏具有鉴别意义的病因学或病理学改变，辅助诊断的客观体征和实验室资料少，ADHD诊断仍主要依据临床诊断，所以必须综合病史、临床观察、躯体和神经系统检查、行为评定量表、心理测验和必要的实验室检查，同时参考儿童的年龄、性别因素，才能得到一个准确的诊断。

【评估方法】

1. 采集病史　由与孩子关系密切的家长和教师提供一个正确、完整的病史，包括完整的现病史（就诊原因、主要行为问题、环境适应问题等）、个人史（出生史、生长发育史、生活史）、既往史（既往神经系统疾病、抽搐、精神疾病）、家族史（父母健康状况、性格特点、家族中是否有类似情况）等。其中还需了解儿童的家庭养育情况和社会功能，如学业水平、人际交往等。还需注意母亲妊娠期有无吸烟、酗酒史，胎动情况，围生期有无产伤，产程是否延长，出生有无窒息等。采集病史应尽可能多地向养育者、教师了解儿童在不同场景和不同活动或任务中的表现。

2. 体格检查　神经系统检查，主要包括肌张力、协调和共济运动、触觉辨别、生理反射以及病理反射；生长发育情况；营养状况；听力和视力情况；精神检查。

3. 行为观察和临床会谈　通过观察患儿在诊室的行为表现，以及与患儿有目的地交谈，了解患儿精神状态、心理状况、语言能力、认知水平，情绪和社会行为。

4. 评估量表

ADHD 症状评估量表：ADHD 诊断量表父母版、Vanderbilt 父母及教师评定量表、SNAP-Ⅳ 父母及教师评定量表、Conners 量表、ADHD-RS 量表、ADHD 评估量表（BCH）。

功能评估量表：Weiss 功能缺陷量表、Stroop 测试、威斯康辛卡片测试、BRIEF 量表、持续性操作测验（CPT）、H-R 成套神经心理测验。

共患病量表：智力测验，常用中国修订的韦氏学龄前儿童智力量表（WIPPS-CRR）和韦氏学龄儿童智力量表（WISC-CR）。

学习成就和语言能力测验：国外常用广泛成就测验（WRAT）和伊利诺斯语言发育测验（ITPA），通过该类测验发现 ADHD 儿童常有学习成绩低下或语言方面的问题。Achenbach 儿童行为量表（Child behavior checklist，CBCL）、长处与困难问卷（Strengths and Difficulties Questionnaire，SDQ）、Rutter 儿童行为问卷。

【诊断标准】

DSM-5 关于 ADHD 诊断的症状标准条目增加了注释和举例说明。符合下述 5 条可以诊断 ADHD。

1. 持续存在的影响发育和功能的注意缺陷和（或）多动冲动，特点如下。

（1）注意缺陷　具有下列 6 条或更多的症状持续至少 6 个月，且达到了与发育水平不相符的程度，并直接对社会和学业职业活动产生负面影响。

这些症状不是对立行为、违拗、敌意的表现，或不能理解任务或指令。年龄较大（17 岁及以上）的青少年和成人，至少需要符合下列症状中的 5 项：

1）经常不能密切关注细节，或者在作业、工作或其他活动中犯粗心大意的错误（如忽视或遗漏细节，工作不精确）。

2）在任务或游戏中经常难以维持注意力（如在听课、对话或长时间阅读时难以维持注意力）。

3）当别人对其直接讲话时，经常看起来没有在听（如即使在没有任何明显干扰的情况下，也会显得心不在焉）。

4）经常不遵循指示以致无法完成作业、家务或工作中的任务（如可以开始执行任务但很快就失去注意力，容易分神）。

5）经常难以组织任务和活动（如难以管理有条理的任务，难以把材料和物品放得整整齐齐，凌乱，工作没头绪，时间管理不良，不能遵守截止日期）。

6）经常回避、延误或不情愿从事那些需要精神上持续努力的任务（如学校作业或家庭作业，对于年龄较大的青少年和成人则为准备报告、完成表格或阅读冗长的文章）。

7）经常丢失任务或活动所需的物品（如学校的资料、铅笔、书、文具、钱包、钥匙、文件、眼镜、手机）。

8）经常容易被外界的刺激分神（对于年龄较大的青少年和成人，可能包括不相关的想法）。

9）经常在日常生活中忘记事情（如做家务、外出办事，对于年龄较大的青少年和成人则为回电话、付账单、约会）。

（2）多动和冲动　具有下列 6 条或更多的症状，持续至少 6 个月，且达到了与发育水平不相符的程度，并直接影响社会和学业、职业活动。

这些症状不是对立行为、违拗、敌意的表现，或不能理解任务或指令。年龄较大（17岁及以上）的青少年和成人，至少需要符合下列症状中的5项：

1）经常手脚动个不停或在座位上扭动。

2）当被期待坐在座位上时却经常离座（例如，离开所在的教室、办公室或其他工作的场所，或在其他情况下需要保持原地的位置）。

3）经常在不适当的场合跑来跑去或爬上爬下（对于青少年或成人，可以仅限于感到坐立安）。

4）经常无法安静地玩耍或从事休闲活动。

5）经常"忙个不停"，好像"被发动机驱动着"（如在餐厅、会议中无法长时间保持不动或觉得不舒服，可能被他人感受为坐立不安或难以跟上）。

6）经常讲话过多。

7）经常在提问还没有讲完之前就把答案脱口而出（如接别人的话，不能等待交谈的顺序）。

8）经常难以等待轮到他（如在排队等待时）。

9）经常打断或侵扰他人（如插入别人的对话、游戏或活动，没有询问或未经允许就开始使用他人的东西，对于青少年和成人，可能是侵扰或接管他人正在做的事情）。

2.多项注意缺陷或多动冲动的症状在12岁之前就已存在。

3.多项注意缺陷或多动冲动的症状存在于2个或更多的场合（如在家里、学校或工作中，与朋友或亲属互动中，在其他场合）。

4.上述症状明确造成社交、学业或职业功能上的损害。

5.上述症状不是由于精神分裂或其他精神障碍导致，也不能用其他心理障碍解释（如心境障碍、焦虑障碍、分离障碍、人格障碍、物质中毒或撤退）。

在DSM-5中对疾病严重程度进行了界定。轻度：存在非常少的超出诊断所需的症状，且症状导致社交或职业功能方面的轻微损害。中度：症状或功能损害介于"轻度"和"重度"之间。重度：存在非常多的超出诊断所需的症状，或存在若干特别严重的症状，或导致明显的社交或职业功能方面的损害。

在DSM-5中对疾病进展也给了说明。部分缓解：先前符合全部诊断标准，但在过去6个月内不符合全部诊断标准，且症状依然导致社交、学业或职业功能方面的损害。

【鉴别诊断】

1.正常儿童的多动　一般发生在3~6岁儿童，男童多见，也表现为好动和注意集中时间短暂。但是这些小儿的多动常由于外界无关刺激过多、疲劳、学习目的不明确、注意缺乏训练、不善于正当转移、平时未养成有规律的生活习惯所致，而且这些儿童没有社会功能受损，学习成绩和与小朋友交往均正常。他们的多动常在环境允许的场合，在不允许的场合常能够有效地控制自己，而且他们的多动是有目的性的。

2.适应障碍　严重的生活应激事件如父母离异、亲人患病或死亡、家庭搬迁、转校等，均可造成孩子的适应障碍，可表现为多动、注意力不集中，但适应障碍的病程通常在6个月以内，而且常发生在6岁以后。

3.品行障碍　这类儿童表现出明显的违反与年龄相应的社会规范或道德标准的行为，损害个人或公共利益，有较强的攻击性行为特征，单纯的品行障碍儿童没有注意缺陷、多动不宁等表现，智力正常。但临床上ADHD可与品行障碍共病。

4.智力障碍　智力障碍患儿经常伴有多动、注意力不集中，但详细了解其生长发育史，会发现患儿有语言、运动发育迟缓，智力测验有助于鉴别。智力障碍者IQ常在70以下，表现为整体智力下降，社会适应能力也普遍低下。而ADHD儿童的IQ大多正常，极少数在临界水平。

5.儿童孤独症谱系障碍　多数孤独症谱系障碍患儿存在多动、注意力不集中，容易误诊为单纯的ADHD。但孤独症谱系障碍常以社交障碍、兴趣狭窄和重复刻板行为为主要特征，通过详细询问病史和与患儿交谈不难鉴别。孤独症谱系障碍共患ADHD的比率较高，30%~80%的孤独症谱系障碍患儿共患ADHD。

6.抽动障碍　常伴有ADHD，但主要表现为不自主、间歇性、快速、多次重复的抽动，包括发音器官、不同部位肌肉的抽动，症状奇特，不难鉴别。

7.对立-违抗性障碍　对立-违抗性障碍儿童主要表现为不合作、挑战权威、易怒等，不仅会有冲动控制的问题，还会有挑衅，故意敌对等问题的出现。ADHD儿童虽然也存在容易发脾气、不服从指令等行为，但不是本病的典型症状。

8.**特定学习障碍** 特定学习障碍儿童的问题一般出现在与学习相关的情境下，且表现在具体的学习技能发展障碍，如阅读障碍、书写表达障碍或者数学障碍，随着学习难度和技能要求的逐年提高，学习问题愈加凸显。ADHD 的症状具有普遍性，不光在学习情境下，在其他任务、多种场合下也依然存在，学习技能、成绩往往是普遍落后，且与家长老师的督促以及行为干预有密切关系。

【治疗】

ADHD 的治疗主要包括药物治疗和非药物治疗，美国儿科学会、英国国家卫生与临床优化研究所发布的指南以及我国 2023 年发布的 ADHD 诊疗专家共识，都将基于循证依据的家庭行为干预和（或）课堂干预作为 4~6 岁的 ADHD 患儿的一线治疗方法，6~12 岁儿童药物治疗作为一线治疗，同时与非药物治疗相结合。若 4 岁以下儿童存在 ADHD 样症状且合并实质性损害，建议其父母接受父母行为管理培训。ADHD 是作为一类慢性疾病，需要慢病综合管理。

1.**非药物治疗**

（1）针对父母（或主要照养者）的行为管理培训 父母培训通常是学习更有效的方法来应对和管理孩子 ADHD 症状的必要条件。最有效的父母行为管理培训项目始终如一地增加积极的亲子互动和情感沟通技巧，提高育儿一致性的策略，并要求父母在培训课程中进行练习。比如 Triple P 计划、亲子互动疗法（PCTI）、新森林育儿计划。

（2）基于教室的行为管理 适用于确诊或疑似 ADHD 的儿童，培训父母（主要照养者）、教师等相关人员，使之掌握有效的基于行为学原理的行为管理策略。旨在培养学龄前 ADHD 儿童的行为规则意识和社会交往技巧，促进自我控制、自主性和自信心的发展，促进学龄前 ADHD 儿童在家庭、幼儿园等社会环境中良好的适应性行为的发展，帮助其回归正常发育轨迹。

（3）心理行为治疗 指运用行为学技术和心理学原理帮助患儿逐步达到目标行为，是干预 ADHD 患儿的一线治疗方法。常见的治疗方法主要是行为治疗、认知行为治疗、应用行为分析、社会生活技能训练、组织技能训练、社交技能训练等。常见的行为学技术包括正性强化法、暂时隔离法、消退法、

示范法。此类训练必须有家庭、学校和专业机构的共同参与，才能取得较好的效果和较持久的疗效。研究表明，药物治疗结合行为矫正比单纯使用药物的疗效要好。

（4）认知训练 通过改善与 ADHD 相关的特定神经心理功能（如注意力、抑制控制和工作记忆等）的表现来减少 ADHD 症状。目前认知训练项目可通过计算机或手机等电子设备进行训练。

（5）神经反馈 通过对脑电图数据进行监测，训练患儿提高对大脑活动模式的自我控制能力。

（6）补充剂、饮食和运动 研究报道，补充 Omega-3 脂肪酸，限制饮食中高糖、食品添加剂、色素等的摄入对 ADHD 症状有部分改善。通过运动，如跑步、游泳、跳绳等有助于提高注意力维持并对情绪有一定的调节功能。对于伴有运动技能障碍患儿使用感觉统合训练方法也有一定效果。

2.**药物治疗**

（1）中枢兴奋剂 能够减少 ADHD 儿童多动、冲动性和攻击行为，并改善注意缺陷。目前常用的中枢兴奋剂主要是哌甲酯类。哌甲酯对 70%~80% 的 ADHD 儿童有效。有哌甲酯的短效剂型和控释剂型，目前国内只有控释剂型。

服用哌甲酯的短效剂型后，平均 1~2 小时可达到最高血药浓度，约为 11 ng/ml。常用剂量为 0.1~0.6 mg/kg。对学龄儿童通常开始剂量为每次 5~10 mg，每天 1~2 次，多在早晨或午饭后给药，如治疗 1 周后仍不见效，可每次增加 5 mg，每日总剂量不超过 30 mg。国外报道最大剂量为 60 mg。由于半衰期较短，故常需每日服用 2~3 次。

哌甲酯的控释剂有 18 mg、27 mg 和 36 mg 等多种剂型。每日只需服用一次便可维持有效剂量的需求，疗效至少持续 12 小时。每日晨服，必须整粒吞服，不能咀嚼、掰开或碾碎服用。通常从 18 mg/d 开始，视疗效每周调整一次剂量，最大 54 mg/d。

哌甲酯常见的不良反应有食欲减退、不易入睡、恶心、呕吐、腹痛或上腹部不适、头痛、口干、情绪不稳、易激惹、好哭、心率加快和（或）血压升高等短期不良反应，一般在 1~2 周后可逐渐消失，无须特殊处理或根据反应轻重可适当减量。食欲减退是用药的最大障碍，可通过适当的饮食调整增加孩子早、晚餐热量的摄入，或在临睡前加餐来减轻此不良反应。

（2）非中枢兴奋剂

1）选择性去甲肾上腺素再摄取抑制剂：临床常用的是盐酸托莫西汀，能够有效缓解 ADHD 儿童的多动、冲动性和攻击行为表现，并改善注意缺陷症状。托莫西汀治疗 ADHD 的作用机制与其选择性抑制突触前膜去甲肾上腺素的再摄取有关。该药可用于简单的、难治的 ADHD，尤其是对中枢兴奋剂无效者，ADHD 共患抽动、焦虑、物质依赖、破坏性行为患者。体重不足 70 kg，最佳剂量为 1.2 mg/（kg·d），每日 1 次，可每日早晨单次服药或早晨和傍晚平均分为两次服药。常见的不良反应包括消化不良、恶心、呕吐、疲劳、食欲减退、眩晕和心境不稳。偶见肝损害。为减少不良反应的发生，建议从小剂量开始用药，0.5 mg/（kg·d）开始，并且在 3 天的最低用量之后增加给药量，逐渐增加至目标剂量 1.2 mg/（kg·d），每日最大剂量不应超过 1.4 mg/（kg·d）。通常 2~4 周开始起效，大部分 8 周内起效，12 周内达最佳疗效。托莫西汀禁忌证：闭角型青光眼、对该药或该药其他成分过敏者，不可与单胺氧化酶抑制剂合用。

2）α 肾上腺素能药物：包括可乐定和胍法辛。低剂量的可乐定可作用于蓝斑部位去甲肾上腺素能神经元前突触受体，抑制去甲肾上腺素的内源性清除，可以减少 ADHD 儿童的攻击行为和突发性行为，但没有中枢兴奋剂效果明显，尤其适用于共患抽动秽语综合征的 ADHD 儿童。有片剂和贴片两种剂型。片剂从每日 0.05 mg 开始，以后逐渐缓慢加量至每日 0.05~0.30 mg。偶有降低血压、嗜睡、头痛和腹痛。使用皮肤贴片则应注意局部超敏反应。用药期间应注意监测血压。停药必须缓慢，警惕撤药综合征。

轻度 ADHD 患儿可由接受过 ADHD 诊疗培训的基层儿童保健医生或全科医生进行初步评估和一般性干预（如行为治疗）；中重度 ADHD 患儿由专科诊疗。存在共患病的复杂 ADHD 患儿，应由负责 ADHD 诊疗的专科医生（如精神科医生、发育行为儿科医生、儿童心理科医生、儿童神经内科医生及经过专业 ADHD 诊疗培训的儿童保健科医生）诊治。特别需要注意的是，明确共患心理或精神障碍或疾病的 ADHD 患儿需转诊至儿童心理科或儿童精神科进行专科治疗；需要与早期儿童精神分裂症和儿童双相障碍等精神障碍相鉴别的患者应立即转诊至儿童精神科进一步诊治。

【预后】

ADHD 的预后与病情的轻重、是否及时有效治疗、有无家族史以及是否共患其他精神障碍等有关。有 20%~40% 的 ADHD 儿童症状在青少年期减少或消失；一部分儿童只残留一些较轻的症状，而且没有太多的功能损害；大约 1/2 的儿童将终身患有 ADHD。ADHD 持续至成人期的危险因素包括：具有明显的 ADHD 家族史，共患其他精神障碍和家庭环境不良。如果一个 ADHD 儿童在以上三个因素中同时具备两个，那么他至成年期几乎肯定是 ADHD 患者。

【预防】

ADHD 的预防主要是避免各种危险因素，及时识别早期迹象，对高风险人群进行早期行为干预。对于有高危因素的儿童，如出生低体重儿、早产儿、出生时有脑损伤的婴儿、属于"气质难养育型婴儿"应定期追踪观察；若在婴幼儿早期和学龄前期，儿童就有好哭、少睡、注意力分散，不喜欢或无法专注做 1~2 分钟以上的活动任务、好动，坐立不安、没有安全意识、社交边界不足、冲动任性、脾气急躁、易与同伴发生冲突等情况，并表现两种或两种以上的行为则建议寻求专业人员的进一步评估，进行早期的行为干预。美国儿科学会建议，针对早期具有 ADHD 临床表现的儿童，需要进行行为治疗，父母需要进行培训，学习相关的行为管理策略，学会建立规则，提高养育管理技巧，这样有助于减少或减轻以后 ADHD 的发生。

（池 霞）

第七节 言语和语言发育障碍

声音（voice）、言语（speech）、语言（language）是人类相互交流的工具。声音是肺部的气流经过咽部，致声带振动发出的声波。言语即说话，表达语言的方法，包括舌、唇、下颌、声道肌肉的协调，产生可辨别的声音，即语言。语言是用有意义的方式表达自己的想法，包括口头、书面与手语。儿童言语、语言的发育是动态过程。语言包括理解、处理和交流，由编码形成的规则，如词义、形成新词汇、词的组合，而语言即因沟通需要对信息进行编码和解码的过程。言语是口头语言的交流。语言发育由于受生物因素和环境的影响，个体差异很大。语言发展及有关语言的大脑功能存在着性别差异。

语言、言语发育障碍是儿童期最为常见的发育障碍之一。自20世纪80年代中期以来，文献中多以特发性语言损害（specific language impairment, SLI）作为语言障碍的诊断术语，其诊断时主要考虑要排除非语言认知低下（非语言智商<85）后，语言发展未遵循正常发育进程的儿童。然而，由于语言能力和非语言能力之间存在显著的正相关关系，且并没有充分证据支持在临床上非语言认知低下这一标准对临床诊疗实践有意义，因此非语言智商<85这一排除诊断标准日益受到挑战。2017年，由57名包含多个领域（包括临床医学、心理学、神经科学、教育学等）的专家联盟发表了"CATALISE"共识，对相关术语进行了梳理。其中"发育性语言障碍（developmental language disorder, DLD）"一词被用于指与其他的疾病（如智力障碍、孤独症谱系障碍等）无关的，引起日常功能障碍的语言能力低下。与特发性语言损害相比，发育性语言障碍的定义没有采用非语言智商<85的排除诊断标准，但仍需排除智力障碍（整体智商<70且社会适应力低下）等疾病。目前在DSM-5及ICD-11中，发育性语言障碍这一术语被采用。考虑到SLI之前应用较为广泛，而DLD目前逐渐在取代SLI的过程中，因此本部分内容同时保留这两个概念，以便能够通过比较更加清晰地认识两者的异同点。同时，临床上常见的语言发育迟缓（即语言发育明显落后于同龄儿童），"CATALISE"共识中提出5岁以下儿童的语言障碍缺乏敏感性的指标用以诊断和指导预后，所以提议"语言发育迟缓"不再被列为规范的诊断术语。

文献报道的儿童语言障碍患病率根据疾病定义及纳入人群的不同存在较大差异，为5%~10%。之前较多使用特发性语言损害的诊断，这也是导致儿童学习困难最常见原因，据报道7%~8%的学龄前儿童受影响，且症状可持续至成人期。近年来逐渐采用发育性语言障碍进行研究。2016年来自英国学校的6岁儿童样本，报告的患病率为7.6%。普通话人群的语言问题患病率报道较少，尤其是人群代表性的调查缺乏。2019年，基于中国上海学龄前儿童人群代表性数据，首次报道了普通话人群的发育性语言障碍患病率在6岁儿童中为8.5%。学龄前儿童言语、语言发育迟缓增加儿童学习困难的风险，7~8岁表现阅读与书写困难。

一、儿童语言发展进程

1. 前语言期（出生至12月龄）　婴儿在开口说话之前，已经有了语言的使用。而这时沟通的方式是非言语的，如眼神的交流、微笑等，且在这种方式的沟通中，逐渐学会语言交往的规则。例如，成人与儿童玩"躲猫猫"游戏体现了共同的参与，而且能够培养儿童在交往中的"轮流"行为。这一时期的婴儿主要是开始发音，3~4月龄时有反复的咿呀作声，8月龄时发声已有辅音和元音的组合，12月龄时会使用1个字，同时用手势表示意思，如挥手表示再见、用小手指点图片等。

2. 初语言期（1~3岁）　这时的幼儿使用词语表示他们已经知道的事物，用词语与他人交流，但体现了以自我为中心的特点。尽管如此，幼儿仍继续用非言语的方式，并且与说话的方式结合在一起进行交流。12~18月龄的幼儿会用单词，词汇增加到20个；18~24月龄的幼儿进入2个单词组合的阶段，当幼儿对某一事物很熟悉时，他们在交流中能按照规律组合词语，于是开始出现句子，这个阶段的词汇增加到数百个，模仿能力增加，交流中的话题增多，显示较好的灵活性；24~36月龄的幼儿，词汇量明显增多，而且能将以前学到的词汇应用在交流中，例如能表达意图和数量，此时的幼儿用词较恰当，而且能用特殊的方式表达自己的情绪、希望、兴趣等。3岁幼儿能说自己的姓名、年龄、性别，认识常见的物品、图画，遵循连续的2~3步指令。

3. 学龄前期（3~6岁）　小儿开始出现更复杂的语言形式，例如有了介词（在……上面，在……下面等）、条件句（如果……那么……）、关联词（因为……所以……，……但是……）。此时的小儿更为熟练地表达自己的意图和意思，在不同的情境下使用适当的交流。学龄前期小儿会讲故事，遵循3步连续的指令，懂得期待未来发生的事。如"明天我们去……"；对问句"谁""何处""什么"能够作出应答；但对问句"怎样""为什么"难以回答（尽管他们常问别人为什么）。4岁的小儿即使在陌生人面前说话也清晰易懂。

4. 学龄早期（6~12岁）　小儿入学后，环境对小儿的要求可以全部以语言的方式来表达。例如，小儿可以根据语言要求在教室保持安静，教师可以对其讲课传授知识、布置作业等。在大的群体中，小儿可以根据要求遵守"轮流"的规则，适当地、灵活地使用语言，保证学业的成功，并适应学校环境，在这个过程中发展语义学。这一时期，小儿学习与学业有关的新词语，获得新的信息和指令，掌握特定的学科。7~8岁时，小儿使用抽象的语言思考问题。到12岁时，其认知和语言能力的很多方面如同成人。

二、儿童言语及语言障碍分类

DSM-5将语言障碍、言语发声障碍、童年起病的流畅性障碍（口吃）、社交性（语用性）交流障碍和未界定的交流障碍分类为交流障碍（communication disorder），这是一类语言、言语或任何影响言语和非言语性交流的缺陷。目前，多数专著、权威文献及ICD-11仍以言语（speech disorders）和语言发育障碍（language disorders）分类。

言语障碍即有发声或语音形成问题。言语失用症（apraxia）是一种言语障碍，儿童语音和音节不能正确组合形成词。语言障碍有表达性语言障碍（expressive language disorder）和感受性语言障碍（receptive language disorder）两个亚类型。语言表达障碍的儿童可理解语言的意思，感受性语言障碍儿童不理解语言含义。部分儿童只有语言表达障碍，部分儿童同时有语言表达障碍和感受性语言障碍，或部分儿童存在言语及语言障碍。

言语、语言迟缓和障碍各有表现。表达性语言障碍可不伴有感受性语言迟缓，但两者往往同时存在。语言问题涉及语句、语义与语音、词义以及语用错误。

三、言语障碍

【临床表现】

言语障碍的儿童可理解与表达语言，但有构音（articulation）、语言不顺畅（disfluency）或发声（voice）问题。

1.功能性构音障碍　即说话不清晰，有的小儿是个别发音错误，而有的则是表达时很多发音错误，甚至导致他人难以听懂。常见的构音异常有以下几种。

（1）语音改变省略语音的某些部分，如省略"机"的辅音"J"，"机"变"一"、"飞机"变"飞一"；省略或简单化复韵母 ao、ie、iu、ang，"蚊（wen）子"变"无（w）子"、"汪汪（wang）"变"娃娃（wa）"。

（2）语音替代多为辅音，语音中断、增加。

舌根音化：以舌根摩擦音代替舌前位的发音。如 g、k、h 代替其他语音，如"耳朵（duo）"变"耳 guo"、"草（cao）莓"变"kao 莓"、"头发太（tai）长（chang）"变"头发 gaikang"。

舌前音化：以舌前音 d、t 代替某些语音。如"乌龟（gui）"变"乌 dui"、"公（gong）园"变"dong 园"、"裤（ku）子"变"tu 子"。

不送气音化：是儿童发音时的气流和语音协调的问题。汉语中有送气音，如 p、t、k、c、s 等。儿童把送气音用不适送气的音替代，即产生发音错误。如"婆婆（po）"变"跛跛（bo）"、"泡泡（pao）"变"抱抱（bao）"。

（3）构音错误，使别人难以理解。

2.流利性问题　说话中有停顿、重复、延长和阻塞现象，严重时会使小儿交流受挫。常始于2~4岁的儿童。

（1）重复　在小儿言语或语言发展过程中，重复可看作正常现象。但是当重复过于频繁，每1000个词语中超过50次重复，或者4岁以后症状仍持续存在时，需要干预。

（2）延长　在说某词语时延长某一声音。

（3）联带动作　当小儿说话不流利时，伴随一些动作，如面部扭曲、张大嘴、伸舌、瞪眼、下颌抽搐等。

3.发声障碍　发声障碍可以是功能性的，也可以是器质性的，表现为音调、响度、音质共鸣的异常。这些异常可以单独存在，但常同时存在言语或语言的问题，从而形成复合的沟通障碍。最常见的音质问题是声音嘶哑，持久或进行性的声音嘶哑，特别是伴有喘鸣或可听得见的呼吸音，需要进一步用纤维镜检查，以发现咽乳头状瘤、先天性声门蹼或声带结节。儿童声带结节常因为大声说话或不停地说话所致。声带麻痹表现为嗓音柔软或缺如，弱的、喘息样的哭声。共鸣异常表现为鼻音过重或过轻，儿童腭裂、黏膜下腭裂、神经功能障碍影响声门关闭造成鼻音过重；而严重上呼吸道感染或鼻炎可造成鼻音过轻。儿童腺样体肥大可出现慢性的无鼻音的发声。

【病因】

言语发育多与儿童生长、发育有关。

1.构音问题

（1）解剖结构异常　发声的肌肉、骨骼异常，如牙齿发育问题、唇腭裂。

（2）神经系统异常　部分脑或神经损伤，控制发声的肌肉不协调，如脑瘫。

（3）听力异常　正常语言交流的听力为500～2000 Hz声频，声音强度在40～60 dB。听觉是语言感受的重要途径，儿童传导性或感觉神经性听力受损时，无法正确地感受声音传导，将明显影响言语的辨认。

（4）儿童言语失用症　为言语运动性障碍，产生严重构音障碍。儿童的语言难以理解，多发生在2岁左右。该类小儿发音时舌、唇、下颌位置不正确，难以正确发音，或时而正确、时而不正确，无大动作发育迟缓，但可能有其他技能发育问题，如剪、涂色、写，影响读、拼音等学习。

2.流利性问题　近年的研究提出儿童发育性口吃发生的能力需要模式理论，当儿童的运动技能、语言测试技能、情绪成熟状况、认知发育水平等能力与语言环境的需要不一致时，儿童可发生口吃。此外，双胎研究结果显示口吃有遗传和环境的影响。较少见的还有神经源性口吃，即获得性口吃，因神经系统疾病或头颅外伤所致。神经科学研究发现，口吃患者中大脑结构和功能异常，包括左半球白质缺陷、右皮层区域过度活动和听皮层活动不足，以及基底神经节的异常激活。

3.发声障碍　当肺部气流通过声带、咽部、鼻腔、口腔和唇时出现问题可致发声障碍。发声障碍与发音器官使用不当和解剖异常有关。

（1）听力障碍　声音的质量同样与听力有关，因听力丧失者自我调节发声能力下降。

（2）咽喉部疾病　先天性喉蹼与胚胎发育异常有关，为少见出生缺陷；新生儿出生后哭声低哑，张口呼吸，喉腔间有一先天性膜状物，为先天性喉蹼；大者可占喉腔之大部，称为喉隔。此外，咽部肿瘤、腭裂或硬腭、软腭疾病等也可以导致。

（3）声带疾病　如声带肌肉或神经损伤、息肉、结节、囊肿、肉芽肿、乳头（状）瘤和溃疡等，多为声带过度使用，如尖叫、唱歌等导致。

【评估】

1.高危因素　即可能影响儿童言语、语言发育延迟或障碍的因素，包括男性、有言语与语言损害的家族史、父母受教育水平低和产前因素（早产、低出生体重、难产等）。

2.辅助检查

（1）常规听力测试　可用行为测听法、声阻抗测听法、耳声发射、脑干诱发电位排除听力障碍。

（2）口腔运动功能评估　包括下颌的位置是否居中、嘴唇的运动、舌的位置和运动、口的轮替运动、发声情况等。

（3）其他　患儿如果有特殊的面容体征，可考虑进行相关遗传学检测，若怀疑症状与颅脑发育异常或颅内疾病有关，可考虑行头颅MRI。

3.语言评估　因语音障碍常与语言障碍同时存在，需评估儿童的语言能力。详见语言障碍中语言评估部分。

4.构音评估　国内目前使用普通话声母发育进程（表13-5）和中国康复研究中心构音障碍监测法。

表 13-5　儿童普通话声母发育进程评估

普通话声母发育进程年龄（岁）	90% 标准	75% 标准
1岁6个月～2岁	d, m	d, t, m, n, h
2岁1个月～2岁6个月	n	b, p, g, k, x, j, q
2岁7个月～3岁	b, t, f, h, x	f
3岁1个月～3岁6个月	g, k	—
3岁7个月～4岁	p	—
4岁1个月～4岁6个月	l, s, r, j, q	l, s, sh, r
大于4岁6个月	sh, zh, ch, z, c	zh, ch, z, c

【干预与预后】

轻度言语障碍可逐渐消退、自愈。严重的言语障碍或问题的儿童需要言语治疗，学习掌握产生语音的方法。预后与病因有关，严重者影响交流，产生社会心理问题。

1. 构音干预

（1）构音训练　多数发音错误的儿童意识不到自己的发音问题。治疗初，需夸大儿童错误发音，让儿童通过听录音辨别自己发音与正确发音的差异。当儿童能完全辨别并意识到自己发音错误时，方可进行治疗。

音素水平治疗：治疗从正常儿童最早出现的音（即最容易发的音）开始，即目标音。首先帮助儿童认识正确发目标音的口形及其他特征，然后进行听觉训练，让儿童比较自己的目标音和正常目标音之间的差别。最后采用语音定位法，即让儿童观察语音治疗师发音时的唇、舌、下颌的运动和口形，同时儿童对着镜子模仿发音。如儿童仍不能发目标音，语音治疗师寻找与目标音接近且儿童已能发的过渡音，从过渡音学习逐渐延伸到目标音。要求儿童以镜子为视觉反馈，观察自己的唇、舌、下颌位置，甚至用手触摸声带振动，体会发音部位。儿童掌握目标音后，则继续下一步治疗。

音节水平治疗：目的是强化目标音。即将目标音与其他的元音或辅音组成无意义的音节，巩固目标音，只有在完全正确地发出音节后，才可顺延至下一组水平的治疗。

单词水平治疗：儿童掌握目标音后，语音治疗师将目标音加入有意义单词的开始、中间或末尾。注意选择儿童熟悉的、生活常用的、符合儿童认知水平的单词；同时可采用与单词对应的图片，使儿童易于记忆，又增加趣味性。

句子水平治疗：治疗师选择一些符合儿童的句子，采用放慢说话速度、重复说、模仿说、与儿童一起说等方式。在重复说时，儿童必须跟随治疗师说话的音调、强度和节奏。治疗过程中，治疗师还可以有意在说话时发出儿童以往不正确的发音，训练儿童发现差异并自行纠正。

（2）口功能训练　口腔运动功能问题可影响儿童的语言清晰度。临床上对言语问题儿童同时存在口腔运动功能问题时，可进行口功能训练。如采用每天按压或轻柔快速地弹击儿童面颊、下颌、唇部，或用软硬适中的牙刷或硅胶棒刺激口腔内的舌、牙龈、颊黏膜和硬腭，逐渐丰富食物质地等方法增强口腔本体感；采用让儿童吹泡泡、吹喇叭，或用吸管吸食，或模仿动物叫声，或口腔快速轮替运动等方法帮助改善口腔协调运动。

2. 流利性问题干预　语言不流利现象频繁出现时，可采用儿童游戏、父母指导、改变父母与儿童交往方式、调整环境等非直接干预措施，以避免儿童情绪紧张。注意劝告家长避免直接指正儿童的不流畅语言，采用重说和复诵方法，亦可在游戏中促进语言顺畅，如故事接龙、儿歌、童谣等。

3. 发声干预　主要用于有听力障碍和智能迟缓儿童的发声训练，通过呼吸放松训练、声带放松训练，增加发音的呼吸支持，提高呼吸发声协调性，放松喉部肌肉等，主要关注音调、响度、清浊音、起音和声时等的训练。

四、语言障碍

【临床表现】

语言障碍儿童的症状轻重不一，可有一两个症状或多个症状，语言障碍儿童往往伴有社交困难和行为问题。

1. 感受性语言障碍　表现为儿童不能理解他人的指令及语言，感受性语言障碍的儿童常同时伴有表达性语言障碍。

2. 表达性语言障碍　儿童语言理解正常，但是不能应用语言表达自己的想法与需要，表现为不能组织词汇为句子，或句子简单、短，或语序错误；表达时用词不正确，常用占位符，如"嗯"；用词水平低于同龄儿童；说话时漏词；反复用某些短语，或重复（回声样）部分或所有问题。

【病因】

1. 特发性语言损害　目前这一概念逐渐被发育性语言障碍所取代。除语言发育明显落后于同龄儿童以外，其他发育水平均在正常范围内，无智力低下、听力异常、运动性疾病、社会情感功能异常以及明确神经损伤。特发性语言损害儿童的亲属中发生语言发育问题和学习困难的比例较高，提示遗传的作用。病例对照研究证实，发生特发性语言损害的高危因素包括男性、家长教育水平低、多子女等。我国有关特发性语言损害的研究较少，有研究发现，汉语特发性语言损害儿童动词后常省略"了"，只用动词原形，与英语儿童的语言困难相似。特发性语言损害儿童的语言能力随着年龄增加会逐渐提高，但语言加工、阅读和写作能力可持续存在不同程度的缺陷。

2. 获得性语言障碍　即因其他疾病或不利因素所致的语言障碍。

（1）神经系统疾病　可有语言功能损伤、情感障碍，如 Leigh 脑病、Rett 综合征、异染性脑白质营养不良、黏多糖贮积症等退行性神经系统疾病。又如 Landau-Kleffner 综合征，又称为获得性癫痫性失语，表现为语言能力的倒退。

（2）听力障碍　儿童患中耳炎损伤中耳，可致轻度传导性听力损害。虽然有较多文献报道中耳炎与言语、语言发育有关，但机制尚有争议。此外，中枢性听觉处理障碍患儿由于特殊听知觉受损，可能会造成阅读与学习困难，因此需评估阅读与学习困难学龄儿童的中枢性听力障碍，但诊断、处理甚至物理疗法均存在争议。

（3）忽视、虐待以及缺乏早期语言环境　儿童的语言发育与儿童母亲关系有关，如儿童受到身体与情感忽视与虐待可损害儿童语言发育。有物质滥用母亲的儿童（如酗酒、可卡因）可有言语、语言问题。

（4）颅脑外伤　儿童因车祸、运动或其他外伤致闭合性颅脑损伤可能伴认知及交流问题，特别是语言表达障碍。

【评估】

1. 高危因素　即可能使儿童言语、语言发育延迟或障碍的因素，包括男性、有言语与语言损害的家族史、父母受教育水平低和产前因素（早产、低出生体重、难产等）。

2. 辅助检查　进行常规听力测试。患儿如果有特殊的面容体征，可考虑进行相关遗传学检测。若怀疑症状与颅脑发育异常或颅内疾病有关，考虑行头颅 MRI。

3. 语言评估　包括语言理解和语言表达的评估。现有的语言能力评估的筛查性工具主要有图片词汇测试、年龄与发育进程问卷、丹佛发育筛查测试、早期儿童语言发育进程量表等，而诊断性语言评估工具主要有中文早期语言与沟通发展量表——普通话版（CCDI）、韦氏智力测验的语言评估部分，

以及梦想普通话听力理解和表达能力标准化评估（DREAM-C）等。

4. 非言语认知能力　儿童的语言和沟通能力必须在儿童的整体认知和体格发育的背景下进行分析，所以需评估非言语认知能力以确定儿童是否存在智力障碍 / 全面发育迟缓。特发性语言损害儿童的非语言智商明显高于语言智商，且诊断时要求排除非语言智商 <85；发育性语言障碍儿童需排除智力障碍（整体智商 <70 且社会适应能力缺陷）。智力障碍 / 全面发育迟缓的儿童言语及非言语能力均明显落后于同龄儿童发育水平。非言语认知能力评估的相关工具包括韦氏智力测试的非语言智商部分、GESELL 发育诊断量表、Leiter 量表等。

5. 社会 - 心理能力评估　社交兴趣是语言障碍与继发于 ASD 的沟通障碍的主要区别。语言障碍儿童的社交意图正常，但由于他们在沟通能力的局限性，可能难以表达自己的兴趣；而 ASD 儿童很少表现出社交兴趣。所以需要评估儿童的社交行为以确定是否存在 ASD。相关工具包括社会交流问卷（SCQ）等。另外，对于心理行为问题的评估工具主要有长处与困难问卷（SDQ）、年龄与发育进程问卷 - 社会情绪（ASQ-SE）等。

【干预与预后】

1. 干预　心理干预包括心理治疗、咨询、认知行为治疗。

（1）制订目标　维果斯基（Vygotsky）的"最近发展区"理论是主导原则，即所定的目标应是略高于个体儿童的发育水平，但儿童经过努力可实现的目标。如儿童只说一个字时，干预则可采用叠词，然后向两个字的词语发展；儿童只会短语时，干预策略为扩展词语，让儿童模仿，帮助儿童建立学习模式，逐渐扩展为句子。

（2）干预方法　适用于年幼儿童或严重语言障碍的儿童。需在有意义的情境与游戏活动中进行。①以语言治疗师为主导：主要采用练习、游戏中操练和塑造三种形式。练习即儿童回答字或单词的方式，形式比较单调，儿童常缺乏动力。游戏中操练即儿童先在一个游戏活动中完成语言目标后，再给儿童感兴趣的游戏活动强化语言目标的应答。塑造是给儿童听觉刺激，逐步诱导儿童产生接近目标的反应。这三种形式均需要治疗师在有结构的框架下进行，适用于年幼儿童或严重语言异常的儿童。

②以儿童为中心：语言治疗师与儿童在玩游戏时将制订的目标语言加入游戏中，以有意引导儿童学习目标语言。当儿童达到治疗目标后，语言治疗师不断反馈，采用模仿、组词、扩展技能与儿童交流。该方法适用于固执、怕羞的儿童，也适用于有一定语言能力的学前儿童。

（3）干预策略　对于尚未开口说话，但有一定理解力的儿童，可以吸引儿童对声音、物品的注意，以及与他人玩轮流性和想象性的游戏。常用的策略还有以下几种。①"听力轰炸"：即反复以单词或叠词作语言刺激；②词与实物结合：将儿童感兴趣的物品和玩具与单词相匹配；③肢体语言：鼓励儿童用手势、发声作交流；④情绪控制：纠正儿童哭叫、发怒、扔物等不良的交流方式；⑤情境交流：创造情境，促使儿童与他人交流，并迅速给予应答。对已经有语言，但语言内容少、形式简单的儿童的干预策略是让儿童在想象性游戏中模仿，如要求儿童模仿治疗师的语言，逐渐引导儿童主动表达，并能在生活中应用。治疗师采用肢体语言（手势、动作）强化儿童的语言感受；鼓励儿童有意识交流，创造各种机会与儿童对话；在商店购物、接待朋友、礼仪等角色扮演的游戏中让儿童学习生活用语。无论哪种干预策略都需要注意个体差异，需要在治疗过程中采用适合儿童个体发育水平的语言与儿童交流。

（4）家庭配合　父母和抚养者在儿童语言发育和语言治疗中起着非常重要的作用。治疗效果取决于父母配合与参与程度。训练父母在生活中应用语言治疗的方法和策略，配合治疗师共同完成儿童语言治疗目标。

2. 预后　治疗效果与病因有关。脑损伤或其他器质性疾病的语言障碍治疗效果较差。有言语、语言问题的学龄前儿童进入学校学习后可能仍然有语言问题或阅读与学习困难。语言障碍的儿童因理解困难和语言交流问题可致社交问题，甚至产生情绪障碍，如抑郁、焦虑及其他情绪问题。

五、预防、监测和筛查

儿童出生后，就应该在丰富的语言环境中生活，家庭是儿童早期语言发育最重要的环境，早期积极有效的亲子交流不仅对语言发育，而且对儿童整体发育都有积极的促进作用。此外，还应该对儿童的语言发育进行相应的监测及定期筛查，一旦发现异常，应尽快进行专业的诊断评估并及早干预。

1. 监测　对儿童语言、言语发育的监测包括在每次儿童保健体检时询问父母对儿童语言及言语发育方面的主观感受，记录儿童语言及言语发育的进程，了解影响语言及言语发育的高危因素以及保护性因素等。教育家长感觉儿童有言语或语言问题即应咨询医师，进行进一步筛查和评估，如诊断儿童有言语、语言问题，则应咨询专科医生，确定病因及时干预。表13-6是儿童语言发育进程，可以供基层儿童保健医生及家长参考，但是应用时还是需要注意儿童发育个体差异。

表 13-6　家长筛查儿童言语、语言发育进程

		月龄（月）	言语、语言水平发育预警征
理解语言能力	说人或物名称	15	不看或不能指出 5~10 人或物品
	"去拿你的衣服"	18	对指令无反应
	看图说身体部位	24	不能指出身体部位
	问儿童问题	30	不能以肢体语言回复（点头或摇头）
	—	36	不理解动作词汇，不理解 2 个方向的指令
表达语言能力		15	说不到 3 个词
		18	不会说"Mama""Dada"或其他名称
		24	说不到 25 个词
		30	不会组合 2 个词，包括"名词 + 动词"的短句
		36	说不到 200 个词，不问物品名称；或重复别人所说的问题，或语言倒退；不会用完整句子
		48	用 2 个词常不正确，或用相近、相关的词替代正确用词

2.筛查　在监测过程中发现有异常，或者父母感觉小儿有语言言语发育问题时，应该及时进行语言言语筛查。筛查需要由经过培训的有经验的专业人员使用标准化的筛查工具进行，目前国内现有的语言特异性筛查工具有早期儿童语言发育进程量表等，也可以使用一些全面发育筛查工具，如年龄与发育进程问卷、丹佛发育筛查量表等，其中也涉及语言、言语部分的筛查。

（江　帆　赵　瑾）

第八节　特定学习障碍

特定学习障碍（specific learning disorder）是一种具有生物学起源的神经发育性障碍，指智力正常儿童在阅读、书写、拼字、表达、计算等方面的基本心理过程存在一种或一种以上的特殊性障碍。在发育早期发生并持续存在，并且在常规的教育辅助下仍表现出个体学业技能在质和量上低于其生理年龄所预期的水平。不同国家及地区学龄儿童的学习障碍患病率为5%~15%，男女比为（2~3）:1。DSM-5将特定学习障碍分为阅读障碍、书写表达障碍、计算障碍三种类型。其中，最常见的类型是阅读障碍，约占80%。

【病因】

特定学习障碍是一组异质性综合征，致病原因较为复杂，可能是由遗传、环境等因素交互作用，影响大脑准确有效地感知或加工言语或非言语信息所致的中枢神经系统发育障碍。

1.遗传因素　特定学习障碍具有家族聚集性，尤其是阅读、数学和拼写困难。家系和双生子研究均提示特定学习障碍具有高度的遗传特质，有35%~45%学习障碍儿童的直系亲属患有学习障碍。学习障碍患者一级亲属患阅读和计算障碍的相对风险分别是对照人群的4~8倍和5~10倍。有报道显示，不同表现型阅读障碍的遗传度为0.51~0.93。书写表达障碍的遗传度是0.72，而书写表达障碍的遗传度更达0.79。全基因组连锁和关联研究确定了多个潜在的候选基因，其中与汉语阅读障碍相关的基因有 DYX1C1、CNTNAP2、DCDC2、KIAA0319、DIP2A、GNPTAB、NAGPA、DRD2 等。

2.脑结构与功能异常　特定学习障碍儿童的中枢及外周神经系统的结构有别于正常儿童，这些结构包括左右大脑皮层相应脑区和小脑左右半球的对称性异常，先天性皮质异位、胼胝体大小异常等。随着脑影像技术的进步，如高密度脑电（EGI）、功能性磁共振（fMRI）、功能近红外脑成像（fNIRS）等脑科学技术的发展，研究者发现学习障碍人群在阅读时表现出左脑包括枕区和后颞叶（枕颞叶）的腹侧，颞上回和颞中回后部的背侧流（颞顶区），以及额下回三个区域的网络激活不足或代偿过度。计算障碍儿童顶内沟、顶上叶、缘上回以及双侧前额背外侧的激活随着算术问题难度的增加而减弱。特定学习障碍还表现有非特异性基础脑波形异常，个别表现发作性脑波异常，α波活动性偏高，低频功率相对增加，β波频率减少，这些特征主要表现在左脑半球和顶枕区域。事件相关电位中常呈现振幅降低、潜伏期延长、失匹配负波更弱等表现。

3.认知缺损　研究认为，特定学习障碍患者存在语言认知加工缺陷，如语音意识的语音表征、存储和检索上存在特定的缺陷；字形结构意识的汉字字形、英文字母组合的整体加工和细节加工方面都存在缺陷；语素意识的对字义、组字或组词规则的理解和掌握不足等；快速命名缺陷，无法对熟悉的物品、图形、文字等视觉信息进行解码而准确快速的命名。此外，特定学习障碍还存在记忆力、注意力、视知觉、听知觉、元认知等基础认知加工缺陷。特定学习障碍的记忆功能缺陷可以细化到记忆加工处理过程的特定阶段，如编码、记忆、复述和提取。注意力缺陷与特定学习障碍的发生有着密切关联，如注意缺陷的程度与将来学习成就成负相关。听觉加工缺陷会导致言语解码能力的下降，从而影响文字识别的准确性和速度，视觉加工能力在汉字阅读加工处理过程中的重要作用，而视觉和听觉两个通道的信息加以整合的形－音结合能力更能反映汉语阅读能力的水平。另外，计算障碍儿童可能存在加工速度、空间知觉能力、元认知意识等认知缺陷。

4.环境因素　家庭环境在特定学习障碍发病中起到一定的作用。家庭是儿童早期发展的主要场所，良好的家庭环境及积极的家庭养育方式为儿童提供了更多的发展机会与条件。经济文化落后地区的学习障碍儿童数量往往高于经济发达地区；家庭读写环境可独立解释儿童语言和早期读写能力变异度的8%，如儿童接触阅读材料、亲子阅读互动、家中书籍数量和儿童开始阅读的年龄等因素。另外，孕期感染、有毒重金属接触、暴露于高水平的产前睾酮等可能也与儿童学习障碍的发生有关，早产、极低出生体质量、胎儿期尼古丁暴露等因素可增加罹患学习障碍的风险。

【分类】

美国学者柯克将学习障碍分为发展性学习障碍（developmental learning disabilities）和学业性学习障碍（academic learning disabilities）。美国学习障碍联合委员会将学习障碍分为言语型学习障碍（verbal learning disability）和非言语型学习障碍（non-verbal learning disability）两大类。DSM-5将特定学习障碍分为伴阅读受损（阅读障碍，dyslexia）、伴书面表达受损（书写障碍，dysgraphia）、伴数学受损（计算障碍，dyscalculia）；按症状程度分为轻、中、重三类（表13-7）。

【临床表现】

1.学龄前期　特定学习障碍患儿在学龄前便表现出一些偏离正常的早期征象，如语言发育迟缓、数数困难、动作协调性差、记忆缺陷、注意力不集中等。儿童开口说话较迟，讲话存在语句次序颠倒、语法错误及认知功能（如语音意识、工作记忆、快速命名）损害等表现可预测以后的阅读和书面表达方面的学习障碍。计算障碍儿童在开始学习数学时可能有数感、基本数学符号、数字顺序（如6的前面是5，9的后面是10），以及数量学习困难，例如：从1数到10，要花比别的孩子更多时间才能记住顺序；难以掌握数学概念（如多与少，大于与小于）；不理解"上下""左右""前后""向上"和"向下"等方位概念。此外，儿童还存在视觉认知缺陷、协调运动困难、精细动作笨拙等。

2.学龄期　学龄期是特定学习障碍症状最为显著、受到最多关注的阶段，表现出听、说、读、写、算等学习技能方面的受损。①在阅读方面：表现为字词识别准确率低，解码、拼写困难；阅读流畅性差，朗读时添字、漏字、替换；阅读速度慢，长时间的停顿或不能正确地断句；阅读理解能力低，不能概括总结所读内容或推出结论，或不能利用阅读材料里的信息回答问题。②在书写表达方面：表现为书写准确性低，如笔画错误、颠倒偏旁部首；语法和标点准确性低，理解运用句法和语法规则困难；书面表达清晰度或条理性差，写作文逻辑混乱，用词过于简单，内容枯燥；当伴发运动协调障碍时，还会表现身体姿势紧张、握笔笨拙不灵活、书写字迹难以辨认、书写字体大小不一、出格等，书写的工整性差。③在数学学习方面：出现数字信息处理加工、学习计算事实、计算的准确性或流畅性、数学推理准确性为特征的困难，如难以快速地完成一些简单的数学计算；无法理解计算过程的进位或退位，常写错小数点或运算符号等。

3.青少年和成年期　此阶段，特定学习障碍的核心症状表现依然存在，随着课程的难度加大，学习障碍的问题会越来越严重，对个体的影响越来越大。学习障碍的问题可能不仅仅限于学业领域，还会诱发情绪问题和职业生涯发展问题。特定学习障碍者常感受到过度的压力、焦虑不安、自尊低下，甚至对学习产生恐惧感；对学习逐渐失去信心，并且对于家长和教师给予的学习要求非常反感；容易卷入不良的青少年群体中，自我约束能力下降；缺乏长远的学习目标，存在辍学风险。进入成人期后，特定学习障碍者可能难以获得新的职业技能，不适应工作，更容易失业，社会地位低，自我接纳程度

表13-7　特定学习障碍的分类

分类	描述
轻度	在1个或2个学业领域存在一些学习困难，但其严重程度非常轻微，当为其提供适当的便利和支持服务时，尤其是在学校期间，个体能够补偿或发挥功能
中度	在1个或多个学业领域存在显著的学习困难，在学校期间，如果没有间歇的强化和特殊的教育，个体不可能变得熟练。在学校、工作场所或在家的部分时间内，个体需要一些适当的便利和支持性服务来准确和有效地完成活动
重度	严重的学习困难影响了多个学业领域，在学校的大部分时间内，如果没有持续的、强化的、个体化的、特殊的教育，个体不可能学会这些技能。即使在学校、在工作场所或在家有很多适当的便利和支持性服务，个体可能仍然无法有效地完成所有活动

低，自我管理能力低，会遭受更多的适应困难和人际关系问题。

【诊断与预后】

特定学习障碍的诊断主要依据专科医生对病史回顾、临床行为观察以及综合评估。详细询问儿童的发育史（如言语困难、语言延迟、学校和行为问题等症状的发展）、家族史（直系亲属的受教育程度、学业表现等）、学习困难史（包括在校的表现、学习技能受损情况、对学习或人际关系的影响等）等基本情况；诊间观察儿童口语叙述表达、口算心算等表现，询问儿童的学习态度、自我认知、同伴关系等情况；通过智力测试了解儿童的智力结构，以及识字量、阅读、书写、数学等标准化学业成就测试明确儿童的学习技能受损程度；同时综合认知评估，了解儿童语音意识、字形结构意识、快速命名等语言认知加工特征，以及注意和记忆认知加工、听觉和视觉加工、运动协调性等基础认知能力缺损程度。随着脑成像技术的发展，基于脑功能和结构的特征对学习障碍进行甄别可能会成为学习障碍诊断的理想技术，但目前尚缺乏具有诊断意义的生物学靶标，需进一步研究。此外，学习障碍常共患其他神经发育障碍（如注意缺陷多动障碍、语言障碍、发育性协调障碍、孤独症谱系障碍）或精神障碍（如焦虑障碍、抑郁和双相障碍），需与之相鉴别。

美国精神障碍诊断与统计手册（DSM-5）、国际疾病分类（ICD-11）、中国精神障碍分类与诊断标准（CCMD-3）均制定了特定学习障碍的诊断标准，目前临床诊断倾向于依据 DSM-5 标准对特定学习障碍进行诊断。

DSM-5 诊断标准为：根据临床综合个人发育、医学、家庭、教育情况，学校报告和心理教育评估，符合下述 4 项诊断标准即可诊断：

1. 学习和使用学业技能的困难，如存在至少 1 项下列所示的症状，且持续至少 6 个月。

（1）单词阅读时慢、费力或者不准确　如大声朗读单词时不准确或慢而迟疑，常猜词，听声辨词困难。

（2）难以理解所阅读内容的意思　如可以准确地读出内容但不能理解其顺序、关系、推论或更深层次的意义。

（3）拼写方面的困难　如可出现添加、省略或替代元音或辅音。

（4）书面表达方面的困难　如在句子中犯下多种语法或标点符号的错误；段落组织差；书面表达的思想不清晰。

（5）难以掌握数感、数字事实或计算　如理解数字、数量及其相互关系困难；做个位数加法时需用手指计数，而不是依靠对（基本）数学事实的记忆；依据标准化程序进行运算上有困难。

（6）数学推理困难　如在应用数学概念、数据或者程序解决数量问题存在严重困难。

2. 通过标准化的成就测试和临床综合性评估，确认个体学习技能在质和量上均低于其生理年龄所预期的水平，并明显影响学业或职业功能或日常生活。年龄大于 17 岁的青少年，学习困难病史可代替标准化评估。

3. 学习困难始于学龄时期，但直到学业对能力要求高于个体水平时，才充分显示出来。如限时测验，在短时间内阅读或撰写长篇复杂报告，学习负担过重。

4. 学习困难并不能用智力障碍、未予矫正的视听障碍，其他精神或神经障碍、心理社会不良因素、缺乏语言熟练的学习辅导或不当教育解释。

特定学习障碍若不进行及时、有效的干预，预后较差，学习困难表现往往伴随终生。学业成就的长期落后，15%~30% 的患儿可能继发品行障碍和反社会行为，或导致长期社会适应不良，青春期后出现抑郁、自杀或精神疾病的风险高于一般人群；且最终接受教育水平低，对职业及社会等多方面产生广泛而消极的影响。

【治疗】

特定学习障碍治疗的关键在于早期识别与早期干预，为神经系统提供良好的刺激，最大程度地发挥大脑可塑性和代偿性的潜能。研究发现，入学前及入学初对特定学习障碍进行干预，56%~92% 的阅读障碍高风险儿童可达到平均阅读能力水平。当干预延迟至 3 年级或 9 岁时，约 74% 的儿童某些学习技能的缺陷可能持续至成年期以后。临床工作中，特定学习障碍通常到儿童三四年级，经过持续的学习失败后才逐渐被识别并诊断，往往导致特定学习障碍儿童错失最佳干预时期，影响干预效果。因此，需要深入开展特定学习障碍学龄前期的早期识别研究，建立早期识别方法，为学习障碍的早期干预提供宝贵的时间窗和干预线索。

特定学习障碍不仅仅是医学问题，同时也是教育问题。针对学习障碍的治疗需强调医教结合，基于完善、个体化的评估，制订详细医学干预（包括认知训练）和教育干预（包括学业技能辅导）措施，积极促进学习障碍儿童接受科学、系统的治疗，最大限度地改善预后，提升儿童的学业水平，促进个体潜能发展。

1.药物治疗　目前尚无专门治疗特定学习障碍的药物，药物主要用于共患病的治疗，如伴有 ADHD 的学习障碍可口服哌甲酯、托莫西汀。

2.医学干预　主要是基于学习障碍的神经生物学的理论基础。学习障碍儿童可能存在不同程度的认知加工缺陷，包括语音意识、字形结构意识、工作记忆、视听加工等不同亚型。学习障碍的医学干预要根据学习障碍儿童认知加工缺陷的类型及程度，制订个性化的认知训练计划，进行长期循序渐进的训练。学习障碍儿童存在视知觉加工的缺陷，需给予视觉记忆、视觉分辨和视觉空间等系统化的视知觉训练。随着视知觉能力的提升，儿童阅读的准确性与流畅度会有所提升；对阅读障碍儿童进行听觉辨别、听觉记忆、听觉时序等听知觉加工训练，可显著改善儿童的语音处理和阅读的准确性。

3.教育干预　特定学习障碍儿童，除接受常规教学外，还需要给予特殊教育。以特别设计的教育环境、教学方法、考核形式等给予学习障碍儿童教育系统支持及教育辅导。保持教室环境安静整洁，排除或降低环境干扰，如无关的视觉、听觉刺激等；提供大班教学、小组辅导、个别指导等多种教学形式；调整教学重点，简化教材，改进教学内容，提供合适的教材和教具，如运用图片、多媒体、实物多感官教学；减少或调整作业、延长完成作业时间、以不同方式呈现学习成果等；调整考核的内容与形式，如调整试卷的排版及放大印刷字体以适应学习障碍儿童阅读，延长考试时间，减少书写篇幅，以选择、口试、计算机输入等代替书写；可借助计算器进行辅助计算等。教育干预还应强调父母参与，给予足够的强度和时间，提高教育干预的效率。

4.心理咨询及治疗　通过心理咨询帮助特定学习障碍儿童排除学习过程中的情绪问题，改善人际关系，养成良好性格，增强儿童的社会适应性。同时，重视对父母、教师关于特定学习障碍的知识科普与教育，使其理解学习障碍并非是由于儿童懒惰、愚笨、迟钝，了解特定学习障碍和行为、情绪问题

之间的联系，形成支持性家庭与学校环境。对于长期由于学业不良所导致的同伴问题和低自尊可予个体或团体心理治疗，对同伴和社交关系不良进行社交技能培训，与特定学习障碍的其他家庭和儿童建立支持和自助团体。

（池　霞）

第九节　情绪障碍

情绪障碍（emotional disorder）是儿童常见的心理行为问题，但因为难与正常儿童的情绪问题相区分，故不易引起养育者的注意。儿童情绪障碍的发生由遗传因素、儿童气质、养育环境共同作用引起，若不及时干预，极易影响儿童的正常生长发育、学业成就和社会交往能力，甚至持续至成年。

几乎所有儿童在正常成长过程中均体验过担忧、焦虑、害怕、羞怯等情绪，其中一小部分可能因某些原因转化为极端的情绪体验，即情绪障碍。主要涉及以焦虑、恐惧和强迫等症状为主要表现特征的一组病症，包括儿童分离焦虑、恐惧障碍、社交恐惧、同胞竞争性障碍等，也包括类似成人期的神经症，如焦虑障碍、抑郁障碍、恐怖症、强迫障碍、癔症、创伤后应激障碍等。

一、焦虑障碍

焦虑障碍（anxiety disorder）是指个体无明显客观原因，出现发作性紧张和莫名的恐惧感，预感潜在危险或不幸时所出现强烈的负性情绪和紧张的身体症状，常伴有明显的自主神经系统功能异常的表现。它是儿童青少年时期较常见的情绪障碍之一，广泛性焦虑障碍在青春期发病率为 3%~6%；分离性焦虑障碍患病率约为 10%，随着年龄的增长有降低趋势；在我国，由于人口大量流动，致使留守儿童中分离性焦虑发病率增高。选择性缄默症不如其他主要的焦虑障碍那样常见，但令人非常痛苦，通常是一种严重的焦虑障碍，报告的患病率为 0.03%~0.08%。特殊恐怖和社交障碍随年龄增长而增多，可持续至成年期。女童多于男童。

一般情况下，6~9 月龄婴儿就会对陌生人产生警觉并拒绝接近。当幼儿刚入幼儿园、患病住院，要与依恋对象分离时，表现为哭闹、发脾气、抓住亲人不放，家人很难将他送到幼儿园，还可出现恶

心、腹痛等躯体症状。年龄大的儿童表现为社交性焦虑，惧怕与人交往或在交往时退缩、紧张不安。如果分离焦虑处理不当，可使儿童出现持续的适应困难，对照护者之外的其他人缺乏适当反应，亲社会行为缺乏等。

识别婴幼儿中有临床意义的焦虑和特定的焦虑障碍具有挑战性。大龄儿童和成人比婴幼儿更能用语言描述他们的内心感觉和情绪，包括恐怖、焦虑和担忧。因此，对童年早期焦虑的评估取决于对婴幼儿情绪状态的描述：①基于婴幼儿的行为和表现的痛苦；②主要基于成人的报告（如父母、教师/儿童照护者）或观察性的评估（如在家庭、学校或托管机构中的结构化观察）。3 岁及以上的儿童可能会用语言表达他们的焦虑和恐惧，并在他们的游戏中表现这些内心感受。

尽管症状表现因年龄而明显不同，童年早期特定性焦虑障碍的症状表现与更大年龄儿童的症状表现非常相似。焦虑障碍必须与发育过程中的正常焦虑或恐惧区分开来。婴幼儿出现的焦虑或恐惧症状必须满足以下几个一般标准才能被确定是焦虑障碍的症状：①导致婴幼儿痛苦，或导致回避与焦虑或恐惧相关的活动或环境；②出现在至少两项日常活动中或至少两种关系中；③至少在某些时候是不可控的；④持续至少 2 周（某些障碍持续时间超过 2 周）；⑤损害婴幼儿或家庭的功能；⑥影响婴幼儿预期的发育。

【病因与发病机制】

1. 社会心理因素　依恋理论认为，早期的母子分离体验和情感需求未得到满足的儿童缺乏安全感，易产生分离性焦虑。儿童早期社会化过程的人格形成与塑造受父母影响很大，尤其是母亲的养育焦虑易导致儿童的情绪焦虑。行为主义理论认为，焦虑和恐惧情绪是通过条件反射学习而获得的，如焦虑特质或神经质的母亲，往往将不良情绪投射给儿童，从而使儿童出现"潜移默化"的焦虑倾向。儿童早期社会应对方式单纯而有限，在新情境或遇到各种应激事件时，易产生情绪波动、恐惧和焦虑。家庭刻板或严苛的教养方式及强制压力可使儿童产生持续的焦虑、矛盾与恐惧。另外，父母过度关注和过度干涉儿童，也容易导致儿童焦虑。

2. 遗传因素　情绪障碍在双生子中有较高的同病率，单卵双生子尤为明显；父母焦虑情绪对儿童长期投射的结果可导致家族性高发病率，大约 20% 的焦虑症患儿一级亲属中有焦虑症状。有些患儿自幼具有易患素质，表现为不安、易烦躁、难照看、易受惊吓等，并逐渐演化为相关人格类型。青春期后可能表现出情绪不稳定或内向，具有多愁善感、焦虑不安、严肃、古板、保守、悲观、孤僻和安静等特征。另外，年龄、性别和躯体状况与情绪障碍的发生也有一定关系，如年龄大的儿童发病率较年龄小的高，大年龄组中女童较男童的发病率高。

3. 可能的机制

（1）精神分析学的理论　如果本能欲望由于某种原因不能得到满足而被压抑在无意识内，就会引起内在的冲突，神经症症状的形成乃是一种防御机制，通过防御机制被压抑的欲望经过改头换面得到了满足，内在冲突得以缓和，从而避免了精神崩溃的严重后果。

（2）条件反射理论　在大脑兴奋和抑制过程中过度紧张或过度交替，使灵活性降低，已形成的条件反射消失，则出现紧张不安等高级神经活动失调的征象。还有些焦虑倾向完全是习得的结果。

（3）神经内分泌　焦虑症患者尿中的儿茶酚胺（CA）排出增多，提示焦虑症与外周去甲肾上腺素（NE）的释放增多有关。有学者认为，焦虑症患者具有高警觉水平和高自主神经系统的反应性，焦虑发作时血液中肾上腺素浓度增加，出现一系列自主神经功能紊乱症状。

【临床表现】

幼儿期情绪上多表现烦躁、好哭泣或吵闹，难以安抚和照料，其气质类型多属于"难养型"。3 岁以后易表现害怕、恐惧或预感不祥。如不愿离开父母，纠缠母亲，上幼儿园时显得辗转不宁、惶恐不安、哭泣、喊叫，甚至威胁父母若离开则自杀等。患儿较易出现食欲不振、胃肠功能紊乱，时有呕吐、腹泻，或呈营养不良容貌。夜间入睡困难、睡眠不宁、易惊醒、多噩梦或梦魇等。入学后有发作性紧张恐惧，总担心要发生不祥或可怕的事情，经常焦躁不安、唉声叹气、对家庭不满、抱怨或发脾气、拒绝上学，即使勉强到校也少与同学、老师交往。上课注意力不集中，小动作多，学习成绩偏差或下降明显。患儿因焦虑、烦躁情绪易与同学发生矛盾和冲突而遭排斥，因此不愿上学，常有旷课、逃学现象发生。常伴有恐怖症状、强迫症状，有时演化为学校恐怖症。还伴有自主神经系统功能紊乱症状，如呼吸急促、胸闷、心悸、头晕、头昏、头痛、出汗、恶心、呕吐、腹痛、口干、四肢发冷、腹泻、便秘、尿急、尿频、失眠和多梦等。

【诊断】

主要依靠详细的病史、体格检查（包括神经系统检查）、精神检查以及临床观察等综合诊断。精神检查量表有助于诊断评定。例如 Spence 儿童焦虑量表（Spence children's anxiety scale, SCAS）、儿童焦虑性情绪障碍筛查量表（screen for child anxiety related emotional disorders, SCARED）、状态特质焦虑问卷（state-trait anxiety inventory for children, STAIC）。DSM-5 焦虑障碍的主要诊断标准如下。

1. 对许多事件或活动过度焦虑和担忧，持续时间超过 6 个月。

2. 难以控制担忧。

3. 焦虑和担忧至少有以下三种症状：① 坐立不安或感觉紧张；② 容易疲劳；③ 难以集中注意力或头脑空白；④ 容易兴奋；⑤ 肌肉紧张；⑥ 睡眠障碍（难以入睡、易惊醒或睡眠不宁）。

4. 这种焦虑及躯体症状引起临床意义的痛苦，或导致社交、工作及其他重要功能受损。

【鉴别诊断】

对大龄儿童来说，焦虑症诊断一般需要与甲亢、咖啡因中毒、偏头痛、哮喘、糖尿病、慢性疼痛/疾病、铅中毒、低血糖发作、缺氧、嗜铬细胞瘤、中枢神经系统疾病、心脏心律失常、心脏瓣膜病、系统性红斑狼疮、过敏反应等相鉴别。尽管辅助检查在评估疑似焦虑症时并非常规，但可以根据儿童身体状况的体征和症状来完善相关辅助检查。对于出现躯体焦虑症状的儿童，这些症状的性质和严重程度症状需要在最初就诊时被记录下来，这样躯体症状就不会被错误地归因于不良反应药物治疗。

焦虑症婴幼儿还应考虑与抑郁症、创伤后应激障碍等其他精神障碍存在共病。其他需要考虑鉴别诊断的疾病包括偏头痛、呼吸系统疾病、中枢神经系统性疾病、癫痫和睡眠障碍。也应排除药物引起的焦虑（如哮喘性药物、抗病毒药物、皮质类固醇）。还应考虑药物中毒（如无意中摄入含有咖啡因的止痛药）。

【治疗】

1. 查明原因，解除应激因素　如家庭环境因素、家庭或学校教育因素、缺乏母爱、早期母子分离等。

2. 采用支持、认知的心理治疗　首先要与患儿建立良好的信任关系，继而耐心听取患儿的主诉和家长的介绍，仔细分析。一般来说，对于年龄接近或大于 10 岁的儿童用认知治疗就会有效。认知治疗着重于将焦虑思维重新调整至正确的结构，从而形成明确适应行为的方式。

3. 家庭辅导治疗　为患儿父母提供咨询，提高对患儿疾病的认识，了解疾病产生的因素，并请父母配合医疗，消除家庭环境或家庭教育中的不良因素，克服父母自身弱点或神经质的倾向。

4. 生物反馈疗法（松弛疗法）　帮助患儿进行全身放松训练，结合生物反馈治疗仪更佳。此法可使生理性警醒水平全面降低，也有相应的心理效应，借以治疗紧张、焦虑不安。松弛疗法是自我全身肌肉松弛的练习，对年幼患儿再配合游戏或音乐疗法进行练习，亦可取得疗效。

5. 药物治疗　中重度焦虑障碍、有共患病、对心理治疗只有部分反应或联合治疗有可能改善的焦虑儿童，应进行药物及心理联合治疗。① 选择性 5- 羟色胺再摄取抑制剂（selective serotonin reuptakeinhibitors, SSRI）：SSRI 治疗儿童焦虑障碍的短期安全及有效性已确定，目前为临床一线用药，但长期收益及风险尚缺乏研究。一般治疗以低剂量开始，严密监测不良反应，根据治疗反应及耐受性缓慢增加剂量。② 抗焦虑药：亦可用苯二氮䓬类抗焦虑药，如地西泮 1~2.5 mg，分次服用；氯氮䓬 0.5 mg/kg，分次服用。严重焦虑症用小剂量地西泮或多塞平或阿普唑仑均可收效。

二、抑郁障碍

儿童抑郁障碍（childhood depression）属于儿童青少年情感性障碍范畴，属于心境障碍（mood disorder）的极端表现形式。该病是以持久的、显著的情绪异常（高涨或低落）为基本症状的一种精神疾病；表现为长期抑郁伴有言语思维和行为改变，在缓解期间精神活动正常，有反复发作的倾向。

正常儿童的情绪发展和变化具有显著的生理、心理、年龄特征。一般学龄前儿童大都有情绪不稳定、易变性和冲动性的特征，其情绪变化常受外界环境影响，但不属于病理状态。儿童情绪的分化（如喜悦、愤怒、惊骇、厌恶等情绪反应）和情感体验是随年龄而发展，并趋于复杂多样化的。

抑郁症患儿时常表现快感缺失（anhedonia）、啼哭、伤心失望、自我贬低、行为退缩、食欲及睡眠改变和想自杀等抑郁情绪症状。

儿童抑郁症患病率为 0.1%~23.0%。文献报道的 3~5 岁低龄儿童的抑郁症患病率低于 0.5%~2%。年龄越小，患病率越低，重度抑郁症也少见。少年重度抑郁症终身患病率为 15%~20%，提示成年人抑郁症常始于少年期。童年期抑郁症发病率无明显性别差异，青春期后女性的发病率高于男性，比例为（2~3）：1，与成年人近似。我国 12 个地区流行病学调查发现，15~19 岁情感性障碍的患病率为 0.016%。

DSM-5 对抑郁障碍诊断标准的修改考虑到了发育的因素，包括将持续时间标准调整为"需要超过 2 周"，并增加了对低龄儿童如何表现情绪症状的描述。目前，基于针对婴幼儿抑郁综合征研究的可操作性标准正在完善，因此针对 3 岁及以下儿童的诊断需谨慎。

【病因及发病机制】

1.遗传因素 抑郁症患者家族内发生抑郁症的概率为正常人口的 8~20 倍，血缘关系越近，发病概率越高。双卵双生儿同病率为 19.7%，自幼分开抚养的单卵双生儿，后期同病率也高达 66.7%。有调查发现，儿童抑郁症中约 71% 有精神病或行为失调家族史。抑郁症儿童青少年的一级亲属终身患该症概率为 20%~46%。儿童抑郁症的危险因素包括：①亲子分离或早期母婴联结剥夺；②父母患有精神疾病；③父母虐待或忽视；④家族中有抑郁症和自杀史；⑤某些慢性躯体疾病。

2.家庭环境因素 家庭环境是儿童成长发育过程中最早、也是最常接触的环境。因此，各家庭成员间的沟通交流及行为习惯对于儿童的身心发育起到重要作用。研究发现，家庭环境因素与抑郁症发生存在相关性，家庭成员间缺少沟通和情感交流或者矛盾冲突激烈都会增加儿童抑郁症的发生率。此外，父母患有抑郁症或者单亲家庭的儿童往往更易发生抑郁症，这可能与儿童缺少独立性、适应能力差有关。

3.生物化学因素 5-羟色胺（5-HT）功能降低可出现抑郁症状，5-HT 功能增强与躁狂症有关。药理研究表明，中枢去甲肾上腺素（NE）和（或）5-HT 及受体功能低下，是导致抑郁症的主要原因。抗抑郁药的作用主要是提高或调节中枢单胺递质及受体的功能。因此，抑郁症的胺代谢障碍假说已逐步形成了受体超敏学说，用以解释发病机制。

有研究证明，抑郁症患儿血浆皮质醇含量增高，提示可能有下丘脑-垂体-肾上腺素轴功能障碍。对抑郁症儿童进行地塞米松抑制试验，结果为阳性，即患儿服用地塞米松后未见抑制皮质醇现象。

4.社会心理因素 先天易感素质的儿童经历创伤性体验后容易促发情感性障碍。研究提示，抑郁症儿童精神刺激事件比对照组多 3 倍，患儿在家庭中受到养育者批评和惩罚更多，亲子沟通差，父母干涉过多等。失败负荷过频过强时，易形成习得性无助感，进而产生绝望感及抑郁症。幼年母子情感被剥夺、丧失父母、父母分离、早年亲子关系不良均可增加发生情感性障碍的危险性。社区儿童少年抑郁症调查证实，重大生活事件与抑郁症有密切关系。

有研究提出，急性抑郁症儿童病前个性多为倔强、违拗或为被动攻击性人格；慢性抑郁症病前多表现无能、被动、纠缠、依赖和孤独，既往常有抑郁发作史；隐匿性抑郁症患儿病前可有强迫性和癔症性格特征。

【临床表现】

1.情绪低沉 表现为不愉快，悲伤，哭泣，自我评估过低，不愿上学，对日常活动丧失兴趣，想死或企图自杀。也有的表现为易激惹，好发脾气，违拗，无故离家出走等。

2.行为迟缓 表现为动作迟缓，活动减少，退缩萎靡，严重者可呈类木僵状态。思维迟钝，低声细语，言语减少，语速缓慢，自责自卑。年龄大的儿童可有罪恶妄想。有些患儿可能表现反向症状，如不听从管教、对抗、冲动、攻击行为或其他违纪不良行为等表现。

3.躯体症状 常诉躯体不适，如头痛、头昏、疲乏无力、胸闷气促、食欲减退、睡眠障碍等。

【诊断】

主要依靠详细的病史、体格检查（包括神经系统的检查）、精神检查以及临床观察来综合诊断。

精神检查量表的应用有助于诊断评定。例如儿童抑郁症诊断时常用的精神检查量表包括：Achenbach儿童行为量表、儿童抑郁症量表（CDI）、艾森克儿童人格问卷（EPQ）、Poznanski儿童抑郁量表等。

DSM-5关于儿童抑郁障碍的主要诊断标准如下。

1.其症状标准以心境低落为主要特征且持续至少2周。

2.在此期间至少有下述症状中的4项：①对日常活动丧失兴趣，无愉快感；②精力明显减退，无原因的持续疲乏感；③精神运动性迟滞或激越；④自我评价过低、自责、有内疚感，可达妄想程度；⑤联想困难，自觉思考能力显著下降；⑥反复出现想死的念头，有自杀行为；⑦失眠、早醒或睡眠过多；⑧食欲不振，体重明显减轻；⑨性欲明显减退。

3.症状必须是导致社会功能损害或显著的主观痛苦。

4.症状并非物质使用或其他躯体疾病所导致。

【鉴别诊断】

1.儿童精神分裂症　急性起病者表现为言语增多，精神运动性兴奋，有冲动破坏行为，呈类似躁狂状态。儿童精神分裂症常见自发情绪波动，易被误认为双相或快速循环发作；还可有社会退缩，情绪低落，精神萎靡，无力状态，罪恶妄想及自杀意念，类病态人格的表现。随着病程进展，分裂症的核心症状，包括思维联想障碍、分裂性不协调情感以及幻觉妄想等症状更加明显。

2.器质性或躯体疾病所致精神障碍　可产生类似躁狂或抑郁症状，但有明确的致病因素、阳性体征和实验室检查结果，可资鉴别。

3.心因性精神障碍　在儿童较为常见。受到强烈精神创伤后情绪低沉、悲伤哭泣，少数患儿可呈躁狂状态。起病与精神因素密切相关，持续时间短，以往无类似发作史，通过心理治疗一般恢复较快。

4.周期性精神障碍　多发生于女性青少年，发病与经期相关。少数男性青少年也有周期发作，其原因尚未明确。其类型可分为：①朦胧状态；②抑郁和躁狂状态；③运动性木僵；④妄想状态。其病程特征为起病突然，消失也突然，发作持续时间多为7～10日，通常每月发病时间相对固定，每次发病症状重复（复写症状），预后良好。

5.其他　如注意缺陷多动障碍（ADHD）、品行障碍均可表现过分活动、情绪不稳定、易激惹、攻击行为等。可采用Conner评定量表及躁狂症状量表评定加以鉴别。

【治疗】

儿童抑郁障碍分为急性期、持续期及维持期三个阶段。急性期治疗目的是达到治疗反应并最终缓解全部症状；持续期治疗用以巩固急性期的治疗反应；维持期治疗用以避免症状复发。每一阶段的治疗包括心理教育、支持管理、家庭及学校参与。

1.支持管理和心理教育　对不复杂、短暂的抑郁或轻度社会心理损害者，进行支持性及病例管理，如对患儿增加营养摄入、改善睡眠、加强锻炼；通过家庭干预改善家庭系统功能；学校则应评估儿童课业或人际压力是否过大，是否超出儿童忍受范围，从而予以减压。研究提出，现代人类与自然环境的隔离可导致抑郁，因此适当增加户外活动也是治疗方法之一。

2.心理行为治疗　目前认为，认知行为治疗是轻症儿童青少年首选治疗方式。有研究表明，对不良生活环境引起抑郁的儿童，该方式最有效；与5-羟色胺再摄取抑制剂（SSRI）相比，单纯的认知行为治疗更有效。治疗中应注意：①治疗应以儿童为中心；②儿童和治疗师应合作解决现存问题；③治疗师应教会儿童对自己的思维和行为进行监控并记录下来，因此应记日记和布置家庭作业；④治疗通常包括几个过程，其中有行为技术（如活动计划）和认知策略（认知重构）。

行为治疗主要以心理支持为主。给予关爱鼓励的同时，想方设法让儿童感觉和认识到自身存在但未曾意识到的能力，并尽量让其创造自身体验成功的机会，或指导儿童回想获得过成功的经历。在患儿周围营造活跃友好的氛围，通过团体活动来扩大患儿进行人际交往的机会。若能够引起患儿的兴趣、希望，应积极支持他增强信心和参与意识及竞争意识，此类活动可减轻症状，预防自杀行为。

3.药物治疗　目前将抗抑郁药物分为4类：①三环类抗抑郁药（TCA）；②单胺氧化酶抑制剂（monoamine oxidase inhibitors, MAOI）；③选择性5-羟色胺再摄取抑制剂（SSRI）；④其他递质机制的新型抗抑郁药。以SSRI类为首选，其抗抑郁作用有效率为60%～75%。为巩固急性期治疗反应，避免复发，治疗应持续 6~12 个月。某些抑郁的儿童青少年应该维持治疗更长时间，可能持续 1 年或更长时间。也可选择文拉法辛、氟西汀等新型抗抑郁药，有研究表明其疗效类似于 SSRI，不良反应更小，更安全。但药物治疗终究不是儿童青少年抑郁症的首选，因为其不良反应并无长期大样本的调查结果，应谨慎使用。长期服用 SSRI 的不良反应尚不清楚，少数报道氟西汀可引起躁狂症或轻躁狂，停药后行为不良反应可逐渐消失。突然停药可引起撤药反应。用 SSRI 治疗儿童抑郁症时，须注意与其他药物的相互作用，以避免不良反应发生。如 SSRI 与单胺氧化酶抑制剂合用，可产生 5- 羟色胺综合征，表现为高热、意识不清、激动等危重征象。

4. 其他治疗　季节性抑郁症儿童的治疗主要采用光线疗法，以 2500~10 000 Lx（勒克司）的全光谱光线（10 岁以下 2500 Lx）照射，患儿距光源 45 cm 左右，每 30 秒看一下光源（不宜凝视），每次照光 45 分钟，早、晚各 1 次。平时鼓励儿童进行户外活动，增加自然光线照射强度与时间。儿童抑郁症极易复发，因此病情缓解后，建议维持药物和心理治疗，定期随访复查。

三、恐怖症

儿童恐怖症（phobia）指儿童显著而持久的对某些事物或情境产生过分的、与年龄不适合的、没有理由的恐惧情绪，并出现回避与退缩行为，其程度严重影响到儿童的日常生活和社会功能。

恐惧情绪是儿童常见的心理现象。儿童本能地对某些物体或情境，如黑暗、动物、鬼怪、死亡、流血、登高、雷电等产生恐惧，但这类恐惧程度轻、时间短，系正常的情绪反应。一般来说，恐惧是生存保护的一种自我防御机制。而恐怖症则是其程度与外界刺激不成比例，且不能因安抚和解释而消失。患儿明知某些事物不存在危险，却产生异乎寻常的恐惧体验，而远远超过客观存在的危险程度，虽经劝解也不能消除。

2%~4% 的儿童在心理发展的某些阶段出现对某一特定事物的特异性恐怖症，如血液恐怖症。儿童恐怖症的患病率目前尚无确切统计，其发病率女童高于男童，一般随年龄的增长而逐渐减少。恐怖症比正常恐怖事件持续的时间长，以恐惧黑暗、噩梦、血液、雷电、动物、昆虫、高空为多见。

【病因】

受突发或意外事件的惊吓，如自然灾害或某次重大生活事件的发生，可对儿童造成心理应激，引起过度而持久的恐惧反应。

恐怖症存在遗传易感性，特殊恐怖症的一级亲属更易患同样的恐怖症。父母一方患有社交恐怖症时，子女的罹患风险约为一般人群的 3 倍；如果是母亲患病，则风险还要增加。基因定位研究则表明，15、16 号染色体遗传物质异常复制与社交恐怖症相关。5- 羟色胺和多巴胺转运体基因重复多样性异常与儿童恐怖症的相关行为存在联系。

行为主义认为，恐惧体验是在条件反射的基础上学习而获得的；精神分析学认为，恐怖源于潜意识的冲突而产生焦虑，再外化于害怕的对象或情境所致；而发展学理论认为，恐惧和焦虑反应都具有发展性特征，在心理发展的某一阶段是合理的，超过特定时期则应视为异常。

恐怖症患儿个性偏于内向、胆小、被动、羞怯、依赖性强，遇事容易产生焦虑不安，具有易感素质。养育者（尤其是父母）的过度或不合时宜的惊恐反应，会投射给儿童内化下来，成为恐怖症的重要诱因。儿童的恐怖情绪常因母亲的焦虑而得到强化，母子的恐怖对象往往一致。

【临床表现】

1. 恐惧反应　患儿对某种物体或情境产生异常强烈、持久的恐怖，而某些恐惧对象并不具有真实的危险（如看到猫），却表现出不合乎常理的恐惧反应。儿童常见的恐怖对象有：① 黑暗、昆虫、动物、火光、强声、雷电；② 社交、与亲人分离、上学、孤独；③ 细菌、患病、出血等。患儿常有预期性焦虑，经常提心吊胆，害怕自己恐惧的事情发生。有时明知恐惧对象对自己没有危险，但无法自控，内心痛苦。

2. 回避行为　患儿有逃离恐怖现场或回避做可能引起恐怖的事情的表现。如对昆虫恐怖的儿童，看到或听到昆虫的声音立即逃离，甚至怕别人提到昆虫。

3. 急性焦虑　反应出现自主神经系统功能紊乱症状，呼吸急促、面色苍白或潮红、出汗、心悸、胸闷、血压上升、恶心、四肢震颤或软弱无力，重者可瘫软、晕厥或痉挛，并有饮食和睡眠障碍等。

【常见类型】

1. 特定恐怖症（specific phobia）　儿童对某一特定物体或情境产生恐惧，通常为各种动物、昆虫、利器、黑暗、雷电、注射、血液、高空、飞行、学校、幼儿园等。一旦接触，则采取回避或逃离。

2. 社交恐怖症（social phobia）　患儿与他人交往时产生恐怖感，害怕他人的关注和可能引起的尴尬，出现脸红、张口结舌，并设法回避。常表现害怕去社交场合，怕遇见陌生人，回避与家人以外的人接触，不愿上学和参加娱乐活动，不愿接电话，不愿向老师提问，并伴有自主神经功能紊乱，严重时可引起惊恐发作。社交恐怖症多发生于青春期，脑子里总想着该怎么走路、该怎么说话、该穿什么衣服等。学校恐怖症与之多为连续体。

3. 广场恐怖症（agoraphobia）　对各种情况，如乘坐公共交通工具（汽车、火车、飞机等）、处于开放的空间（停车场、桥梁等）、处于封闭的空间（商店、电影院等）、排队或处于人群之中、独自离家感到显著的恐惧或焦虑。

【诊断】

主要依靠详细的病史、体格检查、辅助检查、精神检查、心理评估，以及临床访谈来综合诊断。儿童恐怖症的临床评估方法包括：定式诊断访谈，儿童恐怖症调查量表，行为回避试验以及心理生理学记录。DSM-5关于儿童恐怖障碍诊断标准如下。

1. 对特定物体或情境的显著恐惧或焦虑（如飞行、高处、动物、接受注射、看见血、当众表演、演讲、参加聚会）。注解：儿童可能以哭泣、发脾气、惊恐或黏人来表达恐惧或焦虑。

2. 恐惧的物体或情境几乎总是会引起即刻的恐惧或焦虑。

3. 主动回避或以强烈的恐惧或焦虑来忍受所恐惧的物体或情境。

4. 恐惧或焦虑与特定物体、情境所产生的实际危险或与社会文化环境不相称。

5. 通常存在6个月或更长时间。

6. 导致临床上显著的痛苦或社会、职业或其他重要功能领域的损害。

7. 症状不能更好地以另一精神障碍来解释。

【治疗】

1. 心理治疗　消除诱发原因，在支持和认知疗法的基础上，加以行为疗法，效果较好。行为疗法可采用系统脱敏法、阳性强化法、冲击疗法等。

2. 放松或生物反馈治疗　训练自动全身放松或采用生物反馈治疗仪进行全身放松治疗。此外，音乐及游戏对幼小儿童恐怖症治疗效果也较好。

3. 药物治疗　对症状较为严重的儿童使用小剂量抗焦虑药物，如地西泮、阿普唑仑、丙咪嗪、氯米帕明、多塞平等。氟西汀（百忧解）对社交恐怖症和伴发恐怖症出现的强迫行为疗效较好。

四、学校恐怖症

学校恐怖症（school phobia）是指儿童青少年由于情绪障碍，特别是焦虑、恐惧和抑郁导致上学发生困难，并出现回避上学的一种心理疾病，是恐怖症中的一个特殊类型。学校恐怖症多发生于幼儿和小学阶段儿童，主要由适应困难和恐惧情绪所导致；拒绝上学多发生于青春期（小学高年级至高中，甚至大学）以后的学生，主要表现为厌学、表达独立意愿、违拗和对立情绪等。两者可以是连续体，也可能独立发生，学校恐怖症持续至青春期也可转化为拒绝上学症。拒绝上学的短期后果常会造成儿童少年学习困难、家庭问题、同伴关系不良，而长期后果会造成儿童少年失去接受高等教育的机会，就业困难，社会生活困难，是以后罹患精神疾病的高危因素。

学校恐怖症是目前学龄期儿童较常见的行为问题之一，与环境关系密切。5～7岁、11～12岁和14岁后是学校恐怖症发生的高峰期。学校恐怖症发病率报道不一，国内7～11岁儿童的患病率为4.1%～4.7%。2005年杜亚松等曾对260例儿童情绪障碍进行分析，其中学校恐惧症达13.8%，位于儿童情绪障碍的第三位。有资料推测，学校恐怖症在儿童群体中的发生率约为1%。其发病率与患儿家庭经济和社会地位无关。有报道称，门诊患儿中学校恐怖症占情绪障碍的60%。

【病因】

1. 遗传及生物因素　在早期研究中曾对299名患有广场恐怖症患儿的母亲进行家族病史研究，发现其子女比正常母亲所养育的子女更容易发生学校恐怖。神经生物学研究观点认为，大脑额叶是学习和复杂情感的神经中枢。学校恐怖症的起源是应激反应，而应激反应系统主要是网状激活系统起作用，下丘脑和丘脑起重要的作用。日本学者研究发现，通过单光子发射计算机断层显象（SPECT），患有学校恐怖症的儿童额叶、颞叶及枕叶局部脑血流灌注降低，这表明学校恐怖症的患儿有脑功能水平的降低。

2.家庭因素　学校恐怖症与儿童害怕和母亲分离有关。婴儿期依恋障碍易使婴儿出现分离性焦虑和发展为学校恐怖症。患儿母亲多具有焦虑性或强迫人格倾向，对儿童要么表现过分忧虑、过分关注，要么强制要求或感情排斥。母亲初送孩子上幼儿园或学校时，常表现焦虑不安和不放心，这种情绪易对儿童产生投射作用，逐步演化为儿童自身焦虑与恐惧。另外，儿童既不想离开母亲，又怕不去上学而受到母亲的责备，这种矛盾的心态也易发展为焦虑与恐惧。还有少数患儿来自不良家庭环境，如被虐待、父母感情不和、争吵暴力和父母离异等。

3.自身素质　性格胆小、易感素质、行为退缩的儿童易发生学校恐怖症，常表现过分拘谨、喜好他人表扬、任性、不善交友、固执等。一些患儿由于家长期望值过高或父母对儿童评价过多，使其对周围评价过分敏感，过分在乎自我形象和感受，一旦在学校遭受挫折，为维护"自我"不受威胁和伤害而拒绝上学。还有些患儿初上学时成绩优秀，对学习过度自勉和投入，一旦学习成绩下降，则引发强烈的焦虑与恐惧，怕再度失败而拒绝上学。青春期对"自我形象"敏感的儿童，觉得自己长得丑、身材矮、不善学习、运动不佳等，导致恐惧上学。

4.环境因素　学校环境是诱发儿童出现学校恐怖症或拒绝上学的主要原因，在学校遭受的生活事件或应激事件是主要诱因之一。如学习困难、考试不及格、遭同学嘲笑或欺侮、与老师发生冲突、遭受体罚、与老师不"合拍"、失去友谊、教师期望过高、校规严厉、教师严厉、校内群体癔症发作等，均可导致学校恐怖症。

【临床表现】

主要症状是拒绝上学，按其程度可分为：①威胁或哀求父母不上学；②早上反复出现回避上学的行为；③早上反复"耍赖"，要求父母陪同上学；④偶尔不上学或缺课；⑤反复交替出现不上学、缺课；⑥在某一学期某阶段完全不上学；⑦完全长期休学在家。

为达到不上学的目的，起初早上起床时常诉说头痛、腹痛、食欲不佳和浑身无力等，得到父母同情后，则可实现暂不上学，在家期间无任何异常症状，一旦令其上学则会哭泣、吵闹、焦虑不安，并出现头痛、腹痛、恶心、呕吐、发热、尿频和遗尿等症状。若被强逼送到学校，则表现畏缩、低头、不与他人打招呼、不敢直视别人。上课时提心吊胆、战战兢兢，不敢正视老师，害怕被提问。若被提问，则面红耳赤、手心出汗、心慌意乱、只站立不作答，或口齿不利、结巴重复。在校期间患儿恐惧心理异常严重，会不停给母亲或家人打电话，哀求哭诉，并强烈要求接自己回家，一放学就觉得如释重负，再不肯去学校。病程后期，儿童还会通过毁物、攻击父母、自伤等家庭暴力达到不去学校的目的，继而情绪逐渐低落消沉、嗜睡。后期可出现某些精神症状，如幻听、心境不良和抑郁等。

【诊断】

学校恐怖症的诊断名称最初在1941年由Johnson等提出。对于学校恐怖症的诊断，目前ICD系统、DSM系统和CCMD系统，均没有给出明确的诊断标准。临床上可通过对起病诱因、临床表现、家庭环境、在校表现、精神检查、情绪和（或）焦虑、社会功能方面对儿童进行评估和诊断。针对学校恐怖症的相关量表：①拒绝上学评估量表（school refusal assessment scale，SRAS），可以用来评估拒绝上学儿童的消极性情绪（如恐怖、焦虑、抑郁）的刺激因素，对社会或环境的脱离，引起注意的行为或典型的分离性焦虑，不去学校的真正原因；②学校环境自我功能问卷（self-efficacy questionnaire for school situations，SEQSS），首次提供了儿童对引起焦虑的条件的处理能力，如做学校的作业，处理离开学校的问题，因为上学而与父母分离等，进行自我评估，为临床提供依据。

1993年，Bery、Nichols和Prichard提出了四条诊断学校恐怖症的标准：①去学校严重困难；②严重的情绪焦虑；③父母知晓患儿在家，是因恐怖学校不去上学；④无明显的反社会行为。

King等1995年建议诊断标准为：①上学非常困难，常长期缺席；②面临上学问题时，出现严重的不安情绪，包括极度的恐惧、发脾气或抱怨躯体不适等；③对于应该上学的儿童，父母知道其在家；④没有反社会特征，如偷窃、说谎和破坏性行为参考恐怖症的诊断标准，结合该儿童为学龄期儿童，有明显拒绝上学的表现，即可考虑诊断。

【鉴别诊断】

学校恐怖症应与逃学儿童鉴别，前者大多学习成绩一般或偏好，有焦虑恐惧的情绪，但行为品德无问题；而逃学儿童无情绪问题，行为品德问题甚多，学习成绩较差，仔细观察可以鉴别。

【治疗】

1.药物治疗　根据年龄和病情可考虑使用适量抗焦虑药。5-羟色胺再摄取抑制剂氟西汀（fluoxetine，又名百忧解），剂量为10~40 mg/d。也可服用阿普唑仑（alprazolam），剂量为0.25~0.5 mg/d。

2.心理治疗　心理治疗是学校恐怖症的首选治疗方法，包括教育支持性心理治疗、行为治疗、认知行为治疗、家庭治疗、家长老师共同干预、精神分析治疗等多种治疗方法。利用心理治疗，可以减少或消除学校恐怖症患儿对学校或学习的恐惧，解除可能引起儿童心理压力的因素；帮助家长、老师改变教育方式，以关心、鼓励等积极的教育模式代替惩罚等会引起伤害的教育模式；改善学校恐怖症儿童与同伴、家长及教师之间的关系。

行为治疗的基本理念是人的行为都经由学习而获得、改变、增加或消除。认知行为疗法目前被认为是对学校恐怖症较为有效的心理治疗手段。认知行为治疗方法主要包括系统脱敏法、阳性强化法、暴露疗法和心理剧等。例如，可用放松训练、逐级暴露或想象脱敏等方法帮助儿童返校。预演暴露和认知重组方法可提高患儿社交技巧，减少社交焦虑，可改变歪曲的认知，帮助返校。另外，若属学校应激事件引发，治疗者和父母应与校方沟通协调，尽可能避免和减少学校方面的诱因。

3.家庭对策　①不要过分催促上学，如每天都问"今天上学去好吗"等；更不宜打骂、斥责、体罚和强逼送学校。②常与教师保持联系，详细了解儿童在校情况，并告知儿童在家情况，聆听老师的建议。③平时多听孩子叙述，话题不限，并让其参与家务，要求每天按时起床、吃饭和入睡。④布置简单家庭作业，不做也不要责备；上班的父母要常打电话回来问候，侧面了解儿童在家干什么，但不做过多干涉。⑤听孩子讲在学校的事情，征求患儿同意时带领其到学校附近玩耍；当提出可以回学校时，家长不妨陪去几趟。⑥父母要保持良好心态，不说对学校、老师和同学消极的话，尽可能减轻或消除家庭环境致病原因。⑦让患儿感受做事成功的体验和喜悦，经常约儿童要好的同学来家一起玩耍和讲学校的事情。⑧如有下列情况，可能预示合并心境障碍或抑郁，应予抗焦虑或抗抑郁治疗：患儿说"一觉睡下再不起来就好了""活着真没意思""想死""我死了会怎么样"等；情绪起伏特别剧烈，易怒，父母无法安抚；食欲和睡眠规律发生较大改变，消瘦、生长发育停滞；拒绝上学时间超过4个月，并且仍无精打采。

五、强迫性障碍

强迫性障碍（obsessive-compulsive disorder，OCD）又称为强迫症，是一种严重的、损害性的、通常也是慢性的障碍，其特点是无法控制的、重复的、仪式性的想法和行为，导致痛苦和功能损害。诊断和鉴别强迫性障碍的主要困难是需要区分正常儿童的个体差异还是造成损害的症状。如正常的仪式化行为和对某事的全神贯注需要与强迫观念和强迫行为相区分。在评估0~3岁儿童潜在的强迫和冲动行为时要考虑婴幼儿发育背景，对婴幼儿来说，坚持同一性和某些仪式性行为，如遵守固定的就寝时间、喜欢重复（一遍又一遍地读一本书），这些都是与年龄特点相符的行为。行为表现的严重性、给低龄儿童及其家庭带来痛苦及给低龄儿童家庭功能的负面影响是区分有临床意义的强迫观念、强迫行为、与发育相符的仪式性和重复性行为的关键。对大龄儿童强迫性障碍的研究发现，从发病到诊断和治疗的间隔时间至少2年。因为对强迫性障碍的有效治疗能够影响其病程的发展，所以对OCD的早期识别非常重要。

儿童强迫症发病平均年龄在9~12岁，患病率为2%~3%，0~12岁儿童强迫性障碍的患病率为2%~3%，略高于成人的患病率。6岁以下强迫症儿童男童约占70%，男、女之比为3.2∶1.0，青春期后性别差异缩小。

【病因】

1.遗传生物学因素　通常认为，强迫性障碍患者与其亲属有人格的相近之处，一级亲属的患病率约为非一级亲属的 2 倍。有研究报道，5-羟色胺易感基因更有可能传递给强迫症患者。儿童期或青少年期发病的强迫性障碍患者一级亲属的患病率增加 10 倍，说明早发的强迫性障碍与遗传的关系更密切。单卵双生子同病率为 0.57，双卵双生子为 0.22。研究已证实，强迫性障碍患者的眶前回基底节丘脑环路的神经结构存在改变。而对儿童 OCD 的研究则表明，他们在双侧豆状核与眶前皮质较正常儿童有更大的容量，且容量更大的儿童有更严重的强迫性障碍症状。考虑到儿童期的突触修剪使神经信息传递效率增加，强迫性障碍可能是突触修剪异常所导致的神经病理现象的外化。还有研究显示，儿童青少年强迫性障碍在前额叶、丘脑和前扣带回处血流速度下降，且与症状严重程度相关。

2. 应激和压力　儿童当受惊吓或受羞辱、委屈后，引起大脑皮质兴奋或抑制过程过度紧张，或相互冲突形成孤立的病理性兴奋灶。父母或教师期望过高，持续的、刻板的严厉要求，学业压力过大等亦易引致发病。

3. 个性的脆弱　易感性强迫症儿童生性敏感，平时表现胆小、害羞、拘谨、有礼貌、善思考、喜表扬、爱清洁、怕批评，可能与遗传有关。

4. 家庭因素　发病年龄低者较发病年龄高者更倾向有家族性，提示遗传因素在发病低龄儿童中有重要影响。2/3 的患儿被诊断后 2~14 年，仍持续有这种障碍。这类儿童的父母（尤其是母亲）往往有个性方面的问题，如行为上的刻板、强迫，平时对儿童过分苛求等。父母的性格与行为特征对正在成长中的儿童有很强的投射作用，因而刻板强迫的父母容易"养育"强迫行为的儿童。如母亲过分爱清洁，怕脏，因卫生问题严格限制儿童的活动，也容易导致儿童养成洁癖行为。

【临床表现】

1. 强迫观念　指非理性的不自主重复出现的思想、观念、表象、意念和冲动等。强迫性怀疑（obsessive doubt），常怀疑一切事物，怀疑得了绝症，怀疑自己刚说过的话或做过的事，怀疑遭袭击，怀疑坏人破门而入，怀疑自己遗忘（学龄儿童常怀疑没有记住老师布置的作业，没有带齐学习用品，因而反复检查书包、笔记本）等。一般情况下，强迫性怀疑与强迫性动作常同时出现。强迫性回忆是重复回忆一些经历，回忆考试题目或听过的音乐、故

事等。如回忆被干扰，则重新开始进行回忆，否则就焦躁不安。有些患儿出现强迫性对立观念，表现为矛盾的思维内容，如担心父母死掉，但又为这种想法而谴责自己，害怕自己伤人或被他人所伤，这种对立观念内容多为消极和不好的。出现强迫性穷思竭虑时患儿持续地对某一近乎荒唐的事件反复思考，如"在人世间到底有神没有""人死后有没有灵魂""地球为什么老是围绕太阳转"等。患儿可能会意识到这种思考是无意义的，但无法考证，也无法摆脱，不能控制自己不去思考。强迫性意向（obsessive idea）是患儿产生莫名其妙的冲动或内在驱使，常表现为马上要行动起来，但又不能转变为行动。患儿常因强迫观念伴随着焦虑和痛苦感受，并想方设法用强迫行为抵消强迫观念。

2. 强迫行为（compulsion）　这是重复的、有目的的、有意图的行为动作或心理活动。强迫洗手和洗澡是强迫症儿童最多见的行为，如对细菌、病毒有强迫观念的儿童往往伴有强迫性洗手行为。这种观念可能伴随对粪便、唾液、垃圾或动物排泄物中的细菌或可能导致疾病的恐惧而产生，由于厌恶则反复洗手、洗澡，洗完手甚至不敢关水龙头，不用毛巾擦，甩干手，怕手触物而再被污染，若不小心碰到物体，则必须再洗，有时每天洗手多达几十遍。有的患儿因"洁癖"而怕吃带有污染的食品，不停地用微波炉烧烤食物；有的患儿反复拔自己的毛发，导致头皮、眉毛或睫毛部分毛发脱落；有的患儿甚至天天将内裤用微波炉烤完后再穿。强迫动作还包括触摸、计数、储藏、整理和排序，如不停地整理书包、放置鞋袜、叠衣被、数窗格、数马路电线杆、数地砖、踩地缝走路、强迫开关门、反复检查门是否上锁等。有些患儿要求他人，特别是父母重复某些动作或按某种方式回答他的问题。

儿童的强迫行为往往是为了抵消或缓解强迫观念引起的焦虑和紧张，或为了防止某些可怕的事件发生。这种行为虽能暂时缓解儿童的焦虑，但不可能抵消或消除焦虑情绪。结果是，有强迫行为的儿童在耗时、无休止的强迫思维中越陷越深，患儿过度的强迫观念和行为严重影响其社交、学习、家庭关系和身心健康。

强迫思维和强迫行为症状古怪且不可理喻，许多患儿在公共场所和学校会设法掩饰和隐藏其行为，因此发病早期很难被发现。有些儿童通过特别努力在短时间内可以控制自己的症状，但这种压抑往往

会导致更大的反弹。

【诊断】

主要依靠详细的病史、体格检查、精神检查、心理评估以及临床访谈来综合诊断。强迫症等诊断要点主要在于特征性症状，即强迫思维，强迫行为或两者都有。除了症状，还要关注症状持续的时间。此外，还要评估引起患者明显的痛苦程度。比如症状使得患者生活、工作受损，或者家庭关系、社会关系受损，学业、职业方面受损等。临床中，可以通过结构化的访谈评估患者症状，还可以通过量表辅助评估诊断，例如耶鲁–布朗强迫症量表（Yale-Brown obsessive-compulsive scale, Y-BOCS）。

DSM-5 强迫障碍诊断标准如下。

1. 存在强迫观念和（或）强迫行为。

（1）强迫观念

1）在病程的某段时间体验到反复出现的，不想有的持久想法、冲动或意向，呈闯入性，引起大部分患者显著的焦虑或痛苦。

2）患者试图忽视或压制这些想法、冲动或意向，或以其他想法或行为来抵消它们（如实施强迫行为）。

（2）强迫行为

1）对强迫观念的反应或按照必须严格遵守的规则而被迫做出的重复行为（如洗手、整理、检查）或心理行为（如祈祷、计数、默默重复话语）。

2）这些行为的目的在于防止或减少焦虑或痛苦或防止出现某种可怕的事件或情境。然而，这些行为与他们计划来抵消或防止的事件或情境缺乏现实联系，或显得明显过分。

注：低龄儿童可能不能明确表达这些行为或心理行为的目的。

2. 强迫观念或强迫行为耗时或导致临床上显著的痛苦或社会、职业或其他重要功能领域的损害。

3. 强迫性症状不能归因于物质的生理效应（如滥用毒品、治疗药物），或另一躯体疾病障碍不能更好地以另一精神障碍来解释。

【鉴别诊断】

临床中，最重要的是要区别儿童强迫样行为与正常儿童的仪式化或重复行为。正常儿童的仪式化或重复行为一般表现相对平静，不会带来焦虑与痛苦。抑郁或进食障碍可能伴有强迫思维，孤独症和

认知发育迟缓儿童可能伴有刻板行为，在鉴别诊断时均需要排除。

儿童强迫性障碍需与链球菌感染相关的儿童自身免疫性神经障碍（PANDAS）、急性发作神经精神综合征（PANS）或其他姿势免疫性脑炎相鉴别。应该对这些患者进行儿童神经病学、风湿病学、神经精神病学、免疫学的相关医学检查。

【治疗】

强迫症的治疗与焦虑症、恐怖症治疗相仿，为综合疗法。

1. 心理治疗认的知行为治疗（cognitive beha-vior therapy, CBT） 是首选治疗，但该疗法并不能简单地应用于强迫性障碍儿童，通常联合药物治疗使用。对于患儿及家庭来说，认知行为疗法是一种可接受的治疗方法。有研究证实，行为认知治疗联合药物治疗的效果优于单独的药物治疗，显著改善了患儿的临床症状。认知行为治疗包括心理教育、认知训练、匹配、暴露及反应阻止、复发预防及一般训练，分14次共12周进行。除第12周每周2次外，其余每周1次，持续1小时。每次包括陈述目标、回顾前1周治疗、提供新信息、治疗辅助实践、家庭作业、监测过程。暴露及反应阻止基于接触所恐惧的刺激足够长时间后焦虑常减轻的事实。反复暴露与暴露过程中的焦虑降低相关。充分暴露取决于阻止仪式或逃避行为的负性强化效应，即"反应阻止"。例如，担心细菌的儿童不仅必须触摸"带有细菌的东西"，而且必须抑制仪式性清洗行为，直到焦虑大幅度减少。暴露反应阻止通常以渐进的方式进行（逐级暴露）。

2. 药物治疗 中重度强迫性障碍需要进行认知行为联合药物治疗。三环类抗抑郁药曾为强迫症儿童的常用药，但其不良反应较大，患者服药依从性差，使强迫症的治愈率低，复发率高。而 SSRI 通过抑制 5-羟色胺的回收，增加神经突触内 5-羟色胺的浓度，提高 5-羟色胺能神经传导，从而发挥治疗作用，因其对神经受体的作用区域较针对，对神经内分泌、心血管系统影响小，不良反应较小，因而 SSRI 逐渐取代三环类抗抑郁药成为治疗儿童强迫性障碍的首选药物。药物治疗最大的获益是通过降低焦虑及提高儿童耐受暴露/阻止反应的能力而调节认知行为达到更好的效果。

3. 家庭治疗 是儿童强迫性障碍的重要治疗方

法,对于具有家庭高危因素的患儿,如父母关系不睦、单亲家庭、家庭成员角色混乱等,更应该做家庭治疗。治疗的目标是把家庭成员纳入治疗系统,公开呈现所有的行为问题,阐明家庭动力怎样影响强迫行为的发生,重构家庭关系,减少强迫行为,促进良性行为的建立。

六、癔症

癔症(hysteria)又称为歇斯底里,是由个体的情绪因素,如生活事件、内心冲突、暗示或自我暗示等所诱发的精神障碍现象。这些症状尚无可证实的器质性病变基础。自2013年美国心理学会(APA)发布美国精神障碍诊断与统计手册第5版(DSM-5),将"歇斯底里症"和"分离性/转换障碍"明确定义为"功能性神经系统疾病(以下简称为功能性神经疾病)"。该病的特点是女性好发,有一定人格特征基础,症状变化迅速,易受暗示影响,迅速发生,也迅速好转,病程反复,严重影响患者日常生活。虽然国外自20世纪80年代以后逐渐以"分离转换性障碍"取代癔症这一诊断,但国内将该病名沿用至今。癔症在普通人群中的患病率为3.55%。儿童癔症有明显的集体发作特征。一般而言,儿童癔症多发于学龄期儿童,女童多见,农村患病率高于城市,经济文化落后地区集体癔症发作频率较高。

【病因】

1.遗传因素　国内文献报道,癔症儿童约30%有家族史。该类儿童均有一定的性格特点,如智力水平较高,学业成绩差,伙伴关系不良,过度依赖,情绪抑郁,不善于表达情感体验以及易受暗示和自我暗示,情绪不稳、反复无常,且其家系中多存在病态人格与酒精依赖。有研究者用数理统计方法求得癔症的平均遗传率约为30.3%。

2.环境因素　儿童癔症发作常由于情绪因素所诱发,如委屈、气愤、紧张、恐惧、突发生活事件等。前次发作的类同情境、事物、谈话内容等因素易具有暗示作用,易导致再次发作。父母溺爱、过度保护使儿童变得任性,一旦受到挫折便缺乏应有的承受能力,常成为发病的因素。也有研究显示,农村留守儿童、女孩、单亲家庭、父母不和、独生子女均为癔症的危险因素。对于集体癔症而言,发作往往出现在教室、课堂、操场、宿舍或医院病房内。面临考试、教师过于严厉、计划免疫注射、类似患者的表现、同班同学死亡或受伤、脑膜炎流行等相关诱因均可导致集体性恐惧和焦虑而发病。有些宗教活动、灾难、突发生活事件、战争和社会变迁等也可促发集体癔症发作。患儿若有躯体疾病、月经期、疲劳、体弱和睡眠不足等情况也容易促发。

【临床表现】

1.分离型癔症　呈情感暴发。幼儿期表现大哭大闹、四肢乱动、屏气、面色苍白或青紫、大小便失控等;较大儿童呈烦躁、哭闹、冲动,有的儿童砸东西,有的拔头发、撕衣服、在地上乱滚或四肢抽动。整个发作时间长短不一,发作时间的长短与周围人的关注态度和程度有关,一般在人多且易引起周围人注意的地方,持续时间较长。发作后有部分遗忘。

2.转换型癔症　表现为躯体功能障碍,以痉挛、瘫痪、失明、失聪和失音等为主。如跌倒昏迷状,四肢挺直或角弓反张,四肢瘫痪而不能走路或手不能活动,突然说不出话或声音嘶哑等。这些症状可在同一患者身上同时或前后出现。儿童转换型癔症发作较少见,如有类似发作,多受周围人发作的暗示影响。

癔症表现具有以下共同特征:①症状无器质性病变基础,无法用神经解剖学作解释;②症状变化的迅速性、反复性不符合器质性疾病的规律;③以自我为中心,一般在引人注意的地点、时间内发作,症状夸大和具有表演性;④暗示性强,容易受自我或周围环境的暗示而发病,亦可因暗示而加重或好转。

【诊断】

主要依靠详细的病史、体格检查、辅助检查、精神检查、心理评估以及临床观察来综合诊断。体格检查:常无阳性神经系统损害体征,即便有感觉、运动障碍体征,但不符合神经解剖的生理特点。辅助检查:无相应器质性损害的阳性发现。癔症心理评估包括以下几点。①症状评估:了解癔症发作的特点,临床表现,了解患儿在癔症发作时的症状特点、类型、频度、严重程度。②人格特点的评估:了解患儿人际关系的情况、处事作风、情绪反应类型、对刺激的应对方式及适应能力、易受暗示程度、情感反应的特点等。③心理社会因素评估：对患儿发病前的不良刺激和刺激程度与疾病发生的相互关系做认真的评估，要分析刺激是来自生活事件，还是来自患儿自身的内心冲突，或是源于患儿人格方面的易感素质等。

DSM-5分离性/转换障碍（功能性神经症状障碍）诊断标准如下。

1. 表现为下列症状之一：①分离性身份障碍；②分离性遗忘；③分离性漫游；④人格或现实解体；⑤有自主运动或感觉功能改变的1项或多项症状。

2. 存在症状与神经性或躯体疾病不一致的临床证据。

3. 症状不能更好地以另一躯体疾病或精神障碍来解释。

4. 症状导致临床上显著的痛苦或社会、职业或其他重要功能的损害或有必要进行医学评估。

【鉴别诊断】

1. 癫痫大发作　临床上类似于癔症的抽搐性发作，但癫痫大发作无精神诱因，发作前有先兆，发作时意识完全丧失，痉挛发作有一定规律，发作时间较短，发作后完全遗忘，脑电图呈痫样放电。

2. 反应性精神病　此症不具有癔症的性格特征和易受暗示特点，症状变化少，病程持续时间长，且反复发作者甚少。

3. 精神分裂症　癔症患儿有时可表现为情感、思维及行为紊乱现象。其鉴别要点是，癔症一般在强烈精神因素作用下急骤起病，其情感、思维及行为不像精神分裂症那么荒谬离奇，使人难以理解。

【治疗】

以综合治疗为原则。治疗前须详细了解病史，包括个人生长史、个性特征、家庭环境及成员之间的关系、病因及症状表现等。然后制订治疗计划，依计划进行治疗。

1. 心理治疗　为主要的治疗方法，包括精神动力学心理治疗、认知行为治疗、团体治疗和对家长的教育等。治疗师必须建造与儿童的移情关系，以使儿童感觉所有层次的体验都被完全接纳，移情关系是儿童开始接受自己所否认的体验和情感及负责任地继续下去的关键。对家长进行分离知识教育，鼓励家庭接纳儿童的所有方面，采取修缮互动模式，帮助父母处理创伤性事件的罪恶感，消除家长的紧张情绪，解释暗示对于病情复发和康复的作用，劝阻家长对患儿症状的过分关注，不宜做过多的躯体检查，不宜四处求医，避免当着患儿的面谈论其发作的表现和经过。对儿童及家长给予心理支持，保证症状一般是短暂性的，鼓励儿童说出存在的问题，帮助儿童分析其原因，避免对症状进行强化。

2. 暗示疗法　治疗之前要取得患儿的充分信任和合作，向患儿解释他的疾病是一种短暂的神经功能失调，用坚定的口吻告诉患儿即将采取的治疗方法能够使失去的功能完全恢复正常。暗示方法可根据症状特点选用，治疗师在治疗过程中配合言语暗示，使症状消失。也可同时配合物理和药物治疗，如生理盐水肌内注射或10%葡萄糖酸钙静脉注射等。这种方法适用于暗示性强或急性期患儿。在集体癔症发作中，暗示常能取得较好的疗效。对于情感爆发或某些痉挛发作的患儿，一般不宜使用暗示疗法。

3. 药物治疗　在急性发作时，给予适量抗焦虑、抗抑郁药通常有助于控制症状，但不宜长期给药，避免暗示过强。也可短期服用抗精神病性药物。

4. 其他　癔症痉挛发作、嗜睡和木僵状态者可采用人中、合谷、百会、内关、涌泉等穴位的针刺治疗。对癔症性瘫痪、挛缩、失语等亦可采用直流感应电兴奋方法治疗。对可能诱发集体发作的病例，应将首发患儿隔离开来，减少社会强化，及时解除其躯体不适，分散注意力，稳定其情绪。然后及时通过讲解和疏导消除其他儿童的紧张情绪。

七、创伤后应激障碍

创伤后应激障碍（posttraumatic stress disorder，PTSD）指儿童遭受严重的创伤性体验后出现的持续性焦虑和无助感状态。多由于突发灾难事件、目睹恐怖场景、遭受虐待、战争、强烈应激等所致。创伤性事件本身的严重程度，暴露于这种精神创伤性情境的时间，接触或接近生命威胁情境的密切程度，人格特征、个人经历、社会支持、躯体心理素质等是影响病程迁延的因素。发病多数在遭受创伤后数日至6个月内出现。大多数患者1年内恢复，少数患儿持续多年不愈而成为持久的精神病态。

婴幼儿PTSD往往总是暴露于一件或一系列恐

怖或可怕的事件中，如经历躯体或性虐待，来自亲密伙伴的暴力、自然灾害、武装冲突、机动车辆事故、令人痛苦的医疗过程或类似的事件。婴幼儿可能直接体验这些事件，或者目睹这些事件发生在其他人身上，或者知道事情发生在那些对其至关重要的人身上。经历这些事件后，婴幼儿会出现明显特征性的症状，主要表现为恐惧为主的反复创伤性体验，尤其是在应对单一或非连续性的创伤事件时。还有一些婴幼儿会表现为社交退缩、反应低下，特别是那些长期暴露于创伤环境中的婴幼儿。

【流行病学资料】

由于各国和不同学科对本症的定义和诊断标准不一致，因而缺乏确切的流行病学资料。据美国精神医学会统计，美国 PTSD 的人群总体患病率为 1%~14%，平均为 8%，个体终身患病危险性达 3%~58%，女性约是男性的 2 倍。2019 年国内流行病学调查结果表明，我国 PTSD 终身患病率为 0.3%。一般说来，不同的人群或个体，不同应激事件所致 PTSD 的患病危险性亦不相同。研究表明，交通事故后无论受伤与否，约 25% 的儿童会患 PTSD，且缺乏父母关爱的儿童更易罹患本病。幼年期遭受过躯体或性虐待的儿童，10%~55% 成年后会患 PTSD，50%~75% 患儿 PTSD 症状会一直延续到成年。青少年罪犯中 PTSD 的患病率是普通青少年的 4 倍，其中女性是男性的 2 倍。

【临床表现】

1. 闯入体验 可表现为控制不住地回想受创伤的经历，反复出现创伤性内容的噩梦，反复发生错觉或幻觉或幻想形式的创伤性事件重演的生动体验（症状闪回，backflash），当面临类似情绪或目睹死者遗物、旧地重游、纪念日时，又产生"触景生情"式的精神痛苦。

2. 持续性的警觉性增高 表现为难以入睡或易惊醒，注意集中困难，激惹性增高，过分警觉，坐立不安，遇到与创伤事件多少有相似的场合或事件时，产生明显的生理反应，如心率加快、出汗、面色苍白等。

3. 持续回避 表现为极力不去想有关创伤性经历的事，避免参加能引起痛苦回忆的活动或避免去能引起痛苦回忆的场所，对周围环境的普通刺激反应迟钝。情感麻木，与人疏远，不亲切，对亲人情

感变淡，社会性退缩，兴趣爱好变窄，对未来缺乏思考和计划，对创伤经历中的重要情节遗忘等。

4. 其他特征 也可出现适应不良的应对反应，如持续的攻击性行为、过度饮酒或用药以及故意自伤和自杀等。抑郁症状、负罪感也常见于灾难的幸存者。在经历创伤性事件后，有些幸存者会重新思索人生的目的与意义。此外，有人认为分离症状与人格解体也是重要症状。

儿童的 PTSD 包括强烈的恐惧和无助感，并且会通过不安和错乱的行为表现出异常的情绪。伴有严重的退缩行为和对陌生人的恐惧。儿童的某些关键症状不同于成人，成人可有创伤性事件的闪回和令人吃惊的回忆，年幼儿童则表现在噩梦中再次体验创伤事件，随着时间推移，噩梦情境会转化为其他内容；白天可通过游戏活动来表现创伤的回忆，如反复画与创伤事件有关的画题内容，玩与创伤事件有关的游戏，出现退缩行为和反社会行为，可能表现更频繁的攻击与破坏行为。

儿童急性应激障碍是强烈创伤性应激事件后 1 个月内起病，至少出现以下分离性症状中的 3 种：缺乏情感性反应，非真实感，对周围事物的感知水平降低，人格解体或分离性遗忘。急性应激障碍儿童反复重现应激事件中的体验，并回避可能引起应激事件回忆的刺激。这些症状至少可持续 2 日，但一般不会持续超过 1 个月。

【诊断】

主要依靠详细的病史、体格检查、精神检查、心理评估以及临床观察来综合诊断。PTSD 的心理评估主要是通过访谈和量表两种方式评估，访谈也是采用量表的结构化形式，而量表又分为简易筛选，评估和自评量表。

1. 常用的心理评估量表

（1）结构化访谈量表 ①结构化临床访谈表（structured clinical interview for DSM-IV, SCID）；②诊断性访谈表（diagnostic interview schedule, DIS）；③PTSD 症状访谈量表（the PTSD symptom scale-interview, PSS-I）。

（2）PTSD 筛查量表 ①PTSD 筛查量表（post traumatic stress disorder checklist-civilian version, PCL-C1）；②PTSD 七症状简易筛选量表。

（3）PTSD 自评量表 ①PTSD 自评量表（post traumatic stress disorder self-rating scale, PTSD-

SS）；②Davidson 创伤量表（Davidson trauma scale, DTS）。

（4）PTSD 的其他评估量表 生活事件冲击量表（the impact of event scale, IES）等。

2. DSM-5 儿童创伤后应激障碍诊断标准

（1）遭受对每个人来说都是异乎寻常的创伤性事件或处境，如天灾人祸。

（2）反复重现创伤性体验（病理性重现）并至少有下列 1 项：①不由自主地回想受打击的经历；②反复出现有创伤性内容的噩梦；③反复发生错觉、幻觉；④反复发生触景生情的精神痛苦，如目睹死者遗物、旧地重游，或特殊日期等情况下会感到异常痛苦和产生明显的生理反应，如心悸、出汗、面色苍白等。

（3）持续的警觉性增高至少有下列 1 项。①入睡困难或睡眠不深；②易激惹；③注意力集中困难；④过分地担惊受怕。

（4）对与刺激相似或有关的情境的回避至少有下列 2 项：①极力不想有关创伤经历的人与事；②避免参加能引起痛苦回忆的活动，或避免到会引起痛苦回忆的地方；③不愿与人交往，对亲人变得冷淡；④兴趣爱好范围变窄，但对与创伤经历无关的某些活动仍有兴趣；⑤选择性遗忘；⑥对未来失去希望和信心。

（5）这种障碍的持续时间超过 1 个月。

（6）这种障碍临床上痛苦明显，或导致社交、职业或其他重要功能方面的损害。

（7）这种障碍不能归因于某种物质（例如，药物或酒精）的生理效益或其他躯体疾病。

【鉴别诊断】

儿童 PTSD 的诊断要与适应障碍、儿童期其他创伤、压力和剥夺障碍相鉴别。对低龄儿童来说，PTSD 经历的症候群与大龄儿童和成人相同，但症状的表现却不同。关键在于儿童是通过行为，而不是通过描述自己的内在体验来表达症状。如反复的体验可能更多的是通过游戏重现或噩梦来表达，而不是通过侵入性的想法或对未来失去想象的感觉来表达。回避确实会发生，但在大龄儿童中没那么普遍，部分原因可能是儿童无法控制暴露于创伤性环境。此外，一些经历创伤体验的儿童更易沉浸于创伤性的提示中（如被狗咬过的孩子会在被狗袭击后不断地谈论狗），而不是去回避它。负面想法和情绪可能通过易激惹、情绪退缩或看似超然来表达。

【治疗】

目前关于创伤后应激障碍的治疗方法，主要是通过紧急援助、药物治疗和心理治疗 3 种手段，也可以同时运用联合治疗的方式，去协助病程较严重的儿童。

1. 紧急援助 包括心理援助和尽快脱离创伤场合：①与儿童接触与交流；②安慰和安全保证；③控制和稳定情绪；④确认儿童遭受的伤害与 PTSD 程度；⑤创伤治疗和心理治疗并举；⑥确定短期治疗方案。

2. 药物治疗 目前来说，急性期药物治疗是必要的。一般首选选择性 5- 羟色胺再摄取抑制剂（SSRI），如氟西汀 0.5~1 mg/（kg·d），帕罗西汀（Paxil）0.5~1 mg/（kg·d）。亦可配合使用三环类抗抑郁药，如阿米替林、丙米嗪等。此外，由于 PTSD 的患者容易引发其他类型的心理疾病，这些药物或许能够发挥抑制的作用，防止患者被多种疾病共同困扰，从而起到病程控制的效果。值得讨论的是，上述药物虽然是对 PTSD 的一线药物，但是目前的普遍共识无法单靠药物以彻底治愈创伤后应激障碍的患者，应当配合心理治疗，争取最大限度的治疗效果。

3. 心理治疗 认知行为疗法是目前较为公认的治疗方法，可以有效地改善 PTSD 患者的心理问题，及其不良情绪与行为，是一套适合的方案。认知行为疗法的宗旨是，通过纠正患者错误的思想方式和行为模式，从而达到改变个体的感受，恢复到原来正常的生活状态。针对患者告知的内心想法，提供合理和正确的价值观念，让他们懂得控制自己的思想，不再胡乱产生令自己感到害怕的想法，并取而代之地萌生出能够让自己舒服和开心的事情。重新整理好负面的情绪和回忆，采取积极心理的观念与技巧面对此类问题，当出现错误的行为时，便指出这种不恰当的行为是需要改善的，让个体不能够反复多次采取这种模式，消极地应对创伤事件，要逐步地采取合适的处理方法，最终达到彻底脱离错误行为的发生。把患者原来已建立的错误思想与行为的桥梁打断，协助他们建造出正确的思想与行为的关联，也让个体明白应当如何处理问题的根源，不再被障碍的压力所烦恼。

精神分析治疗可通过对创伤情绪的再现来达到

宣泄，但再暴露应控制在循序渐进程度，而不是再造成创伤。目前，也用想象暴露的方法对创伤事件和与之相伴的情绪问题进行系统干预，游戏疗法可使儿童内心冲突得以宣泄和投射，可缓和、稳定儿童情绪。对年龄稍大的儿童亦可试用暗示疗法、系统脱敏疗法和生物反馈疗法。

（池 霞）

第十节 智力障碍与全面发育迟缓

智力障碍（intellectual disability, ID），旧称精神发育迟滞（mental retardation, MR），2013 年美国精神疾病诊断与统计手册第五版（DSM-5）诊断标准不再使用 MR 这一诊断名称，并规定在 5 岁以下儿童使用全面发育迟缓（global developmental delay, GDD）这一名称，5 岁以上才诊断智力障碍。ID 是个体发育时期智力明显低于同龄正常水平，并有社会适应行为的显著缺陷，是一个备受关注的临床医学、康复医学、精神心理、教育和社会问题。

【流行病学资料】

GDD 和 ID 是儿童时期常见的严重疾病和障碍之一。由于调查方法和诊断标准的不同，各国、各地区的患病率的差异很大。一般人群的智力障碍患病率约为 1%，GDD 患病率估计为 1%~3%。我国 0~14 岁儿童患病率为 1.2%，其中城市为 0.5%~0.8%，农村为 1.2%~1.7%。男性略多于女性。

【病因及发病机制】

GDD 和 ID 的发生是由于大脑在出生前、产时或围生期和出生后发育的过程中受到单个或多个因素损害、干扰、阻滞的结果。从出生前 3 个月到生后 1 年直至 6 岁，是大脑分化发育的关键时期，神经细胞进行增殖和分化，在此过程中的任何一个环节受到干扰和抑制，则可能严重影响大脑的发育成熟，从而引起 GDD 或 ID。

1. 遗传学因素

（1）染色体异常 染色体畸变是智力障碍最常见的已知病因。

1）染色体数目异常：比如唐氏综合征（21-三体综合征）是智力障碍已知最常见的遗传学病因。

2）缺失、微缺失和重复综合征：染色体缺失、微缺失或重复是智力障碍的常见病因。一些较常见

的微缺失综合征：22q11 缺失综合征、7q11.23 缺失综合征、17p11.2 缺失综合征、15q11-13 缺失综合征（Angelman 综合征、Prader-Willi 综合征）、16p11.2 缺失综合征、1q21.1 缺失综合征、15q13.3 微缺失综合征、17q21 微缺失综合征等。

（2）单基因疾病 智力障碍的单基因病因可分为常染色体显性遗传、常染色体隐性遗传或 X 连锁遗传。

1）常染色体显性遗传病：迄今为止，已发现 700 余个基因可致常染色体显性遗传性智力障碍。一些与智力障碍有关的基因：ARID1B、ANKRD11、KMT2A、STXBP1、PURA、ADNP、SYNGAP1、SCN1A、SCN2A、CDK13、DYRK1A、EP300、TCF4、MED13L、KANSL1、*EHMT1*、KAT6A、KAT6B、KMT2D、SHANK3、FOXP1 和 NSD1 等。这些基因的致病性变异通常引起其他共存疾病，例如癫痫、颅面畸形和（或）其他先天性畸形。

2）常染色体隐性遗传病：常染色体隐性遗传病尤易发生于血亲联姻的家庭中，可致智力障碍的隐性遗传病包括多种基因变异：PRSS12、TANGO2、CRBN、CC2D1A、TUSC3、GRIK2、TRAPPC9、ST3GAL3、MED23、ADAT3、METTL23、SLC6A17、NSUN2、MAN1B1、TECR、TAF2 和 FBXO31 等。

3）X 染色体连锁疾病：已报道 100 余种基因变异引起 X 染色体连锁智力障碍，导致了 5%~10% 的男性智力障碍。其中 FMR1 基因是导致智力障碍最常见的 X 连锁单基因遗传病即脆性 X 综合征（fragile X syndrome）。MECP2 基因相关疾病，包括 Rett 综合征和 MECP2 重复综合征。还有其他 X 连锁遗传病，包括 ABCD1、ARX、RSK2、DMD、OCRL、ATP7A、L1CAM、MED12 和 ATRX 等基因。

（3）线粒体病 是一组异质性疾病，通常可致智力障碍及其他神经系统、心肺系统、眼部或肾脏异常的临床症状。此类疾病起源于核基因变异或线粒体基因组分子学缺陷。

2. 环境因素

环境因素所致智力障碍可能由产前、围产期和（或）产后暴露引起。

（1）产前病因 包括先天性感染以及环境毒素或致畸物，前者包括"TORCH"，即弓形虫病、其他（梅毒、水痘 / 带状疱疹、细小病毒 B19、柯萨

奇病毒等）、风疹、巨细胞病毒和疱疹病毒感染，后者包括酒精、铅、汞、苯妥英、丙戊酸盐和辐射暴露。

（2）围产期病因　包括早产、缺氧、感染、创伤和颅内出血。

（3）产后病因　智力障碍的产后及获得性原因可能较易识别，因为其通常发生在先前智力正常儿童中。此类病因包括：意外性或非意外性创伤、中枢神经系统出血、缺氧（例如近乎淹溺）、环境毒物、心理社会剥夺、营养不良、颅内感染、中枢神经系统恶性肿瘤。

【临床表现】

1. 智力障碍的分类

智力障碍患者的主要临床表现为不同程度的智力低下和社会适应能力缺陷。根据其缺陷程度可分为以下四个等级。

（1）轻度　IQ 为 50~69（占 80%~85%）。早期不易被发现，在婴幼儿期可能有语言发育迟缓、较复杂语言表达能力困难和（或）运动功能发育迟缓。多数轻度智力障碍的儿童在幼儿园或入学后发现有学习困难，在学龄期可发现逐渐出现学习困难，勉强可达小学毕业水平。大多数轻度智力障碍儿童需要持续的学业支持，从而学习和获得与年龄相当的概念技能，如阅读。轻度智力障碍儿童通常到青春期后期能达到 3~6 年级水平的阅读能力，他们在掌握复杂信息方面有困难，计划、解决问题和金钱管理都需要长期支持。轻度智力障碍儿童和青少年因其判断力不成熟、更容易上当受骗和（或）易受操纵。他们通常能够与他人建立联系、获得友谊、参与社交游戏和发展课外兴趣。大多数能够独立完成日常活动。如果得到恰当支持，一些成年轻度智力障碍者能够获得一份需要简单职业技能的普通工作。轻度智力障碍成人可以结婚并成为父母，不过抚养孩子具有一定的挑战性。成年以后智力水平相当于 9~12 岁正常儿童。

（2）中度　IQ 为 35~49（占 10%~20%）。在婴幼儿期语言和运动功能发育明显落后；在学龄前期学习能力低下，可进行较简单的语言表达，但不能表达较复杂的内容。以学校为基础的学业和社交发展进步缓慢。中度智力障碍儿童能够学会阅读基础词汇和符号，如"停""出口"或"危险"。可能掌握简单口语并建立社交友谊，但受到社会缺陷和

交流缺陷的显著影响。在充分的教育和支持下，大多数中度智力障碍者能够学习日常生活能力并能够独立地照顾自己。复杂的日常生活任务（如资金管理）需要相当大的支持。在支持的帮助下，大多数人能够在社区的集体家庭居住。尽管一些中度智力障碍成人能够胜任非技能性工作，但大多数需要庇护性、支持性、非竞争性，且交流和概念需求极少的职业岗位。很少有中度智力障碍者能够结婚或抚养孩子。成年以后智力水平相当于 6~9 岁正常儿童。

（3）重度　IQ 为 20~34（占 10% 以内），在生后 3~6 个月发现精神运动发育明显落后，可伴随先天畸形和神经系统异常（脑瘫、癫痫等），词汇很少，仅能用单字或短语表达，也有一些人没有言语发育，部分呈愚钝面容。重度智力障碍者几乎不能理解书面语言或数字、时间或金钱概念；在解决问题方面需看护人提供广泛帮助。他们或许可接受一些基本的日常活动训练，但需要大量且持续的支持和监督。如果没有破坏性行为，在适当的支持下，可以居住在社区的集体家庭中。大多数重度智力障碍成人在日常生活和社交技能方面需要大量帮助。一般来说，重度智力障碍者不会结婚和养育孩子。成年以后智力水平相当于 3~6 岁正常儿童。

（4）极重度　IQ 在 20 以下，占智力障碍的 1%~2%，患者的沟通能力非常有限，大部分不会说话也听不懂别人的语言。不认识人和环境，毫无防御和自卫能力。常合并严重的神经系统发育障碍和躯体畸形，完全依靠别人的照顾生活。智力发育障碍患者常伴有其他精神症状，如易激惹、多动、攻击和破坏行为，刻板、强迫及自伤行为。此外，智力发育障碍患者还可伴有神经系统症状和躯体畸形。成年以后仅能达到 3 岁以下正常儿童的智力水平。

2. 伴随症状　智力障碍患儿除有智力障碍和社会适应不良外，中度、重度、极重度者还往往伴有躯体异常表现或体征，常见的有以下表现。

（1）体格生长发育异常　身长或身高、体重、头围等较同龄儿标准值低 2 个标准差，或者较同龄儿标准值高 2 个标准差等。

（2）面部特征　如伸舌样痴呆、唐氏综合征面容、特殊面容。

（3）皮肤和毛发异常　毛发枯黄、皮肤白皙、咖啡色斑、皮肤脱色斑。

（4）头颅骨形态异常　如小头畸形，大头畸

形等。

（5）身体异常气味　如鼠尿臭味等。

（6）先天性畸形　如耳郭畸形、眼裂、唇腭裂、指（趾）和关节畸形。

（7）感觉器官功能障碍　如视力及听力障碍。

（8）神经系统异常　患儿合并癫痫。

（9）心血管系统　合并先天性心脏病，比如房间隔缺损、室间隔缺损等。

（10）泌尿系统　合并睾丸未降、膀胱输尿管反流、尿道下裂等。

（11）胃肠道系统　胃肠道畸形、胃食道反流、便秘等。

（12）其他　比如龋齿、睡眠障碍等。

3. GDD 的临床症状

GDD 常会在婴幼儿早期就表现出来，以下是 GDD 可能的早期临床症状。

（1）生后 6 周，对声音或视觉刺激无反应。

（2）生后 3 月，对人脸、声音无反应，不能追视移动物体。

（3）生后 6 月，头部控制能力弱。

（4）生后 9 月，不能独坐。

（5）生后 1 岁，不会用手指向感兴趣的物品。

（6）生后 18 月，不会独走，不会说单字。

（7）生后 2 岁，不会跑，不能说词语。

（8）生后 3 岁，不能走楼梯，不会用简单句交流。

（9）吞咽和咀嚼能力差，喂养困难，当给固体食物时，出现吞咽障碍并可引起呕吐。

（10）用口的动作持续存在，有时到 1 岁半后还常将积木等玩具放进口中。

（11）在清醒时，智力障碍儿童可见磨牙动作，这是正常孩子通常没有的。

（12）婴儿期需反复或持续刺激后才能引起啼哭，有时哭声无力。经常发喉音，哭声尖锐或呈尖叫。

（13）缺乏兴趣及精神不集中是两个很重要的特点。缺乏兴趣表现在对周围事物无兴趣，对玩具兴趣也很短暂，反应迟钝。

（14）GDD 儿童在婴幼儿期常表现为多睡和无目的的多动。

如有上述情况，需要向儿童保健科、发育行为儿科专科咨询和进行定期发育或智力评估检查。

【诊断】

智力障碍的诊断需符合以下全部 3 个标准：①发生时间：缺陷在发育阶段发生。②总体智能缺陷：包括推理、解决问题、计划、抽象思维、判断、学业和经验学习等，由临床评估及个体化、标准化的智力测试确认。智能缺陷通常对应智商（intelligence quotient，IQ）低于平均值减 2 个标准差。③适应功能缺陷：是指适应功能未能达到保持个人的独立性和完成社会责任所需的发育水平和社会文化标准，并需要持续的支持。在没有持续支持的情况下，适应缺陷导致患儿一个或多个日常生活功能受限，如交流、社会参与和独立生活，且发生在多个环境中，如家庭、学校、工作和社区。标准化测试得分低于平均值 2 个标准差时，则定义存在适应功能损害。智力障碍这个术语通常应用于 ≥5 岁的儿童。

全面发育迟缓是指年龄小于 5 岁，在 ≥2 个能区（大运动或精细运动、语言、认知、社交和社会适应能力等）没有达到预期的发育标志。并非所有的全面发育迟缓儿童随着成长都会符合智力障碍的诊断标准。因为智力测试和适应行为测试在这个年龄组的准确性、可靠性和可重复性较低，尤其是婴幼儿期。早期评估对尽早发现儿童是否存在需要早期干预的缺陷虽很有价值，但并不能准确预测未来的智力。一些轻度发育迟缓的儿童通过适当的支持性措施，5 岁之前可能进步至正常功能范围而不再符合智力障碍的诊断标准。

1. 诊断步骤和程序

造成智力障碍的原因很多，所以对其诊断应综合病史、体格检查、神经心理测量（智力及行为评价等）、实验室检查、神经电生理学检查、神经影像学检查等做出诊断，诊断过程应包括以下程序。

（1）根据患者病史、一般体格检查、行为观察、神经系统检查、精神检查、神经心理评估测量结果，初步拟诊。

（2）选择性做血、尿生化检查及其他辅助检查，以排除或明确相关疾病，综合分析，做出病因诊断。

（3）进行视力、听力检测及其他器官功能评估。

（4）观察、评估及进行进一步特殊检查，综合分析评价，判断障碍程度，制订治疗方案、教育培训干预方案。

（5）定期评估疗效及检查。

2. **诊断方法** 包括病史、体格检查、神经心理测量（智力及行为评价等）、实验室检查、神经电生理学检查、神经影像学检查等内容。

（1）病史 包括生长发育史、现病史、过去史、母亲妊娠史、分娩史、疾病史、家族史等。

1）生长发育史：包括运动、语言、应人、应物能力等神经功能发育。何时出现发育变慢、停止，某种技能衰退或丧失。

2）现病史：发病年龄、症状表现、行为、性格、学习情况等。

3）过去史：既往中枢神经系统感染史、外伤史、颅内出血史、惊厥发作史等。

4）出生史及新生儿情况：出生时有无窒息（Apgar 评分）、难产、剖宫产、产伤等。新生儿情况包括：足月或早产、体重、HIE、颅内出血病史、高胆红素血症、呼吸困难、颅内感染、有无喂养困难等。

5）母亲妊娠史：① 流产、早产、TORCH 等宫内感染（尤其是否发生在妊娠早期 3 个月内）；② X 线、工业污染、电离辐射、药物的影响；③ 妊娠期高血压、糖尿病、感染、外伤、大量失血史；④ 孕母年龄、吸烟、酒精依赖、性病史、严重营养不良、内分泌疾病、癫痫及慢性严重躯体疾病及用药情况；⑤ 多胎、宫内窘迫、前置胎盘、胎盘早剥、胎盘功能不良等情况。

6）家族遗传史：是否近亲婚配，阳性家族性遗传病史，家族是否有脑性瘫痪、智力障碍患者。

7）其他：家庭环境、养育方式、教育等，如自幼缺乏与成人对话机会，严重精神创伤或心理挫折，缺乏活动机会等。

（2）体格检查

1）一般检查：常规全面体格检查，包括身高（长）、体重、头围（生长曲线图记录）；注意面容、皮肤［咖啡牛奶斑——提示神经纤维瘤病、叶状白斑——提示结节性硬化症以及提示忽视和躯体虐待的瘀斑或其他体征（包括口腔检查）］、毛发、气味、体态、掌指纹、肝脾情况，有助于先天遗传代谢性疾病的诊断。肢体有无畸形，比如多指（趾）、关节畸形等。

2）神经系统及感觉器官检查：注意患儿姿势、不自主运动、瘫痪及共济失调；肌张力、肌力、反射运动能力检查；婴幼儿原始反射检查；年长儿需做神经软体征检查；视力、听力情况。

3）详细观察儿童的行为：包括注意力、冲动性、情感、社交技能、交流能力和心境。

4）可观察父母 / 家人的互动和行为：以寻找任何提示父母抑郁、养育特点或疑似儿童虐待的特征。父母自身可能患有遗传性疾病或神经发育障碍，表现出一些影响儿童评估、诊断和干预的症状和体征。

（3）实验室检查及特殊检查 主要用于病因诊断，常用以下方法。

1）遗传检测：不明原因智力障碍患者具有以下一种或多种特征时，提示存在遗传病：① 血亲联姻家族史；② 智力障碍家族史；③ 母亲多次自然流产史或婴儿死亡的家族史；④ 先天性 / 内脏异常，例如听力损失、视力问题、先天性心脏缺陷、血管异常、骨骼异常、内分泌问题、中枢神经系统畸形、癫痫发作、小头畸形或大头畸形、肠闭锁 / 狭窄、肝大、脾大或泌尿生殖系统异常；⑤ 畸形特征；⑥ 生长迟滞或生长异常（身材矮小或身材高大）；⑦ 肌张力异常，例如肌张力过低、痉挛、肌张力障碍。出现上述特征，建议做以下的检查：脆性 X 染色体检测，染色体微阵列分析，全外显子组测序，核型分析等。

2）生化测定：如血糖、有机酸、氨基酸测定、内分泌学检查和遗传代谢性疾病检查，可用以下程序：怀疑代谢性疾病→先做尿液生化筛查→发现阳性结果→进一步做血液生化或酶活性测定等确诊。

3）神经影像学检查：头颅 X 线、B 超或 CT 检查可有异常发现。如脑发育不良、脑软化灶、脑萎缩、钙化灶、空洞等。

4）神经电生理学检查：脑电图、脑干诱发电位等。有异常表现者，3~6 个月后复查。

5）TCD 等检查：有助于发现颅内血流动力学异常。

6）有运动障碍者：还需做运动功能测评。运动功能评价顺序如下：神经系统检查和神经发育学评价→运动发育测定→运动姿势评价→肌张力、肌力、ROM 测定→挛缩变形检查→ ADL 评价。

7）其他：血、尿、便常规检查，血生化检查，怀疑宫内 TORCH 感染者做母亲及患儿 TORCH 感染常规检查；血铅的筛查；血液微量元素测定，排除如锌、铁等微量元素缺乏引起的智力障碍。

（4）神经心理测量 主要包括发育商、智商及社会适应能力评价，精神、行为评估等。

1）发育评价：常用 Gesell 发育量表，适合 4 周至 3 岁的婴幼儿；Griffiths 儿童发育量表中文版用于出生至 96 月龄的儿童，评测语言和交流能力，手、眼协调情况（包括精细动作和视觉感知），大运动，个人、社会、情绪及适应功能。

2）智商测定：常用韦氏智力量表系列。韦氏学龄前智力量表第 4 版适用于 2 岁半至 6 岁 11 个月儿童；韦氏学龄儿童智力量表第 4 版适用于 6~16 岁儿童。

3）社会适应能力评价：主要采用两种量表。儿童适应行为评定量表，适合 3~12 岁儿童，该量表测查的适应行为较为全面，能较好地鉴别全面发育迟缓或智力障碍儿童；婴儿、初中学生社会生活能力量表，适合 6 月龄至 15 岁儿童，包括独立生活能力、运动能力、作业、交往、参加集体活动、自我管理六个领域，用于评定儿童社会生活能力，简便易行，可协助智力障碍诊断。

【鉴别诊断】

1. **暂时性发育迟缓**　由于营养不良、慢性疾病后、服用镇静药物、不良的心理社会环境等因素可导致认知发育暂时性落后。纠正上述因素，认知发育可正常。也常见于早产、低出生体重儿。

2. **孤独症谱系障碍**　孤独症谱系障碍（autism spectrum disorder，ASD）可能会合并智力障碍。ASD 有特征性的社交和沟通技能障碍，而智力障碍儿童通常会出现社交和沟通技能发育迟缓，必须区分这两种情况。ASD 患儿表现出重复刻板性行为、狭隘兴趣、感知觉异常，智力障碍儿童多数不出现上述行为。此外，同时存在智力障碍和 ASD 时，IQ 评测得分可能不太稳定，尤其是年幼儿童。

3. **注意缺陷多动障碍**　一些智力障碍儿童还存在 ADHD。常有注意力易分散、多动、自控能力差，导致学习成绩差、社会适应能力差等。ADHD 儿童可以智力在正常范围，也可以共患智力障碍。

4. **学习障碍**　智力障碍常会伴发多种日常方面和学业方面的学习困难。对每一名智力障碍个体都适合考虑这些困难，即使这些困难是由智力障碍的基础病因所致也是如此。例如，在轻度智力障碍者，语言能力缺陷常导致阅读障碍。而学习障碍，是指当某种特定的学习功能受到的影响不成比例，超过了根据儿童的智力水平所作的预期，且原因不考虑是潜在的智力障碍问题时，可确定为除智力障碍外

的特定学习障碍。学习障碍儿童的日常社会适应功能处于正常范围，这一点可以和智力障碍鉴别。

5. **运动障碍**　严重智力障碍患者中常见刻板行为、刺激性动作（包括抽动障碍），但单纯的运动障碍通常可以有正常的认知能力和社会适应能力。

6. **儿童精神分裂症**　本病对智力无明显影响，大多数并无真正的智力障碍，主要是精神活动的异常。临床主要表现为感知觉障碍（幻觉常见），思维、情感障碍，性格异常等。但可有学习成绩差，对周围环境接触及适应不良，因而导致学习困难，易误认为是智力障碍。

【治疗和干预】

智力障碍治疗的总体目标是改善弱势功能，提供持续的家庭和社会支持，预防或尽量减少患者与同龄人相比认知和适应功能的进一步恶化，并促进患者在社会中个体功能的最大化。应尽早开始干预并持续干预。设定的目标应恰当并且是可达到的。应采用多学科协作的治疗模式。在青春期时，治疗重点应该放在职业目标上，包括社会适应，而且多学科治疗团队中也应包括职业专家。

1. **一般措施**　智力障碍儿童需要与正常发育儿童相类似的健康监测。多学科团队应该监测患儿在发育、学业和社会心理方面的进展情况，并向其家人解释功能情况，以及就恰当支持方面提出建议。临床医生也应该考虑其他的发育缺陷、神经发育障碍和影响功能的共存疾病。需要认识到的是，智力障碍儿童能够在学习和交流方面进步，在适当支持下能够获得功能改善。多数智力障碍为轻度，相比于严重智力障碍者，这些患儿能够在发育方面取得更大的进步。轻度智力障碍儿童获得发育性技能的速度为一般人群的 1/2~2/3，而严重智力障碍者获得发育性技能则更缓慢，速度为正常儿童的 1/4~1/3，甚至更慢。

2. **干预措施**　大多数智力障碍个体患者需要较多的干预措施，这些干预措施应尽早采用以改善短期和长期结局，具体如下。

（1）言语和语言治疗　大多数智力障碍个体都有一定程度的语言障碍，可影响其日常生活功能和日常活动。言语和语言治疗可以提高儿童的语言、言语、发音和交流能力，还可促进其他技能的提高。

（2）技能训练　技能训练可提高手眼协调能力和其他运动技能。

（3）躯体训练 躯体训练可以改善活动和其他运动技能，并为受累个体提供体位支撑装置和其他辅助器具。

（4）听觉和视觉服务 比如伴随听力障碍的儿童可以佩戴助听器，使用视觉提示卡等辅助手段，优化功能和提高日常参与度非常重要。

（5）特殊教育评估和服务 在许多国家，特殊教育服务被广泛用于促进与教育相关的发育、行为和学习。

（6）功能性生活技能训练 应从小训练儿童的功能性生活技能。通常需要提供解决问题和计划方面的帮助。在教室里，相应策略可能包括优选座位（如让儿童的座位靠近老师），提供额外的时间，将儿童的注意力引导回任务上，尽量减少干扰，用兴趣和优势推进薄弱的功能，将复杂的任务分解成有序的步骤，运用观察和多感官学习方法（如视觉呈现和实景演示），促进理解，以及加强和泛化所学内容。智力障碍儿童和青少年在没有理解时不太会寻求帮助或让别人知道，因此也需要进行恰当的求助技能训练。

（7）以家庭为中心的干预 在家庭干预的具体实施当中，强调家长与专业人员的合作。可通过以下几种方式将干预向家庭延伸：通过家长干预技能培训，对家长的知识和态度产生积极影响；通过提供信息和支持方式，为家长提供符合需求的信息和支持系统，提高家庭的应对能力，降低参与者的抑郁和压力水平；以家庭需要评估为基础，进行个别化干预，强调帮助家长获得需要的服务以及技能，用以帮助智力障碍儿童及其家庭整体的适应和发展。以家庭为中心的干预还可在教育服务和其他服务中断时（例如 COVID-19 大流行时）保障治疗的连续性。

（8）社会支持 着重改善社会参与度的干预措施对智力障碍儿童很重要。这些支持可改善其独立能力，并提高生活质量。与正常发育的同龄人相比，智力障碍幼儿往往更少与其他儿童玩耍，朋友更少，社会参与度也更低。可以在教育环境和其他环境中提供社会支持。社区融合干预可促进友谊的发展和融入正常发育同伴们的娱乐活动中。通过选择适合儿童能力和兴趣的活动，结合个性化指导和同伴互动，可以提高儿童的参与度。

（9）行为干预 行为干预可能旨在处理问题行为或特定合并症，例如破坏性行为、攻击性行为、注意缺陷、多动、焦虑、抑郁和睡眠等问题。行为干预可以改善日常活动和其他干预过程中与行为相关的功能、表现和参与度。根据儿童所表现的问题行为或期望的行为及儿童对治疗方法的反应性，选择行为管理方法。在考虑智力障碍儿童功能的发育水平时，还应考虑该儿童的问题行为所执行的功能（如表达挫折或需要）、其前驱激发因素和其他人的反应（如不良行为的意外强化）。还应考虑和解决可能导致不良行为出现的环境因素和基础躯体疾病，如语言和交流功能受损的儿童中发生的儿童虐待、中耳感染或龋齿。良好的行为应正强化，应避免采用限制性或体罚性方法。

干预措施应该与患儿的功能水平相适合（特别是语言功能），而不是与生理年龄对应。具体方法可能包括：①减少诱发问题行为的确定性前驱因素（诱发因素）的干预措施，可能包括儿童环境的改变。例如，为儿童提供更多空间（极为靠近时发生问题行为）或减少噪音（当噪音为诱发因素时），同时提供个性化支持的正面一致性安排。②通过给予患儿积极关注（"开始"关注）或给予期望的强化刺激（恰当的对待方式或偏好的活动）来强化可接受的行为。③只要某些行为是不危险的，则可有意"忽视"这些行为，以使患儿不再进行这些行为。④重新定向注意力以消除问题行为。例如，在问题行为即将发生时指出患儿特别感兴趣的东西。⑤当目标问题行为发生时，及时使孩子从活动中退出（"暂停"）。

（10）营养咨询 有些情况可能需要咨询营养师，以解决膳食需求（如代谢性或内分泌疾病），或评估儿童的营养状况并确保均衡饮食。对于替代性饮食疗法或补充剂，目前缺乏证据支持。

3. 特定治疗 已明确智力障碍病因的，应立即进行病因治疗。比如，苯丙酮尿症（phenylketonuria, PKU）患者低苯丙氨酸饮食、甲状腺功能减退症进行补充甲状腺激素的治疗。

4. 药物治疗 虽然恰当的行为治疗和环境调控等方法能成功帮助大多数的智力障碍儿童，但仍有部分患儿需要药物治疗。精神药物治疗更常用于智力障碍合并其他神经发育障碍或严重智力障碍儿童。如果智力障碍儿童需要使用此类药物时，一般单一药物治疗比多药联合治疗更常应用。例如，常对智力障碍青少年给予兴奋性药物（如哌甲酯）、不典型抗精神病药物（如利培酮）或选择性 5-羟色胺再摄取抑制剂（SSRI）（如氟西汀）治疗。然而，用药选择取决于多种因素，如患者需要和病情复杂性。有较多复杂共病时可能需要采用多种药物治疗。当需要用药时，合理用药能够改善儿童的心理健康、参与性和功能，继而减少照料者的看护负担。例如，智力障碍合并 ADHD 的儿童常受益于兴奋性药物（如哌甲酯），而有破坏性行为的患儿则可受益于非典型抗精神病药物（如利培酮）治疗。然而，通常只有在初始充分恰当的行为干预之后才考虑采用药物治疗，以便最大程度降低药物治疗风险并尽量避免不必要的用药。

药物治疗应是明确的综合社会心理治疗计划的一部分。该综合治疗计划一般包括行为功能的基线、明确的目标行为、治疗目标，以及适合诊断和目标行为的循证干预措施。在开具药物处方之前，应先评估伴有易激惹、自残或有破坏性行为的患者是否存在其他可能的病因，例如基础躯体疾病或精神障碍、虐待及已确定的共存疾病。当进行治疗决策时，考虑个人和家庭危险因素（如心脏病、突发的不良事件、癫痫发作、糖尿病或高脂血症），以及药物的潜在相互作用非常重要。在开始药物治疗前，临床医生和监护人应在可测量目标和目标行为方面达成一致。与其他医护人员合作并观察副作用是很重要的。例如，药物相关运动障碍的出现可能无法预测，并且可出现在不同的时间，如在抗精神病药物治疗已开始时、维持中或停药后。对于有智力障碍和癫痫的儿童，制订精神药物治疗计划时应慎重。对于这类儿童，药物治疗决策应考虑潜在的药物相互作用和不良反应、儿童的共病（如 ADHD 或抑郁），或共病在治疗期间的变化（如抗癫痫治疗期间的医源性抑郁发展）；随访治疗需要包括药物剂量调整至最低有效剂量，安全给药以避免意外用药过量，并监测个体的癫痫发作困扰。虽然一些精神药物可降低癫痫发作阈值，但在癫痫发作控制方面出现显著恶化并不常见。

5. 过渡计划　促进患儿从儿童期到成人期的过渡计划，包括成人卫生服务，应该在智力障碍青少年 12 岁或之前开始。早期个体化讨论可能针对以下内容：职业问题、独立生活 / 功能、独立的决策制定或监护、照顾协调、性行为、生育、期望寿命、健康保险、接受成人社区服务的资格、不同专家进行的协作治疗、预先指示、智力障碍儿童或青少年的交流偏好。应尽可能让智力障碍儿童或青少年参

与到决策制定过程中，并评估和记录其理解水平。应在 14 岁前确定书面过渡计划，此后每年需要再评估一次。过渡计划可能包括过渡性准备的评价、现实目标设定、重点干预措施和预期时间线；过渡计划用于实施和监测过渡过程直到 18 岁或实际过渡时为止。提供给专业人员的过渡相关资源包括教育性指导书籍、评价工具和清单。过渡包括协助患儿适应从学校到工作或其他成人活动的转变。

【预防】

智力障碍及其并发症的预防主要是包括从父母亲、孕期做起的三级预防工作。

1. 一级预防　做好婚姻指导和计划生育工作，保证父母亲健康及无不良的生活习惯，加强妊娠期保健，做好产前检查、预防妊娠并发症，开展遗传咨询及产前诊断，重视围生期保健。定期进行发育评价，做好儿童保健，预防疾病，避免发生脑损伤。

2. 二级预防　针对病因，防治各类智力障碍，如早期治疗先天性甲状腺功能减退症（克汀病）、苯丙酮尿症、先天性脑积水等；对高危儿定期随访，及时发现发育异常，以便早期干预，避免发生继发性脑损伤及其后遗症。

3. 三级预防　防止和治疗智力障碍所致或伴随的情绪和行为障碍及癫痫等并发症，避免进一步加重智力障碍的严重程度。

（徐　秀　徐　琼）

第十一节　孤独症谱系障碍

孤独症谱系障碍（autism spectrum disorders, ASD），亦称自闭症，是一类以不同程度的社会交往和交流障碍、狭隘兴趣、重复刻板行为以及感知觉异常为主要特征的神经发育障碍。

ASD 的确切病因及发病机制仍不清楚，目前认为它是一个以遗传因素为主，遗传因素和环境因素相互作用而导致的结果。如未予及时发现和科学干预，多数患儿预后不良，成年后往往不具备独立生活、学习和工作能力，成为家庭和社会的沉重负担。但同时有研究证据表明，早期发现、早期干预可以显著改善 ASD 患儿的不良预后。近 20 年来，包括我国在内的世界各国儿童 ASD 患病率显著升高，引起家庭、社会和政府的高度关注。

孤独症由美国 Leo Kanner 1943 年首次报道，

但直到 1980 年才被精神疾病诊断与统计手册第三版（Diagnostic and Statistical Manual of Mental Disorders, Third Edition, DSM-Ⅲ）收录为一类独立的疾病。2013 年 5 月，在 DSM-5 被命名为孤独症谱系障碍。

【流行病学资料】

在相当长的一段时间，孤独症被认为是罕见病，患病率为（2~4）/ 万。目前 WHO 数据，全球孤独症谱系障碍的发病率大约为每 160 人中有 1 人（约 0.6%）。2023 年美国疾病控制与预防中心（CDC）的报告显示，美国儿童中 ASD 的发病率为 1/36（约 2.78%）。2019 年进行了一项针对中国 ASD 发病率的大规模研究，研究结果显示，中国儿童 ASD 的发病率为 0.7% 到 1.2%。ASD 的患病率因研究方法和抽样人群而异，但患病率上升的趋势却是相同的。

【病因及发病机制】

目前 ASD 病因和发病机制不明，现有的观点认为 ASD 是由于遗传和环境共同作用所致。鉴于 ASD 的复杂性和临床表现的多样性，多个基因或基因间的相互作用很可能是 ASD 的原因，而表观遗传因素及暴露于环境影响因素导致了基因表达的不同。ASD 与多基因变异、单核苷酸变异、拷贝数变异、串联重复和非编码区变异相关。

1. 遗传因素 双生子研究发现，ASD 的单卵双生子同病率为 36%~95%，异卵双生子同病率为 10%~20%。调查发现，同胞患病率为 3%~5%，远高于一般群体。迄今为止，研究人员已经发现 200 多个拷贝数变异（CNV）和 800 个风险基因与 ASD 有关，但没有任何单个变异占 ASD 病例的 1% 以上，并且没有特定的变异是 ASD 独有的。

2. 环境因素 环境因素包括接触毒物、致畸物、围产期损伤和产前感染。其导致的 ASD 病例很少，但可能造成"二次打击"，从而改变既有的 ASD 遗传易感因素。流行病学证据并不支持疫苗接种与 ASD 相关。其他环境因素的研究认为，父母生育时年龄较大会增加后代发生 ASD 的风险。

表观遗传学异常的观点近来受到关注，即可能在 ASD 等复杂神经精神疾病中，有一些并不存在 DNA 水平的变异，但可能在基因调控水平（主要是甲基化或组蛋白作用）出现了异常，从而导致在不改变原 DNA 序列的情况下影响其他基因的表达，在这个过程中，某些目前未知的环境因素可能调控着基因的表达并由此影响发育编程，通过影响共同的神经通路，导致神经系统发育障碍，最终表现为 ASD。

3. 神经生物学因素 通过神经解剖和神经影像学研究发现，部分 ASD 患儿存在小脑的异常，包括小脑体积减小、浦肯野细胞数量减少；其他发现包括海马回、基底节、颞叶、大脑皮质以及相关皮层的异常。在神经生化方面发现超过 30% 的 ASD 患儿全血中 5- 羟色胺水平增高。

4. 神经心理学异常 "心智理论"缺陷，指 ASD 患儿缺乏对他人心理的认识解读能力，该理论较好地解释了 ASD 患儿的交流障碍、依恋异常和"自我中心"等行为；执行功能（executive function, EF）障碍指 ASD 患儿缺乏对事物的组织、计划等能力，可以解释患儿相关的行为混乱、多动等行为；中枢整合功能（central coherence）缺陷指 ASD 患儿偏重事物的细节而常忽略整体，即"只见树木，不见森林"，可以解释患儿的刻板行为和某些特殊能力；然而，上述学说均不能完整解释 ASD 的全部行为异常。ASD 患者 Temple Grandin 提出"图像思维"理论，指 ASD 患儿是用"图像"进行思维的，即患儿在思维时，脑海中浮现的是一幅又一幅的图像，而不是语言或文字。

【临床表现】

社会交往与交流障碍、狭隘兴趣、刻板行为及感知觉异常是 ASD 的核心症状。然而，不同的患儿因为个性、年龄、病情程度、智力和是否有共患病而表现迥异。

1. 社交交流和互动障碍 社交交流技能是指二人或多人之间成功交流所需的言语和非言语技能。社交交流包括分享想法、意图和感受。

（1）社交情感互动障碍

1）社会性注意缺陷：是指对社交现象的注意力缺陷，通过社交相关行为的发生率、持续时间和复杂程度来衡量。这些行为包括：观察、关注和模仿他人，与他人分享情绪（共情），对某人微笑或站在某人旁边以示社交兴趣，回应他人的社交信号。ASD 患儿的社会性注意行为的频率、持续时间和（或）复杂程度有不同程度的落后。例如：与其他儿童（包括兄弟姐妹）进行社交互动无兴趣或兴趣很低，只在个人需要时才与其互动；缺乏社交玩要行为，例如模仿同龄人的玩耍；不对他人的社交行为做出恰当回应，例如被他人呼唤姓名时不与其进行目光接触；社会性注意行为异常或不协调——讲话时没有目光接触等非言语交流行为。

2）共同注意缺陷：它包含了解他人的社会性注意，因此是一种更复杂的社会性注意。共同注意最早出现在 8~10 月龄。ASD 患儿通常延迟出现或缺乏共同注意，不会向他人展示、拿来或指出自己感兴趣的物品。

（2）非言语和语用交流障碍

1）非言语交流障碍：ASD 患儿对眼神交流、面部表情、语调、手势、身体姿势及头部和身体的朝向等非言语行为的使用及解读能力低下。ASD 患儿在与人互动过程中可能回避目光接触、过于专注地凝视或盯住人面部或除双眼之外的其他身体部位。ASD 患儿也可能无法注意到他人的非言语交流，例如，未注意到同伴的面部，尤其是眼睛注视方向，无法理解同伴的兴趣和（或）关注点。这些非言语交流障碍与上文提到的社交情感互动障碍表现有所重叠。可能误解或无法理解同伴的动作姿势（如指、挥手、点头、摇头）和表情。

2）语用语言异常：语用语言是根据情形选择恰当词汇，从而对听者产生预期影响所需的技能。该技能具体包括：灵活应变和话题维持（维持相同话题讨论），根据听者需求调整语言的复杂度（如对年龄较小的听者使用简化语言、解释听者可能不熟悉的术语），使用非言语策略（如表情变化、借助姿势来传达情绪）。ASD 患儿语用语言障碍的具体表现包括：不将语言用作交流工具（如仅机械模仿他人的言语或对话）难以开始或维持对话（如因为缺乏话轮转换或过分关注个人兴趣）；难以做出切题的答复和围绕话题进行交流；未能顾及听者的兴趣、偏好和理解水平；难以根据社交情境选择合适的言辞或话题（如言辞过于唐突，不考虑熟人和陌生人、正式和非正式场合的差别）；难以理解言语的含义（如做出与话题无关的应答）；不明白交谈情境或非言语交流如何改变言语含义，这使得 ASD 患儿难以领会隐喻、幽默、讽刺、戏弄、玩笑、欺骗等双重 / 模糊含义（正常发育的儿童通常 6~7 岁即可领会）。

（3）发展和维持人际关系障碍

1）社会认知障碍：需要在特定情境下捕捉、记忆、整合及解读社会信息和语言，其包含社会性注意及非言语和语用语言技能的使用，这些均为成功社交和建立友谊所需。成熟的社会认知需要在一定时间内多次观察、汇总所得信息以判断他人的想法、感受和意图。社会认知障碍是 ASD 的核心特征，也是 ASD 与其他交流障碍原因的鉴别要点。社会认知障碍的具体表现包括：不能正确理解他人的情绪反应（例如，无法理解他人的痛苦）；意识不到同伴对自己喜欢的话题不感兴趣；无法理解熟人、朋友和亲密关系的区别；难以判断他人的意图、信念、态度或可能的行为；虽然一些 ASD 患儿能成功理解特定情境下的社会信息，例如，看照片、读故事时，但他们可能无法识别或理解现实中所有的社交情感行为。

2）社交互动和人际关系障碍：ASD 患儿在社交情感互动、非言语和语用交流及社会认知方面存在缺陷，故难以建立和维持与儿童发育水平相符的同伴关系。ASD 幼儿对发展人际关系的兴趣极低，可能更喜欢独自玩耍，可能仅将他人视为"工具"或"机械"辅助（即，借照料者的手获取想要的物品），其间无眼神交流——同伴社交的频率和范围往往都有限。这可能是社交动机或兴趣有限造成的。此类儿童的照料者可能将其表现称为"独立"而非"孤傲"，甚至为其看似表现出的自足而感到自豪。这些儿童可能也会社交，但不会像正常同龄人那样从中体验到欢乐和互惠。有社交动机的 ASD 患儿也会进行有限社交，但他们无法改变社交行为以更好地满足社交需求，故社交不够成功，这可能为其带来显著痛苦。这类儿童无法获得满意的同伴关系，可能出现抑郁或遭受孤立、欺凌。

2. 受限且重复的行为、兴趣和活动

ASD 的另一核心症状是受限且重复的行为、活动和兴趣模式，以及对感官输入的敏感度过高或过低。这些症状可能持续终生。

（1）刻板行为　刻板重复的运动性动作或复杂的全身动作（如手或手指拍打或扭转、摇摆、晃动、踮着脚尖走路）是 ASD 的核心症状之一。延迟性仿说，例如重复自己在视频、电视节目或其他地方听到过的话语或奇怪短语。自伤行为在合并有重度智力障碍的 ASD 患者中更常见。

（2）坚持同一性 / 抗拒改变　坚持同一性（认知僵化）是 ASD 的另一行为特征，这会干扰进食、交流和社交等功能活动，可能表现为当日常习惯发生微小改变时会感到痛苦（例如，发脾气、焦虑），以及很难适应改变。患者在日常生活的各个方面可能遵循特定的非功能性常规或程序，例如，总是沿相同路线从一地到另一地；总是谈论同一事物或就特定话题重复询问；无法忍受与"正常"或"期待"的行为方式产生偏差；这些行为与强迫症患儿类似，但与 ASD 患儿不同，强迫症患儿通常能正常社交。此外，强迫症患儿因强迫行为而感到痛苦，而 ASD 患儿通常意识不到。

（3）兴趣狭窄、单一　兴趣狭窄是 ASD 患者的另一特征，具体表现包括：对多于一种刻板或狭窄的兴趣模式过于关注，其强度或焦点不正常。他们常对火车、汽车等机械话题或自然科学话题感兴趣，即使受到多次提示、请求，也很难将注意力从自己喜欢的话题上移开。这会造成社交互动障碍，并使他们难以完成家务、功课或日常事务；持续过度关注吊扇、吸尘器等不寻常物体。年龄较大儿童和认知能力较强儿童可能过于关注：天气、日期、日程安排、电话号码、车牌号码或某些特定事物（如恐龙、狗、飞机）。

（4）对感觉刺激的异常反应　对感觉刺激的异常反应在 ASD 患儿中常见，可能对噪声、接触、气味、口味或视觉刺激等环境刺激反应过度、不足或异常。对感觉刺激的异常反应：通过眼角去观察物体，过度关注边缘、旋转物体、闪亮的表面、灯或气味，过于沉迷嗅或舔非食物性物体，触觉防御或抗拒被触碰或对某些类型的触碰过于敏感，抗拒某些质地或颜色的贴身衣物，明显对疼痛漠视，强烈偏好和（或）持续触碰某些质地，或强烈厌恶其他质地；对某些频率或类型的声音高度敏感（如，远处的消防车），但对近处的声音或会吓着其他儿童的声音却没有反应。

【共患病】

ASD 患儿的不同，除了体现在上述核心症状的程度差异外，还同时体现在以下各个方面。

1. 智力水平　ASD 患儿的智力从显著低下到天才能力呈谱系分布。高功能孤独症谱系障碍（high-functioning autism, HFA）往往较智力落后的 ASD 发现较晚。应注意，在采用标准化智力测验测试 ASD 患儿时，由于患儿社会交往障碍，测试时可能不合作，导致分数偏低，与患儿实际能力有明显差距。这可能也是过去发现较大比例 ASD 患

儿智力落后的原因。观察发现，无论是智力正常还是低下的 ASD 患儿，无论测试中合作与否，在智力分测验的"领悟能力"（比如类同、词汇、理解、常识）中多数得分很低，说明包含有社会交往内容的标准化智力测试也可以提供 ASD 诊断线索。

尽管智力各异，但在需要死记硬背、机械性、视觉空间或知觉处理的任务方面的表现往往优于需要更高层次概念处理、推理、解读、整合或抽象思维的任务。有较多 ASD 患儿表现有较好的机械记忆能力，尤其是在记忆数字、时刻表、地图、国旗、车牌、标志和日历计算等方面，往往给他人很深的印象。部分（5%～10%）轻度或 HFA 患儿在音乐、美术、艺术领域和某一些科学（例如天文、地理、生物、数学等）知识方面显得能力较强甚至超强，值得关注。

2. 其他神经发育障碍　ASD 常伴有其他神经发育障碍或其他症状。随着患儿经历负面社会经历和对自身差异及社交困难（例如，孤立、边缘化和欺凌）的认知增加，这些共病（例如，焦虑、抑郁、ADHD、破坏性行为和学习障碍）的症状可能加剧。

（1）焦虑、抑郁等情绪障碍　更常见于青少年和成人，尤其是不合并智力障碍者。ASD 人群的焦虑发生率显著高于一般人群，焦虑障碍的患病率为42%～55%。ASD 患儿较多表现有较严重的情绪紊乱，包括容易啼哭、尖叫、发脾气，难以抚慰，甚至暴怒发作，出现攻击、破坏和自伤等行为。

（2）注意缺陷多动障碍　多动和注意力分散行为在大多数 ASD 患儿较为明显，常成为被家长和医生关注的主要问题，也因此常被误诊为注意缺陷多动障碍。事实上，很多 ASD 患儿的注意缺陷和多动问题可能与单纯 ADHD 不同，患儿往往注意力过度集中与过度分散并存，与患儿对游戏、活动或学习内容的兴趣密切相关。

（3）对立违抗障碍　是一类常在学龄前期出现的，以持久的违抗、敌意、对立、挑衅和破坏行为为基本特征的儿童行为障碍。

（4）抽动障碍　一类起病于儿童和青少年期，以运动抽动和（或）发声抽动为主要特征的神经发育障碍。

（5）学习障碍　不伴随智力障碍的 ASD 患儿即使标准化测验成绩不错，也可能存在学习障碍。他们可能在 3、4 年级开始出现学习障碍，在该阶段语用语言技能和社会认知能力的不足会影响阅读

理解和书写表达。

（6）睡眠、进食和排泄问题　ASD 患儿有较高比例的睡眠障碍，表现为睡眠时间偏少、入睡困难、夜间易醒等。不少 ASD 患儿偏食严重。一些患儿排便习惯培养十分困难，一些患儿表现为只能在固定的场所以固定的方式排大小便，否则就会遗尿遗粪。

【筛查】

鉴于当前 ASD 较高的患病率，中华医学会儿科学分会发育行为儿科学组提出了"五不"早期识别方法，即"不看、不应、不指、不语、不当"。不看／少看，是指目光接触异常，对人尤其是眼部的注视减少；不应／少应，即孩子听力正常，但是对父母的呼唤声充耳不闻，缺乏共同注意；不指／少指，是指孩子缺乏恰当的肢体动作来表示需求，例如不会摇头表示不要，点头表示需要等；不语／少语，即多数孤独症患儿会出现语言延迟等现象；不当，则是不恰当地使用物品，或者相关感知觉异常等。

美国儿科学会推出了 ASD 早期发现指南，建议对所有儿童从出生第 9 个月起开始全面筛查，在第 18、24 个月进行 ASD 筛查。之后根据情况，分别采用不同的筛查量表和诊断工具，开展诊断工作。

现已有多种适用于 3 岁以下儿童的筛查工具：改良幼儿孤独症筛查问卷（随访修订版）（modified checklist for autism in toddlers, revised with follow-up, M-CHAT-R/F）；幼儿孤独症筛查工具（screening tool for autism in toddlers and young children, STAT）；婴幼儿筛查量表（Infant-Toddler checklist, ITC）；社交互动家长观察问卷（parent's observations of social interactions, POSI）。

学龄前和学龄儿童的筛查工具，关于筛查年龄较大儿童的研究较少，在临床实践中采用现有筛查工具的直接经验也较少。由于年龄较大的儿童每天大部分时间以及与同伴的交往都发生在学校中，结合教师观察或评级的工具，能够为筛查增加有用的信息。包括社交沟通问卷，SCQ 旧称为孤独症筛查问卷，主要是在研究中用作第 2 阶段筛查工具；孤独症谱系筛查问卷（autism spectrum screening questionnaire, ASSQ）。

【诊断】

根据患儿家长提供的病史（症状、家族史、个人发育史、既往疾病史），医生对患儿的直接行为观察，体格检查，结合结构化和半结构化的诊断量表和问卷，最后根据 DSM-5 诊断标准做出诊断。

1. DSM-5 诊断标准　孤独症谱系障碍患者必须符合以下标准。

（1）在多种场景下，社会交往和社会交流方面存在持续性缺陷，表现为当前或曾经有下列情况（以下为示范性举例，非全部情况）。

1）社交情感互动缺陷程度：从异常的社交接触和不能正常地对话，到分享兴趣、情绪或情感的减少，乃至不能启动或回应社交互动。

2）在社交互动中使用非语言交流行为缺陷程度：从语言和非语言交流的整合困难，到异常的眼神接触和身体语言，或在理解和使用手势方面的缺陷，乃至面部表情和非语言交流的完全缺乏。

3）发展、维持和理解人际关系缺陷程度：从难以调整自己的行为以适应各种社交情景的困难，到难以分享想象的游戏或交友的困难，乃至对同伴缺乏兴趣。

（2）狭隘的、重复的行为模式、兴趣或活动，至少表现为当前或曾经有下列 2 种情况（以下为示范性举例，非全部情况）。

1）刻板或重复的躯体运动，使用物体或语言，如简单的躯体刻板运动、摆放玩具或翻转物体、模仿语言、特殊短语。

2）坚持相同性，缺乏弹性地坚持常规或仪式化的语言或非语言的行为模式。如对微小的改变极端痛苦、难以转变、僵化的思维模式、仪式化的问候、需要走相同的路线或每日吃同样的食物。

3）高度狭隘的、固定的兴趣，其强度和专注度方面是异常的。如对不寻常物体的强烈依恋或先占观念、过度的狭隘或持续的兴趣。

4）对感觉输入的过度反应或反应不足，或在对环境的感觉方面不同寻常的兴趣。如对疼痛、温度的感觉麻木，对特定的声音或质地的不良反应，对物体过度地嗅或触摸，对光线或运动的凝视。

（3）发育早期即存在症状，但是直到社交需求超过受限的能力时，缺陷可能才会完全表现出来，或可能被后天学会的策略所掩盖。

（4）这些症状导致社交、职业或目前其他重要功能方面的有临床意义的损害。

（5）这些症状不能用智力障碍或全面发育迟缓来更好地解释。智力障碍和孤独症谱系障碍经常共同出现，做出孤独症谱系障碍和智力障碍的合并诊断时，其社交交流应低于预期的总体发育水平。

说明：若个体患有已确定的DSM-5中的孤独症、阿斯伯格综合征或未在他处注明的广泛性发育障碍，应给予孤独症谱系障碍的诊断。个体在社交交流方面存在明显缺陷，但其症状不符合孤独症谱系障碍的诊断标准时，应给予社交（语用）交流障碍的诊断或评估。

2. ASD程度分级　如表13-8所示。

典型ASD诊断不难，但是对于低年龄、轻型和不典型病例，即使专业人员，诊断也存在困难。因此，全面的病史询问、体格检查以及认真细致的行为观察显得十分重要。体格检查的重点包含：体重，受限而重复的饮食模式可能导致体重增加不足或肥胖；头围，ASD患儿的头围生长具有早期加速、随后稳定的特点；Wood灯检查——可能发现结节性硬化病伴随的色素减退斑；检查有无ASD相关临床综合征的畸形特征或神经发育表现；检查肌张力和反射，ASD患儿可能有轻微的肌张力减退；若有肌张力或反射不对称等局灶性神经系统异常发现，则需要进一步的神经系统评估，并可能需要神经影像学检查。

结构化或半结构化ASD筛查和诊断量表可以帮助医生获得全面的信息。但是ASD的诊断量表应与临床判断结合来诊断ASD，而不应单独使用。

ASD诊断工具一般由专科医生使用，大多需强化训练才可掌握。ASD的诊断量表包括：修订版孤独症诊断访谈（autism diagnostic interview-revised, ADI-R）；第2版孤独症诊断观察量表（autism diagnostic observation schedule-2nd edition, ADOS-2）；第2版儿童期孤独症评分量表（childhood autism rating scale-2nd edition, CARS-2）。

【鉴别诊断】

1. 发育性语言障碍（developmental language disorder, DLD）　ASD早期被关注的主要问题往往是语言障碍，比较容易与DLD相混淆，鉴别要点在于ASD患儿同时合并有非言语交流的障碍和刻板行为，而后者除语言落后外，其他基本正常。

2. 儿童智力障碍或全面发育迟缓　约10% GDD或ID患儿可以表现有ASD样症状，30%~50% ASD患儿亦表现GDD或ID。两种障碍可以共存。全面发育迟缓/智力障碍儿童的社交反应性和沟通能力通常与他们的发育水平相适应；而ASD儿童的这些表现则与他们的发育水平不一致。此外，典型ASD患儿多外观正常，动作发育正常甚至表现为灵活，而很多GDD或ID患儿往往存在早期运动发育迟缓，部分有特殊（痴呆）面容。

3. 儿童精神分裂症　ASD患者的言语异常、答非所问、情绪失控等症状，容易被误诊为精神

表 13-8　ASD程度分级

严重程度	社会交流	狭隘兴趣和重复刻板行为
三级：需要非常高强度的帮助	在语言和非语言社交交流技能方面的严重缺陷导致功能上的严重损害，极少启动社交互动，对来自他人的社交示意的反应极少。如个体只能讲几个能够被听懂的字，很少启动社交互动，当与人互动时，会做出不寻常的举动去满足社交需要，且仅对非常直接的社交举动做出反应	行为缺乏灵活性，应对改变极其困难，或其他局限的、重复行为显著影响了各方面的功能。改变注意力或行动很困难、很痛苦
二级：需要高强度的帮助	在语言和非语言社交交流技能方面有显著缺陷；即使有支持，仍有明显社交损害；启用社交互动有限；对来自他人的社交示意的反应较少或异常。如个体只讲几个简单的句子，其互动局限在非常狭窄的特定兴趣方面，且有显著的奇怪的非语言交流	行为缺乏灵活性，应对改变困难，或其他局限的、重复行为对普遍观察者来说看起来足够明显，且影响了不同情况下的功能。改变注意力或行动很困难、很痛苦
一级：需要帮助	在没有支持的情况下，社交交流方面的缺陷造成可观察的损害。启动社交互动存在困难，是对他人的社交示意的非典型的或不成功反应的明显例子。可表现为对社交互动方面兴趣减少。例如，个体能够讲出完整的句子和参与社交交流，但其与他人的往来对话是失败的，他们试图交友的努力是奇怪的，且通常是不成功的	缺乏灵活性的行为显著地影响了一个或多个情境下的功能。难以转换不同的活动。组织和计划的困难妨碍了其独立性

分裂症，尤其是在大年龄的轻度 ASD 患者，常有误诊的报道。鉴别在于 ASD 多数在 2~3 岁出现行为症状，而儿童精神分裂症 5 岁前起病少见，有人甚至指出，5 岁前不存在精神分裂症。此外，尽管 ASD 某些行为方式类似精神分裂症，但是一般不存在妄想和幻觉，鉴别不难。不过需要注意的是，轻度 ASD 成年后容易因为适应障碍以及环境压力共患双相情感障碍和精神分裂症。

4. 社交沟通障碍　表现为在社交中运用言语和非言语性沟通方面。例如，分享信息、改变沟通方式以适应环境、遵守交谈或讲故事的规则、进行推理、理解语言隐含或引申的意义持续存在困难。社交沟通障碍与 ASD 的区别在于，前者在行为、兴趣或活动方面不存在限制性和重复性模式。

5. 特定学习障碍　与 ASD 儿童不同，基于语言的学习障碍患儿具有正常的互动性社会交往、正常的沟通欲望和意向，且在想象性游戏中表现适宜。基于语言的学习障碍患儿在处理语言内容上有困难或延迟，但他们的语用能力（即发起并维持对话的能力）较 ASD 患儿受损轻。此外，基于语言的学习障碍儿童即使缺乏沟通能力，但其仍存在沟通意向。

6. 听力障碍　与 ASD 患儿不同，听力障碍患儿通常具有正常的互动性社会交往，可正常进行想象游戏、眼神交流，且面部表情能提示其沟通意向。

7. 相关疾病和综合征　高达 25% 的 ASD 病例涉及遗传学病因，其中许多病因有明确的临床特征，存在全面发育迟缓或智力障碍的 ASD 患者更多是相关综合征。常与 ASD 相关的综合征包括：结节性硬化病、脆性 X 综合征、15q11-13 重复综合征、Angelman 综合征、Rett 综合征、1 型神经纤维瘤病、PTEN 综合征、CHARGE 综合征等。

【治疗】

ASD 的治疗以干预训练为主，使用精神药物治疗为辅的原则。干预训练的目的在于改善核心症状，即促进社会交往能力、言语和非言语交流能力的发展，减少刻板重复行为。同时，促进智力发展，培养生活自理和独立生活能力，减少不适应行为，减轻残疾程度，改善生活质量，缓解家庭和社会的精神、经济和照顾方面的压力。力争使部分患儿在成年后具有独立学习、工作和生活的能力。

1. 干预训练

（1）干预训练原则

1）早期干预：尽可能实现早期诊断、早期干预，对可疑的患儿也应及时进行干预训练。

2）科学性：使用有循证医学证据的有效方法进行干预。

3）系统性：干预应该是全方位的，既包括对 ASD 核心症状的干预训练，也要同时促进儿童生活自理能力提高、问题行为减少和行为适应性方面的改善。

4）个体化：在充分评估疾病和各项功能的基础上开展有计划的个体化训练，小组训练也应该由具有类似能力的患儿组成。

5）长期高强度保证：每天有干预，每周的干预时间在 20 小时以上，干预的整个时间以年计算。

6）家庭参与：应该对家长进行全方位支持和教育，提高家庭在干预中的参与程度。

7）社区化：有关部门应该逐步建设社区训练中心，使 ASD 患儿可以就近训练，实现以社区为基地、家庭积极参与的干预模式。在我国，由社会资源开办的日间训练和教育机构众多，需要加强对这些机构的支持和规范管理。

（2）干预训练具体方法　ASD 儿童治疗方案中一些常用的治疗方法介绍如下。

1）强化行为干预：基于行为矫正原理。应用行为分析（applied behavior analysis, ABA）这种强化行为干预旨在强化目标行为并减少不良行为。ABA 的目标是通过将其分解为最简单的基本单元来教授新技能并泛化习得的技能。通过反复以奖赏为基础的尝试来教授这些技能。可在多种情境下给予强化行为干预，如家中、普通课堂、社区。强化行为干预方案的具体方法包括：回合式教学法（discrete trial training, DTT）；当代 ABA 方案，在更自然的情境下进行，其包括关键反应训练（pivotal response training, PRT）、早期强化行为干预（early intensive behavioral intervention, EIBI）。

2）结构化教学法 TEACCH：运用结构化教学以帮助个体克服缺陷。其目标是改变环境和提高技能。TEACCH 方法侧重于采用以人和家庭为中心的个体化计划，组织物理环境，可预见的活动顺序，视觉日程表，灵活的例行程序，结构化的工作 / 活动系统，视觉结构化的活动。

3）发展和关系模式：以发展和关系为基础的

模式侧重于教授一些技能，这些技能对个体发展来说至关重要（如社交沟通、情感关系、认知能力），但患者在预期年龄没有充分习得这些技能。一些常用的发展模式包括丹佛模式、地板时光、人际关系发展干预、回应式教学。

4）整合性模式：许多方案采用了整合性方法，在自然环境下结合了发展和行为方法。早期介入丹佛模式（又称为丹佛早期干预模式，early start denver model, ESDM）是一种针对年龄为 12~48 个月孤独症儿童的早期综合性行为干预方法。丹佛早期干预模式的治疗原则建立在丹佛模式（DM）、核心反应训练（关键技能训练 PRT）和应用行为分析（ABA）的理论基础上，方法上融合了以人际关系为中心的发展模式和应用行为分析的教学实践。主要目的是：减少孤独症症状的严重程度，以及提高孩子的整体发展水平，尤其是在认知能力、社会情感和语言方面。教学目标是通过儿童游戏活动来开展实施的，教学植入活动的整个过程中，以便使孩子有尽可能多的机会去学习。

5）其他：感觉统合治疗常用于 ASD 儿童，因为认为其许多行为与感觉信息处理异常有关，ASD 儿童的各种感知觉常表现为反应过度或反应不足。然而，感觉统合模式的正确性和感觉统合治疗的有效性存在争议。

2. 药物治疗　迄今为止，ASD 没有特异性药物治疗，尤其对于核心的社交障碍缺乏有效药物。但在其他的行为控制方面药物治疗取得了进展，主要有针对以下几类症状的药物。

（1）注意缺陷　多动和兴奋且与其他症状（如焦虑）无关时，可使用哌甲酯和托莫西汀，哌甲酯的不良反应可能加重刻板行为、自伤行为、退缩行为和导致过度激惹；可乐定也用来治疗多动行为和患儿睡眠问题，不良反应有嗜睡和低血压；近来 FDA 批准使用利培酮（维思通）和阿立哌唑治疗 ASD，对于患儿的多动、兴奋、攻击行为有明显疗效，利培酮剂量从 0.25 mg/d 开始，最大剂量一般不超过 4 mg/d（体重 ≤40 kg），但有嗜睡和增重等不良反应。

（2）攻击　自伤行为且与其他症状无关时，建议使用利培酮或阿立哌唑。根据攻击的潜在原因，例如多动、焦虑或冲动，可能选用其他药物治疗，例如兴奋性药物、选择性 5- 羟色胺再摄取抑制剂（SSRI）或 α 肾上腺素能受体激动剂。

（3）刻板行为　对于单纯性重复行为，目前缺乏证据推荐特定 SSRI；不过，当重复行为影响患者的功能时，建议氟西汀、舍曲林或其他 SSRI 作为初始治疗药物，尤其是这些行为因焦虑而加重时。

（4）睡眠障碍　可以使用褪黑素，常用剂量为学龄前儿童 1~2 mg，学龄儿童 2~3 mg，青少年 5 mg，睡前 30 分钟给药。此外，利培酮也对 ASD 睡眠障碍有效。

（5）其他药物和疗法　大剂量维生素 B_6 合并镁剂、大剂量维生素 C 和叶酸治疗、驱汞治疗、免疫治疗、膳食治疗、针灸治疗等，据称可改善 ASD 的各种症状，但未见充足科学依据，疗效不明，使用宜慎重。

【预防与预后】

由于病因不明，故对于 ASD 并无特异的预防方法，但随着近年来的基因和环境研究进展，对于某些特定病因的 ASD 显然可以通过对患者和父母的基因检测进行预防。针对目前推测的环境因素，也有一些一般性的预防措施，如预防早产和妊娠期感染等。

ASD 预后取决于患者疾病的类型、病情的严重程度、共患病、患儿的智力水平、干预开始的年龄、科学干预方法的选择以及干预的强度。与结局良好相关的因素包括有共同注意，有功能性游戏技能，认知能力较高，ASD 症状严重程度较低，诊断较早，早期参与干预措施并持续进行，有融入一般同龄人的行动；与结局欠佳相关的因素，包括截至 4 岁仍缺乏共同注意，截至 5 岁仍缺乏功能性言语，IQ<70，癫痫发作或伴发其他躯体或神经发育共病，ASD 症状严重。

（徐　秀　徐　琼）

第十二节　儿童遗尿症

儿童遗尿症的定义和诊断标准有三个主要出处，美国精神疾病诊断与统计手册第五版（The Diagnostic and Statistical Manual of Mental Disorders-5th edition，DSM-5）、国际疾病分类第 11 次修订本（International Classification of Diseases-11，ICD-11）和国际儿童尿控学会（International Children's Continence Society，ICCS），国际医学界沿用最多

的是 ICCS 的定义和标准。根据 ICCS 的最新定义，夜间遗尿症（nocturnal enuresis）简称遗尿症，是指 5 岁以上儿童在睡眠过程中发生的排尿控制障碍。遗尿症在儿童中非常常见，2005 年我国九城市调查小学生遗尿症的患病率为 4.6%，武汉市最高为 7.4%。2020 年我国 5~18 岁人群遗尿症患病率的横断面调查显示，我国儿童和青少年遗尿症患病率为 4.8%，遗尿症患病率随年龄增长递减，幼儿园（5~6 岁）、小学（~12 岁）、初中（~15 岁）、高中（~18 岁）患病率分别为 12.1%、5.1%、1.1%、1.4%，男女比为 1.69∶1。最近英国报道的一项大型队列研究发现，一年级的儿童中有至少 20% 会偶尔遗尿，其中 4% 每周有 2~3 次遗尿现象。遗尿症在男童的发生率显著高于女童。美国一项万人以上的调查显示，7 岁男童遗尿症的发生率为 9%，而同年龄女童为 6%；10 岁男童为 7%，而女童则为 3%。

【病因及发病机制】

研究表明，90% 以上的儿童遗尿为原发性遗尿症，亦称为功能性遗尿。原发性遗尿症多为自幼一直遗尿，病程中从未出现 6 个月以上完全不遗尿的表现，排除常见泌尿道感染、畸形、糖尿病、尿崩症、脊髓栓系综合征等继发性病因。原发性遗尿症的病因包括遗传、理化环境、社会心理环境、中枢神经发育、泌尿系统发育、内分泌昼夜节律失调等，其核心发病机制为三轴（中枢神经系统轴、泌尿系统轴、内分泌昼夜节律轴）交互作用失调。

1. 遗传因素 孪生子研究表明，单卵的同病率显著高于双卵。同时，双亲中有一位遗尿的，其子代 44% 有遗尿症；若双亲均有遗尿史，则其子代的发病率增加到 77%，但其遗传学特征尚无全面的阐述。有研究报道在 13 号及 12 号染色体的长臂上发现了遗尿基因，分别命名为 ENUR1 基因和 ENUR2 基因。随着全基因组测序等技术的发展，越来越多地发现遗尿症是许多微效基因共同作用的结果，多个基因与环境交互作用，影响中枢神经系统及膀胱功能发育，最终导致儿童遗尿症。

2. 理化环境 目前已有充分的证据表明，婴儿期坚持母乳喂养能降低遗尿症的发生率。另外，长期维生素 D 缺乏、营养不良、环境重金属污染也与较高的遗尿发生率有关。

3. 社会心理 环境研究表明，难养型气质儿童遗尿症发生率较高，临床上较常发现儿童面临压力紧张事件（如考试、人际关系紧张、父母争吵）可导致遗尿症加重。近年来多项研究表明，儿童忽视和被虐待导致遗尿症出现或加重。另外，早期的排便训练方法是否科学，也会影响遗尿症的发生发展。

4. 中枢神经发育 遗尿症的一个最主要的病因是睡眠中尿意 – 觉醒功能不足。近年来大量脑功能影像学研究表明，这一功能与大脑多个神经网络（如睡眠 – 觉醒网络、执行功能网络、内脏感觉网络）发育有关，而诸如背侧前额叶、额中回、前扣带回、岛叶、丘脑、中脑、小脑等多个脑区的发育迟缓，均可导致尿意 – 觉醒功能低下，从而发生遗尿。

5. 泌尿系统发育 主要涉及下尿道（膀胱、尿道）功能发育不足，临床上表现为功能性膀胱容量减少，即膀胱的有效储尿量减少。其中常见的原因是逼尿肌过度活跃，导致膀胱容量减少；另外还有可能是逼尿肌活动减少（懒膀胱），导致膀胱存在残余尿，也使有效储尿量减少。膀胱有效储尿量减少是遗尿症的促发因素之一，因夜间膀胱无法储存整夜的尿量，加之不能因尿意而觉醒，导致遗尿发生。

6. 内分泌 昼夜节律失调主要涉及抗利尿激素的昼夜分泌。正常情况下，抗利尿激素白天分泌减少，夜间分泌增多，因而表现为白天尿量增多，夜间尿量自然减少，而部分遗尿症儿童这种昼夜生理节律紊乱，甚至反转，表现为夜间尿量增多，甚至超过白天尿量。过多的夜间尿量成为遗尿症另一个重要的促发因素。

7. 发病机制 综合以上遗尿症的病因，目前国内外公认遗尿症的发病机制为遗传与环境各种因素发生交互作用，主导中枢神经系统、泌尿系统、内分泌系统发育产生异常，致使儿童超过 5 岁仍没有良好的尿意 – 觉醒功能（核心机制）。在夜间膀胱容量减少、夜间尿量增多两大促发因素的作用下，导致遗尿持续存在。

【分类及临床表现】

根据 ICCS 最近发表的关于遗尿的定义及命名原则，遗尿症可以有两种分类方式。一种是传统的分类，将遗尿症分为原发性遗尿和继发性遗尿。原发性遗尿指从来没有连续 6 个月以上的不尿床现象；继发性遗尿是指在已经至少有 6 个月没有尿床的情况下再次出现尿床现象。原发性遗尿和继发性遗尿在临床表现上非常相似，提示其可能在发病原因上有着一定的相同之处。另一种分类方式将遗尿分为单一症状性遗尿和非单一症状性遗尿。单一症状性遗尿是指患儿除了夜间睡眠中遗尿以外，没有白天任何排尿方面的异常，包括尿频、尿急以及白天排尿控制问题等。而非单一症状性遗尿指除了夜间遗尿以外，还有白天排尿方面的异常。非单一症状性遗尿更为常见。如果对遗尿症患儿进行详细的病史询问和体格检查，绝大多数儿童都有程度不一的白天症状。

【诊断与评估】

遗尿症的诊断首先要明确是原发性还是继发性遗尿症。若遗尿自幼一直存在，从来没有连续 6 个月以上的不尿床现象，则多为原发性遗尿症。如至少 6 个月没有尿床的情况下再次出现尿床现象，则为继发性遗尿症，应积极寻找引起继发性遗尿的病因。明确这些问题的基本点，还是要通过细致的病史询问和体格检查，并根据以上信息选择相应的实验室辅助检查。一旦诊断为原发性遗尿症，则可利用三轴评估思路，明确遗尿症的主要影响因素，针对这些因素有的放矢地治疗。

1. 诊断步骤

（1）病史询问和体格检查　详细的病史询问是遗尿症诊断的基础。表 13-9 概括了一些相关疾病与遗尿发生的关系。功能性膀胱容量偏低的患儿常会有尿频以及夜间多尿的情况，但是也有些功能性膀胱容量低的患儿没有白天尿频的症状。这主要与这些儿童在白天饮水比较少有关，如果给予相应的水量，小便频率会明显增加。最好的评估遗尿儿童排尿方式的方法是让父母写儿童排尿日记，日记内容应该包括每次排尿的时间和量，饮水的时间和量，进餐时的大概水量，排尿与一些日常活动的关系如吃饭、活动等，是否有尿急或者白天尿湿裤子等情况。

体格检查需要进行腹部触诊，了解大便情况，检查骶尾部皮肤是否有凹陷、窦道或者毛发等，评估肛门括约肌的收缩情况，同时还需要进行神经系统检查以发现一些神经系统病变相关的软体征。

（2）实验室检查　所有遗尿的儿童均需进行尿常规检查以筛查尿路感染或尿糖增高的情况。午后尿比重明显增高的儿童，提示白天饮水量偏低；夜

表 13-9　与继发性遗尿相关的一些疾病

相关疾病	可能与遗尿发生相关的机制
膀胱炎	减少膀胱容量
便秘	减少膀胱容量
睡眠呼吸障碍	降低觉醒度
糖尿病	夜间多尿
尿崩症	夜间多尿
尿道梗阻	减少膀胱容量
神经源性膀胱	减少膀胱容量
惊厥	神经遗传机制
药物（5-HT 再摄取抑制剂、丙戊酸以及氯氮平）	尚不明确
心理压力、性虐待	尚不明确

间尿比重偏低提示夜尿量过多。腹部 B 超在遗尿症的评估中也非常重要，通常需要进行两次 B 超检查。在患儿觉得膀胱充盈的情况下，进行 B 超检查可以了解膀胱容量，而在排尿后再次检查则可以评估膀胱壁厚度（正常值在排尿后应在 5 mm 以下）以及残余尿量（正常值在 5 ml 以下）。上述两项检查指标异常提示可能为非单一症状性遗尿症。

2. 诊断标准　目前，临床中较多沿用 ICCS 中遗尿症的诊断标准（同 ICD-11）。

（1）儿童年龄与智龄≥5 岁。

（2）不自主地尿床或尿湿裤子，7 岁前每月至少 2 次，7 岁以上每月至少 1 次。

（3）除外癫痫发作或神经系统疾病所致的遗尿，也不是泌尿道结构异常或任何其他非神经系统疾病的直接后果。

（4）不存在符合 ICD-11 类别标准的任何其他精神障碍的证据，如智力障碍、焦虑、抑郁症等。

（5）病程至少 3 个月。

3. 原发性遗尿症的三轴评估　原发性遗尿症的主因是遗传与环境交互作用引起三轴（神经系统轴、泌尿系统轴、内分泌轴）功能发育迟缓。临床医生在评估诊治儿童遗尿症的过程中，一定要思路清晰，明白针对不同遗尿症儿童个体，是哪条主轴在疾病发生发展过程中发挥了主要的作用。每条主轴的发育水平和功能状态都可以通过临床评估达到具体的认识和判断。譬如神经系统轴主要评估尿意 - 觉醒发育水平，临床上依由低到高分别表现为全部尿完

后仍不觉醒；尿完后能觉醒；尿出较多但尚未尿完后觉醒；尿出一点即觉醒；有尿意即觉醒。其不同状态还存在发生频率，临床可以结合判断遗尿症儿童个体尿意-觉醒发育水平。泌尿系统轴主要评估膀胱储尿功能，正常情况下也是随着年龄不断增长的，储尿功能越差，促发遗尿症发生的概率越高，因此积极提升膀胱储尿功能，在遗尿症治疗上具有重要的意义。内分泌轴则评估遗尿症儿童抗利尿激素昼夜分泌的节律，正常情况下也是有一个随年龄发育的过程，一般儿童2岁左右即可形成抗利尿激素日间分泌减少，夜间分泌增多的正常节律，但遗尿症儿童经常不能形成这种昼夜分泌节律，可以从昼夜尿量比较、昼夜尿比重差值体现该轴功能紊乱。对原发性遗尿症三轴的细致评估和详尽了解，可以对进一步选择治疗起到较大的指导意义。

【治疗】

遗尿症治疗方法主要包括行为治疗、报警器治疗以及药物治疗三种。目前，报警器治疗、去氨加压素和丙米嗪治疗，在随机临床试验中证实有效。很多家长因为相信随着年龄增加遗尿症会自愈，所以不愿意积极治疗。事实上，很多患儿因为遗尿会出现自尊心受影响，没有自信，致使功能损害，且病程越长，影响越大。研究证实，无论采用何种治疗方式，甚至治疗结果成功与否，只要开始治疗，都可以不同程度地改善患儿的自信心，当然治疗成功的患儿自信心提高更明显。所以，是否对遗尿症进行治疗，最主要的是考虑症状的严重程度以及患儿本身对于治疗的需求，而不应该由父母单方面决定。

1. 行为治疗　尽管目前还缺乏行为治疗在遗尿症患儿的临床随机对照试验研究，但有研究显示它可以帮助放松膀胱以及盆底肌肉，增大膀胱容量，对日间和夜间遗尿均有一定的效果。行为治疗的最终目的是帮助患儿建立良好的排尿、排便习惯，增进膀胱储尿量及排尿控制功能。行为治疗的具体方法：①鼓励患儿养成每日起床后排尿的习惯。②尽量不要憋尿，但可以在有尿意时练习放松数分钟再去排尿。③上学时白天至少每2个小时排尿1次，每日7次，以避免尿急和白天尿湿裤子。如果有可能，治疗期间和老师沟通以方便患儿在需要小便时能及时上厕所。④每日需要一定的饮水量，饮水时间主要在早晨和下午的早些时候，一般

至少每日30 mL/kg的水量。在晚餐后尽量避免或减少饮水量，除非患儿剧烈活动后。⑤鼓励患儿养成每日早餐后排便的习惯，排便时教会患儿采用能放松盆底肌肉的方法，坐在便盆的中央，双脚要放平，后跟着地或者放一个小板凳以让脚放平。⑥鼓励患儿吃一些能够帮助软化大便的食物。⑦鼓励患儿多运动，而不是经常坐在电脑或电视前。行为治疗通常需要坚持6个月以上，而且需要家长及患儿的积极配合。一般情况下，定期随访（1~3个月随访1次）以及坚持进行遗尿记录等对于治疗成功均有非常重要的作用。小年龄儿童还可以采用贴纸奖励的方法，以鼓励患儿积极参与治疗，不断增强患儿的治疗动机，达到积极配合训练，是行为治疗见效的保障。

2. 报警器治疗　报警器治疗的原理是通过条件反射方法让遗尿症患儿在夜间睡眠中膀胱涨满开始排尿的瞬间被唤醒，通过反复训练，达到夜间膀胱涨满即可觉醒。对于一些功能性膀胱容量小的患儿则与其他治疗结合使用。荟萃分析发现，2/3的遗尿儿童可以通过报警器治疗停止夜间遗尿，其复发率在各研究中报道不一，从4%~55%不等。报警器治疗的具体方法：①报警器是遗尿症的一线治疗之一，当报警器响的时候，父母和患儿都应该被唤醒，父母应要求患儿自己把报警器关掉，同时去厕所排尿，然后再回来睡觉。②要求患儿每天晚上都要使用报警器。③鼓励家长和患儿积极配合治疗，可以配合使用一些正强化的行为治疗方法。④让家长了解到开始治疗的最初几周会比较困难，所以医生应该在治疗初始，安排比较频繁的随访，并及时支持和帮助家长和患儿解决碰到的问题。⑤持续治疗至少2~3个月。⑥通常报警器治疗失败最主要的原因是患儿没有在报警器响了以后被唤醒，包括没有被父母唤醒。另外，如遗尿特别频繁或每周少于2次，报警器治疗通常难以奏效。

3. 药物治疗　用于治疗遗尿症的药物主要有去氨加压素（一线治疗）、抗胆碱能药物以及三环类药物。在使用去氨加压素时，需要注意的是，在服用药物后尽量避免喝水，以防发生水中毒。使用抗胆碱能药物时需要注意，因为该药有发生便秘的不良反应，而便秘本身会加重遗尿症状，所以需要密切观察。三环类药物丙米嗪毒副作用较大，临床有应用该药致死的报道，目前已不作为一线治疗用药。

中国传统中医在遗尿的治疗方面也积累了不少经验。中医认为，遗尿与膀胱不能固摄有关，多为肾与膀胱虚冷所致。临床分为下元虚寒、脾肺气虚、肝经湿热三种类型。以温补肾阳、补中益气、泻肝清热为治法。下元虚寒常用的有桑螵蛸散、缩泉丸、菟丝子散等药方加减；脾肺气虚用万应验方，以沙参、白术、益智仁、桑螵蛸、薏苡仁等为主；肝经湿热以知柏八味丸成药为主。也有用针灸进行治疗的，可针刺关元、气海、三阴交、膀胱俞、肾俞等穴位，对遗尿有一定的帮助。

4. 阶梯式治疗　儿童遗尿症通常同时存在膀胱储尿量减少，夜间泌尿量增加以及尿意 - 觉醒功能不足等多种因素，因此在治疗的策略上可采取三种途径：① 增加膀胱储尿功能。② 减少夜间尿量。③ 促进尿意 - 觉醒功能发展至成熟。上海交通大学医学院附属上海儿童医学中心发育行为儿科首创阶梯式治疗，通过严格的临床研究及大量临床实际应用观察达到十分优越的临床效果。阶梯式治疗的核心是从发展遗尿症儿童膀胱储尿功能为第一个阶梯，利用行为治疗膀胱功能训练，使膀胱储尿功能达到一定的程度，在此基础上，利用行为治疗及药物去氨加压素调整抗利尿激素内分泌昼夜节律，有效减少夜间尿量，进一步的阶梯治疗是利用行为训练结合报警器治疗，发展儿童尿意 - 觉醒功能。阶梯式治疗从递进式提升遗尿症儿童基本功能发育为本，可大大提升儿童遗尿症的治愈率，降低复发率，具有较好的远期疗效。

迄今为止，遗尿症领域尚有许多方面值得深入探讨，尤其是针对尝试多种方法难见其效、经久不愈的难治性遗尿症群体，当今的研究远远不足。未来遗尿症的研究，应聚焦在一些关键的方向上，既揭示一些重要的基础科学问题，又在实用临床技术上有所开拓。如下几个方面应成为将来遗尿症领域值得深入探讨的方向。① 遗尿症的遗传学机制：不同国家、种族遗尿症表现虽然相似，但其基因型、基因表达，表观遗传机制不尽相同。深入解析遗尿症的遗传学机制，要充分利用当今基因组学、转录组学、蛋白质组学的研究手段，从基因表达整体网络结合临床表型及内表型展开科学研究。② 遗尿症的中枢神经网络机制：例如，为什么遗尿症的儿童在睡眠中膀胱充盈且开始排尿的时候不能从睡眠中醒来，主导睡眠觉醒的神经网络与排尿控制神经网络间作用过程存在何种故障，主要牵涉到哪些神经位点，哪些神经功能连接及通路，哪些神经递质、基因和功能蛋白分子。这将为今后发展针对性的靶向治疗提供思路。③ 遗尿症的精准评估和个体化治疗：每位遗尿症儿童均存在多种病因及高危因素的独特组合，如何精准结构化评估这些影响遗尿症发生发展的重要因素，又如何针对其存在的因素进行有效的干预，需要大量的临床研究不断深入解析这些问题，切实提高遗尿症的临床疗效。

（江　帆　马　骏）

第十四章
青少年特殊问题

青春期是儿童发育为成人的过渡阶段。在此年龄阶段，儿童经历了体格、形态、生理、心理和社会功能的快速变化。青春期是人生中最容易动摇而不稳定的时期，由于自我意识的发展，青少年内在自我与外在环境产生的强烈矛盾，如孤独感与强烈交往需要的矛盾，独立性与依赖性的矛盾，求知欲强与识别力低的矛盾，幻想与现实的矛盾。在对这些矛盾的不断调整和适应中，他们形成适应环境的个性，对社会环境持稳定的行为，或者由于不能很好地适应，产生行为问题（如吸烟、饮酒、网络过度使用等）。由于青春期少年生理上很快成熟进入成人期，而心理、行为和社会学方面的发育成熟相对延迟，造成青春期发育过程中在心理、行为和社会适应方面的一些特殊问题，如物质滥用、性传播性疾病、暴力、网络成瘾等。青春期问题是全球问题，尽管不同国家和地区的社会背景、文化及生活方式等存在差异，但都具有一定的共性，应给予充分的认识和关注。

第一节　物质滥用

物质滥用（substance abuse）是指反复、大量地使用改变自己精神状态，而与医疗目的无关且具有依赖性的一类有害物质。这类物质包括烟草、酒精，某些药物如镇静药、镇痛药、阿片类物质、大麻、可卡因、幻觉剂，以及有同化作用的激素类药等。由于青春期的心理特点、现代社会复杂性增加及各种药物的广泛可得，使得越来越多的青少年滥用这些物质。物质滥用造成心身损伤，已成为全球一大公害，其中青少年受害最大。

个体一旦物质滥用产生依赖性，即成瘾，便会不可自制地、不断地使用，以感受其产生的精神效果和避免断用产生的"戒断症状"。

【分类】

按照滥用物质性质将其分为麻醉药品、精神药品及其他三大类。麻醉药品包括阿片类、可卡因和大麻类药物；精神药品包括镇静催眠药、中枢兴奋剂和致幻剂；其他类成瘾物质包括烟草、酒精、挥发性有机溶剂。

【流行病学资料】

滥用物质种类的发生率随年龄、性别、地区、种族和地理因素不同而异。美国学生物质滥用调查显示，在高年级中学生中，酒精和香烟是最主要使用的物质，而大麻、海洛因是最常见使用的毒品。国外有研究指出，吸烟的青少年使用其他药物的可能性比不吸烟的同龄人明显要高；吸烟 3 次以上的青少年，同时伴随饮酒的可能性会更高，吸烟 8 次以上的发生吸食大麻的可能性更高。

2021 年重庆市对 9588 名在校学生完成的中国青少年烟草流行调查问卷显示，青少年尝试吸烟率为 17.1%，现在吸烟率为 3.9%，青少年吸烟行为在学校水平上存在聚集性。物质滥用具有明显地域趋势，滥用场所以非公共场所为主，且有向低龄化发展趋势。2014 年河南省登记在册的吸毒人员达 22 000 多人，其中 80% 以上是青少年。随着禁毒工作全面深入开展，2019 年新发现吸毒人员数、现有吸毒人员数同比分别下降 2.6% 和 6.8%。目前新增的吸毒者主要是 15~19 岁的青少年，青少年已成为毒品的主要受害者，毒品问题也已经成为青少年违法犯罪的直接诱因之一。

【病因】

青少年物质滥用的形成既有心理性、社会性因素，也有人格特征、基因遗传等因素，是一个综合性的过程。青少年滥用物质是为了达到各种目的，其心理社会学因素有：为了满足自己的好奇心，为了消遣和体验；尝试"成人"的角色，认为用药象征着自身的成熟；认为可以提高学习效率；为了逃避现实，解除烦恼、焦虑，减轻紧张，寻求快乐；为了同伴的认可和接受。由此可见，青少年吸毒行为与寻求自我、青春期对权威的反叛心理、自我效能感，以及同伴和家庭因素等心理社会因素紧密相关。

物质滥用的重要因素之一是模仿，开始常是模仿同伴或在同伴的纵容下使用。而心理尚不成熟的青少年很容易向亲密接触的人群学习。物质滥用较常见于有抑郁症的青少年以及对行为不良易感的青少年。物质滥用形成依赖者有轻度以上心理问题的比例较大，心理健康水平普遍较差。

因此，在评价一个有药物滥用的青少年时，应考虑所用物质的类型，使用的环境（独自一人或群体场所），次数和时间（经常或周末偶尔），开始使用前的个性（抑郁或兴奋）以及青少年的一般状态等因素，以此帮助判断物质滥用的严重程度。

【临床表现及危害】

物质滥用的临床表现取决于其种类及药理作用。

1. 不同物质滥用产生的临床表现

（1）酒精 可作为中枢神经系统抑制剂产生欣快、头昏眼花、多语和短期记忆障碍等。血清乙醇水平很高时可以出现呼吸抑制。饮酒最常见的胃肠道并发症是急性腐蚀性胃炎，表现为上腹疼痛、食欲不振、呕吐和大便隐血阳性。长期大量滥用出现酒精性肝炎、肝硬化表现。青少年每日饮酒数周后，即可对酒精产生生理性依赖。

（2）烟草 吸烟对健康的不良影响可在青春期就出现，如慢性咳嗽、喘鸣等，烟草中产生有害作用的主要成分尼古丁还可刺激神经兴奋，使人产生依赖性。

（3）致幻剂 也称为拟精神病药，使用此类药物后产生类似精神病患者的表现，如生动的幻觉、片段的妄想及相应情绪、行为的改变。包括大麻、麦角酰二乙胺。

（4）中枢兴奋剂 服用后振奋精神，可致欣快感。此类药物反复使用就会形成心理依赖。

（5）阿片类 吸食后的临床表现大致相同，所产生的快感体验可分为三个连续过程：强烈快感期、松弛状态期和精神振奋期。具有吗啡样镇痛作用的人工合成镇痛药物，如哌替啶（度冷丁）、美沙酮等药物使用也会成瘾。

长期慢性使用外源性阿片类物质后，内源性阿片肽系统受负反馈调节而被抑制，为维持人体正常平衡，机体对外源性阿片肽形成身体依赖。如突然中断摄入外源性阿片肽，则与其相关的中枢递质功能出现紊乱，表现出复杂的戒断症状。对毒品的心理依赖与脑奖赏系统有关。

（6）挥发性有机溶剂 如吸入乙醚、氟利昂、油漆稀料、打火机用的丁烷和汽油等，这些挥发性有机溶剂也可引起幻觉。

2. 物质滥用对人体的危害

（1）普遍存在免疫功能下降，长期使用毒品者大多伴有严重营养不良。

（2）静脉药物滥用导致感染，如艾滋病、乙型肝炎等。

（3）器官组织的损伤毒品对身体多个系统都有明显作用，如在神经系统会引起惊厥、记忆力减退、帕金森病、共济失调等表现，以及周围神经炎、颅内出血、脑水肿等病变；消化系统常发生消化性溃疡、急性上消化道出血、反流性食管炎、肝炎及肝硬化等；呼吸系统可导致肺水肿、慢性支气管炎、肺气肿等；心血管系统可引起感染性心内膜炎、心律失常、血栓性静脉炎及坏死性静脉炎等；肾脏可导致肾病综合征、急性肾小球肾炎、急性肾衰竭等损伤。

（4）药物滥用过量可导致死亡。

（5）停止使用毒品产生戒断症状，其临床表现与毒品的药理作用相反。

【预防与治疗】

初次吸毒的青少年大多出于对毒品的好奇，想尝试一下，大多数的吸毒者在青春期即开始吸食香烟、大麻等毒品入门物质。预防青春期物质滥用的有效方法是加强青春期对抵制滥用物质的宣传和教育，积极和努力对青少年进行心理疏导和精神帮助，培养青少年良好的素质，预防重于干预和治疗。

1. 培养中小学生良好的生活/社会技能 在生活/社会技能与吸毒认知、态度和信念的共同问题作用下，容易发生吸毒，提升中小学生生活技能训练可以有效地预防香烟等物质滥用和使用毒品。技能训练包括沟通技能、压力应对技能、共情技能以及良好人际关系的建立等。

2.提高青少年抗挫折的心理能力　帮助他们树立理想、信念，去实现自己的追求。培养抗挫折能力，遇到挫折要有正确的对待方式，避免产生消极情绪、悲观思想。同时，对他们的心理问题积极疏导，防止他们以物质滥用的方法发泄自己的不满或释放自己压抑的心理，避免与有不良行为的青少年接触、交友。

3.帮助青少年养成良好的行为和生活习惯　教育青少年不吸烟、不饮酒。一旦染上了吸烟、饮酒的不良生活习惯，就容易沾染毒品。向他们宣传毒品对健康、家庭和社会产生的极大危害，让他们远离毒品，学会拒绝毒品。调查显示，在开展《全国青少年毒品预防教育工作规划（2016—2018）》后青少年识毒、拒毒、防毒意识和能力较开展前均有明显提高。

4.青少年不宜进入不健康的场所　青少年不涉足存在问题的歌厅、舞厅、迪厅、游戏厅、酒吧等场所，很容易沾染毒品。

对吸毒的青少年要进行戒毒治疗。对物质滥用的青少年长期的处理方法是，在生理解毒后进行连续的医学随访和提供适宜的社会和心理支持。进行心理行为矫正，有效地进行开导、心理暗示、精神转移和灵活多变的支持、指导、理解、鼓励等综合心理治疗。

第二节　校园暴力

【概述】

青少年暴力是发生在10~24岁人群中的故意伤害他人事件。青少年是暴力受害者，或是侵犯者，或是目击者，表现形式多有不同，如打架、欺凌、武器威胁以及帮派有关的暴力。

校园暴力（school violence）是青少年暴力的主要形式，广义指发生在校园内的，由教师、学生或者校外人员针对受害人身体和精神所实施的，达到一定严重伤害程度的侵害行为；狭义指发生在校园或主要发生在校园中，由同学或校外人员针对学生身体和精神所实施的造成某种伤害的侵害行为。校园暴力通常是发生在学生之间与学校学习生活存在直接关系的暴力行为，是以未成年学生为加害人和被害人，主要分为躯体暴力和心理暴力两个部分。校园暴力在世界各国无一幸免，只是程度各有轻重而已。

1.校园暴力呈现新的特点　当事人呈低龄化发展的趋势；暴力活动呈规模化、组织化发展；暴力事件呈犯罪化发展；校园暴力问题呈复杂化发展。青少年暴力犯罪的一个重要特点是一个人在多次受害之后往往具有行凶的倾向，许多行凶者都是从受害经历中学会对他人施暴的。因此，施暴者和受害者是在同一环境中产生的，施暴者和受害者又是在同一环境中成长的。

2.校园暴力的最常见形式　是校园欺凌（school bullying）和网络暴力（internet violence）。

（1）校园欺凌　挪威学者Olweus将校园欺凌定义为：当一个学生反复或长时间暴露于（一个或多个）其他学生的负面行为时，他正在受欺凌。负面行为指的是故意或试图对他人造成伤害或不适的行为，它可以通过肢体接触、言语或排挤他人等方式实施。我国对校园欺凌或中小学生欺凌的定义是：发生在校园（包括中小学校和中等职业学校）内外、学生之间，一方（个体或群体）单次或多次蓄意或恶意通过肢体、语言及网络等手段实施欺负、侮辱，造成另一方（个体或群体）身体伤害、财产损失或精神损害等事件。校园欺凌包括语言欺凌、关系欺凌、身体欺凌和网络欺凌。欺凌行为有三个要素：伤害意图，重复长期性，不平等权力关系。欺凌不只是身体攻击，也可能是情感或心理攻击，包括直接身体伤害与间接社会孤立的欺凌行为，如肢体上的踢打、言语上的威吓、关系上的排挤、身体或性别上的嘲弄等。

全球的校园欺凌问题非常严重，每年有接近2.5亿儿童青少年遭受校园欺凌。我国校园欺凌很大部分发生在中学生之间，初中生最高，高中生次之。校园欺凌现象普遍存在于中学生的日常生活中，经历校园欺凌事件将给中学生带来不同程度的身体伤害与心理困扰，对其身心发育带来不良影响，严重影响学生的学业发展以及健全人格的养成。2017年发布的《中国校园欺凌调查报告》显示，受欺凌学生已达到1/4，中学生校园欺凌受害的发生率为5.91%~25.70%，校园欺凌他人的发生率为1.68%~10.60%，校园欺凌受伤害并且校园欺凌他人的发生率为3.28%~14.70%；语言欺凌是校园欺凌的主要形式，占23.3%。重庆市8276名初、高中生进行问卷调查显示：中学生受欺凌总发生率为9.63%，遭受言语欺凌、躯体欺凌、关系欺凌、性欺凌与网络欺凌的发生率分别为5.10%、2.04%、

2.67%、4.10% 与 0.57%，自杀意念、自杀计划与自杀未遂的检出率分别为 23.90%、10.58% 与 2.68%，提示中学生受欺凌是自杀相关心理行为的重要影响因素。男生的校园欺凌发生率高于女生，年龄较小的男生更有可能实施欺凌行为并成为欺凌受害者，初中生校园欺凌的发生率要高于高中生。对留守儿童调查表明，留守初中生的欺凌和受欺凌发生率显著高于非留守初中生，家庭贫困的留守初中生受欺凌发生率显著高于中等和富裕家庭，6 岁之后分离的留守初中生欺凌发生率显著高于 6 岁之前分离的留守初中生。

（2）网络暴力　是指借助互联网这一载体，对受害者进行谩骂、抨击、侮辱、诽谤等，并对当事人的隐私权、人身安全权及其正常生活造成威胁或某种不良影响的行为。主要以言语攻击、形象恶搞、隐私披露等形式呈现。校园网络欺凌成为校园暴力的一部分，近年来有明显增多的现象，通过网络媒介言语攻击威胁他人，或者发布使人感到不舒服的图片或视频等行为造成被欺凌者严重心理伤害。2017 年发布的《中国校园欺凌调查报告》显示，中学生网络欺凌受害的发生率为 18.40%～56.88%，网络欺凌他人的发生率为 3.20%～34.84%，网络欺凌受害并且网络欺凌他人的发生率为 11.20%～19.80%。校园网络欺凌发生

形式具有多样性、隐蔽性和不确定性，施暴者有低龄化、女性化、群体化的趋势，其危害性大，严重影响中学生正常学习及生活，使其长期处于恐惧和压力之下，给身心健康带来伤害，导致厌学、焦虑、抑郁、自残甚至自杀等发生。

人际间暴力伤害的流行病学特征除通过监测报告外，还可以通过人际间暴力伤害门急诊监测附加问卷获得（表 14-1）。

【原因与危险因素】

1. 个人因素

（1）内在因素　暴力实施者个人具有不良行为，包括吸烟、饮酒、打架、偷窃、旷课、逃学等，缺乏父母监督；心胸狭隘、自私、任性等不良心理，自我控制水平低，以及有冒险行为、自我为中心和不稳定性格的中学生更容易成为校园暴力或欺凌的实施者，有些攻击行为的青少年伴有神经发育障碍如智力障碍、学习障碍、中重度语言障碍和注意缺陷多动障碍等。

（2）外在因素　同学之间纠纷冲突，嫉妒、自卑心理作祟引发暴力，身体弱小或残疾者易受欺侮，超重和肥胖的儿童更有可能成为同龄人的受害者，尤其是言语欺凌受害者。

表 14-1　人际间暴力伤害门急诊监测附加问卷

人际间暴力伤害门急诊监测附加问卷

V1	施暴人个数	☐ 1. 1 个　☐ 2. 2 个及以上
V2	施暴人性别	☐ 1. 男　☐ 2. 女　☐ 3. 男女都有
V3	施暴人与患者关系	☐ 1. 亲密伴侣（夫妻、情侣、前夫妻、前情侣）　☐ 2. 除夫妻外的其他亲人　☐ 3. 认识的人（非亲人）　☐ 4. 陌生人
V4	施暴方式 / 工具	☐ 1. 用肢体踢打、摇晃、推搡　☐ 2. 钝器（棍棒等） ☐ 3. 锐器　☐ 4. 使窒息　☐ 5. 烧烫　☐ 6. 淹溺 ☐ 7. 强迫性行为　☐ 8. 其他＿＿＿　☐ 9. 不清楚
V5	施暴人暴力发生前 6 小时内是否饮酒	☐ 1. 是　☐ 2. 否　☐ 3. 不清楚
V6	施暴人是否使用成瘾药物 / 毒品	☐ 1. 是，成瘾药物 / 毒品名称＿＿＿　☐ 2. 否　☐ 3. 不清楚
V7	施暴人是否患有精神疾病	☐ 1. 是，疾病名称＿＿＿　☐ 2. 否　☐ 3. 不清楚
V8	应对方式	☐ 1. 躲避　☐ 2. 反击　☐ 3. 报警　☐ 4. 其他＿＿＿　☐ 5. 不清楚
V9	在本次事件之前，是否遭受过同一（批）人的施暴	☐ 1. 是　☐ 2. 否　☐ 3. 不清楚
V10	患者是否希望法律、民政等机构救助	☐ 1. 是　☐ 2. 否　☐ 3. 不清楚
V11	其他补充	

2. 环境因素

（1）家庭因素 在儿童期受虐待和忽视，目击暴力，青少年性乱和体罚、遭受暴力和攻击可使青少年今后发生暴力行为和犯罪。青少年人格的形成与家庭教育有很大关系。父母文化素质低下、道德品质败坏；父母的管教方法过严或者过于溺爱或者父母疏于管教；家庭气氛紧张、不和谐，使青少年缺少关爱和安全感等情况，都会对青少年的健全人格培养产生不利影响。单亲家庭的孩子和独生子女可能更容易受到校园欺凌；学业成绩较低的青少年更有可能在网络世界中欺凌他人；留守儿童和流动儿童的校园欺凌和网络欺凌的发生率更高。

（2）学校因素 长期以来，我国的学校教育一直偏重于知识教育，教师被沉重的教学任务以及升学率压着，学生也被老师布置的作业压得喘不过气来。师生间处于一种紧张的关系中，很少有时间进行交流和沟通。一些学习上有困难的同学，由于学习不好被贴上"坏学生"或"差学生"的标签，从内心经常产生不平衡的感觉，从行动上自觉不自觉地站到老师和同学的对立面，易出现攻击性。此外，个别素质低下的老师对待学生不是以身作则，而是以打骂、讽刺、挖苦或体罚的形式替代教育，致使某些学生身心受到严重的伤害而产生暴力行为。

（3）社会因素 在暴力的滋生过程中，社会不良影响扮演了"帮凶"角色，在青少年的心灵深处留下不良印象，为他们的模仿提供了鲜活的"榜样"。发生在中小学生身边"弱肉强食"的社会现象，更是校园暴力产生的直接诱因。市场经济带来的思想意识形态的变化，也使他们受到很多负面的影响。有的学生为了满足玩游戏机的愿望，不顾一切地勒索低年级学生的钱财，如果得不到钱，就实施暴力行为。

另外，当前社会上比较常见的以武打、凶杀等为特征的暴力文化易对青少年产生不良影响。暴力文化经常以影视传媒暴力、网络游戏暴力、语言暴力、玩具动画暴力以及文学艺术作品中的暴力等多种形式出现在人们周围，不断潜移默化地影响着青少年的心理，使他们心灵扭曲，产生暴力倾向，甚至走向犯罪。由于社会矛盾的增加，校园也成为暴力犯罪者选择来发泄和报复社会的场所。

【特征】

1. 校园暴力的施暴力者霸道和冲动，倾向于使用暴力欺压他人，得到部分朋辈的认同。比较以自我为中心，对受害同学缺少同情心。

2. 校园暴力的受暴力者性格内向、害羞、怕事，在同学间不受重视，朋友很少，在学校十分孤单。缺乏与朋辈相处的社交技巧，容易引起同学不满和反感。可能是身体障碍、智力障碍者，或表达能力不佳者。

【预防与干预】

预防暴力需通过改变个人行为、改善家庭环境、提高社区和全社会的整体环境的共同作用。

对有暴力行为的青少年需要识别原因和针对性干预。给予有暴力行为的青少年心理咨询，寻找原因，帮助其减轻心理压力，注重对其亲社会情感和行为的培养。父母应教导子女对校园暴力行为不容忍，当被欺凌时要寻求援助；对青春期的子女更多关爱，早期发现问题，防止和减少被欺凌的发生。要减少青少年接触有暴力内容等不良信息的媒介，学校通过营造优良的校园文化氛围，加强生命教育和德育教育，提升学生的法制观念。学校要建立紧急预警机制，当恶劣暴力事件发生时能够迅速地制止、防止恶化，依法治理校园暴力，综合治理学校周边环境，为青少年提供良好的成长环境。

第三节 自 杀

【分类】

自杀（suicide）是指自愿的、自己动手让自己死亡的行为，是一种自我惩罚和毁灭的行为。自杀可分为自杀意念、自杀未遂、自杀身亡。

1. 自杀身亡 有充分依据断定死亡是故意采取自我致死的行为所致。自杀者可有或无精神障碍，如自杀时已存在某些精神障碍，则并列诊断。

2. 自杀未遂 有自杀动机的可能导致死亡的行为，但未造成死亡的结局。

3. 自杀意念 只有自杀的念头，但未采取行动。

自伤是有意伤害自己的行为，按照动机区分为蓄意自伤和非蓄意自伤两种。蓄意自伤是指伴有或不伴有死亡意图、故意对自己身体造成伤害的行为，包括非自杀性自伤和自杀未遂。非蓄意自伤是没有自杀意图，直接、故意地改变或破坏自己身体组织。

青少年是生命力最旺盛、死亡率最低的时期，但自杀是威胁青少年健康的严重卫生问题。自杀已成为导致 10~19 岁城市青少年死亡的第二位原因。

国外资料显示男性自杀率高于女性。在芬兰，79%的自杀死亡儿童青少年是男性，尽管自杀者的心理疾病症状常见，但只有15%的男性和17%的女性之前有精神疾病住院治疗的病史，女性比男性自杀前的自我割腕和自杀未遂比例高。我国女性青少年自杀率较男性青少年高，青春期女性有自杀企图的人数为同龄男性的3~4倍，而男性自杀成功率是女性的3~4倍，男性自杀企图更具有致死性。自杀未遂者中有近1/3发生反复自杀未遂。有调查资料显示，中学生自杀未遂的危险因素包括和教师关系不好、抑郁症状、被躯体虐待、被性虐待和饮酒。在新冠病毒疫情期间，学生自杀事件因人们的生活方式改变而增多，2020年3~4月份我国各地学校线上教学时期和开学后，多地发生了学生跳楼自杀事件。

【病因】

1.遗传因素　有自杀行为的青少年有时可有家族自杀行为倾向，其父母往往有自杀企图的历史。单卵双生子有一个自杀的，发生双生同胞自杀的可能性增大。

2.心理障碍　精神疾患如抑郁症、边缘人格、攻击性行为等与青少年自杀有密切关系。

3.环境因素　父母不和睦、有不良行为、亲子关系紧张可导致青少年自杀。学校课程负担重、考试失败是近年来自杀的重要因素。其他因素如失恋、性行为问题、物质滥用等与自杀也有密切关系。

由于现行教育存在的种种弊端，学校是青少年最重要的生活环境，也是青少年最易感到压力的外界环境。而"压力"与"焦虑"是一对孪生兄弟，学校学习生活的巨大压力使他们经常焦虑、紧张恐惧、身心疲惫。美国布洛姆的研究认为：学校的压力源，一是学生与教师的关系；二是同学之间的关系；三是成绩与考试；四是来自学校的批评与处罚。当来自学校的任何一方压力源使其不堪重负时，都极有可能以死来逃避或抗争。

青少年自杀行为家庭危险因素主要有五种：家庭缺乏交流、替罪羊现象、亲子依恋关系障碍、父母婚姻失调及父母心理变态。女性、独生子女、单亲家庭的自杀意念发生率显著高于男性、非独生子女、核心家庭及传统大家庭。有自杀意念的青少年心理健康水平低，采用不成熟防御方式及消极应对方式，以情绪不稳定人格多见。

【临床表现】

自杀尽管是突发事件，但自杀者为实施自杀行为考虑或制订具体的计划，如考虑自杀时间、地点、方式、日期、后事安排等。因此，自杀者事前都有一定的征兆，自杀前的心理变化有一个发展过程。

1.自杀心理过程的四个阶段

第一阶段：诱因的形成。个别学生在遇到挫折或打击时，容易产生自杀念头。这些打击一般包括学习成绩、人际关系、爱情问题、身体状况、家庭问题等。

第二阶段：心理矛盾冲突期。自杀动机产生后，求生的本能可能使其陷入一种生与死的矛盾冲突之中。此时，自杀者会经常谈论与自杀有关的话题，预言、暗示自杀，或以自杀来威胁别人，从而表现出直接或间接的自杀意图。此时，如能及时得到他人的关注，或在他人的帮助下找到解决问题的办法，自杀者很可能会减轻或终止自杀的企图，这也是自杀行为可以预防和救助的心理基础。

第三阶段：自杀者平静阶段。自杀者似乎已从困扰中解脱出来，不再谈论或暗示自杀，情绪好转，抑郁减轻，显得平静。这可能是自杀者心理状态好转的表现，但这往往是自杀态度已经坚定不移的一种表现。而周围的人真以为他的心理状态好转了，从而放松警惕。发展到这个阶段，自杀者认为自己已找到了解决问题的办法，不再为生与死的选择而苦恼。表现出平静的目的可能是为了摆脱旁人对其自杀行为的阻碍和干预。

第四阶段：实施阶段。这是自杀行为的完成时期，自杀者会选择各种不同的自杀方式来结束自己的生命。但也有一些自杀者自杀未遂，会被目击者救助，终止自杀，乃至最终放弃自杀动机。

2.自杀常见的征兆　一般而言，自杀者在自杀前处于想死同时渴望被救助的矛盾心态时，从其行为与态度变化中可以看出蛛丝马迹。大约2/3的人都有可观察到的征兆。自杀前会有种种信号，可以从言语、身体、行为三方面观察。

（1）言语　有自杀意念的人会间接地、委婉地说出来，或者谨慎地暗示如"想逃学""想出走""活着没有意思"。

（2）身体　有自杀意念的人会有一些身体症状反应，如感到疲劳、体重减轻、食欲不好、头晕等。这往往是抑郁情绪所致，不能简单地认为是身体有病，应引起注意。

（3）行为　当自杀意念增强时，在日常生活中会表现出不同于平常的行为。如无故缺课、频繁洗澡、看有关死的书籍，甚至出走、自伤手腕等。以上征兆为自杀预防提供了线索。

3.自杀的心理特征

（1）精神障碍　有抑郁、品行障碍、精神症、自杀或企图自杀既往史。

（2）社会适应能力差　学业失败、升学受挫、辍学、人际关系冲突等。

（3）家庭或环境问题　家庭矛盾冲突、亲子关系紧张、受忽视或被虐待、物质滥用、精神障碍或自杀家族史。

【自杀的干预】

被怀疑有自杀危险的青少年应进行自杀意念调查，内容包括：①是否曾感到生命无意义。②是否曾希望自己已死亡。③是否打算伤害自己。④是否有伤害自己的计划。⑤是否企图自杀。⑥是否曾伤害过自己。在明确有自杀危险后，应与患儿沟通，如果患儿存在精神障碍应转诊到精神专科。

在自杀发生前，常有许多心理与行为的改变，这些改变或表现可被父母、同学或同伴发现，应早期采取措施，防止自杀的发生。建立危机干预和自杀预防机构并开设相应门诊是干预自杀的平台，对有自杀企图的青少年给予心理专家的咨询，最好能够住院帮助解决存在的冲突及提供安全场所。

1.提高儿童心理素质　提高儿童心理素质是预防自杀的重要环节。儿童自尊心、荣誉感都很强，遇到挫折时不能正确对待，是导致自杀发生的原因之一。培养并教育儿童在面临应激处境时，采用积极的防御机制来对付。

2.避免危险因素　儿童自杀危机的形成多与老师批评、处罚不当，以及学习压力过大、家庭问题有关。在出现危机苗头时及时进行干预可有效预防自杀的发生。老师批评学生应注意场合，考虑到学生的心态和情绪，维护他们的自尊心，不应该羞辱和体罚犯错误的学生。避免按好生和差生分班的做法。家长不要对儿童有过高的期望，以致将儿童逼上绝路。对学习困难的学生，学校老师、家长、亲友和同学要注意对他们的态度和舆论，不要使他们承受太大的心理压力。家庭问题主要是父母感情不和，亲人丧失，儿童受虐待。父母应经常与儿童进行感情交流，关心儿童的心理感受，父母感情不和应向儿童说清楚，不是儿童的过错，不要使儿童有自责和内疚感。不要过多、过重惩罚或体罚儿童。

3.加强自杀工具的管理　对那些可能被用作自杀的工具，如药物、有机磷农药、灭鼠药、枪支等加强管理。

4.治疗精神疾病　对情感障碍和品行障碍的儿童给予纠正和治疗。

第四节　月经问题

女性正常月经的形成有赖于完整的神经内分泌系统：下丘脑-垂体-卵巢轴（H-P-O轴）。下丘脑通过分泌促性腺素释放激素（gonadotropin releasing hormone，GnRH），控制垂体黄体生成素（LH）和卵泡生成素（FSH）的分泌，从而调节雌激素的分泌量。在H-P-O轴的调节和相互作用下，使正常排卵和月经周期形成。

女性青春期的重要发育特点之一是月经初潮，但月经初潮并不意味着发育的成熟。有时尽管尚未排卵，但由于少量雌激素的刺激，可有子宫内膜的增生而出现初潮。H-P-O轴自初潮到发育成熟往往需要一至数年。由于初潮时卵巢功能尚不稳定、不成熟，故月经周期也并非都规律，可出现无排卵性功能失调性子宫出血、闭经等现象。

一、青春期功能失调性子宫出血

【定义】

青春期功能失调性子宫出血指处于青春期的女性，其下丘脑-垂体-性腺轴未发育成熟，而发生无排卵的子宫出血，简称青春期功血。本病多见于初潮1~2年内，由于此时下丘脑和垂体、卵巢间尚不能建立稳定的周期性调节和正负反馈，垂体分泌FSH持续低水平，LH无高峰形成，导致只有卵泡而无排卵，卵巢分泌雌激素而无孕激素分泌，子宫内膜增生，当激素水平下降时，则出现撤退性出血。

【临床表现】

子宫长期不规则出血表现多样，或月经周期紊乱，经期长短不一，血量时多时少，有时大量出血；或先停经数周、数月，继而出血；或周期尚准，但量多、持续时间长。

由于青春期功能失调性子宫出血患儿无月经的经验，加之羞怯心理，往往不能及时就诊，乃至造成严重贫血，影响学习和生活，且带来巨大精神压力。

【治疗】

包括止血、调节月经周期和促排卵，并积极纠正贫血。止血常用雌激素或孕激素或雌孕激素联合用药，少用或不用雄激素。

雌激素可支持子宫内膜，并可通过反馈作用于垂体。应用雌激素的目的是促进子宫内膜修复，适用于急性大量出血，血红蛋白小于 60 g/L，或一般情况差，不能承受继续阴道出血患者。

孕激素治疗相当于药物性刮宫，适用于血红蛋白大于 90 g/L 的患者，可以选用天然黄体酮在血止后逐步减量，直到血红蛋白水平和患者一般情况允许，加用孕激素撤退。

雌孕激素联合治疗适用于长期且无排卵的出血，一般选择口服避孕药治疗，如达英-35 或妈富隆，直到血红蛋白水平和患者一般情况允许，停药即可。止血后可用单用孕激素或雌激素、孕激素序贯法（即人工周期法）调整月经周期。青春期功能失调性子宫出血经采用生理剂量的控制周期疗法，通过雌激素、孕激素对中枢的反馈作用，一至几个疗程的治疗停药后即可恢复自发排卵。一般不主张采用激发或促进排卵的药物。

二、闭经

【定义】

闭经分原发性闭经和继发性闭经。原发性闭经是指年龄 >14 岁，第二性征未发育；或者年龄 >16 岁，第二性征已发育，而月经还未来潮。若以往曾建立正常月经，因某种原因而出现停经 3 个月或以上者为继发性闭经。青春期闭经以原发性为主。

【原因】

1.下丘脑性闭经 由于下丘脑功能失调，影响垂体、卵巢功能而发生闭经。包括精神应激因素（如环境改变、恐惧、忧虑、寒冷刺激等）、神经性厌食、剧烈运动、药物（如抗精神病药物、口服避孕药、利血平、甲氧氯普胺、地西泮、阿片等）使下丘脑分泌 GnRH 功能抑制或失调；或由于先天

性疾病（如肥胖性生殖无能综合征、多囊卵巢综合征）、肿瘤（如颅咽管瘤）、颅底损伤、脑炎、脑膜炎等使下丘脑分泌 GnRH 障碍。

2.垂体性闭经 多由垂体肿瘤所致 LH 和 FSH 分泌障碍，故首先应予以排除。

3.卵巢性闭经 由先天性卵巢缺如或发育不良引起的闭经约占原发性闭经的 20%，其中大部分有性染色体的异常，如 Turner 综合征，患儿除有闭经外，还有身材矮小、蹼颈、盾状胸、肘外翻，且可能有智力低下。也有性染色体正常的单纯卵巢发育不良，第二性征不发育。

4.子宫性闭经 调节月经周期的各种激素水平正常，第二性征正常，但子宫内膜不能对正常性激素产生反应。常见原因有：先天性无子宫或子宫内膜缺如、子宫内膜遭严重破坏或创伤后再生障碍（如刮宫过深或放射治疗）、宫腔粘连、子宫内膜严重感染（结核、产后或人工流产后感染），导致子宫及子宫内膜萎缩和破坏等。

5.先天性下生殖道发育异常 包括处女膜闭锁、阴道横隔、阴道下 1/3 段缺如等，均可致经血引流障碍。此类闭经亦称为假性闭经或隐经。

【治疗】

对未见初潮的闭经患儿应尽早诊治，针对病因及时处理。对出现在初潮后 2 年以内，且全身情况及第二性征发育基本正常者，可再观察半年至 1 年，等待卵巢的进一步发育和成熟。期间应加强精神心理疏导，避免不良刺激，消除患儿的紧张、焦虑；加强营养，适当控制运动量，积极治疗可能诱发闭经的全身性疾病，一般多能自然复潮。对症状明显、闭经时间长、卵巢功能不良者，应试以激素治疗。

三、痛经

【定义】

痛经分原发性痛经和继发性痛经。原发性痛经是指不伴有盆腔疾病的经期疼痛，出现在青春期卵巢周期的建立时，通常在月经初潮出现的 6~12 个月内。青春期女性经历的痛经多为原发性痛经，是青春期女性常见的一种病症，仅发生于有排卵的月经周期，而无排卵月经不发生腹痛。痛经的病因机制尚不完全清楚，目前认为与精神的紧张、恐惧、忧虑、对痛觉的过度敏感有关；也与经期内膜合成

促使子宫收缩的前列腺素 PGF_2 量增加有关。继发性痛经是指与盆腔病变或其他可识别的医疗情况有关的月经期痛，如子宫内膜异位、盆腔炎、宫颈管狭窄、子宫肌瘤等引起，其中子宫内膜异位症是青春期继发性痛经的主要原因。

【临床表现】

主要表现为经期前后或行经期间下腹部痉挛性疼痛、坠胀、伴全身不适而影响正常生活与工作。

【治疗诊断】

原发性痛经首先应排除盆腔器质性疾病，如子宫内膜异位症、子宫肌瘤、盆腔炎症及子宫畸形等。治疗主要是以止痛、镇静、解痉等为主的对症治疗。

第五节　青春期妊娠与避孕

青春期是由儿童期向成年期发展的过渡阶段，随着身体的生长发育和性生理的逐步成熟，性意识也逐步发展。青春期妊娠（adolescent pregnancy）是指妊娠发生在女性 10~19 岁年龄段。在我国，青少年婚前性行为有增加的趋势，发生的年龄有所下降。据上海市 7 个区县 32 个中学的学生进行青春期性生殖健康状况问卷，19 岁及以下平均首次性行为年龄为 17.66 岁，首次性行为没有避孕的高中生占 70.8%。由于青春期少女的生殖器官发育尚未成熟，过早发生性关系对少女的身心健康极为不利。由于青少年对避孕知识的缺乏，其后果是面临生殖道的损伤、妊娠和感染性病的危险。

一、青春期妊娠

1.青春期妊娠的危害　由于缺乏避孕知识，过早的性行为可能导致少女怀孕。过早妊娠对正处在生长发育阶段的少女是一个沉重负担，更由于各种原因不能获得产前保健和指导，妊娠并发症和难产发生率明显增加，死亡率高。据报道，15~19 岁少女死于分娩的危险性是 20~34 岁妇女的 2 倍，而小于 15 岁少女则增至 5 倍。常见并发症有妊娠高血压疾病、贫血、胎儿宫内生长发育迟缓、胎位不正、胎盘早剥等。分娩时因产道发育不成熟而易发生阻塞性难产、产道损伤和大出血等。少女妊娠所生育的婴儿并发症多，死亡率高。据报道，13~17

岁少女生育早产儿及胎儿宫内死亡的危险性分别是成年组的 1.5 倍和 4 倍；少女母亲所生的婴儿死亡危险性较成年组母亲所生育婴儿高 28%。而且这些婴儿以后的心理和精神障碍也明显增多。由于过早妊娠，正处在学习阶段的少女不得不退学，这使她们失去了接受正规教育和学习的机会。

青春期少女妊娠常伴随其他问题。①性传播疾病：由于性生活年龄较早，青春期少年对自己性行为的风险和女孩生理结构的易感性认识不足，使她们性传播疾病的发生率增加。在有性行为的青少年中，20.3% 的人过去 12 个月内有过不止一个性伴侣，15~19 岁的青少年中多个性伴侣比例高于 20~24 岁的青少年。②心理问题：青春期少女怀孕为非意愿性妊娠，不论终止妊娠还是分娩，都会处于焦虑、恐惧、悔恨与内疚之中，精神上的折磨影响少女的身心健康，严重的还可引起心理障碍，甚至自杀。③性暴力：青春期少女可能由于遭受性暴力而受孕，但出于恐惧、体力等原因，在遭到犯罪人侵犯时放弃反抗或者持容忍态度，受中国传统"贞操"观念的影响，被害人常选择有意隐瞒或以一种过度随意的态度对待性行为。

2.青春期妊娠与人工流产风险　在有性经历的女性青少年中，怀孕率为 21.3%，多次怀孕率为 4.9%。绝大多数少女怀孕后以人工流产作为妊娠结局，人工流产有一系列的并发症，对青春期的少女生殖健康造成负面影响。常见的流产并发症有大出血、软产道损伤、子宫穿孔、胎膜残留、胎盘残留、感染、子宫内膜异位症、继发不孕、月经减少、闭经和性冷淡等，再次妊娠易出现流产、前置胎盘、异位妊娠等。人工流产本身对身体就是一种损害，有一定的危险性，同时有可能引起术后的盆腔炎症，导致输卵管粘连阻塞和不孕。少女年龄越小，人工流产并发症的发生率越高，死亡率也越高。特别由于妊娠少女缺乏有关知识，妊娠后未能早期发现并发症；或因恐惧、害怕而拖延到妊娠中、晚期才施行引产终止妊娠，因而手术的并发症更多，危险性更高。因少女妊娠常会受到周围人的非议和歧视，使她们感到压力而进行不安全的人工流产，因此极易影响健康甚至危及生命。此外，过早性生活、早孕和多性伴，也是宫颈癌发病的高危因素。

3.青春期妊娠的干预　预防少女妊娠是维护少女生殖健康的重要内容之一，应引起全社会的重视和关心。首先要重视青春期的保健和性教育工作，培养社会主义道德观，掌握与异性交往的行为准则。培养和提高她们辨别是非和自我防范的能力，使她们懂得对异性的性冲动、性要求应受社会准则、法律和道德规范的约束。同时，应该予以正确引导，把正确的避孕方法和预防性传播疾病的方法教给他们。调查显示，父母较高的监管范围和监管知识与增加青少年性行为时安全套和避孕药具的使用有关，通过教育父母增强对青少年的监管来改善青少年性与生殖健康状况。

少女妊娠本身对少女身心具有一定的压力和损害，医护及保健人员对妊娠少女不应予以冷漠和歧视，使她们的身心再受到伤害。要从关心的角度与她们沟通，坦诚地与她们讨论对妊娠的处理，使她们能及时得到产前保健服务和安全终止妊娠。要理解她们的心理负担，注意尊重和保护她们的隐私。

二、青春期避孕

青春期避孕从性道德和性健康角度来看，向青少年进行有关如何正确对待性行为和婚前性关系危害教育的同时，有必要向他们讲解有关生育的知识和避孕的方法。

1. 屏障避孕法　如阴茎套、阴道套。屏障避孕法既可避免意外妊娠，又可有效地预防性传播疾病，是最合适和安全的避孕方法。

2. 甾体激素避孕药　由雌激素和孕激素配伍或单方孕激素组成。甾体激素避孕药的作用机制因药物种类、配伍的不同而异，抑制排卵、改变输卵管蠕动、改变子宫内膜形态和改变子宫颈黏液物理性状等。

（1）短效口服避孕药　如复方炔诺酮（复方避孕片1号），复方甲地孕酮（复方避孕片2号），复方炔诺孕酮，复方左旋炔诺孕酮，去氧孕烯炔雌醇（妈富隆）单相片、双相片、三相片等。

（2）长效口服避孕药　如复方18-甲基炔诺酮片、复方炔雌醚-氯地孕酮片、复方炔雌醚-氯地孕酮-18甲基炔诺酮片等。

3. 其他避孕方法　如使用外用杀精剂、自然避孕法、体外排精法等，避孕效果均不如屏障避孕法和口服甾体激素避孕法。使用外用杀精剂虽也有一定的抗性传播疾病的效用，但效果远不如使用阴茎套和阴道套。

4. 紧急避孕　指在无避孕，或避孕措施失败，或特殊情况性交（如被强奸）后72小时内为防止妊娠所采取的临床补救措施。可立即口服米非司酮（每片25 mg，空腹或进食2小时后口服1片，服药后禁食1~2小时），也可试服复方左炔诺孕酮片（每片0.75 mg，12小时后再服1片）。紧急避孕方法有效率较低，故不能用以替代常规避孕方法。

5. 长效可逆避孕法　长效可逆的避孕方法即避孕方法长效可逆，主要包括皮下埋植剂和宫内节育器。由于青少年的性活动往往是低频、不集中的，且使用短效的方法依从性差和（或）停药率高，长效可逆的避孕方法可以被青少年和未生育过的青年安全使用，但不能预防性传播疾病。

第六节　性传播疾病

性传播疾病（sexually transmitted diseases, STD）是由性接触而传播的传染病。常见的性传播疾病有淋病、梅毒、尖锐湿疣、沙眼衣原体感染、软下疳、生殖器疱疹、滴虫病、乙型肝炎和艾滋病等。有些性传播疾病只能通过性行为传播，有的性传播疾病还可通过其他途径传播，如乙型肝炎、艾滋病等。据统计，2011~2018年青年学生感染艾滋病人数占全部青年人群感染者人数的比例由10.4%上升到18.9%，感染者年龄分布有明显的前移趋势。

青春期的行为和生理特点预示着性活跃期的青少年发生性传播疾病的危险性及不良后果。受感染的青少年可以没有任何临床症状表现，许多性传播疾病的早期症状和体征难以觉察，以致被忽视而造成更严重的损害，尤其在女性，难以进行早期诊断和早期治疗。

由于性传播疾病可导致成人严重的健康损害，如盆腔炎、不孕症、宫外孕及下一代的先天缺陷，因此，应重视青少年的性传播疾病，对性活跃期的可疑青少年应当进行有关性病的检查。预防和控制这些疾病的措施是开展健康教育、筛查、早期诊断和治疗。

【病因】

1. 不洁性行为　任何有不洁性交的青少年都有感染性传播疾病的危险。感染性传播疾病的高危性行为有：开始性活动的年龄小（年龄越小，危险性越高）；性伴数目多、性活动频繁；避孕套使用率低。

2.物质使用　药物和酒精的使用导致青少年容易发生年龄小、多性伴及没有保护的性行为。

3.心理和生理因素　青春期性器官发育成熟出现性冲动，加之青春期的青少年对性好奇、爱尝试、敢冒险的心理，容易发生性传播疾病。而生理因素也使青少年女性容易患生殖器感染。女性青春期早期宫颈上皮为柱状上皮，并从宫颈延伸到阴道，这使淋病奈瑟球菌和沙眼衣原体容易侵入感染。随着青春期雌激素水平增加引起阴道上皮增厚、角质层和细胞糖原增加，导致阴道 pH 降低，从而使阴道上皮对某些微生物如淋病奈瑟球菌穿透的抵抗力大，但对白色念珠菌和滴虫的易感性增加。

4.其他　性传播疾病发病率的高低与社会和经济地位、种族等因素有关。

【临床表现】

性传播疾病一般以病变部位炎症如阴道炎、附睾炎、尿道炎（外阴炎）、宫颈炎、盆腔炎，或病变的性质如生殖器溃疡、生殖器病变和赘生物为特征。

1.尿道炎　尿道炎典型表现是尿道分泌物或排尿困难，或两者均有，而尿急、尿频、尿道口红斑和阴囊疼痛不是临床的常见表现。在男性，无症状或轻微症状十分常见。青春期男童特别容易忽视轻微的症状，甚至忽视明显的体征。因此，不论青少年是否有任何症状，体检时都应该进行全面的生殖器检查，对男性应将包皮翻起检查。沙眼衣原体和淋病奈瑟球菌是最常见的致病菌。实验室检查是确定感染病原体的关键。

2.附睾炎　与成年男子不同，青少年的附睾炎是伴有性传播疾病的重要表现。病原体通常与尿道炎相同。进行肛门性交的男性容易发生大肠埃希菌感染。阴囊肿胀和触痛伴有阵发性尿道分泌物的病史有助于推测诊断附睾炎。

3.阴道炎（外阴炎）　阴道炎是阴道黏膜上皮的感染，常表现为阴道分泌物增多，伴有或不伴有外阴的感染。

4.宫颈炎　宫颈炎是影响到子宫颈黏膜深层组织结构的炎症。阴道分泌物明显增多是宫颈炎的一个表现。宫颈炎较敏感的临床表现是不规则出血或性交后出血、宫颈口有黏液脓性分泌物。导致性传播疾病性宫颈炎最常见的病原菌是沙眼衣原体和淋病奈瑟球菌。单纯疱疹病毒感染在宫颈炎中较少见，常伴有子宫颈的溃疡和坏死。

5.盆腔炎　盆腔炎指女性上生殖道炎症性疾病群，包括子宫内膜炎、输卵管炎、输卵管 - 卵巢脓肿和盆腔周围炎，通常合并存在。导致少女早期盆腔炎的致病菌主要是淋病奈瑟球菌和沙眼衣原体，在少女成熟期及反复患病后，其他厌氧菌和需氧菌的感染增加。

临床诊断盆腔炎的标准是下腹部压痛，子宫附件压痛，无其他疾病原因的女性在性交时宫颈接触痛。近期痛经增多，随着月经来潮出现一系列症状，如发热、尿路症状、异常阴道出血和异常阴道分泌物，均支持盆腔炎的临床诊断。

6.生殖器溃疡疾病群　性接触部位的黏膜溃疡病变是这些疾病的独特特征。这些病变在阴茎和外阴最常见，但病变也可能发生在口腔、直肠黏膜。单纯疱疹病毒、梅毒螺旋体（引起梅毒）和杜克雷嗜血杆菌（引起软下疳）是发生生殖器溃疡的主要病原体。尽管起初的疱疹病变是一个小水疱，小水疱往往自发破溃，留下一个浅的、疼痛性溃疡。生殖器溃疡疾病群中梅毒和软下疳在青少年较成人少见，单纯疱疹病毒是青少年主要的致病病原体。

7.生殖器病变和赘生物　指在上皮表面出现的外部生长物及其他受损腔道内的表皮病变。最引人关注的是人乳头瘤病毒（human papilloma virus，HPV）所引起的尖锐湿疣，青春期 HPV 感染也是其后引起宫颈癌的重要原因。

【诊断】

1.无症状患者　对有不洁性行为而无症状的青少年建议每年进行健康筛查检测性传播疾病。其中最常见的感染是 HIV、单纯疱疹病毒感染和乙型肝炎，其次为衣原体和淋病奈瑟球菌感染。青少年男性感染杜克雷嗜血杆菌可能无症状，而女性淋病奈瑟球菌感染的无症状比例更高。

2.有症状患者　根据临床表现，做进一步检查，以鉴别引起急性症状的病原体。

【预防与干预】

由于性传播疾病及艾滋病的受感染者通常是年轻人，虽然它们对人类健康危害极大，但却是可以预防的，所以对青少年进行性传播疾病的预防教育就显得更加重要。性传播疾病的预防措施是把有关传染病的已知危险因素的知识传递给青少年。

1.维护更健康的性行为　青少年应洁身自爱，

反对性乱，不进行婚前性行为；不从事卖淫、嫖娼等高危活动。对高危行为认识不足以及规避风险能力低下导致青少年学生感染 HIV 的风险大大增加，因此，降低青少年学生感染 HIV 的脆弱性和减少高危行为的发生是 AIDS 防控的关键。

2. 不以任何方式吸毒。

3. 采用健康的医学行为　不擅自应用未经检验的血制品；不共用牙刷、剃须刀；不去消毒不严格的医疗机构打针、拔牙、针灸或手术；避免在日常救护工作时沾上受伤者的血液。

4. 使用保护性方法　正确使用避孕套；患性传播疾病后及早进行治疗等。

第七节　网络过度使用

随着互联网的飞速发展，网络正在改变着人们的生产和生活方式，它给人们提供便利的同时，对人的心理和行为也产生深刻的影响。目前，我国未成年人是网络使用者中最庞大的群体，截至 2021 年底 10~19 岁网民规模达 1.37 亿，占网民整体的 13.3%。大部分青少年能够适度、合理地使用网络，通过网络获取知识、技能，进行娱乐、休闲等，有少数青少年因无节制地使用网络，影响正常学习、生活和人际交往，导致出现身体健康受损、不能与外界社会正常交往等问题。网络过度使用（internet overuse）是指上网者毫无节制地花大量时间和精力在网上冲浪、聊天或进行网络游戏，从而引起明显的社会、心理损害的一种现象。1994 年，美国精神科医师 Goldberg 首次提出网络成瘾的概念，网络成瘾（internet addiction）最新定义为在无成瘾物质作用下对互联网使用冲动的失控行为，表现为过度使用互联网后导致明显的学业、职业和社会功能损伤。目前对统一术语"成瘾"的标准存在争议。

儿童阶段的身心特点决定了他们还不能对自己的行为良好控制，还不能对外界的信息进行正确的筛选，如果频繁接触网络，就可能对健康的人生观、价值观和世界观的形成构成潜在威胁。近年来网络使用不当或网络成瘾的问题日渐突出，不仅对儿童青少年的大脑、视力、身体和形体等生理方面造成不良影响，还会降低心理健康水平，甚至引起不良的社会影响或后果。儿童通过网络可能会接触到暴力、色情等不良信息，甚至引发网络犯罪，对身心健康和安全构成危害和威胁。

【网络使用情况的分类】

1. 网络使用正常　大多数网络使用者具有良好的生活和发展状态。表现为：网络成为生活的一部分，把网络作为生活、学习、娱乐及发展自己的工具。适度上网而不沉迷，养成了比较均衡的由学习、运动、娱乐等组成的生活方式，能够客观地判断自己的意识，较好地控制自己的行为。

2. 网络过度使用或成瘾　一部分网络使用者受不适当使用网络的干扰，出现网络使用失调。表现为：可以基本完成在校学习，能与家人、同学、师长等保持基本正常的亲子关系和人际关系，绝大部分时间能够控制上网行为，但有时会因为无法克制上网的冲动而影响其他重要事情。

3. 网络沉迷　极少数网络使用者沉迷于网络，社会功能严重受损。表现为：不能正常学习和生活，身体发育和健康受损，出现各种反常行为和情绪问题，人际关系（包括亲子关系）恶化，与周围人交往困难、不合群。

【流行病学】

2021 年上海市小学四年级至初中二年级不同户籍儿童网络过度使用、游戏过度使用状况调查发现，网络过度使用的发生率为 16.1%，游戏过度使用率为 9.4%。2004~2019 年上海市中学生网络成瘾总体检出率为 4.3%，中职校＞普通高中＞初中学生。流行病学资料显示，青少年网络过度使用呈增加趋势，不同性质学校、不同性别、不同父母亲文化水平的中学生网络过度使用的检出率有明显差异。

【原因与危险因素】

学生是网络使用的主流群体之一，是网络使用不当的高发群体，网络使用不当产生的因素除了网络本身的特点、网络使用者自身的特点，还与特定的外界环境有一定的关系。

1. 网络本身的特点　网络展示出的全新虚拟环境为青少年提供了实现自身需求的舞台，网络游戏可以使他们宣泄自我、实现自我；网上聊天给了他们倾诉的空间和对象。在现实生活中感受到的是挫折和失败，而网络虚拟性和互动性正好满足了他们的另一种心理需求。国外研究也揭示，导致网络使用不当的原因之一可能是逃避某种不良感觉和获取某种需要。

2.青少年自身的特点 青少年心理成熟水平低于身体发育水平，对欲望的好奇心和强烈愿望与他们自身的控制能力偏弱、自制力不强产生明显的矛盾。另外，青少年的认知能力有局限性，缺乏自我保护意识。

网络过度使用者常伴有情绪和行为问题、同伴交往等问题的心理困扰，存在特定的人格特征。具有喜欢独处、敏感、警觉、不服从社会规范等人格特点。容易情绪不稳定、易幻想及沉浸于自我满足、一意孤行。网络使用不当的学生一方面易于激动、焦虑、低自尊，对自己的环境常感到不满意；另一方面表现出果断、刚毅和有进取精神，这些特质易使他们在网络中寻求自我价值的实现。

3.社会因素的影响

（1）家长教育失当 许多家长认为，只有青少年学习成绩好，考上好的大学才是成才的唯一出路。一些家长使用物质奖励的做法，一方面培养了青少年金钱至上的道德观和人生观，另一方面使得家长和青少年之间的关系更加淡漠。不但不能让青少年体会到人间温情，反而激起青少年的叛逆情绪，使他们产生孤独感，从而走进网络中，寻求心理安慰。

（2）家庭结构和家庭关系的影响 有研究发现，单亲家庭以及消极的家庭教养方式容易导致初中学生网络使用不当。父母关系紧张或破裂，常会影响青少年的情绪，当青少年不能很好应对时，很容易沉迷于网络之中来逃避。当青少年的学习受阻，无法被老师和父母理解和接受时，也会导致沉迷于网络。

（3）学校教育的问题 现在的学校教育普遍缺乏真正有效的素质教育。对于学生来讲，沉重的升学压力使他们只以考试为中心，长时间的枯燥学习难免会使学生产生厌烦情绪，很容易被网络上丰富多彩的游戏和不健康的信息所吸引。而一些学校处理不当，则纵容加剧了一些学生对网络的沉迷。

【心理行为特征】

1.社会适应方面 表现为社会适应困难。对网络有种心理依赖，不断增加上网时间；从而获得愉快和满足，下线后感觉不快；在个人现实生活中花很少的时间参与社会活动及与他人交往；以上网来逃避现实生活中的烦恼与情绪问题；倾向于否认过度上网给自己学习、工作、生活造成的损害。

2.心理方面 会出现注意力不能集中和持久，记忆力减退，对其他活动缺乏兴趣，对人冷漠，缺乏时间感，情绪低落，低自尊。网络使用不当者有明显的掩饰性，他们对家长、老师和同学隐瞒上网的行为，有掩饰说谎倾向。

3.躯体方面 出现不能维持正常的睡眠周期，停止上网时出现失眠、头痛、注意力不集中、消化不良、恶心、厌食及体重下降。

4.行为方面 会出现品行障碍和攻击性行为。

【诊断】

采用网络成瘾量表评价学生网络成瘾情况，出现①和②至⑩项中的至少4项，即可判定为网络成瘾：①过去7天内，平均每天上网超过4小时；②所以即使不上网，脑中也一直浮现与网络有关的事情；③一旦不能上网，就感到不舒服、无所事事或不能静下心来干别的事情；④希望增加上网时间；⑤上网时间超过自己预想的时间；⑥多次想停止上网，但总也不能控制自己；⑦因为上网而不能完成作业或逃学；⑧向家长或老师、同学隐瞒自己上网的事实；⑨因为上网而与家长发生冲突；⑩为了逃避现实、摆脱自己的困境或郁闷、无助、焦虑情绪才上网。

2018年世界卫生组织将"游戏成瘾"列入精神疾病范畴，但网络成瘾的概念和诊断至今未纳入DSM-5、国际疾病分类第11版（ICD-11）等国际公认的疾病分类和诊断标准中，我国国家卫生健康委对网络成瘾定义及制定的相关标准将持续时间作为诊断网络成瘾障碍的重要标准，相关行为需至少持续12个月才能确诊。网络成瘾不应被简单定义为一种疾病，青少年网络过度使用往往伴随着其他问题，涉及家庭、学校和青少年自身，需要多方共同努力解决。

【预防与干预】

1.个人预防

（1）遵守网络规则，保护自身安全。青少年上网时，要遵守《全国青少年网络文明公约》，同时保护好自身安全。

（2）学会目标管理和时间管理，提高上网效率。做到：①不漫无目的地上网；②上网前定好上网目标和要完成的任务，不被中途出现的其他内容吸引；③事先筛选上网目标，排出优先顺序；④根据完成的任务，合理安排上网时间长度；⑤不要为了打发时间而上网。

（3）积极应对生活挫折，不在网络中逃避。青少年要认识到成长的过程不会一帆风顺，遇到困难和挫折要积极应对，向家长、老师和其他人请教解决办法，不在网络中逃避。

2.家庭和学校预防

（1）构建全面的评价标准，促进青少年的身体、智力和心理平衡协调发展。改变主要以学习成绩评价孩子的单一、片面的评价方法和标准。家庭、学校要从学习、体育、文艺、实践动手能力等角度建立全面的评价标准，让每个青少年在现实生活中能够获得自信和价值感。

（2）丰富学校课余活动。学校和家长要注重培养青少年多方面的兴趣，支持青少年间建立多种互动，适当开展有利于身体、智力、心理全面发展的以娱乐、创新性为主题的课余活动，使青少年能从多渠道获得成就感。

（3）家长应关注和陪伴青少年成长。在青少年成长的过程中，家长要担负起关注、陪伴的责任，帮助他们在现实世界与网络环境中保持适当的人际距离，形成良好的同伴关系，建立稳定的安全感和亲密关系。

（4）教师和家长要了解网络，关注青少年的上网行为。对网络使用正常的青少年，家庭和学校应继续支持以保持良好状态。帮助青少年有效利用网络，并客观评价网络中存在的消极影响，让他们对网络建立全面、正确的认识。

对网络使用不当的青少年，家庭和学校应该分析原因，及时提供社会心理支持，不要随意谴责，甚至打骂青少年。可以寻求心理卫生专业人员进行心理指导。

（5）建立良好的师生关系和亲子关系，增加青少年对教师、家长的信任感。教师和家长要善于发现每个青少年的优点和特长，及时给予肯定和鼓励，帮助青少年建立自信，充分发挥自身潜能。

3.社会预防

（1）开展宣传和健康教育，指导青少年及其家长科学使用网络。

（2）加强部门协作，通过管理和技术手段，制约不当的上网、无节制地玩网络游戏；依靠群体组织和社会支持，在现实生活中为青少年提供多渠道、多形式的成长途径，避免其过多依赖、依靠互联网。

4.干预原则

网络过度使用是可以矫治的，家庭教育、学校教育和社会政策保障三者结合是扭转青少年网络过度使用的关键。精神心理疗法和药物疗法对网络成瘾有效，心理治疗主要是为了激励患者恢复和学习适当使用互联网的技能，严重的合并精神障碍患者需要合并药物治疗。在遇到一些网络过度使用沉迷者又有精神症状时，可能是他们本身就有焦虑、抑郁或者情感冲动的障碍或者问题，主要是有针对性地对这些症状进行治疗。

（1）提倡采用综合的心理社会干预措施，开展规范的心理指导、心理咨询和心理治疗；实施干预的人员应为受过专业训练的合格人员。

（2）干预目标是矫正被干预者的心理行为问题，促进其健康使用网络，改善其社会功能，而非中断或终止其上网行为。

（3）严格禁止限制人身自由的干预方法（如封闭、关锁式干预），严禁体罚。

（4）对网络过度使用者中伴发明显焦虑、抑郁、强迫等精神症状的个体，应到医疗机构进行诊断，并依照有关临床诊疗规范进行治疗，治疗使用精神科药物应严格掌握适应证。

（陈荣华　张佩斌）

第十五章
遗传病

第一节　医学遗传学基础

一、概述

（一）医学遗传学概念

医学遗传学（medical genetics）是人类遗传学的重要分支学科，主要研究人类病理性状的物质基础及其遗传规律，是遗传学与医学相结合的一门边缘科学。它运用遗传学的原理和方法研究人类遗传病的形成机制、遗传模式、诊断、治疗、预后、再发风险和预防措施等，以期达到遗传病早诊早治，以及控制遗传病在一个家庭中的再发和降低它在人群中危害的目的，从而提高人类的健康素质。

随着医学进步和治疗水平的提高，人类疾病谱发生了很大的变化。20世纪初危害人类健康的感染和营养性疾病得到广泛控制，而由遗传因素导致的疾病在疾病谱中占据的比例日益突出，对人类本身的危害也更为明显，加之新的遗传病种不断被认识，目前，遗传病已成为影响人口素质的重要病种。此外，遗传学是人们理解人体生物学基本知识的基础，可以帮助人们更好地理解疾病的过程，更有效地防治疾病。因此，遗传病的研究已经成为医学的一个重大课题和热点。

（二）医学遗传学范围和分类

随着医学遗传学的发展，它的研究领域逐渐扩大，形成了许多分科。根据不同的角度可将医学遗传学大致分为如下几类：

1. 从研究的技术层次分　细胞遗传学、生化遗传学、分子遗传学等。

2. 从研究的对象范围分　群体遗传学、个体细胞遗传学、基因工程学等。

3. 从与其他学科的结合分（边缘学科）　表观遗传学、肿瘤遗传学、免疫遗传学、药物遗传学、辐射遗传学、发育遗传学、行为遗传学、优生学等。

（三）遗传病与先天性疾病、家族性疾病之间的关系

遗传病与先天性疾病和家族性疾病即有重叠又有区别（图15-1）。

1. 遗传病与先天性疾病的关系　先天性疾病（congenital disease）是指个体出生后即表现出来的畸形或疾病。遗传病（genetic disease）是指由遗传物质发生改变而引起的或者是由致病基因所控制的疾病。人类遗传物质包括细胞核内染色体、核内和线粒体内DNA，以及RNA。大多数先天性疾病是遗传病，如多指、并指、唇裂、脊柱裂、无脑儿、白化病、唐氏综合征等；但某些先天性疾病不是遗传病，是外界致畸因素作用于发育中的胚胎或产程中引起的。如孕妇孕早期感染风疹病毒，可使胎儿患有先天性心脏病或先天性白内障。

遗传病也并非出生时就一定表现出来，有些的症状出生时未表现出来，要发育到一定年龄才发病。如遗传代谢病常在生后4~6天以后才逐渐发病，Huntington舞蹈症发病于25~45岁，痛风病好发于30~50岁。

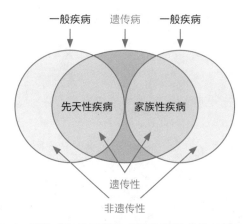

图 15-1　**遗传病与先天性疾病和家族性疾病关系示意图**

2.遗传病与家族性疾病的关系　家族性疾病是指表现出家族聚集现象的疾病，即一个家族中有两个以上的成员患同一种疾病。大多数家族性疾病是遗传病，是由遗传因素引起的，如并指、多指、家族性多发性结肠息肉等；但某些家族性疾病不是遗传病，由不良环境因素等非遗传因素引起，如肝炎等。

遗传病不一定都表现为家族性，许多遗传病，特别是常染色体显性遗传病常表现有家族聚集现象。但某些遗传病，特别是隐性遗传病和染色体病常无家族史，往往是散发的，如苯丙酮尿症等。

二、遗传物质基础

核酸是生物遗传的物质基础，其基本结构是多聚核苷酸，根据核酸组成中所含戊糖的不同，可将核酸分为脱氧核糖核酸（DNA）和核糖核酸（RNA）两大类。

（一）DNA

1.组成和结构　脱氧核苷酸由一分子的磷酸、脱氧核糖和碱基三部分组成。碱基分为嘌呤和嘧啶，嘌呤包括腺嘌呤（A）和鸟嘌呤（G），嘧啶包括胞嘧啶（C）和胸腺嘧啶（T），细胞核DNA分子是由几千至几千万个脱氧核苷通过3′、5′磷酸二酯键聚合而成双螺旋结构。人类细胞线粒体也存在小型环状DNA，称为线粒体DNA（mitochondrial DNA，mtDNA）。

2.功能　DNA是生物的重要遗传物质，其主要功能是储存、复制和传递遗传信息。遗传信息在DNA双螺旋分子中，尽管DNA只有四种碱基，但在不同的DNA分子中碱基对的排列顺序各不相同，决定生物各种性状的遗传信息就储存在碱基对的排列顺序中，如果DNA分子中碱基对发生改变，就意味着它储存的遗传信息将发生变化。DNA以半保留的方式进行复制。通过复制，子代DNA分子中脱氧核苷酸的排列顺序与原有亲代DNA分子完全相同，这样遗传信息就由亲代DNA分子传递到了子代DNA分子。转录指以DNA分子中的一条链为模板，互补合成RNA的过程。经过转录产生的RNA，它的碱基排列顺序是由模板DNA的碱基排列顺序决定的。

（二）RNA

1.组成及结构　RNA由DNA转录而成，为单链结构，比DNA链短。组成RNA分子的基本单位是核苷酸，每个核苷酸都是由一分子磷酸、核糖和碱基组成。构成RNA的碱基有四种，腺嘌呤（A）、鸟嘌呤（G）、胞嘧啶（C）三种碱基与DNA相同，另一种与DNA不同，为尿嘧啶（U）。四种核苷酸也是通过3′、5′磷酸二酯键连接起来而成一条单链，有的RNA单链自身回折、碱基互补配对（A-U、C-G）形成局部的双链结构（假双链），中间不能配对的部分形成环状突起。

2.分类　目前已经发现10余种RNA，三种参与蛋白质合成的常见RNA有信使RNA（mRNA）、转运RNA（tRNA）和核糖体RNA（rRNA）。

（1）信使RNA（mRNA）　DNA分子中储存的遗传信息，经过转录传递到mRNA，以密码子的形式储存进去，作为蛋白质合成的模板。

（2）转运RNA（tRNA）　由于局部形成假双链结构，使tRNA分子呈"三叶草"形，由氨基酸臂、反密码子环等部分组成。tRNA的功能是转运相应的活化氨基酸到核糖体中。

（3）核糖体RNA（rRNA）　rRNA是核糖体的重要组成成分，而核糖体则是细胞中蛋白质合成的场所。

（三）基因

1.概念　基因是具有某种特定遗传效应的DNA片段，是遗传的基本单位。估计人类细胞中各有（3~4）万个结构基因。随着遗传学研究进展，很多概念都发生变化：如基因的最终产物不一定是蛋白质，可以是ncRNA；由于不同启动子、可变剪切等，一个基因的DNA序列可以产生多个不同的产物；在人类基因组中有一些基因位于另一个基因的内部。

2.分类　按照基因在细胞内分布的部位，可将其分为细胞核基因和细胞质基因。细胞核基因位于细胞核内的染色质上，绝大多数基因属于细胞核基因。细胞质基因位于细胞质内，如原核细胞中的质粒、真核细胞中的线粒体基因。线粒体是人类细胞中除细胞核以外唯一存在DNA的细胞器。

按照基因的功能，可将其分为结构基因和调控基因。结构基因是指决定某种多肽链氨基酸种类和排列顺序的基因。外显子是指在结构基因中，有编码作用的 DNA 顺序。内含子指位于两个外显子之间没有编码作用的 DNA 顺序。调控基因是指某些可调节控制结构基因表达的基因，调控基因突变可以影响一个或多个结构基因的功能，导致一个或多个蛋白质（酶）合成量的改变。

3. 功能　基因的化学本质是 DNA，基因的功能包括遗传信息的储存、基因的复制及表达。在细胞分裂过程中，基因随 DNA 的复制而复制，保证了遗传物质的连续性与稳定性。基因的表达指细胞在生命活动过程中，将一个基因所携带的遗传信息转变成具有生物活性的蛋白质（或酶）的过程。包括转录和翻译两个步骤。基因对生物性状的控制是通过 mRNA 为中介，间接控制蛋白质的合成，从而决定生物的性状发育。所以，生物代代相传的不是具体的性状，而是控制性状发育的遗传信息，这些遗传信息的代代传递，就构成了遗传信息流即中心法则（图 15-2）。

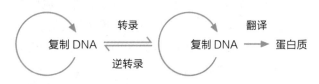

图 15-2　中心法则示意图

4. 基因变异　基因在复制时，如果受到某些内外因素的影响，包括物理、化学和生物因素等，在分子结构上发生的碱基对的组成或排列顺序的改变，称为基因变异（variation）。基因变异不一定致病，常把致病的变异称为突变（mutation）。

基因变异可以发生在个体发育的任何时期，分为体细胞变异和生殖细胞变异。体细胞突变只能引起当代个体形态或生理上的改变，而不能将突变基因传给下一代；生殖细胞突变通过受精卵将突变基因直接传给后代，引起后代遗传性状的改变。根据 DNA 中碱基改变的情况，基因突变主要有碱基置换和移码突变两大类。

（1）碱基置换　指 DNA 分子中一个碱基对被另一个碱基对所替代。如果一种嘌呤被另一种嘌呤所取代，或一种嘧啶被另一种嘧啶所取代，这种碱基置换称为转换。如果一种嘌呤被另一种嘧啶所取代或者相反，这种碱基置换称为颠换。

根据碱基置换对密码子的影响不同，可将碱基置换引起的基因突变分为四种主要类型：同义突变、错义突变、无义突变和延长突变。①同义突变：虽然一个密码子因碱基置换变为另一个密码子后，但改变后和改变前的密码子所决定的氨基酸相同，称为同义突变；②错义突变：碱基被置换后改变密码子，导致肽链中一种氨基酸被另一种氨基酸所取代，最终引起蛋白质的结构和功能发生改变，称为错义突变；③无义突变：碱基被置换使得 mRNA 中决定某一氨基酸的密码子变成了终止密码子，肽链提前终止合成，从而产生不完全的、没有活性的多肽链，称为无义突变；④延长突变：当基因中的一个终止密码子发生碱基置换后，成为编码某一氨基酸的密码子时，多肽链的合成将继续进行下去，直至遇到下一个终止密码子时方可停止，称为延长突变。

（2）移码突变　如果在基因的碱基顺序中插入或缺失一个或几个碱基对，则插入或缺失以后，碱基发生位移，密码子重新组合，进而使插入或缺失点以后的多肽链氨基酸种类和排列顺序发生改变，这种突变称为移码突变。

广义基因变异（遗传变异）还包括染色体畸变（chromosome aberration），主要有染色体数目畸变（numerical aberration）和结构畸变（structural aberration）两种情况。

5. 表观遗传学（epigenetics）　指基因的 DNA 序列不发生改变的情况下，基因的表达水平与功能发生改变，并产生可遗传的表型。表观遗传的发现意味着环境因素会导致生物的基因表达物不同，但是 DNA 序列本身不会发生改变。这种变化在细胞分裂的过程中，有时甚至是在隔代遗传中保持稳定，但是不涉及基本 DNA 的改变。

三、遗传基本规律

奥地利学者孟德尔（Mendel GJ）用豌豆做科学实验，第一次肯定了生物性状是通过遗传因子（现称为基因）传递的，并发现基因在世代相传中的遗传规律，揭示出遗传的基本法则，从而给遗传学研究奠定了科学基础。

（一）分离规律

也称为孟德尔第一定律。在杂合子细胞中，位于一对同源染色体相同位置上的一对等位基因，各自独立存在，互不影响。在形成生殖细胞时，等位基因随同源染色体的分开而分离，分别进入不同的生殖细胞。分离定律的实质是等位基因的分离。

（二）自由组合规律

也称为孟德尔第二定律。位于非同源染色体上两对或两对以上的基因，在形成生殖细胞时，同源染色体上的等位基因彼此分离，非同源染色体上的基因自由组合，分别形成不同基因型的生殖细胞。自由组合定律的实质是非等位基因的自由组合（图15-3）。

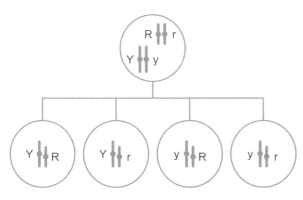

图 15-3　非等位基因自由组合示意图

（三）连锁与互换定律

美国的生物学及遗传学家摩尔根和他的学生以果蝇为实验材料，在大量杂交实验的基础上，提出了连锁与互换定律：当两对不同的基因位于一对同源染色体上时他们并不自由组合，而是联合传递，称为连锁。同源染色体上的连锁基因之间，由于发生了交换，必将形成新的连锁关系，称为互换或重组。

1. 完全连锁（连锁定律）　基因 B 和 V 同在一条染色体上，基因 b 和 v 同在另一条染色体上。在精子形成过程中，由于同源染色体彼此分离，含有 B 和 V 的染色体与含有 b 和 v 的染色体各自分离到两个子细胞中去，这两种精子分别与卵细胞受精后，其后代只能是 BbVv 和 bbvv 两种类型。这种遗传方式有别于自由组合定律。这种两对或两对以上等位基因位于一对同源染色体上，在遗传时，位于一条染色体上的基因常连在一起不相分离，称为连锁。这种测交后代完全是亲本组合的现象，称为完全连锁。

2. 不完全连锁（互换定律）　在减数分裂过程中，同源染色体之间可以发生局部交换，使原来的连锁基因发生了互换，结果出现了同源染色体上基因的重新排列，称为互换。同源染色体的联会和交

叉是互换定律的细胞学基础。互换定律的实质是非姐妹染色单体间发生交换而产生的基因重排。大量的实验资料表明，连锁与互换是生物界普遍存在的现象。

四、基因表达调控

胚胎发育、出生后个体生长发育，以及疾病发生都与基因表达调控密切相关。在个体发育过程中，不同组织器官的细胞在何时，有哪些基因发生作用，是通过基因调控来实现的。调控过程中启用的是联合调控机制，可在转录前、转录中及转录后调控，还可以在翻译水平和翻译后水平进行调控。细胞中的不同的特异性调控蛋白参与不同的调控机构，以启动和关闭有关基因表达。

近年来，对表观遗传学的研究越来越深入。发现产生这种现象的基本原因是在其中一个个体中存在不依赖于 DNA 序列的自身永续结构。

1. DNA 甲基化　是指在 DNA 甲基转移酶的作用下，DNA 对 5′CpG3′ 二核苷酸序列的胞嘧啶碱基发生甲基化共价修饰，形成 5- 甲基化胞嘧啶。DNA 甲基化与基因沉默有关，并且在 X 染色体失活、基因印记等事件中起重要作用。

2. 组蛋白修饰　包括组蛋白的乙酰化、组蛋白的甲基化、组蛋白的磷酸化、组蛋白的泛素化、组蛋白的 SUMO 化等。组蛋白修饰对于基因转录、DNA 损伤修复、DNA 复制、染色体凝聚等具有重要功能。

3. ncRNA　是指不编码蛋白质的 RNA，包括 siRNA、snRNA、snoRNA、microRNA、circRNA 和 lncRNA 等多种已知功能的 RNA，还包括未知功能的 RNA。这些 RNA 的共同特点是都能从基因组上转录而来，但是不翻译成蛋白，在 RNA 水平上就能行使各自的生物学功能。

4. 染色质重塑　指基因表达的复制和重组等过程中，染色质的包装状态、核小体中的组蛋白，以及对应的 DNA 分子会发生改变的分子机理。染色质重塑包括滑动、重建、分离和置换几个模式。

5. 基因组印记　指二倍体细胞中的父母亲特异的基因表达。印记基因对胚胎和新生儿生长具有控制作用。母源表达的生长调控基因多会抑制子代生长，而相同分类中，父源表达基因却多促进子代生长。

6. X 染色体失活　指正常雌性哺乳动物体细胞中的两个 X 染色体之一在遗传性状表达上是失活的，包括染色质修饰、DNA 甲基化、组蛋白修饰、染色质重塑等，X 染色体失活与癌症的发生密切相关。

五、遗传与环境

基因虽是决定遗传的物质基础，但由于存在控制、调节基因的作用，遗传病的外显率可以不同；而且，环境因素也可以影响遗传和变异。目前认为，人类的一切性状（正常的或病理的）都是遗传因素和环境因素相互作用的结果。有些疾病完全由于遗传因素决定发病，如血友病、唐氏综合征及先天性软骨发育不全；有些疾病虽由遗传因素决定，但需要一定环境因素的诱发才能出现症状，如半乳糖血症进食含乳糖乳类后发病，蚕豆病吃了蚕豆或某些药物后才诱发溶血；有些疾病遗传因素和环境因素对发病都起作用，但不同的疾病遗传因素所起作用大小不同，如哮喘、精神分裂症、消化性溃疡等。随着研究技术的深入，对疾病发生的遗传因素、环境因素，以及在环境与遗传中起桥梁作用的表观遗传学的认识也在逐步深入。

第二节　遗传病概述

目前，已知人类遗传病有 2 万多种，随着遗传学研究的进展，诊断技术的提高，对遗传病的性质、种类等认识日益更新，其临床的重要性也更趋明显。有些遗传病已是危害人类健康的常见病、多发病；有些遗传病虽属于罕见病，但这些遗传罕见病种类多，总数也不少。且大多数遗传病是终身性疾病，对其防治直接关系到人口素质的提高。因此，临床工作者应对遗传病有较系统的了解，做好诊断和防治工作，降低其发病率，提高人群素质。

一、遗传病分类

根据遗传物质的结构和功能改变的不同，可将遗传病分为以下几类，部分分类又有交叉重叠，如 Prader-Willi 综合征属于印记遗传病，部分患者又是微缺失引起，属于微缺失综合征。

（一）染色体病

染色体病（chromosome disease）是由于各种原因引起的染色体的数目和（或）结构异常的疾病。染色体数目或结构的改变往往涉及许多基因，常表现为复杂的综合征，其中涉及性染色体异常的患者，常有性发育不全或性器官畸形。

1. 染色体数目异常　减数分裂或有丝分裂不分离导致单体病、三体病、多体病以及嵌合体，包括常染色体数目异常和性染色体数目异常，如 21- 三体综合征、特纳综合征（Turner syndrome）。

2. 染色体结构异常　是由染色体发生断裂后，断片的缺失或断片的异常重接，或双亲之一是染色体平衡易位或倒位的携带者，可分为：① 常染色体结构异常，如猫叫综合征（5p- 综合征）；② 性染色体结构异常，如特纳综合征、等臂 X 染色体。

（二）基因组病

基因组病（genomic disorders）是指大于 1000 个碱基以上基因组序列的结构异常（额外获得或丢失）导致的疾病，由于常累及多个基因，表现有多系统多脏器畸形或功能异常。按照基因组增加或减少常分为两种类型：

1. 重复综合征（duplication syndrome）　如 15q11-q13 微重复导致染色体 15q11-q13 重复综合征（OMIM 608636）、染色体 Xq26.3 重复综合征（OMIM 300942）。

2. 缺失综合征（deletion syndrome）　如 22q11 微缺失导致的 22q11 缺失综合征（包含 DiGeorge 综合征、腭心面综合征等）、7q11.2 微缺失导致的 7q11.2 缺失综合征（又称为 Williams 综合征）。

由于同一个微缺失或微重复综合征断裂位点可能存在差异，也导致临床异质性比较大。

（三）单基因遗传病

单基因遗传病（single-gene disorder）是指一种遗传病的发病仅仅涉及一对基因，这个基因称为主基因。在一对基因中只要有一个致病基因存在就能表现性状称为显性基因，一对基因需 2 个基因同时存在病变时才能表现性状称为隐性基因。单基因遗传病可进一步分为以下 5 类遗传方式。

1. 常染色体显性遗传（autosomal dominant inheritance，AD）　基因位于常染色体上，在杂

合状态下就会表现出相应症状。根据显性表现方式的不同，又分为完全显性、不完全显性、共显性、延迟显性、不规则显性等。完全显性的常见疾病有Huntington 舞蹈症、并指症 I 型、多发性内分泌腺瘤等。不完全显性的常见疾病有软骨发育不全等。共显性的常见疾病有人类 ABO 血型系统、MN 血型系统、HLA 系统的遗传等。延迟显性的常见疾病有 Huntington 舞蹈症常于 30~40 岁发病等。不规则显性的常见疾病有多指（趾）症等。

2. 常染色体隐性遗传（autosomal recessive inheritance，AR） 基因位于常染色体上，在杂合状态下不会表现出相应症状。常见疾病有先天性聋哑、白化病、苯丙酮尿症、肝豆状核变性等。

3. X 连锁显性遗传（X linked recessive inheritance，XR） 致病基因位于 X 染色体上，且为显性，杂合时即发病。常见疾病有抗维生素 D 佝偻病、家族性遗传性肾炎等。

4. X 连锁隐性遗传（X linked dominantinheritance，XD） 致病基因位于 X 染色体上，杂合时并不发病，称为 X 连锁隐性遗传。常见疾病有血友病、色盲、进行性肌营养不良、慢性肉芽肿病、肾性尿崩症等。

5. Y 连锁遗传（Y linked inheritance） 基因位于 Y 染色体上而随 Y 染色体传递的方式。常见疾病有外耳道多毛、睾丸决定因子（TDF）与 Y 染色体的性别决定区（SRY）引起的性腺发育不全、无精或少精因子等。

（四）多基因遗传病

多基因遗传病（multiple genes disorder）的遗传基础不是一对基因，而是涉及许多对基因，这些基因称为微效基因（minor gene）。多基因病还往往需要环境因素的作用才发病。因有遗传因素在内，故发病呈家族倾向，但不符合孟德尔遗传规律，即同胞中的患病率远比 1/2 或 1/4 低，只有 1%~10%。

（五）线粒体遗传病

线粒体遗传病（mitochondrial genetic disease）是由于线粒体 DNA（mtDNA）、RNA 和 tRNA 编码错误，引起线粒体基因突变所致疾病，随同线粒体传递，呈细胞质遗传。由于精子和卵子受精形成受精卵时，只有极少数的精子细胞质参与，故线粒体突变基因在绝大多数的情况下是由卵子传递给后代，

呈现为母系遗传。已知人类有些神经系统疾病和神经肌肉疾患与 mtDNA 突变有关，已有 mtDNA 数量减少致病的报道。

（六）非经典孟德尔遗传病

多属于单基因病，如 *FMR-1* 基因 5′ 非翻译区（*CGG*）*n* 三核苷酸重复序列增加（动态突变），导致相邻的 CpG 岛也被甲基化，*FMR-1* 基因关闭，导致脆性 X 综合征。也可以是基因组病，如遗传印记相关的 Prader-Willi 综合征和 Angelman 综合征，由于父源和母源 15q11-13 甲基化程度差异，15q11-13 微缺失导致的临床表现与该染色体是父源或母源相关，其中父源缺失导致 Prader-Willi 综合征，而母源缺失引起 Angelman 综合征。

（七）体细胞遗传病

人的体细胞中基因突变所致的疾病，称为体细胞遗传病（somatic disorders）。例如，肿瘤和一些先天畸形（McCune-Albright 综合征），突变通常局限于一组体细胞（如肿瘤细胞）。

遗传代谢病（inherited metabolic disease, IED），又称为先天性代谢缺陷（inborn errors of metabolism, IEM），是由于代谢相关基因缺陷，导致酶、膜功能或受体合成、分解或调控等缺陷，从而引起代谢紊乱，造成底物、中间产物或旁路产物蓄积，或终末产物缺乏，出现一系列临床表现的一大类遗传病。此类疾病病种繁多，多达 5000 余种，比较常见的有 400~500 种，其包含氨基酸、有机酸、脂肪、碳水化合物、激素、金属离子、溶酶体等先天性代谢缺陷。多属于单基因病，绝大多数为常染色体隐性遗传。如常见的糖原贮积病、果糖不耐症、苯丙酮尿症、白化病、黏多糖贮积病等。

二、遗传病诊断

遗传病的诊断是开展遗传咨询和预防工作的前提。真正确诊一种疾病是否为遗传病，往往是比较困难的，除采用一般疾病的诊断方法，还必须辅以遗传学特殊的诊断手段，如皮纹分析、系谱分析、染色体检查、基因测序诊断等。近年来，随着分子生物学的飞速发展，基因诊断具有特异性强、准确性好、效率高等优点，已成为诊断某些疑难遗传病，以及产前诊断的主要手段。

（一）临床诊断

遗传病的临床诊断与普通疾病的诊断步骤基本相同，但有其自身的特点，包括：

1. 病史 除了解先证者的一般病史外，还应着重采集与遗传病家族聚集现象有关的以下项目。

（1）父母婚姻和生育史 父母结婚的年龄、次数、配偶的健康状况及是否为近亲婚配。父母生育年龄、子女数及其健康状况，有无流产、死产、早产史、畸胎等。

（2）其他家族史 整个家系患同种疾病的病史，能充分反映患者父系和母系各家族成员发病情况。

2. 症状与体征 症状与体征的出现是先证者就诊的主要原因，也是进行遗传病初诊的重要线索。遗传病和某些普通疾病的症状与体征是有共性的，但各种遗传病有其特有的临床表现，甚至形成特异性症候群。如智力低下伴有眼间距宽、眼裂小、外眼角上斜、口半开、伸舌、流涎等特殊面容是唐氏综合征的特征。

皮纹分析：皮纹是由皮肤表面凸起的嵴纹和两条嵴纹之间的凹陷而形成的沟纹组成，这些凹凸的纹理在人体皮肤上某些特定部位构成各种特定的纹理图形，具有重要的遗传基础。一些遗传病有特殊皮纹特点，例如唐氏综合征患者和18-三体综合征患者的第五指可只有一条指褶纹。猫叫综合征、唐氏综合征、13-三体综合征常有通贯手。

3. 生化和酶学检查 主要适用于遗传代谢病的诊断。遗传代谢病是由于基因突变所致代谢途径中酶活性等的改变，引起中间产物、底物及终产物发生改变，通过检测酶的活性及代谢产物从而做出疾病的诊断。用于检测的材料主要为血清、活体组织（肝、肾、皮肤、甲状腺、肠黏膜等）以及培养的成纤维细胞；方法主要有电泳、层析、免疫、串联质谱等技术。新生儿筛查主要应用生化方法。

4. 影像学等检查 X线、超声、CT、MRI和内镜等影像学技术，可为部分遗传病提供良好线索和依据。如黏多糖贮积症X线显示脊柱"鸟喙"样改变，软骨发育不良X线显示Y长骨干骺端，对临床诊断都有比较强的提示作用。

5. 系谱分析 系谱分析是指通过调查先证者家庭成员的发病情况，绘出系谱，以确定疾病遗传方式的一种方法。经过分析有助于判断某种疾病是否为遗传病，确定其遗传类型及遗传方式。系谱分析时应注意：

（1）要注意系谱的准确性、完整性。一个完整的系谱应有三代以上家庭成员的患病情况、婚姻状况及生育情况；还要注意了解家系往往由患者或代述人因各种顾虑而提供的虚假资料，影响分析结果的准确性。

（2）遇到"隔代遗传"时，要注意区分是显性遗传病外显不全，还是隐性遗传所致。

（3）当系谱中除先证者外，找不到其他患者，呈散发现象时，须认真分析是常染色体隐性遗传所致，还是新基因突变所致。

（二）遗传学诊断

1. 遗传学诊断线索 从病史、症状体征、生化检测、影像学等辅助检查和系谱分析可以为判断是否可能是遗传病提供很多线索。对于有下列情况的患者需要考虑遗传病可能，建议进一步遗传学检测，尤其是一些具有家庭聚集性（结合家系分析）、先天性畸形或功能异常。

（1）家族史 父母近亲结婚；家庭明确遗传病家族史；同胞有类似病史或不明原因的结构异常、脑病、败血症、婴儿猝死综合征等病史。

（2）母亲孕史 母亲有多次自然流产、死胎；本次孕期母亲有剧吐或肝功能异常、遗传病相关筛查属于中高危，或宫内有影像学异常。

（3）围生期异常 "严重窒息"、SGA、肌张力变化、喂养困难。

（4）发育迟缓 智力、精神症状（惊厥、癫痫）、运动、语言、矮小等；尤其神经系统退行性改变。

（5）多发结构畸形 体表可见畸形（包括特殊面容、体型不匀称等）、影像学检查发现（如先天性心脏病、骨骼畸形等）。

（6）代谢指标异常 血或尿等标本中糖、脂、氨基酸、酸碱、血氨、电解质、激素等。

（7）脏器肿大和功能异常 如肝脾肿大、心肌肥厚等；肝功能持续异常；性发育迟缓等。

（8）其他 特殊尿味、体味；反复严重感染。

2. 遗传学检测 是诊断遗传病最常用的方法，也是遗传病确诊的主要依据。随着分子生物学技术的飞速发展，基因测序和芯片技术等新技术不断出现，从遗传分子水平上诊断遗传病的病种越来越多，操作上日趋简单、方便、快速、准确。

（1）染色体核型（karyotype） 是指将待测细

胞的染色体依照该生物固有的染色体形态结构特征，按照一定的规定，人为地对其进行配对、编号和分组，并进行形态结构（包括染色体的数目、长度、着丝点位置、臂比、随体大小等）分析。可确定染色体的数目，以及判断是否出现缺失、重复和倒置等现象，还可发现嵌合体。染色体核型分析分辨率有限，一般不能发现5~10 Mb以下微缺失或微重复。

（2）荧光原位杂交（fluorescence in situ hybridization，FISH） 早期以放射性核素标记探针进行碱基互补结合，以检测分裂中期染色体或间期染色质数目和结构。近来，以荧光素取代放射性核素标记探针而形成一种新的原位杂交方法。FISH技术具有稳定、实验周期短、特异度好、定位准确等特点，但探针特异性强，检测谱比较窄。

（3）染色体芯片分析（chromosomal microarray analysis，CMA） 又称为染色体微阵列、基因组芯片等。目前，基因芯片技术在临床上的应用主要有两种技术形式，一种是比较基因组杂交芯片（array-based comparative genomic hybridization，aCGH），分析基因组拷贝数变化和染色体异常情况。另一种是单核苷酸多态性微阵列芯片（single nucleotide polymorphism array，SNP array），分析拷贝数变化及基因型等。

（4）Sanger测序 也称第一代测序技术，其测序读长相对长、准确性高，测序结果直观可视，不用建库因而假阳性结果极低，是目前检测DNA序列的金标准。

（5）高通量测序技术 指下一代测序（next generation sequencing，NGS），也称为二代测序，该技术主要基于边合成边测序或边连接边测序的基本原理，一次实现对数百万个DNA分子同时测序。目前，因WGS测序成本比较高、数据庞大、数据分析复杂，临床检测尚不太成熟。已有三代测序技术等的研究报告。

（6）多重连接探针扩增技术（multiplex ligation-dependent probe amplification，MLPA） 是多重PCR的一种形式，可针对待检DNA序列进行定性和半定量分析。主要用于对目标区域的基因序列拷贝数进行检测，可经济、高效、快速地检测一些已知基因组拷贝数变异的常见遗传病。

（7）甲基化检测技术 甲基化特异性PCR（methylation-specific PCR，MS-PCR）是一种特异位点甲基化检测技术，其基本原理是用亚硫酸氢钠处理基因组DNA，未甲基化的胞嘧啶变成尿嘧啶，而甲基化的胞嘧啶不变，然后用特异性的引物对所测基因的同一核苷酸序列进行扩增，扩增产物用DNA琼脂糖凝胶电泳，凝胶扫描观察分析结果。甲基化特异性MLPA（MS-MLPA）不仅可以检测目标区域的基因序列拷贝数，还可以检测目标区域特定基因甲基化水平。已用于多种由表观遗传异常导致的疾病，如Prader-Willi综合征（PWS）、Angelman综合征（AS）、Silver-Russell综合征（SRS）。

3. 基因（组）变异解读 目前，高通量NGS技术正被越来越广泛应用于遗传性疾病的临床分子诊断，但NGS会产生海量的数据，如何在庞大的数据中分析出可靠、有意义的结果，如何正确、合理解读基因（组）变异，使之在临床诊疗中能够有效应用已成为近来最为棘手的问题。

4. 遗传学诊断 每个个体可能存在大量变异，但多数变异不致病；基因变异分析结果阴性也不能排除遗传病。分析基因（组）序列变异的临床意义不是一个简单或直接的过程，还需要动态分析，以前报告的致病变异可能不一定是真的致病性变异，因此变异的临床意义应基于最新的证据进行分析。一些以前分析过的变异在一段时间后或有新的证据出现后需要重新分析。

5. 产前诊断 详见第九章相关内容。

三、遗传病预防

详见第九章出生缺陷第四节。

四、遗传病治疗

目前对于遗传病的治疗，通常只是改善或矫正患者的临床症状，尚无完全根治的方法。治疗的关键是尽早发现、尽快治疗。部分遗传代谢病可以通过新生儿疾病筛查早期发现、早期诊治，减轻伤残，其治疗的总原则是"禁其所忌，去其多余，补其所缺"。对不能除外遗传代谢病的昏迷、抽搐、黄疸、呕吐患儿应注意慎用白蛋白、丙种球蛋白、氨基酸、脂肪乳及脑蛋白水解液等制剂，以免加重病情，甚至导致死亡。

（一）饮食治疗

遗传代谢病是由于物质在代谢过程中酶活性缺

乏或降低引起代谢紊乱，通过饮食治疗限制相关前驱物质的摄入、减少毒性代谢产物蓄积，是部分氨基酸、有机酸、脂肪、碳水化合物及金属等多种代谢性疾病治疗的核心。例如，高苯丙氨酸血症吃低苯丙氨酸奶粉，半乳糖血症吃免乳糖奶粉，肝豆状核变性采用低铜饮食，脂肪酸代谢病采用低脂肪及高碳水化合物饮食等。

（二）药物治疗

部分遗传代谢病可通过补充维生素及生理活性物质、控制内源性毒性代谢产物的生成，以及促进有害蓄积物的排泄等方法改善症状。

1. 祛除有害物质　苯甲酸钠、苯丁酸钠有助尿素循环障碍血氨的控制；左旋肉碱可与有机酸、脂肪酸代谢病患儿体内生成大量酰基酶衍生物结合，转化为水溶性的酰基肉碱从尿中排出，不仅有助于急性酸中毒发作的控制，也可有效地改善远期预后；肝豆状核变性除了限铜饮食，可用青霉胺清除体内过剩的铜离子。

2. 维生素疗法　很多维生素作为辅酶参与物质代谢，补充维生素也对部分遗传代谢病有效。例如生物素治疗生物素酶缺乏症及多种羧化酶缺乏症，维生素 B_2 是多种酰基辅酶 A 脱氢酶的辅酶，为部分戊二酸血症 II 型患者的主要治疗药物。

3. 补充缺乏物质　由于吸收障碍、生成不足、消耗增多，代谢病患儿体内常缺乏一些重要的生理活性物质。例如四氢生物蝶呤缺乏症补充四氢生物蝶呤、5- 羟色氨酸、左旋多巴等神经递质前质减轻神经系统的症状，鸟氨酸氨甲酰基转移酶缺乏症和氨甲酰磷酸合成酶缺乏症患者补充瓜氨酸，瓜氨酸血症患者则需要补充精氨酸。

4. 酶替代治疗　很多遗传性代谢病饮食及常规药物治疗无效，随着基因重组技术的提高，很多纯化酶的规模化生产成为可能。例如 Fabry 病，糖原贮积症 II 型，黏多糖贮积症 I 型、II 型和 IV A 型等症均可以通过酶替代治疗。有研究报道，通过输注正常人血浆可暂时改善黏多糖贮积症、神经鞘脂病、糖原贮积症 II 型患者病情，以及静脉滴注红细胞悬液可改善重症精氨酸酶缺乏症患者生化代谢。

（三）手术治疗及器官移植

1. 器官移植　可提高患儿体内酶的活性，并可导入正常的遗传信息，有时可以修正患者器官功能；

骨髓或干细胞移植适用于与造血组织相关的遗传代谢病，提高黏多糖贮积症、过氧化物酶体病等血液细胞酶活性；对于一些因肝脏酶缺陷所导致的代谢性疾病，如糖原贮积症、尿素循环障碍、家族性高胆固醇血症、肝豆状核变性、酪氨酸血症等疾病，在肝脏移植治疗方面积累了很多成功的经验。

2. 手术治疗　对某些遗传病所造成的畸形或缺陷等病变组织器官切除、修补及整形以达到矫正的目的。例如并指（趾）畸形的手术矫正等。

（四）基因治疗

基因治疗是指运用重组 DNA 技术，将正常基因导入有缺陷基因患者的细胞中去，使细胞恢复正常功能，达到根治遗传病的目的，是人类征服遗传病的有效手段。主要包括基因替代治疗、基因增强、无义抑制、外显子跳跃等基因治疗方法。根据靶细胞的不同可分为两类：

1. 生殖细胞基因治疗　是将正常基因导入患者生殖细胞、受精卵或胚体内，治疗生殖细胞中的基因缺陷，使有害基因消失。生殖细胞基因治疗不仅能使生殖细胞受精后产生正常个体，而且还能使该个体的后代也免除患遗传病的痛苦，无疑是最理想的治疗途径。

2. 体细胞基因治疗　是将正常基因导入患者的体细胞，以纠正基因缺陷，并使之表达，从而达到治疗效果。体细胞基因治疗只限于治疗某种被选择的细胞，并不能阻断遗传病基因传给后代。常选用靶细胞造血干细胞、淋巴细胞、成纤维细胞、肝细胞、肾细胞和内皮细胞等。

基因治疗的前提是明确致病基因，并需要病毒作为载体转移基因，受多种物理、化学、伦理因素的影响，面临很多困难。但随着基因转移技术的高速发展，"人类基因组计划"的完成，基因治疗领域的不断扩大，近年，随着分子遗传学发展，提出了精准医学概念。相信基因治疗将成为根治遗传病、改善人类遗传素质的重要手段。

第三节　儿童常见遗传病

一、染色体病

染色体病导致大量基因缺陷，常有神经系统等多系统多脏器受累。除父母有平衡易位、生殖细胞嵌合体外，常为散发。

（一）唐氏综合征（Down syndrome, DS）

唐氏综合征又称先天愚型或21-三体综合征（trisomy 21 syndrome），是最常见染色体异常，也是由显微镜下可证实的染色体畸变导致的最常见智力障碍类型。欧美地区活产婴儿中的发病率为1/1000~1/650，我国为1/800~1/600。其发病率随母亲生育年龄的增大而增高，尤其当母亲年龄大于35岁时发病率明显增高，达1/360。

【临床表现】

1. 智力低下 几乎所有DS患者都有认知损害，但损害程度差别很大。大多数患者为轻度至中度智力障碍，但有些患者的认知损害严重，IQ仅为20~35。孤独症是DS的一种常见共病，见于多达7%的DS患儿。

2. 特殊面容 眼距宽、眼裂小、上斜式睑裂、内眦赘皮，外眦向上，鼻梁低，双眼外眦向上、耳朵小，常张口伸舌等。

3. 生长发育迟缓 DS婴儿的出生体重、身长和头围均低于正常婴儿。与正常儿童相比，DS儿童的生长速率较慢，特别是在婴儿期和青春期。合并重度先天性心脏病的患儿生长最缓慢。

4. 多种结构畸形 约50%患儿伴有先天性心脏病，最常见的伴随病变是房间隔缺损或动脉导管未闭。另可有胃肠道畸形、无肛、唇裂、腭裂、多指等。

5. 免疫功能低下 易感染、易患白血病；常见累及红细胞、白细胞和血小板的血液系统异常，特别是在儿童期。DS发生白血病的终生风险是1%~1.5%。约65%的21-三体综合征新生儿有红细胞增多症。

6. 生殖系统异常 男孩可有隐睾、小阴茎，无生殖能力，女孩性发育延迟，少数可以生育。

【实验室检查】

1. 其他畸形评估 先天性心脏病，另可有胃肠道畸形、无肛、唇裂、腭裂、多指等。

2. 血液系统评估 在出生时应行全血细胞计数和分类计数检查，以评估是否有骨髓增殖性疾病和红细胞增多症。一过性骨髓增殖性疾病的婴儿应每3个月复查1次全血细胞计数和分类计数，随访至3岁，之后每6个月复查1次直到6岁。

3. 性发育评估 DS患儿的青春期发动和结束年龄正常，但生育力受损，可能继发于原发性性腺缺陷。

4. 神经系统评估 定期评估神经发育情况。

【遗传学检测】

1. 细胞遗传学检查 根据染色体核型分析，DS分为三型：

（1）标准型 占患儿总数的95%左右，由于亲代（多数为母亲）的生殖细胞在减数分裂时21号染色体不分离所致。其核型为47，XX（XY）+21；父母核型大都正常。

（2）嵌合型 此型占1%~2%，由于受精卵早期卵裂时21号染色体不分离所致。患儿体内存在两种细胞系，其核型为46，XX（XY）/47，XX（XY）+21。此型患儿临床症状的轻重随其异常细胞所占比例的不同而不同。

（3）易位型 此型占3%~4%，由于突变或由平衡易位携带者亲代传来。有D/G易位和G/G易位两类。① D/G易位：比较常见，尤以14号染色体易位多见，其核型为46，XX（XY），-14，+t（14q21q）；少数为15号或13号染色体易位。② G/G易位：比较少见，其中绝大多数为两条21号染色体发生着丝粒融合，形成等臂染色体，其核型为46，XX（XY），-21，+t（21q21q），少数为21号与22号染色体之间的易位，其核型为46，XX（XY），-22，+t（21q22q）。

2. 分子细胞遗传学检查 常规染色体核型分析、FISH技术均可以发现增多的21号染色体。如利用基因拷贝数检测（包括下一代测序）也可发现21号染色体信号升高50%。

【诊断和鉴别诊断】

典型病例根据特殊面容、智力与生长发育迟缓、手掌皮纹等特点不难做出临床诊断，染色体核型分析即可以确诊，并确定类型。

【治疗和预防】

目前尚无有效的治疗方法，但尽早开始训练与教育可以促进患儿的智能发育和体能改善。结构畸形需要外科矫治。

为了防止DS的发生，应加强孕前和孕期保健，孕早期避免X线照射、慎用药物,以避免染色体畸变。妊娠18~22周时进行超声检查是评估胎儿有无唐氏综合征相关先天性畸形(尤其是心脏畸形)的最佳时机,应根据常规产科标准提供产前、产时和产后检查。基于母体血清和超声检查的产前筛查项目对唐氏综合征妊娠的检出率高达95%。唐氏综合征高危女性可选择诊断性试验。

(二)18-三体综合征(trisomy 18 syndrome)

18-三体综合征又称为Edwards综合征(Edwards syndrome),18-三体是活产婴儿中第二大常染色体三体畸变,新生儿发病率为1/5500例活产,男女之比为1:3,发病率与孕母生育年龄增高有关,90%的18-三体病例由减数分裂不分离导致。

【临床表现】

18-三体的临床表现可涉及任何器官系统。主要表型特征包括宫内生长受限、肌张力过高、枕部突出、小口、小颌畸形、尖耳、短胸骨、马蹄肾,以及指屈曲(示指与中指重叠,第5指与第4指重叠)。50%以上的患者存在先天性心脏病,伴随常见的瓣膜疾病。室间隔缺损和动脉导管未闭是最常见的缺陷。约75%的病例有消化系统受累。Meckel憩室和肠旋转不良是主要的异常。

由于患儿畸形严重,大部分产前诊断为18-三体的病例死于宫内,50%的患儿在出生后的前2周内死亡,仅5%~10%的患儿可存活1年,个别可存活到学龄期。在生存超过1岁的患儿中明显存在严重的智力障碍。其中嵌合型存活期较长。

【实验室检查】

针对不同临床表现行对应检查。

【遗传学检测】

核型分三种。①标准型:占80%,核型为47,XX(XY)+18;②嵌合型:占10%,其核型为46,XX(XY)/47,XX(XY)+18;③易位型:比较少见,主要是18号与D组染色体的易位。

【诊断】

产前超声检查提示IUGR伴羊水过多时,尤其是胎儿手的姿势异常("双手握拳"),提示该病。染色体核型分析即可以确诊,并确定类型。

【治疗】

治疗和医疗干预取决于患者是否存在严重的或危及生命的异常。由于该病的致命性,生存超过1年的患儿存在严重的智力障碍以及不可治愈性,故推荐对18-三体患者不采用强化治疗,但这种模式并未被普遍接受。治疗性干预包括消化道、心脏、骨科等操作和气管造口术等对症处理。

为了防止18-三体综合征的发生,应加强孕前和孕期保健,孕早期避免X线照射、慎用药物。对高危孕妇可进行产前筛查和诊断。

(三)特纳综合征(Turner syndrome, TS)

特纳综合征即先天性卵巢发育不全综合征,是由于全部或部分体细胞中一条X染色体完全或部分缺失,或X染色体存在其他结构异常所致。是最常见性染色体病,其表型为女性,活产女婴中的发生率为1/4000~1/2000。该病是人类唯一能生存的单体综合征。

【临床表现】

1. **身材矮小**　约95%的TS患者为矮身材。但部分嵌合体或遗传靶身高较高者身高也可位于正常范围。

2. **原发性性腺发育不良**　可表现为女性外阴、生殖器幼稚,青春期第二性征不发育,初潮延迟,原发性闭经,不孕不育等。部分患者可出现自发性性发育,其中大多自发停滞,偶见伴有性早熟病例报道。最终90%以上的TS会出现早期卵巢衰竭。

3. **面部及躯体特征**　TS患者常具有特殊的躯体特征,如颈蹼、后发际低、乳头间距宽、盾状胸、肘外翻、皮肤黑痣、下颌小,部分患者有第4掌骨短、腕部马德隆畸形等。眼部异常可有近视、远视、斜视、弱视、内眦赘皮、上睑下垂、眼距过宽和红绿色盲等。耳部内、外耳畸形和听力丧失较常见,中耳炎的发生率高。

4. **合并先天畸形**　约50%患者合并心血管畸形,最常见的是主动脉缩窄、主动脉夹层、二尖瓣和主动脉瓣病变,20%~40%患者的心电图QT间期延长。30%~40%患者存在先天性泌尿系统畸形,包括集合管系统异常、马蹄肾及肾旋转不良等。近50%患者有脊柱后凸,约20%有脊柱侧凸。

5. **自身免疫性疾病**　易发生自身免疫性疾病,

如自身免疫性甲状腺炎、糖尿病、幼年特发性关节炎、炎症性肠病、乳糜泻等，且发病风险随年龄增长而增加。

6. 智力及神经认知功能　大部分 TS 患者智力正常，有小的环状 X 染色体者可出现智力障碍。部分 TS 非语言技能出现选择性损害的风险升高，包括社会认知缺陷，在数学等非语言性问题解决存在困难，心理运动缺陷以及视觉空间组织障碍。注意力缺陷障碍和执行能力缺陷的风险也有所增加。

7. 代谢异常　代谢性疾病的风险。胰岛素抵抗是早期代谢缺陷。同时向心性肥胖、2 型糖尿病和血脂异常发生率高于无 TS 的女性。高血压常见，其患病率随年龄增长而增加。

8. 骨质疏松和骨骼健康　TS 患者的骨密度减低和骨折风险增加。

9. 恶性肿瘤的风险　核型包括 Y 染色体（如 45，X/46，XY 嵌合体）的 TS 患者患性腺母细胞瘤的风险增加。对于没有 Y 染色体的 TS 患者，其他癌症风险很可能与普通人群相近或略高。

10. 肝功能异常　TS 患者出现肝功能异常风险增高，极少数情况下会进展为肝硬化。这些异常的原因尚不明确。

【实验室检查和辅助检查】

1. 生化检测　应在青春期开始前监测黄体生成素（LH）、卵泡刺激素（FSH）水平，患者 LH、FSH 水平一般明显升高，雌激素水平低。定期监测自身免疫性甲状腺炎指标。

2. 影像学检查　盆腔 B 超检查可发现子宫、卵巢发育不良，严重者见始基子宫，性腺呈纤维条索状。泌尿系和心血管系统检测，排除相关畸形。

3. 骨密度　有研究认为 >13 岁的 TS 患者骨密度逐年下降，推荐对 >13 岁的 TS 患者行骨密度检查测定。

4. 视力和听力检查　定期评估有无视力、听力问题。

5. 遗传学检测　外周血淋巴细胞染色体核型分析是诊断的金标准。约半数 TS 为经典的 X 单体型（45，X）；20%~30% 为嵌合型（45，X/46，XX）；其余多为 X 染色体结构异常。常见的 X 染色体结构异常包括以下几种。① X 染色体的短臂或长臂缺失：46，X，del（Xp）或 46，X，del（Xq）等。② X 染色体长臂或短臂等臂：46，X，i（Xq）或

46，X，i（Xp）。③ 环状 X 染色体：46，X，r（X）。④ 标记染色体：46，X，mar。若临床高度疑诊 TS，而外周血染色体核型分析正常，则需行第二种组织如皮肤成纤维细胞或颊黏膜细胞的核型分析。

以下几种情况不考虑诊断为 TS。① 含 45，X 细胞的个体，但无临床特征，需进一步检查或追踪观察。② 核型为 45，X/46，XY 的男性表型患者。③ Xp 末端缺失包含了 SHOX 基因时，通常会有矮身材和其他 TS 类似骨骼异常。但若无 Xp22.3 缺失者，发生卵巢功能不全的风险较低，通常不诊断为 TS。④ Xqter-q24 的缺失可出现原发性或继发性闭经，但没有矮身材或其他 TS 特征，通常诊断为卵巢早衰。⑤ 性染色体结构异常的个体是否诊断 TS，需结合临床评估。

【诊断和鉴别诊断】

1. 临床筛查　女性患者出现以下表现应注意 TS：① 难以解释的生长落后。② 有性腺发育不良表现。③ 具有以下一项或多项临床特征：新生儿期手足水肿、项部皮肤增厚，特殊躯体特征，如颈蹼、后发际低、耳位低、小下颌、肘外翻、指甲发育不良、色素痣、高腭弓、第四掌骨短、脊柱侧凸、先天性心血管异常、肾发育异常、慢性中耳炎、传导性或感音性耳聋、学习障碍特别是视觉空间或非语言技巧障碍等。④ 促性腺激素水平升高，雌激素水平低。⑤ 盆腔 B 超提示子宫卵巢发育不良。

2. 遗传学诊断　染色体核型分析可明确诊断。

3. 鉴别诊断　① Noonan 综合征：本病男女均可发病，可出现类似于 TS 的矮小和特殊的体征，但该病患者染色体核型正常。② 垂体功能减退：可表现为矮小和性腺的异常，但一般伴有垂体分泌的激素缺乏，测定垂体磁共振和垂体前叶激素协诊。③ 生长激素缺乏症：有身材矮小，但患儿无 TS 的特殊体征，染色体核型正常。部分 TS 患者可伴有生长激素缺乏。

【治疗和预防】

治疗的目的是提高患者成人身高，诱导性发育及维持第二性征，提高患者骨密度，同时防治各种并发症。

1. 促生长治疗　① 重组人生长激素（rhGH）：美国 FDA 于 2003 年批准将 rhGH 用于改善 TS 患者成人期身高。建议 TS 一旦出现生长障碍或身高

位于正常女性儿童的第 5 百分位数以下时，即可开始 rhGH 治疗。一般在 4~6 岁，甚至可在 2 岁时开始治疗。通常推荐剂量为 0.15~0.2 U/（kg·d）。可根据患者的生长反应和胰岛素样生长因子 1 水平调整剂量。②联合用药：蛋白同化类固醇制剂与 rhGH 有协同促生长作用，多用氧雄龙或司坦唑醇。联合治疗适用于年龄≥10 岁，或单独应用 rhGH 治疗不能获得满意成人身高者。氧雄龙的治疗剂量为 0.03~0.05 mg/（kg·d）。司坦唑醇剂量与氧雄龙相似，建议治疗剂量为 0.03 mg/（kg·d）。治疗过程中，需注意男性化倾向（如阴蒂肥大、声音低沉、多毛、痤疮）和乳腺发育延迟等，并注意监测肝酶。③不推荐在青春期前常规给予极低剂量雌激素来进一步促进生长。

2. 诱导性发育　性激素补充治疗可诱导 TS 患者性发育，维持第二性征，还可提高患者骨密度，以及提高患者生存质量。性激素补充治疗开始的时间、药物的剂量、递增方案以及剂型均需模拟正常的青春期发育。早期诊断的患者，推荐骨龄 11~12 岁时开始性激素补充治疗。对诊断较晚，特别是青春期年龄诊断的患者，可权衡生长潜能和性发育的情况后，采取个体化治疗。性激素补充治疗开始剂量为小剂量（成人生理剂量的 1/10~1/8），然后每 6 个月增加 1 次剂量（25%~100%），2~3 年后逐步达到成人生理剂量。为维持正常的乳腺和子宫发育，推荐开始雌激素治疗 2 年或有突破性出血发生时，考虑加用孕激素建立人工周期，每月服用雌激素 21 天，在月经第 12 天或者 2 周末，联用 8~10 天孕激素，产生撤退性出血。雌激素替代治疗需持续至正常绝经期，以维持女性化和防止骨质疏松。

3. 其他治疗　对眼科、耳科、心血管异常、自身免疫性疾病、神经心理问题等，分别进行对症处理。

4. 遗传咨询　约 90% 的 TS 卵巢储备会在成年前耗尽，因此大多数患有 TS 的女性在成年前即潜在面临不孕症，仅有 2%~5% 的 TS 女性可成功自然受孕。卵巢组织冻存是 TS 青春期前女孩保护生育力的唯一方法，建议 TS 一旦确诊，要尽早与生育力保护专家讨论女孩的生育力保护问题。当怀疑胎儿 TS 的可能性时，可行羊膜腔穿刺，但生后仍需行外周血染色体核型分析来确诊。需要强调的是：尽管某些特定类型的 TS 患者存在学习障碍和心理缺陷，但是大多数 TS 患者的智力在正常范围内，所以应根据患儿的具体情况综合分析。终止妊娠的

决定往往受异常表型和严重程度的影响。

二、基因组病

由染色体上邻近基因重排引起微缺失或微重复导致的一系列综合征，称为基因组病。致病性相对低，多散发。

（一）22q11 缺失综合征（22q11 deletion syndrome，22q11DS）

由于染色体 22q11.21-22q11.23 区域缺失引起的一类临床症候群，是人类最常见的微缺失综合征。患病率约为 1∶4000，男女患病率无明显差异。22q11DS 包括多个临床综合征：DiGeorge 综合征（DiGeorge syndrome，DGS，OMIM#188400）、腭心面综合征（velo-cardiofacial syndrome，VCFS，OMIM#192430）、椎干异常面容综合征（conotruncal anomaly face syndrome，CAFS/CTAF）、Cayler 心面综合征（Cayler cardiofacial syndrome）、Opitz g/bbb 综合征（Opitz g/bbb syndrome），其中以 DGS 和 VCFS 常见。

22q11DS 的发生主要由于 22q11.2 区域 1.5~3 Mb 的微缺失。约 90% 的患者有约 3 Mb 的相同缺失，缺失两侧为 LCR22A 和 LCR22D，其中约 85% 为半合子，因此典型的 22q11 缺失可能是 LCR22A 与 LCR22D 之间非等位同源基因重组的结果。而大多数其他患者（约 7%）缺失较小（约 1.5 Mb），可能是 LCR22A 与 LCR22B 之间非等位同源基因重组的结果。在具有典型缺失区域的患者中绝大多数缺失为新发突变，但约 10% 的患者的缺失是遗传自其父母。该区域中部分基因的缺失或表达降低也可能导致疾病发生，其中 TBX1 基因由于在心脏、甲状旁腺、胸腺和面部结构的发育中有重要作用，被认为是 22q11DS 发生最重要的基因。CRKL 基因（与心脏发育有关）、DGCR8（与神经精神病学有关）等其他基因也可能参与疾病发生，患者临床表型的异质性可能与缺失基因的不同有关。此外，动物实验还发现多基因效应可能与 q11.2 相同位置缺失患者临床表现异质性有关。

【临床症状】

临床表现复杂、异质性较大，几乎可累及全身各个组织和器官，最常见的临床症状被概括为

"CATCH22"：心脏畸形（cardiac abnormality，C）、异常面容（abnormal facies，A）、胸腺发育不良（thymic hypoplasia，T）、腭裂（cleft palate，C）、低钙血症（hypocalcemia，H）、"22"表示22号染色体。临床表现可能因年龄而异，在婴儿期或儿童期，典型症状包括先天性心脏畸形、慢性感染、鼻音亢进、低钙血症、喂养困难、发育和语言延迟、行为差异和学习障碍等。而行为异常则是青春期和成年期的典型症状，可能进一步表现为抑郁症、焦虑症等精神障碍、喂养和言语障碍、认知行为功能障碍等。

此外，22q11DS临床表现还包括泌尿系统畸形、骨骼畸形等，少数患者还表现出视听功能异常。

【辅助检查】

无特异性生化或影像学特征，主要针对22q11.2DS异质性临床表现以及可能的并发症进行检查。

1. 生化检查 约50%的患者常有低钙血症、甲状旁腺素不足。存在免疫缺陷的患者可出现CD4$^+$等淋巴细胞计数减少，T细胞体外增殖功能下降（植物血凝素刺激指数<70%），部分还可影响体液免疫。一些患者可有全血细胞减少。

2. 影像学检查 评估是否存在心脏畸形，包括胸部X线、心电图、超声心动图等，必要时可行MRI；腭咽部畸形发生率较高，可通过头颈部CT、鼻镜、喉镜等综合评估；对于免疫缺陷的患者，需行胸部X线或CT评估胸腺；对于骨骼畸形（脊柱侧弯、颅骨扁平等）、消化系统畸形（肠旋转不良、食道闭锁）、泌尿系统畸形（肾积水、多囊肾等）等其他畸形，可行造影、CT、MRI等评估。

3. 其他检查 生长发育评估（言语、智力等）、精神评估（抑郁、焦虑等）应尽早进行，以便及时干预；如有视力、听力异常需行相关特殊检查。

4. 遗传学检测 CMA、MLPA、qPCR及全基因组测序等分子遗传学检测方法可以检测缺失区域。传统染色体核型分析由于缺失片段较小，染色体外观差异不明显，诊断率较低。针对22q11.2区域设计荧光探针的FISH，可以检测到该区域的缺失，通常在外周血淋巴细胞、羊水或绒毛膜绒毛细胞的中期染色体中进行。

【诊断和鉴别诊断】

22q11DS主要根据临床表现和辅助检查确诊。需与其他临床表型部分重叠的疾病鉴别。①CHARGE综合征：CHD7基因新发杂合剪切位点变异引起的一种常染色体显性遗传（AD）疾病，可通过全外显子组测序等分子遗传学方法与22q11DS鉴别。②Smith-Lemli-Opitz综合征（SLOS）7-脱氢胆固醇还原酶（DNCR7）基因突变导致先天胆固醇合成障碍，并造成多发畸形，属于常染色体隐性。7-脱氢胆固醇增高是诊断SLOS的特异性生化指标，全外显子组测序等分子遗传学检测可进一步明确。③Alagille综合征：又称先天性肝内胆管发育不良征，是由JAG1或NOTCH2基因突变所致的一种常染色体显性遗传病，常表现为肝脏、心脏、骨骼、眼睛、肾脏、颜面等多器官发育障碍。可通过全外显子组测序等分子遗传学方法与22q11DS鉴别。CMA、MLPA、全外显子组测序等分子遗传学检测可鉴别。

【治疗和预防】

尚无治愈22q11DS的方法或特异性治疗方法，目前主要针对不同临床表现进行对症治疗和康复治疗。

1. 心脏、腭面部等部位畸形矫正 严重的心脏缺陷是22q11DS患者1岁前死亡的主要原因，明确诊断后需由心脏专科医生评估及时手术。其他部位畸形需由相关专科医生评估，必要时行手术干预。

2. 改善喂养困难 根据喂养困难的具体原因，如有腭咽部畸形、外咽功能不全等，建议避免坚硬难消化食物、采取坐位喂养等以防呛咳，口服普通食物不足以提供全部生长发育所需时，可采用肠内营养粉剂补充或鼻饲肠内营养液。

3. 免疫缺陷防治 预防感染，明确感染时可放宽抗生素使用和升级指征，注意机会性感染可能。谨慎接种任何活病毒疫苗或使用未经辐照的血液制品。

4. 内分泌异常干预 定期检测血钙和甲状旁腺激素，5岁前每3~6个月检测一次。对于生长激素缺乏的患者，应由专科医生评估，如发育落后应及时行规范的生长激素补充治疗。

5. 言语障碍、认知与行为功能异常等 早期诊断和干预有助于改善长期预后。主要通过物理治疗等康复治疗改善运动、言语、智力等，提高生活自理能力。

6. 遗传咨询 如明确先证者为新发突变，则其兄弟姐妹或其父母再生育后代患病概率较小，但稍高于普通人群。如明确其父母受到影响或有 22q11 缺失，则上述风险为 50%。22q11DS 患者的后代有 50% 的可能继承缺失。

7.产前诊断　产前超声等检查可发现心脏缺陷、腭面部畸形及泌尿系统畸形等 22q11DS 相关胎儿异常，同时评估有无明显宫内生长受限。如常规产检发现存在上述发现，推荐进一步行无创 DNA 筛查、羊水穿刺检查等遗传学检查明确诊断。

（二）15q11-q13 重复综合征（15q11-q13 duplication syndrome，dup15q）

由于染色体 15q11-q13 区域拷贝数重复引起的临床综合征。绝大多数患者为母源性重复，以肌张力低下、运动迟缓、智力障碍、孤独症谱系障碍（ASD）和癫痫为主要特点。父源性重复极少见且表型较轻，常仅有轻微的语言发育迟缓和行为异常。总患病率约为 1/10 000，男女患病率接近。母源性 dup15q 是 ASD 患者的常见遗传学变异之一，在 ASD 患者中发现率约为 1∶522。

15q11-q13 区域存在 5 个片段重复或低拷贝重复（LCR）区域，即 BP1-BP5 五个断裂点，易发生染色体重排导致染色体片段缺失、重复和 SMC。该区域存在多个印记基因，重复区域包含 BP4-BP5 的患者孤独症表现常更突出。而该区域中编码阳离子氯化物共转运体的 SLC2A6 基因则可能与癫痫发作有关。

【临床症状】

母源性 dup15q 临床表现较重。父源性重复极少见且表型较轻，因此下文所述以母源性 dup15q 为主。母源性 idic（15）和 intdup（15）临床表现有显著差异，idic（15）常更严重，孤独症和癫痫发生率更高。

1.肌张力低下和运动迟缓　母源性 dup15q 患者新生儿期或婴幼儿期肌张力低下，可能与喂养困难和运动发育迟缓有关。患儿通常在 10~20 月龄能独坐，在 2~3 岁时能独立行走，intdup（15）的患儿独立行走较之稍早。与非 dup15q 的孤独症患儿不同，母源性 dup15q 患儿常伴共济失调，精细运动和大运动均发育迟缓，影响生活自理。

2.言语及智力障碍　言语障碍和智力障碍在母源性 dup15q 患者中较为普遍。部分患者可有模仿语言（不自觉、无意义地重复他人所说单词或词句）、代词反转（把本人称作"你"或者直接叫名字，而不会使用"我"）、刻板言语（机械而刻板地重复一些与当前情境无关的毫无意义的词或句子）等，严重者甚至缺乏交流能力。大部分母源性 dup15 患者为中至重度智力障碍，intdup（15）患者认知能力稍好。

3.孤独症谱系障碍　大多数母源性 dup15q 患者符合孤独症诊断，从婴幼儿期就表现出逃避目光和身体接触，凝视，喜欢独处拒绝社交，抗拒交流大喊大叫，刻板动作等孤独症表现。intdup（15）患者中孤独症患病率在 50% 以上，idic（15）患者中甚至可达 80%。相较非 dup15q 的孤独症患者，这些患者常有保持社交微笑、特定面部表情等独特行为，可能对指导干预有一定意义。

4.癫痫　超 50% 母源性 dup15q 患者有癫痫，包括婴儿痉挛以及肌阵挛、强直阵挛、失神发作和局灶性癫痫发作等，常发生在 6 个月到 9 岁间，idic（15）患者癫痫发生率更高、表型更严重。母源性 dup15q 是婴儿痉挛最常见的已知原因之一，合并癫痫的 dup15q 患者 40% 首发症状为婴儿痉挛，且其中 90% 后续发展为其他类型癫痫，包括 Lennox Gastaut 综合征和其他难以控制的复杂发作模式。合并难治性癫痫的母源性 dup15q 患者，可能出现发育倒退、跌倒致残等继发性影响，甚至导致猝死。

5.面部畸形　常见的轻微面部畸形包括枕部扁平、眼眦下斜、鼻骨凹陷、短鼻、鼻尖上翘、长人中、双耳低置、高拱形上颚、厚唇、小颌等。因表型轻微，婴儿期可能被忽略延误诊断。

少数患者还可有泌尿生殖道畸形、先天性心脏缺陷、小头畸形等。

【辅助检查】

15q11-q13 微重复综合征生化检查和影像学检查可无明显阳性发现。该疾病临床异质性较大，需针对具体表现和并发症进行检查及评估，以明确诊断和鉴别。

1.发育和心理评估　言语、运动、智力等发育评估和孤独症相关心理、行为评估等，有助于及早干预和康复、管理。

2.脑电图　有抽搐发作时或明确诊断的患儿应行长程脑电图检查，必要时可行诱发实验。患者脑电图异常主要包括弥漫性尖峰、棘波、定义不明的棘慢复合体、半球优势可变的多灶放电等。

3.肌电图 肌张力低下但肌电图通常基本正常，可鉴别其他导致肌张力低下的神经肌肉疾病，如重症肌无力、肌营养不良等。

4.遗传学检查 传统染色体显带检查可以发现片段重复和SMC，但必须结合针对15q或PWACR探针的FISH才能明确诊断。针对性的CMA、qPCR等分子遗传学检测方法可明确重复区域和拷贝数。MS-MLPA、MS-PCR等15q11.2-q13区带甲基化检测方法，或对患儿及父母该区域单核苷酸多态性（SNP）位点进行比对，可分辨重复为母源性还是父源性。

【诊断】

1.临床诊断 15q11-q13微重复综合征尚无广泛认可的临床诊断标准。任何有肌张力低下、特殊面部畸形、发育迟缓、智力障碍、孤独症或类似行为等表现的婴儿和儿童，应考虑尽早行遗传学检测筛查。患有不明原因的癫痫、药物难治性癫痫的患儿也应接受筛查，以便早期诊断和干预。

2.遗传学诊断 传统染色体显带检查必须结合针对15q或PWACR探针的FISH才能明确诊断。针对性的CMA是目前首选的分子遗传学检测方法，可明确拷贝数以区分idic（15）和intdup（15），但需使用软件与父母该区域单核苷酸多态性位点对比判断亲源性，准确度欠佳。MS-MLPA、MS-PCR等15q11.2-q13区带甲基化检测方法，是判断重复亲源性的主要依据。父源性基因不能被甲基化，而母源性基因可被甲基化，经处理后信号峰不变。绝大多数15q11-q13微重复综合征为新发突变，少数intdup（15）患者异常染色体遗传自其母亲，而其母亲因其染色体重复为父源性而无明显临床表现。

【治疗和预防】

尚无特异性治疗方法，主要以对症治疗和早期康复干预为主。

1.喂养困难及运动、语言、智力等发育迟缓 15q11-q13微重复综合征出生后不久就表现出肌张力低下，早期主要引起喂养困难，可采取高能量密度的特殊配方乳配合大孔眼奶瓶，少量多次进食以满足营养摄入需求，必要时可短期鼻饲饮食。1岁以后运动、语言、智力等各方面发育迟缓成为主要

问题，应早期干预，积极康复锻炼，改善运动、言语、认知等功能，提高生活自理能力。部分患者还存在共济失调，需同时注意大运动和精细运动的康复治疗。

2.孤独症等行为异常干预 孤独症谱系障碍，及早诊断和干预对改善预后尤为重要。有条件的患者可寻求专业社会干预机构帮助，通过行为分析训练，重复"刺激-反应-强化"流程，提高自理能力，并通过感觉统合训练法、艺术治疗训练、游戏疗法、心理治疗、睡眠管理、针灸治疗等改善社交功能。同时，良好的家庭支持与引导干预也是纠正不良行为、培养沟通能力的重要环节。必要时可使用利培酮、帕罗西汀等药物缓解焦虑、抑郁等症状。

3.癫痫控制 如有癫痫发作史应完善颅脑MRI、长程脑电图等检查，由神经内科专科医生评估后行系统治疗。家长和其他监护人应注意癫痫发作的识别，发作时保持患者头侧位，避免二次伤害，及时送医。

4.遗传咨询 目前报道的所有idic（15）均为新发突变，但仍建议完善先证者父母的遗传学检测明确有无体细胞嵌合体可能。新发突变的idic（15）患者父母再生育再现可能性很小，尚无患者生殖能力相关报道。如果先证者为女性则其后代有母源性dup15q风险，临床表型较明显。如果先证者为男性则后代有父源性dup15q风险，临床表型可能稍轻。目前尚无有效基因治疗手段，患者需慎重考虑生育计划。

5.产前诊断 15q11-q13微重复综合征患者孕期产检可无明显异常，有该疾病家族史的夫妇可行羊水穿刺、无创DNA等检查明确诊断。此外，高危产妇（高龄、孕早期不良因素暴露等）也可考虑行相关筛查。需要注意的是，产前诊断结果无法可靠预测胎儿出生后临床表型严重程度。

三、单基因遗传病

（一）原发性肉碱缺乏症（primary carnitine deficiency，PCD）

是由于编码高亲和力钠依赖性肉碱转运蛋白2（OCTN2）的*SLC22A5*基因突变导致的常染色体隐性遗传脂肪酸代谢病，又称为肉碱转运体缺乏症。OCTN2是肠黏膜、肝脏、心肌、骨骼肌及肾小管等组织细胞膜的跨膜蛋白，其功能是转运肉

碱由细胞外至细胞内。PCD 是较常见的脂肪酸代谢，也是导致婴幼儿脑病、肌病和猝死的主要遗传性罕见病之一，患病率具有明显种族差异，一般为 1∶（20 000~40 000），浙江省新生儿筛查患病率为 1∶25 059，由于存在很多无症状患者，临床的患病率统计可能被低估，另外，成年妇女可能因为新生儿筛查发现和被诊断。

SLC22A5 基因位于 5q31.1，含 10 个外显子，长约 3.2 kb，基因产物 OCTN2 由 557 个氨基酸组成，包括 12 个跨膜结构域和一个 ATP 结合结构域。国外报道最常发生的突变是 c.136C>T（p.P46S），多见于无症状或轻症，可能与该突变残存的肉碱转运活性有关；国内 c.1400C>G（p.S467C）突变最为常见，其次为 c.51C>G（p.F17L）。

【临床表现】

PCD 的临床表现在起病年龄、受累器官和症状严重度方面有很大差异，婴儿和儿童早期起病常见，表现为代谢失代偿或心脏和肌肉疾病。

1. 婴儿代谢（肝脏）型　约一半的患者在 1 岁左右（3 个月至 2.5 岁）出现代谢失代偿，其特征为低酮性低血糖、高氨血症、肝大、转氨酶升高和肝性脑病（拒食、易怒、嗜睡等症状），诱因包括空腹、饥饿、上呼吸道感染等，患有上述症状的年龄稍大的儿童可同时有心肌病、骨骼肌无力和肌酸激酶（CK）值轻度升高，如不及时输注葡萄糖可能会昏迷或死亡。

2. 儿童肌病（心脏）型　另一半的儿童通常在 4 岁左右（1~7 岁）出现扩张型心肌病、肌张力减退、肌无力和肌酸激酶升高，心肌病可进行性，可能在确诊或治疗前死亡。

3. 成人型　成年患者可无症状或轻微症状。

【辅助检查】

1. 常规检查　可有低血糖、低血酮和低尿酮、代谢性酸中毒、高血氨、转氨酶和肌酸激酶升高等。腹部超声提示肝大、脂肪肝，胸片可提示心影增大，心电图示各种心律失常、左室肥厚、QT 间期延长、T 波增高等，超声心动图常发现心脏扩大、室壁肥厚、射血分数降低、心肌收缩力减弱、继发性二尖瓣关闭不全等。肌肉活检提示脂质沉积性肌病，见大量脂质沉积于 Ⅰ 型纤维，而 Ⅱ 型纤维出现萎缩，肝活检肝细胞脂肪变性等。

2. 肉碱检测　通过串联质谱检测，血浆游离肉碱水平明显降低（常 <5 μM，正常 25~50 μM），总肉碱减低，服用肉碱治疗的患者尿肉碱排泄非常高。新生儿肉碱降低可能是母源，即母亲为 PCD 患者，建议母亲行肉碱分析。

3. PCD 肝穿刺活检　可有肝细胞明显肿胀，小疱状及大疱状脂肪变性，一般汇管区无扩张。

4. 肉碱转运功能测定　患者皮肤成纤维细胞中的肉碱转运通常低于对照组的 10%。

5. 基因检测　可以在大约 70% 的受影响个体中检测到至少一种突变，大片缺失可以使用微阵列比较基因组杂交（aCGH）或 MLPA 等方法来检测。

【诊断与鉴别诊断】

具有可疑临床症状或家族史患者建议串联质谱筛查。新生儿串联质谱筛查日益普遍，患者游离肉碱显著降低，常低于 5 μmol/L（正常值范围 25~50 μmol/L），酯酰总肉碱往往同时降低。新生儿筛查阳性患者建议母亲肉碱检测以发现母源患者，进一步通过 SLC22A5 基因分析或皮肤成纤维细胞肉碱转运功能检测确诊。

PCD 应与肉碱缺乏的继发性原因相鉴别。一些单基因遗传代谢病可引起继发性肉碱缺乏症，包括各种有机酸血症如甲基丙二酸血症、丙酸血症、异戊酸血症和脂肪酸氧化缺陷。

【治疗和预防】

PCD 是治疗和预防效果最好的遗传代谢病之一。疑似或确诊患者应转介给代谢或遗传专家，以便尽早进行适当的治疗、预见性指导和遗传咨询。建议基线评估：超声心动图筛查心肌病，心电图筛查心律失常，肌酸激酶（CK）评估肌肉受累，肝转氨酶评估肝功能，餐前血糖评估低血糖。患者平时应注意预防低血糖、避免饥饿、多餐饮食、避免长时间运动，一般无特殊饮食要求。

主要治疗包括补充肉碱（左卡尼汀），剂量为 50~400 mg/（kg·d），分三次，确切剂量应根据个人血浆肉碱水平进行调整。

PCD 患者需终身服用左旋肉碱，依从性差或突然停药可使血浆肉碱浓度迅速下降，可导致反复 Reye 综合征样发作或猝死，无症状的 PCD 患者建议长期补充左旋肉碱以预防发病。

PCD 患者的预后取决于诊断时的年龄、表现和症状的严重程度，如果不及早治疗，婴儿代谢失代偿和儿童肌病表现可能是致命的。在发生不可逆的器官损伤之前，应尽快开始补充左卡尼汀治疗，治疗后长期预后良好。

PCD 是常染色体隐性遗传病，父母是杂合子携带者，杂合子携带者无症状，每次妊娠的复发风险为 25%。从绒毛膜绒毛或羊膜腔穿刺中提取 DNA 进行分子遗传学检测可实现产前诊断，但产前诊断很少进行，因为 PCD 是可以治疗和预防的疾病。

（二）甲基丙二酸血症（methylmalonic acidemia，MMA）

甲基丙二酸是异亮氨酸、缬氨酸、甲硫氨酸、苏氨酸、胆固醇和奇数链脂肪酸分解代谢途径中甲基丙二酰辅酶 A 的代谢产物，正常情况下在甲基丙二酰辅酶 A 变位酶及辅酶甲基钴胺素的作用下转化成琥珀酰辅酶 A 参与三羧酸循环，基因变异导致甲基丙二酰辅酶 A 变位酶自身缺陷或钴胺素代谢缺陷或其他遗传因素导致甲基丙二酰辅酶 A 代谢受阻，其旁路代谢产物甲基丙二酸、丙酸、甲基枸橼酸及丙酰肉碱等代谢物异常蓄积导致 MMA（图 15-4），所以 MMA 是一类遗传异质性的有机酸血症，根据是否合并血同型半胱氨酸（homocysteine，HCY）增高分为单纯型 MMA 和合并型 MMA，根据钴胺酸治疗的反应分为维生素 B_{12} 有效型和无效型。MMA 患病率存在地区差异，国际为 1 :（48 000～250 000），中国为 1 :（5589～46 531），是我国最常见的有机酸血症。

【临床表现】

MMA 的线粒体功能障碍、毒性有机酸堆积和同型半胱氨酸增高导致的临床表现常无特异性。

1. 代谢危象　表现为意识障碍、抽搐昏迷、呼吸暂停等，生化异常有阴离子间隙增高的代谢性酸中毒、酮症、低血糖、高乳酸血症、高氨血症等，严重时死亡。

2. 神经系统　急性期脑病样症状，如拒乳、呕吐、嗜睡、昏迷、惊厥、肌张力低下等，稳定期常见的症状和体征包括反复呕吐、惊厥，运动障碍，肌张力低下，认知能力下降、学习成绩下降及智力倒退等，可合并脊髓、外周神经损害，部分成人患者以精神及心理异常为首发症状。

3. 肝肾损害　患儿肝脏可明显肿大、肝功能异常；肾小管酸中毒、间质性肾炎、肾病综合征、高尿酸血症、尿酸盐肾病、遗尿症、肾功能不全等慢性肾损害，合并型 MMA 患者可有溶血尿毒综合征表现。

4. 血液系统　可有巨幼细胞贫血、粒细胞减少、血小板减少，骨髓抑制等。

5. 其他多系统损害　可有生长迟缓、皮肤损害、肺动脉高压等，同型半胱氨酸增高可导致骨、眼、血管及皮肤等多系统损害。

【实验室及影像学检查】

1. 常规检验　包括血尿常规、肝功能、肾功能、血气分析、血糖、血氨、血乳酸及肌酸激酶等。

2. 血氨基酸及酰基肉碱检测　串联质谱技术检测干血滤纸片中氨基酸、游离肉碱及酰基肉碱谱。MMA 患者血丙酰肉碱（propionylcarnitine，C3，参考值 0.5～4 μmol/L）及 C3 与乙酰肉碱（acetylcarnitine，C2）比值（C3/C2）增高（参考值 <0.20），部分合并型 MMA 患者血甲硫氨酸（methionine，Met）降低（参考值 10～50 μmol/L）、C3/Met（参考值 <0.25）增高。

3. 尿有机酸检测　气相色谱 - 质谱技术检测

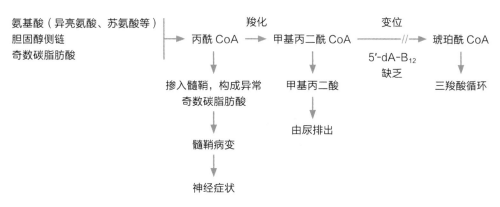

图 15-4　MMA 代谢途径示意图

尿有机酸。MMA 患者尿甲基丙二酸、甲基枸橼酸和 3- 羟基丙酸增高。

4. 血同型半胱氨酸检测　合并型 MMA 患者血总同型半胱氨酸不同程度增高。

5. 酶活性检测及互补实验　少数基因不能明确的 MMA 可通过皮肤成纤维细胞、外周血淋巴细胞或肝组织成纤维细胞酶活性检测及互补实验分析确定 MMA 酶缺陷类型。

6. 头颅磁共振（MRI）检测　MMA 患者脑部表现多样，非特异性，包括基底节损害、双侧苍白球信号异常、脑白质脱髓鞘变性、软化、坏死、脑萎缩、脑出血、脑积水等。

7. 脑电图　MMA 患者脑电图可呈高峰节律紊乱、慢波及痫样放电。

8. 遗传学检测　MMA 基因变异以单核苷酸变异多见，外显子缺失或重复者较少，多选择 NGS 技术作为检测方法，合并型或单纯型 MMA 也可选 MMACHC 或 MMUT 基因的 Sanger 测序。基因检测需要结合家系验证和生化表型来解释或确诊，因技术限制可能还会存在假阴性，如果生化结果或临床支持 MMA，也可以临床确诊。

【诊断和鉴别诊断】

特异性生化检测即串联质谱技术血酰基肉碱、氨基酸谱和气相色谱 - 质谱技术尿有机酸检测是确诊 MMA 的首选方法，检测对象为临床可疑患者或新生儿，基因分析是 MMA 精准分型最可靠的依据，酶活性检测及互补实验可用于少数诊断不明情况。

【治疗和预防】

1. 急性期治疗　快速纠正代谢危象，限制蛋白摄入，静脉输注足量葡萄糖以阻止内源性蛋白分解，纠正酸中毒及电解质紊乱。静脉滴注左卡尼汀以促进有机酸排出，100~300 mg/（kg·d），建议 MMA 患者均行维生素 B_{12} 负荷试验即肌内注射维生素 B_{12} 针 1 mg/d，连续 5~7 天检测甲基丙二酸排出量判断有效性。若持续高氨血症（血氨 >600 μmol/L）考虑腹膜透析或血液透析去除毒性代谢物。

2. 长期治疗　①饮食治疗：维生素 B_{12} 无效或部分有效的单纯型 MMA 患者原则上低蛋白高热能饮食以减少毒性代谢产物蓄积。蛋白质总摄入量为婴幼儿期 2.5~3.0 g/（kg·d），儿童每天 30~40 g。天然蛋白质摄入量建议 6 个月内为 1.2~1.8 g/（kg·d），

6 个月至 7 岁为 0.6~1.2 g/（kg·d），7~18 岁为 0.5~1.0 g/（kg·d），>18 岁为 0.4~0.8 g/（kg·d），其余给予不含异亮氨酸、缬氨酸、苏氨酸和甲硫氨酸的特殊配方乳或蛋白粉。②药物治疗：维生素 B_{12} 有效型大多不需要特殊奶粉治疗，蛋白饮食限制不需过于严格，肌内注射维生素 B_{12} 每次 1.0~10.0 mg，每 1~10 天一次，羟钴胺剂型效果优于氰钴胺，由于自身甲硫氨酸合成障碍，在使用过程中应监测血液中甲硫氨酸浓度，以防甲硫氨酸缺乏。左卡尼汀：50~200 mg/（kg·d），口服或静脉滴注；甜菜碱：合并型 MMA 患者 50~500 mg/（kg·d）口服；叶酸：合并型 MMA 患者 2.5~10 mg/d 口服。

3. 肝移植或肝肾联合移植　对于维生素 B_{12} 无效且饮食控制效果较差的患者可考虑肝移植或肝肾联合移植。

4. 遗传咨询　MMA 预后与基因变异类型、发病早晚、维生素 B_{12} 是否有效有关；MMA 患者家族成员检测血串联质谱及尿气相质谱有助于发现同胞患者，基因分析可检出杂合子携带者；产前诊断是 MMA 患者家庭优生优育的重要措施。患者母亲若再次妊娠，可在妊娠 16~20 周时行羊水穿刺或 10~12 周时行绒毛膜穿刺取样提取胎儿细胞 DNA，或胚胎植入前基因检测，对突变（变异）已知家系进行基因产前诊断；检测羊水 C3、C3/C2、甲基丙二酸及同型半胱氨酸水平，可协助产前诊断，并可弥补部分患者基因不明确的不足。MMA 高发地区建议夫妻双方孕前筛查 MMA 相关基因，若均为相关基因变异携带者，建议 MMA 产前诊断。

（三）家族性高胆固醇血症（familial hypercholesterolemia，FH）

由于胆固醇代谢相关基因发生突变所引起的一类以低密度脂胆固醇（LDL-C）升高、黄瘤、早发心血管疾病为特征遗传代谢病。其中纯合子 FH（HoFH）和复合杂合子 FH 为 1/100 万 ~1/160 万，杂合子 FH（HeFH）发病率高达 1/500~1/200。

已发现 FH 致病基因包括编码低密度脂蛋白受体（LDLR）、载脂蛋白 B（APOB）、前蛋白转化酶枯草杆菌蛋白酶 9（PCSK9）和 LDL 受体衔接蛋白 1（LDLRAP1）基因四种，随着基因测序技术的发展，越来越多的基因被发现可能与 FH 的发病相关，如 STAP1、LIPA、PNPLA5 等。LDLR 基因突变相关 FH 约占 90%，主要影响 LDL 分解代谢。APOB

基因突变相关 FH 约占 5%，主要通过影响 LDL 与 LDR 的结合而引起血 LDL-C 水平升高，表型较轻。

【临床表现】

HeFH 患者和年幼 HoFH 可无任何临床症状或体征，部分由于血液检测偶然发现总胆固醇和 LDL-C 而就诊，HoFH（含符合杂合子）常可出现下列临床表现（图 15-5）。

1. 黄瘤　胆固醇沉积在皮肤或肌腱形成皮肤黄瘤或腱黄瘤。多在关节伸侧皮肤、臀部等易摩擦处，多为颗粒状，部分可线状（比较早期）或融合成片（足跟部多）。

2. 眼部　由于胆固醇在角膜周边基质内沉积导致，表现为不透明白色环。沉积在角膜形成白色弓状的脂性角膜弓。长期高胆固醇血症会导致眼底动脉硬化的发生。

3. 关节炎　由于脂质在关节部位异常沉积所致，少数患儿可表现为游走性多发性关节炎。

4. 血管粥样硬化　由于机体暴露于高水平的 LDL-C 中，导致动脉粥样硬化，是部分患儿出现活动后心绞痛症状，亦可发生急性心肌梗死、猝死等心血管事件。FH 是早发性冠状动脉粥样硬化性心脏病（arteriosclerotic cardiovascular disease, ASCVD）（女性 <65 岁或男性 <55 岁发生）及死亡的重要原因。HoFH 患者多数会在 20 岁前就出现冠状动脉粥样硬化性心脏病、脑血管病，并可能因此死亡。

5. 家族史　由于多为常染色体显性遗传，其家族，尤其是一级、二级亲属可能有 LDL-C 水平升高以及 ASCVD 阳性家族史。

【辅助检查】

1. 生化检查　可发现 LDL-C 明显升高；同时注意是否合并甘油三酯升高；存在心血管病变或可疑心肌梗死时，需检测肌酸激酶同工酶 CK-MB 和肌钙蛋白 T。

2. 影像学检查　评估是否存在心血管病变，包括颈动脉超声和超声心动图观察亚临床动脉粥样硬化，必要时进行 MRI/CT 动脉成像、冠状动脉造影。

3. 遗传学检测　已知的 FH 基本为单基因遗传病，且以点突变为主，建议采用靶基因 Panel 或全外显子测序，但还是需要注意微缺失、寡基因突变等。随着基因测序技术的发展，越来越多的基因被发现可能与 FH 的发病相关，如 STAP1、LIPA、PNPLA5 等。

【诊断与鉴别标准】

1. 临床诊断　在排除继发性脂质异常血症的基础上，连续 2 日检测空腹 LDL-C ≥4.9 mmol/L（190 mg/dL），或 LDL-C ≥3.6 mmol/L（140 mg/dL）伴 FH 家族史或 ASCVD（二级亲属）可临床诊断 FH。当 LDL-C ≥13 mmol/L（500 mg/dL）需考虑 HoFH。

2. 遗传诊断　检测到相关基因致病性变异是诊断的重要依据。FH 分子机制及遗传模式较为复杂，既有纯合子、复合杂合子、双重杂合子，也有这种；多为单基因遗传，也可为多基因遗传。因此，遗传学检测阴性不能完全排除 FH。

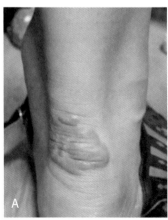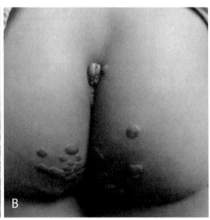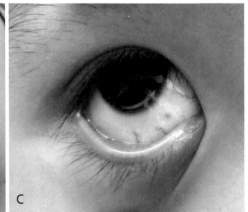

图 15-5　FM 患儿黄色瘤和角膜环

（A）脚踝部融合成大片的藓样黄色瘤，高出皮面，颜色较正常皮肤红；（B）臀沟和臀部大小不等疣状黄色瘤，高出皮面，颜色与正常皮肤相近；（C）高脂性角膜弓，在角膜缘见弧形灰白浑浊半环。

3.鉴别诊断　本病需要与继发性高胆固醇血症，其他导致高胆固醇血症、黄瘤以及早发冠心病的疾病进行鉴别。①谷固醇症：是一种由于 ATP 结合盒转运蛋白异常导致植物固醇代谢障碍的常染色体隐性遗传病，通过检测血清植物固醇水平和基因测定可鉴别。②脑健黄瘤病：一种常染色体隐性遗传的脂质代谢性疾病，特征性表现为脑、肌腱黄瘤等全身症状及进行性神经系统受损症状，血清 LDL-C 水平可能不高。根据临床表现及基因检测可鉴别。③溶酶体酸性脂肪酶缺乏症：可引起沃尔曼病（Wolman 病）和胆固醇酯贮积病，均为常染色体隐性遗传病，根据典型临床表现及基因检测可鉴别。

【治疗和预防】

HoFH 患者多在 20~30 岁死于严重的 ASCVD，因此治疗和管理目标就是降低 LDL-C 水平，尽量减少或推迟 ASCVD 的发生。治疗手段包括改善生活方式、药物治疗、脂蛋白血浆清除、肝移植等。

1.改善生活方式　健康饮食，适当运动。推荐低饱和脂肪、低胆固醇饮食，积极控制吸烟、肥胖、高血压和糖尿病等其他危险因素。是高胆固醇血症的最基础干预方法。

2.药物治疗　HeFH 应先进行生活方式干预6 个月，效果不佳者考虑药物干预；对于 HoFH 患儿，在生活方式干预同时，尽早进行药物等治疗。

他汀类药物是目前 FH 治疗首选药物，5~6 岁以上 HoFH 患儿诊断后应立即开始治疗。西班牙有报道将瑞舒伐他汀用于 2 岁以上的 HoFH 患儿，可从低剂量开始逐渐加量至最大耐受剂量。使用期间需定期监测转氨酶、肌酸激酶及同工酶、肌酐、血糖水平。他汀类药物治疗效果不理想或者患儿不耐受时应考虑联合用药，首选胆固醇吸收抑制剂依折麦布或者联合胆汁酸螯合剂（树脂）。依折麦布可抑制肠道吸收胆固醇，已获批 10 岁以上患儿。胆汁酸螯合剂如考来烯胺（消胆胺）等为阴离子交换树脂，可用于非哺乳期儿童，须注意高氯性酸中毒风险。

3.脂蛋白血浆置换　对于药物联合治疗效果欠佳，或伴有冠心病的高危 FH 患儿，或对他汀类药物不耐受的患儿建议及早使用，推荐频率为每 1~2 周 1 次。

4.肝脏移植　肝脏是清除血胆固醇的主要器官，通过肝移植可以纠正肝细胞上 LDLR、PCSK9、APOB 等基因的分子缺陷。虽然肝脏移植可以降低 LDL-C 水平，但由于移植后的并发症和病死率高以及供体匮乏等因素，使其目前难以作为 FH 的主要治疗手段。

5.遗传咨询　遗传性脂质异常血症患儿及家庭在得到基因诊断后可进行遗传咨询和产前诊断。FH 绝大多数是常染色体（共）显性遗传方式，具有家族聚集性，建议确诊患儿的家庭成员均进行基因及 LDL-C 筛查。新生儿期生化筛查尚存在困难，已有探索该病基因筛查研究。

也有基因治疗研究报告，但尚未能用于临床。

（四）黏多糖贮积症（mucopolysaccharidosis, MPS）

黏多糖贮积症是由于溶酶体中酸性黏多糖（又称为糖胺聚糖，GAG）降解酶缺乏使酸性黏多糖不能完全降解，在组织内沉积而引起的一组疾病。多以骨骼的病变为主，还可累及中枢神经系统、心血管系统、肝脏、脾脏、关节、肌腱和皮肤等。黏多糖可分为硫酸皮肤素（dermatan sulfate, DS）、硫酸类肝素（heparan sulfate, HS）、硫酸角质素（keratan sulfate, KS）、硫酸软骨素（chondroitin sulfate, CS）和透明质酸（hyaluronic acid, HA）。这些多糖的降解必须在溶酶体中进行，多种酶参与其降解过程，任何一种酶的缺陷都会造成黏多糖的分解障碍而积聚体内，并自尿中排出。已知有 12 种酶对应基因缺陷可导致 MPS，根据临床表现和酶缺陷，MPS 可分为八型，部分型又有若干亚型。欧美国家以Ⅰ型最多见，我国以Ⅱ型和Ⅳ型多见。除Ⅱ型为 X 连锁隐性遗传外，其余均为常染色体隐性遗传（表 15-1）。

【临床表现】

1.特殊面容　患儿通常具有典型面容，表现为头大、面部粗陋、前额突出、眉毛浓密、头发多且质地粗糙，鼻梁低平、鼻翼肥大、唇厚、舌大、牙龈厚、颈短等。疾病早期面部粗陋的程度较轻。

2.神经系统　患儿早期大运动、智力发育基本正常，甚至随年龄增加，语言等有一定发展。但常在一定年龄后出现智力、语言、运动倒退，好动、不受规则或纪律约束。亦可出现癫痫及其他神经系统异常相关表现。

表 15-1　黏多糖贮积症分型和特点

类型 / 亚型		酶缺陷	蓄积产物	临床表现
MPS Ⅰ		α-L-艾杜糖苷酸酶	硫酸皮肤素，硫酸乙酰肝素	重症智力低下、面容粗糙、角膜混浊、身材矮小、关节僵硬。轻症智力可正常
MPS Ⅱ		硫酸艾杜硫酸酯酶	硫酸皮肤素，硫酸乙酰肝素	重型与Ⅰ型重症相似，但无角膜混浊；轻型较轻
MPS Ⅲ	A	乙酰肝素-S-磺胺苷酶	硫酸乙酰肝素	进行性痴呆、行为异常、攻击性、癫痫发作、轻度畸形、头发粗糙、角膜不混浊
	B	N-乙酰-α-D-氨基葡糖苷酶		
	C	乙酰 CoA-氨基葡糖-N-乙酰转移酶		
	D	N-乙酰氨基葡糖-6-硫酸酯酶		
MPS Ⅳ	A	N-乙酰半乳糖胺-6-硫酸酯酶	硫酸角质素	智力正常、身材矮小、角膜混浊、骨发育不良；Ⅳ-B型较轻
	B	β-半乳糖苷酶		
MPS Ⅵ		N-乙酰-半乳糖胺-α-4-硫酸酯酶	硫酸皮肤素	类似Ⅰ型伴角膜混浊，智力正常
MPS Ⅶ		β-葡糖醛酸苷酶	硫酸皮肤素	面容特殊、肝脾大、骨骼异常，可有不同程度智力落后
MPS Ⅸ		透明质酸酶	透明质酸	矮小、胎儿水肿、关节周围软组织肿块
MPS Ⅹ		芳基硫酸酯酶 K	乙酰肝素、硫酸软骨素	矮小、粗糙面容（轻）、骨骼（脊柱弯曲等）、心瓣膜病（轻）、眼科异常（轻玻璃体和晶体混浊、轻视网膜变性），智力正常

3.消化系统　多表现为腹部膨隆、肝脾肿大。部分患儿伴有脐疝、腹疝，手术后易复发。

4.呼吸系统　糖胺聚糖在相应组织贮积可引起鼻、咽软组织增厚和扁桃体、腺样体肥厚。骨骼畸形也会影响气道通畅。患儿早期有反复上呼吸道感染、气道阻塞、呼吸道分泌物稠厚。

5.心血管系统　患儿出现心脏瓣膜病和（或）心肌病，患儿可闻及与心脏瓣膜病变相关的杂音，涉及的瓣膜按照累及概率依次为二尖瓣、主动脉瓣、三尖瓣及肺动脉瓣。

6.骨骼和关节　大多身材矮小，以影响骨骼为主的Ⅳ型尤为明显。多发骨发育不良（如脊椎椎体为杵状、鸟喙状，肋骨飘带状等）；寰枢关节半脱位。Ⅳ型可有关节活动过大，其余型患儿可有手指关节僵硬（常为早期的诊断线索之一，与皮下组织糖胺聚糖沉积有关）。关节进行性畸变，表现为肩关节上举受限、肘关节外展受限、膝关节屈曲、爪形手、脊柱侧凸、脊柱后凸等改变。

7.口耳鼻咽喉　部分患儿早期即出现听力损伤，其他表现有耳鸣、眩晕、中耳炎、张口受限、声音粗糙等。

8.视觉系统　部分型可导致角膜混浊，甚至影响视力。眼底检查可见视乳头水肿、视神经萎缩及视网膜病变。

9.皮肤　患儿出生时常有背部、臀部大片"蒙古斑"。

同一个型临床表型可有轻重。重型发病早，多累及中枢神经系统、心血管系统、呼吸系统，常在青少年时期因神经系统退化和心肺功能衰竭而死亡。轻型起病较晚，临床症状较轻，主要以皮肤、骨骼改变为主，一般不累及中枢神经系统。

不同型之间临床表现是有差异的。Ⅰ型主要表现为生长落后、智力落后、面容丑陋、肝脾大、心血管病变、角膜白斑、耳聋、骨关节畸形、多发骨发育不良（如脊椎椎体为杵状、鸟喙状，肋骨飘带状等）。Ⅱ型重症有典型面容、生长落后、智力落后和骨骼畸形等，但脊椎等骨骼变化较轻。角膜内皮细胞虽有黏多糖沉积而无角膜云翳，皮肤呈结节性增厚以上臂和胸部为著。幼儿期始有听力损伤，呈进行性耳聋，视网膜变性，心脏增大可闻及收缩期与舒张期杂音，最后可发生充血性心力衰竭或心肌梗死，常是死亡的原因，多在青春期前死亡。智能落后的差异较大。肝脏肿大，关节强直。轻型无智能障碍，临床症状亦较轻。Ⅲ型智力落后明显，骨骼畸形较轻。Ⅳ型一般不影响智力，但骨骼畸形最明显。

【辅助检查】

1. 影像学检测　包括肝脾超声、心脏超声，以及脊柱、肋骨等 X 线检测。

2. 尿 GAG 分析　精度可能因技术而异，二甲基亚甲蓝（DMB）比色法主要用于筛查所有黏多糖贮积症；串联质谱可以分辨不同黏多糖，可以大致分型。

3. 酶活性分析　外周血有核细胞或成纤维细胞酶学检测是 MPS 诊断的金标准。

4. 角膜、眼底和听力检测　必要时进行运动功能、智力评估。

【遗传学检测】

由于致病基因基本明确，多为点突变，一般建议测序检测。然而，有部分基因有假基因、富含CG区域等因素存在,遗传学检测可能存在假阴性等，解读分析要特别注意。

对于有明确家族史，各型黏多糖贮积症大部分可进行羊水细胞基因分析作产前诊断，甚至新生儿基因筛查。

【诊断】

黏多糖贮积症的临床诊断根据其临床表现、X线骨片的特点和尿中排出不同的黏多糖增多。甲苯胺蓝呈色法可作为本病的筛查试验，也可用醋酸纤维薄膜电泳、串联质谱来区分尿中排出的黏多糖类型。应用广泛遗传学检测已成为黏多糖贮积病诊断一个重要手段。酶学诊断是金标准，遗传学诊断对遗传咨询具有重要意义。

【治疗和预防】

黏多糖贮积症是一类多系统多脏器累积罕见病，建议转有经验的团队综合干预和管理。治疗一般包括对症治疗（主要针对呼吸及心血管系统合并症、耳聋、脑积水、外科矫正和康复等）、酶替代疗法、造血干细胞移植。基因疗法正在研究中。

1. 酶替代治疗　Ⅰ型、Ⅱ型、ⅣA型、Ⅵ型和Ⅶ型已有特异性酶替代治疗，能缓解部分症状，减缓病情进展。但对于骨骼等畸形并不能恢复，而且目前使用特异性酶均不能通过血脑屏障，不能改善神经系统预后。目前，已有鞘内酶替代治疗、融合蛋白等针对神经系统干预方法研究报道。

2. 造血干细胞移植　早期干细胞移植也已经用于多个型治疗，其中Ⅰ型和Ⅱ型报道比较多，多数可以使酶活性恢复到正常水平，多建议用于年龄小（<2.5 岁）重症患者；ⅣA型等仅仅骨骼损害为主，多不太建议造血干细胞移植。造血干细胞能部分通过血脑屏障，有助于改善或延缓神经系统进展。

3. 遗传咨询　用于确诊 MPS 的诊断，并建议咨询遗传学专家，以指导优生优育。

（五）肝豆状核变性（hepatolenticular degeneration，HLD）

肝豆状核变性又称 Wilson 病（Wilson disease，WD），是一种遗传性铜代谢缺陷病，属常染色体隐性遗传。铜沉积在肝、脑、肾和角膜等组织，而引起一系列临床症状。发病率为 1/100 万 ～1/50 万。

致病基因 ATP7B 位于染色体 13q14.3，该基因的缺陷可导致铜经胆汁的排泄障碍及肝细胞内铜与铜蓝蛋白的结合障碍并引起血浆铜蓝蛋白降低，铜与铜蓝蛋白的结合力下降以致胆汁中排出铜量减少，铜在不同组织中沉积。

【临床表现】

本病早期临床症状各例不一，约占总数 50% 的病例以肝病的症状开始；约 20% 以神经系统异常为首发症状；此外，有部分病例以溶血性贫血、骨关节症状、血尿或精神障碍等起病。

1. 肝病表现　患者不管有无肝病的临床症状均有程度不同的肝损害。症状前期表现为无症状性肝大及血清转氨酶水平升高，症状期多表现为非特异性肝病，如急性肝炎、肝大、单纯的脾大、脂肪肝、自身免疫性肝炎、代偿性或失代偿性肝硬化、急性肝功能衰竭等。晚期可出现肝硬化的严重并发症。

2. 神经精神症状　多见于年龄较大的儿童，主要表现为锥体外系症状。常见症状包括肌张力改变，精细动作困难，构音障碍，咀嚼吞咽困难，肢体震颤，帕金森样症状。其他少见的神经系统表现有癫痫发作、轻偏瘫、腱反射亢进、Babinski 征阳性、共济失调、智力低下等。精神症状包括行为异常，情感障碍，精神分裂症样表现，认知障碍等。

3. 眼部表现 包括 K-F 环和向日葵样白内障，K-F 环是肝豆状核变性最重要的眼部特征。

4. 血液系统表现 最常见的是 Coomb's 阴性的血管内溶血，可单独发生，也可和神经系统症状或肝病症状同时出现。除溶血性贫血外，本病也可发生失血性贫血（消化道、鼻出血、血尿），脾功能亢进性贫血（巨脾、全血细胞减少），均出现在病的晚期。

5. 肾脏表现 一般认为肾小管损害较肾小球损害更常见而且更严重。血尿及镜下血尿是常见的主诉，也可出现氨基酸尿、糖尿、肾小管性蛋白尿、尿酸尿、高钙尿、高磷尿，以及尿的酸化障碍。

6. 骨关节表现 骨骼异常常见于骨质减少，可有佝偻病、自发性骨折、骨质疏松、骨软化、骨软骨炎、骨性关节炎、退行性关节炎等。

【辅助检查】

1. 血清铜蓝蛋白 约 95% 的患者血清铜蓝蛋白降低。20% 的杂合子血清铜蓝蛋白也可降低。

2. 血清铜 测定血清铜时要注意避免铜污染，血铜总量减低，血清铜对诊断本病价值有限。

3. 尿铜 本病症状期的患者尿铜均增高，大多数超过 $100\,\mu g/24\,h$，在病程较长或以急性肝功能衰竭为表现的患者中可达 $1500\,\mu g/24\,h$。

4. 影像学检查 肝脏超声检查常显示不同程度的肝实质异常声像、肝脾增大和门静脉高压的声像特点。肝实质异常声像可表现为肝实质光点增粗甚至结节状改变。头颅 MRI 在肝豆状核变性患者中可能发现豆状核（尤其壳核）、尾状核、中脑和脑桥、丘脑、小脑及额叶皮质 T_1 加权像低信号和 T_2 加权像高信号，或壳核和尾状核在 T_2 加权像上显示高低混杂信号，还可有不同程度的脑沟增宽、脑室扩大、脑积水等。

5. 遗传学检测 ATP7B 基因突变以错义突变为主，主要为纯合突变以及复合杂合突变，少部分患者只找到单一杂合突变。可根据临床表现及实验室检查结果选用一代测序或 NGS 检测 ATP7B 基因致病变异。ATP7B 突变检测可用作先证者的一线亲属的一线筛查方法。

【诊断与鉴别诊断】

1. 诊断标准 对于原因不明的肝病表现、神经症状（尤其是锥体外系症状）或精神症状患者均应考虑 Wilson 病的可能性。发病年龄不能作为诊断或排除 Wilson 病的依据。中华医学会神经病学分会神经遗传学组《中国肝豆状核变性诊治指南（2021）》的诊断要点推荐如下：① 神经和（或）精神症状。② 原因不明的肝脏损害。③ 血清铜蓝蛋白降低和（或）24 小时尿铜升高。④ 角膜 K-F 环阳性。⑤ 经家系共分离及基因变异致病性分析确定患者的 2 条染色体均携带 ATP7B 基因致病变异。

符合（①或②）+（③和④）或（①或②）+⑤ 时均可确诊 Wilson 病；符合③+④或⑤ 但无明显临床症状时，则诊断为 Wilson 病症状前个体；符合前 3 条中的任何 2 条，诊断为"可能 Wilson 病"，需进一步追踪观察，建议进行 ATP7B 基因检测，以明确诊断。

2. 鉴别诊断 Wilson 病鉴别诊断需根据患者临床表现与相关疾病进行鉴别。① 以急慢性肝炎、肝衰竭或肝硬化等表现为主的患者，应与其他原因引起的肝炎、肝衰竭和肝硬化进行鉴别，如病毒性肝炎、自身免疫性肝病、药物性肝损害等。② 以神经精神症状为主的患者，应与帕金森病或其他原因所致帕金森综合征、各种原因的肌张力障碍、舞蹈症、原发性震颤、其他原因引起的精神异常、癫痫等鉴别。③ 以溶血性贫血为主要表现者，应与其他原因导致的溶血和贫血鉴别。④ 以关节炎为主要表现者，应与类风湿性关节炎等疾病鉴别。⑤ 以肾脏损害为主要表现者，应与其他常见原因导致的肾炎或肾病进行鉴别。此外，还需与其他遗传代谢性疾病鉴别，如慢性胆汁淤积性肝病、铜（锰）代谢紊乱、糖基化障碍疾病等。

【治疗和预防】

Wilson 病治疗原则是尽早治疗、个体化治疗和终身治疗。

1. 药物治疗 包括增加尿铜排泄的药物和阻止铜吸收的药物。

（1）D- 青霉胺 通过巯基螯合铜，促进铜从尿排泄，也可诱导肝细胞金属硫蛋白的产生，与铜结合后可减轻铜的肝毒性。青霉素皮试阴性方可服用。

（2）二巯丙磺酸钠 是含有 2 个巯基的重金属螯合剂，其驱铜作用是 D- 青霉胺的 2.6 倍。

（3）二巯丁二酸 为广谱重金属螯合剂，能进入血脑屏障,有助于改善神经精神症状。

(4)曲恩汀 是具有聚胺样化学结构的金属离子螯合剂。

(5)锌剂 可减少铜吸收。以元素锌计算,分3次口服。5~15岁及体重低于50 kg的儿童,锌剂治疗剂量为75 mg/d,分3次口服;5岁以下锌剂治疗剂量为50 mg/d,分2次口服。

2.对症治疗 肝损害患者可适当给予保肝治疗,神经精神症状患者可在神经科医生指导下对症治疗。肝移植植入的正常肝脏可为WD患者提供正常的ATP7B蛋白,纠正肝铜代谢缺陷并逐步逆转肝外铜沉积,使患者肝脏功能恢复正常,减轻门静脉高压。低铜饮食可能会延迟WD症状的出现并控制疾病的进展,但不推荐作为唯一的治疗方法。

3.预防 WD作为一种常染色体遗传病,可参照常染色体遗传病遗传咨询和产前诊断。

(六)软骨发育不全(achondroplasia,ACH)

ACH是导致非匀称性身材矮小(短肢侏儒症)的最常见疾病,于1878年首次报道,活产婴儿发病率为1:(26 000~28 000)。ACH属于一种常染色体显性遗传病,成纤维细胞生长因子受体3(fibroblast growth factor receptor 3,FGFR3)基因是其主要致病基因,其致病的为活化突变;大约80%的患者由新发突变(de novo)所引起,其发生与父亲年龄较大有关。最常见的突变为第1138位核苷酸点突变(p.Gly380Arg),外显率100%。FGFR3能通过诱导骨成型蛋白质(bone morphogenetic protein,BMP)Ⅰ型受体的降解来调控骨骼的发育。突变导致引起FGFR3的结构性激活,导致FGFR3对骨骼生长的负向调节作用剧增:抑制软骨细胞增殖和分化,导致生长板软骨细胞信号过度抑制,长骨干骺端软骨细胞形成障碍,影响骨的长度,但骨膜下成骨不受影响,软骨内成骨变粗。

值得注意的是,FGFR3的不同突变可能导致一系列具有共同特征且严重程度不同的相关疾病,包括软骨发育不良、致死性骨发育不良症等。详见鉴别诊断部分。

【临床表现】

1.骨骼畸形和生长落后

(1)颅面部问题 大多数ACH的个体多为巨头畸形伴前额突出,但很少有颅内压升高的伴随症状。约5%患儿有脑积水,可能的原因为FGFR3对脑形态发生的直接作用,脑室扩大和颅颈交界区脑脊液流动的闭塞等。前囟在婴儿期常较大,可持续至5或6岁。面中部凹陷,面部软骨性骨发育不足,导致整个面中部变平、鼻梁扁平、鼻棘短小,以及鼻前倾。

幼龄婴儿需要重点关注颅颈交界区。婴儿呈现软骨源性的颅底生长减慢以及枕骨大孔狭窄。枕骨大孔外观常呈"钥匙孔"状。枕骨大孔狭窄可导致隐匿性或急性脊髓损伤,主要症状为直立行走时易疲劳、耐力下降,手臂或腿部明显的突发性一过性疼痛,精细运动功能下降,肠道或膀胱控制功能改变。更严重的是,因为颅底发育不全,颅颈交界区血管的急性或慢性压迫导致延髓中枢呼吸控制中心缺氧性损伤和中枢性呼吸控制减弱,导致中枢性呼吸暂停,在最严重的情况下,可导致不可逆的呼吸暂停。因此,ACH患者出生后第1年死亡风险预计至少为2%~3%。

(2)四肢 短小及肢根比例异常,肢体近端受累甚于远端,这一特征随年龄增长更加明显。肘关节伸展受限,可有肘关节屈曲挛缩及桡骨头脱位。与其他大多数关节不同,肘关节僵硬且可能随着年龄的增长而渐进性加重。手指短小及中指与环指不能并拢,称三叉戟手。足内翻(弓形腿),最常见于儿童早期,可能进展,直至生长期结束。ACH儿童中的1/3~1/2在膝关节和小腿有明显弓形弯曲,弯曲的严重程度往往是不对称的,可有半月板畸形。约1/4需要接受与症状性弓形腿相关的手术干预。

(3)脊柱畸形 脊柱长度正常,但所有婴儿都会出现进行性的胸腰椎后凸畸形,可这在出生时并不存在,开始行走时出现过度脊柱前凸。椎管狭窄通常累及青少年晚期和成人期,出现症状的平均年龄为40余岁,发病率从20岁的约20%上升到60余岁的80%。早期症状通常为背痛和臀部疼痛,不适感逐渐向远端进展。间歇性脊柱跛行通常累及发生于年龄较大的儿童和青年人。停止诱发活动(站立、行走、跑步)后可在数秒或数分钟内缓解。

(4)胸廓 胸廓常小于平均水平,肋骨表现为顺应性过强。可导致慢性低氧血症,可以严重到足以导致发育迟滞(推测是由于呼吸耗能增加)、罕见的呼吸衰竭以及潜在的肺心病。

(5)髋关节和膝关节 过度松弛,肌张力降低。

关节活动度增大合并肌张力降低，导致很多婴儿显得特别"松软"。

（6）身材矮小　出生时身长可能正常，出生后不久即明显观察到生长缓慢。全部受累个体均存在中至重度的身材矮小。成年男性平均身高为 130（120~145）cm；成年女性平均身高为 125（115~137）cm。平均成人身高低于正常人群平均身高减（6~7）*SD*。

2. 睡眠性呼吸暂停　约累及 1/3 的 ACH 个体，可出现在任何年龄，随着儿童在 2~10 岁时出现淋巴环生理性肥大，发生率急剧升高。表现为颈部过度伸展，响亮而不规则的鼾声，喉塞音，观察到的呼吸暂停，深大代偿性叹息，自行觉醒，继发性遗尿，夜间呕吐，晨间头痛等。

3. 中耳功能障碍　极为常见，累及 50%~70% 的 ACH 个体，有 38%~60% 的 ACH 个体听力丧失，对于 ACH 儿童早期的语言习得影响最大，在此期间听力损失可能是导致言语和语言发育迟缓的主要因素。

4. 口腔问题　面中部结构发育不良导致错颌畸形，上颌生长缩减，下颌骨相对过度生长和咬合不正等。

5. 肥胖　ACH 患者生命早期可能出现发育迟滞，之后普遍存在肥胖。

6. 其他少见症状　约 10% 的软骨发育不全患者有黑棘皮病，最常出现在儿童晚期或青春期，可能和 FGFR3 激活变异直接导致，而非胰岛素抵抗和糖尿病的标志物。

7. 寿命和生活质量　4 岁以下患儿的标化死亡率最高。死亡率与婴儿期意外猝死有关，而且似乎与中年心血管并发症有关。总体而言，平均寿命比一般人群约少 10 年。

【辅助检查】

骨骼 X 线片具有一些比较特殊的表现：①颅盖大，前额突出，顶骨及枕骨亦较隆突，但颅底短小，枕骨大孔变小而呈漏斗形。②长骨变短，骨干厚，髓腔变小，骨骺可呈碎裂状或不齐整。在膝关节部位，常见骨端呈 V 形分开，而骨骺的骨化中心正好嵌入这 V 形切迹之中。③椎体厚度减少，但脊柱全长的减少要比四肢长度的减少相对少很多。自 L_1~L_5，椎弓间距离逐渐变小。脊髓造影可见椎管狭小，有多处椎间盘后突。④骨盆狭窄，髂骨扁而圆，各个径均小，髋臼向后移，接近坐骨切迹，有髋内翻，髋臼与股骨头大小不对称。肋骨短，胸骨宽而厚。肩胛角不锐利，肩胛盂浅而小。

【诊断和鉴别诊断】

骨骼 X 线片可以帮助诊断，分子遗传学检测可以直接帮助诊断。几乎所有软骨发育不全的病例均源于 FGFR3 相同碱基对改变，即 c.1138G>A（98%）或 c.1138G>C（1%），因此常用靶向突变分析。同为 FGFR3 基因突变导致几种临床表现类似疾病的鉴别（表 15-2）。

【治疗和预防】

目前治疗以对症治疗为主。

1. 婴幼儿颅颈交界区问题　评估必须在生命早期完成，最好在 3 月龄以内。评估包括：神经系统病史和神经系统检查、颅颈交界区成像、多导睡眠监测。避免被动的头部运动，注意支撑头部和颈部，尤其在体位转换时禁止使用自动安抚摇篮床和摇摆椅等。使用背部支撑坚固的婴儿车。要注意软骨发育不全的婴儿枕骨大而突出，当活动受限时，其颈部将处于强迫屈曲位。枕下减压手术可以缓解非致死性呼吸问题。

2. 下肢畸形　针对膝关节过度活动和弓形腿可采取胫骨近端外翻截骨术、缩短腓骨以有效收紧松弛的外侧副韧带等。

3. 睡眠性呼吸暂停　分步治疗管理，包括腺样体切除术，伴或不伴扁桃体切除术，多导睡眠监测，使用气道正压通气，减重等。

4. 身材矮小的治疗　生长激素治疗疗效不够理想，有研究认为治疗后成年身高增长仅有 2.8（女）~ 3.5 cm（男）。

5. 中耳功能障碍　应在 1 岁左右完成正式的行为听力评估和鼓室测压，并应该至少每年重复一次，直至学龄期。ACH 儿童发现听力损失，应合理采取标准的康复措施，在学校优先就座，在需要时佩戴环境声音放大设备等。

6. 脊柱问题　椎管狭窄的少数患者需要行扩大广泛后路椎板切除术，脊柱后凸需要定期评估随访。

其他对症治疗包括针对肥胖，限制性肺病和咬合异常等的相应治疗。尽管目前治疗仅限于对症治疗，但已有一些靶向 FGFR3 在研的主要潜力化

表 15-2 FGFR3 基因突变导致几种临床表现类似疾病的鉴别

	发病机制	鉴别要点
软骨发育不良 hypochondroplasia	*FGFR3* 基因 N540K 或 I538V 变异所致	• 临床表型和影像学有部分相似，软骨发育不良患者肢根畸形和短指畸形的严重程度更轻。基因检测为最有效的鉴别方式 • 以下在软骨发育不全中均有的放射学特征却在软骨发育不良中罕见，有助于鉴别诊断： 1. 罕见软骨发育不全患者所具有特征性股骨近端透亮度增加 2. 通常不存在双上肢肢根比例异常 3. 罕见中至重度颅面骨异常
致死性骨发育不良症 thanatophoric dysplasia	*FGFR3* 基因 K650E 突变	• 其临床和影像学特征均与软骨发育不全类似，但程度严重得多，较易鉴别： • Ⅰ 型致死性骨发育不全：具有弯曲的"电话听筒"股骨和非常扁平的椎体 • Ⅱ 型致死性骨发育不全：笔直的股骨和较高的椎骨，常见严重的颅缝早闭
SADDAN	*FGFR3* 基因 Lys650Met 变异	• 重度软骨发育不全伴发育迟缓和黑棘皮病 • 在能够识别发育性残疾的年龄和黑棘皮病发生之前，需借助分子评估来准确地鉴别，尤其在全身发育迟缓比软骨发育不全的典型表现更严重的情况下

合物可望针对病因进行干预。*FGFR3* 突变可导致 *FGFR3* 和 C 型利钠肽（CNP）信号通路作用失衡。目前已有 CNP 类药物进行治疗 ACH 的临床研究。

（七）地中海贫血（mediterranean anemia 或 thalassemia）

地中海贫血又称为珠蛋白生成障碍性贫血，是一组遗传性小细胞性溶血性贫血。发病原因是调控珠蛋白合成的基因缺陷（珠蛋白基因突变或缺失），导致血红蛋白中的珠蛋白肽链合成减少或不能合成，血红蛋白的组成成分改变，红细胞寿命缩短的溶血性贫血。地中海贫血主要分 α 和 β 两种，其中 α 型较常见，α 珠蛋白链缺乏者称为 α 地中海贫血，β 珠蛋白链缺乏者称为 β 地中海贫血。α 珠蛋白基因定位于 16 号染色体短臂最末端(16p13.3)，非 α 链（包括 β、γ 及 δ 链）珠蛋白基因定位于 11 号染色体。呈常染色体不完全显性遗传或隐性遗传。少见的还有 γ、δ 和 δ、β 地中海贫血。

本组疾病的临床症状轻重不一，大多表现为慢性进行性溶血性贫血，血红蛋白电泳异常。该病广泛流行于地中海区域、中东、非洲及中国西南部，在我国的广东、广西、四川、贵州、云南等地多见，北方地区较少见。该病缺乏有效的治疗方法，输血

和脾切除可使血红蛋白升高，造血干细胞移植术是目前根治重型地中海贫血的有效方法。

【分类及临床表现】

1. α 地中海贫血 ①静止型：缺失一个 α 珠蛋白基因，α 链合成仅部分抑制，患者无症状。②轻型：缺失 2 个 α 珠蛋白基因，患者无症状或轻度贫血。③中间型：缺失或突变使 3 个 α 珠蛋白基因失活，仅合成少量 α 链，多余的 β 链形成 HbH（β4），又称血红蛋白 H 病（HbH 病）。患儿出生时无明显症状；婴儿期以后逐渐出现贫血、疲乏无力、肝脾肿大、轻度黄疸；年龄较大患者可出现类似重型 β 地中海贫血的特殊面容。合并感染或使用某些药物可诱发急性溶血而加重贫血，甚至发生溶血危象。④重型：又称为 Hb Bart 胎儿水肿综合征。4 个 α 珠蛋白基因完全缺失造成，父母均为标准型 α 地中海贫血或一方为 HbH 病。胎儿常于 30~40 周时流产、死胎或娩出后 30 分钟内死亡，胎儿呈重度贫血、黄疸、水肿、肝脾肿大、腹水、胸腔积液。

2. β 地中海贫血 ①重型：又称 Cooley 贫血，一对染色体上的 2 个 β 珠蛋白基因全部发生突变。患儿出生时无症状，至 3~12 个月开始发病，呈慢

性进行性贫血，面色苍白，肝脾肿大，发育不良，常有轻度黄疸，症状随年龄增长而日益明显，常需每4周左右输红细胞以纠正严重贫血，1岁后颅骨改变明显，表现为头颅变大、额部隆起、颧高、鼻梁塌陷，两眼距增宽，形成地中海贫血特殊面容。②轻型：是β地中海贫血杂合子，患者无症状或轻度贫血，脾不大或轻度肿大。③中间型：为β珠蛋白基因纯合或复合杂合突变，具有高度的遗传异质性，涉及多种基因突变类型（约200多种致病基因突变）。多于幼童期出现症状，临床表现介于轻型和重型之间，中度贫血，脾脏轻度或中度肿大，黄疸可有可无，骨骼改变较轻（表15-3）。

【诊断和鉴别诊断】

血红蛋白电泳有助于诊断，而遗传学诊断有助于确诊和遗传咨询，家族调查对诊断很有临床意义。

1.筛查法 主要是血液学检查内容，包括①红细胞形态：是否存在异形红细胞，如嗜碱性点彩、靶形等；②红细胞参数：一般以MCV、MCH为首选筛查指标，如MCV<80 fL或MCH小于27 pg可作为地中海贫血的提示指标；③红细胞渗透脆性试验：在低渗盐溶液中，其渗透脆性下降；④血红蛋白电泳分析；⑤不稳定Hb检测：用于HbH病和其他异常Hb病的筛查。

2.基因诊断法 目前最常见的基因检测形式是首先结合血液学筛查的结果对基因缺陷的常见热点进行筛查，后续按照筛查结果，针对罕见突变位点增加二代测序等特殊检测。

【治疗和预防】

静止型基因携带者、轻型地中海贫血无需特殊治疗，Hb Bart胎儿水肿综合征多于出生前死亡，目前无治疗方法，重点在于预防出生，中间型和重型地中海贫血可采取以下措施治疗。

1.输血 目的是维持患儿的血红蛋白浓度接近正常水平，保证机体血氧携带能力，减轻代偿性骨髓增生，抑制骨髓及髓外造血减少肠道对铁的吸收。研究表明，Hb大于90~105 g/L能基本保证患儿正常生长发育。重型β地中海贫血目前主张采用高输血法维持患儿的血红蛋白在100~120 g/L，一般3~4周输血1次。Hb低于90 g/L启动输血计划，每次输注浓缩红细胞0.5~1 U/10 kg（按照200 mL全血提取浓缩红细胞为1 U）。HbH病、中间型β地中海贫血大多数能维持Hb在75 g/L以上，无须依赖长期规则输血。

2.去铁治疗 长期反复输血及骨髓红系细胞造血功能增强、肠道吸收铁增加，使重型地中海贫血患儿体内铁过载。过多的铁沉积于心肌、肝脏、胰腺、脑等全身器官，引起组织细胞损伤和器官功能衰竭，故去铁治疗对输血依赖型地中海贫血患者十分重要。常用的是测定血清铁蛋白浓度来评估是否铁过载。接受输血10~20单位红细胞或血清铁蛋白>1000 µg/L启动去铁治疗。

3.脾切除 适用于输血量多伴有铁过载的巨脾或者脾功能亢进的年长儿，对去铁治疗有效的患儿，哪怕输血量增多也暂不考虑切脾。切脾后有血栓形

表15-3 β地中海贫血基因型与表型的相关性

表型	基因型	临床表现
静止型	静止型 β/β	无症状，无血液学异常
轻型	β^0/β，β^+/β 或轻型 β^+/β	边缘性无症状性贫血 小细胞低色素性贫血
中间型	β^0/β^+，β^+/β^+ 或轻型 β^+/β^+ β^0/静止型 β，β^+/静止型 β，轻型 β^+/静止型 β 或静止型 β/静止型 β β^0/β^0，β^+/β^+ 或 β^0/β^+ 合并缺失或非缺失型 α 地中海贫血 β^0/β^0，β^+/β^+ 或 β^0/β^+ 及 γ 链合成增加 δβ 地中海贫血合并 HFPH β^0/β 或 β^+/β，α 三联体或 α 四联体显性 β 地中海贫血（包涵体）	晚期出现临床表现 轻至中度贫血 非输血依赖性 临床严重程度在轻型和 重型之间
重型	β^0/β^0，β^+/β^+，β^0/β^+	早期出现临床表现 重度贫血 输血依赖性

注：β^0 表示完全不能合成 β 肽链，β^+ 表示能合成部分 β 肽链。

成、脑卒中、易感染、血小板增高等副作用。

4. 造血干细胞移植术（HSCT）　HSCT 是目前根治重型 β 地中海贫血患者的唯一方法，对有 HLA 相合同胞供体的重型 β 地中海贫血患者可作为首选治疗。目前非亲缘、单倍体及脐血等造血干细胞移植术成功率也显著提高。

5. 基因治疗　包括基因修正、基因活化、基因置换、基因修饰、基因失活等。治疗策略主要包括基于慢病毒整合的方式和基于基因编辑的方式。多种基因疗法已进入 Ⅰ/Ⅱ 期临床试验，应用后患者输血次数减少。β 地中海贫血成为基因治疗领域为数不多的已上市适应证，但基因治疗方法治疗费用昂贵，安全性、持久性的问题还有进一步改进空间。

6. 其他疗法　如激活素配体受体陷阱、XPO1 抑制剂、组蛋白脱甲基酶抑制剂 IOX1、铁转运蛋白抑制剂等均在实验研究阶段。

7. 预防　加强宣教、社区筛查及优生优育遗传门诊咨询，对家族史中母亲有死胎史或水肿胎儿病史的、重型地中海贫血患者家族史、夫妻均为地中海贫血基因携带者的高危孕妇进行产前诊断，有检出重型 β 地中海贫血及 Hb Bart 胎儿水肿综合征的胎儿应当终止妊娠。

四、非经典孟德尔遗传病

（一）Prader-Willi 综合征（PWS）

Prader-Willi 综合征又称为普拉德威利综合征，是一种早期以肌张力减低和喂养困难，幼儿期后以肥胖、性发育不良和智力障碍为主要临床特征的基因（组）印记遗传病。国外报道新生儿中发病率为 1/（15 000~35 000）。

PWS 由一种父源 15q11.2-q13 缺失或功能缺陷所致。该区域母系印记（沉默或失活），因此父源 15q11.2-q13 缺失或失效，会导致该区域印记基因不表达，引起一系列表现。

【临床表现】

不同遗传分型和亚型虽有差异存在可能，但总体临床表现差异不大。

1. 特殊面容　双额径窄、面颊丰满、杏仁眼、外眼角上斜、上唇薄、嘴角向下，部分有颌小畸形。

2. 不同年龄期特征变化　孕期胎动少，臀位较多，剖宫产率高；出生后最常见表现有肌张力低下、哭声弱、吮吸及喂养困难，同时有发育迟缓；患儿往往 1~2 岁肌张力低下可有所好转，但开始食欲暴增，可呈现不可控制的食欲，出现肥胖，体脂堆积如"袋"，呈矮胖体型，并成为突出问题，影响患者寿命。在青春期前或青春期即出现肥胖相关的黑棘皮病、妊娠纹、代谢综合征（如糖尿病、高血脂、高血压、冠心病、脑卒中等）和肢体（尤其下肢）皮肤溃疡。

3. 神经和心理行为问题　轻或中度智力障碍或学习障碍，平均智商约 70 分，运动和语言发育落后比较明显，部分可严重智力障碍；多有行为问题，如易怒、强迫行为、好争辩、对抗、程序化行为、语言重复、偷窃和撒谎；痛阈较高，并常有自损皮肤现象。

4. 骨骼系统　部分患者有髋关节发育不良（多为轻度），且 30% 患者会出现脊柱侧弯（后突的比较少），严重的需要手术矫正。身材偏矮，幼儿期可骨龄落后，性发育不良 PWS 患者到"青春期"年龄时，骨龄往往加快，终身高偏矮。

5. 性发育　隐睾、小阴茎或阴唇发育不良等比例高。到"青春期"年龄时，大部分患儿有中枢性性腺发育不良，即低促性腺激素性腺发育不良，性器官发育落后或不发育。部分患者因肾上腺皮质功能早现出现阴毛早现（性早熟）。

6. 呼吸紊乱　新生儿和婴幼儿期常有中枢性呼吸暂停，肥胖后易发生梗阻性呼吸障碍，在重组人生长激素（rhGH）干预前和随访中需要监测。

7. 其他　婴儿期体温不稳定、肤色偏白、毛发较黄，唾液黏稠（嘴角可结痂），小手小足、上肢尺侧腕部缺乏弧度，部分有斜视等。

【辅助检查】

针对 PWS 多系统和多脏器损害，以及可能的并发症，进行辅助检查。

1. 肥胖和代谢综合征　对于肥胖患者，应进行糖代谢生化指标、血压、心血管病变影像学检测。

2. 性发育　隐睾和青春期性发育迟缓者需要进行睾丸、子宫和卵巢等影像学检测，以及促性腺激素和性激素水平检测。

3. 骨骼系统　应用超声或 X 线观察髋关节发育不良；约 30% 患者会有脊柱畸形，尤其侧弯，脊柱 X 片定期检查非常必要。

4.神经心理 智力和心理行为学评估，有助于后续康复、家庭护理和管理；部分有抽搐发作的需要脑电图和颅脑影像学检测。

5.睡眠紊乱 睡眠呼吸监测有助于发现早期中枢性呼吸暂停，以及肥胖后梗阻呼吸睡眠障碍。

6.神经肌肉 肌电图是正常的，可以鉴别致肌张力低下的其他神经肌肉疾病。

7.遗传学检测 临床考虑 PWS 可能患者，均应该进行 15q11.2-q13 区带甲基化检测（如 MS-PCR 和 MS-MLPA），这可以确诊 99% 以上的 PWS（排除极少数关键基因突变患者），其中 MS-MLPA 除能分析甲基化异常，还能分析拷贝数，因此，能明确是否属于缺失型及可能亚型。CMA、FISH、SNP 或微卫星连锁、基因测序等方法检出率均不及甲基化检测，但可能有助于进一步鉴别不同遗传类型。极少数关键基因突变患者（<1%）需要测序分析才能诊断。

【诊断】

1.临床诊断标准 1993 年 Holm 等在 Pediatrics 发表了 PWS 临床诊断标准，包括 8 条主要标准（每条记 1 分）、11 项次要标准（每条记 0.5 分）和 8 条支持依据（不计分）；其中 0~3 岁诊断要求 ≥5 分（其中主要标准 >4 分），>3 岁要求 ≥8 分（其中主要标准 >5 分）。2001 年 Gunay-Aygun 等建议将原主要标准中最后 2 条缺失（即食欲亢进和 15q11-q13 缺失），主要标准保留 6 条（表 15-4）。

2.遗传学诊断 本病患儿首先考虑 MS-PCR 或 MS-MLPA 方法进行遗传学检测。分子遗传学检查可以发现患儿存在父源微缺失、母源单亲二体（UPD）、印记中心缺陷或基因突变（极为罕见）等。

甲基化分析是目前最佳遗传学检测方法，但无论 MS-PCR 还是 MS-MLPA 只能检测特定区域的甲

表 15-4 PWS 临床诊断标准

	主要诊断标准	次要诊断标准	支持证据
1	新生儿和婴儿中枢性肌张力低下，随年龄增加渐改善	妊娠期胎动少，婴儿期无生气或哭声弱小，随年龄渐改善	痛阈高
2	婴儿期出现喂养困难	特征性行为问题（易怒、强迫行为、好争辩、对抗、程序化行为、语言重复、偷窃和撒谎，多于 5 点）	不易出现呕吐
3	12 月到 6 岁期间，体重迅速增加（>2SD）	眼睛内斜视、近视	婴儿期体温不稳定，年长儿及成年人体温敏感性改变
4	婴儿期特征性面容（长颅、窄脸、杏仁眼、小嘴、薄上唇、口角向下，>3 点）	6 岁时身材仍矮小（无遗传背景及 GH 干预）	肾上腺皮质功能早现
5	性腺功能减退，生殖器官发育不良（下丘脑性）	与同龄儿相比小手（<P25）或小脚（<P10）	脊柱侧凸或后凸
6	6 岁前整体发育延迟，6 岁后轻/中度智力障碍或学习障碍	上肢尺侧腕部缺乏弧度	骨质疏松
7	—	睡眠紊乱/睡眠呼吸暂停	智力拼图游戏中显示超常机能
8	—	唾液黏稠	神经肌肉检查正常
9	—	语言清晰度欠佳	—
10	—	色素减退（与家族其他成员比，皮肤头发颜色浅）	—
11	—	有自损皮肤现象	—

基化水平，需要临床医生首先能考虑到 PWS 这个疾病，因此，对 PWS 临床特点认识非常重要。

【治疗和预防】

至今尚无治愈 PWS 的方法，也缺乏特异性治疗方法。主要还是针对不同临床表现进行对症治疗和康复治疗，以维持合理营养摄入、改善生长发育、矫正发育行为、提高生存质量、延长寿命。

1. 根据不同年龄段患儿临床表现差异，关注不同重点 新生儿和婴儿期（1 岁内）主要解决喂养困难问题，可采用大孔眼的奶瓶以少量多次的方式喂养以解决营养摄入不足的问题，必要时采用短期鼻饲管。1 岁后发育延迟成为主要问题，包括运动、语言发育落后，可早期适当锻炼、康复治疗，以改善认知、发育落后及语言问题。2~3 岁后注意解决肥胖（摄食）相关的行为问题、睡眠紊乱问题。严格饮食控制和加强运动，将体重控制在正常范围。同时注意一些良好习惯的培养，矫正行为异常。

2. 重组人生长激素（rhGH）治疗 rhGH 不仅对体型（身高体重）、体脂等有好处，早期治疗可能对精神行为也有一定益处。一般建议在肥胖发生前治疗（目前国内外不少中心自 3 月龄开始治疗，甚至 1 个月内开始）。

3. 性器官畸形干预 女性阴唇发育异常常无需干预；6 月龄内男孩低位隐睾可以考虑用双氢睾酮、人绒毛膜促性腺激素或促性腺激素释放激素（GnRH）促进睾丸下降；高位隐睾或药物处理无效的低位隐睾需要手术矫正。

4. 青春期性发育不良干预 青春期性发育不良者可以性激素替代治疗，性激素替代治疗可以让患者出现较明显的第二性征、男女体型，增加骨骼钙化，提高患儿自信心。

5. 肥胖和相关并发症防治 从小建立合理饮食、运动等良好生活方式，完全可以预防肥胖的发生。对于已经发生肥胖、高血糖等并发症患者，可给予胰岛素增敏剂（如二甲双胍）、GLP-1 受体激动剂等，甚至胰岛素进行治疗。

6. 心理行为矫治 对于皮肤损害、强迫及刻板行为等，除了可在青春期通过控制治疗、精神治疗、联合精神用药改善之外，还有报道称小剂量利培酮亦可改善。

7. 康复治疗 通过医疗机构和家庭，针对运动、语言等发育落后，自闭、多动、强迫等问题，进行适当康复训练，提高日常生活活动能力等。

8. 其他外科治疗 气道梗阻者需要观察有无打鼾及呼吸暂停，防止呼吸道阻塞窒息死亡，必要时行扁桃体和腺样体切除术。脊柱侧弯可以支架等矫正，严重者可能需要手术治疗矫正。尚无证据显示 rhGH 治疗会加剧脊柱侧弯。

9. 预防 PWS 父母再生育风险总体不高（<1%），但父母有易位、IC 缺失、生殖细胞嵌合体和关键基因突变，则再发概率很高，甚至高达 50% 以上。因此，尽可能筛出上述情况，降低再生育时再发风险。如果父母有易位，一般不建议再生育；如果父母有 IC 缺失、生殖细胞嵌合体和关键基因突变，则可以考虑辅助生殖技术，进行移植前诊断。

缺失型、罗伯森易位和关键基因突变的 PWS 患者，后代异常的可能性非常高，加上 PWS 本身有智力和行为异常，以及性发育不良可能，不建议再生育。

（二）脆性 X 综合征（fragile X syndrome, FXS）

脆性 X 综合征是最常见的遗传性智力障碍，男性中全突变所致患病率为 1/（4000~7000）。女性全突变率为男性的 1/2~2/3，其临床表现各异。男性和女性的前突变率分别为 1/（750~850）和 1/（250~300）。在有显著神经发育障碍的男性中，FXS 的患病率可达 3%。

FXS 是 X 连锁疾病，其病因为 X 染色体 q27.3 上的脆性 X 精神发育迟滞蛋白（fragile X mental retardation protein, FMRP）翻译调控因子 1 基因（FMR1）发生功能丧失性变异，导致 FMRP 减少或缺乏。

【临床表现】

多种因素会影响 FXS 的临床表现，包括突变状态（全突变 vs. 前突变）、甲基化程度、性别、组织差异 / 嵌合。

1. 体格特征 典型的体格表现在青少年中更加明显，表现为面部瘦长且前额和下颌突出、大耳、睾丸增大。婴儿和儿童颅面部和结缔组织表现出现较早，但身体特征不显著，比如相对大头畸形，面中部发育不全伴眼窝凹陷，关节过度松弛，肌张力过低，高腭弓等。

2. 认知功能　发育迟滞（包括运动和语言发育里程碑延迟）、智力障碍以及学习障碍是 FXS 最突出的临床特征。FXS 男性通常 10 个月时才能独坐，20.6 个月时才会行走，20 个月时方可首次发出清晰言语；表达性语言技能的发育慢于接收性语言技能，两者差距随着年龄增长而加大，大约 10% 的 FXS 男性无法语言交流。青春期前 FXS 男性的 IQ 通常超过青春期和成人患者。FXS 男性的强项包括言语技能（语言推理、简单标记、词汇量、语言理解），弱项通常包括数学能力、视觉空间能力、注意力和执行功能（如信息组织能力、预先计划能力和解决问题能力），以及视觉运动协调能力。

3. 行为特征　FXS 男性通常存在神经行为障碍，包括 ADHD、焦虑和 ASD。临床特征包括多动、注意力不集中、回避对视和刻板运动（如摆手）、过度觉醒、社交焦虑、不正常的言语模式。FXS 男性还可能有焦虑症状（包括神经质、强迫症思维）、情绪不稳定、攻击性行为和自伤行为。18%~67% 的 FXS 男性符合 ASD 标准，FXS 合并孤独症男性的认知能力更差。

4. 癫痫　10%~20% 的 FXS 男性会发生癫痫发作，其风险在儿童期最高。其中大多为单纯性部分癫痫发作或复杂部分性癫痫发作，包括伴中央颞区棘波的良性儿童癫痫（又称为良性 Rolandic 癫痫）。

全突变女性 FXS 的表型比男性更多变，50% 会出现智力受损，但症状通常比男性轻，但所有认知、行为和查体异常表现都有可能出现。多达 50% 的全突变女性具有特殊面容，通常表现为学习困难、注意力缺陷、羞涩、社交焦虑或选择性缄默症，普遍存在视觉运动协调能力、执行能力以及语言能力缺陷。大约 20% 的 FXS 女性符合 ASD 诊断，5% 的 FXS 女性会发生癫痫发作。

前突变不会出现典型的 FXS 表型，可伴随有早发性卵巢功能不全、晚发型脆性 X 染色体相关震颤 - 共济失调综合征和神经认知障碍。

【诊断和鉴别诊断】

如果没有 FXS 家族史，诊断 FXS 就需要警惕认知、发育或行为问题。确诊需要进行 DNA 的 Southern 杂交。测定 FMR1 中 CGG 段重复序列的数量可识别重复序列正常或居中的个体，还可用于识别前突变或全突变个体。

FXS 的鉴别诊断包括智力障碍或发育迟缓的其他原因。① 脆性 XE 综合征：极其罕见，特征为轻度智力障碍但无体格特征。② Klinefelter 综合征：男性患者可能有特殊的学习障碍，尤其是表达性语言障碍。与青春期后的 FXS 男性不同，Klinefelter 综合征男性通常为小睾丸。③ 脑性巨人症（Sotos 综合征）：典型表现包括特殊面容（大头畸形、额部隆起、下巴尖而突出、睑裂下斜）、过度生长、学习障碍、行为问题和先天性心脏畸形。

【治疗与预防】

目前尚无脆性 X 综合征根治方法，主要针对智力等进行适当康复。一旦发现先证者，必须进行家系调查，及时发现女性携带者，开展遗传监测，携带者通过产前诊断可以避免出现类似患儿。脆性 X 综合征患儿通过康复训练可改善神经认知结局。

五、线粒体遗传病

线粒体是与能量代谢密切相关的细胞器，无论是细胞的成活（氧化磷酸化）和细胞死亡（凋亡）均与线粒体功能有关，特别是呼吸链的氧化磷酸化异常与许多人类疾病有关。线粒体遗传病又称线粒体病，是线粒体遗传缺陷引起线粒体代谢酶缺陷，致使 ATP 合成障碍、能量来源不足导致的一组异质性病变。

【分类】

根据线粒体病变部位不同可分为线粒体肌病和线粒体脑肌病。

1. 线粒体肌病　线粒体肌病多在 20 岁时起病，临床特征是骨骼肌极度不能耐受疲劳，轻度活动即感疲乏，常伴肌肉酸痛及压痛，肌萎缩少见。易误诊为多发性肌炎、重症肌无力和进行性肌营养不良等。

2. 线粒体脑肌病　线粒体脑肌病是一组由于线粒体功能缺陷引起的多系统疾病，以中枢神经和肌肉系统病变为主，特征是呼吸链酶活性正常的肌纤维与酶活性缺失的肌纤维混合。患者各种组织内 mtDNA 的突变类型、分布各不相同，所以表现出不同的症状，多表现为阵发性癫痫、肌力低下、易疲劳、小脑失调、耳聋、痴呆、代偿性高乳酸血症等。线粒体脑肌病的不同类型发病年龄也不同。

【治疗】

1. 药物治疗 联合治疗以清除氧自由基、减少毒性产物并补充代谢辅酶肌酸、肉碱、烟酰胺、硫胺素等。L-精氨酸可诱发血管扩张，从而减少 MELAS 征患者的卒中样发作。

2. 运动疗法 通过阻力和耐力训练，提高患儿的肌力。

3. 饮食疗法 对不同缺陷患儿应用不同的饮食疗法：丙酮酸脱氢酶缺失患者，给予生酮饮食；丙酮酸羧化酶缺失患者，推荐高蛋白、高碳水化合物、低脂肪饮食等。

4. 基因治疗 包括降低突变型 mtDNA/ 野生型 mtDNA 的比例、使用错位表达及异质表达，输入其他同源性基因等。多处于临床研究中。

5. 细胞移植 主要通过没有基因缺陷干细胞移植，发挥线粒体正常功能，改善能量代谢，缓解症状。近年来，有成肌细胞移植研究报告。

6. 去除有害的代谢产物 如利用药物等清除氧自由基、减少毒性产物。

7. 其他治疗 如畸形矫治、止惊等对症治疗。

六、多基因遗传病

大多数先天性畸形如无脑儿、脊柱裂、唇/腭裂和髋关节脱位等，都是由多个基因和环境因素共同作用的结果，属于多基因遗传病，在此不详述。

第四节 遗传咨询

遗传咨询是优生工作的重要组成部分，遗传优生咨询服务不仅适用于有遗传病史或具有某些不利因素的对象，而且也适用于广大健康生育年龄的男女，其涉及范围广泛，包括婚前咨询、受孕前咨询和怀孕后的咨询。就儿科而言，最常见的问题是遗传病患儿（先证者）诊断、患者生育情况、后代发病概率，以及其家系其他成员的致病基因携带和发病、父母再孕时的再发风险等，包括遗传检测前和遗传检测后咨询，贯穿于整个遗传病诊治和长期随访过程。遗传咨询由咨询医生和咨询对象（遗传病患者本人或其家属）就某种遗传病在家庭中的发生情况、再发风险、诊断和防治等问题，进行一系列的交谈和讨论，使患者或其家属对该遗传病有全面的了解，在决定婚姻或生育等问题时选择最适当的决策。

一、遗传咨询目的和对象

（一）遗传咨询的目的

遗传咨询的目的就是通过遗传咨询，判断遗传病和非遗传性疾病，发现高危患者和家庭；说明遗传检测意义和局限性，建议合适的遗传学检测方法；对遗传报告进行解读，分析病因、提供干预建议，预测患者家庭各有关成员的发病风险、携带者风险，并指导婚姻、生育，预防遗传病患儿出生。

（二）遗传咨询的对象

1. 夫妇双方或家系成员患有某些遗传病或先天畸形者。

2. 生育过遗传病患儿的父母。

3. 不明原因智力低下、先天畸形儿或多发异常患儿的父母。

4. 不明原因的反复流产、先兆流产、有死胎或死产等情况的父母。

5. 常规检查或常见遗传病筛查发现异常的夫妇。

6. 孕期或孕前接触不良环境因素（药物、毒物、射线等）或者患有某些慢性病的父母。

7. 其他，如近亲结婚者、婚后多年不育的夫妇、35 岁以上的高龄孕妇、父亲年龄大于 55 岁。

二、遗传咨询程序

（一）检测前和检测后咨询

1. 遗传检测前咨询 根据详细的病史、症状体征、实验室检查、家系调查、家谱分析，初步判断是否为遗传病；再进一步分析可能属于哪一类或哪一种遗传病，建议合适的遗传学检测方法，与家长说明遗传检测意义、选用检测方法的优缺点和局限性。

2. 遗传检测后咨询 在遗传检测结果报告后，对遗传报告进行分析解读，分析病因确诊为哪一类遗传病，提供疾病信息和干预建议；预测患者家庭各有关成员的发病风险、携带者风险，并指导婚姻、生育，预防遗传病患儿出生。

（二）评估遗传风险

大多数可以确诊的遗传病，其遗传方式已经明确，根据疾病的类型和遗传方式，可以推测该疾病患者子代或同胞的再发风险率。

1. 染色体病再发风险率的推算 大多数染色体病是由于亲代生殖细胞发生畸变所导致的，因此患者同胞的再发风险率与普通人群的发病率相同。如果双亲之一为染色体平衡易位携带者，则再发风险率明显增高，其中非同源性平衡易位携带者，再发风险在10%以上；同源性平衡易位携带者，再发风险基本为100%。染色体数目异常（如13、18、21等染色体的三体性综合征），如果双亲之一的核型为嵌合型，则再生患儿的风险率可用下式估计：$P=X/K(2-X)$（P 为风险率，X 为三体细胞的百分数，K 为系数，通常为2），染色体结构畸变所致疾病的复发风险率的计算，需根据不同的畸变类型，分析可能出现的分离、交换形式，最后根据分离定律和交换定律分析配子的情况，才能得到估算。因此，染色体病患儿的父母必须进行染色体核型分析，以更准确推算再发率。

2. 单基因遗传病再发风险率的推算 单基因病的基因型已明确者，再发风险率按孟德尔定律计算。一般遵循以下原则：

（1）常染色体显性遗传病 双亲之一为患者，绝大多数为杂合子，纯合子极少见。患儿同胞再发风险率一般为50%。如果双亲中一位为患者（杂合子），子代中约有1/2为患者，另1/2为正常。如果双亲同为患者（杂合子），则子代中将有3/4为患者，仅1/4为正常。根据显性表现方式的不同，可分为完全显性、不完全显性、共显性、延迟显性、不规则显性等。如果某一疾病的外显率是70%，则双亲中一位为患者，其子女患病的可能性是35%（50%×70%）。每代都可出现患者，出现连续传递现象。

（2）常染色体隐性遗传病 双亲不发病而肯定是携带者。患儿同胞中出现患者、携带者、健康人的概率分别为1/4、1/2和1/4，且男女患病机会均等。患者子女均为携带者，一般不发病，不出现连续传递现象。近亲结婚时，子女发病风险增加。

（3）X连锁隐性遗传病 系谱中男性患者远多于女性患者，致病基因频率越小，男女发病率差异越大，甚至极少见到女性患者。母亲为携带者，儿子患病风险为1/2，女儿有1/2为携带者；父亲为患者，儿子全部正常，女儿都是携带者；女性患者的儿子全部发病，女儿全都是携带者。如果男性患者和携带者结婚，则其儿子女儿均有1/2可能发病；如果男女双方均为患者，则其子女100%发病。

（4）X连锁显性遗传病 系谱中女性患者多于男性患者，约为2:1，但女性患者的病情常较轻。一般患者双亲中有一方患病，如果双亲都无病，则该患者来源于新生的突变。由于交叉遗传，男性患者的女儿全都患病，儿子都正常；女性患者的子女，将有1/2发病。可见到连续几代中都有患者，即连续传递现象。与常染色体显性遗传病一样，X连锁显性遗传也可出现不完全显性现象，表现为女性杂合子的症状较男性患者轻。

（5）Y连锁遗传 患者均为男性，其致病基因仅传递给所有的儿子，女儿全部正常，即为全男性遗传。Y连锁基因较少，大多与睾丸形成、性别分化有关，如性别决定区SRY、无精症基因AZF等。

3. 多基因遗传病再发风险率的推算 大多数多基因遗传病的发病率为1%~10%，其再发风险率要根据遗传度、群体发病率、一级亲属发病率等推算。

（1）多基因遗传病有家族聚集倾向，所以患者亲属的患病率高于群体患病率，但在一个家庭中并没有明显的孟德尔遗传方式。

（2）多基因遗传病的发病风险与遗传度密切相关。根据群体患病率、遗传度和患者一级亲属患病率之间的关系，可以估计多基因病的发病风险率。当群体发病率为0.1%~1%，遗传度如果是70%~80%，则患者一级亲属的发病率接近于群体发病率的平方根。

（3）亲缘关系的远近与发病率也有关系，患者一级亲属有相同的发病率，二级亲属患病的危险性较一级亲属患病的危险性明显下降。例如，唇裂患者一级亲属发病率为4%，二级亲属为0.7%，三级亲属为0.3%。

（4）家庭中若有一个以上的成员患病则再发风险率增高。例如，在一个家庭中只有双亲之一患神经管缺陷，再发风险为4.5%；若双亲之一再加一个子女患病，再发风险增加到12%；若双亲之一再加二个子女患病，再发风险增加到20%。

（5）病情越严重，亲属的再发风险率越高。病变严重的个体表明其家庭具有更多的易感基因，所以再发风险就越大。比如单纯性唇裂患儿，其同胞再发风险为4%；若患者为双侧唇裂和腭裂，其同胞再发风险增加到5.6%。

（6）当多基因遗传病的发病率有性别差异时，发病率低的性别其后代再发风险升高；相反，发病率高的性别其后代再发风险则较低。这是因为发病率低的性别，发病阈值高，一旦发病，则意味着其带有较多的致病基因。例如，先天性幽门狭窄的男性发病率高于女性5倍，女性患者的儿子中，发病率为20%，男性患者的儿子中，发病率为5%。

（7）近亲婚配所生子女再发风险率高。这是因为近亲婚配的双方带有更多相同的从共同祖先遗传来的致病基因。

总之，多基因遗传病的再发风险率的估算比较复杂，又受环境因素的影响。在临床咨询时要结合群体流行病学调查、家系分析、社会环境影响等因素，进行综合分析才能估算出其再发风险率。尤其如能对先证者和其双亲等进行分子遗传学诊断，就能大大提高再发风险率估算的准确性。

由于一些染色体或基因异常胚胎发生自发流产概率大，实际出生新生儿中，正常比例相对要比推算大一些。另外，一些特殊遗传病，如表观遗传病（Prader-Willi综合征等），其再发风险率的估算比较复杂，可咨询专病专家。

（三）解释并提出医学建议

通过诊断和家系调查，综合分析以后，必须对咨询者做好耐心细致的解释工作，要从患者及其亲属的角度出发，同情并关心他们，确保咨询者充分理解提出的各种选择。在儿科往往已有先证患儿，对患儿家长，可以提供如下建议：①禁止再生育；②限制再生育；③可以再生育。对于禁止生育家长，可以提供试管婴儿、领养的建议；而对于限制生育、可以生育家长，也要注意是否需要产前诊断等建议。

对于高风险患儿将来通常有如下选择：①不能结婚；②暂缓结婚；③可以结婚，但禁止生育或限制生育。

尽量客观地提出各种建议，不能伤害患者及其亲属的感情；注意为患者保守秘密，避免引起家庭成员间的不和；任何劝告和建议只能在患者或其亲属知情同意的基础上才能执行。

三、遗传病登记和随访

对于已经确诊的遗传病患者要做好登记工作，包括患者本人及其家系成员的尽可能详细的信息，并注意保密。

同时，遗传病的家系均应进行长期的随访。通过随访可以及时发现患者及其家系成员的动态变化，包括患者表型的变化、新病例的发病情况，以及家系中高风险成员到了婚育年龄，应及时进行相应的指导；同时可以解决他们存在的一些疑难和心理问题，帮助他们正确对待疾病，勇敢面对现实。此外，如果有新的诊断和治疗措施问世，可以及时提供给患者家系。

（邹朝春　赵正言）

第十六章

儿童伤害

第一节　儿童伤害概述

到 20 世纪中叶，由于预防医学的发展，人们对传染性疾病有了深入认识和有效的预防与控制措施，传染病的死亡率明显下降。随着我国经济的快速发展、人民生活水平的大幅改善、临床诊疗技术的显著提高，使得儿童常见的感染性疾病和营养性疾病也得到有效的治疗，由此类疾病造成的死亡明显降低。但伤害的发生并没有随着科技的发展在减少，反而问题凸显，伤害导致的死亡超过了传染病、感染性疾病和营养性疾病引起的死亡，迅速上升为儿童的主要死亡原因，成为严重的公共卫生问题。

【伤害定义和标准】

1. 伤害定义　伤害（injury）起初被称为"意外事故"（accident），认为是不小心的"偶然事故"，是无法避免也无法预防的"天灾人祸"。尽管社会文明、医学科学得到了逐步发展，但长期以来对预防伤害的重要性和可能性认识仍然不足。

"意外事故"被描述为突然发生的事件，对人体造成损伤，包括各种物理、化学和生物因素。随着对伤害研究的深入和理解，用"意外事故"一词代表伤害显得不确切。伤害与意外事故的概念是不同的，事故一般都会造成损失，可能引起伤害，也可能不引起伤害。"意外"是指一种潜在有害的、无意识的和意料之外的突发事件，意外常被人误认为伤害事件的发生是偶然的、不可预测的，因而无法进行预防与控制。在含义上意外事故不包括有预谋的故意伤害，如自杀、他杀、斗殴和虐待。因此，用"意外事故"一词不能包含伤害的全部内涵。

除身体受伤害外，伤害还包括各种刺激造成的心理伤害。因此，伤害不只限于躯体组织的损伤或功能障碍，还可导致精神创伤或心理障碍。故伤害被定义为：凡因能量（机械能、物理、化学等）转移超过人体的耐受水平而造成的组织损伤或由于窒息而引起的缺氧，以及因能量、灾害、社会和个人行为等原因所造成的心理或精神损伤。

0~18 岁是伤害预防与控制的重要阶段，儿童伤害及死亡造成的损失和危害最大。由于儿童处于生长发育阶段，生理和心理均处于变化形成时期，发生伤害的类型、特点和原因在不同年龄间也有较大差别。在危险的生存环境下，儿童容易招致溺水、车祸、中毒、跌落、窒息、动物袭击等各种伤害，导致死亡或伤残；也容易招致侮辱性和暴力性的虐待、忽视、欺凌等伤害，造成心理阴影，对其身心健康造成严重伤害。各种伤害给儿童的躯体健康和精神心理带来的严重危害成为对个体、家庭和社会影响极大的公共卫生问题，预防及控制儿童伤害是保护儿童安全、保障儿童健康基本权益的具体体现。

2. 伤害标准　伤害通常造成身体损伤，影响正常活动，需要医治或看护。但是对伤害的界定有时非常困难，什么程度的损伤被认为造成了身体损伤、影响了正常活动，如碰撞伤、跌落伤在儿童很常见，但同样的损伤如皮肤擦伤、局部挫伤，有些家长认为没有问题，不去医院看医生，或自行处理，而有些家长特别小心就带孩子去看急诊。对一些轻伤的判断，医护人员的看法也不一致，这就导致伤害很难统计。

美国国家统计中心将伤害必须到医疗部门诊断或活动受限一天作为伤害的标准。由于发达国家的医疗体系和信息网络系统比较完善，伤害数据主要来源于诊所、医院急诊和住院等资料的统计。

我国及许多发展中国家，由于医疗体系不够健全，特别是农村和边远地区的医疗条件薄弱，儿童受伤后常不到医疗部门诊治，也没有充分休息，伤害数据的统计不完善，如急诊室缺乏相关的医疗信息登记，记录也不规范、不完整。2004 年前，我国伤害流行病学调查标准多采用具有以下三种情况中任何一项：①到医院或校医务室诊治，诊断为某一种损伤。②由家长、老师、同学或同伴做紧急处置或看护。③因伤休息（休学）半天以上。

2004 年第三次全国伤害预防控制学术会议对伤害流行病学调查标准修订为：医疗单位诊断为某一种损伤，或因损伤请假（休工、休学、休息）1 日以上，凡具有上述任何一种情况者即可作为伤害的统计对象。

【伤害分类】

伤害的临床诊断是从生理解剖、生物学因素及临床表现等进行分类描述，如诊断"全身软组织挫伤"。由于对伤害发生的外部原因没有列入分类范围内，软组织挫伤是跌落还是车祸造成的就不清楚，因此对伤害发生原因的统计十分困难。

为了统计和分析伤害原因，将伤害的外部原因列入疾病诊断中是十分必要的。我国在 2002 年开始采用国际疾病分类 ICD-10，并要求从 2019 年起逐步推进 ICD-11 分类方法的使用。与 ICD-10 损伤、中毒的分类相比较，ICD-11 保留了原有的结构和标题，对外部原因做了扩展代码，提供其他维度配合使用（表 16-1）。

伤害分类方法主要有两种。

1. 按照造成伤害的意图分类　伤害可以分为非故意伤害（unintentional injury）或称为意外伤害和故意伤害（intentional injury）两大类：

（1）非故意伤害指无目的、无意造成的伤害。

（2）故意伤害指有意识、有目的地蓄意自害或加害他人所造成的伤害。包括自杀或自残、他杀或加害、虐待、疏忽、斗殴、性暴力等。

2. 按照伤害的性质分类　国际疾病分类系统分类是通用的分类方法，目前最新版本为 ICD-11 分类。

（1）伤害外因分类意外事故包括运输事故和意外伤害的其他原因。

1）运输事故包括：①行人、骑自行车人员、骑摩托车人员、机动车乘员和非机动车乘员等在陆地运输事故中的伤害。②水上运输、航空和航天运输事故伤害。

2）意外伤害的其他原因包括：①跌落伤。②无生命机械力伤害，如被物体撞击、碰撞物体、挤压、轧住或夹住、利器切割、动力机械、火器发射、烟火发射等伤害。③有生命机械力伤害，如被别人打、踢、咬、抓，撞击别人或被别人碰撞、挤压、踩踏，动物咬伤或抓伤，昆虫咬伤或蜇伤、植物刺伤等伤害。④其他伤害，如淹溺，窒息，电流、辐射和气温、气压伤害，烟、火、火焰伤害，接触热、烫物质，接触有毒动物植物，自然力量伤害，中毒，过度操劳或疲劳等。

（2）根据儿童意外伤害的特点，儿童伤害的常用分类有：①交通伤害；②中毒（包括药品、化学物质、一氧化碳等有毒气体、农药、鼠药、杀虫剂，食物中毒除外）；③跌倒/坠落（跌、摔、滑、

表 16-1　ICD-10 与 ICD-11 伤害外因分类比照

类别	ICD-10 编码	类别	ICD-11 编码
意外事故	V01-59	意外原因	PA00-PB6Z
运输事故	V01-99	故意自害	PB80-PD3Z
意外伤害的其他原因	W00-59	加害	PD50-PF2Z
故意自害	X60-84	意图不确定	PF40-PH8Z
加害	X85-09	暴露于极端的自然力量	PJ00-PJ0Z
意图不明确的事件	Y10-34	虐待	PJ20-PJ2Z
依法处理和作战行动	Y35-36	依法处置	PJ40-PJ4Z
医疗和手术的并发症	Y40-84	武装冲突	PJ60-PK6Z
外因的后遗症导致的疾病和死亡	Y85-89	医疗相关伤害或损伤原因	PK80-PL14Z
与分类的疾病和死亡原因有关的补充因素	Y90-98	其他特质的疾病和死亡的外因	PL2Y
		未特指的疾病和死亡的外因	PL2Z

绊）；④动物伤害（狗、猫、蛇等咬伤，蜜蜂、黄蜂等昆虫蜇刺）；⑤烧（烫）伤；⑥溺水；⑦窒息；⑧钝器伤（碰、砸、夹、挤压等）；⑨锐器伤（刺、割、扎、划、切、锯）；⑩触电；⑪其他，如烟花爆炸引起的爆炸伤。

儿童故意伤害可采用如下分类：①被虐待与忽视；②自杀与自伤；③他杀；④校园欺凌或暴力。

还可以按发生伤害的类别分类，如运动和休闲伤害、消费品伤害、旅行伤害等。开展伤害的专项研究，如对消费品伤害中的儿童玩具伤害进行监测和干预评估。

【流行病学资料】

伤害是全球 0~19 岁儿童死亡的重要原因，导致伤害死亡的主要原因有道路交通伤害和溺水，亦已成为亚洲儿童死亡的主要原因。地震和洪水等自然灾难常造成大量死伤，但其影响还是无法与每天发生的伤害所带来的死亡相比。与伤害有关的疾病负担特别是交通伤害会不断上升。

1. 全球儿童伤害状况及流行趋势　2021 年发布的《儿童伤害预防全球报告》显示，全球 18 岁以下儿童每年有 95 万人因伤害和暴力死亡，非故

意伤害所占比例接近 90%，不同年龄死亡主要原因及死因排位如下（表 16-2）。

（1）婴儿在出生后的第一年，其他原因如围生期因素、腹泻和下呼吸道感染是全球儿童死亡的最主要原因。

（2）1~4 岁儿童意外伤害死亡已明显增加，排列前几位的伤害死亡原因包括溺水（第 8 位）、道路交通伤害（第 9 位）和火灾（第 11 位）。

（3）5~19 岁儿童意外伤害死亡更加突出，其中 10~19 岁儿童故意伤害在增加。①5~9 岁儿童排列前几位的意外伤害死亡原因包括道路交通伤害（第 2 位）、溺水（第 6 位）、火灾（第 11 位）、跌落伤（第 12 位）；②10~14 岁排列前几位的意外伤害死亡原因包括道路交通伤害（第 2 位）、溺水（第 3 位）和火灾（第 12 位）；③15~19 岁儿童排列前几位的意外伤害死亡原因包括道路交通伤害（第 1 位）、溺水（第 5 位）、火灾（第 7 位）、跌落伤（第 12 位）和中毒（第 13 位）。

2. 中国儿童伤害状况及流行趋势

（1）儿童伤害死亡率　我国儿童意外伤害死亡状况的描述首先来源于 20 世纪 90 年代初妇幼卫生工作开展对 5 岁以下儿童死亡监测的资料。之后的

表 16-2　全球 0~19 岁儿童伤害导致死亡的主要原因及在死亡中的排位

排列	1 岁以下	1~4 岁	5~9 岁	10~14 岁	15~19 岁
1	围产期原因	下呼吸道感染	下呼吸道感染	下呼吸道感染	道路交通伤害
2	腹泻	腹泻	道路交通伤害	道路交通伤害	自我伤害
3	下呼吸道感染	麻疹	疟疾	溺水	暴力
4	疟疾	疟疾	腹泻	疟疾	下呼吸道感染
5	先天异常	HIV/AIDS	脑膜炎	脑膜炎	溺水
6	百日咳	先天异常	溺水	HIV/AIDS	结核病
7	HIV/AIDS	蛋白质 - 能量营养不良	蛋白质 - 能量营养不良	结核病	火灾
8	破伤风	溺水	麻疹	腹泻	HIV/AIDS
9	脑膜炎	道路交通伤害	结核病	蛋白质 - 热量营养不良	白血病
10	麻疹	脑膜炎	HIV/AIDS	自我伤害	脑膜炎
11	蛋白质 - 能量营养不良	火灾	火灾	白血病	孕产妇出血
12	梅毒	百日咳	跌落伤	火灾	跌落伤
13	内分泌异常	结核病	先天异常	战争	中毒
14	结核病	上呼吸道感染	癫痫	暴力	流产
15	上呼吸道感染	梅毒	白血病	锥虫病	癫痫

所有资料一致显示意外伤害死亡是我国 1~4 岁和 1~14 岁儿童死亡的第一位原因，但不同省、市及城市和农村的意外伤害死亡状况不同，进入 21 世纪后儿童伤害的死亡率有了明显的下降。

2010—2020 年 1~24 岁中国儿童青少年伤害死亡情况及变化趋势统计结果显示：儿童青少年总体伤害标化死亡率呈现下降趋势，由 2010 年的 23.92/10 万下降至 2020 年的 12.79/10 万，平均年度变化百分比（average annual percent change，AAPC）为 -6.90%。其中城市与农村的伤害标化死亡率变化趋势为：城市（19.00~11.40）/10 万，AAPC=-4.37%，农村（26.42~13.42）/10 万，AAPC=-7.79%；男生与女生的伤害标化死亡率变化趋势为：男生（33.90~16.61）/10 万，AAPC=-8.37%，女生（13.03~8.19）/10 万，AAPC=-5.10%；不同年龄段伤害标化死亡率变化趋势为：1~4 岁（26.18~12.53）/10 万，AAPC=-8.61%，5~9 岁（15.44~7.23）/10 万，AAPC=-8.88%，10~14 岁（14.81~10.71）/10 万，AAPC=-5.22%，15~19 岁（22.38~14.11）/10 万，AAPC=-6.18%。各年龄段儿童伤害死亡主要原因有所不同，第一位伤害死因在婴儿期是意外窒息，1~14 岁是溺水，15~19 岁是道路交通伤害。全国 18 岁以下儿童伤害死亡率持续下降，到 2018 年为 11.74/10 万，比 2010 年下降 47.60%。儿童伤害死亡表现为以下特征：①尽管伤害死亡率得到了有效控制，但各年龄组伤害死亡率仍居于死因顺位首位。②城市和农村儿童伤害死亡率均呈现下降趋势，农村伤害死亡率下降更快，并逐渐接近。③自杀和他杀是故意伤害死亡的主要原因，2010—2020 年我国 1~24 岁儿童青少年自杀总体标化死亡率变化趋势无统计学意义。④ 5 岁以下儿童是伤害发生的高发人群，是伤害死亡的高危人群。⑤男性伤害死亡率高于女性。⑥我国 19 岁以下儿童青少年伤害死亡主要原因是溺水和交通伤害，1~4 岁和 5~14 岁伤害死亡第一位原因均为溺水，交通伤害死亡是城市儿童死亡的第一位原因。

（2）儿童伤害发生率　伤害不仅造成儿童死亡，而更多的是因伤害造成损伤或残疾。

儿童各年龄段伤害发生率及伤害原因不同。2002—2012 年我国城市 6~19 岁学龄儿童青少年伤害人数发生率为 29%，人次发生率为 53.2%，跌落伤为首位原因，男生伤害发生率高于女生，中学生伤害发生率略高于小学生。2015—2018 年全国

伤害监测系统（NISS）数据分析显示：0~5 岁儿童伤害前 3 位原因为跌倒 / 坠落（56.76%）、钝器伤（9.80%）和动物伤（7.81%）；6~17 岁儿童伤害前 3 位原因为跌倒 / 坠落（51.38%）、钝器伤（12.50%）和道路交通伤（11.27%）。伤害发生地点前 3 位为家中、学校与公共场所和公路 / 街道；受伤部位比例最高的是头部；95% 左右为非故意伤害，男童故意伤害的比例是女童的 2 倍多，随着年龄增长，学龄儿童发生暴力 / 攻击的比例增加。

在 14 个省 25 个城市 1163 名 3~6 岁儿童中进行的调查结果显示，儿童平均忽视率为 28%，情感忽视是发生率最高的一种忽视形式。幼儿园是发生虐童的高发场所，儿童性侵犯特别是小学女生的性侵犯问题引起广泛关注，在农村地区尤其是留守儿童尤为突出。

学生自杀，特别是由于学习压力等原因造成跳楼自杀的问题增多，校园欺凌时有发生，网络暴力呈现明显增多趋势，成为新的严重问题。

【预防和控制】

1. 儿童伤害监测

（1）伤害监测的概念　是指持续、系统地收集、分析、解释和传播数据的过程。从不同来源收集的伤害监测数据是伤害流行病和伤害控制预防的重要组成部分，这些数据说明了某个区域伤害的整体状况，同时指出需要关注和解决的主要问题。

（2）伤害监测的目的和作用

目的：伤害监测的宗旨是通过对伤害的监测来更好地实施伤害预防。

作用：伤害监测有以下几个重要作用。①说明伤害发生的频率和严重性。②结合相关的人口数据，计算伤害发生率。③观察伤害变化趋势。④提供伤害评估方法。⑤发现伤害显现的和潜在的危险因素。⑥为研究报道提供依据。⑦测算伤害干预成本。

（3）儿童伤害监测的方法　儿童伤害监测可以采用各种不同的监测方法，按研究目的和资料来源的不同将监测分为主动监测和被动监测。

1）伤害主动监测：由卫生部门的人员主动定期地收集某一段时间内的伤害资料（一般是某一特殊的疾病）。具体做法是经过安排定期访问某些医务人员（例如每周 2 次，每周或每月 1 次）、实验室或者其他数据来源，收集是否有伤害的新增病例。

伤害事件发生后，救治受伤者的方法因家庭的经济状况、对伤害及其后果的认知程度、居住的地理位置、事故发生地点等因素的不同而应有所不同。选择医院诊治或急诊室救治的患儿，常是严重伤害儿童，或患儿居住地或伤害发生地距医院较近，因此，用医院伤害患儿资料来判断伤害发生频率，仅可反映较严重伤害的发生强度，而常低估了伤害发生的频率。为了准确反映儿童伤害发生的频率，应该对伤害监测医院急诊室周边的儿童伤害发生情况进行主动监测及分析。主动监测的主要优点是记录内容可靠，缺点是监测工作花费较多。

主动监测的资料来源：① 定期的专题调查，针对某一种伤害开展横断面调查。② 对伤害个案开展调查，提供和补充伤害信息和资料。

2）伤害被动监测：是指医务人员按照规定的疾病报告条例填写疾病报告卡片，并逐级上报。即这些数据并不是专门为伤害监测目的而产生的。例如，因法律目的，医生要常规填写死亡证明，我们就可以在死亡证明中提取信息，获得因伤害而死亡的数据。医生或护士为医疗保险目的填写的表格同样有双重作用，这些表格中的医疗信息也可以为我们的监测目的所用。被动监测相对于主动监测来说花费较少，缺点是并不能完整提供伤害监测所需信息。

被动监测的主要资料来源：① 全国死亡登记，如生命统计资料。② 医疗卫生部门，包括医疗记录、急诊室日常记录、入院或出院统计资料、法医和医疗检查员的报告、中毒控制中心记录。③ 公安交通管理部门，包括交通事故档案、道路交通事故登记表；犯罪记录，如故意伤害、他伤、攻击、强奸、虐待、自杀等。④ 保险公司，如医疗保险记录。⑤ 政府部门（卫生、工业、公安、矿务、农业等），包括工人的补偿要求、年度报告、社会服务系统对儿童虐待事件和残疾人的报告。⑥ 工业与商业，包括运输公司的记录。⑦ 司法系统，如法院工作记录。⑧ 学校，如学生健康档案、学生因伤病缺勤记录。

（4）儿童伤害监测工作的管理　① 实行责任制管理，指定专人负责本课题，定期检查伤害登记情况，并进行一致性试验，以防止漏报。派专人负责定时督查监测工作。② 定期召开管理者会议、居民座谈会、社区全科医生座谈会等，交流经验及教训。

（5）伤害信息的监测系统　专门针对儿童伤害开展的监测较少，以儿童为目标人群的伤害监测有：针对0~6岁儿童以社区基本卫生服务和幼儿园缺课登记系统为基础；针对中小学生是依托学生健康监测网络平台系统进行伤害监测。可以提供关于儿童伤害信息的监测如下。

1）门急诊伤害监测：包括全国伤害监测系统和地区性伤害监测系统。全国伤害监测系统以252家哨点医院门、急诊为基础的伤害监测系统，其中有2所儿童医院，监测对象为哨点医院门、急诊首诊伤害患者。表16-3为全国伤害监测报告卡。

针对某种类型伤害的附加问卷调查，是对伤害特征的专题调查，是对监测报告信息和资料的补充，如道路交通伤害、跌落/坠落伤害、溺水伤害、中毒伤害、人际间暴力伤害和自杀伤害等。

2）住院伤害监测：如收集住院患者住院病历首页信息，对伤害发生状况、类型和临床特征等进行分析。

3）全国疾病监测系统：死因监测是全人群、全死因监测系统，包括605个监测点（县/区），监测人口超过3亿，覆盖了全国人口的24%。

4）伤害综合监测试点：是对死亡、住院、门急诊和人群调查数据的综合利用。

5）产品伤害监测：通过监测点和监测医院了解缺陷产品伤害流行情况。

2.伤害的三级预防与控制体系　伤害预防是在伤害发生前，对其进行预防或减轻伤害程度所做的努力，防止和减少伤害的发生，降低伤害的死亡率和致残率。伤害预防是安全和公共卫生的一个组成部分，其目标是通过预防伤害从而提高生活质量来改善人口的健康。大多数的伤害是可预防的，像接种疫苗防止疾病传染那样进行事先预防，这种预防可以是低成本的，许多干预伤害的措施已被证明是有效的。事实上，防止伤害应该被视为能够反复获利的投资，是一项能够获得实质经济效益的社会项目。

（1）伤害预防的基本框架　儿童伤害最严重的后果是死亡，这是冰山的顶点。其次为儿童遭受严重的伤害，需要住院治疗，其中的一些儿童失去生活能力而永久残疾。再次为儿童因为伤害需要治疗或医学处理，但不需要住院（图16-1）。

伤害被看作一系列环境和早已存在的多种因素的一个聚汇性结果。Haddon矩阵为伤害预防提供了一个基本框架。Haddon矩阵划分为事件前、事件中和事件后三个阶段，每个阶段均有引起事件的因素，包括人为因素、媒介物（产品）及环境因素。

表 16-3 全国伤害监测报告卡

监测医院编号：☐☐☐☐☐☐☐☐　　　　　　　卡片编号：☐☐☐☐☐

Ⅰ　患者一般信息

姓名：＿＿＿＿＿＿＿＿　　性别：1.☐男　2.☐女　　年龄：＿＿＿＿＿＿岁

身份证号码：☐☐☐☐☐☐☐☐☐☐☐☐☐☐☐☐☐☐

户籍：1.☐本市/县　　2.☐本省外地　　3.☐外省　　4.☐外籍

受教育程度：

 1.☐未上学儿童　　2.☐文盲、半文盲　　3.☐小学　　4.☐初中

 5.☐高中或中专　　6.☐大专　　7.☐大学及以上

职业：

 1.☐学龄前儿童　　　　　2.☐在校学生　　　　　3.☐家务

 4.☐待业　　　　　　　　5.☐离退休人员　　　　6.☐专业技术人员

 7.☐办事人员和有关人员　8.☐商业、服务业人员　9.☐农、牧、渔、水利业生产人员

 10.☐生产运输设备操作人员及有关人员　　11.☐军人　　12.☐其他/不清楚

Ⅱ　伤害事件的基本情况

伤害发生时间：＿＿＿＿＿＿年＿＿＿月＿＿＿日＿＿＿时（24 小时制）

患者就诊时间：＿＿＿＿＿＿年＿＿＿月＿＿＿日＿＿＿时（24 小时制）

伤害发生原因：

 1.☐机动车车祸　　2.☐非机动车车祸　　3.☐跌倒/坠落　　4.☐钝器伤　　5.☐火器伤

 6.☐刀/锐器伤　　7.☐烧（烫）伤　　8.☐窒息/悬吊　　9.☐溺水　　10.☐中毒

 11.☐动物伤　　12.☐性侵犯　　13.☐其他＿＿＿＿＿＿＿＿＿＿＿　　14.☐不清楚

伤害发生地点：

 1.☐家中　　　2.☐公共居住场所　　3.☐学校与公共场所　　4.☐体育和运动场所

 5.☐公路/街道　　6.☐贸易和服务场所　　7.☐工业和建筑场所　　8.☐农场/农田

 9.☐其他＿＿＿＿＿＿＿＿＿　　10.☐不清楚

伤害发生时的活动：

 1.☐工作　　2.☐家务　　3.☐学习　　4.☐体育活动　　5.☐休闲活动

 6.☐日常活动　　7.☐驾乘交通工具　　8.☐步行　　9.☐其他　　10.☐不清楚

是否故意：

 1.☐非故意（意外事故）　　2.☐自残/自杀　　3.☐故意（暴力、攻击）　　4.☐不清楚　　5.☐其他

饮酒情况：

 1.☐饮用　　2.☐未饮用　　3.☐不清楚

Ⅲ　伤害临床信息

伤害性质：（选择最严重的一种）

 1.☐骨折　　　　　2.☐扭伤/拉伤　　　　3.☐锐器伤、咬伤、开放伤

 4.☐挫伤、擦伤　　5.☐烧（烫）伤　　　　6.☐脑震荡、脑挫裂伤

 7.☐内脏器官伤　　8.☐其他＿＿＿＿＿＿　　9.☐不清楚

伤害部位：（选择最严重的一种）

 1.☐头部　　　　　2.☐上肢　　　　　3.☐下肢　　　　　4.☐躯干

 5.☐多部位　　　　6.☐全身广泛受伤　　7.☐其他＿＿＿＿＿＿　　8.☐不清楚

伤害累及系统：（选择最严重的一种）

 1.☐中枢神经系统　　2.☐呼吸系统　　3.☐消化系统　　4.☐泌尿生殖系统

 5.☐运动系统　　　　6.☐多系统　　　7.☐其他　　　　8.☐不清楚

伤害严重程度：1.☐轻度　　2.☐中度　　3.☐重度

伤害临床诊断：＿＿＿＿＿＿＿＿＿＿＿＿＿＿＿＿＿＿＿＿＿＿＿＿

伤害结局：1.☐处理后离院　　2.☐留观　　3.☐转院　　4.☐住院　　5.☐死亡　　6.☐其他

填报人：　　　　　　　　　　　　　　　填卡日期：＿＿＿＿＿＿年＿＿＿月＿＿＿日

注：此卡不作为医学证明

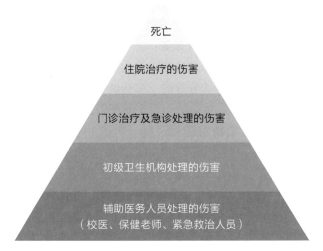

图 16-1 **伤害的金字塔结构**

时间阶段的划分一般分为第一级（事件前）、第二级（事件中）和第三级（事件后）的三个阶段预防。Haddon 矩阵也是寻找危险因素和对应干预要点的一个框架。

（2）伤害干预策略

1）三级预防：根据 Haddon 矩阵的基本框架，采用系统分析步骤寻找可能的干预措施。依照这个框架从三个层面作为伤害预防的策略。

第一级预防：是最重要和优先的，它的目标是防止伤害事情的发生（如车祸、住宅起火、中毒、跌落和被狗咬等）。

第二级预防：是保护发生伤害案例中的个人，例如，使用座椅、安全带在车祸发生时保护儿童；在儿童的运动场所和设施下放置平坦的软垫；从事滑板运动或溜冰运动时戴护腕在跌落时能够防止腕关节损伤；给狗预防接种狂犬疫苗等。

第三级预防：是在伤害事情发生后提供一定的治疗，以达到尽可能好的结果，包括心肺复苏，救援服务，入院前治疗。

2）主动与被动对策：根据伤害预防所需求的行动对策分类为主动对策与被动对策。对人群行为干预通常称为主动对策，因为需求的行动是个人，例如，依靠监督来对处于危险状态的儿童预防伤害。被动干预是指在外界环境中配备安全设施。例如，在步行道中心设置的隔离物和步行天桥，为建筑物的大门和窗户配装安全玻璃。更多的对策是主动和被动两方面的结合，例如，车内安全带的设置是被动对策，但乘车者仍必须采取扣紧安全带的主动步骤。

3. 伤害预防策略的实施 伤害的"4E"［教育（education）、工程（engineering）、强制（enforcement）和经济（economic）］干预原则即通过具体的干预措施进行实施，如溺水原因分析及提出的干预措施，由伤害预防控制机构开展实施。对伤害预防策略的实施应包括以下几个方面：

（1）政府行为 我国伤害预防与控制工作必须在政府主导下形成全社会关注和居民参与的局面，伤害控制的策略、措施、方案、法规和条例都必须由政府来制定，部门的分工与协调要由政府来统筹。建立健全相应的法律和法规，借助法律的威力消除和避免某些可能发生的危险因素。

（2）居民行为 生活方式、心理、行为和习惯的改进。加强安全教育，改变不良的习惯与行为，提高儿童的自我预防意识。加强伦理、道德、观念和心理卫生的教育与咨询，使人们认识有些伤害是完全可以避免的。

1）开展儿童伤害的监测：调查儿童伤害的发生情况，开展危险因素的识别，并对危险因素进行评估；制定具体的技术策略来减少或消除相应的危险因素；在危险人群中实施干预措施及持续监测人群中伤害的变化趋势。

2）开展意外伤害的健康教育：针对性地对高危人群开展意外伤害的健康教育，重点干预。尤其对父母进行预防儿童意外伤害的健康教育，增强防范意识，发挥他们在减少儿童伤害的干预中的关键作用。

3）开展多层次的伤害干预：社会、学校和家庭应紧密配合，开展伤害的预防咨询，加强对儿童的监护，尽力为儿童创造安全环境。

（3）改善环境 即不断改善自然生态环境和社会生态环境。消除生活和生产环境中的一切隐患和危险因素，包括家庭环境、道路环境、工作场所、娱乐场所、学校等，减少并避免伤害的发生。

干预措施实施效果还要进行成本效益评价。每项干预措施的效果可以通过投入和产出的比例核算。

4. 儿童安全与伤害防控目标 WHO 积极倡导通过安全社区和安全促进活动开展伤害预防工作，以保障儿童安全。实现安全健康的目标需要个人、组织和社区共同努力来实现，并在不同的社会层面展开，包括国际、国家、部门、地方和社区。

（1）安全社区的概念 目前，国际上对安全社区还没有一个确切的定义，安全社区可理解为已建立一套组织机构和程序，社区有关机构、志愿者组织、企业和个人共同参与伤害预防和安全促进工作，持续改进地实现安全健康目标的社区。

建设安全社区的目的是整合社区内各类组织的资源，群策群力，调动一切积极因素开展各类伤害预防和安全促进活动，以提高人们在安全及健康方面的生活质量。安全促进是为达到和保持理想的安全水平、向人群提供所必需的保障条件的过程。

（2）创建国际安全社区　按照 WHO 建设安全社区的基本标准确定安全促进项目，制订伤害预防计划，着重于社区人员安全意识的整体提高和安全健康状况的持续改善，实现对伤害的有效控制和预防。

具备基本条件的社区，可按照要求规划相应的项目并予实施，待基本达到要求时，可正式向"WHO 社区安全促进协作中心"提出申请。经由该中心组织的专家组现场考察、评估合格后，正式命名为 WHO 安全社区。

（3）儿童安全的指标　在安全社区建设中，WHO 安全社区标准中关于儿童安全的指标在不断完善。还对交通安全、体育运动安全、家居安全、老年人安全、工作场所安全、公共场所安全、学校安全、涉水安全和儿童安全等社区安全的 9 个方面分别提出了 7 项具体指标。其中安全社区内的儿童安全必须满足下列条件：

1）有一个由社区管理者、儿童 / 父母、志愿者组织代表、技术人员以及安全专家组成的跨界组织，以伙伴合作模式，负责儿童安全促进事项，由一名社区行政管理代表和一名志愿者代表共同担任负责人。

2）有儿童安全规章制度，这些制度由安全社区内的跨界组织制订。

3）长期、持续地开展儿童安全促进工作，并覆盖到不同的性别、所有年龄阶段的儿童，以及各种环境和状况。

4）有针对高风险人群、高风险环境，以及脆弱群体的安全措施。

5）有记录伤害（包括意外伤害和故意伤害）发生的频率及其原因的制度。

6）有评估规章制度、项目或措施、工作过程、变化效果的评价方法。

7）积极参与本地及国际儿童安全有关的活动。

（4）我国安全社区的建设　从国外安全社区建设和发展来看，已从传统的部门、行业、单个组织和个人预防发展到社区、城市、国家层面，伤害预防已从生产事故、交通事故预防扩大到居家安全、学校安全、运动休闲安全、老年人安全、儿童和青少年安全、自杀和自残预防等人类生产、生活的全方位和全过程。从分散的、非持续的、局部的预防方法向综合的、持续的、系统的预防方法转变。

（5）儿童伤害防控目标　中国儿童发展纲要（2011—2020 年）将降低儿童伤害死亡率作为儿童健康的主要目标之一，要求减少儿童伤害所致死亡和残疾，使 18 岁以下儿童伤害死亡率以 2010 年为基数下降 1/6，到 2017 年我国提前实现了纲要这一目标。在《中国儿童发展纲要（2021—2030 年）》中关于儿童与安全的主要目标共十条，纲要针对十条主要目标制订了十二条策略措施。十条主要目标如下。

1）减少儿童伤害所致死亡和残疾。儿童伤害死亡率以 2020 年数据为基数下降 20%。

2）排查消除溺水隐患，儿童溺水死亡率持续下降。

3）推广使用儿童安全座椅、安全头盔，儿童出行安全得到有效保障。

4）减少儿童跌倒、跌落、烧烫伤和中毒等伤害的发生、致残和死亡。

5）儿童食品安全得到有效保障。

6）提升儿童用品质量安全水平。

7）预防和制止针对儿童一切形式的暴力。

8）提高对学生欺凌的综合治理能力，预防和有效处置学生欺凌。

9）预防和干预儿童沉迷网络，有效治理不良信息、泄露隐私等问题。

10）儿童遭受意外和暴力伤害的监测报告系统进一步完善。

第二节　溺　水

溺水（drowning）是指当淹没 / 沉浸在液体中时，人体经历呼吸系统损害的过程。儿童溺水可以理解为由于气道浸没在一种液体媒介里，导致不能呼吸的事件。淹溺和沉没的范围一般仅限于意外溺水和沉船事故，发生在游泳池、浴盆、自然水域等，不包括由于自然灾害如洪水、水上交通事故及其他交通事故、受人袭击以及自杀造成的溺水。溺水后引起窒息缺氧，合并心跳停止的称为"溺死"，如心跳没有停止则称为"近乎溺死"，统称为溺水。

溺水是导致我国人群意外伤害致死的第三位死因，是1~4岁和1~14岁儿童伤害死亡的首要原因。在1990—2019年的30年间，我国0~14岁儿童溺水总体死亡率从31.78/10万减少到5.70/10万，相对下降了82.06%，标化死亡率从13.62/10万减少到4.28/10万，相对下降了68.58%。

农村儿童溺水发生率和死亡率明显高于城市，男童溺水发生率和死亡率明显高于女童。溺水发生地点在不同年龄组的人群有区别，婴幼儿和学龄前儿童溺水主要场所是在河边玩耍时落水，其次是在家周围玩耍时落入水井或水缸，中小学学生溺水主要场所是在河里洗澡和游泳时发生意外。儿童溺水一年四季都有发生，但有明显的季节性，夏秋季、农忙时儿童溺水死亡为多。溺水伤害的流行病学特征除通过监测报告外，还可以通过溺水伤害门急诊监测附加问卷获得（表16-4）。

【原因与危险因素】

1. 内在原因与危险因素

（1）年龄与性别　由于不同性别、不同年龄的儿童身体发育情况和活动范围不同，儿童年龄和性别与溺水的发生密切相关。

1~4岁儿童自主活动范围逐渐扩大，但受到发育水平限制，缺乏对周围危险环境的识别能力，若疏于照顾，极易发生溺水。初学走路的幼儿和青少年阶段的男性是意外溺水的高危人群，1岁后的男童危险性明显大于女童，与男童好动、活动频率高、范围广、更多暴露于危险环境的行为差异有关。

（2）缺乏安全保护意识　不仅是小学生，即使是中学生在发生溺水意外时，也缺乏自救和互救能力，而相互救助会导致更严重的溺水悲剧。湖南宁远县某中心小学一群六年级学生到水库游玩，其中1名女生不慎失足落水，同伴见状救人，在施救过程中又有6名女生相继落水，造成7人溺水死亡的悲剧。

（3）事故倾向　有些儿童具有冲动、注意力分散、性格外向等特征，常到水边戏水、游泳，发生以失足落水致死的溺水。

（4）疾病因素　有些溺水的发生是由于儿童的躯体疾病造成的，如行走在桥上或河边时突然癫痫发作而跌入水中。游泳时心脏病、癫痫或其他疾病复发容易发生溺水。

（5）不会游泳　学龄儿童溺水死亡多与游泳活动有关。澳大利亚蒙纳什大学事故研究中心采用了教会每个学龄儿童游泳对儿童溺水进行干预，研究证实随着学习游泳的人数增多、学会游泳的儿童增

表 16-4	溺水伤害门急诊监测附加问卷		
D1	溺水场所	1. □ 大型开放性水域（如江、河、湖、海、大型水库等） 2. □ 公共蓄水设施（如阴沟、沟渠、池塘、蓄水池、粪池、井等） 3. □ 公共商业娱乐活动水域（如温泉、澡堂、泳池等） 4. □ 家用蓄水容器（如脸盆、浴缸、水缸、马桶等） 5. □ 自然灾害所致水域（如洪水、海啸等） 6. □ 其他：_____　　　7. □ 不清楚		
D2	溺水发生时的活动	1. □ 游泳（包括潜水） 3. □ 驾驶或乘坐水上交通工具 5. □ 营救其他溺水者 7. □ 其他：_____	2. □ 钓鱼（或捕虾、蟹、贝类等） 4. □ 在岸边或水中打闹嬉戏 6. □ 日常起居 8. □ 不清楚
D3	溺水者的游泳能力	1. □ 会游泳，且熟练 3. □ 完全不会游泳	2. □ 会游泳，但不熟练 4. □ 不清楚
D4	事故发生前6小时内是否饮酒	1. □ 是	2. □ 否
D5	事故发生前6小时内是否服用药物	1. □ 是，药物名称：_____ 2. □ 否	3. □ 不清楚
D6	事故发生前6小时内是否服用成瘾药物/致幻剂/毒品	1. □ 是，成瘾药物/致幻剂/毒品名称：_____ 2. □ 否	3. □ 不清楚
D7	简述溺水事件的发生经过	—		

加，溺水死亡率逐渐下降。

2.外在原因与危险因素　儿童溺水死亡的发生并非偶然，是诸多因素综合作用的结果，其原因具有多元性。除内在原因外，儿童溺水死亡的环境危险因素有以下几个方面：

（1）无人照看或监管　农村5岁以下儿童多无专门看护人，家长事务多，尤其是农忙时忽视照看子女，或由老人边干家务边看护儿童，或将儿童带到田头玩耍，或让大年龄儿童看管以及与其他儿童一起玩。由于无专人照看或监管不够，儿童掉进水塘、跌入粪池、栽入水缸等。

（2）家庭因素　父母的吸烟、饮酒嗜好是儿童伤害发生的危险因素。母亲饮酒是儿童溺水的危险因素。儿童有事和家长沟通是预防溺水的重要因素。家庭关系较好，儿童易接受家长的安全教育，不会擅自与其他同学去游泳，有家长看护以及在安全水域游泳是预防溺水发生的保护因素。

（3）周围环境有危险水源　南方地区水网比较丰富，绝大多数的自然水体如池塘、湖、河、水库等无围栏，也无明显的危险标记，而这些水体一般距村庄、学校不足500米，是儿童溺水死亡主要的发生地。城市中因下水道的窨井盖缺失，儿童青少年在行走或骑自行车未留意跌入排水沟淹死。

（4）船超载及没有救生设备　运输船只的不安全性及超载是发生溺水事件的危险因素；运输或摆渡船只、渔船常没有配置救生设施，一旦发生溺水容易导致群体死亡事件。

（5）急救水平　在儿童溺水死亡病例中，有81.95%的儿童未被发现或未经抢救而死于溺水发生地，有11.28%因抢救不及时死于村卫生所或乡卫生院中，尚有少数死于送往医院的途中。溺水急救措施的及时和正确与否是儿童溺水死亡的危险因素之一。

【临床特点】

溺水后由于气管内吸入大量水分阻碍呼吸，或因喉头强烈痉挛，引起呼吸道关闭、窒息和（或）杂物阻塞呼吸道，造成窒息和缺氧，严重时导致心脏停搏。会游泳的儿童发生溺水原因多是下水前准备活动不充分、水温偏冷或长时间游泳过于疲劳引起手足搐搦。

溺水儿童的主要临床特点是呼吸微弱或停止。溺水者面部青紫、肿胀，双眼充血，口腔、鼻腔和气管充满血性泡沫，肢体冰冷，脉搏细弱，甚至抽搐，或呼吸、心跳停止。

【预防与干预】

儿童溺水是可以预防的，预防溺水应采取以下综合措施：

1.提高家长安全意识　加拿大学者运用多中心的试验方法研究家庭访视计划对提高家庭的安全性及降低儿童溺水伤害发生率的影响，证明对家长开展健康教育是预防儿童溺水的有效干预措施。

2.水域安全性保障　水域安全性是降低溺水发生率的一项重要举措。游泳池、池塘等水体周围没有屏障，没有明显警示标识，娱乐场所缺少救生员和监视设备都会导致危险的发生。澳大利亚经过10年研究论证，对私人家庭游泳池必须安装围栏进行行政立法，明显减少了儿童溺水的发生。

3.加强儿童看护　不能让儿童一个人在家庭周围玩耍，或在儿童睡觉时出门，即使在做家务，儿童也不能脱离看护人的视野。农忙时组织托儿班集中照看儿童。

4.开设游泳课　发达国家经验表明，儿童学习游泳可以有效地减少溺水的发生。美国儿科协会也建议对5岁以上的儿童开始教授游泳课程。因此，有条件的学校应该开设游泳课。

5.加强对学生安全教育　提高学生的游泳安全意识和自护自救能力。中小学生不准私自下水游泳；不擅自与同学结伴游泳；不在无家长或老师带领的情况下游泳；不到无安全设施、无救护人员的水域游泳；不到不熟悉的水域游泳。要积极创造条件开设游泳课，指导学生熟练掌握游泳的技巧和自救方法。

6.改变家庭周围的危险环境　填去家庭周围的小池塘、阴沟；家中的水缸、水槽、水井要加盖；水桶、浴盆不用时不要放水在里面；家庭的粪坑要加盖防护。

7.急救方法培训　不但要培训水中救人的方法，而且要培训救人上岸后的急救措施，如清除呼吸道的异物、倒出呼吸道的积水、人工心肺复苏；同时在游泳场所及农村卫生所配备急救设备，提高急救能力。

第三节　道路交通伤害

随着机动车辆拥有量的迅猛增加，道路交通事故已日渐成为威胁人类生命安全和健康的严重公共卫生问题。车辆在道路上因过错或者意外造成的人身伤亡或者财产损失的事件称为道路交通事故，通常称为车祸。道路交通事故发生率上升极快，儿童受道路交通伤害已成为许多发达国家5~14岁儿童的第一位死亡原因，在5~9岁儿童中，最易发生步行交通伤害。交通事故伤害不仅耗费巨额的医疗费用，而且对家庭的打击和给受伤儿童造成的心理伤害更难以估量。2012年12月2日，国务院正式批准这一天为我国安全交通日。

道路交通伤害（road traffic injury, RTI）定义：由于道路交通碰撞，导致的致死性的或者非致死性的伤害，简称为RTI。道路交通碰撞是指发生在公共的道路上，至少牵涉一辆行进中车辆的碰撞，造成致死性的或者非致死性的伤害才称为道路交通伤害。

【分类】

1.按照交通伤害发生原因分类

（1）冲击型交通伤害　包括机动车与行人碰撞、机动车与骑自行车者碰撞、机动车与非机动车碰撞、非机动车之间碰撞、非机动车与行人碰撞。

（2）碰撞型交通伤害　指机动车之间的碰撞，或机动车翻车、坠落等自身事故造成车内人员伤害。

2.按照交通伤害所造成损失程度分类

（1）一般道路交通事故　造成3人以下死亡，或者10人以下重伤，或者1000万元以下直接经济损失的事故。

（2）较大道路交通事故　造成3人以上10人以下死亡，或者10人以上50人以下重伤，或者1000万元以上5000万元以下直接经济损失的事故。

（3）重大道路交通事故　造成10人以上30人以下死亡，或者50人以上100人以下重伤，或者5000万元以上1亿元以下直接经济损失的事故。

（4）特别重大道路交通事故　造成30人以上死亡，或者100人以上重伤，或者1亿元以上直接经济损失的事故。

道路交通事故导致的道路交通伤害已成为世界各国人口死亡、伤残和失能的一个重要原因，每年有超过26万儿童死于道路交通伤害，因道路交通伤害遭受非致死性伤害的儿童人数达1000万。儿童和青少年是道路交通伤害的主要受害群体，道路交通伤害是我国1~14岁儿童伤害致死的第二位原因，15~19岁的第一位伤害死因，也是城市儿童的第一位伤害死因。2006—2016年10年间，我国道路交通伤害年龄标准化死亡率从12.6/10万增长至2011年的15.5/10万，在2016年降至10.4/10万，主要伤害群体为行人、自行车和摩托车使用人群。

道路交通伤害的流行病学特征除通过监测报告获得外，还可以通过道路交通伤害门急诊监测附加问卷获得（表16-5）。

【原因与危险因素】

交通事故原因分析结果表明，每起事故均涉及道路使用者、交通工具和道路环境三个因素，其中道路使用者（人）是最活跃的因素。国外报道人为事故占80%~85%，国内则在90%以上，其次是车辆因素和道路因素。此外，机动车辆增多与道路建设速度比例严重失调、交通管理水平滞后、人们交通安全意识淡漠、父母或者监护人对儿童照顾不周等因素，均是造成儿童交通事故多发的重要原因。

1.人为因素

（1）驾驶员因素　人为因素是发生伤害的主要原因，而驾驶员的安全意识又是最主要因素。

1）驾驶员不遵守交通规则：超速、违章超车、纵向间距不够等高速行驶；违章驾车、随意行驶、盲目穿行马路等均是交通伤害发生的重要原因。不按规定避让、占线、逆向行驶及违章停车等行为也是交通伤害发生常见原因。

2）新司机数量过多：有研究显示，驾龄3年内的司机占肇事总数的50%以上。也有报道以摩托车为主要交通工具的地区，摩托车驾驶员常无证驾驶，交通安全意识淡漠而成为肇事之首。

3）酒后驾驶：国内研究文献中酒后驾驶引起伤害死亡率最高，驾驶员酒后驾车发生事故的危险性是未饮酒者的4.13倍。

4）事故倾向：有研究认为，驾驶员的生理、心理特点及生活习惯，以及视力不良、高血压、外向型和急躁性格、饮食无规律等都与交通伤害的发生呈正相关。

（2）儿童和家长因素　儿童和家长对交通伤害的认识不足是一个主要原因。我国作为自行车大国，

表 16-5　道路交通伤害门急诊监测附加问卷

T1	交通事故类别	1. □ 行人 – 非机动车	2. □ 行人 – 机动车
		3. □ 非机动车 – 非机动车	4. □ 非机动车 – 机动车
		5. □ 机动车 – 机动车	6. □ 单车事故
		7. □ 其他：＿＿＿＿＿	8. □ 不清楚

T2	受伤者交通方式	1. □ 行人　　2. □ 机动车驾驶员　　3. □ 机动车乘客
		4. □ 非机动车骑行者　　　5. □ 非机动车乘客
		6. □ 其他：＿＿＿＿＿　　　7. □ 不清楚

若"T2 受伤者交通方式"选择"2"或"3"或"4"或"5"，请填写 T3，选择其他选项请跳转至 T4

T3	受伤者驾驶 / 乘坐车辆类型	1. □ 自行车　　2. □ 残疾人机动轮椅车　　3. □ 电动自行车
		4. □ 摩托车　　5. □ 三轮机动车
		6. □ 小汽车 / 轿车（10 座以内，含 10 座）
		7. □ 轻型货车或篷车（3.5 吨以下）
		8. □ 重型运输车（3.5 吨以上）
		9. □ 公共汽车 / 大客车（10 座以上）
		10. □ 其他：＿＿＿＿＿　　　11. □ 不清楚

T4	事故发生时受伤者个人保护装置使用情况	1. □ 安全带　　2. □ 头盔　　3. □ 儿童安全座椅
		4. □ 步行者反光装置　　5. □ 无
		6. □ 其他：＿＿＿＿＿　　　7. □ 不清楚

T5	事故发生当时是否使用手机	1. □ 是　　2. □ 否　　3. □ 不清楚
T6	事故发生前 6 小时内是否饮酒	1. □ 是　　2. □ 否　　3. □ 不清楚

T7	事故发生前 6 小时内是否服用药物	1. □ 是，药物名称：＿＿＿＿＿
		2. □ 否　　　3. □ 不清楚

T8	事故发生前 6 小时内是否服用成瘾药物 / 致幻剂 / 毒品	1. □ 是，成瘾药物 / 致幻剂 / 毒品名称：＿＿＿＿＿
		2. □ 否　　　3. □ 不清楚

T9	请简述交通事故的发生经过	—

若"T2 受伤者交通方式"选择"2"或"4"，请填写 T6~T12，选择其他选项则本卡填写结束

T10	事故发生前一天睡眠时间	□□ 小时（若不清楚，请填写 –9）
T11	事故发生前，连续开 / 骑车时间	□□ 小时 □□ 分钟（若不清楚，请填写 –9）
T12	事故发生时的车辆速度	□□□ 千米 / 小时（若不清楚，请填写 –9）

道路交通事故常与自行车违章有关，如在混行道路上和人行道上骑车、逆向骑车。儿童身材矮小，不容易看到车辆，或不容易被停着的汽车或大型卡车等车辆驾驶员看到；儿童没有自我危险意识，本能地将注意力集中在自己的乐趣中，不能感知到危险发生；较大儿童可能主动寻求冒险，是交通道路伤害的高发人群。家长的一些不良行为往往成为儿童学习的"榜样"，如乱闯红灯。

研究证实，使用安全带可减少 40% 的驾、乘人员死亡，腰带和腰带加肩带分别可使 27% 和 42% 的人避免严重损伤。儿童乘车安全的意识薄弱容易导致儿童道路交通伤害，家长习惯认为乘车时怀抱或坐在成人腿上是对儿童有效的保护。但一旦发生紧急刹车情况，这种方法根本起不到保护作用。如当汽车以 56 km/h 的车速紧急刹车时，母亲抱住一个 3 岁、体重 12 kg 的儿童需要 1500 kg 的力量，因此，一般情况下家长难以用自身的力量保护孩子。否则，刹车的惯性力会使孩子从母亲怀抱里被抛出去。

2. 道路状况及环境因素　上海市开展的"步行安全评估"调查显示，至少有 50% 的学生在上学或放学途中遇到过道路交通危险状况；40% 的学生

曾在过马路时遇到诸如"没有交通信号灯""没有人行横道线"之类的困难；50%的学生曾遇到驾驶员和骑车人不让人的现象；29%的学生因为车辆太多或人行道被占用等原因，没有足够的安全行走空间。城市街道交通密度高，给在道路旁行走或骑自行车的儿童造成了非常多的不安全交通隐患。此外，城市道路设计方面尚缺乏对儿童等弱势人群的特别保护。道路环境与交通伤害间的关系是密不可分的，在大量人为的事故中，相当部分事故的深层原因是不良的道路因素，交通繁忙增加了道路伤害发生的机会。

3. 车辆因素　大部分在道路上受伤或死亡的儿童是步行者，对于机动车内的儿童乘客来说，主要的危险因素是缺乏或者没有使用合适的安全座椅和安全带；骑、乘坐摩托车头盔佩戴率很低，骑自行车者的醒目性不够。国内报道发生道路交通伤害的主要肇事车型是小型客车和大型货车，这些机动车辆的检修、检查和管理不当，导致超载或机械故障，使事故发生率增加。

【临床特点】

在严重的儿童交通伤中，最常见的是肢体外伤（包括肢体骨折），其次为头颈部外伤，胸腹内脏损伤略少见。颅脑损伤是最常见及重要的死亡原因，交通伤所致的儿童颅脑损伤常伴颈椎损伤。自行车与机动车相撞主要为颅脑伤。机动车与车外活动的儿童相撞时，多发伤更为常见。自行车与自行车相撞伤情多较轻，主要损伤部位为上肢。自行车伤多数为皮肤和皮下组织挫伤，有时出现皮肤撕裂伤，肌腱伤和骨折较少。当自行车把手突然撞击腹部（常为左季肋部）可造成脾脏破裂，伴有肠穿孔和腹膜后血肿，故称为"自行车把综合征"。成人带儿童骑自行车时如无特殊防护，易造成儿童踝关节伤、踝部骨折和跟骨骨折。

【预防与干预】

交通活动中"人－车－路"是一个完整的系统，要预防交通伤害的发生，势必要在这三个方面采取相应的预防措施。

1. 机动车驾驶员　对驾驶员需严格的技术培训及考核；使用安全带、严禁酒后驾车和无证驾驶、限速等均是减少伤害的有效措施。驾驶员应该注意：

（1）避免开快车　"十次事故九次快"，特别在高速公路行驶时要执行交通法规，驾驶员由于没有足够时间感知外界的变化，一旦遇到紧急情况，来不及采取应对措施。

（2）杜绝酒后开车　饮酒对人的大脑反应、判断力、注意力都有一定影响，容易引发事故。

（3）不能疲劳驾驶　疲劳使人的知觉减退、反应迟钝，容易发生判断错误，引发事故。

2. 交通工具　加强机动车辆的检修、检查和管理，确保车辆使用一定年限后或者行驶一定的里程数后予以报废，以保障道路交通安全。儿童骑的自行车也要定期检查车况，预防意外情况的发生。使用更加适合儿童的安全带及儿童乘员用约束系统（俗称"儿童汽车安全座椅"），要求12周岁以下儿童不要乘坐在副驾驶位置，4周岁以下儿童乘坐小型、微型非营运载客汽车使用符合国家标准的儿童安全座椅。年龄较小的孩子由于身高所限，当车辆发生碰撞时，安全带不但起不到作用，反而会勒伤、割伤孩子的颈部。使用安全带同时选择适合的增高坐垫。

3. 道路交通环境　道路环境需要综合治理，注意调节好"人－车－路"系统间的平衡，行人和车辆应分道行进，人口密集处应设立人行专用过街通道（人行横道、天桥或地道）。学校和居民区道路应设置车辆慢行标志；步行区、车道照明、行人安全穿过马路的标志以及人行道等。对行人高度集中的道路规定并执行每小时30千米的最高限速，使用红绿灯、环岛和减速带等限制速度，划定学校安全区，采取一系列减速措施、划定无车区、指定安全上下车地点和安排道口看守人员等措施。行人及非机动车驾驶者是弱势人群，做好人车分流，增加保护性隔离设施。

4. 管理　加强道路交通安全管理和道路建设预防和减少交通违法行为是根本，加强车辆和驾驶员的管理，杜绝超员、超载；加强对城市道路进行规划、建设和验收的监督和管理，强化和提高城市道路管理的科技含量，不断完善城市道路交通安全的基础设施；强制执行有关摩托车头盔的法规，按年龄组对摩托车头盔的类型和规格做出规定；使用自行车前灯和前后车轮反光片，使用摩托车和汽车的日间行车灯。

5. 危害性　对儿童及家长的安全教育通过各种形式广泛宣传意外伤害的危害性，提高儿童的安全意识和对意外伤害的防范意识。儿童在居住地周围玩耍时，一定要有成人监护。对较大儿童，学校和家长要教给他们一些交通规则和常识，教育其遵守交通规则，如乘坐公共汽车不要把头、手伸出窗外，乘坐轿车时系好安全带等。家长要以身作则，让孩子们在潜移默化中提高交通安全意识和自我防护能力。

6.儿童乘坐车辆时的注意事项

（1）最好将1~2岁以下儿童安排坐在汽车的后排。儿童坐在后排，无论汽车是否有气囊，致命伤会减少至少1/3。

（2）1岁内婴儿固定在后向式儿童专用座椅上，与未系安全带的儿童相比受伤害的概率可减少90%。

（3）幼儿坐在增强型儿童座椅上，安全性能可提高80%。

（4）儿童乘车时不要坐在成人腿上，每一个儿童需要有属于自己的座位并有适当的安全保护设施。

7.事故发生后的紧急处理　交通事故发生时往往呈突发性、群死群伤，患儿伤情严重。因此，应建立健全各级急救医疗体系，提高医务人员的急救业务技能，确保事故发生后伤员能及时得到救治，降低死亡率、提高治愈率。

2020年联合国大会通过"改善全球道路安全"的第 A/RES/74/299 号决议，宣布 2021—2030 年道路安全行动十年，其目标是到 2030 年防止至少 50% 的道路交通死亡和伤害。

第四节　意外窒息

意外窒息（accidental suffocation）是指呼吸道内部或外部障碍引起血液缺氧的状态。不包括新生儿出生时由于缺血缺氧引起的新生儿出生窒息。

【分类】

根据其外因，意外窒息分类包括：

1.床上意外窒息　在床上由于被单、母亲的身体、枕头等引起的意外窒息和绞窄，其中家长将被子盖过婴儿头部造成的窒息称为蒙被窒息。

2.吸入性窒息　由于将呕吐物、食物或其他异物吸入气管、支气管甚至肺泡内，而导致气管或支气管梗阻或狭窄、咽喉部阻塞，造成呼吸困难或呼吸中断、哽噎和气闷。

3.挤压性窒息　由沉重物质导致胸部或腹部受到强烈压迫或挤压，严重阻碍了胸廓及膈肌的呼吸运动所致的窒息。不包括自然灾害引起的塌方。

4.低氧环境窒息　被封闭于或陷入低氧环境，包括被意外关入冷藏室或其他不透气的地方。

5.其他　其他意外悬吊和绞窄引起的窒息，以及特指的对呼吸的威胁，包括塑料袋引起的窒息。

意外窒息最常发生在婴儿期，是我国婴儿意外伤害死亡的第一位死因，占婴儿意外伤害总死亡的一半左右。婴儿意外窒息主要发生在农村，大多数由于蒙被窒息，1~4 岁意外窒息主要是由坚果类食物和果冻等食物卡在喉咙里或吸入气管造成窒息。

浙江省报道 111 例 0~4 岁儿童窒息死亡中 91.0% 发生在 1 岁之前，其中 67.3% 发生在睡眠中因衣、被堵塞口鼻所致。婴儿意外窒息死因除蒙被窒息外，其他原因有夜间哺乳姿势不正确、溢乳、气管异物、大人肢体压迫等。有报道，在蒙被或松软枕头堵住呼吸道窒息中，与父母同被睡者占 85.9%，独睡者占 14.1%；婴儿死亡时父母处于睡眠状态占 69.6%，不在现场占 27.1%，其他占 3.3%。

气管异物是儿童较常见的急诊原因，异物种类依次为：花生米、瓜子壳、鱼刺、碎骨头、果冻、药片、水果、糖果、饼干等。1~3 岁幼儿的气管异物发生最多。

【原因与危险因素】

1.原因

（1）与父母同床睡觉。国外报道婴儿窒息死亡原因与睡眠环境有关，如睡软床、沙发及与成人同床等。父母熟睡时手放在婴儿脸上，翻身压在孩子脸上或身上，被子盖过婴儿口、鼻部都可造成窒息。Person 等研究婴儿猝死综合征（sudden infant death syndrome，SIDS）与成人同床睡觉的关系，婴儿猝死综合征是指无明确原因引起的婴儿突然死亡，他们通过对婴儿猝死综合征病例尸体解剖与婴儿意外窒息或故意窒息死亡的病例比较没有发现区别，58 例突然意外死亡的婴儿，根据病史或证据排除了创伤和虐待所致的死亡病例，其中 27 例是与成人同床睡觉，有 11 例以前诊断为 SIDS，而这其中有 7 例的父母证明是喝醉的。研究结果支持婴儿与成人同床睡觉是有潜在危险的，说明许多诊断为 SIDS 的婴儿是由于与成人同床睡觉和（或）床上松软的物体所致的意外窒息。

（2）松软枕头或床上衣物等捂住口鼻。婴儿的头埋在松软枕头里、床上的衣物或塑料薄膜等捂住了婴儿口、鼻而导致窒息。

（3）脖子上链子和绳子绞勒奶嘴或饰物挂在婴儿脖子上。这些链子和绳子缠绕打结绞勒导致窒息。

（4）吸食果冻、小元宵、果冻等圆滑食物或物品导致儿童窒息死亡，与其体积形状和包装方式不当有着重要关系。特别是小型杯装果冻的大小与儿童的喉咙相若，当儿童通过挤压，将果冻吃进嘴里不慎被噎住时，就可能导致儿童窒息死亡。果冻布丁软嫩、光滑，奶茶中的小元宵很容易被误吸入喉部，导致机械性阻塞或致喉痉挛。花生、硬糖等食物，药物，以及硬币、笔套、玩具的小零件也是气管窒息的常见原因。

（5）乳房堵塞婴儿口鼻。夜间哺乳姿势不正确，卧位哺乳，母亲疲劳入睡后造成乳房堵塞婴儿口鼻。

（6）溢奶。吃完奶后仰着睡觉，发生溢奶会吸入气管而窒息。

2.危险因素

（1）年龄　意外窒息主要发生原因是蒙被窒息，绝大多数发生在1岁以内婴儿，多数见于4个月以下婴儿；溢奶窒息主要发生在6个月以内的婴儿；坚果和果冻窒息主要发生在2~4岁儿童。

（2）地区与季节　北方农村冬季寒冷，取暖条件有限，家长常会将被子和棉衣等盖在婴儿头部而造成窒息。

（3）给婴儿打"蜡烛包"　意外窒息发生常有衣、被捂闷及保暖过度史，给婴儿打"蜡烛包"等不良行为会增加蒙被窒息的危险。

（4）哭闹、嬉笑时吸食食物或药物　嬉笑时吃花生、硬糖以及水果、果冻等圆滑食物，或哭闹时喂药物，容易引起这类食物和药物卡在喉咙或堵塞在气管里造成窒息。

（5）危险小物品保管不严　一些危险物品如扣子、螺丝钉、弹子、硬币，以及玩具的小零件，儿童喜欢放在嘴里玩，父母缺乏安全意识，对危险物品的保管不严，儿童将其放在嘴巴玩耍时吸入气管。

【临床特点】

1.蒙被综合征　多见于1岁以下婴儿，是一组以衣、被捂闷造成的缺氧、高热、大汗及高渗性脱水为病理基础而导致全身多系统损害的综合征。

2.气管异物　异物吸入气管，气管受到刺激，最突出的症状是剧烈的刺激性呛咳，出现气急、憋气、声嘶、面色苍白或青紫、呼吸困难。一般异物吸入后在右侧支气管较多。呛咳、喘憋及呼吸困难是气管异物的典型表现，但不到40%的儿童出现典型表现。异物吸入引起机械性气道梗阻表现变化多端，一部分突然死亡，一部分突发呼吸窘迫，另一部分呈现慢性气道梗阻表现。如果异物堵塞大气管，在短时间即可发生窒息死亡；异物落入小气管，上述症状会减轻，出现长期咳嗽、发热，反复出现肺炎、肺脓肿等。

【预防与干预】

1.提高父母安全意识，改变不良育儿行为

（1）婴幼儿单独睡一个被子，或让婴幼儿睡小床，父母不要与婴幼儿同一条被子睡觉。

（2）被子不要盖到儿童的鼻子，头上不要盖衣物；冬天给儿童保暖垫被加厚，脚底下放热水袋，上面盖的被子不要太多太大。

（3）不给婴儿打"蜡烛包"睡觉，若打包被要将婴儿的双手放在外面，这样有利于婴儿的生长发育。

（4）抱起婴儿喂奶，吃完奶后要抱一会儿再放下睡觉，将婴儿身体和头侧向右侧；不能将奶瓶往婴儿嘴里一放，也不看管，造成溢奶窒息。

（5）婴儿哭闹或嬉笑时不要进食、喂药。

（6）不要让儿童将异物、玩具含入口中玩；床边不要放塑料袋、带子等物品。

（7）不给幼儿吃果冻、花生及带壳类坚果，以及有小元宵或小水果块等固体的奶茶。

2.提供儿童安全食品　3岁以下婴幼儿会厌部发育远未成熟，吸食时更容易堵住气管。果冻能导致儿童窒息死亡，中消协呼吁经营者改变果冻的体积形状、重新设计产品包装，国家有关部门出台规范果冻体积形状与包装的强制性规定，以确保果冻产品的安全性。

3.加强对家长的急救培训，提高现场救护能力

当异物进入喉部时，可发生剧烈咳嗽，异物常被嵌于声门部，顷刻间出现青紫或窒息。急救时首先仔细检查患儿的口腔及咽喉部，如在可视范围内能够发现有异物阻塞气道，可试将手指伸及该处将阻塞物取出。若此处理失败，则可试用拍背法进行抢救。

第五节 中　毒

中毒（poisoning）是毒物进入体内，使机体发生功能性及器质性改变而出现的疾病甚至死亡的现象；或人体在短时间内接触毒物或超过中毒量的药物后，机体产生的一系列病理生理变化及其临床表现。儿童意外中毒十分常见。故意的或意图不确定的以及由毒品引起的中毒不包括在内。

【分类】

1. 按毒物来源分类

（1）药物中毒　短时间内或一次超量服用某种药物而造成人体器官的器质性或功能性损害。包括医源性药物中毒和非医源性药物中毒。

（2）农药中毒　包括灭鼠剂、杀虫剂、杀菌剂等中毒。农药进入机体的量超过正常最大耐受量，直接影响到正常生理功能，引起机体病理改变和生理失调所表现出的中毒临床症状。

（3）化学品中毒　化工产品（化学品）包括有机溶剂如苯及其苯系物、二氯乙烷等，卤代烃如溴乙烷等，腐蚀性毒物如强酸、强碱和强氧化剂等通过人的呼吸道、消化道、皮肤等途径进入人体后引起的中毒。

（4）气体中毒　吸入有毒的刺激性、窒息性气体所引起的以呼吸系统急性损害为主的全身性病变。刺激性气体如氯气、二氧化硫等，或具窒息作用的气体如一氧化碳。

（5）生物毒素中毒　机体接触或被有毒生物咬伤、蜇伤等发生的中毒。生物毒素是生物机体分泌的有毒化学物质，包括动物、植物、海洋生物和微生物等产生的对其他生物物种有毒害的化学物质。

（6）化学性食物中毒　进食含有动植物毒素如河豚、毒菌菇、乌头等，或进食化学毒素（如有机磷农药、抗生素兽药等）污染食物而引起的中毒性疾病。不包括细菌性食物中毒。细菌性食物中毒是食物受到病原细菌主要由沙门菌、副溶血性弧菌、致泻大肠埃希菌、金黄色葡萄球菌及其肠毒素等污染引起的中毒。

2. 按病程分类　可以分为急性、亚急性以及重复多次小剂量使用造成的慢性中毒。

（1）急性中毒　是指一次性大量摄入一种或者多种毒物，短时间内（一般不超过24小时）即出现中毒临床表现。急性中毒发病急剧，症状严重，变化迅速，若不及时治疗会危及生命。儿童中毒绝大部分为急性摄入中毒，多发生于6岁以下儿童，是儿科急诊的常见病。儿童急性中毒属于危重症。

（2）亚急性中毒　介于急性中毒和慢性中毒之间。

（3）慢性中毒　是指连续多次摄入小剂量的毒物，逐渐发生中毒症状，其过程很长，半个月、数年或者更长。慢性中毒起病缓慢，病程较长。如儿童铅中毒属于慢性中毒。慢性中毒不属于儿童伤害的范畴。

毒物进入机体可通过消化道吸收、皮肤黏膜直接接触吸收以及呼吸道吸入三种途径。儿童急性中毒以消化道为主，大量为误服，其次为呼吸道吸收及皮肤接触吸收。

中国疾病预防控制中心对25家综合性医院一年来急诊中毒病例进行调查，结果显示农药是15岁以下儿童发生中毒的主要危害物，占总中毒的49.3%，以1~4岁发生最多，占69.8%，儿童意外中毒以误食灭鼠诱饵食物（以毒鼠强和氟乙酰胺为主）居首位。农村儿童中毒发生率高于城市，农村中毒种类主要为鼠药、一氧化碳、农药及动植物为主，城市儿童中毒种类主要为医用药物、食物及化学制品。另据浙江大学医学院附属儿童医院对2013—2018年6年间住院的147例中毒患儿分析，中毒原因以农药、杀虫剂中毒为主，主要是百草枯中毒，其他包括有机磷农药、乙草胺、敌敌畏、施草朴等中毒，共93例（63.3%）；药物中毒28例（19.0%）；食物中毒11例（7.5%），包括亚硝酸盐中毒3例，毒蘑菇中毒6例，白果1例，曼陀罗种子中毒1例；化学品中毒12例（8.2%）；一氧化碳中毒3例（2.0%）。中毒方式：误服128例（87.1%），自杀5例（3.4%），误吸3例（2.0%），意外接触8例（5.4%），中毒原因不详3例（2.0%）。

【原因与危险因素】

1. 儿童自身特点　儿童年幼无知，缺乏辨别能力，婴幼儿有拿到东西就放入口中的习惯，因此，极易经口摄入毒物而中毒。学龄前期儿童独立行动的意识和好奇心明显增强，接触毒物机会增多，在家长不注意情况下易误服口感好的药物、外观诱人的彩色鼠药或食品药饵、用饮料瓶存放的农药、清洗剂、汽油等。

2.家长缺乏毒物的知识　家长因看不懂医嘱或药物说明书，错喂或喂药过量造成中毒。在常规剂量未发生作用时，自作主张加大剂量而出现药物过量或中毒反应，或随意给患儿服用不适合儿科应用的药物而造成中毒。家中有人服药，幼儿模仿造成误服中毒。

3.儿童周围不安全的毒物环境

（1）没有安全包装　药物或其他毒物包装可以随意打开而造成误服中毒，许多药品不具备儿童药品安全包装的功能。

（2）毒物随便存放和使用　农村灭鼠药中毒的原因为：撒放灭鼠药的范围广，使用剧毒鼠药，甚至违禁鼠药；灭鼠药制作形式多样，有颗粒状、膨化食品状、水状，对学龄前儿童有诱惑力；家庭灭鼠不能掌握适当的投饵地点，有的家长居然将灭鼠药放在灶台上或将鼠药拌于馒头、葵花子、爆玉米花、苹果或西瓜中，投放地点既不隐蔽、儿童又易触及，施药后的空药袋、空药瓶保管不当，导致婴幼儿误食中毒。

【临床特点】

因中毒性质、中毒途径、剂量及中毒的时间长短不同，临床表现亦不同，病情轻重不一。多数就诊时尚未出现临床症状或缺乏典型临床表现，给诊断和治疗带来一定的难度，误诊率较高。儿童急性中毒的临床特点如下。

1.急性中毒多见于6岁以下儿童，由于发病后不能提供准确病史及毒物误服量，给临床诊断带来诸多困难。常突然起病，症状或体征无法用一种疾病解释，病史与临床表现不一致，病情进行性发展到昏迷、抽搐。

2.伴有一定程度的消化道症状如恶心、呕吐或腹痛等；也可伴随有一定程度的发热，容易误诊为传染病。

3.集体同时或先后发病，临床表现相似。

【预防与干预】

通过提高对儿童意外中毒的预防意识，针对中毒发生的特点，采取相应的预防措施，绝大多数儿童意外中毒是可以预防的。

1.加强对家长的知识普及　中毒的主要途径是通过消化道，主要方式是误服，向儿童的父母和监护者进行预防中毒的教育，介绍中毒的种类、原因、

途径，加强对农药、灭鼠药、剧毒药及儿童不宜药物的管理，家用化学品均要储存在原来的包装容器中，不能用饮料瓶、饼干盒、糖果罐存放消毒剂、清洁剂、杀虫剂等。

家长要在医生指导下给儿童用药，切勿擅自用药；药品最好储存在防止儿童开启的安全包装中，不随意放置；喂药前按医嘱并认真核对药瓶标签、用量、服用方法。

家用燃气炉灶及取暖煤炉不完全燃烧可释放出对人体有害的气体，造成一氧化碳中毒。所以，炉具要定期检修，保证管道无泄漏。使用燃气过程中要打开通风设备或开窗通风；冬季用煤炉取暖一定要安装排气道。

不食用刚施过农药、不到采摘期的蔬菜瓜果，施用农药的蔬菜食用前要在清水中多浸泡、洗净。

2.加强儿童安全监护　学龄前儿童应该专人看护，加强对留守儿童日常生活的有效监护，在农村或外来工较多的地方开办收费低廉的幼儿园，创造安全的生活学习环境，预防各类中毒的发生。

3.提高基层医务人员的儿童用药及中毒急救水平　对基层医务人员的儿科专业知识及儿童安全用药方面进行培训，医生开药要按年龄或体重计算药量，不可过量；司药人员应仔细核对，避免儿童药物中毒的发生。加强对农药、灭鼠药、剧毒药及儿童不宜药物的管理及宣传，向家长讲解预防中毒的知识，告知剧毒药应妥善保管，避免儿童接触。加强急救培训及健全急救转运系统。

4.加强对毒物的管理

（1）对农药、灭鼠药、剧毒药严格按监控规章执行；毒饵投放地区应严加防范；对喷洒过农药的蔬菜瓜果须经过规定时间后方可采食，被农药污染的用具必须彻底清洗后才作他用。

（2）采用儿童安全包装储装有危险性的药品和消费品。儿童药品安全包装是指5岁以下的儿童难以自行打开，而成人可以无困难地开启，并正确使用的安全包装装置或方法。加强儿童安全包装意识是进一步降低儿童误吞药品或有毒物品的根本途径。

5.建立区域性紧急救援体系　开展有效救治和急诊绿色通道畅通；推广中毒预防指南；建立市场产品配方和中毒治疗数据库；建立和完善技术先进的医疗、救护资源；加强新型解毒剂的研究和应用。

第六节　跌倒/坠落伤

跌倒/坠落伤（跌落伤，fall-related injury）是指由于重力的作用，人体突然跌倒或坠落，撞击在同一或较低的水平面而导致的伤害。但不包括被害，跌落入牲畜群、燃烧的建筑物、火焰、水中、运转的机械中和运输车辆下，故意自害等。

【分类】

临床尚无统一的跌落伤诊断标准，国内大多采用的跌落伤诊断标准和损伤严重程度分类如下。

1. 轻伤　一般的撕裂伤或扭伤，不影响生命。一般在门诊处理即可，无需住院治疗。

2. 中等伤　四肢长骨骨折，广泛软组织损伤，需住院治疗。

3. 重伤　包括严重休克、内脏器官损伤和脑损伤等，有生命危险，必须接受紧急治疗。

跌落伤居我国0~14岁儿童非致死性伤害的首位，10岁以下儿童是发生跌落伤的高发人群，2~7岁儿童是跌落伤发生和死亡的高峰期。我国0~19岁儿童青少年跌落伤死亡率的Meta分析：男童跌落伤死亡率1.43/10万高于女童的0.84/10万；农村跌落伤死亡率为1.34/10万高于城市的1.16/10万；东部、中部、西部地区跌落伤死亡率分别是1.12/10万、1.98/10万、4.36/10万，西部地区高于东、中部地区。2016—2020年深圳市南山区哨点医院急诊科伤害监测的38 287例跌伤/坠落伤占总伤害病例的60.49%，是儿童因伤就诊的首位原因，各年龄组跌伤/坠落伤男童均多于女童。跌落最常见发生地点是家中，发生跌落时的主要活动是游戏或玩耍，从床上跌落的儿童最多，当儿童发生意外跌落时，多数家长在儿童身边；此外，跌落伤还可发生在路上、幼儿园、学校和游戏场所等。儿童跌落伤发生高峰在5~10月，冬季发生跌落伤害例数少与着装的保护和天气寒冷降低儿童户外活动的机会有关。

【原因与危险因素】

1. 发生原因

（1）婴幼儿由于平衡能力差，易从床上、楼梯上跌落，跌落伤在蹒跚学步的儿童中多是由于走路不稳跌倒或从高处跌下。其他常见原因有从学步车和高脚椅上跌落。

（2）学龄前儿童喜欢嬉戏追逐、打闹、爬高，但自我控制和应急反应能力差，易发生跌落伤。

（3）学龄儿童跌落伤主要发生在学校，大多与玩耍、体育活动相关。

2. 危险因素

（1）儿童的冲动性、注意力分散、多动等特性与跌落伤的发生有密切关系。儿童身体和心理发育水平是影响伤害发生的重要因素，有严重行为问题的事故倾向性儿童伤害发生率增加。

（2）地面类型与儿童跌落伤的发生相关。在凹凸不平路面、混凝土地面儿童受伤率显著高于塑革和橡胶地面，橡胶地面儿童受伤率最低，其受伤危险度约为塑革地面的1/2及混凝土地面的1/5。

（3）家庭及活动环境与儿童跌落伤的发生有关。居住活动空间小、东西杂乱的家庭环境容易发生跌倒；阳台栏杆、窗户防护以及楼梯台阶的高度与防滑设施不规范，在存在不安全设施的户外环境玩耍容易发生跌落。

【临床特点】

儿童跌落损伤的性质和程度与地面高度、着地姿势、儿童年龄及体重等有关。意外坠落多发生在2~8米，头部伤多见，其次为四肢伤，死亡率与坠落高度成正比。下肢损伤类型以骨折为常见。跌落后轻者可能只有软组织挫伤或擦伤，伤情重者可发生骨折，意识不清、休克或颅脑损伤等。儿童发生跌落伤后，如对受伤经过表述不清，体检难以合作，应告诉家长密切观察儿童的表现，发现异常及时就医。

【预防与干预】

由于儿童跌落的原因各不相同，预防措施要因人、因时、因地而异。

1. 加强安全意识　婴幼儿要有专人看护，对家长进行安全教育，正在学步和攀爬的幼儿不要到楼梯上、开启的窗户边，以及容易倾倒的家具旁玩耍；外出吃饭把孩子放进高脚椅时一定要将孩子肩部、腰部、胯部的安全带系好。教育儿童避免高危行为，小年龄儿童不要独自站在桌椅等高处，不能从高处往下跳。

2. 建立安全的活动环境　婴幼儿的床铺应有护栏，家庭、幼儿园、中小学校的阳台栏杆高度、窗户的防护措施、楼梯的坡度与防滑设施应符合安全标准。要及时收拾和清理儿童活动环境地面上的玩具以及电线、绳索等障碍物防止滑倒和绊倒。桌子、茶几等家具选择弧形圆角或使用桌子防磕撞护角。定期排查儿童活动环境和公共游乐场所中容易导致跌倒/坠落的隐患和娱乐设施。为儿童创建一个安全、跌倒后不易导致损伤的保护性环境，如使用气垫、软材质的地垫、安全型玩具等。

3.培养儿童安全行为　注重儿童身体素质和体格锻炼，促进儿童肌力、耐力和平衡力发展。参加特殊运动如滑冰、轮滑等佩戴头盔和护腕等安全保护装置。

第七节　烧（烫）伤

【分类】

烧（烫）伤（burn/scald injury）可由热力或化学能所致。主要包括以下几类。

1.热烧伤　热液、蒸汽等引起的组织损伤。

2.电烧伤　交流电引起的电热效应，造成人体皮肤、皮下组织及深层肌肉、血管、神经、骨关节及内脏等组织广泛的深层烧伤。

3.化学烧伤　由物质的化学作用如酸、碱等造成细胞脱水和蛋白质变性导致的局部组织损伤。

4.紫外线损伤　紫外线的过度辐射导致皮肤和眼睛的损伤。包括日晒伤和电光性眼炎。日晒伤是由中波紫外线（290~320 nm）过度照射引起的局部皮肤急性光敏感反应，其反应强度因光线强度、照射时间、季节、地区、肤色和体质不同而异。电光性眼炎是因眼睛的角膜上皮细胞和结膜吸收大量而强烈的紫外线所引起的急性炎症。

5.吸入性损伤　热力和（或）烟雾引起的呼吸道甚至肺实质的损伤。热力引起的损伤为物理性损伤，常因吸入蒸汽、高热空气等引起；烟雾引起的损伤主要为化学性损伤。烟雾的危害更大于热力，损害也不仅限于呼吸道，且可能有全身中毒。

6.其他　放射性、微波、激光等烧伤。

烧（烫）伤是儿童经常遇到的伤害，多发生于5岁以下的儿童，婴幼儿约占半数以上。日常生活中以烫伤多见，火焰烧伤其次，少数为化学灼伤或电灼伤。热烧（烫）伤常由热液如沸水、油、汤等原因引起，炽热固体常见如热水袋、保暖瓶、取暖器等原因对皮肤造成损伤。儿童皮肤薄而嫩，同等热力在其身上造成的损伤比成人重。

儿童是发生烧（烫）伤死亡的高危人群，男多于女，农村高于城市，家庭生活烧（烫）伤是儿童烧（烫）伤的主要类型。烧（烫）伤主要发生在夏秋季节，1~3岁幼儿活动范围逐渐增大，同时具有善于模仿、好动、好奇的特点，其烧（烫）伤的发生最多。烧（烫）伤多发生在裸露部位，如头面部、四肢、臀部等。

【原因与危险因素】

1.热液烫伤　在烧（烫）伤中约占80%以上，主要是由开水、热油、蒸汽造成。大部分是儿童自取开水、打翻开水瓶而烫伤。放置在不安全处的热油、热汤、热粥，儿童因好奇掀翻或当水误玩也可致伤。洗澡时先倒开水未待加配凉水，幼童贸然跨入浴盆造成烫伤。农村儿童的烧（烫）伤发生远远高于城镇，主要原因是生活条件较差，生活习惯不良，母亲文化水平低，她们防范意识差，带养儿童时又同时兼做家务，随意处置可能导致儿童烫伤的各种热液，如将盛有热水或沸水的盆、锅等随手放，儿童易受其害。

2.火焰烧伤　占儿童烧（烫）伤的10%左右，在农村多见。烧伤热力源主要是火灾，由于烤火、玩火、燃放鞭炮等而引起。

3.化学蚀灼伤和电灼伤　有7%~8%的儿童烧（烫）伤为化学蚀灼伤和电灼伤。化学蚀灼伤主要是由于儿童分不清是否为有害液体而导致。电接触烧伤主要是由于好奇、好动，又缺乏危险意识，用手触摸破损插座或绝缘层破损电线断端。在农村儿童电烧伤中，高压电烧伤较多见，儿童放学回家或外出玩耍时，为了掏鸟窝等而攀爬屋顶、树木、电杆、变压器围栏造成触电损伤。

4.其他原因　紫外线损伤多发生于紫外线强烈的夏季，在户外活动、游泳、海滩沐浴没有适当防护，给婴幼儿做日光浴方法不当；紫外灯消毒时意外长时间暴露在消毒灯下造成电光性眼炎和皮肤灼伤；激光烧伤最常见原因是激光笔照射对眼睛视网膜黄斑的损伤。

【临床特点】

婴儿皮肤薄嫩，表皮内运动神经对热反应强烈，接触温度不太高的热物也可导致烫伤。同样温度在成人仅为浅度烧（烫）伤，而在婴幼儿则为深度烧（烫）伤。小儿身体小，受伤面积相对比成人大。婴儿总血容量与皮肤面积的比值较成人小，同面积皮肤的渗出,对婴儿血容量的影响就大。婴儿细胞外液量按体重比成人大1倍。因此,婴儿烧伤后易发生低血容量性休克和酸碱平衡失调及电解质紊乱。

婴儿对感染的抵抗力低,创面容易被大小便污染,易发生感染或败血症等并发症。在烧伤48小时后,创面渗出停止而开始回吸收,若输液过多,易发生充血性心力衰竭、肺水肿而使病情恶化。

儿童烧(烫)伤面积计算可以按手掌法估计。婴儿头颈部面积比例相对成人较大,而下肢较成人小,身体其他部位所占比例与年龄增长变化不明显。手掌法估计简单快捷,适用于小面积或特大面积烧伤患儿的估算。以患儿自身的手掌为准,五指并拢时手掌面积是全身面积的1%。

儿童烧(烫)伤面积达10%左右就可发生休克,往往在早期即出现肾功能不全。烧(烫)伤比较浅表而面积不大者,可仅出现局部症状而无全身症状。伤后3~5日,由于创面大量吸收毒素,或发生感染可出现高热,严重者还可合并败血症。

烧(烫)伤的深度按照热力损伤组织的层次分为Ⅰ度、浅Ⅱ度、深Ⅱ度和Ⅲ度。

1.Ⅰ度　仅伤及表皮,局部红肿,有疼痛和烧灼感,皮肤温度稍有增高,3~5日可好转,不留瘢痕。

2.Ⅱ度　烧(烫)伤深达真皮,局部出现水疱。浅Ⅱ度仅伤及真皮浅层,一部分生发层健存。破裂后创面渗液明显;创底肿胀发红,有剧痛和感觉过敏;皮温增高。若无感染等并发症,2周可愈。愈后不留瘢痕,皮肤功能良好。深Ⅱ度伤及真皮深层,尚存有皮肤附件。感觉稍迟钝,皮温也可降低,去表皮后创面呈浅红色或者红白色相间,或可见网状栓塞血管;表面渗液少,底部肿胀明显。若无感染等并发症,3~4周可愈,留有瘢痕,但基本保留了皮肤功能。

3.Ⅲ度　伤及皮肤全层甚至可深达皮下、肌肉、骨等。皮肤坏死、脱水后可形成焦痂。创面无水疱,蜡白或焦黄,或可见树枝状栓塞血管;触之如皮革;甚至已经炭化。感觉消失;皮温低。自然愈合慢,皮肤功能丧失,常造成畸形。有的创面难以自愈。

【预防与干预】

1.安全教育　教育家长重视儿童烧(烫)伤的预防,让幼儿远离热源和危险环境;对儿童进行防火安全教育,教育儿童不玩火柴、打火机等,勿接触易燃、易爆物品;不在厨房玩耍,不接触热的厨具、电器等;不单独接触开水或热的食物;从小学生开始加强消防知识的教育,一旦发生问题能及时报警,开设用电安全相关主题活动,以减少甚至避免火灾、触电和高压电烧伤。

2.安全管理　加强厨房用具及电热用具的管理,不抱着孩子在厨房烧饭;给儿童洗澡时,先放凉水,再放热水,以免儿童进入热水盆烫伤;洗淋浴时,应调好水温,以48℃以下为宜。火柴、打火机、热水器、电熨斗、取暖器、强酸强碱消毒液等置于儿童不能触及的地方;不给孩子玩激光笔以避免照射他人眼睛造成视力丧失。

第八节　锐(钝)器伤

锐器伤(sharp instrument injury)是具有锋利的刃口或尖端的器具,如刀、针、匕首、剪刀、玻璃碎片等致伤物所致的损伤。钝器伤(blunt force injury)是指无锋利刃缘和尖端的钝器打击人体造成的损伤。物体通过力的作用如挫、压、撞、擦等各种方式造成人体组织的损伤,包括被投掷、抛出或坠落物体击中,棍棒或条形硬物、砖石打击等。

2014—2018年广州市监测点共报告19 548例中小学生伤害,第三和第四位伤害原因分别为钝器伤(15.36%)、锐器伤(9.45%)。上海市2018年对全市中小学生伤害调查显示,锐器伤列第二位,占10.2%,男生锐器伤和钝器伤是伤害第二和第三位原因,女生锐器伤和钝器伤是伤害第四和第六位原因。

【原因与危险因素】

1.发生原因　学生发生锐器伤主要是用水果刀削铅笔、水果,剪刀做手工等引起,边缘锋利的用品或器具如玻璃碎片、易拉罐拉环等也是中小学生锐器伤的常见原因,其次是针刺伤,如缝针、铅笔或钢笔尖、别针等。锐器伤最常见造成手外伤,浙江萧山区2014—2019年收治959例手外伤儿童中,锐器伤占61.31%,其中切割伤占51.51%。儿童年龄较小、手眼协调能力和动手操作能力差,常因不小心被各种锐器划伤、切割伤或刺伤。

钝器伤原因主要是学生之间玩耍、打闹等被文具用品或棍棒等物体打击，或被投掷、抛出的砖石、弹弓射出的石子等伤及，或被带有塑料子弹的玩具枪子弹击中眼睛。玩具枪内发射出来的塑料子弹在15米范围内冲击力很大，在没有做好眼睛防护情况下相互近距离射击容易伤害到眼睛。

2. 危险因素　公共场所、幼儿园、学校和家庭环境存在不安全因素，如能造成切割伤的各种刀具、剪刀、边缘锋利的工具和玻璃、注射针头等随手可得；给孩子购买有安全隐患的玩具枪。

【临床特点】

锐器伤主要是皮肤和皮下组织受伤，四肢、手足是锐器伤的常见部位，刀具等边缘锋利器具的切割伤口比较规整，深浅不一。钝器伤常是内伤，粗糙不平的钝器打击和砸伤造成的挫伤一般表现为皮肤青紫、皮下出血或皮下血斑，严重的造成骨折和内脏组织挫伤。玩具枪子弹发生的眼外伤都是单眼，造成角膜损伤、外伤性白内障、前房积血、继发性青光眼、视网膜出血等后果。

【预防与干预】

1. 危险物品管理　对家中有安全隐患的刀具、剪刀、缝针、别针、注射针头，以及锋利的修理工具和农耕用具等要摆放到儿童不能触及的地方，在户外活动和公共场所当儿童玩闹嬉戏时要注意发现锐器损伤的隐患。

2. 加强安全教育　教育家长和学生在日常生活和制作手工时使用平头的安全剪刀，使用铅笔刨刀削铅笔；不能让学生玩弹弓，极易伤害他人，有塑料子弹的玩具枪不能射击头面部，或戴上防护眼镜。

第九节　踩踏伤

踩踏伤（Stepping injury）是指被蜂拥的人群挤压、推挤或踩踏造成的损伤。通常发生在聚众集会，特别是人群产生拥挤移动时，有人意外跌倒，后面不明真相的人群依然在前行，对跌倒的人产生踩踏，从而产生惊慌、加剧的拥挤和新的跌倒的群体伤害的意外事件。

2002年内蒙古某中学因楼梯护栏被挤断，造成21人死亡、48人受伤。2010年新疆阿克苏市一所小学发生踩踏事件，课间操时学生们下楼至楼梯口发生拥挤，在教学楼二楼通往一楼狭窄的楼梯上，前面的学生摔倒后，后面的学生冲下楼梯引起踩踏，造成123名学生受伤救治，其中41名学生住院，6人重伤。2014年昆明市发生校园踩踏事故，造成小学生6人死亡、26人受伤。2015年的元旦"上海外滩跨年踩踏事件"造成36人遇难，49人受伤，遇难者平均年龄22周岁。2022年万圣节韩国首尔梨泰院发生大规模踩踏事件，造成158人死亡，大多数是20岁出头，20岁以下有12人。

【原因与危险因素】

1. 踩踏伤通常发生于空间有限、人群相对集中的公共场所，如狭窄的街道或交叉通道广场、足球场等体育场馆、影院或灯会等娱乐活动场所、宗教朝圣的仪式以及学校教室走廊或楼梯通道。

2. 踩踏事件易发地形，如拱形桥、楼梯拐角、光线不良的狭窄通道、复杂地形等。

3. 人群因过于激动、起哄而出现骚乱，或受到惊吓，如听到爆炸声、枪声，出现惊慌失措的失控局面，相互拥挤踩踏。

【临床特点】

踩踏伤的伤情与受到踩踏力量和部位有关。通常受伤表面无伤口，内部脏器受伤很重，如胸部受到踩压会发生窒息，空气不能由肺内排出，胸腔压力骤然升高，引起上半身毛细血管扩张破裂，可合并肋骨骨折、气胸、血胸、心脏或肺挫伤，导致呼吸突然停止死亡。如头面部受到踩踏，造成大片皮下出血点、皮下瘀斑，眼结膜出血，耳鼻出血、鼓膜穿孔等。发生踩踏时全身被挤压造成挤压综合征，即引起全身微循环障碍、肾小球滤过率降低，以及肾小管受阻塞、变性、坏死，出现以肌红蛋白尿和急性肾衰竭为主要特征的临床综合征。

【预防与干预】

1. 学生在下课课间和放学时在楼梯通道内和上下楼梯人多的时候不拥挤、不起哄、不打闹、不故意怪叫制造紧张或恐慌气氛。

2. 尽量避免去拥挤的人群中，在人群中走动遇到台阶或楼梯时尽量抓住扶手，防止摔倒。在人群慌乱时，要注意脚下，千万不能被绊倒，避免自己成为拥挤踩踏事件的诱发因素。

3. 当发生拥挤人群向自己行走的方向来时，应立即避到一旁避免摔倒。顺着人流走，切不可逆着人流前进，否则很容易被人流推倒。

4.如陷入拥挤的人流，一定要先站稳，身体不要倾斜失去重心，要用一只手紧握另一手腕，双肘撑开，平放于胸前，要微微向前弯腰，形成一定的空间，保证呼吸顺畅，以免拥挤时造成窒息晕倒。即使鞋子被踩掉，也不要弯腰捡鞋子或系鞋带，尽快抓住坚固可靠的东西慢慢走动或停住，待人群过去后再迅速离开现场。

5.一旦被人挤倒在地，尽量使身体蜷缩成球状，形成一定空间保证呼吸，双手紧扣置于颈后，保护好头、颈、胸、腹部，避免脊椎、脑部受到踩踏。

第十节　动物伤害

动物伤害（animal related injury）是指由生物体的肢体、牙齿、指甲，昆虫的口器、螫针等作用造成人体的损伤。常见类型有动物咬伤、昆虫螫伤等。咬伤是由动物上、下齿列在人体上咬合造成的损伤，如犬咬伤、蛇咬伤。螫刺伤是接触昆虫的口器、螫针引起的损伤，如蜂螫伤。此外，常见的动物伤还有猫抓伤、鸟啄伤等。由于毒蛇、毒蜂以及有毒昆虫有很多种类，被咬伤、螫伤或叮咬后其毒素成分进入人体皮肤和血液引起中毒症状的属于中毒范畴，不包括在内。

我国城市动物伤害的发生率为0.6%～2%，2017年广东省中小学生动物伤害监测系统伤害病例10 719例，动物伤为中小学生伤害第2位。儿童动物致伤的主要动物是狗，被狗咬伤，其次是由猫所致，其他有蜜蜂螫伤，猴、鼠、兔、马等动物的抓、刺、踩、踢或撞伤。男性动物致伤发生率明显高于女性，农村儿童动物致伤高于城市儿童。

【原因与危险因素】

1.饲养狗、猫宠物越来越多　由于居民饲养的宠物主要是狗、猫，动物伤主要发生在家中或小区，被自家或邻居家养的狗、猫咬伤和抓伤，受伤部位多数是上肢；部分原因是走在路上和公共场所被没有拴狗绳的陌生狗咬伤，主要受伤部位在下肢；其他还有宠物鸟、家禽等造成的伤。

2.与宠物过分亲密接触　狗（猫）咬伤多见于儿童与狗玩耍时，儿童对动物行为及情绪的辨识能力较弱，不慎刺激到狗（猫）被咬伤或抓伤。低龄儿童用手给鸟和鸡等喂食时不慎被啄伤，有时会啄伤眼球。

3.生活在危险环境　农村儿童如住宅或学校在山区、树木较多的地方，旅游或露营在丛林和野外环境下容易被蛇和昆虫等伤害；在果园、种植园采摘可能被蜂螫伤；北方儿童接触动物多，还会发生被羊、马等动物刺、踩、踢或撞伤等。

【临床特点】

低龄儿童犬咬伤更易伤及头面部和上肢，导致破碎性损伤和较深的穿刺性伤口，造成局部感染；猫的爪牙更加锋利，伤口细深，感染易致败血症。

节肢动物叮咬及接触昆虫的毒性体毛（如隐翅虫），引起一系列的急性过敏反应即虫媒性皮炎，表现为风团、红斑、丘疱疹及溃疡等，严重时可出现全身中毒。

【预防与干预】

1.教育儿童不挑逗动物、不投喂、不靠近哺乳期动物等。

2.加强对城市豢养动物的管理，做好圈养和拴养，遛狗要套狗绳。

3.给宠物狗、猫接种相关疫苗，禁止饲养烈性动物。

4.被狗咬伤、猫抓伤后除伤口处理消毒外，及时全程注射狂犬疫苗。被毒蛇咬伤要立即用绳子或布带在伤口上方2～10 cm处结扎，冲洗伤口立即送医院救治。被毒蜂或隐翅虫等螫伤、叮咬，由于其毒素为酸性，应尽快用肥皂水等洗涤患处中和毒素。

第十一节　忽视与虐待

儿童虐待与忽视包括一系列的虐待行为、失职行为或犯罪行为，这些行为会导致儿童患病或死亡。由于经济文化水平以及种族的差异，人们对儿童虐待的认识存在着不同，尽管其界定标准缺乏一致性，但已取得一定的共识。根据WHO对儿童虐待的界定，儿童虐待是指对儿童有义务抚养、监管及有操纵权的人，做出足以对儿童的健康、生存、生长发育及尊严造成实际的或潜在的伤害行为，包括各种形式的躯体虐待、情感虐待（也被称为心理虐待）、性虐待、忽视及对其进行经济性剥削。

家长失职行为在儿童出生前就可能对他产生不利影响，如母亲缺乏孕期保健。营养忽视是引起婴儿期体重增长不足的最常见原因之一。狭义的虐待是指儿童照看者故意地伤害儿童导致青肿、烧伤、骨折、撕裂伤、刺伤和器官损伤。广义的虐待还包括短期或长期的情感伤害。儿童虐待可能发生在家庭内或家庭外。

【分类】

1.躯体虐待　儿童所遭受的躯体虐待或非意外性创伤，常是由看护人所为，偶尔由陌生人造成。躯体虐待最常见形式包括撞伤、烫伤、骨折、头部和腹部损伤。躯体虐待还可来自教育机构，作为一种惩罚性手段。

2.性虐待　性虐待是指成人或大龄儿童让尚未发育成熟的儿童参与他们不完全理解、不能够表示同意的违法、违反社会公德的性活动，在儿童身上获得性满足的行为。包括各种形式的恋童癖、乱伦、强奸，或触摸性器官、各种形式的性交以及让儿童观看色情作品等。

3.情感虐待　情感虐待是指所有对儿童自尊心造成损害的漠不关心、辱骂、贬低、隔离或恫吓行为，是抚养者故意不提供儿童健康发育所必需的言语或行为活动。最常见的是辱骂或贬低。

4.身体忽视　指不能为儿童正常生长发育提供必要的食物、衣物、住处以及安全的环境。这种情况虽然与贫穷有关，但问题都是超出贫穷相应的状况，通常有情感忽视的成分和不能认识儿童的需要或不能给予儿童需要的满足。

5.情感忽视　最常见的情感忽视特征是缺少双亲与子女的依恋，同时无能力认识婴儿或儿童的需要，以及不能对这些需要给予满足。情感忽视最常见的表现是营养性生长障碍。

6.医疗忽视　指对那些通常有生命危险或其他严重疾病的儿童不能提供必要的治疗和护理。

其他还有教育忽视（即没有提供小儿上学）和安全忽视（即忽视保护儿童避免环境公害的影响）等。

联合国儿童基金会的一项研究报告显示，东亚和太平洋地区国家儿童躯体虐待的平均发生率为10.0%～30.3%，情感虐待的平均发生率为31.3%～78.3%，性虐待的平均发生率为1.2%～17.1%，忽视的平均发生率为28.0%～43.6%。有报道对14个省25个城市1163名3～6岁儿童调查，儿童平均忽视率为28%。Meta分析68篇研究结果显示，18岁以下儿童中，26.6%遭受过躯体虐待，19.6%遭

受过情感虐待，8.7%遭受过性虐待，26%遭受过忽视。

【原因与危险因素】

1.家庭因素　社会经济地位低下、经常失业、居住环境不固定者，以及有儿童虐待史的家庭发生率较高。在单亲家庭、暴力家庭及家庭中有酗酒、吸毒、人格障碍者，儿童虐待的发生率较高。

受传统习惯影响，女童受到性虐待的概率高于男童，但在无父母、母亲残疾或家庭不和者，男童与女童受虐的危险程度近乎相同。

2.儿童因素　儿童智能低下或患有先天性疾患是受歧视、被抛弃甚至被虐待致死的原因。

难养型气质的儿童容易遭受虐待。由于难养型气质的儿童抚育较困难，加上家庭管教和父母教育方式不妥，形成了固执、经常打架、惹祸的坏习惯，常由于不能服从父母容易招致虐待。

3.社会因素　子女与父母期望值相距甚远而致虐待者较多。父母期望值太高，希望子女尽量完美，达不到要求就过度批评、威胁或恐吓，如"考不到满分就不准出去玩""再这样，就滚出家门"这类威胁性语言，甚至是体罚。

有些学校和教师对学生的评价只看成绩，对于差生不喜欢，横眉冷眼，甚至经常采用罚站、面壁等惩罚方式。这种教育上的"冷暴力"，不仅容易影响儿童的性格成长，而且会导致儿童形成退缩性人格或性格暴躁，富有攻击性。

【临床表现】

1.躯体伤害　青肿是有关儿童虐待检查中最常见的体征，可见于体表的任何部位。与意外受伤有以下区别。

（1）部位　意外受伤的青肿最常见于浅表骨骼边缘，如胫骨前、前臂、髋部、前额处，而少见于背部、臀部、手背部、颈部及外阴部。

（2）形态　儿童被故意身体虐待如打伤、烫伤、刺伤时，受伤处的形态可以提示致伤的物体是腰带、绳子、手或其他特殊的器械。大约有10%的身体虐待是烫伤所致，烫伤的瘢痕形状可以反映伤害的工具，如香烟的烫伤呈圆形、大小一致的孔样损伤。骨折在受虐待儿童并不少见，儿童被扭转或牵拉四肢可导致干骺端转角处小片状骨折；骨干骨折大多是扭力引起的螺旋形骨折，与冲力直接导致的横断

骨折不同。在儿童会走路前，股骨螺旋形骨折大多由暴力所致。

（3）伤痕的新旧　身体上若有不同阶段的青肿、伤痕、骨折以及器质性内伤，则提示儿童曾有严重受虐待现象。青肿的颜色取决于受伤的时间、深度、部位以及皮肤颜色。蓝色或紫红色青肿是新近受伤，随着时间推移逐渐变成黄色、绿色或棕色。

身体虐待最常见的死亡原因是头部外伤，其次是腹腔内损伤。

2.心理伤害　虐待对儿童的影响包括身体和心理两个方面。虐待不仅造成儿童明显或潜在的身体损伤，而且还可能严重阻碍他们的心理行为发育，产生广泛、深远、难以治愈的创伤。

与未受到虐待的同伴相比，受虐儿童心理承受能力差，容易表露出更多的心理问题：短期会出现压抑、焦虑、消极行为、攻击行为、学习能力降低、社会适应能力下降、发育延迟；长期会造成儿童自我评价低、智力低下、边缘人格、违法行为及自残或自杀。

由于受虐儿童不善于处理人际关系，缺乏沟通及应对技能，情绪调节困难，更易出现攻击行为和违法犯罪行为；虐待导致的郁闷和焦虑会导致儿童自杀行为概率的升高。儿童在遭遇家庭暴力的时候，具有强烈的反抗愿望，甚至想采取极端手段来报复施暴者。长期被虐待儿童以后容易成为反社会和暴力人群，并倾向于虐待自己的下一代。儿童期虐待与忽视作为童年期的不良经历，对个体认知、社会情感等心理健康的影响是复杂而深远的。虐待带来的深刻且具有破坏性的后果能影响儿童期和青春期乃至成年期一生。

遭受性侵犯的儿童可能在相当长的时间里不同程度地表现出一系列精神症状，如恐惧、焦虑、抑郁、害怕接触自己的父亲或男性亲属，甚至会出现自杀或企图自杀等行为。

【预防与干预】

儿童身体虐待是可以预防的，对高危家庭提供"家庭访视"可有效预防儿童的身体虐待。

儿童遭受性侵害的一个不可忽视的因素是他们缺乏必要的性保护知识。这有家庭、学校和社会的原因。父母更多关心的是儿童的学习成绩，几乎从不主动对儿童有意识地进行性知识教育。儿童不懂得什么样的行为是性侵害行为。学校也还没有把儿童性教育放到应有的位置，对教师个人的修养和道德水准尚缺乏考察和标准。加之性侵害行为诉讼取证的艰难和一些家长怕张扬的心态，因此性虐待的预防还十分艰难。可通过教育儿童保护自己和保护自己的"隐私部位"免受伤害以提高她（他）们的自身防范意识，而更有效的预防措施是提高监护人的责任心和加强对儿童的监护。

遭受身体虐待的儿童的干预：有外科指征者按外科处理；对施虐者应进行教育，触犯法律者应进行处理，给予被虐待的儿童更多心理和身体的关怀。

遭受忽视的儿童的干预：忽视者并没有伤害被忽视者的念头，是由于自己的粗心大意或者没有认识到给被忽视者造成了伤害。因此，忽视的干预重在健康教育及养育知识的普及。

第十二节　灾难中儿童的心理危机干预

灾害是指自然的或人为的事件（如地震、海啸、洪水、干旱、风暴等）对社会造成的严重破坏，极大地超出了受灾区域的应付能力，除了顷刻间造成大量人员伤亡和财产损失外，使正常的生活和生产遭受严重破坏，还会对人们的心理产生巨大的影响。这种损害超出了一个地区维持正常运转的能力范围，从而产生寻求外界救助的需求；而这种救助要求不同领域和不同部门的共同参与。

灾害是造成儿童伤害的重要原因，可以在短时间内使大量儿童遭受创伤，甚至死亡，是儿童伤害的特殊的重大事件。在各种灾害中，儿童，特别是婴幼儿，是最易受到伤害，又最不能表达需求的弱势群体。他们对疾病和心理压力的承受能力差，比成人更容易罹患感染性和身心疾病。灾害还导致儿童发育关键期的中断，严重影响儿童的生长发育。许多儿童与父母或养护人分离，从而导致对儿童身心健康的严重损害。

防灾、减灾、灾害发生时的紧急救援，以及灾后的恢复和重建，是儿童伤害预防和救助的重要内容和重大挑战。在灾害的救援中，针对儿童的救援工作应该最有优先权，灾难中儿童的心理危机干预就是积极预防、控制和减缓灾难的心理社会影响，促进灾后儿童心理健康重建。在灾害的紧急救援和灾后重建工作中，相关人员应熟悉有关儿童救援和儿童保健的专业知识，了解灾害中儿童的特殊需求。

一、灾难中儿童的心理伤害

重大的灾害不但威胁儿童的生命和健康，还会造成儿童心理的严重伤害。这种伤害是普遍的、长期的，甚至是终身的。灾后对儿童心理伤害的及时和有效的救助，可以缓解伤害，减少远期的后果。

1.儿童心理伤害的因素 在灾害中许多因素会加重儿童的心理伤害：①经历巨大的破坏和恐惧情景。②家人或朋友死亡。③看到重伤员或死亡。④家庭成员失踪。⑤儿童自己受伤或遇到困难。⑥灾害中不能迅速撤离、撤离受阻或延迟。⑦失去家园、学校和财产。⑧失去宠物。⑨过去曾经经历过的某种形式的损失、灾害或其他事件。

2.儿童心理的异常表现 经历严重的灾害和危机，人们都会产生一系列身心反应，儿童心理伤害的表现与成人类似，但常不会表现得像成人那样明显。儿童的反应往往向两极发展。一种是更直接和更剧烈的反应；另一种则是麻木和呆滞。儿童可能看上去似乎很正常，但是内心非常痛苦。悲伤的儿童也许不愿意向成人诉说，会说自己很好。儿童心理伤害主要表现在以下两个方面。

（1）对周围事物安全的担心和恐惧：①担心自己的家人、朋友，甚至家中饲养的动物。②担心灾害会再次发生，害怕将会与家人分离。③担心自己和家人的安全。

（2）行为的变化：①退行或社会退缩行为。表现得比实际年龄更为幼稚，吮吸手指、尿床等；或过度依恋（黏人），表现为害怕离开亲人，如亲人不在场时会哭闹、抱紧不放、拒绝其他人接触、夸张（小题大做）等。②害怕与自然灾害有关的情境或场景。如害怕黑暗、下雨、打雷、刮风、闪电等。③难以入睡、做噩梦。经常梦见难以脱逃、被绑缚、被压迫或被跟踪、从高空坠下或陷入地下。神情呆滞，沉默寡言，情绪低落，缺乏情感表达，冷漠，兴趣淡漠，自闭。④经常抱怨头痛、胃痛或其他身体方面的不适。⑤攻击行为、不服从、顶嘴、易激惹、易怒、情绪变化反复无常。学生有在课堂上疲劳、打瞌睡等精神萎靡不振的现象。⑥注意力难以集中，易分心、烦躁好动、幻想等。

二、儿童心理伤害的救助

提供人性化的安慰和支持是最重要的心理援助方式，保护受灾者远离进一步的伤害，满足其基本需求，对其经历表达同情与认可。在多数环境中，儿童都有三个基本的促进康复的心理基础：归属感、安全感和自信心。在灾害紧急救援的过程中，即使在避难设施里面，也应该开始实施对儿童心理损害的帮助，促进儿童的康复。

儿童心理救助的关键是要创造一个良好的家庭和社区环境，提供充分的关爱、照顾和保护。联合父母或照料者、学校支持和通过心理教育措施对儿童灾难反应的正常化是干预的核心要素。

（一）心理救助的主要措施

1.尽快安置儿童远离灾害现场以及可能继续发生危险的场所，与受伤的幸存者分开，避免进一步的刺激。

2.关爱是儿童心理救助的关键，尽快让儿童回到一个稳定的有亲人陪伴的家庭中。

3.儿童的情绪受成人的影响，因此成人首先要控制自己的感受和情绪，尽量不要在儿童面前表现出恐惧、焦虑、失望等情绪，而要通过自己的行为让儿童感到安全和保障。

4.创造一个稳定的生活环境，满足食物、水、医疗和衣物等物质需求。

5.根据年龄和理解能力，用简单和直接的方式，适当地告诉儿童发生了什么和为什么发生，特别是对年长儿童。

6.为儿童发育的各个阶段创造相应的条件和机会，重新感受生活的乐趣。

7.通过交流和沟通，理解儿童所有的情绪反应和表达，帮助儿童从不幸经历的感受中摆脱出来，并安排对失去的亲人和同学表示哀悼的时间和机会。

8.帮助儿童树立对未来的信念，让儿童感受到人们的努力，困境在变化和不断改善，从而使他们看到希望。

无论儿童灾后表现异常与否，都要给予更多的心理关爱，对于反应剧烈的儿童要请儿童心理专业人员帮助。

（二）心理紧急救助的主要技术和步骤

有三个步骤是最重要的：倾听、保护、交流。

1. 倾听　在灾后帮助儿童的第一步，是倾听儿童说什么和注意他做什么，从而去理解和缓解儿童的心理压力。当你和儿童交谈的时候，也就是给了儿童倾诉情绪的机会，并使儿童感受到你的理解和关爱。但是，切忌以任何理由强迫或诱导儿童谈论灾害中的可怕经历。下面的问题有助于引导同儿童的交谈：

（1）"告诉我你知道发生了什么事吗？" 仔细倾听儿童叙说可能是不确实的故事，了解他们对灾害的误解。当儿童不了解发生的事情，或自己试图去理解灾难时，他们也许会责备自己，认为亲人的伤亡是为了救自己，他们会担心并不真实的事情。这些都会增加儿童的心理压力。要让儿童知道事实，从而消除他们的误解。

（2）"你知道现在大家都在做什么？" 这个问题将给你机会告诉儿童，救援人员正在提供帮助，大家都在努力。仔细地倾听儿童的忧虑，同时让儿童知道这些忧虑都会过去，适当告诉儿童一些解决问题的办法。

（3）"你最感到难过和担心的是什么？" 有时这种担心与关于灾难的误解有关。可以利用这个机会向他们保证你和其他人会尽其所能保证灾后的安全，尽快恢复正常的生活。

（4）"你还有什么别的事要告诉我或想让我知道？"（后续：如果有任何其他问题，可以随时告诉我，我会尽量回答你。）虽然这是一个相当笼统的问题，但它使儿童知道你愿意跟他谈话，你是关心他的。这个问题和后续的说明告诉儿童，他们不必保留任何问题，没有不可以讨论的问题。

（5）你的眼睛也要善于倾听，特别是婴幼儿，婴幼儿不会通过语言表达自己，要注意与灾害有关的那些常见的表现，并对这些表现做出反应，通过搂抱、抚摸、逗笑等"形体语言"，与婴幼儿"交谈"，表达你对他们的注意和关爱。在你一贯的支持和引导下，儿童的心理压力会随时间的推移慢慢地减弱。

2. 保护　心理救助的一个重要措施是提供保护，可以缓解儿童的紧张、压力和恐惧，使儿童的感受变得好起来。以下列举一些灾后对儿童康复有益的保护性措施。

（1）保证儿童安全远离危险地点以及伤员救治场所；提供稳定的居住环境、足够的食物和水，使儿童感到生活有保障。

（2）告诉儿童目前的困难正在解决和克服，但可能会持续一段时间。

（3）对儿童更加耐心和关注，要有人陪护，即使有工作的父母，也要保证有一定的时间与儿童相处，让他们感到安全和受保护。

（4）告诉儿童并让他亲身去感受社区、救援人员和志愿者正在努力保护和帮助他们的实际情况。

（5）保持日常生活的规律。当每天的生活能有规律地进行时，儿童往往会感觉更加安全。即使换了地方，如果可能，也要帮助儿童重建和保持日常生活的规律，哪怕只是一小部分也好。例如，住在灾后临时帐篷中，父母仍然要和儿童一起进食，睡觉之前可以讲个故事。尽量遵守家庭灾前的一些规则。

（6）注意儿童灾后看见和听见什么。要减少儿童在灾害后环境中的暴露，保护儿童避免再次体验恐惧。如果无法避免，要花时间与他们交流，确定他们的想法和感觉。不要让儿童看电视和媒体中有关灾害的重演节目。

（7）为儿童在灾后生活中增添乐趣。鼓励儿童与同伴玩耍、读书、游戏。玩耍仍是保护儿童不被灾难吓倒的重要活动。参与儿童的这些活动，使你享受与儿童在一起的时光，即使灾后有很多事情要做。

（8）做儿童的正面榜样。儿童在他们的生活中，经常会有意或无意地听你怎么说，看你怎么做。你的言行会成为儿童的榜样，影响他们的思考和行为。父母和成人要通过自己的言行，为儿童树立积极的正面的榜样，避免各种负面的影响。

3. 交流和沟通　广泛接触社区的朋友、老师、邻居和救助人员，为儿童提供交流和沟通的机会，这会帮助儿童尽快康复。

灾后的康复需要时间，对每个儿童都要付出时间和耐心，这样才能帮助他们从灾难中恢复，并且在将来能更好地处理挑战和困难。

（三）无人陪伴儿童

受灾地区短时间内会出现大量与父母或养护者分离的无人陪伴儿童。无人陪伴儿童的起因是儿童的家人死亡或失踪、儿童与家人走散或者儿童家人受重伤丧失照顾儿童的能力。无人陪伴的儿童将会失去所有的基本需要，很容易发生伤害、营养不良、感染疾病。缺乏安全的、稳定的和支持性的环境，将导致儿童心理发育的严重创伤，并将影响儿童的一生。无人陪伴儿童更需要得到关注。

（四）家庭和社区环境的重建

无论是在灾害救援的应急阶段还是恢复阶段，都要努力为儿童恢复和重建家庭及社区环境，尽快恢复儿童的日常生活。这对帮助儿童逐渐摆脱灾害的可怕阴影，重新形成安全感、稳定感、归属感，促进身心康复和生长发育都极其重要。

1. 首先要帮助走失的儿童找到亲人，使失散的家庭尽快团聚。

2. 提供重建家庭必需的物质条件，例如，有帐篷或其他形式的遮蔽物的安全的居住场所，衣服和被子，清洁的饮用水，保证儿童优先得到配给。

3. 营造必要的家庭氛围，恢复儿童熟悉的日常生活，这些可以体现在饮食、起居、玩耍、家务的各个方面，让儿童感到家的存在，感到父母的关爱。

4. 尽可能为儿童找到一些图书、纸、笔和玩具。

5. 创造互助和友爱的邻里环境，并让儿童直接体验到这种友爱。

6. 帮助儿童找到同龄伙伴和玩耍的安全空间。在灾后恢复阶段，要创造条件，建立临时的幼儿园或儿童活动中心。

7. 在成人带领下，让儿童参加一些社会活动，体验一些社会的公益工作，让儿童感受到大家的努力和未来的希望。

8. 基层妇幼保健机构和妇幼保健人员要发挥专业特长，深入社区，主动帮助和指导父母，开展"爱婴社区"活动。在灾后恢复阶段，要指导父母进行对伤残儿童的康复训练。

总之，对于灾害中的儿童来说，日常生活的建立会使他们恢复信心，应该成为身心康复的基础，是灾后救援计划的重要任务。

第十三节 儿童伤害的现场急救

【儿童创伤的现场伤情判断】

儿童严重伤害的现场急救极为重要，直接关系到儿童生命的挽救和伤残的减少。

面对突发伤害，儿童处于极度的惊恐状态，难以正确表达自身感受及疼痛部位，而且儿童的定性定位能力较差。因此，儿童的体格检查比主诉更为客观和准确。现场伤情判断急需确定的内容是：意识状态、运动能力、疼痛叙述、全身情况及局部伤情判断。

1. 意识状态 是判断神经系统损伤最可靠的征象之一，现场人员应观察患儿是否清醒，能否自主睁眼，能否正确回答问题。若病伤后即哭叫不止，能正确回答姓名或年龄等简单问题，则为意识清醒；若患儿呼唤不醒，不哭不叫，抱起无反应，则处于昏迷状态。

2. 运动能力 是判断有无颅脑损伤、脊髓损伤及骨骼损伤的征象。拒动是儿童受伤后的突出表现，可依据此征象判断损伤的程度及部位。儿童受伤后的拒动表现为：肢体制动、不能站立、惧怕震动、拒绝碰撞、固定体位等。如患儿一侧肢体不能活动，并伴有剧烈疼痛，则考虑为患肢骨折，应予以制动后再搬动。

3. 疼痛叙述 疼痛是儿童创伤后的首发和主要症状，儿童对疼痛的表达是判断创伤所致组织或器官损伤的一个重要信号，疼痛点常作为重点部位加以检查。对于多发伤的疼痛，儿童常诉说最显著的疼痛部位，而忽视了其他部位的疼痛。因此，对受伤儿童进行耐心的询问和全面细致的体检尤其重要。急救人员可轻触疼痛部位，观察患儿对疼痛的躲避反应；观察疼痛肢体有无畸形及异常。

4. 全身情况 现场对儿童全身状况的判断主要项目有：面色有无苍白，呼吸是否平稳，手足是否湿冷，脉搏是否细弱，这些可作为全身情况的指标。

5. 局部伤情 在发生伤害时，需在第一现场快速查体，对伤情做出快速的评估和分类。

（1）注视患儿眼睛，同时双手插入头发摸头皮，并轻轻转动头颈看口腔、鼻腔、双耳，注意有无活动限制与疼痛以及五官出血情况。

（2）注意呼吸动作，双侧呼吸是否对称，轻压双肋缘时若出现疼痛，应注意有无肋骨骨折。

（3）轻按腹部，检查是否有腹胀、压痛。

（4）查四肢，牵拉或敲动肢体末端注意压痛与传导痛，并检查各关节活动范围。最后翻身观察背部、脊柱及会阴。

【儿童创伤现场急救基本技术】

儿童创伤现场救治的原则：在短时间内基本满足患儿最基本生命活动的需要，为进一步抢救争取时间。严重创伤的三项基本急救技术包括：基础生命支持、控制外出血和骨折固定。

1. 基础生命支持

（1）开放气道　在急救现场首要的措施是用手或其他方法将上呼吸道异物、呕吐物迅速清除，同时将患儿平放，用手托起下颌并使头轻度后仰，防止舌后坠。

（2）口对口人工呼吸　急救现场恢复肺有效通气最简单、最有效的措施是口对口人工呼吸。复苏者跪在患儿一侧，将患儿头轻度后仰使下颌与颈项平直，一手抬起患儿下颌并打开口腔，另一手捏住患儿鼻孔（对婴幼儿，复苏者可用口将他的口、鼻全部覆盖，而不必捏住患儿鼻孔）。然后用力向患儿呼吸道吹气，直吹至其胸部相应抬起为止，吹气后，复苏者移开口腔，并放开患儿之鼻孔，借患儿的胸廓与肺弹性回缩自然呼气。重复吹气动作，年长儿18~20次/分，婴儿30~40次/分。

（3）胸外心脏按压　患儿平卧于地面上。①年长儿采用双手按压法：复苏者左手手掌置于患儿胸骨剑突上一横指，右手手掌压于左手手掌上，有节律地垂直向脊柱方向按压，胸廓下陷3~4cm。②幼儿采用单掌按压法或双指按压法：单掌按压法同上；双指按压法为复苏者用并列的右手示指、中指置于患儿两乳连线与胸骨交界处下一横指处，用力按压，胸廓下陷2~3cm。③婴儿、新生儿采用双手环抱按压法：复苏者用双手围绕患儿胸部，双拇指并列或重叠于前胸，其余两手手指置于婴儿后背相对按压，胸廓下陷1.5~2cm。儿童心脏按压频率与口对口呼吸频率之比为（15~30）：2。

（4）休克复苏　儿童创伤以失血性休克及创伤性休克常见。儿童的休克特点是：进展迅速、程度严重、复苏成功率高。治疗休克的关键是早期、快速、足量的液体输入。在抢救现场即迅速建立静脉输液通路，保证快速输液，儿童休克复苏的首选液体类型以等渗体液为佳，推荐选用等渗生理盐水扩容。

2. 控制外出血

（1）直接压迫法　儿童的外出血多选用直接压迫止血法，用敷料直接压迫出血部位，再用绷带加压包扎。如敷料已被血液浸湿，可在上面再加敷料继续施压，切勿更换原有敷料。

（2）间接压迫法　如伤口有异物或采用直接压迫法无效时，应采用间接压迫法，用手指压迫出血部位近侧端附近的动脉止血。①前头部出血（耳前眼以上部分）：在患侧颞浅动脉搏动处（相当耳屏前上方凹陷处），以拇指或其余4指用力将血管压在下面的骨面上。②后头部出血（耳后发际以上部分）：在患侧摸到耳后动脉搏动处（相当耳后下方骨突起后方处），以拇指或其余4指用力将血管压在下面的骨面上。③指或趾出血：救护者示指和拇指攥住患儿指或趾的根部，适当用力。④手或足出血：先抬高患肢，救护者双手配合攥住患儿腕或踝部，适当用力。⑤前臂或小腿出血：先抬高患肢，救护者双手配合攥住肘上或膝上部，适当用力。

（3）止血带法　在肢体大出血的情况下可采用此法，用止血带在出血部位上方绕肢体一圈，然后从空隙内塞入一短棍，将止血带旋转绕紧，其程度以伤口不再出血为度，出血伤口另做包扎。使用止血带注意要点：①止血带不能直接和皮肤接触使用，压迫处应用柔软物如衣服、毛巾作垫。②绕紧止血带之前必须将患肢抬高。③记录上止血带的准确时间，隔30分钟左右放松1次。

3. 骨折固定　骨折的现场处置最关键的是制动，利用支撑物达到制止身体某部分活动的医疗目的，支撑物包括夹板、石膏、牵引、绷带、支具等，必要时健侧肢体或躯干也可作为支撑物。肢体骨折固定范围应包括骨折上、下两个关节。如现场固定器材不足，可将患侧上肢固定于胸壁上，患侧下肢与健侧下肢绑扎在一起。身体各部位制动方法：

（1）手指将小硬纸板放置在指的屈侧，然后以绷带、布条或胶布固定；也可利用邻近健指，与患指包扎在一起。

（2）手掌将小夹板放置在手背侧或手掌侧，超过腕关节，然后以绷带、布条或胶布固定。

（3）足部将小夹板放置在足底部，以绷带或布条固定，也可与所穿鞋用绷带或布条固定。

（4）上肢将小夹板放置在前臂背侧或上臂外侧，以绷带、布条或胶布固定，然后以三角巾将上肢吊于胸前，也可利用三角巾将患肢与躯干固定。

（5）下肢将小夹板放置在下肢后侧或外侧，以三角巾、布条或绷带固定；也可利用健侧下肢与患肢一起用三角巾固定，至少固定3道。

（6）脊柱车祸、坠落等创伤常可导致脊柱骨折，凡在急救现场，疑似脊柱骨折，不可随意将患儿抱起或抬起，应先将患儿固定在板上，至少固定4道，方可转运。

4. 特殊部位损伤的现场救治

（1）疑有颈椎损伤时，应遵循搬动前先固定的原则，用颈托固定，平移患儿于脊柱板上，用沙袋分别置于头两侧。

（2）疑有连枷胸时，应用布类折叠、沙袋或小枕头等压在伤处，再用绷带或宽胶布固定在胸廓上。疑有开放性气胸时，立即用消毒敷料或干净布类代替堵塞，封闭伤口。

（3）腹部开放性伤口应覆盖消毒敷料或清洁毛巾、布单等，由腹部伤口脱出的肠管，禁止还纳入腹腔，应以清洁湿布覆盖及用碗、盆等容器扣住，再用绷带、布条固定。

【儿童常见伤害的急救处理】

1. 外伤处理 人体受到外力作用时可发生组织撕裂或损害。引起外伤的原因很多，根据有无伤口，可分为闭合性和开放性两大类。

（1）闭合性外伤 由钝力造成，无皮肤、体表黏膜破裂，常见的有挫伤和扭伤。

1）挫伤：钝力打击所致的皮肤和皮下软组织损伤，皮肤无裂口，伤部青紫，皮下瘀血、肿胀、压痛。轻者可用伤湿止痛膏外贴受伤区。对胸腹部挫伤及头部挫伤，应考虑有无深部血肿或内脏损伤出血，需到医院观察诊断。

2）扭伤：扭伤常发生在踝部、腰部、颈部及手腕等处。扭伤的处理原则：安定情绪，固定受伤部位，用冷湿布敷盖患处。手足扭伤者可抬高患部。颈部、腰部扭伤者在搬运时不可移动患部。扭伤常伴有关节脱位或骨折，应立即到医院诊疗。扭伤后无论轻重，均不可即刻洗澡、胡乱按摩。

（2）开放性外伤 多数由锐器和火器所造成，少数可由钝力造成，常有皮肤、体表黏膜破裂。切割伤及刺伤等小伤口，可挤出少量血液以冲洗掉伤口上的细菌和尘垢。对伤口宜用清洁的水洗净，对无法彻底清洁的伤口，须用双氧水或碘酒消毒。对于较大的伤口，止血后用清洁的布覆盖表面，不可直接用棉花、卫生纸覆盖，立即送医院处理。

不洁物的刺伤要预防破伤风的发生，宜到医院肌内注射破伤风抗毒素。

（3）家庭常备外伤药物及处理 儿童的许多外伤发生在家里，大多数外伤通过父母的紧急处理可以得到恢复，不用去医院，或在家里经过及时、正确的处理，使损伤达到最小的程度和最佳的康复。

因此，家庭应该配备一些外伤常用药物，并且熟悉这些药物的使用方法。①3%过氧化氢溶液（双氧水）：用来清洁伤口。②0.5%聚维酮碘（碘伏）：是对小伤口和擦伤的一线治疗用药。③75%乙醇：用于未破损皮肤或伤口附近皮肤的消毒清洁。

根据创伤程度，可采取相应措施：

1）轻微划伤和擦伤：先用3%过氧化氢溶液（双氧水）清洁伤口，擦伤可用75%乙醇清洁伤口，再涂抹适量的聚维酮碘。创伤面应暴露，有利于伤口结痂。

2）伤口较大有出血：应先行止血，过后用3%过氧化氢溶液（双氧水）清洁伤口，再涂抹适量的聚维酮碘。如果伤口大、出血较多，用消毒纱布、绷带止血后，立刻送医院治疗。

2. 跌落伤 患儿平躺，使背部伸直，但不要移动头部和颈部。最重要的是不要让患儿坐着。固定颈部，将毛巾或衣物等卷成圆筒状放在颈部的周围固定，以防止颈部移动。冷敷，用冷水将毛巾弄湿或用冰块敷在受撞击的地方。如有伤口，可用过氧化氢溶液（双氧水）消毒伤口；如有出血，可用干净的布块加压止血。保持安静，注意密切观察，及时去医院诊治。如果头部受伤后发生呕吐，应当立即去医院看急诊。

3. 烧（烫）伤 烧（烫）伤后应立即把烧（烫）伤部位浸入洁净的冷水中，浸泡时间一般应持续30分钟。烧（烫）伤不严重，指烧（烫）伤表皮发红并未起疱的Ⅰ度烫伤，一般可在家中先做处理。用冷开水（或淡盐水）冲洗清洁创面。对发生在四肢和躯干上的创面，可涂上紫草油或烫伤药膏，外用纱布包敷即可。头、面、颈部的轻度烧（烫）伤，经过清洁创面涂药后，不必包扎，以使创面裸露，与空气接触，这样可使创面保持干燥，并能加快创面复原。

4. 动物抓、咬伤 被猫抓伤后，如果部位在四肢，可暂时绑上止血带；用自来水和肥皂充分清洗伤口；用过氧化氢仔细地消毒后再用5%苯酚（石炭酸）将局部烧灼。被狗咬伤后应以最快速度，就地用大量清水（10 000 ml以上）冲洗伤口。不要包扎伤口，并应立即去医院治疗。

5. 溺水

（1）控水方法 将溺水儿童救上岸后，迅速清除口、鼻内的污泥、杂草及分泌物，解开衣扣、腰带后，采用头低、脚高的体位，将呼吸道和胃里的水压出。年幼儿童溺水时，可倒提其双足，或将溺水者腹部扛在救护者的肩上，头部向后自然垂下，抱住溺水儿童的双腿，快步走动，使胃内积水倒出。溺水时间短的溺水者经过控水后，情况会迅速好转。如发现对溺水儿童控水后效果不明显，应立即采取其他急救措施。

（2）人工呼吸和心脏按压　人工呼吸多采用口对口吹气法，抢救时松开衣扣、腰带，清除口中的痰液、血块和泥土等，将儿童仰卧在木板上，颈下垫一软枕使其头尽量后仰，救护者跪在患儿的一侧，用手帕或纱布盖住溺水者的口鼻，进行人工呼吸，同时要做胸外心脏按压。需待溺水儿童呼吸恢复正常后才能停止人工呼吸。同时，积极联系送往就近的医疗单位抢救。

6. 触电　首先迅速使儿童脱离电源，用干木棍将电线拨开，或用干木棍将儿童拨开。如果直接拉开儿童时，抢救者必须站在干纸堆或木板上，拉住儿童的干衣角，将其拖开。如果触电时间较长，儿童表现为面色苍白或青紫，昏迷不醒，甚至心跳、呼吸停止，则应该分秒必争地进行现场抢救，立即做口对口人工呼吸和心脏按压。在做人工呼吸和心脏按压的同时，必须立即打电话给急救中心让医生前来抢救。

【儿童伤害的转运】

1. 求救知识　发生意外伤害时，及时拨打急救电话。注意事项：

（1）打电话时，要简明扼要地介绍患儿的主要病情。

（2）要详细告诉患儿的姓名、性别、年龄、地址（街道、门牌号码、附近标志）和家长姓名。

（3）打完电话以后，最好有一人在患儿居住处附近的路口或路旁等救护车，以免救护车找患儿耽误时间。

2. 转运前的注意事项

（1）遇到伤害发生时，不要惊慌失措，要保持镇静，并保护好现场。

（2）在周围环境不危及生命的条件下，一般不要随便搬动伤员。

（3）暂时不要给患儿喝任何饮料和进食。

（4）对呼吸困难、窒息和心跳停止的伤病员，从速置头于后仰位，托起下颌，使呼吸道畅通，同时施行人工呼吸、胸外心脏按压等复苏操作，原地抢救。

（5）当发生意外伤害，而现场无其他人可帮助时，应向周围大声呼救，请求来人帮助或设法联系有关部门，不要单独留下患儿无人照管。

（6）遇到严重事故、灾害或中毒时，除急救呼叫外，还应立即向有关政府、卫生、防疫、公安等部门报告，现场在什么地方、患儿有多少、伤情如何、做过什么处理等。

3. 转运时的注意事项

（1）搬运患儿前应保证完成的项目：① 固定骨折的肢体；② 控制出血；③ 包扎好伤口；④ 固定颈部及脊柱；⑤ 心肺复苏。

（2）搬运患儿时切忌将患儿从地上随意抱起，患儿尽量保持平卧位，急救人员位于患儿一侧，双手平铺从患儿身体下方托起，平抬平放，尽可能将儿童置于急救担架上，也可用木板替代。

（3）现场最好用救护车转运受伤儿童，用普通车辆转运应保持途中患儿平卧，避免震荡及颠簸。

（4）转运途中应做到：① 不要喝水、吃东西，因为外伤后急诊手术，需要禁食6小时、禁水4小时，尤其患儿多采用全身麻醉方法，要保证胃处于排空状态。② 采取仰卧位，头部不垫枕头，昏迷患儿应头偏向一侧，防止呕吐窒息，不要让患儿坐立或站立。③ 随时清除患儿口腔、鼻腔内呕吐物和分泌物，以防误吸。

（张佩斌）

第十七章
环境污染与儿童健康

第一节 概 述

近年来随着经济的发展、医疗卫生条件的改善，儿童疾病谱发生了显著改变。既往严重威胁儿童健康的感染性疾病得到明显控制；而随着工业发展、全球气候变化等多种因素的影响，与环境密切相关的疾病发生率呈现显著上升的趋势。孕期或者出生后早期接触到环境有害物质，会使儿童的发育进程受到影响，导致结构性或功能性障碍，这些症状表现可重可轻；有的是在接触到环境有害物质后立即出现，有的则有延迟效应；有的可能是暂时的，但也有的可能是永久性的损伤。

目前威胁儿童健康的几大疾病中，除意外伤害以外，哮喘、癌症、低出生体重、神经发育障碍以及出生缺陷等无一不与环境污染有关。在美国完成的一项研究发现，100% 的铅中毒、30% 的哮喘、5% 的癌症、10% 的神经行为发育障碍的儿童的发病与环境污染有直接关系，而这些疾病使美国每年财政负担约增加 550 亿美元。环境污染对儿童健康的影响已经到了不容忽视的状态。本章将从目前环境污染与儿童健康关系的研究中，相对较多涉及的重金属污染、多卤代芳烃化合物污染、农药污染、环境激素污染及食品污染入手，论述这些污染物对儿童健康的影响。关于空气污染的雾霾问题，特别是 PM2.5 细颗粒物对儿童健康的长期影响有待进一步研究。

一、儿童对环境毒素的易感性

在儿童出生前以及出生后，基因对儿童生长发育发挥着重要的作用，但是在基因转译成蛋白质的过程中，环境有害物质的侵袭可能导致这一精密的分子过程受到影响，从而导致疾病的发生。儿童的以下特点使其对环境有害物质的易感性较成人明显增高：

1. 儿童的相对暴露量更高 由于生长发育的特点，儿童的新陈代谢率明显高于成人。在 1~5 岁，儿童每千克体重食品消耗量和呼吸频率明显大于成人。儿童单位体重的环境有害物质暴露量远高于成人。

2. 儿童呼吸带更接近地面污染源 因为儿童身高比成人更矮，儿童的呼吸带低于成人，更接近地面。水银（如温度计摔碎引起水银泄露导致元素汞挥发）、有机溶剂（如使用家庭清洁剂不当引起氨、异丙醇、氯气挥发等）、杀虫气雾剂等环境污染物都易沉积在儿童的呼吸带高度。

3. 儿童的免疫系统和排毒功能发育不完善 不同于成人有相对完善的免疫屏障和肝脏的生物转化机制，低剂量的环境有害物质可能对儿童健康产生较为显著的影响。尤其是有些需要经过肝脏转化后降低毒性的物质，儿童不能对此类物质充分解毒，相比于成人就会更容易受到损害。

二、环境有害物质对儿童的毒性作用

环境有害物质会干扰儿童的生长发育进程。发育被认为是在基因调控下人类从受精卵演变到具有生殖能力的成人的一个非常复杂精细的过程，在这一过程中受到环境有害物质的侵袭就会引起机体不可逆的结构和（或）功能的异常。这些结构、功能异常的发生部位与严重程度取决于有害物质在机体内的作用机制、聚集于靶组织有害物质的量以及靶组织的发育状况等。目前世界上很多国家的新生儿出生缺陷和（或）染色体异常的发生率出现上升趋势，研究者推测这与近年来环境污染的发生情况密切相关。环境有害物质对各系统发育的影响如下。

1. 中枢神经系统 儿童处于快速生长期，更

容易受到环境有害物质的危害。与成人相比，儿童的神经纤维处于动态变化中，有害物质对儿童神经系统的影响更为显著。成人大脑是由大约1011的神经元和1014的突触连接所组成的复杂网络，其耗氧量和代谢率非常高。大脑各部位发育的速度各不相同，有些脑区的发育进程较快，如间脑出生时发育最快，而小脑却在7月龄时发育最快。尽管2岁时神经元全部形成，但是突触的形成、凋亡直到5岁才结束，而髓鞘在儿童时期与青春期都在不断形成中。发育阶段中枢神经系统对神经毒性物质的易感期如下：①孕早期是神经管闭合的关键期。②孕期至婴儿期是神经元增生、迁移，突触产生，髓鞘形成及细胞凋亡的关键期。③青春期是大脑重塑的关键期。

发育中的大脑对神经毒性物质的易感性取决于个体暴露的方式，以及暴露时个体的发育状况。血脑脊液屏障直到婴儿6个月时才发育完善，而且也只能保护大脑免于部分环境毒素的危害，如脂溶性有害物质就易通过大脑屏障。围生期暴露于神经毒性物质，可以导致大脑发育进程遭受一系列的连锁干扰，明显损害发育进程。而围生期之后的神经毒性物质暴露对机体的影响可能就比较小或是没有明显影响。例如，4岁以前大脑肿瘤的放射性疗法会影响神经元新生与增殖，引起认知障碍；4~7岁时的大脑肿瘤放疗，则只会引起轻微的认知功能缺陷；7岁之后的治疗，则可能不会对认知功能产生太大的影响。

在19世纪70年代以前，人们对神经毒性物质如铅、汞和乙醇对神经系统影响的认识仅局限于对成人神经系统的影响。由于婴幼儿汞中毒的症状与成人不同，婴儿汞中毒（红皮病或肢痛症）曾经被认为是感染性疾病。20世纪50~60年代，伊拉克和日本发现围生期暴露于甲基汞会引起后代发生严重的神经行为障碍，甚至婴儿死亡，但是这一暴露水平对母体的影响却是非常小的，甚至几乎没有任何影响。20世纪的大部分时期，因为汽油、油漆或其他产品中含铅所导致的广泛的儿童铅暴露，对儿童造成了很大的伤害，包括轻微的神经行为障碍到儿童死亡。20世纪50~60年代，很多新生儿每日用3%的六氯酚洗澡，后来发现这种做法与早产儿脑干网状组织的空泡脑病的发生有关。六氯酚主要通过表皮吸收，这种脂溶性物质与髓磷脂有很高的亲和性，可以引起神经髓鞘变性，而这一毒性作

用在早产儿中更为明显。近期一项研究结果显示，孕期PM2.5暴露是子代神经行为发育不良的潜在危险因素。除此之外，目前已经有许多研究在探索环境神经毒性物质与精神分裂症、阅读障碍、癫痫、孤独症、发育迟缓、注意缺陷多动障碍，以及学习困难的关系。

2. 免疫系统　暴露于环境有害物质可能会损害免疫系统的组成成分并引起免疫毒性。免疫毒性一般表现为免疫功能下降、抗病毒能力降低以及抗体产生能力下降、胸腺萎缩等。目前已知或可疑的免疫抑制剂有紫外线（抑制自然杀伤细胞的活性，引起成人接触性过敏症）、高剂量的电离辐射以及2,3,7,8-四氯二苯并二噁英等。啮齿类动物研究显示，围生期暴露于相对低剂量的毒性物质（如二噁英或类二噁英的有机氯化物、芳香烃类、特定的杀虫剂、重金属以及人工合成的一些免疫抑制剂等）会使免疫系统发育受到干扰，从而导致持续性免疫抑制。这些毒性物质可以干扰造血干细胞增殖、分化及迁移，出生后淋巴细胞的克隆增殖，细胞与细胞的交互作用以及免疫系统的成熟。以往研究显示，长期暴露于多环芳烃化合物（PAH）与人群发生慢性支气管炎明显相关。空气PAH暴露与特应性皮炎的患病率和加重也呈显著正相关。产前暴露于PAH会增加儿童早期喘息和致敏的风险，儿童长期暴露于PAH会引起免疫抑制。环境空气颗粒物暴露会加重儿童的过敏性疾病、免疫功能低下和自身免疫性疾病，也是儿童多发性硬化症发生的危险因素。近期的一项流行病学调查显示，产前环境空气污染物暴露与生命早期免疫紊乱有关，可导致儿童过敏性鼻炎和哮喘风险增加。

3. 呼吸系统　妊娠第4周胎儿的肺部开始发育，但是胎儿肺泡直到妊娠的后半阶段才开始生成，新生儿的肺泡数量只有成人的20%。表皮生长因子、转化生长因子、维A酸等因子控制着呼吸道的生长、分支及肺泡形成等，而这一过程直到18~20岁才结束。发育中的呼吸系统容易受到环境毒性物质侵袭的原因主要有以下几方面。①出生时：肺部的几个具有解毒作用的酶系统仍未发育完全；②出生后到青春期后期：儿童在16~18岁期间肺部的生长发育在不断进行中，此期暴露于空气传播的毒性物质与花粉极易诱发呼吸系统疾病。

围生期暴露于二手烟环境，会引起子代肺功能缺陷及哮喘的发生，而具有某些基因多态性的个体更

易患哮喘。婴儿如果联合暴露于产毒的黑葡萄穗霉与二手烟，易患肺含铁血黄素沉积症。澳大利亚的一项研究证明，空气中甲醛浓度大于等于 $60\,\mu g/m^3$ 时，儿童哮喘发作的危险度大大增加。长期处于空气甲醛浓度大于等于 $0.6\,mg/m^3$ 或更高的环境中，儿童出现呼吸道炎症的概率更高。

4. 生殖系统 动物实验研究发现，环境毒素导致的生殖系统发育异常主要表现在以下几方面。

（1）精子生成异常 男性暴露于具有生殖毒性的环境毒物会引起精子 DNA 的破坏，而这样的精子与卵子结合后发育的胚胎会出现早期死亡或者出生缺陷。

（2）男性生殖系统发育异常 ①围生期的雄鼠即使是暴露于很小剂量的雄激素受体阻滞剂（如利谷隆、二氯二苯三氯乙烷、腐霉利），也可能会引起肛门与生殖器间距离缩短；中等剂量的暴露可引起尿道下裂、生殖系统组织发育不全等；高剂量暴露可引起隐睾与附睾发育不全。②未发育成熟的大鼠与成年大鼠相比，更易受睾丸毒素如邻苯二甲酸酯盐、杀虫剂及 1,2- 二溴 -3- 氯丙烷的影响。

（3）卵巢发育异常 新生雌鼠暴露于雄激素类物质，可引起青春期发育延迟、卵巢周期不规律、卵巢生发细胞减少及卵巢过早停止排卵。二氧化乙烯基环己烯（VCD）是一种工业化产品，广泛用于水处理、有机合成催化、染料和医药工业，被发现具有卵巢毒性。孕期母体 VCD 暴露会显著减少窝产仔数和诱发卵巢储备功能减退，增加子代小鼠的出生缺陷的发生率。

（4）青春发育异常 实验动物暴露于某些神经毒素（重金属、有机溶剂或杀虫剂）可能会使青春发育提前或推迟。

三、儿童接触、吸收以及代谢环境毒素的特点

1. 特殊的摄入行为 母乳喂养是婴儿接触多氯联苯（polychlorinated biphenyl, PCB）及其他脂溶性污染物的一个潜在的重要途径，特别是那些食用大量受污染的鱼或是其他食物的母亲。婴幼儿有舔舐物体表面的特点，通过视频录像发现，儿童每小时可以有 10 次手口接触。儿童经常坐在地板、草地或土地上看电视、玩耍或吃零食，可以通过皮肤、消化道或呼吸道接触存在于空气粉尘、地毯或地面上的毒性物质。与成人相比，按每日每千克体重的消耗量计算，1 岁的婴儿消耗的自来水、蔬菜、柑橘类水果总量是成人的 2 倍，消耗的梨、苹果及总乳制品是成人的 10~20 倍；3~5 岁的儿童消耗的自来水、蔬菜、柑橘类水果总量是成人的 2~3 倍，消耗的梨、苹果及总乳制品是成人的 7~8 倍（表 17-1），这些特点会大大增加儿童暴露于水果、蔬菜上残余农药及乳制品的脂溶性有机溶剂的可能性。

2. 儿童吸收环境毒素的特点 胎儿或儿童吸收环境毒素主要通过胎盘、皮肤、呼吸道和胃肠道等途径发生。许多有毒物质可以通过胎盘，如脂溶性化合物和某些重金属元素（如铅和汞）。多环芳烃和甲基汞很容易通过胎盘进入胎儿的血液循环。年幼儿童肺泡和肺部毛细血管没有发育完善，对空气污染物都极为易感。另外，与年龄较大的儿童和成人相比，新生儿和婴儿具有相对较大的体表面积与

表 17-1 儿童摄入（空气、水及食物）量

物质	<1 岁	1~3 岁	3~5 岁
饮水量［ml/（kg·d）］	30~84	60~82	49~56
空气（静息状态下的吸入量）［m³/（kg·d）］	0.6	0.5	0.5
蔬菜总量（g/d）	—	124.6	133.4~135.5
水果（g/d）	—	110.0	117.5~121.2
豆类（g/d）	—	6.5	6.9~7.6
乳类（g/d）	—	229.4	178.4~187.9
水产类（g/d）	—	28.7	30.0~30.9
蛋类（g/d）	—	37.6	37.8~38.5

注：引自中国人群环境暴露行为模式研究报告（儿童卷），2016 年。

体重的比率，这可能是新生儿和婴儿皮肤吸收污染物相对较多的原因之一。与成年人相比，婴儿和儿童的肠道从食物中吸收更多的钙或铅。

按每千克体重来比，儿童的污染物吸收率比成人大。在围生期与出生后的发育中，儿童某些生理学特征可能会加剧环境污染物所引起的不良后果。例如与成人相比，婴儿每千克体重的体表面积是成人的 2 倍，其代谢率明显较成人高，每日每千克体重摄入的空气量是成人的 3 倍。这些特点决定了在同样的环境中，儿童相对于成人更容易吸收大量环境毒素。

3. 儿童吸收环境毒素的危害　儿童各系统的防御屏障功能未发育成熟。儿童的血脑脊液屏障未发育完善，胎儿与新生儿的血脑脊液屏障虽然对蛋白质相对不通透，但是相对于成人来说，一些小分子量的亲脂物质如游离胆红素容易通过胎儿或者新生儿的血脑脊液屏障，而影响脑组织发育。

另外，毒性物质吸收后会在肝、肾及其他组织通过代谢过程进行不同程度的解毒。而新生儿以及小年龄儿童的解毒系统尚未发育成熟。新生儿疾病治疗药物的药代动力学研究提示，新生儿可以代谢这些外源性物质，但是清除率很低。此外，出生后肝酶的发育是不同步的，如与药物及其他外源性物质的解毒代谢相关的甘氨酸酰基转移酶，出生时含量很低，18 月龄时才达到成人水平。在对暴露于空气污染物的妊娠期妇女的研究中发现，这些妇女产下的婴儿脐带血中的多环芳烃结合物会明显高于母血，这提示胎儿的解毒能力不足。

空气污染物中的 PM2.5 细颗粒物是指环境空气中空气动力学当量直径 $\leq 2.5\,\mu m$ 的颗粒物。与较粗的大气颗粒物相比，PM2.5 粒径小、面积大、活性强，易附带有毒有害物质（如重金属、微生物等），在空气中含量越高，意味着空气污染越严重。PM2.5 能较长时间悬浮于空气中，输送距离远，因对人体健康和大气环境质量的影响大而备受关注。PM2.5 细颗粒物的成分很复杂，有自然源和人为源两种来源，危害较大的是后者。PM2.5 直径越小，进入呼吸道的部位越深，$10\,\mu m$ 直径的颗粒物通常沉积在上呼吸道，$2\,\mu m$ 以下的可深入到细支气管和肺泡，到肺泡后就直接影响肺的通气功能。针对雾霾对健康影响的风险，室内空气 PM2.5 的浓度在 $75\,\mu g/m^3$ 以下时比较安全，诱发健康问题较少。家有孕妇、儿童以及患有慢性呼吸系统疾病等基础性

疾病的敏感个体时，室内空气的 PM2.5 浓度应尽可能降至 $35\,\mu g/m^3$ 以下。一项新近的英国和中国合作的研究发现，空气中的颗粒物质可通过血液循环从肺部进入大脑，这可能导致大脑疾病和神经系统损伤。通过该途径进入大脑的细颗粒物数量可能是从鼻部进入大脑的 8 倍。研究还发现，进入大脑的颗粒物很难清除，在脑内停留时间相较其他器官更长，这会导致血脑屏障和脑组织受损。

四、关于儿童与环境健康问题的病史询问

在询问儿童环境健康问题的病史时，需要询问与儿童环境暴露相关的问题，以明确儿童生存的环境是否存在影响儿童健康的环境污染因素。如有必要，还需要进行实地检测。这里介绍一些可以用于儿科门诊中询问与环境污染相关病史时的问题。

1. 你的孩子住在什么地方或者大部分时间在什么地方？

解释：这个问题主要了解儿童的居住环境，如主要了解居住房子的类型、年限、最近是否装修、室内取暖系统、室内外杀虫剂使用情况，以及家庭离一些有害物质聚集地的距离。例如，离垃圾堆、被污染的水源或者一些可能会释放有害物质的工厂矿区的距离。

2. 家中是否有人吸烟？

解释：医生应当建议家长戒烟并给予他们一些帮助与支持。有时，医生让家长了解其吸烟行为对儿童健康造成的不良影响对家长的戒烟会有非常积极的支持作用。同时也要让家长了解自己吸烟可能会使自己的孩子也比较早地开始吸烟。

3. 家中饮用水的来源是什么？

解释：家中的饮用水是井水、自来水还是购买的纯净水。自来水管可能会含有一些重金属元素，所以过夜的自来水要先放掉 2 分钟后才可以饮用。另外热水管的水也不能直接饮用，因为这些水中重金属，尤其是铅的含量比较高。而用井水的家庭，比较容易被微生物或者硝酸盐污染。所以，用井水冲调奶粉前一定要确保没有被污染，水烧开后只要沸腾 1 分钟即可，过度沸腾会导致其中的铅以及硝酸盐含量增加。

4. 家里的食物是否可能被污染过？

解释：有些工业污染比较重的地方，可能鱼肉中会有汞或者多氯联苯超标。放置时间长的食物可

能会被微生物污染。家里喷洒杀虫药时如果没有很好的防护，也会污染食物。

5. 父母亲从事什么工作?

解释:父母的职业与儿童的环境危险物质暴露密切相关。例如，父母从事一些高铅暴露行业，其儿童发生铅中毒的可能性就会大很多。同时一些父母的工作习惯，如穿工作服回家、不洗手等习惯，会将儿童置于一个更加危险的境地。

综上所述不难发现，相对于成人，儿童更容易受到环境毒素的威胁并产生更为严重的后果。环境污染对儿童健康的影响已经成为一个全球关注的焦点问题。但是人们对于这一领域的了解还非常有限，例如特定的环境污染物的儿童安全范围就是一个非常难回答的问题。近年来儿童铅中毒的诊断标准随着研究技术的提高而不断地下调就是一个非常好的例子。除此之外，尽管目前已有不少研究，在妊娠期或生后早期多种环境有害物质交互作用对儿童健康的影响这一系列问题尚无明确结论。因此，设计良好的流行病学研究、提高环境有害物质检测技术以及加强环境毒理学方面的研究等都将是今后一段时期的研究重点。

第二节 环境重金属污染

工业社会的发展给人们应对环境污染带来了前所未有的挑战。其中环境重金属污染最早被研究，也是研究相对最全面的领域。本节以最常见的儿童铅中毒为主要介绍内容，同时介绍近年不断得到关注与重视的汞中毒以及其他一些重金属中毒的内容。

一、儿童铅中毒

铅是最早被研究的环境污染物。随着科研的深入，铅对儿童健康的不良影响越来越多地被人们所认识。《美国国家科学院院刊》2022 年发表的一项研究结果显示，超过 1.7 亿的美国人在儿童时期经历了高铅暴露，这种高铅暴露可能已明显损害了神经认知发育。近年来的研究不断证实，儿童血铅在非常低的水平就会对儿童的近远期健康造成影响。因此，发达国家以及一些发展中国家在环境铅污染控制方面都落实了非常重要的政策举措。中国在 2000 年全国范围内禁止了含铅汽油的生产和销售，

之后的十多年内对铅锌矿的开采冶炼和涉铅企业也进行了积极的管理，这些举措对儿童铅中毒的防治起到了非常大的推动作用。控制铅污染举措带来了儿童铅暴露水平和血铅水平的整体性下降，但依然有相当多的儿童面临铅暴露风险。上海交通大学医学院附属新华医院颜崇淮教授等在 2012—2013 年根据分层随机采样，调查了中国 15 个省市的 3 万多名 0~6 岁城乡儿童的血铅水平，发现静脉血铅超过 $50\ \mu g/L$ 的有 2.7%，超过 $100\ \mu g/L$ 的有 0.3%。

【铅的来源】

目前研究发现，我国铅污染的来源主要集中于工业污染和生活污染等。

1. 工业污染　在过去的 50 年里，全球有 80 万吨铅被释放到环境中，其中大部分在土壤中积累，造成了严重的污染。铅在近几十年因其在汽油和油漆中的使用以及对有色冶金控制不当而导致普遍存在的铅污染，使铅污染问题受到了特别关注。目前世界上铅的最主要用途是制造蓄电池，占全世界总消耗量的 40%。此外，金属冶炼、机械制造、印刷、造船、电缆制造、蓄电池和电子垃圾回收等工业都是引起环境铅污染的重要行业。近来，发达国家将一些铅污染工业转移到发展中国家，而发展中国家则将某些铅污染工业从城市向乡村转移，加重了发展中国家和贫困地区铅的污染。在我国，铅的开采、冶炼、生产、使用和回收过程也是环境铅污染的重要来源。近年来电子垃圾的不规范回收拆解成为新的铅污染源。据报道，全世界 70% 的电子垃圾通过走私等方式运往我国沿海地区，成为新的铅污染源。我国汕头市某地区因不规范的电子废物回收拆解导致污染区儿童的平均血铅水平达 $153\ \mu g/L$，81.8% 的儿童血铅水平高于 $100\ \mu g/L$。

2. 生活污染　传统的锡箔制造业在我国沿海一些地区仍然是当地儿童铅中毒的一个主要原因。浙江等地用锡壶作为调料容器盛放烧酒、醋、饮料等导致全家慢性铅中毒的现象十分常见。江西、福建、浙江、湖北和江苏等地用以四氧化三铅为原料的红丹粉制作婴幼儿皮肤护理用品，或将红丹粉与市售爽身粉混合使用，导致婴幼儿严重铅中毒。

3. 含铅汽油和含铅油漆带来的污染等　联合国在 2022 年 8 月 30 日宣布，随着阿尔及利亚的加油站 7 月停止供应含铅汽油，全球正式告别含铅汽油时代。我国自 1997 年起，北京、上海等城市先后

开始推广使用无铅汽油，到 2000 年在全国范围内完全停止生产和使用含铅汽油。这些政府措施的实施，在很大程度上降低了儿童血铅水平。推广无铅汽油后，上海地区 0~6 岁儿童的静脉血血铅几何均数明显下降。1997 年调查发现几何均数为 85 μg/L，2006 年调查结果为 65 μg/L，而 2013 年对上海地区 2291 名 0~6 岁儿童调查表明，静脉血血铅几何均数已降至 19.7 μg/L，儿童血铅≥100 μg/L 的比率也从 1997 年的 57.8%、2006 年的 5.9% 下降到 2013 年的 0.3%（图 17-1）。

含铅油漆，因其具有极好的黏附性、防腐性和外观效果，自 19 世纪后叶到 20 世纪 70 年代之前，含铅油漆普遍用在美国、澳大利亚等西方发达国家的住宅室内外墙的表面，是美国儿童铅中毒的主要铅污染来源。在中国，因含铅油漆具有较好的防锈功能，多用在小区室外或公园金属围栏、马路金属栏杆、金属管道等作表面防锈使用，极少用于居住房屋的室内外墙粉刷，因此在中国仅有少数因啃食金属围栏导致儿童铅中毒的个案报道。少数西方国家在中国进口的木制玩具表面的油漆中检测到铅含量超标，但未见有中国儿童因啃咬玩具而导致铅中毒的病例报道。

【铅的吸收以及毒性作用】

铅可通过母乳转移。然而，因为母乳是婴儿最佳的营养来源，并且与婴儿的生长发育促进明显相关，美国疾病控制和预防中心（CDC）2012 年发表的关于孕产妇铅筛查和管理的指南中，建议对静脉血铅水平≥5 μg/dL 的孕妇进行随访管理。但只有当乳母的血铅水平≥40 μg/dL 时才建议中断母乳喂养；如乳母的血铅高于这个水平，乳母应该吸出并丢弃母乳，直到她们的血铅水平低于 40 μg/dL。

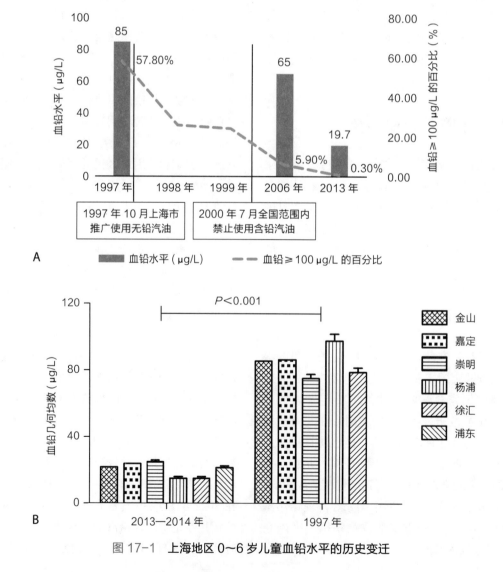

图 17-1 上海地区 0~6 岁儿童血铅水平的历史变迁

6岁以下的儿童由于处于快速的生长发育阶段，机体各个器官都容易受到铅的伤害。同时，这个年龄段的儿童有将手指或者其他物品放入口中的习惯，从而易将尘土中的铅带入体内。另外，铅的吸收在儿童与成人也有很大差异。进入体内的铅的生物利用度主要受其化学形态、铅摄入量、饮食（钙、铁、磷、维生素D以及脂肪摄入量）、年龄等的影响。在成人，进入体内的铅10%~15%被吸收，而这一比例在儿童以及孕妇中高达50%以上。母亲处于妊娠或者哺乳期，原先沉积在骨骼中的铅在这个时期也会随着骨骼中钙释放入血循环而一同进入血液循环，造成妊娠晚期内源性铅暴露即胎儿期铅暴露增加，这一现象在没有补钙的孕妇中更加明显。还有研究发现，缺铁也会使得十二指肠铅的吸收增加。因此，贫血的孕妇儿童也存在同样铅暴露情况下铅吸收增加的风险。

铅几乎可以对儿童的每个系统造成损害，但是其影响有非常大的隐蔽性，铅暴露儿童的临床症状也有很大的个体差异。当铅中毒儿童出现显著的临床症状时，通常血铅水平已经非常高。儿童急性铅暴露，血铅达到1200μg/L以上，往往会引起脑水肿和死亡；儿童血铅达到600μg/L以上，会出现肾脏损害；儿童血铅达到200μg/L，会诱发小细胞低色素性贫血。但是，低水平铅暴露也会对儿童的健康和发育造成不良影响。2022年美国疾病控制与预防中心（CDC）将儿童血铅参考水平的上限从50μg/L更新为35μg/L。但血铅水平和临床症状的出现并不是一一对应的，会受到铅暴露源、铅暴露时间和患儿遗传体质等多种因素的影响。

【诊断与诊断分级】

儿童高铅血症和铅中毒要依据儿童静脉血血铅水平进行诊断。末梢血的血铅检测仅作为铅中毒的筛查指标，不能作为治疗依据。儿童铅中毒的诊断，要考虑铅中毒的分级、铅暴露的来源，以及是急性还是慢性铅中毒。我国儿童铅中毒的诊断目前依然根据2006年原国家卫生部印发的《儿童高铅血症和铅中毒分级原则（试行）》，据此，儿童铅中毒的诊断可分为四级（表17-2）。在进行诊断时，需要强调须以连续2次静脉血检测结果作为诊断分级依据。但随着研究证据和临床证据的增加，以上海交通大学医学院附属新华医院颜崇淮教授领衔的全国专家团队建议降低儿童高铅血症的参考范围下限。

表 17-2　儿童铅中毒分级

分级	连续2次静脉血血铅水平（μg/L）
高铅血症	100~199
轻度铅中毒	200~249
中度铅中毒	250~449
重度铅中毒	≥450

【治疗原则】

儿童铅中毒的治疗原则目前主要是依据2006年原国家卫生部印发的《儿童高铅血症和铅中毒处理原则》。儿童高铅血症及铅中毒的处理建议在有条件的医疗卫生机构中进行。医务人员应在处理过程中遵循环境干预、健康教育和驱铅治疗的基本原则，帮助寻找铅污染源，并告知儿童监护人尽快脱离铅污染源；应针对不同情况进行卫生指导，提出营养干预意见；对铅中毒儿童应及时予以恰当治疗。高铅血症和轻度铅中毒的处理原则是：脱离铅污染源，进行卫生指导，实施营养干预；而中度和重度铅中毒则需要在前面三项治疗手段的基础上，加上驱铅治疗。

1.**脱离铅污染源**　排查和脱离铅污染源是处理儿童高铅血症和铅中毒的根本办法。儿童脱离铅污染源后血铅水平可显著下降。当儿童血铅水平在100μg/L以上时，应仔细询问生活环境污染状况，家庭成员及同伴有无长期铅接触史和铅中毒病史；血铅水平在100~199μg/L时，往往很难发现明确的铅污染来源，但仍应积极寻找，力求切断铅污染的来源和途径；血铅水平在200μg/L以上时，往往可以寻找到比较明确的铅污染来源，应积极帮助寻找特定的铅污染源，并尽快脱离。

2.**进行卫生指导**　通过开展儿童铅中毒防治知识的健康教育与卫生指导，使广大群众知晓铅对健康的危害，避免和减少儿童接触铅污染源。同时教育儿童养成良好的卫生习惯，纠正不良行为。

3.**实施营养干预**　高铅血症和铅中毒可以影响机体对铁、锌、钙等元素的吸收，当这些元素缺乏时，机体对铅毒性作用的易感性增强。因此，对高铅血症和铅中毒的儿童应及时进行营养干预，补充蛋白质、维生素和微量元素，纠正营养不良和铁、钙、锌的缺乏。

4.**驱铅治疗**　是通过驱铅药物与体内铅结合并排泄，以达到阻止铅对机体产生毒性作用的目的。

驱铅治疗只用于血铅水平在中度及以上的铅中毒。驱铅治疗时应注意：① 使用口服驱铅药物前应确保脱离污染源，否则会导致消化道内铅的吸收增加。② 缺铁患儿应先补充铁剂后再行驱铅治疗，因缺铁会影响驱铅治疗的效果。

（1）中度铅中毒　驱铅治疗用于驱铅试验阳性者。驱铅试验的具体方法为：试验前嘱患儿排空膀胱，按 500~700 mg/m² 的剂量肌内注射依地酸钙钠，加 2% 利多卡因 2 ml 以减少肌内注射时的疼痛。用经无铅处理的器皿连续收集 8 小时尿液，测定 8 小时尿量（L）和尿铅浓度（μg/L），以下列公式计算出每毫克依地酸钙钠的排铅量比值（I）：

$$I = 尿量（L）× 尿铅浓度（μg/L）/ 依地酸钙钠（mg）$$

$I ≥ 0.6$，驱铅试验为阳性；$I < 0.6$，驱铅试验为阴性。进行该项试验时应注意两个问题：① 集尿器皿应事先进行无铅处理，以确保尿铅测定结果准确；② 8 小时中应尽可能多饮水，以保证有足够的尿量，并收集 8 个小时内的所有尿液。

治疗首选二巯丁二酸。用法：剂量为每次 350 mg/m²，每日 3 次，口服，连续 5 日，继而改为每日 2 次给药，每次药量不变，连续 14 日。每个疗程共计 19 日。或采用依地酸钙钠进行治疗，用量为 1 g/m² 体表面积，缓慢静脉滴注，5 日为一疗程。停药 4~6 周后复查血铅，如血铅 ≥ 250 μg/L，可在 1 个月内重复上述治疗；如血铅 < 250 μg/L，则按高铅血症或轻度铅中毒处理。

（2）重度铅中毒　选择二巯丁二酸治疗，方法同前。或依地酸钙钠用量为 1000~1500 mg/m² 体表面积，缓慢静脉滴注，5 日为一疗程。疗程结束后每 2~4 周复查 1 次血铅，如血铅 ≥ 450 μg/L，可重复上述治疗方案；如果连续 2 次复查，250 μg/L ≤ 血铅 < 450 μg/L，按中度铅中毒处理。

若血铅水平 ≥ 700 μg/L，应立即复查静脉血铅，确认后立即在有能力治疗的医院住院治疗。根据患儿病史，经口摄入的要排除消化道内大量铅污染物残留，必要时给予灌肠、洗胃等办法。采用二巯丁二酸和依地酸钙钠联合治疗。联合治疗应先用二巯丁二酸治疗 4 小时，当患儿出现排尿后，方可使用依地酸钙钠，否则易导致脑细胞内铅含量过高，出现铅中毒性脑病。治疗期间应检测肝肾功能、水电解质等指标。联合治疗结束后复查血铅，如血铅 ≥ 700 μg/L，可立即重复联合治疗方案；如血铅 ≥ 450 μg/L，则按重度铅中毒治疗。连续驱铅治疗 3 个疗程后，应检测血中铁、锌、钙等微量元素水平，及时予以补充。并严密观察治疗效果。

【预防】

儿童高铅血症和铅中毒是完全可以预防的。通过环境干预、开展健康教育、有重点的筛查和监测，达到预防和早发现、早干预的目的。本节介绍的预防方法是在 2006 年原国家卫生部颁发的《儿童高铅血症和铅中毒预防指南》的基础上，结合美国 CDC 新近推荐的预防方法的综合。

1.健康教育　开展广泛的健康教育对预防儿童高铅血症和铅中毒十分重要。通过面对面的宣传与指导、知识讲座、发放宣传资料等，传播铅对儿童毒性作用的相关科学知识，改变人们的知识、态度和行为，预防和减少铅对儿童的危害。

（1）知识介绍　医务人员应向群众讲解儿童铅中毒的原因、铅对儿童健康的危害、血铅高了怎么办等问题，使群众了解儿童铅中毒的一般知识。

（2）行为指导　儿童的不良卫生习惯和不当行为可使铅进入体内。通过对家长和儿童的指导，切断铅自环境进入儿童体内的途径。

1）教育儿童养成勤洗手的好习惯，教会儿童正确的洗手方法，特别是饭前洗手十分重要。环境中的铅尘可在儿童玩耍时沾污双手，很容易随进食或通过习惯性的手口动作进入体内，长久如此会造成铅负荷的增高。

2）注意儿童个人卫生，勤剪指甲。指甲缝是特别容易藏匿铅尘的部位。

3）经常清洗儿童的玩具和用品。

4）家中进行清洁工作时，要用湿拖把拖地，避免尘土飞扬；经常用干净的湿抹布清洁儿童能触及部位的灰尘。儿童食品及餐具应加罩防尘。

5）不要让儿童玩裸露的泥土，不要带儿童到铅作业工厂附近玩耍。

6）直接从事铅作业的家庭成员下班前必须更换工作服和洗澡，不应将工作服和儿童衣服一起洗涤，不应在铅作业场所（或工间）为婴儿哺乳。

7）以煤作为燃料的家庭应多开窗通风。孕妇和儿童应尽量避免被动吸烟。

8）选购儿童餐具应避免彩色图案和伪劣产品。应避免儿童食用皮蛋和老式爆米花机所爆食品等含铅较高的食品。

9）使用自来水管道中的冷水烧开水、烹饪或蒸煮食品，而不要用热水管道的水制作食品；不能用长时间滞留在管道中的自来水为儿童调制奶粉或烹饪。某些水管可能含有铅，如果住的是老房子，用水之前先打开水龙头让水流几分钟。

10）不要给儿童吃可能含铅的中草药以及各种不明成分的"偏方、秘方"。

（3）营养干预　儿童患营养不良，特别是体内缺乏钙、铁、锌等元素，可使铅的吸收率提高和易感性增强。因此，在日常生活中应确保儿童膳食平衡及各种营养素的供给，教育儿童养成良好的饮食习惯。① 儿童应定时进食，避免食用过分油腻的食品，空腹会增加肠道内铅的吸收；② 儿童应经常食用含钙充足的乳制品和豆制品，含铁、锌丰富的动物肝脏、血、肉类、蛋类、海产品，富含维生素 C 的新鲜蔬菜、水果等。

2.筛查与监测　儿童铅中毒的发展是一个缓慢的过程，早期并无典型的临床表现。通过筛查早期发现高铅血症儿童，及时进行干预，以降低铅对儿童机体的毒性作用。同时通过筛查资料分析，评价环境铅污染状况，进行定期监测。

近年来，我国儿童血铅水平总体上呈下降趋势，城乡儿童血铅水平≥200μg/L 的比例很低。但在某些怀疑有工业性铅污染的地区，仍可能存在点源性集中性铅暴露，需要进行这些地区儿童铅中毒的筛查。

对 6 岁以下的高危儿童及相关的高危人群应进行定期监测。高危儿童主要包括：① 居住在冶炼厂、蓄电池厂和其他铅作业工厂附近的儿童；② 父母或同住者从事铅作业劳动者；③ 同胞、伙伴或家人已被明确诊断为儿童铅中毒者。④ 根据习俗被家人使用红丹、黄丹等制剂进行皮肤护理的儿童；或者根据习俗，家人使用锡壶盛装可食用物品或经常使用锡箔进行祭祀活动等。

二、儿童汞中毒

尽管关于汞的研究不像铅中毒的研究一样广泛与深入，但是汞和铅均被列为地球十大污染物之首。因此，近年来关于汞的研究也得到越来越多的公众以及研究者的重视。

【汞的来源】

汞在自然界中以"元素"汞或"金属"汞、无机汞和有机汞三种形式存在。"金属"汞闪闪发亮，银色，无味，通常被用于温度计等医疗器械。无机汞是由汞与无碳的物质结合在一起形成的，最常见的无机汞是汞盐。有机汞则是汞和碳连接在一起，最常见的有机汞是甲基汞。

1.自然来源　汞是地球上可以找到的一种天然物质，地壳运动、火山爆发、地震、森林火灾等都有可能将汞以蒸气的形式排放到大气中。

2.环境污染　汞是燃煤火力发电厂的副产物，煤炭燃烧可排出大量汞。中国是煤炭消耗第一大国，在过去 10 年中，中国煤炭生产量增加了约 5 亿吨，从 35.56 亿吨增加到 41.45 亿吨。与之相应的，煤炭的消耗量也在逐年递增。燃煤不仅导致空气污染和气候危机，也是人为汞排放的主要来源。《2018 年全球汞评估》发现，燃煤和其他形式的化石燃料及生物质燃烧造成了约 24% 的全球汞排放。煤炭燃烧时释放的汞被排放到空气中，然后再度飘落到地球表面；同时汞也可以经大气循环沉降过程伴随降雨进入河道水体，由水中含有甲基化辅酶的细菌转化为毒性极强的甲基汞。河流湖泊中的甲基汞被水生植物链富集，浓度升高。食入含汞较高的鱼类等海产品可造成慢性低水平甲基汞暴露。海鲜是全球超过 30 亿人的主要蛋白质来源。由于甲基汞经食物链的富集，处于食物链高端的鱼类，如金枪鱼、鲨鱼等体内含汞量相对较高。甲基汞因亲脂，脂肪部分含量最高，鱼腹底部及鱼脑等脂肪部分的汞含量可高达肌肉部分的数十倍之多。有研究者认为，吃鱼可能是一般人群接触汞的主要途径。世界许多地区的原住民群体，尤其是居住在北极地区的人们，都曾发生过因食用海洋动物而导致汞中毒的事件。根据联合国环境规划署（UNEP）《2018 年全球汞评估》报告，原住民群体的人均海产品消费量可能比非原住民群体高出 15 倍。

另外，汞也被使用在采矿业，将金与杂质从矿石中区分开来。手工和小型金矿开采者经常使用汞对黄金进行分离和提纯，而其中大部分汞最终留在了环境中。

3.生活中汞的来源　某些药物和疫苗制剂中含有汞。例如，某些含汞的中药、外用汞溴红（红药水、红汞）、外用药膏、作为消毒剂或疫苗防腐剂的硫柳汞等。有研究提示，接种疫苗因为接触硫柳汞，与儿童孤独症谱系障碍的发生有一定的联系。但是美国儿科学会在官方网站上明确指出，目前的科学研究证实，现存有关疫苗接种与孤独症谱系障碍发病的研究报道大多缺乏科学性。同时，引起人们关注的是某些化妆品中含有大量的汞，有些甚至超标数千倍，因此近年来关于化妆品安全的问题也越来越多地得到重视。另外在补牙材料中也存在汞合金。一百多年来，汞一直是牙科汞合金的主要成分之一，牙医用这种混合物填充患者牙齿的蛀牙。尽管汞合金对患者健康造成的威胁或许可忽略不计，但汞合金中的汞也会导致有毒元素在环境中逐渐积累。

儿童接触汞的途径大约有以下几种：① 吸入汞蒸气。② 误食被汞污染的食物（尤其是鱼类）。③ 经皮肤吸收。④ 儿童将含有汞的物品放入口中，如儿童可能会把含汞的电池拿来吃或因咬碎体温计造成误吞水银。但误吞水银一般不会导致中毒，金属汞在消化道不易被吸收，可从肠道排出，但是若体温表折断，水银可从损伤的黏膜进入体内造成慢性中毒。⑤ 补牙等。

【临床表现】

汞是一种易于蓄积的重金属，长期低剂量暴露可致慢性中毒。临床上，主要分为急性汞中毒和慢性汞中毒。

1. 急性汞中毒　短期内吸入高浓度汞蒸气（$1\sim3$ mg/m³）后，数小时即可出现急性汞中毒症状。可发生急性气管炎和细支气管炎，甚至是间质性肺炎。很快出现咳嗽、发绀、呼吸困难，可伴有发热、寒战、胸痛、头痛、皮疹、视力障碍、全身乏力等症状；肺部可闻及湿啰音，白细胞计数增加，胸片可见一叶或两肺下部大片云雾状阴影，轻者可逐步缓解，重者可致肺水肿、呼吸衰竭而死亡。

口服无机汞盐对胃肠道黏膜有强烈刺激作用，可出现剧烈恶心、呕吐、上腹痛，$2\sim3$ 日后出现腹泻，排出黏液便或脓血便等，严重者可导致胃肠道穿孔。汞中毒性肾炎一般在中毒后 $4\sim10$ 日出现，重者 $1\sim2$ 日即可发生，出现腰痛、少尿、管型蛋白尿，可因急性肾衰竭而致死。此外，还有口腔、咽喉灼痛，可出现黏膜坏死，严重者有喉头水肿等。

2. 慢性汞中毒　长期低浓度吸入汞蒸气可引起慢性中毒。慢性汞中毒症状隐匿，可出现两个不同的综合征。① 肢痛病：又称红皮病（pink disease），多为元素汞或无机汞慢性暴露所致，表现为四肢皮肤发红、脱皮。主要发生于婴幼儿，症状很复杂，

特征性表现是出汗、高血压、心率加快、瘙痒、虚弱、肌张力减退、失眠、厌食，手掌足底出现典型粉红色斑块、皮丘并脱皮、瘙痒，口腔检查可发现口腔黏膜发红、牙龈水肿，口腔黏膜溃疡或牙齿脱落等。② 汞过敏和神经行为改变：汞慢性中毒可发生特征性的人格变化，这类患儿可能出现记忆力减退、嗜睡、害羞退缩、压抑、沮丧和易激惹。另外一个慢性汞中毒的常见体征是动作不协调，主要是精细运动不协调，表现为双手意向性震颤。此外，还有神经精神症状，如轻度乏力、头痛、兴奋性增高、情绪不稳、失眠等神经衰弱综合征；肌肉震颤，以眼睑、舌、手指细微震颤为主；亦可有口腔炎等。

有机汞中毒时神经衰弱综合征是最早出现的症状，也可有肌肉震颤；进一步进展时可出现全身性运动失调、步态不稳、吞咽及言语障碍；随后手指、腕、臂和下肢动作困难，向心性视野缩小。重症者可出现心律失常、心悸、心前区痛、QT 间期延长等表现。部分重症患儿可出现严重或完全瘫痪。

【实验室检查】

1. 无机汞检测　无机汞的检测可以通过测定尿液中汞的水平进行评估，尤其是尿肌酐矫正的 24 小时尿汞水平。有研究报道，24 小时尿汞水平超过 $10\,\mu g/L$ 即可认为有汞的过量暴露，而神经系统毒性症状可能要到 24 小时尿汞水平超过 $100\,\mu g/L$ 才会表现出来。但是仅凭尿汞的检测无法评估汞中毒及汞中毒的严重程度，往往需要结合临床病史等综合判断。

2. 有机汞检测　有机汞化合物主要存在于红细胞中，所以可以使用全血汞测定进行评估。我国 2013—2015 年的一项全国性调查检测了 14 202 名 $0\sim6$ 岁儿童的静脉血血汞水平。发现儿童血汞浓度的几何均数为 $1.10\,\mu g/L$。过度食用鱼类可能导致血汞水平升高。血汞水平 >5.8 pg 被认为可能对儿童有不利影响。甲基汞还存在于生长的头发中，人群中发汞的水平不会超过 1 ppm。无论是测定全血还是发汞，都需要严格的无汞采集环境，以及严格的污染控制程序。这种测定通常只有在正规的实验室才能进行。

【诊断】

汞中毒的诊断主要依据接触史、临床表现以及实验室检查。存在急慢性汞暴露史是诊断的关键，

结合临床病史、体格检查和实验室检查机体汞负荷升高方可诊断。

【治疗】

1.远离汞污染源　祛除残存含汞污染物。消化道食入汞致急性中毒者应立即灌肠、洗胃，将未吸收的毒物洗出，以牛奶蛋清保护胃黏膜，可加活性炭吸附。辅以适当的支持疗法。

2.驱汞治疗　可用二巯丁二酸、二巯丙磺酸钠、二巯基丙醇等螯合剂进行驱汞治疗。

三、儿童其他重金属中毒

与儿童铅中毒及汞中毒的研究相比，其他重金属暴露的研究大多来自成人的职业或者环境暴露，而在儿童中的研究相对较少。

砷和锰的毒性作用主要是通过结合巯基、产生自由基、抑制抗氧化酶和耗尽细胞内的谷胱甘肽等作用途径影响体内各种生物化学反应。对抗这些作用的是体内的金属硫蛋白。金属硫蛋白是体内一组富含半胱氨酸的小分子量结合蛋白，能够结合金属并清除自由基。人体内不同组织金属硫蛋白含量不同，其对金属的易感性也不同。例如，睾丸组织中金属硫蛋白水平非常低，因此镉暴露很容易引发睾丸中莱迪希细胞死亡并减少睾酮的生成。镉和锰的化合物可以抑制 DNA 修复系统，目前在实验动物和人类研究中已经证实其为致癌物质。

（一）砷

砷是一种同时具有金属和非金属性质的类金属，砷自然存在于岩石、石油、水、空气、植物和动物中，有许多同素异形体。砷在自然界以无机砷和有机砷两种形式存在。无机砷有三价（亚砷酸盐）和五价（砷酸盐）形式，这两种化合物极易溶于水并生成酸性化合物，三价砷比五价砷毒性和致癌性更强。以往认为有机砷是无毒的，但最近有研究证据表明已经开发为农药的有机砷化物（如二甲基胂酸）毒性很大。已被发现的含砷矿物多达数百种，最常见的有砷黄铁矿、雄黄、雌黄、白砷矿等。此外，海水中砷的平均含量为 $1.1\,\mu g/L$，在土壤、人体中都有微量的砷。

【砷的来源】

对于儿童来说，饮用水、食物和土壤是主要的潜在砷暴露来源。估计有 13% 的美国人砷摄入超过了美国环境保护署设定的最高量，即 $0.3\,\mu g/(kg\cdot d)$。WHO 国际癌症研究机构于 2012 年将砷列入一类致癌物清单。此外，WHO 饮用水标准将饮用水中的砷含量限定为 $10\,\mu g/L$。

1.饮用水中的砷　20 世纪末，一些非政府组织与孟加拉国政府联合在孟加拉国开展了饮用水井计划，该计划旨在通过饮用深井中的水，避免饮用地表被细菌污染的水。但是出人意料的是，由于孟加拉国的地下水有较高含量的砷，从而导致孟加拉国出现大规模砷中毒。2017 年，美国田纳西州孟菲斯一家发电厂污染地下水，水中砷含量超出标准 300 多倍。许多南亚、东南亚国家或地区属于高砷水地理环境，包括越南、柬埔寨和我国的部分地区。由于目前这些国家广泛使用严格水质标准的自来水，使得这些地区并没有因为地表水中砷的存在而造成公共卫生问题。长期饮用高砷地下水（$>10\,\mu g/L$）会使人体出现皮肤色素异常、角质化、乌脚病等慢性砷中毒病，甚至引起皮肤癌、膀胱癌等重大疾病。在《中国地表水环境质量标准》（GB3838—2002）中，一类水（水质良好）、二类水（水质受轻度污染）、三类水（适用于集中式生活饮用水、地表水源地二级保护区、一般鱼类保护区及游泳区）水体中砷的含量不得超过 $0.05\,mg/L$。

2.食物中的砷　在加拿大和美国的食物研究中发现，海水鱼（例如金枪鱼）和贝壳类水生物总的砷含量最高。有研究显示，每星期吃鱼少于一次的儿童中尿砷平均水平为 $5.9\,\mu g/L$，而吃一次以上的则平均水平为 $10.5\,\mu g/L$。最近的证据表明，在鱼和贝壳类动物中的有机砷化合物能很快地经肾排泄掉，对人体不会产生很大的风险。

3.空气中的砷　矿物燃料和垃圾的燃烧、采矿、熔炼、纸浆和纸的生产、玻璃和水泥的制造是空气中砷的主要来源。尽管对于一般人群来说空气不是砷的主要暴露源，但是处在锌和铜矿冶炼区的儿童血液和尿液中砷的水平可能会比较高。

4.砷的工业用途　砷主要应用在杀虫剂、木材处理、颜料、烟火制造、药物、军事、半导体制造以及动物饲料等中。环境无机砷含量控制上限值建议如表 17-3 所示。

表 17-3　环境无机砷含量上限值建议

暴露	建议上限	建议机构
空气	$1.5 \times 10^{-3}\,\mu g/m^3$	世界卫生组织
饮用水	$10\,\mu g/L$	世界卫生组织、美国环境总署、中华人民共和国卫生部
总的经口摄入量	$0.3\,\mu g/(kg \cdot d)$	美国毒物和疾病登记署、美国环境总署

【砷的毒性作用】

砷的毒性作用主要是致癌性。50%～70%的可吸收无机砷在体内迅速转化成亚砷酸盐，后者快速地作用于组织并抑制许多酶类。砷可能通过抑制DNA修复，导致DNA甲基化、氧化应激、抑制端粒酶反转录酶基因的转录，导致染色体异常。甲基化和去甲基化的三价砷剂具有非常强的细胞毒性、基因毒性和酶抑制作用。在对高砷职业暴露的成人进行流行病学研究后得出结论，砷化合物可以导致人类皮肤癌、肺癌、膀胱癌和肾癌。美国科学院研究发现，当慢性暴露于砷水平低于$50\,\mu g/L$的饮用水时，水砷含量增加与膀胱癌和肺癌风险增加有关。成人暴露于无机砷水平相对高的饮用水或者含砷的药物，患癌症、皮肤色素沉着和角化病、周围神经病、心血管疾病、贫血和糖尿病的风险增加。到目前为止，很少有流行病学资料表述有关砷在儿童期癌症发病中的作用。一项生态研究发现，在一个暴露于空气中砷和其他金属（铅、镉）的精炼厂附近，儿童癌症发生率成倍增加。此外，孟加拉国的一项研究显示，砷暴露与农村地区幼儿消瘦和体重不足的概率增加有关。

无机砷可以穿过人体胎盘。生态和病例对照研究显示，随着饮用水或空气中砷水平的增加，自然流产、出生缺陷和（或）死产的风险增加。动物研究发现，出生之前的高剂量无机砷可导致神经管出生缺陷、生长迟缓和死胎。动物研究还发现，砷能降低精子数量，增加精子畸形率，并诱发异常睾丸病理改变。但是，目前砷对生殖发育影响的研究证据还不够多。

（二）镉

元素镉是有毒的污染环境的金属，被用在许多产品中，包括电池、颜料、金属衣料、塑料和金属玩具。镉是广泛存在于自然环境的有毒物质，被国际癌症机构归为第一类人体致癌物质。膳食摄入是非吸烟人群慢性镉暴露的最主要途径。镉一旦进入人体后，有一半左右在肾脏中积累，因此尿液镉浓度常用来反映人体镉的累积负荷水平。暴露于高剂量无机镉的成人可能发展为肾功能不良、肺部疾病、钙代谢紊乱及软骨病。

【镉的来源】

空气中镉的主要污染源是金属生产、垃圾焚烧、电池生产、陈旧的燃料燃烧和水泥生产。镉的烟雾和灰尘可经呼吸道吸入。肺内镉的吸收量占总量的25%～40%。每日吸20支香烟，可吸入镉$2～4\,\mu g$。吸烟的孕妇血液中和胎盘中镉水平较非吸烟者高。二手烟是镉吸入的污染源。空气镉，主要存在于空气中的微粒状物质中，范围从郊区的$5\,ng/m^3$到市区的$15\,ng/m^3$，工业区域的$60\,ng/m^3$和靠近金属冶炼厂的$300\,ng/m^3$。

食物是儿童和非吸烟成人镉摄入的主要来源。饮用水镉的含量一般低于$1\,\mu g/L$。在使用磷肥或者被镉污染的肥料时，可使土壤镉水平增加，而谷物收获时能够吸收土壤中的镉。以大豆或谷物源性食物为主的婴儿镉摄入量可达到母乳喂养婴儿的12倍。若用被镉污染的水冲调奶粉也会导致儿童体内镉增加。若水中镉浓度高，则镉的摄入量将升高。经胃肠道进入体内的镉只有5%～10%被吸收，如果饮食中锌、铁和钙缺乏，则镉的吸收将会增加。育龄妇女存在铁缺乏会增加消化道镉的摄入。美国成人镉的饮食来源主要是肝脏、土豆、菠菜、面食等，这可能与绿叶蔬菜和粮食吸收施过磷肥和污染肥料的土壤中的镉有关。在瑞典，谷类和贝类是非吸烟者主要的镉来源。为了降低人体镉暴露的风险，国际粮农组织（FAO）和WHO的食品添加剂联合专家委员会（JECFA）在1989年将人体镉摄入的安全限值（provisional tolerable weekly intake, PTWI）设定为$7\,\mu g/kg \cdot bw/week$（每周每千克体重$7\,\mu g$）。相比而言，欧洲食品安全局（EFSA）设定了更严格的标准，建议将PTWI降低到$2.5\,\mu g/kg \cdot bw/week$。通过汇总不同国家人群的膳食镉摄入量发现，居民的膳食镉摄入量存在很大的时空变异，在一些镉污染地区，特别是矿区和冶炼区附近居住的居民，其膳食镉摄入量甚至高达EFSA推荐安全限值的13倍。另外，不同国家因经济建设需求和环保意识的差异，居民的膳食镉摄入量在时间尺度上呈现不同的变化趋势。总体而言，发达国家因为对环境镉排放的严格管控，其膳食镉摄入量呈现随时间下降的趋势；而在一些发展中国家，居民的膳食镉摄入量则随着时间的推移在逐渐增加。环境中镉含量控制上限值建议如表17-4所示。

表17-4　环境中镉含量上限值建议

暴露	建议上限	建议机构
空气	5 ng/m³	世界卫生组织
饮用水	3 μg/L	世界卫生组织
	水中游离 5 μg/L，0.5 kg/（kg·d）	美国环境保护署
	5 μg/L	中华人民共和国卫生部
经口摄入（食物）	1 μg/（kg·d）	美国环境保护署
总的摄入量	0.2 μg/（kg·d）	美国毒物和疾病登记署

【镉的毒性作用】

动物在出生前镉暴露后会产生严重的生长缺陷和骨骼畸形，在出生后大剂量镉暴露后会导致睾丸萎缩。但这个结论在人类的研究中尚未得到证实。镉可能会损伤肾脏。尿液中微小蛋白（α_1微球蛋白、β_2微球蛋白、视黄醇结合蛋白及N-乙酰-β-D-葡萄糖苷酶）排泄是镉和某些其他肾毒素导致肾小管细胞损伤的一个敏感的指标。国际癌症研究机构（IARC）把镉分类为"已知人类致癌物"，美国毒物和疾病登记署（ATSDR）将镉列为第7位危害人体健康的物质，我国也是将镉列为实施排放总量控制的重点监控指标之一。职业上暴露于可吸入的镉灰尘可增加肺癌的风险。在实验动物中，吸入镉会导致肺癌发生，而食入镉可引起白血病、肾小管肿瘤和前列腺增生病变；埃及的流行病学研究结果显示，镉暴露与儿童恶性肿瘤的发生有关。日本的一项研究结果显示，母亲产前镉暴露会影响儿童早期发育。啮齿动物出生前相对低剂量的镉暴露会影响神经行为功能。

人体血液和尿液中镉水平是反映膳食镉摄入的较好指标。儿童血液和头发中镉的水平与其居住在锌和铜的冶炼厂附近有关。脐带血中镉的水平与其母亲血中镉水平有关，但前者是后者的1/10。在低水平暴露时，血镉反映过去2~3个月的镉暴露，而尿镉反映人体的负荷。但是，镉暴露可引起肾损害，会导致尿镉排出率迅速增加，此时尿镉浓度不再反映机体的镉负荷。头发中的镉不是一个理想的指标，因为头发容易被空气中的镉污染。

（三）锰

锰是一种与铁元素联系紧密的过渡元素，为必需营养素，是一些酶的主要部分，并且是正常骨结构所必需的元素。正常人每日从食物中摄入3~9 mg的锰。但是过量吸入锰则会导致锰中毒。在成人的职业性锰中毒中，大多是由于长期吸入高浓度的锰烟以及锰尘所致。

【锰的来源】

慢性锰中毒是职业锰中毒的主要类型，多见于锰铁冶炼、电焊条的制造与电焊作业以及锰矿石开采、粉碎或者干电池生产工人。金属锰主要用于钢铁制造，而无机锰化合物是干电池、火柴、烟火、上光剂、油漆、陶器和营养补充的构成要素。人造有机锰化合物包括燃料添加剂甲基环戊二烯三羰基锰（MMT），MMT燃烧产生锰的氧化物。美国环境保护署判断如果MMT应用于全部的非铅汽油中，则有5%~10%的人群暴露于锰浓度超过潜在参考吸入剂量（0.1 μg/m³）的空气中。加拿大蒙特利尔市在交通高峰和低峰时空气中平均锰的浓度分别为24 ng/m³和15 ng/m³，锰的水平与交通密度的变化有关。环境中锰含量控制上限值建议如表17-5所示。

【锰的毒性作用】

经胃肠道摄入的锰相对来说毒性比较低，这是因为其低吸收率和稳态机制。但是吸入的锰可引起发育毒性和呼吸系统毒性，在职业暴露人群和实验动物身上出现类似帕金森病的神经毒性作用。啮齿动物模型表明，吸入的锰可能通过嗅觉神经的突触进入大脑。

锰作为一种人体必需的微量元素，在胎儿及儿童的生长发育过程中具有十分重要的作用。最近一项上海优生队列的研究提示，受试的孕妇人群的血锰水平总体较欧美国家的孕妇血锰水平偏高，这可能与不同地区人群的饮食结构和地区差异有关。合理范围的锰摄入对于儿童尤其生命早期阶段的发育

表 17-5　环境中锰含量上限值建议

暴露	建议上限	建议机构
空气	0.15 μg/m³（每年平均水平）	世界卫生组织
	0.05 μg/m³	美国环境保护署
	0.04 μg/m³	美国毒物和疾病登记署
饮用水	500 μg/L	世界卫生组织
	50 μg/L	美国环境保护署
	100 μg/L	中华人民共和国卫生部
经口摄入参考剂量	140 μg/（kg·d）	美国环境保护署
职业接触限值	0.15 mg/m³	中华人民共和国卫生部

具有至关重要的作用。因此，既要减少高锰暴露，从源头上控制高锰暴露，也要避免锰缺乏。

上海优生队列及韩国的一项队列研究均显示，出生前锰水平过低和过高都会对婴儿神经发育产生不利影响。高锰对儿童生长发育的不利影响需要关注。迄今为止，环境锰对儿童健康影响的流行病学研究中，发现高锰对儿童的生长发育有诸多负面影响。动物研究表明，出生前通过各种途径暴露于锰的动物会出现暂时的运动失调、下丘脑多巴胺水平下降、出生体重下降、骨骼畸形（畸形足）、睾丸发育受影响。环境高锰暴露可能增加婴儿死亡率。由于锰参与骨代谢过程，可能影响婴儿的出生体重。孕期母体血锰浓度过低或过高，会使新生儿出生体重低于 3000 g 的风险增加。

环境锰对儿童内分泌系统也有影响，一项巴西的研究显示锰可能可以增加催乳素和黄体生成素的分泌。另一项锰吸入的动物研究显示胰腺肿瘤的发生有所增加，但其他一些研究则发表了阴性的实验结果。环境锰污染会导致儿童体内锰负荷增加，通常情况下不会出现明显的锰中毒症状，但会发生一些神经行为的改变。

多项研究结果表明锰暴露与儿童智力下降、运动技能受损以及嗅觉功能下降有关。环境锰暴露也会造成儿童行为问题，加拿大的一项研究显示高发锰水平与多动水平的升高明显相关。关于锰暴露影响脑发育机制，研究发现，胃肠吸收的锰与血浆蛋白包括铁转运蛋白结合在血液中转运，铁转运蛋白与锰结合后通过与大脑毛细血管上铁转运蛋白受体结合进入大脑，然后通过轴突运输迁移到基底神经节。因为它们竞争同一受体，故铁缺乏会促进大脑摄取锰增加。

我国在儿童铅中毒领域已经有了非常成功的研究经验，在儿童汞中毒和其他重金属暴露方面也都获得了一定的研究结果。但儿童其他重金属暴露的研究还较少，目前，有关环境重金属的复合暴露成为研究热点。在重金属污染与儿童健康相关领域的工作还需要更进一步的推进。

第三节　多卤代芳烃化合物污染

多卤代芳烃化合物（polyhalogenatedaromatichydrocarbons，PHAHs）包括多氯联苯（polychlorinatedbiphenyl，PCB）、多氯代二苯并二噁英（polyochlorinateddibenzodioxin，PCDD）、多氯二苯并呋喃（polychlorinateddibenzofuran，PCDF）和 2, 3, 7, 8- 四氯苯并二噁英（tetrachlorodibenzo-p-dioxin，TCDD）等。

【多卤代芳烃化合物分类】

1. PCB　是由两个相连的苯环与多个氯组成的化合物，是澄清、不易挥发的油状液体，在自然界中性质稳定，极难降解，因此持续存在于环境中。PCB 由于性质稳定，被广泛应用于电子工业，如高压变压器中的绝缘体等，许多研究表明其环境污染是全球性的，可在各种环境样本及生物样本中检出。自 20 世纪 30 年代至今，大约已经有 150 万吨 PCB 被合成，其中大部分仍然存在于我们生存的环境中。20 世纪 60 年代，研究农药双对氯苯基三氯乙烷（dichloro-diphenyl-trichloroethane，DDT）的化学家在鸟类组织中无意中发现了 PCB，自此大量研究证实了在人体组织以及母乳中存在 PCB。除 DDT 及其衍生物以外，PCB 目前被认为是散布最广的环境卤代烃污染物。

2. PCDD　即二噁英，也是毒性程度非常高的环境污染物，主要来自城市和工业垃圾焚烧。聚氯乙烯塑料、纸张以及某些农药的生产环节、钢铁冶炼、催化剂高温氯气活化等过程都可向环境中释放二噁英。此外，二噁英还作为杂质存在于一些农药产品中，如五氯酚。与发达国家相比，我国大气的二噁英年排放量偏大，大气污染的形势较严峻，其中主要来源是焚烧。我国在人体血液、母乳和湖泊底泥中都检出了二噁英，尽管其浓度水平较低，但也说明了二噁英在我国环境中的存在。含氯农药、木材防腐剂和除草剂等的生产，特别是我国曾用作对付血吸虫病的灭钉螺药物（五氯酚钠）的生产都会有二噁英副产品生成，它们的生产和使用使二噁英在不知不觉中进入环境。五氯酚钠作为首选的灭钉螺化学药物在我国使用了几十年，每年的喷洒量约为6000吨，这必然造成二噁英在喷洒区的沉积。

3. PCDF　是 PCB 被部分氧化的产物。PCDF 不是有意合成的，而是 PCB 在高温、燃烧时生成的污染物。

【接触及进入体内的途径】

PCB 可以经口、呼吸道以及皮肤进入儿童体内。因为 PCB 通过皮肤吸收不完全，所以通过皮肤接触 PCB 的危险性相对比较低。对于大多数人来说，这类化合物最可能进入人体的途径是通过被污染的食物。因为这类化合物在体内很难被代谢并排出体外，因此即使每日摄入非常少的量，长此以往多年后也会累积到一个比较高的水平。PCB 最常见的来源是污染水域的大型鱼，因为大型鱼通常位于水中生物链的最高端，所以体内 PCB 的生物浓度相应也最高。科学家发现，一直被认为生活在环境洁净的北极因纽特人母乳中含有高浓度的 PCB，并且其每日摄入的 PCB 明显超过国家以及国际标准高限。这与因纽特人喜欢吃鲸、海豹等海洋大型哺乳动物有着密切的关系。因此，在一些水域被污染的地区和国家建议人们限制大型鱼类的摄入量。

【毒性作用及临床表现】

PCB 可以引起儿童发育商或智商值偏低。曾有报道发现，PCB 可以导致 0~2 岁儿童出现精神运动发育值偏低，7 月龄以及 4 岁儿童出现短期记忆受损，42 月龄以及 11 岁儿童出现智商低下。研究认为，婴幼儿出现这些发育受损的主要原因是在胎儿期即受到来自母亲体内 PCB 的损害，这一时期的危害可能更甚于出生后通过母乳进入婴儿体内的 PCB（表 17-6）。

在成人或者年长儿童，PCB 中毒有下列症状：痤疮，眼睑水肿和眼分泌物增多，皮肤、黏膜、指甲色素沉着，黄疸，四肢麻木，胃肠道功能紊乱等，即所谓"油症"。与 PCB 长期接触的工人，常会出现痤疮，皮疹，皮肤色素沉着呈灰黑色或淡褐色，以脸部和手指为明显。全身中毒时，则表现为嗜睡、全身无力、食欲不振、恶心、腹胀、腹痛、肝大、黄疸、腹水、水肿、月经不调、性欲减退等。实验室检查可见肝功能异常和血浆蛋白减低。

人类短期接触高剂量的二噁英，可能导致皮肤损害，如痤疮和皮肤色斑，还可能改变肝功能。长期接触则会牵涉免疫系统、发育中的神经系统、内

表 17-6　多卤代芳烃化合物对不同年龄儿童的影响

暴露方式	年龄	影响
出生前低剂量 PCB 暴露	新生儿期	出生体重下降
	婴儿期	0~2 岁期间运动发育落后
	7 月龄	视觉重认记忆受损
	42 月龄	发育商偏低（可能也与出生后的暴露有关）
	4 岁	短期记忆受损
	11 岁	认知发育落后
出生前高剂量 PCB/PCDF 暴露	新生儿期	低出生体重，结膜炎，出生牙，色素沉着
	婴儿期到学龄期	认知发育落后，行为障碍，生长发育迟缓，毛发、指甲以及牙齿发育异常，色素沉着，支气管炎风险性增加
	青春期	男童阴茎偏小，但发育正常；女童生长落后，但发育正常
直接食入大剂量 PCB/PCDF	任何年龄	痤疮，皮肤角化，色素沉着；各种外周神经受损症状；胃炎
皮肤接触大剂量 TCDD	儿童	较成人更多地被吸收入体内，可出现痤疮、肝功能异常

分泌系统，以及生殖功能的损害。动物慢性接触二噁英可导致几种类型的癌症。WHO 国际癌症研究署于 1997 年对 TCDD 进行了评价。根据动物数据和人类流行病学数据，IARC 将 TCDD 分类为"已知人类致癌物"。不过，TCDD 并不影响遗传物质，并且低于一定剂量的接触，致癌风险可以忽略不计。

由于二噁英普遍存在，因而所有人都有接触的环境且身体里都有一定程度的二噁英，也就产生了所谓的机体负担。目前，正常环境的接触总体上不会影响人类健康。然而，由于这类化合物具有很高的潜在毒性，因此需要努力减少目前环境的接触。

【诊断及治疗】

目前，多卤代芳烃化合物的中毒更多依靠接触史以及临床症状，尚没有很好的实验室检测方法可以帮助诊断。尽管很多实验室可以检测 PCB，但是目前尚无公认的高效的检测方法，没有可靠的标准，也没有实验室被认证可以进行这类化学物中毒的临床诊断或者治疗评估。因此，现今所有的检测都属于研究范围。而 PCDD 和 PCDF 的检测难度更大，其检测结果很难用于临床症状的解释。

到目前为止，尚没有很好的祛除身体内少量多卤代芳烃化合物的方法。在亚洲，曾经采用考来烯胺（消胆胺）、桑拿浴以及空腹方法进行治疗，但是这些方法的疗效都不确切。尽管母乳中可能含有这类化合物，但是研究发现母乳喂养可以降低婴儿体内该类化合物的量，大约每 6 个月，母乳喂养可以降低婴儿体内 20% 该类化合物的含量。这可能与婴儿体内的污染物绝大部分来自胎儿期的母体，而来自母乳本身的量很少有关。

第四节　农药污染

农药在自然界中广泛存在，其种类包括杀虫剂、除莠剂、杀真菌剂、熏蒸剂、杀鼠剂以及驱虫剂。现阶段，我国农药的使用情况并不乐观，已经超出了国家规定的标准。其中高、中、低毒性农药占比分别为 5%、5%、20%。由此可见，我国总的毒性农药使用量相对较高，低毒性农药相对使用更多，容易因农药的过量使用对生态环境造成极为不利的影响。这些农药在杀灭害虫的同时，也会对人类造成伤害，甚至死亡。因为农药可以残留在食物及药物上，同时在家庭、学校以及公园也会使用各种杀虫剂，因此儿童经常容易暴露在农药环境中。一些父母是农业耕作者、施农药者的儿童以及住在农田附近的儿童更容易接触到农药。家庭不恰当使用杀虫剂也使儿童容易受到农药的威胁。

【常用农药及其污染渠道】

1. 杀虫剂　常用的杀虫剂包括有机磷农药、氨基甲酸盐、除虫菊酯和合成除虫菊酯、有机氯杀虫剂、硼酸以及硼酸盐。

（1）有机磷农药　有机磷农药是我国最常用的农药之一，农药中毒中有 80% 以上是由有机磷农药引起的。有机磷农药不仅用于农业耕地，也在家庭、花园以及学校中使用。大量的事实及毒性研究结果表明，有机磷杀虫剂二嗪农可能会对环境造成不可接受的风险，二嗪农对鸟类、水生生物、蜜蜂等都有很高的毒性。由于该化合物可以在体内蓄积并造成对人体的伤害，因此其应用被越来越多地限制。

（2）N- 甲基氨基甲酸盐类　类似于有机磷农药，其中毒性最高的是涕灭威，其次还有西维因、恶威、残杀威，后三种毒性一般，但是广泛用于家用杀虫剂。

（3）除虫菊酯和拟除虫菊酯　除虫菊酯是干菊花的提取物，因为其在热和光条件下很稳定，所以主要被用于室内杀虫剂。一些杀灭头虱的洗发水也含有除虫菊酯。拟除虫菊酯是在除虫菊酯结构和生物活性基础上人工合成的，其稳定性得到了增加，主要分为类型 I 和类型 II，类型 II 的毒性大于类型 I。合成除虫菊酯在农业以及园艺上主要用于杀灭建筑害虫（如白蚁）、虱子和跳蚤。除虫菊酯及合成除虫菊酯可以迅速渗透至害虫体内，使其瘫痪。

（4）有机氯杀虫剂　卤代烃是在 20 世纪 40 年代发明的，被用于杀虫剂、除莠剂、杀真菌剂等。双对氯苯基三氯乙烷（DDT）、氯丹以及其他有机氯杀虫剂因为其高效并且短时间内显现毒性低的特点，曾被大量应用。DDT 在食物链中累积，损伤儿童的神经认知发育，可能存在致癌性。美国 1972 年开始禁用 DDT，全世界也在广泛禁止 DDT 的使用。但由于 DDT 的降解非常缓慢，中国的自然环境中仍存在 DDT 污染。有研究从浙江省慈溪市采集了 60 个土壤样本，发现样本中有较高的 DDT 检出率。

（5）硼酸及硼酸盐　硼酸经常被用于家庭灭虫

剂，因为其毒性比较低，所以取代了有机氯农药，因而大量使用于儿童经常出现的地方。尽管毒性比较低，但是 20 世纪 50~60 年代美国有许多硼酸中毒病例的报道，主要是吞食引起的。硼酸盐因其具有毒性，已被我国及许多国家列为食品的禁用添加物。

2. 其他农药

（1）除莠剂　主要用于去除农田、花园、草地、公园、学校操场、路边等地方的杂草，在美国等一些发达国家，除莠剂在家庭的使用非常广泛。主要的除莠剂有草甘膦、二吡啶基除草剂、氯代苯氧型除草剂等。

（2）杀真菌剂　包括苯的同系物、硫代氨基甲酸盐、乙撑双二硫代氨基甲酸盐、有机营养菌、镉化合物以及其他一些化学混合物。有机汞化合物因为其剧毒性，在美国被禁止使用。杀真菌剂主要用于保护谷类以及其他一些因为真菌而容易腐烂的东西。这类化合物还被用于处理种子、观赏性植物以及直接施于土壤中。杀真菌剂通常都做成粉剂或细球状，而这些形式很难通过皮肤或呼吸道进入人体内。

（3）木材防腐剂　包括五氯苯酚和铜铬砷（CCA）。以 CCA 为代表的水载型防腐剂，目前是我国市场常用的木材防腐剂。

（4）杀鼠剂　在美国主要的杀鼠剂是抗凝血药胆骨化醇。抗凝血药物主要是通过干扰维生素 K 依赖的因子的激活而发挥作用，如华法林。黄磷、士的宁等杀鼠剂已经不再被允许使用。

（5）驱虫剂　N,N- 二乙基间甲苯酰胺（DEET）俗称避蚊胺，是驱虫剂的一种主要活性物质。DEET 主要用于驱赶蚊子和蜱。驱虫产品中 DEET 的含量为 4%~99%，但实验证明其浓度超过 30% 后，没有呈现显著地增加疗效的作用。氯菊酯作为驱虫剂可以在蚊帐或者衣服上喷洒，但是不可以直接用于皮肤。

3. 农药暴露途径　农药可以通过被吸入、食入以及皮肤接触等途径进入儿童体内。

（1）呼吸道吸入　通常都是通过气雾剂、喷雾剂等形式喷洒，这些微小颗粒都可能直接接触到人体呼吸道黏膜甚至深入肺泡，从而进入人体血液系统。在郊区，一些在农田中进行喷洒的农药也有可能散到附近的居民居住地区。除杀虫剂以外的农药被吸入的可能性相对比较低，这是因为这类农药通常都不易挥发。杀真菌类杀虫剂在使用时也有可能吸入，但是一旦喷洒结束后不会继续通过空气播散而造成持续被吸入。

（2）消化道摄入　消化道摄入杀虫剂可能会导致急性中毒。用保存食物的器皿（如饮料瓶等）装农药将会大大增加儿童误食的可能。食入农药最多的途径是进食有农药残留的蔬菜或谷物等。例如，人可以通过进食被污染土壤中培育出来的谷物而食入有机氯农药，也可以通过食用污染水域的鱼而触到农药。农药有时也可能会污染居民的水源。此外，年幼儿童因为会将地上的东西或者玩具直接放到口中从而摄入少量的泥土，而有异食癖的儿童每日泥土摄入量可以达到 100 g，这些泥土中可能就会含有有机磷农药以及重金属等。CCA 处理过的木材也是儿童接触到重金属砷的一种途径，随着时间推移，木材中的砷会渗漏到表面，而年幼儿童因为有手口行为，因此是接触到这类农药的高危人群。另外，各类农药都有可能被误服，以杀鼠药最常见。

（3）经皮肤途径　许多农药都可以经皮肤被吸收。儿童因为体表面积比较大，并且经常在草地、花园、地板等地方玩耍，所以更加容易受到一些可以经皮肤吸收的农药的危害。灭虱用的林丹以及驱虫用的 DEET 都可以通过皮肤吸收。除莠剂和除真菌剂都可以经过皮肤被吸收，但是通常它们仅仅引起局部皮肤不适，不会导致全身症状。

【中毒症状、评估及相应的处理原则】

出生前农药的暴露可能与宫内发育迟缓、早产、出生缺陷、死胎以及自发性流产有关。但是还需要有更多的研究证实两者间存在因果关系。

在评估农药中毒时，暴露史非常重要。曾有研究对 190 例农药中毒的病例进行分析后发现，实验室检查通常对最后诊断的作用不是很大。此外，农药中毒的症状有时特异性不是很强，所以单纯根据症状进行判定也有一定的难度。但是在有机磷农药或 N- 甲基氨基甲酸盐中毒时，较快获得血浆中假性胆碱酯酶或红细胞乙酰胆碱酯酶水平，对明确诊断有一定的价值。由于人群中个体差异大，这些检查的灵敏度和特异度都不是很强，只能作为临床的参考。

有些农药在体内的代谢产物是通过尿液排出体外的，如有机磷农药、二吡啶基除草剂等。这些化合物可以通过尿液检查进行测定，但是检测难度很大，也没有人群的标准范围。有机氯农药及其代谢产物可以在血液中检测到，但是在正常人群中也可检测到微量残留，其标准范围亦没有明确的界定。拟除虫菊酯在人的生物样本中目前是无法检测到的。

综上所述，诊断农药中毒主要是在了解详细的农药接触史的基础上，结合临床症状进行诊断。常见的几种农药的中毒症状以及处理原则如表17-7所述。

除了上述毒性相对比较大的农药，DEET作为驱蚊药的主要成分，偶尔也会导致一些不良反应出现，主要包括皮肤及眼睛的不适，但在1961年美国也曾经报道一例与使用DEET有关的脑炎患者。自此，陆续有一些关于DEET不良反应的报道，包括皮疹、发热、惊厥，甚至死亡（主要在儿童中）。分析这些病例发现，出现不良反应大多与过量使用DEET或者误用有关。

【预防】

1.预防农药污染的注意事项　用于室内喷洒的农药或杀虫剂，只有1%是作用于目标害虫上，剩下的大部分都会停留在室内家具的表面或者空气中。室外喷洒的则会落到其他一些动物、植物、室外家具和游乐场所等地方，进一步也会污染到地下水、江河以及水井。另外，因为室内外东西的搬动或者人员的来回走动，也会使室内的地板、地毯等受到污染。一些在生物界存留时间比较长的农药化合物，在生物链中传递并因为生物放大作用使得在生物链顶端的动物或者人类体内的农药含量万倍于位于食物链底端的动物。因此，避免或者减少农药暴露是保护儿童的重要措施，父母从事农药播撒职业或者家中经常使用各种杀虫剂的儿童，是尤其需要得到充分保护的。预防受到农药污染的注意事项包括以下几个方面。

表 17-7　常见的几种农药的中毒症状以及处理原则

农药种类		作用机制及急性中毒症状	诊断及治疗
有机磷农药		不可逆的乙酰胆碱酯酶抑制；恶心、呕吐、分泌物增加、支气管痉挛以及头痛	诊断：测定胆碱酯酶水平 治疗：支持治疗、阿托品、解磷定
N-甲基氨基甲酸盐		可逆性乙酰胆碱酯酶抑制；恶心、呕吐、分泌物增加、支气管痉挛以及头痛	诊断：测定胆碱酯酶水平 治疗：支持治疗、阿托品
除虫菊酯		过敏反应、震颤、大剂量下共济失调	无诊断性测试 治疗：如果需要，可用抗组胺药或激素治疗过敏反应
拟除虫菊酯	Ⅰ型	震颤、共济失调、激惹	无诊断性测试 治疗：脱离毒物环境，支持治疗，对症处理
	Ⅱ型	手足徐动症、流涎、惊厥，皮肤接触有可能引起极度不适、暂时性感觉异常	无诊断性测试 治疗：脱离毒物环境，支持治疗，皮肤不适最好用维生素E油剂
有机氯农药		γ-氨基丁酸（GABA）阻断；协调性下降、震颤、感觉紊乱	诊断：可以在血液中检测到 治疗：去除毒物，支持治疗；用考来烯胺通过吸附作用减少可能通过胃肠道进入循环的毒物
苯氧基氯化合物		酸中毒、神经系统症状、肌肉症状（如肌痛、肌强直）、恶心和呕吐、头痛、发热	诊断：可以在尿液中检测到 治疗：去除毒物，用碱性溶液利尿
二吡啶基除草剂		氧自由基形成；肺水肿，急性管状坏疽，肝细胞毒性	诊断：尿液连二亚硫酸盐检测（比色法） 治疗：去除毒物，禁止吸氧，大剂量补充液体，血液灌流
抗凝血类杀鼠剂		出血	诊断：血浆凝血酶原时间延长 治疗：补充维生素K

（1）在农药播撒区域应该设立标记，只有穿戴防护衣服的工作人员才能进入；其他人在农药颗粒没有落地前，或者在被播撒的植物尚未干以前，都不应该进入农药播撒区域。

（2）不要饮用田间灌溉系统或沟渠的水，或者用这些水进行食物烧煮、洗衣服，不在与农田紧邻的水域游泳或者钓鱼。

（3）不要在喷洒过农药的田地内吃饭或喝水。

（4）不要将农药放置在没有任何标记的容器内，尤其是放入空的食品罐或者饮料罐内。

（5）不要把盛装农药的容器带回家，这些容器都不安全。

（6）不要焚烧盛装农药的包装袋，因为这样会释放有毒气体。

（7）播撒农药时穿的衣服应该与其他衣服分开洗涤，在下次穿以前需要用热水以及洗涤剂洗干净。

（8）如果用洗衣机洗，在把播撒农药时穿的衣物放入洗衣机后应立即清洗；若手工洗，应戴手套。

（9）从事与农药播撒相关的工作后，回家与儿童接触或玩耍前一定要换衣服并用肥皂洗手。

（10）在有儿童的地方，不应该播撒农药。如果实在无法避免儿童在场，儿童一定要穿好防护服，避免皮肤暴露在外面。

（11）在家庭周围喷洒农药或杀虫剂时，要保护好儿童，同时把儿童玩具等物品放到安全的地方。

（12）儿童以及青少年都不应该直接参与和播撒农药有关的工作。

2.驱虫剂的使用注意事项 针对日常生活中应用比较多的驱虫剂，尤其是驱蚊剂（如DEET）等，需要有一定的规范，以降低儿童对该类产品的暴露。儿童使用的含有DEET的产品，其浓度不可以超过30%。常用的产品浓度范围在10%~30%。浓度的高低与驱蚊效果无直接关系，而主要与作用持续时间有关。例如，10% DEET浓度的驱蚊剂，作用持续时间在2小时左右，而24%浓度的持续时间则在5小时左右。DEET浓度在30%以下时，其安全性并不与浓度直接相关，也就是10%的浓度与30%浓度的安全性类似。只是在选择产品时需要考虑儿童避蚊的时间，也就是说，如果只有2小时在户外，就可以选择10%浓度的，如果时间比较长，则可以选择浓度稍高一些的。但通常情况下，含有DEET的驱蚊剂每日使用不应该超过一次。2个月以下的婴儿不应该使用该类产品。不要使用同时有

防晒和驱蚊作用的产品，因为防晒霜通常需要一日内反复使用，但是驱蚊剂每日只使用一次。另外，儿童使用DEET类驱蚊剂需要注意的事项如下。

（1）在使用DEET类驱蚊剂前先仔细阅读使用说明，儿童不应该自己使用。

（2）将驱蚊剂喷洒在暴露的皮肤上，而不要使用后再穿上衣服。

（3）不要在小年龄儿童的手上涂驱蚊剂，也不要在眼及口周围使用。

（4）不要在伤口或皮肤有破损的区域应用。

（5）在室外时可在皮肤上喷洒驱蚊剂以驱赶蚊虫，到室内时应及时用肥皂清洗涂抹或喷洒过驱蚊剂的皮肤。

（6）不要在密闭的环境中使用驱蚊剂，不要在邻近食物的地方使用驱蚊剂。

（7）如果在皮肤上使用后怀疑有过敏反应，应立即用肥皂清洗皮肤。

综上所述，农药不仅是在农业以及园艺工作中常用，生活中的很多杀虫剂、灭鼠剂以及驱蚊剂也都与之有关。因为农药在人身体内有蓄积作用，且很难被代谢，所以如何保护好儿童免受农药的侵害是非常重要的工作。在日常生活中，规范农药使用方法，健全防范农药暴露的措施，是家长、老师以及所有与儿童相关的人员都需要了解和掌握的。相对于以上述及的化学农药，非化学农药即生物农药是指利用生物活体（真菌、细菌、昆虫病毒、转基因生物、天敌等）或其代谢产物及植物提取物等，针对农业有害生物进行杀灭或抑制的制剂。近年来随着科技的进步，生物农药作为农业生产的环境友好型工具，已经逐渐成为替代化学农药的首要选择。

第五节 环境激素类物质污染

环境激素类物质，简称环境激素，目前多被称为环境内分泌干扰物（environmental endocrine disruptors，EEDs），是指具有类似体内激素活性作用的外界合成或者天然存在的化合物。最早的环境激素是指类雌激素物质，目前其范围已经扩展到与甲状腺素、胰岛素、雄性激素以及与青春发育相关激素等作用相类似的各种不同的环境激素。

最早观察到的环境激素是农药双对氯苯基三氯乙烷（DDT），当时观察到身体内DDT含量较高

的远洋鸟类的孵化能力明显下降。除了 DDT 以外，其他农药包括甲氧氯杀虫剂、十氯酮及多氯联苯（PCB）等，都被实验室证实有类雌激素作用。环境激素的影响在一些野生动物身上已经被明确观察到，包括上述的 DDT 对鸟类孵化能力的影响，以及在美国佛罗里达的野生雄性鳄鱼在暴露于农药三氯杀螨醇后出现雌性化的表现等。近年来，环境激素对人类影响的研究取得较大进展，例如有较强的证据表明，产前暴露于有机磷农药和多溴二苯醚（PBDEs）会导致儿童智商下降和认知障碍。

除了合成的化合物以外，自然界一些植物也存在类雌激素物质，当这类植物被动物吞食到一定量后就会在动物体内发挥雌激素样作用。一些生态学家推测，这种现象的存在可能是这些植物类雌激素通过干扰动物的生殖能力来进行自我保护。

【毒性作用】

近年来多种男性生殖系统的异常，包括隐睾、尿道下裂、低精子质量、睾丸癌、生育能力下降等被归为睾丸发育不全综合征，这一综合征的发生可能与环境激素在一些易感人群的胚胎期干扰了胚胎生殖发育的过程有关。这一理论在不少动物实验中得到了证实，但是有关人类直接的流行病学研究数据不多。

1. 生殖系统影响　动物研究显示，孕前环境激素暴露可以导致胚胎期开始出现男性或女性生殖系统发育异常，这主要与一些受精卵毒性物质以及甾体激素受体调节物质发挥作用有关。胚胎发育过程中的动物受到受精卵毒性物质侵害会导致生殖能力下降，但是不会引起外生殖器畸形等。相反，在孕前期暴露于甾体激素受体调节物质，如类抗雄性激素物质就会导致各种男性生殖系统畸形，如尿道下裂、隐睾等。但是，有关环境激素对这些疾病发生影响的流行病学研究还是非常缺乏。人类睾丸最终的下降需要出生前有一个睾酮水平的高峰，抗雄激素可能会导致隐睾。目前只有少量有关环境暴露对隐睾影响的研究，这些研究发现隐睾与孕期母亲农药暴露、孕早期血液中游离雌二醇水平下降和睾酮水平升高、孕期吸烟以及孕期使用外源性雌激素等有关。在德国进行的一项小规模的病例对照研究发现，隐睾与人体脂肪组织中的农药七氯、六氯苯水平较高有关。近期加拿大的一项大型病例对照研究发现，产前多溴二苯醚（PBDE）暴露与隐睾

的发生呈正相关。陆续有研究发现，尿道下裂、低出生体重与居住在垃圾填埋场附近以及孕期己烯雌酚（合成雌激素，简称 DES）暴露等有关。另外有一项研究首次证实了 DES 对子代的影响，研究发现在孕期服用 DES 的母亲所生的男婴中，发生尿道下裂的危险性相对高于对照组。而母亲孕期服用 DES 的，产下女婴中患阴道腺病、宫颈外翻、双阴道和子宫发育不良的风险也明显增加。此外，这些结果也在啮齿动物和猴子中得到证实。

有关环境激素与男性女性化的研究大多来自实验研究报道。动物实验中已经证实在雄性大鼠中，孕期农药暴露可以导致雌性化特征（如肛门与生殖器距离缩短等）、生殖系统畸形（隐睾、尿道下裂等）以及性功能障碍。研究中发现暴露的时间也非常重要，雌性大鼠在孕 14~19 日时最容易受到影响。该领域的人类研究非常少。曾经有研究发现，母亲血清中有机氯农药二氯二苯二氯乙烯（DDE）水平与男性婴儿副乳腺的存在有关。邻苯二甲酸盐被用作软聚氯乙烯（PVC）和大量消费品中的增塑剂。由于研究发现邻苯二甲酸二（2- 乙基己基）酯（DEHP）的健康风险，邻苯二甲酸二异壬酯（DiNP）已被用作软 PVC 中 DEHP 的替代品。但瑞典的一项流行病学研究显示，孕早期母亲尿液中 DiNP 水平升高被发现与子代男孩 21 月龄时肛门与生殖器距离缩短有关，提示人们关注 DiNP 的安全性及对子代男性可能的生殖毒性。

2. 内分泌系统影响　在过去几十年中，许多国家和地区都出现了女童月经初潮的平均年龄有所提前的趋势。这种趋势可能是由于营养情况的改善和其他因素的影响，而环境激素对这一趋势影响的作用尚未明确。美国的研究发现，出生前有 DDE 暴露的男童在 14 岁时身高别体重明显高于对照组，但是对青春发育的各阶段出现早晚没有影响。白种人中的女童在出生前有 PCB 暴露者，在 14 岁时体重要比同年龄、同身高的对照组女童平均重 5.4 kg。无论是 DDE 还是 PCB，如果暴露是在出生后，则都未表现出对青春发育有明显影响。墨西哥的研究发现，在子宫内暴露于邻苯二甲酸酯会影响青春发育期间的激素浓度和性成熟时间。

在波多黎各进行的研究发现，女童初潮前乳房的发育与血清邻苯二甲酸酯的水平及其代谢物水平有关。同样是母乳喂养的女婴，母亲血清中多溴联苯（PBB）水平高的女婴，青春发育期的初潮时间

明显较母亲血清多溴联苯水平低的早。在孕期服用己烯雌酚的母亲所生的女童出现月经不调、不孕症、宫外孕、习惯性流产和早产的风险增加。流行病学研究检测了体内环境污染物含量与精液质量的关系后发现，血清或精液样本中 PCB 和 DDE 的水平与精子质量之间存在明显的负相关。目前，对环境激素类物质对儿童内分泌系统的影响进行了一系列的研究，如表 17-8 所述。

同样大量的动物实验以及少量的人类研究提示，多氯联苯（PCB）和其他二噁英类化合物可以抑制甲状腺功能，这类化合物在母乳、母亲血或者脐带血中水平比较高，与新生儿血浆中甲状腺素水平的降低和促甲状腺素水平升高有关。有两项研究发现，母亲在孕期有 PCB 暴露或者食用被 PCB 污染的鱼后，与新生儿出生后会出现的肌张力低下与甲状腺功能受到影响有关。

在体外一些溴化阻燃剂对转甲状腺蛋白有很高的亲和力。在职业环境中，2,3,7,8 四氯苯并二噁英（TCDD）的暴露和成人糖尿病有关。土耳其的一项流行病学研究发现，1 型糖尿病患儿的平均尿双酚 A 浓度明显高于正常儿童。

3. 致癌性　己烯雌酚暴露可能增加女性子宫颈阴道癌、男性睾丸癌的危险性。睾丸癌是发达国家男性青年中最常见的癌症，它的发病率在很多国家呈现明显上升趋势。例如，1959—1968 年间加拿大出生的青年患睾丸癌的人数较 1904—1913 年多了 2 倍。睾丸癌发生的危险因素包括持续的隐睾、低体重、孕前期外源性雌激素暴露，而青春发育延迟则是睾丸癌发生的保护性因素。隐睾的早期矫正并不能降低睾丸癌的发生率，单侧隐睾也可增加对侧患睾丸癌的概率，提示这些现象与隐睾和睾丸癌之间可能有共同原因，而不是隐睾导致了睾丸癌。动物实验证据显示，环境激素的暴露可能是隐睾和睾丸癌的共同诱因。

近年来，甲状腺癌尤其是乳头状甲状腺癌的发生率不断增加。少数一些国家的研究显示，口服避孕药、服用过增加生殖能力的药物以及抑制乳汁分泌的药物可能与甲状腺癌的发生有一定的关系，但是绝经后激素替代治疗或者食用鱼与甲状腺癌的关系没有被证实。

4. 免疫系统影响　双酚 A（bisphenol A, BPA）及三氯生（triclosan, TCS）是广泛添加于生活日用品及餐饮用品的 2 种常见酚类 EDC。动物实验发现，生命早期（包括胚胎和婴幼儿时期）BPA 暴露可能与幼年期呼吸道过敏性疾病的发生有关。同时流行病学证据也显示，TCS 可能与儿童湿疹性皮炎及呼吸道、消化道过敏性疾病有关。但相关的研究结果大多还是通过动物实验或者少数人类观察得到的，关于孕期环境激素暴露与之后癌症发生的因果关系尚未获得充分的流行病学肯定的证实证据。

表 17-8　环境激素类物质对儿童内分泌系统影响的研究

化合物	对儿童的影响	年龄、作用途径
多氯联苯（PCB）	1. 导致青春发育期女童体重增加，但未发现对青春发育本身有影响	出生前
	2. 改变甲状腺功能	大部分在出生前
	3. 月经提前	出生前
双对氯苯基三氯乙烷（DDT）	1. 导致青春发育期男童体重增加，但未发现对青春发育本身有影响 2. 泌乳时间缩短	出生前母亲摄入食物中含有该物质
多氯二苯并呋喃（PCDF）	1. 青春期阴茎体积变小 2. 青春发育期女童身高降低 3. 精子活动性下降	母亲孕期食用被污染的食用油
二噁英	男童的出生率下降	在妊娠前父亲受到工业污染暴露的影响
大豆异黄酮	1. 改变婴儿胆固醇代谢水平 2. 少部分会在 20~34 岁期间出现月经不调	通过受污染的婴儿奶粉影响到个体
邻苯二甲酸酯	乳房早发育	随体内该化学物水平增高会出现症状

【暴露途径】

环境激素暴露的途径主要是通过摄入相关的或者被污染的食物或水，同时环境激素还可以通过胎盘影响发育中的胎儿。

1. 食物途径　食物是接触环境激素最主要的潜在来源，包括植物雌激素、邻苯二甲酸盐、二噁英、多氯联苯、某些农药和有机锡化物。曾经用于牛羊促生长剂的合成雌激素——玉米赤霉醇，也具有类似雌激素的效力，在体外可以诱导人类乳腺癌细胞株表达雌激素依赖的基因。目前，国内外已经禁止在牛羊中使用玉米赤霉醇。

（1）植物雌激素　植物雌激素（phytoestrogens，PE）是一类具有类似动物雌激素生物活性的植物成分，主要分布在植物及其种子中。植物雌激素中最常见的是异黄酮类。研究表明，亚洲食用豆制品较多的人群尿液中异黄酮的排出量要高于西方食用豆制品较少的人群。同时，血液和尿液中异黄酮的水平随膳食中大豆类制品的比例增加而增加。众所周知，在蛋白类产品中，大豆蛋白是相当便宜的，而且人们日常食物中很多食物都含有豆类产品。在成人的研究中发现，膳食中含有较多植物雌激素的人群中某些癌症发生的危险性下降。有研究结果显示孕期暴露于木酚素类 PE 可能有利于妊娠的维持。当妊娠期雌激素水平相对较低时，木酚素类 PE 可起到模拟和补充内源性雌激素的作用，从而成为维持妊娠的有利因素；而异黄酮类 PE 对内源性雌激素可能具有一定的拮抗作用，从而不利于妊娠的维持。但是，目前关于妊娠期和儿童早期植物雌激素的暴露是否有不良影响尚不清楚。

（2）邻苯二甲酸酯　邻苯二甲酸酯类物质（phthalates，PAE）是一类内分泌干扰物，全球工业生产中每年大约有 500 万吨以上的邻苯二甲酸盐生成，被广泛用于以聚氯乙烯作为包装材料的食品包装袋中，包装产品中含有的邻苯二甲酸可以传递到食物中，尤其在这种食品袋包装的食品加热时或者食品中脂肪含量比较高时会增加邻苯二甲酸进入食物的量。另外，邻苯二甲酸盐在肥皂、乳液、香水、驱蚊剂和其他一些皮肤接触产品中被广泛应用，但是用量较少。在没有特殊暴露的情况下，成人平均每日的邻苯二甲酸摄入量并不会特别高。但是，婴幼儿因为经常会将一些塑料玩具或其他塑料物品放入口中，所以相较于成人暴露更多。动物实验表明，PAE 可以影响生殖细胞的形成和成熟，对睾丸下沉也有一定的影响。此外，PAE 长期暴露可能显著增加肝癌及生殖发育障碍风险，且与初始暴露年龄密切相关，儿童尤其婴幼儿复合暴露风险高于成人。流行病学研究发现，PAE 可能与性别异常、生殖发育改变、青春期提前和癌症（特别是乳腺癌和皮肤癌）等诸多健康效应相关。目前越来越多国家出台相关法律和法规，禁止将邻苯二甲酸酯添加到与玩具有关的塑料中。

（3）农药　如前所述，很多农药都具有类激素的活性，在日常生活中农药除了应用于杀虫以外，还会在水果或蔬菜成熟后使用，为的是延长其保存期，保持它们在储存、运输和买卖过程中的质量。而水果和蔬菜是孕妇和儿童食用比较多的食物。近年来，随着农药使用的严格控制以及合理规范化使用农药技术的推广，农药污染的问题得到了一定程度的控制，许多国家在近 5 年中农药的使用量下降了一半。

（4）其他来源　双酚 A（BPA）是全球产量最高的化学物质之一，广泛用于生产聚碳酸酯、环氧树脂及其他高分子材料，常见于食品包装容器、医疗设备、塑料制品及其他物品添加剂等，在日常生活环境中普遍存在。作为典型的环境内分泌干扰物，BPA 具有类雌激素和抗雄激素作用，可经消化道、呼吸道及皮肤等途径进入人体，对生殖、免疫及神经内分泌系统造成损害。儿童期是个体生长发育的关键时期，此时器官、系统发育尚未成熟，对内分泌干扰物具有较高的敏感性，且儿童具有更多 BPA 暴露途径，因此暴露水平较成人更高。目前，各国已经明确禁止生产含 BPA 的奶瓶，但 BPA 仍然作为聚碳酸酯前体用于生产其他的婴幼儿用品，如玩具、奶嘴及磨牙棒等产品，儿童可以通过吸吮、咀嚼等口腔活动摄入 BPA。此外，罐装食品、奶粉、母乳及饮用水等也是儿童 BPA 饮食暴露的常见来源。非饮食暴露途径主要为皮肤接触及呼吸道吸入。BPA 分子量小、具有亲脂性，灰尘、纸质品及儿童护理用品中的 BPA 易通过皮肤进入儿童体内。研究结果显示，儿童期 BPA 暴露与儿童神经行为发育、代谢、青春期发育异常及免疫/炎症性疾病有关，但目前在儿童群体中的研究未形成统一结论。

在 1940—1970 年间，北美和很多欧洲国家将己烯雌酚作为妊娠期用药，他们错误地认为己烯雌酚可以防止流产。同时己烯雌酚也用在一些不愿意母乳喂养的妇女作为停止泌乳以及避孕的药物。己烯雌酚还曾经作为促进牲畜生长的药物。而己烯雌酚这种合成的雌激素已经被认为有致畸和致癌的作用。

2.水的途径　壬基酚聚氧乙烯醚是表面活性剂——烷基酚聚氧乙烯醚类化合物中的一种，每年全球的产量在 300 吨左右。在过去 40 年中，这一类化学物质在家庭和工业中被广泛用于清洁剂、去污剂、乳化剂和脱脂剂等。在污水处理中通过生物降解，这些化合物会释放出具有雌激素活性的烷基酚，特别是壬基酚和辛基酚。

在城市污水处理厂的污水中有比较高水平的壬基酚聚氧乙烯醚及其降解产物，通常会超过 1 mg/L。在一些农田以及地下水中会存在高浓度的壬基酚，而且这些化合物会持续存在。目前，在人体尿液中检测到壬基酚，且已有研究结果显示孕早期血清中的壬基酚暴露水平较高，孕妇患妊娠期糖尿病的风险也相应增高，而其发生妊娠期高血压的风险低；壬基酚的暴露浓度越高，新生儿的出生体重会越低，尤其是对男婴的出生体重的负面影响较大。其他还可能在水中出现的环境激素包括自然界存在的雌二醇、雌激素酮以及其他合成激素类物质。

3.胎儿期通过胎盘暴露　多项研究表明，出生前环境激素暴露与子代生殖系统的发育关系密切。通过胎盘引起胎儿环境激素暴露是胎儿期环境激素暴露的重要暴露途径。

【生物监测及预防】

1.生物监测　在美国曾经监测到在人群尿液中比较高水平的邻苯二甲酸酯及其代谢产物，而在育龄妇女中邻苯二甲酸酯水平更是高于其他人群。目前在一些国家也开始进行人群中环境激素水平的监测，这项监测工作在育龄妇女以及儿童中显得尤为重要。

2.疾病监测　目前已有研究者认为，环境内分泌干扰物是中国男性生殖能力下降的重要原因之一。尽管目前有研究提示隐睾以及尿道下裂的发生可能与父亲精子质量下降有关，而精子质量的下降可能与环境激素有一定的关系，但是有关这一理论的研究数量并不多，同时结论也不是非常一致。EDC 可以干扰睾丸正常发育，进而增加肿瘤发生的风险。虽然目前有大量流行病学研究表明 EDC 与男性生殖疾病有密切联系，但是却没有成熟的试验模型能直接验证 EDC 对睾丸生殖细胞肿瘤的影响。因此，需要对这些疾病的发生进行监测，以进一步明确环境激素对这些疾病发生的影响。

3.预防　随着近年来有关环境激素对健康影响的问题得到越来越多的关注，在预防工作中，非常有必要建立一套适宜的孕妇和儿童最常见暴露的环境激素的毒性监测方法。同时，还需要根据环境激素监测结果有针对性地采取措施保护育龄妇女、孕妇以及儿童避免或者减少环境激素的暴露。

综上所述，有关高水平环境激素暴露对胎儿发育以及生殖系统造成不良影响的结果在动物实验和流行病学研究中都已逐步被报道，尽管在人类研究中有效的证据仍然较少，但是人类研究中证据不充分不应该作为没有风险的证据。相反，今后应该进一步设计严谨的大规模流行病学研究，通过对环境激素暴露水平的良好监测、相关健康结果的科学评价等，来评估多种环境激素低水平的暴露对儿童健康的影响。

第六节　食品污染

食品可以被多种物质污染，其中包括细菌、病毒、朊毒体、农药、某些食物添加剂、毒枝菌素、重金属、上述多卤代芳烃化合物等。近年食品安全事件频发，公众对这一领域也愈发重视。本部分将分生物源性以及非生物源性食品污染进行介绍。

一、生物源性食品污染

生物源性食品污染的污染源包括以下几方面。

1.病毒　甲型肝炎病毒以及包括诺沃克病毒在内的杯状病毒。

2.细菌　沙门菌、志贺菌、弯曲杆菌、大肠埃希菌、霍乱弧菌、耶耳辛肠道杆菌以及李斯特菌。

3.细菌来源的毒素　金黄色葡萄球菌毒素、仙人掌杆菌毒素、产气荚膜杆菌毒素、肉毒杆菌毒素、大肠埃希菌 O157：H7 毒素。

4.寄生虫　弓形体、微小隐孢子虫、圆孢子球虫、人源蓝氏贾第鞭毛虫、猪带绦虫以及旋毛虫等。

5.水源性微生物　赤潮藻等。

6.来自鱼贝类的毒素　河豚毒素、鲭鱼毒素、石房蛤毒素、热带海鱼毒素以及软骨藻酸。

7.朊毒体　朊毒体是引起疯牛病以及其他传染

性海绵状脑病的生物体，既不是病毒，也不是细菌，是一种变异的蛋白质。

具有感染性的微生物在自然界到处存在，并且可以通过多种途径进入人类食用的食物。例如，被沙门菌感染的鸡可以在蛋壳形成前将细菌直接分泌到鸡蛋中，也可以通过粪便污染蛋壳。动物粪便可以通过污染灌溉水源、肥料处理不当、食物加工准备过程处理不当等多个环节污染食品。食品污染可以发生在食品生产、运输过程以及家庭等地点。另外，目前在健康动物中每年使用百万吨的非治疗用抗生素，也使得食品中抗生素含量增加，导致抗生素耐药性状况更加恶化。儿童最容易受到食品污染的伤害。婴儿奶粉也是特别容易受到细菌污染的食品。美国某奶粉厂商在2022年因奶粉被阪崎克罗诺杆菌和沙门氏菌污染，导致出现婴儿死亡。

二、非生物源性食品污染

非生物源性食品污染源包括残留农药、食品添加剂以及其他化学物污染源，如重金属、多卤代芳烃化合物以及三聚氰胺等。农药、重金属以及多卤代芳烃化合物污染参见本章第二节、本书前文以及本章第四节，这里仅介绍食品添加剂及三聚氰胺。

某些食品添加剂可能对儿童造成伤害。柠檬黄是一种常用的食用色素，在蛋糕、糖果、泡泡糖、冰激凌、橙汁饮料中均有添加。在对这一化学物质过敏的儿童中，会导致风疹或哮喘恶化。儿童大量进食味精可以引起头痛、恶心、腹泻、出汗、颈背部烧灼样疼痛等症状。亚硫酸盐是用来保存食物以及某些饮料罐头消毒用的食品添加剂；在一些汤料包、风干水果、果汁、罐头、脱水蔬菜、加工过的海鲜产品、果冻、某些酒类中含有亚硫酸盐。亚硫酸盐会使过敏儿童的哮喘恶化，因此美国FDA要求，如果亚硫酸盐超过10 ppm，需要在包装上注明。

近来食品包装对食品的污染也越来越受到重视。例如，用于某些硬塑料中的双酚A，已被发现存在于婴儿的奶瓶、水杯和其他食物容器中。双酚A有弱雌激素作用，尽管目前关于双酚A的暴露量没有标准，但是已经证实，该物质可以在体内蓄积。另一种常见的用于食品包装的增塑剂是化学物质邻苯二甲酸酯，主要存在于软塑料中，在工业、化妆品以及医疗器械中广泛使用。之前邻苯二甲酸酯曾被应用于婴儿奶嘴、磨牙玩具等用品，但目前已经被

美国FDA禁止使用，因为怀疑邻苯二甲酸酯有致癌的可能。但是，因为检测到其污染食物的量非常低，故美国FDA目前仍然允许其用于一些食品的包装中。但美国疾病预防控制中心已经开始检测低剂量邻苯二甲酸酯对人体产生的可能危害。

三聚氰胺，俗称蛋白精，是一种三嗪类含氮杂环有机化合物，被用作化工原料。它是白色单斜晶体，几乎无味，微溶于水，可溶于甲醇、甲醛、乙酸、热乙二醇、甘油、吡啶等。三聚氰胺对身体有害，不可用于食品加工或用作食品添加剂。2008年9月在我国发生了三聚氰胺被掺入婴儿奶粉事件，使得这一化学物质被公众所熟知。在奶粉中添加三聚氰胺主要是由于其含氮量为66%左右，明显高于蛋白质平均含氮量16%。常用的蛋白质测试方法"凯氏定氮法"是通过测出含氮量乘以6.25来估算蛋白质含量的，因此一些不法商贩添加三聚氰胺到婴儿奶粉中，使得食品的蛋白质测试含量虚高。

目前，三聚氰胺被认为毒性轻微，动物长期摄入三聚氰胺会造成生殖、泌尿系统的损害，导致膀胱、肾脏结石，并可进一步诱发膀胱癌。三聚氰胺进入人体后，发生取代反应（水解），生成三聚氰酸，三氰酸和三聚氰胺形成大的网状结构，形成结石。婴儿在食用含有三聚氰胺的奶粉后出现的结石绝大部分累及双侧集合系统及双侧输尿管，这与成人泌尿系统结石临床表现有所不同，多发性结石影响肾功能的概率更高。由于患儿多不具备症状主诉能力，故家长需要加强对患儿的观察，依靠腹部B超和（或）CT检查，可以帮助早期确定诊断。在治疗方面，目前还没有针对三聚氰胺毒性作用的特效解毒剂，临床上主要依靠对症支持治疗，必要时可以考虑外科手术干预，解除患儿肾功能长期损害的风险。

三、预防食品污染的策略

在食品加工、运输以及食用前准备的任何环节的操作都应非常小心，以防止微生物以及其他有害物质污染食品。生物源性食物污染预防的方法：①用水充分清洗水果以及蔬菜以清除可能的病原体和残留农药，瓜果蔬菜去皮前应清洗，清洗食物时没有必要用肥皂或其他化学品。②不要吃生的蛋、肉、鱼和未经消毒的奶，肉、家禽以及鸡蛋要充分烧煮以保证病原体被杀灭。③处理生肉和家禽

的用具，如菜板和刀具，需要用洗洁精和热水清洗；家禽的内脏需要拿出来烧煮，而不是放在家禽的腹中封闭烧煮。④合理储存食物，尽可能放置在冰箱中，但也不能时间太长。⑤在家中没有必要使用消毒液预防生物源性食物污染，对于厨房器皿以及用具，用水和洗洁精清洗即可。

对于非生物源性食品污染的预防，更多需要从政府及公众层面进行宣传教育。首先需要限制对健康动物预防性使用抗生素，对农药以及食品添加剂的使用需要合理指导与控制，对于带有病菌的废弃物的排放需要有规范的制度与监督，以更好地预防食品污染问题的发生。

（江　帆　徐　健）

第十八章
儿童神经系统疾病

第一节　儿童神经系统检查

一、神经系统体格检查

儿童神经系统检查内容原则上与成人大致相同，但由于儿童神经系统发育尚未成熟，因此各年龄段正常标准和异常表现也有所不同，检查的方法以及判断标准有其自身特点。

（一）一般检查

1. 意识状态　根据儿童对声、光、疼痛、语言等刺激的反应减弱或消失，或年长儿对周围环境的反应及对时间、人物、地点的定向力减弱或消失，可判断有无意识障碍。意识障碍的轻重程度可分为嗜睡、意识模糊、昏睡、昏迷等。

2. 皮肤与毛发检查　皮肤颜色、色素沉着或减少、皮疹、皮下结节、血管畸形等，常提示有神经系统相关疾病的可能。例如，结节性硬化症患儿面颊部可有皮脂腺瘤，皮肤伴散在色素脱失斑；神经纤维瘤病患儿，在躯干或四肢可出现牛奶咖啡斑；色素失禁症的患儿可有线状、片状或树枝状分布的色素沉着，主要分布在躯干部；脑面血管瘤病患儿的面部三叉神经分布区域可有红色血管痣（瘤）。

3. 头颅常规　测量头围，并观察头颅形状和对称性。头围过小见于脑发育停滞或脑萎缩；头围过大则见于脑积水、硬膜下血肿、巨脑症等；头颅形状异常可见于颅缝早闭。应注意囟门大小和紧张程度。正常婴儿前囟在生后 12~18 个月闭合，后囟则于 6 个月之内闭合。囟门早闭见于小头畸形，闭合过晚或囟门过大常见于脑积水、佝偻病、硬膜下血肿、软骨营养不良等。6 个月后颅缝即不易摸到，有颅内压增高时，易出现颅缝分离。当出现颅内压增高或颅缝分离时，轻叩颅骨可产生"破壶音"

（Macewen 征）。硬膜下积液、硬膜下血肿和脑穿通畸形的婴儿颅骨透光试验可呈阳性。

4. 眼、耳、口腔　眼的发育与神经系统发育关系密切，小眼球可见于先天性风疹、弓形体感染、染色体 13- 三体或 15- 三体；角膜 K-F 色素环见于肝豆状核变性；青光眼见于 Lowe 综合征、脑面血管瘤病；球结膜毛细血管扩张见于共济失调 - 毛细血管扩张症。耳的检查中应注意外形是否有畸形或低位。上腭弓过高可见于智力障碍患儿；舌宽大而厚可见于先天性甲状腺功能减退症（呆小病）、唐氏综合征（先天愚型）或黏多糖贮积症；牙发育不良可见于胆红素脑病后遗症或先天性色素失禁症。

5. 姿势与表情　正常新生儿四肢屈曲，稍加牵拉即可伸直，放松后又恢复原状，下肢伸直内收、角弓反张或四肢肌张力不对称均属异常。出现不自主伸舌提示脑损伤，眼凝视提示胆红素脑病、颅内出血、中枢神经系统感染；落日现象提示脑积水、颅内出血、脑水肿或胆红素脑病；面部表情迟钝、呆滞或强迫性体位可见于颅内占位性病变或结核性脑膜炎。

6. 脊柱应检查　有无畸形、强直、叩痛等，当背部正中线上出现色素沉着、小凹陷、一簇毛发时，则提示可能有隐性脊柱裂或皮样窦道或皮样囊肿。

7. 特殊气味检查　应注意有无特殊气味，一些智力发育落后的患儿，可有特殊的气味，如苯丙酮尿症常有鼠尿味或霉味；异戊酸血症有干酪味或脚汗味；枫糖尿症有焦糖味等。

（二）脑神经检查

1. 嗅神经　婴幼儿检查困难，可观察对薄荷、香精等气味的反应。两侧鼻孔分开检查。一侧嗅觉丧失往往意义较大，额叶或颅前窝病变时可引起嗅觉减退或丧失。有嗅觉障碍时应排除慢性鼻炎。

2. 视神经　应检查视力、视野和眼底。新生儿视觉较弱，生后 1 个月开始两眼注视，随亮光或色泽鲜艳物体移动。可通过视动眼震仪检查新生儿的眼睛变化，将带有条纹的转鼓在距离新生儿眼前30 cm 处，用手使其缓慢转动，观察被检眼的反应，如产生眼球震颤则为阳性（提示皮质视觉存在），无震颤则为阴性（即无视力）。年长儿可用视力表检查视力。生后 5~6 个月可检查视野，可将鲜艳玩具或物体从儿童背后缓缓地移动到其视野内，根据儿童出现注视反应，重复检查后可判断视野。同侧偏盲见于视束、视放射或视皮质病变，双颞侧偏盲见于视交叉病变。婴儿检查眼底较困难，必要时要扩瞳后进行。检查正常婴儿的视盘由于小血管发育不完善，视盘小，生理凹陷浅，颜色稍苍白，不可误认为视神经萎缩。颅内压增高可见视盘水肿。脉络膜视网膜炎提示宫内感染，先天性代谢异常时黄斑部可有变化。

3. 动眼神经、滑车神经、外展神经　这 3 对脑神经共同支配眼球全部运动及瞳孔反射，应一并检查。首先应检查眼裂大小，注意眼裂是否对称，检查患儿上视时上眼睑是否能上提，尽量固定患儿头部，眼球随医生的手指或玩具向上下左右各方向注视，观察有无运动受限。滑车神经麻痹时患眼在静止位置不偏或略偏上方，眼内收时明显。外展神经麻痹时，眼球向外侧运动受限，并有复视，多见于颅底外伤、颅内压增高、颅内感染等；动眼神经麻痹时，眼睑下垂，眼球向外下方斜视，向上、下、内侧运动受限，并有复视。眼球固定正中位，则为动眼神经、滑车神经和展神经同时受累。检查时应注意有无眼球震颤，可分为水平、垂直、旋转或混合表现，可因内耳、前庭神经、脑干、小脑等病变引起。应注意有无眼球突出及瞳孔对光反射，双侧瞳孔缩小可见于昏迷、急性脑干病变、先天性瞳孔扩大肌缺损。单侧瞳孔缩小，可见于颈 8、胸 1 神经根或颈交感神经损害时产生的 Horner 综合征，同时伴有眼裂狭小、眼球凹陷、同侧眼结膜充血及面部无汗。

4. 三叉神经　为混合神经，负责支配面部感觉、咀嚼运动、角膜反射和下颌反射。运动纤维支配咀嚼肌，当瘫痪时，做咀嚼运动时扪不到咀嚼肌收缩；三叉神经运动纤维受刺激可出现咀嚼肌强直、牙关紧闭，可见于破伤风、脑炎、狂犬病、脑膜炎等。

5. 面神经　观察静止时两侧额纹、眼裂、鼻唇沟及口角是否对称，注意在皱眉、闭眼、露齿、鼓腮、吹口哨时两侧面肌的活动情况。一侧面神经周围性面瘫可表现患侧额纹减少或消失、眼裂增大、鼻唇沟变浅、不能皱额、闭眼和露齿时口角歪向健侧；中枢性面神经麻痹时，只表现为病变对侧下部面肌麻痹，如口角歪斜、鼻唇沟变浅，而眼裂改变不明显。

6. 听神经　包括耳蜗神经和前庭神经。检查听力可观察患儿对声音、语言和耳语的反应，较大儿童可用音叉鉴别是传导性耳聋还是神经性耳聋。检查前庭功能，可做旋转试验或冷水试验。年长儿可用转椅，婴幼儿可持其腋下平举旋转；冷水试验是在外耳道注冷水 2~4 ml。正常时可引发眼震；前庭神经或脑干病变时，不能引起眼震；前庭器官或前庭神经兴奋性增强时，眼震持续时间延长。前庭功能异常在小儿少见，当有阵发性眩晕、走路不稳、呕吐、迷路性眼震时应考虑。

7. 舌咽、迷走神经　两者在解剖和功能上关系密切，常同时检查。当出现呛咳、吞咽困难、声音嘶哑、失音时，提示舌咽神经、迷走神经损伤，检查时可发现咽后壁感觉减退或消失。一侧舌咽神经、迷走神经麻痹时可见该侧软腭腭弓较低，悬雍垂偏向健侧，发"啊"音时，病侧软腭不能上提或运动减弱。在急性延髓病变导致舌咽神经、迷走神经及舌下神经麻痹时，出现急性延髓麻痹或称球麻痹（bulbar palsy），表现咽反射消失，伴有呼吸循环功能障碍，多见于脑炎、脊髓炎、吉兰 - 巴雷综合征等。核上型延髓麻痹又称为假性球麻痹（pseudobulbar palsy），病变在大脑或脑干上段时，双侧锥体束受累，表现吞咽、软腭、舌的运动障碍及语言不清，但咽反射不消失，无舌肌萎缩，下颌反射亢进，一般无呼吸循环障碍。

8. 副神经　主要支配斜方肌和胸锁乳突肌，主要观察有无斜颈、塌肩，胸锁乳突肌和斜方肌有无萎缩，也可通过转头、耸肩、举手过头等动作来判定。

9. 舌下神经　支配同侧所有舌肌。患儿伸舌可观察舌静止时的位置，有无舌萎缩、肌束震颤、伸舌是否居中等。中枢性舌下神经麻痹时，伸舌偏向病灶对侧，周围性舌下神经麻痹，伸舌舌尖偏向患侧，常伴舌肌萎缩和肌束震颤。

（三）运动功能检查

正常运动由锥体系和锥体外系通过周围运动神

经元来完成。前者负责完成有意识的自主运动，后者负责不自主运动，如维持肌张力、保持正常姿势、控制动作平衡、协调及精细运动。

1. 肌容积　观察左右肢体是否对称，应注意有无肌萎缩或肥大，肌肉萎缩多见于下运动神经元损伤，腓肠肌假性肥大多见于 Duchenne 型肌营养不良。

2. 肌张力　在肢体肌肉放松的情况下将肢体的肘、腕、膝、踝等关节做伸屈被动运动感觉到的阻力为肌力。正常时有一定阻力。肌张力减低见于下运动神经元瘫痪、小脑疾患、低血钾、深昏迷、严重的缺氧以及肌病等；阵发性肌张力低下见于家族性周期性麻痹、猝倒、癫痫失张力性发作；肌张力增高见于上运动神经元性瘫痪（折刀样肌张力增高）、锥体外系疾病（齿轮样强直）。大脑强直时肌张力明显增高、四肢强直、下肢伸直、上肢屈曲、头向后仰。生后 4 个月内的婴儿四肢屈肌张力可较高。

3. 肌力　幼儿检查肌力应力求简单，令患儿由仰卧位站起以观察背肌、髋部及下肢近端肌力，让患儿用足尖或足跟行走以分别检查腓肠肌、比目鱼肌和胫前肌。年长儿可从四肢远端向近端逐一检查各关节的运动，注意肌肉运动的力量、幅度和速度，两侧对比。肌力的记录一般用 0~5 级分级法。0 级：完全瘫痪，肌肉无收缩；1 级：可见肌肉收缩但无关节运动；2 级：有主动运动，在床面运动但不能克服地心引力；3 级：有主动运动，且能对抗地心引力，但不能对抗人为阻力；4 级：能做抵抗阻力的运动，但力量稍弱；5 级：正常肌力。

4. 共济运动　可观察婴幼儿玩玩具、取物、穿衣等动作的准确度、速度及平衡性。年长儿可做以下检查：

（1）指鼻试验　儿童与检查者对坐，令其用示指端触自己的鼻尖，然后指检查者的示指，再指自己的鼻尖，反复进行，观察是否准确。

（2）跟、膝、胫试验　儿童仰卧，抬高一腿，将足跟准确地落在对侧膝盖上，然后沿胫骨向下移动，观察动作是否准确。

（3）Romberg 征　嘱儿童双足并立，双上肢向前平伸，先睁眼后闭眼各做一次，闭眼时出现身体摇摆或倾倒时为阳性。

（4）快速轮替动作　令患儿做手掌轮替运动，或轻拍或对指。小脑性共济失调时出现动作快慢不一、不协调或笨拙缓慢。

5. 不自主运动　观察有无不自主运动，包括抽动、肌阵挛、震颤、舞蹈样运动、手足徐动、扭转痉挛、肌张力不全等。

6. 姿势和步态　姿势和步态为复杂的神经活动，与深感觉、肌张力、肌力以及小脑前庭功能有关。姿势包括立位、卧位和坐位。仰卧位呈蛙状姿势见于婴儿脊肌萎缩症、肌病和脊髓病变。仰卧时一侧下肢外旋、足尖向外是该侧瘫痪的体征。观察卧、坐、立、走的姿势是否正常，异常步态包括痉挛性偏瘫步态、剪刀样步态、慌张步态、蹒跚步态及鸭步等。

（四）感觉功能检查

检查各种不同的感觉，并注意两侧对比。较大儿童尽可能地取得患儿合作，婴幼儿则难于准确判断，可根据患儿对刺激的反应进行估计。

1. 浅感觉

（1）痛觉用针尖轻刺皮肤，询问患儿有无痛感或根据患儿表情判断。

（2）触觉用细棉条轻触皮肤，询问是否察觉以及敏感程度。

（3）温度觉可用装有冷水或热水的试管测试。

2. 深感觉

（1）位置觉搬动患儿的指关节或趾关节，让其回答是否移动及移动的方向。

（2）震动觉用音叉柄放在骨突起部，测试有无震动感。

3. 皮质（复合）感觉　包括皮肤定位觉、图形觉、两点辨别觉。令患儿闭眼，用手辨别物体的大小、形状、轻重等。

（五）神经反射

出生时即具有觅食、吸吮、吞咽、拥抱、握持等一些先天性（原始）反射和对强光、寒冷、疼痛等反应。其中吸吮、握持、拥抱等反射应随年龄增长而减弱，足月儿一般于生后 3~4 个月消失。在新生儿或小婴儿时期，如先天性（原始）反射不出现，或表现不对称，或 3~4 个月以上仍持续存在，均提示可能存在神经系统异常。

出生后 2 周左右出现第一个条件反射，抱起准备喂奶时出现吸吮动作；出生 2 个月开始逐渐形成与视、听、味、嗅、触觉等感觉相关的条件反射；3~4 个月开始出现兴奋性和抑制性条件反射。

新生儿和婴儿肌腱反射较弱，腹壁反射和提睾反射也不易引出，到1岁时才稳定。3~4个月前婴儿肌张力较高，Kernig征可阳性，2岁以下婴幼儿Babinski征阳性（对称）亦可为生理现象。

1. 吸吮反射　将干净的奶嘴或小指尖放入婴儿口内，引起婴儿口唇及舌的吸吮动作。此反射生后即有，4~7个月消失。

2. 觅食反射　轻触小婴儿口周皮肤，婴儿表现为头向刺激侧旋转、张口。正常婴儿生后即有，4~7个月消失。

3. 握持反射　用手指从尺侧进入婴儿手心，婴儿手指屈曲握住检查者的手指。此反射生后即有，2~3个月后消失。

4. 拥抱反射　婴儿仰卧，检查者拉婴儿双手使肩部略微离开检查台面（头并未离开台面），此时突然将手抽出可引出该反射，表现为上肢伸直、外展，然后上肢屈曲内收，呈拥抱状，有时伴啼哭。正常新生儿生后即有，4~5个月后消失，6个月持续存在为异常。

5. 颈肢反射　又称颈强直反射（neck tonic reflex），婴儿取卧位，将其头转向一侧，此侧上肢伸直，对侧下肢屈曲。此反射生后即存在，2~3个月消失。脑性瘫痪时反射增强且持续时间长。

6. 交叉伸展反射　婴儿仰卧位，检查者握住婴儿一侧膝部使下肢伸直，按压或敲打此侧足底，可见另一侧下肢屈曲、内收，然后伸直，检查时应注意两侧是否对称。新生儿期有此反射，1个月后减弱，6个月后仍存在应视为异常。

7. 安置反射　扶婴儿呈直立位，将一侧胫前缘和足背抵于桌面边缘，可见婴儿将下肢抬至桌面上。应注意两侧是否对称，出生时即有，6周后消失。

8. 踏步反射　扶婴儿腋下使其站立，躯体前倾，可引起自发踏步动作，新生儿期出现，3个月后消失。若持续存在并出现两腿交叉、足尖落地、双下肢深肌张力增高、腱反射亢进，则提示脑性瘫痪。

9. 降落伞反射　握持婴儿胸腹部呈俯卧悬空位，将婴儿突然向前下方移动，婴儿上肢伸开，手张开，似乎阻止下跌的动作。此反射生后6~9个月出现，终身存在。生后10个月无此反射属异常。

（六）脑膜刺激征

软脑膜炎症或各种原因引起的颅内压增高，均可因脊神经根和脑膜受刺激，引起相应肌肉反射性肌张力增强。

1. 颈强直　患儿仰卧位，两腿伸直，轻轻托起头部向前屈，正常时无抵抗感，阳性则有颈部屈曲受阻，下颌不能抵胸部。

2. Kernig征　患儿仰卧，检查者使其一侧下肢髋关节及膝关节均屈曲成直角，然后抬高其小腿，如有抵抗不能上举超过135°时为阳性。3~4个月前婴儿肌张力较高，可呈阳性。

3. Brudzinski征　患儿仰卧，检查者以手托起枕部，将头前屈，此时若膝关节有屈曲动作则为阳性。

二、神经系统辅助检查

在充分采集病史和详细体格检查的基础上，需做一系列辅助检查以鉴别诊断明确病因，不同的辅助检查有其适应证和意义，应合理选择和应用。

（一）脑脊液检查

脑脊液主要通过腰椎穿刺采集。

1. 腰椎穿刺的适应证　①中枢神经系统感染性疾病、脑血管病、变性病等；②脊髓病变经腰椎穿刺做脊髓液动力学检查；③神经系统特殊造影；④椎管内治疗性药物或减压引流治疗。

2. 腰椎穿刺的禁忌证　①颅内压明显增高，特别是颅后窝占位性病变或脑疝形成的早期迹象；②穿刺点局部皮肤或皮下组织或脊柱有感染灶者；③病情危重处于休克期者；④凝血功能异常，如凝血因子缺乏或血小板减少者；⑤开放性颅脑外伤或有脑脊液漏者；⑥腰椎严重畸形，不能使腰椎弯曲或腰椎间隙过窄者；⑦频繁抽搐或躁动不安者。

在腰椎穿刺的过程中应注意脑脊液压力、外观，脑脊液标本可进行常规检验、生化检测，病原学培养或检验，酶学、免疫球蛋白、氨基酸或乳酸、C反应蛋白、细胞因子等的检验。儿童时期脑脊液的正常值：儿童为0.39~0.98 kPa（40~100 mmH$_2$O），新生儿为0.098~0.14 kPa（10~14 mmH$_2$O），外观清亮透明，潘氏试验阴性，白细胞数（0~5）×10^6/L［新生儿或小婴儿（0~20）×10^6/L］，蛋白0.2~0.4 g/L（新生儿0.2~1.2 g/L），糖2.2~4.4 mmol/L。

（二）脑电图检查

脑电图（electroencephalography，EEG）通过

头皮电极对脑电活动进行描记，为非侵入性检查，易于操作。除常规脑电图外，脑电图检测技术还包括睡眠脑电图、24小时动态脑电图、视频脑电图（video-EEG），可以进一步提高诊断的阳性率。儿童脑电图不同年龄正常与异常的标准有较大差异，在对疾病的诊断和治疗的评价方面有其特殊性。

脑电图检查在癫痫与其他发作性疾病的诊断与鉴别诊断，癫痫发作类型、起源，癫痫综合征与癫痫持续状态的诊断中有着重要的意义。一些癫痫综合征在脑电图上可以有特征性改变，为临床诊断提供重要依据。视频脑电图可在视频监测的同时同步记录脑电图，不但提高了诊断的可靠性，也对各类发作性疾病的鉴别提供依据。儿童癫痫可以出现异常脑电图，主要表现棘波、尖波、棘慢综合波、尖慢综合波、多棘慢综合波或阵发性/暴发性节律改变。

脑电图检查也对颅内占位性病变、颅内感染、颅脑外伤，以及影响大脑生理代谢或病理改变的疾病具有一定的诊断与鉴别诊断价值，并可用于疾病的追踪随访。对于短暂大脑功能及行为改变、中枢神经系统退行性变、不明原因的昏迷缺氧发作的预后判断、其他急性脑病、睡眠障碍、确立脑死亡诊断等都具有重要价值。脑肿瘤可表现为局限性慢波、电压低平或基本波波幅增高。在各类脑炎、脑膜炎急性期均可出现弥漫性、高幅慢波，但无病因诊断价值。

需要注意：部分正常儿童脑电图可轻度异常，且脑电图异常的程度与疾病程度有时也不完全一致，因此对脑电图的临床应用及解释应慎重。

（三）脑超声检查

脑超声，利用超声声束在颅外测定脑中线结构反射波、脑室波、颅骨内板反射波等，主要用于大脑半球占位性病变和脑积水的诊断。经颅多普勒超声（TCD）则采用低频多普勒超声，通过颜面部、枕部、眶部及颈部等透声窗，显示颅内脑动脉的血流动力学状况，反映脑血管的功能状态，对各类脑血管病、偏头痛等的诊断有帮助。

（四）肌电图检查

肌电图（electromyography，EMG）是利用肌电仪记录神经肌肉的生物电活动，以判断神经和肌肉的功能状态。用于肌源性疾病、神经肌肉接头和周围神经病的诊断，对疾病病情、预后和治疗评估有一定价值。正常肌电图具有静息跨膜电位、插入电位和运动单位电位，出现插入电位异常、自发性电位（如纤颤电位、正锐波、束颤电位）、肌肉收缩时波幅、波形异常，以及出现比例异常的多相电位提示异常。通过测定神经传导速度，可观察运动传导和感觉传导情况。在临床上，肌电图在诊断下运动神经元病变（如脊髓性肌萎缩症、脊髓灰质炎、周围神经病变）、肌源性病变（如肌营养不良、肌强直、多发性肌炎及皮肌炎）、神经肌肉接头疾病（重症肌无力），以及功能性瘫痪等方面有着重要的诊断价值。

（五）电子计算机断层扫描

电子计算机断层扫描（CT）是一种用于检查解剖结构的无创性检查方法，可精确、迅速而方便地检查颅内结构异常。适用于临床怀疑有颅内结构改变的进行性神经病变、局灶性神经功能障碍、颅内压增高等病理情况的诊断。对脑梗死、颅内出血、颅内肿瘤、颅脑外伤、颅脑发育畸形、脑积水、颅内感染等具有重要的诊断价值，特别是在颅脑外伤、蛛网膜下隙出血、颅内钙化等方面优于磁共振成像。

（六）磁共振成像

磁共振成像技术是一项无创性多功能的影像学检查技术，无需放射线成像即可提供颅脑及脊髓的结构成像信息。MRI在软组织对比成像方面优于CT，可以更清晰地比较大脑的灰质和白质，更易发现颅后窝和脊髓病变，为癫痫起源病灶定位和急性播散性脑脊髓炎、多发性硬化等疾病的诊断提供依据，并可进行矢状位、冠状位、轴向位的多平面成像，在早期显示局灶性脑炎和脓肿以及脑白质病变等方面较CT更为敏感。

采用弥散加权MRI还可提供标准MRI所无法获取的信息，可区分细胞毒性水肿和血管源性水肿，在急性脑缺血发生后几小时内即可发现脑缺血，为临床早期干预创造条件，并能区别新发病灶与陈旧病灶。采用弥散张量成像显示白质纤维，可为脑发育及新生儿缺氧缺血性脑病的研究提供新的途径。

磁共振血管成像是借助于MRI显示血管的无创成像技术，可发现血管畸形、狭窄、闭塞及动脉粥样硬化。

提供相关组织中化学成分的信息，质子磁共振波谱分析可用于测定神经元独有的 N-乙酰天门冬氨酸水平或胆碱、肌酐和乳酸的水平，还可以发现脑组织中某种物质的丧失。

（七）数字减影血管造影

数字减影血管造影（digtal subtraction angiography，DSA），通过电子计算机将含碘浓度低的血管影像提高、增强到肉眼可见水平，并消除造影血管以外的组织影像，根据脑血管有无移位、阻塞、管腔结构异常等，确定颅内血管性病变、颅内肿瘤及其他颅内占位性病变、颅脑外伤后有无颅内出血等。脑血管畸形常表现为不成形的异常血管团块，有粗大输入动脉和输出静脉；脑动脉狭窄或闭塞则表现为血管管腔不规则狭窄或突然充盈中断。

（八）放射性核素发射计算机断层扫描

放射性核素发射计算机体层扫描（emission computed tomography，ECT）是在核医学的示踪技术和计算机断层基础上发展起来的，也是医学影像技术的重要组成部分。应用 ECT 不仅可得到人体脏器的解剖图像，还可以得到生理、生化、病理过程及功能图像。根据其探测放射性示踪剂所用的种类，又分为单光子发射计算机体层（single photon emission computed tomography，SPECT）与正电子发射计算机体层（positron emission tomography，PET）两种，主要用于癫痫病灶定位，伴有局部神经定位症状的颅内疾患、持续性头痛、颅内压升高的病因诊断，脑血管疾患、颅内占位性病变的诊断等。

PET 可用于诊断局灶性脑功能异常，经核素标记的不稳定正电荷快速通过组织，与组织中的负电荷碰撞后发射能量，从而获取图像，碳、氮、氧、氟均可作为 PET 的核素标记，均具有短半衰期、离子回旋加速的特点。^{18}F 标记的 2-氟脱氧葡萄糖（^{18}F-2-FDP）可以准确测定脑内脑血流和脑组织局部氧及葡萄糖的代谢情况，在癫痫病灶定位诊断、儿童神经系统疾患的诊断和病理生理学研究方面有重要价值。

SPECT 用于癫痫的检查主要是用 ^{99m}Tc 标记的化合物 HM-PAO 和 CED。上述放射性核素可以选择性地进入脑内，可以反映脑部血流灌注情况。癫痫病灶发作期因局部放电时神经元缺氧导致乳酸增加而致局部脑血流增加，发作间歇期脑血流降低。与 PET 比较，两者显像有相似的效果，但 SPECT 克服了 PET 价格高、操作复杂的缺陷，故在临床上应用较多。

（九）脑干诱发电位

脑干诱发电位（brainstem auditory-evoked potential，BAEP）是一项评估脑干受损较为敏感的客观指标。BAEP 记录的是听觉传导通路中的神经电位活动，即听神经、耳蜗、上橄榄核、外侧丘系、下丘相关结构的功能状况，凡是累及听通道的任何病变或损伤都会影响 BAEP 的参量，可对神经系统疾病和耳聋进行定位诊断，主波 I、III、V 分别对应听神经、上橄榄核和下丘。外周听神经受损将影响所有波的潜伏期，但不影响峰值的潜伏期。在各种脑白质发育不良、弗里德赖希共济失调、各类遗传性运动感觉神经病变时，BAEP 可以出现异常；BAEP 异常可见于新生儿缺氧缺血性脑病、胆红素脑病、细菌性脑膜炎或各类病毒性脑炎累及脑干。另外，作为判别预后的指标，BAEP 还可用于外伤后昏迷状态、心跳呼吸骤停及颅内压增高。

（十）视觉诱发电位

视觉诱发电位（visual-evoked potential，VEP）主要反映视网膜神经节细胞至视觉中枢的传导功能。闪烁视诱发电位主要反映黄斑区的功能、视路的传导功能和视皮质的功能。发作性视诱发电位主要反映视网膜黄斑区中心凹的功能、视网膜神经节细胞到视皮质的形觉信息的传递功能和视皮质的功能。VEP 主要用于各类脑白质发育不良、脱髓鞘疾病、脂质沉积症的诊断，也可作为新生儿及婴儿视觉敏感度测定及视觉系统的发育随访。

（十一）躯体感觉诱发电位

躯体感觉诱发电位（somatosensory evoked potential，SEP）是用短时程脉冲电流刺激躯体主要混合神经沿传入通路在躯体表面获得的电位。临床上常用正中神经、胫后神经或腓总神经刺激产生。SEP 用于周围神经病变如吉兰-巴雷综合征及遗传性周围神经病、脊髓疾病、脑干及大脑半球病变的诊断。连续 SEP 监测有助于闭合性脑损伤的预后判断。

第二节 先天畸形

一、颅缝早闭

颅缝早闭（craniosynostosis）又称狭颅症，是指出生时或出生后颅缝过早闭合导致的以颅骨畸形为主要特点的一类疾病。由于颅缝过早闭合，颅骨块之间以膜状连接的延展性被破坏，原本适合大脑发育的颅腔空间受限，导致受累颅骨对软性大脑组织形成挤压甚至卡压。严重者可伴有颅内高压、脑积水、脑发育落后、智力发育低下等。外形方面，颅骨在垂直于闭合颅缝方向生长受到限制，同时随着大脑的生长发育，颅骨在平行于闭合颅缝方向代偿性生长，导致头颅畸形。颅缝早闭按头颅面畸形的严重程度和是否伴有其他脏器的疾病可分为单纯型颅缝早闭和综合征型颅缝早闭。

颅缝早闭的临床表现取决于累及不同的颅缝部位和数量，临床上可分为单颅缝早闭、双颅缝早闭和复杂多骨缝早闭（表18-1）。

颅缝早闭的类型		特征性头型
单颅缝早闭	矢状缝	舟状头
	冠状缝	前额斜头
	额缝	三角头
	人字缝	后部斜头
双颅缝早闭	双侧冠状缝	前部短头
	双侧人字缝	后部短头
	矢状缝+额缝	舟状头
复杂性多骨缝早闭	双侧冠状缝、矢状缝、额缝、多骨缝	尖短头、Kleeblattschadel头型

表18-1 颅缝早闭的类型

单纯型颅缝早闭发病率为（0.4~1）/1000。与综合征型颅缝早闭相比，单纯型颅缝早闭通常累及一条颅缝，且不伴面中部发育不良、躯干及四肢畸形等。常见的有矢状缝早闭、单侧冠状缝早闭、双侧冠状缝早闭、额缝早闭、人字缝早闭等。

综合征型颅缝早闭患儿多伴有颅内高压，严重者可伴有脑发育落后，基因检测常能找到突变基因。除早闭颅缝所致的头颅畸形外，还常伴有严重的面部发育畸形和手足畸形。其临床表现复杂多样，常见的有Crouzon综合征、Apert综合征、Pfeiffer综合征、Muenke综合征、Carpenter综合征和Saethre-Chotzen综合征等。

颅缝早闭的诊断首先是对头颅畸形的观察，如矢状缝早闭表现为舟状头畸形，单侧冠状缝早闭为前斜头畸形等。其次，体格检查在闭合骨缝处可触及隆起的骨嵴。另外，眼眶的大小是否一致、眼眶的位置是否对称、脸中部有无塌陷、颜面左右是否对称、有无并指（趾）畸形（Apert综合征）、有无宽大的拇指或脚趾（Saethre-Chotze综合征）、眼底检查是否伴有视乳头水肿等均有助于诊断。

影像学检查包括颅骨B型超声、头颅X线、头颅CT平扫+颅骨三维重建和颅脑MRI扫描。对于年龄在6个月以下的婴儿，颅骨B型超声可以帮助辨别颅缝及囟门有无闭合，且无辐射，适合于婴儿早期颅缝早闭的诊断。头颅X线正位、侧位、斜侧位片可以显示颅缝是否闭合及颅骨内板有无指压痕，间接反映颅内压情况。头颅CT+颅骨三维重建可以详细且直观地提供关于颅骨形状、颅缝闭合程度、脑发育情况等重要信息。头颅MRI扫描有助于判断患儿有无脑发育落后及Chiari畸形。颅缝早闭手术的目的是扩大颅腔容积、降低颅内压力、保护脑功能、改善头颅外观。不同类型的颅缝早闭临床表现不同，治疗时机及治疗方案也不同。严重颅缝早闭的颅面畸形涉及整形外科、神经外科、口腔颌面外科、五官科等多学科治疗。

二、小头畸形

小头畸形是指头围测量值在同年龄、同性别、同种族儿童头围均值减2个标准差以上。常提示脑容量不足，智能发育迟缓程度不等。但有1.9%的正常儿童可以低于2个标准差，因此应同时参照其他生长指标如身高、体重综合判断。

小头畸形可分为原发性和继发性两类，原发性小头畸形和继发性小头畸形对判断预后有一定帮助。根据是否伴随其他异常可分为孤立性和综合征性小头畸形，此分类有助于寻找病因。

孤立性小头畸形通常符合孟德尔遗传规律（常染色体隐性遗传、常染色体显性遗传、X连锁遗传病），偶与环状染色体、嵌合体等相关。综合征性小头畸形的常见原因是染色体数目异常（如21-三体综合征、18-三体综合征、13-三体综合征等）、染色体微缺失或微重复综合征（Wolf-Hirschhorn 综合征、Williams 综合征、Miller-Dieker 综合征等）或单基因病等。

环境因素包括感染因素、致畸原暴露（酒精、辐射等）、单绒双羊双胎一胎胎死宫内、胎儿脑血管破坏、母体苯丙酮尿症或者控制不佳的糖尿病、围产期缺氧缺血性脑病等。胎儿宫内感染是导致胎儿小头畸形的重要原因，胎儿常合并颅内异常以及颅外结构非特异性变化，如生长受限、水肿、肝钙化灶等肝脾肿大。感染病原体包括巨细胞病毒、弓形体、风疹病毒、单纯疱疹病毒、梅毒、寨卡病毒等。母胎传播跟病原体类型、感染孕周、原发性或继发性感染等密切相关。早孕期感染结局一般较差。

无论原发性或继发性，临床均表现为神经系统受累。轻症病例可仅表现精细运动协调障碍，而重症病例可表现严重智能低下、惊厥、脑性瘫痪、行为异常、多动注意力缺陷，甚至有去大脑强直表现。前囟门往往在出生后 2~3 个月即闭合。

临床评估包括宫内感染血清学检测、基因检测（染色体核型分析、拷贝数变异检测或外显子测序）和代谢相关检查，头颅 CT 可发现颅内钙化，头颅 MRI 可提示脑发育畸形或脑发育不良。另需注意合并畸形、癫痫等情况的全面评估。目前尚无特殊的药物治疗，主要通过康复训练、密切随访（头围、认知及体格发育）及合并症对症治疗。

三、神经管闭合不全

神经管闭合不全是因胚胎背侧骨、神经组织、间充质在中线不能闭合所致。根据脊髓神经组织外露与否，可分为开放性神经管闭合不全（开放性脊柱裂）和隐性神经管闭合不全（隐性脊柱裂）。发病率为 0.01%~0.10%，多在孕第 17~30 日发生，孕 15~18 周通过 B 超检查方能发现。病因与多基因遗传、环境及营养相关，在妊娠前 3 个月至妊娠后的最初 3 个月，采用叶酸（0.4 mg/d）预防性治疗，可减少 90% 神经管闭合不全的发生。

（一）开放性神经管闭合不全

脊椎管局部裂开不能闭合，多发生于腰骶部。椎管内容物膨出，分为脊膜膨出和脊髓脊膜膨出。

1. 脊膜膨出 主要表现为腰骶部正中线囊性块状物外突，其中包含脑脊液和脊膜，不含脊髓，皮肤完整，通常无临床症状。皮肤破溃可导致脑脊液外漏，引发脑膜炎。手术修补多在 6 月龄以后进行。

2. 脊髓脊膜膨出 可发生在脊柱的任何部位，多见于腰骶部，膨出内容物含脊膜、脊髓、脑脊液及神经纤维组织。神经损害与病变部位相关，可表现神经源性肠道和膀胱，引发肛门括约肌脱垂、大便失禁、尿失禁、尿潴留，甚至引起肾盂积水、肾衰竭。双下肢可有不同程度的感觉或运动障碍，可导致关节挛缩、髋关节脱位或脊柱畸形。常伴发局部感染、脑膜炎、脑积水和惊厥。应争取在生后 24 小时实施修补手术，最迟不超过 1 周，以减少并发症，改善预后。

（二）隐性神经管闭合不全

脊柱椎弓出现异常裂隙，常见于 L_5 和 S_1 后部椎弓，没有脊髓或脊膜膨出，临床症状不明显，往往通过脊柱 X 线诊断，可存在于 10% 正常儿童中。皮肤局部可见毛丛、凹陷、皮窦、皮下脂肪瘤，对于有神经源性膀胱、足畸形（宽足、短足、高足弓）、下肢神经发育缺陷的患儿，提示可能存在潜在的脊髓畸形，应进行神经影像学检查。

四、大脑皮质发育不良

大脑皮质发育不良（cortical dysplasia，CD），又称为大脑皮质发育障碍、皮质发育畸形（malformations of cortical development，MCD）、神经元移行障碍等。最常见的分类包括无脑回、巨脑回、带状灰质异位、室管膜下灰质异位、局部畸形，其中局部畸形包括局灶性皮层发育不良、多微小脑回及脑裂畸形。

凡涉及胚胎期皮质发育的各个过程（增殖、分化、移行、细胞程序性死亡、突触消除、皮质重塑）的损害均可导致皮质发育不良。一些大脑皮质发育不良有明确的基因定位，如血小板活化因子乙酰水解酶 1b 基因（*PAFAH1B1*）位于 17p13.3 见于无脑回患者，双侧额顶叶多微小脑回畸形与定位于 16q12.2-21 的 G 蛋白耦联受体（*GPR56*）致病性变异有关，单侧多微小脑回畸形与 22q11 致病性变异相关。另外，小的囊性梗死灶、血管病变、宫内感染、毒素及环境因素亦可导致皮质发育不良。近年来通过对难治性癫痫患儿切除病灶的病理研究表明：一些局灶性大脑皮质发育不良在大体上病变不明显，但存在细微的发育异常，如胶质细胞错排、神经元异位、细胞骨架异常、气球细胞等。

脑皮质发育不良的影像学特征如下：①局部的皮质增厚（常有皮质的高信号）；②灰白质分界模糊；③白质内异常信号。上述特征改变可单独存在或同时发生。在临床上，髓鞘化尚未完成的婴幼儿的皮层发育不良可能导致 MRI 阴性，针对此类患儿必要时复查。

大脑皮质发育不良主要表现为惊厥和脑发育障碍，需详细询问病史、家族史，进行体格检查、脑电图、神经影像学检查、遗传代谢筛查，必要时进行毒物、电解质检测。需与遗传代谢性疾病、肿瘤、中毒创伤、感染炎症、海马硬化进行鉴别。

五、脑积水

脑积水是指病理性脑室容量增加，可因大脑组织发育畸形或萎缩所致，亦可因脑脊液循环通路阻塞或吸收障碍导致，继而导致脑脊液总量增多，颅内压力增高，引起脑室扩张，脑池、脑沟、脑裂等处蛛网膜下隙增宽。脑积水患病率约为 1/1000 活产婴儿。

【分类】

根据发病机制，脑积水可分为三类。

1. 梗阻性脑积水　脑室内脑脊液因梗阻不能进入蛛网膜下隙，多见于先天性畸形，如导水管狭窄、小脑扁桃体下疝畸形（Arnold-Chiari 畸形）、先天性小脑蚓部发育不全（Dandy-Walker 综合征）、其他脊柱闭合不全等，也可继发于脑囊肿、肿瘤、宫内感染、围生期颅内出血等。

2. 交通性脑积水　蛛网膜下隙梗阻或吸收障碍，以及蛛网膜颗粒吸收回流障碍；占儿童所有脑积水的 30%，可见于早产儿脑室内出血、脑膜炎引起的粘连、外伤后蛛网膜下隙或硬膜下出血等。

3. 分泌亢进性脑积水　脑脊液分泌增多，见于脉络膜乳头状瘤。

【临床表现】

与脑积水临床过程相关的因素包括起病时间、颅内压增高的持续时间、颅内压增高的程度，以及

之前存在的结构损害。脑积水发生的时间与颅缝关闭与否有关，决定了头围进行性增大的程度。

产前超声检查可以发现胎儿脑室增大。在婴儿期可表现为进行性头围增大、前囟门增大或张力增加、额骨前突，严重者可表现为眼球向下偏离（落日征）、颅骨变薄（叩诊颅骨呈破壶样声音），可出现双下肢瘫痪、原始反射缺失、精神运动发育迟滞；由于颅缝未闭，因此眼底视盘水肿、展神经麻痹少见。18 个月以上儿童则颅内压增高症状和体征明显，可出现头痛、呕吐、复视、视乳头水肿等表现。

【诊断】

1. 临床症状和体征　头颅及前囟增大（婴幼儿），颅内压增高的临床症状和体征（头痛、恶心、呕吐、视乳头水肿），脑组织受压引起的进行性脑功能障碍表现（意识障碍、步态异常、尿失禁）。

2. 头颅影像学检查　①梗阻性脑积水：头颅 CT 见脑室扩大，脑室边缘模糊，室旁低密度晕环，基底池及脑沟受压/消失。头颅 MRI 矢状位 T1 显示导水管梗阻，幕上脑室扩大，胼胝体变薄。②正常压力脑积水：头颅 CT 见脑室扩大伴额角变钝，头颅 MRI 显示脑室扩大、额角颞角扩大不伴海马萎缩，基底池及外侧裂扩大，脑沟正常。③蛛网膜下隙增宽（脑外积水）：头颅 CT 见双侧额部蛛网膜下隙增宽，脑池增宽，轻度脑室扩大。头颅 MRI 显示蛛网膜下隙增宽伴穿行血管。

【治疗】

治疗目的为预防或治疗因颅内压增高或脑组织结构的病理改变引起的神经功能损伤，兼顾解除病因和解决脑室扩大，综合考虑患者的个体因素，采用个体化治疗。

通过手术导管植入引流，纠正脑脊液梗阻，对于进展迅速的脑积水，特别是梗阻性脑积水，应予脑脊液颅内或颅外分流术，稳定病情，改善预后。乙酰唑胺［100 mg/（kg·d）］、呋塞米［1 mg/（kg·d）］单用或联合应用，可使脑脊液分泌减少。

第三节　癫　痫

癫痫（epilepsy）是指由多种原因引起的脑部慢性疾患，其特征为脑部神经元群过度放电导致阵发性大脑功能紊乱，具有反复发作的特点，临床表

现为意识、运动、感觉、精神或自主神经功能障碍。癫痫发作（seizure）则指由于脑细胞发作性异常放电而引起脑功能障碍的临床症状，其表现取决于神经元的放电部位、强度和范围。

癫痫为儿童最常见的神经系统疾病，患病率为0.3%~0.9%，大多数癫痫患者在儿童时期起病。据估计，全球约有1050万活动性癫痫儿童及青少年，初步估计我国至少有900万癫痫患者，其中600万癫痫儿童。

【病因】

2017年国际抗癫痫联盟将癫痫的病因分为结构性、遗传性、感染性、代谢性、免疫性、病因不明六类。这种分类更加清晰，有利于研究和疾病的管理。①结构性：是指脑内存在结构性异常，包括局灶性皮层发育不良、海马硬化、下丘脑错构瘤、结节性硬化、Rasmussen脑炎及卒中、感染、外伤后导致的颅内损伤等。②遗传性：近年来随着分子生物学技术的不断进步，对癫痫的病因和病理生理的认识也不断深入，已发现了很多与癫痫及癫痫综合征相关的基因。例如与良性家族性新生儿癫痫相关的钾离子通道基因 KCNQ2 或 KCNQ3，Dravet 综合征患者中超过80%具有 SCN1A 致病性变异等。③感染性：包括脑囊虫病、脑疟疾、亚急性硬化性全脑炎、脑弓形虫病或者寨卡病毒导致的先天性感染等。④代谢性：卟啉病、尿毒症、吡哆醇依赖性癫痫、脑叶酸缺乏症等。⑤免疫性：自身免疫性脑炎例如抗 LGI1 脑炎、抗 NMDA 受体脑炎等。

⑥病因未明：暂未明确以上5种病因。

癫痫病因分类并不是唯一的，例如结节性硬化患者具有遗传性及结构性病因，吡哆醇依赖性癫痫具有遗传性及代谢性病因，脑囊虫病具有结构性或感染性病因等。

【临床表现】

2017年国际抗癫痫联盟针对癫痫发作类型进行了新的分类（图18-1），将癫痫发作分为局灶性起源的发作、全面性起源的发作及不明起源的发作。

1. 局灶性发作 是指起源于一侧半球内神经网络，可以散在始于某一处或多处，甚至较广泛的起源，也可源于皮质下结构。根据发作时是否存在意识，分为局灶性起源意识清楚的发作、局灶性起源伴意识障碍的发作，进一步分为局灶性运动与非运动性发作。常见的局灶性运动发作：

（1）自动症（automatism） 是一种无目的、反复的活动，可伴有/不伴有明显的运动特征。

（2）失张力发作 主要表现为肌张力局灶性丧失，由于肌张力的突然丧失而不能维持机体的正常姿势。

（3）强直发作 主要表现为局灶性持续而强烈的肌肉收缩强直，可表现固定姿势，如头眼偏斜、双臂外悬等。

（4）阵挛发作 表现为局灶性肢体、躯干或颜面部有节律的抽搐。

（5）肌阵挛发作 表现为肢体某一部位肌肉或肌群突然、快速有力地收缩出现的快速抽动。

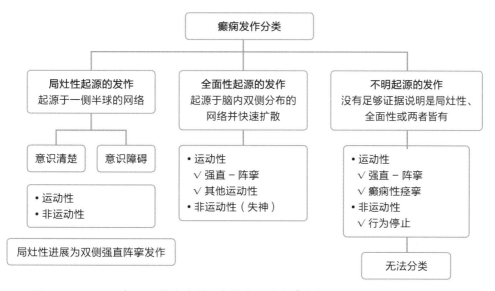

图 18-1 2017 年国际抗癫痫联盟发作类型分类（参考 Epilepsia, 2017, 58: 531-542）

（6）癫痫性痉挛　以局灶性近端肢体及躯干为主的屈曲、伸展，或屈曲伸展混合型发作。

（7）局灶性自主神经性发作　主要表现为上腹不适、呕吐、苍白、出汗、潮红、竖毛、肠鸣、尿失禁等。

（8）局灶性认知发作　是指患者发作时表现为语言、思维或高级神经功能方面的缺陷，甚至超过了其他发作症状。

（9）局灶性情绪性发作　表现为情绪异常改变，包括恐惧、焦虑、激惹、愤怒、妄想、欣快、狂喜、大笑（发笑）、哭泣或吼叫等。

（10）局灶性感觉性发作　包括躯体感觉、嗅觉、听觉、味觉、冷－热觉或前庭感觉异常。

（11）局灶到双侧强直－阵挛发作　是一种常见的发作形式，其具有局灶性起源，之后扩散至双侧。

2. 全面性起源的发作　是指起源于双侧大脑皮质及皮质下结构所构成的致痫网络中的某一点，并快速波及整个网络。大部分全面性起源的发作存在意识障碍，进一步分为全面性运动与非运动性发作。

（1）强直－阵挛发作　常表现为双侧肢体、头部、颈部、面部及躯干的持续节律性抽搐，之后进入昏睡，发作后可表现头痛、呕吐、疲乏、对发作无记忆。

（2）失神发作　以短暂意识障碍为主，典型失神表现为突然发呆，停止正在进行的活动，两眼凝视，持续数秒钟后恢复，发作很少超过 30 秒。

（3）全面性肌阵挛发作　可单独出现，或并发于强直或失张力发作。

（4）全面性肌阵挛－失张力发作　表现为肢体或躯干快速失张力后跌倒，最常见于 Doose 综合征。

（5）癫痫性痉挛　以近端及躯干为主的屈曲、伸展，或屈曲伸展混合型发作，常成簇出现，每天最多可达数十簇。

（6）肌阵挛－失神发作　是指失神发作伴节律性每秒 3 次的肌阵挛运动，引起双上肢外展上抬，同步脑电图为广泛性 3 Hz 棘慢波。

（7）眼睑肌阵挛　是指眼睑肌阵挛同时伴有眼球上翻，常受光线或合眼诱发。

3. 不明起源的发作　是指不能确定起始的发作，进一步根据发作特征分为运动性发作与非运动性发作。其中因资料不足或不能发作归入其他类别称为不能确定类型的发作。

4. 儿童常见的癫痫与癫痫综合征　包括儿童失神癫痫、伴中央－颞区棘波的儿童良性癫痫、儿童良性枕叶癫痫、颞叶癫痫、婴儿痉挛、Lennox-Gastaut 综合征等。2022 年 5 月，国际抗癫痫联盟疾病分类与定义工作组对癫痫综合征进行了新的定义和分类，强调癫痫综合征是有明显年龄依赖性的特点、类似的病因、相似的发展过程及预后的一组癫痫疾病，且对治疗及预后具有重要的指导意义。

5. 癫痫持续状态　癫痫持续状态（status epilepticus）是以持续癫痫发作并可能造成神经系统甚至多脏器损伤为特征的儿童神经系统危重症之一。2015 年，国际抗癫痫联盟将癫痫持续状态定义为持久的痫性发作且可能造成长期损伤的状态：① 强直－阵挛发作超过 5 分钟；② 伴意识障碍的局灶性发作超过 10 分钟；③ 失神发作超过 15 分钟。根据有无明显运动症状、意识受损程度及脑电图结果将癫痫持续状态分为惊厥性癫痫持续状态（convulsive status epilepticus，CSE）和非惊厥性癫痫持续状态（non-convulsive status epilepticus，NCSE）。根据癫痫持续状态的持续时间及对抗惊厥药物的反应，将癫痫持续状态分为非难治性癫痫持续状态、难治性癫痫持续状态和超级难治性癫痫持续状态。

【诊断与鉴别诊断】

1. 病史与体格检查　须根据年龄和神经系统状态综合采集病史，包括出生时情况、发育历程、既往病史、用药史（抗癫痫药物种类、用量、效果、不良反应）、患儿及家庭惊厥史；惊厥的描述应首先关注发作的起始表现，包括发作过程以及发作后的表现、发作的环境及其促发因素等。临床体检还须包括头围测量、面容、畸形、特殊气味、皮肤检查、神经系统检查、视觉听觉检查等。

2. 脑电图　脑电图可能提示发作性异常，但应注意在 5%~8% 的健康儿童中可以出现发作间期脑电图异常。睡眠脑电图可以将常规脑电图 60% 的阳性率提高至 90%。长程动态脑电图对捕捉惊厥发作以及量化发作具有重要意义。

3. 影像学检查　CT 与 MRI 扫描可显示脑结构有无异常结构。急诊 CT 指征包括惊厥持续状态、了解头颅外伤等，另头颅 CT 对小的钙化、出血及骨质问题比较敏感。皮质发育异常是引起儿童症状性癫痫最常见的原因，需做 MRI 明确有无皮质发育异常，对发现大脑成熟度更有帮助，如了解髓鞘形成的情况等。PET可测定大脑葡萄糖和氧代谢。SPECT可测定局部脑血流，癫痫起源病灶在发作期显示血流增加而在发作间期显示血流减低。

4. 其他实验室检查 包括血生化、遗传代谢病血尿筛查、染色体检查、基因分析、脑脊液等检查。

2017年，国际抗癫痫联盟将癫痫诊断体系划为5个部分：是否为癫痫发作、癫痫发作类型、癫痫综合征、癫痫病因以及合并症的评估（图18-2）。

【治疗与预防】

癫痫的治疗为综合性治疗，包括一般治疗、药物治疗、手术治疗等方法。

1. 一般治疗 应对癫痫患儿的生活进行系统管理，提供良好的咨询，包括饮食、起居、学习、运动等，尽量避免诱发因素（如过饱或过饥、刺激性食物、睡眠剥夺、疲劳等），防止外伤；同时应注意患儿和家长的心理疏导，增强战胜疾病的信心，坚持规则、合理的治疗。

2. 药物治疗 癫痫的治疗主要以药物治疗为主，规则合理地应用抗癫痫药物决定了治疗的成功与否。药物治疗的基本原则：①尽早诊断，积极的病因治疗。②应结合发作类型选择适当药物：局灶性发作首选卡马西平、奥卡西平、丙戊酸；全面性发作首选丙戊酸、拉莫三嗪、托吡酯、左乙拉西坦。③尽可能以单药治疗为主。④服药应规则、不间断。⑤用药剂量个体化，简化服药次数。⑥定期监测血药浓度。⑦药物更换应逐渐过渡。⑧疗程要长，缓慢停药。⑨注意药物的不良反应。

3. 手术治疗 经过正规合理的抗癫痫药物治疗不能控制的癫痫，有频繁发作，或病因为局灶性病损或发育畸形、有局部癫痫病灶时，可选择手术治疗。主张早期手术评估和干预，切除手术旨在切除癫痫起源病灶；而姑息性或功能性手术则主要为了预防或局限惊厥活动的扩散而非控制发作。

儿童颞叶切除后惊厥控制无发作占78%，而颞叶外或多病灶切除的术后惊厥控制率仅为54%，儿童肿瘤切除后癫痫无发作率在82%，皮质发育异常的术后无发作率在52%，胼胝体切除术可抑制由于大脑半球间的惊厥传播所导致的双侧大脑半球同步电发放，其他手术方法包括多处软脑膜下横切术、迷走神经刺激术等。

4. 生酮饮食治疗 生酮饮食（ketogenic diet）是一种高脂肪、低碳水化合物、合理蛋白质及其他营养素的配方饮食，始于20世纪20年代初期。虽然生酮饮食治疗癫痫的机制至今仍不完全清晰，但其对药物难治性癫痫具有一定效果。在葡萄糖转运蛋白1缺乏症和丙酮酸脱氢酶缺乏症中可作为首选治疗方案，在严重婴儿肌阵挛癫痫、婴儿痉挛症、结节性硬化症、发热性感染相关癫痫综合征等疾病中有效率约为70%。生酮饮食诊疗前需要针对患者及家属进行健康教育、咨询和评估，并进行相应的实验室检查排除禁忌证。启动阶段应逐渐上调比例，可提高依从性。在治疗过程中精细调节、长期随访及管理，合理补充多种营养素及评估生酮饮食质量，提高疗效及安全性。

5. 癫痫持续状态的治疗 癫痫持续状态为儿童常见的神经系统危重症，处理的原则：①尽早治疗，早期快速终止临床惊厥发作和持续性脑电图痫样放电。②药物选择恰当，剂量要足、用法合适，疗程

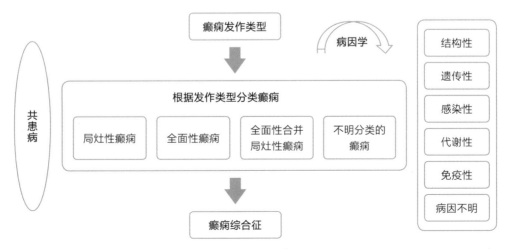

图18-2 2017年国际抗癫痫联盟癫痫诊断体系（参考Epilepsia, 2017, 58: 512-521）

序贯连续。③综合治疗，包括生命支持、抗惊厥治疗、病因治疗及处理并发症。④神经功能评估及康复治疗：尽早神经功能评估，及时开展康复治疗。

院内治疗，首选一线药物：地西泮或咪达唑仑静脉输注。静脉输注首选药物治疗失败后，可后续二线药物。难治性癫痫持续状态期治疗首选咪达唑仑或丙泊酚麻醉治疗。不管难治与否，癫痫持续状态都要随时准备好二线及三线药物。

【预后】

绝大部分癫痫儿童的预后可分为四类。

1.年龄自限性癫痫 如良性运动性癫痫（占20%~30%），这类患儿在几年后常可自行缓解，甚至不需要药物治疗。

2.药物反应性癫痫 如绝大多数儿童失神癫痫（占30%），药物控制容易，几年后可自行缓解。

3.药物依赖性癫痫 如青少年肌阵挛以及许多症状性部分性癫痫（占20%），这类患儿药物治疗可以控制发作，但撤药后易复发，需要终身治疗。

4.药物耐药性癫痫 为难治性癫痫，预后不佳。药物应用初期3个月发作达到75%~100%控制，可以作为提示预后良好的预测指标。另外，原发性或隐源性癫痫的缓解率是症状性癫痫的3倍。

第四节 脑性瘫痪

脑性瘫痪（cerebral palsy，CP），简称脑瘫，是一组由于发育中的胎儿或婴儿脑非进行性损伤所引起的持续存在的运动和姿势发育障碍症候群，导致活动受限，常伴有感觉、知觉、认知、沟通和行为障碍，以及癫痫和继发性肌肉骨骼问题。全球范围内报道的患病率为0.15%~0.40%。目前，全球约有5000万脑瘫患者，中国现有脑瘫患者500余万，且每年新增4万~5万患儿，约50%患儿需借助辅助器械维持活动，如矫形器、助步器、轮椅等，2/3可合并其他残障，给社会和家庭造成了沉重的经济和精神负担。

【病因】

脑瘫的病因学高度复杂，涉及非遗传学和遗传学因素，特别是产前、产时和产后的单个或多个危险因素的相互作用。

非遗传病因中产前、产时和产后的生物学和环境因素仍然是脑瘫的主要高危因素。如宫内感染、宫内生长迟缓、绒毛膜羊膜炎、先天性脑发育畸形、早产和低出生体重、各种新生儿脑病、败血症、胎儿或新生儿脑卒中等；婴儿期各种脑炎或脑病、中毒、创伤、脑卒中等。

脑瘫的遗传学病因涉及多种复杂机制，包括易感基因多态性、单基因病、CNV等。近年来，分子遗传学、代谢组学和蛋白组学等新技术进展为脑瘫的精准诊断和精准治疗带来了机遇。

【分类】

临床上将脑瘫分为以下类型：

1.痉挛型 占脑瘫人群的70%~80%，以速度依赖性肌张力增高、痉挛姿势、选择性运动受限和病理性反射为特点，病变位于锥体系通路，根据受累肢体情况可进一步分为单侧性瘫（包括单肢瘫和偏瘫）和双侧性瘫（包括双瘫、三肢瘫、四肢瘫）。

2.不随意运动型 占10%~20%，以肌张力不稳定、非对称姿势和不随意运动为特点，可以表现为肌张力障碍、舞蹈－手足徐动，病变位于锥体外系的基底节区。

3.共济失调型 占5%左右，以肌张力低下、平衡和共济障碍、运动启动缓慢和协调不良为特点，病变位于小脑及其联络通路。

4.混合型 可以是上述两种类型的混合出现。各类脑瘫及其相应的常见病因如表18-2。

【诊断】

脑性瘫痪的诊断需要多个专业学科的共同联合方能明确，包括神经科医生、心理科医师、儿童神经发育康复医生、遗传学医生等。诊断的基本点在于病史和神经系统体格检查。

1.病史 详细的病史询问包括产前、产时和出生后的整个过程，产前因素、母亲因素、围生期病因、遗传病、脑发育异常等均是重要的诊断线索和病因。产前因素应包括孕期感染、胎儿宫内窘迫、不良妊娠史、孕期合并症（包括高血压、糖尿病、贫血、甲状腺功能减退）、孕期是否服用药物、遗传因素、孕期是否进行放射性检查、是否双胎或多胎、是否采用辅助生殖技术、母亲是否吸烟酗酒及吸毒、孕期是否入住新装修居室、先兆流产、胎胎输血。围生期因素应包括胎位异常、产程异常、脐带异常、羊水异常、胎盘异常、羊水/胎粪吸入、

表 18-2　脑性瘫痪的分类、临床表现和常见病因

分类	主要表现	常见病因
双侧痉挛（僵直）状态痉挛性双瘫	6 个月至 1 岁内可表现运动发育延迟，下肢重于上肢，可伴有斜视、畸形、运动障碍、惊厥和认知障碍等。多见于早产儿，神经影像学可表现为白质病变	脑室周围白质软化，脑室周围出血，出血后脑积水，先天性 HIV 感染，家族性痉挛性下肢瘫等
痉挛性四肢瘫	1 岁内症状明显，累及四肢，行走与手运动受限明显，常伴有明显的智能低下、惊厥、畸形（脊柱侧弯、髋关节脱位）、皮质盲	严重的脑室周围白质软化，缺氧缺血性脑病，遗传病及脑发育畸形，各种原因引起的脑积水、TORCH 感染、脑膜炎、颅脑损伤等
单侧痉挛（僵直）状态痉挛性偏瘫	可累及一侧肢体，常有围生期明确病因，影像学检查阴性者往往表现轻度偏瘫。可伴有惊厥、肢体发育不对称和受累侧感觉受损	脑发育畸形，宫内皮质或皮质下损害，脑室周围白质异常，围生期卒中或 4 度以上脑室内出血以及出生后脑卒中
锥体外系型脑瘫	上肢重于下肢，常伴语言功能低下，智能可相对良好，头颅磁共振成像常提示尾状核、壳核、苍白球、丘脑等锥体外系运动通路异常	缺氧缺血性脑病，胆红素脑病或特异性代谢异常（戊二酸尿 1 型、甲基丙二酸血症）
运动徐缓	表现为运动迟缓，面部运动减少，肢体被动运动时张力亢进僵直	腔隙性脑梗死，药源性（如吩噻嗪），中毒（CO、锰、汞），脑炎，基底节钙化等
肌张力障碍	表现为扭动、重复性运动、姿势异常或不对称，静止时肌张力正常而意向运动时出现肌张力增高	新生儿脑损伤，黄疸，中毒性脑病等
舞蹈手足徐动	表现为肢体远端快速、无节控制的不规则运动或手足缓慢扭转运动或二者皆有	本病为遗传性、发作性疾病，病因未明。疲劳、突然活动和注意力高度集中可诱发
偏身颤搐	表现为四肢广泛、无法制的运动，严重影响日常活动	内囊梗死或出血，脑炎，舞蹈病等
张力减退、共济失调	少见，表现为肌张力低下或共济失调或二者共有，运动发育落后，肌力和反射存在	线粒体脑肌病，Angelman 综合征，Prader-Willi 综合征，儿童脊髓小脑萎缩或染色体缺失重排等

早产、低出生体质量、出生窒息、出生缺陷、新生儿感染、新生儿呼吸窘迫综合征、新生儿低血糖、新生儿颅内出血、新生儿溶血、头颅外伤、新生儿脑梗死、新生儿高胆红素血症、新生儿惊厥。产后因素包括颅脑外伤、脑出血、颅内大动脉梗死、中枢神经系统感染等。

2. **体格检查**　详细的神经系统检查对诊断十分重要，体格检查应包括身高、体重、头围、营养状况、听觉、视觉、认知功能、语言 - 言语、粗大运动（包括抬头、翻身、独坐、爬、体位转换、站立、独走、跑、上下楼梯、双足跳跃等）、精细运动（包括抓握能力和视运动整合，抓握能力包括尺侧手掌抓、全掌抓、桡侧手掌抓、拇指示指腹捏、拇指示指尖捏，视运动整合包括主动伸手抓物、换手传递、

准确拿、准确放、操作工具）、肌力（采用徒手肌力评估分级法）、肌张力、姿势及神经反射。

3. **实验室检查**　常规记录血红蛋白、甲状腺功能等。对于可疑遗传代谢病患儿建议进行遗传代谢病的血尿筛查、染色体核型分析、微阵列 / 拷贝数变异、全外显子测序、线粒体基因、全基因组测序等遗传性代谢性相关检测，以明确诊断。

4. **辅助检查**　包括头颅影像学检查，首选 MRI、X 线检查（脊柱、髋关节、双下肢、足部等）、双能 X 线（骨密度）、脑电图、听视觉相关检查。头颅影像学，尤其是 MRI 作为最能反映脑瘫儿童神经系统结构的检查，在脑瘫儿童的临床诊断中一直占据着至关重要的地位。痉挛型脑瘫儿童常伴有髋关节脱位及半脱位、脊柱侧弯、足弓塌陷、

双下肢不等长等继发性的骨骼肌肉改变，早期 X 线监测和管理意义重大。骨质疏松在脑瘫儿童尤其是重症脑瘫儿童中发生率较高，有条件的医院应记录骨密度数据。癫痫是脑瘫儿童的常见共患病，脑电图是诊断癫痫及癫痫分型的重要辅助手段。听视觉障碍也是脑瘫儿童常见共患病，听视觉相关检查对脑瘫儿童是必要的。听觉检查方面优先记录脑干听觉诱发电位（brainstem auditory evoked potential，BAEP）结果，其次为耳声发射、行为测听结果及相关影像学检查结果；如佩戴有助听器或有人工耳蜗，应记录佩戴情况。视觉检查方面应记录脑干视觉诱发电位（brainstem visual evoked potential，BVEP）和眼底检查结果。

5. 合并症　包括癫痫、智能低下、视觉损害和听觉损害。有 75% 的脑瘫患儿有以上四种合并症中的一种损害，其中近一半患儿伴有癫痫，且常在 1 岁以内发病，痉挛性四肢瘫和偏瘫更为常见，脑电图有助于诊断，但应注意部分患儿仅表现脑电图异常而并无癫痫发作。

【鉴别诊断】

包括各类遗传代谢性疾病和各种继发性损伤，主要的鉴别在于严重神经遗传病常为进展性的且早期导致死亡，如肾上腺脑白质营养不良、异染性脑白质营养不良、神经节苷脂沉积症、神经元蜡样脂褐素沉积症等。反复仔细的神经系统检查有助于发现这类进展性疾患，另外各类智能发育低下、未诊断的或难治性癫痫、抗惊厥药物的不良反应亦应考虑。

【预防与治疗】

早期预测和预防还存在一定困难，尽可能减少母亲孕期和产前感染，应用风疹疫苗、嗜血杆菌疫苗能减少由于这类感染所致的脑瘫；治疗母亲 B 族溶血性链球菌感染，可减少新生儿败血症和脑膜炎的发生；抗 Rh-γ 球蛋白、光疗和血浆置换可明显减少胆红素脑病的发生，从而减少锥体外系型脑瘫的发生；另外，母亲甲状腺功能对胎儿脑发育的影响日益得到重视，母亲甲状腺激素可透过胎盘通过多重机制影响胎儿脑发育；严重母亲缺铁性贫血也将影响胎儿脑发育导致小头、痉挛状态以及认知功能障碍。选择性头部低温对围生期窒息所致的缺氧缺血性脑病的神经具有保护作用。

脑性瘫痪的各种药物及康复治疗的效果不断提高，包括肉毒杆菌毒素、巴氯芬、神经发育治疗、语言训练、康复治疗、针灸治疗等。近年来，对治疗采用了标准化系统评估使疗效评估更进了一步。

运动物理治疗在脑瘫的治疗中起很重要的作用，减少抑制性反射、促进粗大运动和精细运动发育、改善和提高语言功能。另外，辅以轮椅、语音电脑辅助以及各种运动辅助器材将会大大改善患儿的社会功能和生活质量，从而树立自信，争取生活自理。

对痉挛性患者的相关畸形进行外科矫治十分必要，现已从单一、序贯治疗转向同步治疗，包括对软组织和骨骼的矫治，例如肌腱延长术，下肢、臀部、脊柱矫治术等；录像带步态分析可用于确定手术方案和术后疗效评估。

肉毒杆菌毒素对于提高痉挛患者的粗大和精细运动有效且安全，疗效可持续 3~4 个月。口服药物包括地西泮、巴氯芬、丹曲洛林、盐酸替扎尼定等。地西泮能有效降低肌张力，但可引起流涎，有镇静作用；巴氯芬作为 GABA 的拟似剂，可用于痉挛、僵直、张力障碍，无认知功能方面的不良反应，但要注意突然戒断可引起幻觉和惊厥，对小婴儿有促发惊厥发作的报道。

对于锥体外系型脑瘫，药物治疗可有效调节纹状体多巴胺的活性，例如，氯硝西泮、利血平和丁苯喹嗪可用于舞蹈症，苯海索（安坦）、左旋多巴或甲基多巴肼等则可用于张力低下、手足徐动症和运动徐缓。

严重的脑瘫患儿对一般干预效果欠佳，往往需要配合康复训练加上巴氯芬注射、选择性背侧神经根切除术、深部脑刺激等联合治疗，另外有报道，选用合适病例进行针灸、推拿治疗也可取得良好效果。高压氧治疗目前无充分临床证据，疗效不定。

并发症的处理包括喂养困难、精神心理发育不良等。胃造口术和胃底折术作为吞咽和喂养困难患儿的常用方法，可改善营养、减少吸入、便于治疗。对患儿和家长的心理与精神疾患应定期治疗咨询。

第五节　抽动障碍

抽动障碍（tic disorders，TD）是一种起病于儿童时期、以抽动为主要表现的神经精神疾病，表现为身体任何部位肌群出现固定或游走性的不自主、无目的、重复、快速的收缩动作，多见于头面部小肌群，包括运动性发作和发声性发作，发作具有波动性，睡眠后发作消失。TD 是一种神经发育障碍性疾病，其发病机制可能是遗传、免疫、心理和环境因素共同作用的结果。

抽动障碍多在儿童和青少年时期起病，大多数在 18 岁前发病，4~8 岁最多见，平均年龄约为 6 岁，在 10~12 岁最严重，然后逐渐减少，有些在青春后期和成年早期消退，约 1/3 的患儿症状持续至成人，男女之比为（3~5）∶1。

【临床表现】

抽动是指突然、无目的、快速、刻板的肌肉收缩，分为运动抽动和发声抽动。运动抽动指手指、面部、颈、肩、躯干和四肢的快速收缩运动；发声抽动指口鼻、咽喉及呼吸肌群的收缩，通过鼻、口腔和咽喉的气流而发声。

根据抽动的持续时间、参与的身体部分和肌肉群，运动抽动和发声抽动可再细分为简单性抽动和复杂性抽动。简单性抽动包括单个肌肉或局部的肌肉群的短暂收缩，表现为简单的运动或发声；复杂性抽动会激活更多的肌肉群，表现为目标导向的或类似有目的的运动或单词或短语的发音。根据病程可分为短暂性 TD、慢性 TD 和 TS。

抽动可从一种形式转变成另一种形式，并且在病程中可出现新的抽动形式，但通常在特定时间段内表现为某种特定的刻板印象。抽动的频率和强度在病程中也有明显波动，抽动症状在病程中有增有减，一些因素也可加重或减轻抽动。加重抽动的常见因素包括压力、焦虑、愤怒、惊吓、兴奋、疲劳、感染和被提醒；减轻抽动的常见因素包括注意力集中、放松、情绪稳定和睡眠。运动，特别是精细运动，如舞蹈或体育运动，通常也可以减轻抽动。

【诊断与鉴别诊断】

1. 临床诊断

（1）TS ①同时有多种运动抽动和 1 种或多种发声抽动，但运动抽动和发声抽动不一定同时出现；②18 岁前起病；③抽动首次发病后，抽动发作频率可增加或减少，抽动症状持续时间可超过 1 年；④抽动症状不由某些药物或物质或其他医疗事件引起。

（2）慢性 TD 既往称为持续性 TD：①1 种或多种运动抽动或发声抽动，但不同时出现运动抽动

或发声抽动；②18 岁前起病；③首次抽动以来，抽动的频率可增多或减少，病程在 1 年以上；④抽动症状不由某些药物或物质或其他医疗事件引起；⑤不符合 TS 的诊断标准。

（3）短暂性 TD 又称为暂时性 TD：①1 种或多种运动抽动和（或）发声抽动；②18 岁前起病；③抽动持续时间不超过 1 年；④抽动症状不由某些药物或物质或其他医疗事件引起；⑤不符合慢性 TD 或 TS 的诊断标准。

3 种类型间有一定延续性，短暂性 TD 可发展为慢性 TD，慢性 TD 也可过渡为 TS。

2. 鉴别诊断与辅助检查 抽动症状应与癫痫发作、物质或药物引起的运动障碍、舞蹈病、肌张力障碍进行鉴别。①遗传综合征：如唐氏综合征、脆性 X 综合征、结节性硬化症、神经棘细胞增多症；②感染性疾病：如链球菌感染、脑炎、神经梅毒等；③中毒：一氧化碳、汞、蜜蜂中毒等中毒因素；④药物不良反应，如哌甲酯、匹莫林、安非他明、可卡因、卡马西平、苯巴比妥、苯妥英钠、拉莫三嗪等；⑤其他因素：如中风、头部创伤。

抗链球菌溶血素 O（ASO）、红细胞沉降率、类风湿因子、病毒抗体、微量元素和铜蓝蛋白的实验室检测，有助于确定一些常见的病因或鉴别诊断。

3. 严重程度评估 临床观察可将 TD 病情简单分为轻度、中度和重度。轻度指轻微抽动症状，不影响儿童的正常生活、学习或社会活动；中度为经常性抽动症状，以某种方式干扰儿童正常功能和社交活动；重症是指经常性抽动症状，严重影响儿童的生活、教育和社会活动。

最常用的抽动严重程度测量方法之一是耶鲁综合抽动严重程度量表（YGTSS），由三部分组成。第一部分包括运动抽动/发声抽动症状的检查项目；第二部分是一个评分系统，分别从抽动次数、频率、强度、复杂性和干扰五个维度来评估运动抽动和发声抽动的严重程度；第三部分是 TD 儿童在自尊、社会交往、学习或工作方面的功能障碍量表。计算汇总运动抽动、发声抽动和功能障碍的得分，得出 YGTSS 总分（最高 100 分）。TD 患者 YGTSS 总分 <25 分为轻度，25~50 分为中度，>50 分为重度。

【治疗】

治疗前应确定目标症状，即对患者日常生活、学习或社会活动影响最大的症状。轻度 TD 患儿，可

先行或仅予医学教育和心理支持，适当给予观察等待期，并定期随访。中重度 TD 的治疗原则同样是先尝试非药物干预，行为治疗可与药物治疗相结合。应在整个治疗过程中提供医学教育和心理支持。

1. **教育及家庭干预** 告知和教育患者及其父母，对于多数 TD 患者，抽动会在青春期结束时自行消退。鼓励家长和孩子一起面对 TD 的诊断，鼓励 TD 患儿与同学和周围的人自信地互动，提升其社会适应能力；指导家长和孩子一起观察可能引起或加重抽动症状的条件和因素。鼓励家长更多地与学校老师沟通，帮助他们更好地了解病情。多数轻度、社会适应性较好的 TD 儿童，仅通过心理教育和支持就能取得疗效。

2. **行为治疗** 多种行为干预用于 TD 及其共患病的治疗，包括习惯逆转训练（HRT）、暴露与反应预防、放松训练、正强化、自我监控、回归锻炼等。最常用的是抽动综合行为干预，训练患者意识到自己的抽动，并教他们具体的行为策略来减少抽动。

3. **药物治疗** 对于影响日常生活、学校和社会活动的中重度 TD 儿童，当心理教育和行为治疗无效或无法控制时，需要药物治疗。建议采用两级用药和多阶段疗程，中重度 TD 患儿使用一线药物，难治性 TD 患儿联用二线药物。治疗药物应以最低有效剂量单药治疗开始，并根据需要逐步增加。不应过早或突然更换药物或停止用药。

TD 的药物治疗应循序渐进，整个疗程通常为 1~2 年。①急性治疗期：积极控制症状，缩短病程。从最小剂量开始，慢慢增加（1~2 周增加）至目标治疗剂量，取得满意效果；②巩固治疗期：抽动症状基本得到控制后，仍需持续 1~3 个月；③维持治疗期：巩固期结束后，如病情得到良好控制，应持续治疗 6~12 个月，维持剂量一般为以前最大剂量的 1/2~2/3；④减量停药期：维持治疗后，如症状得到控制，可逐步停药，停药期应循序渐进，至少 1~3 个月。

一线药物包括：硫必利，起始剂量 50~100 mg/d，每日分 2 次或 3 次口服，治疗剂量 100~600 mg/d；阿立哌唑，起始剂量 1.25~5.00 mg/d，治疗剂量 2.5~20.0 mg/d；可乐定贴剂，起始剂量每周 1.0 mg，治疗剂量每周 1.0~2.0 mg。

二线药物包括：氟哌啶醇，起始剂量 0.25~1.00 mg/d，治疗剂量 1~6 mg/d；利培酮，起始剂量 0.25~1.00 mg/d，治疗剂量 1~4 mg/d；托吡酯，

起始剂量 12.5~25.0 mg/d，治疗剂量 25~100 mg/d。

药物治疗期间需要进行随访，定期进行评估和检查，以评估药物疗效、不良反应和继续治疗的必要性。

【预后】

总体预后较好，近 50% 的 TD 患儿在青春期或成年期完全缓解，30% 在成年期抽动症状减轻，20% 的 TD 患儿的抽动症状会迁延到成年期或终身，多数 TD 患儿长大后可正常工作和生活。

第六节　杜氏型肌营养不良

杜氏型肌营养不良（Duchenne muscular dystrophy，DMD），也称为假肥大型肌营养不良，是最常见的一类遗传性疾病之一。患病率为 1/（3500~4700）活产男婴。DMD 由于编码 dystrophin 蛋白的 DMD 基因的突变所引起，为 X 染色体-连锁隐性遗传。主要是男孩发病，女性为致病基因的携带者。

【临床表现】

通常于儿童早期（5 岁前）起病，表现为进行性加重的对称性肌无力，且通常伴有腓肠肌肥大，血清肌酶显著升高。早期观察可发现独站、独走等运动里程稍慢于同龄儿，而后逐渐出现动作笨拙、行走不稳（鸭步）、无诱因下经常摔跤、爬梯困难等。随着病情逐渐加重，患儿从仰卧位起立时需先翻转为俯卧，再以双手支撑地面和下肢缓慢地站立，称为 Gower 征。部分患者可表现为行为异常、脾气暴躁等。病变呈进行性加重，一般在 13 岁左右就丧失行走能力，需要坐轮椅。大多数患儿最终卧床不起，并发关节挛缩、压疮、肺炎，DMD 晚期多并发扩张型心肌病，特征是左心室扩张，充血性心力衰竭。DMD 患者多在 20 岁前死于心肺衰竭。

DMD 基因缺陷的轻型表型为贝克型肌营养不良（Becker muscular dystrophy，BMD），通常发病稍晚，临床表现相对较轻，可存活到 40 岁左右或更长。

DMD 基因突变的女性携带者多数无肌无力的临床表现，但有扩张型心肌病的高发风险。

【诊断】

对于近端肌无力、腓肠肌肥大、肌酶显著升

高的男性患者，需疑诊杜氏型肌营养不良，可进行 *DMD* 基因（*DMD*，OMIM 300377）检测，绝大多数患者都可以找到明确的致病突变位点。DMD/BMD 患者的基因突变类型中，60%~70% 为外显子的缺失，5%~10% 为外显子的重复，25%~35% 为单核苷酸的突变，包括微缺失、微插入、单个碱基突变，以及剪切位点突变等。因此，分子检测时，一般先进行 DMD 基因拷贝数变异的检测（外显子的缺失或重复，可通过 MLPA 方法等），如果未发现异常，则进行基因测序，如果仍未发现突变位点，则进行肌肉活检，免疫组化染色或 Western 检测。肌活检早期表现为非特异性的肌营养不良病理改变，包括肌纤维大小不一，变性、坏死、再生，而晚期可见脂滴沉积及结缔组织的增生，免疫组化染色中 Dystrophine 蛋白表达的缺失可明确诊断。DMD 女性患者的分子诊断依据为 Xp21.2 缺失、重组，或 X 染色体整体缺失，X 染色体的单亲二倍体，DMD 基因的复合杂合突变，或 X 染色体的非随机失活。

【鉴别诊断】

DMD 的鉴别诊断需要与可引起腓肠肌肥大的肢带型肌营养不良、先天性肌营养不良等鉴别，也需要注意与肌炎及代谢性肌病等进行鉴别。另外，对于体检等发现的肝功能异常升高的无症状儿童，应注意检测肌酶及肌电图，确定有无肌病可能。

【治疗】

DMD 患者的治疗主要是多学科对症治疗，包括药物治疗、康复治疗、呼吸系统并发症治疗、心脏病治疗、外科矫形治疗和其他治疗等。

1. 药物治疗

（1）糖皮质激素　可使用泼尼松，剂量通常为 0.75 mg/（kg·d），可改善 DMD 患者的力量和肺功能，减少脊柱手术的需求和延缓心肌病的发生。但需要注意激素治疗可能引起的副作用，包括肥胖、Cushing 面容、多毛症、骨质疏松等。为减少副作用，必要时可将剂量减少 1/3。此外，维生素 E、辅酶 Q 等药物可能有一定的帮助。

（2）基因治疗　2014 年欧盟委员会批准了药物 Ataluren（商品名 Translarna）进入欧洲市场。该药可减少核糖体对提前终止密码子的敏感性，使 mRNA 在翻译时在终止密码子处不终止而继续翻译（即"通读"），它可以用于治疗 DMD 基因

无义突变的患者（约占 DMD 患者的 13%）。2016 年，美国食品药品监督管理局批准了反义 RNA 药物 Eteplirsen（商品名 Exondys 51）。该药物可诱导 DMD 基因转录的 mRNA 跳过第 51 外显子，产生的 mRNA 可生成内部存在部分缺失但具有功能的 Dystrophin 蛋白，以此来修复由于突变造成的开放读码框被破坏的缺陷（约占 DMD 患者的 15%）。目前我国尚无获批的 DMD 基因治疗药物。

2. 康复治疗　应根据患者的病情和成长阶段，采用不同类型的长期康复治疗。在学龄前期，应以肌肉阻力训练为宜，不宜进行离心性耐力训练；应尽量维持日常活动，可做小运动量的游戏；行走困难时可用呼吸训练器锻炼肺功能；应注重手指功能的训练；职能方面，可进行运动量小的技艺训练，例如绘画、雕刻等。此外，在康复训练时应注意避免关节挛缩或骨骼变形，运动训练时可穿矫形鞋，行动困难时可使用站立床。

3. 并发症治疗

（1）呼吸系统　呼吸系统并发症的治疗主要是控制感染、改善通气、避免误吸。当患儿肺活量过低（<50%）时，可使用无创呼吸机；肺部感染时应及时使用抗生素；不能自行排痰时应考虑气管切开吸痰；2 岁以上的患儿可接种肺炎及流感疫苗。

（2）心脏病方面　针对扩张型心肌病，可选用血管紧张素转化酶抑制剂（angiotensin-converting enzyme inhibitor，ACEI）或血管紧张素受体 Ⅱ 阻滞剂；心动过速可使用 β 受体阻滞剂；心肌损害明显者可使用洋地黄。

（3）外科矫形　前期可使用矫形器延缓脊柱侧凸或后凸的进展，必要时可进行手术治疗；步行期间发生骨折时应以内固定手术稳定骨折，尽快恢复行走，失去行动能力后骨折，可用夹板、石膏等材料固定骨折部位；严重的马蹄内翻足可手术纠正。

4. 其他　良好的营养管理，预防营养不良和肥胖；每年检测一次骨密度，及时补充维生素 D 和钙；应注意心理辅导，促进患儿正常的心理发育；早期可进行学校教育，后期由于行动困难可通过电视、广播等辅导学习；注重家庭护理。

5. 女性携带者治疗　也可能出现部分症状，因此对于家系中的女性携带者应注意进行追踪随访，尤其在心肌病方面，以便及时进行治疗。对于发病较早或有严重肌无力的女性携带者，应查明其发病原因，并根据结果调整治疗方案。

【遗传咨询】

1.遗传规律 杜氏型肌营养不良为 X 连锁隐性遗传。在所有 DMD 患者中，约 1/3 的患者为自发突变，2/3 突变来源于母亲。患者的同胞是否患病和他们的母亲是否携带该突变位点有关。女性携带者把 DMD 突变位点传给下一代的概率都是50%，即女性携带者的儿子中 1/2 是健康男孩，1/2 是 DMD 患者；所生女儿则 1/2 是健康女孩，1/2 是女性携带者。DMD 男性患者无法生育，而 BMD 男性患者或 DMD 相关的扩张型心肌病患者可以生育；但所生的女儿全部都是携带者，儿子则都不会获得该突变位点。

2.女性携带者的筛选 为了早期进行心脏方面的监管和下一代的遗传咨询及产前诊断，需要确认家族内的所有女性携带者。肌酶升高通常预示为女性携带者，但肌酶正常并不能除外女性携带者的可能，因为只有约 70% 的女性携带者肌酶水平异常升高。且血清肌酶水平会随着年龄渐长而逐渐下降，故应当在确定患者的早期即进行女性亲属的肌酶测定。分子检测的方法依据不同突变方式及位点而定，对于 DMD 基因外显子大片段缺失或重复的家庭，可进行 DMD 基因的拷贝数变异检测；对于点突变的 DMD 家庭，则需进行测序。因此，如果特异性的致病位点已找到，则应该为其家族提供遗传咨询和分子遗传学检测，检测对象包括患者的姐妹，母亲一方的女性亲属，以及已经确定或可疑的女性携带者的一级亲属。

3.女性携带者的产前诊断和监管 如果突变位点已明确，可以对高危女性进行携带者筛选及产前诊断，可采集胎儿的羊水细胞或绒毛膜细胞进行基因测定。对于一些 DMD 患者，其母亲外周血淋巴细胞未检测到该突变位点时，仍需进行产前诊断，因为部分 DMD 突变存在于其母亲的卵细胞中，即存在卵细胞的嵌合现象。对于未检测到突变位点的家庭，可进行连锁分析。连锁分析一般需要采集多位家庭成员的外周血标本，由遗传咨询师或分子诊断实验室决定合适的对象。然而，由于 DMD 基因本身具有较高的重组率及自发突变率，连锁分析结果的解释通常较为复杂，一般以"是携带者的概率"或者"是 DMD 患者的风险"来表示，而非绝对的是与不是。

有症状的女性携带者最好在备孕前就进行扩张型心肌病的评估，或者一旦发现怀孕立即评估。无症状的女性携带者应该考虑在孕前监测心脏，或发现怀孕后进行监测。那些明确有扩张型心肌病的应该接受心脏科和高危产科的治疗和（或）监测。

第七节　脊髓性肌萎缩症

脊髓性肌萎缩症（spinal muscular atrophy, SMA）是由于脊髓前角及延髓运动神经元变性，导致近端肢体及躯干进行性、对称性肌无力和肌萎缩的神经变性病。SMA 中最常见的类型是位于 5 号染色体长臂（5q）上的运动神经元存活基因 1（survival motor neuron 1，SMN1）突变所导致的常染色体隐性遗传病，发病率约为 1/10 000，人群携带率约为1/50。SMA 表型复杂，根据发病年龄及所获得的最大运动里程碑不同，分为 0～4 型。

SMN1 基因在所有真核生物中是高度保守的，SMN1 基因包括 7 号外显子在内的纯合缺失或复合杂合变异导致全长功能性 SMN 蛋白不足。在人类中，5 号染色体长臂上有另 1 个同 SMN1 基因高度相似的基因，称为 SMN2 基因。SMN1 基因位于端粒端，SMN2 基因位于着丝粒端。SMN2 基因的 7 号外显子的第 6 个碱基由 C 转为 T，这个关键性的转化导致 7 号外显子出现剪接异常，主要产生不稳定的 SMN（SMNΔ7）蛋白，与此同时 SMN2 基因也产生少量的全长功能性的 SMN 蛋白，SMN2 基因拷贝数是 SMA 表型的主要调控因子。

【临床表现及分型】

典型的临床表现为躯干和四肢近端肢体为主的进行性、对称性肌无力（下肢重于上肢、近端重于远端）和肌萎缩、肌束颤、腱反射减弱或消失、智力大多正常。根据发病年龄、获得最大运动里程碑，SMA 包括以下 5 种临床分型。

1.0 型 患儿在出生时已具有严重肌无力、肌张力低下及呼吸窘迫。宫内发现胎动减少，合并关节挛缩以及房间隔缺损。0 型 SMA 患儿具有严重的呼吸困难乃至呼吸衰竭，极少存活超过 6 月龄。

2.1 型 患儿在 6 月龄内发病，主要表现为显著的肌无力及运动发育迟缓。发病平均年龄为 2.5月龄。部分患儿获得头控甚至翻身能力，但很快会丧失这些能力。此类患儿的主要临床特征为运动发育倒退、腱反射减弱或消失、肌张力低。大多数患儿具有舌肌纤颤，而面肌相对较少受累，在新生儿期或者生后数月内出现球部肌肉无力，表现为吞咽或者吸吮无力，进而出现生长缓慢、反复误吸、钟形胸及以腹式呼吸为主的矛盾呼吸。

3. 2型　通常在6~12月龄发病，平均发病为8.3月龄。患儿通常在生后或婴儿期表现明显的肌张力低下，但仍能在5岁前获得一定的运动能力，最大运动里程碑为独坐。5岁后逐渐出现运动能力下降，平均在10余岁丧失独坐能力。大多会伴有手部震颤，深腱反射减弱或者消失，病情进展中出现脊柱侧弯。进行性呼吸肌无力导致限制性肺部病变为2型患者致死或致残主要原因。约70% 2型SMA可存活至25岁。

4. 3型　通常在18月龄后发病，平均发病为39月龄。下肢受累比上肢明显。此型患儿能独立行走，但易摔跤，上下楼困难。大部分3型患儿会出现缓慢的功能丧失。3岁内起病，多数患者在10余岁丧失行走能力。3~12岁起病，多数患者在30~40岁间丧失行走能力。绝大多数3型SMA患儿不伴明显的呼吸肌无力。生存期接近正常人群。

5. 4型　通常在20~30岁间发病。膝反射可能丧失，但上肢和跟腱的深腱反射多不受影响。有些患者具有手部震颤。通常生存期是不受影响的。4型患者在整个SMA群体中比例最低，不超过5%。

【辅助检查】

1. 基因检查　SMN1基因检查采用多重连接探针扩增（MLPA）或实时荧光定量PCR（qPCR）进行拷贝数检查，其中MLPA方法可同时检测SMN2拷贝数。在SMN1基因微小变异通常采用SMN1特异性长片段PCR结合巢式PCR的方法或SMN1基因逆转录（RT）-克隆测序进行SMN1的变异分析。

2. 血清肌酸激酶　正常或轻度升高（多为2~4倍，不超过10倍）。

3. 肌电图　包括神经传导及针电极检查。神经传导检查显示复合运动动作电位（compound motor action potential amplitudes，CMAP）下降，而感觉动作电位正常；2型及3型患者的针电极肌电图显示神经源性损害，呈现慢性部分再支配表现；1型患者的针电极肌电图显示失神经变化，但没有再支配的表现。

4. 肌肉活检　肌肉活检结果显示各型SMA均为神经源性损害，群组化肌萎缩，1型及2型肌纤维均可呈现萎缩。

【诊断】

1. 典型的临床表现　对称性肌无力、肌张力低下、腱反射消失或减弱，其中肌无力表现为下肢重于上肢、近端重于远端。

2. SMN基因检查　如果患者具有典型的临床表现，直接进行MLPA或者qPCR方法进行基因检查，结果显示SMN1包含7号外显子在内的纯合缺失即可明确诊断；SMN1基因结果显示杂合缺失或SMN1基因无缺失且患者父母系近亲婚配，需进一步进行SMN1基因测序。

【鉴别诊断】

1. 非5qSMA　临床特征与鉴别诊断见表18-3，此类患者常具有典型的临床表现，但经过详细的SMN1基因检查仍为阴性。

2. 其他相关疾病　当临床表现不典型或伴有特殊的临床表现，需结合详细病史询问、体格检查及辅助检查结果，进行综合分析。累及神经肌肉的疾病种类繁多，例如先天性肌病、多种肌营养不良、先天性肌无力综合征、周围神经病、代谢性相关疾病、Prader-Willi综合征等疾病，需要进行鉴别诊断。

【治疗】

针对SMA治疗最初主要为姑息治疗及症状治疗，随着研究深入及科学进展，逐渐产生了改变SMA疾病病程的治疗，又称为疾病修正治疗（DMT）。不同的SMA分型中，在疾病不同阶段出现多系统（呼吸、骨骼、消化等）并发症，需要多学科的规范性评估及管理。目前SMA治疗包括：DMT、多学科管理。

1. 基因修饰治疗

（1）反义寡核苷酸（antisense oligonucleotides，ASO）药物　诺西那生钠作为首个获批SMA治疗药物，于2016年12月经美国FDA获批上市，2019年在中国大陆获批，批准用于所有类型的SMA患者。此药物通过阻断内含子区域的抑制性元件，使产生的全长功能性的SMN蛋白表达增多。此药通过鞘内注射，每次12 mg。分为负荷剂量期（第1~4剂）及维持剂量期（第5剂及以后），负荷剂量期注射时间（0天、14天、28天、63天），第5针后每4月注射1次。

表 18-3　非 5q 脊髓性肌萎缩症特征

发病阶段	疾病	基因	遗传模式	共同特征	鉴别特征
儿童	X 连锁小儿脊髓性肌萎缩症	*UBA1*	XL	肌张力减退、肌无力、反射消失	多发性先天性关节挛缩、骨折
	脊髓性肌萎缩症和呼吸窘迫 1 型	*IGHMBP2*	AR	肌无力、呼吸衰竭、反射减弱或反射消失	远端为主的肌无力，膈肌麻痹
	GARS1 相关性婴儿起病的脊髓性肌萎缩症	*GARS1*	AD	肌张力低下、肌无力、反射消失	膈肌麻痹、感觉受累
	肩胛型脊髓性肌萎缩症（SPSMA）	*TRPV4*	AD	肌无力、反射减弱或反射消失	进展缓慢或非进展；声带麻痹
	常染色体显性儿童期发病的下肢显著的脊髓性肌萎缩症 2A 或 2B	*BICD2*	AD	肌无力、远端反射减弱或反射消失	进展缓慢或非进展；部分伴有反射亢进
成人	脊髓延髓性肌萎缩（肯尼迪病）	*AR*	XL	近端肌肉无力、肌肉萎缩、肌束震颤	逐渐进展；男子乳房发育，睾丸萎缩，生育能力下降

（2）小分子药物　利司扑兰为第二个在中国大陆获批的 DMT 药物，批准用于大于 2 月龄的 SMA 患者。此药为哒嗪衍生物，作用于 pre-mRNA，提高 *SMN2* 基因产生全长功能性的 SMN 蛋白。用法：每日 1 次，口服，2 月龄至 2 岁，推荐剂量为 0.2 mg/kg；2 岁以上，体重 <20 kg，推荐剂量为 0.25 mg/kg；体重 ≥20 kg，推荐剂量为 5 mg。

（3）基因替代药物　AVXS-101 是以腺相关病毒 9（adeno-associated virus 9，AAV9）为载体的 *SMN1* 基因，其中转入的 *SMN1* 基因作为游离基因存在。2019 年经美国 FDA 批准应用于小于 2 岁的所有型别 SMA 患者。用法：静脉注射，仅需 1 剂。目前国内也有类似药物正在进行临床研究。

2.多学科管理　SMA 患者一经诊断明确，应跟患者及家属充分沟通疾病相关内容，进入多学科管理，根据分型及功能状态，制订多系统评估随访及治疗内容，具体内容如下。

（1）多学科评估内容　在各型 SMA 患者中，根据患者功能及年龄不同，应进行定期运动功能量表评估，包括：费城儿童医院婴儿神经肌肉疾病检查（the Children's Hospital of Philadelphia Infant Test of neuromuscular disorders，CHOP-INTEND）、Hammersmith 运动功能量表扩展版（Hammersmith functional movement screen extended，HFMSE）、运动功能量表（motorfunctionmeasure，MFM）、修订上肢模块（revised upper limb module for SMA，RULM）、6 分钟步行试验（6 minute walking test，6MWT），以及主要以运动发育里程碑评估为主的量表，WHO 运动里程碑量表及 Hammersmith 婴儿神经病学检查（Hammersmith Infant Neurologic Examination）量表。除此以外，还需进行呼吸功能、吞咽功能、营养状况、脊柱侧弯及髋关节脱位定期评估。对于严重型别的 1 型患者还需进行心超检查。

（2）康复管理　包括姿势管理、肌肉关节挛缩及畸形管理、支具及辅具管理、呼吸支持、喂养支持、促进运动及移动功能训练等方面的不同具体管理措施。针对 SMA 2 型、3 型及 4 型患者也应进行跌倒骨折预防管理。针对合并严重骨骼畸形患者，还需要进行疼痛管理。

（3）骨科管理　定期的骨科评估中，如果脊柱侧弯角度 ≤20° 时，建议每 6 个月随访 1 次，直至骨骼发育成熟后每年随访 1 次；当脊柱侧弯角度为 20°~50° 时，建议使用不影响呼吸功能的脊柱支具；当脊柱侧弯角度 >50° 时，可考虑脊柱手术干预，术式包括生长棒技术（骨骼发育尚未成熟）及脊柱后路融合术；如果进行手术，建议在中线位置保留 1~2 节腰椎节段，以便鞘内注射 ASO 或者其他不能透过血脑屏障的药物。

针对髋关节脱位，一般仅在出现严重疼痛时才考虑手术治疗。

针对骨质疏松或者骨密度下降，定期进行血钙

及维生素 D_3 测定、骨密度检查，充分的钙及维生素 D 补充，必要时进行静脉二膦酸盐治疗。

（4）营养管理及相关内容 定期进行营养状况及生长情况的评估，记录吞咽、反流、便秘及腹胀等相关病史，进行必要干预，调整关键营养素及热量的摄入量；针对吞咽困难、经口喂养不足，需考虑胃造瘘。

（5）呼吸功能管理 定期肺功能相关评估，包括多导睡眠监测、肺功能等检查；记录平时呼吸情况、咳嗽状态、肺部感染史、打鼾、夜间低通气相关病史；存在咳嗽无力时，给予辅助咳嗽，包括物理拍痰、体位引流及咳痰机；必要时进行夜间或持续双水平起到正压模式辅助通气（bi-level positive airway pressure，BiPAP）、有创通气、气管切开等呼吸支持。

（6）免疫接种 建议患者常规进行免疫接种；推荐进行肺炎球菌疫苗（2 岁前 13 价或 2 岁后 23 价）；推荐每年接种流感疫苗。

（7）遗传咨询及产前诊断 产前诊断应由具有此资质的专业人员进行，首先推荐采用 MLPA 或者 qPCR 技术对胎儿进行 SMN1 拷贝数分析。

（王 艺）

第十九章
儿童常见感染性疾病

第一节　儿童肺炎

急性呼吸道感染（acute respiratory infection, ARI）是儿童常见病，是导致发展中国家儿童患病及死亡的常见疾病。在发展中国家，5岁以下儿童肺炎发病率为10%~20%，但在发达国家仅为4%~5%。据WHO和UNICEF估计，每年大约有1500万5岁以下的儿童死亡，其中25%~30%是死于肺炎。我国5岁以下儿童死亡原因的流行病学调查表明，肺炎为第一位死亡原因，占全部死亡原因的30%左右。因此，儿童肺炎不仅是一个危害儿童个体健康的疾病，而且是一个严重公共卫生的问题。因此，降低儿童急性呼吸道感染的病死率是当代世界儿童生存、保护和发展的重要任务。从20世纪80年代起，WHO和UNICEF等国际组织就在发展中国家开始了儿童急性呼吸道感染的合作项目，并在各个领域开展了大量的研究工作。WHO的急性呼吸道感染标准病例管理最关键的部分，是用症状和体征及时诊断出肺炎和危重症；正确及时应用抗生素治疗肺炎，对重症肺炎和危重患儿经简单处理后及时转院。急性呼吸道感染标准病例管理的推广应用，对降低肺炎的死亡率起到了十分关键的作用。

【流行病学特点】

1. 年龄　儿童肺炎多发生在5岁以下儿童，其中婴儿，特别是6个月以内婴儿的肺炎死亡率远远高于其他年龄组。在发展中国家的研究表明，6个月以内婴儿死于肺炎的比例占5岁以下儿童肺炎死亡的30%~50%。

2. 季节　儿童肺炎的发病季节与地域的分布有关，在我国北方以冬末春初为发病高峰，约持续3个月。长江下游以春冬季节为多，但高峰不十分突

出。广西、广东以5~7月份发病最多。

3. 危险因素

（1）营养不良　营养不良儿童患肺炎的危险性是营养良好儿童的3倍。由于反复感染、发热，使机体分解代谢增高，消耗体内的营养储存，食欲减低等，从而导致儿童营养不良加重。因此，感染和营养不良成为因果关系，造成恶性循环。

（2）维生素A缺乏　维生素A是增强机体免疫应答、维护正常呼吸道黏膜及呼吸器官上皮细胞功能所必需的微量营养素。维生素A缺乏，甚至无临床症状的亚临床维生素A缺乏均可引起机体免疫功能损害，可影响机体免疫系统的B细胞和T细胞的功能，影响细胞免疫和体液免疫，使上皮细胞免疫应激性和正常屏障功能降低。因此，维生素A缺乏是发生儿童肺炎的一个重要危险因素。

（3）房间内空气污染　急性或慢性的烟尘吸入，可以造成呼吸道上皮细胞的损害，降低上皮细胞的清除和分泌功能。许多研究证实，被动吸烟是儿童患肺炎的高危因素。在发展中国家，不少家庭使用有机燃料（煤、木柴、沼气）煮饭或取暖，加之房间内通风条件差，造成烟尘的吸入，这也是发展中国家儿童肺炎发病率高的原因之一。

（4）低出生体重儿肺炎　是低出生体重儿的重要死亡原因。流行病学研究表明，在新生儿期和婴儿期，低体重儿肺炎发病率是正常体重组的4~5倍。

（5）社会、经济及文化等因素　能否及时地认识肺炎症状和体征，及时地给予治疗是降低肺炎发病率和死亡率的关键。因此，家长的文化水平、社会经济地位是非常重要的因素。

【病因】

最常引起儿童肺炎的病原体是细菌、病毒或支原体、衣原体等，也可由病毒和细菌、支原体的混合感染。WHO在发展中国家做了大量研究，发

现社区儿童肺炎的主要病原体为肺炎链球菌和流感嗜血杆菌，这两种细菌的感染占 2/3~3/4。在发达国家肺炎病原体以病毒为主，主要有呼吸道合胞病毒、腺病毒、流感和副流感病毒等。儿童肺炎的病因诊断在大多数病例中是困难的，因婴幼儿不能自主排痰，同时，在发展中国家的健康儿童鼻咽部携带定植菌的比例很高，将上呼吸道标本作为诊断依据时，常会导致误诊。

【肺炎分类】

目前对肺炎尚无统一的分类方法，常用的有以下几种分类方法：

1. 按解剖和 X 线表现分类　可分为支气管肺炎（小叶性肺炎）、节段性肺炎、大叶性肺炎、间质性肺炎、毛细支气管炎。

2. 按病因分类

（1）感染性肺炎

1）细菌性肺炎：常由肺炎链球菌、流感嗜血杆菌、金黄色葡萄球菌、卡他莫拉菌、肺炎克雷伯菌、大肠埃希菌等所致。此外，军团菌及厌氧菌也可引起。

2）病毒性肺炎：以呼吸道合胞病毒，腺病毒（3、7、11、21型），流感病毒和副流感病毒1、2、3型最为常见。其他还有鼻病毒、肠道病毒、博卡病毒、偏肺病毒、巨细胞病毒、冠状病毒等。

3）其他感染性肺炎：① 支原体肺炎，肺炎支原体所致。② 衣原体肺炎，由沙眼衣原体（Chlamydozoa trachomatis, CT）、肺炎衣原体（Chamydia pneumoniae, CP）和鹦鹉热衣原体引起，以 CT 和 CP 多见。③ 真菌性肺炎，由白色念珠菌、肺曲霉、组织胞浆菌、毛霉、球孢子菌等引起的肺炎以及耶氏肺孢子菌肺炎，多见于免疫缺陷病或长期使用抗生素者。

（2）非感染性肺炎　如吸入性肺炎、坠积性肺炎、嗜酸性粒细胞性肺炎（过敏性肺炎）等。

3. 按病程分类　① 急性肺炎：病程≤1个月；② 迁延性肺炎：病程 1~3 个月；③ 慢性肺炎：病程 >3 个月。

4. 按病情分类　① 轻症：以呼吸系统症状为主，其他系统仅为受累，无全身中毒症状。② 重症：除呼吸系统症状外，其他系统也受累，可合并呼吸衰竭、心力衰竭和中毒性脑病。全身中毒症状明显，甚至危及生命。

5. 按临床表现典型与否分类

（1）典型肺炎　指由肺炎链球菌、流感嗜血杆菌、金黄色葡萄球菌、卡他莫拉菌、肺炎克雷伯杆菌、大肠埃希菌等引起的肺炎。

（2）非典型肺炎　指由肺炎支原体、衣原体、军团菌、冠状病毒等引起的肺炎。2002 年冬季和 2003 年春季，在我国发生一种传染性非典型肺炎（severe acute respiratory syndrome, SARS），为新型冠状病毒（coronavirus）引起，以肺间质病变为主，传染性强，病死率较高。儿童临床表现较成人轻，病死率较低。近年来还出现由禽流感病毒引起的肺炎。

6. 按发生肺炎的地点进行分类

（1）社区获得性肺炎（community-acquired pneumonia, CAP）　指无明显免疫抑制的患病儿童在院外或住院 48 小时以内发生的肺炎。

（2）院内获得性肺炎（hospitalacquired pneumonia, HAP）　指住院 48 小时后发生的肺炎。

在临床工作中，如果病原体明确，可按病因分类，有助于指导治疗。否则可按解剖或 X 线表现分类或按其他方法进行分类。

以上分类方法在儿童的个体或群体的保健、干预等方面显得过于复杂，并且界限也不清楚。因此，鉴于儿童保健工作的需要，WHO 在做了大量研究的基础上对肺炎进行了临床分类（表 19-1）。这种分类方法对儿科临床工作者，特别是社区的儿童保健工作者来说非常清楚简便、容易掌握，对不同病情的患儿可以进行分类管理。

【临床表现】

在儿童肺炎中以支气管肺炎最为常见，不同病原引起的儿童肺炎，可有不同的临床表现。

1. 支气管肺炎　大部分儿童肺炎起病较急，在发病前常有上呼吸道感染的症状，出现鼻塞、流涕、咽痛、咳嗽，伴有低热，很快体温升高，可达 38~40℃，咳嗽加重，并出现呼吸增快等症状。小婴儿或体弱儿常不出现发热，但表现为精神萎靡、厌食、呕吐或呛咳。

（1）主要症状

1）发热：发热无定型，多为不规则发热，也可为弛张热或稽留热。大多数轻症肺炎为中度发热，新生儿、重度营养不良患儿可不发热或体温过低。

2）咳嗽加剧：发病后咳嗽逐渐频繁，发病初期为刺激性干咳，极期咳嗽可减轻，有痰，但不易

表 19-1　肺炎临床分类（WHO 推荐）

临床特征	轻度	重度
一般情况	好	差
意识障碍	无	有
低氧血症	无	发绀 呼吸增快，≥70 次 / 分（婴儿）或≥50 次 / 分（1 岁以上） 辅助呼吸（呻吟、鼻翼扇动、三凹征） 间歇性呼吸暂停 血氧饱和度 <92%
发热	未达重度标准	超高热或持续高热超过 5 天
脱水征 / 拒食	无	有
胸片或胸部 CT	未达重度标准	≥2/3 一侧肺浸润、多叶肺浸润、胸腔积液、气胸、肺不张、肺坏死、肺脓肿
肺外合并症	无	有
判断标准	上述所有情况都存在	出现以上任何一种情况

咳出，恢复期咳嗽时有痰。小婴儿可无咳嗽，而表现为口吐白沫。

3）气促：多在发热、咳嗽后出现气促现象，重度气促是肺炎的重要表现。

4）全身症状：精神不振、食欲减退、轻度腹泻或呕吐、烦躁不安等。

（2）主要体征

1）呼吸增快：呼吸次数增快至 40~80 次 / 分或更快，伴有鼻翼扇动和三凹征。

2）缺氧体征：氧气吸入不足引起低氧血症，出现口唇和指（趾）端发绀。轻症患儿可无发绀。患儿呼吸呈点头状，严重时哭声微弱，较大儿童表现为透不过气，讲话时断断续续。

3）肺部体征：初期肺部体征不明显，可有呼吸音粗糙、减低。以后两肺可闻及中、细湿啰音，以背部两侧下方及脊柱两侧较为明显，于深吸气时更为明显。在肺内炎症融合时，可出现实变体征，叩诊呈浊音，呼吸音减低，语颤增强。

（3）重症肺炎的表现　由于患儿严重缺氧和毒血症，除呼吸系统改变外，还可累及其他各个系统，如心血管系统、神经系统和消化系统等，并造成其功能障碍，出现重症肺炎的临床表现。

1）心血管系统：重症肺炎常并发中毒性心肌炎及缺氧性肺动脉高压，从而引起微循环障碍和心力衰竭。①突发烦躁不安、气促加剧、面色灰暗、指（趾）甲及口唇发绀，缺氧加重；②呼吸次数每分钟超过 60 次；③心率增至每分钟 120~180 次，脉搏速而弱；④心音低钝、心律不齐，可出现奔马律；⑤颈静脉怒张，肝快速增大；⑥尿少或无尿，面部、眼睑和下肢可出现水肿；⑦心电图可呈现 ST 段压低、T 波倒置低平、心律不齐。具备前 5 项即可诊断为肺炎合并心力衰竭。心血管系统功能障碍是肺炎死亡的主要原因。

2）消化系统：低氧血症和感染性毒血症可损害胃肠道黏膜，引起胃肠功能障碍，发生厌食、呕吐、腹泻和胃肠蠕动不良。重症可出现肠麻痹或胃肠道出血，表现为严重腹胀、膈肌升高、加重呼吸困难，听诊时肠鸣音消失。重症时呕吐物呈咖啡样，大便隐血试验阳性或柏油样大便。

3）神经系统：重症肺炎可影响脑功能而并发中毒性脑病，严重缺氧可损害脑细胞代谢，发生脑水肿，主要表现为烦躁不安、精神萎靡、嗜睡、眼球震颤、凝视、球结膜水肿、前囟饱满。二氧化碳体内蓄积，轻度可刺激呼吸中枢，过高可导致呼吸中枢抑制，即二氧化碳麻痹。当颅内压继续增高时，可出现昏睡、昏迷、惊厥；瞳孔对光反应迟钝或消失；呼吸不规则、脑膜刺激征阳性。

4）弥散性血管内凝血（disseminated intravascular coagulation, DIC）：出现凝血机制失常，表现为血压下降、四肢凉、脉速而弱，皮肤、黏膜及胃肠道出血。

2. 不同病原体引起的肺炎临床特点　如表 19-2。

表 19-2　不同病原引起的肺炎临床特点

病原	肺炎链球菌		金黄色葡萄球菌肺炎	腺病毒肺炎	毛细支气管炎	支原体肺炎
	大叶性肺炎	支气管肺炎				
好发年龄	年长儿	婴幼儿	任何年龄	婴幼儿	小婴儿	幼儿及年长儿
发热	起病即发热，持续发热较高 10~14 日	起病缓慢，中等发热到高热 1~2 周	弛张热或持续高热 1~3 周	起病急骤，中等发热到高热 1~3 周	低热或无热，偶高热 1~5 日	不规则发热 1~3 周
病情	较重，可有休克	轻重不一，轻症为多	中毒症状较多，出现心脑症状，常并发肺脓肿、脓气胸	轻重不一，有时中毒症状重，伴嗜睡等神经症状	喘憋症状明显	频繁咳嗽，有痰，由轻到重
肺部体征	肺实变征病初不明显，后有局部叩诊浊音、听诊有啰音等	两肺弥散中、细湿啰音	弥散啰音，可有局部体征	肺部炎症弥散以大叶为多，可伴胸腔积液	喘鸣音，啰音多	肺体征较少或局部出现
X 线片	可见肺全叶或局部实变肺炎	以斑片状分散阴影多	除肺实变阴影外，可见肺脓肿、肺大疱、脓气胸	多见大片分散阴影	多肺气肿或点片影	斑片状阴影，严重者可见胸腔积液、肺实变、肺不张
血白细胞计数	明显上升，中性粒细胞为主	可有增加	大多增加	正常或减少	正常或减少	正常或偏高
青霉素或头孢菌素类抗生素治疗	可能有效	可能有效	大剂量可能有效	无效	无效	无效

【并发症】

轻症肺炎或肺炎得以早期及时治疗者，少见并发症。重症肺炎、中毒症状严重、病原体毒力强（如金黄色葡萄球菌肺炎）以及延误治疗者均可发生严重并发症，常见的并发症如下。①肺大疱（pneumatocele）：因细支气管狭窄，黏稠的分泌物形成活瓣，空气只进不出，致使肺泡扩大、破裂合并而形成肺大疱。体积小的肺大疱可无症状，肺大疱大而多者可出现气促、突发呼吸困难、口周发紫，X 线检查可见薄壁空洞。如肺大疱感染后可造成肺脓肿，患儿高热持续不退，并可引发败血症、心包炎。②化脓性胸膜炎（脓胸，empyema）：肺炎并发脓胸时，可出现高热不退，呼吸困难加重。检查时可见患侧呼吸运动受限，叩诊呈浊音，语音震颤降低。听诊呼吸音减弱。胸腔积脓较多时，患侧肋间隙饱满，纵隔和气管向健侧移位。胸腔穿刺可抽出脓液，胸部 X 线检查可见患侧肋膈角变钝，呈反抛物线状阴影。③脓气胸（pyopneumothorax）：肺脏边缘的脓肿或肺大疱破入胸腔，即可造成脓气胸。患儿突发呼吸困难或呼吸困难加重，患侧肺部出现呼吸音降低，叩诊呈浊音，胸廓运动受限，X 线片可见胸腔积液及气胸，重者可见纵隔、心脏向健侧移位。

【实验室检查】

1. 外周血象　不同病原引起的肺炎血象各异，细菌性肺炎常伴有白细胞计数及中性粒细胞上升；病毒性肺炎则白细胞计数及中性粒细胞比例可正常，有时可减少，或增减不一，当继发细菌感染时可上升；支原体、衣原体感染时，白细胞计数大多正常，偶见增高。患细菌性肺炎时，血清 C 反应蛋白可增高。

2. 病原学检查　血、痰病原体培养时间长，阳性率低，不宜做早期诊断用。目前，常采用聚合酶链反应（PCR）、特异性基因探针检测病原 DNA、病原特异性抗体测定，以诊断肺炎病原体，如细菌、病毒、支原体、衣原体、寄生虫等，有利于早期诊断。

3. X 线检查　肺炎早期肺纹理增多、变粗，是各类肺炎的特点。在支气管肺炎发病不久可出现斑点状小片阴影，以两肺下部和纵隔区边缘为多见，逐渐融合成较大的斑片状阴影。常伴发肺不张或局部肺气肿。大叶性肺炎的病变涉及一叶或节段时可发生实变阴影。出现肺部并发症时，出现相应的病变，例如，肺脓肿可见局部大片浓密阴影；脓气胸可见气胸压缩所在侧肺叶；脓胸则见胸腔积液，肋膈角变钝，积液多时呈一片浓密阴影，并将纵隔、心脏向对侧推移；肺大疱则见肺叶有薄壁大疱，有时可见多个。

【诊断和鉴别诊断】

肺炎的诊断根据临床表现（发热、咳嗽、气促和呼吸困难）、肺部阳性体征（呼吸音粗糙、中、细湿啰音等）以及 X 线检查即可确诊。但是，应强调早期诊断，以便及早采取干预措施。同时应辨别病情的轻重，及早发现并发症，故仔细观察十分重要，尤其对年幼体弱者。

支气管肺炎应与一般的支气管炎、肺结核和支气管异物等疾病相鉴别。支气管炎一般症状较轻，可有低热、肺部闻及粗湿啰音或呼吸音增粗且多不固定。小婴儿患有严重的支气管炎，不易与肺炎相鉴别，应按肺炎处理。肺结核多有波动的低中度发热、呼吸困难，但肺部体征不明显，X 线检查、结核病接触史、结核菌素试验阳性以及伴有其他部位的结核病灶均有助于鉴别诊断。气管异物的患儿，可有异物吸入史、突然出现呛咳，可有肺不张、肺气肿、气管偏移，透视可见纵隔摆动，可以与肺炎相鉴别。有时气管异物患儿发生继发肺部细菌感染时，应注意鉴别。

【治疗】

肺炎的治疗应采取综合措施，包括加强护理、控制感染、改善呼吸道通气、防止缺氧、治疗并发症以及对症治疗等。

1. 一般治疗和护理　居室应空气新鲜，保持适宜的室温（18~24℃）和湿度（60%）。加强护理，注意保持呼吸道通畅，及时吸去呼吸道分泌物，经常翻身，变换体位，促进痰液容易排出。饮食应清淡、富含营养易消化、少食多餐、饮水应充足。年幼体弱者必要时给予支持治疗，静脉输入小量血浆或静脉营养。补充各类维生素，特别是维生素 A 和维生素 C。

2. 抗感染治疗　根据病原体药敏试验结果选用抗生素最为理想，抗生素的应用要及早、足量、疗程适宜。抗病原微生物疗法包括使用指征、选择药物和剂量、使用途径和方法、疗程和药物联合治疗、药物对机体不良作用以及用药依从性等，这一切也构成了合理用药的原则。抗生素治疗应限于细菌性肺炎、支原体和衣原体肺炎等，单纯病毒性肺炎是没有使用抗生素指征的，但必须注意细菌、病毒、支原体、衣原体等混合感染的可能性。在选择抗生素时应排除肺结核的可能性，高度怀疑者可给予抗结核药物进行诊断性治疗。轻度肺炎患儿可在门诊治疗，口服抗生素，不强调抗生素联合使用，过多考虑病原菌耐药是不必要的。中重度病例应该住院治疗，初始经验治疗选择胃肠道外抗生素疗法，多选择静脉途径给药。经验治疗抗生素选择依据是考虑引起肺炎可能的病原、严重度、病程、患儿年龄、原先抗生素使用情况、当地细菌耐药的流行病学资料和患儿肝、肾功能状况等。根据抗生素、机体、致病菌三者关系，择优选取最适宜的、有效而安全的抗生素，要兼顾个体特点。根据经验选择抗生素要考虑能覆盖引起肺炎最常见的病原菌。在病原菌明确后，则给予针对性治疗。抗生素一般用至热退且平稳、全身症状明显改善、呼吸道症状部分改善后 3~5 日。

3. 对症治疗　保持呼吸道通畅，可用祛痰剂、雾化吸入，保证液体摄入量，以有利于痰液排出。有缺氧表现时，可予以吸氧，可鼻导管给氧（氧流量为 0.3~0.6 L/min），也可面罩给氧（氧流量为 1.0~1.5 L/min），必要时用人工呼吸机。伴有心力衰竭、脑水肿时，应进行相应的抢救。纠正水电解质紊乱及酸碱平衡失调，及时处理并发症。糖皮质激素有助于缓解炎症和中毒症状，可用地塞米松每次 2~5 mg，每日 2~3 次，3~5 日，不宜长期应用。胸部理疗有助于肺部残留炎症的吸收。

【干预措施】

儿童保健工作不同于儿科临床，除应掌握疾病的治疗原则外，更应该重视与儿童健康有关的危险因素，防患于未然。因此，对肺炎有两点重要的干预措施：一是家长能早期认识肺炎及其危害性，并能及时寻求医疗服务；二是医务工作者应掌握急性呼吸道感染标准病例管理。

1.健康教育 WHO 开展急性呼吸道感染标准病例管理项目已多年，并已经各国的卫生部门和非政府部门介绍到各级卫生机构。这些简单、适用的方法为什么开展起来还是有阻力呢？ 最大的挑战是要鉴别和理解各地方不同民族对肺炎的认识和管理行为，找到生物医学和当地民间定义的模式之间的区别，有针对性地进行健康教育。

（1）认识疾病 家长对肺炎的认识就存在很多问题。儿童流鼻涕、咳嗽，对很多家长来说，特别是在发展中国家，往往被看成是正常现象。因此，国际上医学人类学家和医学社会学家提出，在社区要找到对某一种疾病的民间理论和"解释模型"，因为这与人们的信仰、文化有密切关系，不同民族和文化对疾病的认识和理解有很大的区别。例如，我国有些地区认为儿童咳嗽是因为食物太咸或太甜造成的，而不是因为呼吸道感染所致。因此，健康教育要从认识着手，尽量把民间的认识和现代的理论联系在一起，从当地群众的认识出发，用群众的语言和民间的一些理论对群众进行教育，教会他们认识肺炎的症状，争取尽早就医。

（2）寻求正确的治疗行为 在社区，因为社会和文化背景不同，所寻求的治疗者或治疗机构也不相同。有些家长愿意去医院，而有些家长却愿意找一些民间的验方或自己去药房买药。这样，有些患儿不能得到及时、正确的治疗，延误了病情。因此，健康教育不能强迫群众怎样去做，而要发现并理解群众或民间的治疗行为，并从医疗服务机构、医务人员和服务对象三个方面找原因，发现群众利用医疗服务机构的障碍，做到将重症肺炎和极重症肺炎及时转送到医院进行治疗，而轻症肺炎能用足够剂量和疗程的抗生素门诊治疗。

2.急性呼吸道感染标准 病例管理根据肺炎的不同类型进行处理（表19-3）。

（1）凡诊断为细菌性肺炎的病例，一定要及时使用抗生素。在我国，对于社区获得性肺炎，青霉素等 β-内酰胺类抗生素仍是首选的抗生素。轻症肺炎可只口服治疗，重症或极重症肺炎应静脉用药。要掌握剂量、使用次数和用药途径。

（2）要及时识别和诊断极重度肺炎和重度肺炎，并住院治疗。

（3）对仅患上呼吸道感染的患儿不要滥用抗生素，因大多为病毒感染所致。

【预防】

肺炎的预防应从预防呼吸道感染做起。

1.加强儿童体格锻炼，增强儿童的体质。具体做法有如下。①提高儿童对环境温度变化的反应能力。例如，衣服穿着不宜过多、过紧，应随气温的高低而有所增减，使皮肤、黏膜能接触冷热空气，锻炼自身对冷热的反应。②多进行户外活动，以增加接触日光和新鲜空气的机会。例如，从小进行日光浴、空气浴、冷水浴的锻炼，以增强呼吸道和皮肤的反应灵敏性，不易因受凉而引起上呼吸道感染，同时病原体不易侵袭呼吸道，从而预防儿童呼吸道感染及肺炎的发生。

2.注意儿童营养，保证膳食营养平衡，预防维生素 A、维生素 C、维生素 D、维生素 E 和铁、锌等微量元素的缺乏，增强机体的免疫能力，预防呼吸道感染及肺炎的发生。

3.少接触呼吸道感染的患者，尽量少去人多、空气污浊的场所，如超市、商店、游乐场、电影院等，尤其在春季，少去门窗紧闭及空气不流通的地方。当地有呼吸道感染流行时更应注意，家中所有成员回家后应认真清洗双手，加强个人卫生，以免将病原体带回家，造成家庭成员间传染。家中有上呼吸道感染的患者时，尽量减少与儿童接触，并应戴口罩、勤洗手，以免造成家庭传播。

表 19-3 肺炎处理原则

分类	临床体征	处理原则
极重症肺炎	中心性发绀	收住院、吸氧、抗感染、对症治疗
重症肺炎	胸廓凹陷、无中心性发绀和不能饮水	收住院、抗感染、对症治疗
轻症肺炎	呼吸增快、无胸廓凹陷	家庭护理、抗感染治疗
无肺炎（上呼吸道感染）	无呼吸增快、无胸廓凹陷	指导母亲进行家庭护理以及发热、喘鸣，对症治疗

4.应及早治疗上呼吸道感染，儿童患上呼吸道感染时，很容易扩散至下呼吸道，发生肺炎。对患病的患儿，应加强护理，促使早日康复，尽早发现肺炎症状，及时医治。

5.预防接种，目前已有 13 价肺炎球菌结合疫苗，适宜于 2 岁以下儿童接种；23 价肺炎球菌多糖疫苗，适宜于 2 岁以上儿童接种。对易感儿童加强流感疫苗的接种。

（愈　蕙　邓静云）

第二节　儿童腹泻病

儿童腹泻病（diarrhea）是儿童最常见的疾病之一。儿童腹泻病是由多因素多病原引起的，以大便次数增多和大便性状改变为特点的消化道疾病。在发展中国家儿童腹泻病的发病率很高，是造成儿童营养不良、生长发育障碍及死亡的重要原因之一。据 WHO 和 UNICEF 估计，在发展中国家每年大约有 320 万 5 岁以下儿童死于腹泻病。每个儿童一般平均每年要患 2~3 次腹泻病，有些发展中国家平均每个儿童每年患腹泻病高达 9 次。因此，预防和治疗腹泻病是保护儿童健康、降低儿童死亡率的重要措施之一。

由肠道致病菌引起的腹泻病，称为感染性腹泻或肠炎。非感染性腹泻则因食物消化不良、过敏、肠道不耐受以及气候变化等因素引起，如乳糖不耐症、过敏性腹泻等。

由腹泻病引起儿童死亡的主要原因是体内脱水和电解质紊乱，其次是合并营养不良和其他严重感染。口服补液疗法是最简便、经济和有效的补液方法，可降低儿童腹泻病的死亡率。近年来，WHO和 UNICEF 在全球提倡和推广口服低渗补液盐补液疗法，作为降低儿童死亡率的支持性目标。

【病因】

根据腹泻病的病因，可将儿童腹泻病分为感染性腹泻和非感染性腹泻。

1.感染性腹泻　感染性腹泻又可分为肠道内感染和肠道外感染。儿童肠道内感染以病毒和细菌感染最为常见，其次为真菌和寄生虫。近年来，由病毒引起的儿童腹泻病越来越多，在 2 岁以内的儿童腹泻病中，半数以上为病毒感染所致，主要病原为轮状病毒，是引起 2 岁以下儿童急性水样便腹泻的

常见病原。在发展中国家，每年有 60 万 ~70 万名儿童死于重型轮状病毒腹泻。其次为肠道腺病毒、诺如病毒、星状病毒等。细菌感染所致腹泻的病原体主要有致腹泻大肠埃希菌（致病性大肠埃希菌、产毒性大肠埃希菌、侵袭性大肠埃希菌、出血性大肠埃希菌等）、空肠弯曲菌、沙门菌、志贺菌、耶尔森菌及金黄色葡萄球菌等。由念珠菌感染引起的真菌性肠炎也不容忽视，原虫中的隐孢子虫是引起小婴儿、免疫功能低下儿童腹泻的寄生虫，容易造成迁延性腹泻。

儿童肠道外感染，如中耳、上呼吸道、气管、支气管、肺部、泌尿道及皮肤等部位被细菌或病毒感染，导致发热、感染病原体释放毒素，使肠道功能紊乱、肠蠕动增加以及使用抗生素治疗等，均可引起腹泻的发生。

2.非感染性腹泻　最常见的原因是喂养不当，见于人工喂养或添加补充食品过程中的婴儿。例如，喂养不定时、进食量过多、突然改变食物品种、辅助食品添加过早、品种和量过多。其次，婴儿对牛奶或大豆等食物过敏也可引起腹泻。婴儿体内双糖酶（主要是乳糖酶）缺乏或活性降低，也可导致腹泻。另外，还可由于气候的突然变化，腹部受凉使肠蠕动增快，而导致腹泻；天气过热使胃肠道内消化液分泌减少，诱发消化功能紊乱也可导致腹泻。

【流行病学特点】

1.流行特点　某些病原体在某一地区或范围内可作为主要病原体。例如，轮状病毒感染的流行多有季节性和区域性。

2.年龄　绝大多数的腹泻患儿是 2 岁以下的儿童，其中高发人群是 6~11 个月的婴儿。因为这个年龄段的儿童从母体获得的抗体水平逐渐下降，而自身产生的抗体还不足，易发生腹泻。其次，这个年龄段的儿童正是开始添加辅助食品的时候，在喂养过程中常因食物或餐具处理不当，而容易被污染造成感染机会增多。

3.季节　腹泻的发生与气候有关，一般细菌性腹泻多发生在夏季，病毒性腹泻则多发生在秋冬季节。

4.易感人群　腹泻多发生在人工喂养、营养不良的患儿以及病毒感染而造成暂时免疫功能低下者。

5.传播途径　腹泻的主要传播途径为粪—口传

播，可通过被腹泻患者粪便污染的水或食物而感染，还可通过直接接触有病原体的粪便而感染。有关的危险因素包括：人工喂养、室温保存食物时间过长而病菌繁殖、水源污染和粪便处理不当等。

【临床表现】

凡是有大便次数增加和大便性状的改变均定义为腹泻。大便次数比平时增多，每日≥3次。大便呈稀便、水样便、黏液便或脓血便。不同的病因引起的腹泻具有不同的临床特点和不同的临床过程。可将腹泻分为三种类型。

1.急性腹泻 起病急，病程在14日以内（多数为7日左右），每日多次水样便、黏液便、脓血便等，每日大便次数多达数次至数十次以上，可伴有发热和呕吐。这类腹泻最大的危险是很快引起脱水，甚至死亡。

2.迁延性腹泻 病程持续在14日至2个月，主要致病菌为侵袭性大肠埃希菌、志贺痢疾杆菌、隐孢子虫。迁延性腹泻多伴有营养不良和其他并发症，其病死率为15%。迁延性腹泻一般不是单一的病因引起的，可由多种因素造成。发生迁延性腹泻的危险因素有。①营养不良：不利于受损的肠上皮修复，使病程延长。②对乳制品的不耐受：乳糖不耐受，蛋白质过敏。③小婴儿：尤其是18个月内的小婴儿。④免疫功能低下：严重营养不良、麻疹或其他病毒感染期。⑤曾患过腹泻：包括近期急性腹泻或既往曾有迁延性腹泻的病史。

3.慢性腹泻 病程持续2个月以上，一般不是感染造成的，而是由于一些食物过敏或由某些遗传代谢性疾病引起。

【诊断】

1.腹泻脱水的识别和评估 腹泻引起儿童死亡的主要原因是脱水和电解质紊乱，因此识别脱水、对脱水程度和性质的判断，是腹泻病例管理的关键。

（1）腹泻脱水的识别判断 根据WHO推荐的"腹泻诊断和治疗"中有关识别脱水的六项指征，即一般状况、眼窝是否凹陷、哭时有无眼泪、口腔黏膜和舌头是否干燥、有无口渴以及皮肤弹性，可以判断腹泻患儿有无脱水和脱水的程度。当有严重脱水时，可出现低血容量休克，手足冰冷（末梢循环差），脉搏可因血容量下降而增快，甚至脉搏微弱或摸不到，脱水酸中毒可使呼吸增快。

（2）脱水程度的判断 根据上述六项基本指标，儿童腹泻脱水的程度可分为无脱水、有脱水（轻度、中度、重度）。严重营养不良的患儿，在无脱水的情况下，皮肤弹性程度也较差，而肥胖患儿在有脱水时，皮肤弹性有可能是基本正常（详见第二十二章）。

（3）脱水性质的确定 脱水可分为等渗性、高渗性和低渗性脱水。如果患儿营养状况良好，患急性水样便腹泻时，一般均为等渗性脱水。如果患儿营养不良，长期反复腹泻或错误给予补液，如静脉只补充葡萄糖，或给的液体含钠浓度低，则可出现低渗性脱水。

2.腹泻有关问题的评估

（1）营养不良腹泻 患儿由于食物摄入量减少，肠道对营养素的吸收能力下降，以及患病机体修复时，对各种营养素和热量的需求增加，均易造成营养不良。营养不良的患儿，由于免疫功能降低而易患腹泻，这两种疾病常是互为因果的。因此，在诊治腹泻时，对营养状况的评估是十分重要的。评价时应着重了解其喂养情况，特别是腹泻发生前后的喂养情况。例如，是否是母乳喂养，食物的种类、次数、量和液体的摄入量。为了进行有针对性的指导，也应了解母亲对有关腹泻患儿喂养的传统观念和习惯。此外，应观察患儿有无严重营养不良的体征，测量患儿的体重、身长（高），用年龄别体重、年龄别身长（高）、身长（高）别体重来判断患儿的营养状况。

（2）维生素A缺乏 维生素A缺乏的儿童易患腹泻，故要注意患儿是否有夜盲症、眼球结膜上有无脱斑、角膜上有无溃疡等维生素A缺乏的临床症状和体征。

（3）发热 应及时测量体温。当发现患儿体温超过38℃时，应注意是否有其他感染性疾病，如肺炎等。

【治疗】

1.WHO推荐腹泻治疗的基本原则

（1）无论何种病原体感染引起的水样便腹泻，均需要补充丢失的液体和电解质。

（2）无论何种类型的腹泻，都要坚持继续喂养，腹泻恢复期应增加喂养的次数和量，以免造成营养不良。

（3）除细菌性痢疾、怀疑霍乱的病例及病原体确定的迁延性腹泻外，都不应给予抗生素。

2.腹泻脱水的治疗和预防　脱水的纠正需要补充液体和电解质，其方法有口服补液和静脉补液两种。口服补液简便、安全，家长容易掌握，轻中度脱水的患儿，可采用此种方法治疗。静脉补液只有在严重脱水、患儿有呕吐及口服补液失败时使用。

（1）口服补液疗法　WHO 推荐使用口服补液盐和家庭制备口服液。口服补液盐（oral rehydration salt, ORS）根据腹泻时体内水分和电解质的丢失量及比例，以及小肠对糖、盐及水分吸收的原理，制成使糖和电解质成分比例更合理的配方，用来预防和治疗腹泻造成的脱水（表 19-4）。

表 19-4　口服补液盐（ORS）配方（WHO 和 UNICEF 推荐）

成分	量（g/L）	电解质（离子）	浓度（mmol/L）
氯化钠	3.5	Na⁺	90
枸橼酸钠	2.9*	枸橼酸根	10
氯化钾	1.5	K⁺	20
		Cl⁻	80
无水葡萄糖	20.0	葡萄糖	111

注：*相当于 2.5 g/L 碳酸氢钠；表中配方溶于 1000 ml 水中。

为预防和治疗轻度脱水，可按中国腹泻病诊断治疗方案进行治疗。最初 4 小时的 ORS 用量为：预防脱水用 20~40 ml/kg。对不同程度脱水的治疗用量为：轻度脱水按 50 ml/kg、中度脱水按 80~100 ml/kg、重度脱水按 100~120 ml/kg 来计算补液量。也可根据患儿的体重进行估算，一般按 75 ml/kg 计算前 4 小时的补液量。计算出来的 ORS 量，应在 4 小时内服用完。如果在口服补液盐的过程中患儿发生呕吐，可停喂 10 分钟后，再继续喂。在服用 ORS 后，大部分患儿的腹泻症状有所减轻，但仍有部分患儿腹泻没有改善，此时应重新评估患儿的脱水情况，进行分类，按照治疗方案调整口服液的用量。

虽然 ORS 使用非常安全、有效，价格低廉，但在不少地区仍不容易得到，特别是在发展中国家交通不便、经济文化比较落后的地区。因此，近年来 WHO 积极倡导在家庭中制作口服液体，如米汤、面汤、酸奶、果汁、糖盐水等，这些液体的电解质含量虽不甚合理，但容易被各种文化、信仰背景的家长理解和接受，也容易被患儿接受。在这些液体中，米汤和各种汤类为最好。首先，这些淀粉或含蛋白质的汤含有一定量的盐，并且在小肠内慢慢地分解为葡萄糖或氨基酸被小肠吸收，不会造成渗透压增高。另外，也可以刺激和保持患儿的食欲。使用家庭制作的口服液体时，应注意以下几点：①腹泻一旦出现就要开始使用口服补液液体，不要等到脱水症状出现时才用；②液体的摄入量一定要比平时多，尽管有些患儿无脱水症状，也要采取少量多次的方法多进水；③坚持继续喂养，特别是母乳喂养的患儿，要坚持继续母乳喂养，不要减少母乳喂养的次数，甚至可适当地增加喂养次数；④不要给患儿饮用饮料，因为这些饮料多数是高糖溶液，渗透压高，可加重腹泻。

（2）静脉补液治疗　当有严重脱水时，应给予静脉补液，以迅速补充血容量。95% 的腹泻患儿可以用口服补液疗法纠正脱水。WHO 建议，在以下情况下才可给予静脉补液治疗：①有严重脱水的症状；②有频繁大量的水样便（每小时水分丢失超过 15 ml/kg），口服液体仍无法补上继续丢失的液体量；③无法进食进水（嗜睡、反应差）或频繁呕吐；④有麻痹性肠梗阻或严重腹胀；⑤有葡萄糖吸收障碍者（很少见）。

根据我国大多数患儿腹泻情况，推荐 1:1 含钠碱性溶液（1/2 张）或 2/3 张含钠碱性溶液。其配制方法如下。①1:1 含钠溶液（1/2 张）：0.9% 氯化钠溶液 250 ml + 5%~10% 葡萄糖液 250 ml；②1:1 含钠碱性溶液：0.9% 氯化钠溶液 200 ml + 5%~10% 葡萄糖液 300 ml + 5% 碳酸氢钠液 20 ml；③2/3 张含钠碱性溶液：0.9% 氯化钠溶液 250 ml + 5%~10% 葡萄糖液 250 ml + 5% 碳酸氢钠液 25 ml。在静脉输液时，应掌握输液量和速度，根据儿童腹泻脱水的情况，重度脱水推荐输液量（累积损失量）为 100 ml/kg。其输液速度为：第一阶段按 20 ml/kg，于 1 小时内输入以扩容；第二阶段按 80 ml/kg，于 6 小时内输入。在第一阶段后和第二阶段中都应随时评估患儿的脱水情况，酌情加减液体量和速度。如脱水情况好转，患儿能饮水时，可改为口服补液疗法，补充继续损失量和生理需要量。

（3）电解质代谢紊乱的治疗　当血钾降低时，可出现腹胀、腱反射减退、心肌受损，此时应补充钾。在补液过程中，患儿有尿，即可给口服 10% 枸橼酸钾液或氯化钾液，按 100~300 ml/kg 计算（这个剂量请确认），分 3~4 次口服，或配成 0.15%~0.30% 浓度的氯化钾液缓慢由静脉滴入。少数患有佝偻病的患儿补液后会出现低钙手足搐搦症状，应补充钙。

3. 家庭护理 腹泻病是儿童常见病，除少数患儿因严重脱水需住院治疗外，多数患儿要在家中治疗，即使重症患儿脱水纠正后仍需回家继续治疗。因此，家庭护理是腹泻病治疗的重要部分。但要做好家庭护理很不容易，关键是要解除家长的疑虑，教会家长切实可行的护理方法。

家长一般有以下顾虑：① 对仅指导服用口服补液盐或家庭制作的液体不满足，迷信打针吃药；② 不相信腹泻患儿应继续喂养，仍愿意禁食；③ 担心患儿喝不下这么多液体，会发生呕吐；④ 家中没有医务人员所推荐的食物和液体。因此，医务人员应针对家长的顾虑进行工作，而不是简单地说教，这就需要卫生工作者设身处地为家长想，并且要了解当地的语言、信仰和习惯，用他们习惯的语言去交谈。对家长尽量鼓励和支持，不要指责。只有这样，家长才会接受科学的护理方法。

（1）口服补液疗法 向家长推荐口服补液疗法时，要注意以下几个方面的问题：① 因为是口服，入量多没有问题；② 液体的准备应省时、省事、价廉，有一定的灵活性，如有些地区习惯做米粥，而有些地区习惯做酸奶，可根据当地习惯和家庭具体条件提出建议；③ 家庭制作的液体内若含有碳水化合物或蛋白质，再加上盐则是最理想的；④ 要考虑患儿的年龄和喂养方式，若是 4~6 个月以内纯母乳喂养的患儿，就不要给粥、汤等液体，只要延长每次喂奶的时间和增加喂奶的次数即可；⑤ 2 岁以下的患儿，不会诉说口渴，家长要主动哄喂患儿，要求液体入量多于日常量。

（2）正确的喂养 研究表明腹泻期间，患儿的肠道仍能消化和吸收食物。在腹泻期间，应坚持以下三点：① 尽量给患儿提供他们习惯的、爱吃想吃的食物。由于腹泻使食欲差，应少食多餐，每 3~4 个小时喂一次（平均每日 6 次）。② 选择易消化的半流质食物为好。我国广大农村儿童的辅助食品多为米粥，所以在宣传口服补液疗法时，要切记不能让家长错误地理解为多进液体就是在米粥或面汤里多加水，并用这种稀释的液体代替食物，而造

成热量摄入不足。③ 及时寻求医疗服务。强调家庭护理的同时，要明确告诉家长在以下情况下要及时带患儿去医疗机构就诊：① 在家护理 3 日不见效；② 患儿出现发热；③ 大便出现脓血；④ 患儿精神差、嗜睡、不吃不喝。

4. 迁延性腹泻的治疗

（1）寻找原因 对症处理首先应细心寻找其发病的危险因素，针对其发病因素给予适当的治疗。如未能及时发现病因，也应给予必要的对症处理，尤其是应当保证水分和营养素的供给，对这类患儿应收入病房，并制订出一套治疗方案。

（2）液体疗法 由于迁延性腹泻患儿多有脱水和营养不良，除进行对症处理外，还应慎重地评估其脱水情况，尽量采用家庭制作的液体和 ORS 进行补液，如必须静脉补液者应减慢输液速度。

（3）合理用药 抗菌药物治疗应根据大便培养和药物敏感试验结果，有针对性地用药，盲目地使用抗生素易致肠道菌群失调、自身抗病能力下降、病情恶化并迁延不愈。可适当采用肠黏膜保护制剂，如双八面体蒙脱石（思密达），以固定病原体和毒素，将其排出，又能增强肠黏膜的屏障作用。还可服用益生菌促进肠道正常菌群的生长，使肠道微生态平衡，抵御病原菌入侵，有助于控制腹泻。补充维生素和微量元素锌也很重要。禁止滥用抗腹泻的药物和营养滋补品，禁止使用糖皮质激素和免疫制剂。

（4）饮食疗法 是治疗迁延性腹泻最重要的手段。迁延性腹泻多发生于营养不良的儿童，同时又因持续腹泻，丢失大量的营养成分，进一步加重了营养不良，因此重要的措施是补充营养物质，改善营养状况。对 6 月龄以下的小婴儿，应坚持母乳喂养；人工喂养的患儿必要时给予去乳糖奶制品或用发酵奶（酸奶）。6 个月以上的患儿，继续母乳喂养或用配方乳、酸奶代替牛奶等。给营养丰富的食物并在食物中加油，保证每日供给热量 460 kJ/kg（110 kcal/kg），避免低热量和稀释的食物，避免饮用市售含高浓度糖分的饮料。少量多餐喂食。如有可能，适量补充维生素和矿物质，如口服维生素 A、维生素 B_{12} 及锌、钾、钙、铁剂等，有助于肠上皮的修复。按上述饮食疗法 5 日后复诊，了解腹泻和进食情况，继续指导喂养。

（5）中医中药疗法 传统的中医中药用辨证施治的方法治疗久泻的效果很好，如以温湿健脾或温

脾补肾的原则来治疗迁延性腹泻值得推广。

【预防】

预防腹泻病应从合理喂养、个人卫生、食品清洁、安全清洁饮水、粪便处理和预防接种六个方面采取措施。WHO 提出七点行之有效的措施：① 母乳喂养。② 改进辅食添加的方法。③ 提供干净的饮用水和足够的水，保证个人卫生。④ 饭前便后要用肥皂、清水给儿童洗手（母亲做饭前和喂养儿童前要洗手）。⑤ 建立清洁卫生的厕所。⑥ 及时处理粪便，保证卫生安全。⑦ 完成儿童计划免疫程序中的各种疫苗的预防接种。要完成这七项工作，不仅要教育母亲和家庭成员，更需要动员政府，对全社会进行广泛宣传教育，从根本上改变一些落后、不讲卫生的行为习惯。

对儿童保健工作者来说，还需要做到以下几点：① 确保每个儿童保健工作者接受适当的培训，因为有关母乳喂养、辅食添加吸收、处理粪便的知识，需要卫生工作者向儿童的父母传授，因此有关这方面的知识和技巧需要不断更新。② 制作预防腹泻的宣传画和挂图，可以对母亲进行生动的讲解。③ 儿童保健工作者本身应是执行以上七点的模范，如果保健机构的工作人员能坚持 4~6 个月内婴儿纯母乳喂养，有干净的厕所，工作人员有饭前便后洗手的习惯等，则卫生人员的行动对群众有很强的影响力；④ 参加社区的活动，利用各种机会进行健康教育宣传。

（愈 蕙 邓静云）

第三节　儿童常见病毒性传染病

一、麻疹

麻疹（measles，rubeola）是由麻疹病毒引起的经呼吸道传染的急性传染病。麻疹病毒属黏液病毒科麻疹病毒属，在外界生活力不强，在强阳光下直接照射 15 分钟即死亡，在新鲜空气中约 2 小时就失去传染力，在流通的空气中 30 分钟就失去活性。但麻疹病毒在寒冷、干燥的环境中有较强的耐受力，0℃环境可生存 1 个月。

【流行病学特点】

麻疹患儿是唯一的传染源，在发病前 1~2 日至发病后 5 日内，患儿的眼结膜分泌物，鼻、口咽和器官的分泌物都含有病毒，通过飞沫直接传播，具有较强的传染性。易感者接触患儿后 90% 以上发病，麻疹多发生在 6 个月至 2 岁的婴幼儿。自 1965 年我国开始实行麻疹减毒活疫苗接种后，其自然感染率明显下降。但是，城乡人口的流动、麻疹病毒的变异等原因，造成 8 个月以下的婴儿及 10 岁以上儿童的麻疹发病率有上升的趋势。麻疹病后有持久的免疫力或终身免疫。一年四季均可发生麻疹，以冬、春两季最为多见。

【临床表现】

典型麻疹的临床表现可分为四期。

1. 潜伏期　麻疹病毒经呼吸道侵入人体后 10~14 日发病，曾接受被动或主动免疫者可延至 3~4 周后发病。

2. 前驱期　亦称出疹前期，为 3~5 日。主要表现为发热 38~39℃，同时出现咳嗽、喷嚏、流涕、眼结膜充血、流泪、怕光。发病 2~3 日时，在口腔两侧颊黏膜上出现白色斑点，周围有红晕，称为麻疹黏膜斑（Koplik 斑），对麻疹的早期诊断有特殊意义。

3. 出疹期　于发热第 3~4 日开始出现皮疹，出疹的顺序为：先见于耳后、发际，渐波及前额、面部、颈部。以后自上而下蔓延到胸、背、腹及四肢，最后在手掌和足底出现皮疹，皮疹 3~5 日出齐。皮疹初为淡红色斑丘疹，大小不等，高出皮肤，为充血性皮疹，以后可融合成片，但皮疹间皮肤正常。此时全身浅表淋巴结、肝、脾均可轻度肿大。可出现各种并发症，常见的并发症有肺炎、心肌炎、喉炎、口腔溃疡、中耳炎、角膜软化或溃疡、脑炎及腹泻等。

4. 恢复期　出疹 3~5 日皮疹出齐后，按出疹顺序逐渐消退，伴糠麸样脱屑，并留有浅褐色色素斑，此期为 1~2 周。

非典型麻疹的临床类型有轻型麻疹、异型麻疹或非典型麻疹、重型麻疹。

【诊断】

在麻疹流行期，接触过麻疹患儿的易感者，出现发热、上呼吸道卡他症状、口腔黏膜出现麻疹黏膜斑及典型的皮疹即可诊断。非典型麻疹常需依靠实验室血清学和病原学检测以助诊断。

【治疗】

麻疹患儿的治疗，包括加强护理、对症治疗和防治并发症。麻疹患儿应隔离至出疹后 5 日，有并发症的患儿应隔离至出疹后 10 日。麻疹患儿应卧床休息，室内空气要流通、新鲜，温度适宜。做好眼、口腔、鼻的清洁护理。多饮水，给以营养丰富且易消化的食物。高热时可服用退热药。补充维生素 A，以提高眼、口腔、肠道和咽部黏膜细胞对麻疹病毒感染的抵抗力，提高免疫系统对其他疾病的抵抗力。6 个月以下的患儿，维生素 A 每日 5 万 U，用 2 日；6~12 个月的患儿，维生素 A 每日 10 万 U，用 2 日；12 个月以上的患儿，维生素 A 每日 20 万 U，用 2 日。应密切观察麻疹患儿发生并发症的早期表现，以便及时采取治疗措施。

【预防】

对麻疹应采取综合性的预防措施，首先应保护易感人群，按照我国计划免疫程序规定进行麻疹减毒活疫苗的接种，生后 8 个月进行初种，18~24 个月复种。在流行期间，易感者接触了麻疹患者 2 日内，接种麻疹减毒活疫苗后可减轻症状。也可在接触后 5 日内，注射人血丙种免疫球蛋白，以防止发病；在接触患者 5 日后注射，可减轻症状。在流行前 1 个月可进行麻疹减毒活疫苗的应急接种，以减少麻疹的发病。对已接触过麻疹患者的易感儿应隔离检疫 3 周。

二、风疹

风疹（rubella, German measles）是由风疹病毒引起的急性传染病。风疹病毒是一种小球形包膜病毒，属披盖病毒科，对外界环境抵抗力较弱，能被紫外线及多种消毒剂杀灭，但对寒冷及干燥环境有一定耐受力。

【流行病学特点】

风疹患者是唯一的传染源，出疹前后其传染性最强，风疹病毒存在于患儿鼻咽部的分泌物中，通过空气中的飞沫，经呼吸道传染。6 个月至学龄前儿童为易感人群，病后有持久的免疫力。风疹流行多见于冬春季节，由于多数患儿为隐性感染，或无皮疹及无临床症状出现，风疹的实际流行情况往往会被低估。

【临床表现】

风疹的潜伏期为 14~21 日，开始有发热、全身不适及皮疹，可伴有咳嗽、流鼻涕和咽痛，浅表淋巴结肿大伴有轻度触痛，以耳后和枕部淋巴结肿大最为明显，持续 2~7 日消退。皮疹的特点：在发热的当日或第 2 日即出现皮疹，呈充血性斑丘疹，多见于面部及躯干部位，四肢较少，手脚心多无皮疹出现。皮疹经 2~3 日即开始消退，一般没有皮屑脱落，也不遗留色素沉着。

先天性风疹又称先天性风疹综合征（congenital rubella syndrome, CRS），是胎儿在母体内经胎盘而感染风疹病毒，多发生在妊娠头 3 个月内。受感染的胎儿在宫内发育迟缓，器官结构缺损，可造成多种先天畸形，常见的有失明（白内障、视网膜病变）、先天性心脏病（动脉导管未闭、肺动脉狭窄）、耳聋、小头畸形及智力障碍等。较少见的有活动性肝炎、青光眼、腭裂、脑瘫及脑膜炎等。

【诊断】

因风疹的临床症状轻微而难以诊断，在风疹流行期，根据皮疹的特点，如皮疹出现得较早，且细小色淡，全身症状轻微，耳后及枕部淋巴结肿大，即可做出诊断。不典型病例常需借助病原学诊断手段。

【治疗及预防】

目前，尚无抗风疹病毒的特效药，发病后应隔离至出疹后 5 日。加强护理，卧床休息，多喝水，进食易消化的食物，必要时采取对症治疗。为预防风疹感染，接种风疹减毒活疫苗是最有效的措施。对 8 个月以上的婴幼儿可接种麻疹、腮腺炎和风疹减毒活疫苗，6 岁时复种 1 剂。后续再对 2~14 岁儿童和易感育龄期妇女（在校青春期女生、20~35 岁育龄期妇女等）开展强化免疫。

三、幼儿急疹

幼儿急疹（exanthem subitum, ES）又称婴儿玫瑰疹（roseola infantum），是由人类疱疹病毒 6（human herpes virus 6, HHV 6）引起的一种急性发疹性传染病。幼儿急疹主要是由人类疱疹病毒 6B 组引起，极少由 A 组引起。约有 10% 是由人类疱疹病毒 7 组感染引起的。

【流行病学特点】

幼儿急疹的传染源是唾液排病毒的无症状成人和急性期患儿。经呼吸道感染，多数为非显性感染，仅有 30% 为显性感染，该病多为散发。6~24 个月的婴幼儿为易感人群，一年四季均可发病，以春秋季节发病较多。

【临床表现】

幼儿急疹的潜伏期为 7~17 日，平均 10 日。起病急骤，无前驱症状，体温突然升高，可达 39~41℃，持续 3~5 日后，体温骤降。体温下降过程中或退热后患儿全身出现皮疹，最初出现在颈部和躯干，然后蔓延至全身，以腰部和臀部较多，其次为头额、颈、上臂、股等部位，而面部、肘和膝部以下部位较少见。皮疹为充血性玫瑰色丘疹，直径 2~3 mm。皮疹在 24 小时内出齐，1~2 日内完全退尽，皮疹退后无脱屑也无色素沉着。在发病期间，患儿的精神状态良好，少数患儿可有轻微的呼吸道症状，以咽炎较多。消化道症状多为恶心、呕吐。极少数患儿在高热时可出现高热惊厥。

【诊断】

根据易感人群的年龄（6~24 个月），突发高热，热退或下降过程中全身出现皮疹，即可做出诊断。实验室检查可发现白细胞总数减少，淋巴细胞增多。

【治疗及预防】

注意加强护理，多休息、多饮水，必要时采取对症处理，如降温、镇静等。幼儿急疹无特效预防措施，与幼儿急疹接触过的婴幼儿，应密切观察 10 日。如有发热，应及时隔离，以免发生疾病的流行。

四、水痘

水痘（varicella, chickenpox）是由水痘带状疱疹病毒（varicella-zostervirus, VZV）引起的一种急性传染病。水痘带状疱疹病毒属疱疹病毒科，该病毒通过呼吸道进入人体后，在鼻咽部淋巴结增殖 4~6 日后，进入血液，在单核巨噬细胞中复制，然后向全身扩散。部分病毒则以静止状态留在神经节，当复发感染时可表现为带状疱疹。该病毒在体外抵抗力较弱，不耐酸、不耐热，在痂皮中不能存活，在疱液中 -65℃ 可长期存活。

【流行病学特点】

水痘和患带状疱疹的患者是传染源。通过飞沫呼吸道传播或接触水痘疱疹液是水痘的主要传播途径。在出疹前 1 日至疱疹完全结痂均有传染性，但痂皮无传染性。水痘的传染性很强，易感儿接触后 90% 发病。易感人群为 2~6 岁的儿童，患病后可获得终身免疫。该病多发生在春冬季。

【临床表现】

水痘的潜伏期为 12~21 日，平均 14 日。在发病的早期可有轻度的不适，如发热、头痛、乏力、咽痛等，也可无症状。持续 1~2 日后迅速进入出疹期，皮疹的变化特点是起初是红斑疹，数小时后变为红色丘疹，再经数小时后发展成为疱疹，呈椭圆形，3~5 mm 大小，疱液透明，数小时后变为混浊，此时常因瘙痒使患儿烦躁不安，将疱疹抓破而感染。1~2 日后从疱疹的中央开始干枯结痂，经数日后痂皮脱落，一般不留瘢痕，如有继发感染，可能留有瘢痕。这一过程历时 1~6 日，在整个患病过程中，皮疹可按上述顺序分批出现。水痘的皮疹呈向心性分布，先出现于躯干和四肢的近端，以躯干皮疹最多，其次为头面部，鼻、咽、口腔和外阴等处黏膜也可发疹。水痘为自限性疾病，历时 10 日左右即可自愈。重症水痘可并发肺炎、肝炎、心肌炎和脑炎。根据水痘皮疹的分布、形态和出疹过程即可做出诊断。

【诊断】

根据接触史和典型皮疹特征，不难做出临床诊断。必要时可选做实验室检查明确诊断。

【治疗】

水痘患儿应卧床休息、多饮水、进食易消化的食物。经常更换内衣，避免搔抓皮肤，以免皮疹继发感染。使用抗病毒药，如阿昔洛韦、阿糖腺苷，早期使用干扰素 α 可较快地抑制皮疹发展。注意防治并发症，必要时使用抗生素。

【预防】

水痘患儿应在家隔离治疗至疱疹全部结痂，一般不少于病后 2 周。易感者应避免与急性期患者接触，并应及时接种水痘减毒活疫苗，12~18 月龄初种，4~6 岁复种；13 岁以上儿童和成人注射 2 次，间隔 4~12 周。接触患者 96 小时内肌内注射水痘带状疱疹免疫球蛋白，有预防功效。主要用于有细胞免疫缺陷者、免疫抑制剂治疗者和患有严重疾病者。

五、手足口病

手足口病（hand-foot-mouth disease，HFMD）是由多种肠道病毒引起的常见急性传染病，主要由柯萨奇病毒 A16（柯萨奇 A4、A6、A7、A10、B2、B5、B13 等偶尔也可引起）、肠道病毒 71 型（EV71）和埃可病毒（EchoV）的血清 11 型引起。

【流行病学特点】

患儿和隐性感染者是主要传染源。主要通过消化道、呼吸道和接触患儿的粪便、疱疹液、打喷嚏的飞沫、毛巾、茶杯、玩具、餐具、奶瓶及床上用具等而被传染。人群普遍易感，多见于 5 岁以下的婴幼儿，集体儿童机构易发生集体感染。该病的传染性强，常引起暴发流行，之后是散发，在散发期间易感者积累到一定数量时又会发生新一轮大流行，因此每隔 2~3 年流行一次。近年来该病的流行在亚太地区有上升的趋势，该病多发生在夏秋季。

【临床表现】

大多数手足口病患儿症状轻微，起病有发热、厌食。皮疹在发病的当日或第 2 日出现，无痒感，皮疹多发生在手指或足趾掌面、指甲周围、口腔黏膜、肛门周围及会阴处。少数患儿可发生在足跟边缘及足背处，腿部及躯干少见。口腔黏膜疹出现较早，开始为粟米样斑丘疹或水疱，周围有红晕，常伴有流口水、咽痛等症状。手足远端部位的皮疹初为玫瑰色斑丘疹，后转为疱疹，呈圆形或椭圆形，直径 3~7 mm，多为散在性疱疹。约在 5 日后转为暗红色，部分疱疹可破溃形成浅溃疡，未破溃者 2~3 日后疱内液体吸收干燥，形成褐色结痂，痂皮脱落后不遗留瘢痕及褐色素沉着，局部淋巴结不肿大，有发热的患儿在 1 周左右退热，整个病程 7~10 日，预后良好。

个别重症患儿尤其是肠道病毒 71 型感染，病情进展快，合并严重并发症，多器官功能受损，主要有无菌性脑膜炎、脑脊髓炎、脑干脑炎、急性迟缓性麻痹、心肌炎、脑水肿、肺水肿、肺出血改变、循环衰竭，严重者可导致死亡。3 岁以下的患儿，在发病后 3 日内，如出现持续高热不退、精神萎靡、呼吸浅速、心率加快、末梢循环不良、高血糖、外周血白细胞计数明显增高或降低等，则提示为重症患儿，应及时采取治疗措施。

【诊断】

根据流行病学资料和典型手、足、口及臀部皮疹较易做出临床诊断。少数重症病例皮疹不典型，临床诊断困难，需借助病原学检查。临床诊断病例具有上述病原学检查之一者即可确诊。

【治疗】

应采取综合治疗措施，注意充分休息，加强营养，补充足够的水分，加强护理，对症处理，如降温、镇静止痛等。密切观察病情，及早发现重症病例并及时采取治疗措施。

【预防】

手足口病自 2008 年 5 月 2 日已被列入丙类传染病管理。患者应隔离 14 日。易感人群应有良好的个人卫生习惯，勤洗手，注意玩具和餐具的消毒是预防的关键。加强疫情监测，做到早发现、早诊断、早隔离、早治疗。我国已自行研制 EV71 灭活疫苗，并已经上市，可用于 6 月龄至 5 岁儿童，接种 2 剂，间隔 28 日，肌内注射。

六、脊髓灰质炎

脊髓灰质炎（poliomyelitis）又称小儿麻痹症。是由脊髓灰质炎病毒（poliomyelitis virus）引起的消化道急性传染病。该病毒属于肠道病毒，按其抗原性的不同可将病毒分为 I、II、III 三种血清型，各型间很少有交叉免疫。世界各地流行最多的是 I 型病毒，在接种疫苗地区也见 II 型、III 型感染。该病毒对各种理化因素的抵抗力强，故在人胃肠道中可抵抗胃酸、肠液而生长繁殖。耐寒冷，对热、干燥及氧化消毒剂敏感。煮沸、紫外线、2% 碘酊、高锰酸钾（1：1000）、含氯消毒剂、3% 过氧化氢均可灭活病毒。

【流行病学特点】

患儿、隐性感染者和无症状病毒携带者为该病的传染源，主要通过粪—口途径传播，其传播方式是通过被感染者粪便污染的水、食物、手、生活用具及玩具而传播。感染初期眼部分泌物也可携带病毒，以飞沫方式通过呼吸道传播。6 个月至 5 岁的儿童为易感人群，感染后可获得持久的免疫力。本病在全球各国都有流行，以温带地区发病较多。我国自 20 世纪 60 年代开始广泛接种脊髓灰质炎减毒活疫苗后发病率大幅度下降，我国在 2000 年已向全世界宣布在全国范围内消灭了脊髓灰质炎。

【临床表现】

根据临床表现可分为五期。

1. 潜伏期　一般为 5~14 日，大多无临床表现，但在后期可从患儿的鼻咽部分泌物和粪便中分离出脊髓灰质炎病毒。

2. 前驱期　有发热、全身不适、头痛、咽痛、腹痛、恶心、呕吐、腹泻等，持续 1~4 日。大多数患儿热退，症状消失而痊愈，不出现瘫痪，即为轻症或为顿挫型。此期常被误诊为上呼吸道感染或肠炎。少数患儿病情继续发展进入瘫痪期。

3. 瘫痪前期　在前驱期热退后 1~6 日，再度出现发热（称双峰热），伴有嗜睡、全身肌肉或四肢肌肉疼痛，不愿前倾屈曲，坐起时常以上肢后撑成三脚架状，或身体不能前倾，以下颏部抵碰膝部（吻膝征阳性）。婴幼儿常有皮肤感觉过敏，而且拒绝抚摸。精神兴奋，哭闹不安，很快转入精神萎靡、嗜睡。出现颈部有抵抗感，布氏征、克氏征阳性，肌腱反射减弱到消失，但无明显瘫痪。此期脑脊液已有改变，蛋白轻度增加，白细胞增多，早期以中性粒细胞为主，后期以淋巴细胞为主。多数患儿经过 3~4 日体温下降，症状随之好转，消失而痊愈，此类称为无瘫痪型。少数患儿进一步发展出现瘫痪，进入瘫痪期。

4. 瘫痪期　在体温开始下降后出现瘫痪，体温恢复正常后瘫痪停止进展。根据瘫痪的部位不同可分为三型。①脊髓型：最常见，为下运动神经元弛缓性瘫痪。肌张力减退，肌腱反射减弱或消失，无感觉障碍，瘫痪多不对称，以下肢较为常见，其次为上肢或上下肢。②延髓型（脑干型、延髓性麻痹）：病变涉及延髓生命中枢和脑神经，常累及面

神经、舌咽神经、迷走神经和舌下神经。主要表现为：眼睑下垂和闭合困难、嘴角歪斜、声音嘶哑、吞咽困难、饮水呛咳、咽反射消失。病变还可累及呼吸中枢和血管运动中枢，出现呼吸表浅、不规则、双吸气、呼吸变慢及暂停，严重者可出现呼吸衰竭；病变累及血管运动中枢时可出现脉搏细弱不规则、心律失常、血压下降、发绀及循环衰竭。③脑型：较为少见，以大脑损害为主，表现为惊厥、瘫痪、失语及昏迷。

5. 恢复期或后遗症期　瘫痪后 1~2 周开始恢复，一般从肢体远端小肌群开始恢复，瘫痪肌肉慢慢恢复肌力，深浅反射也恢复正常。脑神经受累及肌群瘫痪多能恢复正常。轻者 1~3 个月恢复，重者常需 12~18 个月恢复。如果瘫痪的肌肉在 1~2 年内仍不恢复，则为后遗症，常见的有足内翻、足外翻、足下垂、脊柱侧凸或前凸，导致跛行，甚至不能站立或行走，影响儿童的生长发育。

【诊断】

在流行季节，易感儿童出现发热、烦躁、嗜睡、头痛、呕吐、肌肉疼痛和肢体感觉敏感应怀疑本病。如出现不对称的肢体迟缓性瘫痪，即可临床诊断。病毒分离和血清特异性抗体的检测为确诊的依据。

【治疗】

患儿应及时隔离至发病后 40 日。卧床休息、加强护理、对症和支持治疗。在前驱期和瘫痪前期，应避免劳累、肌内注射和手术等刺激和损伤，以减少瘫痪的发生。增加营养，口服大量的 B 族维生素和维生素 C。必要时采取降温、镇静、止痛措施。瘫痪期应护理好瘫痪的肢体，避免刺激和受压，保持功能体位。瘫痪停止进展后，可用加兰他敏和地巴唑，以促进神经肌肉的兴奋性传导。如有呼吸障碍时，应保持呼吸通畅、吸氧，及早使用抗生素，以防肺部感染。在恢复期和后遗症期，可采用针灸、推拿、按摩和理疗，以促进瘫痪肢体的恢复。严重畸形者可进行矫正手术治疗。

【预防】

脊髓灰质炎的有效预防措施是接种脊髓灰质炎疫苗，应按照计划免疫程序进行全程接种，其免疫程序为婴儿生后 2 月龄和 3 月龄时，接种灭活疫苗，4 月龄时服 1 剂减毒活疫苗，4 岁时再减毒活疫苗

加强 1 次。与患儿有密切接触的易感儿，可肌内注射丙种球蛋白，每月 1 次，共 2 次。注射后 1 周内发病可减轻症状，2~5 周仍不发病者为已获得保护不再发病，免疫效果可持续 2 个月。

七、流行性腮腺炎

流行性腮腺炎（epidemicparotitis，mumps）是由腮腺炎病毒引起的儿童常见呼吸道传染病。该病毒属于副黏病毒，在紫外线照射下迅速死亡，在 1% 的甲酚、75% 的甲醇、0.2% 的甲醛中 2~5 分钟即可灭活，在低温条件下存活较久。

【流行病学特点】

患者和隐性感染者为本病的主要传染源，在患儿腮腺肿大前 6 日至肿大后 9 日均有传染性。病毒存在于患儿的唾液、鼻咽部分泌物中，通过飞沫经呼吸道传播。唾液污染的食物、食具和用品也可传播。人群对该病普遍易感，多发生在 5~15 岁的学龄儿童，患病后可获得较持久的免疫力。该病全年均可发病，以春季为主。

【临床表现】

潜伏期为 8~25 日，多数患儿无前驱症状，部分患儿可出现发热、头痛、恶心、呕吐、无力、食欲缺乏等前驱症状。发病 1~2 日后，在颧骨弓或耳部疼痛，继之腮腺部肿痛，咀嚼或进食酸性食物时加剧，此时体温急剧升高，可达 40℃。通常一侧腮腺肿大后 2~4 日又累及对侧。腮腺肿大以耳垂为中心，向周围扩大肿胀，使下颌骨边缘不清，肿胀部位的皮肤发亮但不红，有轻度触痛。腮腺管口早期常有红肿，并可累及颌下腺和舌下腺。腮腺肿大 2~3 日达高峰，持续 4~5 日逐渐消退。全身症状也消失，整个病程 10~14 日。常见的并发症有脑膜炎、睾丸炎、卵巢炎及急性胰腺炎。在腮腺炎发生前后也可发生心肌炎、乳腺炎和甲状腺炎。

【诊断】

根据流行情况，在发病前 2~3 周有接触史，具有发热，以耳垂为中心的腮腺肿大、疼痛、进食时加重等临床表现，即可做出临床诊断。大部分患儿血清和尿中淀粉酶增高，有半数患儿脑脊液中白细胞轻度增多，并可分离出腮腺炎病毒，有助于腮腺炎的诊断。

【治疗】

对患儿应加强护理，卧床休息，进食无刺激性、容易消化的流质或半流质。保持口腔清洁，多饮水，进食后用盐水漱口。对症治疗，如降温、止痛。抗病毒治疗，如利巴韦林等。对并发心肌炎、脑膜炎的患儿可采用糖皮质激素治疗。伴有颅内压增高或剧烈头痛的患儿，可采取甘露醇等脱水剂以降低颅内压。

【预防】

对患儿应早发现并及时隔离，在腮腺肿胀完全消退后方可解除隔离，与患儿接触的易感儿应检疫 21 日。对患儿的口鼻咽部分泌物及其被污染的用品应煮沸或暴晒消毒，以切断传播途径。由于症状出现前数日患儿已经开始排出病毒，因此预防的重点是对易感儿童进行主动免疫，目前采用的疫苗是麻疹风疹腮腺炎（MMR）减毒活疫苗，8 月龄时初种，18 月龄时加强接种 1 剂。

八、流行性乙型脑炎

流行性乙型脑炎（epidemictypeBencephalitis），简称乙脑，国际上称为日本脑炎（Japanese encephalitis），是由乙型脑炎病毒引起的以脑实质炎症为主要病变的急性传染病。乙脑病毒属黄病毒科，病毒对酸、乙醚和氯仿等脂溶剂敏感。加热 100℃ 2 分钟、56℃ 30 分钟、37℃ 48 小时可灭活病毒。乙脑病毒有明显的嗜神经特性，感染后可引起典型的神经系统症状。

【流行病学特点】

感染乙脑病毒的人和动物均可成为感染源。人感染后病毒血症期短暂，血中病毒含量少，不是主要的传染源。动物，特别是猪、狗和马等动物乙脑病毒的感染率很高，尤其是猪的饲养面广、感染率高，在感染乙脑病毒后血中病毒含量多，传染性强，因此猪是主要的传染源。蚊子是乙脑传播的主要媒介，带乙脑病毒的蚊虫经叮咬将病毒传给人和动物，蚊虫感染乙脑病毒后不发病，但可在体内繁殖并可带病毒越冬或经卵传代，成为乙脑病毒的长期储存宿主。人对乙脑普遍易感，感染后多呈隐性感染，感染后可获得较持久的免疫力。在流行地区以10岁以下儿童多见，3~7岁儿童发病率最高。由于乙脑疫苗的普遍接种，乙脑的发病率大幅度下降。我国乙脑发病在5月份开始上升，7~8月份为高峰期，9月份开始明显下降。南方地区流行早于北方。

【临床表现】

潜伏期为4~21日，一般为10~14日。发病1~3日为前驱期，患儿体温升高达39~40℃、头痛、四肢痛、呕吐及嗜睡，颈部强直或抽搐。体温继续升高可达40℃以上进入极期，此期可持续5~7日，高热、抽搐和呼吸衰竭是极期的严重症状。体温越高，热程越长，病情越重。患儿出现意识障碍，如嗜睡加重、意识模糊、谵妄、昏迷等。昏迷的深浅、持续时间的长短和病情的严重程度及预后呈正相关。患儿可出现面部肌肉的小抽动，进一步发展为四肢肌肉的痉挛性抽搐，重者可出现全身抽搐。重症可出现呼吸不规则、呼吸衰竭。由于颅内压的增高可发生脑疝。多数患儿有脑膜刺激征，腱反射亢进，巴宾斯基征阳性，腹壁反射、提睾反射消失，重者腱反射消失。多数患儿在发病后2周内退热，进入恢复期，逐渐苏醒，神志逐渐清醒，大多数经过治疗后，在2周左右恢复正常。重症病例出现反应迟钝、肢体痉挛或瘫痪、失语、震颤等恢复期症状，大多数患儿经过积极治疗后在6个月内恢复正常。如未能恢复即进入后遗症期，5%~20%的重症患儿留有后遗症，如意识障碍、痴呆、失语、肢体瘫痪、精神失常等。采取适当的治疗、康复措施，后遗症可有不同程度的恢复。

【诊断】

根据流行季节、易感人群以及发病的症状和体征，如起病急、高热、头痛、呕吐、抽搐、意识障碍，体格检查病理反射及脑膜刺激征阳性，脑脊液检查白细胞增多，早期中性粒细胞增高，1周后淋巴细胞增高，蛋白轻度增高，即可做出诊断。

【治疗】

患儿应隔离治疗，加强护理，做好口腔护理，注意口腔卫生，及时吸痰以防止窒息和肺部继发感染。做好皮肤护理，保持皮肤清洁、干燥以防止压疮。加强营养，必要时鼻饲喂养和静脉输液。乙脑患儿的治疗关键是针对高热、抽搐和呼吸衰竭采取

积极的治疗措施。降温措施以物理降温为主，药物降温为辅，降低室温，使患儿的体温（肛温）控制在38℃左右，也可采取冬眠疗法。根据不同原因引起的惊厥，采取不同的措施，因呼吸道分泌物阻塞或其他原因使换气不足而致脑缺氧者，应予以吸痰、给氧。并应注意患儿的体位，以保持呼吸道通畅。因高热引起的惊厥，应采取降温措施。因脑水肿引起惊厥者，应使用脱水剂治疗。针对引起呼吸衰竭的原因（脑水肿、呼吸道阻塞、中枢性呼吸衰竭等）采取相应的治疗措施。

【预防】

乙脑的预防措施为防蚊、灭蚊和预防接种。控制传染源，搞好饲养场所的清洁卫生，流行季节前对幼猪进行疫苗接种，以减少猪群的乙脑病毒感染，可有效地控制人群乙脑的流行。采取防蚊、灭蚊措施可切断传播途径。接种乙脑灭活疫苗或乙脑减毒活疫苗，以保护易感人群免受感染。

九、病毒性肝炎

病毒性肝炎（viral hepatitis）是由多种嗜肝病毒引起的全身性传染病，主要累及肝脏。通常按病原学分类，可将病毒性肝炎分为五类：甲型病毒性肝炎、乙型病毒性肝炎、丙型病毒性肝炎、丁型病毒性肝炎、戊型病毒性肝炎。近年来又发现了新的肝炎病毒，导致己型病毒性肝炎和庚型病毒性肝炎。

（一）甲型病毒性肝炎

甲型病毒性肝炎（viral hepatitis A）是由甲型肝炎病毒（hepatitis A virus，HAV）引起的，经消化道传播的急性传染病。HAV属于微小病毒科，分类为肠道病毒72型。该病毒对外界抵抗力较强，并耐酸、碱和乙醚。在室温下可存活1周，干粪中25℃可存活30日，在80℃时5分钟、98℃1分钟可以灭活，常采用煮沸消毒。对紫外线较敏感，3~5分钟即可灭活。

【流行病学特点】

急性期患者和隐性感染者为传染源，其传染期较长，自起病前2周至血清丙氨酸氨基转移酶（ALT）高峰期后1周，或在病后30日内均可从粪

便中排出 HAV。通过粪口途径传播，带毒粪便污染的水、食物、玩具等均可引起感染。人群对 HAV 普遍易感，学龄前和学龄期儿童发病率较高，患病后可产生持久的免疫力。一年四季均可发病，但以第一、第四季度发病较为多见。

【临床表现】

甲型病毒性肝炎的潜伏期为 2~6 周，平均为 4 周。根据临床表现可分为五种类型：急性黄疸型肝炎、急性无黄疸型肝炎、亚临床型肝炎、重症型肝炎和淤胆型肝炎。

1.急性黄疸型肝炎 临床上最为常见，起病急，全身畏寒、发热，体温高达 39℃左右，常伴有呼吸道感染症状，继之出现食欲不振、恶心、呕吐、全身乏力，持续 5~7 日后进入黄疸期，此时呼吸道症状缓解，皮肤、巩膜出现黄染，小便颜色加深，但仍有全身乏力、食欲不振、上腹部不适、肝区隐痛、肝大，有叩击痛，持续 2~4 周进入恢复期，症状消失，黄疸渐退，肝功能恢复正常，肝脏逐渐回缩。

2.急性无黄疸型肝炎 在发病过程中无黄疸出现，起病较为缓慢，病情较轻，多在 1~2 个月内恢复正常。

3.亚临床型肝炎 无明显的临床症状和体征，但有接触史，肝脏轻度增大，肝功能轻度异常，因有传染性，也需隔离治疗至肝功能恢复正常。

4.重症型肝炎 起病急，持续高热，黄疸急速加深，血清胆红素高于 170μmol/L，出现嗜睡、神志恍惚、昏迷，可伴有腹水、出血倾向、肝功能严重损害、凝血酶原时间明显延长。如在起病 10 日内出现以上症状，即为暴发型肝炎或急性重症型肝炎。在起病 10 日后呈现者为亚急性重症型肝炎。重症型肝炎的病死率很高，必须及早采取综合性治疗措施，完全恢复需 3 个月。

5.淤胆型肝炎 常见于急性黄疸型肝炎，为肝内胆汁淤积所致，黄疸较深。全身症状较轻，有皮肤瘙痒，黄疸可持续 3 周，血中 ALT 轻度升高，预后良好。

【诊断】

根据甲型病毒性肝炎流行病学特点，临床表现，血清中 ALT、门冬氨酸氨基转移酶（AST）升高，检测到 HAV IgM 抗体阳性，HAVRNA 阳性即可确诊。

【治疗】

该病为自限性疾病，无特殊治疗，卧床休息、合理饮食非常重要。对重症型肝炎，应采取综合性措施，阻止肝细胞继续坏死、促进肝细胞再生、降低血清胆红素、预防和治疗并发症。

【预防】

预防措施有搞好环境和个人卫生，加强粪便和水源的管理，做好食品卫生和食具的消毒。目前，采用甲型肝炎减毒活疫苗或灭活疫苗进行主动免疫，接种对象为 18 月龄以上儿童。接触了甲型肝炎患儿后 14 日以内注射人丙种球蛋白，以获得被动免疫。

（二）乙型病毒性肝炎

乙型病毒性肝炎（viral hepatitis B）是由乙型肝炎病毒（hepatitis B virus，HBV）引起的。乙型肝炎病毒的抵抗力很强，对热、低温、干燥、紫外线及一般浓度的消毒剂均能耐受。在 37℃可存活 7 日，煮沸 10 分钟、高压蒸汽消毒可灭活，对 0.2% 新洁尔灭、0.5% 过氧乙酸敏感。

【流行病学特点】

急慢性患者和无症状慢性乙肝病毒携带者，是重要的传染源。传播途径有输注血制品、医源性传播（注射、拔牙、手术等）；生活上的密切接触（通过接触传染源的血液、唾液、汗液、阴道分泌物等）；性传播；母婴传播是其重要的传播途径，胎儿在子宫内通过胎盘被感染，在分娩过程中，新生儿通过破损的皮肤或黏膜接触了母血、羊水或阴道分泌物而被感染。人群普遍易感，儿童从出生后 6 个月开始发病，其发病率随年龄的增长而逐渐升高，4~6 岁为高峰年龄。该病常呈散发，无明显的季节性。

【临床表现】

潜伏期为 4 周至 6 个月，根据临床表现可分四种类型：急性乙型肝炎、慢性乙型肝炎、重症乙型肝炎和淤胆型乙型肝炎。

1.急性乙型肝炎 以儿童多见，起病时一般无发热，前驱期皮肤上可出现皮疹或荨麻疹，消化道及其他症状与甲型肝炎相似，但无黄疸的较多。氨基转移酶的升高和恢复均较甲型肝炎慢，病程一般为 2~4 个月。

2.慢性乙型肝炎 急性乙型肝炎病情未能恢复，病程迁延 6 个月以上，多见于儿童，无黄疸或轻微黄疸，肝脏轻度增大，质地较韧，可触及脾脏，出现 ALT 波动为其特点，无肝外多脏器损害的症状，此种情况在病理上称为轻度慢性乙型肝炎（过去称为慢性持续型肝炎、慢性小叶性肝炎）。如症状较重，可出现食欲不振、乏力、腹胀、肝大并有压痛、脾大、皮肤呈灰暗色、有出血倾向（如蜘蛛痣、肝掌等）；肝功能严重损害，ALT 持续或反复升高；血中球蛋白升高，白蛋白、球蛋白比值降低；血清中抗核抗体、抗线粒体抗体、抗平滑肌抗体呈阳性。在病理上称为中型慢性乙型肝炎或慢性活动性肝炎。

3.重症乙型肝炎 可分为急性重症乙型肝炎、亚急性重症乙型肝炎、慢性重症乙型肝炎。急性重症乙型肝炎在起病后 10 日内迅速出现黄疸，有严重的胃肠道反应，如频繁地恶心、呕吐、极度乏力、持续高热、有意识障碍直至昏迷。血清胆红素高于 171μmol/L，凝血酶原时间明显延长，血浆白蛋白明显降低。亚急性重症乙型肝炎是在起病 10 日以后，出现以上的临床表现和实验室检查指标。慢性重症乙型肝炎是在慢性乙型肝炎的基础上出现以上的指征。导致重症肝炎死亡的原因是肝昏迷、肝肾综合征、消化道出血和感染。

4.淤胆型乙型肝炎 起病于急性黄疸型乙型肝炎，黄疸明显，但自觉症状轻微，常有皮肤瘙痒，肝大，血胆红素明显升高，以直接胆红素为主。碱性磷酸酶（ALP）、胆固醇均见升高。

【诊断】

急性乙型肝炎的诊断依据：有典型的临床症状、肝功能损害、HBsAg 阳性、HBcIgM 呈强阳性。慢性乙型肝炎的诊断依据：肝脏功能损害常达半年以上，具有 HBsAg、HBeAg、HBVDNA 中的任何一项并持续存在。如 HBsAg 阴性，此时测 HBV DNA 及抗 HBcIgM 有助于诊断。

【治疗】

急性期应卧床休息，症状消失及肝功能恢复正常后还应休息 2~3 个月。慢性乙型肝炎活动期应休息，如出现黄疸，应卧床休息。慢性肝炎稳定期可参加学习，但应避免剧烈运动和过度疲劳。合理安排饮食，适当控制脂肪的摄入，多吃含碳水化合物、蛋白质和维生素的食物。进食量不足者，可静脉输入葡萄糖、维生素和氨基酸溶液。急性乙型肝炎可适当地选用保肝利胆药以促进恢复。慢性乙型肝炎可采用抗病毒药物（干扰素、拉米夫定、阿替福韦酯、恩替卡韦、替比夫定等）、免疫调节药物（胸腺肽等）、保护肝脏药物[还原型谷胱甘肽、辅酶 Q、甘草酸单铵（强力宁）、甘草酸二铵（甘利欣）、水飞蓟宾（益肝灵）等]。重症乙型肝炎应给予支持疗法、维持水电平衡、抗肝细胞坏死、利胆褪黄、防治出血（维生素 K、凝血酶原复合物）、预防和控制继发感染及对症处理等。

【预防】

急性肝炎患儿应隔离治疗，防止通过血液和体液传播，防止医源性传播。更为重要的是阻断母婴传播，对携带 HBsAg 的产妇应专床分娩。易感人群均可接种乙型肝炎疫苗，有效的接种程序为出生后 0、1、6 个月各接种一次，抗 HBs 的阳转率高达 90%。HBV 慢性感染及 HBsAg 和 HBeAg 双阳性母亲的新生儿，除出生后 0、1、6 个月接种乙肝疫苗外，在出生时加用乙型肝炎免疫球蛋白（HBIG），可获得较好的效果，其保护率可达 90%~95%。

（三）丙型病毒性肝炎

丙型病毒性肝炎（viral hepatitis C）是由丙型肝炎病毒（hepatitis C virus，HCV）引起的。10% 氯仿可杀灭 HCV；煮沸和紫外线可使其灭活；血清经 60℃ 10 小时或 1∶1000 福尔马林 37℃ 6 小时处理后，HCV 可丧失传染性；干热 80℃ 72 小时可使血制品中的 HCV 灭活。

【流行病学特点】

传染源为急慢性患儿和无症状病毒携带者。传播途径主要是肠道外途径，常见的有：输血和血制品传播；经注射、针灸、器官移植、血液透析的传播；生活密切接触传播和性传播；母婴传播。人群对 HCV 普遍易感，发病年龄以青壮年为主，儿童感染率不高。该病发病无明显季节变化。

【临床表现】

潜伏期为 1~6 个月，多数患者无明显症状或症状轻微，大部分为无黄疸型，无发热，血中 ALT 轻中度升高。在急性黄疸型病例中血清总胆红素不

超过 52μmol/L。部分患者临床症状消失后，ALT
逐渐恢复正常，但血清中 HCVRNA 持续阳性或间
歇阳性，抗丙型肝炎病毒仍持续阳性，是丙型病毒
性肝炎的传染源之一。丙型病毒性肝炎的亚临床型
主要表现在 ALT 升高，无肝炎的症状和体征，由
于不能被及时发现和治疗，易发展成为肝硬化，也
是重要的传染源。

【诊断】

丙型病毒性肝炎的诊断，首先排除其他类型的
肝炎，血清抗丙型肝炎病毒阳性，检测肝或肝外组
织（脾、唾液腺、外周血单核细胞和 T 淋巴细胞）
中丙型肝炎病毒抗原阳性或丙型肝炎病毒 RNA 阳
性，均可做出诊断。

【治疗和预防】

丙型病毒性肝炎的一般治疗、预防原则与
乙型病毒性肝炎相同。目前，首选推荐小分子化
合物抗病毒治疗，其次 α 干扰素（IFNα）或
聚乙二醇干扰素（PFG IFNα）联合利巴韦林
（RBV）抗病毒治疗。目前，尚无丙型肝炎病毒的
特异性免疫的预防措施。

（四）丁型病毒性肝炎

丁型病毒性肝炎（viral hepatitis D）是由丁型
肝炎病毒（hepatitis D virus，HDV）引起的。HDV
是一种缺陷病毒，必须有乙型肝炎病毒的辅助才能
完成复制、表达抗原及引起肝损害。但在细胞核内
的丁型肝炎病毒 RNA 则无需乙型肝炎病毒的辅助
而自行复制。丁型肝炎病毒可与乙型肝炎病毒同时
感染人体，但大部分情况下是在乙型肝炎病毒感染
的基础上引起重叠感染，当乙型肝炎病毒感染结束
时，丁型肝炎病毒的感染也随之结束。

【流行病学特点】

传染源和传播途径类似乙型病毒性肝炎。人类
对丁型肝炎病毒普遍易感，儿童感染率较低。

【临床表现】

潜伏期为 4~20 周。丁型病毒性肝炎可与乙型
肝炎病毒感染同时发生称为同时感染或混合感染，
如继发于乙型肝炎病毒感染则称为继发感染或重叠
感染，其临床表现取决于乙型肝炎病毒感染状态。

同时感染者的临床表现与急性乙型肝炎相似，以黄
疸型较多。由于丁型肝炎病毒感染与乙型肝炎病毒
感染的潜伏期不同，可出现两次 ALT 高峰，预后良
好。因与乙型肝炎病毒的相加作用，发展为重型肝
炎的机会比急性乙型肝炎多。继发感染者的临床表
现取决于乙型肝炎病毒对肝脏的损害程度。乙型肝
炎病毒携带者继发感染丁型肝炎病毒，则表现为急
性丁型肝炎，病情较单纯急性乙型病毒性肝炎略
重，容易发展为慢性。慢性乙型病毒性肝炎患者继
发感染丁型肝炎病毒后，大多数病情加重，部分可
发展为暴发型肝炎。ALT 升高可持续长达数月。

【诊断】

丁型病毒性肝炎的诊断与乙型病毒性肝炎相
同，当无症状的乙肝病原携带者或慢性乙肝患者突
然出现急性肝炎症状，或向慢性肝炎发展时，应考
虑为丁型肝炎病毒继发感染。此时应进行特异性检
查，如血清丁型肝炎病毒 RNA 和丁型肝炎抗原阳
性，或抗丁型肝炎病毒抗体阳性，或抗丁型肝炎病
毒 IgM 和丁型肝炎病毒 IgG 阳性，肝内丁型肝炎病
毒 RNA 和丁型肝炎抗原阳性即可诊断为急性丁型
肝炎、慢性丁型病毒性肝炎、重症丁型病毒性肝炎
或无症状丁型病毒性肝炎病毒慢性携带者。

【治疗和预防】

丁型病毒性肝炎的治疗基本上与乙型肝炎相同。
目前，尚无丁型肝炎疫苗接种。

（五）戊型病毒性肝炎

戊型病毒性肝炎（viral hepatitis E）是由戊型
肝炎病毒（hepatitis E virus，HEV）感染引起的。
HEV 在碱性环境下较稳定，对高热、氯仿、氯化
铯敏感，该病毒不稳定，在 4℃下保存易裂解，在
锰、镁离子存在下，可保存其完整性。

【流行病学特点】

患者和隐性感染者为主要传染源，该病毒可随
胆汁、粪便排出，经粪-口途径传播，粪便污染水
源后可引起暴发流行，隐性感染多见，成年人多为
显性感染，儿童发病率不高。原有乙型肝炎病毒感
染者或晚期孕妇感染该病毒后病死率高，一年四季
均可发病，冬春季节为发病高峰。

【临床表现】

临床表现与甲型病毒性肝炎相似，潜伏期为15~70日，平均36日。起病较急，可出现乏力、食欲减退、发热、恶心、呕吐、小便深黄及肝大。有1/3的患者可出现黄疸。黄疸前期较长，平均10日，症状较重，在黄疸出现4~5日后方可缓解。晚期妊娠妇女感染戊型肝炎病毒后，容易发生肝衰竭，乙型肝炎病毒慢性感染者继发戊型肝炎病毒感染时病情较重，死亡率较高。

【诊断】

戊型病毒肝炎可以根据流行病学资料、临床表现及常规肝功能检查做出临床诊断。进行病原学检查，如血或粪便中戊型肝炎病毒RNA阳性、检出戊型肝炎病毒颗粒、抗戊型肝炎病毒IgG高滴度，或由阴性转为阳性，或由低滴度到高滴度，或由高滴度到低滴度甚至转阴，均可确诊。

【治疗】

对戊型病毒性肝炎尚无特异性治疗药物，临床治疗原则和方法可参考甲型病毒性肝炎。

【预防】

对该病尚缺乏特异性免疫措施，丙种球蛋白能预防该病。预防该病应从切断传播途径采取相应的措施，改善环境卫生，保证饮水安全，管好水源、粪便、食品和患者。做好个人卫生，防止病从口入。

十、艾滋病

艾滋病是获得性免疫缺陷综合征（acquired immunedeficiency syndrome，AIDS）的简称，是由人类免疫缺陷病毒（human immunodeficiency virus，HIV）引起的一种传播迅速、病死率极高的传染性疾病。HIV有两个型，即HIV 1和HIV 2，我国以HIV 1为主要流行株。HIV具有嗜淋巴细胞性和嗜神经性，主要感染$CD4^+$ T淋巴细胞、单核巨噬细胞、B细胞、小神经胶质细胞和骨髓干细胞等。HIV对热敏感，56℃30分钟即可灭活；25%以上的乙醇、0.2%次氯酸钠、10%漂白粉、0.3%过氧化氢10分钟能灭活病毒，但对1%福尔马林、紫外线和γ射线不敏感。

【流行病学特点】

AIDS的传染源是患者和无症状的病毒携带者，特别是后者。病毒存在于血液、精液、子宫和阴道分泌物、脑脊液中，唾液、眼泪和乳汁中也有病毒存在，均有传染性。AIDS有三种传播途径。①性接触传播：青少年通过与患者或携带者性接触可被感染；②血液传播：使用了被HIV污染的血液制品而被感染；③母婴传播：患AIDS的孕妇可经胎盘、分娩过程中和产后，通过血性分泌物及乳汁传播给婴儿。HIV不会通过食物、水、用具、马桶垫、毛巾、呼吸道分泌物、蚊虫叮咬、游泳池等而传播，因此与AIDS患者握手、一起用餐、一起生活、一起玩耍等不会被感染。高危人群是男性同性恋者、性乱交者、静脉吸毒者、血友病等需要多次输血的患者。

【临床表现】

AIDS的潜伏期较长，感染HIV后2~10年才发展为AIDS。儿童的潜伏期较短，病情进展较快，患儿的临床表现与免疫系统受损程度及患儿机体各器官功能状态有关。1994年美国疾病控制中心根据临床表现将AIDS分为四类。

1.无临床表现　患儿无任何感染的症状和体征，或仅有轻微临床表现中的一个。

2.轻微临床表现　具有以下2个或2个以上的表现：①淋巴结肿大，直径在0.5cm以上，发生在2个部位以上，双侧对称；②肝脾大；③皮炎；④腮腺炎；⑤反复或持续性上呼吸道感染；⑥鼻窦炎或中耳炎。

3.中度临床表现　除具有轻微临床表现外，还出现下列表现之一：血红蛋白<80g/L的贫血，中性粒细胞减少（$<1×10^9$/L），血小板减少（$<100×10^9$/L），可持续30日；细菌性脑膜炎、肺炎或败血症；6个月婴儿持续2个月以上口腔念珠菌病；心肌病；出生后1个月内发生巨细胞病毒感染、反复慢性腹泻和肝炎；1年内发作2次以上的单纯疱疹性口腔炎；在出生1个月内发生单纯疱疹病毒性毛细支气管炎、肺炎或食管炎；带状疱疹至少发作2次或在不同皮损部位；平滑肌肉瘤伴有EB病毒感染；淋巴样间质性肺炎或肺淋巴样增生综合征；肾病；诺卡菌属感染，持续发热1个月以上；出生后1个月内发生弓形体感染；播散性水痘。

4.严重临床表现　出现下列表现之一即为严重

临床表现。

（1）严重、反复和多发性细菌感染，如脓毒血症、肺炎、脑膜炎、骨关节感染和深部脓肿等。

（2）食管、气管、支气管和肺念珠菌感染，播散性深部真菌感染（肺、肺门和颈部淋巴结以外的区域）。

（3）隐球菌感染伴持续腹泻1个月以上。

（4）出生后1个月内发生巨细胞病毒感染，累及肝、脾和淋巴结以外的部位。

（5）脑病。具有以下表现之一至少持续2个月，找不到其他原因者：①发育滞后、智能倒退、脑发育受损、后天性小头畸形、脑萎缩、后天性系统性运动功能障碍；②单纯疱疹病毒性黏膜溃疡持续1个月以上，在出生1个月以后发生单纯疱疹病毒性支气管炎、肺炎或食管炎；③组织胞浆菌病累及肺、肺门和颈部淋巴结以外的区域；④卡波西肉瘤、淋巴肉瘤；⑤结核病，肺外播散型；⑥卡氏肺孢子菌肺炎；⑦进行性多发性白质性脑病；⑧沙门菌脓毒血症，反复发作；⑨出生1个月后发生脑弓形体感染；⑩消耗综合征，包括体重持续丧失基线的10%，或大于1岁者的按年龄的体重曲线下降25个百分位，或出生1个月后按身高的体重曲线下降5个百分位；⑪伴有慢性腹泻（每日至少2次稀便，持续1个月以上）、持续性或间歇性发热1个月以上。

【诊断】

2008年前原国家卫生部制定儿童HIV感染和AIDS的诊断标准如下。

1. HIV感染的诊断 符合下列一项即可诊断：①小于18个月龄：为HIV感染母亲所生，同时HIV分离结果阳性，或不同时间两次HIV核酸检测均为阳性（第二次检测须在出生4周以后进行）；②大于18个月龄：HIV抗体确诊试验阳性，或血液中分离出HIV毒株；有急性HIV感染综合征或流行病学史，且不同时间的两次HIV核酸检测结果均为阳性。

2. 艾滋病的诊断 符合下列一项即可诊断：①HIV感染和CD4+ T细胞<25%（不到11月龄），或低于20%（12~35月龄），或低于15%（36~59月龄），或低于200 copy/mm³（5~14岁）；②HIV感染和至少伴有一种小儿艾滋病特征性疾病。

【治疗】

目前，对AIDS尚无特别有效的治疗方法，凡有临床症状或有免疫抑制证据的HIV感染者均应进行治疗。早期抗病毒治疗是关键，不仅可以缓解病情，减少机会性感染和肿瘤，还能预防和缓解AIDS相关疾病的发生。常用的抗病毒治疗的药物有三大类：核苷类反转录酶抑制剂（齐多夫定、双脱氧胞苷、双脱氧肌苷、拉米夫定和司坦夫定）可抑制HIV的复制和转录；非核苷类反转录酶抑制剂（奈韦拉平）可抑制HIV复制；蛋白酶抑制剂（沙奎那韦、英地那韦、茚地那韦、奈非那韦和利托那韦）可抑制HIV复制。为避免发生耐药性，常联合用药，称为高效抗反转录病毒治疗。为改善免疫功能，常同时采用免疫学治疗，即基因重组IL-2与抗病毒药物同时应用。其他治疗还包括并发症治疗、支持治疗和对症治疗。

【预防】

HIV疫苗（多肽疫苗、亚单位疫苗、基因重组疫苗和核酸疫苗）正处于临床前或临床试验阶段。对患者或无症状病毒携带者应进行隔离，患者的血、排泄物和分泌物应进行消毒。切断传染途径，严禁高危人群献血，HIV抗体阳性者不能献血。严格控制血液和血制品的质量。HIV感染者妊娠前应于专科医院就诊。HIV抗体阳性的母亲和新生儿，应服用齐多夫定，可降低母婴传播及婴儿出生后一年的病死率。加强健康教育，普及预防AIDS知识。

十一、流行性感冒

流行性感冒（influenza）简称流感，是由流行性感冒病毒引起的急性呼吸道传染病。流行性感冒病毒（influenza virus）简称流感病毒，属正黏病毒科，根据其内部和外部抗原结构的不同，可将病原体分为甲、乙、丙、丁四型，其中甲型流感病毒是人类流感的主要病原，常引起大流行；该病毒也可感染其他哺乳动物和鸟类。乙型和丙型流感病毒可感染人类，且引起的临床症状均较甲型轻微。流感病毒最大的特点是容易发生变异，以甲型流感病毒变异最为常见，其变异是血凝素和神经氨酸酶亚型之间的不同组合。例如，从20世纪40年代开始流行的几次流感，分别是甲型H1N1、H1N2和

H3N2。流感病毒不耐热，在 56℃ 3 分钟可灭活，在 pH 为 3 的酸性环境下也可灭活。对紫外线和常用的乙醇、碘酊等消毒剂很敏感，对寒冷和干燥有一定的耐受力。

【流行病学特点】

流感患者及隐性感染病毒携带者为主要传染源，虽然在猪体内已发现甲型 H1N1 流感病毒，但目前尚无证据表明动物为传染源。流感主要通过飞沫经呼吸道传播，也可通过口腔、鼻、眼睛等处黏膜直接或间接接触传播。接触患者的呼吸道分泌物、体液和被病毒污染的物品也可成为传播途径。人群普遍易感，在感染后虽可产生一定的免疫力，但在不同亚型之间无交叉免疫力，在病毒变异后，人群可重新易感而反复发病。流感多发生于冬季，来势凶猛，于 2~3 周达高峰，流行可持续 6~8 周。流感主要发生在人口密集的单位或地区，儿童、老年人或患有慢性疾病的人群，发病较多，病情较重，易发生并发症，并可使原有疾病病情加重。

【临床表现】

流感的潜伏期为 1~7 日，多为 1~4 日。其临床表现较普通感冒重，突发高热、寒战、头痛、全身肌肉酸痛、乏力、全身不适等为其特点。咳嗽、鼻塞、咽痛等上呼吸道卡他症状较轻。少数患儿可有呕吐、腹泻等消化道症状。发热持续 3~5 日后消退，全身症状减轻，但上呼吸道症状较前加重。婴幼儿及有基础性疾病的患儿病程较长，出现高热不退、剧烈咳嗽，常继发细菌性肺炎，少数患儿病情进展迅速，出现呼吸衰竭、多脏器功能不全或衰竭。

【诊断】

流感的诊断主要根据流行病学史、临床表现和病原学检查。在流行地区或流行季节，曾与流感患者或疑似流感患者密切接触，并出现流感样症状，尤其是有较为严重的全身中毒症状，而呼吸道症状较轻，应考虑为流感的临床诊断。确诊需进行实验室检查，在发病后 2~3 日内，鼻咽部、气管分泌物中直接分离出流感病毒，或进行组织培养分离出流感病毒可确诊。检测患儿咽拭子、口腔含漱液、痰液、鼻咽部或气管分泌物中的流感病毒核酸可呈阳性。检测相应的特异性中和抗体水平成 4 倍或 4 倍以上升高，但不适用于早期诊断。

【治疗】

患儿应卧床休息、多饮水，高热时采用降温措施或用退热药，密切观察病情变化，注意并发症的发生。及早应用抗流感病毒药物治疗，如奥司他韦（达菲）、帕拉米韦、玛巴洛沙韦（速福达）、扎那米韦，可缩短发热的时间，减轻症状，缩短病程。使用抗生素治疗继发性细菌感染，积极治疗其他并发症。

【预防】

在流行地区或流行季节加强流感的检疫，以早期发现患儿，及时隔离。加强环境的消毒，防止疫情扩散。养成良好的个人卫生习惯，加强体格锻炼、增加营养以增强体质，提高抗病能力。对易感人群进行流感疫苗的接种，在流行期间，对重点人群（儿童、老年人、免疫受抑制的患者、易发生并发症者）进行与当前流行株一致的灭活流感疫苗的接种，其保护效果可达 60%~90%。对健康的成年人和儿童可进行流感减毒活疫苗的接种，接种途径是鼻腔喷雾，接种后在局部可产生高滴度水平抗体。

（俞　蕙　邓静云）

第四节　儿童严重新发传染病

一、新型冠状病毒感染

自 2019 年 12 月以来，新型冠状病毒引发的新冠病毒肺炎大流行在全球蔓延。新型冠状病毒属于 β 属的冠状病毒，有包膜，颗粒呈圆形或椭圆形，核蛋白包裹 RNA 基因组构成核衣壳，外面围绕着病毒包膜，病毒包膜包埋有基质蛋白和刺突蛋白等蛋白。新冠病毒入侵人体后，主要依靠其表面的刺突蛋白识别宿主细胞受体血管紧张素转化酶 2（ACE2），并与之结合感染宿主细胞。截至 2022 年底，世界卫生组织（WHO）提出的"关切的变异株"（variant of concern, VOC）有 5 个，分别为阿尔法（Alpha, B.1.1.7）、贝塔（Beta, B.1.351）、伽马（Gamma, P.1）、德尔塔（Delta, B.1.617.2）和奥密克戎（Omicron B.1.1.529）。奥密克戎变异株 2021 年 11 月在人群中出现，相比 Delta 等其他 VOC 变异株，其传播力和免疫逃逸能力显著增强，在 2022 年初迅速取代 Delta 变异株成为全球绝对优势流行株。目前，奥密克戎变异株已成为国内外优势流行株，其中JN.1变异株仍为全球优势流行株。冠状病毒对紫外线和热敏感，56℃30分钟、乙醚、75%乙醇、含氯消毒剂、过氧乙酸和氯仿等脂溶剂均可有效灭活病毒，氯己定不能有效灭活病毒。

【流行病学特点】

人群普遍易感。传染源主要是新型冠状病毒感染者，在潜伏期即有传染性，发病后3天内传染性最强。经呼吸道飞沫和密切接触是主要的传播途径。在相对封闭的环境中经气溶胶传播。接触被病毒污染的物品后也可造成感染。

【临床表现】

1. 潜伏期　多为2~4天。

2. 临床表现　以发热、干咳、流涕、乏力、咽痛为主要表现。部分患者可以嗅觉味觉减退或丧失、结膜炎、肌痛和腹泻等为主要表现。重症患者多在发病1周后出现呼吸困难和（或）低氧血症，严重者可快速进展为急性呼吸窘迫综合征、脓毒症休克、难以纠正的代谢性酸中毒和出凝血功能障碍及多器官功能衰竭等。

儿童临床表现和成人相似，高热相对多见；部分病例症状可不典型，表现为呕吐、腹泻等消化道症状或仅表现为反应差、呼吸急促；少数可出现声音嘶哑等急性喉炎或喉气管炎表现或喘息、肺部哮鸣音，但极少出现严重呼吸窘迫；少数出现热性惊厥，极少数患儿可出现脑炎、脑膜炎、脑病甚至急性坏死性脑病（ANE）、急性播散性脑脊髓膜炎、吉兰-巴雷综合征等危及生命的神经系统并发症；也可发生儿童多系统炎症综合征（MIS-C），主要表现为发热伴皮疹、非化脓性结膜炎、黏膜炎症、低血压或休克、凝血障碍、急性消化道症状及惊厥、脑水肿等脑病表现，一旦发生，病情可在短期内急剧恶化。

3. 儿童重型/危重型早期预警指标　① 呼吸频率增快；② 精神反应差、嗜睡、惊厥；③ 外周血淋巴细胞计数降低和（或）血小板减少；④ 低（高）血糖和（或）乳酸升高；⑤ PCT、CRP、铁蛋白等炎症因子明显升高；⑥ AST、ALT、CK明显增高；⑦ D-二聚体等凝血功能相关指标明显升高；⑧ 头颅影像学有脑水肿等改变或胸部影像学检查显示肺部病变明显进展；⑨ 有基础疾病。

4. 临床分型

（1）轻型　以上呼吸道感染为主要表现，如咽干、咽痛、咳嗽、发热等。

（2）中型　持续高热>3天或（和）咳嗽、气促等，但呼吸频率（RR）<30次/分、静息状态下吸空气时指氧饱和度>93%。影像学可见特征性新冠病毒感染肺炎表现。

（3）重型　符合下列任何一条：① 超高热或持续高热超过3天；② 出现气促（<2月龄，RR≥60次/分；2~12月龄，RR≥50次/分；1~5岁，RR≥40次/分；>5岁，RR≥30次/分），除外发热和哭闹的影响；③ 静息状态下，吸空气时指氧饱和度≤93%；④ 出现鼻翼扇动、三凹征、喘鸣或喘息；⑤ 出现意识障碍或惊厥；⑥ 拒食或喂养困难，有脱水征。

（4）危重型　符合以下情况之一者：① 出现呼吸衰竭，且需要机械通气；② 出现休克；③ 合并其他器官功能衰竭需ICU监护治疗。

【诊断】

根据流行病学史、临床表现、实验室检查等综合分析，做出诊断。新型冠状病毒核酸检测阳性或抗原阳性为确诊的首要标准。

【治疗】

卧床休息，加强支持治疗，保证营养，适当补液，注意水、电解质平衡，维持内环境稳定。对于轻中型患者，主要是对症治疗。重型和危重型患者需要尽早转诊至有条件的医院救治。根据病情给予有效氧疗措施，包括鼻导管、面罩给氧和经鼻高流量氧疗。抗病毒治疗可选用奈玛特韦/利托那韦，适应证为发病5天以内的轻、中型且伴有进展为重症高风险因素的成年患者和青少年（12~17岁，且体重≥40 kg）。对于需要吸氧或机械通气的重型/危重型患者，酌情短期内使用糖皮质激素（地塞米松或甲泼尼龙）治疗，加用激素后仍进展且炎症指标升高的重型/危重型患者，可加用白介素6受体拮抗剂（托珠单抗）。对于MIS-C，治疗原则是尽早抗炎、纠正休克和出凝血功能障碍、多脏器功能支持。可用静脉丙种球蛋白（2 g/kg），联合甲泼尼龙1~2 mg/（kg·d），静脉注射；无好转时甲泼尼龙10~30 mg/（kg·d），静脉注射，或英夫利西单抗5~10 mg/kg或托珠单抗。

【预防】

1.新型冠状病毒疫苗接种。接种新型冠状病毒疫苗可以有效减少新型冠状病毒感染和发病,是降低重症和死亡发生率的有效手段,符合接种条件者均应接种。

2.保持良好的个人及环境卫生,规范佩戴口罩、保持社交距离、均衡营养、适量运动、充足休息,避免过度疲劳,科学做好个人防护。

二、猴痘

猴痘(monkeypox,MPX)是由猴痘病毒(monkeypox virus,MPXV)引起的人畜共患病。MPX在野生猴群中首次被发现于1958年,在1970年发现的第一个人MPX病例为1名九月龄的刚果民主共和国男婴。此后,大多数人MPX病例在中非和西非国家流行。近年来旅游相关性MPX病例发生于非流行性国家(如英国、以色列和新加坡)。2022年5月以来,全球100多个国家和地区发生猴痘疫情,并广泛传播到非洲以外的国家和地区,病死率约为0.1%。2022年9月我国报告首例猴痘输入病例,2023年6月开始出现本土猴痘疫情,目前全国20多个省份先后报告猴痘病例,2023年6月至2024年7月,全国报告病例数865例。世界卫生组织2024年8月14日宣布,猴痘疫情构成"国际关注的突发公共卫生事件"。这也是《国际卫生条例》框架下的最高级别全球疫情警报。MPXV为痘病毒科正痘病毒属,基因组为双链DNA,长度约197 kb。MPXV分为西非分支和刚果盆地分支两个分支。MPXV的主要宿主为非洲啮齿类动物(包括非洲松鼠、树松鼠、冈比亚袋鼠、睡鼠等)。MPXV耐干燥和低温,在土壤、痂皮和衣被上可生存数月。对热敏感,加热至56℃30分钟或60℃10分钟可灭活。紫外线和一般消毒剂均可使之灭活,对次氯酸钠、氯二甲酚、戊二醛、甲醛和多聚甲醛等敏感。

【流行病学特点】

传染源主要为感染猴痘病毒的啮齿类动物和人群,灵长类动物(包括猴、黑猩猩等)感染后也可成为传染源。病毒经黏膜和破损的皮肤侵入人体。人主要通过接触感染动物的病变渗出物、血液、其他体液,或被感染动物咬伤、抓伤而感染。人与人之间主要通过密切接触传播,也可通过飞沫传播。接触被病毒污染的物品也有可能感染,也可通过胎盘由母亲垂直传播给胎儿,性行为亦是一种传播途径。人群普遍易感,0~15岁儿童占猴痘病例的90%,儿童患严重疾病或并发症的风险也较高。既往接种过天花疫苗者对猴痘病毒存在一定程度的交叉保护力,但天花疫苗免疫一般不会持续超过10年。接种了10年以上天花疫苗的人和出生于1980年之后未接种天花疫苗的人群普遍缺乏对天花的免疫力。

【临床表现】

潜伏期5~21天,多为6~13天。发病早期出现寒战、发热,体温多在38.5℃以上,可伴头痛、咽痛、乏力、背部疼痛和肌痛等症状。多数患者出现颈部、腋窝、腹股沟等部位淋巴结肿大。发病后1~3天出现皮疹。皮疹首先出现在面部,逐渐蔓延至四肢及其他部位,皮疹多呈离心性分布,面部和四肢皮疹较躯干更为多见,手心和脚掌均可出现皮疹,皮疹数量从数个到数千个不等;也可累及口腔黏膜、消化道、生殖器、结膜和角膜等。皮疹经历从斑疹、丘疹、疱疹、脓疱疹到结痂几个阶段的变化,疱疹和脓疱疹多为球形,直径为0.5~1 cm,质地较硬,可伴明显痒感和疼痛。从发病至结痂脱落为2~4周。结痂脱落后可遗留红斑或色素沉着,甚至瘢痕,瘢痕持续时间可长达数年。免疫低下患儿与某些有皮肤疾病(如湿疹)的患儿均有发生严重MPX的危险。大多数死亡病例为死于并发症的10岁以下儿童。

猴痘为自限性疾病,大部分预后良好。严重病例常见于年幼儿童、免疫功能低下人群,预后与感染的病毒分支、病毒暴露程度、既往健康状况和并发症严重程度等有关。西非分支病死率约3%,刚果盆地分支病死率约10%。最近暴发流行的MPX患者的并发症大多是自限性的,大多数患者在2~4周内自愈。然而,部分患儿可出现并发症。包括①继发细菌感染:最常见的是蜂窝织炎、脓肿、坏死性软组织感染、化脓性淋巴结炎和咽后脓肿,也可发生脓毒血症和脓毒症休克;②呼吸道并发症:支气管肺炎甚至呼吸窘迫;③胃肠道并发症:呕吐和(或)腹泻,可导致严重的脱水和电解质及酸碱平衡紊乱,由直肠炎或肛门边缘病变引起的中至重度直肠疼痛或排便疼痛；④脑炎：哭闹、进食困难、抽搐、意识障碍甚至昏迷；⑤眼部感染和角膜瘢痕形成，可导致永久性视力丧失；⑥阴茎包皮水肿或严重水肿。

【诊断】

病因不明的急性皮疹患儿，如果出现下列一种或多种症状或体征，并且有下列任何流行病学病史，应疑为MPX。症状或体征：急性发热（体温>38.5℃）、淋巴结肿大、头痛、肌痛、背痛、无力等临床症状，其临床表现不能用水痘、带状疱疹、单纯疱疹、麻疹、手足口病、细菌性皮肤感染、淋球菌感染、梅毒等解释。诊断标准如下。

1. 疑似病例出现上述临床表现者，同时具备以下流行病史中的任一项：

（1）发病前21天内有境外猴痘病例报告地区旅居史。

（2）发病前21天内与猴痘病例有密切接触。

（3）发病前21天内接触过猴痘病毒感染动物的血液、体液或分泌物。

2. 确诊病例、疑似病例且猴痘病毒核酸检测阳性或培养分离出猴痘病毒。

【治疗】

目前尚无特效抗猴痘病毒药物，主要是对症支持和并发症的治疗，包括减轻不适、并发症的处理和防止长期后遗症。

应卧床休息，注意补充营养及水分，维持水、电解质平衡。密切监测患儿生命体征、血氧饱和度和疼痛程度。应密切观察儿童精神状态与饮食状况，有无出现精神萎靡、嗜睡、烦躁不安等，警惕并发症的发生。此外，应加强早产儿和婴儿的营养、喂养、哺育以及生长发育监测。

目前尚无针对MPX的药物临床试验，用于治疗天花的抗病毒药物可能对MPXV感染的治疗有益。特考韦瑞（Tecovirimat）是MPXV感染的一线治疗药物，可用于治疗感染MPXV的严重疾病患者。它已被欧洲药品管理局（EMA）批准用于治疗体重≥13kg的患儿MPXV感染。特考韦瑞的儿童推荐口服剂量和治疗周期如下：13~25kg，200mg；25~40kg，400mg；>40kg，600mg；每日2次，共14天。

MPX患儿易受到歧视和社会排斥。水疱样皮疹和化脓疱疹常导致患儿的心理障碍、情感障碍和焦虑。与MPX相关的疤痕和残疾亦会导致心理困扰。对于有情绪不稳定、恐惧或心理障碍的患儿，应加强心理指导、行为治疗和家庭治疗。根据病情及时请心理专科医生会诊并参与疾病诊治，若有必要可应用抗焦虑或抗抑郁药物。

【预防】

避免与感染的动物和患者接触。医务人员采取接触预防、飞沫预防措施，佩戴一次性乳胶手套、医用防护口罩、防护面屏或护目镜、一次性隔离衣等，同时做好手卫生。对患者的分泌物、粪便及血液污染物按照《医疗机构消毒技术规范》进行严格消毒处理。

天花疫苗的接种可能对MPX有保护作用。ACAM2000（第二代天花疫苗）是一种具有增值型的疫苗，但在接种后可引起感染和严重不良事件。MVA-BN（Imvanex/YNNEOS）疫苗（第三代天花疫苗）已获得美国食品和药物管理局（FDA）在美国和欧洲药物管理局预防天花的许可。在美国，ACAM2000和YNNEOS均被允许用于预防儿童MPX感染。

三、人禽流感

禽流感病毒属甲型流感病毒属，除感染禽外，还可感染人、猪、马、水貂和海洋哺乳动物。可感染人的禽流感病毒亚型为H5N1、H7N9、H9N2、H7N7、H7N2、H7N3、H5N6、H10N8等，近些年主要为H7N9禽流感病毒。人感染H7N9禽流感是由甲型H7N9禽流感病毒感染引起的急性呼吸道传染病，其中重症肺炎病例常并发急性呼吸窘迫综合征（ARDS）、脓毒症休克、多器官功能障碍综合征（MODS），甚至导致死亡。早发现、早报告、早诊断、早治疗，加强重症病例救治是有效防控、提高治愈率、降低病死率的关键。

【流行病学特点】

携带H7N9禽流感病毒的禽类为主要传染源。目前，大部分为散发病例，有数起家庭聚集性发病，尚无持续人与人之间传播的证据，应警惕医院感染的发生。主要通过呼吸道传播或密切接触感染禽类的分泌物或排泄物而获得感染；或通过接触病毒污染的环境感染。高危人群为从事禽类屠宰人员，或在发病前 10 天内接触过禽类以及到过活禽市场者。

【临床表现】

潜伏期多为 7 天以内，也可长达 10 天。肺炎为主要临床表现，患者常出现发热、咳嗽、咳痰，可伴有头痛、肌肉酸痛、腹泻或呕吐等症状。重症患者病情发展迅速，多在发病3~7天出现重症肺炎，体温大多持续在 39℃ 以上，出现呼吸困难，可伴有咯血咳痰。常快速进展为 ARDS、脓毒症休克和MODS。少数患者可为轻症，仅表现为发热伴上呼吸道感染症状。

易发展为重症的危险因素：①年龄 ≥65 岁；②合并严重基础病或特殊临床情况，如心脏或肺部基础疾病、高血压、糖尿病、肥胖、肿瘤、免疫抑制状态、孕产妇等；③发病后持续高热（T≥39℃）；④淋巴细胞计数持续降低；⑤ CRP、LDH 及 CK持续增高；⑥胸部影像学提示肺炎快速进展。

【诊断】

1. 流行病学史　发病前 10 天内，有接触禽类及其分泌物、排泄物，或者到过活禽市场。

2. 诊断标准

（1）疑似病例　符合上述流行病学史和临床表现，尚无病原学检测结果。

（2）确诊病例　有上述临床表现且病原学检测阳性。

（3）重症病例　符合下列 1 项主要标准或 ≥3项次要标准者可诊断为重症病例。

主要标准：①需要气管插管行机械通气治疗；②脓毒性休克经积极液体复苏后仍需要血管活性药物治疗。

次要标准：①呼吸频率 ≥ 30 次 / 分；②氧合指数 ≤ 250 mmHg（1 mmHg=0.133 kPa）；③多肺叶浸润；④意识障碍和（或）定向障碍；⑤血尿素氮 ≥ 7.14 mmol/L；⑥收缩压 <90 mmHg 需要积极的液体复苏。

【治疗】

对疑似和确诊病例应尽早隔离治疗。

对症支持治疗，根据患者缺氧程度可采用鼻导管、经鼻高流量氧疗、开放面罩及储氧面罩进行氧疗；高热者可进行物理降温或应用解热药物；咳嗽

咳痰严重者可给予止咳祛痰药物。维持内环境稳定，防治继发感染。对于重症病例采取抗病毒、抗休克、纠正低氧血症、防治 MODS 和继发感染、维持水电解质平衡等综合措施。

抗病毒治疗，如神经氨酸酶抑制剂：奥司他韦、帕拉米韦、扎那米韦。

【预防】

应对患者隔离，接触者应戴 N95 口罩，对受染动物应立即杀灭及深埋。并对疫地及周围环境进行严密消毒，对密切接触者可口服抗病毒药预防。另外做好禽类的免疫接种，控制禽间禽流感疫情，对预防人感染禽流感具有重要意义。疫苗免疫是预防禽流感的主动措施、关键环节和最后的防线，国内外禽流感防控实践表明，疫苗接种是保护禽类乃至人类免受流感病毒侵害的根本措施。

（吴　霞　韩书珍　叶丽静　俞　蕙）

第五节　儿童常见细菌性传染病

一、百日咳

百日咳（pertussis，whooping cough）是由百日咳杆菌引起的急性呼吸道传染病。百日咳杆菌为革兰阴性杆菌，对外界抵抗力弱，对紫外线和常用消毒剂敏感，日光暴晒只能生存 1 小时，56℃经 30分钟即可灭活，室温下只能生存 2 小时。

【流行病学特点】

百日咳患者为唯一传染源，通过飞沫经呼吸道传播，感染率与传染源密切接触的程度有关，故以家庭内传播较多见。从潜伏期末至发病后 6 周内均有传染性，病初 1~3 周最强。人群对百日咳普遍易感，婴幼儿的易感性最强，由于母体缺乏足够的保护性抗体传递给胎儿，因此 6 个月以下的婴儿发病率较高，新生儿也可患病。由于患百日咳后不能获得终身免疫，故可发生第 2 次感染，但症状较轻。百日咳全年均可发病，以冬春季较多。

【临床表现】

百日咳的潜伏期为 5~21 日，平均 7~14 日。临床过程可分为三期。

1. 卡他期　持续 7~10 日，此期的传染性最强。

发病开始表现为上呼吸道感染征象，如低热、单声干咳、喷嚏、流泪和乏力。2~3 日后退热，但咳嗽加剧，尤以夜间为重。

2. 痉咳期　病期可长达 2~6 周或更长。此期以阵发性痉挛性咳嗽为特点，痉咳发作时出现连续 10 余声甚至数十声短促的咳嗽，继而深长地吸气，并伴有高调的鸡鸣样吼声。紧接着又是一连串痉咳，如此反复多次，直至咳出黏稠的痰液及胃内容物为止。痉咳以夜间为多，痉咳时患儿表情痛苦、面红耳赤、口唇发绀、颈静脉怒张、头向前倾、张口伸舌、大小便失禁等。痉咳频繁者可见舌系带下有溃疡，面部水肿，球结膜下出血和鼻出血，严重者有颅内出血。痉咳间歇期患儿活动如常，常因进食、呛咳、嬉闹、哭吵、奔跑、受凉和烟尘等刺激而诱发。较小的婴儿无典型的痉咳发作，而表现为屏气发作，出现发绀、窒息、惊厥、心率先增快后减慢甚至心脏停止跳动而死亡。

3. 恢复期　为 2~3 周，阵发性痉咳次数减少，精神、食欲逐渐恢复。若有并发症病程相应延长。

【诊断】

结合当地百日咳流行情况、接触史和预防接种史，咳嗽逐渐加重，呈痉挛性咳嗽及咳嗽末鸡鸣样吸气回声，尤其夜间加重，无明显的肺部体征，应考虑百日咳的诊断。外周血白细胞总数和淋巴细胞增高有助于诊断，呼吸道分泌物细菌培养、百日咳鲍特菌特异性抗体检测可明确诊断。

【治疗】

对百日咳应早期使用抗生素治疗，以减轻症状。首选大环内酯类抗生素，如阿奇霉素、红霉素等。也可选用复方磺胺甲噁唑。糖皮质激素可减轻痉咳症状，但应严格掌握使用指征。高效价免疫球蛋白可减少痉咳次数和缩短痉咳期。痉咳剧烈者可用支气管扩张剂口服及雾化吸入，痰液黏稠者可用盐酸氨溴索静脉点滴。患儿应当隔离治疗，卧床休息，加强营养，保持室内空气新鲜、流通并维持一定的湿度。对 6 个月以下的患儿应加强护理，密切观察病情变化。

【预防】

应早期发现并隔离患者，隔离至有效抗生素治疗后 5 日或痉咳出现后 21 日。百日咳的主动免疫措施是按照我国计划免疫程序接种白喉类毒素、百日咳菌苗、破伤风类毒素三联疫苗。自出生后 3 个月开始接种，每月 1 次，共 3 次。在 18 月龄时加强免疫 1 剂。未接受过预防接种的体弱婴儿接触患者后，注射百日咳高效价免疫球蛋白，可阻止发病和减轻症状，也可口服红霉素或复方磺胺甲噁唑预防百日咳的发生。

二、白喉

白喉（diphtheria）是由白喉棒状杆菌引起的急性呼吸道传染病。白喉杆菌侵入人体后，产生外毒素是引起病变的主要原因。白喉杆菌对寒冷和干燥有较强抵抗力，在食物、衣服上等可存活数日，在干燥假膜中可存活 3 个月；对湿热及一般消毒剂敏感，煮沸 1 分钟或加热 60℃ 10 分钟可灭活。

【流行病学特点】

患者和带菌者为主要传染源，在潜伏期末即有传染性，传染期一般为 1~2 周。以呼吸道飞沫传播为主，也可通过玩具、衣物、用具及手等间接接触传播，或通过污染的牛奶和食物引起暴发流行，少数可经破损的皮肤、黏膜而被传染。人群对白喉普遍易感。6 月龄以下婴儿有来自母体的抗体，极少患病，2~5 岁为发病高峰。随着计划免疫的实施，白喉的发病率和死亡率大幅度下降，我国白喉发病已属偶见。患病后可获得持久的免疫力。本病全年散发，以秋冬季好发。

【临床表现】

白喉的潜伏期为 1~7 日，多为 2~4 日。根据感染部位、患者的免疫状况以及毒素产生量和是否进入血循环，临床有下列不同表现。

1. 咽白喉　病灶局限于扁桃体及咽部周围组织，为最常见的类型。根据临床表现可将咽白喉分为轻型、普通型、重型和极重型。

（1）轻型　患儿主要表现为轻度的发热和全身症状，有轻度的咽痛，扁桃体轻度充血，假膜呈点状或小片状，也可仅有少许渗出而无假膜形成。在白喉流行时，以此型多见，常被漏诊或误诊。

（2）普通型　起病缓慢，全身症状明显，患儿常有乏力、食欲不振、恶心、呕吐、头痛、中度发热。婴幼儿可有烦躁、哭闹、流涎等。咽部充血，扁桃体明显红肿，其上覆有灰色或乳白色片状假膜，边界清楚，表面光滑，不易剥脱，强行剥离易出血。颌下及颈部淋巴结肿大伴触痛。

（3）重型　患儿全身中毒症状严重，可有高热、极度乏力、恶心、呕吐、拒食等。咽部疼痛，局部假膜迅速扩大，由扁桃体延及上腭、悬雍垂、咽后壁、口腔黏膜及鼻咽部。假膜呈大片状、厚、呈灰色或黄色，因出血可呈黑色，假膜牢固附着在组织上，不易擦去，若用力将假膜擦去，易引起出血。可有颈淋巴结肿大，伴触痛，周围软组织水肿。

（4）极重型　起病急，中毒症状严重。假膜范围广泛，多呈黑色，扁桃体重度红肿，影响呼吸和吞咽。病灶表面可形成污秽、腐臭的溃疡。颈淋巴结肿大，伴有淋巴结周围炎及软组织明显水肿而形成"公牛颈"。同时伴有高热或体温不升、极度烦躁、呼吸急促、面色苍白或发绀、呕吐、血压下降、心脏扩大、心律失常及心力衰竭等，如有出血或血小板减少，表示病情危重，预后凶险。

2.喉白喉　多由咽白喉的直接蔓延所致，常见于1~3岁的幼儿，中毒症状不严重，主要以喉部症状及喉梗阻为主要表现。起病时有犬吠样咳嗽，声音嘶哑，当喉部因假膜梗阻严重时可出现呼吸急促、吸气性呼吸困难。患儿烦躁不安、口唇发绀、鼻翼扇动、三凹征阳性。如不及时解除梗阻，可出现窒息、昏迷和惊厥。局部病变严重时可沿呼吸道向下蔓延至小支气管或肺泡，则呼吸困难更为严重，常因窒息缺氧而死亡。

3.鼻白喉　原发性鼻白喉少见，多为咽白喉扩展所致。全身症状轻，喂养困难，鼻塞，可见鼻腔有浆液性或血性黏液分泌物、鼻孔周围皮肤发红或糜烂，在鼻前庭及鼻中隔黏膜可见假膜。

4.其他部位白喉　较少见，可为原发性，也可继发于咽白喉。常见发病部位有眼结膜、外耳道、女婴外阴部、脐部等，也可见于皮肤创伤或手术伤口等部位。特征为局部有炎症和假膜形成，往往经长期治疗无效，而采用白喉抗毒素治疗后，很快痊愈。

白喉最常见的并发症是中毒性心肌炎，其次是周围循环衰竭、周围神经麻痹及其他细菌继发感染所致的肺炎、败血症、中耳炎等。

【诊断】

根据当地流行情况、接触史及预防接种史和临床表现即可做出临床诊断。分泌物涂片、细菌培养及毒力测试即可确诊。

【治疗】

患儿必须隔离、卧床休息2周以上，并发心肌炎者应绝对卧床休息。注意口腔护理，密切观察呼吸变化。保持水、电解质平衡，供给足够的热量。病原治疗方法是白喉抗毒素和抗生素同时应用，两者尽可能在病程3日内联用。尽早使用白喉抗毒素是本病的特异治疗手段，可中和血中游离的白喉外毒素，但对已与细胞结合的外毒素无效，更不能消除外毒素造成的损害。抗毒素使用剂量不是按照患儿的体重和年龄，而是根据患儿的病情严重程度、中毒症状的轻重、假膜范围的大小和治疗的早晚而定，所用剂量为1万~10万U。抗生素可抑制白喉杆菌生长，阻止外毒素的产生，从而治疗局部感染、缩短病程和带菌的时间，首选红霉素，也可选用青霉素。

【预防】

白喉的预防措施是及早发现白喉患者并及时隔离，隔离治疗至症状消失、连续2次咽拭子培养阴性，解除隔离不得早于治疗后7日。带菌者给予主动免疫和抗生素治疗7日，隔离至连续咽拭子细菌培养3次阴性为止。密切接触者需检疫7日。患者室内应常通风换气、湿式扫除和紫外线消毒。患儿的呼吸道分泌物及所有物品应进行消毒处理。预防白喉的根本措施是按照计划免疫程序进行白喉类毒素的接种。目前采用的疫苗是百日咳、白喉和破伤风三联疫苗以及白喉、破伤风二联疫苗，出生后3~5月龄每月接种一剂三联疫苗，18月龄加强一剂三联疫苗，6周岁时接种一剂二联疫苗。接触患儿的易感者可应用抗生素预防性治疗1周。

三、猩红热

猩红热（scarlet fever）是由A组乙型溶血性链球菌引起的急性呼吸道传染病。链球菌感染后，因机体免疫水平的差异可引起儿童咽峡炎、扁桃体炎、肺炎、败血症、心内膜炎、坏死性筋膜炎及各种化脓性感染。猩红热是其中一种特殊表现型，这是因为A组乙型溶血性链球菌可产生红疹毒素（erythrogenic toxin）而引起发热和猩红热皮疹。A

组乙型溶血性链球菌对热及干燥的抵抗力较弱，加热56℃30分钟及一般化学消毒剂均可将其杀灭，但在痰及脓液中可生存数周。

【流行病学特点】

患者和带菌者是主要传染源。猩红热自发病前24小时至疾病高峰时期传染性最强。主要通过飞沫传播或直接密切接触传播，也可通过污染玩具、生活用品和食物等经口传播，或通过皮肤创伤或产道入侵，后者称为"外科型"或"产科型"猩红热。人群普遍易感，多见于学龄前及学龄期儿童。全年均可发病，以冬春季节发病较多。感染化脓性链球菌后可产生型特异性抗菌免疫及抗毒免疫，但各型之间无交叉免疫，故可重复感染。

【临床表现】

猩红热的潜伏期为1~7日，一般为2~4日。

1. 前驱期　一般不超过24小时。起病急骤，有畏寒、发热、头痛、恶心、呕吐等全身症状。咽痛明显，咽部明显充血水肿，扁桃体肿大，表面覆有点、片状黄白色渗出物，易拭去，上腭可见点状或出血性黏膜疹。

2. 出疹期　于发病后1~2日出疹，先见于耳后、颈部和上胸部皮肤，24小时之内蔓延至全身。①典型皮疹：全身弥漫性充血的皮肤上广泛分布有均匀、密集、针尖大小的红色小丘疹，呈"鸡皮"样，抚摸有细沙样感觉，可融合成片，压之褪色，有痒感。以手按压皮肤时红色可暂时消退数秒钟，出现苍白的手印，称为"贫血性皮肤划痕"，为猩红热的特征之一。②粟粒疹：为带黄白色脓点且不易破溃的皮疹，在腹部和手足处可见。③帕氏线：在颈部、腋窝、肘窝、腘窝、腹股沟等皮肤褶皱处皮疹密集，色深红，间或有出血点而形成的红色线条。④口周苍白圈：面颊部潮红且有皮疹，而口唇周围苍白无皮疹。⑤舌部表现：病初舌部白苔样覆盖物，舌乳头红肿，称为"草莓舌"。3~4日后白苔脱落，露出红色的舌面及突出的乳头，称为"杨梅舌"。

3. 恢复期　皮疹于3~5日后颜色转暗，继之按出疹顺序逐渐消退，2~3日退尽，皮疹消退后开始脱皮，脱皮的程度与病情轻重成正比，轻者为糠屑样脱皮，常见于面部和躯干。重者为大片状脱皮，常见于手、脚掌等部位。

【诊断】

根据当地的猩红热流行情况和接触史，出现发热和咽峡炎，并有典型的皮疹即可做出临床诊断。咽拭子或脓液培养出化脓性链球菌则可明确诊断。

【治疗】

在猩红热的早期进行病原治疗，可缩短病程及减少并发症。首选药物为青霉素。对青霉素过敏者可选用头孢菌素。疗程均为10~14日。由于链球菌对大环内酯类和克林霉素的耐药率明显增加，不宜选用。中毒型及脓毒型猩红热，可在使用抗生素的前提下加用糖皮质激素。

【预防】

猩红热患儿应隔离至有效抗生素治疗后至少24小时。对接触者应检疫观察7日，对体弱者可用药物预防，如口服青霉素类或头孢类药物。带菌者应予青霉素类药物治疗至培养结果转阴。

四、细菌性痢疾

细菌性痢疾（bacillary dysentery）简称菌痢，是由志贺菌属（genus shigella）细菌引起的肠道传染病。志贺菌属细菌也称痢疾杆菌。根据菌体O抗原结构的不同，可将志贺菌属分为四个群：A群为痢疾志贺菌，B群为福氏志贺菌，C群为鲍氏志贺菌，D群为宋内志贺菌。志贺菌在体外生存能力较强，在食物和污染物上可生存1~3周，温度越低生存时间越长。对酸及一般化学消毒剂敏感。

【流行病学特点】

急慢性菌痢患者和带菌者均为传染源，通过粪—口途径传播，在流行季节如饮用水或食物被污染可引起暴发流行。苍蝇具有食粪兼食的习性，故也可成为传播媒介。菌痢一年四季均可发病，夏秋季是发病高峰季节。人群普遍易感，学龄前儿童和青壮年为两个发病高发人群。

【临床表现】

菌痢的潜伏期为数小时至7日，多数为1~2日。急性菌痢可分为普通型、轻型和中毒型。

1. 普通型　起病急，发热是最早出现的症状，可伴有畏寒、全身不适和酸痛。发热后很快即出现腹痛和腹泻。腹痛呈痉挛性绞痛，可为全腹部或左腹部疼痛。大便时有里急后重感，大便次数增多，每日十余次至数十次，每次量不多，大便性状改变，开始为稀便或水样便，1~2日后转变为黏液脓血便。自然病程1~2周，大多数经治疗可痊愈，部分患者转为慢性菌痢。

2. 轻型　全身毒血症状轻，无发热或仅有低热，腹泻，每日大便不超过10次，大便有黏液，无典型脓血便，轻微的里急后重感，有腹痛或左下腹部压痛。

3. 中毒型　是最严重的一种类型，主要是因机体对四型志贺菌释放的内毒素抗原免疫反应过强，内毒素进入血液中，引起发热、毒血症、微循环前的毛细血管痉挛，出现微循环障碍，进而引起感染性休克、弥散性血管内凝血以及重要脏器功能衰竭。起病急骤，高热或超高热，精神萎靡，迅速出现反复惊厥、神志障碍及呼吸、循环衰竭。早期消化道症状不明显，甚至无腹痛和腹泻，需用直肠拭子或生理盐水灌肠采集大便后检查发现大量脓细胞及红细胞。

4. 慢性菌痢　症状反复发作或迁延不愈，病程达2个月以上称为慢性菌痢。表现为腹泻迁延不愈，为黏胨软便或成形便带黏液和少量脓血，时有腹痛和腹胀等。部分慢性患者时有急性发作，但全身中毒症状不明显。

【诊断】

根据当地的流行情况、有菌痢患者接触史、不洁净饮食史，结合患儿的临床表现、大便镜检或细菌培养阳性即可做出诊断。

【治疗】

按肠道传染病隔离。应卧床休息，给予流质或半流质饮食。补充充足的水分，有脱水者可给口服补液盐。抗生素类可选用三代头孢菌素、阿奇霉素、复方磺胺甲噁唑（复方新诺明）等，疗程不宜短于5~7日；儿童慎用喹诺酮类药物。中毒型菌痢的治疗，采取综合性措施进行抢救，采取有效的抗生素静脉用药、降温、止痉、迅速扩容并纠正酸中毒，改善微循环障碍，保护重要器官功能。使用脱水剂以降低颅内压、减轻脑水肿，防治呼吸衰竭。对于液体复苏无效、儿茶酚胺不敏感的休克以及疑有或已知有肾上腺皮质功能不全的患儿，应及时给予激素小剂量和中疗程使用。对慢性菌痢，应建立良好的生活习惯，联合应用两种有效的抗菌药物或交叉用药连续治疗2个疗程，以及对症治疗以调节肠道功能的恢复。

【预防】

菌痢的预防应采取以切断传播途径为主的预防措施，搞好个人、环境卫生，注意饮食和饮水卫生是切断传播途径的重要环节。患儿应进行消化道隔离，直至临床症状消失，大便培养连续2次阴性，方可解除隔离。密切接触者医学观察7日。

五、流行性脑脊髓膜炎

流行性脑脊髓膜炎（epidemic cerebrospinal meningitis）简称流脑，是由脑膜炎球菌引起的一种急性化脓性脑膜炎。脑膜炎球菌属奈瑟菌属，根据细菌表面特异性荚膜多糖抗原不同，可将脑膜炎球菌分为13个血清群，我国95%以上的流行菌群为A群，近年来B、C群感染有增多趋势。该菌的抵抗力很弱，对干燥、寒冷、热及一般消毒剂和抗生素极为敏感。该菌可产生活动性自溶酶，在体外易自溶而死亡。

【流行病学特点】

流脑带菌者和患者是传染源，本病隐性感染率很高，成为重要传染源。主要经呼吸道飞沫传播。因病原菌在体外生活能力很弱，故很少可通过玩具及生活用品进行传播，但2岁以下的婴幼儿与患者密切接触，如怀抱、亲吻、同睡等也可引起发病。人群有普遍的易感性，以5岁以下的儿童为主，6个月至2岁的婴幼儿发病率最高。人感染后可有持久的免疫力，很少有二次发病。一年四季均可发病，但多发生在冬春季节，以2~4月份为高峰。我国自1984年对易感者普遍接种流脑A群多糖疫苗后，发病率逐年降低。

【临床表现】

流脑的潜伏期为1~10日，一般为2~3日。根据临床表现可将流脑分为普通型、暴发型、轻型和慢性败血症型。

1. 普通型 大部分为此型,可分为四期。①前驱期:1~2 日,主要为上呼吸道感染症状,如发热、咳嗽、咽痛等。②败血症期:出现寒战、高热、头痛、呕吐。皮肤、黏膜出现瘀点或瘀斑,大小不等,开始为鲜红色,很快转为暗红色或紫色,病情严重者瘀斑可很快融合成片,其中央可出现大疱或坏死,瘀点或瘀斑涂片可发现革兰阴性球菌,血培养可分离到该菌。③脑膜炎期:发病后出现脑膜刺激症状时,此期大约发生在发病后 24 小时之后,患儿有剧烈的头痛、喷射性呕吐、烦躁或嗜睡。重者可出现惊厥,脑膜刺激征阳性,前囟饱满,脑脊液为化脓性改变,涂片及细菌培养均为阳性。经治疗,通常 2~5 日进入恢复期。④恢复期:患儿体温下降至正常,皮肤瘀点、瘀斑消失,大瘀斑中央坏死处形成溃疡,并结痂愈合,其他症状好转,神经系统检查恢复正常,一般在 1~3 周痊愈。

2. 暴发型 起病急,病情凶险,如未能及时治疗,在 24 小时内即可死亡。根据临床症状可分为败血症休克型、脑膜脑炎型和混合型三种类型。

（1）败血症休克型 以感染性休克和广泛皮肤黏膜出血为特点。起病急,面色苍白,四肢末梢发绀,皮肤呈花斑状,脉搏细弱,血压下降。皮肤瘀点或瘀斑很快融合成片,中央出现坏死。多数无脑膜刺激征,脑脊液正常或细胞数轻度增多。

（2）脑膜脑炎型 以脑膜及脑实质严重损害为特点,起病急、高热、剧烈头痛、频繁呕吐、频繁惊厥,很快进入昏迷,脑膜刺激征、锥体束征均为阳性,四肢肌张力增高。严重者可出现脑疝,常见的是枕骨大孔疝,系因小脑扁桃体嵌入枕骨大孔而压迫延髓,出现昏迷、瞳孔散大、下肢强直。少数为天幕裂孔疝,因颞叶海马回嵌入天幕裂孔,压迫脑干和动眼神经,出现昏迷、同侧瞳孔散大及对光反射消失、对侧肢体瘫痪,均因呼吸衰竭死亡。

（3）混合型 同时或先后出现以上两型的表现,此型病情严重,且死亡率高。

3. 轻型 在流脑流行的后期出现,症状轻,低热,有轻微的上呼吸道感染症状,皮肤出现细小的瘀点,无瘀斑和脑膜刺激征。脑脊液无明显变化,咽拭子培养阳性。

4. 慢性败血症型 极少见。多见于成人,病程可持续数周至数月,表现为间歇性发热、皮肤瘀点或皮疹和关节痛,但一般状态良好。

【诊断】

根据流脑的流行特点和典型的临床表现,尤其是典型的瘀点、瘀斑,出现脑膜刺激征,以及血象和脑脊液的典型表现,即可做出临床诊断。皮肤瘀点、瘀斑和脑脊液涂片检查及细菌培养阳性即可确诊。

【治疗】

发现患者应尽早隔离治疗,注意水电解质平衡、降温,保持皮肤清洁,防止瘀斑破溃感染,有颅内压升高时可使用脱水剂。应尽早、足量地应用敏感并能透过血脑脊液屏障的抗生素,常用的有青霉素、第三代头孢菌素、氯霉素。对暴发型流脑应尽快地纠正休克、进行抗 DIC 治疗,保护脏器功能;减轻脑水肿以防止脑疝发生,防治呼吸衰竭。适当地使用糖皮质激素。

【预防】

早期发现患者,及时隔离治疗至症状消失后 3 日。对密切接触患者的易感儿应检疫 7 日。在流脑流行季节避免到人口密集的公共场所。流脑的主动免疫是按我国计划免疫程序,儿童基础免疫为 2 剂 A 群流脑疫苗,于 6~18 月龄接种 2 剂,间隔不少于 3 个月;于 3 周岁和 6 周岁分别加强免疫接种 A+C 群流脑疫苗。对于密切接触者可给予复方磺胺甲噁唑或利福平预防。

（俞 蕙 叶颖子 邓静云）

第六节 儿童结核病

一、概述

结核病(tuberculosis)是由结核分枝杆菌(简称结核杆菌)引起的一种慢性传染病,病变可累及全身各个脏器,以肺结核最为常见。儿童初次感染结核杆菌为病情较轻的原发性肺结核,严重的有急性粟粒型肺结核和结核性脑膜炎等,可导致死亡。在 20 世纪 60~80 年代,由于对结核病采取了多种防治措施,结核病的发生逐年减少。自 20 世纪 80 年代中期开始,因多种耐药结核杆菌的出现、对结核病防治的管理不善以及 HIV 的流行和感染、人口的流动等,使结核病的发病率有所回升。

结核病的病原菌是结核杆菌。根据结核杆菌的致病性可分为四型：人型、牛型、非洲型和鼠型。儿童结核病绝大多数由人型结核杆菌引起。结核杆菌用苯胺类染色后，不易被酸性脱色剂脱色，故又称为抗酸杆菌。该菌抗酸染色后呈红色，对外界环境的抵抗力较强，可长期存活并保持抵抗力，在阳光直射下1~2小时、紫外线照射20分钟可被杀灭；对酸、碱和乙醇有较强的抵抗力；对湿热的耐力较差，68℃20分钟即可灭活。但对干热耐力较强，100℃需20分钟才能被杀死，用5%苯酚或20%含氯石灰消毒痰液，浸泡24小时灭活。

【流行病学特点】

开放性肺结核患者是主要的传染源。呼吸道是主要的传播途径，吸入带菌的飞沫或烟尘后即可被感染。其次为消化道感染，如食用了被结核杆菌污染的食物，饮用了未消毒并带牛型结核杆菌的牛奶均可被感染。患严重结核病的孕妇可通过胎盘传给胎儿，引起宫内感染结核病。社会经济落后、生活贫困、居住拥挤、经济收入低、个人卫生差、营养不良及身体抵抗能力低下（患麻疹、百日咳、白血病、艾滋病以及接受免疫抑制剂治疗的儿童）等，均为人群结核病高发的原因。疫情分布呈现农村高于城镇，城市的发病率最低，男性的发病率高于女性。当前全世界约有1/3人口即20亿人感染过结核杆菌，其中95%发生在发展中国家，全球大约有130万结核病患儿，每年40万~50万儿童死于结核病。

【临床表现】

结核病的临床表现多种多样，根据临床表现和病变部位，可将儿童结核病分为肺结核（包括原发型肺结核、粟粒性肺结核、结核性胸膜炎等）和肺外结核（包括结核性脑膜炎、腹腔结核、肾结核、淋巴结结核、骨结核、关节结核等）。

【治疗】

采用多种抗结核药物联合应用的治疗方案，根据结核病类型，采用不同的治疗方案。

【预防】

结核病的预防对降低结核病的发病率非常重要。首先要控制传染源、切断传播途径，早期发现、隔离结核病患儿及开放性肺结核的患者，尽早进行

结核病的合理治疗。卡介苗可预防儿童原发型肺结核和结核性脑膜炎的发生，减少儿童结核病的病死率。按照我国计划免疫程序，在新生儿出生后即应接种卡介苗，对易感儿童和结核菌素试验阴性的儿童，也应按免疫程序进行卡介苗的接种。药物预防也非常重要，凡与活动性肺结核的成人有接触的儿童均为高危人群，应定期检查和随访，即便是结核菌素试验阴性、无任何临床症状及X线的异常表现，也应采用异烟肼预防性治疗3个月。

二、肺结核

肺结核主要是通过飞沫和尘埃经呼吸道感染，在肺部形成原发病灶，因结核杆菌毒力的大小及数量的多少、儿童身体抵抗力的强弱以及病程的不同，而出现不同的临床表现和类型。

（一）原发型肺结核

原发型肺结核（primary pulmonary tuberculosis）是儿童肺结核的主要类型，占儿童肺结核总数的85.3%。原发型肺结核包括原发综合征（primary complex）和支气管淋巴结结核（tuberculosis of tracheobronchial lymphnodes）。

【临床表现】

结核杆菌初次侵入肺部后繁殖，很快在病灶周围形成广泛性炎症反应，并逐渐形成侵入部位的淋巴管和淋巴结炎性的综合病变，此即称为原发综合征。此型病变部位多发生在肺的右下侧、肺上叶底部和下叶的上部近胸膜处。X线检查可见在肺内原发病灶、引流淋巴管、肺门或纵隔淋巴结的结核性炎症的三者呈典型的两端大而中央细的哑铃状阴影，此为其特征。较大年龄儿童发病时起病缓慢，伴有低热、食欲不振、盗汗及疲乏等结核中毒症状。婴幼儿起病较急，可有39~40℃的高热，一般情况尚好。高热持续2~3周后转为低热，伴有结核中毒症状，出现干咳或轻度呼吸困难。婴儿常出现体重不增，肝大。部分过敏性体质的患儿可出现疱疹性结膜炎、皮肤结节性红斑和多发性一过性关节炎。体格检查可有不同程度的周围淋巴结肿大，肺部体征不明显，如原发病灶较大，叩诊时可呈浊音，可闻及呼吸音降低或有少许湿啰音。

支气管淋巴结结核，是因原发病灶范围较小，

或纵隔影掩盖了原发病灶，而使其 X 线片无法查出原发病灶。也可因原发病灶已被吸收，仅遗留局部肿大的淋巴结，此种情况即称为支气管淋巴结核。轻者无明显的自觉症状，重者可有结核中毒症状。淋巴结肿大明显者，压迫支气管引起百日咳样痉挛性咳嗽、喘鸣、肺气肿或肺不张，压迫喉返神经可引起声音嘶哑等。

【诊断】

临床上根据患儿有结核病的接触史、卡介苗的接种情况、结核中毒症状、结核菌素试验强阳性或由阴性转为阳性、X 线检查有典型的病灶特征，即可做出临床诊断。实验室检查可采用胃液或痰液厚涂片抗酸染色或荧光染色检出结核杆菌。有条件的单位可进行 TSPOT 试验。支气管镜检查对支气管结核的诊断非常重要，可以观察支气管受压情况、支气管内膜病变如红肿、溃疡、肉芽组织、干酪样坏死、穿孔或瘢痕。也可取肉芽、干酪样坏死或分泌物进行病理检查及结核杆菌培养。

【治疗】

一般治疗包括提供全面的、充足的营养摄入，尤其是蛋白质、维生素 A 和维生素 C。保持室内空气新鲜、阳光充足。安排合理的作息时间，在结核病的活动期应卧床休息，病情好转后可进行适当的户外活动。避免接触各种传染病，以免病情加重。抗结核药物治疗，常用的药物有异烟肼（INH）、利福平（RFP）、吡嗪酰胺（PZA）及链霉素（SM）。目前多采用短程化疗方案，一个疗程为 6~9 个月。在治疗开始先采用利福平、异烟肼和吡嗪酰胺三种抗结核药物联合用药 3 个月，以后采用利福平和异烟肼联合治疗 3~6 个月。这样可迅速杀灭生长繁殖期的结核杆菌，利福平可杀灭代谢低下的结核杆菌，防止或减少以后产生耐药菌株；吡嗪酰胺能杀灭在酸性环境中细胞内结核杆菌及干酪样病灶内代谢缓慢的结核杆菌。

（二）急性粟粒性肺结核

急性粟粒性肺结核（acute military tuberculosis of the lungs），又称急性血行播散性肺结核，常是原发综合征发展的后果，当原发病灶或淋巴结干酪样坏死发生破溃时，结核杆菌经动脉血行播散，仅累及肺部而引起粟粒性肺结核。如经静脉血行播散，

可累及全身各个脏器，如肺、脑、脑膜、肝、脾、肾、肠、腹膜、骨及关节等。该病多发生于儿童时期，尤其多见于 3 岁以下的婴幼儿，患麻疹、百日咳、营养不良或感染 HIV 时，患儿机体免疫功能低下，更易诱发该病。

【临床表现】

急性粟粒性肺结核起病急，以高热和严重中毒症状为主，体温可高达 39~40℃，呈稽留热或弛张热，也可出现不规则热，可持续数周或数月，类似伤寒的热型，故为伤寒型。如伴有咳嗽、呼吸急促、发绀、盗汗、食欲不振等，即为肺型。部分患儿在起病时就出现了脑膜刺激症状，即脑膜型。如有高热和中毒症状，伴有全身紫癜和出血现象，即为败血症型。半数患儿有肝、脾、全身浅表淋巴结肿大，少数患儿在晚期可听到肺部有细小的湿性啰音。X 线胸片检查早期难以发现，在起病 2~3 周后胸片检查可在两侧肺野发现大小一致、分布均匀的粟粒状阴影。

【诊断】

急性粟粒性肺结核的诊断主要依靠结核病的接触史、急性发病、严重的中毒症状、典型的 X 线表现、红细胞沉降率增快等指标；胃液中查到结核杆菌，即可确诊。

【治疗】

与原发性肺结核治疗相同。强化期一般采用异烟肼、利福平、吡嗪酰胺联合治疗 3 个月。重者可使用链霉素 2 个月，但必须知情同意并监测听力。巩固期继续应用异烟肼、利福平治疗 6~9 个月。有严重中毒症状或呼吸困难的患儿，可应用糖皮质激素，但须在应用了足量的抗结核药物的情况下使用。一旦诊断急性粟粒性肺结核，应常规腰椎穿刺，观察是否合并结核性脑膜炎。合并结核性脑膜炎者，抗结核药物和激素均按结核性脑膜炎处理。婴幼儿急性粟粒性肺结核可合并心力衰竭、呼吸衰竭、DIC、气胸等，应及时诊断并予以相应处理。

（三）结核性胸膜炎

结核性胸膜炎（tuberculous pleuritis）多见于 3 岁以上的儿童，大部分来自原发型肺结核，因原发病灶靠近胸膜，使胸膜发生渗出性病变，或导致

胸腔积液。

【临床表现】

发病可急可缓，开始时可有高热、疲乏、干咳，伴有胸痛，在深吸气或咳嗽时疼痛加重，患儿喜欢向患侧卧位，以减轻疼痛。当胸腔内出现积液后，疼痛即消失，但出现胸闷、呼吸急促。体检时可发现患侧胸廓呼吸运动受限、肋间隙饱满、叩诊实音、心脏向健侧移位、听诊呼吸音降低。抽取胸腔积液后可减轻症状，胸腔积液呈草黄色渗出液，可从胸腔积液中找到结核杆菌，但阳性率不高。

【诊断】

根据有原发型肺结核的病史，加上胸膜炎的症状和体征，X线检查有胸膜炎的征象，胸腔积液中找到结核杆菌，即可做出诊断。

【治疗】

结核性胸膜炎的治疗与原发型肺结核相同。联合应用异烟肼、利福平、吡嗪酰胺抗结核治疗，较重病例加用乙胺丁醇或链霉素。糖皮质激素可促使退热、渗液吸收并减少胸膜肥厚和粘连，可加用。

三、肺外结核

（一）结核性脑膜炎

结核性脑膜炎（tuberculous meningitis）简称结脑，多发生在3岁以内的儿童，约占结脑患儿的50%，死亡率极高，且易留有后遗症。结脑多在原发型肺结核发病后1年内发病，尤其是在初次感染结核杆菌3~6个月最容易发生。在实施常规卡介苗接种及应用有效抗结核药物之后，该病的发病率明显降低。

【临床表现】

除有一般的结核中毒症状外，主要表现为神经系统的症状，临床上可将结脑分为三期，即前驱期、脑膜刺激期和昏迷期。

1. 前驱期　1~2周，主要表现为患儿的性情改变，精神呆滞、烦躁好哭、易怒、易疲劳、不爱活动、睡眠不安，伴有发热、食欲减退、逐渐消瘦等，年长儿可诉有头痛。婴幼儿起病急，可无前驱期症状，发病开始即出现脑膜刺激症状。

2. 脑膜刺激期　1~2周，此期主要有颅内压增高表现，如剧烈的头痛、喷射性呕吐、嗜睡、烦躁不安、惊厥等。脑膜刺激征阳性，如颈项强直、克氏征、布氏征及巴氏征阳性，腹壁反射消失，腱反射亢进。婴儿表现为前囟门饱满，颅缝增宽。还可出现听神经、展神经和动眼神经瘫痪，也可出现肢体瘫痪或偏瘫。

3. 昏迷期　1~3周，前一期的症状加重，出现意识蒙眬或半昏迷甚至昏迷，伴有频繁的强直性痉挛，角弓反张或去大脑强直，并极度消瘦，常发生水、电解质紊乱。当颅内压增高或脑水肿时，可导致呼吸循环衰竭直至死亡。

【诊断】

有结核病的接触史，特别是有与开放性肺结核患者的接触史。未曾接种卡介苗。曾有结核病病史，尤其是在近一年内曾发现结核病但又未能进行正规治疗。具有一般的结核病中毒症状，当患儿出现精神状态的改变时，应做进一步检查。抽取脑脊液，发现脑脊液外观为磨玻璃样，静置24小时后，可出现蜘蛛网状薄膜，取薄膜涂片染色可查到结核杆菌，检出率较高。脑脊液中蛋白质增加，白细胞总数增加，以淋巴细胞为主，此时即可做出结脑的诊断。

【治疗】

患儿应卧床休息，保证供给充足的全面营养的饮食，不能进食或昏迷的患儿应给以鼻饲喂养，保证足够的热量和营养素，以防发生营养不良。加强护理，勤翻身，以防发生压疮、肺炎等。做好口腔、眼、皮肤的护理，避免继发其他感染。抗结核治疗，强化期治疗采用利福平、异烟肼和吡嗪酰胺三种药物联合应用3个月，病情重或恢复较慢者可延长到6个月。因链霉素不易渗透血脑屏障，若结脑未合并肺结核或其他部位结核病时，可不用链霉素。病情较重者，可加用乙胺丁醇。巩固期治疗：联合应用异烟肼、利福平。一般结脑患者总疗程为1年，治疗到脑脊液正常后至少6个月。如有颅内压升高或脑水肿可采用脱水剂（20%甘露醇）、利尿剂，糖皮质激素可抑制炎症渗出而降低颅内压，足量激素用4~6周后缓慢减量，根据病情在2~3个月内减完。急性梗阻性脑积水、颅内压急剧升高，用其他降颅压措施无效；慢性脑积水急性发作或慢性进行性脑积水用其他降颅压措施无效；结脑昏迷、严重脑水肿伴颅内高压或疑有脑疝形成时，可行侧脑室穿刺引流。在对结脑停止治疗后，应随访3~5年，临床症状消失、脑脊液检查正常、疗程结束后2年内无复发，即认为治愈。

（二）腹腔结核

腹腔结核可通过消化道（饮用了带结核杆菌的牛奶或使用被结核杆菌污染的玩具或食具）、血行或淋巴播散传染。腹腔结核根据被感染的部位不同可分为肠结核、结核性腹膜炎和肠系膜淋巴结结核三种，三者之间有密切联系。

【临床表现】

肠结核在儿童较少见，结核病变多发生在肠道的回盲部。轻者无明显症状。重者症状多样，可出现不规则的发热、脐周围和右下腹部疼痛、消化功能障碍、腹泻与便秘交替、腹胀、大便带血等。结核病变可使肠道黏膜形成溃疡，甚至肠穿孔，因粘连而使肠道狭窄，出现腹部阵发性绞痛。病程长者可引起营养不良、多种维生素缺乏。结核性腹膜炎是由肠结核的扩散、蔓延及肠系膜淋巴结结核干酪灶破溃直接蔓延来的。多发生在1~7岁儿童。发病较为缓慢，具有一般慢性结核病的中毒症状，有不规则发热、消瘦、食欲不振、面色苍白等。根据腹腔内病变形态的不同可分为三种类型：①渗出腹水型：腹腔内有大量的腹水，腹胀明显，使腹部极度膨胀，腹壁静脉怒张，将膈肌及肝脏向上推移，下肢出现水肿；②粘连型：腹腔内有包裹性积液，腹部膨隆和胀气，检查时腹部有揉面感，可摸到大小不等的包块；③干酪溃疡型：在儿童多见，具有严重的结核中毒症状，胃肠道功能紊乱，以腹泻、腹痛、腹部触痛和病程进展快为特点。

肠系膜淋巴结结核多见于儿童时期，被感染的肠系膜淋巴结肿大，并可融合成团块状，严重时可发生干酪性坏死。临床表现有长期不规则发热，食欲减退，消瘦，易疲劳。胃肠功能紊乱，如恶心、呕吐、腹泻、便秘、腹胀、腹痛，其中以腹痛最为常见，可为持续性钝痛或阵发性腹痛，多在脐周围、左上腹部或右下腹，有明显的压痛点。在腹部可触及大小不等的肿大淋巴结，不易移动并有触痛。

【治疗】

强化期联合应用异烟肼、利福平、吡嗪酰胺、乙胺丁醇四联药物抗结核。当出现肠穿孔、肠梗阻等外科情况时，应及时请外科处理。

（三）淋巴结结核

淋巴结结核是儿童时期常见的肺外结核病之一，各个年龄段儿童均可发病，但以婴幼儿和学龄前儿童最为常见。

【临床表现】

淋巴结结核是原发结核病早期并发症，多发生在结核杆菌原发感染后6~9个月内。传播途径为淋巴、血行播散，如为血行播散，病变以增生为主，很少发生干酪性坏死。如经淋巴管播散，首先引起淋巴结周围炎，然后向淋巴结中心蔓延，常发生干酪性坏死并液化。如穿破淋巴结包膜可感染周围深部组织；如向表面皮肤穿破，则可形成窦道或瘘管，久治不愈，治愈后可形成瘢痕。全身各个部位的淋巴结均可受累，但以颈、颌下及腋窝等处淋巴结多见。淋巴结感染后，开始较硬，无粘连，可以移动，无疼痛感。当发生淋巴周围炎时，周围软组织肿胀，并有疼痛感。当淋巴结干酪性坏死液化后形成寒性脓肿，触诊时有波动感。轻症淋巴结结核患儿可无症状。重者有长期低热、慢性中毒症状。

【诊断】

根据有结核病接触史、有结核杆菌原发感染史或有原发结核感染病灶、临床表现等，可做出初步诊断。进行淋巴结穿刺病理学检查，见到上皮样细胞、郎格汉斯巨细胞及干酪性坏死，抗酸染色找到结核杆菌，即可做出诊断。

【治疗】

药物剂量及疗程同活动性肺结核。

（四）肾结核

肾结核在婴幼儿较少见，多发生在学龄儿童和青少年。是在原发结核的晚期发生的一种肺外结核，在原发结核发病后3~20年，才出现临床肾结核。

【临床表现】

肾结核是由结核杆菌经血行到达肾脏，首先在肾皮质形成病灶（结核结节），此时无临床表现，但在尿液中可能查出结核杆菌，称为病理性肾结核。部分患儿可能自愈，未能自愈者，则成为隐伏病灶，当患儿机体抵抗力下降时，病情则会进一步发展，病灶扩大并融合，甚至发生干酪性坏死，形成空洞，然后空洞破溃侵入肾盂、肾盏，如继续发展可蔓延至输尿管和膀胱，可出现尿频、尿急、尿痛和脓尿等一系列泌尿系统症状，故此时称为临床肾结核。病变继续发展可引起输尿管口狭窄和膀胱挛缩，而加重尿频，甚至尿失禁。血尿（为终末血尿或全血尿）、脓尿、蛋白尿加重。由于膀胱挛缩，使尿液回流，从而加重肾脏破坏而导致对侧肾盂积水。晚期可导致肾盂积脓，向肾被囊破溃后可形成肾周围脓肿，此时可伴有高热和严重的中毒症状，腰痛并可在一侧腰部触及肿块。病变严重者晚期可发生肾衰竭。

【诊断】

可根据结核病史、肾结核的临床表现、结核菌素试验阳性及小便的改变做出初步诊断。对尿沉渣及尿培养检出结核杆菌，即可确诊。

【治疗】

强化期联合应用异烟肼、利福平、吡嗪酰胺、乙胺丁醇或链霉素四联药物，有外科手术指征如肾盂积水以及输尿管狭窄等应手术治疗。

（五）骨结核与关节结核

骨结核与关节结核是全身性结核感染的局部表现，通过血行或淋巴循环途径播散，首先侵入骨骼的干骺端和骨骺或关节滑膜内。骨结核和关节结核也可继发于肺结核，多是因为肺结核治疗不及时、未进行正规的有效治疗，促使结核病蔓延。骨结核与关节结核的好发部位是脊椎，其次是髋关节、膝关节、短骨及长骨骨干。

【临床表现】

根据病变的发展进程可分为三期：

1. 初期　起病缓慢，伴有中毒症状。病变部位有轻度的肿胀和疼痛，脊椎结核因压迫神经根可造成放射性疼痛。如颈椎结核可有枕部、颈部和鼻部疼痛；胸椎结核出现胸骨和肋间带状疼痛、腹部及腰部疼痛；腰椎结核可引起坐骨神经痛。膝关节结核和髋关节结核常引起关节功能障碍，表现为行走时易疲劳、容易跌跤或跛行等。

2. 极期　中毒症状加重，局部症状更加明显，出现畸形、肢体短缩、关节脱臼或骨折，冷脓肿破溃后可形成瘘道。胸椎结核的冷脓肿向胸腔内破溃可形成脓胸、局限性胸膜炎等。

3. 静止期（修复期）　一般情况好转，中毒症状消失，病变局部的肿痛也消失，瘘管愈合，但病变造成的畸形会永远存在。X线检查，初期可有骨质疏松、骨小梁紊乱、关节影像模糊、椎间隙变窄、关节腔狭窄及关节软组织肿胀。极期的X线表现为关节腔狭窄或消失、骨质脱钙，广泛骨质破坏缺损，可见有空洞或死骨、关节脱臼征象，椎体破坏呈楔形，脊柱两旁有梭形阴影。静止期病变边缘骨质增生、致密，脓肿吸收，或见钙化。

【诊断】

依据有结核病接触史，结核菌素试验阳性，有肺结核病和骨结核与关节结核的临床表现及X线检查，可做出诊断。

【治疗】

脊椎结核的患儿卧硬板床休息。强化期联合应用异烟肼、利福平、吡嗪酰胺、乙胺丁醇四联药物，有外科手术指征（如出现寒性脓肿、有神经压迫症状或死骨形成）应手术治疗。

第七节　儿童常见寄生虫病

寄生虫病（parasitic disease）是儿童时期的常见疾病，对儿童的生长发育和身体健康有极大的危害。近几年来，随着环境的治理、卫生条件的改善、生活水平的提高、健康教育的不断深入，儿童寄生虫病的感染率有所降低，但与发达国家相比还有很大的差距。土源性线虫感染率仍高于日本和韩国，尤其在农村钩虫病严重危害着人们的健康，因此控制和消灭危害儿童身体健康的寄生虫病，是预防保健和农村卫生两个战略重点的重要内容。

一、蛔虫病

蛔虫病（ascarsiasis）是由人蛔虫引起的一种肠道寄生虫病，是儿童时期最常见的肠道寄生虫病。蛔虫是人体最大的寄生土源性线虫，成虫呈长圆柱形，虫体为乳白色或粉红色，雌雄异体，雌虫虫体较雄虫大。蛔虫通常寄生于小肠内，以肠内容物为食物。雌虫每日可产卵20万个，分受精卵和未受精卵，受精卵随粪便排出体外，在潮湿、隐蔽、氧气充足和适宜温度（22~23℃）的环境中，经过2~3周发育成对宿主具有感染性的虫卵，在5~10℃环境中可生存2年。具有感染性的虫卵被吞食后，进入小肠。虫卵中的幼虫孵出，侵入小肠黏膜和黏膜下组织，经淋巴管或微血管移行，经肝、心而到达肺，穿过肺泡上的毛细血管进入肺泡，然后沿着小支气管和气管逆行到达咽喉部，再被吞入到胃，进入小肠而发育成成虫。成虫在人体内可存活1年左右。

【流行病学特点】

蛔虫病患者是唯一的传染源，环境卫生和个人卫生差，是发病的主要原因，感染期虫卵通过被污染的手、食物或生水经口进入人体是主要传播途径，也可通过吸入附着在尘埃上的感染期虫卵而引起感染。食入感染期虫卵污染的瓜果蔬菜易引起感染；儿童在地面爬玩，可使手指污染，如无进食前洗手的习惯，则可将虫卵带入体内而感染。人群对蛔虫普遍易感，3~10岁儿童的感染率最高。人群感染蛔虫的季节与当地的气候、生产和生活活动有密切关系。一般认为，蛔虫感染从4月末或5月初开始，可持续到10月份，以6~8月份感染最多。

【临床表现】

潜伏期约为8周。大多数蛔虫感染无症状，称蛔虫感染者。中到重度感染出现临床症状者称蛔虫病，常表现有两种形式。

1.肠蛔虫病　表现为非特异性胃肠道症状，如脐周不定时的反复腹痛，无压痛及腹肌紧张，食欲缺乏、恶心、呕吐、腹泻或便秘和荨麻疹。大便中排出蛔虫。有时有惊厥、夜惊、磨牙、异食癖。成虫在某些情况（如发热、疾病、麻醉时）和一些驱虫药的刺激下也可引起移行症。

2.幼虫移行症　短期内生食了含有大量虫卵的蔬菜、瓜果者，经7~9日出现全身及肺部症状，如低热、乏力，少数伴荨麻疹或皮疹。咽部异物感，阵咳，常呈哮喘样发作，痰少，偶尔痰中带血丝，胸部闻及干啰音，持续7~10日，逐渐缓解。因蛔虫具有游走、钻孔和扭曲成团的特性，常会引起蛔虫性肠梗阻、胆道蛔虫病、胰腺炎或阑尾炎等

并发症。蛔虫也可引起肠穿孔而导致腹膜炎的严重疾病。

【诊断】

患儿有呕吐或排出蛔虫史是最好的诊断依据。应用直接涂片法、厚涂片法或饱和盐水浮聚法检出粪便中的蛔虫卵，即可确定诊断。血中嗜酸性粒细胞增多，有助于诊断。

【治疗】

蛔虫病的治疗，主要是驱虫治疗，其次是治疗并发症。目前，驱虫治疗多采用咪唑类药物，是一种广谱、高效、低毒的抗虫药物，常用的驱虫药是甲苯达唑和阿苯达唑，驱虫效果良好，其虫卵转阴率达90%以上。左旋咪唑是一种广谱驱虫药，肠道吸收快，同时具有免疫调节作用。复方甲苯达唑（含甲苯达唑和左旋咪唑），为新广谱驱肠虫药。其他驱虫药还有噻嘧啶（双羟萘酸噻嘧啶，抗虫灵）和枸橼酸哌嗪（驱蛔灵）。对各种并发症采取相应的治疗措施，减轻症状，必要时采取外科治疗手段。

【预防】

蛔虫病的预防应采取综合措施。首先，控制传染源，对患儿和带虫者口服驱虫药治疗。在蛔虫感染率较高的地区（蛔虫感染率在50%以上的地区和单位），应采取集体驱虫治疗，治疗时间应在感染高峰期后2~3个月，即每年的秋冬季节。为避免再感染或感染率回升，应在集体驱蛔虫治疗后一定的时间，复查粪便，虫卵检查仍为阳性者应再行驱虫治疗。蛔虫感染率在5%以下的地区或单位，无需定期驱虫。治理环境，加强粪便管理，采用多种方法消灭粪便中的寄生虫、虫卵及有害细菌以切断传播途径。加强健康教育，广泛宣传蛔虫病的危害性和防治常识。做好饮食卫生和个人卫生，不吃生冷和不洁的食物，养成饭前便后洗手、勤剪指甲、不吸吮手指、不随地大小便等卫生习惯。

二、蛲虫病

蛲虫病（enterobiasis）是由蠕形肠线虫（简称蛲虫）引起的肠道寄生虫病。蛲虫的虫体细小，乳白色，外形似白线头状，肉眼可见。其虫卵呈椭圆形，两侧不对称，一侧略扁平，另一侧略突出。成

虫寄生于人体的盲肠、回肠和结肠附近，以肠内容物、组织和血液为食物，成虫的寿命为 20~30 日，雌雄成虫交配后，雄虫很快死亡并排出体外。雌虫在交配后，子宫内充满虫卵，并向肠道下端移行，在患儿夜间熟睡后，肛门括约肌松弛，这时雌虫移行到肛门外，因受到温度和湿度改变及氧的刺激，开始大量排卵，并黏附在肛门周围的皮肤上，雌虫产卵后多因干枯而死亡。但少数雌虫可由肛门蠕动移行返回肠腔。虫卵在肛门附近，因温度、相对湿度适宜，氧充足，虫卵约经 6 小时发育成熟，为感染期卵。虫卵通过多种方式进入人体，在胃和十二指肠内孵出幼虫，幼虫沿小肠向下移行，经过 3 次蜕皮后，在结肠内发育成成虫。自吞食虫卵至虫体发育成熟、产卵需 2~4 周，虫卵在体外（皮肤或指甲缝内）可存活 10 日，散落在尘埃中可存活 3 周。

【流行病学特点】

患者是蛲虫病唯一的传染源，排出体外的虫卵具有传染性。蛲虫病的传播途径主要是自身感染。有两种方式：一种方式是当雌虫移行到患儿体外，在肛门周围产卵而引起皮肤瘙痒时，患儿用手搔抓，虫卵即附着于指甲缝内，再经口而自身感染；另一种方式是逆行感染，肛门周围的虫卵可在肛门周围的皮肤上进行孵化，孵化出的幼虫可逆行进入肠内而引起感染。感染期虫卵可散落在室内用具、玩具、内衣、被褥或食物上，而间接感染。虫卵可飘浮在空气中的尘埃上，从口鼻吸入虫卵再咽下进入胃肠道而引起感染。人群对蛲虫普遍易感，并可多次反复感染，尤其是在集体儿童机构内可引起流行。蛲虫感染呈世界性分布，发展中国家的感染率高于经济发达的国家。卫生状况差的地区、卫生习惯不良的人群蛲虫的感染率较高。

【临床表现】

蛲虫症的主要临床表现是因雌虫产卵引起的肛门、会阴部皮肤瘙痒以及因搔抓而引起的炎症，甚至引起化脓感染，故影响患儿的睡眠，引起哭闹不安、睡眠不沉等症状。由于蛲虫对肠壁的机械性或化学性刺激，可引起消化道症状，如食欲减退、恶心、呕吐、腹痛和腹泻等症状。蛲虫在体内排出的代谢产物可导致患儿精神兴奋、睡眠不安、夜惊、磨牙及异嗜癖等表现。蛲虫偶尔可侵入附近的器官而发生异位性并发症，如侵入尿道可引起尿痛、尿频、尿急或遗尿；如侵入阴道可引起阴道炎，使阴道分泌物增加，外阴瘙痒，下腹部疼痛，阴道分泌物中可查到蛲虫虫卵，还可引起输卵管炎和子宫内膜炎。蛲虫引起的阑尾炎和细菌所致的症状相似。

【诊断】

蛲虫病的诊断依据是发现成虫或虫卵，检查成虫最简易的方法是在患儿夜间入睡 1~3 个小时后，在肛门皱襞或会阴部找到成虫，也可从患儿的粪便中查到成虫。检查虫卵有多种方法，常用的方法有肛门棉拭子法和透明胶纸拭子法。也可用湿的棉拭子，在肛门周围擦拭，然后放入饱和盐水中，用飘浮法查找虫卵。

【治疗】

因蛲虫成虫的寿命仅 20~30 日，如不重复感染，不需治疗即可自行痊愈。但大部分蛲虫病均需药物治疗，其治疗方法包括驱虫治疗和局部治疗。驱虫治疗的首选药物是恩波吡维胺（扑蛲灵），具有显著的杀灭蛲虫的作用，对其他线虫作用弱。此药可干扰虫体的呼吸酶系统，阻碍虫体对葡萄糖的吸收利用，是治疗蛲虫病的首选药。其他驱蛲虫药还有甲苯达唑、阿苯达唑、奥苯达唑、复方甲苯达唑、噻嘧啶和枸橼酸哌嗪等。由于蛲虫极易引起自身重复感染，且幼虫期对药物的敏感度不及成虫，故在应用任何一种驱虫药后，应间隔 2~3 周，再治疗 1~2 次。局部治疗可缓解患儿的局部症状，可用 2% 氧化氨基汞（白降汞）软膏、10% 氧化锌油膏，在清洗、干燥肛门周围皮肤后，予以涂抹。

【预防】

蛲虫病的预防应采取综合性的防治措施，以防止相互感染和避免反复感染。首先应有计划地对集体儿童机构的儿童进行普查，对被感染儿童进行驱虫治疗，7~10 日后重复治疗一次，可控制感染率、改善患儿的症状和环境中虫卵污染的情况。为避免交叉重复感染，对其他未被感染的儿童、工作人员和家庭中其他成员也应进行驱虫治疗。改善集体机构和家庭的环境卫生状况，经常进行消毒，采用湿法打扫室内卫生。玩具、衣被、用具和餐具应经常清洗和消毒，或在阳光下暴晒 6~8 小时，以杀灭虫卵。如已感染蛲虫，在早晨起床后，立即用肥皂洗手，轻轻地将床单、内衣裤放入盆内浸泡、清洗或煮沸消毒，以杀灭虫卵，避免重复感染。加强健康教育，宣传防治蛲虫病的知识，注意个人卫生，培养良好的卫生习惯，勤洗、勤晒、勤换内衣和被褥等，以避免自身感染。

三、钩虫病

钩虫病（ancylostomiasis）是由钩虫引起的一种肠道寄生虫病。钩虫的种类很多，寄生于人体的主要有十二指肠钩口线虫（简称十二指肠钩虫）和美洲板口线虫（简称美洲钩虫）两种。钩虫寄生于人体的十二指肠和小肠，成虫的虫体较细长，似细小的绣花针，半透明，呈米黄色或淡黄色。虫体前段的囊内有一对钩齿，是附着于人体肠壁的器官。雌雄异体，雌雄成虫交配后，雌虫每日可产卵1万~2万个，虫卵呈长圆形，两端钝圆，卵内含有4~8个卵细胞。虫卵可随粪便排出人体外，在阴暗潮湿的环境中、适宜的温度（25~30℃）下，经24小时卵细胞不断分裂，而发育成杆状蚴，并从卵内孵出，在土壤中以细菌和有机物为食，5~8日后经几次蜕皮而发育成具有感染力的丝状蚴。丝状蚴的生活能力很强，在适宜的环境中可存活1~2个月，在日光暴晒下经2小时即可死亡。具有感染力的丝状蚴具有较强的穿刺力，当与人体接触时，通过皮肤黏膜进入人体。随小静脉或淋巴管，流经右心，沿肺动脉到达肺毛细血管，穿过肺泡毛细血管进入肺泡。再经过小支气管和气管逆行到达咽喉部，然后吞咽下去，经胃再进入小肠，在小肠内发育成成虫。自幼虫通过皮肤进入人体内到成虫交配产卵，一般需要5~7周。

【流行病学特点】

钩虫病患者和带虫者为主要的传染源。具有感染性的丝状蚴通过皮肤、黏膜进入人体而被感染是钩虫病主要的传播途径。例如，儿童赤脚或将婴儿放在染有钩虫丝状蚴的泥土地上，婴儿的尿布晾在或掉落在被丝状蚴污染的地面上等。也可通过被丝状蚴污染的食物，通过口腔黏膜被感染。人群对钩虫病普遍易感。在流行地区以青壮年农民感染率较高。在儿童中，5~9岁感染率最高，10~14岁次之。在我国婴儿钩虫病也有报道，并有特殊的感染途径和临床表现。感染季节在5~9月份。我国除西藏等寒冷地区外，其他地区均有钩虫病流行。

【临床表现】

钩虫幼虫和成虫可引起不同的临床表现，当幼虫进入人体后，轻者可无症状，称为钩虫感染，重者可引起皮肤和呼吸道症状。在幼虫进入人体皮肤后数分钟至1小时内，即可引起钩蚴性皮炎，主要表现是局部皮肤有针刺奇痒感，随即出现斑疹或丘疹，1~2日内即可形成含有浅黄色液体的小水疱，几日后即可消失。皮疹多见于与泥土接触的足趾、手指间较薄嫩的皮肤处。因婴儿的皮肤较薄嫩，幼虫容易钻入，致使皮肤症状不明显。在感染幼虫后3~7日，可出现咳嗽、痰中带血、哮喘发作等呼吸道症状，一般在数日或数周内消失。常伴有发热、畏寒等症状，血中嗜酸性粒细胞增多。成虫可引起消化道症状和贫血，由于成虫在肠道中吸附于肠壁的机械性刺激以及分泌毒素的作用，可引起轻重不一的消化道症状，如上腹部不适、隐痛、恶心、呕吐、腹泻、食欲减退、消化功能紊乱、营养不良，影响儿童的生长发育；少数患儿可出现异嗜癖，患儿喜食生米、豆类、茶叶甚至泥土、瓦片、煤渣、破布及碎纸等。由于成虫对肠黏膜的吸附机械刺激，可造成散在的出血点和小溃疡。钩虫还可分泌抗凝素，使局部血液不凝固，同时钩虫会不断地更换吸血部位，使患儿处于长期慢性失血和持续失血状态，出现轻重不等的失血性贫血症状，如患儿面色苍白、皮肤干燥水肿、毛发稀疏枯黄易于脱落、乏力、精神萎靡不振。严重时可发生贫血性心脏病，甚至心力衰竭。婴儿钩虫病的特点是贫血、急性血便性腹泻，呈黑色或柏油样大便及消化功能紊乱，导致生长发育迟缓及营养不良。

【诊断】

钩虫病的诊断依据是在流行地区，有钩蚴性皮炎史，伴有不同程度的贫血及消化道症状或异嗜癖。周围血中嗜酸性粒细胞增多，大便检查出虫卵或成虫即可做出诊断，常用的方法有直接涂片法或饱和盐水浮聚法查找大便中的钩虫卵。也可采用钩蚴培养法检查钩蚴。

【治疗】

主要是驱虫治疗，常用的驱虫药有阿苯达唑、甲苯达唑和噻嘧啶等。治疗贫血，加强营养。局部治疗钩蚴性皮炎，将受感染的部位在50℃的热水中浸泡 30 分钟，或用湿热毛巾作热敷，可杀死局部组织中的幼虫，并可起到止痒的作用。感染部位可涂抹噻苯达唑软膏，有止痒作用。

【预防】

钩虫病的预防应采取综合性的防治措施，在流行地区冬季时节进行钩虫病的普查普治的基础上，对患者进行治疗，是控制传染源的重要环节。加强粪便管理，杀灭粪便中的钩虫卵。加强个人防护，讲究个人卫生以减少感染。加强健康教育，提高自我保健意识和能力。

四、疟疾

疟疾（malaria）是由疟原虫通过蚊虫叮咬感染人体后引起的一种传染病。寄生于人体的疟原虫有四种：间日疟原虫、卵形疟原虫、三日疟原虫和恶性疟原虫，分别引起间日疟、卵形疟、三日疟和恶性疟。

疟原虫的发育分两个阶段：在人体内进行无性繁殖，在蚊虫体内完成有性繁殖。疟原虫在人体内无性繁殖可分为红细胞外期和红细胞内期。红细胞外期是从蚊虫叮咬人体开始，在雌蚊的唾液中有感染性的疟原虫子孢子，当蚊虫叮咬人体后，感染性疟原虫子孢子随蚊虫的唾液腺分泌物进入人体血循环中，直达肝脏，并在肝细胞内进行裂体增殖，发育成熟为裂殖体，至此完成红细胞外期发育。有一类疟原虫子孢子进入肝细胞后暂时不发育，称为休眠子，经过一定的休眠期，休眠子由内在因素激活后，开始进行裂殖体增殖，此过程就形成了临床上所谓的"复发"，实质上是延迟了的初发。当肝细胞胀破后，大量的裂殖子释放出来，一部分被吞噬细胞吞噬而被消灭；另一部分则进入红细胞并在其内进行发育增殖，即开始了红细胞内期的发育。裂殖子在红细胞内摄食和发育，形成早期滋养体（又称小滋养体、环状体），在红细胞内继续发育长大，胞浆伸出不规则的伪足，以摄噬血红蛋白，形成阿米巴样晚期滋养体（称大滋养体），最后在红细胞内发育成含有裂殖子的成熟裂殖体，使红细胞膨胀破裂，释放出裂殖子及其代谢产物，引起宿主周期性寒热发作的典型临床症状。当裂殖子进入另一批红细胞时，又开始另一个周期，因此红细胞内期裂殖体的周期与临床上寒热发作周期相一致。间日疟

和卵形疟红细胞内发育周期为 48 小时，故间日疟隔日发作一次。三日疟红细胞内发育周期为 72 小时，故每隔 2 日发作一次。恶性疟红细胞内发育周期为 36~48 小时，故恶性疟初起时可隔日发作一次，其后发作的间歇期则不规则。疟原虫在红细胞内经过数代裂殖体增殖后，部分进入红细胞内的裂殖子不再进行裂殖体增殖，而发育成雌、雄配子体，配子体在人体内可生存 2~3 个月。当雌蚊叮咬疟疾患者时，配子体随同血液一起进入蚊虫的胃内，开始其有性繁殖，雌雄配子体在蚊虫体内结合形成圆形的合子，经过 18~24 小时后，合子很快发育成为长形的能蠕动的动合子，动合子穿过胃壁，在胃壁弹性纤维膜下发育成囊合子，继续发育成熟为孢子囊，囊内含有数千个具有感染性的子孢子，子孢子从囊壁的微孔中主动钻出或卵囊破裂而散出，子孢子进入蚊虫血液循环后，钻入各种组织，最后集中在涎腺（唾液腺）内，当雌蚊再度叮咬人体时，便可随同唾液进入人体内。

【流行病学特点】

疟疾患者和带疟原虫者为主要传染源。疟疾是通过传播媒介按蚊叮咬人体皮肤的途径进行传播的。极少数患者可通过输入带疟原虫的血液而被感染。人群对疟疾普遍易感，感染后有一定的免疫力，但不持久，各型疟疾之间无交叉免疫性。疟疾流行主要在热带和亚热带地区，其次是温带。我国主要流行间日疟和恶性疟，黄河以北地区是低疟区，多为间日疟。黄河与长江之间为中度疟区，间日疟多于恶性疟。长江以南至沿海为高疟区，各种疟疾均有，以恶性疟较多。疟疾多发生在夏秋季，8~10 月份为流行高峰。在海南、云南两省一年四季均可发生疟疾流行。

【临床表现】

疟疾的潜伏期包括在人体内红细胞外期的发育时间和红细胞内期裂殖体增殖所需要的时间，故间日疟的潜伏期为 11~25 日，三日疟为 18~35 日，恶性疟为 7~27 日。在潜伏期的后期即可出现前驱症状，如畏寒、微热、疲乏及全身酸痛等。疟疾发病多半为突然发作，开始出现发冷寒战、皮肤起鸡皮颗粒、关节酸痛、面色苍白或发绀、恶心、呕吐或腹泻。此阶段可持续 10~60 分钟，然后进入高热期，体温高达 39~40℃，面红耳赤、眼结膜充血、

剧烈头痛、烦躁不安、呕吐。严重者可出现谵妄、抽搐甚至昏迷。经1~8小时后即退热。热退后全身大汗淋漓，体温下降至37℃以下，自觉全身疲乏、嗜睡，清醒后如正常人。恶性疟疾无明显寒战和出汗期，发热可呈弛张热、稽留热或不规则热型。脑性疟疾可有高热、谵妄、抽搐、昏迷及脑膜刺激征。因在红细胞内期疟原虫直接破坏红细胞，是导致发生贫血的主要原因。此外，脾脏中巨噬细胞吞噬红细胞的功能亢进、骨髓中红细胞的生成受阻、自身免疫以及同期疟原虫抗原抗体复合物也是造成贫血的原因。在疾病的初期，因脾脏充血引起脾大，感染稍久后，有明显的淋巴样巨噬细胞增生，反复发作后，使脾大更为明显。婴幼儿疟疾发作时多为突然高热，体温高达41℃，无寒战期的表现，仅有四肢冰冷，面部、口唇发绀，发热消退后全身大汗。有明显的呕吐、腹泻等胃肠道症状，脾脏明显大，可达脐部，经治疗后可迅速好转。新生儿和小婴儿可迅速出现贫血和脾大。

【诊断】

根据有居住在流行地区或有到流行地区的生活史，在流行季节，出现典型的疟疾临床表现，可做出临床诊断。在疟疾发病后12小时内，或在寒战期，采集末梢血并进行厚涂片，显微镜下检查到疟原虫，即可确诊。其他检查方法还有DNA探针杂交试验，敏感性高。聚合酶联反应方法适合于现场应用。

【治疗】

疟疾的治疗包括抗疟治疗、对症治疗和一般治疗。抗疟治疗首先要控制临床症状，选取能够杀灭滋养体和裂殖子的抗疟药，通常采用磷酸氯喹和磷酸伯氨喹联合用药，也可用于抗复发治疗。对耐氯喹疟疾的治疗可采用甲氟喹、磷酸咯萘啶、蒿甲醚或青蒿琥酯。控制复发和传播，可采用磷酸伯氨喹和乙胺嘧啶，杀灭肝内休眠子及配子体。对症治疗，发热时采取降温措施，补充铁剂或输血治疗贫血，出现脑水肿与昏迷时，应积极给予脱水剂、糖皮质激素治疗。一般治疗包括卧床休息，补充水分和电解质，以防脱水和营养不良。

【预防】

应从多方面采取综合措施对疟疾进行预防。首先应积极治疗现症疟疾患者和带疟原虫者，对在1~2年内有疟疾病史者，在疟疾流行高峰前2个月，采用乙胺嘧啶和伯氨喹进行集体抗复发治疗，可有效地清除疟原虫。对高疟区的健康人群和外来人群酌情选用氯喹进行预防性服药，在耐氯喹疟疾流行地区，可选用甲氟喹或乙胺嘧啶进行预防性服药。治理环境卫生，清除蚊虫幼虫孳生地，加强个人防护，杀灭蚊虫，使用蚊帐，室内安装纱门、纱窗等防蚊设备等，以控制传播媒介。发展疟疾疫苗是控制疟疾最有希望的方法，目前研制疫苗虽已取得重大成果，但还有不少问题亟待研究解决。

（俞　蕙　邓静云）

第二十章
儿童口、眼、耳鼻咽喉和皮肤疾病及保健

儿童时期是生长发育的关键阶段，各器官（包括眼、耳鼻喉、口腔、皮肤）在解剖结构上与成人有较大差异，具有生长快速，多变易塑，易受外界环境影响等特点。因为发育尚未成熟，功能尚不健全，故定期对眼、耳鼻喉及口腔进行定期的、规范的检查至关重要。儿童视觉功能具有可塑性，早期发现、早期治疗视力及眼病问题可以减轻先天性发育异常及疾病对视觉发育的影响，甚至可避免终身视力残疾的发生；定期进行听力筛查，可以尽早发现听力障碍的儿童，及时地采取干预康复措施，可以使他们与正常儿童一起健康成长；定期的口腔检查，不仅可以及时解决口腔问题，亦可以避免因此可能会产生的营养、心理等问题。儿童的皮肤居家护理措施也是家长较为关心的话题，及时的指导不仅可以避免儿童皮肤相关疾病的发生，还可以巩固皮肤的免疫防线。在儿童健康检查过程中需要对眼、耳鼻喉、口腔及皮肤一些常见疾病进行监测，防治，对家长进行规范及科学的家庭保健及护理指导。

第一节　口腔保健与常见疾病

一、口腔保健

口腔健康是全身健康重要的一部分，儿童口腔疾病不仅对儿童局部牙齿、牙列及颌面部等口腔健康造成危害，甚至还会对其心理、智力及全身健康产生不良影响。儿童时期，逐步建立良好的个人口腔保健意识、养成良好的口腔卫生习惯，具有重要的意义。

儿童口腔保健（oral health care）是根据儿童在无牙期、乳牙列期、混合牙列期特点，宣传口腔保健的重要性，普及口腔保健知识，提高儿童、家长、老师及儿童保健医生的口腔保健意识，保障儿童口腔健康。同时开展口腔保健和治疗工作，早期发现口腔有异常的儿童，及时治疗，减少口腔疾病对儿童生长发育的不良影响。根据中华口腔医学会及中国牙病防治基金会的建议，婴幼儿应该在第一颗牙齿萌出后6个月内，最迟1周岁之前，进行第一次口腔检查，此后每3~6个月检查一次。

（一）儿童口腔保健的主要内容

1. 宣传口腔保健知识　从孕前准妈妈开始，宣传儿童口腔健康和母亲口腔健康的关系，强调孕前的口腔健康检查、治疗和妊娠期的口腔健康维护。宣传不同年龄儿童口腔清洁护理方法，不同的牙刷和牙膏的使用方法，各类食物的摄入比例特别是糖类的摄入方法，口腔不良习惯的纠正方法等。

2. 预防口腔疾病和外伤宣传　指导家长督促儿童养成正确的口腔卫生习惯。定期进行口腔检查，以及采取有利于口腔健康的预防和干预措施，预防口腔疾病的发生。确保儿童的生活安全，必要时佩戴口腔护具，防止外伤的发生。宣传牙外伤急诊处理的基本常识，以利于牙外伤后的应急处理。

3. 建立口腔健康档案　提倡"零岁保健"，开展儿童口腔健康管理，在儿童体检时建立内容完善的口腔健康档案，一般定期半年进行一次口腔全面检查，龋齿风险高者3个月进行一次口腔检查。

4. 健全儿童口腔疾病筛查和预防网络　从孕妇孕前、孕中、孕后开始，至儿童恒牙列完全形成，积极加强家长、保健老师、儿童保健医务人员、儿童口腔专业医务人员和儿童之间的联系，形成口腔疾病筛查和预防网络，更好地保障儿童口腔健康。

5. 积极向社会和家长宣传儿童口腔问题的处理方法　及时采取预防及治疗措施，及早发现口腔疾病的早期表征，控制口腔疾病的发展，减少口腔疾病对儿童生长发育的不良影响，对儿童口腔健康有

积极且长远的意义。

（二）不同年龄段儿童口腔保健指导主要内容

1. 胎儿期至6月龄 ①指导孕妇摄取足够的优质蛋白质、钙、磷及各种维生素，禁止孕妇吸烟、饮酒和滥用药物。②提倡母乳按需喂养，指导乳母采取正确的喂哺姿势，人工喂养儿应当避免奶瓶压迫其上下颌。③随婴儿月龄增加，应逐渐减少喂奶次数，避免养成含乳头或奶嘴入睡的习惯，逐渐从按需喂养递进到规律喂养。建议3个月内可夜间喂养2次，4~6个月减少到1次，6个月以后最好不再夜间喂养。④指导家长定时用温开水浸湿消毒纱布擦洗婴儿口腔黏膜、牙龈和舌，除去这些部位附着的乳凝块。每日至少1次。婴幼儿进食后如不方便清洁口腔，可喂温开水稀释口腔中滞留的奶液。⑤家长应避免口对口亲吻婴儿，或用口接触婴儿的喂养用具，以免将口腔中的细菌传播给婴儿。

2. 6~12月龄 ①按月龄及时添加各种辅食，练习用杯子饮水。不推荐食用含游离糖的食物和果汁（包括鲜榨果汁）。②向家长介绍乳牙萌出时婴儿可能出现的身体不适、哭闹、流涎增多，喜咬硬物和手指，牙龈组织充血、肿大，睡眠不好，食欲减退，低热，轻泻等。以上症状持续3~4天，待牙齿穿破牙龈萌出于口腔后会趋于好转。期间应注意坚持口腔卫生的维护。③指导家长为婴儿清洁牙齿，牙齿未萌出前，建议用温水浸湿消毒纱布帮婴儿清洁口腔；一旦牙齿萌出，即建议改用牙刷帮儿童刷牙；有相邻的两颗牙萌出时，即建议用牙线。④指导家长用面包干或饼干对儿童进行咀嚼及吞咽训练。⑤家长不将自己咀嚼过的食物喂给婴幼儿，不与婴幼儿共用餐具。

3. 1~2岁 ①检查乳牙萌出情况，若超过13月龄无第一颗牙萌出迹象，建议去医院就诊，由医生判断是否正常。②提倡均衡营养，加强咀嚼训练，减少流食的摄入。避免摄入过多含糖食物，不喝碳酸饮料，不推荐饮用果汁，若饮用，每日不超过120 ml。③指导家长用儿童牙刷给幼儿刷牙，推荐使用圆弧法。开始刷牙即建议用含氟牙膏，每次用量米粒大小即可；刷牙后使用纱布去除口内余留牙膏。④常规使用牙线清洁口腔。⑤定期进行口腔检查及涂氟保护。⑥1岁半后停止使用奶瓶，用吸管杯逐渐过渡到广口杯。

4. 2~3岁 ①指导培养有规律的饮食习惯，勿食用过于精细或过度加工的食物，含游离糖食物摄入少于2次，游离糖量不超过10 mg，睡前避免进食。②戒除吮指、咬唇、安抚奶嘴等口腔不良习惯，预防因不良习惯引起的错𬌗畸形。③训练儿童学会漱口及刷牙后吐出牙膏泡沫，在儿童被动刷牙基础上，培养儿童自己握柄刷牙的兴趣，坚持使用牙线。④对家长进行乳牙列重要性和乳牙龋危害性的宣教及防龋措施指导。⑤至少半年进行一次定期检查和氟化物的涂布。⑥注意防止儿童摔倒，致口唇或牙外伤。

5. 3~6岁 ①培养儿童良好的饮食习惯，提倡定时饮食，少吃甜食，均衡营养，每天进食含游离糖的食物或饮品（包括鲜榨果汁）的频率不超过2次。鼓励儿童进食含膳食纤维食物，如蔬菜、粗粮，促进颌骨发育。②早晚各刷一次牙，家长每日应帮儿童刷牙一次，最好是晚上。饭后自觉漱口，坚持使用含氟牙膏，3岁后含氟牙膏的量每次增加至豌豆大小。③坚持使用牙线配合刷牙，更好地清洁口腔。④定期检查，发现龋齿及时治疗。⑤纠正儿童吮指，咬唇、舌，张口呼吸，异常吞咽等不良习惯。⑥预防口腔疾病，矫治乳牙反𬌗。

6. 6岁以上 ①早晚各刷一次牙，家长监督刷牙效果，使用牙线，坚持使用含氟牙膏。②向家长宣教六龄齿的重要性。③六龄齿及时窝沟封闭。④滞留乳牙及时拔除。⑤及时治疗早期错𬌗畸形。

（三）转诊指标

患有口腔疾病的儿童可通过儿童保健科、社区保健科、儿科、基层口腔保健科及托幼机构等实行转诊。凡是符合以下明确转诊条件的儿童，均应尽快接受儿童口腔保健或儿童口腔专科医生的检查及治疗：①新生儿重症监护病房（NICU）住院患儿，医生怀疑口腔发育方面有异常者。②父母有高危因素者。③儿童进行健康体检时，怀疑有口腔问题者。④幼儿园对儿童进行晨检时怀疑儿童口腔有问题者。⑤基层单位在做儿童口腔检查时怀疑儿童有口腔疾病并不能解决者。

二、牙体疾病

龋病（dental caries）是牙体硬组织在细菌为主的多种因素作用下发生的慢性进行性破坏的一种

疾病。表现为牙体的脱矿、着色、龋洞等。现在为大家广泛接受的龋病病因理论为四联因素理论：宿主与牙齿、微生物、食物和时间。乳牙龋病的危害包括局部和全身两个方面。乳牙龋病及其继发病变造成的后果，有时比恒牙龋病更广泛、更严重。因此，乳牙龋病应更加重视和及时治疗。第四次全国口腔健康流行病学调查结果显示，5 岁儿童乳牙患龋率 71.9%，未治疗率 96.0%；3 岁儿童乳牙患龋率 50.8%，未治疗率 98.2%。

【病因】

1. 宿主和牙齿　宿主因素指的是宿主对龋病的易感程度。儿童的牙齿形态、结构发育得好，排列整齐，患龋齿的概率就低；唾液中含有钙、磷酸盐和其他的无机离子，可使釉质中某些脱矿区域再矿化，维持牙齿的完整；唾液中含有的重碳酸盐，具有重要的缓冲酸的功能，有利于维持唾液 pH 在中性水平，具有抗龋效应；唾液中的各种抗菌因子和蛋白，相互协同作用，可抑制或杀灭致龋菌，阻止龋病的发生和发展。

2. 微生物　致龋微生物有多种，主要有变形链球菌、某些乳酸杆菌和放线菌属。细菌和唾液中的黏蛋白以及食物残屑混合，附着于牙面，形成牙菌斑。细菌产酸导致牙体表面脱矿、溶解，形成龋病。

3. 食物　细菌利用食物获取活动的能量，又利用食物中的糖产酸，破坏牙体组织。食物逐渐精细，碳水化合物的摄入量增加，增加了龋病的发病机会。粗制食物不易黏附于牙面，有一定的抗龋力。

4. 时间　牙面形成获得性膜，细菌黏附，形成牙菌斑生物膜，细菌代谢产酸，牙釉质脱矿，再矿化的存在，以至于龋齿的形成需要有一定的时间。

【临床表现】

根据牙体组织的破坏程度，龋齿可分为浅龋、中龋和深龋三型。浅龋表现为牙体出现褐色或黑褐色斑点，表面粗糙，直到牙体表面破坏，多无自觉症状；中龋表现为牙本质浅层龋，遇冷热酸甜刺激后可有牙齿敏感，但乳牙表现不明显；深龋表现为对冷热刺激更加敏感，食物嵌塞。如不及时治疗，可引起牙髓炎、根尖周炎及骨髓炎等。

【预防和保健】

1. 个人及家庭预防　①降低影响牙齿发育不良的因素，提倡孕前及孕期口腔检查，告诉准爸爸、准妈妈影响牙体发育的遗传因素和营养因素等。②控制牙菌斑是防龋最重要的环节。控制牙菌斑最直接有效的方法就是刷牙及使用牙线。③儿童从出生开始即需要家长帮助其清洁口腔，这个阶段建议用纱布蘸水进行清洁。长出第一颗牙后父母就该开始给他们刷牙。④儿童刷牙建议采用圆弧法；刷牙时间不必强求 3 分钟，一般 1~2 分钟即可；5 岁以下儿童需由父母帮助刷牙，5~7 岁的儿童可晚上让父母帮忙完成刷牙，早上自己刷牙，7 岁以上的儿童可以自己独立刷牙，但父母需检查刷牙效果。⑤牙刷的刷毛应为偏软质，刷毛末端经过磨圆处理的尼龙毛。一般刷毛的长度不应超过 4 个下前牙的宽度之和。⑥开始刷牙即建议用含氟牙膏，3 岁以前儿童每次牙膏的量为米粒大小，3 岁以后每次用量为豌豆大小。⑦控制糖的摄入方法和量，提倡母乳喂养，均衡营养。

2. 群体及社会预防　①开展准妈妈课堂，普及龋病预防知识；②自来水加氟，牛奶加氟等（视当地自来水中氟的含量而定）；③幼儿园群体涂氟保护漆；④儿童入托入园口腔检查；⑤对幼儿园老师进行龋齿预防知识讲座；⑥建立口腔健康档案，搭起幼儿园老师、儿童家长、儿童保健医务人员、儿童口腔专业医务人员和儿童之间的桥梁，加强合作，共同防龋。

【治疗】

早期治疗尤为重要。单纯脱矿，可采取再矿化治疗；龋洞一般采取充填或冠修复，尽量保持乳牙原有位置和形态，促进恒牙正常萌出。

三、牙周组织疾病及常见黏膜病

1. 牙龈炎　儿童由于牙龈上皮薄、角化差，受感染和外伤刺激后易发生炎症。儿童牙齿解剖特点加上儿童口腔卫生难以控制，更易患牙龈炎症。常见的牙龈炎症有萌出性龈炎、不洁性龈炎、牙齿拥挤性龈炎、口呼吸型增生性龈炎、青春发育期龈炎等。预防保健方法包括了解儿童发育期口腔特点，积极控制口腔卫生，有效刷牙、清除菌斑，必要时去儿童口腔科就诊。

2. 牙周病　大多数学者认为儿童易患龈炎，但很少患牙周炎。常由牙龈的慢性炎症侵袭至牙周膜等深层组织演变而成，与软垢、牙石、食物嵌塞、不良修复体、咬合创伤等局部因素有关，少数也与全身疾病有关。临床表现为牙龈充血、水肿、组织松软，探及牙周袋并有溢脓。牙齿有不同程度的松动。预防保健方法包括积极控制口腔卫生，去除局部不良刺激，定期口腔检查。

3. 黏膜病　多由于儿童口腔局部解剖及习惯因素、感染因素等导致。另外，一些全身性疾病在口腔内有特有的表现。常见黏膜病有以下几种。

（1）急性假膜型念珠菌口炎　俗称"鹅口疮"，主要由白色念珠菌感染所致。多发生于新生儿和6个月以内的婴儿。临床可见口腔黏膜上附着凝乳状斑点，或白色微凸的片状假膜，不易拭去。如强行剥离则露出下方鲜红色糜烂面。患儿全身反应多不明显，部分可有体温升高。多见拒食与啼哭不安等症状。预防措施重点在于注意口腔卫生及食具的消毒。母乳喂养者应注意乳头卫生，可用碳酸氢钠溶液清洗乳头，勤换衣物。治疗可用1%~2%碳酸氢钠溶液清洗患儿口腔，或制霉菌素1片加水5~10 ml制成混悬液，每2~3小时局部涂擦一次。

（2）疱疹性口炎（herpetic stomatitis）　主要由单纯疱疹病毒Ⅰ型（HSV Ⅰ）感染所致。多见于6个月到3岁的婴幼儿，传染性强，在托幼机构内可能引起流行传播。此病可自愈。发病初期表现为流涎、烦躁、拒食与发热，有时高热，伴颌下淋巴结肿大。继而表现为口腔黏膜疱疹，可发生于口腔黏膜角化程度不等的任何部位，如唇、颊、舌、牙龈与上腭等处。初期表现为黏膜红斑，继而出现直径2~3 mm单个或成簇水疱，容易破溃形成溃疡，故临床上难得见到完整的黏膜疱疹而多见溃疡。本病在临床上应与疱疹性咽峡炎（herpangina）和手足口病（hand-foot-mouth disease）相鉴别。疱疹性咽峡炎由柯萨奇 A4 病毒感染所致，好发于软腭、悬雍垂、扁桃体等口咽部，少发于口腔前部，病程约1周，全身反应及前驱症状轻。手足口病由肠道病毒引起，常见柯萨奇病毒 A16 与肠道病毒 71 型感染所致，多发于秋季，前驱症状为低热、困倦、淋巴结肿大，继而手掌、足底及口腔黏膜发生散在的水疱、丘疹或斑疹，唇、颊、舌、腭等口腔黏膜水疱出现后极易破溃变为溃疡，故口腔损害较为严重，一般5~10日后愈合。

防治措施包括保证患儿充分休息，给予富含营养的易消化食物，注意口腔卫生，多饮水。起病

72 小时内，可口服核苷类抗病毒药物如阿昔洛韦控制感染。局部可用消炎防腐镇痛剂涂布或撒敷，年龄稍大的儿童可用含漱法。托幼机构应做好消毒隔离工作，如空气、衣物被褥、食具玩具等，房间保持通风良好。

（3）细菌感染性口炎　多发生在急性感染或全身抵抗力降低时。易见于婴幼儿，大部分由球菌感染所致。临床表现为口腔黏膜充血、水肿，表面出现大小不等、界限清楚的糜烂面或溃疡，散在或融合成片，表面多有假膜覆盖。患儿出现局部疼痛、流涎、拒食、烦躁、轻度口臭。局部淋巴结肿大，体温升高，白细胞计数和中性粒细胞比例增多。

预防措施为保持口腔卫生，急性感染时即可预见此病的发生可能，及早予以预防。细菌感染性口炎发生后及时控制感染。可用 1∶5000 氯己定溶液清洗口腔，溃疡面可涂 2.5% 金霉素甘油，也可涂锡类散、冰硼散。全身症状重者，可给予抗生素及对症治疗。

四、牙齿发育异常

牙齿发育异常病因尚不是十分明确，有遗传或家族性的原因，也有环境或局部的原因。分牙齿数目异常、牙齿结构异常、牙齿形态异常和牙齿萌出与脱落异常四大类。乳牙的一个重要功能是引导恒牙的萌出，乳牙数目、形态、结构的异常都可能导致继承恒牙位置、结构的异常。

1. 牙齿早萌（early eruption）　分为乳牙早萌和恒牙早萌。早萌指牙齿萌出在正常萌出时间之前，且牙根发育不足根长的 1/3。乳牙早萌尤其应注意诞生牙，诞生牙是指婴儿出生时口腔内已有牙齿，往往松动度比较大，为避免其脱落被吸入呼吸道，应及时拔除。恒牙早萌多见于前磨牙，预防方法为注意控制乳牙根尖周炎或过早脱落，避免恒牙早萌。已经萌出的恒牙注意局部卫生，局部涂氟，早期窝沟封闭，预防龋齿发生，不推荐使用阻萌装置。

2. 牙釉质发育不全（enamel hypoplasia）　牙釉质发育不全是指牙釉质在发育过程中，受到某些全身性或局部性因素的影响而出现的牙釉质结构异常。表现为不同程度的牙齿变色和牙釉质缺损。预防方法为开展孕前、孕期、产后的保健宣传，保证婴儿釉质发育所需营养元素，避免婴幼儿全身或局部感染，如有遗传可能，及早预测。

3. 氟牙症（dental fluorosis） 这是由于牙齿发育期摄入过多的氟而导致的疾病。少量的氟对牙体有利，能增强牙釉质强度，但是过量的氟会通过减少釉基质蛋白分泌，干扰成釉细胞的调节机制，以及影响牙釉质基质蛋白的降解，从而影响牙釉质的发育。临床表现为牙齿表面呈现白垩色、黄褐色斑块或条纹，严重者会出现点状、带状和窝状的实质缺损，甚至使牙冠形态发生异常。防治方法为控制氟的摄入量，改良水源，提高饮用水质量。氟斑牙本身的处理视牙齿缺损程度而定，包括美白、贴面及冠修复等。

五、牙外伤

儿童牙外伤指牙齿受急剧创伤，特别是打击或撞击所引起的牙体、牙髓和牙周组织损伤。临床表现为牙齿冠折、根折、移位、脱出等。牙外伤需第一时间口腔科就诊，处理方法因外伤种类不同而不同。预防措施包括给儿童提供相对安全的活动空间；做有受伤危险的运动时，可戴保护装置，如运动防护牙托等。

六、舌系带过短

舌系带是指附着于舌头与下颌正中牙床之间的一根筋膜。刚出生时附着于舌尖与下颌牙床的龈缘上。随着牙齿的萌出，此附着点会往后推移。如果推移速度过慢，会影响舌运动。如舌头伸至下唇前缘，舌尖呈明显 W 形，说明舌系带过短。舌系带过短但发育清楚或舌位正常可以随访观察。若舌系带过短影响舌的正常活动从而造成口齿不清或舌位置异常，或者舌前伸时舌系带与下颌切牙切缘摩擦导致创伤性溃疡，应考虑手术治疗。修整手术可在 1~2 岁时进行。

七、牙颌畸形

牙颌畸形是指在儿童生长发育过程中，由先天或后天因素所致的牙齿排列不齐、上下牙弓关系异常、颌骨大小形态位置异常和软硬组织不协调。在儿童发育期间比较常见。牙颌畸形的病因较多，一般为多种病因共同造成。病因主要有以下几种。

1. 遗传因素 父母有牙颌畸形、母亲在妊娠期间营养不良或服用某些药物等。

2. 功能因素 儿童吃的食物过于精细，咀嚼功能得不到充分的发挥。

3. 口腔不良习惯 口腔不良习惯是牙颌畸形一个重要的病因。包括吮指习惯、不良舌习惯、不良唇习惯、偏侧咀嚼习惯、咬物习惯、口呼吸习惯和不良睡眠习惯。

4. 乳牙期及替牙期的局部障碍 乳牙早失、乳牙滞留、乳尖牙磨耗不足、乳牙下沉、恒牙早失、恒牙早萌、恒牙萌出顺序紊乱等局部障碍。

防治措施：①进行孕期、产后检查，保证孕母及婴儿营养均衡，食物搭配应含足够的钙、磷等矿物质和各种维生素。给儿童一些有相当硬度富含膳食纤维的食物，如蔬菜、水果等，让儿童得到充分的咀嚼锻炼，以促进咀嚼器官的发育，高强度的咀嚼是预防错颌畸形有效的方法之一。教育儿童用两侧牙齿轮流咀嚼，以免一侧发生偏废畸形。对乳牙过早脱落后的间隙，尽早请儿童口腔科医生做保持缺隙治疗，以维持到恒牙萌出。②注意婴儿喂养方法，提倡母乳喂养，婴儿吮乳动作可使颌面部肌肉得到自然协调发育。如需采用人工喂养，则应注意婴儿体位及奶瓶位置。建议婴儿上半身与地面成 45° 角，奶瓶与婴儿口腔成 90° 角。③对家长和老师宣教牙颌畸形的危害，及早戒除口腔不良习惯。④对已经出现问题的儿童，能早期利用咬合诱导的方法进行矫治的，尽量先行咬合诱导治疗。⑤定期检查，观察儿童生长发育时口腔的变化，对于不能在乳牙期及替牙期进行咬合诱导的儿童，待 12 岁左右，乳牙基本换完，上下牙之间关系基本确定，再行正畸治疗。

第二节　眼保健与常见疾病

一、眼保健

儿童眼保健（eyes health care）是根据儿童眼及视觉发育特点，早期开展儿童眼病及视力筛查、儿童常见眼病和斜弱视防治工作，同时宣传儿童眼保健重要性，普及眼保健知识，以便早期发现眼及视力异常的儿童，及时矫治，减少弱视的发病率，最终保障和促进儿童眼及视力的发育。儿童眼保健工作是儿童保健的重要组成部分、新时期儿童健康的重要内容，是一项根本性长期性的战略任务。

视觉发育的关键期在3岁之前，敏感期在3~10岁，此期儿童视觉功能具有可塑性，早期发现、早期治疗眼病及视力问题可以减轻对儿童视觉发育的影响和避免终身视力残疾。但是由于儿童尚未获得正常视觉的感知，认知水平有限，不会表述，而大多数眼病及视力异常没有明显的疼痛与不适，家长难以发现，所以详细的眼部检查及视力评估非常重要。结合儿童定期体格检查和评估眼和视觉功能发育情况，发现异常者及时矫治或转诊。

（一）儿童眼及视觉发育特点

出生时眼的各部分结构都已齐备，但婴儿在出生后直到学龄前期，眼的生理结构包括眼球、视路和眼附属器仍然在不断发育成熟。其中眼球接受外界视觉信息，视路传递视觉信息，眼附属器起到保护和运动眼球的作用。

1. 眼结构的发育

（1）眼球与眼轴　眼球近似球形，位于眼眶内，前面有眼睑保护，起到接受视觉信息、完成视觉功能的作用。儿童出生后随着生长发育，眼球逐渐增大，眼球的前后径长度（也称"眼轴"）逐渐增长，眼轴发育决定屈光性质。眼轴增长经历两个阶段：第一阶段，3岁内的快速增长期，新生儿期眼轴约16.5 mm，3年内增长总长度约为5 mm，特别是生后第1年增长率最快；第二阶段，3~15岁的缓慢增长期，其中6~11岁整体增量较大、增速较快，尤以7~8岁时增长幅度最为明显，11岁以后增量、增速均逐渐趋缓，15岁时基本稳定，约为23.39 mm，眼球基本达到成人大小。

（2）角膜　位于眼球正前方，占眼球壁前1/6，圆形、无血管、无色透明并且富有弹性，是接收视觉信息的前哨入口。角膜生后6个月发育最快，3岁接近成人大小，在10岁内角膜各层次发育成熟。新生儿角膜水平直径为9.0~10.5 mm，角膜水平直径＞11.0 mm为大角膜，＜9.0 mm为小角膜。角膜直径的增长也伴随角膜曲率的变化，婴儿角膜比成人更为陡峭，随着年龄的增长，角膜曲率逐渐减小，3岁以后人眼角膜曲率基本不再变化。

（3）巩膜　占眼球壁后5/6，呈瓷白色、不透明、质地较坚韧。新生儿的巩膜厚度为0.45 mm，成人的巩膜厚度增加到1.09 mm，婴儿巩膜的柔韧性是成人的4倍。儿童因巩膜薄，透出葡萄膜的颜色而略呈蓝色。

（4）瞳孔　虹膜中央有一孔以透过光线，称为瞳孔。瞳孔大小受瞳孔开大肌和括约肌控制，与外界光线强度有关，在普通光线下直径为1.8~5.4 mm。出生时瞳孔开大肌发育不成熟，5岁才发育完全。

（5）晶状体　呈椭圆形，富有弹性，类似一个双面的凸透镜，通过悬韧带与睫状体相连，借助睫状肌的收缩或放松改变晶状体的形状，从而调节屈光力，使进入眼睛的光线聚焦在视网膜上。新生儿晶状体是球形的，厚度大约为4 mm，到1岁时大约增大1倍，11~12岁前晶状体厚度都在变薄，屈光力也随之逐渐降低。

（6）视路　是视觉的神经冲动传导经路，包括视网膜、视神经、视交叉、视束、外侧膝状体、视放射和大脑视皮层。儿童出生时视路各成分还未成熟，从出生后头几周开始逐渐发育成熟。6月龄时视网膜接近成人表现。视物最敏感的黄斑区位于视网膜后极部，出生时黄斑中心凹的发育尚未成熟，4岁时才完全发育成熟。视神经髓鞘、外侧膝状体和视皮层在出生后头2年内逐渐发育成熟。

（7）泪器　由分泌泪液的泪腺和排出泪液的泪道组成。婴儿1~1.5周龄后泪腺开始分泌泪液。部分新生儿出生时鼻泪管下端为膜状物（Hasner瓣）封闭，从而导致下泪道阻塞、泪液潴留，易于细菌滋生，若发生炎症更促进黏膜的充血水肿，加重阻塞，是泪囊炎发生的一个重要的诱发因素。

（8）眼外肌　附着于眼球外部的肌肉，每只眼各有4条直肌和2条斜肌，共6条。双眼注视时双眼视轴应互相平行，运动量相等，任何一条眼外肌或其支配神经的异常都可能引起斜视。新生儿眼球运动不协调，双眼无共同运动，出生时常有眼位偏斜，4周龄的婴儿眼球运动开始，但不稳定。

2. 屈光发育
外界光线通过眼的屈光介质（角膜、房水、晶状体和玻璃体）折射在视网膜上成像。儿童眼的屈光发育是一个逐步正视化的过程，以远视为起点，随着年龄发育远视度数逐渐降低，一般到15岁左右发育为正视眼，这种生理性远视称为远视储备。眼球的远视储备是眼轴长度与角膜及晶状体屈光力等参数之间的动态匹配结果，各个参数也受到遗传因素的影响。一般认为儿童远视储备量：3岁前为+3.00 D，4~5岁为+1.50~+2.00 D，6~7岁为+1.00~+1.50 D，随后远视储备量每年以平均+0.12 D速度减少，8~9岁阶段的下降幅度最为明显（+0.37 D），15岁时约为+0.31 D。准确检测远视储备须在充分麻痹睫状肌的基础上进行验光。远视储备不足是指裸眼视力正常，散瞳验光后未达到近视标准，但远视度数低于相应年龄段生理值范围，由于过早过多近距离用眼，部分儿童青少年在 6 岁前即已用完远视储备。

（二）儿童眼保健工作内容

1. 新生儿眼病的筛查。
2. 定期的儿童眼病筛查和视力检查。
3. 屈光不正的矫治。
4. 儿童常见眼病的检查、诊断与治疗。
5. 弱视及斜视的检查与诊断，弱视矫治和斜视手术前后的视功能训练。
6. 低视力儿童的视觉康复与功能训练。
7. 开展群体儿童的视力筛查。
8. 开展健康教育，做好近视的防控工作。
9. 建立儿童眼健康档案。

（三）儿童眼保健服务对象

2021 年国家卫生健康委办公厅制定了《0~6 岁儿童眼保健及视力检查服务规范（试行）》，明确服务对象是辖区内常住的 0~6 岁儿童。

（四）各年龄段儿童眼保健内容和方法

1. 儿童眼保健目的
（1）早期发现儿童在发育过程中出现的眼及视力问题，及时转诊至专科进一步检查。
（2）早期发现、诊断和治疗弱视和其他一些常见眼病，最大程度地减少视力损伤。
（3）早期预防，为儿童视觉发育创造良好的发育环境。
2. 儿童眼保健时间　根据我国儿童保健工作的实际情况，建议儿童眼及视力筛查的时间和定期的体格检查时间结合。依据《0~6 岁儿童眼保健及视

力检查服务规范（试行）》，共为 0~6 岁儿童提供 13 次眼保健和视力检查服务（表 20-1）。如果发现存在影响视力发育的一些高危因素，如早产或低出生体重儿，患遗传代谢综合征，父母或家族有屈光不正、斜视、弱视等视力低常者需增加监测次数。

3. 各年龄段儿童眼保健方法与转诊指征　2021 年国家卫生健康委印发的《0~6 岁儿童眼保健及视力检查服务规范（试行）》建议各年龄段眼病筛查及视力评估方法见表 20-2。
（1）筛查眼病高危因素　详细了解儿童个人史、家族史、既往视力情况，重点询问和观察新生儿是否存在下列眼病主要高危因素（表 20-3）。
转诊指征：出生体重 <2000 g 的低出生体重儿或出生孕周 <32 周的早产儿，未按要求在出生后 4~6 周或矫正胎龄 32 周时进行眼底检查，或存在眼病高危因素未做过眼科专科检查。
（2）检查眼外观　室内自然光线下，用笔灯、直尺，从外到内逐步检查眼睑、结膜、角膜、瞳孔、虹膜等结构。①观察眼睑有无缺损和上睑下垂，眼部有无脓性分泌物、持续流泪，双眼球大小是否对称，结膜有无充血，角膜是否透明、双侧对称，瞳孔是否居中、形圆、双侧对称，瞳孔区是否发白，巩膜是否黄染。②婴儿期 6 月龄及以后需增加观察有无眼球震颤。③幼儿期及学龄前期在婴儿期检查的基础上，需增加筛查眼睑有无红肿或肿物，眼睑

表 20-1　0~6 岁儿童眼保健及视力检查时间

筛查对象	筛查年龄	目的
新生儿	家庭访视、满月	出生早期排除眼病
婴儿	3、6、8、12 月龄	阶段性筛查眼病及视力异常
幼儿	18、24、30、36 月龄	
学龄前儿童	4、5、6 岁	

表 20-2　0~6 岁儿童各年龄段眼病筛查及视力评估内容与方法

儿童年龄	筛查项目
新生儿	①筛查眼病高危因素；②眼外观；③光照反应检查
婴儿（3、6、8、12 月龄）	①眼外观；②瞬目反射；③红球试验；④视物行为观察；⑤红光反射检查；⑥眼位检查；⑦单眼遮盖厌恶试验
幼儿（18、24、30、36 月龄）	①眼外观；②视物行为观察；③眼位检查；④单眼遮盖厌恶试验；⑤屈光筛查
学龄前儿童（4、5、6 岁）	①眼外观；②视物行为观察；③视力检查；④眼位检查；⑤屈光筛查

表 20-3　眼病高危因素

新生儿	高危因素
出生情况	① 出生体重 <2000g 或出生孕周 <32 周的早产儿 ② 新生儿重症监护病房（NICU）住院 >7 天，有连续吸高浓度氧病史
相关疾病	① 母孕期有巨细胞病毒、风疹病毒、疱疹病毒、梅毒或弓形体等引起的宫内感染 ② 颅面部畸形、大面积颜面血管瘤，或者哭闹时眼球外凸 ③ 眼部持续流泪、有大量分泌物
家族史	遗传性眼病家族史，家庭存在眼病相关综合征患者，包括近视家族史、先天性白内障、先天性青光眼、先天性小眼球、眼球震颤、视网膜母细胞瘤等

有无内、外翻，是否倒睫。

转诊指征：眼睑缺损、眼睑有红肿或肿物。眼睑内翻或外翻、倒睫、上睑下垂，眼部有脓性分泌物、持续流泪，双眼球大小不一致、角膜混浊、两侧不等大，瞳孔不居中、不圆或不对称，瞳孔区发白、巩膜黄染，结膜充血、眼球震颤等。

（3）光照反应检查　评估新生儿有无光感。室内自然光线下检查者将手电灯快速移至受检者眼前照亮瞳孔区，重复多次，双眼分别进行，受检者出现反射性闭目动作，表明有光感。

转诊指征：光照反应检查异常，未出现反射性闭目动作。

（4）瞬目反射　评估婴儿的近距离视力能力。受检者取顺光方向，检查者以手或大物体在受检者眼前快速移动，不接触到受检者，婴儿立刻出现反射性防御性的眨眼动作为正常。

转诊指征：瞬目反射未引出。

（5）红球试验　评估婴儿眼睛追随及注视能力。在婴儿眼前 20~33 cm 处，用直径 5 cm 左右的红色小球缓慢移动，重复 2~3 次。婴儿表现出短暂寻找或追随注视红球为正常。

转诊指征：红球试验检查结果异常。

（6）视觉行为观察　通过观察与询问家长，了解儿童日常视物时是否存在异常表现，如：① 3 月龄时不与家人对视、对外界反应差；② 6 月龄时视物明显歪头或距离近，畏光、眯眼或经常揉眼等；③ 幼儿及学龄前儿童日常视物时避让障碍物迟缓、暗处行走困难、视物明显歪头或视物过近，有畏光、眯眼或经常揉眼等行为表现。

转诊指征：有视物行为异常表现。

（7）红光反射检查　评估瞳孔区视轴上是否存在混浊或占位性病变。检查距离约 50 cm，将直接检眼镜屈光度调至 0 D，照射光斑调至大光斑，在婴儿清醒状态，将光斑同时照射双眼，观察双眼瞳孔区的红色反光。正常为双眼对称一致的明亮红色反光。

转诊指征：双眼反光亮度不一致、红光反射消失、暗淡或出现黑斑。

（8）眼位检查　筛查儿童是否存在斜视。检查时在室内自然光线，将手电灯放至儿童眼前 33 cm 处，照亮瞳孔区，吸引儿童注视光源，检查双眼角膜反光点是否在瞳孔中央。用遮眼板分别遮盖儿童的左、右眼，观察眼球有无水平或上下的移动。眼位正常的儿童两眼注视光源时，瞳孔中心各有一反光点，分别遮盖左、右眼时没有明显的眼球移动。

转诊指征：角膜映光点偏离瞳孔中心，分别遮盖时出现眼球的移动。

（9）单眼遮盖厌恶试验　评估婴幼儿双眼视力是否存在较大差距。用遮眼板分别遮挡婴幼儿双眼，观察其行为反应是否一致。双眼视力对称的婴幼儿，分别遮挡双眼时的反应等同。

转诊指征：若一眼对遮挡明显抗拒而另一眼不抗拒，提示双眼视力差距较大，需转诊。

（10）屈光筛查　采用屈光筛查仪开展眼球屈光度筛查，可以有效了解儿童眼球屈光状态，监测远视储备量，早期发现远视、近视、散光、屈光参差、弱视等危险因素。屈光筛查并不等同于视力检查，若屈光筛查结果异常，但低于高度屈光不正及屈光参差转诊指征，应 6 个月后再次复查。

转诊指征：

1）屈光筛查结果异常的儿童，可能导致弱视，标准如下。

• 24 月龄：散光 >2.00 D，远视 >+4.50 D，近视 <-3.50 D；双眼球镜度（近视、远视）差值

>1.50D 或双眼柱镜度（散光）差值 >1.00D。

• 36 月龄：散光 >2.00D，远视 >+4.00D，近视 <-3.00D；双眼球镜度（近视、远视）差值 >1.50D 或双眼柱镜度（散光）差值 >1.00D。

• 4 岁：散光 >2.00D，远视 >+4.00D，近视 <-3.00D；双眼球镜度（近视、远视）差值 >1.50D 或双眼柱镜度（散光）差值 >1.00D。

• 5 岁、6 岁：散光 >1.50D，远视 >+3.50D，近视 <-1.50D；双眼球镜度（近视、远视）差值 >1.50D 或双眼柱镜度（散光）差值 >1.00D。

2）屈光筛查结果数值超过仪器检查正常值范围，但低于上述高度屈光不正及屈光参差标准，且 6 个月后复查结果仍异常。

3）可疑远视储备量不足：等效球镜度数 <0.00D（等效球镜度数 = 球镜度数 +1/2 柱镜度数），需密切随访。

4）若儿童配合良好，同一天反复三次屈光检查，不能检测出数值且排除设备问题，提示为可疑屈光不正或器质性眼病，应转诊至儿童眼保健科或临床眼科进一步检查。

（11）视力检查　评估儿童视力是否正常，采用国际标准视力表或标准对数视力表检查儿童视力。检测距离 5 m，视力表照度为 500 Lux，视力表 1.0 行高度为受检者眼睛高度。检查时，遮挡一眼，勿压迫眼球，按照先右后左顺序，单眼检查。自上而下辨认视标，直到不能辨认的一行时为止，其上一行即可记录为儿童的视力。以儿童单眼裸眼视力值作为判断视力是否异常的标准。

转诊指征：对 4 岁裸眼视力 ≤4.8（0.6）、5 岁及以上视力 ≤4.9（0.8），或双眼视力相差两行及以上（标准对数视力表），或双眼视力相差 0.2 及以上（国际标准视力表）的儿童应及时转诊。

4.0~6 岁儿童眼保健及视力检查流程（图 20-1）
有条件的地区可适当增加与儿童年龄相应的其他眼病筛查和视力评估方法，如 4 岁以上儿童可进行双眼视功能检查和色觉检查；在新生儿期即开展红光反射检查、6 月龄时进行屈光筛查等。所有发现眼部异常或者未通过视力筛查的儿童，应该进行进一步检查或转诊。

（五）建立儿童眼健康档案与三级转诊

应由专业人员开展儿童眼及视力筛查、健康指导、转诊和接诊服务，依靠三级保健网络建立机构

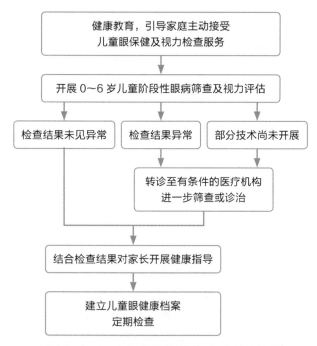

图 20-1　0~6 岁儿童眼保健及视力检查流程

间筛查、复查、诊断等信息双向转诊管理系统。逐步建立儿童眼健康电子档案，做到一人一档，联通各级诊疗机构，做到信息及时更新、互联共享，并随儿童青少年入学实时转移。

1. 承担儿童眼及视力筛查人员需通过卫生行政部门指定医疗保健机构的儿童眼保健专科岗前培训，持证上岗，定期接受复训并考核合格。

2. 根据眼及视力筛查结果，填写《0~6 岁儿童眼保健及视力检查记录表》。检查结果和进一步随访的建议必须清楚地告知父母，特殊检查按照要求签署知情同意书。结果未见异常的，告知家长后续定期带儿童接受眼保健和视力检查；发现异常的，指导家长及时带儿童转诊，最终由乡镇卫生院（社区卫生服务中心）归入儿童眼健康档案。

3. 乡镇卫生院（社区卫生服务中心）将尚未接受红光反射、眼位检查、单眼遮盖厌恶试验和屈光筛查的儿童，以及检查结果异常的儿童，转诊至县级妇幼保健院或其他具备条件的县级医疗机构。

4. 县级妇幼保健机构或其他具备条件的县级医疗机构填写回执单，记录本机构开展的各种专项检查结果，以及复查、诊断结果或进一步转诊信息，将其反馈至乡镇卫生院（社区卫生服务中心）。

5. 其他具备条件的县级以上医疗机构接收转诊儿童，进一步开展眼病及视力异常的诊断、治疗和干预服务。及时将诊治结果反馈至妇幼保健机构，

并由妇幼保健机构将结果反馈至乡镇卫生院（社区卫生服务中心）。

（六）低视力儿童的视觉功能训练与康复

随着儿童保健工作的深入、儿童眼保健与临床眼科的密切结合，一些早期筛查出的儿童眼病经过临床诊治后需要进行相应的视觉功能训练与康复，这对儿童眼保健工作又提出了更新、更高的要求：在多学科合作下最大可能地利用儿童的残余视力，帮助低视力儿童降低残疾程度，提高生活质量及独立生活的能力，以最大限度帮助其在功能、心理、身体、社会、职业及日常学习生活中达到预期水平。

（七）集体儿童眼保健

1. 完成入托入园前儿童视力筛查工作，在园儿童每年进行1~2次视力筛查，包括屈光状态、眼位、视力的筛查，异常者及时转诊至儿童眼保健门诊或儿童眼科诊治，做好相应的记录、转诊和随访工作。

2. 向儿童及家长普及眼保健知识，养成良好用眼习惯和生活习惯。

3. 做好眼病防治与安全教育，保护儿童的眼睛，预防眼外伤，给儿童的视觉发育创造良好的环境。

（八）儿童眼健康教育与近视防控

1. 遗传性眼病 从遗传角度开始重视开展遗传性眼病的早期咨询，建议有家族史者早期进行检查。

2. 母亲的孕期保健 避免孕期尤其是孕前3个月的病毒感染、射线接触等，避免早产、宫内窒息、缺氧等。

3. 宣传儿童眼保健科学知识 对社会公众、家长、教师和儿童进行眼保健知识的宣传，提高视力不良防控意识，提升科学知识知晓率，如用眼卫生、护眼运动，预防近视等知识。

（1）充足的户外活动及阳光照射，保证每天至少2个小时的户外活动，每周14小时以上，户外活动内容和形式不限。

（2）阅读、书写时，室内光线要充足，桌椅高矮合适，保持正确的坐姿，牢记"一尺、一拳、一寸"。引导孩子不在走路、吃饭、卧床、晃动的车厢内，光线暗弱或阳光直射等情况下看书或使用电子产品。儿童阅读绘本印刷要清晰，不推荐儿童在学前教育阶段学习写字。

（3）推迟近距离用眼年龄，控制近距离用眼时间，年龄越小，连续用眼时间应越短。非学习目的的电子产品使用单次不宜超过15分钟，每天累计不宜超过1小时。使用电子产品学习30~40分钟后，应休息远眺放松10分钟。

4. 预防眼病及眼外伤 指导家长对儿童的玩具和毛巾要经常清洗及消毒，教育儿童不用脏手揉眼。发生眼病及时治疗，积极预防各种流行性眼病。同时确保儿童安全的生活环境，防止眼外伤。儿童眼外伤原因常见为跌倒、拳击、剪刀等利器伤，其中大部分是可以预防的：①宣传儿童眼外伤的危险因素及其危害性。②管理好存放的化学物品，给儿童提供安全有益的玩具。③阻止儿童之间玩一些危险的游戏，如燃放烟花爆竹、玩弹弓、飞镖、仿真枪，玩边缘锐利的刀剪、针、竹签等。教育儿童勿持械打闹。④眼睛一旦遭受意外伤害，要学会初步正确的急救处理，错误的处理常会造成更严重的伤害。

5. 定期眼保健 引导家庭积极主动接受儿童眼保健和视力检查服务。定期带儿童进行眼保健，进行早期视力筛查，促进视觉正常发育。

二、常见先天性或遗传性眼病

（一）先天性鼻泪管阻塞

婴幼儿先天性鼻泪管阻塞主要表现为出生后持续性溢泪和眼部分泌物增多等，在新生儿中的发病率为5%~20%，是由于先天性泪道发育障碍导致的鼻泪管下段的胚胎性残膜（Hasner瓣）没有完全退化，上皮细胞残屑阻塞鼻泪管管腔而引起。少数先天性鼻泪管阻塞由鼻泪管骨部狭窄或鼻部畸形所造成。若继发细菌感染，可引起新生儿泪囊炎。

【临床表现】

出生后不久出现单眼或双眼泪溢，伴或不伴黏性脓性分泌物，挤压泪囊区常见反流，可伴发结膜炎，眼睑皮肤湿疹；急性感染期可能会并发眼睑蜂窝织炎、泪囊区脓肿等。需与有鼻部炎症的一过性泪道阻塞、泪道狭窄后遇冷风刺激以及倒睫或结膜炎引起的流泪、先天性青光眼相鉴别。

【治疗】

新生儿泪点及泪小管相对细小，易损伤泪道黏膜，4月龄以内保守治疗为主，局部抗生素眼药联合泪囊按摩；4~6月龄局部抗生素眼药联合泪道冲洗，泪道冲洗不作为常规的、反复的治疗方法；6月龄以上泪道探通术、泪道置管术、泪囊鼻腔吻合术等。

（二）先天性白内障

先天性白内障是视力障碍和盲的主要原因，是指大多数在出生时已存在，及一小部分生后逐渐形成的晶状体混浊。其发病率在我国约0.05%，多为双眼，也可单眼发病。病因有多种，大部分双眼白内障是遗传引起的，母孕期维生素A缺乏，营养不良，酗酒，孕早期风疹病毒、巨细胞病毒感染等都可能引起白内障。裂隙灯检查可以明确晶状体混浊的形态、位置及有无脱位，眼底红光反射检查可作为先天性白内障筛查的有效手段。

【临床表现】

先天性白内障主要表现为晶状体的混浊，可在晶状体皮质、核、囊膜、缝等部位出现，表现为点状、楔状、油滴状、膜状、致密的全白内障等多种形态。晶状体的混浊遮挡视轴的大多影响视力，患儿常有畏光、眼球震颤、斜视等表现。需要与永存原始玻璃体增生症（persistent hyperplastic primary vitreous，PHPV）、视网膜母细胞瘤（retinoblastoma，RB）、早产儿视网膜病变、Coats病等表现为"白瞳"症的眼病进行鉴别。

【治疗】

1. 对于较小的、点片状的、对视力影响不大的白内障可以暂不手术，但需要定期监测患儿的视觉发育，对明显的屈光不正应戴镜矫正，伴弱视者可采用遮盖或压抑疗法治疗。

对于小的中央性混浊（3mm或以下）可进行药物散瞳治疗。

2. 直径大于3mm、致密的、位于视轴上的明显混浊，以及伴有眼球震颤、斜视等症状的患儿应尽早实施手术，一般单眼白内障出生后4~6周，双眼白内障出生后10周内。适时植入人工晶体。

3. 术后早期光学矫正和积极的弱视治疗是恢复视力的关键，框架眼镜及角膜接触镜是婴幼儿术后无晶体眼常用的光学矫正方法。

（三）发育性青光眼

是儿童致盲的主要眼病之一，它是胚胎期和发育期内眼球房角组织发育异常而致房水外流受阻所引起的一类青光眼。分为原发性婴幼儿型青光眼、青少年型青光眼和伴有其他先天异常的青光眼三类。发育性青光眼的发病率在出生活婴中约为万分之一，有65%~75%属原发性，发病年龄一般小于3岁，80%在生后1年内发病。

【临床表现】

常表现为畏光、流泪，眼睑痉挛、倒睫，角膜增大、水肿、混浊，屈光不正等，其症状和体征随患儿发病年龄、眼压升高的速度和程度而有所不同。一般眼压≥25mmHg时，可以用不同仪器重复测量，并结合视网膜神经纤维层厚度、视盘形态和视功能的检查结果综合评判，小婴儿较学龄儿童和成年人稍低。角膜直径>12mm或双眼角膜直径不对称提示青光眼。眼底检查可见杯盘比增大，视乳头凹陷扩大。

发育性青光眼应与角膜炎或先天性鼻泪管阻塞等眼病鉴别，以防误诊误治，青少年型青光眼需关注屈光度的变化。

【治疗】

治疗的成功取决于早期诊断和良好的眼压控制。原发性婴幼儿型青光眼的视力损害是不可逆的，原则上一经诊断应尽早手术治疗。

（四）视网膜母细胞瘤

视网膜母细胞瘤（retinoblastoma，RB）是一种起源于视网膜核层原始细胞的恶性肿瘤，是儿童时期最常见的眼内恶性肿瘤，具有较高的致盲率和致死率。多发生在3岁以内的儿童，占5岁以下儿童肿瘤的6.1%。60%~70%是单眼发病，双眼受累的发病年龄要早于单眼发病者。

【临床表现】

以白瞳症最常见，表现为瞳孔区发出黄白色的反光，尤其在光线昏暗的夜晚比较明显，俗称"猫眼"。其次会伴有斜视、眼部充血、视力下降等表现。在早中期的视网膜母细胞瘤病例中，因为肿瘤较小、没有钙化，常规B超、CT或MRI对肿瘤的发现率较低，散瞳后检查眼底可以有效发现眼内肿瘤。重点应与眼弓形虫病、永存原始玻璃体增生症（PHPV）、眼眶炎性假瘤、Coats病、化脓性眼内炎等可引起"白瞳"的眼病鉴别。

【治疗】

早期发现、早期治疗至关重要，产前筛查是本病唯一的预防措施。建议所有面临视网膜母细胞瘤高风险（父母、兄弟姐妹或一级或二级亲属有视网膜母细胞瘤家族史）的儿童应在生后 8 周前进行专门眼科筛查。

对于早期和部分中期患儿可采用综合疗法（系统化疗联合眼科局部治疗，如眼部激光、冷冻等方法），力争保住眼球甚至视力，中晚期的治疗以眼球摘除为主。

（五）先天性眼球震颤

眼球震颤（nystagmus）为非自主的、有节律性的眼球运动，根据发病年龄分为先天性和后天性两种。先天性眼球震颤患病率为 1/（1000~1500），有一定遗传性。可分为由于眼病引起的传入性（知觉缺陷）眼球震颤和由于动眼异常导致的传出性（特发性运动性）眼球震颤，大多数情况下是由知觉缺陷引起的。出生时或 2 月龄之前存在眼球震颤更可能是特发性的或由于神经功能障碍引起的；知觉缺陷性眼球震颤最常见于 2~3 月龄；在 6 月龄以后出现的眼球震颤预后较差。

【临床表现】

先天性眼球震颤通常表现为水平方向的振动，也可能主要是垂直方向、旋转或这三者的任意组合。

1.眼球震颤阻滞综合征　表现为先天性内斜视合并眼球震颤，内斜度数不稳定且与眼球震颤程度相关，患儿喜欢用内斜眼注视，外转注视时眼球震颤加剧且视力下降，伴有代偿头位。

2.先天性运动性眼球震颤　出生时即可能存在，婴儿期发展明显，水平方向为主，主要为跳动型，有"中间带"，代偿头位明显。

【治疗】

不论眼球震颤的类型，治疗目标是改善视力、消除代偿头位、矫正斜视、减轻震颤。治疗方法均基于对症状的改善，可采取矫正屈光不正、佩戴三棱镜、手术治疗等，手术具有麻醉的风险以及视力丧失的风险，应综合考量。

三、早产儿视网膜病变

早产儿视网膜病变（ROP）是新生儿视网膜血管异常增殖所致的一类疾病，是导致儿童盲的重要原因之一，占儿童盲的 6%~18%。早产、低出生体重、辅助通气超过 1 周、肺表面活性物质治疗、大量输血等均与 ROP 发生有较高独立相关性，出生体重和胎龄愈小，ROP 发病率愈高。ROP 的筛查详见第九章出生缺陷。

四、感染性结膜炎

结膜炎为眼科常见病和多发病。可由细菌、病毒、衣原体感染所致，也可因超敏反应或外伤（物理或化学原因）所致。结膜充血和分泌物增多是各种结膜炎的共同特点，患眼常有异物感、烧灼感、眼睑沉重，当病变累及角膜，可出现畏光、流泪及不同程度视力下降。以局部治疗为主，严重的结膜炎需结合全身用药治疗。

（一）新生儿淋球菌性结膜炎

新生儿结膜炎是新生儿最常见的眼部炎症，包括淋球菌性、包涵体性等，其中新生儿淋球菌性结膜炎发病急、潜伏期短。可因淋球菌眼炎或角膜白斑而失明，新生儿多由于患有淋病母亲产道分泌物感染，极少数是宫内感染。

【临床表现】

起病急，进展迅速，双眼常同时受累，结膜重度充血，结膜粗糙，有假膜形成，眼睑高度肿胀而紧闭，有大量脓性分泌物积聚在结膜囊内，有"脓漏眼"之称，可伴耳前淋巴结肿大。

【治疗】

1.局部冲洗　青霉素 G 80 万 U，加入到 100 ml 生理盐水中（8000 U），冲洗结膜囊。

2.全身治疗　青霉素 G 10 万 U/（kg·d），静脉滴注（先做皮试），连用 7 天。

（二）沙眼

由衣原体所引起的慢性感染性结膜炎，患儿的眼分泌物是传染的媒介。初次感染病程较短，无角膜血管翳，可自愈。重复感染时炎症明显加重，随感染次数的增加、增多，出现血管翳与瘢痕，后遗症增加。

【临床表现】

沙眼通常侵犯双眼，并以急性、亚急性或慢性发病。轻者可无自觉症状，但也有主诉眼干燥感、瘙痒感、异物感或视力疲劳。重者可出现流泪、畏光、灼痛及视力减退。沙眼的病程常延续数年，可出现很多并发症及后遗症，如上睑下垂、睑内翻、倒睫、睑球粘连、角膜混浊及溃疡等，甚至引起视力障碍。至少符合下述标准的两条可诊断沙眼：①上睑结膜5个以上滤泡；②典型的睑结膜瘢痕；③角膜缘滤泡或 Herbert 小凹；④广泛的角膜血管翳。

【防治】

预防要点为：①养成不用手揉眼的习惯，不用公共的脸盆面巾；②改善环境卫生，培养儿童卫生习惯；③加强卫生宣教工作；④检查、发现和治疗沙眼患儿。治疗选用 WHO 推荐的 SAFE 方案。S：手术治疗沙眼倒睫（surgery for trachoma trichiasis）；A：抗生素治疗活动性疾病（antibiotics for active disease）；F：眼面卫生清洗（face washing）；E：改善环境卫生（environmental improvements）。治疗以10% 磺胺醋酰胺或环丙沙星、0.3% 诺氟沙星、0.1% 利福平滴眼液滴眼；或金霉素、红霉素、四环素眼膏涂眼。应坚持用药 1~2 个月。对并发症或后遗症患儿可适当采用手术疗法。

（三）细菌性结膜炎

【临床表现】

具有一定的传染性，多发于春季及秋季，潜伏期短，急性进展，明显结膜充血水肿，伴脓性或黏液。

【防治】

多以毛巾、手、水为媒介，在集体单位、公共场所、家庭中不讲究卫生时最易蔓延。因此，个人和集体应做好严密消毒隔离工作，养成手卫生习惯，不用脏手揉眼睛，不互用毛巾、水盆等。细菌性结膜炎治疗原则：去除病因，抗感染，对症治疗。切勿包扎患眼，以利于分泌物排出；局部滴用广谱抗生素眼药水 / 膏控制感染。

（四）病毒性结膜炎

【临床表现】

传染性较强，具有自限性，夏秋季高发，发病急，双眼发病，眼睑水肿，结膜充血呈鲜红色，水样分泌物，可伴上呼吸道感染。

【防治】

预防上严格消毒隔离，切断传染源；治疗上局部使用广谱抗病毒眼药水 / 膏，合并细菌感染加抗生素眼药水 / 膏。

五、过敏性结膜炎

过敏性结膜炎是结膜对过敏原刺激产生超敏反应。可分为季节性过敏性结膜炎、常年性过敏性结膜炎、春季角结膜炎、巨乳头性结膜炎、特应性角结膜炎。

【临床表现】

最常见症状是眼痒，儿童有揉眼或频繁眨眼，眼痒、异物感，其他症状有流泪、灼热感、畏光及分泌物增多，分泌物多为白色黏液性，常伴结膜充血、结膜水肿和结膜乳头，有些病变会累及角膜。部分患儿伴有过敏性鼻炎。

【治疗】

治疗原则是健康教育、脱离过敏原、减轻症状及体征、避免后遗症发生。①尽量避免或减少接触过敏原：如佩戴框架眼镜替代角膜塑形镜，尘螨过敏者做好室内清洁和除螨工作，花粉过敏者花粉季节尽量采取保护措施。②眼部清洁及冷敷可以暂时缓解症状，生理盐水冲洗结膜囊可以稀释泪液中的抗原。③局部用药：抗组胺药、肥大细胞稳定剂、非甾体抗炎药、免疫抑制剂、糖皮质激素、人工泪液等。④口服抗过敏药。

六、屈光不正

屈光不正是指当眼处于非调节状态（静息状态）时，外界的平行光线经过眼的屈光系统后，不能在视网膜上黄斑中心凹聚焦，因此无法产生清晰的成像，称为屈光不正。聚焦在视网膜后为远视，在视网膜前为近视，聚成焦线则为散光，两眼聚焦部位不同则为屈光参差。在视觉发育敏感期，屈光不正可以影响视力、眼位、双眼视力的正常发育，是各类斜视、弱视产生的直接或间接原因。

【临床表现】

轻度的屈光不正，可以依靠睫状肌和晶状体的功能来弥补，维持正常视力；当眼睛屈光系统的结构和功能不匹配、不能相互弥补时，会造成视力下降。

1. 远视 婴幼儿轻度远视属于生理性远视，一般不高于 +3.00 D，至青春期可逐渐正视化。当远视度数超出生理性范围，常伴视力低常，患儿视远、视近均不清楚，易引起视觉疲劳或伴有内斜视、弱视。

2. 近视 儿童近视一般 6~9 岁开始出现，随着年龄增长，儿童近视患病率会逐渐增加。表现为远视力下降，近视力正常，有眯眼、歪头、蹙眉等表现，易引起外斜视。

3. 散光 多因角膜曲度不均匀所致。在婴儿期较多见，生后 6 月龄高度散光多发，随着年龄增长，2 岁内散光度数逐渐降低，一般 2.5~3.0 岁维持相对稳定。常表现为眯眼视物，容易引起视力下降、头痛及视疲劳、弱视。散光分规则与不规则两种，常见的规则散光又可分为远视性、近视性和混合性散光。

【防治】

儿童屈光不正早期发现、早期诊断很重要，需要定期做屈光筛查和视力检查，提示屈光异常者应进行进一步的眼部检查（包括眼前节、眼底、眼位检查）和屈光检查，确定屈光不正的性质和程度。因儿童眼调节能力强，做屈光检查前应双眼滴/涂睫状肌麻痹剂，消除其调节能力，测出调节静止状态下的屈光度数，也称散瞳验光。儿童一些眼病如视网膜母细胞瘤、白内障等会伴发屈光不正，应注意鉴别诊断。儿童屈光不正常通过佩戴框架眼镜、接触镜矫正，同时应根据年龄、屈光度、眼位、调节力等因素来个别处理。

1. 经常出现视觉疲劳，伴有远视的内斜视者，应及时佩戴足矫眼镜进行矫正。

2. 近视重在预防，儿童近视的防控需贯穿学龄前期及学龄期，对家长、教师和儿童进行视力保健的宣传教育，及时纠正不健康用眼行为，建立良好的用眼习惯，远离电子产品，加强户外活动，做好近视的预防。一旦近视，需要坚持佩戴眼镜，这不仅可以减少眼睛的疲劳，同时也可防止外斜视的发生。

3. 轻度散光但未影响视力发育可定期随访，影响视力发育的散光需尽早治疗。为减少不适症状和防止弱视的发生，一般大于 2.00 D 的散光应予以矫正，即使仅 1.00 D 的斜轴散光也应矫正。

七、斜视

当两眼向前看或向其他方向转动时，视轴不平行，一眼向内、外、上或下偏斜，即为斜视（strabismus）。斜视可分为非共同性斜视（一般指麻痹性斜视）和共同性斜视两类。前者多因产伤或因其他外伤、炎症所致；后者常因眼外肌功能异常、调节和辐辏功能失调引起。斜视可有家族遗传史。

【临床表现】

1. 调节性内斜视 通常发病年龄在 2~4 岁，表现为后天获得性内斜视，远视度数多超过 2.00 D，通过矫正远视可以完全或部分矫正内斜视。

2. 先天性内斜视 是出生 6 个月以内发病的显性内斜视，斜视角较大，多数患儿外转受限，多为轻中度远视，常伴发弱视。

3. 间歇性外斜视 是儿童最常见的外斜视，多发生在 6 月龄至 4 岁，一般在疲倦、注意力不集中或疾病时出现眼位外飘，在阳光下常闭一只眼。多数为正视或近视。

4. 先天性外斜视 是出生后 1 岁内发生的外斜视，外斜视角度大，角度稳定，眼球运动正常。

5. 上斜肌麻痹 是儿童麻痹性斜视的常见类型，可引起眼性斜颈，常表现为头歪向健侧眼、下颌内收，眼球运动在各注视方向不一致，歪头试验阳性。患儿可伴有面部发育不对称、颈部肌肉异常和（或）脊柱弯曲等改变。

生后数周内的婴儿，因缺乏双眼单视能力，可出现暂时性斜视，一般 6 月龄时稳定。婴幼儿期应注意与内眦赘皮、内眦间距过宽所致的"假性内斜视"鉴别。对于任何怀疑斜视的儿童都要排除视网膜病变、白内障、眼部肿瘤等眼部病变，也要关注有无其他系统病变或综合征引起的斜视。

【治疗】

治疗儿童斜视的目的不单纯是为美容，更重要的是纠正双眼视觉功能紊乱，建立双眼视觉。非共同性斜视应根据病因给予治疗。共同性斜视应首先屈光矫治，如伴有弱视则应积极治疗弱视。非手术干预包括佩戴框架眼镜或角膜接触镜、棱镜、滴缩瞳剂、肌肉内注射肉毒素、遮盖疗法和视觉训练等；若佩戴眼镜 3~6 个月后斜视尚存在，则应考虑手术治疗，如眼外肌后徙术、切除术和转位术等。

八、弱视

弱视（amblyopia）发病率为 1%~5%，是指儿童在视觉发育期内，由于单眼斜视、屈光参差、高度屈光不正以及形觉剥夺等异常视觉经验引起的单眼或双眼最佳矫正视力低于相应年龄正常儿童，且眼部检查无器质性病变。弱视本质是双眼视觉发育紊乱，不仅单眼或双眼矫正视力低于正常，而且没有完善的立体视，甚至立体视盲。早期发现和治疗弱视可改善儿童视觉发育的预后，学龄前期是弱视治疗的最佳时期。

【临床表现】

1. 视力低常 单眼或双眼最佳矫正视力低于相应年龄的视力；或双眼视力相差 2 行及以上。不同年龄儿童采用不同的视力标准，中国儿童弱视防治专家共识（2021 年）认为，年龄在 3~5 岁儿童视力的正常值下限为 0.5，6 岁及以上儿童视力的正常值下限为 0.7。

2. 屈光异常 两眼屈光度相差球镜 ≥1.50 D，柱镜 ≥1.00 D 易造成屈光参差性弱视；远视 ≥3.00 D，近视 ≤−6.00 D，散光 ≥1.50 D 易造成屈光不正性弱视。

3. 眼位异常 一般斜视眼为弱视眼。

4. 双眼视功能异常 如调节力、对比敏感度、立体视、微眼动、注视稳定性和微视野等异常。

5. 其他 需要视觉参与的任务完成受影响，包括精细运动、视觉注意力、阅读和手眼协调能力异常等。弱视儿童可伴注意力不集中、学习成绩下降、自我认知能力低，孤独感、社交障碍等心理问题，

对学习、生活和社交产生影响。

每个怀疑弱视的儿童需先做一般眼科检查，用 1% 阿托品眼膏充分麻痹睫状肌后行屈光检查并仔细检查眼底及注视性质，并排除眼部器质性病变。

【治疗】

弱视治疗目标是使患儿获得最好的矫正视力，恢复或建立双眼单视。应尽早治疗，因疗效与发病年龄、治疗开始年龄有关，6 岁前疗效最好。弱视治愈后可能复发，治愈后还需观察 2~3 年。弱视治疗需根据每个患儿的情况制订一个综合的治疗方法。

1. 病因治疗 去除引起弱视的病因。① 屈光矫正：治疗弱视，多数患儿首先需要佩戴矫正眼镜。配镜后定期复查视力，每 6 个月至 1 年需验光 1 次。伴内斜视者配镜矫正必须充分；伴外斜视者应以获得最好的矫正视力的较低度数处方配镜，但一般减少量不超过 1/3。② 手术矫正眼位：部分斜视引起的弱视患儿应在弱视治疗中，评估治疗效果的同时考虑手术时机矫正眼位。③ 去除形觉剥夺因素：手术治疗白内障、上睑下垂等。

2. 遮盖疗法 包括常规遮盖、部分时间遮盖和不完全遮盖三种方法。具体遮盖方法的选择，遮盖–放开周期需根据具体视力和年龄来设定。治疗中可遮盖健眼，让患儿用弱视眼做精细目力训练，如描图、穿针、刻剪纸等，以促进视力的提高。

3. 双眼视功能的训练 视力的提高仅是弱视治疗的初级阶段，而训练建立双眼视功能是最终目标。知觉学习和训练包括视频游戏、离眼训练等，通过特定的双眼视觉刺激和学习，重复练习一个严格的视觉任务，反复激活视觉神经信号通路，已成为弱视治疗的一个热点。

4. 其他治疗方法 根据患儿年龄、视力、注视性质还可以选用下述方法：① 压抑疗法；② 红色滤光片法；③ 后像疗法；④ 增进视力疗法。

九、大脑性视力障碍

由于脑损伤而引起的视觉功能缺陷，称为大脑性视力障碍（cerebral visual impairment，CVI）。CVI 是西方国家儿童视力损伤的重要原因，它是一种以视觉障碍为特征的状态，不能仅仅通过眼部异常来解释，会极大地影响儿童的发育和发展。围产

期缺氧缺血性脑损伤是 CVI 最常见的原因，但病因多变，CVI 患儿多数有脑瘫和（或）发育迟缓。

【临床表现】

CVI 儿童显示广泛的视觉障碍，如视力下降、视野缺损，以及眼球运动、运动视觉和视觉认知的损害。

1. CVI 儿童通常视力低下，视力下降可以从轻、中度视力障碍到失明。

2. CVI 儿童视野缺损（尤其是双眼下方视野）也很常见，对比敏感度可能下降。

3. CVI 儿童往往有凝视偏好，运动视觉受损的 CVI 儿童看不到快速移动的物体。

4. CVI 儿童的斜视通常是内斜，但可以是间歇性外斜；眼球运动障碍包括眼球震颤、扫视和追随运动异常。

5. 由于腹侧流、背侧流受损，CVI 儿童还会出现地形失认和面容失认症。

【治疗】

CVI 儿童通常具有某种程度的残余视觉功能，早期视觉训练可以让 CVI 儿童大脑视觉区域及视觉联络区域得以发展，使其逐渐理解及掌握运用视觉的能力，最终达到包括视觉在内的全身功能最大康复。包括：①训练基本视功能。②训练视觉感知能力。③训练视觉及肌能的配合和协调。

第三节 耳鼻咽喉保健与常见疾病

一、耳鼻咽喉保健

（一）听力保健

听力障碍是常见的出生缺陷之一。听力障碍儿童对外界事物的感知和认识会受到影响，特别是语言信息的输入受损，导致儿童语言发育迟缓，交流、学习障碍，给家庭与社会带来负担。国内外研究表明，新生儿双侧听力障碍发生率为 1‰～3‰，其中重度和极重度听力障碍发生率约为 1‰。正常听力是儿童进行学习的前提，儿童在 1 岁以前完成咿呀学语的过程，2～3 岁是口语发展的关键期。而通过一般的体检和父母识别，几乎不能在第 1 年内发现儿童听力障碍，使很多儿童失去及时康复的时机。

听力保健（hearing health care）就是要在广泛宣传儿童听力保健知识的基础上，积极做好孕期及儿童各年龄期的保健。普遍开展新生儿听力筛查，定期对儿童进行听力筛查（重点是婴幼儿），及早发现和干预听力障碍儿童，如佩戴助听器及语言言语康复，让干预后的听力障碍儿童能进入普通幼儿园、小学，与听力正常的儿童一起学习，健康成长。

1. **筛查对象** 主要是 0～6 岁儿童，重点为 3 岁以下婴幼儿，尤其是具有听力障碍高危因素的婴幼儿。0～6 岁儿童听力高危因素包括以下情况。

（1）出生体重低于 1500 g。

（2）新生儿窒息（Apgar 评分 1 分钟 0～4 分或 5 分钟 0～6 分）。

（3）NICU 住院超过 5 天。

（4）巨细胞病毒、风疹病毒、疱疹病毒、梅毒或毒浆体原虫（弓形体）病等引起的宫内感染。

（5）早产儿呼吸窘迫综合征。

（6）高胆红素血症达到换血要求。

（7）体外膜氧合（extra corporeal membrane oxygenation, ECMO）。

（8）机械通气超过 48 小时。

（9）病毒性或细菌性脑膜炎。

（10）颅面形态畸形，包括耳郭和耳道畸形等。

（11）儿童期永久性听力障碍家族史。

（12）母亲孕期曾使用过耳毒性药物或襻利尿剂或滥用药物和酗酒。

（13）临床上存在或怀疑有与听力障碍有关的综合征或遗传病。

2. **筛查方法** 目前主要运用电生理测听和行为测听两种方法。电生理测听常采取的方法是耳声发射法（evoked otoacoustic emission, OAE）和自动脑干听觉诱发电位（automated auditory brainstem response, AABR）。

（1）耳声发射 耳声发射由耳蜗螺旋器中毛细胞的主动运动所产生，并由内耳向中耳、外耳道逆行传播，在一定意义上反映耳蜗的功能状态。因此，耳声发射与内耳功能有关，任何因素损伤耳蜗功能，都可能引起耳声发射减弱或消失。耳声发射法的原理是将产生于耳蜗的声能，经中耳结构传过鼓膜，由外耳道记录得到。它是一项无创伤性的检查方法，操作简单快速，近年多用于临床的新生儿听力筛查，但可能会漏诊听神经病。目前用于筛查的有瞬态诱发耳声发射、畸变产物耳声发射。测试时注意事项：①选择与新生儿外耳道匹配的探头，且操作时探头不能接触外耳道壁；②检查环境安静，以免影响检测结果；③及时清理探头，防止堵塞；④新生儿为安静状态；⑤需排除因中耳炎、耵聍栓塞、探头安置不正确、探头堵塞等因素所致的假阳性结果。

（2）自动听性脑干反应AABR　自20世纪80年代开始，在常规ABR（auditory brainstem response，听性脑干反应）基础上发展出来的新技术，采用35 dBnHL（decibel normal hearing level）的短声刺激，频谱范围750~5000 Hz刺激声相位交替，应用模板检测算法从脑电图中提取ABR的V波，将获得的波形与模板进行统计比较，得到概率比，自动产生通过（pass）或转诊（refer，即referral）结果。AABR反映外耳、中耳、鼓膜、听神经直至脑干的功能状态。

（3）行为测听　有行为观察测听、视觉强化测听、游戏测听和纯音测听等。行为观察测听是指当刺激声出现时，观察婴幼儿是否出现由刺激声引出的可察觉的听觉行为改变，适用于6月龄以下。视觉强化测听是对幼儿首先建立刺激声的条件反射，吸引其转向奖励的发光玩具，然后使幼儿在对刺激声不感兴趣时，仍然将头转向声源，适用于7~29月龄的儿童。游戏测听是让儿童参与一个简单且有趣的游戏，教会儿童对刺激声做出明确可靠的反应，适用于2.5~5岁的儿童。5岁以上的儿童可完成纯音测听。行为测听获得的患儿听力，反映整个听觉系统的功能，是判断听力障碍的金标准。

3.筛查程序　儿童听力筛查可分为新生儿和0~6岁儿童两个阶段。

（1）新生儿听力筛查　应包括所有的新生儿，具有听力损失高危因素的新生儿为重点对象。有高危因素的新生儿为筛查重点，并听力随访3年（包括初次筛查结果正常者），每年至少进行1次听力筛查。新生儿听力筛查一般在小儿出生后2~3日，特殊情况者延后。新生儿重症监护病房（NICU）婴儿达到出院条件进行自动听性脑干反应（automated auditory brainstem response，AABR）筛查。一般推荐耳声发射和（或）自动听性脑干反应（AABR）。目前国际上使用以下几种方案：①初筛、复筛均采用耳声发射；②初筛用OAE，复筛用AABR；③初筛复筛均使用AABR。新生儿重症监护病房（NICU）婴儿达到出院条件进行AABR筛查，如异常及时进行听力诊断。按2010年原国家卫生部的《新生儿听力筛查技术规范》要求，推荐进行新生儿听力初筛与复筛流程（图20-2）。

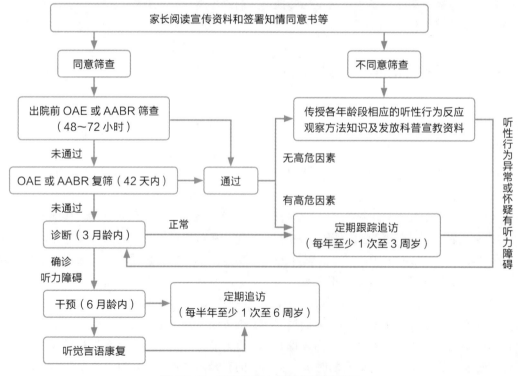

图 20-2　新生儿听力初筛与复筛流程

初筛未通过者及漏筛者于42天内均应当进行双耳复筛。初筛次数的临床标准：① 在确保操作正确的前提下，对同一测试对象实施1次听力筛查；② 如果有必要在出院前进行1次复查；③ 两次使用同样的技术方法。初筛未通过的临床标准：一般情况下，对新生儿测试一次通过者，视为通过；如果新生儿首次筛查测试没有通过，在确认后重复测试一次仍未通过，即确定其为首次筛查未通过，两次测试均使用同样的技术方法。

"复筛"仍未通过或疑诊听力损失者（包括单侧未通过者）出生后3月龄内需转诊至有资质的儿童听力障碍诊治机构进行听力学诊断评估。完整的听力学诊断，应当包括询问病史、耳部检查、电生理和行为听力测试内容，包括声导抗（含226 Hz及1000 Hz探测音）、诊断型耳声发射（OAE）、听性脑干反应（ABR）和行为测听等基本测试，必要时进行相关影像学和实验室辅助检查。听力诊断应当进行交叉印证，确定听力障碍程度和性质。疑有其他缺陷或全身疾病患儿，指导其到相关科室就诊；疑有遗传因素致听力障碍，应当进行遗传学咨询。

听力学诊断后，根据WHO 2021年标准对听力障碍进行程度分级（表20-4）。

确诊为永久性听力障碍的患儿应当在出生后6个月内进行相应的临床医学和听力学干预，每6个月至少复诊1次。使用人工听觉装置的儿童，应去专业康复机构进行听觉及言语康复训练，定期复查并调试。另外，指导听力障碍儿童的家长或监护人，到居民所在地有关部门和残联备案，以接受家庭康复指导服务。

（2）0~6岁儿童听力筛查　即使通过了新生儿听力筛查，仍有迟发性听力障碍发生的可能性，尤其是具有听力损失高危因素的儿童。国家于2013年发布了《儿童耳及听力保健技术规范》，建议对0~6岁儿童进行定期的听力筛查，同时要进行耳外观检查、保健指导，对发现的阳性指标，及时转诊至有资质的听力诊治机构进一步诊治。

听力筛查与定期儿童保健同步，分别为3、6、8、12、18、24、30、36月龄，流程可见图20-3。定期听力筛查方法可有以下几种。

1）听觉行为观察法：通过询问小儿抚养人以及观察小儿对外界声音的反应程度来判断听力的一种方法，该方法简单、无创，但是较粗糙，无法定量分析。如使用听性行为观察法，阳性指标如表20-5所示。

2）便携式听觉评估仪：一种便携式听觉检测设备，由微电脑控制，可发出啭音，由操作者自行选择不同频率及声强，观察孩子的行为反应来判断听觉，操作较简便。如使用便携式评估仪，则阳性指标如表20-6所示。

3）耳声发射：在有条件的基层社区可采用筛查型耳声发射进行听力筛查，阳性指标为耳声发射未过者，应及时转诊。

儿童的听觉发育是一个连续的过程，因此不可孤立地去看待单次筛查/诊断的结果，需要依托妇幼保健三级防控网络，在0~6岁儿童的保健服务中，进行早期识别、干预和预防。儿童的听力损失往往和全身状况息息相关，应实施多学科合作原则，全面评估患儿的发育问题。

表 20-4　听力障碍分级（WHO，2021年）

分级	较好耳听阈（dB HL）	安静环境下	噪声环境下
正常	<20	正常	正常或轻度不适
轻度听力下降	20≤听阈<35	正常	交谈有障碍
中度听力下降	35≤听阈<50	交谈有障碍	交谈有障碍
中重度听力下降	50≤听阈<65	交谈有障碍，需提高音量	交谈有障碍
重度听力下降	65≤听阈<80	大部分交谈费劲，提高音量仍改善不佳	交谈特别费劲
极重度听力下降	80≤听阈<95	大声说话也特别费劲	听不见交谈声
全聋（完全听力丧失）	≥95	言语声及大部分环境声听不见	言语声及大部分环境声听不见
单侧听力下降	好耳<20 差耳≥35	整体听功能大部分正常，声源定位有困难	听言语声和参与交谈困难，声源定位困难

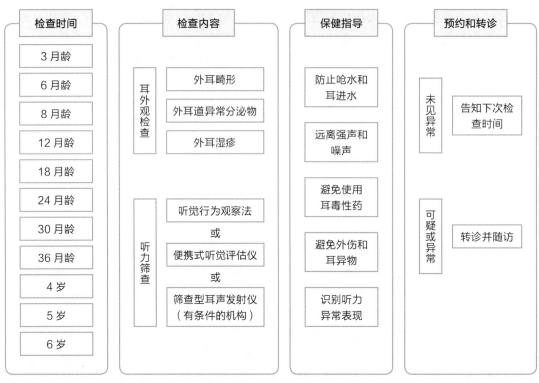

图 20-3　0~6 岁儿童听力保健流程

表 20-5　0~3 岁儿童听觉观察法听力筛查阳性指标

年龄	听觉行为反应
6 月龄	不会寻找声源
12 月龄	对近旁的呼唤无反应 不能发单字词音
24 月龄	不能按照成人的指令完成相关动作 不能模仿成人说话（不看口型）或说话 别人听不懂
36 月龄	吐字不清或不会说话 总要求别人重复讲话 经常用手势表示主观愿望

4. 转诊指标　凡是符合以下明确转诊条件的婴幼儿，均应在 3 月龄前转诊到指定的听力学诊断中心，接受进一步的听力学和医学评估：①新生儿听力筛查未通过，42 天复筛仍未通过者；② NICU 住院，出院后疑有听力损伤者；③有听力损失高危因素，婴幼儿期疑有听力损伤者；④儿童保健科对婴幼儿做健康体检时，怀疑有听力损伤者；⑤儿科门诊就诊，言语发育迟缓，疑有听力损伤者；⑥在基层耳鼻咽喉科就诊时疑有听力损伤而无条件进一步检查和处理的。

5. 各年龄段婴幼儿的听力学评估　婴幼儿的听力学评估，一般有客观听力学检查及听觉行为测试，另外还应考虑婴幼儿的年龄因素，各个年龄段听觉发育的水平不同，检查的侧重点也不一样。根据美国婴幼儿听力联合委员会的建议，听力评估可按如下方案实施。

（1）出生到 6 月龄婴儿听力评估　该年龄段婴儿听觉行为发育程度尚低，其听力学组合测试如下：ABR，包括短声 ABR 和短纯音 ABR；当 ABR 不能引出波形时，可采用多频稳态诱发电位了解残余听

表 20-6　0~6 岁儿童听觉评估仪听力筛查阳性指标（室内本底噪声≤45 dB（A））

年龄	测试音强度	测试音频率	筛查阳性结果
12 月龄	60（dB SPL，声场）	2 kHz（啭音）	无听觉反应
24 月龄	55（dB SPL，声场）	2 kHz、4 kHz（啭音）	任一频率无听觉反应
3~6 岁	45（dB HL，耳机或声场）	1 kHz、2 kHz、4 kHz（纯音）	任一频率无听觉反应

力；OAE 测试；1000 Hz 和 226 Hz 探测音的声导抗测试；行为观察测试。

（2）6~36 月龄婴幼儿听力评估　行为测听，采用视觉强化测听或游戏测听；OAE 测试；声导抗测试：鼓室图测试，同时进行镫骨肌声反射测试；ABR 测试：在仪器最大声输出不能引出 ABR 波形时，可采用多频稳态测试了解残余听力。

（二）耳鼻咽喉保健

对于不同年龄段的儿童，应分别采取不同的保健方式。

1. **母孕期**　妊娠初始 3 个月为内耳发育的关键时期，此时母亲如患传染性疾病（巨细胞病毒、风疹、弓形体等），或接受某些有害因素的刺激都可能影响胎儿的内耳发育，从而导致先天性听力障碍。该时期主要做好先天性听力障碍的一级预防：健康教育，告知孕妇听力相关注意事项；接受孕前保健服务（如 TORCH 检查等）；加强孕前免疫接种，避免传染性疾病的发生；定期优生健康检查；如有听力障碍家族史，需进行相应的遗传咨询；孕期慎用或禁用耳毒性药物。

2. **新生儿**　在生产过程中，需妥善处理高危孕妇、高危分娩等情况，避免或减轻上述情况可能导致的永久性听力损失，积极预防产前、围产期以及产后听力障碍；对于低出生体重儿、早产儿、围产期缺氧、窒息儿需及时处理；生后 2~3 天需进行第一次新生儿听力筛查；如小儿具备听力损失高危因素，需在出院前进行自动听性脑干反应（AABR）检查；某些传染性疾病也可导致听力障碍，如流行性腮腺炎等，因此需要及时告知家长预防接种的必要性；小儿出生后，需第一时间检查耳鼻咽喉发育情况，如有无先天性耳郭畸形、腭裂等，根据其情况及时告知家长，并进行相应的处置，值得提出的是，一些先天性耳郭畸形患儿需早期行无创矫正，需告知家长耳郭矫正的窗口期；指导家长正确的喂哺姿势，洗澡避免耳内进水，防止外耳道炎、中耳炎的发生；新生儿鼻腔狭窄，需及时清理鼻痂，避免堵塞呼吸。

3. **满月**　新生儿满月进行儿童健康体检时，询问小儿出生时听力筛查情况，如听力初筛未通过，需提醒家长进行相应的复筛，具体可参考新生儿听力筛查流程（图 20-2）；观察小儿耳部有无脓性分泌物及异味，及时转诊；再次观察小儿耳郭有无畸

形，告知家长矫正窗口期并记录病历。

4. **3、6、8、12 月龄**　询问该时期小儿对外界声音的敏感程度、有无明确的听性行为、有无达到听觉及语言发育的里程碑；可根据医疗条件选择相应听力检查方式，如听性行为观察法、便携式评估仪或耳声发射检查，尤其是具备听力损失高危因素的患儿；如相关指标阳性，及时转诊；告知家长耳部有耵聍排出属正常，无需自行挖耳，避免损伤外耳道；有部分小儿会有挠耳频繁或摇头等现象，排除耳部炎症后，多为双侧内耳发育不平衡所致，为生理性，可自愈；该年龄段小儿开始添加辅食但咀嚼功能不足，需对养育者进行健康教育，如哭闹时不可强行喂食，不喂食大块固体食物，避免气道异物，可指导家长海姆立克急救法。

5. **1 岁 6 个月、2 岁、2 岁 6 个月、3 岁**　此年龄段小儿首先需关注其听力、言语 - 语言发育情况，根据小儿有无听力损失高危因素定期进行相应的听力及语言 - 言语评估，如未达到正常标准，需进一步排除听力障碍等疾病；该年龄段小儿上呼吸道感染频繁，易致中耳疾患，如分泌性中耳炎，但往往没有主诉，等家长发现时已较严重，因此健康体检时应关注中耳功能筛查；该年龄段小儿好奇心及模仿能力强，常有将异物塞入耳鼻内、自行用尖锐物挖耳等行为，告知家长需小心看护小儿，避免在其面前做出挖耳等危险行为，发现鼻部有臭味需及时就诊，防止延误。家长切记不可在家自行取出，避免造成二次伤害，比如鼓膜穿孔、异物进入鼻后端或吸入气道等。日常做好预防工作，不要将硬币、纽扣、纽扣电池、玩具零件等小物体放置在儿童可及范围内；日常饮食需预防咽喉部异物，如鱼刺、鸡骨头等尖锐食品，在给孩子喂食时，尽量避免孩子吞下刺、骨。培养孩子细嚼慢咽的饮食习惯，减少异物发生的可能。进食时发生咽部异物，及时到耳鼻咽喉科就诊，由专业医护人员取出；2 岁后小儿变应性鼻炎、鼻出血的发病率有明显增高，除在日常饮食方面注意外，需积极治疗变应性鼻炎。

6. **学龄前期（3~6 岁）**　小儿进入幼儿园阶段，需依据托幼机构保健要求，进行相应的耳鼻咽喉保健工作：建立定期听力筛查制度；新入园儿童需进行听力检查，对高危儿童及异常儿童建立档案管理；对园内全体儿童每年一次听力筛查，高危儿童每 3~6 月一次听力检查；短期内反复多次上呼吸道感染者，需警惕分泌性中耳炎可能，进行相应的中耳

功能评估；观察小儿语言发育水平，如落后或倒退，需注意病因查找；有传染病史，如化脓性脑膜炎、流行性腮腺炎、水痘等，由于有听力损失的可能，痊愈后需进行听力评估；该年龄段过敏性疾病高发（变应性鼻炎、过敏性咽喉炎等），研究发现，过敏性疾病与心理行为问题相关性较大，因此除积极控制过敏，需注意小儿有无注意力缺陷等心理行为问题，及时转诊；关注小儿睡眠有无打鼾、张口呼吸等情况，排除腺样体肥大、扁桃体肥大，如为习惯性口呼吸，需转诊口腔保健；上呼吸道感染、鼻炎流涕时，教会小儿正确的擤鼻涕方法；注意保护嗓音，不要长时间唱歌、呼喊，防止过度使用声带；教育小儿进餐时需小心，勿高声谈笑，预防气管异物。

二、中耳炎

儿童期中耳炎主要包括分泌性中耳炎、急性中耳炎和慢性中耳炎三种类型，其中以分泌性中耳炎和急性中耳炎发病率较高。2岁以内是儿童中耳炎发病最为活跃的时期，这与儿童中耳和咽鼓管解剖结构和生理功能的特殊性有关。

（一）分泌性中耳炎

分泌性中耳炎（otitis media with effusion，OME）是以中耳积液及听力下降为主要特征的中耳非化脓性炎性疾病。大约90%的儿童在学龄前曾患OME，且年均发作4次，超过50%的婴幼儿在1岁以内曾患OME，到2岁时上升至60%，3岁以内为11.7%~20.8%，7岁时降至2.68%~8.13%。OME高危儿童（如唐氏综合征、腭裂等）的发病率明显增高，在1岁和6~7岁两个年龄段的发病率均高于60%。OME病因目前认为主要有咽鼓管功能障碍、感染和免疫反应。疾病的主要影响包括听力下降、言语发育迟缓、前庭功能异常、反应迟钝、注意力不集中学习能力延迟、生活质量下降等。

【临床表现】

40%~50% OME患儿，不论是患儿还是父母或其他监护人，都不会有显著的主诉。也有一些患儿会有一些相关的临床表现，如轻度的间歇性耳痛、耳胀满感。婴儿的继发性耳痛表现为易激惹、抓耳等；婴儿对周边声音响动不能做出相应的反应，不会准确朝向声音的来源；听力下降一般可由

父母发现患儿注意力下降、行为改变、对正常言语交谈反应差、使用音响设备时需额外提高音量。少数患儿可有前庭症状和平衡异常，如头昏不适和走路不稳。OME疾病的隐蔽性导致其容易被忽视，因此必须对儿童听力损失的怀疑采取有效的措施。对疑似OME患儿，诊断OME，对其进行的评估有：鼓气耳镜、听力测试（鼓室声阻抗导纳测试、行为测听、听性脑干反应等）、上呼吸道健康情况、一般发育状况、语言能力。依据病史和临床表现，即可确立OME的诊断。

【治疗】

观察和等待策略：大多数OME具有自限性，因而病史在3个月内不具有高危因素的患儿，建议进行随诊等待，避免进行不必要的医学干预，一般观察期可为3~6个月。OME能否自发吸收取决于中耳渗液的原因和持续时间。3个月的观察期内，应对OME患儿定期随访，重点观察鼓膜形态、结构有无异常，鼓室有无积液，是否对日常交流产生影响及其程度，定期进行鼓气耳镜及鼓室声阻抗-导纳检查。

1. 药物治疗　常用药物可有糖皮质激素、抗生素、抗组胺药、黏液促排剂等，局部或全身使用激素治疗存在争议。如确有变态反应表现，鼻用激素被认为是安全的，可以选择10~14日的疗程。在无明确合并感染证据时，不推荐使用抗生素。抗组胺药可减轻鼓室和咽鼓管黏膜水肿及渗出，OME患儿缺少变态反应证据时，不推荐常规使用。OME患儿鼻腔及鼻咽部分泌物增多或较黏稠时，可酌情使用黏液促排剂。

2. 非手术疗法　咽鼓管吹张、口服或鼓室内使用黏液溶解药物等。

3. 手术治疗　手术治疗包括鼓膜置管、鼓膜穿刺与切开，以鼓膜置管常见。单侧或双侧OME病程超过3个月，鼓室图呈B型或C型，符合下列情况之一可行鼓膜置管：患耳听力损失≥25 dB HL，有气骨导差，或影响言语交流与学习；检查发现鼓膜明显内陷、粘连和（或）积液；6个月内发作≥3次，或1年内发作≥4次。

【预防与保健】

由于儿童OME具有发病率高、病因多样、起病隐匿、病程迁延、危害明显等特点，应在诊治的

同时做好相关知识普及，做到早发现、早诊治、早康复。

1. 控制病因 告知家长 OME 的发生与变应性鼻炎、腺样体肥大、上呼吸道感染、空气污染、被动吸烟及咽喉反流等多种因素有关，应积极治疗原发疾病，减少复发。

2. 配合随访 ①多数患儿经过 3 个月的观察可自行缓解或痊愈，但仍有部分需跟踪随访，尤其是 OME 高危患儿。②已行鼓膜置管的病例，需告知避免污水入耳引起感染，定期复诊，了解通气管是否通畅，有无脱落及康复情况。

3. 提供咨询 告知家长，患儿可因听力损失导致言语发育迟缓、学习交流困难和行为异常。随访时应询问治疗过程及有关听力、言语变化和生活质量等情况，并提供相应咨询。

（二）急性中耳炎

急性中耳炎（acute otitis media，AOM）是 48 小时内突然发生的中耳急性炎性反应，可伴中耳积液，好发于婴幼儿，可分为急性非化脓性中耳炎和急性化脓性中耳炎。常见致病菌为链球菌、葡萄球菌、肺炎球菌等，多发生于急性上呼吸道感染或急性传染病致全身抵抗力减弱时。细菌偶也可能由外耳道通过破裂的鼓膜侵入中耳。

【临床表现】

1. 急性非化脓性中耳炎 ①48 小时之内突然发生；②耳痛；③鼓膜完整，伴急性充血；④可存在中耳积液；⑤发病前可有上呼吸道感染史。

2. 急性化脓性中耳炎 ①多伴畏寒、发热、倦怠、食欲减退等全身症状，穿孔后症状减轻；②耳痛；③听力减退；④可见鼓膜穿孔并流脓。

【治疗】

若能及时对患儿做出诊断和适当治疗，病情可以控制，减少鼓膜穿孔。但若耳部流脓迁延不愈，则可形成慢性化脓性中耳炎。①急性非化脓性中耳炎：局部治疗可用抗炎止痛类药物（如苯酚滴耳剂），鼻腔用减充血剂，或局部理疗。全身治疗包括：病因和对症治疗；诊断明确、没有并发症、随诊有保证的患儿可不用抗生素，采用观察疗法；需用抗生素者，可根据病情选用敏感抗生素；48~72 小时的初期治疗效果不佳或无效，应重新评估并排除其他疾病的可能。②急性化脓性中耳炎：可使用 3% 过氧化氢溶液清洁耳道，引流脓液；抗生素滴耳（如氧氟沙星滴耳液），禁用耳毒性药物；酌情使用抗生素，疗程不少于 7 天。此外，应积极治疗耳周围感染病灶，如鼻炎、鼻窦炎、腭扁桃体炎等。

三、外耳湿疹

外耳湿疹是指发生在耳郭、外耳道及其周围皮肤的多形性皮疹。儿童多见，一般可分为急性、亚急性、慢性三类。病因和发病机制目前尚不清楚，可能与超敏反应、精神因素、神经机能障碍、代谢障碍等有关。

【临床表现】

1. 急性湿疹 局部剧痒，常伴有烧灼感，检查可见外耳皮肤红肿，散在红斑、粟粒状小丘疹及半透明小水疱。

2. 亚急性湿疹 症状较急性湿疹轻，红肿和渗液不剧，可出现鳞屑、结痂。

3. 慢性湿疹 外耳道皮肤增厚、粗糙、表皮皲裂、苔藓样变、脱屑、色素沉着等，自觉剧痒，常有反复的急性发作。

【治疗】

1. 一般治疗 去除病因，调整饮食，避免搔抓。

2. 局部治疗 依"湿以湿治，干以干治"原则。3% 硼酸溶液或 15% 氧化锌溶液湿敷（渗液较多时），1%~2% 甲紫、泼尼松类软膏、氧化锌油（渗液较少或无渗液），若有干痂，先用 3% 过氧化氢溶液洗净拭干后，涂抹以上药剂。

3. 全身治疗 可服用抗过敏药，继发感染时全身用抗生素。

四、先天性耳郭畸形

先天性耳郭畸形发生率高，为 55.2%~57.5%，31.5% 左右能够自愈，不能自愈者，可尽早进行干预。耳郭畸形包括耳郭结构畸形和耳郭形态畸形。耳郭结构畸形是指胚胎发育早期耳部皮肤及软骨发育不全导致的外耳畸形，即通常所说的小耳畸形；耳郭形态畸形指耳郭肌肉发育异常或异常外力作用使耳郭产生的扭曲变形，不伴明显的软骨量不足。

【临床表现】

先天性耳郭畸形表现多种多样，常见的耳郭形态畸形有：垂耳、隐耳、猿耳、耳轮畸形、杯状耳、招风耳等（图 20-4）。

【治疗】

针对耳郭形态畸形及一小部分耳郭结构畸形可早期进行无创耳模矫正技术，可避免后期手术。先天性耳郭畸形耳模矫正的治疗时间窗是出生后 0~3 个月之内，因此早期应与患儿家长沟通，以免错过最佳治疗时间。部分耳郭畸形如隐耳在 6 个月大时矫治仍有明显效果，可适当放宽治疗时间窗。严重的结构畸形，可于学龄前（5~6 岁）进行手术治疗。

五、儿童鼻部疾病

（一）变应性鼻炎

变应性鼻炎（allergic rhinitis, AR）是特应性个体暴露于过敏原后主要由免疫球蛋白 E 介导的鼻黏膜非感染性慢性炎症性疾病。近年来儿童 AR 患病率明显上升，我国部分地区流行病学显示，儿童 AR 自报患病率为 18.10%~49.68%，确诊患病率为 10.80%~21.09%，并呈增长趋势。AR 的发病与环境因素直接相关，不同地区的过敏原也有所不同。北京地区儿童常见吸入过敏原为尘螨、真菌、杂草花粉和动物毛等，北方（西北和东北）地区主要过敏原为杂草花粉，南方（华东、华中和华南）地区过敏原以粉尘螨和屋尘螨为主。另外，AR 的遗传特征较为明显，父母罹患变应性疾病会增加儿童 AR 的发病风险。

【临床表现】

1. 鼻塞　AR 患儿最为突出的症状，可呈间歇性或持续性，单侧或双侧。

2. 流涕　大量清水样涕，部分幼儿不会擤鼻，可表现为反复吸鼻、咳嗽及清嗓。

3. 鼻痒　患儿频繁揉鼻，由于鼻痒不适，患儿常用手向上推移鼻尖或鼻翼，此为 AR 患儿的特殊动作——变应性敬礼。

4. 阵发性喷嚏　多在晨起、夜晚或接触过敏原后出现。

5. 鼻出血　儿童 AR 患儿较为多见的症状。

6. 心理行为问题　一些认知和精神问题也可能与 AR 相关，包括注意力缺乏、多动和运动能力下降，需要临床加以鉴别。

【治疗】

AR 的治疗策略包括环境控制、药物治疗、免疫治疗和健康教育。

1. 环境控制　制订全面的环境控制计划，避免或减少接触过敏原和各种刺激物，对于儿童 AR 的

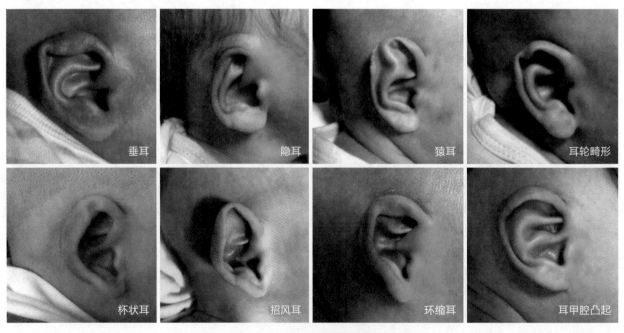

图 20-4　先天性耳郭畸形

防治尤为重要。

2.药物治疗　包括鼻用糖皮质激素、抗组胺药、抗白三烯药、肥大细胞膜稳定剂等。另外，鼻腔盐水冲洗可有效清除鼻内炎性分泌物、过敏原及其他刺激性物质，降低鼻腔分泌物中炎性介质含量，从而减轻鼻黏膜水肿。

3.免疫治疗　AR 的对因治疗，通过应用逐渐增加剂量的过敏原提取物诱导机体免疫耐受，当患儿再次接触相应过敏原时可明显减轻，甚或不产生临床症状。可有皮下免疫治疗和舌下免疫治疗两种方式。5 岁以下不推荐使用皮下免疫治疗。

4.健康教育　儿童 AR 的健康教育可以分为 3 个方面：首诊教育、强化教育（随诊教育）以及家庭和看护人员教育。主要内容包括：①过敏知识普及，了解 AR 的病因、风险因素、疾病进程以及潜在危害；②告知过敏原检查的必要性和主要检测方法；③指导患儿或监护人如何进行良好的环境控制，避免接触或尽可能少接触过敏原；④介绍药物和免疫治疗的疗效、疗程和潜在的不良反应，指导患儿用药以及治疗方案的调整。

（二）感染性鼻炎

★ 急性鼻炎　急性鼻炎是由病毒感染引起的鼻黏膜急性炎症性疾病，俗称"伤风""感冒"，四季均可发病，冬春季节多见。本病可由受凉、过劳、营养不良等诱发。

【临床表现】

潜伏期为 1~3 天，病程可分为三期：①前驱期：鼻咽部烧灼感，鼻黏膜刺激感，打喷嚏，全身不适、怕冷；②卡他期：鼻塞、流清涕、打喷嚏，可有发热；③恢复期：清涕减少，逐渐变为黏脓性，全身症状减轻，如无并发症，7~10 天后痊愈；④并发症：可并发急性中耳炎、咽喉炎、急性支气管炎等，严重者可有病毒性心肌炎、风湿热等，因此治疗急性鼻炎时，应注意甄别有无并发症的出现。

【治疗与预防】

注重治疗与预防结合。①急性期：卧床休息，注意保暖，大量饮水；②对症治疗：发热、头疼、鼻塞等，鼻腔局部可使用减充血剂；③预防：增强体质、劳逸结合、加强锻炼、避免传染、主动预防。

★ 慢性鼻炎　慢性鼻炎是鼻腔黏膜和黏膜下层的慢性炎症，儿童的慢性鼻炎主要是慢性单纯性鼻炎，常与鼻窦炎合并存在。

【临床表现】

间歇性或交替性鼻塞；不同程度的嗅觉减退；反复流涕，多为黏液性或黏脓性；长期流涕刺激鼻前庭及上唇部，可致皮炎或湿疹；如鼻涕倒流至咽部，可有咳嗽、咳痰。

【治疗】

儿童慢性鼻炎以保守治疗为主，主要目的为改善通气、保护黏膜和促进纤毛运动。一般可使用减充血剂、鼻用糖皮质激素（内舒拿、雷诺考特等）、抗组胺药、促进纤毛运动和稀化黏液制剂；慢性鼻炎易合并慢性鼻窦炎，临床需要进行甄别。

（三）儿童鼻 - 鼻窦炎

根据症状持续时间，可分为急性鼻 - 鼻窦炎和慢性鼻 - 鼻窦炎。

★ 急性鼻 - 鼻窦炎　急性鼻 - 鼻窦炎是儿童期的常见病、多发病，泛指由病毒、细菌等病原微生物引起的鼻腔和鼻窦黏膜部位的急性感染，症状持续但不超过 12 周或脓涕伴有高热（体温≥39℃）持续至少 3 天，但需排除其他因素（特别是下呼吸道感染）所导致的发热。儿童时期普通感冒多发，加之空气污染等因素的影响，急性感染性鼻 - 鼻窦炎患病率高达 5%~6%。

【临床表现】

鼻塞、黏（脓）性鼻涕、颜面部疼痛或头痛，严重者多伴发热。症状特点：年龄越小则全身症状越明显，病毒性鼻 - 鼻窦炎者鼻部感染症状一般在 10 天之内缓解；细菌性则症状通常持续 10 天以上仍无改善，且在疾病初期多出现严重症状包括脓涕、高热（体温≥39℃）和头痛等。

【治疗】

儿童急性感染性鼻 - 鼻窦炎以药物保守治疗为主。按相对重要性依次如下。①抗菌药物：鼻 - 鼻窦炎常见的细菌病原有肺炎链球菌、流感嗜血杆菌和卡他莫拉菌等。推荐选用口服阿莫西林 - 克拉维酸 7 : 1 制剂，每次剂量（按阿莫西林计算）30~45 mg/kg，每日 2 次，疗程至少 10~14 天。或选择大环内酯类抗生素，如口服阿奇霉素等，阿奇霉素每次剂量 10 mg/kg，每日 1 次，疗程为 3~5 天，疗程总剂量不超过 1500 mg。一线药物耐药者，可选用第 2 代或第 3 代头孢菌素。②鼻用糖皮质激素：晨起喷药，疗程 2~4 周。③鼻腔冲洗：使用生理盐水或高渗盐水或生理性海水冲洗鼻腔，每日 3~4 次，持续 2 周。④抗组胺药及白三烯受体拮抗剂、黏液促排剂、鼻用减充血剂。

★ 慢性鼻-鼻窦炎　慢性鼻-鼻窦炎指鼻腔和鼻窦黏膜的慢性炎症，鼻部症状持续 12 周以上，症状不能完全缓解甚至加重。我国 0~14 岁儿童患病率约为 6.37%。

【临床表现】

鼻塞、流涕、头痛，可伴随嗅觉障碍、鼻后滴漏、咳嗽、分泌性中耳炎导致的听力下降以及行为异常。儿童鼻塞可表现为张口呼吸、气粗或夜间睡眠打鼾等；行为异常可表现为注意力不集中、易烦躁、易激惹等。

【治疗】

各类指南和专家共识均推荐药物治疗作为儿童鼻-鼻窦炎的主要和初始治疗手段。最常用的治疗药物包括鼻腔局部糖皮质激素、抗生素和生理盐水鼻腔冲洗。①除非鼻分泌物呈脓性，一般不使用抗菌药物治疗。由于慢性鼻-鼻窦炎的耐药菌株增多，推荐选择耐 β-内酰胺酶类药物；用药时间至少 2 周。也可根据细菌培养及药敏试验结果选用抗菌药物，包括抗厌氧菌药物。②鼻用糖皮质激素：推荐作为儿童 CRS 的一线用药，但实际仍在寻求更强有力的临床证据来证实其有效性。建议使用 8~12 周，症状完全控制后进行临床评估，可继续使用 2~4 周。③鼻腔冲洗：使用生理盐水或高渗盐水，进行鼻腔雾化、滴注或冲洗，可改善症状、刺激鼻腔黏膜黏液纤毛活性和增加清除速率、改善鼻腔局部微环境，可作为常规治疗方法。④手术治疗：普遍认为手术治疗不应作为儿童 CRS 的首选治疗方法，只有经过适当药物治疗后病情仍然控制不佳的儿童，才考虑进行手术干预。

（四）腺样体肥大

腺样体是一个类三角形的块状淋巴组织，位于鼻咽顶后壁中线处。腺样体出生后即存在，正常生理情况下，2~6 岁增生最为显著，10 岁后逐渐萎缩，成人基本消失。腺样体增生肥大，并引起相应症状称为腺样体肥大。

【临床表现】

腺样体肥大的三联征为慢性鼻塞（包括打鼾和习惯性口呼吸）、流涕和闭塞性鼻音。其次，由于腺样体所处位置的特殊性，肥大的腺样体阻塞咽鼓管咽口，从而引起分泌性中耳炎，可有耳痛、耳闷及听力下降等表现。长期张口呼吸，可出现典型的"腺样体面容"，即上颌骨变长、硬腭高拱、上切牙突出、牙列不齐、上唇上翘、唇厚等。腺样体肥大为儿童阻塞性睡眠呼吸暂停低通气综合征（obstructive sleep apnea, OSA）最常见的病因，因打鼾、张口呼吸、憋气等，导致睡眠不安、多汗，晨起头痛，学习困难，多动等。

【治疗】

腺样体肥大患儿导致轻、中度 OSA，可结合腺样体评估情况，推荐鼻用糖皮质激素和（或）孟鲁司特钠作为治疗药物，定期随诊评估药物疗效和可能出现的不良反应。保守治疗无效或腺样体肥大导致重度 OSA 可考虑手术切除。

六、急性扁桃体炎

急性（腭）扁桃体炎是指腭扁桃体的急性非特异性炎症，通常简称为急性扁桃体炎，是上呼吸道感染的一种类型，多同时伴有程度不等的咽部黏膜和淋巴组织的急性炎症。该病在春、秋两季及气温变化时容易发病，可发生在任何年龄，多见于学龄前期和学龄期儿童。

【临床表现】

起病急，可有畏寒、高热、头痛、食欲下降、疲乏无力、周身不适等表现，小儿有时可因高热而引起抽搐、呕吐及昏睡等。婴幼儿可因肠系膜淋巴结受累而出现腹痛及腹泻。剧烈咽痛为其主要症状，常放射至耳部，多伴有吞咽困难，婴幼儿常表现为流涎、拒食。部分病例下颌和（或）颈部淋巴结肿大，可出现转头受限，炎症波及咽鼓管时则出现耳闷、耳鸣、耳痛甚至听力下降。扁桃体肿大较显著，在婴幼儿还可引起呼吸困难。患儿呈急性病容，可有高热，咽部黏膜呈弥漫性急性充血，以扁桃体及两侧腭弓最为严重，腭扁桃体肿大，部分病例扁桃体表面可见黄白色脓点或在隐窝口处有黄白色或灰白色豆渣样渗出物，但不超出扁桃体范围，易拭去且不遗留出血创面。下颌和（或）颈部淋巴结常肿大伴压痛。

【治疗】

卧床休息、清淡饮食、多饮水、加强营养及保持排便通畅；咽痛剧烈或高热时，可口服退热药及镇痛药。病毒性急性扁桃体炎常为自限性，无需使用抗菌药物治疗，可以考虑使用中药等治疗。β-溶血性链球菌为本病的主要致病细菌，对于有细菌感染证据的急性扁桃体炎患儿，β-内酰胺类为抗菌药物治疗的一线首选药物。抗菌治疗应以清除病灶致病菌为目的，疗程至少 10 天，根据病情轻重，决定给药途径。青霉素类，如阿莫西林、阿莫西林+克拉维酸制剂等口服为推荐药物。头孢类抗菌药物由于抗菌谱更广，也可以作为一线药物治疗。对青霉素过敏的患儿或考虑为肺炎支原体感染者，建议使用阿奇霉素等大环内酯类抗菌药物治疗，阿奇霉素剂量为每日 1 次给药，推荐使用剂量是 10 mg/（kg·d），连续使用 3 天为 1 个疗程。本病有传染性，注意隔离。

在急性期 2 周后，并符合以下条件时可考虑扁桃体手术摘除治疗。①在前 1 年内扁桃体炎发作 7 次及以上。②在前 2 年内每年扁桃体炎发作 5 次或更多次。③在前 3 年内每年扁桃体炎发作 3 次或更多次。④扁桃体炎曾引起咽旁间隙感染或扁桃体周围脓肿者。⑤不明原因的低热及其他扁桃体源性疾病（成为引起其他脏器病变的病灶），如伴有慢性扁桃体炎的急性肾炎、风湿性关节炎出现时等。

七、急性喉炎

为喉部黏膜急性卡他性炎症，以冬、春两季发病较多，好发于 6 个月至 3 岁。常继发于上呼吸道感染，多由病毒引起。也可继发于某些传染病，如流行性感冒、麻疹、百日咳等。

【临床表现】

临床起病急，主要症状为犬吠样咳嗽，声嘶，吸气性喉鸣和吸气性呼吸困难，常伴一些全身症状，如发热、无力等。严重者呈现发绀，烦躁不安，面色苍白，心率增快，吸气性呼吸困难。查体可见咽喉充血，声门下黏膜肿胀。一般日间症状较轻，夜间症状加重。严重的喉梗阻若抢救不及时，则可因呼吸困难窒息死亡。按吸气性呼吸困难程度的轻重，可将喉梗阻分为四度。

Ⅰ度：仅在活动后才出现喉鸣和吸气性呼吸困难，心率无改变，肺呼吸音清晰。

Ⅱ度：安静时也出现喉鸣和吸气性呼吸困难，心率可增快，肺部听诊可闻及喉传导音和（或）管状呼吸音。

Ⅲ度：除有Ⅱ度梗阻症状外，可因缺氧出现阵发性烦躁不安，口唇及指（趾）发绀，口周发青及苍白，双眼圆睁，头面出汗，心率增快，肺部听诊呼吸音明显降低。

Ⅳ度：因呼吸困难而挣扎后，可呈昏睡状态，并渐呈衰竭状态，面色苍白且发灰。三凹征反不明显，心音低钝，心率增快或减慢，可有心律不齐，肺部听诊呼吸音明显降低或消失。

【治疗】

治疗应早期给予足量的广谱抗生素静脉输入以控制感染；糖皮质激素可减轻和消除喉黏膜的水肿；补充液体以维持水电解质平衡，适当使用镇静剂，避免患儿哭闹，减少体力消耗，减轻呼吸困难。重度喉梗阻，药物治疗无好转，应及早做气管切开，并加强抗炎治疗，待炎症消除后再拔除气管内套管。

第四节 皮肤保健与常见疾病

一、皮肤保健

皮肤保健（skin care）是根据儿童皮肤在不同时期发育特点，宣传皮肤保健的重要性，普及皮肤保健知识，提高养育照护人对儿童皮肤保健的意识，早期发现皮肤异常儿童，及时治疗及转诊。

（一）儿童皮肤的特点

皮肤是人体最大的器官，相比较成人，婴幼儿皮肤有其自身的特点：①表皮全层及角质层细胞体积小且薄，因此皮肤较成人薄。②毛发少，细胞间附着较弱，汗腺分泌较少。③对变应原反应的能力低下，对外来刺激物的敏感性强，容易致敏。④对病原体感染的易感性高。⑤表皮基底层细胞更新速度快，皮肤修复能力较强。⑥皮脂腺未发育成熟，油脂分泌少，易干燥。青春期皮肤的结构及功能均已发育成熟，但皮脂腺明显发达，分泌旺盛，皮脂排泄增加，易患痤疮。知晓婴幼儿皮肤的特点，日常做好儿童的皮肤护理，可以有效减少发生皮肤疾病的风险。

（二）不同年龄段儿童常规皮肤护理

1. 新生儿期　①洗浴的频率：每周 1~2 次或者每天 1 次。②洗浴时间：在喂奶后 30~40 分钟后进行，洗澡时间控制在 5~10 分钟。③洗澡水温：一般水温控制在 38~40℃（建议盆浴）。④沐浴露和洗发水：选择不含易致敏性香料、不含酒精、不含染料，中性或弱酸性洗护用品，可每周使用 1~2 次。新生儿如果每天洗澡，只需要用清水即可。⑤润肤剂的使用：洗后 5 分钟内使用润肤剂，每天 1~2 次，尤其面部、四肢、腹部等易干燥部位。

2. 婴幼儿期　①洗浴频率：每周 1~2 次。②洗浴时间：控制在 10 分钟之内。③洗澡水温：一般水温控制在 34~36℃，稍大儿童可以控制在 32~37℃。④洗浴用品及润肤剂的使用同新生儿期。

（三）不同季节儿童皮肤护理重点

1. 春季　此时虽气温回升，但冷暖气流频繁交流，空气干燥。细菌、病毒、尘螨开始活跃，粉尘，花粉随处可见，婴幼儿的皮肤可能出现各种过敏症状。家庭护理措施：①过敏频繁或症状严重，建议在医生指导下查找过敏原。②过敏体质的儿童应远离如宠物的皮屑、开花植物、毛绒玩具、油漆等常见的致敏原。③花粉浓度高峰期及柳絮高发期，不要让儿童长时间户外活动，可以选择雨后或戴口罩。④保持居室内通风，定期打扫卫生，清洗床单、被褥，防止螨虫滋生。⑤保持儿童作息规律，充足的睡眠，鼓励适时运动，增强儿童抵抗力。

2. 夏季　该季节是儿童日晒伤的高发期，婴幼儿皮肤角质层和结缔组织发育不完善，皮肤薄，耐受能力差，且色素层较薄，黑色素细胞功能还不成熟，对紫外线的屏障功能较弱，所以容易被紫外线灼伤。保健措施：①夏天不要直接暴露在太阳下面直晒，特别是上午 10 时至下午 3 时是紫外线最强烈的时段。如果户外活动，可以选择树荫下或者阴凉通风处，戴宽边遮阳帽，穿质地轻薄、宽松、透气的全棉长袖上衣和长裤。②未满 6 个月婴儿，不建议使用防晒霜；6 个月以上的儿童可适量选用儿童专用防晒霜，防晒指数（sun protection factor，SPF）在 30~50。③使用防晒霜前，可先在儿童的手臂内侧或耳后根部位涂抹少许，若未出现异常皮肤反应，再继续使用。防晒霜应在出门前 30 分钟，涂抹在暴露的皮肤上。当然，遮阳帽、长袖衣服物理防晒同样不能少。

3. 秋冬季节　天气渐干燥寒冷，空气湿度渐下降，因油脂和汗液的分泌减少，儿童皮肤容易出现干燥、瘙痒、皲裂。保健措施：①每日清洁面部工作无需太频繁，每天 1~2 次，控制好水温。②除做好洗脸及洗澡后的皮肤常规保湿润肤外，居家室温建议控制在 20~25℃，相对湿度控制为 50%~60%。③对于因寒冷出现皮肤冻疮的儿童，不要马上用过热的水浸泡或用取暖设备烘烤，不要用力揉搓冻伤的部位。可以将冻伤部位泡在 38~40℃的温水中，缓慢复温，时间约 30 分钟，而耳朵和鼻子可以用温暖的毛巾来复温。若冻伤部位已形成水疱，注意不要弄破，以免感染。若冻疮比较严重，需要及时就医。

（四）转诊指征

有如下情况，建议转诊至皮肤专科就诊：①儿童进行健康体检时，怀疑有皮肤问题，且不能处理者；②托幼机构进行晨检时，怀疑有皮肤问题者；③基层医疗机构怀疑有皮肤问题，且不能处理者。

二、湿疹

湿疹（eczema），是由多种内外因素引起的，一种具有明显渗出倾向的炎症性皮肤病。

【病因】

尚不明确，发病可能与下列因素有关。①内在因素：患儿自身因素包括过敏性体质、胃肠道功能紊乱、体内慢性感染灶、内分泌代谢障碍、神经精神等；②外在因素：是指外界物质对身体的刺激，包括物理因素、化学因素、生物因素、食物因素等。多数湿疹患儿有过敏性体质或家族遗传过敏史，当接触某些过敏物质时引起超敏反应。常见过敏食物有牛奶、鸡蛋、鱼虾等；生物因素有花粉、尘螨、毛织物等；物理因素有寒冷、湿热、机械摩擦等。

【临床表现】

湿疹的皮疹是多形性的，初起可有红斑、红色斑丘疹、疱疹，散在或聚集，并可发展为水疱、黄色渗液、黄色鳞屑及痂皮，消退后有结痂、脱屑。湿疹皮疹常对称分布，主要发生在头面部，也可逐渐蔓延至颈背、臀部，甚至全身。发疹部位有剧烈痒感，使患儿哭闹不止、搔抓。由于病变部位表浅，一般皮疹不留瘢痕。湿疹是一个慢性过程，皮疹可反复发作。

1. 病程分期 本病按发病过程分为三期。①急性期：起病急，多出现在面部皮肤，表现为密集的小红丘疹和（或）红斑，继而变成丘疱疹，破溃后局部糜烂、渗出伴红肿，干燥后结痂，合并感染时可有低热。②亚急性期：急性期湿疹渗出、红肿、结痂减轻，皮肤以小丘疹为主，并有白色鳞屑，少许疱疹有糜烂面。此期可持续很长时间。③慢性期：多由急性和亚急性湿疹转化而来，也有初起即为慢性表现，湿疹处皮肤变厚粗糙、脱屑，可伴有较长期的瘙痒症，病程迁移不愈，可达数月或数年。

2. 皮肤损害分型 婴儿期湿疹按皮肤损害可分为三型。①脂溢型：多见于 1~3 个月的小婴儿，主要在头皮、眉间、耳后部位出现皮肤潮红，其上有黄色油腻性鳞屑或结痂。②渗出型：常于生后 2 周至 3 个月发病，好发部位在面、额、头皮，皮疹表现为红斑、密集分布针尖大小的丘疹、水疱，表面有糜烂、渗液或结痂，可继发感染。③干燥型：多见于 6 个月至 1 岁婴儿，皮疹广泛分布于面部、躯干部、四肢，皮损处淡红色斑片上有密集的小丘疹，皮肤干燥、无水疱、无渗出，可有硬性糠皮样脱屑。

【治疗】

1. 去除病因 减少可能的内外发病因素，避免过敏原。

2. 局部治疗 局部外用糖皮质激素是湿疹的一线疗法，应根据皮损性质、部位及病情程度选择不同剂型和强度的激素制剂以控制和减轻症状。儿童患者尽量选用中弱效激素（如氢化可的松乳膏为弱效激素，丁酸氢化可的松乳膏、曲安奈德乳膏为中效激素），一般每天 1~2 次，或使用时以润肤剂稀释激素乳膏，随着皮肤损害的好转外用激素次数

可逐渐减少。对于急性期的渗出可选用生理盐水、1%~3% 硼酸溶液或其他湿敷药物，一般具有较好疗效。非甾体抗炎药物具有止痒作用，可用以缓解瘙痒症状。其他的外用药物包括氧化锌油（糊）剂、黑豆馏油软膏等。钙调神经磷酸酶抑制药（如他克莫司软膏、吡美莫司霜）可用于年长患儿的慢性局限性皮肤损害。

3. 系统治疗 对于瘙痒明显或伴有睡眠障碍、荨麻疹、过敏性鼻炎等合并症患儿，可选用第一代或第二代抗组胺药（如异丙嗪、苯海拉明、氯雷他定、西替利嗪等）抗过敏、止痒；继发感染时可应用抗生素，如青霉素、红霉素。

【预防与护理】

1. 避免诱发因素刺激：坚持母乳喂养，哺乳期间母亲可记录自己的饮食以便寻找导致患儿湿疹出现的可疑食物过敏原加以回避；6 个月以后添加固体食物，在辅食添加过程中同样可以进行饮食日记的记录，一旦发现患儿湿疹重现或加重即予以该种食物的回避 4~6 周，观察皮疹改善情况；此外还需避免其他可疑的吸入性、接触性过敏原及机械刺激（如搔抓、烫洗、日光直射）。

2. 不穿腈纶、羊毛衣服，而是以棉布为宜，衣服宽松，不穿盖过多。

3. 沐浴建议水温 32~37℃，时间 5~10 分钟。洗浴频次以每日或隔日 1 次为宜。

4. 推荐使用低敏无刺激的洁肤用品，pH 最好接近表皮正常生理值（pH 约为 6）。皮肤明显干燥者应适当减少清洁用品的使用次数，尽量选择不含香料的清洁用品。

5. 注意皮肤保湿，洗澡后及时擦干皮肤涂抹润肤剂，应做到足量和多次，每日至少使用 2 次。冬季根据皮肤干燥情况可选用富含脂类的润肤剂，建议儿童每周用量至少 100 g。

6. 为避免抓破皮肤发生感染，可用软布松松包裹双手。

7. 对于脂溢型的皮损、头皮等部位结成的痂皮，可用消过毒的食用油湿敷，过一段时间后再轻轻擦洗。

三、脂溢性皮炎

脂溢性皮炎是发生在皮脂溢出处的一种慢性丘

疹鳞屑性、浅表炎症性皮肤病。

【病因】

该病发病原因尚不清楚，目前认为和内分泌、遗传、营养以及感染等因素有关，皮脂分泌过多是本病的发病基础。

【临床表现】

发病可发生于任何年龄段，以3~6个月内的肥胖婴儿多见，好发于皮脂腺丰富的部位，如头顶、耳后、眉间、鼻翼两侧、背部及皮肤褶皱处。初起为小丘疹，渐扩大融合成暗红或黄红色斑，表面覆有干燥油腻鳞屑和痂皮，可出现渗出、结痂和糜烂并呈湿疹样表现。皮损时发时愈，伴有不同程度的瘙痒。婴儿本病预后良好，但易继发感染。年长儿病情可呈慢性过程，反复发作，并可与痤疮并发。

【治疗与护理】

1. 一般治疗：规律生活、充足睡眠、调节饮食，限制多脂及多糖饮食，鼓励多吃水果、蔬菜，忌辛辣刺激性食物。避免机械性刺激，少用热水、碱性大的肥皂洗浴。

2. 注意患处清洁，预防继发感染。

3. 患处少用肥皂，可仅以温水清洗，头皮厚痂处可用消过毒的食用油、液状石蜡擦拭。

4. 患处外用药物减轻皮损，以去脂、消炎、杀菌、止痒为主要目的；有继发感染者，可口服抗生素。

四、尿布皮炎

尿布皮炎（diaper dermatitis）也称尿布疹或红臀，是婴幼儿常见的皮肤病，为婴儿肛门周围及臀部等尿布遮盖部位发生的接触性皮炎。

【病因】

与婴幼儿排泄物对皮肤的刺激、潮湿环境或是尿布引起的皮肤过敏有关。

【临床表现】

皮疹主要发生在与尿布接触的部位，如外阴、臀部、腹股沟内侧等，有边缘清楚的大片红斑及少数丘疹，严重时可有水疱、糜烂、溃疡或伴有继发

细菌感染。如果皮肤长时间处于潮湿状态还易继发真菌感染。尿布过敏的主要表现为臀部皮肤红斑，范围与尿布形状大小相同，边界清楚。

【治疗与护理】

1. 尿布的选择：建议使用高吸收性、透气性好、质量可靠的一次性纸尿裤，如对纸尿裤过敏，应更换其他品牌或选用柔软的棉质尿布，勿用橡皮布或塑料布包扎于尿布外。

2. 尿布更换时机：新生儿每2小时更换1次；婴幼儿每2~3小时更换1次；排便后应及时更换；敏感性皮肤儿童可增加更换频次；每天固定时间解开纸尿裤，充分暴露臀部每次30~60分钟，每日3次，同时注意保暖。

3. 皮肤清洁：准备37~40℃温水，用软棉布，动作轻柔地拍干皮肤。平时要注意臀部护理，保持臀部干燥。

4. 臀部发红尚未脱皮，可外涂鞣酸软膏或紫草油；有渗出者可涂氧化锌软膏。

5. 伴有细菌感染时，可外用抗生素软膏，如匹莫罗星软膏（百多邦）；如伴有真菌感染则外涂抗真菌药物，如制霉菌素软膏、咪康唑软膏等。

五、脓疱病

脓疱病（impetigo）是儿童最常见的化脓性皮肤病，多见于夏秋季，有接触传染及自身接种特征，好发于儿童，易造成小区域流行。

【病因】

金黄色葡萄球菌是最主要的致病菌，一般发生在机体抵抗力下降、皮肤有损伤时。夏秋季儿童多汗，细菌容易繁殖，儿童皮肤娇嫩，若有昆虫叮咬、生痱子等，更有利于细菌侵入。

【临床表现】

皮疹初起时为红斑、丘疹或水疱，疱液最初是清澈的黄色液体，1日后疱液变浑浊，脓汁沉积于疱底部，形成半月形脓疱，疱壁薄易破，破溃后形成溃烂面。若疱液、脓液干枯，则形成黄痂。一般有痒感，愈后不留瘢痕，但若病变较深，也可留下瘢痕。常见合并症是全身感染，此时可出现发热和局部淋巴结肿大，重者可引起败血症。部分病例在

皮肤感染 1~4 周后引起急性肾炎。

【治疗与护理】

1. 注意皮肤清洁卫生，加强宣教，不接触有皮肤感染的患儿。

2. 在医生指导下食用高热量、高维生素、高蛋白质食物，保持患儿心情愉悦，避免过度劳累，适度参加锻炼，提高机体抵抗力。

3. 保持皮肤清洁，穿棉质宽松的衣服，减少对皮损的摩擦，避免搔抓患处，注意个人卫生。④托幼机构中患儿应隔离，日常用具严密消毒。⑤局部治疗：以清洁液（如 1%~3% 硼酸溶液，1∶5000 高锰酸钾溶液，0.1% 依沙吖啶溶液，3% 过氧化氢溶液）清洗并酌情去痂后再涂以抗生素软膏。⑥病变广泛者可应用抗生素全身治疗。

六、单纯糠疹

单纯糠疹（pityriasis simplex）又称白色糠疹（pityriasis alba），是常见于儿童面部的鳞屑性浅色斑疹，也可见于上臂、颈部及肩部。

【病因】

目前尚不明确，营养不良、维生素缺乏、日晒等因素均可诱发本病，春季发病较多见。

【临床表现】

皮疹为大小不等、圆形或卵圆形色素减退斑，表面有细小鳞屑，境界大多清楚，边缘稍红而隆起，微痒或无自觉症状。

【治疗与护理】

病程呈慢性，可自愈，但可反复出现。①营养均衡，保证维生素摄入。②应避免过度皮肤清洗，不用碱性强清洁用品。③户外活动时，做好防晒措施，避免阳光直晒。④因斑疹可自行消退，一般不必治疗，应避免过度清洗。⑤可外用一些温和药物加以保护，一般不提倡外用糖皮质激素，可口服复合维生素 B。

七、血管瘤和脉管畸形

血管瘤（hemangioma）和脉管畸形（vascular malformation）虽然在出生时两者表现可相似，既往曾作为一类疾病，但两者损害的自然病程截然不同，病理性质亦完全不同，属于两种不同的病变。血管瘤是儿童常见的良性血管内皮细胞增生性疾病，属于良性肿瘤，而脉管畸形是以脉管发育畸形为基础的病变。关于血管瘤和脉管畸形分类，2019 版血管瘤和脉管畸形的诊断及治疗指南提出：血管肿瘤可分为良性、局部侵袭性或交界性、恶性三种类型；脉管畸形可分为单纯性及混合性（定义为同一病灶中含有两种或两种以上血管畸形）两大类。具体可见表 20-7。

表 20-7　血管瘤分类

血管肿瘤
　良性
　局部侵袭性或交界性
　恶性
脉管畸形
　单纯性
　　毛细血管畸形
　　淋巴管畸形
　　静脉畸形
　　动静脉畸形 *
　　动静脉瘘 *
　混合型
　　毛细血管 - 静脉畸形
　　毛细血管 - 淋巴管畸形
　　淋巴 - 静脉畸形
　　毛细血管 - 淋巴 - 静脉畸形
　　毛细血管 - 动静脉畸形 *
　　毛细血管 - 淋巴 - 动静脉畸形 *
　　其他

注：* 高血流量病灶。

（一）婴幼儿血管瘤

【病因】

婴幼儿血管瘤（infantile hemangioma）病因和发病机制尚不清楚，可能有多种细胞成分参与了疾病的发生。

【临床表现】

血管瘤发生在皮肤的位置决定了其症状和表现。皮肤浅表的婴幼儿血管瘤表现为鲜红色丘疹状，而蓝色结节状则为深在的血管瘤，绝大多数婴幼儿血管瘤同时包含浅表及深在两种成分。通常在生后4~8周时，婴幼儿血管瘤经历快速生长期并持续至婴儿6~9个月大，之后血管瘤生长减慢，约在生后第2年血管瘤开始消退，消退期常以血管瘤变苍白为标识，随之血管瘤变小、变平，消退期缓慢持续，约90%的患儿在4岁时瘤体完全消退，瘤体累及越深，则消退时间越晚。

【治疗与护理】

对婴幼儿血管瘤应坚持动态观察随访，通常根据血管瘤增大速度、发生部位、是否发生并发症、患儿年龄、情感需求等因素综合考虑是否予以治疗。对于婴幼儿血管瘤首选药物治疗，浅表血管瘤用局部外用药物治疗常有效，这些外用药物主要是β受体阻滞剂的外用制剂（如普洛奈尔制剂、噻吗洛尔制剂），对于部位深在的和混合性婴幼儿血管瘤需要口服β受体阻滞剂。非药物治疗包括激光治疗、手术治疗。家庭护理注意事项：保持血管瘤表面清洁干燥，湿水后可用柔软的布巾蘸干，切勿来回擦拭。定期修剪指甲，以防儿童抓挠使瘤体破溃。位于褶皱部位的血管瘤因透气性较差，易潮湿，易摩擦，容易形成溃疡，保持该部位干燥。居家准备无菌纱布，一旦血管瘤破溃出血，可以压迫止血，及时就医。

（二）鲜红斑痣

鲜红斑痣（nevus flammeus）又名葡萄酒色斑，是血管性畸形中最常见的类型，由交织、扩张的毛细血管组成，发病率为0.3%~0.5%。好发于颜面、颈部，也可发生于其他任何部位。

【临床表现】

生后即可存在，表现边缘清楚而不规则的鲜红色或暗红色斑块，压之褪色或不完全褪色。随着患儿年龄增长颜色渐加深，同时可出现进行性结节和突起。部分严重的病变可伴有软组织及骨组织的增生，导致局部增大变形。①粉红型：病变区平坦，呈浅粉红色至红色，指压可完全褪色；②紫红型：病变区平坦，呈浅紫红色至深紫红色，指压可褪色或不完全褪色；③增厚型：病变增厚，高出正常皮面，或有结节增生，指压不完全褪色或不褪色。

【治疗】

首选血红蛋白吸收波段（532~1064 nm）的脉冲激光治疗。其他治疗包括光动力治疗及手术治疗等。

八、间擦疹

间擦疹是一种发生在皮肤褶皱区域的炎性疾病。

【病因】

皮肤褶皱处积汗潮湿，角质层易软化，加上皮肤不断摩擦，导致充血糜烂，容易合并细菌或真菌感染。高温高湿环境、出汗过多、卫生条件差、营养不良、肥胖等均易导致该病发生。

【临床表现】

本病可发生于婴幼儿，间擦部位（颈部、腋窝、肘窝、腹股沟、外阴等）常为大片红斑、斑丘疹、糜烂、部分皮损表面有细薄鳞屑，合并感染者外周可见卫星状脓疱。

【治疗与护理】

1. 婴幼儿房间保持通风，温度、湿度均不宜过高。

2. 衣物以棉布为主，着宽松衣服，勤换洗。

3. 每天用温水清洁患处，用毛巾轻蘸干，勤剪指甲，避免搔抓。

4. 若皮损处干燥，可局部涂炉甘石洗剂、鞣酸软膏制剂，有渗液、糜烂可用氧化锌，必要时在医生指导下使用激素及抗菌药物。

九、荨麻疹

荨麻疹是因皮肤、黏膜小血管扩张及渗透性增加而出现的一种局限性水肿反应性疾病。15%~25%的人至少发生过一次荨麻疹，但儿童荨麻疹的发病率远低于成人。

【病因及发病机制】

荨麻疹的发病机制复杂，目前尚未完全明确，真皮肥大细胞的活化和脱颗粒被认为在其中发挥关键作用。儿童急性荨麻疹多为自限性，慢性自发性荨麻疹的原因多样，可能与自身免疫、病原体感染、易致敏食物和食物添加剂以及药物等有关。临床上，根据病因分为自发性荨麻疹与诱导性荨麻疹两种；根据病程长短分为急性荨麻疹（病程在 6 周内）与慢性荨麻疹（风团每天发作或间歇发作，持续时间 >6 周）。

【临床表现】

荨麻疹临床表现为大小不等、形态不一的风团或伴有血管性水肿，多伴有瘙痒。病情严重的急性荨麻疹还可伴有恶心、呕吐、腹痛、腹泻、胸闷及呼吸困难等全身症状。不同类型荨麻疹的临床表现各有特点（表 20-8）。

【治疗与护理】

1. 告知家长该病病情易反复发作，病程迁延，但绝大多数呈良性经过，具有自限性，治疗的目的是控制症状。

2. 积极寻找并消除病因 / 诱因。

3. 培养规律作息，保持儿童居室清洁、定期晾晒被褥。

4. 治疗上首选第二代非镇静抗组胺药，如氯雷他定、西替利嗪和左西替利嗪等。

表 20-8　荨麻疹的类型及临床表现

类型	临床表现
自发性荨麻疹	自发性风团和（或）血管性水肿发作
人工荨麻疹（皮肤划痕症）	机械性切力后 1~5 分钟内局部形成条状风团
冷接触性荨麻疹	遇到冷的物体，在接触部位形成风团
延迟压力性荨麻疹	垂直受压后 30 分钟至 24 小时局部形成红斑样深在性水肿，可持续数天
热接触性荨麻疹	皮肤局部受热后形成风团
日光性荨麻疹	暴露于紫外线或可见光后发生风团
振动性血管性水肿	皮肤被振动刺激后数分钟内出现局部红斑和水肿
胆碱能性荨麻疹	皮肤受产热刺激如运动、摄入辛辣食物或情绪激动时发生直径 2.3 mm 的风团，周边有红晕
水源性荨麻疹	接触水后发生风团
接触性荨麻疹	皮肤接触一定物质后发生瘙痒、红斑或风团

（童梅玲）

第二十一章
儿童常见症状和体征鉴别

第一节 发 热

体温升高是小儿疾病时常见的一种临床表现。正常小儿的肛温为 36.9~37.5℃，舌下温度较肛温低 0.3~0.5℃，腋下温度为 36~37℃，腋下测量相对比较安全、方便、卫生。不同个体的正常体温虽稍有差异，但一般认为体温超过其基础体温 1℃以上时，则认为是发热。根据发热温度分为：低热，37.4~38.0℃；中度热，38.1~39.0℃；高热，39.0~41.0℃；超高热，高于 41.0℃。

【病因】

引起发热的病因可分为感染性和非感染性两大类，儿童以前者多见。

1.感染性发热 由各种病原体，如细菌、病毒、肺炎支原体、立克次体、螺旋体、真菌、原虫、寄生虫所引起的感染，均可导致发热。

2.非感染性发热 ①恶性肿瘤：包括白血病；②结缔组织病：如风湿热、幼年型类风湿性关节炎、川崎病等；③内分泌疾病：如甲状腺功能亢进；④血制品：由于应用药物或血清制品引起的发热；⑤大手术后：由组织损伤、内出血、大血肿等导致分解产物增加而引起的发热；⑥散热障碍：如广泛性皮炎、鱼鳞病、先天性外胚层发育不良或大面积烫烧伤造成的汗腺缺乏，严重失水、失血等；⑦癫痫大发作：使产热增多；⑧中枢性发热：如大脑发育不全，脑出血等使体温调节中枢受损引起发热，以及暑热症等。

【诊断要点】

1.详细询问病史，包括年龄、发热规律和热型、发热持续时间、居住条件、居住地区的疾病（如疟疾、血吸虫病、钩端螺旋体病、伤寒等传染病）流行情况；有无提示系统性疾病的症状，如咳嗽、气促、腹泻、腹痛、尿频、尿急、尿痛等；有无结核病接触史、动物接触史；详细询问预防接种史。

2.仔细观察热型的特点。

3.进行全面体格检查，对全身各系统都应仔细检查，还要注意有无淋巴结肿大、肝脾大、皮疹和贫血等。

4.实验室及其他特殊检查，对急性发热的患儿应常规查血、尿常规，必要时胸部 X 线摄片。对较长期发热的患儿，可选择必要的实验室检查或其他特殊检查（表 21-1）。

【鉴别诊断】

发热可由患儿年龄、热型、体温曲线、持续天数、所伴有的症状和（或）体征结合临床检查结果予以鉴别诊断，明确发热病因（表 21-2~表 21-6）。

表 21-1　长期发热鉴别诊断时的临床检查项目	
常规检查	**选择检查**
血、尿、粪常规检查	细菌涂片镜检、培养
红细胞沉降率	脑脊液常规检查、培养
CRP、ASO、RF	骨髓穿刺、涂片及培养
血清蛋白电泳	其他穿刺液的常规检查涂
AST、ALT、LDH	片、培养
胸部 X 线摄片	血清抗体检查
血压测定	免疫补体系统检查
血培养 + 药物敏感试验	血清电解质、肝肾功能测定
	心电图
	X 线检查（必要部位）
	B 超检查
	CT 检查
	MRI 检查

注：CRP，C 反应蛋白；ASO，抗链球菌溶血素 O；RF，类风湿因子；LDH，乳酸脱氢酶。

表 21-2　由患儿年龄鉴别发热病因

婴儿期	幼儿期	学龄期
上呼吸道感染综合征	上呼吸道感染综合征	上呼吸道感染综合征
急性呼吸道感染	急性呼吸道感染	急性胃肠炎
肠道感染	急性胃肠炎	沙门菌感染
幼儿急疹	中耳炎	尿路感染
中耳炎	尿路感染	其他急性感染
尿路感染	沙门菌感染	结核病
败血症、骨髓炎	其他急性感染（如手足口病）	恶性肿瘤（包括白血病）
化脓性脑膜炎	结核病	结缔组织病
其他急性感染症	肝炎	内分泌疾病（如甲状腺功能亢进症）
川崎病 *	川崎病	体质性高体温症
结核病	恶性肿瘤（包括白血病）	
脱水热		
中枢性发热		
暑热症		
免疫不全综合征		

注：*川崎病又称皮肤黏膜淋巴结综合征（mucocutaneouslymphnodesyndrome，MCLS）。

表 21-3　由热型鉴别发热病因

热型	体温曲线	常见疾病
稽留热	持续于 39~40℃及以上，达数日或数周，24 小时波动范围不超过 1℃	肺炎链球菌性肺炎、伤寒、斑疹伤寒
弛张热	体温在 39℃以上，但波动幅度大，24 小时内体温差达 2℃以上，最低时一般仍高于正常水平	败血病、风湿热、重症肺结核、化脓性炎症，恶性肿瘤（包括白血病）
间歇热	高热期与无热期交替出现，体温波动幅度可达数度，无热期（间歇期）可持续 1 日或数日，反复发作	疟疾、急性肾盂肾炎，自身免疫性疾病
回归热	骤然升至 39℃以上，持续数日后又骤然下降至正常水平，高热期与无热期各持续若干日后，即有规律地交替一次	回归热、霍奇金病、周期热
波状热	逐渐升高达 39℃或以上，数日后逐渐下降至正常水平，数日后再逐渐升高，如此反复多次	布鲁菌病
不规则热	无一定规律	结核病、风湿热、支气管肺炎、渗出性胸膜炎、感染性心内膜炎

表 21-4　由发热持续时间鉴别发热病因

3~4 日	5~6 日	7 日以上
上呼吸道感染综合征	上呼吸道感染综合征	结核病
幼儿急疹	中耳炎	传染性单核细胞增多症
肠道感染症	尿路感染	其他感染症
中耳炎	沙门菌感染	川崎病
尿路感染	化脓性脑膜炎	结缔组织病
化脓性脑膜炎	其他感染症	恶性肿瘤（包括白血病）
败血症	川崎病	中枢神经系统功能障碍

（续表）

3～4日	5～6日	7日以上
其他急性感染 川崎病 脱水热	—	药物热 免疫不全综合征 感染后发热 体质性发热 心理性发热 不明原因发热

表 21-5　由发热所伴随的症状鉴别发热病因

疾病症状	发热病因
呼吸系统症状	呼吸道感染、中耳炎、鼻窦炎、咽后壁脓肿、免疫不全综合征
消化系统症状	肠道感染、口腔炎、脑膜炎、病毒性肝炎、阑尾炎、急性腹膜炎、急性胰腺炎、恶性肿瘤（包括白血病）、脱水热
泌尿系统症状	尿路感染
神经系统症状	脑膜炎、脑炎、中枢神经功能障碍、自主神经功能异常、脱水热、精神性发热
皮肤症状	幼儿急疹、猩红热、病毒性感染（如手足口病）、沙门菌感染、败血症、风湿热、少年型类风湿性关节炎、系统性红斑狼疮、川崎病、免疫不全综合征
循环系统症状	细菌性心内膜炎、心肌炎、风湿热、少年型类风湿性关节炎、川崎病
淋巴结肿大	扁桃体炎、风疹、腮腺炎、传染性单核细胞增多症、结核病、少年型类风湿性关节炎、川崎病、恶性肿瘤（包括白血病）
肝脾大	败血症、沙门菌感染结核、传染性单核细胞增多症、恶性肿瘤（包括白血病）
贫血	恶性肿瘤（包括白血病）、溶血性贫血
肌肉、关节症状	化脓性关节炎、败血症、骨髓炎、肌炎、病毒性感染、风湿热、少年型类风湿性关节炎、恶性肿瘤（包括白血病）、所谓"生长热"

表 21-6　由临床检查鉴别发热病因

检查项目结果	病因
白细胞计数增加	细菌感染
白细胞计数降低	病毒感染、沙门菌感染、结缔组织病、粒细胞减少症
嗜酸性粒细胞计数增加	寄生虫病、药物过敏、结核病、白血病、结缔组织病
淋巴细胞比例增高	病毒性感染、恶性肿瘤（包括白血病）
贫血相关检查提示贫血	恶性肿瘤（包括白血病）、慢性感染
红细胞沉降率增加、CRP（+）	感染、风湿病、恶性肿瘤、川崎病
红细胞沉降率增加、CRP（-）	感染恢复期
ASO↑、CRP（+）	链球菌感染
RF（+）	风湿病、肝脏疾病、结核病、恶性肿瘤
血清蛋白电泳 γ 球蛋白↑	风湿病、慢性感染、恶性肿瘤、肝脏疾病
ALT、AST、LDH↑	肝脏疾病、肌炎、恶性肿瘤
血培养（+）	败血症、骨髓炎
尿沉渣白细胞计数↑	尿路感染
脑脊液蛋白、细胞数增加	脑膜炎
胸部 X 线片阳性征象	肺炎、肺结核
骨髓穿刺提示恶性肿瘤骨髓象	恶性肿瘤（包括白血病）
鼓膜充血	中耳炎

第二节 青 紫

因血液中还原血红蛋白或异常血红蛋白增高，并达到一定程度时，使皮肤和黏膜呈青紫色，称为青紫（发绀）。青紫一般在口唇、颊黏膜、鼻尖、鼻唇间区、耳郭、甲床、指尖等毛细血管丰富的部位，皮肤、黏膜较薄的部位尤为明显。

【病因】

1.还原性血红蛋白增多

（1）中心性青紫 系心肺疾病所致，动脉血 SaO_2、PaO_2 降低。肺源性青紫：① 各种原因引起的呼吸道梗阻，如分娩时羊水吸入、先天性呼吸道畸形、咽后壁脓肿和各种原因的喉梗阻、急性末梢细支气管炎等；②肺和胸腔疾病，如肺炎、肺水肿、先天性肺囊肿、膈疝、脓胸、呼吸肌麻痹等；③肺血管疾病，如先天性肺静动脉瘘等。心源性青紫：伴有右向左分流的先天性心脏病，如法洛四联症及大血管易位、艾森门格综合征、法洛三联症、单心房、单心室等。

（2）周围性青紫 可见于全身性或局部性病变，动脉血 SaO_2、PaO_2 均正常。

全身性疾病：如心功能不全、慢性缩窄性心包炎、休克等。局部血流障碍：如上腔静脉梗阻、肢端动脉痉挛症（雷诺病）及肢端动脉痉挛现象。

2.异常血红蛋白增多

如先天性高铁血红蛋白血症、血红蛋白 M 病、后天性高铁血红蛋白血症（药物或食物所致）。

【诊断】

1.病史 仔细询问患儿有可能引起青紫的常见疾病史，如心血管或呼吸系统疾病，青紫出现的年龄及伴随情况，药物及食物史。

2.体征 注意患儿面容，面颊颜色，青紫分布特征，坐卧姿态，颈静脉是否充盈，有无胸廓畸形、杵状指（趾），应仔细检查心肺特征性体征。

3.辅助检查 ① 动脉血气分析（pH、PaO_2、$PaCO_2$、SaO_2），新生儿应做血糖、血钙测定和血培养检查；②疑有心源性青紫，应做心脏 X 线摄片、心电图、超声心动图检查，必要时行心导管及选择性心血管造影予以确诊；③疑为肺源性青紫，应行胸部 X 线摄片，必要时做支气管镜或支气管造影检查；④疑为血红蛋白异常引起的青紫，可抽静脉血，装于容器内振荡，使之与空气接触。正常者变红色，异常者则不变色，进一步可行血液光谱分析及血红蛋白电泳检查。

【鉴别诊断】

如图 21-1 所示。

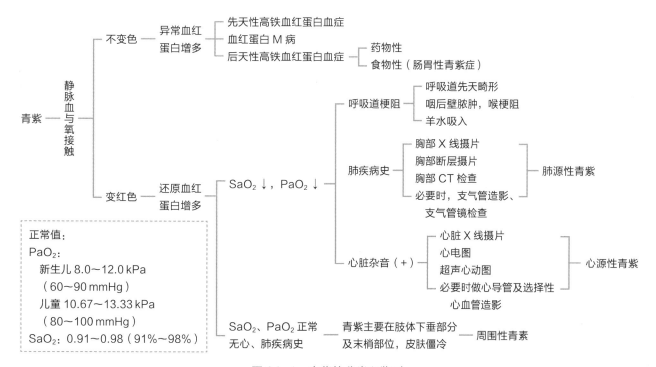

图 21-1 青紫的分类和鉴别

第三节 呕 吐

呕吐是小儿常见症状之一，虽可单独发生，但常随原发病而伴有其他症状及体征。引起呕吐的病因很多，故对呕吐患儿应仔细分析病史，尤其需注意呕吐与饮食的关系、起病的急缓、发病年龄，以及伴随的症状与体征。必要时，应进行 X 线等进一步检查，以明确诊断。

【病因】

1. 新生儿期

（1）生理性　早期贲门发育不成熟、空气咽下症、新生儿假性肠梗阻、溢乳等。

（2）病理性　器质性疾病引起，如消化道梗阻（食管闭锁、肠狭窄、肠梗阻、肠旋转不良、胎粪性肠梗阻）、感染（败血症、脑膜炎等）、中枢神经系统疾病（硬膜下血肿、颅内出血、脑水肿）、胆红素脑病等，或代谢性疾病（苯丙酮尿症、肾上腺性腺综合征、乳糖不耐受综合征、高氨血症）、肾脏疾病（肾积水、尿路畸形）、贲门食管弛缓症、特发性胃穿孔等。

2. 婴儿期

（1）生理性　见于溢乳、空气咽下症等。

（2）病理性　见于先天性肥厚性幽门狭窄、肠套叠、感染（尤其是尿路感染及胃肠道感染）、裂孔疝、贲门食管失弛缓症、代谢性疾病（高氨血症、肾上腺性腺综合征）、牛乳蛋白过敏、阑尾炎、腹膜炎、心脏病、肾脏病（急性肾功能不全、溶血尿毒症综合征）、颅内出血、药物中毒、嵌顿疝、脑病合并内脏脂肪变性（Reye 综合征）等。

3. 幼儿、学龄前期和学龄期儿童

（1）生理性或心理性周期性呕吐，神经精神性呕吐等。

（2）病理性感染性疾病（扁桃体炎、中耳炎、脑膜炎、脑炎、胃肠道感染、阑尾炎、肠系膜淋巴结炎）、肠梗阻、肠道寄生虫病、脑肿瘤、硬脑膜下血肿、糖尿病酮症酸中毒、肾功能不全、自主神经发作性呕吐（腹型癫痫、周期性呕吐）、十二指肠溃疡；药物所致呕吐、毒物误服、嵌顿疝、裂孔疝、代谢异常、屈光不正、脑病合并内脏脂肪变性（Reye 综合征）等。

【诊断】

可从患儿的年龄、呕吐物性状和发病经过（急性或慢性）做初步病因分类。应详细询问呕吐以外的症状，如一般状况；有无发热、意识障碍、惊厥和其他颅内压增高症状；有无腹部饱满、腹部包块；有无腹痛、腹泻、血便等。必要时，应进行直肠、肛门检查，以及胸部、腹部 X 线检查。腹部 X 线检查应包括正位、侧位、卧位和立位，注意有无消化道穿孔或闭锁。必要时，应行钡餐或空气灌肠胃肠道造影检查。

【鉴别诊断】

1. 呕吐伴随的症状　有助于鉴别诊断，病因鉴别如图 21-2 所示。

2. 呕吐的诊断步骤　如图 21-3 所示。

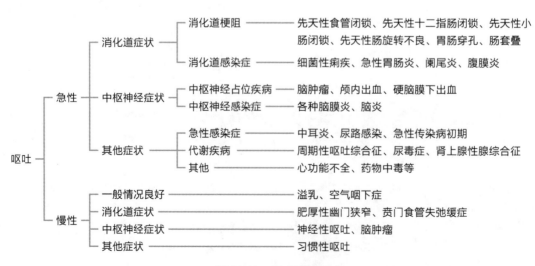

图 21-2　呕吐的鉴别

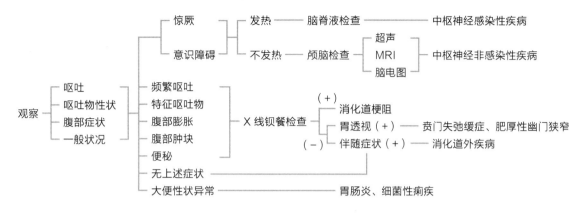

图 21-3 呕吐的诊断步骤

【处理】

伴呕吐的婴幼儿期疾病，不论急性或慢性，常伴有脱水和电解质紊乱，故应输液和纠正电解质紊乱。消化道梗阻性疾病，应力求及早诊断和外科紧急处理。伴呕吐的消化道感染或其他感染，除应及时纠正水、电解质紊乱外，应及早选用有效抗生素。对中枢神经系统感染，呕吐多因颅内压增高所致，故除应用抗生素外，还需使用脱水剂，以降低颅内压。对食物中毒、药物中毒等中毒性呕吐，应洗胃并输液，以促进毒物排出和减少毒物吸收。

第四节 腹 痛

腹痛是小儿常见症状之一，引起腹痛的原因很多，因幼儿多数不能准确地表达疼痛的感觉、性质及部位，常仅能以哭闹来表示，造成诊断困难。

【病因】

1.急性腹痛

（1）婴儿期 ①多见的病因：如肠绞痛、急性胃肠炎；②常见的病因：如牛乳蛋白过敏症、肠套叠、急性阑尾炎、肠管闭锁或狭窄（多见于小肠）、裂孔疝、睾丸或卵巢扭转、肠扭转、外伤等；③较少见的病因：如消化性溃疡、中毒（铅、铁）、肿瘤等。

（2）幼儿期及学龄前期 ①常见的病因：如

急性胃肠炎、肠道寄生虫病、肾盂肾炎、外伤、急性阑尾炎、Meckel 憩室等；②较常见的病因：如肺炎、风湿热、中毒、急性或慢性胰腺炎、胆囊炎、肝炎等；③少见的病因：如肝脓肿、肿瘤、结核病（腹腔或肠道）等。

（3）学龄期（6~14岁） ①常见的病因：如急性胃肠炎、外伤、肾盂肾炎、急性阑尾炎、肠寄生虫病等；②较常见的病因：如肠道炎症性疾病、消化性溃疡、肺炎、风湿热、胆囊炎、中毒等；③少见的病因：如结缔组织病、盆腔内炎症性疾病等。

2.反复性腹痛

（1）腹部疾病 ①消化道疾病：见于胃或十二指肠溃疡、溃疡性结肠炎、慢性便秘、过敏性紫癜、结核病、肠套叠、肿瘤等；②肾、尿路疾病：如肾盂肾炎、肾积水、尿路结石等。

（2）腹外疾病 如癫痫、风湿病、心源性腹痛。

【诊断】

应注意发病年龄，并详细询问腹痛发作情况、性质、部位和伴发症状（如呕吐、便秘、便血、皮疹、尿痛、血尿、咳嗽及大便性状等）。由于引起腹痛的病因不一定在腹部，故应做全面体检。腹部体检时尤应注意触诊（表21-7）。

【鉴别诊断】

如表 21-8 和表 21-9 所示。

表 21-7 腹痛的腹部触诊要点

体征	触诊要点
腹部柔软度	部位、抵抗、紧张度及反跳痛
包块	部位、形状、数量、大小、硬度、压痛、表面光滑度、波动感、移动性

（续表）

体征	触诊要点
腹部胀满	是全腹还是局部，有无波动感及包块
腹部脏器	肝、脾、肾的位置、大小、硬度，有无膀胱尿潴留
腹股沟部包块	疝、精索水肿
压痛	最后检查，注意部位、最痛点及其他处压痛点，压痛与包块的关系，由于体位改变所致压痛的变化

表 21-8　小儿急性腹痛的鉴别

病名	症状	腹部检查	其他检查
急性阑尾炎	上腹痛转移至右下腹痛，呕吐，有时发热	麦氏点压痛、反跳痛、肌紧张	血常规显示白细胞增多
胃、十二指肠溃疡	有时上腹痛，有时呕血、便血	上腹部压痛点，穿孔时上腹部胀满	大便隐血试验阳性，缺铁性贫血，消化道钡餐造影及消化道内镜检查阳性，穿孔时膈下游离气体
细菌性胃肠炎	发热、呕吐、腹痛、腹泻	沿结肠压痛	大便中查见脓血，大便培养阳性
急性肠系膜淋巴结炎	常有呼吸道感染，腹痛在右下腹、脐周，偶有呕吐、腹泻	无腹肌紧张，压痛部位不固定，反跳痛不明显	常有末梢血白细胞增多
蛔虫性肠梗阻	腹痛、呕吐、便秘，持续腹痛、阵发加剧	腹部多柔软，可触及条索状团块，多位于脐周，一般无压痛	腹部 X 线检查可见部分性肠梗阻
胆道蛔虫症	有肠道蛔虫病史，右上腹痛，甚至可吐出蛔虫及胆汁	右上腹有局限性压痛，上腹部轻度肌紧张	大便蛔虫卵阳性
急性胆囊炎	较少见，起病急，伴恶心、呕吐	右上腹压痛、肌紧张	末梢血白细胞增多
胆石症	发热、腹胀，腹痛以右上腹为主	右上腹触痛、背部放射痛	超声检查胆囊腔内有高密度回声团块
急性肝炎	发热、食欲不振、恶心、呕吐，部分可有黄疸	肝大	ALT、LDH 升高，甲型肝炎 TTT*、IgM 升高，乙型肝炎 HBsAg 阳性
尿路感染	伴发热、呕吐等症状，2 岁以下男孩多，年长儿女童多，并有膀胱刺激征尿频、尿急	腹部无定位体征	尿检白细胞增多，尿培养阳性，菌落数 $>1 \times 10^5$/ml
尿路结石	输尿管结石有绞痛，肾盂结石为钝痛或无痛，膀胱结石有膀胱刺激征，尿道结石除排尿困难外常有血尿	肾区肌紧张及压痛	尿检有血尿，部分病例 X 线摄片可见结石阴影，静脉肾盂造影可确诊
过敏性紫癜	腹部剧痛、血便，皮肤尤其四肢末端及臀部对称性紫癜	腹部无定位压痛	血便，出凝血时间及血小板正常
急性胰腺炎	上、中腹部剧痛，恶心、呕吐、发热	上腹、脐周压痛及肌紧张	血、尿中淀粉酶上升

注：*TTT：麝香草酚浊度试验（thymol turbity test，TTT），急性肝炎的诊断指标，升高表示肝实质损害。

表 21-9 2岁以下小儿急性腹痛的鉴别

病名	症状	腹部检查	检查要点
肠套叠	呕吐，间歇性哭闹，哭闹时面色苍白	右季肋下触及可动性、压痛性包块	黏液状血便，空气灌肠 X 线检查可确诊
急性阑尾炎穿孔	发热，呕吐，腹部胀满	腹肌强直、全腹压痛，肠鸣音消失	末梢血白细胞增多
腹股沟斜疝嵌顿	呕吐，啼哭	腹股沟部包块	B超检查时表现为腹股沟或者阴囊内出现异常回声包块

第五节 便 秘

在儿科临床实践中，以便秘为主诉来就诊者较常见，多数虽不是病态，但应妥善处理。母乳喂养儿，在新生儿期排便每日 2~4 次。出生 2 个月后，逐渐减少为每日 1~2 次。但以配方乳或其他代乳品喂养者，大便次数较少，每日 1 次或 2~3 日 1 次。母乳不足可使婴儿大便次数减少而被误认为便秘，对此应添加母乳，而不是灌肠通便。

对便秘儿童，应首先区分是否应立即给予处理。若进食、全身状态以及体重的增加等均无异常，则一般不予处理，继续观察。但若大便干燥、量少又难排出，虽一日排便 2~3 次，但其总量比平时 1 次的量还少，则仍应视为便秘。特别是同时伴有食欲减退、腹部胀满，尤其伴腹痛、呕吐、血便者，则应立即寻找原因，妥善处理。

【病因】

可分为食物性便秘、习惯性便秘、肠管功能紊乱性便秘，以及由肠管、肛门器质性病变所引起的便秘四类。

1.食物性便秘 ①食物摄入不足；②摄入食物纤维素及水分不足；③偏食。

2.习惯性便秘 ①不规则排便习惯；②滥用泻剂或灌肠。

3.肠管功能紊乱 ①由各种慢性疾病引起的生活能力低下；②肌肉神经疾病；③脊髓病变（脊柱裂或隐性脊柱裂、脊髓髓膜瘤、脊髓肿瘤、脊髓炎）。

4.肠管、肛门器质性病变 ①肛门、直肠结肠畸形（闭锁或狭窄）；②肛裂；③结肠过长；④肠梗阻、肠套叠。

【诊断】

绝大多数新生儿在生后 24~36 小时内就应有胎粪排出。若无排便，就应检查有无肠道梗阻，包括肛门闭锁及狭窄。因为在梗阻以下的肠段仍可排出少量胎粪，所以即使有胎粪，也不能完全排除肠道梗阻。若便秘而同时体重不增，且常因饥饿而啼哭，则应怀疑食物摄入不足。应详细了解饮食情况、排便习惯和是否伴发其他症状，如腹痛、呕吐、腹胀等。对某些找不出便秘原因或经适当处理后仍不见效者，需用 X 线钡餐或钡灌肠检查，以助诊断。

【鉴别诊断】

如图 21-4 所示。

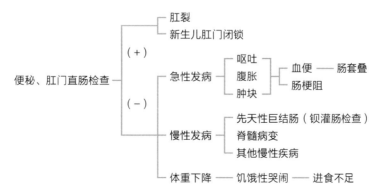

图 21-4 便秘的诊断步骤

第六节　紫癜、紫斑和出血倾向

紫癜、紫斑和出血倾向大多因为血管结构或功能异常，出、凝血机制障碍所引起，其轻重表现差异可以很大，轻者仅见皮肤有少量紫癜、紫斑；重者则可发生很难控制的黏膜大量渗血，甚至可因内脏出血而危及生命。

【病因】

1. 血管异常症　由血管结构或功能异常所致。

（1）过敏性紫癜常见于幼儿、学龄儿。伴有腹痛、关节痛，可伴发紫癜性肾炎和其他合并症。

（2）小儿单纯性紫癜仅发生于下肢，各项出凝血检查均正常，不伴其他症状。

（3）坏血病为维生素 C 缺乏症，可伴牙龈、黏膜和肌肉内出血，婴儿并可伴骨膜下出血。

（4）症状性血小板不减少性紫癜由感染性疾病（如流行性脑脊髓膜炎、亚急性细菌性心内膜炎等）、药物（抗生素或化学性药物）、肾上腺皮质功能亢进症等引起。

（5）遗传病如皮肤弹性过度症（Ehlers-Danlos 综合征）、遗传性毛细血管扩张症（Osler 病）等。

2. 血小板异常性疾病

（1）血小板量的异常　特发性血小板减少性紫癜，多种原因引起的继发性血小板减少症、原发性及继发性血小板增多症等。

（2）血小板功能缺陷性疾病　如血小板无力症、血小板第Ⅲ因子活性异常症、继发性血小板功能异常（如继发于药物、肝脏疾病）等。

（3）其他　如血小板减少症伴巨大海绵状血管瘤（Kasabach-Merrit 综合征），湿疹血小板减少性免疫缺陷病（Wiskott-Aldrich 综合征）。

3. 凝血、抗凝血功能异常

（1）先天性　如血友病 A（因子Ⅷ缺乏）、血友病 B（因子Ⅸ缺乏）、血友病 C（因子Ⅺ缺乏）、纤维蛋白原缺乏症等。

（2）后天性　如维生素 K 依赖性凝血因子缺乏症、新生儿出血症、各种病因引起的弥散性血管内凝血（DIC）、抗凝剂的使用、肝脏疾病等。

【诊断】

1. 病史、体征　应仔细询问发病年龄、家族史、紫癜及紫斑的出现部位、特征，有无皮下、肌肉深部出血或关节腔内出血现象，出血程度和通常止血方式，有无患有可能引起出血的原发疾病，发病前有无药物使用史等（表 21-10）。

2. 实验室检查　实验室检查对出血性疾病的诊断有重要意义，一般先做一些简易的检查项目以进行初步鉴别，包括出血时间、凝血时间、血块退缩试验、血小板计数及毛细血管脆性试验。如仅有毛细血管脆性增加，其余 4 项均正常，提示毛细血管异常；如出血时间延长、毛细血管脆性正常或增加，血块收缩完全或不良，提示血小板异常，其中血小板数减少者可能为血小板减少性紫癜，血小板数正常者则可能为血小板功能异常；如出血时间正常、凝血时间延长或正常，毛细血管脆性试验正常，血小板计数正常，血块退缩完全，则可能为凝血障碍或抗凝物质增多，应进一步检测白陶土部分凝血活酶时间（KPTT）、凝血酶原时间（PT）、凝血时间（TT），以做凝血性疾病的过筛试验，进一步明确诊断（图 21-5）。

表 21-10　血管、血小板异常和凝血因子缺乏所致出血倾向的比较

	血管、血小板异常	凝血因子缺乏
家族史	一般无	通常有
性别	女性多	男性多
多发部位和症状	皮肤、黏膜点状出血，紫斑，鼻出血，月经过多，消化道出血	皮下、肌肉内深部出血（血肿），关节腔内出血
出血始发状况	突发性	迟发性
出血持续状况	短	迁延性（易再出血）
局部处理状况	压迫止血有效	止血困难，多数再发

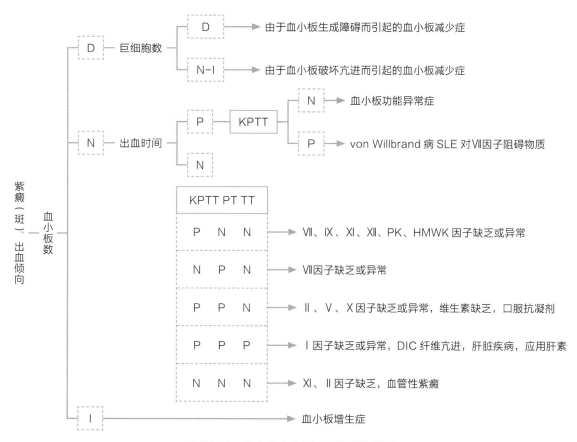

图 21-5　出血倾向主要病因的鉴别诊断

KPTT：白陶土部分凝血活酶时间；PT：凝血酶原时间；TT：凝血酶时间；D：减少；N：正常；I：增加；P：延长

第七节　婴儿哭闹

哭闹是婴儿对体内或体外刺激不适的一种反应，也就是婴儿表达要求和痛苦的一种方式。

【病因】

哭闹可分为非病理性和病理性两类。

1. 非病理性哭闹　哭声有力，除哭闹外无其他异常表现。主要原因为饥饿、口渴、鼻塞、哺乳不当致使咽下气体过多、欲排大小便等；亦可因过冷、过热、尿布潮湿、衣服过紧、被褥过量、光线过强、痛、痒、虫叮咬等所致；也可能是由于婴儿尚未建立正常生活规律，白天睡眠过多，而夜间啼哭不眠的夜啼哭。

2. 病理性哭闹　指因各种疾病所引起的哭闹，以腹痛、耳痛、头痛、口腔痛最为常见。病理性哭闹在发生前期常有烦躁不安的表现，啼哭常较剧烈，而且持续（表 21-11）。

【诊断】

1. 注意发病情况　如发病年龄，起病缓急，发生哭闹的时间和环境，哭声的高低、强弱、发作特点（持续或反复发作或持续加阵发），哭闹前、中及停后的表现。

2. 体格检查　要注意面色，神态，体表及口腔、耳、鼻和咽喉部等有无炎症、损伤和异物；囟门有无膨隆；心肺有无异常。更应仔细检查腹部体征，既要耐心又要细心地等待患儿安静时抓紧检查。若因患儿哭闹一时检查不够满意，必须待患儿安静后再次检查。尤其要注意有无腹部包块、嵌顿疝、明显压痛点，必要时做直肠指检。此外，还应认真检查神经系统体征。

3. 辅助检查　包括血、尿、粪常规检查；胸部、腹部 B 超、肠道造影检查等。必要时进行头颅 CT 或磁共振检查。

【鉴别诊断】

如图 21-6 所示。

表 21-11 病理性哭闹的常见病因

部位及类别	常见疾病
头、面部疾病	颅骨骨折、硬脑膜下血肿、角膜擦伤、中耳炎、外耳道疖肿、口腔炎或口腔溃疡等
神经系统疾病	脑炎、脑膜炎、颅内出血等
心血管疾病	心功能不全、心动过速或心律失常等
胃肠道疾病	胃肠道积气、肠道感染或功能紊乱、肠套叠、嵌顿性疝、肛裂等
泌尿生殖系统疾病	泌尿道感染、睾丸扭转、尿路结石等
骨骼、关节损伤	骨折、关节脱位等
肠寄生虫病	蛔虫病、蛲虫病等
药物中毒	误服药品或药物过量造成的中毒
其他	眼、咽、喉部、鼻腔、外耳道或阴道异物，新生儿甲状腺功能亢进，婴儿脚气病、高钙血症等

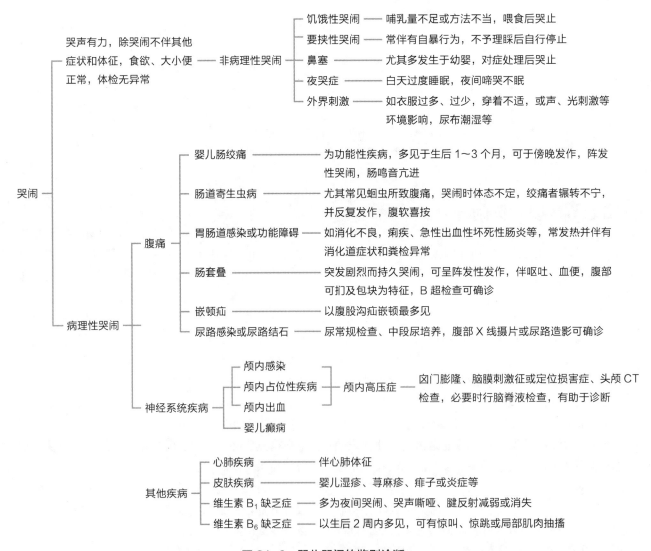

图 21-6 婴儿哭闹的鉴别诊断

第八节 惊 厥

惊厥只是一种症状，而不是一个独立的疾病，常见于 5~6 岁以下的儿童，尤以 6 个月至 2 岁多见。当患儿发生惊厥时，医生首先应该尽快控制惊厥，同时寻找惊厥的发生原因，并防止惊厥再次发生，以免引起窒息，甚至死亡或留下后遗症。

【病因】

1. 新生儿期至婴儿早期（生后 3 个月内） 颅内出血（缺氧、产伤）、缺氧性脑病、低血糖症、低钙血症、胆红素脑病、脑畸形、感染（化脓性脑膜炎、新生儿败血症、巨细胞包涵体病、病毒及弓形体等感染、新生儿破伤风等）、先天性代谢异常（氨基酸代谢异常、高氨血症、半乳糖血症、苯丙酮尿症、维生素 B_6 缺乏症和依赖症）。

2. 婴幼儿期 热性惊厥、感染（化脓性脑膜炎、病毒性脑炎、中毒性脑病、败血症等）、维生素 D 缺乏性手足搐搦症、婴儿痉挛症、维生素 B_1 缺乏症（脑型脚气病）、维生素 B_6 依赖症、先天性代谢异常。

3. 儿童期 颅内感染、癫痫、颅内肿瘤或脓肿、中毒性脑病、尿毒症、食物或药物中毒、高血压脑病。

【诊断】

1. 详细询问病史 应包括家族史、出生史、惊厥史及可能引起惊厥的因素（如发热、脑疾病、外伤、食物和药物史等）。

2. 注意发病年龄 6 个月至 2 岁最常见的为热性惊厥、中枢神经系统感染、低血钙及大脑疾病的后遗症。2~5 岁则应多考虑中枢神经系统疾病。若无特殊原因可查者，应考虑原发性癫痫。

3. 有无发热 发热者常与感染有关，但持续反复惊厥，也可使体温升高。婴幼儿期因上呼吸道感染或扁桃体炎所引起的热性惊厥，往往出现于体温急骤上升时，惊厥时间短暂，一般 1~3 分钟，为全身性惊厥。在诊断热性惊厥前，首先必须排除其他疾病的可能，切勿轻易肯定。由其他感染（如泌尿道、胃肠道、中枢神经系统等）所引起的发热和惊厥，不属于热性惊厥范畴。

【鉴别诊断】

如图 21-7 所示。

【处理】

惊厥属小儿急症，故应紧急处理。

1. 一般处理 ①患儿侧卧，防止呕吐物吸入，解开衣领、裤带，减少和避免不必要的刺激，将纱布包裹的压舌板或牙刷柄放在上下磨牙之间，防止咬伤舌，应有专人守护或放置床挡，防止患儿从病床上跌下；②保持呼吸道通畅，及时吸去咽部分泌物；③惊厥时间较长或反复发作者应及时吸氧；④积极降低体温，可采取物理降温措施。

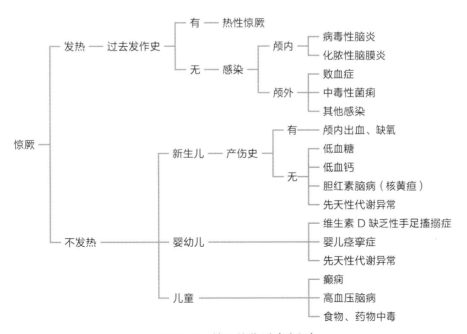

图 21-7 惊厥的鉴别（诊断）

2.止痉　①止痉药物：可以 10% 水合氯醛灌肠（每次 40mg/kg）或静脉注射地西泮（安定），0.3～0.5mg/kg，一次最大量 10mg，稀释或不稀释静脉注射，不超过 1～2mg/min（新生儿 0.2mg/min）。1～4 小时后可重复，24 小时内可用 2～4 次。连续反复使用可抑制呼吸。②脱水剂：惊厥反复不止者，应同时使用呋塞米或甘露醇，以免引起脑水肿而发生脑疝。③针刺：取穴人中、合谷，高热者配曲池、十宣。

第九节　皮　疹

儿科门诊中因皮疹而就诊的患儿很多，但皮疹只是一种症状，需要了解其潜在的疾病（表 21-12）。当患儿发热合并皮疹时，常考虑传染性疾病。

第十节　头　痛

头痛是在儿童保健门诊常遇到的症状，但小儿常不能表述头痛，更不能指出头痛的部位，而仅表现为哭吵、烦躁、抓头发、易激惹及呕吐等症状。

【病因】

1. 颅脑病变

（1）感染　如脑膜炎、脑炎、脑脓肿等。

（2）血管病变　如蛛网膜下隙出血、脑出血、脑血栓形成、脑栓塞、高血压脑病、脑供血不足，脑血管畸形、风湿性脑脉管炎和血栓闭塞性脑脉管炎等。

（3）占位性病变　如脑肿瘤、颅内转移瘤、颅

表 21-12　皮疹特点和常见病因

	病因	全身症状及其他症状	皮疹特点	发热与皮疹关系
麻疹	麻疹病毒	呼吸道炎症表现，结膜炎口腔黏膜斑，全身中毒表现明显	红色斑丘疹，自头面部→颈→躯干→四肢，疹退后有色素沉着及细小脱屑	发热 3～4 日出疹，出疹期热更高
风疹	风疹病毒	全身症状轻，耳后、枕部淋巴结肿大并触痛	红色斑丘疹，疹间皮肤正常，自面部→躯干→四肢，疹退后无色素沉着及脱屑	发热后 1/2～1 日出疹
幼儿急疹	人疱疹病毒6 型	全身症状轻，耳后枕部淋巴结可肿大	红色斑丘疹，颈及躯干部多见，1 日出齐，次日消退	高热 3～5 日，热退疹出
肠道病毒疹	埃可病毒	上呼吸道炎症表现，结膜炎或腹泻	散在斑丘疹或斑疹，1～3 日消退，不脱屑，有时呈紫癜样或水疱样皮疹	发热时或退热后出现
婴儿湿疹	过敏遗传	一般无全身症状。渗出型：婴儿肥胖；干燥型：婴儿消瘦	红色斑丘疹，主要见于面部渗出型有小水疱、渗液，表面形成红色糜烂面；干燥型潮红、丘疹、脱屑	无发热
水痘	水痘 - 带状疱疹病毒	发热，全身不适，食欲下降	红色斑丘疹或丘疹、水疱、结痂同时存在，疱疹壁薄，易破，自躯干→头面部→四肢	发热次日出疹
手足口病	肠道病毒 71型柯萨奇病毒 A 组埃可病毒	上呼吸道感染的症状，流涎	淡红色斑丘疹或疱疹，较坚硬，分布在手足远端掌侧、足底侧及口腔，如唇齿侧、舌、口腔黏膜、牙龈等，臀部、大腿可出现红色斑丘疹	发热同时出疹
猩红热	乙型溶血性链球菌	高热中毒症状重，咽峡炎，杨梅舌，环口苍白圈，扁桃体炎，帕氏线	皮肤弥散充血，上有密集针尖大小丘疹持续 3～5 日消退，1 周后全身大片脱皮	发热 1～2 日出疹
药物疹	药物过敏	原发病症状	皮疹多样化，斑丘疹、疱疹、猩红热样皮疹、荨麻疹，皮肤痒感，摩擦及受压部位多	发热、服药史

内囊虫病或棘球蚴病等。

（4）其他 如偏头痛、头痛型癫痫、腰椎穿刺后及腰椎麻醉后头痛。

2.颅外病变

（1）颅骨疾病 如颅底凹入症、颅骨肿瘤。

（2）颈部疾病 颈椎病及其他颈部疾病。

（3）神经痛 如三叉神经、舌咽神经及枕神经痛。

（4）其他 如眼、耳、鼻和齿疾病所致的头痛。

3.全身性疾病

（1）急性感染 如流感、伤寒、肺炎等发热性疾病。

（2）心血管疾病 如高血压病、心力衰竭。

（3）中毒 如铅、乙醇、一氧化碳、有机磷、药物（如颠茄、水杨酸类）等中毒。

（4）其他 尿毒症、低血糖、贫血、肺部疾病、系统性红斑狼疮、月经及绝经期头痛、中暑等。

4.神经症 如神经衰弱及癔症性头痛。

【伴随症状】

1.头痛伴剧烈呕吐 多为颅内压增高，头痛在呕吐后减轻者见于偏头痛。

2.头痛伴眩晕 见于小脑肿瘤、椎基底动脉供血不足。

3.头痛伴发热 常见于感染性疾病，包括颅内或全身性感染。

4.慢性进行性头痛 出现精神症状者应注意颅内肿瘤。

5.慢性头痛突然加剧 合并有意识障碍者提示可能发生脑疝。

6.头痛伴视力障碍 可见于青光眼或脑肿瘤。

7.头痛伴脑膜刺激征 提示有脑膜炎或蛛网膜下隙出血。

8.头痛伴癫痫发作 可见于脑血管畸形、脑内寄生虫病或脑肿瘤。

9.头痛伴神经功能紊乱症状 可能是神经功能性头痛。

第十一节 血 便

粪便次数、颜色，粪便的性状以及气味等与儿童消化道功能有关。疾病可损伤肠道功能，导致大便出现异常颜色，血便最为家长担心。临床需要询问家长并观察儿童排粪便情况，鉴别病因，及时指导家长或转诊。

【病因】

根据血便颜色、出血量判断消化道出血部位和可能的病因（表21-13）。

表 21-13 血便的颜色、出血部位和原因

血便颜色	出血部位	出血量	出血原因
暗红色血便：粪便暗红或漆黑如柏油，又称为柏油便	上消化道、小肠	较多	胃/十二指肠溃疡、过敏性紫癜、血液系统疾病、梅克氏憩室炎引起的出血；偶因婴儿咬破母亲乳头出血
鲜血便：粪便表面或便末附有	直肠、肛门	少	肛裂或直肠息肉所致
鲜血或便末滴血；鲜红血丝便	结肠、直肠	少	牛奶蛋白过敏或过敏性肠炎
果酱样便：血、黏液混合的红色黏冻样粪便	小肠、结肠	多	阿米巴痢疾、肠套叠
棕褐色血水样便：如赤豆汤样	小肠、结肠	多	出血性坏死性小肠结肠炎

（李晓南 陈荣华）

第二十二章
儿童疾病综合管理

第一节 概　述

儿童疾病综合管理（integrated management of childhood illness, IMCI）描述了如何管理因病就诊或复诊的患儿。本规程是由 WHO 和 UNICEF 联合制定的儿童疾病综合管理规程，目前已在全球 110 多个国家实施，旨在促进儿童健康，降低发展中国家儿童常见疾病的发病率和死亡率。

目前全球发展中国家 5 岁以下儿童健康状况改善仍不容乐观，发展中国家中大约每 2 个死亡儿童中就有 1 人死于腹泻等感染性疾病或营养不良，且常为多种疾病的合并感染。IMCI 针对常见危害儿童健康的肺炎、腹泻、营养不良等疾病采取综合对策和策略，主要内容包括 5 岁以下儿童常见病的标准病例管理、新生儿保健、婴幼儿喂养和营养、儿童早期发展和环境卫生等。

过去在单一疾病管理中（如急性呼吸道感染、腹泻等）已积累了很多经验，并取得了显著的成绩。但我国人口基数大，儿童人数多，在基层偏远地区和农村地区为儿童提供医疗保健服务的医护人员大多未接受过儿科专业培训，诊疗技术水平亟待提高。且临床实践表明，单一的疾病诊断对许多患儿来说可能不适宜，如咳嗽和（或）呼吸增快可能是由多种原因引起如肺炎、重度贫血等；而嗜睡或昏迷则可能与脑型疟疾、脑膜炎、重度脱水、极重度肺炎等相关。因此，现有的儿科单一疾病教材和单一的疾病培训，不能满足医务人员对儿科多种疾病的诊疗要求，提高儿童医疗保健水平要针对儿童主要疾病采取儿童疾病综合管理，推广有助降低婴幼儿死亡率的有效、经济、实用的适宜技术，并通过适当培训后让基层医疗卫生工作者能够很好地掌握和应用这些技术。为此，WHO 和 UNICEF 根据新的研究资料，共同制定了儿童疾病综合管理规程，以取代以前的单一疾病管理规程。

医疗保健工作者通过疾病综合管理规程培训，可以全面地对儿童的疾病进行评估和分类，确定治疗方案以及是否需要转诊，并对母亲进行必要的指导，可有效避免漏诊和误诊。疾病综合管理规程描述了如何在门诊上对初诊和复诊的患儿进行评估、分类和治疗，可以解决就诊患儿的大部分问题，但未涉及慢性疾病或不太常见的儿童疾病的诊疗和管理，也未涉及意外损伤等急诊的管理。

一、儿童疾病综合管理程序

IMCI 包括关键的临床表现、恰当的疾病分类、及时处理、预防及随访。对基层卫生人员非常有用，IMCI 使用一系列的步骤及标准化表格记录患儿的诊治情况。

1. IMCI 诊治流程　IMCI 流程描述了如何管理因病就诊或复诊的患儿。本流程指导如何常规评估患儿的一般危险体征（或小婴儿可能的细菌感染）、常见疾病、营养不良、贫血以及检查其他问题。除治疗外，本流程也包括有关疾病预防的基本措施（图 22-1）。

2. IMCI 病例管理过程　完整的 IMCI 病例管理过程的内容包括在充分评估患儿后，根据患儿疾病表现进行分类，确定具体治疗方案，对患儿给予实时的治疗，提供喂养问题帮助，并告知复诊时间。

只有当患儿的家长及时将患儿带来就诊时，病例管理才有效。若家长推迟就诊导致患儿病危，或带患儿到未受过培训的医生处就诊，那么患儿很有可能死亡。因此，教育家长如何为患儿寻求治疗是病例管理过程的一个重要部分。

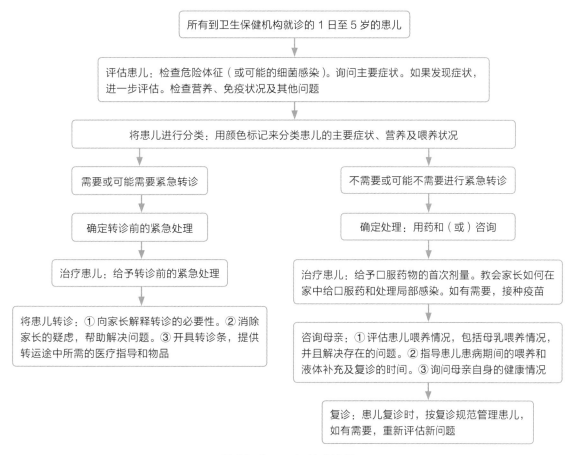

图 22-1　IMCI 诊疗流程

二、儿童疾病综合管理规程

儿童疾病综合管理规程包括儿童疾病诊疗过程中的一系列步骤以及完成这些步骤所需的信息。为便于在实际工作中应用，规程还设计了相应的图表。

1. **患儿的评估**　评估过程中重要的步骤包括：①采集病史；②对危险症状进行检查；③评估主要症状；④评估营养状态；⑤评估喂养情况；⑥评估免疫接种状况；⑦查看其他问题（图 22-2）。

（1）所有儿童应常规进行危险症状的检查，如惊厥、昏迷或嗜睡、喂养困难、持续呕吐等，如果患儿具有以上的一种或几种表现，表示病情严重，需要就医。

（2）对其他疾病的症状进行评估找出病因对营养状况的评估也是非常重要的，营养不良会促使感染恶化，导致死亡。

2. **评估和分类**　如何评估患儿、分类患儿的疾病以及确定治疗方案如图 22-3 所示。

3. **确定治疗方案**　如图 22-4 所示，评估和分类图表中的确定治疗方案栏，帮助迅速确定在病例记录表中所做分类的治疗方案。每项分类都有推荐的适宜的治疗方案。若患儿有一项以上的分类时，必须参考一个以上的图表以找到适宜的治疗，并在病例记录表的背面写下每项分类的治疗。

4. **治疗**　患儿治疗包括在卫生站中给予治疗、开药或其他在家中所需的治疗方案，也包括教会母亲如何完成治疗方案。

5. **指导母亲**　包括对评估患儿喂养情况、针对喂养问题进行指导，对所有回家治疗的患儿，医生需要指导母亲喂养、补充液体及告知何时复诊。

6. **复诊管理**　评估和分类图表中的几项治疗包括复诊。在复诊时可以看到患儿经过药物或其他治疗后病情是否有改善。

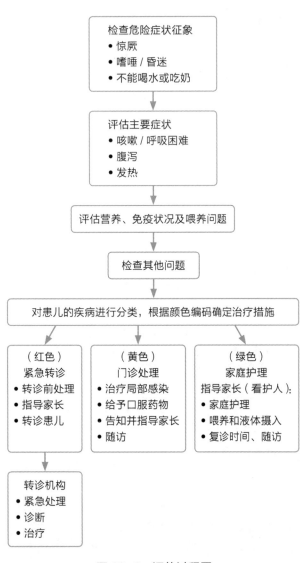

图 22-2　评估过程图

（李　斐）

第二节　2 个月至 5 岁患儿的评估和分类

　　母亲带患儿就诊往往是为了某一个问题或症状，若将注意力只集中于评估这一问题或症状，有可能忽略疾病的其他体征。

　　鉴于此，本文提供了 2 个月至 5 岁患儿的评估和分类图（图 22-5）。该图详细描述了如何对患儿进行评估和分类，也可以帮助医生对每一项分类确定适宜的治疗方案。根据图表，需要询问母亲患儿的问题和检查一般危险体征，然后询问四个主要的症状：咳嗽或呼吸困难、腹泻、发热和耳部疾病。

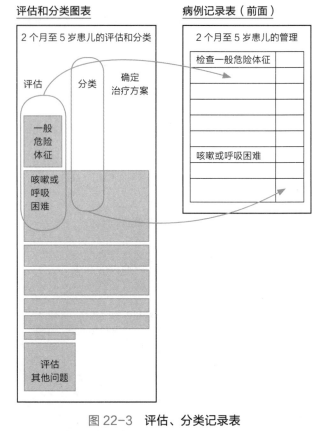

图 22-3　评估、分类记录表

　　左侧评估栏记录检查时发现的症状和体征，分类栏列出疾病及其分类的临床体征。

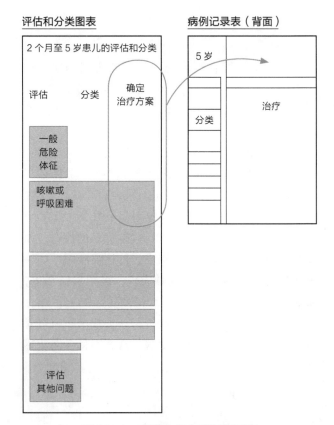

图 22-4　确定治疗方案及记录表

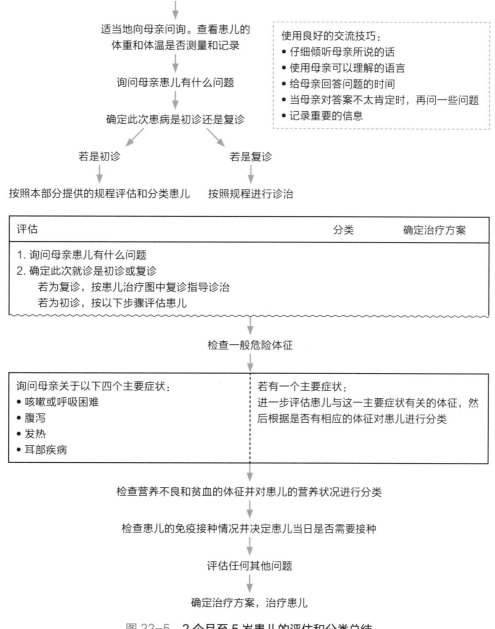

图 22-5　2 个月至 5 岁患儿的评估和分类总结

若患儿有一个主要症状，那么可以进一步询问其他的问题，以便对疾病进行分类和确定适宜的治疗方案。检查患儿有无营养不良和贫血，同时检查患儿的免疫接种状况并评估母亲提到的其他问题。

评估和分类图描述了母亲带患儿来就诊时，应该做什么。该图不适用于免疫接种的健康儿童，也不适用于损伤或烧伤患儿。当患儿到门诊后，首先进行分诊，给患儿称体重、测体温并记录在病历上，然后让母亲和患儿去看医生。

评估和分类图概括了如何评估患儿、分类患儿的疾病并确定治疗方案。图上部表中左侧的评估栏

描述了如何询问病史和进行体格检查，该指导从询问母亲患儿有什么问题开始。

当母亲或其他看护人带患儿来就诊时，应当做下列工作。

1. 适当地问候母亲及患儿。

2. 查看患儿体重和体温有无测量和记录，若没有，应先对患儿的主要症状进行评估和分类，然后再测量体重和体温。先不要脱患儿的外衣或打扰他。

3. 询问母亲患儿有什么问题，这是为了与母亲开始进行良好的交流。良好的交流有助于使母亲确信患儿会得到很好的诊治。随后对患儿的疾病治疗

时，也需要教会和指导母亲如何在家中护理患儿。因此，从一开始与母亲进行良好的交流是很重要的。应用良好的交流技巧。

（1）仔细倾听母亲所说的话，这样会使母亲感觉到医生会认真地对待她所关心的事情。

（2）使用母亲可以理解的语言，若母亲不能理解医生所提的问题，她将无法提供医生用来正确评估和分类患儿所需的信息。

（3）给母亲留有回答问题的时间，比如，母亲可能需要时间考虑患儿是否有医生提及的体征。

（4）若母亲对答案不太肯定时，再问一些问题。当询问一个主要症状或相关体征时，母亲不能肯定，可以再问一些问题，以帮助母亲给予明确的回答。

4. 确定患儿本次患病是初诊或复诊，若是第一次来看病，那么此次就诊就为初诊；若就同一疾病或症状几日前去医院就诊过，那么此次就诊就为复诊。复诊与初诊的目的不同，复诊时医生可以确定初诊时所给予的治疗是否见效，若患儿几日后病情未好转或加重，医生应将患儿转院或改变患儿的治疗方案。通过以上问题开始与患儿家长交谈。如果使用 IMCI 病例记录表，要在记录表上适当的位置记录家长的回答（表 22-1）。病例记录表有两种，分别适用于 1 日至 2 个月的患病小婴儿和 2 个月至 5 岁的患儿。

一、一般危险症状

患儿出现下述症状表明患有严重疾病，可能危及生命，这些症状为一般危险症状，这是首先要重视的临床表现，需紧急处理和转诊，不能延误。一般危险症状包括：不能喝水或吃奶，严重呕吐，惊厥和嗜睡或昏迷。

检查一般危险体征的方法如图 22-6 所示。

检查一般危险体征时，需要询问母亲：

问：患儿能喝水或吃奶吗？

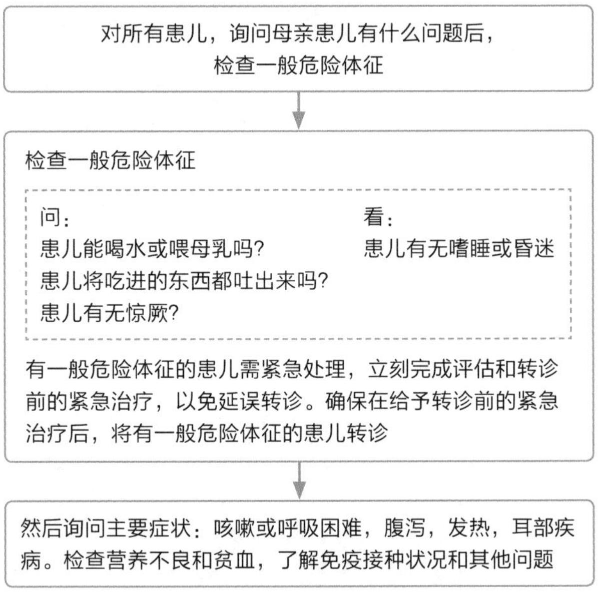

图 22-6　一般危险症状

当患儿太虚弱不能吸吮或吞咽时，患儿有"不能喝水或吃奶"的症状。若母亲的答案不太确定，可观察母亲给小儿喂水或喂奶的情况。若患儿有鼻腔堵塞，也可能出现吸吮或吞咽困难，应先清理鼻腔。若在患儿的鼻腔清理后，可以吃奶，则说明患儿没有"不能喝水或吃奶"的危险体征。

问：患儿有严重呕吐吗？

若患儿吃什么吐什么，不能保留吃进去的食物、液体或口服药物等任何东西，可判断为严重呕吐的危险症状。若母亲不能确定患儿是否有严重呕吐，进一步询问母亲患儿呕吐的次数，是否每次吞咽食物或液体后全部都吐出来。若还不能确定，请母亲给患儿喂水或喂奶，观察患儿是否立即呕吐。

问：患儿有无惊厥？

惊厥时，由于肌肉收缩，患儿的上、下肢发生强直或抽搐。患儿可能有意识丧失或不能对指令做出反应。询问母亲，患儿在此次发病期间是否发生过惊厥。使用母亲可以理解的语言，如母亲可能将惊厥称为"抽风"等。

表 22-1　病例记录表（上部）

2 个月至 5 岁患儿的管理
姓名：李娜　　年龄：18 个月　　体重：11.5 kg　　体温：37.5℃
问诊：患儿有什么问题？咳嗽、呼吸困难　　初诊：√　　复诊：＿＿＿

病例：李娜，18 个月，体重 11.5 kg，体温 37.5℃。医生问："患儿有什么问题？"母亲说："李娜，咳嗽 6 日，并有呼吸困难。"这是本次生病的初诊。

观察：患儿有无嗜睡或昏迷？

嗜睡或昏迷的患儿表现为昏昏沉沉，对周围发生的一切反应差或无反应，不能观望母亲或周围环境。昏迷的患儿无法唤醒，对触摸、摇晃或对之说话都无反应。询问母亲，患儿是否看起来睡眠不正常或无法唤醒。观察当母亲说话或摇动患儿或对他拍掌时，患儿是否会醒来。

注意：若患儿正在睡觉并有咳嗽或呼吸困难，可在唤醒患儿之前，先数一下患儿的呼吸次数。在病例记录表上，将发现的一般危险症状画圈，并在评估栏的适当位置上打"√"（表22-2）。若患儿有以上任何一项一般危险症状，可能患重症疾病，应立刻完成其余的评估，不能延误治疗。

二、咳嗽或呼吸困难

（一）咳嗽或呼吸困难的评估

沿着评估和分类图表的左侧向下，有主要症状方框。每个主要症状方框包括位于左侧的评估部分和右侧的颜色编码分类表两部分。在评估部分如问、望、听和触诊等大标题下，列出了需要询问的问题和需要检查的临床体征。

对所有患儿，询问有无咳嗽或呼吸困难。有咳嗽或呼吸困难的患儿，评估完一般危险症状后，需要评估以下情况：①患儿咳嗽或呼吸困难持续的时间；②有无呼吸增快；③有无胸凹陷；④患儿安静时有无喉喘鸣。以下是"评估"栏方框列出的评估有咳嗽或呼吸困难患儿的步骤。

1. 询问主要症状　对所有的患儿，询问母亲患儿有什么问题，检查一般危险症状，然后询问如下问题（图22-7）。

若有，问：	望诊、听诊和触诊（患儿必须安静）：
• 多长时间了？	• 数1分钟呼吸次数 • 观察有无胸凹陷 • 望和听有无喉喘鸣

图22-7　咨询主要症状

问：患儿有咳嗽或呼吸困难吗？

"呼吸困难"是指任何不正常的呼吸类型，母亲可以用不同的方式进行描述，如"呼吸快"，"有憋气"或"烦躁"。

如果母亲回答没有，仔细观察和判断患儿是否有咳嗽或呼吸困难。如果患儿确实没有咳嗽或呼吸困难，则询问下一个主要体征腹泻。对患儿不再进一步评估与咳嗽或呼吸困难有关的症状和体征。如果母亲回答有，问以下的问题：

问：咳嗽多长时间了？

患儿如果咳嗽2周及以上，即有慢性咳嗽，可能是结核病、哮喘、百日咳或其他疾病的症状。

2. 数1分钟呼吸次数　必须数满1分钟呼吸次数，以决定患儿有无呼吸增快。数呼吸次数时，患儿必须安静。如果患儿害怕、哭闹或烦躁，则无法正确地数呼吸次数。

表22-2　病例记录表上部的一般危险症状部分

2个月至5岁患儿的管理		
姓名：<u>李娜</u>　　年龄：<u>18个月</u>　　体重：<u>11.5 kg</u>　　体温：<u>37.5℃</u>		
问诊：患儿有什么问题？咳嗽、呼吸困难　　初诊：<u>　√　</u>　　复诊：<u>　　　</u>		
评估（有的体征项画圈） 分类		
一般危险体征的检查 不能喝水或喂母乳 呕吐吃进的任何东西 惊厥	（嗜睡或昏迷）	有无一般危险体征？ 有<u>　√　</u>　　无<u>　　　</u> 记住分类时利用一般危险体征

病例：李娜，18个月，体重11.5 kg，体温37.5℃。医生问："患儿有什么问题？"母亲说："李娜，咳嗽6日，并有呼吸困难。"这是本次生病的初诊。

医生检查了李娜的一般危险体征。母亲说李娜能喝水，她也不呕吐，本次生病也没有惊厥。医生问："李娜异常嗜睡吗？"母亲说："是的。"医生拍手掌并让母亲摇动患儿。李娜睁开了眼睛，但并不向四周看。医生与李娜说话，但她不看医生的脸。她眼睛无神地睁着，似乎没有注意到周围发生的事。

告诉母亲要数患儿的呼吸，提醒她让患儿保持安静。如果患儿在睡觉，不要唤醒患儿，数1分钟呼吸次数。

（1）使用有秒针的手表或电子表，①请助手看秒针，到1分钟时叫停。观察患儿的胸部起伏数（呼吸次数）。②若无助手帮忙，可将手表放在能看清楚秒针的地方，看秒针的同时数呼吸次数。

（2）通过观察患儿的胸部或腹部的运动来数呼吸次数。一般情况下，即使患儿穿着衣服，也可以计数呼吸次数。若看不清呼吸运动，可请母亲撩起患儿的衣服。若患儿开始哭闹，请母亲先让他安静，再计数呼吸次数。

若不能肯定呼吸次数，如因患儿的多动、哭闹，很难看清呼吸运动，需再重复数一次。

呼吸增快的标准取决于患儿的年龄，2~12个月患儿的呼吸增快标准高于12个月至5岁患儿（表22-3）。

表22-3　呼吸增快的标准	
患儿年龄	**呼吸增快**
2~12个月	≥50次/分
12个月至5岁	≥40次/分

观察胸凹陷和喉喘鸣两个体征之前，先观察患儿何时吸气及呼气。

3.观察胸凹陷　请母亲撩起患儿衣服，在患儿吸气时观察胸壁的下部是否有凹陷。当患儿吸气较正常更用力时，下胸壁凹陷，出现胸凹陷体征。正常情况下，吸气时整个胸壁（上部和下部）和腹部凸起。当出现胸凹陷，吸气时胸壁下部会凹陷下去。

若不能肯定有无胸凹陷，再观察一次。若患儿的身体未伸直，则很难看清楚胸壁下部的运动。请母亲将患儿平躺在她的怀中观察。若仍未看到吸气时胸壁下部凹陷下去，说明患儿没有胸凹陷。

胸凹陷应该明确可见，且一直存在。若仅在患儿哭闹或进食时见到胸凹陷，则说明患儿无胸凹陷。若仅有肋间的软组织在吸气时凹陷下去（也称为肋间凹陷），则患儿无胸凹陷。胸凹陷是指胸壁下部的凹陷，不包括肋间凹陷。

4.听喉喘鸣　喉喘鸣是吸气时产生的一种噪声。当喉、气管或会厌有水肿时，就会出现喉喘鸣并常伴有犬吠样咳嗽。这些部位的肿胀会妨碍空气进入肺部，当肿胀引起气道阻塞时，可以危及患儿的生命。安静时有喉喘鸣的患儿往往患有严重的疾病。

听喉喘鸣时，先观察患儿何时吸气。然后将耳朵贴近患儿的口腔部位，因为听喉喘鸣较困难。有时当鼻腔堵塞时，会听到通气不畅的声音。清理鼻腔后，再听一次。病情不太严重的患儿，在哭闹或烦躁时，可能会出现喉喘鸣。因此，应该在患儿安静时听喉喘鸣。当患儿呼气时，可能也会听到喘鸣音，但这不是喉喘鸣。观察喉喘鸣同时要观察是否有犬吠样咳嗽，犬吠样咳嗽也表明有咽喉部水肿。

（二）咳嗽或呼吸困难的分类

分类指的是确定患儿疾病的严重程度。对于患儿的每一项主要症状，可选择与疾病严重程度相对应的类别或称"分类"。分类疾病不是疾病的诊断，而只是用来确定治疗的类别。评估和分类图表中的每一个分类表均列出了疾病的临床体征及分类。分类表包括三栏，分别称为体征、分类和治疗。

使用分类表时，从左侧体征栏的顶部开始。阅读体征栏的内容并确定患儿是否有相应的体征。遇到患儿有的体征时停下来，患儿的分类即为本行所示的分类。

对有咳嗽或呼吸困难的患儿，有三种可能的分类：重度或极重症肺炎，肺炎，无肺炎：咳嗽或上呼吸道感染（表22-4）。

1.重度肺炎或极重症　有咳嗽或呼吸困难的患儿，具有一般危险体征或安静时有胸凹陷或喉喘鸣中的任何一项时，应分类为重度肺炎或极重症（表22-5）。

胸凹陷出现在重度肺炎，或者患儿有其他严重的急性下呼吸道感染，如毛细支气管炎、百日咳或喘鸣性疾病。胸凹陷是因为肺部实变，呼吸比正常更费力所致。有胸凹陷的肺炎患儿的死亡危险性要高于有呼吸增快但无胸凹陷的患儿。病情严重的患儿因呼吸太累或需要使出很大的力气才能呼吸，患儿的呼吸次数会变慢。因此，有胸凹陷的患儿可能没有呼吸增快。胸凹陷可能为重度肺炎的唯一体征。

分类为重度肺炎或极重症的患儿需要紧急转诊到医院治疗，如给予氧气、支气管扩张药或注射抗生素等。在患儿转诊前，先给予首剂适宜的抗生素和维生素A。同时转诊时防治低血糖。

2.肺炎患儿有咳嗽或呼吸困难　且出现呼吸增快，无一般危险症状，安静时无胸凹陷，无喉喘鸣，分类为肺炎。肺炎患儿需要给予适宜的抗生素进行治疗并告知复诊时间和需立即复诊的情况。

3.咳嗽或上呼吸道感染 有咳嗽或呼吸困难的患儿，无一般危险症状，无胸凹陷，安静时无喉喘鸣和呼吸增快，分类为咳嗽或上呼吸道感染，这类情况不需要抗生素治疗。抗生素并不能减轻患儿的症状，也不能阻止上呼吸道感染转成肺炎。指导母亲在家中更好地护理患儿。有上呼吸道感染的患儿一般在1~2周好转，有慢性咳嗽（咳嗽超过2周）的患儿可能有肺结核、哮喘、百日咳或其他问题。建议将有慢性咳嗽的患儿转院做进一步评估。

当评估和分类患儿的咳嗽或呼吸困难时，在病例记录表上将发现的体征画圈并写下患儿的分类（表22-5）。

三、腹泻

当大便中水的含量较正常多时，则出现腹泻。腹泻也称为稀便或水样便。腹泻在儿童较多见，特别是6个月至2岁的儿童。小于6个月非母乳喂养的婴儿更为常见。大便性状正常，仅次数增多不能称为腹泻。一日大便的正常次数因儿童的年龄和饮食而异。腹泻的定义为24小时稀便或水样便3次或以上。

母亲一般都能知道患儿患了腹泻，她们可能会说患儿的大便稀或呈水样，母亲可能使用当地的腹泻的代名词。

大多数引起脱水的腹泻为稀便或水样便。霍乱是稀便或水样便的典型例子。但所有的稀便或水样

表22-4 咳嗽或呼吸困难的分类表

体征	分类	治疗
任何一般危险体征，或胸凹陷，或患儿安静时有喉喘鸣	重度肺炎或极重症	1. 给予首剂适宜的抗生素 2. 立即紧急转诊
呼吸增快	肺炎	1. 给予5日适宜的抗生素 2. 给予适宜的制剂减轻咽痛和缓解咳嗽 3. 指导母亲何时需立即复诊 4. 2日后复诊
无肺炎或其他极重症的体征	无肺炎：咳嗽或上呼吸道感染	1. 若咳嗽超过30日，需转诊评估 2. 给予适宜的制剂减轻咽痛和缓解咳嗽 3. 指导母亲何时需立即复诊 4. 若无改善，5日后复诊

表22-5 病例记录表上部的咳嗽或呼吸困难部分

2个月至5岁患儿的管理

姓名：<u>李娜</u>   年龄：<u>18个月</u>   体重：<u>11.5 kg</u>   体温：<u>37.5℃</u>
问诊：患儿有什么问题？咳嗽、呼吸困难   初诊：<u>√</u>   复诊：_____
评估（有的体征项画圈）
分类

一般危险体征的检查 不能喝水或吃母乳 呕吐吃进的任何东西 惊厥　　　　　　　　　（嗜睡或昏迷）	有无一般危险体征？ 有 <u>√</u>　　　无 _____ 记住分类时利用一般危险体征
患儿有咳嗽或呼吸困难吗？有 <u>√</u>　　　无 _____ • 多长时间了？ _____ 日　　　• 数1分钟呼吸次数 　　　　　　　　　　　　　　　　　41次/分 （呼吸增快）	重度肺炎或极重症

便的腹泻中，只有一小部分是由霍乱所致。

若腹泻时间短于 14 日，则为急性腹泻。急性水样腹泻可引起脱水和营养不良。急性腹泻所致的死亡一般与脱水有关。若腹泻时间超过 14 日，则为迁延性腹泻。约 20% 的急性腹泻变为迁延性腹泻。迁延性腹泻一般会引起营养问题，也与腹泻患儿的死亡有关。无论有无黏液，只要大便带血或脓，就称为痢疾。痢疾最常见的病原为痢疾杆菌。阿米巴痢疾在儿童不多见。患儿可能同时有水样腹泻，也有痢疾。参照图 22-8 对腹泻患儿进行评估和分类。

（一）腹泻患儿的评估

1. 询问患儿腹泻的情况　对所有的患儿均应询问有无腹泻。

问：患儿有腹泻吗？

使用母亲可以理解的腹泻的代名词。若母亲说没有，则询问下一个主要症状——发热。若母亲回答说有，或母亲一来就说此次就诊的原因是腹泻，则记录其回答。然后评估有无脱水、腹泻和痢疾的体征。

问：腹泻多长时间了？

腹泻时间超过 14 日为迁延性腹泻。给母亲留一些考虑问题的时间。

问：有无脓血便？

问母亲是否看到患儿这次腹泻时大便中总是有脓或血。

2. 检查脱水的体征　随着患儿机体失水，患儿的眼窝会发生凹陷。捏起患儿腹部的皮肤时，皮肤恢复原状缓慢或非常缓慢。

（1）观察患儿的一般状况　注意有无嗜睡或昏迷、烦躁不安和易激惹。

当患儿有脱水时，首先会变得烦躁不安和易激惹。若脱水继续加重，患儿出现嗜睡或昏迷。在检查一般危险症状时，已经检查了患儿有无嗜睡或昏迷。

哭闹的患儿通过安抚可使其安静，则无烦躁不安和激惹的体征。反之，患儿无法通过安抚安静，即有烦躁不安和激惹。

（2）观察眼窝凹陷　有脱水的患儿眼窝看上去有凹陷。应确定患儿是否有眼窝凹陷。然后询问母亲患儿的眼窝是否与平常不一样。

注意：明显消瘦的重度营养不良患儿即使无脱水，患儿的眼窝看起来也总是凹陷。对于明显消瘦的患儿，即使眼窝凹陷的体征不太可靠，也要用来对患儿的脱水进行分类。

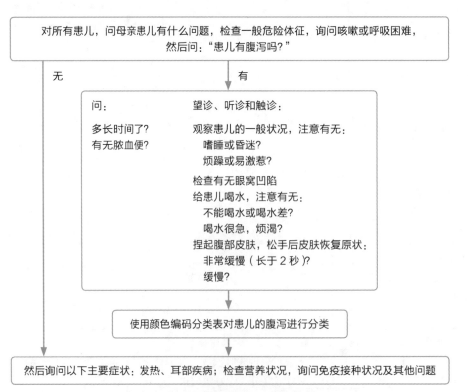

图 22-8　腹泻的询问和检查

（3）观察患儿喝水 给患儿喝水，观察患儿是否不能喝水、喝水差，或烦渴。请母亲用小杯或匙给患儿喝水，观察患儿的喝水情况。

不能喝水指患儿不能将水喝入口中和不能吞咽时，患儿嗜睡或昏迷时不能吸吮或吞咽。

喝水差可能因患儿太虚弱不帮助即不能喝水，若将水喂入口中，他能吞咽下去。

烦渴表现为患儿明显想喝水或喝水很急，当给患儿喝水时，伸手抓茶杯或匙。当将水拿开时，患儿不高兴。若只有在鼓励时才喝水，那么患儿就没有喝水很急、烦渴的体征。

（4）检查皮肤弹性 皮肤恢复原状是否非常缓慢或缓慢。

请母亲将患儿平卧在检查床上，手臂放在身体的两侧，腿伸直，或请母亲将患儿平卧在她的腿上。在患儿的肚脐与腹侧壁的中间，用大拇指和示指捏起患儿的皮肤和皮下组织。整个皮肤将在两个手指间形成一条直线。将皮肤连同皮下组织一起捏起 1 秒，然后再松手放开，观看皮肤恢复原状的速度：非常缓慢（长于 2 秒），缓慢（少于 2 秒）如图 22-9 所示。

注意：严重营养不良的患儿，即使无脱水，皮肤恢复原状也比较缓慢。对肥胖或水肿的患儿，即使有脱水，皮肤也会立刻恢复原状。对这些患儿，

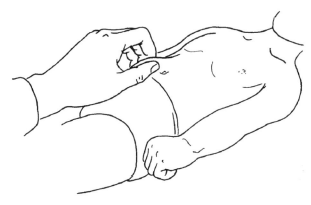

图 22-9 检查皮肤弹性

即使皮肤恢复原状的指征不太可靠，也应该用来对脱水进行分类。

（二）腹泻的分类评估和分类

图表中的有些主要症状方框包括一个以上的分类表。例如，若患儿有腹泻这一主要症状，分类患儿的腹泻时，要对脱水程度、迁延性腹泻及痢疾进行分类：① 所有腹泻患儿均进行脱水程度分类。② 患儿腹泻持续 14 日以上，按迁延性腹泻分类。③ 患儿大便带血或脓，按痢疾分类。

1. 脱水程度的评估和分类 腹泻患儿的脱水可分为三类：重度脱水、轻度脱水和无脱水（表 22-6）。

表 22-6 脱水分类表

体征	分类	治疗
具有以下体征中的两项： 嗜睡或昏迷 眼窝凹陷 不能喝水或喝水差 皮肤恢复原状非常缓慢	重度脱水	1. 若患儿无其他严重分类 ——按重度脱水补液 2. 若患儿有其他严重分类 ——紧急转院，并嘱母亲在途中经常给予口服补液盐（ORS），并继续给予母乳喂养 3. 若患儿 ≥ 2 岁，并且当地有霍乱 ——给予治疗霍乱的抗生素
具有以下体征中的两项： 烦躁或易激惹 眼窝凹陷 喝水很急，烦渴 皮肤恢复原状缓慢	轻度脱水	1. 按有些脱水补液并给予食物 2. 若患儿有其他严重分类 ——立即转院，并嘱母亲在途中经常给予 ORS，并继续母乳喂养 ——指导母亲何时立刻复诊 ——若无好转，5 日后复诊
无足够的体征分类为有些脱水或重度脱水	无脱水	1. 在家中补液并给予食物 2. 指导母亲何时需即刻来复诊 3. 若无好转，5 日后复诊

（1）重度脱水　当患儿的液体丧失超过体重的10%，则为重度脱水。若患儿有两项下列体征则为重度脱水：嗜睡或昏迷、不能喝水或喝水差、眼窝凹陷、皮肤恢复原状非常缓慢。所有脱水的患儿均需要补充液体，重度脱水的患儿则需要快速静脉补液。

（2）轻度脱水　液体丧失相当于体重5%~10%时，则为轻度脱水。若患儿没有重度脱水，而有两项或两项以上的下列体征则为轻度脱水：烦躁不安，易激惹；烦渴；眼窝凹陷；皮肤恢复原状缓慢（表22-6）。

轻度脱水的患儿需要补充液体和食物。用ORS给患儿补液。除液体外，轻度脱水的患儿还需要补充食物。母乳喂养的患儿应该继续母乳喂养。其他的患儿应该在ORS补液后4小时，给予平常食用的乳品或营养丰富的食物。

（3）无脱水　无脱水的患儿也需要额外补充液体，以防止发生脱水。无脱水的患儿可以在家中治疗。家中治疗腹泻的三原则是：①额外补充液体。②继续喂养。③出现危险体征后立即复诊。无脱水的患儿也需要继续给予食物。

2.迁延性腹泻的分类　患儿腹泻持续14日以上为迁延性腹泻。迁延性腹泻可分为重度迁延性腹泻和迁延性腹泻两类（表22-7）。

（1）重度迁延性腹泻　若患儿腹泻已经持续14日以上，同时伴有轻度脱水或重度脱水，则分类为重度迁延性腹泻。迁延性腹泻且合并有脱水的患儿需要转院治疗。需要给患儿补充液体，并需要改变饮食。他们可能需要进行大便实验室检查，以明确腹泻的病因。有极重症患儿的脱水治疗比较困难，应住院治疗。

（2）迁延性腹泻　腹泻持续14日以上且无脱水的患儿，其腹泻可分类为迁延性腹泻。对迁延性腹泻的患儿需要给予特殊的饮食，并给予多种维生素和微量元素。

3.痢疾的分类　痢疾的主要临床表现是大便中带有脓血，没有特殊分类（表22-8）。由痢疾杆菌所致的痢疾占所有痢疾病例的60%。痢疾杆菌是几乎所有危及生命的痢疾的病因。明确痢疾的病因需要做大便培养，至少需要2日才能获得实验室结果。

表22-8　痢疾分类表

体征	分类	治疗
脓血便	痢疾	1.用当地推荐的治疗痢疾的口服抗生素5日 2.2日后复诊

四、发热

发热是5岁以下患儿就诊的主要原因，很多疾病可以引起患儿发热，最常见的是急性呼吸道感染。儿童发热还可以由其他感染性疾病引起，如麻疹、脑膜炎、脑炎、脓毒症、乳突炎和耳部感染等。在流行地区还可以发生疟疾、手足口病等。

麻疹是儿童期重要的发热性疾病，传染性很强。母亲的抗体可以使儿童在出生后6个月内免患麻疹，以后其免疫功能逐渐减退。大多数麻疹病例为6个月至2岁的患儿。拥挤和住房条件差可以使患麻疹的危险性提早，麻疹可引发严重的并发症，如肺炎、角膜溃疡、口腔炎等，是导致儿童死亡和失明的重要原因。自从麻疹疫苗广泛使用后，麻疹流行已基本控制，但近年某些地区仍会出现麻疹流行。因此，临床不能忽视麻疹诊治，及时发现麻疹患儿不但有利于对患儿治疗，也有利于及时控制其流行。

（一）发热的评估

评估方框分两部分，上半部分阐述了如何评估脑膜炎和其他病因的发热。下半部分阐述了如何评估麻疹及其并发症（图22-10）。

表22-7　迁延性腹泻的分类表

体征	分类	治疗
轻度或重度脱水	重度迁延性腹泻	转诊前需治疗患儿的脱水，除非患儿有其他严重分类 转诊治疗 给予多种维生素和微量元素
无脱水	迁延性腹泻	指导母亲喂养迁延性腹泻的患儿，5日后复诊

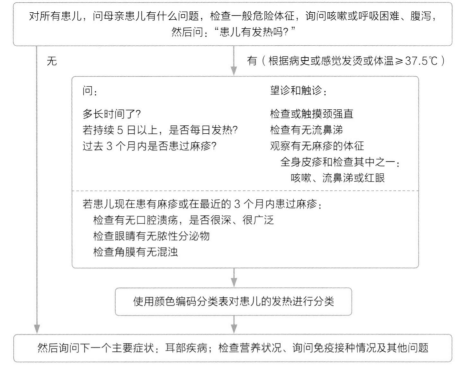

图 22-10 发热的询问和分类

1. 问患儿有发热吗?

询问患儿有无发热病史,并测量患儿体温(可触摸患儿胃部和腋窝,以确定是否发烫)。若患儿体温为 37.5℃ 及以上(或感觉发烫),即有发热。此外,只要此次发病有过发热,不论就诊时是否正在发热,均进行发热评估。

若患儿无发热,则询问下一个主要症状——耳部疾病。

2. 问发热多长时间了?

询问发热有多长时间。若发热持续超过 5 天,进一步询问是否每天都发热。病毒性疾病所致的大多数发热,一般在数日内会自动消退。若每日发热且超过 5 日,说明患儿有较为严重的疾病,如伤寒、结核或泌尿系统感染。应转诊以进一步评估。

3. 检查一般危险症状

所有发热的患儿,首先都要检查有无一般危险症状,如有任何一项危险症状,均表明患儿有严重感染,需紧急治疗,并立即转诊。

4. 检查有无颈强直

有发热并伴有颈强直的患儿可能有脑膜炎。需要紧急注射抗生素并转院治疗。当进行评估与母亲谈话时,观察患儿是否很容易地低头并将头很自然地转来转去。若患儿低头并将头转来转去,说明患儿没有颈强直。

若未看到任何活动或不太明确,将患儿的注意力引向脐部或足趾。例如,用手电筒照患儿足趾或脐部或挠其足趾使其向下看。注意患儿向下看时是否会低头。

若仍未注意到患儿是否低头,请母亲帮助患儿平躺。检查者一只手置于患儿前胸,另一只手轻轻地将头向胸部弯曲。若头很容易弯曲,则说明患儿无颈强直。若感觉到颈部有强直,对弯曲有抵抗,说明患儿有颈强直。有颈强直的患儿常在弯曲颈部时哭闹。如图 22-11 所示。

5. 检查有无囟门突起(患儿小于 18 个月)

囟门是小儿头顶柔软的部位,18 个月以内的小儿此处颅骨一般尚未闭合。检查时保持小儿身体竖直,且不能让患儿哭闹,然后观察并触摸囟门是否突起。若囟门突起,提示患儿可能有脑膜炎。

(二)发热的分类

发热有三种分类:严重的发热性疾病、发热和持续发热(表 22-9)。此小节中发热的分类不包括急性呼吸道感染(咳嗽和呼吸困难)和麻疹,这两类疾病单独进行评估和分类。

1. 严重的发热性疾病 若发热患儿有一般危险症状或颈项强直或囟门突起(小于 18 个月),则将患儿归为严重的发热性疾病。

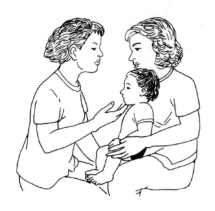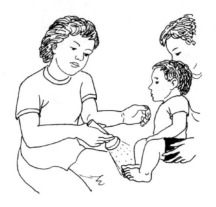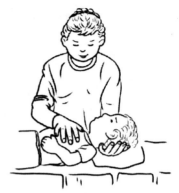

图 22-11　颈强直的检查

表 22-9　发热分类表

体征	分类	治疗
任何一般危险体征或颈强直	极严重的发热性疾病	1. 给予首剂适宜的抗生素。预防低血糖 2. 给予一剂对乙酰氨基酚（扑热息痛）退热（38.5℃或以上） 3. 紧急转院
任何发热	发热	1. 给予一剂对乙酰氨基酚（扑热息痛）退热（38.5℃或以上） 2. 指导母亲何时立刻复诊 3. 若发热持续不退，2 日后复诊 4. 若每月发热持续 7 日以上，则转诊治疗

2. 发热　若患儿有极严重的发热性疾病的症状，发热小于 5 天，为发热。

3. 持续发热　患儿每天发热，且超过 5 天，即为持续发热。

（三）麻疹的评估

麻疹评估主要内容有三个方面：① 麻疹样皮疹及相关体征；② 麻疹的严重并发症；③ 麻疹及麻疹后期的其他并发症。

对所有发热患儿应该评估有无麻疹体征。观察有无全身麻疹样皮疹和以下体征之一：咳嗽、流鼻涕或红眼。

1. 全身麻疹样皮疹　麻疹患儿的皮疹为红色斑丘疹，由耳后和颈部开始，逐渐波及面部。第 2 日皮疹波及躯干和四肢。4~5 日后皮疹开始消退，皮肤有可能脱屑。严重感染的患儿皮疹波及部位更多一些。皮疹部位颜色越深，皮肤脱落得越多。麻疹的皮疹无水疱或脓疱，也不痒。不要将麻疹的皮疹与其他常见的儿童皮疹相混淆，如水痘、猩红热或幼儿急疹等。水痘是伴有水疱的全身皮疹。猩红热常伴有明显皮疹间皮肤充血潮红，扁桃体常有脓性

渗出，检查血象白细胞增多，中性粒细胞增加明显。幼儿急疹病程较短，特点为热退疹出。

2. 咳嗽、流鼻涕或红眼　患儿除皮疹和发热外，常伴有明显咳嗽、流鼻涕、眼结膜充血（红眼）。主要是黏膜充血所致。

若患儿现在患有麻疹或在最近的 3 个月内患过麻疹，应观察有无口腔或眼睛的并发症。

3. 检查口腔溃疡　观察患儿的口腔有无溃疡，是否深而广泛。溃疡为口腔内侧、嘴唇或舌头上的疼痛性缺损。溃疡可以是红色的，也可以有白色覆盖物。在严重的病例，溃疡面深而范围分布广。有口腔溃疡时，麻疹患儿因疼痛而难以进食或饮水。

口腔溃疡与麻疹黏膜斑（Koplik 斑）不同。Koplik 斑在麻疹早期（发病 2~3 日）见于颊黏膜的内侧，出现形状不规则的白色斑点，周围红润。麻疹黏膜斑不影响患儿喝水或进食，也不需治疗。

4. 检查眼睛的脓性分泌物　眼睛有脓性分泌物是结膜炎的体征。结膜炎是结膜的炎症，结膜是衬在眼睑内侧和眼球的半透明黏膜。若未见到眼睛流脓性分泌物，观察眼睑或结膜有无脓性分泌物。常在患儿睡着时，脓性分泌物结成硬痂，以致儿童无

法睁开眼睛。可以轻轻地用干净的手扒开眼睛。在检查眼睛有脓性分泌物的患儿后，注意洗手。

5. 检查有无角膜混浊　结膜衬在眼睑的内侧，并覆盖巩膜。虹膜是眼睛中有颜色的部分。正常的角膜亮而透明。透过角膜可以看到虹膜和瞳孔（图22-12）。正常的角膜是透亮的，能清楚地看到虹膜的颜色。瞳孔是黑色的。角膜一般情况下是透明的。

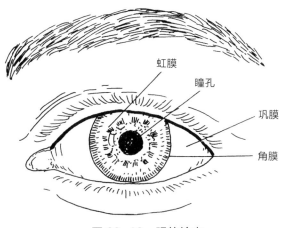

图 22-12　眼的检查

当角膜有混浊时，可以在角膜看到雾状区。仔细观察角膜有无混浊。角膜混浊好像在一杯清水中加了少量牛奶。混浊可见于单眼或双眼。

角膜混浊是一种危险的病症，可能是由维生素A缺乏所致。若角膜混浊未得到治疗，角膜会出现溃疡，进而导致失明。有角膜混浊的患儿需要紧急给予维生素A治疗。

有角膜混浊的患儿见到光线时会紧闭眼睛，光线可以刺激眼睛并引起疼痛。检查患儿眼睛时，可

以等患儿睁开眼睛或轻轻拉下眼睑。

若有角膜混浊，则询问母亲混浊有多长时间了。若母亲肯定角膜混浊已经有一段时间了，询问角膜混浊是否在医院做过检查和治疗。若已做过治疗，那么没必要对患儿为角膜混浊再转诊。

（四）麻疹的分类

若患儿现患麻疹或近3个月内患过麻疹，则分类为麻疹。若患儿无麻疹的体征，或在最近的3个月内未患过麻疹，不对麻疹进行分类。

麻疹患儿可能患有其他严重的并发症，包括安静时的喉喘鸣、重度肺炎、重度脱水或重度营养不良。这些并发症的评估和分类见其他有关部分，并发症的治疗适用于麻疹患儿。一些并发症是由细菌感染所引起的，另外一些与麻疹病毒所致的呼吸道和肠道损伤有关。维生素A缺乏与角膜溃疡等有关。麻疹感染可以加重维生素A缺乏。麻疹的并发症可以引起严重的疾病，甚至死亡。

麻疹的分类有三种：麻疹伴重度并发症、麻疹合并眼睛或口腔并发症和麻疹无并发症（表22-10）。

1. 麻疹伴重度并发症　若患儿有一般危险症状、角膜混浊或深而广泛的口腔溃疡，则为有重度并发症的麻疹。这类患儿需要紧急治疗和转院。

2. 麻疹合并眼睛或口腔并发症　若患儿眼睛有脓性分泌物或口腔溃疡不太深或广泛，则为麻疹合并眼睛或口腔并发症。这种分类的患儿不需要转诊。

给患儿补充维生素A，可以矫正维生素A缺乏并减轻并发症的严重程度。指导母亲在家中对患儿的眼睛感染或口腔溃疡的护理。治疗口腔溃疡有助

表 22-10　麻疹分类（现患麻疹或过去3个月内患过麻疹）

体征	分类	治疗
任何一般危险体征 或角膜混浊 或深而广泛的口腔溃疡	有重度并发症的麻疹	1. 给予维生素A 2. 给予首剂适宜的抗生素 3. 若有角膜混浊或眼睛脓性分泌物，给予四环素眼膏治疗 4. 立刻紧急转诊
眼睛脓性分泌物 口腔溃疡	有眼睛或口腔并发症的麻疹*	1. 给予维生素A 2. 若有眼睛脓性分泌物，给予四环素眼膏治疗 3. 若有口腔溃疡，给予甲紫治疗 4. 2日后复诊
目前为麻疹或最近3个月内患过麻疹	麻疹	给予维生素A

注：*麻疹的其他并发症——肺炎、喉喘鸣、腹泻、耳部感染和营养不良见其他分类表。

于患儿正常进食。

3.麻疹无并发症　目前患有麻疹或麻疹恢复期3个月内的患儿，若无表 22-10 第一行和第二行中的并发症，则其分类为麻疹。给患儿补充维生素 A 以预防麻疹的并发症。所有麻疹患儿均应补充维生素 A。评估和分类发热和麻疹时，在病例记录表上将发现的症状体征画圈并写下分类（表 22-11）。

表 22-11　病例记录表上部的发热部分

2 个月至 5 岁患儿的管理	
姓名：李娜　　年龄：18 个月　　体重：11.5 kg　　体温：37.5℃ 问诊：患儿有什么问题? 咳嗽、呼吸困难　　初诊：＿√＿　　复诊：＿＿＿＿ 评估（有的体征项画圈） 分类	
一般危险体征的检查 不能喝水或吃母乳 呕吐吃进的任何东西 惊厥 　　　　　　　　　（嗜睡或昏迷）	有无一般危险体征? 有＿√＿　　无＿＿＿ 记住分类时利用一般危险体征
患儿有咳嗽或呼吸困难吗? 有＿√＿　　无＿＿＿ • 多长时间了?　2　日　　　• 数 1 分钟呼吸次数 　　　　　　　　　　　　　　　41 次 / 分　（呼吸增快） 　　　　　　　　　　　　　　• 观察胸凹陷 　　　　　　　　　　　　　　• 望和听喉喘鸣	重度肺炎或极重症
患儿有腹泻吗? 有＿√＿　　无＿＿＿ • 多长时间了?　2　日　　　• 观察患儿的一般情况，患儿有无： • 有无脓血便?　　　　　　　（嗜睡或昏迷?） 　　　　　　　　　　　　　　　烦躁或易激惹? 　　　　　　　　　　　　　• 检查有无眼窝凹陷 　　　　　　　　　　　　　• 给患儿喝水，患儿有无： 　　　　　　　　　　　　　（不能喝水或喝水差?） 　　　　　　　　　　　　　　喝水很急，烦渴? 　　　　　　　　　　　　　• 捏起腹部皮肤，松手后皮肤恢复原状： 　　　　　　　　　　　　　　非常缓慢（长于 2 秒）? 　　　　　　　　　　　　　（缓慢?）	重度脱水
患儿有发热吗? 有＿√＿　　无＿＿＿ • 多长时间了?　2　日　　　• 检查有无颈强直 • 若持续 7 日以上，是否每日发热?　• 检查有无（流鼻涕） • 患儿在最近 3 个月内是否患过麻疹?　• 检查有无麻疹体征： 　　　　　　　　　　　　　　　　全身皮疹 　　　　　　　　　　　　　　　　其中之一：咳嗽、流鼻涕或红眼	
患儿是否现患麻疹或在最近 3 个月内 患过麻疹?　　　　　　　• 检查有无口腔溃疡 　　　　　　　　　　　　　　若有，是否深而广泛? 　　　　　　　　　　　• 检查眼睛有无脓性分泌物 　　　　　　　　　　　• 检查角膜有无混浊	

五、耳部疾病

有耳部疾病的患儿可能有耳部感染。当耳部有感染时，脓液常聚积在鼓膜的后面而导致疼痛和发热。若感染不经治疗，鼓膜就有可能破裂，脓液流出后，患儿的疼痛会有所减轻。同时，患儿的发热和其他症状也会消失。但因鼓膜有一小孔，因此患儿的听力减退。通常耳鼓膜穿孔可以自愈，但若脓液继续出现，鼓膜不能愈合，患儿的该侧耳就会失去听力。有时，感染会从耳道扩散到乳突而导致乳突炎，也可以扩散到脑部引起脑膜炎。这些都是严重的疾病，需要紧急治疗和转诊。

耳部感染很少引起死亡，但可成为一种慢性疾病。耳部感染是发展中国家儿童耳聋的主要原因，耳聋又可导致上学时的学习问题。评估和分类图有助于识别由耳部感染所引起的耳部疾病（图 22-13）。

（一）耳部疾病的评估

对所有的患儿均应该询问耳部疾病。

1. 问：患儿有无耳部疾病？

若患儿母亲说没有，则记录她的答案。不需要对患儿进一步进行耳部疾病的评估。进入下一个方框，检查营养不良。

若母亲说有，则问下一个问题：

2. 问：患儿有耳痛吗？

耳痛意味着患儿可能有耳部感染。若母亲不太肯定，进一步询问患儿有无易激惹和拉耳朵等症状。

3. 问：耳道有分泌物吗？ 有多长时间了？

耳道分泌物也是感染的体征之一。问及耳道分泌物时，要用母亲可以理解的语言。若患儿有耳道分泌物，问有多长时间了。给母亲时间考虑问题，她可能需要回忆何时出现分泌物的。

耳部疾病的分类和治疗有赖于分泌物持续的时间：①耳道分泌物持续 2 周或以上，归为慢性耳部感染。②耳道分泌物未超过 2 周，按急性耳部感染治疗。无须更准确地了解耳道分泌物持续时间。

4. 检查耳道有无脓性分泌物　即使患儿不再有任何疼痛，耳道仍有脓性分泌物，也是耳部感染的体征。

5. 检查耳后有无压痛　触摸患儿的双侧耳后并做比较，以确定有无乳突骨的肿胀和压痛，压痛点可在耳的上部。乳突炎的诊断有赖于同时在乳突部位有压痛和肿胀的体征。不要将乳突骨的肿胀与肿大的耳后淋巴结相混淆。

（二）耳部疾病的分类

耳部疾病可分为四种：乳突炎、急性耳部感染、慢性耳部感染和无耳部感染（表 22-12）。

1. 乳突炎　若患儿耳后有压痛性肿胀，则患儿分类为乳突炎，应紧急转院。患儿需要注射抗生素治疗，也可能需要外科手术。在患儿去医院之前，给予首剂适宜的抗生素。若患儿有耳痛，可给予首剂适宜止痛药。

2. 急性耳部感染　若患儿的耳道有脓性分泌物且未超过 2 周，或患儿有耳痛，则患儿的疾病分

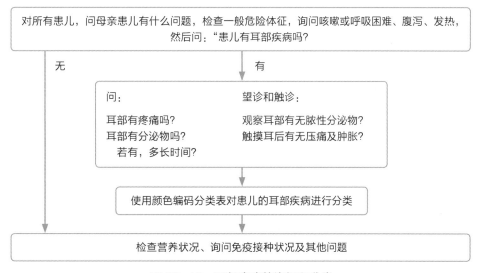

图 22-13　耳部疾病的询问和分类

表 22-12 耳部疾病分类表

体征	分类	治疗
耳后有压痛和肿胀	乳突炎	1. 给予首剂适宜的抗生素 2. 给予首剂对乙酰氨基酚（扑热息痛）止痛 3. 紧急转院
耳部有脓性分泌物，有耳痛，但耳痛持续不到 14 日	急性耳部感染	1. 给予 5 日适宜的抗生素 2. 给予对乙酰氨基酚止痛 3. 用棉签拭干耳部分泌物 4. 5 日后复诊
耳部有脓性分泌物且超过 14 日	慢性耳部感染	1. 用棉签拭干耳部分泌物 2. 5 日后复诊
耳部无疼痛、无脓性分泌物	耳部无感染	无须处置

类为急性耳部感染。对急性耳部感染的患儿给予适宜的抗生素治疗。对肺炎有效的抗生素，对大多数引起耳部感染的细菌也有效。给予对乙酰氨基酚缓解耳部疼痛（或高热）。若患儿耳部有脓性分泌物，用棉签或纸芯吸干。

3. **慢性耳部感染** 若耳道有脓性分泌物，且持续已超过 2 周，则患儿的疾病分类为慢性耳部感染。引起慢性耳部感染的大多数细菌与引起急性感染的细菌不同。因此，口服抗生素一般对慢性耳部感染没有效果。此外，对耳道有分泌物的患儿，不应反复给予抗生素。慢性耳部感染最重要和最有效的治疗方法为用棉签和纸芯拭干，保持耳道干燥。

4. **无耳部感染** 若无耳痛，耳道也无分泌物，则患儿的疾病分类为无耳部感染。患儿无须另外的治疗。评估和分类耳部疾病时，在病例记录表上将发现的症状体征画圈并写下分类（表 22-13）。

六、营养不良和贫血

母亲带患儿来就诊可能是因为急性疾病，因此可能无营养不良的主诉。但患儿可能有营养不良，只是医生或家长未注意到这一点。完成一般危险症状和四个主要症状的评估后，所有患儿都应该评估营养不良和贫血。重度营养不良的患儿发生其他疾病和死亡的可能性均很高。即使患儿只有轻、中度的营养不良，患儿的死亡危险性也会增高。

有些营养不良的患儿可以在家中治疗。严重的患儿需要转诊以在医院给予特殊的饮食、输血或对导致营养不良的疾病进行特殊治疗（如结核）。

蛋白-能量缺乏性营养不良见于患儿从食物中未能获得足够的热量和蛋白质，不能满足身体的需要。经常患病的患儿也可以发生这一类营养不良。患儿的食欲下降，摄入的食物未得到有效的利用。

表 22-13 病例记录表上部的耳部疾病部分

2 个月至 5 岁患儿的管理
姓名：马亚　年龄：3 岁　体重：13 kg　体温：37.5℃ 问诊：患儿有什么问题？发热、耳痛　初诊：√　复诊：＿＿ 评估（有的体征项画圈） 分类

患儿有耳部疾病吗？ 有 √　无＿＿	
• 耳部有疼痛吗？　　• 观察耳部有无脓性分泌物？ • 耳部有分泌物吗？　• 触摸耳后有无压痛和肿胀？ 若有，多长时间？＿＿日	急性耳部感染

当患儿有蛋白 – 能量缺乏性营养不良时，可出现以下状况。

1.低体重　小儿年龄别体重测量值低于正常参照值减 2 个标准差。

2.生长迟缓　小儿年龄别身高测量值低于正常参照值减 2 个标准差。

3.消瘦　小儿身高别体重测量值低于正常参照值减 2 个标准差。

营养不良也可表现为维生素和微量元素缺乏，5 岁以下儿童常见为维生素 A 缺乏、维生素 D 缺乏和铁缺乏。

应当对所有的患儿进行营养不良的询问，然后对营养不良的患儿进行评估和分类（图 22-14）。

对所有患儿询问有什么问题，检查一般危险体征，询问咳嗽或呼吸困难、腹泻、发热、耳部疾病，然后检查营养不良和贫血

检查营养不良和贫血

望诊和触诊：
确定年龄别体重

使用颜色编码分类表对患儿的营养不良进行分类

然后询问免疫接种状况及其他问题

图 22-14　营养不良的询问和分类

（一）评估营养不良和贫血

对所有患儿都要评估有无营养不良和贫血。

1.确定患儿年龄别体重　应用年龄别体重曲线图，将患儿体重与同年龄同性别儿童体重参照值比较。年龄别体重曲线图如图 22-15 所示。

确定年龄别体重的步骤如下：① 确定患儿的月龄和性别。② 准确称量患儿的体重，称重时尽量少穿些衣服，请母亲脱去患儿的外衣、毛衣和鞋等；体重值应当是测量的体重数减去身穿衣服的重量。③ 根据年龄别体重曲线图确定患儿的年龄别体重：在纵轴确定体重，在横轴确定年龄，再确定二者的交点。④ 确定患儿的年龄别体重交叉点位置。

若交叉点在低年龄别体重曲线的下面，说明患儿有低体重。

若交叉点在低年龄别体重曲线上或以上，说明年龄别体重是正常的（图 22-15）。

2.观察手掌苍白或检测血红蛋白　皮肤异常苍白是贫血的体征之一。观察患儿手掌皮肤，轻轻从侧面抓住患儿的手，并展开手掌，不要强行展开患儿手指，否则手掌因血液供应受阻出现苍白，观察结果不准确。

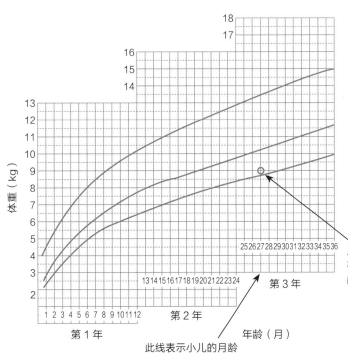
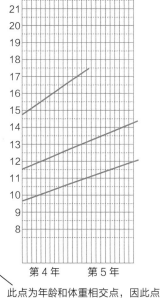

图 22-15　年龄别体重曲线

将患儿手掌与检查者或其他儿童手掌比较,若患儿手掌皮肤有点发白,表明患儿手掌有一些苍白。若手掌非常白或像白纸,说明有严重的手掌苍白。尽管这一临床体征比 IMCI 其他特征特异性低,但有助于发现重度贫血。应检测血红蛋白以确定是否有贫血。

(二)营养状态的分类

患儿的营养状态可分为两类:低体重和无低体重(表 22-14)。对分类为低体重或小于 2 岁的小儿需评估其喂养。

1.**低体重**　分类为低体重的患儿,发生疾病的可能性较高,需评估患儿的喂养状况,对母亲进行喂养指导,告知母亲带患儿 1 月后复诊,如有喂养问题,5 天后复诊。

2.**无低体重**　若患儿无低体重和其他营养不良的体征,那么患儿的分类为无低体重。若患儿的年龄小于 2 岁,应评估患儿的喂养。2 岁以下的患儿比 2 岁以上的患儿更容易出现喂养和营养问题。

举例说明:在评估和分类营养不良时,在病例记录表上将发现的体征画圈并写下分类。病例:卢鲁 9 个月,体重 7 kg,体温 36.8℃。因父母担心患

儿腹泻而至医院就诊。患儿没有一般危险体征,没有咳嗽或呼吸困难,腹泻 5 日,分类为"腹泻轻度脱水"。没有发热,也没有耳部疾病。医生接下来检查患儿营养状态,使用年龄别体重曲线确定该患儿无低体重。如表 22-15 所示。

(三)贫血分类

患儿贫血可分类为:重度贫血、贫血和无贫血。

1.**重度贫血**　若患儿有严重手掌苍白或血红蛋白小于 70 g/L,分类为重度贫血,需紧急转诊。

2.**贫血**　有手掌苍白或血红蛋白小于 110 g/L 的患儿分类为贫血,应给予铁剂,进行喂养指导。

钩虫或鞭虫感染使肠道失血也是贫血原因之一。在有钩虫或鞭虫感染的地区,给予驱虫药(仅针对 2 岁以上且 6 个月内未服用驱虫药的患儿)。

嘱咐母亲带贫血患儿 14~30 天后复诊,观察疗效,调整治疗方案,若治疗 14 天后血红蛋白水平下降或治疗 30 天后血红蛋白水平无改善,应进一步转诊。若有喂养问题,应 5 天后复诊。

3.**无贫血**　若患儿无手掌苍白或血红蛋白 ≥ 110 g/L,即为无贫血。若患儿年龄小于 2 岁,进行喂养评估和喂养指导。

表 22-14　营养状态分类表

体征	分类	治疗
低年龄别体重	低体重	1. 根据咨询母亲表的食物栏评估患儿的喂养和给予母亲喂养咨询 2. 若有喂养问题,5 日后复诊 3. 指导母亲何时需立刻复诊
无低年龄别体重和其他营养不良的体征	无低体重	1. 根据咨询母亲表的食物栏评估患儿的喂养,给予母亲喂养咨询 2. 若有喂养问题,5 日后复诊 3. 指导母亲何时需立刻复诊

表 22-15　病例记录表的营养部分

姓名:卢鲁　　年龄:9 个月　　体重:7 kg　　体温:36.8℃ 问诊:患儿有什么问题? 腹泻　初诊:　√　　复诊:＿＿＿＿ 评估(有的体征项画圈) 分类	
然后检查营养不良 • 确定患儿的年龄别体重 低体重＿＿＿＿　　无低体重　√	无低体重

表 22-16　贫血分类

体征	分类	治疗
严重手掌苍白，或血红蛋白 <70 g/L	重度贫血	立刻紧急转诊
有手掌苍白，或血红蛋白 <110 g/L	贫血	1. 评估患儿喂养和给予喂养指导 ——若有喂养问题，5 日后复诊 2. 给予铁剂 3. 若患儿 1 岁或以上，且前 6 个月未给驱虫药物，考虑给予阿苯达唑
无手掌苍白，或血红蛋白 ≥110 g/L	无贫血	评估患儿喂养和给予喂养指导 ——若有喂养问题，5 日后复诊

（李　斐）

第三节　1 日至 2 个月患儿的评估和分类

1 日至 2 个月患病小婴儿的管理步骤包括：①评估；②分类；③治疗；④指导；⑤复诊。本部分内容与 2 个月至 5 岁患儿的评估和分类程序相似（图 22-16）。

首先询问母亲小婴儿有什么问题，明确此次就诊为初诊还是复诊。若为初诊，按图中步骤进行评估。若为复诊，应了解患儿所采用的措施或药物是否有效，并按复诊指导对患儿给予相应的管理。

对小婴儿的疾病进行分类时，应该考虑到小婴儿的特殊性。小婴儿可以迅速死于非常严重的细菌感染。他们常只有一般危险体征，如活动减少、发热或低体温。由于胸壁较软，故轻微的胸凹陷在小婴儿是正常的。因此，对小婴儿的治疗应该与大婴儿和幼儿有所不同。图 22-17 列举了评估、分类和治疗小婴儿的特殊体征，不过该图表不能用于患病的新生儿，出生后 1 周内的新生儿疾病往往与分娩或其他需要特殊管理的情况有关，对新生儿管理的培训应该与分娩管理等培训联合进行。

评估和分类初诊患病小婴儿的步骤如下。

1. 检查有无细菌感染的症状和体征，然后根据所发现的症状体征对患儿进行分类。

2. 检查有无眼部感染、脐部感染和黄疸。

3. 询问有无腹泻，若小婴儿有腹泻，则评估有关的体征，对小婴儿的脱水进行分类。若有迁延性腹泻和血便，对其进行相应的分类。

4. 检查喂养问题或低体重，也可能包括评估母乳喂养，然后对喂养进行分类。

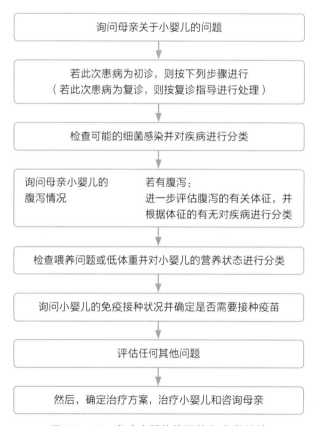

图 22-16　患病小婴儿的评估和分类总结

5. 检查小婴儿的预防接种状况。

6. 评估其他问题。

若发现了需要对小婴儿进行紧急转诊的原因，应继续对小婴儿进行评估，但应该略过对母乳喂养的评估，因为该评估需要相当的时间。

一、检查有无细菌感染

图 22-17 是对每一个患病小婴儿都应进行评估

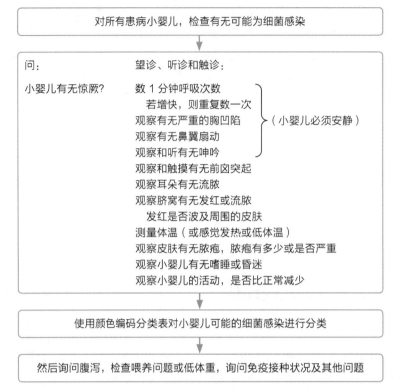

対所有患病小婴儿，检查有无可能为细菌感染

问：　　　　　　望诊、听诊和触诊：

小婴儿有无惊厥？　　数1分钟呼吸次数

　　　　　　　　若增快，则重复数一次

　　　　　　　　观察有无严重的胸凹陷　　　（小婴儿必须安静）

　　　　　　　　观察有无鼻翼扇动

　　　　　　　　观察和听有无呻吟

　　　　　　　　观察和触摸有无前囟突起

　　　　　　　　观察耳朵有无流脓

　　　　　　　　观察脐窝有无发红或流脓

　　　　　　　　　发红是否波及周围的皮肤

　　　　　　　　测量体温（或感觉发热或低体温）

　　　　　　　　观察皮肤有无脓疱，脓疱有多少或是否严重

　　　　　　　　观察小婴儿有无嗜睡或昏迷

　　　　　　　　观察小婴儿的活动，是否比正常减少

使用颜色编码分类表对小婴儿可能的细菌感染进行分类

然后询问腹泻，检查喂养问题或低体重，询问免疫接种状况及其他问题

图 22-17　细菌感染的咨询和分类

的步骤。在本步骤需检查细菌感染的体征，特别是严重感染的体征，小婴儿可能因患肺炎、败血症和脑膜炎等严重的细菌感染而迅速死亡。

小婴儿患严重感染时症状不典型，很难确切判断是何种感染。因此，对小婴儿通常只能判断为严重感染，小婴儿的严重感染主要是细菌引起的。

根据评估、分类和治疗图所列的体征的顺序，对患病小婴儿进行评估很重要，同时要使小婴儿保持安静。当评估前四个体征时，小婴儿必须安静，也可以睡觉。这前四个体征有：呼吸次数、胸凹陷、鼻翼扇动和呻吟。

对随后的几个体征进行评估时，可以抱起小婴儿，将其衣服解开，观察全身皮肤及测量体温。若小婴儿有可能已经醒了，就能看到他是否有嗜睡或昏迷及观察他的活动。对所有小婴儿检查可能的细菌感染。

1. 病史　询问母亲，小婴儿是否发生过惊厥以及是否有喂养困难。

2. 测呼吸频率　数1分钟呼吸次数，若增快，则重复数一次。小婴儿的呼吸次数一般比大婴儿或幼儿快。健康小婴儿的呼吸次数一般快于50次/分。因此，60次/分为确定小婴儿呼吸是否增快的分界线。若第一次数呼吸次数快于60次/分，则重复

数一次。由于小婴儿的呼吸不太规则，偶尔小婴儿呼吸会停几秒钟，随后又会出现较快的呼吸，因此重复数特别重要。若第二次呼吸次数仍为60次/分或以上，那么小婴儿就有呼吸增快。

3. 观察有无严重的胸凹陷　由于胸壁较软，故婴儿有轻微的胸凹陷是正常的。严重的胸凹陷很深，容易看到，重度胸凹陷是肺炎的体征，是小婴儿病情严重的体征（图 22-18）。

4. 观察有无鼻翼扇动　鼻翼扇动即小婴儿吸气时鼻孔张大，是呼吸困难的表现之一。

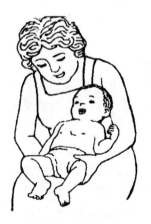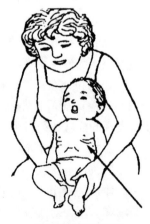

小儿吸气时无胸凹陷　　　　小儿吸气时有胸凹陷

图 22-18　观察小婴儿的胸凹陷

5. 观察有无呻吟　呻吟为小婴儿呼气时发出的柔和、短促的声音，当小婴儿有呼吸困难时，会出现呻吟。

6. 观察和触摸有无前囟突起　囟门是小婴儿头顶部尚未完全覆盖的柔软部分。抱着小婴儿使其保持直立的位置，在安静状态下观察和触摸囟门。若囟门突起，说明小婴儿可能有脑膜炎（图 22-19）。

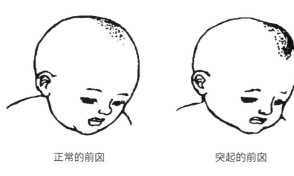

正常的前囟　　　　　突起的前囟

图 22-19　小婴儿的前囟

7. 观察外耳道有无流脓　观察小婴儿的耳道内部是否有脓液流出，耳道流脓是感染的体征。

8. 观察脐部有无发红或流脓　在脐窝的根部可能会有发红或流脓。发红从脐窝波及周围皮肤的程度决定了感染的严重程度。若发红波及腹壁的皮肤，则为严重的感染。

9. 测量体温（或感觉发热或低体温）　发热（腋温高于 37.5℃ 或肛温高于 38.0℃）在 2 个月内的小婴儿中不太常见。若小婴儿有发热，说明有严重的细菌感染，发热可能为严重细菌感染的唯一体征。小婴儿在发生细菌感染时，也可能出现低体温，腋温低于 35.5℃（肛温低于 36℃）。低体温称为体温过低。若无体温表，可以触摸婴儿的胃部或腋窝，以确定是否发热或发冷。

10. 观察有无皮肤脓疱　检查小婴儿的全身皮肤。皮肤脓疱为带脓的红点或水疱。严重的脓疱为大脓疱或脓疱的发红波及周围皮肤。很多脓疱或严重的脓疱表明有严重的感染。

11. 观察小婴儿有无嗜睡或昏迷　小婴儿大多数时间都在睡觉，这并不是疾病的体征。在应该清醒或觉醒时仍处于睡眠状态为嗜睡，即使干扰他，仍不觉醒。若小婴儿在评估过程中未觉醒，请母亲叫醒他。观察当母亲与他说话或轻摇他或医生拍手时，小婴儿是否觉醒。并观察他是否会在觉醒后保持清醒。昏迷的小婴儿完全无法唤醒，对触摸或说话完全无任何反应。

12. 观察小婴儿的活动　在评估的过程中，观察小婴儿的活动是否比正常减少，觉醒的小婴儿一般在 1 分钟内会移动他的手臂或腿或转动头几次。

13. 其他　观察小婴儿是否正在惊厥。

二、小婴儿细菌感染分类

对所有的患病小婴儿的细菌感染进行分类。将婴儿的体征与所列的体征进行比较，然后再选择合适的分类。细菌感染有两种可能的分类：极重症和局部细菌感染（表 22-17）。

1. 极重症　患儿可能患有非常严重的疾病，死亡的危险性很高。小婴儿可能患有肺炎、败血症或脑膜炎。任何有极重症分类所列体征的小婴儿，均需要紧急转诊。转院前先给予首剂抗生素肌内注射和必要的预防低血糖的治疗。指导母亲为患病小婴儿保暖十分重要，小婴儿难以维持体温，仅低体温就足以使小婴儿死亡。

2. 局部细菌感染　患儿可能有脐部感染或皮肤感染。给予适宜抗生素在家中治疗 5 日。首次治疗需在门诊进行，教会母亲在家中治疗及护理，并在 2 日后复诊，以确定感染是否好转。

三、2 周内小婴儿黄疸评估

评估方法见图 22-20。

若有黄疸， 问： 最初什么时候出现？	望诊，听诊和触诊： • 观察黄疸（眼睛或皮肤发黄） • 检查小婴儿的四肢远端，是否发黄？

图 22-20　小婴儿黄疸评估

四、小婴儿黄疸分类

小婴儿黄疸分类见表 22-18。

1. 严重黄疸　小婴儿生后 24 小时内出现任何黄疸或四肢远端黄疸，即为严重黄疸，应立即转诊并防治低血糖。转诊途中注意小婴儿保暖。

2. 黄疸　小婴儿生后超过 24 小时出现的黄疸且四肢远端无发黄，即为黄疸，指导母亲家中护理，若出现四肢远端发黄，立即复诊。若黄疸小婴儿已超过 3 周龄，建议转诊评估。

表 22-17　可能的细菌感染分类表

体征	分类	治疗
惊厥 或　呼吸增快，60 次 / 分或以上 或　严重胸凹陷 或　鼻翼扇动 或　呻吟 或　前囟突起 或　外耳道流脓 或　脐窝发红波及腹壁皮肤 或　发热（37.5℃或以上或感觉发热） 或　低体温（35.5℃或以下或感觉发凉）* 或　许多或严重的皮肤脓疱 或　嗜睡或昏迷 或　活动比正常减少	可能为严重的细菌感染	1. 给予首剂抗生素肌内注射治疗 2. 预防低血糖 3. 指导母亲在将婴儿送医院的途中注意患儿的保暖 4. 紧急转院
脐部发红或流脓 或皮肤脓疱	局部细菌感染	1. 给予适宜的口服抗生素 2. 教会母亲在家中局部感染的护理 3. 指导母亲如何在家中护理小婴儿 4. 2 日后复诊

注：*体温为腋温（直肠温度比腋温高 0.5~0.9℃）。

表 22-18　小婴儿黄疸分类

体征	分类	治疗
生后 24 小时内出现任何黄疸或四肢远端黄疸	严重黄疸	1. 防治低血糖 2. 立刻紧急转诊 3. 指导转诊途中注意小婴儿保暖
生后 24 小时以后出现黄疸且四肢远端不发黄	黄疸	1. 指导家中护理 2. 指导若四肢远端出现发黄，立即复诊 3. 若小婴儿大于 3 周龄，转诊评估 4. 1 天后复诊

五、小婴儿腹泻评估和分类

若母亲说小婴儿有腹泻，则评估和分类腹泻。母乳喂养的小婴儿正常的排便次数较多或稀便不是腹泻。评估与大婴儿或幼儿一样，只是检查的体征少一些。对烦渴不做评估，因为小婴儿不可能区分饥饿和烦渴。

问："小婴儿有腹泻吗？"若有，问："多长时间了？大便是否带血？"观察小婴儿的一般状况，有无嗜睡和昏迷、烦躁不安或易激惹，检查有无眼窝凹陷，捏起腹部皮肤松手后皮肤弹性恢复原状时间（超过 2 秒为非常缓慢）。

小婴儿的腹泻分类与大婴儿或幼儿相同。将小婴儿的体征与所列的体征进行比较，对其脱水进行分类。若婴儿腹泻时间长于 14 日或以上，或大便带血，则选择另外的分类。

注意：对小婴儿来说，迁延性腹泻只有一种分类。因为有迁延性腹泻的小婴儿从出生就有腹泻，因此应转院。小婴儿有血便，则为重症疾病，应紧急转送医院（图 22-21）。

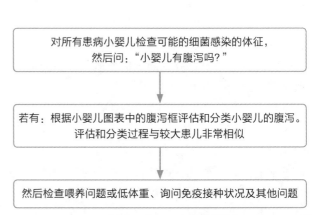

图 22-21　**患病小婴儿的腹泻评估和分类**

六、小婴儿喂养问题或低体重检查

合适的喂养是生长发育必需的，婴儿期喂养不当会影响婴儿体格生长。评估小婴儿的喂养和体重特别重要，因为必要时可以对喂养进行适当的调整。

评估分为两部分：第一部分，了解并确定小婴儿有无喂养问题、喂养方式和喂养的次数，并确定小婴儿的年龄别体重；第二部分，若小婴儿有任何母乳喂养问题或低年龄别体重，则对小婴儿的母乳喂养进行评估（图 22-22）。

喂养小婴儿的最好方法为纯母乳喂养，纯母乳喂养是指小婴儿仅吃母乳，不再额外补充食物或水（除外药品和维生素）。向母亲宣教纯母乳喂养能给小婴儿最好的营养和最好的保护，有益于小婴儿的生长发育，帮助母亲解决母乳喂养过程中遇到的困难，鼓励母亲尽可能对小婴儿进行母乳喂养以使小婴儿的生长发育有良好的开端。

1. 询问小婴儿的喂养和确定低体重　询问有无喂养困难，重视母亲提及的任何困难，并给予针对

对所有患病小婴儿检查可能的细菌感染的体征，询问腹泻，然后检查喂养问题或低体重

↓

问：
有无喂养困难？
小婴儿是母乳喂养吗？若是，24 小时喂几次？
小婴儿通常还喂其他的食物或饮料吗？
若是，24 小时喂几次？
用什么喂小婴儿？

望诊、听诊和触诊：
确定年龄别体重

若婴儿有喂养困难，问：
母乳喂养 24 小时是否少于 8 次？
是否进食其他食物或饮料？
是否为低体重儿？
若无紧急转院的指征，评估母乳喂养

问：
婴儿在前 1 小时内喂过母乳吗？
若未喂过，请母亲给婴儿喂母乳并观察喂乳过程 4 分钟
若已喂过，先对婴儿进行必要的评价与治疗，母亲再次喂母乳时观察喂乳过程 4 分钟
婴儿能含接乳头吗？
完全不能　含接不好　含接很好

检查含接乳头好不好：
下颏是否触及乳房
口是否张大
下唇是否向前伸
口上乳晕是否较口下乳晕露出得多
（如含接乳头好，以上征象均应出现）

婴儿吸吮有力吗？慢而深的吸吮？有时有停顿？
完全不吸吮　吸吮无力　吸吮有力
（如鼻塞影响喂养，清理鼻道）
观察有无口腔溃疡或白斑（鹅口疮）

↓

使用喂养问题或低体重的颜色编码分类表对小婴儿的营养状态进行分类

↓

然后询问免疫接种状况及其他问题

图 22-22　喂养期间的询问和分类

性的指导和帮助。若母亲说不能喂养婴儿，评估母乳喂养或观察她用小杯子喂养婴儿，以确定她所说是什么意思。一个不能喂养的小婴儿可能有严重的感染或其他危及生命的疾病，应该紧急转院。对小婴儿的母乳喂养次数的推荐为不论白天或黑夜，只要患儿想吃，就给他喂母乳。24 小时至少应 8 次或更多。小婴儿应该推荐纯母乳喂养。弄清楚是否还给小婴儿喂其他的乳品、果汁、茶、稀粥甚至水，并询问喂食的次数和量。需要了解小婴儿是以母乳为主还是以其他食物为主。若给小婴儿喂其他的食物或饮料，弄清楚母亲是用奶瓶还是用小杯。母亲提到的母乳喂养困难可能是：喂养次数过频或不足，母亲的母乳不足，乳头疼痛，乳头扁平或内陷，或婴儿不想吸乳头。

确定年龄别体重。使用年龄别体重图确定小婴儿是否为低年龄别体重，一些出生时为低出生体重，而有一些则为出生体重未增加。

2.评估母乳喂养　首先确定是否要评估小婴儿的母乳喂养：①若小婴儿为纯母乳喂养且无喂养困难，不是低年龄别体重，则无须评估母乳喂养；②若小婴儿完全不是母乳喂养，则无须评估母乳喂养；③若小婴儿有严重的其他疾病需要紧急转院，不要评估母乳喂养。出现以上情况时，根据已经得到的信息对喂养进行分类。

若母亲的答案或小婴儿的体重表明有喂养问题，则根据下面的步骤观察母乳喂养。低年龄别体重通常是由低出生体重所致。低出生体重的小婴儿特别容易出现母乳喂养问题。

（1）问婴儿在前 1 个小时是否喂过母乳　请母亲想一下，并告诉她何时可以再喂婴儿。

若小婴儿在前 1 小时内未喂过，那么他（她）很可能愿意吃母乳，请母亲给婴儿喂母乳，观察母乳喂养全过程或至少观察 4 分钟。

（2）观察婴儿能否含接乳头　含接乳头好的特征：①下颌触及乳房（或很贴近）；②口张大；③下嘴唇向前伸出；④口上乳晕较口下乳晕露出来得多。若出现以上四个特征，说明小婴儿含接乳头良好。

若含接乳头不好，可能会看到：①下颌未触及乳房；②口未张大，下唇直接向前伸出；③下唇向里缩回；④口下乳晕较口上乳晕多（或相等）。若观察到其中之一，表明小婴儿含接乳头差。如图 22-23 所示。

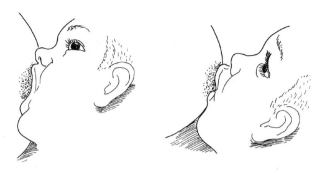

含接乳头好的小婴儿　　　含接乳头差的小婴儿

图 22-23　小婴儿含接乳头情况

若病重的婴儿不能吸吮，可将母乳挤出后采用奶瓶喂养。

若婴儿含接乳头不好，可能导致乳头的疼痛或损伤。小婴儿吸吮不好，可能引起乳房肿胀。如喂母乳不足，就会频繁需要喂或需要喂很长时间。若小婴儿吃到的乳汁太少，会出现体重不增，或乳汁分泌减少。只要能使含接乳头有所改善，所有以上问题都会解决。

（3）观察婴儿吸吮是否有效　若婴儿吸吮的过程中，吸吮深而缓慢并时有停顿，那么婴儿吸吮有效，你可能会看到或听到婴儿的吞咽声。婴儿满足后，会自动释放乳头，婴儿看上去比较轻松，对乳头失去兴趣。若婴儿吸吮快而浅，说明婴儿的吸吮并不有效，可看到下颌往里缩，看不到或听不到吞咽声，喂乳结束后，婴儿可能会出现烦躁不安、哭闹或试图再吸吮，或连续吃的时间很长。

若堵塞的鼻腔妨碍母乳喂养，应清洁婴儿的鼻腔，然后再检查婴儿能否有效地吸吮。完全不吮吸的婴儿不能吮吸乳汁并吞咽下去，因此完全不能母乳喂养。

（4）观察有无口腔溃疡或白斑（鹅口疮）　观察舌和颊黏膜。鹅口疮看上去像奶块粘在颊黏膜或覆盖在舌上。试着擦拭白斑，鹅口疮的白斑仍会粘在上面。

3.喂养问题和低体重的分类　将小婴儿的体征与表 22-19 每一行所列的体征进行比较，然后再选择合适的分类。喂养问题或低体重有三种可能的分类：不能喂乳、喂养困难或低体重、无喂养问题。

（1）不能喂乳　"不能喂乳"的小婴儿有危及生命的严重问题。这可能为细菌感染或其他疾病所致，小婴儿需要紧急处理。应将小婴儿紧急转院。在离开前先给予首剂抗生素肌内注射，同时需通过

表 22-19　喂养问题或低体重的分类表

体征	分类	治疗
完全不能含接乳头 或　完全不吸吮	不能喂乳	1. 如果是严重感染，给予首剂抗生素肌内注射治疗 2. 预防低血糖 3. 指导母亲如何在将患儿送往医院途中保暖 4. 紧急转院
含接乳头不好 或　吸吮不好 或　24 小时喂乳少于 8 次 或　喂养其他食物或饮料 或　低年龄别体重 或　鹅口疮（口腔溃疡或白斑）	喂养困难或 低体重	1. 指导母亲不分白天黑夜 • 只要小婴儿想吃就喂乳 • 若小婴儿含接乳头或吸吮不好，教会正确的喂乳姿势和含接乳头 • 若 24 小时喂乳少于 8 次，指导母亲增加喂乳次数 2. 若喂小婴儿其他的食物或饮料，指导母亲增加母乳喂养，减少其他食物或饮料，并用杯子喂 3. 若完全未母乳喂养，建议进行母乳喂养咨询及催乳；指导母亲正确使用代乳品和杯子 4. 若有鹅口疮，教会母亲在家中治疗鹅口疮 5. 指导母亲在家中对小婴儿进行护理 6. 就任何喂养问题或鹅口疮，2 日后复诊 7. 低年龄别体重于 14 日后复诊
非低年龄别体重和无其他喂养 　不当的指征	无喂养问题	1. 指导母亲在家中对小婴儿进行护理 2. 表扬母亲对婴儿喂养得好

母乳喂养或其他方法给予乳品或糖水预防低血糖。

（2）喂养困难或低体重　这一类小婴儿包括低年龄别体重的婴儿，或有体征显示其喂养需要改善的小婴儿，他们可能有几个相关的体征。告诉母亲按需哺乳，只要婴儿想吃就给婴儿喂母乳。喂母乳时间短是婴儿未吃够母乳的重要原因。喂母乳应该喂到婴儿不吃为止。告诉母亲正确的喂乳姿势和如何治疗鹅口疮，如何在家中护理小婴儿。

（3）无喂养问题　处于这一分类的小婴儿为纯母乳喂养且喂母乳次数多的小婴儿。无低年龄别体重是指小婴儿的体重不低于低年龄别体重曲线。但婴儿的体重并不一定是正常的或良好的年龄别体重，只是该婴儿并未处于我们较为关注的高危组中。

4. 询问小婴儿的免疫接种状况　如年龄较大的婴儿和幼儿那样，询问小婴儿的免疫接种状态。若婴儿未接种任何疫苗，则给予卡介苗（BCG）、百白破疫苗第 1 剂（DTaP1）、脊髓灰质炎灭活疫苗第 1 剂（IPV1）和乙肝疫苗第 1 剂（HepB1）。

5. 评估其他问题　评估其他任何由母亲提及或医生观察到的问题，参考有关的治疗指导。若认为婴儿的问题比较严重或无法处理，应将婴儿转院。

6. 小婴儿的病例记录表　小婴儿有单独的记录表，格式与大婴儿和幼儿的记录表相似。评估和分类患病婴儿时，在病例记录表上将发现的体征画圈并写下分类。

病例：尤利，6 周，体重 4.5 kg，体温 37 ℃，因腹泻和皮疹就诊，此次为初诊。医生检查了可能为细菌感染的体征。母亲说尤利没有惊厥。医生数 1 分钟呼吸次数为 55 次，未发现胸凹陷或鼻翼扇动，也没有呻吟。尤利的前囟没有突起，耳部没有流脓，脐部正常，体温也正常。皮肤上有一些脓疱，无嗜睡或昏迷，活动正常。

医生询问尤利的腹泻，母亲说腹泻 3 日了，大便中没有血。尤利哭闹，但碰到母亲的乳房时就停止，一旦母亲停止喂奶，他就接着哭闹。尤利的眼睛正常，没有眼窝凹陷，捏起腹部皮肤后，皮肤恢复原状缓慢。

尤利的母亲说没有喂养困难，24 小时喂母乳 5 次，也喂配方乳和水。医生对照年龄别体重曲线后，认为尤利没有低体重。

因为尤利 24 小时母乳喂养少于 8 次并且喂其配方乳和水，医生决定评估母乳喂养。母亲同意现在给尤利喂奶。医生观察尤利的下颌触及乳房，嘴张大，下唇向外翻，口上乳晕比口下乳晕多。他吸吮时深而缓慢。当尤利停止吃奶后，医生检查了他的口腔，没有看到口腔溃疡和鹅口疮。如表22-20所示。

表 22-20　小婴儿病例记录表

<table>
<tr><td colspan="3" align="center">1 日至 2 个月患病小婴儿的管理</td></tr>
<tr><td colspan="3">姓名：<u>尤利</u>　年龄：<u>6</u> 周　体重：<u>4.5</u> kg　体温：<u>37</u> ℃　就诊日期：_____年___月___日
问诊：患儿有什么问题？腹泻和皮疹　初诊 <u>√</u>　复诊_____
评估（有的体征项画圈）
分类</td></tr>
<tr><td>检查有无细菌感染可能
• 婴儿有无惊厥？</td><td>• 数 1 分钟呼吸次数 <u>55</u> 次/分
　若呼吸增快，再数一次_____次/分
• 观察严重胸凹陷，观察鼻翼扇动
• 望和听呻吟
• 看和触诊囟门突起
• 观察耳部有无脓性分泌物
• 观察脐部
　有无脓性分泌物或发红？
　发红是否波及周围皮肤？
• 发热（37.5℃或以上或皮肤发烫）或低体温（35.5℃以下或感觉发凉）
• 观察有无(皮肤脓疱) 是否很多或很严重
• 观察小婴儿是否嗜睡或昏迷
• 观察小婴儿的运动是否比平时减少？</td><td>局部细菌感染</td></tr>
<tr><td>小婴儿有腹泻吗？有 <u>√</u>　无_____
• 多长时间？<u>3</u>日
• 大便是否带血？</td><td>• 观察小婴儿的一般状况。小婴儿有无：
　嗜睡或昏迷？
　(烦躁或易激惹)
• 检查眼窝凹陷
• 捏起腹部皮肤，松手后皮肤恢复原状：
　非常缓慢（长于2秒）
　(缓慢)</td><td>轻度脱水</td></tr>
<tr><td>然后检查有无喂养问题或低体重
• 有无喂养困难　有 <u>√</u>　无_____
• 小婴儿是否为母乳喂养
　有 <u>√</u>　无_____
　若有，24 小时喂几次　<u>5</u>次
• 小婴儿通常是否喂其他食物或饮料？
　是 <u>√</u>　否_____
　若是，每日喂几次？
　<u>下午喂 1 瓶配方乳，有时喂水，也用奶
　瓶喝水</u>
• 您用什么喂婴儿？_____</td><td>• 称体重　低体重_____体重正常_____</td><td>喂养问题或低体重</td></tr>
<tr><td colspan="3">若婴儿有喂养问题，母乳喂养24小时是否少于8次，是否喂其他的食物或饮料，是否为低体重儿和有无紧急转院的指征：</td></tr>
</table>

（续表）

1 日至 2 个月患病小婴儿的管理

评估母乳喂养：
婴儿在前 1 小时内喂过母乳吗？

- 若未喂过，请母亲给婴儿喂母乳，并观察喂乳过程 4 分钟
- 小婴儿能含接乳头吗？检查：
  - 下颌是否触及乳房：　是 √　否 _____
  - 嘴是否张大：　　　　是 √　否 _____
  - 下唇是否向前伸：　　是 √　否 _____
  - 口上乳晕比口下乳晕露出得多：
    　　　　　　　　　　是 √　否 _____
  - 不含接乳头　含接不好　（含接好）
- 吸吮有力吗：（慢而深地吮吸）
  - 有时有停顿
  - 完全不吸吮　吸吮无力　吸吮有力
- 观察有无口腔溃疡或白斑（鹅口疮）

（李　斐）

第四节　慢性病管理

疾病按发病过程及其预后，可分为"急性病"和"慢性病"。急性病指发病急剧、病情变化很快、症状较重的疾病，经治疗后身体能较快恢复正常功能，但也可能恶化而死亡。急性病一旦防治不及时，会造成经济、生命等方面的危害。

慢性病全称是慢性非传染性疾病，不是特指某种疾病，而是对一类起病隐匿，病程长且病情迁延不愈，缺乏确切的传染性生物病因证据，病因复杂，且有些尚未完全被确认的疾病的概括性总称。对于成人，慢性病主要指以心脑血管疾病（高血压、冠心病、脑卒中等）、糖尿病、恶性肿瘤、慢性阻塞性肺部疾病（慢性气管炎、肺气肿等）、精神疾病等为代表的一组疾病，具有病程长、病因及发病机制复杂，慢性病长期积累可形成疾病形态损害，长期严重者可引起功能障碍而需进一步治疗和进行长期保健、康复，也可能导致死亡。慢性病会导致巨大危害，因此需要应用流行病学的方法，研究这些疾病在人群中的发生、发展和防治规律，以预防和保健为防治重点。一旦防治不及，会造成经济、生命等方面危害。

儿童慢性病不同于成人，儿童慢性病涉及各系统、各器官。我国儿童常见慢性病包括肥胖，心血管疾病如先天性心脏病（CHD）、川崎病（KD），

呼吸系统疾病如反复呼吸道感染、支气管哮喘、支气管肺发育不良，儿童癫痫，发育异常，肿瘤，心理行为异常，儿童糖尿病、儿童慢性肾脏病，先天性遗传病等。慢性病对儿童生长发育影响极为显著，而且由于医学的进步，诸多儿童慢性病会存活至成年，因此强调全生命周期管理的重要性。

一、儿童慢性病三级预防

（一）一级预防

在儿童慢性病防治过程中，一级预防（primary prevention）主要是在疾病未发生时，切断各种健康危害因素和病因对人体作用的途径，并采取各种措施提高人群的健康水平。强调对高危人群进行健康教育和干预、促进性措施，培养与建立良好的生活方式和卫生习惯，适当进行体育锻炼，选择科学的营养膳食。运用健康促进和健康保护的方法来控制慢性病已成为疾病预防工作发展的必然。

（二）二级预防

二级预防（secondary prevention）是在疾病的临床前期做好早期发现、早期诊断和早期治疗慢性病的工作。即在未表现出临床症状之前，通过体检和实验室检查发现异常，以开展早期治疗，阻止疾病向临床阶段发展和恶化，减轻疾病的严重程度，

防止复发及并发症的发生。二级预防的主要内容为疾病筛查，常用的就是周期性健康体检，如儿童定期体格检查能让医生和父母系统地观察儿童的喂养状况、体格生长和神经精神发育状况，了解在护理、喂养、教养和环境中存在的问题，尽早发现异常，采取相应措施进行预防和治疗。通过实验室筛查也是一个重要手段，如新生儿疾病筛查，对先天性甲状腺功能减退和苯丙酮尿症的早期发现及早期诊断起到非常重要的作用。其他如听力筛查、先天性心脏病筛查等。

（三）三级预防

三级预防（tertiary prevention）即对患儿采取及时的、有效的治疗措施，防止病情恶化，预防并发症和伤残。在康复阶段，经家庭护理后促使患儿躯体、功能、心理进一步康复，进行家庭护理指导，使患儿尽量恢复生活和社会能力，延长生命。对终末期患者执行临终关怀。

总之，慢性病保健是医疗与保健相结合，特别是与自我保健相结合的活动。本节将从一级预防（疾病未发生时具体预防措施）、二级预防（筛查、早期诊断）、三级预防（护理及早期治疗）、长期随访和管理，以及慢性病儿童青少年到成人初期过渡期管理和预防接种问题几方面对儿童常见慢性病管理进行阐述。

二、儿童常见心脏病管理

儿童心脏病可分为两大类：第一类是先天性心脏病（congenital heart disease，CHD）。根据发病原因的不同，CHD既可以是遗传性（如唐氏综合征合并房室间隔缺损），也可以是获得性，如母亲感染风疹病毒后造成的CHD；第二类是后天性心脏病，如KD、风湿性心脏病、病毒性心肌炎等。各类心脏病在临床表现和管理等方面均不相同。

CHD是胎儿时期心脏血管发育异常而致的畸形疾病，是小儿最常见的心脏病，国外活产婴儿中发病率为4.05‰~12.3‰。若包括出生前即死亡的胎儿，本病的发病率更高。我国CHD的发病率为8‰左右，是导致新生儿和婴幼儿死亡的主要病因。

各类CHD的发病情况以室间隔缺损最多，其次是房间隔缺损、动脉导管未闭和肺动脉瓣狭窄。法洛四联症则是存活的紫绀型CHD中最常见的。

随着医学科学的发展，许多CHD已可以得到早期治疗，因此应了解并及早发现CHD的可疑症状，及时检查，明确诊断，以便采取适当的措施及早治疗，使CHD患儿健康成长。

【病因】

在胎儿心脏发育阶段，若有任何因素影响了心脏胚胎发育，使心脏某一部分发育停顿或异常，即可造成先天性心脏畸形。妊娠第2~8周是胚胎心脏发育的关键时期，也是CHD形成的重要阶段。

绝大多数CHD患者的病因尚不清楚，目前认为其发生可能是胎儿周围环境因素-遗传因素相互作用的结果。由遗传因素或与遗传有关的CHD占绝大多数。

【分类】

CHD种类很多，且可有两种以上的畸形并存，可根据左、右两侧及大血管之间有无分流分为三大类：左向右分流型（潜伏青紫型）、右向左分流型（青紫型）、无分流型（无青紫型）。

【诊断】

小儿时期，尤其是3岁以内婴幼儿的心血管疾患以CHD最常见。心脏杂音、青紫及心功能不全是CHD患者最常见的就诊原因。

患儿的病史、临床症状、体征和心脏杂音的特点是诊断的重要依据。为进一步确诊还需要做心电图、X线胸片、超声心动图、CT心血管造影、MRI、心导管和心血管造影等检查。超声心动图是评估小儿CHD心脏和大血管解剖学的首选方法，是评价小儿CHD必不可少并常可获得确诊的方法。

【管理】

对CHD患儿的管理原则为及早发现、确诊和早期矫正干预，暂不干预者则应加强护理，采用药物控制或减轻心肺功能不全，控制感染，在合适的年龄进行介入或手术治疗。

1. 一级预防　避免近亲结婚，提倡优生优育。加强孕妇保健，妊娠中尤其是前3个月，母亲应避免与发病有关的一切危险因素，特别是感染（如风疹、流感等病毒性疾病）、接触放射线和毒物，适量补充叶酸。妊娠期用药一定要得到儿科专家的指导。

对高危儿，可行胎儿超声心动图检查，此是产前宫内诊断胎儿心脏异常的重要手段。

2.二级预防

（1）新生儿CHD筛查　新生儿出生后24~72小时内，采用心脏听诊联合经皮血氧饱和度两项指标，筛查新生儿重症CHD（1岁以内需要干预的CHD）的敏感度为93%、特异度为98%。新生儿CHD筛查工作管理流程见下图（图22-24）。

（2）早期诊断　强调早期诊断的重要性。新生儿和小婴儿如果有以下表现就应考虑到有严重心血管畸形的可能：①出生后持续有心脏、呼吸功能不良的症状；②持续青紫或反复出现神志不清；③喂养困难、体重不增、易激惹；④肺部反复出现"肺炎"样体征。

对于较大的幼儿，除可能出现的CHD症状外、心脏杂音常提示有CHD的存在，应有目的地选择相应的检查方法进行确诊，超声心动图是评估小儿CHD心脏和大血管解剖学的首选方法。

3.三级预防

（1）加强护理　CHD患儿的体质较正常儿童

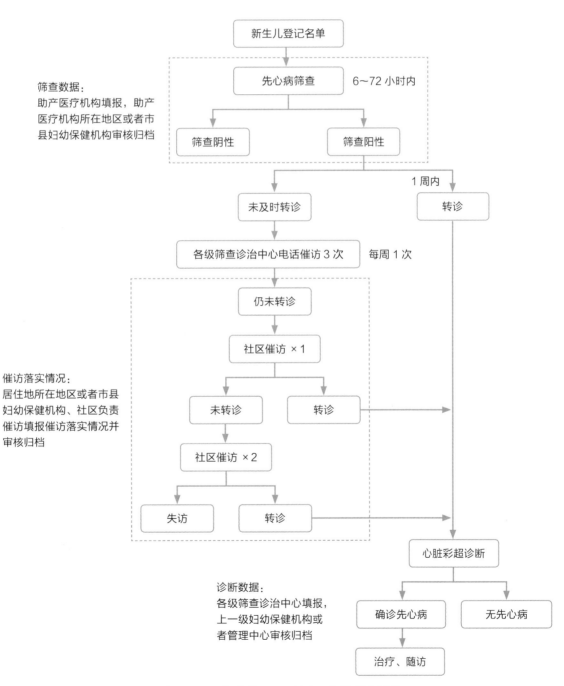

图22-24　新生儿CHD筛查工作管理流程图

差，抵抗力降低，易患感染性疾病，因此加强护理非常重要。①生活要有规律：合理安排一日的生活。根据患儿的体力和病情安排适当的活动，不要进行剧烈的活动，避免过度疲劳。保持心情舒畅，避免过分的情绪紧张，尽量减少患儿的哭闹。②合理安排患儿的膳食：保证足够的营养素和热量的摄入，以维持患儿正常生长发育。6月龄内的患儿应进行母乳喂养，6月龄以后逐渐添加各种泥糊状食物，但应少量多餐。患儿的饭菜应易于消化，避免食用产气多的食物，如山芋、土豆、萝卜、蚕豆、甜食等。有心力衰竭时应安排低盐饮食，适量饮水。③增强抗病能力：应鼓励患儿经常进行户外活动，多晒太阳。根据天气变化适当增减衣服，避免过度保暖，导致出汗过多。避免接触患有呼吸道感染的患者，不要到人多的公共场所，尽量减少被感染的可能。应按照计划免疫程序进行预防接种，以减少相应传染病的发生，但在心肺功能严重不全或并发感染时应暂缓接种各种疫苗。④定期体格检查：发现患有CHD后，应到专科医院进行全面的体格检查，确定CHD的类型，并定期随访，严密观察病情的变化，在适当的时期进行手术治疗。

（2）对症治疗　加强护理和营养，有心力衰竭者抗心力衰竭治疗，预防及治疗感染。

（3）手术治疗　此为根本治疗方法，通过手术彻底矫正畸形，从而消除畸形所引起的病理生理改变。不能耐受根治术的患儿，可先行姑息手术，以部分改善病理生理变化，为以后根治创造条件。

（4）介入治疗　发展迅猛。对于某些CHD目前介入治疗已经相当成熟，可采用非开胸方法根治，如动脉导管未闭堵闭术、房间隔缺损及室间隔缺损关闭术、肺动脉瓣狭窄经皮腔内球囊扩张术等。

【长期随访和管理】

强调CHD管理需要专业化。在某些情况下，即使是解剖学上简单的缺陷也可能需要专科治疗。因此，建议所有CHD患者在专科中心就诊一次，以便CHD专家为每名患者制订最合适的护理水平和随访间隔。同时，要建立区域性的CHD中心及管理网络。

CHD患儿术后应定期前往心脏专科门诊随访，严格遵照医嘱服药，定期体检，监测生长发育。随着治疗技术的发展，许多CHD患者均得到有效治疗。然而，医生不能对此过于乐观，许多CHD修复术后的患者，可能会并发肺动脉高压、心律失常以及其他并发症，另外还有一些患者可能还遗留了在既往治疗时未被发现的其他先天性异常。因此，即使是修复术后的CHD患者，也需要定期随访。此外，CHD患者成年后还面临结婚生育等问题。因此，对CHD患者的管理是一个终身的过程。

【CHD患儿到成人初期过渡期管理】

随着心脏介入治疗和外科手术的进步，超过90%的CHD患儿可存活至成年。一项系统评价发现，CHD过渡期患者因面临多次手术及术后并发症而学习与生活受限，伴随负面情绪；因依赖家庭为中心照护模式、缺乏疾病及医疗环境差异等专业信息而难以适应成人医疗环境，该类患者有专业信息需求、家庭与社会支持需求以及追求尊重与独立的需求。

CHD过渡对象主要为青春期和早期成年患者，有效的过渡期管理可提高其自我管理能力及治疗依从性，缓解抑郁风险、医疗中断等问题，提高长期生活质量。

1. 时间　通常在患者12~14岁时向其引入过渡概念，并在14岁前制订好个性化过渡管理方案。CHD过渡全球共识声明建议过渡最佳年龄为18~19岁，该时期患者健康状况相对稳定。

2. 干预模式

（1）设立多学科团队过渡门诊　多学科团队可以弥补医护人员知识储备的不足，过渡期管理门诊可提供"一站式服务"，多学科团队过渡门诊模式是降低过渡期失访率的有效干预措施。过渡诊所设有心脏病儿科和成人科，使用相同信息系统，这将有助于疾病信息的传输。多学科团队主要包括CHD儿科及成人医生、专科护士、心脏影像学医生、营养科医生、心理医生、社会工作者和职业规划师等。提供患者诊疗、护理、营养及心理的持续性过渡支持。多学科团队对患者进行整体评估，制订个性化过渡管理方案。成人心脏病专家定期在儿科会诊，患儿也可提前参观成人科并了解成人医疗团队，既可促进成人医生对患儿病情的掌握，也可缓解患者对新环境的不信任感。

（2）设立过渡期协调员　过渡期协调员的工作主要分为4个阶段。①过渡早期：引入过渡概念、提供适龄疾病信息、鼓励患儿在家庭照护的同时培养责任感，也让父母逐渐适应患儿的独立；②过渡中期：介绍过渡过程及益处，通过小任务分配激励患者自主承担健康管理责任，如独立预约就诊；③转移期：帮助患儿巩固成人心脏病知识及医疗环境差异等专业信息，制订个性化过渡时间；④过渡后期：与成人初期患者深入讨论远期并发症、生育、就业等问题，及时提供咨询。过渡期协调员在优化过渡期患者临床结局、改善患者就医体验等方面发挥重要作用。

（3）设立非正式过渡日　非正式过渡日指以非正式会议的形式组织过渡期患者及相关人员进行过渡经验交流的日子，参与者包括过渡期患者及家长、成功过渡患者、CHD 医生、心理医生和慈善组织代表。患者面对面组建同伴支持小组，借小组形式讨论匿名问题；成功过渡患者分享过渡经验，为 CHD 过渡及成人初期心脏病管理提供借鉴。

强调：由于 CHD 特有的病理特点和过渡所处生命周期的特殊性，针对性提供干预措施至关重要。应积极推动结构化过渡期管理方案的构建，明确各级医疗卫生系统医务人员在过渡期前、中、后的工作职责，开展多学科、多层次、多方位的综合过渡管理，为 CHD 患者提供最优过渡。

【预防接种】

CHD 患者，较健康儿童更易患感染性疾病。若不合并免疫相关综合征时，仅为心脏大血管结构性异常，有别于炎症或免疫介导的心肌炎或心肌病，在心脏功能正常时，心肌细胞代谢一般正常。接种疫苗不会加重病情、影响心脏功能。具体接种建议如下。

1. 可以接种情况　生长发育良好，无临床症状，心功能无异常［如左心室射血分数（LVEF）≥60%］；CHD 患儿介入治疗术后，复查心功能无异常；CHD 患儿外科术后 3 个月，复查心功能无异常。

2. 暂缓接种情况　伴有心功能不全、严重肺动脉高压等并发症的 CHD 患儿；复杂发绀（紫绀）型 CHD 患儿，需要多次住院手术者；需要专科评估的其他情形，如免疫缺陷、感染、严重营养不良、免疫抑制剂使用等的 CHD 患者。

三、反复呼吸道感染管理

反复呼吸道感染（recurrent respiratory tract infections, RRTI）是儿童常见临床现象。其原因有多种，除感染相关因素还可能涉及免疫系统与呼吸系统等基础疾病。反复指两次之间至少间隔 2 周的无症状期。根据年龄及部位不同，将 RRTI 分为反复上呼吸道感染和反复下呼吸道感染，前者包括反复扁桃体炎、咽炎、喉炎、鼻炎鼻窦炎和中耳炎，后者又可分为反复气管支气管炎和反复肺炎。感染部位的具体化有利于分析病因并采取相应治疗措施，而强调反复上、下呼吸道感染是要将感染性炎症与过敏性炎症区分开来。鉴于我国患者对医生大多是随机就诊，学龄前期 RRTI 的患病率为 10%~20%。

【定义】

儿童 RRTI 目前尚无统一的定义，不同国家和不同作者采用的 RRTI 定义有所不同，但方法一致，即都是根据感染发生的次数。反复发作的次数与疾病的种类和严重程度相关。临床上对于发病次数尚未给出明确定义，国内外学者还未达成一致观点。国内外 RRTI 定义见表 22-21。

【诊断】

根据临床呼吸道感染表现及病史询问，依据 RRTI 的定义确立诊断，并应进一步明确可能存在的潜在病因。许多宿主自身的因素是引起 RRTI 的重要病因，包括免疫缺陷、呼吸系统结构异常及其他系统疾病。

并非所有 RRTI 都需要进行病原学检查。缺乏局部病灶的反复上呼吸道感染患儿，多由呼吸道病毒感染引起。病原学检查对于指导针对感染的临床用药具有价值。

强调宏基因组学第二代测序技术检测感染病原体有广泛的应用前景，能覆盖更广范围的病原体。从传统培养转向分子生物学诊断需要临床医生及临床微生物学家的思维转变。传统的微生物学是建立在体外分离培养的基础上的，而实际上许多环境中或人体的致病性微生物难以被培养，或许只能通过二代测序才能被发现。

RRTI 需进行上、下呼吸道感染类型的鉴别，与过敏性疾病以及其他系统疾病的鉴别。

【管理】

1. 一级预防　预防措施首先必须从增加儿童的机体抵抗力和防止病原体的侵入着手，环境性预防

表 22-21　RRTI 的定义

| 国家 | 呼吸道感染 | 上呼吸道感染（次/年） | 下呼吸道感染（次/年） | | 中耳炎 | 感染性鼻炎 | 咽炎或扁桃体炎 | 发病间隔时间 |
			反复气管支气管炎	反复肺炎				
中国	—	0~2岁：7次	0~2岁：3次	0~2岁：2次	—	—	—	>7天
	—	>2~5岁：6次	>2~5岁：2次	>2~5岁：2次	—	—	—	—
	—	>5~14岁：5次	>5~14岁：2次	>5~14岁：2次	—	—	—	—
芬兰、瑞士、斯洛伐克、比利时	≥6次/年	9~次年4月，≥1次/月	≥3次/年	—	3次/半年或4次/年	>5次/年	>3次/年	≥14天

及生活习惯的改变是非常关键的。

（1）重视孕期保健　从孕期抓起，做好母亲孕期的营养、保健工作，防止早产的发生，减少低出生体重儿的出生率。

（2）加强体格锻炼　增强身体素质、提高免疫功能，适当的户外活动，多晒太阳保暖，随天气变化增减衣服，生活环境要保持整洁通风，居室环境空气新鲜，避免或脱离污染的环境，避免接触二手烟。当确诊 RRTI 之后，必须首先建议去除环境危险因素（例如减少在家中吸烟）。注意养成良好的生活规律和饮食作息习惯。合理饮食，保持营养均衡，强调全面均衡、优质。促进体内各种酶和蛋白质的合成及淋巴组织发育，维持体内正常营养状态和生理功能，增强机体的抵抗力。避免到人群密集拥挤地区逗留，避免接触呼吸道感染患者，注意手卫生，勤洗手。积极防治营养性疾病，如营养不良、微量营养素缺乏等。提倡母乳喂养，按时添加辅食（其他食物），适当补充维生素 D，其他微量营养素需根据有无缺乏高危因素、临床表现和实验室检查等适当补充。避免过早入托，3 岁以下托育服务需排除或减少有利于 RRTI 发生的环境因素。

（3）按时接种疫苗　用疫苗接种的方法来预防一些特定的感染性疾病是人类历史上的伟大发明。1974 年 WHO 提出了扩大免疫计划：扩大预防的接种人群，提高接种率；扩大疫苗的种类，推广使用新疫苗。

2. 二级预防　因呼吸道感染就诊的患儿，医生在询问病史时应根据上述 RRTI 定义询问既往呼吸道感染的频率和部位，发病间隔时间、症状和体征，及时发现 RRTI。对可疑 RRTI 者（发病次数或临床表现疑似 RRTI，如次数频繁但病史陈述不清等），进行宣教和管理并随访以明确诊断。积极去除诱因，如慢性鼻窦炎、慢性扁桃体炎和慢性咽炎等，改善营养不良，治疗缺铁性贫血、维生素 A、维生素 D 等微量营养素缺乏，治疗慢性腹泻和结核等。必要时应用免疫调节剂调节免疫功能，提高免疫力。

3. 三级预防　急性期治疗根据呼吸道感染的治疗原则和用药，如有其他基础疾病针对病因治疗。

4. 随访管理　强调建立档案及患者教育的重要性。档案的建立目的在于患儿的随访，避免可能存在的基础疾病暂时未表现出来。患者教育主要针对患儿家长，原则上应告知：RRTI 对患儿的不利影响；引起 RRTI 可能的主要原因；患儿家长应该配合医生的工作内容。强调反复评估的重要性，经过综合性治疗后仍无改善者，2~3 个月后应再次评估。目的是进一步评估可能存在的潜在病因及临床预防治疗的效果。

四、支气管哮喘管理

支气管哮喘是一种以慢性气道炎症和气道高反应性为特征的异质性疾病，以反复发作的喘息咳嗽、气促、胸闷为主要临床表现，常在夜间和（或）凌晨发作或加剧。呼吸道症状的具体表现形式和严重程度具有随时间而变化的特点，并常伴有可变的呼气气流受限和阻塞性通气功能障碍。

2019 年全球疾病负担研究发现，哮喘在 9 岁以下和 10~24 岁人群中的疾病负担分别排在第 19 位和第 27 位，在呼吸系统非感染性疾病中，哮喘的疾病负担最重。青春期哮喘发病率高、死亡率高以及治疗依从性差，与年幼儿童相比，其疾病负担更为明显。

【病因及发病机制】

支气管哮喘是一种由多种因子诱发的疾病，病因和发病机制十分复杂，哮喘的发病与免疫因素，神经、精神、内分泌因素，遗传学背景，神经信号通路等有关。病理生理学表现为支气管痉挛、管壁炎症性肿胀、黏液栓形成、气道重塑等。宿主因素和环境因素是引起哮喘的致病两大类因素。

【诊断】

根据患儿有反复哮喘发作、过敏性疾病过去史、家族史和实验室检查进行诊断。

【管理】

1. 一级预防　哮喘的初级预防主要集中于出生前和围生期干预。全球哮喘防治创议（Global Initiative for Asthma，GINA）提示，发现并纠正怀孕或者计划怀孕的哮喘妇女的维生素 D 不足，有利于预防 ≤5 岁儿童哮喘。母亲饮食中摄入维生素 D、维生素 E 与儿童喘息性疾病风险较低有关。其他如母亲孕期避免烟草，提倡自然分娩，鼓励母乳喂养，尽量减少婴儿期应用抗生素。

2. 二级预防　强调早期识别的重要性。

（1）预警信号　哮喘儿童不是从一开始就表现为哮喘的，通常会有一段时期出现先兆症状。以下几条可作为儿童哮喘的预警信号：①反复咳嗽超过一个月，以晨起和夜间咳嗽为主，咳嗽常为刺激性干咳，痰不多。②运动、吸入冷空气或进食冷饮后易出现刺激性干咳。③反复胸闷，感冒时或运动后加剧。④对某些气味（如装修气味、厕所清洁剂、香水、定型摩丝等）过敏，出现喷嚏、咳嗽。⑤对海产品、某些热带水果、部分药物过敏，或者在婴儿期表现为对鸡蛋、奶粉不耐受（往往表现为哭闹、呕吐、腹泻、严重反复的湿疹、体重不增）。⑥有经常打喷嚏、流涕、鼻塞、鼻痒等过敏性鼻炎症状，常表现为耸鼻、揉鼻、挖鼻。⑦有明显的湿疹史。⑧有家族性过敏史（需询问三代内亲属有无过敏性

疾病）。⑨外周血嗜酸性粒细胞增高。

（2）哮喘预测指数（mAPI）　婴幼儿 ≤3 岁频繁喘息（一年内发作次数 ≥4 次，同时伴有以下一项主要危险因素或者两项次要因素（表 22-22）。

表 22-22　喘息危险因素

主要危险因素

父母哮喘病史

经医生诊断的特应性皮炎

至少一种吸入过敏原致敏

次要危险因素

与感冒无关的喘息

外周血嗜酸性粒细胞 >4%

对牛奶、鸡蛋等食物过敏原致敏

3. 三级预防　治疗目标是达到并维持症状的控制，维持正常活动水平，包括运动能力，维持肺功能水平尽量接近正常，预防哮喘急性发作，避免因哮喘药物治疗导致的不良反应，预防哮喘导致的死亡。哮喘的防治原则是哮喘控制治疗应尽早开始，要坚持长期、持续、规范、个体化治疗原则。急性发作期治疗注重迅速缓解气道痉挛，控制炎症，减少分泌，避免缺氧的进一步发展，避免呼吸衰竭。慢性持续期和临床缓解期则关注防止症状加重和预防复发，避免触发因素，抗炎，降低气道高反应性，防止气道重塑，做好自我管理。具体治疗措施包括：氧疗（家庭无创及有创通气）、雾化吸入、健康教育、药物治疗、过敏原特异性免疫治疗、生物制剂、营养支持、吞咽障碍干预、反流误吸干预、呼吸道感染预防、环境控制与改善、心理干预、气道廓清（净化）技术、呼吸肌功能训练等。

4. 哮喘的长期管理　支气管哮喘应采取预防复发和控制发作的综合措施，争取控制症状，保护和维持尽可能正常的肺功能，避免或减少药物的不良反应，以获得理想的预后。

管理目标是有效控制哮喘症状，维持正常的活动能力，减少哮喘发作的风险，减少肺损伤及药物不良反应（图 22-25）。

（1）建立医患之间的合作关系　首先要建立哮喘患儿与医生间的合作关系（对于哮喘患儿则需要与其父母或监护人沟通），目的是使年幼儿及其家长能够获得防治知识、治疗的信心以及对哮喘管理起主要作用的技能。保持良好医患关系的关键包括友好的态度（友善、幽默和关注）、主动关心、鼓励、

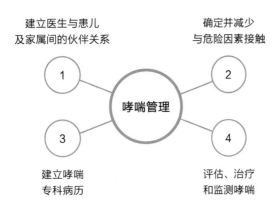

图 22-25 哮喘管理图

表扬和安慰，并迅速回馈患儿关注的问题，提供个体化信息，达成共享目标。健康教育是医患之间交流不可缺少的内容（图 22-26）。

（2）建立儿童哮喘专科病历 通过建立集诊疗、随访、宣教于一体的智能化儿童哮喘电子病历，有利于数据的收集、查询和整理，有望促进儿童哮喘的健康管理和研究。

（3）确定与减少与危险因素的接触 避免接触过敏原，防止哮喘发作。减少患儿对危险因素的接触可改善哮喘控制，减少药物需求量。多种危险因素有时被称为"触发因素"，包括变应原、病毒感染、污染物、食物和药物等，应采取一切措施预防。

（4）哮喘的评估、治疗和监测 哮喘治疗的起始及调整是以患儿控制水平变化为主导的一个持续循环过程，包括评估哮喘控制、治疗以达到控制、监测以维持控制。评估哮喘控制的方法有很多，除了按照控制、部分控制及未控制三个等级对哮喘进行分级外，还可应用量化的症状（喘息、呼吸困难、胸部发紧、咳嗽）评分，评估日间、夜间症状出现的频率，正常活动受限的频率、程度，缓解药物使用频率，对患儿病情及其治疗反应进行监测。肺功能测定监测哮喘病情也很重要。

5. 儿童青少年哮喘成人期过渡 研究证实，儿童哮喘若得不到科学、规范、有效的控制，患儿成年后将有 54% 会发展为慢性支气管炎甚至慢阻肺。青春期是儿童迈向成人的过渡时期，具有其独特的生理与心理特点。青春期哮喘的管理存在诸多挑战。青春期哮喘管理体系的构建是儿童哮喘向成人哮喘有效过渡的关键，过渡过程需要针对儿童慢性疾病提出了过渡管理的概念。过渡是一个主动的、持续的、循序渐进的过程，而不是一次性简单地把儿童转诊或移交给成人内科医生的事件。由于青春期身体、心理、认知、情感和社交的变化，青春期慢性病患者及其家长对疾病的认识、情绪及行为反应、管理能力等既不同于儿童又不同于成年人，处于由儿童向成人的过渡。通过多学科结构化的过渡体系提供有目的、有计划的以儿童为中心、依赖父母的管理模式向以成人为中心、自我管理模式转换的医疗服务。强调根据不同患者的生理、心理及社会特征，建立个性化的过渡方案，使每位青春期哮喘儿童按照自己的"节奏"进行过渡。

青春期哮喘向成人过渡管理的目标是持续改善患者生活质量，增强其独立性，减少过渡阶段所需的特殊看护，避免患者失访、治疗和管理中断。通过医患沟通及对患者的技能培训等手段，逐步培养青春期患者对疾病的自我管理能力和承担健康责任意识，最终使其具备以下 3 种能力：自我管理能力

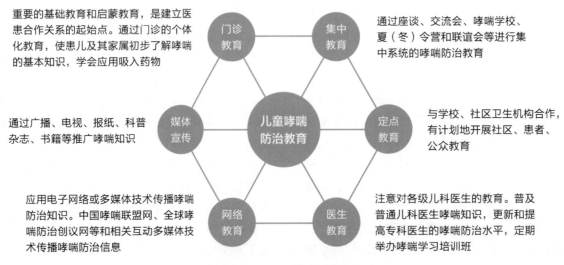

图 22-26 儿童哮喘防治教育

（self-management），即利用所获得的疾病相关知识、技能和社会资源对自身疾病进行的干预措施；自我介绍或与医务人员沟通的能力（self-advocacy），即能够自己描述不适，并与医务人员顺畅交流；自我决策能力（self-decision making），即能够管理自己的健康问题，承担相应的医疗保健责任。

哮喘患者的自我管理能力包括：描述哮喘是什么；知道和理解自己哮喘发作的触发因素，并且尽最大可能避免；知道和理解药物的使用及为什么使用，掌握正确的吸入技能；知道和理解生活方式对哮喘的影响，如吸烟、运动和饮食等；知道和理解如何实施哮喘行动计划及如何寻求帮助。

青春期哮喘向成人过渡管理的组织如下。

（1）组建过渡管理团队　过渡管理涉及患者、家长、儿科和成人内科医生、护士等共同参与，因此需要组建本单位青春期哮喘过渡管理团队或小组，并指定一名协调人员（通常为资深的呼吸专科护士担任）负责联系协调儿科医生、成人呼吸科医生、精神（心理科）医生、患者及其家长等，在过渡过程中为患者提供支持。

过渡管理团队或小组成员应接受知识和技能培训，包括：了解青春期的生理、心理、认知和情感状态和发展过程，具备与其交流的技能；了解青春期的生活方式，如学习、工作、娱乐和职业愿景，具备评估和提高患者依从性的技能；了解青春期与家庭及家庭外成员的关系，具备识别和改变患者常见危险行为的技能；了解青春期哮喘的管理知识，具备良好的沟通技巧和提高患者自我管理水平及共同决策的技能。

（2）设立过渡门诊（transition clinic）　设立儿科医师和成人内科医生共同参与的过渡门诊，使青春期哮喘患者及其家长与成人医务人员提前接触，增进双方的沟通和了解是促使成功过渡的重要因素。过渡门诊就诊环境应该保持安静并具有私密性。在沟通过程中应认同青春期哮喘患者的身份，与其建立彼此信任和尊重的关系，注意保护青少年的自尊心和自信心。此外，通过纸质病历、电子病历和哮喘专病数据管理平台等共享信息途径确保过渡团队或小组成员互通患者信息，对于青春期哮喘患者的有效过渡也至关重要。

对无法设立过渡门诊的医疗单位，可以采用网络视频会诊的方式进行。

（3）青春期哮喘向成人过渡管理的建议　青春期哮喘向成人过渡通常分为准备、实施、转交（诊）及评价阶段。由于青春期个体发育水平、认知能力及家庭支持等存在差异，过渡管理的各阶段开始时间并不完全取决于年龄，而应该根据青春期哮喘患者的认知水平、各医疗单位儿科与成人内科就诊年龄的划分等实际情况灵活掌握。

6.哮喘儿童预防接种　哮喘是儿童最常见的慢性呼吸系统疾病，近年来患病率呈明显上升趋势，RRTI是哮喘控制不佳的重要因素。疫苗接种可有效预防感染性疾病的发生，对儿童哮喘人群十分受益。作为特殊健康状态儿童的哮喘儿童进行预防接种时，更需严格把握接种疫苗时机、适应证及禁忌证，进行科学有效的预防接种。

（1）病情稳定期或缓解期　可以按免疫规划程序进行疫苗接种。哮喘儿童接种前家长应详细告知预防接种工作人员儿童健康情况，如哮喘控制情况、近期用药史，食物及药物过敏史，既往接种疫苗后有无不良反应等，如合并神经系统、血液系统、遗传代谢等其他系统疾病，需进一步到相应专科门诊进行咨询。哮喘儿童与其他健康儿童均需完成国家免费接种的计划疫苗（一类疫苗）。二类疫苗中，建议哮喘儿童优先接种流感病毒疫苗及肺炎球菌疫苗。

（2）发热、急性疾病或哮喘急性发作期　出现喘息、咳嗽、胸闷等症状时需暂缓接种，待病情恢复或病情稳定再接种。如果使用了静脉注射免疫球蛋白（IVIG）或血液制品，需暂缓接种麻疹疫苗至少8个月，其他疫苗接种不受限制，待病情恢复稳定可进行接种。

（3）既往有严重疫苗接种过敏史　如血管神经性水肿，呼吸困难、血压下降、晕厥等，或对疫苗中某一成分明确过敏（不包含蛋类过敏），应停止接种。原发性免疫缺陷病和HIV感染儿童，禁忌减毒活疫苗的接种。除狂犬病疫苗，其他各类疫苗均需按说明书严格执行。

目前，绝大多数疫苗不含食物相关成分，儿童哮喘并存食物过敏，可以在非过敏期进行预防接种。许多家长对流感疫苗残留的卵清蛋白（一种蛋类过敏原）表示担忧。检测显示，我国常用的流感疫苗中的卵蛋白含量最高不超过140 ng/ml，均低于药典规定范围，蛋类过敏者可以正常进行预防接种；若对蛋类有严重全身过敏反应史的儿童，应在医疗机构的监护下接种流感疫苗。对蛋类过敏者禁忌接种二类黄热病疫苗。

（4）糖皮质激素的应用　贯穿儿童哮喘的整个治疗过程，既是急性发作期的缓解药物又是病情稳定期的控制药物。哮喘稳定期使用吸入用糖皮质激素时可以正常接种疫苗，无需停药；若哮喘儿童口服或静脉应用糖皮质激素需暂缓接种，停止全身应用糖皮质激素1个月以上且病情稳定后进行灭活疫苗接种，停用3个月后进行减毒活疫苗接种。

（5）接受过敏原特异性免疫治疗时　推荐在哮喘症状稳定期疫苗接种，具体用法及疫苗接种间隔可以参考药物说明书。接受舌下含服过敏原特异性免疫治疗时，如粉尘螨滴剂，建议如果同时进行疫苗接种，在最近一次服用粉尘螨滴剂后间隔半周再进行疫苗接种，疫苗接种后2周无异常反应，畅迪需减3级或从最小剂量开始逐渐增量继续使用。接受皮下注射过敏原特异性免疫治疗时，如屋尘螨变应原制剂说明书表明若符合接种条件，可以与皮下注射间隔7天以上进行预防接种。接种7天后若无异常反应可以继续皮下注射治疗，注射剂量根据注射程序进行调整。

（6）哮喘靶向药物　奥马珠单抗主要是用于6岁及以上儿童IgE介导的常规抗哮喘药物控制水平不佳的哮喘儿童。研究表明，减毒活疫苗与灭活疫苗通过刺激B细胞产生IgG起到保护作用，奥马珠单抗的作用机制不同，接种疫苗后不影响奥马珠单抗的应用。若有疫苗接种计划，建议奥马珠单抗注射与疫苗接种之间通常应至少间隔1周，若需接种紧急疫苗（如狂犬病、破伤风疫苗等）可以立即进行接种，但要注意避免与奥马珠单抗注射在同一部位。

（7）伴发疾病　哮喘儿童多伴有过敏性疾病，急性过敏期不要进行疫苗接种，可以在过敏症状缓解后接种疫苗。应用鼻喷激素、抗组胺及抗白三烯类等抗过敏药物控制临床症状稳定后，可以正常进行预防接种。美国的过敏体质儿童疫苗接种指南指出，儿童接种疫苗不会引起过敏性疾病的加重。

儿童哮喘并存过敏性鼻炎，鼻部无症状可进行预防接种；或鼻部有症状药物控制良好也可进行预防接种。儿童哮喘并存湿疹时，可以接种各类疫苗，不会加重原湿疹症状，但需要接种部位皮肤完好。

（8）新冠疫苗　2021年7月我国批准3~17岁儿童及青少年进行新冠病毒灭活疫苗的接种，新冠疫苗对于儿童安全、可靠，哮喘儿童在稳定期可以按接种程序进行新冠疫苗接种。

儿童有尘螨、花粉、食物、酒精、青霉素、头孢霉素等过敏或并存过敏性鼻炎、过敏性结膜炎、特应性皮炎等，均不影响接种新冠疫苗。儿童既往接种疫苗有严重过敏反应或对新冠疫苗中成分明确过敏，不能接种新冠疫苗。急性病或慢病活动期需稳定3个月再进行接种。新冠病毒疫苗与其他疫苗接种间隔至少2周，紧急接种狂犬病疫苗等可不用时间间隔。接受舌下含服过敏原特异性免疫治疗的哮喘儿童接种新冠疫苗时，建议在最后1次舌下含服后次日进行预防接种，接种疫苗3天后若无异常反应，可继续进行舌下含服免疫治疗，无需改变原舌下治疗剂量。接受皮下注射过敏原特异性免疫治疗哮喘儿童接种新冠疫苗前后都需与皮下注射间隔至少7天，继续皮下注射治疗按注射程序调整剂量。抗IgE单克隆抗体治疗期间可以接种新冠疫苗，尽量不要在同一天进行。接种首剂次新冠疫苗后出现明显不良反应（如急性过敏反应、血管性水肿、呼吸困难等）的儿童不建议继续接种第2剂次。

（9）接种疫苗后出现不良反应　按症状范围可分为局部不良反应和全身不良反应，这两种不良反应可独立出现，也可伴随出现。哮喘儿童预防接种时随身携带哮喘速效缓解药物。

局部不良反应主要为接种部位的局部疼痛、红肿、硬结，一般数天后症状可自行消退；若硬结、红肿等局部症状持续不缓解或有加重趋势，及时到正规医院就医。全身不良反应中最常见的是发热，大多为低热，多饮水、休息等对症治疗即可，必要时酌情使用镇痛解热药，一般3天内可消退；若发热持续不退甚至出现惊厥，及时就医。

过敏性休克发生率极低，是所有不良反应中最严重的，一般在接种疫苗后数分钟至数小时发生，一旦出现皮肤潮红、呼吸困难、血压下降、意识不清等情况，立即呼救，及时并正确的使用肾上腺素是关键（推荐儿童剂量：1∶1000肾上腺素，0.01 mg/kg·次，首选大腿中外侧肌肉注射，单次最大剂量0.3 mg，必要可重复），并心电监护、开放静脉通路、保证呼吸道通畅。疫苗接种后需留观30分钟，以便应对突发的严重不良反应。

五、糖尿病管理

糖尿病是由于胰岛素分泌缺陷或胰岛素作用障

碍,血液中的糖无法进入细胞内进行正常的糖代谢,不能为机体提供必需的能量,同时导致血液中的糖堆积,引起的全身多系统病变。糖尿病在儿童各年龄段均可发病,小至出生后 3 个月内(有新生儿糖尿病),以 5~7 岁和 10~13 岁两组年龄多见,患病率无性别差异。WHO 2019 年糖尿病诊断标准及分型建议见表 22-23。

儿童糖尿病 90% 为 1 型糖尿病,2 型糖尿病主要发生在成年人群体。近年来,随着人们生活方式改变,儿童和青少年 2 型糖尿病发病率也在逐年上升。目前认为,自身免疫性 1 型糖尿病是在遗传易感基因的基础上,在外界环境因素的作用下,由于自身免疫反应,导致胰岛 β 细胞的损伤和破坏,最终因功能衰竭而发病,占 1 型糖尿病的绝大多数。

儿童 2 型糖尿病首先是胰岛素作用失常,后来发生胰岛功能衰竭。目前 2 型糖尿病的发病机制还

表 22-23　世界卫生组织 2019 年糖尿病分型

T1DM

多数起病急,可伴酮症酸中毒(DKA);病初 C 肽低于正常或检测下限;抗谷氨酸脱羧酶(CAD65)、胰岛细胞抗原 2(1A-2)、ZnT8 转运体或胰岛素抗体阳性;无黑棘皮病;家族史 2%~4%。可伴其他自身免疫性疾病,如 Graves 病、桥本甲状腺炎等

T2DM

起病偏慢,酮症酸中毒少见;病初 C 肽正常或增高;自身抗体通常阴性;超重或肥胖,常伴黑棘皮病;T2DM 家族史 >80%

混合型糖尿病

1. 成人隐匿性自身免疫性糖尿病:GAD 抗体阳性,诊断后 6~12 个月不需要胰岛素治疗;通常 35 岁以上起病,儿童少见

2. 酮症倾向性 T2DM:病初患有严重胰岛素缺乏和 DKA,缓解后不需要胰岛素治疗;90% 约 10 年内再次出现 DKA 发作

其他特殊类型糖尿病

1. 单基因糖尿病

(1)单基因遗传性 β-细胞功能缺陷:青少年起病的成人型糖尿病有 *CCK*、*HNF1A*、*HNF-4A*、*ABCC8* 等基因变异;*HNFIB* 基因变异有肾囊肿伴糖尿病;线粒体 e.mtDNA3243 突变有母系遗传性糖尿病伴听力损伤;*KCN11* 基因变异有永久性新生儿糖尿病,新生儿糖尿病伴精神发育迟缓和癫痫;6q24 低甲基化有暂时性新生儿糖尿病;*INS* 基因变异有永久性新生儿糖尿病;*WFSI* 基因变异有 Wolfram 综合征;*FOXP3* 基因变异有 IPEX 综合征;*EIF2AK3* 基因变异有 Wolcott-Rallison 综合征

(2)单基因胰岛素作用缺陷:*INSR* 基因变异有 A 型胰岛素抵抗,矮妖精貌综合征、Rabson-Mendenhall 综合征;*LMNA* 基因变异有家族性部分性脂肪营养不良;*PPARG* 基因变异有家族性部分性脂肪营养不良;*AGPAT2* 基因变异有先天性全身性脂肪营养不良;*BSCL2* 基因变异有先天性全身性脂肪营养不良

2. 胰腺外分泌疾病:胰腺纤维化病变、胰腺炎、外伤或胰腺切除术、肿瘤、囊性纤维化、血色素沉积症等

3. 内分泌疾病:库欣综合征、肢端肥大症、嗜铬细胞瘤、胰高血糖素瘤、甲状腺功能亢进症、生长抑素瘤等

4. 药物或化学诱发:糖皮质激素、甲状腺激素、噻嗪类、α-肾上腺素能激动剂、β-肾上腺素能激动剂、苯妥英钠、喷他脒、烟酸、吡喃隆、干扰素等

5. 感染:先天性风疹病毒、巨细胞病毒等

6. 少见免疫介导型特殊类型糖尿病:胰岛素自身免疫综合征(胰岛素抗体)、抗胰岛素受体抗体、僵人综合征等

7. 与糖尿病相关的其他遗传综合征:唐氏综合征、遗传性共济失调、亨廷顿舞蹈病、克氏综合征、劳莫比综合征、强直性肌营养不良、卟啉病、普拉德-威利综合征、特纳综合征等

8. 其他临床亚组:糖尿病伴有重度高甘油三酯血症

未分类型糖尿病

仅在糖尿病分型无法明确特别是在糖尿病初诊时暂时使用

妊娠期首诊的高血糖

妊娠期确诊的 T1DM 或 T2DM、妊娠糖尿病

注:T1DM 为 1 型糖尿病;T2DM 为 2 型糖尿病;GAD 为谷氨酸脱羧酶;DKA 为糖尿病酮症酸中毒。

没有完全阐明，大多数学者认为 2 型糖尿病是一种遗传异质性代谢综合征，其发生和发展主要是遗传异质性和环境因素相互作用的结果。

【诊断】

1.糖尿病的诊断建议　参照 WHO 2019 年的诊断标准。符合下述条件中之一可诊断。

（1）糖尿病（多饮、多食、多尿，不能解释的体重减少）或高血糖危象的典型症状，伴血浆葡萄糖浓度 ≥11.1 mmol/L（≥200 mg/dL）。

（2）空腹时血浆葡萄糖浓度 ≥7.0 mmol/L（≥126 mg/dL），要求至少 8 小时内未摄入热量（在没有明确的高血糖情况下，基于此标准不可直接诊断糖尿病，需择日重复测试方可诊断）。

（3）口服葡萄糖耐量试验（OGTT）2 小时血浆葡萄糖浓度 ≥ 11.1 mmol/L（≥200 mg/dL），OGTT 是将无水葡萄糖 75 g（或 1.75 g/kg，最大量是 75 g）溶于水。在没有明确的高血糖情况下，基于此标准不可直接诊断糖尿病，需择日重复测试方可诊断。

（4）糖化血红蛋白（HbA1c）≥6.5%，应使用经美国国家糖化血红蛋白标准化计划（NGSP）认证和标准化的糖尿病控制和并发症试验（DCCT）分析方法进行检测（HbA1c<6.5% 不能否定通过血浆葡萄糖确诊的糖尿病，HbA1c 在儿童 T1DM 诊断中的作用尚不明确）。

强调：需要注意的是，在无糖尿病症状的前提下单次的随机静脉血糖、空腹血糖或者糖耐量试验（OGTT）达到糖尿病诊断标准并不能诊断，需择期重复检测。

另外，在急性感染、创伤、休克或其他应激状态下检测到的高血糖，可能是暂时性的，可以对症治疗，但不能诊断糖尿病。

糖耐量受损系指口服葡萄糖耐量试验 2 小时血糖 7.8~11.0 mmol/L；空腹血糖受损系指空腹血糖 5.6~6.9 mmol/L。糖耐量受损及空腹血糖受损考虑为糖尿病前期表现。

2.1 型、2 型糖尿病区别　见表 22-24。

【管理】

随着人们生活方式的改变，糖尿病已成为影响人类健康的全球性公共卫生问题之一，它也是危害儿童健康的重大内分泌疾病。儿童糖尿病发病率上升，疾病的管理和预防一样重要。一旦确诊就需要长期治疗，包括监测血糖、饮食治疗、运动治疗和药物治疗等。这需要患儿家长、患儿自己以及医护工作者的密切合作。

1.一级预防　由于 1 型糖尿病的确切发病机制还不完全清楚，目前还没有很好的预防办法，科学家们正在研究，以期找到一个生物标记物，起到早期预警的作用。

2 型糖尿病多有家族史，而且多与肥胖相关，故对有糖尿病家族史，尤其已达到肥胖标准的儿童，要注意控制饮食。避免大量高脂肪、高糖等高热量饮食，同时加强运动，以达到预防的目的。通过健康生活方式避免超重和肥胖，是预防 2 型糖尿病行之有效的手段。同时，建议家长定期检测血糖（超重肥胖者及有家族糖尿病史者），以期尽早发现无症状性糖尿病。最后，加强儿童糖尿病相关知识的学习与普及。具体预防措施如下：①预防从母亲孕期开始，避免患上妊娠糖尿病；②对于肥胖儿童以及有糖尿病家族史的儿童应每半年查一次血糖，以便于早期发现糖尿病；③养成良好的饮食习惯，讲究科学膳食，避免营养过剩及偏食；④加强体育锻炼，使热量平衡，控制体重；⑤注意劳逸结合，保证良好睡眠，避免精神长期高度紧张；⑥家长应当密切观察孩子的日常行为，一旦儿童出现可疑症状，尽早去医院做相关化验检查。

2.二级预防　建议对糖尿病高危儿童进行糖尿

表 22-24　1 型、2 型糖尿病区别

	1 型糖尿病	2 型糖尿病
特点	其起病较急，表现为"三多一少"（多饮、多食、多尿、体重减少）	起病较缓，多伴有肥胖 部分患儿伴有黑棘皮病，多见于颈部或腋下 部分伴有高血压、血脂异常、眼底病变、脂肪肝等
病理	胰岛 β 细胞遭到破坏，导致胰岛素的绝对缺乏	胰岛素抵抗和胰岛 β 细胞受损而造成胰岛素相对不足
病因	与遗传、环境、自身免疫等有关	热量摄入过多、缺乏运动等不合理生活习惯

病筛查，儿童糖尿病高危人群包括：① 糖尿病的遗传因素是导致糖尿病的重要原因，有糖尿病家族史者，父母或其他直系亲属有糖尿病时，孩子得糖尿病的风险会增加。一般来讲，2 型糖尿病患者的子女更容易得糖尿病，特别是父母都患糖尿病者。② 出生时超重或婴儿期肥胖，都可能与糖脂代谢异常相关，进而出现胰岛素抵抗，增加患 2 型糖尿病的风险。③ 出生时低体重者（＜2000 g）。研究显示，极低出生体重儿和超低出生体重儿成年后患代谢综合征、糖尿病、冠心病、高血压的概率较高。④ 母亲在怀孕时患妊娠期糖尿病，也会增加儿童患糖尿病的可能性。⑤ 吃高热量食品、喝含糖饮料、体育活动少，也是容易导致儿童肥胖的不良习惯。

筛选程序如下。① 起始年龄：＞10 岁，或青春期开始时。② 频率：每 2 年测试，空腹血糖 75 g 口服葡萄糖耐量试验（OGTT）后 2 小时血糖或糖化血红蛋白（HbA1c）可作为筛查指标。③ 血糖如果正常，之后建议至少每 2 年复查一次。如果体重出现明显升高，心脏代谢指标恶化，有很强的 T2DM 家族史，或有糖尿病前期的证据，建议每年筛查一次。④ 筛查过程中，应对其他肥胖相关的共病［高血压（HTN）、血脂异常、非酒精性脂肪性肝病（NAFLD）、多囊卵巢综合征（PCOS）、阻塞性睡眠呼吸暂停（OSA）］进行临床评估。

3.三级预防

（1）1 型糖尿病治疗 目前对 1 型糖尿病还不能做到完全预防和治愈，但必须采取适当的措施加强对糖尿病的控制，使患儿尽可能长期维持血糖接近正常水平，以防止并发症的发生。儿童糖尿病治疗的目的是在保证正常生长发育基础上使血糖尽可能接近正常。越来越多的证据表明，糖尿病治疗的五驾马车是综合药物、营养、血糖监测、运动、心理这五个方面，五驾马车共同实施才是有效的方式。

特别强调健康教育的重要性，糖尿病的治疗离不开家长的密切配合，要教会他们掌握有关糖尿病的知识和治疗的基本操作技术。可通过健康教育讲座、宣传画册、门诊咨询等方式向家长进行宣传教育：① 宣传糖尿病的一般知识，介绍糖尿病的发病机制，血糖的调节方法，糖尿病并发症的预防，如何观察病情变化，以及发现危险症状如何紧急处理等；② 向家长讲解糖尿病的具体治疗方法，了解终身注射胰岛素的必要性及停用危险，使家长和患儿能配合医生进行系统治疗；③ 指导家长学会看实验

室检查结果，根据血糖和尿糖的检测结果来调整饮食和运动的安排；④ 指导家长学会饮食热量换算，制订食谱，合理安排患儿的膳食；⑤ 指导家长注意患儿清洁卫生，避免发生皮肤化脓性感染，以免造成严重后果。

（2）2 型糖尿病治疗 儿童 2 型糖尿病虽然发病率不高，但是增速较快，原因在于不良生活方式，导致体重超重，引发胰岛素抵抗现象，血糖长期偏高，最终发展成真正的糖尿病。与成人 2 型糖尿病相比，儿童患者胰岛功能损害更快、更严重，血糖控制情况也比成人差，发生糖尿病并发症的比例更高。

国际糖尿病联盟提出，糖尿病的治疗目标不能仅限于控制血糖水平，还要将提高患儿的生活质量作为重要目标。糖尿病前期患者应通过饮食控制和运动降低糖尿病的发生风险，并定期随访，给予社会心理支持，以确保患者的良好生活方式能够长期坚持，定期检查血糖；同时密切关注其他心血管疾病危险因素（如吸烟、高血压、血脂紊乱等），并给予适当的干预措施。

改变生活方式是治疗 2 型糖尿病的基石，需注意饮食管理，加强体育锻炼，药物治疗需要建立在生活方式干预的基础上，首选药物为二甲双胍，血糖控制不佳时，使用胰岛素治疗。

4.儿童青少年糖尿病成人期过渡 在整个童年和青春期，糖尿病管理的护理和密切监督越来越多地从父母和其他成年人转移到糖尿病患者本人。然而，从儿科医护人员到成人医护人员的转变往往发生在年龄较大的青少年进入下一个发育阶段时，这被称为新兴成人期，这对患有糖尿病的年轻人来说是一个关键时期。在这段重大的人生转折时期，必须对他们的糖尿病护理负起全部责任，而随着年龄的增长，年幼的糖尿病患者不可能再完全依靠父母来帮助控制疾病，他们必须建立起独立性和自我管理的能力。他们的新职责包括自我管理糖尿病、预约医疗服务、支付医疗费用。除此之外，还伴随着血糖不稳定、急性并发症的增加、社会心理、情绪和行为方面的挑战，以及慢性并发症的出现。从儿童护理到成人护理的过渡期很容易造成保健服务的分裂，这可能会对医疗质量、成本和治疗结局产生不利影响。在向成人和成年早期过渡期间，已有记录显示糖尿病医疗结局恶化。因此，对于糖尿病儿童青少年，从青春早期就应规划，促进从儿童保健到成人保健的无缝过渡。

顺利度过过渡期的策略就是通过多种方法，对刚成人的糖尿病患者进行教育、技能训练、专科过渡门诊和过渡期协调管理。

过渡期要面对的挑战包括健康保险和长期随诊存在的差距、儿童和成人健康保健服务的差异、青春期及青春期的发育问题、慢性并发症及缺乏18~30岁成人所需的最佳过渡方式的研究。

一般来说，儿童组往往是以家庭为导向、家长式的，而成人组倾向于给病人赋予更多的责任。其他不同可能包括个性化管理与小组管理方式的不同，以及技术、器械和传感器使用方面的不同。因此，家庭和病人都必须发展技能、增长知识，保证他们的独立性和自我管理。

儿童专科医学组和成人专科医学组定期开会有助于确认糖尿病管理是否协调，可以缩小差异，使过渡期更好接受。建议"病例管理员"方式，虽然增加了费用，但长期看，对预防急性并发症和不可逆的微血管或大血管并发症而言，成本大大降低。特别强调以下几点。

（1）在转入成人健康保健机构至少一年前，或在青少年早期，儿童健康保健机构就应与患者和家人合作，共同为过渡做好准备。

（2）准备工作重点是提高糖尿病自我管理技能，将糖尿病护理责任逐渐由父母或施护者转移给青少年。青少年应接受糖尿病教育，承担更广泛的责任，包括预约安排，保证药品和供应储备充足。

（3）教育青少年了解儿童和成人护理机构的护理差异，了解健康保险内容及如何维护保险。

（4）儿童护理机构应准备一份书面综述，内容包括现有问题清单、用药单、糖尿病自我护理技能评价、既往血糖控制和糖尿病相关共病摘要信息、心理健康问题小结及儿童护理就诊安排等。父母和即将承担护理任务的成人护理机构各执一份。

（5）刚成人的糖尿病患者很容易中断健康保健，而且由于面临新的社会心理、教育和职业挑战，刚成人的患者在糖尿病管理方面可能存在问题，影响血糖控制。健康保健机构、儿童和成人护理机构均应提供支持，协助安排相应的资源。

（6）建议安排刚成人的患者到专门的成人护理机构接受管理。这些机构擅长糖尿病的深度管理，非常适合患者的特殊需要，包括糖尿病类型。

（7）安排转诊的医生应为刚成人的患者提供相关的联系资料，有助于他们失去跟踪后的护理重建，

有助于他们在最后一次儿科就诊后3~4个月内安排好与成人护理机构的第一次诊约。护理代表或病人导航员都可以协助刚成人的患者完成过渡，获得及时的后续随访。

（8）糖尿病自我管理护理必须个体化，适合个人发育状况。预防糖尿病的急性和远期并发症，必须强调不随意停药和换药。患者要自学糖尿病相关知识，提高自我管理能力。结合体型、血糖波动特点等，在专科医生指导下，可以联合使用胰岛素以外其他降糖药物，使血糖控制得更稳定。

（9）应对刚成人的糖尿病患者进行饮食行为问题和情感障碍的评估与治疗，必要时，安排其到熟悉糖尿病护理的心理健康机构就诊。

（10）建议使用胰岛素的患者应每3个月随访一次，未使用胰岛素的2型糖尿病患者应每3~6个月随访一次。

（11）护理机构应根据儿童和成人糖尿病患者微血管和大血管并发症筛查指南进行相应的筛查。

（12）要长期做好糖尿病饮食和运动管理，预防并发症的发生发展。大血管并发症风险评价应从童年开始，并遵循血脂检查、血压测量和体重管理指南。处理高血脂和高血压应遵循儿童和成人指南。

（13）儿童和成人医生应与年龄稍大的青少年及刚成人的患者一起讨论生育、怀孕计划和风险、性传播疾病预防、酗酒和吸毒、吸烟及驾驶等问题。要强调糖尿病对这些问题的影响。备孕和妊娠时期，需要合理调整胰岛素，避免胎儿畸形的发生。

（14）儿童和成人医生应确保糖尿病患者接受正在实施的初级和预防健康保健，不能与糖尿病患者的糖尿病专科护理截然分开。目的是让刚成人的患者感受到容易得到相应的护理，而且护理是以患者为中心，协调、全面、连续不断、富有同情心，适合不同文化。

5. 糖尿病患儿预防接种问题　糖尿病患儿预防接种无明确禁忌证。儿童患有糖尿病，更易患感染性疾病，病情稳定或处于缓解期者，均应常规接种各类疫苗。

为了减少糖尿病患者呼吸道感染，接种流感和肺炎球菌疫苗是预防糖尿病呼吸道感染最为有效的手段。有资料显示，接种23价肺炎能预防糖尿病患者76%的侵袭性肺炎球菌性疾病，包括菌血症肺炎。接种流感疫苗也能大幅降低糖尿病患者各种流感疾病事件发生。最新研究显示，2013—2014

至 2018—2019 流感季，与未接种流感疫苗的糖尿病患者相比，流感疫苗预防流感住院的平均保护效果为 46%，在确诊为流感的糖尿病患者中，当季接种流感疫苗可使住院风险降低 65%。

由于接种流感、肺炎球菌疫苗对预防糖尿病患者呼吸道感染有较好的保护效果，因此预防接种对于糖尿病患者的健康管理非常重要。《慢性病中长期规划 2017—2025》明确指出，鼓励慢性病患者和高危人群接种成本效益较好的肺炎、流感等疫苗。建议所有 2 岁以上的糖尿病患者须接种肺炎球菌多糖疫苗。65 岁以上的患者如果以前曾经接种过疫苗，而接种时间超过 5 年者需再接种一次。年龄 ≥6 个月的糖尿病患者每年都要接种流感疫苗。

糖尿病患者是新型冠状病毒感染的高危人群，而且一旦感染新冠，重症率、病死率均较一般人群高。因此，糖尿病患者接种新型冠状病毒疫苗显得尤为重要，建议所有符合条件的糖尿病患者都接种新冠疫苗。

现有数据表明，糖尿病患者血糖升高是感染新冠病毒的危险因素，糖尿病患者一旦感染新冠，更容易发展至危重症，死亡风险的概率更大。而全程接种新冠疫苗可明显降低糖尿病患者新冠感染后的重症率和死亡率。因此，建议所有糖尿病患者在病情允许的情况下，积极尽早全程接种新冠疫苗，以减少发展至新冠重症的风险。

原则上，糖尿病患者在病情稳定期即可接种新冠病毒疫苗。用于治疗糖尿病的各种药物（包括口服及注射类药物），均不作为疫苗接种的禁忌，通过生活方式调整和（或）药物治疗，空腹血糖 ≤13.9 mmol/L，即可正常接种新冠疫苗。

接种疫苗期间，糖尿病患者应适当增加监测血糖的频次，并注意根据血糖及时调整治疗方案。

尽管有报道描述接种疫苗或接种首剂疫苗的时间与 1 型糖尿病的发生之间有时间关联，但没有发现因果关联。发现 1 型糖尿病有这种关联的报告比较了不同国家的糖尿病发生率及疫苗接种计划，这种生态学研究可以作为疫苗与某些疾病相关的假说的基础，但不能为这种相关性提供证据。有很多因素都可能影响特定国家中糖尿病的发生率（比如，遗传易感性、环境暴露、母乳喂养等）。

要证明某种疫苗与 1 型糖尿病的发生有关，需要比较接种与未接种该疫苗儿童患 1 型糖尿病的相对危险度。

有人提出，疫苗相关 β 细胞自身免疫刺激是疫苗与糖尿病发生有关联的机制，但观察性研究不支持这个假说。

六、脂质异常血症

心血管疾病（cardiovascular disease，CVD）是一类严重危害人类健康的主要疾病。CVD 已成为我国城市和乡村人群的第一位死亡原因。常见的 CVD 如心肌梗死、中风、外周动脉病以及大动脉瘤破裂都是动脉粥样硬化（atherosclerosis，AS）发展的最终结果。常见的 AS、CVD 的危险因素有：家族史、年龄、性别、营养/膳食、身体缺乏锻炼、吸烟情况、血压、血脂、超重/肥胖、糖尿病、易感状态、代谢性疾病、炎症标记物、围产期因素等，且与 CVD 高危因素的存在和强度密切相关。脂质代谢紊乱在 AS 和 CVD 独立危险因素中居首要地位，防治脂质代谢紊乱被看成是防治 CVD 的重要措施。

过去认为血脂异常等 CVD 危险因素对健康的危害很少在儿童期发生，目前认为那些在成人期危害健康的危险因素，在儿童期同样危害儿童的健康。

大量研究表明 AS 相关性 CVD 虽在中年以后起病，但其 AS 病灶却在儿童早期即已存在，并且这个过程同升高的血浆胆固醇水平相关，CVD 的一些危险因素在儿童期即可存在并且能加剧儿童 AS 发生发展的病理过程。所以，早期干预不仅能延缓病理进程，且有可能阻断或逆转疾病的过程。

由于经济和社会发展所带来的膳食模式转变、体力活动减少以及不良生活方式等，我国儿童青少年脂质异常血症发生率呈上升趋势，检出率高达 20.3%～28.5%。我国儿童脂质异常血症的筛查率远低于西方国家，亟待系统化、规范化诊疗知识的普及。儿童脂质异常血症往往起病隐匿，早期自主症状不严重，因此常被忽视。

【定义】

脂质异常血症（dyslipidemia）是指由于基因异常或多种因素导致的血浆中总胆固醇（total cholesterol，TC）、低密度脂蛋白胆固醇（low density lipoprotein-cholesterol，LDL-C）、甘油三酯（triglyceride，TG）水平和植物固醇水平高于正常参考值及高密度脂蛋白胆固醇（high density lipoprotein-cholesterol，HDL-C）低于正常参考值的一组脂蛋白代谢紊乱。

【病因与分型】

新近有人建议根据病因将儿童青少年脂质异常血症分为四类，包括生活方式相关脂质异常血症、遗传性脂质异常血症、药物相关脂质异常血症及医源性脂质异常血症。

【诊断】

脂质异常血症往往起病隐匿，临床上容易被忽视和漏诊，其诊断主要是依靠实验室检查。目前，国际上较为通用的诊断标准为 2011 年美国国立心脏、肺和血液学研究所（The National Heart, Lung, and Blood Institute, NHLBI）发布的血脂异常诊断界值（表 22-25）。

近年的研究显示，非高密度脂蛋白胆固醇（non-HDL-C）预测血脂异常持续性、AS 以及 CAD 的发生风险较 TC、LDL-C、HDL-C 更准确，同时 non-HDL-C 可非禁食状态准确计算，临床工作可操作性强。目前有推荐增加 non-HDL-C 作为儿童脂质异常血症识别的筛查工具。

一旦确诊，需要定期行心血管病变评估。临床上常用于评估成人患心脏病的风险的 Framingham 10 年风险计算工具并不适用于遗传性血脂异常的患儿。强调儿童首选无创检查超声主要用于评估外周动脉（如颈动脉）、主动脉瓣、胸/腹主动脉的动脉粥样硬化程度，如儿童颈动脉内膜-中膜厚度、扩张性和顺应性，血管内皮功能紊乱如血管内皮扩张性下降，有无冠状动脉钙化等。眼底动脉可以作为观察脂蛋白沉积和动脉硬化的一个窗口。

【管理】

1.一级预防　患者及家庭在得到遗传性诊断后可通过遗传咨询进行优生指导。同时倡导母亲在孕期避免不利环境的暴露，保证能量摄入和营养的合理均衡，降低健康与疾病的发育起源理论相关因素对胎儿及子代产生的不良影响。通过加强对原发病的治疗、饮食和运动等生活方式的改变，远离危险因素，减少继发性脂质异常血症发生。

儿童青少年脂质异常血症的生活方式预防，预防原则包括：① 健康饮食，鼓励低饱和脂肪酸、低胆固醇饮食，保证生长和发育，维持理想体重；② 良好习惯，远离烟酒，避免被动吸烟，适量运动；③ 健康教育，目的是维持长期正常体重与血脂。营养教育：向家长、儿童进行健康饮食教育，包括低脂食物、反式脂肪酸、饱和脂肪酸、低胆固醇食物教育。体育活动：有利于控制病情，降低危险因素。降低一种危险因素有利于改善其他危险因素，如加强锻炼可以减轻体重，减轻体重可降低血压和降低 LDL-C 和 TC 水平，升高 HDL-C，改善胰岛素抵抗，降低糖尿病潜在危险。

2.二级预防　强调筛查的重要性。

高危筛查：血脂异常是心血管疾病的重要危险因素，家族性高胆固醇血症患儿发生早发心血管病的风险是正常人的 3 倍，而早期诊断及治疗能够明显降低早发心血管病的发生率。对遗传性血脂异常患儿进行及早筛查与诊治以减少早发性冠心病的发生，然而，目前证据尚不足以评估对儿童青少年进行常规的血脂筛查所带来的利弊情况，也无规模开展 2 岁以下血脂异常儿童血脂筛查报道。目前主张对具有高中风险和（或）有阳性家族史的患者儿童进行脂质异常血症的筛查。筛查对象：建议对 2~8 岁和 12~16 岁具有脂质异常血症危险因素的儿童青少年，如心血管疾病危险因素阳性家族史、高危因素和中危因素，进行血脂筛查（表 22-26）。

表 22-25　儿童青少年脂质异常血症实验室诊断标准 [mg/dL（mmol/L）]（2 岁以上）

分类	低值	合适水平	临界高值	高值
TC	—	<170（4.39）	170（4.39）~199（5.16）	≥200（5.17）
LDL-C	—	<110（2.84）	110（2.84）~129（3.35）	≥130（3.36）
Non-HDL-C	—	<120（3.10）	120（3.10）~144（3.73）	≥145（3.74）
TG：0~9Y	—	<75（0.84）	75（0.84）~99（1.11）	≥100（1.12）
10~19Y	—	<90（1.01）	90（1.01）~129（1.45）	≥130（1.46）
HDL-C	<40（1.03）	>45（1.16）	40（1.03）~45（1.16）	—

注：低值、合适水平和高值分别为 P_{10}、P_{75}、P_{95} 水平。单位换算 TC、LDL-C 和 HDL-C 均为 mmol/L × 88.5＝mg/dL。

表 22-26 儿童青少年脂质异常血症发生心血管疾病的危险因素

阳性家族史高危因素	中危因素
一级或二级亲属（父母、祖父、叔姨、兄弟姐妹）中女性 <65 岁或男性 <55 岁有心肌梗死、心绞痛、脑卒中、冠状动脉搭桥术、支架植入、血管成形术、猝死 父母存在 TC≥240 mg/dL 或已知的脂质异常血症病史 存在需要药物治疗的高血压（BP>P99+5 mmHg） 目前吸烟 BMI≥P₉₇ 存在高危条件： • 1 型、2 型糖尿病 • 慢性肾脏病、终末期肾病和肾移植术后 • 心脏移植术后 • 川崎病目前正在合并冠状动脉瘤	不需要药物治疗的高血压 P₉₅≤BMI<P₉₇ HDL-C<40 mg/dL 存在中等危险条件： • 冠状动脉瘤已消退的川崎病 • 慢性全身性炎症疾病 • 系统性红斑狼疮 • 幼年类风湿性关节炎 • 川崎病合并退化性冠状动脉瘤 • 肾病综合征 • HIV 感染

注：建议测量空腹血脂两次（间隔 2 个星期至 3 个月），取其平均值，计算 LDL-C、Non-HDL-C。LDL-C（mg/dl）=TC-(HDL-C+TG/5) 或 LDL-C（mmol/L）=TC-HDL-C+TG/2.2）Non-HDL-C=TC -HDL-C。

合适水平但具有阳性家族史、高危因素儿童青少年建议每年复查血脂一次；合适水平但具有中危因素儿童青少年建议每两年复查血脂一次。

研究显示，以早发心血管疾病或脂质异常血症家族史开展血脂筛查可导致 30%~60% 的漏诊，由于儿童在 9~11 岁时血脂水平相对稳定，因此建议 9~11 岁儿童进行常规血脂筛查，检测非空腹血脂计算 non-HDL-C，若位于高值和（或）HDL-C 位于低值，则需测空腹血脂。检测为空腹血脂时，若 LDL-C 位于高值和（或）non-HDL-C 位于高值和（或）HDL-C 位于低值和（或）甘油三酯位于相应年龄高值，则需再次测空腹血脂（间隔 2 周并在 3 个月内完成）。每年监测血脂 1 次。

3. 三级预防 脂质异常血症患儿，尤其部分中重度脂质异常血症患儿，如 TG 或 LDL-C 含量过高（分别 ≥500 mg/dL 和 ≥250 mg/dL）需严格饮食控制与药物干预才能达到治疗目标值，建议转诊专科医生多学科团队，以便于系统管理。

（1）生活方式干预 首先生活方式的调整是脂质异常血症治疗的核心，肥胖是发生代谢综合征及动脉粥样硬化的重要危险因素。因此，建议每天进行不少于 1 小时中等到高强度的运动和每天不超过 2 小时的静坐时间，同时 BMI 需控制在同年龄性别的 85% 以下并维持良好的血压。由于吸烟是发生动脉粥样硬化的独立危险因素，故对于 FH 等患儿需避免吸烟和被动吸烟。

（2）膳食干预 膳食治疗是治疗儿童青少年脂质异常血症的基础，轻中度脂质异常血症可恢复正常，即使是家族性纯合子高胆固醇血症，饮食治疗也具有重要作用。膳食干预既要改善血脂异常，也要保证足够的营养摄入，不影响生长发育。

对于以胆固醇升高为主的脂质异常血症，可根据血脂水平采取不同膳食方案：第一套（CHILD 1）和第二套膳食方案（CHILD 2）。

第一套膳食方案要求总脂肪产热平均占总热量 <30%，饱和脂肪酸平均摄入占总热量的 8%~10%，胆固醇摄入 <300 mg/d。采用膳食方案纠正血脂异常的时间通常为 3~6 个月，3~6 个月后需再次复查血脂水平以评估疗效。

对于 LDL 或 TG 升高明显的需采用第二套膳食方案，即饱和脂肪酸摄入进一步减少至总热量的 7%以下，胆固醇摄入 <20 mg/d，并需限制糖的摄入，如采用复合碳水化合物代替含糖饮料。

以甘油三酯升高为主的脂质异常血症：严格低脂饮食作为一线治疗手段，发生胰腺炎时需严格禁食，在甘油三酯 <11.3 mmol/L（1000 mg/dL）且不伴腹痛情况下可调整为不含脂肪的饮食，依据耐受情况逐步过渡到总脂肪产热 < 总热量 10%~15%，饮食干预以甘油三酯 <5.6 mmol/L（500 mg/dL）为目标。

（3）药物治疗 目前 FDA 等尚未批准用于儿童高甘油三酯治疗的调脂药物，国内外获批的调脂药物主要用于 TC 和 LDL-C 升高为主的遗传性脂质异常血症。

强调：需药物治疗者建议转诊，在专科医生指导下进行。

适应证：对于继发性的脂质异常血症是否采用药物治疗仍存在争议，但对于遗传性脂质异常血症，在生活方式及膳食调整干预6个月后仍不能有效控制血脂时，当存在以下情况之一：① LDL-C>190 mg/dL；② LDL≥160~189 mg/dL同时合并阳性家族史或1个高危因素或2个中危因素；③ LDL≥130~159 mg/dL同时合并2个高危因素或1个高危因素加2个中危因素或临床的心血管疾病。目前尚缺乏谷固醇血症患儿用药指标。

治疗目标：LDL-C与发生心血管疾病的相关性最强，调脂治疗以LDL-C为主要目标。对于家族性高胆固醇血症患儿治疗目标为10岁以下儿童以LDL-C较治疗前下降30%~50%或<135 mg/dL（3.5 mmol/L）；10岁以上青少年以治疗第一年LDL-C较治疗前下降50%或<135 mg/dL（3.5 mmol/L）。对于14岁以上青少年，若同时合并1型糖尿病或家族早发（20~30岁）心血管事件，在治疗后的3~5年应以LDL-C<97 mg/dL（2.5 mmol/L）为目标。

药物选择：儿童青少年脂质异常血症调脂药物的选择除考虑疗效外，还应考虑儿童年龄和用药安全性，特别是药物是否会影响儿童的生长发育。

美国心脏协会和儿科协会已建议将他汀类（HMG-CoA还原酶抑制剂）药物作为治疗以胆固醇升高为主的脂质异常的首选药。目前FDA批准用于儿童的他汀类降脂药物包括普伐他汀、辛伐他汀、洛伐他汀、阿托伐他汀、氟伐他汀和瑞舒伐他汀。

（4）其他治疗　在膳食干预联合生活方式干预及药物治疗LDL-C仍不达标，可考虑血浆净化治疗和肝脏移植，国外已有基因治疗获批。

（5）原发病的治疗　继发性脂质异常血症，强调在积极预防及治疗原发病的基础上以膳食及生活方式干预为主。随着原发病的控制，大多数继发性脂质异常血症也会好转。对于慢性肾疾病，持续性脂质异常血症可促进慢性进行性肾小球损伤，导致肾小球硬化，即脂质肾毒性作用，影响疾病预后，并易诱发心血管系统并发症，需引起重视。应密切关注血脂异常，并根据具体情况制订调脂治疗方案，强调饮食控制和适当运动的重要性，必要时可选用调脂药物，但需谨慎使用。

4. 随访管理　遗传性脂质异常血症均需要长期随访管理，包括膳食和生活方式的督促与指导，以及药物治疗效果的评估和药物副作用的监测。在药物治疗的同时还需仔细地进行营养评价、生长发育监测（身高、体重、性发育等），并注意治疗措施对儿童的心理有无影响，定期观察眼底、监测外周血管动脉硬化程度等心血管评估及肾脏损伤指标等。

5. 成人期过渡　医务工作者应更有效地管理儿童特别是青春期慢性病，并从"以父母管理为中心"的儿科医疗保健系统转变为"以自我管理为中心"的成人医疗保健系统（图22-27）。

6. 预防接种问题　脂质异常血症患儿预防接种无明确禁忌证，应常规接种各类疫苗。按时接种疫苗。强烈推荐儿童使用第二类疫苗。

但对于脂质异常血症危险因素的儿童青少年（医源性或继发性脂质异常血症如川崎病、HIV感染、糖尿病、肾脏病、移植等）应根据危险因素的特点进行预防接种。

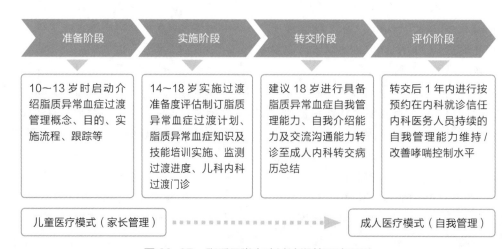

图 22-27　脂质异常血症过渡期管理流程图

AS 源自儿童时期，AS 的进展与源自儿童时期的心血管高危因素的数量和程度相关，AS、CVD 的发展过程很可能从儿童青少年时期，甚至胎儿时期开始，并且到成年时出现明显的临床征象，年轻时期的预防目标和老年时期的目标是有差别的，有两个预防目标：①预防高危因素的进展（初级预防）；②诊断并管理那些由于有已知的高危因素而患病风险增大的儿童和青少年。普遍认为，进入成年后存在高危因素越少的人群，患 AS 的概率越小，同样，患 CVD 的概率也越小。因此，一级预防，如果要起到最好的效用，就应当面向发展阶段的早期（即出现纤维斑块之前）。AS、CVD 的预防应当从儿童青少年时期开始。

（向　伟）

第二十三章

儿童保健研究设计与统计分析

儿童保健学是研究儿童各年龄生长发育规律及其影响因素，通过对儿童群体和个体采取有效的干预措施，提高儿童生活质量，减少发病率，降低死亡率的一门科学。儿童保健实践和科学研究多以群体为研究对象。因此，离不开流行病学和卫生统计学支撑，需要了解和掌握有关群体研究设计和统计分析基础知识，特别是与儿童保健实际工作相结合的基本内容和方法。

第一节　儿童保健研究的统计设计

医学科研的基本任务是通过观察和实践了解和认识生命过程，揭示和掌握其发生、发展过程，转归规律及其影响因素，探索环境与健康关系，从而达到预防保健、控制和治愈疾病的目的。儿童保健学作为临床医学和预防医学有机结合学科，也必然会涉及相关研究设计分类、研究设计"三要素"和"三原则"、常用设计方案等统计学和流行病学的内容。

一、研究方法的分类和特点

医学研究方法确定和选择常根据两个基本条件：① 研究者是否人为设置研究条件，或是否给予干预措施；② 研究对象接受何种因素或水平是否由随机化来决定。上述两个条件可将研究方法分为实验性研究（experiment study）、准实验性研究（quasi-experiment study）和观察性研究（observational study）三类。

1. 实验性研究　是指研究者能够人为给予干预措施（即处理因素或实验条件），且研究对象具体接受何种因素或水平通过随机化决定，它对应于实验设计。例如，健康教育能否预防和控制小学生意外伤害发生的研究，随机将小学生分为实验组和对照组，实验组在常规健康教育基础上给予有关预防

和控制意外伤害发生的综合健康教育措施，对照组则仅给予常规健康教育。观察一段时间后，比较两组小学生意外伤害发生率。实验性研究优点在于能够较好地控制非处理因素（即混杂因素）影响，避免人为造成偏倚，使比较组间具有均衡性和可比性。其缺点为小样本时，不能保证非处理因素（混杂因素）在组间有较好均衡性和可比性。若所采用处理对人群有害或不利，则会导致伦理学问题。

2. 准实验性研究　又称半实验性研究，指研究者人为给予干预措施，但干预措施分配到研究对象并非随机。常见的社区干预试验即属这种类型。准实验性研究经济、可行，有时就是唯一可选的研究方法。其局限性在于，因未随机分配研究对象，比较组间可能缺乏均衡性，甚至在资料分析时也难以调整。

3. 观察性研究　又称非实验性研究（non-experimental study）或对比研究（comparative study），确切地说是非随机化对比研究。该研究以客观、真实观察为依据，研究过程中不施加任何干预措施，是在自然状态下研究暴露因素与结局（如疾病发生、死亡等）关系，同时受试对象暴露于何种因素或水平也不由随机化确定。例如，研究母乳喂养与人工喂养儿童的生长发育情况，儿童肯定需要喂养，这不由研究者确定；其喂养方式也不由研究者随机确定，而由母亲实际情况确定。观察性研究又可分为描述性研究（descriptive study）和分析性研究（analytic study）。描述性研究包括历史或常规资料分析、病例研究、生态学研究等；分析性研究主要有现况研究（cross sectional study）、病例对照研究（case-control study）和队列研究（cohort study）。观察性研究的设计属于调查设计（survey design）范畴。

研究方法也可以按其性质和分析方法分为定量研究和定性研究两种。定量研究采用定量形式表达

事物特征和事物间关联，可被极端地认为是用"数字"作为结果呈现方式或结论依据的研究方法，着重根据研究者观点来解释各类数据所表达的现象。定性研究不以统计手段等量化程序产生研究结果，可被极端地认为是用"文字资料"来描述人们观点和行为的研究方法，能提供更深入细致的信息，常用来描述和理解某种现象，重点在于找出为什么特定事件发生了，而不是局限于是否发生。定量研究按照研究对象的范围又可分为普查、抽样调查和个案调查。常用定性研究方法有观察（observation）、个人深入访谈（individual in-depth interview）和专题小组讨论（focus group discussion）等。

二、研究设计的三个基本要素

科学研究目的就是要阐明某种或某些特定研究因素（也称为处理因素）对受试对象产生的效应，其中受试 / 研究对象（study subject）、研究因素（study factor）和研究效应（study effect/response）被称为研究设计三个基本要素。如何选择这三个要素，是科研设计关键。因此，任何一项科学研究在进行设计时，首先应明确这三个要素，再根据它来制订详细的研究计划。

1. 受试 / 研究对象　受试对象是根据研究目的确定研究因素作用的客体，也是获取信息或资料的基本单位。受试对象选择十分重要，对研究结果有极为重要的影响。根据研究目的的不同，医学研究对象可以是人、动物和植物，也可以是某个器官、细胞和血清等生物材料。在实验性研究中可以分为三类：动物实验（animal experiment），其受试对象为动物、生物学材料等；临床试验（clinical trial）用以评价临床干预措施（如药物、器械等）效果，其受试对象通常为患者，也可以是健康志愿者；现场试验（field trial）一般用以评价预防措施效果，其受试对象通常为"健康"人。根据伦理学要求，医学科研一般不允许在人体上直接进行试验，需要先进行动物实验，在确定有益无害的条件下再应用于人体，如新药临床试验。在实验进行前必须对受试对象做严格规定，以保证其同质性（homogeneity）和代表性，从而使所得研究结果具有普遍性和推广价值。首先，受试对象应满足两个基本条件：一是对处理因素敏感，二是反应必须稳定。选择受试对象应明确其纳入标准（inclusion criteria）和排除标

准（exclusion criteria）。动物的选择应注意种类、品系、年龄、性别、体重、窝别和营养状况等。预防医学人群试验大多数受试对象是"健康人"，应注意其性别、年龄、民族、职业、文化程度和经济状况等。临床试验大多数的受试对象是患者，选择患者应诊断明确、依从性好，还应注意性别、年龄、病情和病程等基本一致。除确定适应证外，还要从伦理上充分考虑受试对象安全、风险和隐私保护，如孕产妇，还要考虑胎儿或哺乳期婴儿安全性。

2. 研究因素　根据研究目的确定欲研究并能引起受试对象直接或间接效应的因素，在实验性研究中即干预措施或受试因素，也称处理因素。研究因素既可以是生物的，也可以是化学的或物理的。它可以是主动施加的某种外部或综合性干预措施，如微量营养素撒剂用于防治儿童贫血（实验性研究）；也可以是客观存在的某种因素，如婴儿母乳喂养或人工喂养（观察性研究）。

与研究因素相对应并同时存在的非研究因素，如在对比分析中非研究因素在比较组间不均衡，就会对效应与所研究因素间关系的观察与分析产生干扰作用，此时，就成为混杂因素（confounder）。如在肺癌发生与吸烟关系研究中，若吸烟与不吸烟组人群年龄分布不同，则年龄可能会干扰肺癌与吸烟关联程度的分析，成为一个混杂因素。

在确定研究因素时应当注意以下两点。

（1）分清研究因素和非研究因素　研究因素是根据研究目的确定本次研究重点关注的主要因素。一次研究中研究因素不宜太多，否则会使分组以及所需受试对象数目增多，整个研究难于控制；但研究因素过少，又难于提高研究深度和广度。在确定研究因素的同时，还需根据专业知识和实验条件，找出重要的非研究因素，以便进行控制。一项优良的研究设计，应该突出研究因素之主导作用，排除混杂因素之干扰作用。

（2）保持研究因素恒定不变　研究因素在整个研究中应处于确定状态，始终保持不变，包括施加方法、强度、频率和持续时间等。如在临床试验中，药品性质、成分、批号、保存方法等应完全相同；手术或操作熟练程度都应当自始至终保持恒定，否则将会影响结果稳定性。

3. 研究效应　是研究因素作用于受试对象所出现的反应（response）或结局（outcome），它通过观察指标（统计学常称为变量）来体现。如果指标

选择不当，未能准确反映研究因素作用，获得的研究结果就缺乏科学性，因此，选择好观察指标是关系到整个研究成败的重要环节。观察指标应具有客观性、精确性、特异性和灵敏性。此外，指标观察应避免带有偏性或偏倚（bias）。

三、研究设计的三原则

研究设计的主要作用就是减小误差，提高效率。英国统计学家 R. A. Fisher 于 1935 年首先提出了实验设计必须遵循对照（control）、随机化（randomization）和重复（replication）这三个原则，其内涵和要求在一定条件下，也可以外推到观察性研究。

1. 对照原则　在确定接受研究因素的实验组（experimental group）时，应同时设立对照组（control group）。有比较才有鉴别，对照是比较的基础，设立对照是控制混杂因素和偏倚不可缺少的重要手段。只有设立了对照，才能将研究因素的效应充分显露出来，不设立对照往往会导致错误的结论，误将非研究因素造成的偏倚当成研究效应。

设立对照应满足均衡性（balance）。所谓均衡性是指在设立对照时除给予的研究因素不同外，对照组和实验组的其他一切因素应一致，以使对照组和实验组在其他方面相似或接近。在整个实验过程中，对照组和实验组应始终处于同时同地，即应设同期对照（concurrent control）。尽量不要借用文献记载或以往研究的历史对照（historical control），也不要用其他研究资料作为对照。历史对照应特别注意组间可比性，仅适用于那些受混杂因素影响较小的疾病，现一般不提倡使用。对照组设立后，应对各组基线（baseline）情况进行比较，检验两组开始时的状态是否均衡。对照形式有多种，可根据研究目的和内容加以选择。常用以下几种。

（1）安慰剂对照（placebo control）　安慰剂（placebo）是一种无药理作用的"假药"或称伪药物（dummy medication），其外观如剂型、大小、颜色、重量、气味及口味等与试验药物一致，而不含试验药物有效成分，不能为受试对象所识别。

（2）空白对照（blank control）　即对照组不接受任何研究因素。这在动物实验和实验室方法研究中最常见，常用来评定测量方法准确度，观察实验是否处于正常状态等。例如，在实验中设置空白

管并同时测定，以检测本底值。在临床试验中，因涉及伦理道德问题，不宜用空白对照。空白对照与安慰剂对照的不同在于空白对照并未给予任何药物。空白对照简单易行，但由于其非盲，在以人为对象的研究中容易引起对照组和实验组在心理上的差异，可能影响结果的可靠性。

（3）实验对照（experimental control）　对照组不施加研究因素，但施加某种与研究因素有关的实验因素。例如，赖氨酸添加实验中，实验组儿童课间餐为添加赖氨酸的面包，对照组为不添加赖氨酸的面包。面包是与处理有关的研究因素，两组儿童除是否添加赖氨酸不同外，其他条件都一致，这样才能显示和分析赖氨酸的作用。

（4）自身对照（self control）　对照与实验在同一受试对象身上进行，如身体对称部位或实验前后接受不同研究因素，一个为对照，一个为实验，比较其差异。自身对照简单易行，使用广泛。一般来说，自身对照不是同期对照。若实验前后某些环境因素或自身因素发生了改变，可能会影响实验结果，这种对照就难以说明任何问题。因此，在实验中同样需要另外设立一个对照组，用研究前后效应差值来比较实验组与对照组。

（5）标准对照（standard control）　用现有标准方法或常规方法，或者现有标准值或参考值作对照。实验室某种新检验方法是否能代替传统方法的研究。这种对照在临床试验中用得也较多。

2. 随机化原则　随机化就是采用随机方式，使每个受试对象都有同等机会被抽取或分配。随机化是控制大量不可控制非研究因素的另一个重要统计学手段，它使不可控制的混杂因素在实验组和对照组中的影响相当，并可归于实验误差之中；随机化也是对资料进行统计推断的前提，各种统计分析方法尤其是统计推断包括假设检验和参数估计都建立在随机化基础上。

随机化应贯穿于研究设计和实施全过程，具体体现在如下三个方面。

（1）抽样随机　每个符合条件受试对象被抽取的机会相等，即总体中每个个体都有相同机会被抽到样本中来。抽样随机保证所得样本具有代表性，使研究结论具有普遍意义。

（2）分组随机　每个受试对象被分配到各组的机会相等，从而保证受试对象其他状况在对比组间尽可能均衡，以提高组间可比性。

（3）实验顺序随机　每个受试对象先后接受处理的机会相等，可使实验顺序的影响也达到均衡。

随机化方法有多种，最简单的是抽签或掷硬币。这两种方法简单易行，但不适用于受试对象数目大的多组分配。在实际工作中常通过随机数（random number）来实现。获得随机数的常用方法有随机数字表（table of random number）和计算机（或计算器）的伪随机数（pseudo random number，PRN）两种。随机数字表常用于抽样研究及对患者、标本或实验动物等的分组随机。表内数字互相独立，无论横行、纵列或斜向等各种顺序均是随机的。使用时可从任一个数字开始，可单行、单列，双行、双列，也可多行、多列，查取方向可向下或向上，亦可向左或向右。伪随机数一般是由计算器或计算机产生的介于0和1之间均匀分布的数字。常见的科学型计算器、各种统计软件和编程语言均有伪随机数的发生器。应当注意的是，如果每次将伪随机数发生器的种子数（seed number）设为一样，产生的伪随机数便具有重复性。实验设计中常用的两种随机化方法是完全随机化和分层随机化。

3.重复原则　重复是指在相同实验条件下进行多次研究或多次观察，以提高实验可靠性和科学性。广义来讲，重复包括以下三种情形。

（1）整个实验重复确保了实验的重现性，从而提高了实验可靠性。不可重复的研究是没有科学性的。常见于不同研究者的同类研究中。

（2）多个受试对象重复避免了把个别情况误认为普遍情况，把偶然性或巧合现象当成必然规律，以致实验结果错误地推广到群体或更大范围。通过一定数量的重复，使结论可信。换言之，要有足够的样本量（sample size）。

（3）同一受试对象观察的重复保证了观察结果的精度。如1岁以内婴儿每月均测量身长和体重。

重复最主要作用是估计实验误差。实验误差客观存在，只有在同一实验条件下对同一观测指标进行多次重复测定，才能计算出误差的大小。重复的另一作用就是降低实验误差，多次重复测定的均数误差较小。

四、常用实验设计方案

研究者可根据研究目的、研究因素的多少，结合专业要求选择适合的设计方案。若考察单个因素效应，可选用完全随机设计、配对设计、随机区组设计或交叉设计；若考察多个因素效应，可考虑析因设计等方案。

1.完全随机设计（completely random design）又称单因素设计、成组设计。其试验通常为随机对照试验（randomized control trial，RCT）。完全随机设计是最为常见的一种考察单因素两水平或多水平的实验设计方法，是将同质受试对象随机地分配到各处理组，再观察其实验效应。各组样本含量可以相等，称平衡设计（balanced design）；也可不等，称非平衡设计（unbalanced design）。在总的样本含量相同的前提条件下，平衡设计的检验效率较高，故值得推荐。完全随机设计的优点是设计简单，易于实施，出现缺失数据（missing value）时仍可进行统计分析。缺点是小样本时，可能均衡性较差，抽样误差较大。与随机区组设计相比，效率较低。

2.配对设计（paired design）　又称成对设计。将受试对象按一定条件配成对子，再将每对的两个受试对象随机分配到不同处理组。配对因素为可能影响实验结果的主要混杂因素。在动物实验中，常将窝别、性别、体重等作为配对条件；在临床试验中，常将病情轻重、性别、年龄、职业等作为配对条件。在医学科研中，配对设计主要有以下情形。

（1）将两个条件相同或相近的受试对象配成对子（含同一个体的两对称器官或组织），分别接受两种不同处理。

（2）同一受试对象（人或标本）分别接受两种不同处理。

（3）前后配对，即同一受试对象接受一种处理前后。若仅观察一组，则要求在处理因素施加前后的影响因素如气候、饮食、心理状态等要相同，但这常难以做到，故存在一定缺陷，现已不提倡前后配对单独使用。

配对设计和完全随机设计相比，其优点在于抽样误差较小、实验效率较高、所需样本含量也较少；其缺点在于当配对条件未能严格控制造成配对失败或配对欠佳时，反而会降低效率。

3.随机区组设计（randomized block design）又称单位组设计、配伍组设计。实际上它是配对设计的扩展，也可看成是1：m匹配设计（m≥2）。该设计通常是将受试对象按性质（如动物的性别、体重，患者病情、性别、年龄等非研究因素）相同或相近者组成b个区组（或称单位组、配伍组），

每个区组中的 k 个受试对象分别随机分配到 k 个处理组中去。其区组因素可以是第二个处理因素，也可以是一种非处理因素。

随机区组设计优点是每个区组内的 k 个受试对象有较好同质性，组间均衡性也较好，比完全随机设计减少了误差，因而更容易观察到处理组间的差别，提高了实验效率。缺点是要求区组内受试对象数与处理数相等，实验结果中若有数据缺失，统计分析较麻烦。

4. 重复测量设计（repeated measurement design）　这是同一受试对象的同一观察指标在不同时间或空间上进行多次测量的设计，常用来分析观察指标在不同时间点或空间的变化，在临床试验和流行病学研究中较常见。其数据常称为纵向数据（longitudinal data）或面板数据（panel data）或重复测量数据（repeated measurement data）。

重复测量设计与随机区组设计的区别：①重复测量设计的处理因素在受试对象（看成区组）间随机分配，但受试对象内各时间点往往是固定的，不是随机分配；随机区组设计每个区组内的受试对象彼此独立，处理只在区组内随机分配，同一区组内受试对象接受的处理各不相同。②重复测量设计中同一受试对象（看成区组）的数据彼此不独立，高度相关。在儿童保健中常见重复测量设计是不同时点儿童体格发育情况（如体重、身长/身高和头围等），其数据统计分析方法也不同于常规，可选择采取重复测量资料的方差分析、广义估计方程（general estimated equation，GEE）和多水平模型等分析方法。

第二节　儿童保健数据的分析与应用

统计学是妇幼保健人员必须掌握的一门应用学科。现代医学模式从过去的单纯生物医学模式转变为生物 – 心理 – 社会医学模式；医学从定性发展到定量，必然要和大量复杂的数字发生联系；人们透过事物的现象找出其本质规律，必然要应用统计学知识进行推断。统计工作包括统计设计、搜集资料、整理资料、分析资料（含结果报告与解释）四个基本步骤。这四步紧密联系，不可分割。科学、周密和严谨的设计是搜集准确、可靠资料的保证，是最为关键的一步；准确、完整和及时地搜集资料，恰当地整理资料是统计分析的基础；

选择正确方法分析资料和表达资料才能得出科学结论。

由于儿童保健观察和研究对象存在个体变异，多数采用抽样研究，因此恰当地整理分析从各种途径搜集到的资料以便后续统计分析得出正确结论是非常重要的。虽然设计是统计工作的关键，但统计分析后才能展示出所获得的最终结果。下面介绍的一些基本概念对儿童保健数据分析与应用十分重要。

一、变量与资料

变量（variable）顾名思义就是发生变化的量，是根据研究目的确定，所要观察或测量的个体特征。如新生儿性别、身长、体重等。资料（data）则是各种变量值（value of variable）或观察值（observed value/observation）的集合。一份资料可由一个（单变量资料）甚至多个（多变量资料）不同变量值组成。过去最简单、最常见的资料由一个变量值组成，故未将变量和资料严格地加以区分。个体（individual）亦称观察单位（observed unit），是研究中观察或实验，并为统计分析提供信息的最小单位。每一个体，可以是一个人、一个动物，也可以特指一群人（如一个家庭、一个幼儿园、一个自然村）；可以是一个器官，甚至一个细胞、一个采样点。

变量可分为定量变量和定性变量（含等级变量）两种。不同变量类型（的资料）应采用不同的统计分析方法。

1. 定量变量（quantitative/numerical variable）又称数值变量。对每个观察单位用定量方法测得某项指标数量大小。其变量值是定量的，表现为数值大小，一般有度量衡单位，可分为连续性（continuous）和离散性（discrete）两种。如儿童的年龄（岁）、身长/身高（cm）、体重（kg）等，其变量取值可为一定范围的任意值，为连续性定量变量；又如每个家庭子女数（人）、正常人脉搏数（次/分）等，其变量取值为整数，可以一一列举，为离散性定量变量。对定量变量资料可采用平均数、标准差、t 检验、Z（或 u）检验，方差分析，直线回归和相关等指标和方法处理。

2. 定性变量（qualitative/categorical/class variable）又称分类变量或计数变量。其变量值是

定性的表达形式，表现为互不相容的类别或属性，在统计分析过程中可以将观察单位按该属性或类别分组，得到各组的观察单位数。分类变量又可细分为二项分类变量、多项分类变量两类。

（1）二项分类变量（binary/dichotomous variable）　其分组结果只有相互排斥的两种。如儿童是否有腹泻、贫血是否治愈。对这种变量类型资料可采用率、二项分布、Z（或 u）检验、χ^2 检验等指标和方法处理。

（2）多项分类变量（multinomial variable）　其分组结果多于两种，又可细分为如下两类：一类是分组结果相互排斥（nominal variable），即多类结果无序，处于等同地位，如 ABO 血型系统分为 A 型、B 型、AB 型、O 型 4 类；另外一类是分组结果呈等级关系，又称等级变量（ordinal/ ranked variable），即多类结果有序，处于不同地位，如某药的疗效判定为痊愈、显效、进步和无效四级。对这种变量类型的资料可采用构成比、χ^2 检验、秩和检验、等级相关等指标和方法处理。

根据分析或专业的需要,不同类型变量(的资料)间可相互转换。如测得某地成年男性血红蛋白值（g/L），这是定量变量。若按临床标准分别清点血红蛋白值"<60 g/L"组（重度贫血）、"60 g/L~"组（中度贫血）、"90 g/L~"组（轻度贫血）、"120 g/L~"组（正常）、"160 g/L~"组（血红蛋白过高）的人数，则定量变量转换为有序多分类变量，即等级变量。若将轻、中、重度贫血和血红蛋白过高归为异常，然后分别清点正常和异常人数，则等级变量又转换为二分类变量。同样，分类变量也可以转换为定量变量，但一般难以直接转换为与专业含义一致的定量变量。

二、几个基本的统计学概念

统计分析中诸如总体与样本、参数与统计量、频率与概率、抽样误差等基本概念必须掌握。

1. 总体与样本　总体（population）是根据研究目的确定的同质研究对象中所有观察单位某种变量值的集合。总体可分为有限总体（有时间和空间限制）和无限总体（无时间和空间限制）两种。在医学上常见的是无限总体。样本（sample）是从总体中随机抽取具有代表性的部分观察单位的实测值。抽取样本的目的是为了从样本信息推断总体特征，

但这种推断要求样本必须具有可靠性（即同质性）和代表性（随机化和足够样本含量）。

2. 参数与统计量　参数（parameter）与统计量（statistic/parameter estimation/estimator）和总体与样本相对应。总体指标值称为参数，通常用希腊字母表示。如总体均数、总体标准差分别用 μ、σ 表示；样本指标值称为统计量，通常用拉丁字母（英文字母）加符号表示。如样本均数、样本标准差分别用 $\overline{X}$、S（s）表示。

3. 频率（frequency）与概率（probability）　频率指实际观察到的、某现象或事件发生的频繁程度或强度，用 f 或 $f(A)$ 表示。$0 \leqslant f \leqslant 1$，频率具有回顾性。概率指某随机事件发生可能性大小，常用 P 或 $P(A)$ 来表示。同样，$0 \leqslant P \leqslant 1$，概率具有预测性。当 $P=1$ 时，该事件肯定发生，称为必然事件；当 $P=0$ 时，该事件肯定不发生，称为不可能事件。统计学通常将 $P \leqslant 0.05$ 的事件称为小概率事件。在一次抽样中，可认为小概率事件不会发生，这就是小概率事件原理。小概率事件原理是统计推断的重要理论基础。

在实际工作中，当概率不易求得时，只要样本含量（即观察单位数）n 足够大，可将频率作为概率的估计值，此时频率具有稳定性；而当观察单位数 n 较小时，频率波动性较大，此时用频率估计概率并不可靠。

4. 抽样误差（sampling error）　抽样误差是由个体之间变异产生，抽样造成的，样本指标与总体指标的差异。抽样误差属于随机误差，说明了用样本推断总体的精确度。抽样误差不可避免，但可以控制，可用统计方法处理。

三、统计分析方法的正确选择

在多数教材中，统计分析方法是基于方法来罗列的，如 t 检验、方差分析（ANOVA）、χ^2 检验等。但在实际工作中，通常是基于要解决的问题来选择分析方法，如根据估计的儿童肥胖发生率、比较男童和女童肥胖发生率是否不同等来选择方法。因此，统计分析方法的选择应当考虑：①研究目的，即要解决的问题是统计描述还是统计推断；②研究结果（反应）变量个数，是单变量、双变量还是多变量；③变量或资料的类型，是定量还是分类；④样本个数，是单样本、两样本还是多样本；

⑤设计方案种类，是完全随机设计、配对或交叉设计，还是随机区组设计、重复测量设计等；⑥统计分析方法的适用条件，如样本含量大小，是否满足正态性、方差齐性等。

对于统计描述，若定量（变量）资料服从对称分布，尤其是正态分布或近似正态分布，可以采用 $\bar{X} \pm S$ 进行集中趋势和离散趋势的描述；若资料服从正偏态分布，尤其取对数后服从正态或近似正态分布，则可以直接针对其对数值进行描述，即 $G \pm S_{\lg X}$；若资料明显偏态分布或分布不明，则可使用 $M \pm IQR$（interquartile range，即四分位数间距 $P_{75}-P_{25}$）来描述。而定性（变量）资料通常用率、构成比和相对比等指标进行描述。

对于假设检验，也就是通常所说的比较，统计分析方法的选择则相对复杂一些。若为单样本或配对样本（两相关样本）定量（变量）资料，可选用单样本 t 检验（样本均数与目标值或理论值即总体均数的比较）、配对 t 检验或配对秩和检验(Wilcoxon signed rank test)；二项分类（变量）资料可选用 $Z（u）$ 检验、χ^2 检验、Fisher 确切概率法或配对 χ^2 检验（McNemar's test）；多项无序分类资料则采用 χ^2 检验。若为两独立样本定量（变量）资料，可选用成组 t 检验（小样本 $n_i<60$，总体方差齐）、t' 检验（小样本 $n_i<60$，总体方差不齐）或两样本秩和检验（非正态/总体方差不齐，Wilcoxon 法或 Mann-Whitney 法）、成组 $Z（u）$ 检验（大样本 $n_i \geqslant 60$）；二项分类（变量）资料可选用 $Z（u）$ 检验或四格表 χ^2 检验（$n_i p_C \geqslant 5$ 以及 $n_i（1-p_C）\geqslant 5$）、校正 $Z_c（u_c）$ 检验或四格表检验（$1 \leqslant T<5$ 且 $n \geqslant 40$）、Fisher 确切概率法（$T<1$ 或 $n<40$）；多项无序分类资料则选用行 × 列表 χ^2 检验（两样本构成比的比较）；多项有序资料可选用两样本秩和检验（Wilcoxon 法或 Mann-Whitney 法）、趋势 χ^2 检验。

若为多样本完全随机设计的定量（变量）资料，可选用单向（因素）方差分析（one-way ANOVA）或多样本秩和检验（Kruskal-Wallis 法，即 H 检验，方差不齐/非正态时）；二项分类或多项无序分类资料则都选用行 × 列表的 χ^2 检验，只不过前者是多个样本率比较，后者是多个样本构成比比较；多项有序分类资料则采用多样本秩和检验（Kruskal-Wallis 法，即 H 检验）。多样本随机区组设计（即配伍组设计）定量（变量）资料，可选用双向（因素）方差分析（two-way ANOVA）或 Friedman 秩和检验（M 检验）；对二项分类和多项无序分类资料则分别采用随机效应和多类结果 logistic 回归，而多项有序分类资料则选用 Friedman 秩和检验（M 检验）。若为重复测量设计定量变量资料分析，可选用重复测量方差分析，它除需满足一般方差分析的条件（LINE）外，还需特别满足协方差阵（covariance matrix）的球形性（sphericity/circularity）或复合对称性（compound symmetry）。如果考虑两变量间的关联关系，则可按照表 23-1 选用相应统计分析方法。

表 23-1　双变量资料统计分析方法的选择

Y（结果变量）	X（自变量）	统计分析方法
定量，正态	定量	直线回归
定量，正态	定量，正态	直线相关
Y 和 X 之一非定量或非正态		等级相关（rank correlation）（Spearman 法和 Kendall 法）

对于既有随访结果，又有随访结果发生时间的随访时间资料，则选用生存分析（survival analysis）的相关方法。其生存率估计可选用乘积极限法（product-moment method，Kaplan-Meier 法）或寿命表法；生存率比较则可选用 $Z（u）$ 检验（两生存率比较）、两样本或多样本生存曲线比较的对数秩检验（log-rank test）或 Gehan 比分检验（Gehan score test）（仅适用于两样本生存曲线比较）等方法；生存过程影响因素分析则选用 Cox 比例风险模型进行处理。

四、统计分析结果的正确表达

要正确表达儿童保健资料的统计分析结果，离不开儿童保健常用相关指标或统计量，更需要统计表图的清晰展示。儿童保健常用工作指标详见附录一。统计表和统计图则是描述资料特征、呈现统计分析结果的重要工具，合理运用统计表和统计图既可避免冗长的文字叙述，又可对分析结果更加直观地进行对比和分析展示。在实际应用时，经常将统计表和统计图两者结合起来使用。

1. 统计表（statistical table）　统计表是将研究指标或统计指标及其取值以特定表格的形式列出，以简洁明了、条理清晰的方式表达数据，便于阅读、比较和计算。统计表按照被说明事物指标的特征或分组情况，分为简单表和组合表。简单表只按一个特征或指标分组；组合表将两个或两个以上特征或指标结合起来分组。

统计表制表原则，一是重点突出，简单明了。即一张表一般只表达一个中心内容，尽量避免把过多内容放在同一张表里。文字、数字和线条都应尽量从简。二是主谓分明，层次清楚，即标目安排及分组符合逻辑，便于分析比较。其描述的主语对象（常放在表的左边，作为横标目）和宾语内容（常放在右边，作为纵标目）由左向右读，构成完整的一句话。

统计表结构一般由标题、标目、线条、数字和备注（可选）五个部分组成。其具体制表要求为：①标题，应高度概括表的主要内容，通常包括研究时间、地点和内容，左侧加表号，置于表上方中央。②标目，分为横标目和纵标目，分别说明表格每行和每列内容的含义。注意应标明指标单位。③线条，多采用清晰的三线表，即画出顶线、底线、纵标目下横线。部分表格可在多重纵标目间用短横线分隔，禁止竖线和斜线。④数字，用阿拉伯数字表示。同一指标小数位数应一致，个位对齐。表内不留空项，无数字用"—"表示，缺失数字用"…"表示，数值为0者记为"0"。⑤备注，不属于统计表必需

的组成部分，不列入表内。如需对某个数字或指标加以说明，通常在表下方以备注形式标"*"等方式予以简单描述。

2. 统计图（statistical graph）　统计图是用点、线、面、体等各种几何图形来形象化地表达和对比数据，是统计学结果可视化的重要工具。常用统计图有直条图、直方图、百分条图、圆（饼）图、线图、散点图、统计地图、箱式图等。绘制统计图应准确、美观和清晰。具体绘制要求如下：①标题，应高度概括资料的时间、地点和主要内容，一般放在图下方中央，左侧加图号。②标目，分为横标目和纵标目，分别表示横轴和纵轴的含义，一般有度量衡单位。③刻度，即横轴和纵轴上的坐标尺度，两者可以等距，也可以不等距。刻度数值按从小到大顺序排列，横轴由左向右，纵轴自下而上。纵横轴长度比例一般以5:7或7:5为宜。④图例，说明统计图中各种图形所代表的事物。当用不同线条和（或）颜色表示不同事物指标时，通常需要附图例加以说明。图例位置比较灵活，应以整张图平衡美观为原则，如可放在图右上角空隙处或下方中间位置。

表23-2说明了常用统计图适用的资料类型、目的和具体要求。研究者应根据资料类型和分析目的正确选取。

另外，在统计分析结果表达中，还需注意：①分析指标或统计量的精度，定量（变量）资料统计指标小数位数通常应至少和原始数据一致，或比

表23-2　各类统计图适用的资料类型和使用说明

图形类型	适用资料类型	使用目的	说明
直条图	定量/分类	比较各组统计指标的差别	一个坐标轴为各组名称，另一个坐标轴为统计指标；如果在一个图中可有多个分组因素，需用图例说明
圆（饼）图	分类	对比分类资料的构成比	没有坐标轴；须用图例区分各部分
普通线图	定量	用线段升降表达事物变化的趋势	两个变量的观测值一一对应；通常横轴为自变量，纵轴为应变量，均为算术尺度
半对数线图	定量	用线段的升降表达事物变化的速度	应变量的变异较大时使用。通常横轴为自变量，算术尺度；纵轴为应变量，对数尺度
直方图	定量	以直方面积描述各组频数或频率的多少	横轴是定量变量，纵轴是频数，且纵轴尺度必须从"0"开始
散点图	定量	描述两个变量之间的变化趋势	横轴为自变量，纵轴为应变量
箱式图	定量	比较多组定量资料的分布状态	一个坐标为各组的名称，另一个坐标为定量资料均数和分位数的取值范围

其多一位小数；分类资料计算百分比或构成比时可保留一位小数，最多不超过两位；检验统计量如 Z 值、t 值、F 值、χ^2 值等通常保留两位或三位小数。②估计均数、率，RR 或 OR 等指标时，最好同时给出其 95% 置信区间（CI）。③P 值的表达，由于目前均提倡采用统计分析软件完成统计分析，一般保留 3~4 位小数，如统计软件结果显示为 0.000 或 0.000 0，应报告为 <0.001 或 <0.000 1，并按照检验水准 $\alpha=0.05$ 水准统一表达为差异有或无统计学意义。P 值大小并不能说明差异大小，提倡尽可能给出具体 P 值，如 $P=0.027$、$P=0.780$ 等，便于同类研究对比，尤其是使用 meta 分析对同类研究结果进行综合时。

五、统计分析案例介绍

为使读者对统计分析有更多感性认识，在此提供两个统计分析案例供参考。

实例 1（logistic 回归分析）　为探讨孕前和孕期各种因素与低出生体重的关联性，为预防低出生体重提供科学参考依据，2010 年 7 月至 2011 年 10 月，北京市某区妇幼保健院收集了低出生体重儿（<2500 g）276 名作为病例组，并以同期出生、月龄和性别相同的正常新生儿 276 名作为对照组，进行了 1∶1 配对病例对照研究。同时收集儿童及其母亲相关资料，主要包括产妇及新生儿基本情况（如产妇年龄、职业、文化程度、生育史、孕前身高和体重、吸烟及被动吸烟情况、孕前及孕早期补服叶酸情况等，新生儿性别、身长、头围、Apgar 评分等）、产妇月经史、生育史、孕期健康状况以及部分临床资料摘录等。表 23-3 为单变量分析的 OR 值及配对 χ^2 检验结果。

由表 23-3 可见，剖宫产、孕期体重增加量 ≤10 kg、孕早期先兆流产、妊娠高血压、胎膜或胎盘异常是低出生体重的危险因素，而本科及以上学历、人均居住面积 ≥20 m²、日常膳食结构均衡、孕早期增补叶酸、产前检查次数 ≥8 次、每日看电脑电视超过 4 小时均是出生体重的保护因素。

该资料为 1∶1 配对设计病例对照研究，要分析低出生体重的影响因素，故采用二分类条件 logistic 回归进行多变量统计分析（表 23-4）。

可以看出，表 23-4 使用条件 logistic 回归算得的 OR 与表 23-3 完全一致，其 95% 置信区间也一致，说明单一因素条件 logistic 回归结果与配对 χ^2 检验等价。

将上述有统计学意义变量作为多变量条件 logistic 回归分析的候选变量，采用向前进入的逐步回归方式得到表 23-5 结果。

已有大量研究表明，低出生体重的发生是由环境因素和遗传因素在内的多因素共同作用所致，低出生体重发生的环境因素包括多个方面，如母体营养状况、疾病、妊娠并发症以及社会发展和生活方式改变等。本研究通过多变量条件 logistic 回归分析提示妊娠高血压、孕期体重增加量 ≤10 kg、孕早期先兆流产、胎盘或胎膜异常、剖宫产均是低出生体重的危险因素，说明健康孕产妇妊娠期间体重应该在一个合理范围内，孕期体重过低会导致胎儿发育障碍并导致低出生体重，相反孕期增重较多也可能导致巨大儿出现。妊娠并发症和孕期先兆流产、胎盘胎膜异常等会导致子宫胎盘血流量减少，胎儿宫内长期慢性缺氧，胎儿发育迟缓而致低出生体重。分析中可以看出，产前检查次数 ≥8 次、日常膳食结构均衡和每日看电脑电视超过 4 小时则是低出生体重发生的保护因素，说明母亲营养合理均衡，进行正规系统的产前检查和更多地从电脑电视获取孕产期相关健康教育知识有助于胎儿从母体获取营养，及时正确处理合并症、并发症，减少妊娠不良结局，从而减少低出生体重儿的发生。上述分析，可为制订针对性的预防保健措施提供参考依据。

实例 2（重复测量资料"纵向数据"的多水平模型分析）　为探寻中国城市母乳喂养婴儿体重的生长发育影响因素，及时、科学地评价各因素对婴儿健康的影响，为制订促进婴儿健康、预防和控制儿童期成人病的相应预防策略提供科学依据，中国疾病预防控制中心妇幼中心于 2007 年 7 月 3 日至 2008 年 8 月 2 日在云南玉溪、安徽合肥、湖北荆门、山西太原、广东广州和黑龙江哈尔滨 6 个城市 30 个社区收录 442 名出生的足月健康婴儿，在出生后 1 个月内的每周（0 日、7 日、14 日、21 日和 28 日），2~12 个月的每月进行随访，收集婴儿性别、胎次、母亲年龄、分娩方式、父母身高、文化程度、家庭收入，婴儿各时点身长、体重、喂养方式，开始添加辅食月龄、各类辅食首次引入时间、喂养主要决策人及其文化程度等资料。442 名婴儿不同月龄的体重结果整理如表 23-6 所示。

表23-3 1:1配对病例对照研究资料四格表 *OR* 值及配对 χ^2 检验

研究因素	病例（1）	对照（0） 是（1）	对照（0） 否（0）	OR（95% CI）	χ^2	P
剖宫产	是（1）	84	75	2.34（1.57，3.50）	17.280	<0.001
	否（0）	32	85			
本科及以上学历	是	175	32	0.64（0.41，0.99）	3.951	0.047
	否	50	19			
人均居住面积≥20 m²	是	133	32	0.53（0.35，0.81）	8.522	0.004
	否	60	51			
日常膳食结构均衡	是	189	25	0.46（0.29，0.74）	10.646	0.001
	否	54	8			
孕期体重增加≤10 kg	是	7	52	4.73（2.62，8.52）	26.683	<0.001
	否	11	206			
孕早期增补叶酸	是	225	16	0.52（0.29，0.93）	4.787	0.029
	否	31	4			
产前检查≥8 次	是	187	17	0.27（0.16，0.44）	26.450	<0.001
	否	63	9			
孕早期先兆流产	是	17	50	1.67（1.07，2.61）	5.000	0.025
	否	30	179			
每天看电子产品 >4 h	是	98	43	0.56（0.39，0.82）	9.151	0.003
	否	76	59			
妊娠高血压	是	4	58	4.83（2.76，8.48）	30.228	<0.001
	否	12	202			
胎膜或胎盘异常	是	21	85	2.13（1.47，3.07）	16.200	<0.001
	否	40	130			

表23-4 1:1配对病例对照研究资料单一因素条件 logistic 回归分析结果

研究因素	偏回归系数 b_j	标准误 $SE(b_j)$	Wald χ^2	P	OR	95%CI
剖宫产	0.851 8	0.211 1	16.28	<0.001	2.34	1.55，3.55
本科及以上学历	−0.446 3	0.226 4	3.89	0.049	0.64	0.41，0.997
人均居住面积≥20 m²	−0.628 6	0.218 9	8.25	0.004	0.53	0.35，0.82
日常膳食结构均衡	−0.770 1	0.241 9	10.13	0.001	0.46	0.29，0.74
孕期体重增加≤10 kg	1.553 3	0.331 9	21.90	<0.001	4.73	2.47，9.06
孕早期增补叶酸	−0.661 4	0.307 8	4.62	0.032	0.52	0.28，0.94
产前检查≥8 次	−1.309 9	0.273 3	22.97	<0.001	0.27	0.16，0.46
孕早期先兆流产	0.510 8	0.230 9	4.89	0.027	1.67	1.06，2.62
每天看电子产品 >4 h	−0.569 5	0.190 8	8.91	0.003	0.56	0.39，0.82
妊娠高血压	1.575 5	0.317 1	24.69	<0.001	4.83	2.60，9.00
胎膜或胎盘异常	0.753 8	0.191 7	15.46	<0.001	2.13	1.46，3.09

表 23-5　1∶1 配对病例对照研究资料多因素条件 logistic 回归分析结果

影响因素	偏回归系数 bj	标准误 $SE（bj）$	Wald χ^2	P	OR	$95\%CI$
剖宫产	0.814 7	0.268 1	9.23	0.002	2.26	1.34，3.82
日常膳食结构均衡	−0.769 3	0.292 8	6.90	0.009	0.46	0.26，0.82
孕期体重增加≤10 kg	1.411 8	0.392 2	12.96	<0.001	4.10	1.90，8.85
产前检查≥8 次	−1.265 1	0.332 8	14.45	<0.001	0.28	0.15，0.54
孕早期先兆流产	0.887 7	0.298 5	8.84	0.003	2.43	1.35，4.36
每天看电子产品 >4 h	−0.606 1	0.247 2	6.01	0.014	0.55	0.34，0.89
妊娠高血压	1.786 8	0.383 9	21.66	<0.001	5.97	2.81，12.67
胎膜或胎盘异常	0.865 7	0.239 8	13.03	<0.001	2.38	1.49，3.80

表 23-6　442 名婴儿年龄别体重测量值（kg）

月龄	例数	缺失	最小值	最大值	均数	标准差
出生	441	1	2.50	3.99	3.28	0.34
7 日	430	12	2.47	4.29	3.31	0.35
14 日	439	3	2.55	4.59	3.58	0.36
21 日	430	12	2.69	5.15	3.91	0.40
28 日	440	2	3.12	5.67	4.28	0.43
2 月	423	19	3.90	7.63	5.56	0.61
3 月	425	17	4.68	8.77	6.51	0.72
4 月	429	13	5.25	9.50	7.23	0.78
5 月	424	18	5.86	10.12	7.78	0.83
6 月	422	20	5.80	10.60	8.27	0.87
7 月	420	22	6.10	11.00	8.70	0.93
8 月	411	31	6.26	11.72	9.08	1.03
9 月	421	21	6.43	12.80	9.38	1.10
10 月	404	38	6.66	13.41	9.67	1.18
11 月	406	36	6.82	13.70	10.00	1.26
12 月	410	32	7.52	14.81	10.29	1.36

由表 23-6 可知，婴儿体重随月龄增加而增加，经重复测量方差分析得婴儿不同月龄体重差异有统计学意义（$F=5946.09$，$P_{G-G}<0.001$）。出生时与生后第 7 日体重均数变化不明显，原因可能是部分婴儿在生后 1 周内出现生理性体重下降。本研究有 184 名婴儿体重在生后 1 周内出现下降，占 41.6%，有 253 名（57.2%）婴儿生后 1 周体重较出生时重，另有 5 名（1.1%）婴儿生后 1 周体重与出生体重相同。将其体重（kg）绘图（图 23-1），可发现不同个体体重在同一时间各不相同，整体随时间不断增加。

考虑该研究共纳入 30 个社区，其数据具有层次结构特征，同一个体各个随访时间点的体重具有关联性，故将时间点作为水平 1，婴儿作为水平 2，社区作为水平 3，对资料拟合多水平模型进行分析。

本研究包括 442 名婴儿共 6775 次随访，以母乳喂养婴儿体重为连续性应变量，直接纳入模型。对可能的影响因素中连续性变量做中心化处理，对分类变量省份和职业以哑变量形式纳入，对有序变

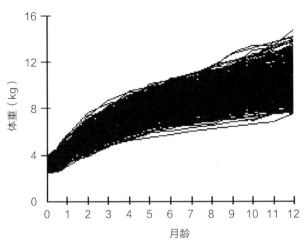

图 23-1　442 名婴儿从出生到 12 月龄体重（kg）变化趋势

量文化程度、家庭月收入、母亲年龄、首次引入时间（奶类、豆制品、肉类、鱼虾类、内脏类和动物血），则依据似然比检验结果判断，是以哑变量还是以分组线性变量形式纳入。即统计量 G 有统计学意义时以哑变量形式纳入模型，否则以分组线性变量形式纳入模型。各个变量具体设置和赋值如表 23-7 所示。

根据文献，体重的两水平理论模型如下式：

$$y_{ij} = \beta_{0j} + \sum_{h=0}^{H_0} \beta_h Time^h + \sum_{h=0}^{H_1} \beta_{h_j} Time^h + e_{0ij}$$

其中，H_0 表示固定效应模型阶数，H_1 表示随机效应模型阶数，本例中 $H_0=4$，$H_1=2$。

表 23-7　变量设置和赋值

变量	赋值
应变量	
体重（tj，kg）	连续性变量
自变量	
省份（sf）	1：云南（YN）　2：安徽（AH）　3：湖北（HB） 4：山西（GX）　5：广东（GD）　6：黑龙江（HLJ）
性别（gender）	0：女　1：男
胎次（a2）	0：第 1 胎　1：非第 1 胎
主要喂养决策人（jcr）	0：父母　1：非父母
分娩方式（fm）	0：顺产　1：剖宫产
开始添加辅食的月龄（fushi）	0：<6 月　1：≥6 月
首次引入时间（谷类 g、蔬菜 v、蛋类 e、水果 f）	0：<6 月　1：≥6 月
家庭月收入（sr，元）	1：<1000　2：1000~　3：2001~ 4：3001~　5：5001~　6：8000~
父 / 母亲职业（fuz/muz）	1：脑力劳动（B）　2：体力劳动（P）　3：不便分类（N）
父母亲及主要喂养决策人文化程度（fuw/muw/jcw）	1：小学及以下　2：初中　3：高中 / 中专 4：大学 / 大专　5：研究生及以上
母亲年龄（mun，岁）	1：20 岁~　2：24 岁~　3：30 岁~34 岁
首次引入时间（奶类 milk 和豆制品 dz）	1：<6 月　2：6 月~　3：9 月~　4：12 月~
首次引入时间（肉类 r 和鱼虾类 y）	1：<6 月　2：6 月~　3：9 月~
首次引入时间（内脏类 n 和动物血 x）	1：<8 月　2：8 月~　3：12 月~
月龄（month，月）	连续性变量
父亲年龄（fun，岁）	连续性变量
父 / 母亲身高（fuh/muh，cm）	连续性变量

经拟合含时间变量的婴儿体重三水平模型发现三水平（社区）随机效应无统计学意义，因此对婴儿体重仅拟合两水平模型，如表23-8所示。

由模型可知，水平2的随机效应 $\sigma^2_{\mu0}$、$\sigma^2_{\mu1}$ 和 $\sigma^2_{\mu2}$ 都有统计学意义，表示不同婴儿体重随时间变化的幅度不一样，即水平2成立。

在确定了两水平婴儿体重经验模型基础上依次纳入经单因素筛选有统计学意义的变量，并考虑专业上有意义但在单因素分析中尚未发现有统计学意义的变量，如首次引入辅食时间。经逐个筛查，最终进入模型有统计学意义变量，如表23-9所示。

经过模型分析，采用 Wald χ^2 检验对固定参数进行检验，得主要影响因素如下。

省份：控制其他影响因素后，以云南省为参照，安徽省、湖北省和广东省婴儿平均体重分别较云南省重167 g、174 g和161 g。

月龄：婴儿体重随月龄的增加而呈非线性增加。

性别：控制其他影响因素后，男婴的平均出生体重较女婴重76 g，随月龄的增加，男婴与女婴的平均增加幅度不相同，整体男婴高于女婴。

母亲身高：控制其他影响因素后，母亲身高每增加1 cm，婴儿体重平均增加12 g。

父亲身高：控制其他影响因素后，不同父亲身高的婴儿出生时的平均体重无差异，父亲身高每增加1 cm，婴儿体重每月平均多增加3 g。

母亲职业：控制其他影响因素后，以不便分类为参照，母亲职业为脑力劳动的婴儿较母亲职业为不便分类的婴儿体重平均重122 g，母亲职业为体力劳动的婴儿与母亲职业为不便分类的婴儿体重差异无统计学意义。

开始添加辅食月龄：控制其他影响因素后，满6月龄之后开始添加辅食和6月龄之前开始添加辅食的婴儿平均出生体重差异无统计学意义，而满6月龄之后开始添加辅食较6月龄之前开始添加辅食的婴儿体重每月平均多增加40 g。

首次引入奶类时间：控制其他影响因素后，首次引入奶类时间每增加1个等级，婴儿体重平均增加43 g。

主要喂养决策人：控制其他影响因素后，主要喂养决策人为父母的婴儿较为非父母的婴儿体重平均多105 g。

表23-8 婴儿体重含时间变量的二水平模型结果（$H_0=4$，$H_1=2$）

效应		参数	估计值（标准误）	Wald χ^2	P
固定效应		β_0（cons）	3.066（0.018）	28 735.777	<0.001
		β_1（month）	1.427（0.017）	7 176.854	<0.001
		β_2（month^2）	−0.113（0.005）	494.192	<0.001
		β_3（month^3）	0.003（0.001）	25.531	<0.001
		β_4（month^4）	0.000（0.000）	1.600	0.206
随机效应	水平2	$\sigma^2_{\mu0}$	0.116（0.009）	171.887	<0.001
		$\sigma_{\mu10}$	−0.003（0.004）	0.656	0.418
		$\sigma^2_{\mu1}$	0.047（0.003）	188.063	<0.001
		$\sigma_{\mu20}$	0.000（0.000）	1.777	0.183
		$\sigma_{\mu12}$	−0.003（0.000）	153.884	<0.001
		$\sigma^2_{\mu2}$	0.000（0.000）	182.780	<0.001
	水平1	σ^2_{e0}	0.061（0.001）	2671.255	<0.001
−2LL（IGLS）			4585.129		

表 23-9 婴儿体重影响因素的多水平模型结果

效应	变量	参数	估计值（标准误）	Wald χ^2	P
固定效应	常数项	β_0（cons）	2.842（0.074）	1489.960	<0.001
	省份（参照：YN）	β_1（sf：AH）	0.167（0.062）	7.179	0.007
		β_2（sf：HB）	0.173（0.053）	10.620	0.001
		β_3（sf：SX）	0.027（0.057）	0.234	0.629
		β_4（sf：GD）	0.161（0.077）	4.368	0.037
		β_5（sf：HLJ）	0.064（0.053）	1.485	0.223
	月龄	β_6（month）	1.321（0.023）	3322.832	<0.001
		β_7（month^2）	−0.094（0.007）	182.702	<0.001
		β_8（month^3）	0.001（0.001）	2.457	0.117
		β_9（month^4）	0.000（0.000）	7.912	0.005
	性别	β_{10}（gender）	0.076（0.036）	4.585	0.032
		β_{11}（gender*month）	0.233（0.033）	48.892	<0.001
		β_{12}（gender*month^2）	−0.047（0.010）	21.256	<0.001
		β_{13}（gender*month^3）	0.005（0.001）	13.266	<0.001
		β_{14}（gender*month^4）	−0.000（0.000）	10.333	0.001
	母亲身高	β_{15}（muh）	0.012（0.004）	11.782	<0.001
	父亲身高	β_{16}（fuh）	0.005（0.003）	2.455	0.117
		β_{17}（fuh*month）	0.003（0.001）	7.889	0.005
	母亲职业（参照：N）	β_{18}（muz：B）	0.122（0.039）	9.769	0.002
		β_{19}（muz：P）	0.019（0.042）	0.217	0.641
	开始添加辅食月龄	β_{20}（fushi）	0.066（0.049）	1.799	0.180
		β_{21}（fushi*month）	0.040（0.015）	7.354	0.007
	首次引入奶类时间	β_{22}（milk）	0.043（0.015）	7.857	0.005
	主要喂养决策人	β_{23}（jcr）	−0.105（0.038）	7.652	0.006
随机效应	水平 2	$\sigma^2_{\mu0}$	0.103（0.008）	160.388	<0.001
		$\sigma_{\mu10}$	−0.015（0.004）	17.232	<0.001
		$\sigma^2_{\mu1}$	0.042（0.003）	180.241	<0.001
		$\sigma_{\mu20}$	0.000（0.000）	1.084	0.298
		$\sigma_{\mu12}$	−0.003（0.000）	147.877	<0.001
		$\sigma^2_{\mu2}$	0.000（0.000）	177.795	<0.001
	水平 1	σ^2_{e0}	0.060（0.001）	2595.729	<0.001
	−2LL		4231.719		

第三节 大数据与人工智能简介

近年来，大数据和人工智能技术从社会和生物的各个方面深刻改变着人们思维、生活方式和工作模式。传统医疗卫生保健行业在云计算、大数据、物联网/互联网、移动通信和人工智能等技术冲击下尝试新的转变。针对医学领域，医疗健康大数据的出现和"人工智能+医疗健康"整体发展使机器学习在公共卫生领域的应用范围也越来越广。

一、大数据的定义和特点

大数据（big data）一般是指不同来源的非结构化和结构化数据，普通数据管理和分析软件已不足以处理这些大而复杂的数据集。大数据之所以被称为"大"数据，不仅仅是因为数量庞大，更在于种类上的多样性和复杂性。一般认为，大数据具有5V特点，即① 数据体量大（volume），医疗保健和生命科学领域已经成为大数据的重要阵地，包括采集、存储和计算的量都非常大。大数据的起始计量单位至少是P（1000个T）、E（100万个T）或Z（10亿个T）级。② 数据类型结构和来源多样（variety），不唯一，既有影像、音频、文本、图片、地理位置、Word和PDF等非结构化文档，也有XML等半结构化数据，还有诸如Oracle、MySql、Excel等数据库的结构化数据。这对数据处理能力提出了更高要求。③ 增长和处理速度快、时效性高（velocity），比如搜索要求几分钟前的信息能够被用户查询到，个性化推荐算法尽可能要求实时完成推送。这是大数据区别于传统数据挖掘的显著特征。④ 真实有效（veracity），数据来源于现实世界，能反映真实情况，是指数据的质量、偏差、噪音和异常情况等。⑤ 数据价值密度相对较低（value），浪里淘沙却又弥足珍贵。随着互联网以及物联网的广泛应用，信息感知无处不在，信息海量、整体价值高，但单条信息价值密度较低。如何结合业务逻辑并通过强大的机器算法来挖掘数据价值，是大数据时代最需要解决的问题。

"大数据"作为一种概念和思潮由计算领域发端，之后逐渐延伸到科学和商业领域。大数据将成为人类触摸、理解和逼近现实复杂真实世界的有效途径，并认为在实验观测、理论推导和计算仿真等三种科学研究范式后，将迎来第四范式——"数据探索"，数据分析将从"随机抽样""精确求解"和"强调因果"的传统模式演变为大数据时代"全体数据""近似求解"和"只看关联不问因果"的新模式。

二、人工智能的概念

人工智能（artificial intelligence, AI）是研究、开发用于模拟、延伸和扩展人类智能的理论、方法、技术及应用系统的一门新的技术科学，它涉及计算机科学、脑科学、神经生理学、心理学、语言学、逻辑学、哲学、认知（思维）科学、行为科学和数学以及信息论、控制论和系统论等许多学科领域，是一门自然科学和社会科学综合的交叉学科和边缘学科。人工智能与计算机软件有密切关系。一方面，各种人工智能应用系统都要用计算机软件去实现；另一方面，许多聪明的计算机软件也应用了人工智能的理论方法和技术。例如，名老中医国医大师专家系统，机器博弈软件超级国际象棋IBM深蓝（Deep Blue），谷歌研发的围棋人工智能程序（Alpha Go）等。

三、大数据分析和人工智能的应用

传统意义的数据分析主要针对结构化数据展开，并形成了一整套系统完备的统计分析体系。随着大数据时代到来，半结构化和非结构化数据量迅猛增长，数据处理实时性，先验知识的缺乏与动态变化环境中数据快速演变，传统分析逐渐无法满足分析需求。其中机器学习便是将数据分析尤其是大数据分析与人工智能有机相结合，专注于探讨计算机如何从数据中学习的一门学科。它是计算机通过学习数据的内在规律性，获得新经验和知识，以提高计算机智能性，使计算机像人那样去决策。它出现于统计学和计算机科学的交叉点，前者旨在从数据中学习关系，后者强调高效计算算法。

大数据的出现并没有改变从随机抽样推断总体分布特征的统计思想，诸如抽样推断、因果推断、样本外预测等基本统计原则，这在大数据分析上依然适用。大数据的出现扩大了统计建模与统计推断应用范围、催生出新统计模型与方法。伴随大数据与机器学习，计算机通过学习训练数据的系统特征与统计关系而对未知样本进行预测，这与统计学由样本推断总体的思路一致。

但统计推断基本思想是假设所研究的系统服从某一概率法则的随机过程，现实数据由这一随机过程产生。针对于大数据分析，机器学习与数理统计学虽然拥有相同的随机概率基础，但机器学习并不假设这一随机过程概率，满足某一具体函数或模型形式，而是通过计算机学习来获取系统特征与变量之间的统计关系，实现预测、分类等目的。在医学与公共卫生领域，机器学习主要应用于以下情景。

1. 疾病或健康状态预测预警　机器学习通过对患者现有医疗检测或调查得到的数据进行学习，用于预测预警疾病发生风险、严重程度以及疾病预后等，从而帮助医生提前干预疾病，对疾病防控具有重要意义。如基于机器学习算法，对儿童过敏性紫癜肾损害风险预测预警，对流动儿童问题行为的预测研究等。

除了某种特定疾病之外，机器学习也可用于对个人整体健康进行预判、分类。如基于机器学习，对学龄前儿童亲社会行为心理特征（认知 - 情绪）及脑机制（脑影像）数据的联合分析，找出可较好预测不同类型亲社会行为的特征谱，为后续儿童亲社会行为培养及相关产品开发提供理论依据和数据支持。

2. 辅助诊断　通过机器学习进行辅助诊疗提供了高质高效分析判断，减少了医务人员在高重复性工作的耗费时间。其应用不仅能够提高临床医生工作效率、降低出错率，还能够针对较难诊断病例给出诊断结果和治疗方案，以提升偏远、落后地区医疗水平，最终推动医学智能化发展，建立起适用于医学的智能辅助诊疗平台。

3. 预后评估　准确评估重症患者预后有利于医护人员制订更合适的治疗方案，机器学习技术是准确预测患者死亡风险的工具。通过非线性关系规则建立预测模型的机器学习算法可以改善模型效能。如利用人工神经网络在口腔正畸治疗中预测拔牙与非拔牙矫治后上下唇的曲度变化，对上唇和下唇的预测值和实际值的差异分别为 29.6% 和 7%，均优于传统基于线性回归的预测。

需要指出的是，基于数据构建风险预测模型性能很大程度上依赖于数据库质量，而且不同算法都有自身局限性，如深度学习在小样本数据集训练会有过拟合风险导致推广至其他数据集时该模型的通用性较差。同时，对于预后评估而言，智能技术无法取代医生对患者给予精神安慰和充足的人文关怀。

4. 健康管理　精准医疗保健正日渐取代传统的间歇性监测，而大数据分析技术使得一种具有预防性、预测性和参与性的大数据分析与应用系统出现成为可能。借助计算机技术不仅可以大大提高健康管理水平，同时也丰富了健康信息采集、状况识别、干预与疗效评价等健康管理手段。例如，利用深度学习对血压、脉搏和心律等持续监测数据进行分析，进而构建用于风险评估和预测算法模型，提早发现心律失常、心肌梗死、脑卒中等危重疾病的高风险患者。

5. 医学图像识别　伴随医学影像技术快速发展，医学图像分析步入大数据时代。深度学习通过模拟人脑建立分层模型，具有强大自动特征提取、复杂模型构建以及高效的特征表达能力，尤其通过多层非线性变化从像素级原始数据中逐级提取由底层到高层的特征，使之成为机器学习在医学图像识别中的新方向。

四、机器学习分类

1. 监督学习（supervised learning）　监督学习是最常用的一种机器学习方法，它从标签化训练数据集中推断出模型的机器学习任务。它是用已知某种或某些特性样本作为训练集，建立一个数学模型，再用已建立模型来预测新（未知）样本的过程。每个训练样本拥有一个或多个特征，并根据目的区分为输入变量和期望输出变量。其中，输入类似于统计学中的一组预测变量；而输出也称为监督信号，类似于被预测变量。机器学习利用一定的算法，通过训练数据和数据反馈自主学习（对应统计学模拟）给定输入和输出之间关系。监督学习算法根据输出的目标不同，分为输出只能取一个有限值集的分类算法和输出可取一定范围内的任意数值的回归算法两种。

2. 无监督学习（unsupervised learning）　无监督学习在不提供明确输出变量情况下，探索训练数据中输入数据寻找结构，识别其共性特征、模式与规律，并对新数据（非训练数据）所呈现或缺失的这种共性特征做出判断。主要用于数据点分组或聚类，以及信息降维。聚类分析是一种重要的无监督学习方法，是将一个观测数据划分为多个具有相似性的子集或类别。

3. 半监督学习（semi-supervised learning） 半监督学习介于监督学习和无监督学习之间，是监督学习与无监督学习相结合的一种学习方法，其同时使用大量未标记数据和少量标记数据，来进行模式识别工作，主要目标是克服监督学习和无监督学习的缺点，从而让学习器不依赖外界交互、自动地利用未标记样本来提升学习性能。

五、机器学习的一般过程

1. 收集与准备数据 机器学习的目标多种多样，可以产生不同的训练数据类型。在建模前需要进行数据收集、数据可视化、数据清洗、特征工程、构建特征集和标签，以及拆分训练集（training set）、验证集（validation set）与测试集（test set）这几个步骤。

收集数据方法有很多种，包括在研究过程大量的观察或实验，从不同来源获得数据，也可以通过网络爬取数据等。可视化的作用是通过可视化技术表达特征和标签之间可能存在的关系、发现脏数据和离群点等，为选择具体的机器学习模型提供线索。数据清洗包括处理缺失数据、重复数据、错误数据和不可用数据四种情况。

在机器学习中，特征就是所收集的各个数据，是要输入机器学习模型的变量，而标签是要预测、判断或者分类的内容。特征工程是一个专门的机器学习子领域，目的在于通过专业判断和一定的分析方法进行特征提取的过程，从而摒弃掉冗余特征、降低特征维度，能使机器学习模型训练得更快，提高机器学习模型的效率。

对于所有监督学习，根据模型需要向模型中输入"特征集"和"标签集"这两组数据，即将原数据集从"列"的维度纵向拆分。

进一步，还需要从"行"的维度进行横向拆分为训练数据集和测试数据集。其中，训练数据集可以进一步划分为训练集和验证集，训练集用来估计模型，验证集用来确定模型结构或者控制模型复杂程度的参数；而测试集作为"新数据"检验通过训练集产生的最终模型的模型性能。训练集和测试集划分方法包括留出法交叉验证、自助法等。数据集划分比例应根据总数据量而定，做法是比如训练集

占总样本50%，而其他各占25%，三部分都是从样本中随机抽取。

2. 选择模型 完成收集与准备之后，就需要选择模型类型。数据科学家在设计时考虑了不同目标开发了各种算法模型，分析者需要根据自己的分析目的和数据特点，选择最佳算法模型。根据前述分类，对于监督学习模型，需要数据具备明确输出信息，分析目标在于通过不断迭代改进模型，提高输出预测精度水平；而对于无监督学习，主要在于聚类（包括对象聚类和变量聚类），可以选择K-means和Apriori算法等。

3. 模型训练 模型训练是机器学习核心步骤。一般通过定义一个损失函数（loss function），加入输入样本，根据前向传播得到预测试，并与真实样本进行比较，得到损失值，接着采用反向传播，更新权值，不断迭代，直到损失函数很小且准确率达到理想值。这时的参数就是模型需要的参数，即构建了理想模型。

4. 模型评估 经过训练的模型，需要对其进行测试，以查看它在现实环境中是否可以正常运行，即模型有效性。将训练好的模型置于之前分好的测试数据集中，评价其准确率。如果结果较差，则需要重新检查之前的步骤，以便找出模型性能不佳原因。

5. 超参数优化 超参数（hyper-parameter）是在建立模型时用来控制算法行为的参数，以控制模型结构、功能、效率等，属于调优参数（tuning parameters）范畴，比如学习速率 α、模型迭代次数、正则化系数 λ，决策树模型中树深度、k 近邻法中的 k 等。这些参数不能从训练过程中学习，需要在训练模型之前人为设定。

超参数设置对模型性能有着直接影响，在模型评估成功后，需要进一步优化超参数，旨在寻找使得机器学习算法在验证数据集上表现性能最佳的超参数，是机器学习算法实现中最困难挑战之一。目前，有关超参数优化方法包括依赖于经验的手动调参、网格化寻优（grid search）、随机寻优（random search）、贝叶斯优化方法（Bayesian optimization）等。

6. 预测 机器学习过程的最后一步是预测，在此阶段模型已准备就绪，可以用于实际应用。复杂但执行良好的机器学习模型可以改善各自决策过程，处理和链接大量数据，帮助决策者做出最终决策。

六、机器学习经典算法

1.决策树　是一种类似树形结构的预测模型，其中树的每个分支是一个分类问题，树的叶节点表示对应分类的数据分割。决策树利用信息增益发现数据库中最大信息量字段作为决策树的一个节点，按照字段取值不同建立树分支。对于每个分支再重复建立树下层节点和分支过程，最终建立完成决策树（图 23-2）。

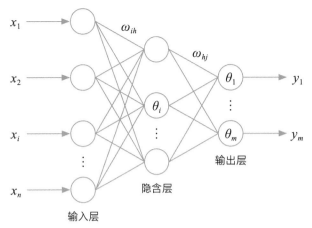

图 23-3　人工神经网络

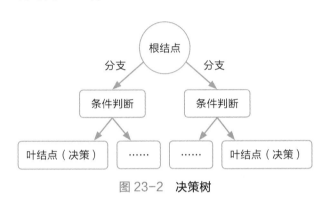

图 23-2　决策树

2.人工神经网络　是模拟人脑神经元结构进行信息处理的一种数学模型，建立在麦卡洛克 – 皮茨模型（McCulloch-Pitts model）和 Hebb 学习规则基础上。神经网络中每个神经元接收大量输入信号，执行输入加权和，通过非线性激活函数产生激活响应并对随后连接神经元传递输出信号（图 23-3）。

3.支持向量机　其基本思想是在高维空间中寻找一个拥有保证最小分类错误率的最优超平面作为二分类问题的分割，具有强大数学背景、分析高维复杂数据集的能力和准确性能（图 23-4）。

4.贝叶斯网络　是一种基于概率推理的图形化网络。贝叶斯网络实质是有向无环图，其中节点主要代表随机向量。节点与节点之间关系，代表向量与向量之间联系。向量之间关系强度，需采用条件概率标识（图 23-5）。

5.深度学习　深度学习与传统机器学习最主要的区别在于深度学习不需要人工参与设计就能将原始数据通过自动学习过程从一些简单非线性模型变换为更高层次的抽象表达，再组合多层变换，提取复杂的函数特征。

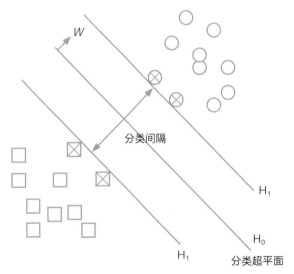

图 23-4　支持向量机

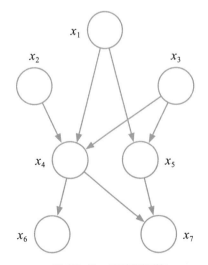

图 23-5　贝叶斯网络

（潘晓平　陈卫中）

索　引

附录及参考文献

附录及参考文献请扫二维码参阅。

附录

参考文献

附录一　儿童保健工作常用指标
附录二　儿童发育评价参考
附录三　儿童临床常用生化检验项目参考区间
附录四　儿童保健相关工作技术规范汇总

第一章至第二十三章参考文献